Oxford Textbook of Palliative Medicine

6th EDITION

原书第 6 版

原著
[以] Nathan I. Cherny
[英] Marie T. Fallon
[挪] Stein Kaasa
[美] Russell K. Portenoy
[澳] David C. Currow

牛津姑息医学教程

主 译 周 智 李金祥 杨 扬 王 剑 袁 玲
副主译 曹 凤 成文武 王玉梅 陈慧平 沙慧子 彭 政 赵 云

中国科学技术出版社
· 北 京 ·

图书在版编目（CIP）数据

牛津姑息医学教程：原书第 6 版 /（以）内森 · I. 切尔尼等原著；周智等主译 . -- 北京：中国科学技术出版社，2025. 8. -- ISBN 978-7-5236-1593-5

Ⅰ. R459.9

中国国家版本馆 CIP 数据核字第 2025GV5220 号

著作权合同登记号：01-2024-5246

策划编辑　王久红　焦健姿
责任编辑　陈　雪
装帧设计　华图文轩
责任印制　徐　飞

出　　版　中国科学技术出版社
发　　行　中国科学技术出版社有限公司
地　　址　北京市海淀区中关村南大街 16 号
邮　　编　100081
发行电话　010-62173865
传　　真　010-62179148
网　　址　http://www.cspbooks.com.cn

开　　本　889mm×1194mm　1/16
字　　数　2096 千字
印　　张　71
版　　次　2025 年 8 月第 1 版
印　　次　2025 年 8 月第 1 次印刷
印　　刷　北京博海升彩色印刷有限公司
书　　号　ISBN 978-7-5236-1593-5
定　　价　398.00 元

版权声明

First Edition published in 1993
Second Edition published in 1998
Third Edition published in 2004
Fourth Edition published in 2010
Fifth Edition published in 2015
Sixth Edition published in 2021

译校者名单

主　译　周 智　李金祥　杨 扬　王 剑　袁 玲

副主译　曹 凤　成文武　王玉梅　陈慧平　沙慧子　彭 政　赵 云

译　者（以姓氏汉语拼音为序）

曹 凤　陈慧平　成文武　成 远　程明明　程钰雯　丛明华
戴海峰　范 芸　方拥军　冯 锐　龚琴琴　顾 彤　顾亦凡
郭巧红　韩 晶　郝亚利　洪 雷　侯 莉　胡道卿　胡建军
华海清　黄 翠　纪光伟　江 莉　姜子瑜　蒋建军　康宗林
李卉青　李江燕　李金祥　李 玲　李晓霞　李玉莲　李云容
林君忆　凌梦雨　刘诗颖　刘 巍　刘 晓　刘雅慧　刘亚东
刘 妍　刘钟芬　吕雅蕾　马 克　宁晓红　逄天宇　彭林姣
彭 伟　彭 政　沙慧子　单玉洁　邵晓晴　石 玮　王 剑
王 晶　王俊松　王 龙　王梅香　王亚玲　王艺清　王玉梅
魏亚红　吴 楠　武丽桂　武燕潮　谢蓝珠　谢 琪　辛 恺
徐雯颖　徐雅楠　许潇月　杨 迪　杨海龙　杨 扬　叶 盛
殷小莉　袁 玲　曾彦英　张晨月　张成洁　张 川　张 晶
张柳柳　张梦原　张 沛　张 雪　赵 娜　赵 妍　赵 云
郑利超　智晓旭　周宏平　周明飞　周 宁　周欣亮　周雨欣
周玉洁　周 智　朱家丽　朱向帜

内容提要

本书引进自牛津大学出版社，由国际资深医学专家联袂编写，国内多位一线临床专家共同翻译，全面介绍了姑息医学的各个方面。著者先概要介绍了姑息医学的历史背景，然后对姑息医学的概念、理论基础、疾病分类、人文关怀、医学伦理及医护人员培训等各个维度进行了详细阐述，同时汇集了世界各地专家的最新研究成果和循证医学数据，以期帮助读者深入了解并学习姑息医学。本书内容全面，阐释简洁，图文并茂，实用性强，既可作为国内广大临床医护人员的学习实践指南，又可供对姑息医学感兴趣的人士借鉴参考。

补充说明

书中参考文献条目众多，为方便读者查阅，已将本书参考文献更新至网络，读者可扫描右侧二维码，关注出版社医学官方微信，后台回复“9787523615935”即可获取。

马骏院士序

当精准医学持续突破生命长度的边界，姑息医学正以守护生命质量的独特价值，成为现代医学不可或缺的维度。这一学科通过症状控制、心理支持与社会照护的多维架构，为患者构建从疾病管理到生命终程的全周期照护体系，诠释着医学对生命尊严最深切的尊重。

作为肿瘤放射学从业者，我亲历过放疗技术迭代带来的生存率提升，也深切体会着“治愈”与“生存质量”的永恒辩证。放射治疗引发的疲乏综合征、放射性损伤等问题，恰恰印证了肿瘤治疗必须与姑息支持同频共振。

这部姑息医学领域的圭臬之作，目前已更新至第 6 版，体现了经典理论与前沿革新的有机融合。从症状控制到心理支持，从社会照护到跨文化精神关怀，新版教程构建起精准医学时代的姑息实践框架。翻译团队创新采用“临床语境移植”策略，让国际经验、规范可以在中国医疗土壤中焕发生机。

本书问世恰逢中国姑息医学发展的关键节点。随着“健康中国 2030”规划纲要的推进，姑息医学正从专科实践向多学科整合纵深发展。期待这部译著能为孕育兼具人文温度与科技精度的中国方案，起到抛砖引玉的作用。

中国科学院院士　马　骏

秦叔逵教授序

姑息医学，也称为安宁疗护、临终关怀、舒缓医疗等，是一个相对新兴的学科，它以终末期患者和家属为中心，以多学科协作模式进行实践，为患者提供身体、心理、社会、精神方面的照料和人文关怀等服务，以期缓解患者的痛苦和不适症状，提高生命质量，维护患者尊严和权益。作为一名长期工作在临床肿瘤学一线的医师，深知姑息医学在疾病终末期治疗中的重要性，可以帮助患者减轻痛苦，提高生命质量，维护生命尊严，让患者能够安详、有尊严地走过人生最后一段旅程。

目前我国存在老龄化日益加剧，恶性肿瘤发病率逐年上升的问题。近几年来，我国癌症新发和死亡人数均为全球第一，引起全社会的高度重视。随着病情的发展，肿瘤患者可能会经历令人痛苦的多个阶段。姑息治疗是针对晚期癌症患者因无法进行根治性治疗，而为缓解症状、减轻痛苦所采取的一类治疗方法。业界对安宁疗护工作的关注日益增加，也是对人类尊严和患者权益的高度敬重。《牛津姑息医学教程（原书第 6 版）》的中文版问世，对促进姑息医学的全球发展具有重要意义。它将帮助医学专业人员学习和应用姑息医学，并促进姑息医学的国际合作与交流。

国内姑息医学领域的专家们在翻译本书过程中，深入领会、挖掘了原著所蕴含的知识和专业精神，尽力将其全面、准确且流畅地传达给读者。医学术语和概念的翻译是一项极富挑战性的任务，专家们在考虑文化差异的基础上对书稿进行了精心的翻译，将姑息医学的核心理念和实践传递给大家，以期帮助大家更好地理解和应用相关知识。姑息医学是一个跨学科的领域，需要不同专业的医疗专业人员共同合作，以提供最佳的综合治疗。

本书的出版，有助于不同国家和地区的医疗专业人员共享姑息医学的最新研究成果和最佳实践，进而推动全球姑息医学的发展。全新第 6 版的中文版将成为一部权威的姑息医学教材，为医学专业人员和医学生提供有关姑息医学的最新知识和实践指南。

在此要感谢原著者和牛津大学出版社的支持，他们的卓越工作和严格要求使本书成为了国际医学界的重要参考资料；同时，也要感谢所有参与中文版翻译、审校及出版工作的人员，他们的积极配合促进了姑息医学在国内发展。

我们相信，姑息医学的理念和实践对提升患者的生活质量、维护人类健康具有重要意义。真诚希望本书能够帮助医学专业相关人员了解姑息医学的理论和实践，为工作和学习提供有力的指导和帮助。

南京天印山医院暨中国药科大学第一附属医院院长
中国临床肿瘤学会（CSCO）前任理事长和现任副理事长
秦叔逵

王杰军教授序

本书为 *Oxford Textbook of Palliative Medicine, 6E* 的中文版，由周智、李金祥和杨扬等多位学者联合翻译。此次引进出版是我国姑息医学（安宁疗护）领域的一大盛事，必将对国内姑息医学事业的进一步发展起到积极的推动作用。

姑息医学作为一门古老而又年轻的临床学科，在国内外受到日益广泛的关注。我国的姑息治疗事业始于20世纪80年代，虽然发展相对较慢，但近年来已取得长足进步，本书的出版可进一步推动该学科的发展。

本书有两个特点。一是全面性。书中涵盖了几乎所有的姑息医学领域，从它的背景、概念、疾病分类、患者人群、评估工具、人文关怀、医学伦理、患者宣教及医护人员培训等各个维度进行了翔实的阐述。本书从酝酿到翻译、从审稿到汇总、再从编校到付印，译者和编者均表现出高度的敬业精神和扎实的专业功底，为该书的出版奠定了坚实的基础。二是基础性。作为一部权威著作，条目清楚，图文并茂，内容深入浅出，不仅适合临床、教学和管理等医护人员作为工具书使用，也适用于其他非专业人士的学习和参考，这难能可贵。再次感谢参译人员为本书付出的辛勤劳动和大量心血！

姑息医学在中国方兴未艾，相信此书将成为相关医学从业者的指路明灯。当然，任何作品都不可能是完美的，何况姑息医学的发展本来就在路上。衷心希望国内学者未来有机会参与第7版、第8版乃至更多版次的出版工作中，为我国姑息事业做出持久贡献！

中国抗癌协会癌症康复与姑息治疗专业委员会前任主任委员
中国临床肿瘤学会肿瘤支持与康复治疗专家委员会主任委员
王杰军

译者前言

作为本书主译，我非常荣幸能够参与这一重要的项目。在医学领域，姑息疗法是一种专注于改善患者生活质量和缓解症状的治疗方法。它强调通过提供患者所需的全面支持来满足其身体、心理和社会需求。姑息医学的目标是通过减轻痛苦、缓解症状和提供心理和社会支持来改善患者的生存质量。姑息医学的核心原则是以患者为中心，尊重其意愿和价值观，并为其提供最佳的治疗。

姑息医学起步较晚，起源于20世纪60年代，对于医疗专业人员和患者来说都具有重要意义。该书自出版以来已经过30年的检验，并且在多国作为姑息医学教学的基本用书。笔者在欧洲求学姑息医学专科期间，所用教材就是该书第3版。2012年毕业回国后一直致力推广该学科在国内的发展，但可惜的是目前国内仍没有将姑息医学作为独立学科建设发展。大多数时间，姑息医学被人文关怀或所谓的临终关怀等术语错误解读，并且很多想学习该专科的人也没有办法接受姑息医学的正规学习，国内出版的相关教材也非常稀少，将最经典的姑息医学教科书分享给更多的国内读者一直是译者的梦想。

姑息医学的核心原则是以患者为中心，尊重其意愿和价值观，并为其提供最佳的医疗护理。这种方法强调与患者进行有效的沟通，了解其病情和需求，并与他们共同制订治疗计划。姑息医学还强调团队合作，包括医生、护士、社工、心理学家和其他医疗专业人员的合作，以提供全面的护理和支持。姑息医学可以应用于各个阶段的疾病，包括早期诊断、治疗和末期护理。它不仅关注疾病的治疗，还关注患者的整体福祉和生活质量。姑息医学的方法可以包括症状控制、疼痛管理、心理支持、社会支持、营养支持和患者教育等。

本书旨在为读者提供有关姑息医学的全面指导，涵盖该领域的核心概念、原则和实践。书中将介绍姑息医学的历史背景、理论基础和最新研究成果，以及在不同疾病和情境下的应用。译者在翻译过程中，在忠于原著的基础上，注重中文表述的准确性和流畅性，同时确保适应目标读者的语言习惯和文化背景。我们努力确保翻译的内容与原著一致，并充分传达作者的意图和信息。本书的目标读者包括医生、护士、社工、心理学家和其他医疗专业人员，以及对姑息医学感兴趣的学生和研究者。我们希望读者通过阅读本书，能够深入了解姑息医学的理念、原则和实践，并将其应用于临床实践中，为患者提供更好的护理和支持。

在本书翻译过程中，因目前国内对姑息、缓和、安宁等词汇尚无统一标准，甚至书名也有专家提出“舒缓医学”“缓和医学”的译名，甚至有的专家直接引以2017年国家相关文件建议翻译为“安宁疗护”。译者认为，“姑息医学”最早是参考国内相关翻译，且早在21世纪初我国该学科第一位科班出身、本书主译之一的李金祥教授就出版过名为《姑息医学》的教材，因此将palliative medicine延用姑息医学称谓，而palliative care根据不同语境翻译为姑息关怀、姑息治疗、姑息照护等等。原文中的hospice care译为安宁疗护，因校译过程十分艰难，书中表述并非唯一正确的翻译，仅作为本书的通用术语，望同道悉知。

最后，笔者要感谢所有参与本书翻译、审校及出版工作的人员，他们的辛勤工作和专业精神使本书得以顺利面世。希望本书能够对读者有所帮助，为我国的姑息医学发展和实践做出贡献。

南京医科大学附属明基医院缓和医学科　周　智

原书前言

Oxford Textbook of Palliative Medicine，*6E* 带我们进入其出版的第 30 个年头。它的问世正值姑息医学取得了长足进步，同时也面临着诸多全新挑战。

在过去的 10 年中，姑息医学作为一项重要的公共卫生需求被日益广泛地接受并取得了重大进展，这一点在相关政策、项目发展和资源分配中得到了越来越多的体现。因为病痛患者的需求得到了表达，国际领导力得到了发展，促进了迄今为止尚未充分满足众多临终患者需求的国家、城市和医院中姑息关怀服务的进一步扩展。

姑息医学逐渐被认为是一门重要的学科，值得为医生和护士开设经认可的专科培训课程。尽管在患有严重疾病且预期寿命较短的弱势人群中开展临床研究时面临挑战，但姑息关怀领域的临床研究却比以往任何时候都多。这些研究对开发更好、更有效的循证治疗方法至关重要，这些治疗方法需要能够改善有无数身体和心理症状的患者，否则这些症状会继续严重降低他们的生活质量。

人类生理、心理和社会互动存在复杂性，并且疾病对这些相互作用的系统能够产生不同的影响，因此，有必要采用多学科方法来提供姑息治疗。这项挑战具有很大的广泛性，在医学的各个领域、几乎所有的医院科室和社区护理中，都会发现需要有效缓解痛苦的患者。因此，所有医疗服务提供者都需要对姑息治疗的原则有基本的了解和熟悉，并具备评估痛苦、对常见症状的基本处理能力和患者沟通方面的核心技能。所有临床医生都需要熟悉这样一个概念，即痛苦是多方面的，缓解痛苦的方法必须包含解决生理、心理和社会方面的问题。现在，人们普遍认识到，存在更复杂问题或心理问题的患者往往需要具备更高姑息关怀水平的临床医生的照护。作为研究者和倡导者，姑息关怀专家在组织、规划和监督对这类患者及其家属的关怀方面发挥着重要作用。

我们所负责的领域并非没有争议。事实上，姑息治疗的范畴和边界仍处于不断变化的状态，这反映在关于所提供服务范围的持续辩论和讨论中，尤其是在临终关怀机构和住院患者姑息关怀机构提供的服务范围上。越来越明确的是，履行对个性化、以目标为中心、以患者为中心的护理承诺可能会受到诊断和治疗能力有限的医疗结构的影响。事实上，曾经被认为是姑息治疗积极的干预措施，如人工营养支持、介入放射治疗、呼吸辅助设备和积极的康复方法，现在有理由在治疗手段中占据越来越大的比重。

在北美、欧洲，以及最近在澳大利亚，逐渐普遍的受监管下的死亡协助合法化也对姑息关怀的范围提出了挑战，这对姑息医学从业者来说是一个挑战。一方面，姑息医学临床医生在评估难治性痛苦患者方面发挥着重要作用；另一方面，许多姑息治疗临床医生坚持认为，通过协助自杀或安乐死的选择性死亡超出了执业范围。在少数医疗中心，选择性死亡已成为姑息治疗服务的治疗手段之一，然而这种观点并不普遍。无论如何，这个情况已经跳出了潘多拉魔盒，越来越多的姑息治疗临床医生发现自己面对的患者和家属正在考虑这一选择并寻求专业咨询。由于阿片类药物相关死亡危机及对潜在危害的认识，阿片类药物的成瘾和滥用重新引发了广泛关注，从而导致了新的预防措施的出现，高收入国家对此尤其重视。在某些情况下，这些预防措施和监管改革可能会降低阿片类药物治疗的可及性，即使对长期阿片类药物治疗可能产生的益处大于危害的患者也是如此。虽然目前仍在大力支持使用阿片类药物治疗活动性疾病患者的严重癌症疼痛，并在临终关怀的背景下应用阿片类药物管理其他晚期疾病患者的症状，但现在因为对长期毒性和成瘾的恐惧越来越大，对长期癌症患者和其他惰性慢性疾病患者的疼痛管理指南有了新的谨慎考虑。姑息治疗专家可能越来越多地被要求控制疼痛的同时确定阿片类药物治疗在患有威胁生命的疾病和预期寿命不确定的人群中的适当性。这可能会导致该领域许多人的核心实践逐渐发生变化，这种变化应该通过教育、合作实践和倡导通过对风险和益处的个人评估来预测和解决。

在 *Oxford Textbook of Palliative Medicine*，*6E* 的规划中，我们旨在更新前沿知识，重点介绍来自全球160 多位专家的最佳循证实践和集体智慧。全新版本经过广泛的重组和结构调整，纳入了许多新的章节和新的作者。

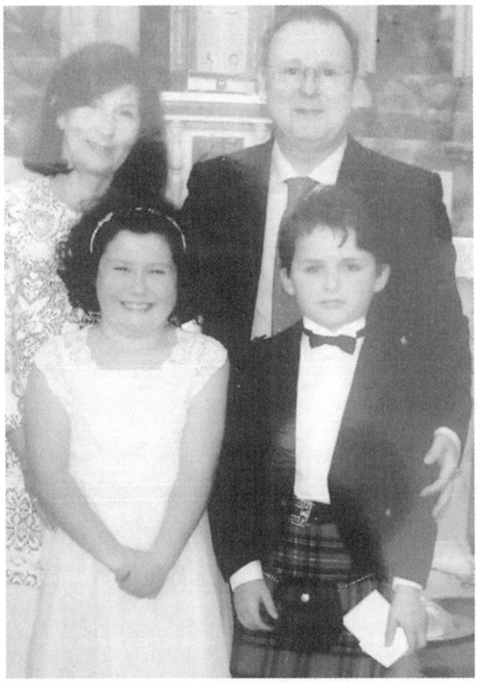

▲ Kenneth Fearon 教授及家人（照片由 Marie Fallon 及其家人提供）

最后，我们怀着最沉重的心情，将这部 *Oxford Textbook of Palliative Medicine*，*6E* 献给已故的 Kenneth Fearon 教授。Kenneth Fearon 是 Marie T. Fallon 教授的丈夫，是一名外科医生，在厌食症和恶病质的研究和管理方面处于世界领先地位。他在研究中体现了关怀、同情、好奇心和严谨的特征。他平衡了工作与生活，这在我们的领域非常重要。他既致力于救治他的患者，又深爱他的妻子和孩子，同时仍保持着对高尔夫和美酒的热情。他始终是所有认识他的人心中的楷模。

Nathan I. Cherny
Marie T. Fallon
Stein Kassa
Russell K. Portenoy
David C. Currow

目 录

第一篇 姑息关怀的全球现状

第 1 章 姑息医学发展的国际性进展 …… 002

第 2 章 姑息治疗的基本药物 …… 010

第 3 章 人权问题 …… 015

第 4 章 姑息治疗的政策 …… 021

第二篇 姑息医学的挑战

第 5 章 建立姑息关怀定义的专家共识 …… 027

第 6 章 姑息关怀的核心概念 …… 036

第 7 章 死亡和症状的流行病学：基于人口的姑息关怀计划 …… 045

第 8 章 提供姑息关怀服务的障碍 …… 056

第 9 章 姑息关怀和生命末期关怀的种族和文化层面 …… 062

第 10 章 姑息关怀的卫生经济学 …… 077

第三篇 姑息治疗中的服务提供问题

第 11 章 疾病进程中的专科姑息治疗：姑息治疗的早期整合 …… 085

第 12 章 姑息治疗实施模式 …… 091

第 13 章 姑息医学在 ICU 中的应用 …… 099

第 14 章 急诊科的姑息治疗 …… 109

第 15 章 护理院的姑息治疗 …… 117

第四篇 姑息治疗的医疗专业人员

第 16 章 核心团队和扩展团队 …… 128

第 17 章 姑息治疗中的职业倦怠、共情疲劳和道德困境 …… 134

第 18 章 姑息治疗中的护理教育 …… 145

第 19 章 姑息治疗中的社会工作 …… 154

第 20 章　姑息治疗中牧师的作用 …… 160
第 21 章　姑息治疗中的职业治疗 …… 167
第 22 章　创造性艺术在姑息治疗中的作用 …… 173
第 23 章　营养师在姑息治疗中的作用 …… 179
第 24 章　物理疗法在姑息治疗中的应用 …… 184
第 25 章　姑息治疗的言语和语言治疗 …… 189
第 26 章　姑息治疗中的临床心理学 …… 196
第 27 章　姑息治疗中临床药师的作用 …… 203
第 28 章　医疗康复与姑息治疗的患者 …… 209

第五篇　沟通和姑息医学

第 29 章　与患者和家属的沟通 …… 219
第 30 章　包括困难对话在内的实际问题 …… 228
第 31 章　预立医疗照护计划 …… 237

第六篇　家庭和照顾者的问题

第 32 章　严重疾病下的家庭状态 …… 243
第 33 章　照顾者的负担和痛苦 …… 251

第七篇　疼痛

第 34 章　晚期疾病慢性疼痛的定义和评估 …… 253
第 35 章　癌症和其他终末期疾病疼痛的病理生理学 …… 259
第 36 章　急性癌痛综合征 …… 269
第 37 章　慢性癌痛综合征 …… 276
第 38 章　药物治疗原则 …… 291
第 39 章　阿片类药物治疗：优化镇痛效果 …… 299
第 40 章　阿片类药物治疗：滥用、成瘾、流弊的管理风险 …… 337
第 41 章　非阿片类镇痛药物 …… 343
第 42 章　辅助镇痛药使用原则 …… 351
第 43 章　慢性疼痛介入疗法 …… 360
第 44 章　神经刺激镇痛治疗 …… 369
第 45 章　疼痛治疗的行为与社会心理干预 …… 373
第 46 章　疼痛治疗中的整合医学疗法 …… 382

第 47 章　骨痛的管理问题 …… 387
第 48 章　神经病理性疼痛的治疗问题 …… 393
第 49 章　内脏疼痛的管理问题 …… 399
第 50 章　慢性癌症治疗后疼痛的管理问题 …… 405
第 51 章　儿科疼痛控制 …… 409

第八篇　胃肠道症状和疾病

第 52 章　吞咽困难、消化不良和呃逆 …… 424
第 53 章　恶心和呕吐 …… 432
第 54 章　便秘和腹泻 …… 441
第 55 章　黄疸、腹水和肝性脑病 …… 450
第 56 章　厌食－恶病质综合征的病因、分类、评估和治疗 …… 459
第 57 章　肠外营养 …… 470

第九篇　心肺疾病症状和失调

第 58 章　姑息治疗中的呼吸困难和其他呼吸道症状 …… 478
第 59 章　咳嗽和其他肺部症状 …… 491

第十篇　皮肤、口腔症状和疾病

第 60 章　姑息医学中的皮肤问题 …… 498
第 61 章　伤口与造口的姑息护理 …… 505
第 62 章　淋巴水肿及晚期疾病所致的水肿 …… 527
第 63 章　口腔护理 …… 534

第十一篇　泌尿生殖系统症状和疾病

第 64 章　排尿困难、尿频和膀胱痉挛 …… 547
第 65 章　梗阻性泌尿系统疾病 …… 551

第十二篇　全身症状和相关症状

第 66 章　癌性疲乏 …… 558
第 67 章　姑息关怀中的性关系 …… 569
第 68 章　睡眠障碍 …… 578
第 69 章　血栓性并发症的评估和处理 …… 586

第 70 章　内科疾病出血并发症的评估和管理 596

第十三篇　精神和心理症状及障碍

第 71 章　姑息治疗中的应对方式与心理弹性 605
第 72 章　抑郁、意志消沉和自杀 612
第 73 章　姑息治疗中的恐惧、焦虑和适应障碍 620
第 74 章　谵妄 626
第 75 章　丧亲之痛 633

第十四篇　癌症的姑息治疗

第 76 章　肿瘤学家在输送姑息关怀中的角色 644
第 77 章　晚期癌症的疾病改善治疗 655
第 78 章　症状管理中的放射治疗 663
第 79 章　普外科在癌症患者姑息关怀中的作用 682
第 80 章　癌症姑息治疗中的矫形外科 690
第 81 章　姑息医学中的整合肿瘤学 698
第 82 章　癌症姑息治疗中的介入放射学 707
第 83 章　晚期癌症的神经病学的问题 715
第 84 章　晚期癌症的内分泌和代谢性并发症 732
第 85 章　恶性肠梗阻 744
第 86 章　头颈部肿瘤姑息治疗问题 756
第 87 章　血液系统恶性肿瘤群体中的姑息关怀问题 763
第 88 章　姑息医学中的贫血、嗜中性粒细胞减少症和血栓形成 772

第十五篇　非癌症疾病人群中的问题

第 89 章　HIV/AIDS 781
第 90 章　晚期肺部疾病 793
第 91 章　晚期心脏疾病 802
第 92 章　痴呆症 812
第 93 章　痴呆症以外的神经系统疾病 820
第 94 章　姑息治疗和终末期肝病 827
第 95 章　终末期肾病 832
第 96 章　灾难性灾害和人道主义危机中的姑息治疗 839

第十六篇　年轻人和老年人的问题

第 97 章　当家庭中的重要人物即将去世或已经去世时，涉及的儿童及其家庭 …… 845
第 98 章　终末期疾病儿童的护理 …… 851
第 99 章　姑息医学和老年照护 …… 861

第十七篇　姑息医学中的精神问题

第 100 章　姑息医学中的精神问题 …… 873
第 101 章　将精神照护纳入姑息治疗服务实践模式 …… 880

第十八篇　生命末期

第 102 章　预后晚期疾病患者的生存期 …… 888
第 103 章　死亡生理学 …… 897
第 104 章　濒死期患者的管理 …… 905

第十九篇　伦理问题

第 105 章　晚期疾病患者护理中的实用生物伦理学 …… 919
第 106 章　在生命即将结束时请求无效或不适当的干预 …… 929
第 107 章　多元文化世界中的自主性和共同决策 …… 935
第 108 章　告知真相和知情同意 …… 941
第 109 章　儿童缓和医疗中的伦理 …… 947
第 110 章　医生协助死亡的伦理问题 …… 952
第 111 章　不给予和撤除生命支持治疗（包含人工营养和水分）…… 960
第 112 章　临终姑息性镇静的医学和伦理考虑因素 …… 968

第二十篇　评估工具和信息学

第 113 章　姑息治疗需要评估工具 …… 976
第 114 章　信息学与文献检索 …… 994
第 115 章　心理、精神和家庭问题的有效评估工具 …… 1000

第二十一篇　姑息医学教育与培训

第 116 章　医生 …… 1014
第 117 章　护士 …… 1022
第 118 章　社会工作、精神关怀和药学的教育培训 …… 1031

第二十二篇　在姑息医学方面的研究

第 119 章　姑息关怀中的研究 …… 1038

第 120 章　循证医学的原则 …… 1044

第 121 章　了解姑息关怀中的临床研究 …… 1053

第 122 章　质性研究 …… 1062

第 123 章　社会心理问题研究 …… 1067

第 124 章　姑息关怀研究中的伦理问题 …… 1082

第 125 章　生活质量和患者报告结果测量 …… 1086

第 126 章　姑息关怀和生命末期照护中的卫生服务研究 …… 1094

第 127 章　姑息医学的临床审查、质量改进和安全性 …… 1100

附录　缩略语 …… 1112

第一篇　姑息关怀的全球现状

The worldwide status of palliative care

第 1 章　姑息医学发展的国际性进展　/ 002

第 2 章　姑息治疗的基本药物　/ 010

第 3 章　人权问题　/ 015

第 4 章　姑息治疗的政策　/ 021

第1章 姑息医学发展的国际性进展

International progress in the development of palliative medicine

Carlos Centeno Sheila Payne Eduardo Garralda 著

周 智 逄天宇 译 沙慧子 校

本章强调了姑息医学发展对当代全球医疗保健系统的重要性。我们追溯了国际倡议和服务的发展情况，重点关注当前测绘和比较方法上的成就和局限，为医学和其他多学科成员提供了本科及研究生水平的教育计划进展证据。本章内容不包括志愿者或家庭护理者的培训需求。

一、姑息关怀的发展、概念和定义

姑息关怀的定义已经从关注终末期癌症转变为关注包含所有限制生命条件的发展轨迹（框 1-1）。医疗保健专业人员，尤其是患者和公众，对姑息关怀的认知较差且仍有争议（McIlfatrick 等，2013）。1990 年，世界卫生组织（World Health Organization，WHO）发布了第一个姑息关怀定义，并于 2002 年更新（框 1-2）。国际临终关怀和姑息治疗协会（International Association of Hospice and Palliative Care，IAHPC）扩展了 WHO 对姑息关怀的定义，使其更适合全球、内容更广泛，并且包含了对政府的建议（IAHPC，2019）。

Lancet 委员会把被严重忽视的姑息关怀和疼痛缓解作为覆盖全民健康的基本要素（Horton，2017）。对委员会来说，在整个生命周期内无法获得疼痛缓解和姑息关怀构成了一场全球危机，采取行动以缩小贫富差距是道德、健康和伦理上的当务之急。委员会制订了一个新的概念框架，以在全球范围内衡量比较严重的健康相关痛苦的负担。姑息关怀应注重缓解终末期疾病严重的健康相关痛苦（Knaul 等，2018）。

框 1-1 晚期疾病患者照护相关术语

- 安宁疗护
- 临终关怀
- 长期照护
- 濒死期照护
- 姑息治疗、姑息关怀、姑息护理
- 生命末期照护
- 支持照护

框 1-2 WHO 对姑息关怀的定义

姑息关怀是一种通过早期识别、积极评估、控制疼痛和其他（包括身体、心理、社会和精神困扰等）痛苦症状，来预防和缓解身心痛苦，从而改善面临威胁生命疾病的患者（成人和儿童）及其家属生活质量的一种方法

姑息关怀

- 缓解疼痛和其他令人痛苦的症状
- 维护生命并将死亡视为一个正常过程
- 既不加速也不延迟死亡
- 整合患者护理的心理和精神内容
- 提供支持系统，协助患者尽可能过上积极的生活直至死亡
- 提供支持系统，协助家庭应对患者患病期间及他们丧失亲人时的痛苦
- 利用团队方法，处理患者及其家庭的需求，包括在必要情况下提供居丧辅导
- 可提升生活质量，还可能对病程产生积极影响
- 可以在病程早期，与其他旨在延长生命的治疗手段一起应用，包括化疗和放疗，还包括需要开展的调查，从而更好地了解和处理令人痛苦的临床并发症（WHO, 2019）

根据世界卫生组织（WHO）的 STM 协议转载（2019），引自 WHO Definition of Palliative Care. Geneva, Switzerland: WHO. https:// www. who.int/ cancer/ palliative/ definition/ en/ .

（一）WHO 发展姑息关怀的公共卫生方法的观念

“姑息关怀的发展”指的是支持提供姑息关怀的过程、结构、政策和资源（Centeno 等，2013）。通常猜想，在提供姑息关怀、专业能力和专业知识及随附的资源方面，发展趋势呈现一个线性上升的状态；然而，这种假设是不太可能发生的。

WHO 提倡的姑息关怀国际公共卫生四分量模式，包括：①提供基本药物，特别是阿片类药物；②卫生专业人员核心姑息关怀原则和技能的教育与培训；③包含姑息关怀和专项拨款资源的国家卫生政策和战略计划；④实施一系列服务（Stjernswärd 等，

2007)。一个公共卫生方法应包括民间社会参与姑息关怀宣传和公众辩论。世界卫生大会（World Health Assembly，WHA）(2014）第 67.19 号决议强烈要求各国政府在整个医疗保健系统中纳入姑息关怀；然而，在全球范围内，获得充分姑息治疗的机会仍然较少（Knaul 等，2018）。

（二）姑息关怀的需求

Lancet 委员会在姑息关怀需求分析中确定了 20 种健康状况，占成人和儿童死亡原因的 84% 和 60%。该研究指出，在全球范围内获得姑息关怀的机会不足，而且各国在分配足量的阿片类药物方面严重不平等(Knaul 等,2018)。预计全球有 4000 万～8000 万疾病晚期患者需要姑息关怀，其中 78%～95% 的患者生活在中低收入国家（Connor 和 Bermedo，2014；Knaul 等，2018)。一项对 12 个国家的分析表明，女性和老年人的姑息关怀需求最高，需求最高的地点是家庭和疗养院（Morin 等，2017）。

（三）主要发展的历史时间表

一个多世纪前，天主教修女们在爱尔兰的都柏林开设了圣母临终关怀医院（Our Lady' s Hospice）和英国伦敦圣约瑟夫安宁疗护中心（St Joseph' s Hospice)（Clark，2016)。英国伦敦圣约瑟夫安宁疗护中心由 Cicely Saunders 组织建立，于 1967 年开业，此后在全球逐渐推广。

二、测绘和衡量姑息关怀发展的方法

各国的测绘研究提出了比较姑息关怀条款的预标准。这一测绘侧重于利用 WHO 框架衡量姑息关怀进展（Stjernswärd 等，2007)。大多数的全球研究来自国际临终关怀观察站、世界临终关怀和姑息治疗联盟（Wright 等，2008；Lynch 等，2013；Connor 和 Bermedo，2014)。一份报道指出了 40 个国家获得药品的障碍（Human Rights Watch，2011)。80 个国家的死亡质量指数排名（The Economist Intelligence Unit，2015)。欧洲姑息治疗协会（European Association for Palliative Care，EAPC）姑息关怀发展工作组已牵头进行了许多研究，这些研究也在其他地区进行了重复验证（表 1-1)。

方法上的挑战

测绘研究已经从关注专业姑息关怀转向测绘通用姑息关怀的发展及其整合。这些研究试图将 WHO 框架扩展到研究或国际合作的组成部分（Centeno 等，2017)，区域性经验的使用一直被认为是一种偏见（Junger 等，2012；Loucka 等，2014)。

表 1-1　姑息治疗发展情况调查研究列表

地　区	姑息关怀的内容	研究项目
欧洲	WHO 定义的所有要素	Arias-Casais 等，2019 Centeno 等，2013 Martin-Moreno 等，2007 Rocafort 和 Centeno，2008 Woitha 等，2016
	政策	Chambaere，2011 Van Beek 等，2013 Woithaet 等，2016
	教育	Carrasco 等，2015 Schiessl 等，2013
	专业服务的提供	Centeno 等，2007a，2016
	医生的官方认证	Centeno 等，2007b，2014，2015
拉丁美洲	WHO 定义的所有要素	De Lima，2015 Pastrana 等，2012，2014
中东地区	WHO 定义的所有要素	Bingley 和 Clark，2009 Fadhil 等，2017 Mojen 等，2017 Osman 等，2017
亚洲	WHO 定义的所有要素	Chan 等，2015 Yamaguchi 等，2017
非洲	WHO 定义的所有要素	Fraser 等，2018 Kimani 等，2017 Rhee 等，2017a，2017b，2017c Weaver 等，2015

三、姑息关怀提供

（一）WHO 区域在世界各地实施专门的姑息关怀服务

虽然测绘提供了整个国家的总体情况，但大多数国家之间及城市和农村人口之间仍存在不平等现象。欧洲和北美地区的姑息关怀优于其他地区，特别是与非洲或东地中海地区相比。大约 80% 的欧洲国家有良好的专业姑息关怀服务比例，通常可为每 10 万居民提供 0.19～2.19 项服务，而绝大多数非洲和东地中海国家甚至没有达到每 10 万居民享有 0.16 项服务的比例（图 1-1)。

在欧洲，有证据表明姑息关怀服务的数量大幅增加，特别是在奥地利、爱尔兰、卢森堡、比利时和瑞典等国家（Centeno 等，2013；Arias-Casais 等，

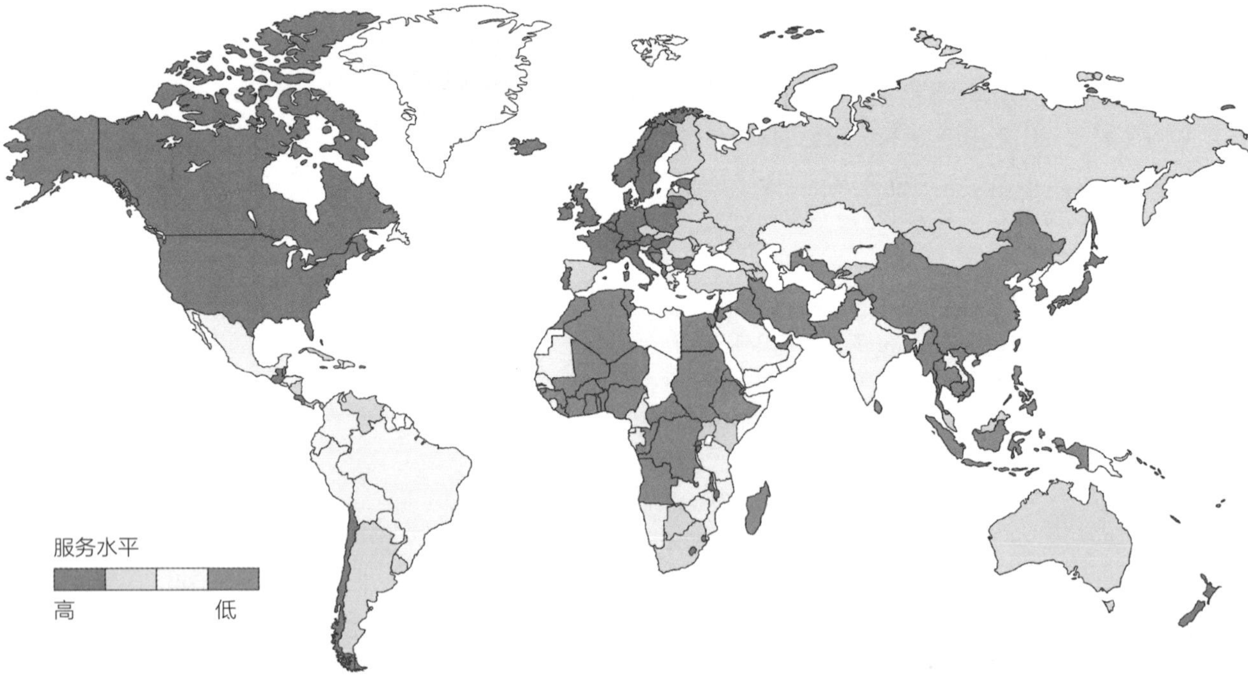

▲ 图 1-1　世界各地的姑息关怀服务

这里报告了 234 个国家中 170 个国家的专业服务供应水平

引自 data from Arias-Casais, N. et al. (2019). EAPC Atlas of Palliative Care in Europe 2019. Vilvoorde, Belgium: EAPC Press. http://hdl.handle.net/10171/56787; Lynch, T. et al.(2013). Mapping levels of palliative care development: a global update. J Pain Symptom Manage. 45(6):1094–106. DOI: 10.1016/j.jpainsymman.2012.05.011; Osman, H. et al.(2017). Atlas of Palliative Care in the Eastern Mediterranean Region. Houston, USA: IAHPC Press; Pastrana, T. et al. (2013). Atlas de Cuidados Paliativos en Latinoamérica. Houston, USA: IAHPC Press; Rhee, J.Y. et al. (2017). APCA Atlas of Palliative Care in Africa. Houston, USA: IAHPC Press. https://www.africanpalliativecare.org/articles/apca-atlas-ofpalliative-care-in-africa/; Yamaguchi, T. et al. (2017). Palliative care development in the Asia-Pacific region: an international survey from the Asia Pacific Hospice Palliative Care Network (APHN). BMJ Support Palliat Care. 7(1):23–31. DOI: 10.1136/bmjspcare-2013-000588.

2019）。2012 年，欧洲国家姑息关怀覆盖率各不相同；例如，西欧的住院姑息关怀服务、家庭护理团队和医院支持团队的覆盖率分别为 62%、52%、31%，而中欧和东欧分别为 20%、14%、3%（Centeno 等，2016）。一项关于专科姑息关怀服务覆盖范围的研究显示，2005—2012 年，西欧成立了大量的专科姑息关怀家庭护理团队、住院姑息关怀服务和医院支持团队。然而，在中欧和东欧国家，这些服务仍有欠缺，在最新的报道中几乎没有任何变化（图 1-2）。

在美洲地区，姑息关怀服务数量最多的国家包括美国、加拿大、百慕大、开曼群岛和智利（Pastrana 等，2013）。美国和加拿大已将姑息关怀纳入国家卫生系统（Lynch 等，2013），在 2015 年死亡质量指数中分别排名第 9 位和第 11 位（The Economist Intelligence Unit，2015）。美国的医院姑息关怀项目数量持续增长（Dumanovsky 等，2016），姑息专业服务水平较低的国家一般集中在南美洲和中美洲。

尽管非洲姑息关怀服务的数量普遍增长（Lynch 等，2013），但仍有 19%（9/48）的非洲国家没有安宁及姑息关怀服务（Rhee 等，2017a）（图 1-3）。非洲只有 6 个国家（博茨瓦纳、冈比亚、卢旺达、南非、斯威士兰和乌干达）可以为每 10 万居民提供 0.18 项服务。非洲可能是世界范围内姑息关怀服务提供最不平等的地区，只有三个国家（即南非、乌干达和肯尼亚）提供姑息关怀服务，占非洲姑息关怀服务总数的 71%。大多数姑息关怀服务建立在以英语为母语的非洲国家，约占非洲国家的一半（Rhee 等，2017a，2017c）。

东地中海地区的姑息关怀特点是可获得的服务较少且不一致（Fadhil 等，2017），该地区所有国家的人均专业姑息关怀服务数量均低于全球平均水平，巴基斯坦、伊拉克和部分巴勒斯坦地区没有任何姑息关怀服务。东地中海地区姑息关怀项目数量最多的国家是沙特阿拉伯，其次是埃及和约旦（Osman 等，2017）。WHO 非传染性疾病国家能力调查中关于国家姑息关怀能力的调查显示，只有沙特阿拉伯和叙利亚可为公共卫生系统内至少 50% 的非传染性疾病患者提供基于初级医疗的姑息关怀服务。沙特阿拉

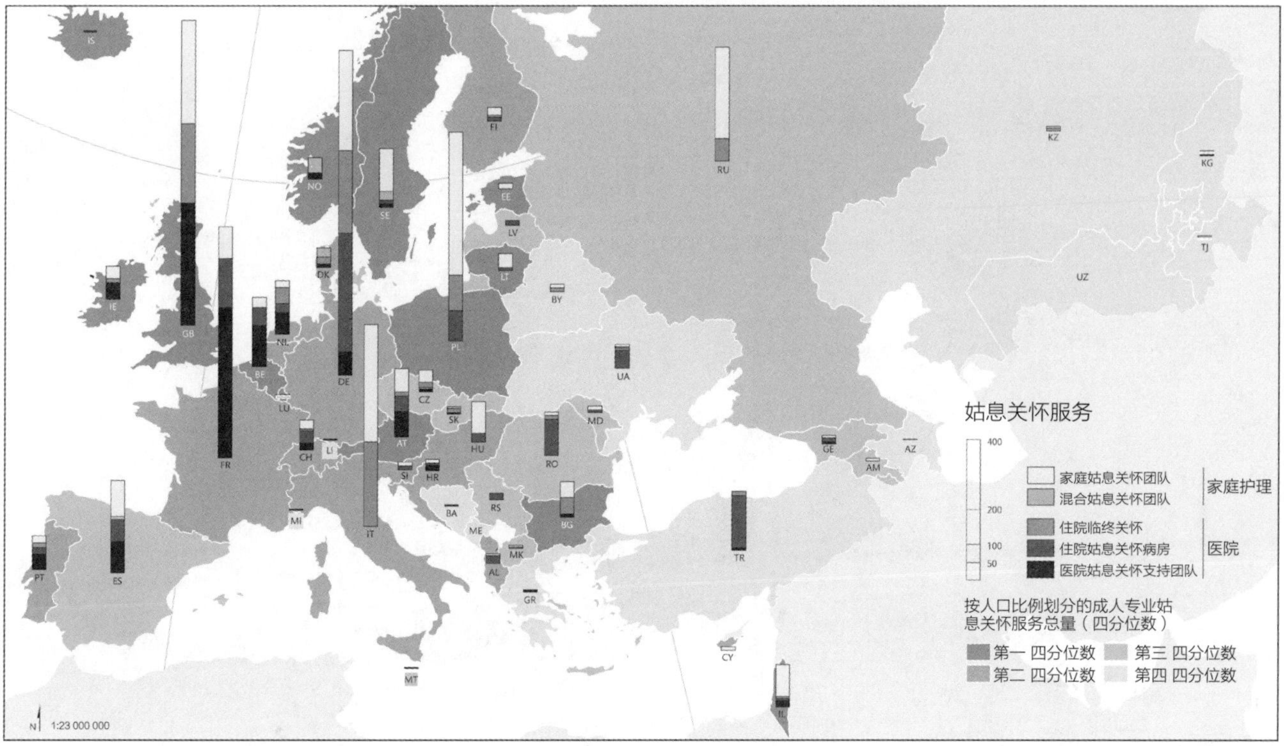

▲ 图 1-2 欧洲姑息关怀服务的数量和类型

改编自 Arias-Casais, N. et al. (2019). EAPC Atlas of Palliative Care in Europe 2019. Vilvoorde, Belgium: EAPC Press. http://hdl.handle.net/10171/56787.

伯、叙利亚和卡塔尔报道称，至少有一半的人口享有家庭姑息关怀（Sharkey 等，2018）。

亚太地区在提供姑息关怀服务方面明显缺少同质性，有一半的国家和地区报道称其专业姑息治疗水平较低。然而，大洋洲和东亚（中国香港、中国台湾、日本和韩国）等地区的人均服务数量远远超过东南亚（马来西亚、菲律宾、新加坡、泰国和越南）或南亚（印度）（Lynch 等，2013；Yamaguchi 等，2017）。重要的是，澳大利亚和新西兰的死亡质量指数分别位于全球第二和第三。在世界上排名最高的 20 个国家和地区中有 6 个位于亚太地区，即澳大利亚、新西兰、中国台湾、新加坡、日本和韩国（The Economist Intelligence Unit，2015）。

（二）专业的儿科姑息关怀服务

关于提供全球专业的儿科姑息关怀服务的信息很少（Connor 和 Bermedo，2014）。大约 26% 的欧洲国家将儿科姑息关怀纳入了各级医疗保健系统，在已知的信息中，有 23% 的国家没有提供专业的儿科姑息关怀服务。一些国家，如法国、德国、荷兰、挪威、波兰、瑞典和英国有完善的儿童姑息关怀规定（Arias-Casais 等，2019）。亚洲（66%）、美国（78%）和非洲（81%）地区没有儿童姑息关怀服务。专业的儿科姑息关怀服务排名最好的国家和地区是澳大利亚、新西兰、美国、加拿大和南非。在非洲，除南非外，尼日利亚和马拉维也在姑息关怀方面取得了一些进展。在过去 10 年中，在非洲，已知的没有儿科姑息关怀的国家的百分比从 94% 下降到 60%（Knapp 等，2011；Rhee 等，2017a）。

（三）将姑息关怀纳入卫生服务

2014 年，WHA 第 67.19 号决议提倡将姑息关怀纳入国家卫生保健系统（World Health Assembly，2014）。完整的姑息关怀包括将行政、组织、临床和服务结合在一起，以确保接受姑息关怀患者的治疗网络中所有卫生和社会关怀部门间照护的连续性（Ewert 等，2016）。完整的姑息关怀可分为三个层面：宏观（国家）、中观（地区）和微观（地方）（Hasselaar 和 Payne，2016）。欧洲证据显示，与晚期癌症患者相比，心力衰竭和慢性阻塞性肺疾病（chronic obstructive pulmonary disease，COPD）患者的整体照护发展有限（Hasselaar 和 Payne，2016），整体照护实施最好的国家是加泰罗尼亚（西班牙）、苏格兰、英格兰、荷兰、法国和比利时（Gómez-Batiste 等，

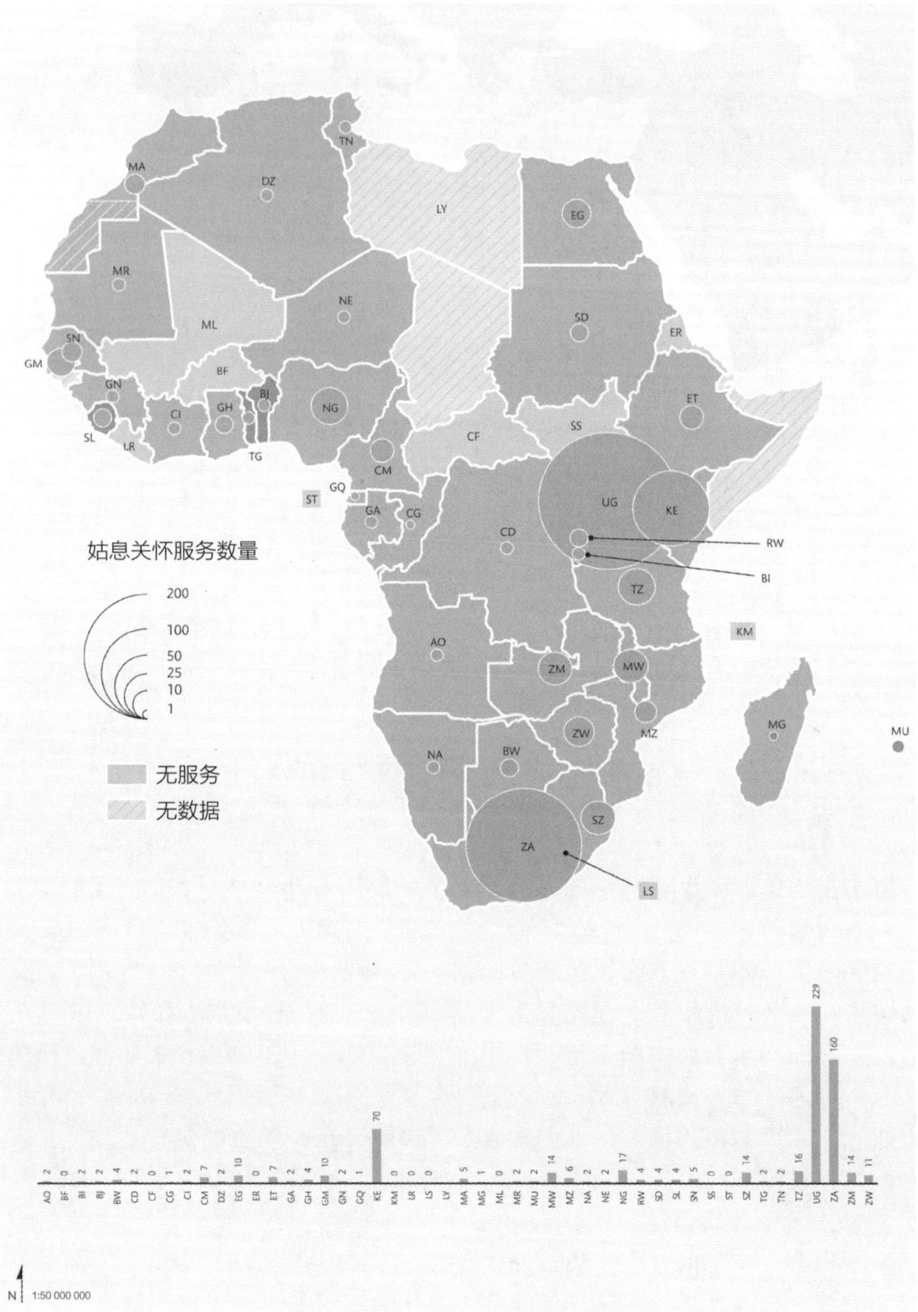

▲ 图 1–3　非洲姑息关怀收容所的数量

改编自 Rhee, J.Y., Luyirika, E., Namisango, E., Powell, R.A., Garralda, E., Pons, J.J., de Lima, L., and Centeno, C. APCA Atlas of Palliative Care in Africa. IAHPC Press; 2017.

2017）。需要做出更大的努力来改善家庭和疗养院的常规姑息关怀（Froggatt 等，2017）。

四、制定姑息关怀政策

尽管决策者和政府对制定姑息关怀政策的关注度越来越高并存在已经批准的政策，但明确的姑息关怀政策仍有待完善（World Health Assembly，2014）。国家非传染性疾病政策，包括姑息治疗，从东南亚的 18%，美国、东地中海、欧洲和西太平洋地区的 30%～40%，到非洲的 54% 不等（Sharkey 等，2018）。在采用国家姑息关怀法律和战略方面各地区存在显著差异（图 1–4）。姑息关怀的资金支持仍然

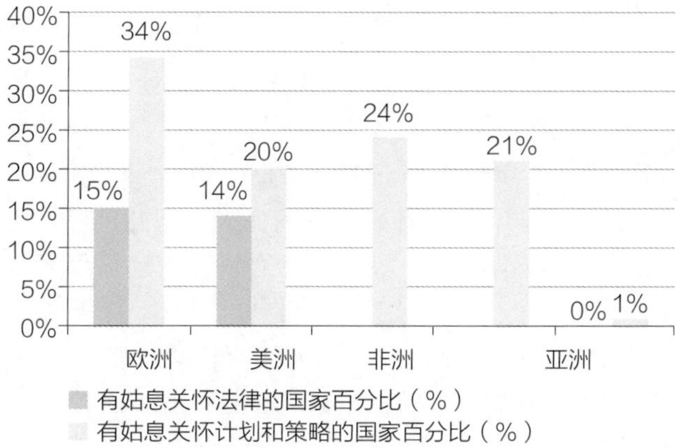

▲ 图 1-4 WHO 各区域内确定了姑息关怀政策国家的百分比

引自 data from The Economist Intelligence Unit 2015; Woitha, K. et al., 2016; Health Canada, 2013; Williams, A.M. et al., 2010; Pastrana, T. et al., 2013; Rhee, J.Y., Luyirika, E. et al., 2017; Rhee, J.Y., Garralda, E. et al., 2017; and Sharkey, L. et al., 2018.

非常有限（Sharkey 等，2018）。

五、教育

（一）姑息关怀的核心能力

姑息关怀教育已被视作公共卫生方法的四大基本“支柱”之一（Stjernswärd，2007；Knaul 等，2018）。基于医学、护理、心理学和社会工作中特定学科的教育建议，EAPC 提出了常规姑息关怀的 10 个核心能力的框架（表 1-2）（Gamondi 等，2013）。

表 1-2 EAPC 姑息关怀十大核心能力

核心要素	
1	在患者和家属所在的环境中应用姑息关怀的核心要素
2	提高患者疾病全周期的身体舒适度
3	满足患者的心理需求
4	满足患者的社会需求
5	满足患者的精神需求
6	满足家庭照顾者短期、中期和长期患者护理目标的需求
7	应对姑息关怀中临床和伦理决策的挑战
8	在所有提供姑息关怀的环境中积极从事综合的照护协调和跨学科的团队合作
9	培养姑息关怀的人际和沟通技巧
10	实践自我意识，并持续接受专业培养

引自 Gamondi, C. et al. (2013). Core competencies in palliative care: an EAPC White Paper on palliative care education— part 1. Eur J Palliat Care. 20(2): 86– 92.

（二）姑息医学专业

姑息医学专业化是国家官方认证和最高可获得的专业培训水平。该定义包括所有专科、亚专科或其他任何等同于姑息医学医生的官方认证的过程。对具有姑息医学专业知识的医生进行专业教育和认证，以保障患者获得高质量的姑息关怀（Biasco 等，2014）。姑息医学专业认证始于 1987 年的英国。2008 年，7 个欧洲国家实现了姑息医学专业化。截至 2018 年，在全球范围内，越来越多的国家有姑息医学的专业化路径。关于姑息关怀教育的详细信息，见第 18 章。

第 116 章详细讨论了本科生的姑息医学培训。然而，全球本科生的姑息医学课程呈现多样性。在欧洲部分国家，如奥地利、比利时、爱沙尼亚、法国、德国、爱尔兰、以色列、卢森堡、摩尔多瓦、挪威、瑞士和英国，姑息医学是必修课程（Arias-Casais 等，2019）。在美国，姑息医学不是必修课程（Aldridge 等，2016）。加拿大 17 所医学院均纳入姑息医学课程（Pallium Canada，2018）。智利、古巴和乌拉圭报道称，医学院中姑息治疗药物相关课程占比很高。博茨瓦纳、科特迪瓦、埃及、埃塞俄比亚、肯尼亚、马拉维、尼日利亚、南非、乌干达和赞比亚将姑息医学纳入医学本科课程（Rhee 等，2017a，2017c）。在东地中海地区，约旦、科威特、黎巴嫩和巴基斯坦均提供姑息医学教育（Fadhil 等，2017；Osman 等，2017）。在澳大利亚，姑息关怀是所有医学、护理和健康相关本科教育的组成部分。亚洲、中国香港、印度和泰国报道称，医学生需学习姑息关怀相关课程（Head 等，2016）。

（三）其他培训课程

目前，姑息关怀教育的短期基础课程、教育者培训课程和电子在线学习课程已经投入使用。信息技术的进步促进了在线教育计划的发展，如大规模开放在线课程，提供了公平的免费教育机会。

六、镇痛药的使用

（一）吗啡作为发展的指标

如果无法获得和支付包括阿片类药物在内的镇痛药，就不能提供有效的姑息治疗。吗啡因其高效、价格低，是姑息治疗最基本的药物，被认为是治疗中－重度疼痛的金标准。这要求至少可以随时获得另外四种药物，即芬太尼、氢吗啡酮、羟考酮和美沙酮。

这些药物需有一个稳定的供应和分配系统，让患者无论在哪里都可以获得相应的药物。如果在处方、法律、分配问题、最大供应天数或阿片类药物恐惧症、控制措施等方面存在困难，获取镇痛药可能会有阻碍。其中一些因素不必要地抬高了这些便宜药物的价格（Human Rights Watch，2011）。在世界大部分地区，阿片类药物的供应仍然不足，因此，中度和重度疼痛的患者没有得到充分的治疗。大多数人无法获得阿片类药物，世界上有 66% 的人几乎无法获得；10% 非常缺少，3% 缺少，4% 中等，只有 7.5% 的人可获得足量的阿片类药物（Duthey 和 Scholten，2014）。

2011 年，Human Rights Watch（2011）评估了注射和口服吗啡的广泛性。非洲和亚洲地区镇痛药的可利用性非常有限，而西欧和拉丁美洲地区相对较好。这意味着许多有疼痛困扰的患者仍无法获得充分的治疗（Human Rights Watch，2011）。在西欧，阿片类药物的处方集包括一系列使用不同的阿片类药物的选择。其中大多数国家的大部分阿片类药物都可以免费提供给癌症患者。在德国、卢森堡、西班牙和瑞士，超过 75% 的阿片类镇痛药有为癌症患者提供的补贴，但并非免费。然而，在一些东欧国家，一系列的监管制度限制了阿片类药物的普及性（Cherny 等，2013；Larjow 等，2016）。

全球范围内阿片类药物可用性的改善并不明显，包括非洲、亚洲（日本和韩国除外）、拉丁美洲和东地中海地区等大多数地区，由于法律和官僚问题或偏见，阿片类药物的可用性很差。这些区域均报道了阿片类药物处方不足，即使处方包括所有推荐的吗啡，在药物获取方面也有明显的障碍（Cherny 等，2013；The Economist Intelligence Unit，2015）。与这些限制强阿片类药物使用的地区相比，药物平均使用量最高的国家是北美、欧洲及西太平洋。其他地区的阿片类药物平均使用量［毫克 /（人・年）］几乎为零；东南亚约 0.50mg，非洲约 1.25mg，东地中海地区约 2.30mg（University of Wisconsin，2015）。2010—2015 年，东地中海、东南亚和西太平洋地区的阿片类药物使用量有所增加，而非洲在这一时期的平均使用水平有所下降。北美和欧洲一直保持稳定。虽然吗啡的平均消耗量很容易控制，也较容易生产，而且价格更便宜，但各地区最常用的阿片类药物是芬太尼和羟考酮（University of Wisconsin，2015）。

（二）姑息治疗的基础药物清单

2007 年，应 WHO 癌症控制规划的要求，IAHPC 与外部顾问共同制订了第一份姑息治疗的基础药物清单（DeLima 等，2007；DeLima，2012）。这份清单列出了 33 种药物以确保成人和儿童治疗质量的最低标准，理想情况下可为姑息治疗提供者和机构提供参考。在这 33 种药物中，有 14 种已被列入 WHO 作为治疗几种疾病关键药物的名单，WHO 名单现已增加到 22 种。缓解疼痛和姑息治疗基础药物的清单详细介绍在 WHO 基础药物示范清单相关部分。在全球范围内，从北美洲过度使用吗啡到其他国家特别是东地中海地区和非洲的吗啡使用极度不足，吗啡的使用存在很大差异。例如，口服吗啡在欧洲（77%）、西太平洋（48%）、美国（41%）、东南部（18%）、东地中海地区（15%）、非洲（14%）（Sharkey 等，2018）。对姑息治疗的基础药物进行国际监测值得被提倡（见第 2 章）。

（三）姑息治疗和疼痛缓解的基本包

Lancet 委员会发布了“基本包”（Knaul 等，2018），其中包括姑息关怀药物、基本设备和人力资源，可减轻中、低收入国家所遭受的许多可避免的痛苦（框 1-3）。这一基本包预计将成为全民健康覆盖平台的一部分，推动 2030 年实现可持续发展目标。无论资源多么有限，基本包是一个卫生系统普遍可及的最低限度（Knaul 等，2018；WHO，2017b）。

七、姑息关怀倡议

姑息关怀最初由一群倡导新的临终关怀方法的先驱者推动。尽管姑息关怀实践的多样性逐渐增加，但 Cicely Saunders 的学术遗产至今仍具有影响力（Clark，2016, 2018）。James 和 Field（1992）大约在 30 年前认识到，随着服务变得越来越官方化，魅力型领导力会带来局限性。此外，对一些选定的个人的关注否定了无数其他人对姑息治疗的发展做出贡献的认可，他们可能是志愿者、服务提供者或服务专员。在全球范围内，仍有许多国家的先驱者致力于建立姑息关怀服务，将其纳入国家医疗保健系统，并为可持续发展提供资金。多学科的领导者培训项目，如在美国和欧洲姑息治疗学院开发的项目可培养个人领导者并建立支持网络。

框 1-3 基本包

药物
- 阿米替林
- 比沙可啶（番泻叶）
- 地塞米松
- 地西泮
- 苯海拉明（氯苯那敏、赛克力嗪、茶苯海明）
- 氟康唑
- 氟西汀或其他选择性 5-HT 再摄取抑制药（舍曲林和西酞普兰）
- 呋塞米
- 丁溴东莨菪碱
- 氟哌啶醇
- 布洛芬（萘普生、双氯芬酸、美洛昔康）
- 乳果糖（山梨糖醇、聚乙烯糖）
- 洛哌丁胺
- 甲氧氯普胺
- 甲硝唑
- 吗啡（口服和注射）
- 注射用纳洛酮
- 奥美拉唑
- 昂丹司琼
- 对乙酰氨基酚
- 凡士林凝胶

医疗设备
- 减压床垫
- 鼻胃引流管或鼻饲管
- 尿路导管
- 阿片类药物保管箱
- 带蓄电池的手电筒（如果无法供电）
- 成人纸尿裤（如果非常贫困，也可用棉布或塑料）
- 氧气

人力资源（根据转诊、省或地区医院、社区保健中心或家庭而有所不同）
- 医生（根据治疗程度的不同，分为专科医生和全科医生）
- 护士（专科护士和全科护士）
- 社会工作者和顾问
- 精神病学家、心理学家或顾问（根据照护水平而定）
- 理疗师
- 药剂师
- 社区卫生工作者
- 临床支持人员（诊断影像学、实验室技术员、营养师）
- 非临床支持人员（行政管理、清洁）

引自 Knaul, F.M. et al. (2018). Alleviating the access abyss in palliative care and pain relief— an imperative of universal health coverage: the Lancet Commission report. The Lancet. 391(10128): 1391– 1454. https:// doi. org/ 10.1016/ S0140- 6736(17)32513-8.

促进姑息关怀的国际组织

最初，圣克里斯托弗安养院（St Christopher' s Hospice）奠定了临床实践的开创性模式的基础，包括向家庭成员提供日托、家庭护理和丧亲支持。现如今，这些创新依然广泛应用于心理、补充和康复服务及疗养院（Kinley 等，2014）。圣克里斯托弗安养院还建立了国际教育和研究文化，为疼痛管理和良好的症状控制提供了科学证据。姑息关怀在国际上传播，成立了相关组织：1988 年成立 EAPC，1995 年成立 IAHPC，2000 年成立拉丁美洲姑息关怀协会，2001 年成立亚太安宁姑息关怀协会，2004 年成立非洲姑息关怀协会，2009 年成立全球安宁和姑息关怀联盟。这些组织通过在会议上提供网络和教育交流的机会来支持区域和全球的姑息关怀发展。梵蒂冈生命学院发表了一份关于姑息关怀倡导的白皮书（Centeno 等，2018）。所有组织在发表关于基本药物、癌症疼痛管理、姑息性镇静和关于安乐死和协助自杀的道德声明的关键立场声明上起到了重要作用。此外，他们还在 WHO、欧洲委员会、各国政府内提倡姑息关怀。例如，在寻求确保将姑息关怀纳入国家卫生保健政策和战略计划，或者改善获得阿片类药物方面发挥了作用（WHO，2011）。然而，无法平等地获得姑息关怀和疼痛缓解仍然是一个严重问题（Knaul 等，2018）。

结论

为了满足病情复杂且疾病晚期患者的需求，姑息关怀必须使用公共卫生方法成为国家卫生和社会保健系统的优先事项。本章提供了振奋人心的数据，表明姑息关怀服务在全球范围内逐渐普及，并且将姑息关怀纳入战略医疗保健计划的国家数量稳步增加。然而，姑息关怀的总体需求可能超过现有资源，需要付出更多努力，需要给所有卫生专业人员提供姑息关怀教育。这很可能为所有有姑息关怀需求的患者提供更好的症状和疼痛管理。与培养未来成为姑息医学专家的人相比，对常规姑息关怀提供者的培养呼吁仍然有限。大多数中低收入国家止痛药的获得问题需引起高度重视。

第 2 章　姑息治疗的基本药物

Essential medicines for palliative care

Lukas Radbruch　Liliana De Lima　著
周　智　逄天宇　译　　沙慧子　校

虽然姑息关怀在过去 10 年中发展迅速，但全球在提供姑息关怀方面仍存在巨大差异（Worldwide Palliative Care Alliance, 2014；The Economist Intelligence Unit，2015）。这种差异在阿片类药物的使用中最为明显。尽管有关患者阿片类药物实际消耗比例的信息很少，*Lancet* 姑息治疗委员会通过使用国际麻醉药管制委员会关于阿片类药物消费的数据，计算了患者分配的阿片类吗啡当量（Knaul 等，2018）。委员会发现，尽管加拿大、美国、西欧、中欧及大洋洲等国家和地区人口只占全球的 9%，但他们分发的阿片类吗啡当量占近 95%。这严重限制了全球绝大多数人口阿片类药物的获得。尽管经常强调阿片类药物的获取受限，但阿片类药物并非高质量姑息治疗所需的唯一基本药物。

WHO 将基本药物定义为满足人们初级卫生保健需求的药物。为了推进这一概念的应用，WHO 基于药物的安全性、有效性和成本效益标准制订了基本药物模型清单（Model List for Essential Medicine, EML）并每 2 年更新 1 次。WHO 对基本药物的概念和 EML 作为专家指南授予各个国家，各国可以利用这些指南来制定本国的基本药物政策和清单。

2007 年，应 WHO 的要求，IAHPC 通过改良德尔菲法制订了一份姑息治疗基本药物清单（De Lima 等，2007）。由于这份清单是基于专家共识而非科学证据形成的，因此 2008 年该清单被 WHO 专家委员会拒绝了。然而，WHO 专家委员会提交了一份关于在 EML 的姑息治疗部分列出特定药物重要性的声明。

2008 年，一个儿科姑息治疗专家组提交了一份 WHO 基本药物清单（儿童）的申请（Aindow 和 Brook，2008）。该申请包括了儿科姑息治疗中最令儿童痛苦的症状列表和推荐的 17 种药物。在此申请后，WHO 第 17 版 EML（与 WHO 儿童 EML 第 3 版一起）包括了针对儿童姑息治疗的具体建议，但没有包含针对成人的建议。姑息治疗药物列于模型清单相关部分。

其他姑息治疗组织和机构已经明确或制订了姑息治疗的基本药物清单，但大多数是基于专家意见形成的（Nauck 等，2004；Good 等，2006；Merriman 等，2012；Lindqvist 等，2013）。

2012 年，WHO 选择和使用基本药物部门要求 IAHPC 准备一份证据总结作为制订姑息治疗基本药物清单的依据，以确保获得适当药物，用于全世界患有限制生存期的疾病的成年患者中最普遍和最令人痛苦的症状的药理管理。2013 年，IAHPC 向第 19 届 WHO 专家委员会提交了一份基于循证的申请（Radbruch 等，2013）。

WHO 的全球死亡率数据显示，心脏病、癌症、脑卒中、慢性呼吸道疾病、损伤和糖尿病是全球最常见的死亡原因（WHO，2011）。系统的文献检索用于确定死亡原因中最常见的症状。

现有证据的分析表明，对于最常见的死亡状况，在晚期和生命末期出现的以下 11 种症状是姑息治疗的优先事项：厌食、焦虑、呼吸困难、便秘、精神错乱、抑郁、腹泻、疲劳、恶心和呕吐、疼痛和呼吸道分泌物。使用德国药物委员会委托波恩姑息治疗小组进行的一项研究中的数据（Radbruch 等，2012），并辅以循证审查和循证指南，编制了支持这些症状的药理学管理的证据。15 种药物被确定为治疗这些症状的必要药物。所有推荐的药物都没有专利，可通过通用的形式提供，并且大多数已经列入 WHO-EML 的其他部分中。

2013 年，WHO 专家委员会接受了这一申请，并在 EML 第 18 版（WHO，2013）中引入了一个关于疼痛和姑息治疗药物的新章节（表 2-1），包括除劳拉西泮和匹可硫酸钠以外的所有建议药物，因为在 EML 中已经有更好的药物可替代这两种药物。阿司匹林、赛克力嗪、东莨菪碱、乳果糖（非匹可硫酸钠）和咪达唑仑（非劳拉西泮）均包括在新章节内。羟考酮和氢吗啡酮被视作吗啡的替代品。

最近，第 20 版 EML 中，芬太尼和（在补充列表中）美沙酮用于治疗癌症疼痛（WHO，2017）。加巴喷

表 2-1　非阿片类药物和非甾体抗炎药物

阿司匹林	栓剂：50～150mg 片剂：100～500mg
布洛芬	口服液：200mg/5ml 片剂：200mg；400mg；600mg （不适用于小于 3 月龄的儿童）
对乙酰氨基酚	口服液：120mg/5ml；125mg/5ml 栓剂：100mg 片剂：100～500mg （由于缺乏相关证明，因此不建议用于消炎）
阿片类镇痛药	
可待因	片剂：30mg（磷酸盐）
芬太尼	透皮贴剂：12/25/50/75/100μg/h （仅推荐用于治疗癌性疼痛）
吗啡	颗粒剂（缓释；与水混合）：20～200mg（硫酸吗啡） 注射：10mg/（ml·安瓿）（盐酸吗啡或硫酸吗啡） 口服液：10mg/5ml（盐酸吗啡或硫酸吗啡） 片剂（缓释）：10～200mg（盐酸吗啡或硫酸吗啡） 片剂（即释）：10mg（硫酸吗啡） （可用氢吗啡酮和羟考酮替代）
美沙酮	片剂：5mg；10mg（盐酸美沙酮） 口服液：5mg/5ml；10mg/5ml（盐酸美沙酮） 口服浓缩液：5mg/ml；10mg/ml（盐酸美沙酮） （补充列表，并仅推荐用于治疗癌症疼痛）
姑息治疗中治疗其他常见症状的药物	
阿米替林	片剂：10mg；25mg；75mg
苯甲嗪	注射：50mg/ml 片剂：50mg （同样适用于儿童）
地塞米松	注射：4mg/（ml·安瓿）（地塞米松磷酸钠） 口服液：2mg/5ml 片剂：2mg（同样适用于儿童）；4mg
地西泮	注射：5mg/ml 口服液：2mg/5ml 直肠给药：2.5mg；5mg；10mg 片剂：5mg；10mg
多库酯钠	胶囊：100mg 口服液：50mg/5ml
氟西汀	固体口服剂：20mg（盐酸氟西汀） 推荐 8 岁以上儿童使用
氟哌啶醇	注射：5mg/（ml·安瓿） 口服液：2mg/ml 固体口服剂：0.5mg；2mg；5mg

（续表）

氢溴酸东莨菪碱	注射：20mg/ml
丁溴东莨菪碱	注射：400μg/ml；600μg/ml 透皮贴剂：1mg/72h （同样适用于儿童）
乳果糖	口服液：3.1～3.7g/5ml （同样适用于儿童）
洛哌丁胺	固体口服剂：2mg
甲氧氯普胺	注射：5mg（氢氧化物）/（ml·安瓿） 口服液：5mg/5ml 固体口服剂：10mg（氢氧化物）
咪达唑仑	注射：1mg/ml；5mg/ml 固体口服剂：7.5mg；15mg 口服液：2mg/ml（同样适用于儿童）
昂丹司琼	注射：2mg 基料 /（2ml·安瓿）（盐酸昂丹司琼） 口服液：4mg 基料 /5ml 固体口服剂：相当于 4mg 基料；相当于 8mg 基料 （推荐大于 1 月龄的儿童使用）
番泻叶	口服液：7.5mg/5ml

根据世界卫生组织（WHO）的 STM 协议转载（2017），引自 WHO Model List of Essential Medicines— 20th Edition. Copyright © WHO 2017. Available from http:// www.who.int/ medicines/ publications/ essentialmedicines/ en.

丁也被建议纳入有神经性疼痛指征的 EML，但关于报道偏倚和虚假研究的讨论开始威胁到已发表证据的有效性，最终，WHO 专家委员会没有纳入加巴喷丁。

获得姑息治疗的基本药物也是 *Lancet* 姑息关怀委员会讨论的主要议题之一。该委员会描述了基本药物、设备和人力资源（Knaul 等，2018）。委员会在制订该基本包时特别关注到低收入或中等收入国家的情况，该基本包被视为任何卫生系统的最低标准，即便资源再有限。委员会提出了与健康有关的严重痛苦（serious health-related suffering，SHS）的概念，并将 20 种疾病和健康状况（如癌症、HIV/AIDS 或急性创伤）视为导致 SHS 的最常见原因。大多数 SHS 疾病都需要姑息关怀，无论是作为初级医疗保健，还是作为复杂病例的专业姑息关怀。

基本包考虑了与 SHS 相关的健康状况和症状。谨慎地纳入非专利药物以保持低成本。基本包中的药物清单基于 WHO-EML，由低收入国家工作的姑息治疗医生小组进行审查后进行了细微的调整（框 2-1）。

框 2-1 *Lancet* 委员会药物基本包

- 阿米替林
- 比沙可啶，或者番泻叶替代
- 地塞米松
- 地西泮
- 苯海拉明 – 氯苯那胺、赛克力嗪或茶苯海明替代
- 氟康唑
- 氟西汀或其他选择性 5-HT 再摄取抑制药，如舍曲林或西酞普兰
- 呋塞米
- 氟哌啶醇
- 丁溴东莨菪碱
- 布洛芬 – 萘普生、双氯芬酸或美洛西康替代
- 乳果糖 – 山梨糖醇或聚乙二醇替代
- 洛哌丁胺
- 甲氧氯普胺
- 甲硝唑
- 吗啡口服立即释放和注射
- 纳洛酮
- 奥美拉唑
- 昂丹司琼
- 对乙酰氨基酚
- 凡士林

引自 Knaul, F.M. et al. (2018). Alleviating the access abyss in palliative care and pain relief-an imperative of universal health coverage: The Lancet Commission report. Lancet. 391(10128): 1391–1454. DOI: 10.1016/S0140-6736(17)32513-8.

一、基本药物和适应证

基本药物清单，如 WHO-EML 或 *Lancet* 委员会的药物清单，包括预防或缓解与姑息治疗最常见健康状况相关的最寻常和最有负担症状的药物。由于这些药物应该在初级保健中提供，并仅由接受基本姑息治疗培训的保健专业人员使用，因此在选择这些药物时重点考虑了药物安全性和应用性。除有效性和安全性外，基本药物价格应在世界所有区域内有可承担性，并确保药物可以广泛获得。

吗啡已被推荐为姑息治疗金标准的镇痛药，特别是在资源贫乏的环境下。应让任何存在中度或重度疼痛或严重呼吸困难，不能通过其他方法充分缓解的患者获得吗啡的口服、即释剂和注射制剂。其他阿片类药物也包括在 WHO-EML 中，但不在 *Lancet* 报道的基本包中。非阿片类镇痛药，包括布洛芬和对乙酰氨基酚，可能对轻度疼痛有效或与阿片类药物联合使用。

口服和注射氟哌啶醇可缓解恶心、呕吐和治疗躁动。口服阿米替林或氟西汀，或者其他选择性 5-HT 再摄取抑制药，适用于其他镇痛药无效、神经性疼痛的患者，还可用于抑郁或持续性焦虑的一线治疗。

安定或咪达唑仑可治疗焦虑、失眠或躁动。乳果糖、番泻叶或多库酯钠可以单独或联合使用以缓解便秘。甲氧氯普胺、赛克力嗪和昂丹司琼可治疗恶心和呕吐。洛哌丁胺可治疗腹泻。溴代东莨菪碱和氢溴酸东莨菪碱可用于减少分泌物和绞痛，如胃肠梗阻患者，也可以减轻恶心症状。地塞米松有多种用途，主要与抗炎作用有关，可缓解瘤周水肿相关的症状，如癌症患者胃肠道梗阻引起的恶心或支气管收缩引起的呼吸困难。

由于委员会的目标是创建一个最低成本包，因此 *Lancet* 基本包将 WHO-EML 中的一些药排除在外，如口服控释吗啡、芬太尼透皮贴、多库酯钠、咪达唑仑、赛克力嗪。另有部分药物由于其姑息治疗的临床效果存在争议，因此也被排除，如阿司匹林、可待因（框 2-1）。在相同的疗效和安全性的条件下，价格更低且更易获得的药物被纳入基本包中。

Lancet 基本包有 5 种药物不在姑息治疗部分中，而是纳入了 WHO-EML 的其他部分。呋塞米是一种低成本的强利尿药，能治疗由心力衰竭或腹水引起的呼吸短促和外周水肿，可在大多数医疗保健中心使用。奥美拉唑、氟康唑、甲硝唑（局部使用）和注射用纳洛酮也包括在内。此外，凡士林不在 WHO-EML 中，但被列入 *Lancet* 委员会的基本包中，因为这种低成本、非处方化合物在许多资源贫乏的环境中对伤口管理和伤口敷料至关重要，而且凡士林可用于管理和预防不同类型的皮肤损伤，包括尿布疹。

二、基本药物的可用性、可及性和可负担性

在对可持续发展目标的描述中，作为全民健康覆盖的核心组成部分，特别提到获得安全、有效、高质量和可支付的基本药物是目标 3.8 的一部分（Sustainable Development Knowledge Platform, 2014）。*Lancet* 委员会明确指出，根据这一声明，药物基本覆盖范围建议由专业、扶贫的公共或公共授权的资金提供，并适用于所有相关的健康状况。如果可能，应将其纳入社会保障或国家健康保险体系。然而，世界上许多国家根本无法获得所有或部分基本药物，或者哪怕国内有基本药物，当地药房也经常缺货，患者无力承担高额的费用，或者整个家庭因支付治疗费用而变得贫困。

吗啡等阿片类镇痛药的可用性、可及性和可负担

性方面的问题尤其明显。IAHPC利用WHO和国际卫生行动组织（WHO和Health Action International，2008）的方法，通过阿片类药物价格表监测其可及性和可负担性。参与者需访问离公共卫生设施最近的可为有危及生命的疾病的患者提供诊断和治疗服务的药房，并检查该药房是否有5种阿片类药物和13份申请表，如果有，患者要花费多少钱。在之前的报道中，低收入国家的参与者必须访问多达15家药店才能找到1家有阿片类药物的药店，而在3个国家的药店根本没有发现阿片类药物（Pastrana等，2017）。吗啡即释片1个月的平均价格为78.50美元（SD=92.0），但总的价格在3.28～376.00美元。在孟加拉国、多哥和卢旺达，购买1个月吗啡口服即释片所需的最低工资天数大于50天，在印度和巴拿马则超过30天，这使得大部分人几乎负担不起。对于大多数阿片类药物，包括吗啡口服即释片，低收入和中等收入国家的自付成本远高于高收入国家（De Lima等，2014）。在一些国家，其他阿片类药物，如透皮芬太尼，价格比口服吗啡便宜，这表明这些药物可能有大量的药费补贴。

价格高并非获得阿片类药物的唯一障碍。一系列的立法和监管障碍，如限制医院或肿瘤医生的处方，限制处方的持续时间或阿片类药物的最大剂量，或者一些药物保管安全要求，如储存阿片类药物的药房的特定保险箱等也是阻碍阿片类药物获得的因素（Linge-Dahl等，2015；Vranken等，2017）。

此外，目前还缺乏关于卫生保健专业人员使用阿片类药物的知识和培训，在中低收入国家尤为突出。人们也普遍担心吗啡用法偏移、误用或滥用。WHA总结道，实现姑息治疗需要改变医疗政策，培训医疗专业人员，并在国家医疗保健预算中提供专门用于姑息治疗的资金，以确保人民普遍获得姑息治疗，具体来说是获得阿片类药物（WHA，2014）。

*Lancet*委员会分别计算了低收入国家（卢旺达）、中低收入国家（越南）和中上收入国家（墨西哥）的基本药物成本。如果使用每个国家公共部门最低的批发价格及药物市场售价，并包括将药物放置在患者可获得的供应商地点的成本，基本药物的费用在卢旺达、越南、墨西哥分别为每位患者52美元，27美元、122美元。然而，使用最低的国际购买价格，卢旺达、越南、墨西哥的费用将分别减少至18美元、23美元、28美元。以国际上的最低价格，包括设备和医护人员在内的全部基本方案的费用在卢旺达不会超过182美元，在越南不会超过115美元，在墨西哥不会超过694美元。这相当于卢旺达医疗保健支出的2.8%，但在越南和墨西哥则不到1%。将这些成本与其他医疗保健基本包进行比较（Watkins等，2017），发现姑息治疗的基本包是全民健康覆盖中最便宜的基本包之一。一些发展中国家，如乌干达，提供了以低成本获得阿片类药物和其他基本药物的解决方案。同样，在减少阿片类药物处方中的障碍方面也有良好的例子，如墨西哥（Knaul等，2018）。

三、人道主义紧急情况下的基本用药

在对姑息治疗采取人权方针的背景下，越来越多的人主张将姑息治疗纳入应对人道主义紧急情况、冲突、被迫流离失所、自然灾害或疾病暴发的行动中（Powell等，2017）。直到最近，向挽救生命干预措施的根本转变导致人道主义紧急情况下与健康有关痛苦的管理被忽视，姑息治疗不在人道主义组织的工作范围内（Schneider等，2017）。然而，对于那些已经存在限制生命疾病的患者，可能是面临姑息治疗药物的突然中断，或者有与紧急情况有关的严重健康相关痛苦的患者，如冲突或灾难造成的创伤或疾病暴发相关的症状（见第96章），都迫切需要姑息治疗。

*The Sphere Handbook*是一套公认的提供人道主义应急的最低标准。目前最新的*The Sphere Handbook*（http://www.sphereproject.org/Handbook）草案将在关于健康行动的章节中增加一个关于姑息治疗的新章节。该章节的第一个关键建议是确保使用基本药物清单和姑息治疗方案，以保障关于资源的决定是基于大多数群众的需要形成的。

获得基本药物，特别是吗啡或其他阿片类药物，对于在人道主义应急行动中纳入姑息治疗和预防痛苦至关重要。然而，阿片类药物的供应链可能受到灾害或战争的严重挑战，其需求可能超过了以前在资源匮乏环境中的使用量。人道主义组织通常自带设备和药品包，但在大多数情况下，这些并不包括吗啡等受管制的药物。其他国家进口管制药品受到国际条约的约束，需要大量的行政资源，因此国际麻醉药管制委员会与WHO一起制订了简化程序，以加快在人道主义紧急情况地区的阿片类药物调度（WHO，1996）。根据这些简化的条例，如果由信誉良好的人道主义救济机构负责管制药物的进口和交付，则无须进口许可。

WHO提供了机构间紧急卫生工具包，内容包括标准化的基本药物和设备，可供联合国机构和其他合作伙伴应对人道主义紧急情况使用（http://www.who.int/emergencies/kits/iehk/en）。这些工具包旨在满足 1 万人为期 3 个月的基本医疗保健需求。该工具包涵盖了一些基本的姑息治疗药物：地西泮、氟西汀、氟哌啶醇、布洛芬、对乙酰氨基酚、泼尼松龙及吗啡。然而，吗啡的用量只有 50 安瓿（10mg）和 200 片（10mg）。假设吗啡每天固定剂量为 30mg，这些药片只够 66 天的治疗剂量，所以这对于一个需要持续服用阿片类药物的患者来说是不够的。

四、推荐

基本药物的可获得性、可负担性和可用性是提供优质姑息治疗的关键先决条件。

姑息治疗专家应与国家当局合作，以 WHO-EML 或 *Lancet* 委员会的基本包作为标准，提倡将阿片类药物和其他姑息治疗药物列入国家基本药物清单。

考虑到这些药物是非常孱弱的患者所需的，基本的药物应列入国家医疗保健处方，并免费提供给需要姑息治疗的患者。

各国政府应审查其法律和条例，以查明阻碍医疗合法获得阿片类药物的法律及行政障碍。

在国际层面，姑息治疗需要被纳入全民健康保险，以确保获得优质姑息治疗，包括获得预防和缓解症状的必要药物。需要有国际指标来评估基本药物的获取情况。阿片类药物人均消费量被认为是一个指标，但被批判性指出对姑息治疗来说不够具体（De Lima 和 Pastrana，2016）。基本包或基本药物清单的提供情况、患者自付费用的数额、在当地药房一级基本药物的提供情况将是评估基本药物获取情况的更好指标，但在全球范围可能难以获得相关信息。

第3章　人权问题

Human rights issues

Frank Brennan　Liz Gwyther　著
周　智　周宏平　郝亚利　译　　沙慧子　校

不幸的是，在临终关怀中，我们没有一个能够发声的群体。逝者已不能站在这里讲话，濒死的人不能说话，失去亲人的人往往因失去亲人的伤痛而无法说话。

——Harvey Chochinov，2000年2月28日（Chochinov，2000）

让一个人遭受本可避免的痛苦和折磨应该被认为是一种对基本人权的严重侵犯。

——Margaret A. Somerville，1995

现代社会已经接受了一个基本命题：姑息治疗是所有人的一项基本人权。世界各地在提供姑息关怀方面存在明显的不平等，缺乏关于疼痛和姑息治疗的国际政策和限制性阿片类药物法律，以及卫生专业人员在护理生命受限疾病患者的各个方面教育不足的情况下提出了这一建议，并对此做出了回应。

本章将讨论：①人权概念背景；②国际人权法中人权的基本争议和基础；③国际人权法第14号一般性意见（General Comment 14）作为衡量姑息治疗发展的基本框架；④联合国和世界卫生组织（WHO）的回应；⑤利用人权话语推进姑息关怀的当前和未来战略。

一、背景

国际疼痛和姑息治疗界意识到世界各地护理人员普遍存在缺陷，因此以权利为言语开展了宣传工作。一系列的宣言和声明涌现并提出将提供姑息治疗作为一项人权。其中包括开普敦宣言（Mpanga Sebuyira等，2003）、韩国宣言（National Hospice and Palliative Care Associations，2005）、疼痛管理和姑息治疗作为人权的联合宣言和承诺声明（IAHPC和Worldwide Palliative Care Alliance，2008）、巴拿马宣言（疼痛治疗声明和姑息治疗作为人权的应用）（Latin American Federation of International Association for the Study of Pain Chapters and Foundation for the Treatment of Pain as a Human Right，2008）、里斯本挑战（EAPC，2011）。

这些姑息治疗的倡议与国际疼痛界的宣言是一致的。事实上，为了应对世界各地在疼痛管理方面的缺陷，临床医生、伦理学家和医学律师在20世纪80年代开始主张，疼痛管理是一项普遍的人权。国际疼痛研究协会（International Association for the Study of Pain，IASP）前主席Michael Cousins认为"缓解持续的剧烈疼痛是最重要的基本人权"（Cousins，1999）。这些主张最终被多个国家和国际疼痛协会的权威声明所遵循，阐明了疼痛管理的权利。最后，2004年首届全球消除疼痛日的主题是"减轻疼痛：一项普遍人权"。随后的国际宣言，包括关于将疼痛管理和姑息治疗作为人权的联合宣言和承诺声明、关于疼痛治疗和将姑息治疗作为人权的宣言、蒙特利尔宣言（International Pain Summit of the IASP，2011）、世界医学协会（World Medical Association，WMA）关于获得适当疼痛治疗的决议（World Medical Association，2011）和吗啡宣言（Pallium India等，2012），都赞同这种做法。

这些声明和宣言的摘要呈现在框3-1。

二、人权法中权利的基础

该基础基于两个核心：国际药物管制公约和国际健康权。

国际药物控制公约的颁布基于双重目的，监管和控制合法及不合法管制药物的使用。国际麻醉品管制局（International Narcotics Control Board，INCB）是为监督公约遵守情况而设立的机构，它指出了确保"麻醉药品充足供应于医疗和科学目的，同时确保此类药物不会被转用于非法目的"的重要性（INCB，2010）。麻醉药品单一公约（United Nations，1961）明确提醒并要求签署国，"麻醉药品的医疗用途对于减轻疼痛和痛苦仍然是必不可少的，

框 3-1 阐明疼痛管理和（或）姑息治疗是人权的国际声明及其赞助组织

疼痛管理

- 全球抗痛日（2004）——IASP、EFIC 和 WHO
- 巴拿马宣言：疼痛治疗宣言和姑息治疗作为人权的应用（2008）——IASP 的拉丁美洲联合会章节和疼痛治疗作为人权的基金会
- 疼痛管理和姑息治疗作为人权的联合声明和承诺声明（2008）—IAHPC 和 WPCA
- 蒙特利尔宣言（2011）——IASP
- WMA 关于获得适当疼痛治疗的决议（2011）——WMA
- 吗啡宣言（2012）——Pallium India、IAHPC、PPSG 和其他 60 个组织

姑息治疗

- 开普敦宣言（2002）——非洲姑息治疗教育工作者
- 国际工作组（欧洲肿瘤学院）（2004）
- 韩国宣言（2005）——第二届 IAHPC 全球峰会
- 巴拿马宣言：疼痛治疗宣言和姑息治疗作为人权的应用（2008）——IASP 的拉丁美洲联合会章节和疼痛治疗作为人权的基金会
- 世界临终关怀日（2008）——IAHPC
- 里斯本挑战赛（2011）——EAPC、IAHPC、HRW

EAPC. 欧洲姑息治疗协会；EFIC. IASP 欧洲分会；HRW. 人权观察；IAHPC. 国际临终关怀和姑息治疗协会；IASP. 国际疼痛研究协会；PPSG. 威斯康星大学 /WHO 疼痛政策和姑息治疗合作中心疼痛和政策研究小组；WPCA. 全球姑息治疗联盟；WHO. 世界卫生组织

必须做出充分的规定以确保麻醉药品的供应用于此类目的”。

多个联合国公约明确规定提供医疗保健的权利。经济、社会、文化权利国际公约（United Nations General Assembly，1966c）对此作出了最核心和最普遍的阐述。该公约第十二条第一款规定，“本公约缔约国承认人人有权享有能达到的身心健康的最高标准”。其他几项公约也明确规定了健康权（United Nations General Assembly，1948，1965，1989；United Nations Committee on the Elimination of Discrimination Against Women，1999）。

鉴于疼痛管理和姑息治疗均属于医疗保健服务，国际健康权是这些领域签署国政府的义务来源。姑息关怀人权基础的其他可能来源也来自国际公约。

1. 尊严。每一项联合国公约都以承认“人的固有尊严”开始。关注和提升患者个体的尊严是姑息治疗实践的核心宗旨。

2. “任何人都不应受制于……不人道或有辱人格的待遇”（United Nations General Assembly，1966a）。例如，一个国家的法律禁止为医疗目的提供阿片类药物。

3. 不受歧视和平等的权利（United Nations General Assembly，1966c）。负责监督健康权的经济、社会和文化权利委员会（Committee on Economic, Social and Cultural Rights，CESCR）在经济、社会、文化权利国际公约中指出，“各国有义务通过……尊重健康权。……不拒绝或限制所有人的平等权利。……预防、治疗和姑息健康服务”（CESCR，2000）。例如，一个国家通过法律拒绝难民或非公民获得姑息治疗服务。可以说，事实上歧视的一个例子是，一个国家故意将阿片类药物的供应限制在数量有限的医院，从而让地理距离和贫困使只有一小部分人口实际能够获得这些药物。

4. “寻求、接收和传递信息”的权利（United Nations General Assembly，1966b）。例如，一个国家隐瞒有关镇痛或姑息治疗的性质和提供的信息。

5. 儿童。儿童权利公约明确规定所有儿童和青少年享有提供医疗保健的权利（United Nations General Assembly，1989）。重要而明确的是，负责监督公约的委员会确定了各国支持儿童姑息治疗的责任（United Nations Committee on the Rights of the Child，2011）。委员会表示关切的是，在一个特定国家，“大多数姑息治疗是由没有足够的财政支持的非政府组织提供”“建议缔约国建立一个为儿童提供姑息关怀的供资机制，并支持非政府组织提供的姑息关怀服务”（United Nations Committee on the Rights of the Child，2011）。

6. 老年人。负责监督健康权的委员会在经济、社会、文化权利国际公约中详述了缔约国应维护老年人享受身心健康满意标准的权利（CESCR，1995）并采取全面的保障，包括临终患者的预防、康复和护理（CESCR，1995）。

三、第 14 号一般性意见和核心义务

首先，重要的是要注意到，国际公约中所阐明的权利取决于个别国家，而不是临床医生。其次，直接向监督健康权的主要公约委员会投诉的机制缺失。尽管如此，签字国有权向该委员会陈述它们履行公约所列权利，包括健康权的情况。

签署国在提供充分的疼痛管理和姑息治疗方面的义务内容可以从监督经济、社会和文化权利国际公约的委员会收集。2000 年，委员会发表了关于健康权的一般性意见（第 14 号一般性意见）（CESCR，2000）。第 14 号一般性意见探讨了健康权的目的，并对其进行了全面描述，即享有能达到的最高标准

的健康和福利的权利。从本质上说，这项权利包含以下“相互关联和基本要素”：卫生用品和服务的可获得性，所有公民获得卫生服务的机会，文化和宗教信仰方面的可接受性，以及技能和专业知识方面的质量。这些基石（可用性、可及性、可接受性和质量）是评估任何国家是否充分履行其提供姑息治疗义务的有用参考点。

委员会接着描述了所有签署国的“核心义务”，不论其资源。他们有义务确保在不歧视的基础上获得卫生设施、卫生用品和卫生服务，有义务提供WHO定义的基本药物，以及有义务通过和实施国家公共卫生战略。在姑息治疗的背景下解释这一评论，这将迫使各国确保普遍获得服务，提供用于控制症状和临终护理的基本药物，包括镇痛药，并采用和实施国家疼痛和姑息治疗政策。除了“核心义务”外，委员会还列举了“同等优先”的义务。其中包括“提供有关社区主要健康问题的教育和信息，包括预防和控制这些问题的方法”和“为卫生人员提供适当培训，包括关于健康和人权的教育”。在姑息治疗的背景下，各国的主要卫生健康问题，将迫使各国政府有义务确保对卫生专业人员进行有关姑息关怀原则和实践的教育，并进一步向社会大众提供有关这方面的信息。签署国必须尊重、保护和实现健康权。

四、就义务内容达成多学科共识

人权法规定的义务是否符合其他来源提出的建议？如果符合，它们之间是否有协同作用？第一个来源是WHO，第二来源是国际姑息关怀界本身。WHO制定了各国期望的姑息治疗的最低标准。这些标准包括通过国家姑息治疗政策，确保在所有卫生保健环境中提供包括吗啡在内的基本药物，并确保卫生专业人员的教育和培训。这些标准被主要的国际疼痛和姑息治疗代表机构在多次声明和说明中不断地被提及。综合这些信息来源（监督医疗保健权的委员会，WHO，以及国际姑息关怀社区）我们开始形成共识。无论是作为国际人权法规定的义务，还是通过WHO和国际姑息治疗机构提出的建议，该共识的内容包括以下内容。

1. 国家姑息治疗政策的制定和实施。

2. 患者平等获得服务，不受歧视。

3. 关键药物的可获得性和可负担性，包括阿片类药物。

4. 所有层次医疗机构均可提供姑息治疗。

5. 于非正式护理人员到卫生专业人员的不同学习水平统一体中整合姑息关怀教育。

五、联合国的回应

无论提供姑息治疗是一项人权的论点多么有力，只有联合国本身承认其价值，这一论点才能真正得到支持。两名联合国特别报告员就人权问题的发言是承认这一点的第一步和重要步骤。这些声明很重要，因为它们将姑息治疗纳入了人权论述。

2008年，健康权问题特别报告员在向联合国人权理事会发表的一份声明中，将姑息关怀坚定地置于源自国际健康权的义务范围内，“许多其他健康权问题需要紧急关注，如姑息关怀……每年都有数百万人遭受着可怕的、本可避免的痛苦……姑息治疗需要更多的关注”（Hunt，2008）。

同样，联合国折磨问题特别报告员在2009年向人权理事会提交的报告中指出，“事实上拒绝获得减轻疼痛的途径，如果它造成痛苦和折磨，则构成残忍、不人道或有辱人格的待遇或处罚”，因此，“应该采取所有措施来确保充分获得（疼痛治疗和阿片类镇痛药），并克服当前法规、教育和态度上的障碍，以确保充分获得姑息治疗”（Nowak，2009）。此外，两位报告员于2008年底向麻醉药品委员会主席发表了一份联合声明。在回顾了世界各地疼痛管理和姑息治疗的不足之后，他们指出，如果不能确保获得受管制的药物来减轻痛苦和折磨，就会威胁到基本的健康权和免遭残忍、不人道和有辱人格待遇的权利。国际人权法要求各国政府必须提供基本药物（其中包括阿片类镇痛药）作为健康权规定的最低核心义务的一部分。缺乏获得基本药物的机会，包括缓解疼痛的药物，是一个全球人权问题，必须予以有力解决（Nowak和Hunt，2008）。

该发言接着对所有会员国提出了明确和实际的建议，包括以下方面。

1. 确保国家药物管制法律认识到麻醉药品和精神药物对减轻痛苦和折磨不可或缺的本质……

2. 回顾……国家立法和行政程序……这不必要地妨碍了它们医疗用途的可获得性和可用性……

3. 确保国家主管当局和卫生部与卫生保健提供者协商，努力建立能够确保受管制药物广泛供应的卫生保健系统……

4. 确保向卫生专业人员提供有关卫生组织基本药物标准清单所列所有受管制药物医疗使用的适当指导……以及处方和发放管制药品的法律要求。

5. 拨出足够的资金和人员，以落实上述各项目标（Nowak 和 Hunt，2009）。

这些声明是一个重大突破。它们不仅代表了迄今为止联合国代表将人权与疼痛管理和姑息治疗最明确地联系起来，而且还为临床医生和倡导者提供了一份提交给各国卫生部的明确建议说明。

2015 年，联合国就可持续发展达成一致。卫生目标之一是实现全民健康覆盖（universal health coverage，UHC）。WHO 将全民健康覆盖定义为“确保所有人都能获得所需的有效质量的卫生服务（包括预防、推广、治疗、康复和缓解），同时还确保使用这些服务不会使使用者面临经济困难”。全民健康覆盖被描述为健康权的实际应用。

六、WHO 的回应

WHO 自成立之日起就促进全民保健权（WHO，1946）。WHO 表示，根据其获得受管制药物规划，获得 WHO 基本药物是国家人权义务的一部分（WHO，2011）。继基本药物人权蒙特利尔声明（University of Montreal，2005）之后，WHO 要求国际临终关怀和姑息关怀协会为姑息关怀准备一份基本药物清单（De Lima 和 Doyle，2007）。

2014 年 5 月举行的第 67 届 WHA 是一个重大事件，大会成员国一致通过了决议“加强姑息治疗，将其作为整个生命过程中综合护理的组成部分”（WHA67.19）。该决议引用经济、社会、文化权利国际公约第 12 条（WHA，2014），承认姑息治疗和获得基本药物是一项人权，有助于“实现享有可达到的最高标准的权利”。该决议向会员国提出了九项建议，以便创建或加强包括姑息治疗在内的卫生系统。这些建议见框 3-2。WHA 决议和对全民健康覆盖的承诺是各国政府努力加强卫生系统和改善姑息关怀获取途径的关键考虑因素。

框 3-2　WHA 第 67.19 号决议向各国政府提出的建议摘要

WHA 第 67.19 号决议敦促会员国

1. 在适当情况下，制定、加强和实施姑息关怀政策，以支持卫生系统的全面加强
2. 确保在适当情况下为姑息关怀计划提供足够的国内资金和人力资源分配
3. 在训练有素的专业人员的监督下，向家庭、社区志愿者和其他担任照料者的个人提供基本支持
4. 旨在根据护理提供者的角色和责任，将姑息治疗纳入持续教育和培训的一个组成部分
(1) 本科医学和护理专业教育的基本培训，以及初级卫生水平的在职培训
(2) 向经常与患有危及生命疾病患者打交道的所有保健工作者提供中级培训
(3) 专业姑息治疗培训
5. 评估国内姑息治疗需求，包括镇痛药物需求
6. 审查并酌情修订国家和地方有关受管制药物的立法和政策
7. 适当地更新国家基本药物清单
8. 促进政府与民间社会（包括患者组织）之间的伙伴关系，酌情支持为需要姑息治疗的患者提供服务
9. 实施和监测 WHO 2013—2020 年预防和控制非传染性疾病全球行动计划中涵盖的姑息治疗行动

经许可转载，引自 World Health Assembly（WHA）.（2014）. WHA67.19.Strengthening of palliative care as a component of comprehensive care throughout the life course.http：//apps.who.int/gb/ebwha/pdf_files/WHA67/A67_R19-en.pdf.

七、人权和公共卫生

WHA 决议和实现全民健康覆盖的承诺为公共卫生系统提供了将姑息关怀纳入卫生系统的指导。将姑息关怀作为一项人权有什么附加价值？采用人权方针为政府实现姑息关怀权的责任提供了一个框架。它还对一些国家做出了回应，这些国家可能认为个人人权的概念与集体社会观的观点相反，在集体社会观中，政府的最高义务是人民和社会的集体福利，而不一定是满足个人的需要。在姑息治疗的背景下，对这一论点的回应是，鉴于死亡率是普遍存在的，在某种程度上，对患有严重疾病的个人照顾将由社会的大多数成员承担。因此，提供适当的姑息治疗服务既满足了基于个人的社会观，也满足了基于集体的社会观。

考虑到健康的社会决定因素，姑息治疗权与其他健康和社会权利紧密相连。第 14 号一般性意见（CESCR，2000）明确说明了这种相互联系。另一个需要拓宽的视角是姑息治疗本身的意义。姑息关怀学科不是孤立存在的，而是与促进、预防、治疗和康复健康等更广泛的公共卫生方法相结合。事实上，姑息关怀在全民健康覆盖的这些要素中发挥着重要作用。当家人和朋友在照顾一个有生命危险的患者时，姑息治疗工作者有机会在关键的“可教育”时刻传播促进和预防信息。姑息治疗工作者还为接受化疗、放疗、抗逆转录病毒治疗和结核病治疗的患者提供支持治疗。姑息治疗在康复中可以发挥作用，使患者在患有限制生命疾病的情况下“尽可能积极地生活”。

有一种误解存在，即这些权利需要完善，不需要，或他们只是要求政府逐步实现这些权利；或者这些

权利是西方的理想，在资源有限的国家是无法实现的。研究明确表明，提供姑息关怀服务，包括姑息关怀教育、政策制定和立法改革，以确保基本的姑息关怀药物的供应既不昂贵，也不无法持续。事实上，在资源匮乏的环境中，姑息关怀服务的增长证明了其可行性，基本策略的应用可以提供很大的效益。

如前所述，健康权（以及姑息护理和减轻疼痛的权利）是政府的直接义务，而不是临床医生个人的义务。要考察任何社会中临床医生的义务，必须同时考察卫生专业人员对患者的专业责任和国家的法律框架。就职业责任而言，人们可以说医生有一种普遍的义务，那就是控制患者的疼痛。当然，蒙特利尔宣言（Cousins，2011；International Pain Summit of the IASP，2011），由 IASP 主办，将这一义务列入卫生专业人员。事实上，国家政府和临床医生的义务之间有直接的联系。前者没有实现，后者也就不可能实现。如果疼痛管理的基础设施（可用性、可及性、教育）缺失，那么医生就很难对患者的疼痛管理需求做出充分的反应。WHA 明确指出“姑息治疗是卫生系统的道德责任，减轻疼痛和痛苦是卫生保健专业人员的道德义务。”（WHA，2014）。除了道德义务之外，法律权利可能产生的义务还来自该国的国内法。

八、采用人权话语促进姑息治疗——当前和未来的战略

“很少有比痛苦更基本的东西了，它告诉我们所有人都应该享有的基本平等和基本尊严。”（Longstaff，2012）。将疼痛管理、姑息治疗和人权联系起来的基本论点已经从倡导和主张转变为行动。在无数关于疼痛管理和姑息治疗主题的讨论、研讨会和提案中，一个基本论点是这些问题的普遍性，以及政府在道义和法律上有责任提供和更好更充分的此类服务。如果不仅有循证实践的明确基础，还有人权法的明确基础，这些论点就会更加有力。除了加强这一论点之外，基于人权的方法还带有一个连贯的结构，用以评估任何一个国家在提供姑息治疗方面的表现。

第 14 号一般性意见提供了一个实际框架，以衡量将姑息治疗纳入卫生系统和发展姑息治疗服务方面的进展（表 3-1）。

1. 国家疼痛 / 姑息治疗评估。例如，由人权观察所报道的关于肯尼亚儿科疼痛管理的例子（Human Rights Watch，2010）。

2. 直接向政府宣传的组成部分。例如，2011 年在 EAPC 大会上发起的里斯本挑战，为欧洲国家制订了四个明确的姑息关怀目标。

3. 在国家宪法中确立了医疗保健权的国家，倡导和支持公民。例如，在南非共和国，卫生部根据宪法规定的保健权利，批准了患者权利宪章（South African Department of Health，2007）。该宪章规定，所有公民都有权获得可负担和有效的缓解治疗。

4. 临床医生和人权律师及倡导者之间的合作点。例如，在南非（2008）和乌克兰（2009）举办了由开放社会研究所组织的合作讲习班，在荷兰（2011）举办了由国际卫生和人权组织联合会组织的合作讲习班。

5. 阿片类药物法律改革的基础。立法改革的一个例子是罗马尼亚，政府听取罗马尼亚人姑息关怀委员会的建议将限制性和负担性的某些阿片类药物立法改为符合“科学证据和国际建议”的立法（Mosiou 等，2007）。非洲姑息治疗协会还通过侧重于基本止痛药物可获得性的讲习班，影响非洲各国政府改革类阿片立法（Ddungu 和 Mugula, 2007）。

6. 向联合国内部各机构，包括监督相关国际公约并就第 67.19 号决议建议的执行情况向 WHA 报告的委员会提交的文件。

在现代世界，死亡率普遍没有得到应对的普遍性的回应。对于患有限制生命疾病的患者，在获得姑息治疗的途径，镇痛药物服务的可用性和可及性，以及这一领域卫生专业人员的培训仍存在很大差异。WHO 和全球姑息关怀联盟于 2014 年发表的一项研究报道称，每年约有 2000 万人需要临终姑息关怀，其中 6% 是儿童。这些都是低水平的估计，因为大约还有 2000 万人在死前几年需要姑息治疗。此外，在全球 234 个国家中，只有 136 个（58%）国家为重病患者及其家人和护理人员提供一种或多种临终关怀或姑息关怀服务（WHO 和 Worldwide Palliative Care Alliance，2014）。许多国家不是参与不够，就是对这些需求无动于衷。在疼痛管理和姑息治疗的相关学科中，一种以人权为基础的做法已经出现。这种做法在国际人权法中有明确的基础。它已得到 WHO、WMA 的承认，并在 WHO 的结构内得到承认。联合国本身仍然是倡导、变革和发展的重要推动者。

很明显，全世界的姑息治疗服务不足以满足患有危及生命和限制生命疾病患者的需求，要确保需要姑息治疗的人能够可用、可获得、可支付姑息治疗，还有很多工作要做。促进这些服务发展的人权方针为在各国实施姑息关怀服务提供了强有力的基础计划。

表 3-1 衡量将姑息治疗纳入卫生系统和发展姑息治疗服务进展的实际框架总结

健康权的基本要素（第 14 号一般性意见）	每个元素中考虑的因素	合 适	采取的措施
可用的姑息治疗设施和服务	• 健康的基本决定因素：安全的饮用水、适当的卫生设施 • 护理地点：在医院、诊所、护理设施提供姑息治疗，支持以社区为基础的护理和家庭护理 • 接受过姑息关怀培训的专业人员 • 领取与市场有关薪资的专业人员 • 基本姑息治疗药物		
可及性。不歧视［基于种族、肤色、性别、语言、宗教、政治或其他观点、国籍或社会出身、财产、出生、身体或精神残疾、健康状况（包括 HIV/AIDS）、性取向，以及公民、政治、社会或其他状况］	设施对所有人开放，尤其易受伤害或边缘化群体，如少数民族和土著居民、女性、儿童、青少年、老年人、残疾人和 HIV/AIDS 患者		
环境可及性	• 在所有人安全可及的范围内提供足够的姑息治疗设施 • 可及农村社区 • 为残疾人提供便利		
经济可及性	所有人都能负担得起姑息治疗，特别是在社会上的弱势群体		
信息获取：寻求、接受和传递关于姑息治疗信息的权利	• 了解姑息关怀并为患者推荐转诊姑息治疗的医生 • 接受姑息治疗信息的社区 • 患者和家属了解姑息关怀并认识到姑息关怀的好处		
可接受性。第 14 号一般性意见没有提供建议，以解决患者不愿意接受姑息治疗的问题，因为人们错误地认为姑息治疗只针对临终患者	• 尊重文化，特别是少数群体 • 对性别敏感 • 对生命周期需求敏感（儿童、青少年、成人包括老年人的姑息治疗）		
质量。卫生设施、商品和服务质量要高	• 熟练的姑息治疗人员 • 经科学批准认可的药品和设备 • 衡量护理质量		

经许可转载，引自 Gwyther, E.(2019).How is palliative care part of the right to health?The South African evidence.Doctoral dissertation.Faculty of Health Sciences,University of Cape Town,South Africa.

引自 Committee on Economic,Social,and Cultural Rights(CESCR).(2000).CESCR General Comment No.14.The Right to the highest attainable standard of health.Twenty-second session of the CESCR.UN Doc.E/C.12/2000/4.https：//www.refworld.org/pdfid/4538838d0.pdf

第 4 章　姑息治疗的政策

Policy in palliative care

Stephen R. Connor　著
周　智　李卉青　译　　沙慧子　校

在任何国家发展和实施姑息关怀，最有效的方法是采用 WHO 的公共卫生模式（Stjernswärd 等，2007）。该模式有四个主要组成部分，第一个就是政策。之所以占首要地位，是因为政策是其他三个部分（教育、医疗、实施）存在的必要条件。关于 WHO 公共卫生模式的最近工作阐释了流程，并将讨论范围扩大到法律和融资问题（Callaway 等，2018）。

政策制定的基础是对一个国家的现行法律法规进行分析，以了解潜在的政策差距和冲突点。为了确保提供高质量的姑息关怀，必须确定其在一个国家或地区的地位，并将扩大姑息治疗范围的目标纳入整个国家卫生政策中。姑息关怀也必须被纳入特定的健康政策中，如可能存在的针对 HIV、肺结核、癌症、非传染性疾病和全民健康保险计划的政策。将姑息关怀纳入这些政策中，对于实现公共卫生模式的其他内容至关重要。

本章介绍了国家医疗卫生政策的所有方面，描述了政策的定义和类型，制定政策的过程，并指出了政策实施和评估的最佳实践。这些考虑都是以姑息治疗为重点的。

一、什么是政策

政策可以从几个方面来定义。*Oxford English Dictionary* 将政策定义为“政府、政党、企业或个人采取或提出的行动方针或原则”（Lexico.com，2020）。剑桥词典将政策定义为“企业、政府、政党或一群人所遵循的一套想法或行动计划”（Dictionary.cambridge.org，2020）。Merriam-Webster 将政策定义为以下要素。

- 审时度势。
- 主要基于重大利益的管理或程序。
- 从备选方案中选出的明确的行动方案或方法，并根据特定条件指导和确定当前和未来的决定。
- 一个高层次的整体计划，包括总体目标和可接受的程序，特别是政府机构制定的（Merriam-webster.com，2020）。

对于政府或任何组织来说，制定政策是一项关键的职能，可以决定成败。经过深思熟虑的政策是可衡量、可操作、可实现的，对于任何重大的努力都是至关重要的。政策的各种定义有几个共同的概念，其中最重要的是要从一套界定明确和审慎的想法中确定行动方案。制定政策不应基于流行、时尚或心血来潮。政策应该以事实和专家意见为基础，在顺利执行的过程中应该为社区和民众、组织和行政部门引导一条成功和积极的路线。

二、界定政策的类型

政策可以通过许多层次和载体来表达。战略是宽泛的声明，旨在为一般领域确定方向，它们通常是通过战略规划过程制定的，可以转化为目标和目的。政策可以通过建立一个旨在实现主要或整体目标的高层次计划来提出或促进一项战略。

法律是由代表人口或社区的立法机构通过的书面法规。它们规范行动并定义可接受行为的界限。法规是由行政机构通过的规则，规定了法律的执行方式。政策是在了解适用的法律和法规的情况下制定的，可用于实施其意图。

三、谁来制定政策

政策可能以多种方式产生。政府可以通过其各部门、国家元首的行政行动或立法机构来制定政策。在立法者制定法律之后，政府官员通过实施法律的条例和程序来完善政策目标。鉴于法律法规的数量和种类，政府采取的行动可能会无意中执行相互矛盾的政策。当政策相互冲突时，会导致混乱和执行困难。为防止这一问题，需要政府实体和官员之间的协调。

当体现在法律法规中的政策须与政府领导层个人制定的政策相协调时，政策冲突或混乱的风险可能会加剧。尽管通常由政府各部门制定或起草政策，而这些政策在实施前必须最终由行政部门（总统、总理等）批准，但政府负责人也可能会制定需要或不需要立法批准的政策。这可能会成为一个混乱而困难的过程，特别是当政策不论起源必须由其他人审查或批准时。例如，卫生部或政府领导人可能会提出医疗保健政策，但在得到其他部门，如财政部、司法部、教育部和民政部的批准后才能实施。

如果政府发布的政策必须与企业、学术界或其他组织（包括非政府组织）的领导层或管理层产生的政策相协调，那么发生冲突或混乱的可能性就会进一步增加。企业的主要管理者一般为其企业制定政策，而学术机构则必须通过大学的教师和行政部门。对于非政府组织来说，有一个由高级管理层组成的管理机构负责制定构思政策。一旦启动政策制定和实施的过程，就必须考虑现有的相关政府政策，以及为推进这些政策可能需要的法律、法规、激励和抑制措施。

政策产生的这种复杂性表明，政策本质上是一种政治行为。政策制定反映了政府或组织的价值观和优先事项，并受到其所在系统及施用人群的影响。政策制定的这种固有的政治本质有利有弊，这取决于环境。专制结构缺少民众的意见，可能会导致政策僵化。自由民主结构可能导致无效的自由放任政策。政策制定的政治过程也许会促使公共和隐性政策之间的区分，其特点是公开崇高的面向公众的政策，而不是反映受潜规则或权力结构指导的实际政策。

四、政策是如何制定的

政策制定的过程往往是复杂而漫长的。它受许多地方因素的高度影响，包括负责官员的能力。制定姑息关怀政策或其他任何与健康有关的政策需要采取若干步骤。

- 议程设置：领导人有许多问题需要解决，需要对优先事项做出明确的决定。国家（或地方）的需求评估可以提供帮助，确定特定类型问题的性质、规模和后果，从而为确定优先事项提供依据。
- 政策形成：一旦阐明问题的性质和规模，就可以形成解决方案并加以论证。这往往涉及各方之间的激烈谈判，讨价还价，达成妥协。在医疗保健政策的制定过程中，必须对晚期疾病相关问题的类型及其后果的严重性进行界定，以便为确定行动的优先次序提供依据，从而改善获得符合姑息关怀目标的干预措施和服务的机会。姑息关怀是解决因需要照顾晚期疾病患者而给患者和家庭、医疗系统和整个社会带来不良后果的众多潜在解决方案之一。它是一个局部但非常重要的解决方案，如果要将其纳入政策制定中，就必须承认其可以发挥的作用。姑息治疗必须在谈判中才能被提上议程。在提出、形成和论证解决方案的过程中，创建一份书面文件描述情况、确定问题或障碍并提出解决方案可能会有帮助。
- 政策合法化：对于政府政策来说，这意味着要通过立法或治理程序。
- 政策实施：这一阶段将政策付诸行动。
- 政策评估：评估对于确定所制定的政策是否能有效实现目标至关重要。

政策维护、继承或终止

理想情况下，政策应有一个定期审查的过程，以评估相关性和修订或取消的必要性。

五、政策的实施

有大量被制定和批准的政策从未被实际执行。在许多低收入和中等收入国家的国家癌症控制计划中可以找到这样的例子。这些计划通常认可预防、筛查、治疗和姑息的主要支柱。然而，实施后的计划与政策并不一致。计划可能有一些预防方面的教育工作，如戒烟运动。乳腺癌、宫颈癌和前列腺癌的筛查需要大量的资源，其可能只提供非常有限的服务，或者根本就无法开展服务。在公共部门，获得癌症治疗的机会可能相当有限，除非个人有大量的财政资源或政府关系。姑息治疗的实施往往被置于较低的优先级，并且得不到任何资金。

衡量一项政策是否得到实施的主要指标是，是否确定了实施费用并为之编制了预算。如果没有资金，新政策极有可能无法被实际执行。

实施一项政策需要采取几个重要步骤。一旦政策被正式通过，就必须由政府或某个组织负责执行的实体“拥有”。对于卫生政策来说，这通常是卫生部或类似的机构。这个负责任的实体必须制定一个实施计划，通常包括与利益相关者群体的沟通，这个过程可能需要新的法律法规，或者修改规章程序；有计划的专业或公共教育；评估计划的制定，以及预算过程。当这些行动是由一个部门承担时，每个步骤都需要大量时间。例如，执行资金在被加入到新的预算之前可能缺失；如果政策的预期时间不长，预算周期本身可能需要相当长的时间才能实现。

六、姑息关怀政策的实施

在姑息关怀政策的实施过程中，最重要的因素是资金。如果资金充裕，即使其他所有步骤都没有到位，也可以取得进展。除资金外，实施的关键因素因国家而异。为了明确必要因素，最好关注已经实施的现有主要国家政策，以获得指导。例如，许多国家已经制定了政策或国家行动计划（national action plan，NAP）来应对痴呆症或宫颈癌的增加。在希腊，政府已经批准并至少部分实施了痴呆症国家行动计划，因此它成了制定姑息治疗国家行动计划的模板。卫生部对其相当熟悉，从中学习到了政策是否起效。

为了实施姑息关怀政策，现有的法规通常需要进行修改，这些法规可能涉及许可、报销或获取药品。为此，现行的法律法规需要进行分析，以确定潜在的冲突部分。新的法规可能需要被制定来确定姑息关怀的提供者所需的专业资格和培训，也可能会有其他法规界定患者接受新方案的资格标准，其他的法规会集中在护理的最低要求上，这些要求通常基于手术的操作。专业的姑息关怀协会可能有这些标准或需要制定这些标准，一旦确定，这些标准必须转化为该部门的计划，以确保公众的权限和安全。最后，实施时有关获得管制基本药物的法律法规可能需要修改。

姑息关怀政策的实施通常最好和国家战略及国家行动计划一同完成。国家行动计划应该相当详细地规划出姑息关怀的实施方式，包括按照时间表建立的项目数量。如果要满足某个国家的全部或大部分需求，这样的政策可能需要数十年的时间才能完全实施。1974 年，美国第一家姑息关怀机构开始提供服务，46 年后，美国满足了大约 2/3 的姑息关怀需求。根据 WHO 的公共卫生模式，该计划还需要解决药品供应和教育问题。

大多数国家几乎没有结构化的、经批准的培训姑息关怀专业人员的教育项目。政策或国家行动计划还必须解决它的创建和批准问题。这是一个复杂的领域，因为专业教育的规划和实施可能需要与多个利益相关者打交道，包括卫生部、教育部和个别大学及其行政部门和教师。最终，该计划必须包括医生、护士和心理健康专业人士的本科和研究生教育。其终级目标是建立一个系统，使这些专业人员最终有资格成为姑息关怀的专家和专科医生。

在启动专业教育的同时，还必须开始实施一项提高公众对姑息关怀认识的计划。公众教育应与专业教育同时进行，这样，对姑息关怀的需求将会与具备所需技能专业人员的情况更加匹配。

实施中的挑战：实例

姑息关怀政策的实施给一个国家或地区带来了许多挑战。例如，亚美尼亚的少数倡导者几年来一直在追求一个政策目标，即建立一个被批准的姑息关怀医学专业。首批针对心理学家的姑息关怀硕士学位课程已经开发出来，社会心理肿瘤学会也已经启动。该课程的毕业生正在支持医生努力创建他们可以工作的姑息关怀机构或项目。

为了在医疗保健领域创建一个新的专业，需要一个由合格的专业人员组成的核心小组来提供专业领域的教学，并对专家地位的资格和证书提供指导。建立一个可以管理新专业的委员会可能需要 8～10 名合格的教员。亚美尼亚的情况凸显了找到这一数量合格教员的困难。这是鸡生蛋还是蛋生鸡的问题，因为世界上大多数国家都缺乏努力自学姑息关怀或出国获得能力和资格的佼佼者。如果不能召集核心教员，或者必须支持某一专业的大学不承认现有教员的培训或资格，政策目标就无法实现。

亚美尼亚的一小群姑息关怀倡导者一直试图从欧洲资助者那里获得资金，以更系统地追求政策目标，但这些来源（如 TEMPUS）非常严格，难以获得。同时，他们通过进行姑息关怀的基础培训、传授住院医生和认证课程来继续提高教育和能力。然而，在创建这个教育项目时，出现了另一个障碍，即缺乏可以进行床旁教学的姑息关怀设施。

对于这些关于支持获得姑息关怀的政策实施的复杂问题，并没有简单的解决办法。然而，在作出努力的同时，制定一个明确的政策是有价值的。

七、有效政策的要素是什么

什么是有效的政策，如何将有效的政策与无效的政策区分开来？有效的政策帮助一个组织实现其目标。它含义明确、边界清楚，为决策者提供必须遵从的框架。有效的政策指导思维和行动，以实现任何组织的工作，并设定提供限制和方向的边界。然而，政策不应规定性太强；它应该提供大方向，为执行者在如何实现政策方面留有余地。指导、解释和澄清的政策可以丰富任何工作。否则，政策就毫无用处，甚至可能阻碍进展。最后，有效的政策包括要求评估结果。如果没有人拥有一项政策，没有人更新它，也没有人评估它，那么它很可能是无用的。

八、政策与法规的区别

政策应该是针对政府或组织方向性的广泛战略声明。它们决定了未来的优先事项，并提出了要实现的主要目标和要克服的障碍。它们为实施提供了一般性的指导，但不应该有太多的限制性或规定性。为了将政策转化为实践，通常有必要制定一些不是法律而是指导行动的文件。这些文件包括条例、程序、细则或行动计划。

政府一般依靠法规来执行政策。法规由相关的政府部门制定，如卫生部。医疗保健法规多种多样，可能包括方案许可、专业许可、操作标准、临床指南和许多其他事项。规章制度具有法律效力，但由卫生部本身批准，因此可以由卫生部根据需要进行修改。它们通常比法律和政策本身更容易被修改。

就组织而言，政策通常伴随着执行政策的程序。大多数组织都制定了指导组织优先事项的战略计划，并伴有确定预算和可交付目标的业务计划。

九、哪些现行政策对姑息治疗很重要，并影响到姑息治疗

有各种各样的政策影响着世界各地的姑息关怀的提供。有些是国家行动计划，有些是更加具体的政策，附带指导实施的规章制度，有些则是为一个国家或地区，或者整个世界制定的宏观健康倡议或优先事项。

这些不同的政策方法有许多实例。许多国家都有针对疾病的国家行动计划，可能包括 AIDS、结核病、癌症或非传染性疾病。他们已经制定了管理医疗卫生队伍的具体政策，同时还制定了管理医生、护士、药剂师、治疗师或准专业助理的教育、执业范围和执照的法规。其他法规可能侧重于医疗保健的提供，包括那些涉及医院护理、家庭护理、日间护理和诊所执照及批准提供服务的法规。另一个例子是为确保安全获得基本管控药品而制定或修改的法律法规，它们可以管理注册、进口、采购、储存、分销、库存和配药。

十、全球政策与国家政策

全球政策就各国政策的优先事项提供指导。目前，最重要的全球政策是联合国可持续发展目标。这是联合国向所有国家宣传的主要目标，以改善我们的生活（框 4–1）。这些目标都相当宽泛，联合国鼓励各国在 2030 年前实现它们。每个目标都有具体的指标，可以用来衡量其进展。

姑息关怀最重要的全球目标是“良好的健康和福祉”（目标 3）。在这一目标中，有一些具体的指标，包括呼吁全民健康覆盖。为实现全民健康覆盖而提供的服务范围包括（Un.org，2020a）：①推广；②预防；③治疗；④康复；⑤姑息关怀。

这一声明相当重要，因为它宣布，没有姑息关怀就不可能有全民健康保险。姑息关怀的纳入，反映了国际上在接受姑息关怀方面的重要进展，同时也展示了确定全民健康服务范围进程的结果。这个过程在 2016 年达到了顶峰，当前的可持续发展目标取代了原有的八个千年发展目标。最初的千年发展目标是由 189 个国家于 2000 年在联合国达成的，包括在 2015 年之前减半极端贫困、促进性别平等和降低儿童死亡率。2012 年的联合国可持续发展会议，制定了一套全新的大胆的可持续发展目标，以延续千年发展目标在 2015 年之后的势头。一场全球研讨会在线上和线下同时进行，以获取民间社会组织、公民、科学家、学术界和私营部门的建议。2014 年，联合国大会提交了一份文件，为世界提出了 17 个新目标（框 4–1）。在讨论到 2030 年所有国家的第 3 个目标“良好的健康和福祉”（Un.org，2020a）时，姑息关怀的倡导者（包括全球姑息关怀协会）强烈要求将姑息关怀纳入操作上定义的全民健康覆盖服务范围。

框 4–1　改变世界的 17 个可持续发展目标

1. 消除贫穷
2. 实现粮食安全
3. 良好的健康和福祉
4. 提供优质教育
5. 实现性别平等
6. 提供清洁水和卫生设施
7. 提供可靠的现代能源
8. 促进经济增长和就业
9. 工业、创新和基础设施
10. 减少不平等
11. 建设可持续的城市和社区
12. 负责任的消费和生产
13. 应对气候变化
14. 保护海洋生态系统
15. 保护陆地生态系统
16. 促进和平、正义和强大的机构
17. 建立伙伴关系

经许可转载，引自 United Nations（UN）.（2020）.Sustainable Development Goals.https：//sustainabledevelopment.un.org/sdgs.

一个国家决定向其公民提供全民健康保险是一项重大的政策决定。那些承诺在 2030 年之前实现这一目标的国家为姑息关怀界提供了一个重要的政策杠杆，以实现姑息关怀的扩展。

还有许多其他的全球政策也可能对世界各国的姑息关怀发展产生影响。其中最重要的有以下几项。

1. 全球性的条约和公约

● 麻醉品单一公约（United Nations，1961）和精神药物公约（United Nations，1971）。该条约是限制管控物质只能用于“医疗和科学目的”的基础（Unodc.org，2020）。其初衷是实现确保医用与防止滥用的平衡。然而，在过去的几年里，其重点几乎完全放在防止滥用上，导致世界上 75% 的国家无法获得药物以减少痛苦（International Narcotics Control Board，2016）。这也干扰了姑息关怀和全民健康保险的提供。

2. WHA 决议

● 姑息关怀决议“加强姑息关怀，作为整个生命过程中全面护理的一个组成部分”（WHO，2014）。在这项决议（69.17）中，基本上世界上所有国家都在呼吁加强姑息关怀（WHO，2014）。WHA 的决议不是强制的，执行取决于国家。然而，WHO 要求每个国家每半年报告 1 次他们在实现 WHA 决议方面的进展情况。

● 关于癌症的决议：该决议确定了 22 项优先行动，分为四个关键领域，供各国在一段时间内系统地加强包括姑息关怀在内的癌症服务（WHA，2017）

● 关于全民健康覆盖的决议（WHA，2012，67.36）：该决议敦促各国政府努力为所有人提供可负担得起的优质医疗服务（United Nations General Assembly，2013）。

● 2017—2025 年公共卫生应对痴呆症的全球行动计划（WHA，2017），致力于制定有抱负的国家战略和实施计划。它纳入了痴呆症患者进行姑息关怀的重要性，并支持全民健康覆盖（WHO，2017）。

3. 联合国大会决议和政治声明

● 全民健康覆盖（2012）政治宣言和进展报告指出，将姑息关怀作为全民健康覆盖的一部分（UN General Assembly，2013）。

● 世界毒品问题（2016）宣言首次纳入一个目标，即改善医疗和科学用途的管控药物的获取，同时限制滥用（Who.int，2016）。

4. 诸如此类的声明

● 联合国人权宣言（1948），确立了健康权（Un.org，2020b）。

● 阿拉木图宣言（1978）和阿斯塔纳宣言（2018）关于初级保健的重要性。阿斯塔纳宣言中提到了姑息治疗（Who.int，2020）。

十一、建立和实施姑息关怀政策的障碍

了解实施姑息关怀政策的障碍是克服这些障碍的关键。这些障碍可以归纳为以下几类。

● 心理上：死亡焦虑通常是处理任何与姑息关怀或晚期 / 限制生命的疾病有关的普遍障碍。政策制定者和其他人一样，都会受到同样的偏见和限制。它可以帮助消除对姑息关怀的谬见，并将重点放在减轻痛苦、提高生活质量和改善福利上，而不是死亡和丧亲。

● 政治上：政府和医疗卫生领域的领导人必须处理许多急需关注的问题。任何国家或组织的领导层质量是决定治理是否有效的关键，而许多身居要职的人却缺乏效率。除非有大量有公众支持或开明的政治领导，否则姑息关怀在多数情况下都不被认为是政治优先事项。政治意愿对于任何姑息关怀政策的推进都是至关重要的。

● 财政上：将姑息关怀引入任何国家都被视为一项新的服务，它将花费新的资金，并可能与现有的服务项目竞争。低收入或中等收入国家对姑息关怀的需求最大，却几乎没有建立相关服务的资源。姑息关怀的倡导者须用证据来证明姑息关怀具有成本效益和更好的质量，以将其作为一项新的或拓展服务。

● 社会上：总的来说，医疗保健受到许多社会问题和污名的影响。诸如 HIV 感染者或结核病患者、性工作者、性少数群体（LGBTQ），包括贫民窟居民在内的穷人、残疾等人群，获得姑息关怀的可能性较低。过多的女性和女孩被要求成为照顾者，而且她们的工作往往没有报酬。政策需要被制定来抵制或补偿这些社会差异。

十二、总结和结论

本章探讨了政策对推进包括姑息关怀在内医疗服务的重要性。政策是姑息关怀发展的一个重要方面。没有好的政策，无论是政府还是组织制定的，姑息关怀都不可能存在。医疗保健的临床医生往往在制定政策指导方面准备不足，并且必须与组织和政府领导合作，确保姑息关怀被纳入每个国家的医疗保健政策中，从而实现 WHA 关于姑息关怀决议的愿望。

第二篇　姑息医学的挑战

The challenge of palliative medicine

第 5 章　建立姑息关怀定义的专家共识 / 027

第 6 章　姑息关怀的核心概念 / 036

第 7 章　死亡和症状的流行病学：基于人口的姑息关怀计划 / 045

第 8 章　提供姑息关怀服务的障碍 / 056

第 9 章　姑息关怀和生命末期关怀的种族和文化层面 / 062

第 10 章　姑息关怀的卫生经济学 / 077

第5章　建立姑息关怀定义的专家共识

Building definitional consensus in palliative care

Russell K. Portenoy　著

李金祥　江　莉　王　晶　赵　娜　彭林姣　龚琴琴　译　　周　智　邵晓晴　校

临床学科可以由其自身的许多特征所定义，包括指导原则和规范，目标和目的，行为准则、标准和最佳实践，执业竞争力，以及其他。这些定义的要素是多变的，对于在该领域知识有限的那些人来说，时常存在交流的挑战。伴随着学科日益成熟，相关的专家应用言辞技巧制订一个简短的定义，简明扼要地描述核心的要素，充分反映那些重要或独特的专家共识。一个广泛被接受的定义有助于促进交流，并且为输送服务和探讨如执业教育、诊疗质量等许多其他问题提供了讨论的框架。

50多年来姑息关怀的定义和对姑息关怀的现代理解一直在演变和发展；在这段时期内，核心原则和临床实践的定义的不一致和混乱是显著的。为患有慢性不治之症的人群提供整体的、以患者为中心的关怀被称为"姑息关怀"，也被用其他术语描述，最重要的是"临终关怀"和"支持性关怀"。从事这项工作的专业人员一直在努力就"姑息关怀"这一名称本身及其核心要素达成共识（Hui 等，2013）。

在某种程度上，定义上的混乱是由于面临着确定姑息关怀特有要素的挑战。事实上，当其他临床学科使用这些原则和规范时也产生了明显的混乱。另一个可能是学科领域范围的扩大，是由于在任何关怀场所为慢性疾病患者或他们的家属提供的工作产生了潜在促进作用。最后，或许是最重要的，定义上的混乱反映出"一个移动靶子"：虽然姑息关怀的产生以生命末期关怀为唯一重点，特别是癌症末期的患者，但是姑息关怀的范围一直在扩大，包括出现在任何严重慢性疾病全过程中不断演变的一系列顾虑和问题。

定义的争议可能变成一个学科进展过程的障碍，然而幸运的是，这些问题并未破坏相关专家建立一整套专业化的姑息关怀最佳临床实践方法的努力（van der Steen 等，2013；Ferrell 等，2018；https：// www.eapcnet.eu/publications/national-guidelines；https：// www.nationalcoalitionhpc.org/ncp/）。然而，这些问题可能导致健康关怀执业者和广大的社会民众对该学科产生广泛的误解。这也可以解释姑息关怀项目中某些国际性的差异（Centeno 等，2007，2016；Wright 等，2008；Lynch 等，2013）。

本章描述姑息关怀逐渐形成的定义和相关术语，并讨论所提出的这些定义的核心要素。对这些争议的理解对该学科持续全球化发展具有重要意义。

一、历史的观点

"姑息关怀"一词出现在20世纪70年代，当时许多发达国家正在兴起"临终关怀"运动，以解决生命末期关怀的不足。其后的几十年中，术语"支持关怀"（supportive care）出现在肿瘤学的文献中。尽管已作了许多努力去区分这些术语，所有的三个术语仍然被广泛地应用在具有类似要素的关怀模式中。

（一）临终关怀（hospice）

hospice 是来自拉丁语的一个词，是主人和客人的意思。"hospice" 这个术语在19世纪中叶起源于西欧，涉及由宗教团体支持的一个住所，在这个住所内为慢性疾病和濒死的患者提供关怀。对 hospice 的现代理解的变化被广泛地用于描述 Cicely Saunders 的工作。1967年，Cicely Saunders 在伦敦建立了圣克里斯托弗临终关怀医院（St. Christopher's Hospice）。圣克里斯托弗临终关怀医院在一个非常类似家庭场所的地方对晚期癌症患者提供关怀。关怀聚焦在症状控制和采取其他措施以减轻患者的痛苦，并且在患者逼近生命末期时对其家属提供支持。圣克里斯托弗临终关怀医院的工作和在其后许多国家所建立的类似的项目，确立了"临终关怀"在医疗界的地位，并将这一术语与专注于实现"优逝"（good death）的生命末期关怀永久地联系在一起（Cagle 等，2015）。

Cicely Saunders 的工作中产生的最具有影响的概念是"整体疼痛"（total pain）（Saunders，1967；

Clark，1999）。“整体疼痛”概括总结了照护晚期癌症患者的经验，通过躯体的病理学和其他所经历的痛苦，包括心理、情绪 / 情感、社会和心灵的痛苦等来解释晚期癌症患者的痛苦。通过临终关怀的模式，即整个疾病终末期令人满意的生命质量，以及随后的“优逝 / 善终”（good death）对患者和家属都产生了积极效果（Cagle 等，2015；Cottrell 和 Duggleby，2016；Meier 等；2016）。如果能通过关怀解决患者和家属在所有相关领域中所关注的问题，那么优逝 / 善终就能够实现。通过扩大疼痛的规范认知，“整体疼痛”的概念加深了医务工作者和社会民众对疾病多层面的痛苦体验的理解。尽管其后不同组织所提出的姑息关怀定义没有特意提及“整体疼痛”，但是这些组织都默认和采纳了这一观念。

（二）姑息关怀（palliative care）

术语“姑息关怀”由 Dr. Balfour Mount 提出。他于 1975 年在加拿大的蒙特利尔皇家维克多利亚医院（Montreal’s Royal Victoria Hospital Canada）建立起一个科室，该科室照护癌症晚期的患者和生命预期短的患者。该术语源自一个拉丁词，意思是“掩饰或斗篷”，旨在避免混淆和任何与“hospice”标签相关的负面含义。住院病房及与之相关的移动会诊团队和家居关怀服务等机构，一道对患者提供多层面的服务。每个服务的机构都模拟“hospice”那样立足于患者客观的痛苦需求，聚焦在预防或缓解逼近生命末期的癌症患者的“整体疼痛”，在患者死亡的前后支持患者的家属（Mount，1976）。

20 世纪 70 年代开始建立学科，在其后的几十年中，学科获得加速发展；类似圣克里斯托弗安养院或皇家维克多利亚医院的其他有目标和业务内容的项目出现在许多发达国家和发展中国家的某些区域（Wright 等，2008）。这类项目的管理、资源、人员和服务存在极大的差异，但是绝大多数聚焦在逼近生命末期的癌症晚期患者（Clark，2007；Wright 等，2008）。一些机构将其描述为“hospice”，而另一些机构则称之为“palliative care”，描述相似关怀模式的这些术语的不同应用体现了定义的不确定性，而这种不确定性在该领域持续存在（European Association for Palliative Care，2009）。

（三）支持关怀

这种定义上的不确定在几十年后因肿瘤学出现“支持关怀”一词而变得更加复杂，肿瘤学应用此术语描述对癌症患者群体的另一种关怀模式。这一模式通常被认为包括了与姑息关怀相同的目标，但是也重视与抗肿瘤治疗相关的问题和状况，有时也关注生存时间（Cherny，2009；Cramp 和 Bennett，2013；Hui 等，2013）。其更广泛的定义范围可能解释了它在一些国家的肿瘤学家中被优先使用（Fadul 等，2009）。

（四）其他

已出现的其他术语较少引起混乱。例如，“姑息医学”（palliative medicine）已被用来作为姑息关怀的同义词（Hui 等，2013）。姑息医学也可指提供姑息关怀的内科医生实行的临床实践。“心理肿瘤学”已发展成一门独立的学科，它的定义范围与姑息关怀存在重叠，但其更多的关注癌症患者群体的社会心理需求，因而与姑息关怀有所区别。

二、应对定义的混乱

随着项目和服务的快速发展，大量发表的文献力求澄清和明晰定义，并且要求规范“姑息关怀”（palliative care）、“临终关怀”（hospice）、“支持关怀”的核心原则和临床实践的内涵。由于已经存在多个定义，在这层面的工作构成了事实上的定义的混乱。

对 1948—2011 年发表的同行评议文献进行的系统性回顾，发现有 24 个姑息关怀的定义，17 个临终关怀的定义，13 个支持关怀的定义（Hui 等，2013）。对已发表的英文和德文的文献进行定量分析后，发现有 37 个英语和 26 个德语的姑息关怀或姑息医学的定义（Pastrana 等，2008），对已发表的英文文献进行系统性回顾后发现有 17 个支持关怀的定义（Cramp 和 Bennett，2013）。

尽管这些评估中阐述的具体定义能够用于解释这些每个术语赋予标签的关怀模式的各自特征，区别要点或定义的概念，但是在文献中仍然存在广泛的重叠。

（一）寻求共识

为减少术语使用上的差异，现有 2 项重大举措，即在定义上达成共识和对姑息关怀的核心要素达成广泛一致：一项由 EAPC 进行（Radbruch 等，2009，2010），另一项是由 IAHPC 进行（框 5-1）。

（二）EAPC 的倡议

EAPC 监测组对此开展了一项德尔菲研究，其

框 5-1　姑息关怀的优选定义

WHO 姑息关怀的定义

姑息关怀是一种方法，旨在于改善面临威胁生命疾病痛苦的患者和他们的亲人的生命质量，通过早期识别和全面评估，缓解疼痛和控制其他的痛苦，包括躯体的、社会心理的和心灵的痛苦症状。姑息关怀的任务包括以下方面

- 提供缓解疼痛及控制其他痛苦症状的临床医疗服务
- 维护和尊重生命，把濒死认作一个正常的过程
- 既不故意加速死亡，也不拖延死亡
- 整合患者的精神心理和心灵层面的姑息关怀为一体
- 提供支持系统以帮助患者尽可能以积极的态度活着直到死亡
- 提供支持系统以帮助家属应对患者的疾病过程和帮助家属度过自己的居丧过程
- 应用团队的工作方法以满足患者和他们的亲人的整体需求，包括为患者和家属在需要时提供居丧咨询
- 增加生活质量，也能够积极地影响疾病的过程
- 适用于癌症疾病过程的早期，包括联合应用其他延长生命的治疗，如化学治疗或放射治疗；还包括疾病所需要的那些进一步的理化检查，以便于较好地评估、理解和治疗各种痛苦的临床并发症

经许可转载，引自 World Health Organization（WHO）.（2019）.WHO definition of palliative care.Geneva,Switzerland：WHO.https：//www.who.int/cancer/palliative/definition/en/.

EAPC 的姑息关怀定义

姑息关怀是为所患疾病对治愈性治疗不再有反应的患者提供积极和整体的关怀。姑息关怀采用一种整体方法，强调对躯体的、社会心理的和心灵的关怀，包括缓解疼痛和控制其他痛苦症状。姑息关怀是一种多学科的方法，其内涵包括对患者和他们的家人的关怀；在任何医疗场所，包括医院、生命末期关怀机构和社区卫生机构等医疗场所都应该设立和开展服务

姑息关怀维护和尊重生命，把濒死认作一个正常的过程；姑息关怀既不故意加速死亡，也不拖延死亡。姑息关怀倡导维护最好的生命质量直至死亡

经许可转载，引自 European Association of Palliative Care（EAPC）.（2019）.What is palliative care?Vilvoorde,Belgium：EAPC.https：//www.eapcnet.eu/about-us/what-we-do.

IAHPC 的姑息关怀定义

姑息关怀是对所有年龄组遭受严重疾病所致重度疼痛的患者提供积极和整体的关怀，特别是逼近生命末期的那些患者。旨在于改善患者、患者的家人和他们的照护者的生命质量。姑息关怀的任务包括以下方面

- 对患者的痛苦症状提供预防、早期识别、整体评估和对疼痛和其他痛苦症状等躯体痛苦、心理和心灵痛苦进行治疗，并提供社会需求的关怀；只要有可能，所有的干预都必须是在循证的基础上
- 通过促进有效的交流提供支持，尽可能积极和充分地帮助患者活着直到死亡，并帮助患者和他们的家属决定关怀的目标
- 根据患者的需求，适用于疾病的全过程
- 有需求时，提供姑息治疗与疾病的干预性治疗相结合的服务
- 能够正面积极地影响疾病的过程
- 既不有意加速，也不故意拖延死亡；维护生命，并把濒死认作一个自然的过程
- 在患者疾病的过程中，对家属和照顾者提供支持，并对他们的居丧提供支持
- 所提供的服务承认和尊重患者 / 家属的文化价值观和信仰
- 适用于所有的健康服务场所（家居和医疗机构等）和所有级别的医院（初级到三级医院）
- 由受过基础姑息关怀教育培训的医务工作者提供服务
- 需要一个多功能团队的专业化姑息关怀，以便接纳复杂病例的转诊

为获得姑息关怀的整合，政府应该完成以下工作

1. 建立恰当的政策和规范，包括建立姑息关怀的卫生法规、国家卫生项目和国家卫生预算
2. 确保相关医疗保险计划将姑息关怀整合纳入保险计划项目的一部分
3. 要确保能够获得疼痛缓解和姑息关怀的基本药物，包括儿童的相关药物制剂
4. 要确保姑息关怀作为所有健康服务的一部分（从社区卫生项目到各级医院），每个患者都能够得到评估，所有的健康执业者都能够提供基础的姑息关怀服务，将重症患者转介到专业化的专家团队机构，或者必要时请专家会诊
5. 确保脆弱的患者群体能够获得合适姑息关怀服务，包括儿童和高龄老年患者
6. 在各大学、教育机构和教学医院开展姑息医学相关的各项活动，包括姑息关怀的研究，姑息关怀的教育培训，把姑息关怀整合作为继续教育的一部分，包括开展基础、中级水平和专业化的专家培训，以及不断进行继续教育

经许可转载，引自 the International Association for Hospice and Palliative Care（IAHPC）.（2019）.Palliative Care Definition.Texas,USA：IAHPC.https：//hospicecare.com/what-we-do/projects/consensus-based-definition-of-palliative-care/definition/#ftn1.

美国医疗保障制度和医疗补助制度中心姑息关怀的定义

“姑息关怀意味着以患者和家属为中心的关怀，即通过预测、预防和治疗痛苦症状来提高生命质量。在疾病连续的全过程姑息关怀都涉及关注躯体、智能、情绪、社会和心灵的需求，并且要尊重患者的自主权，为患者提供相关的信息；尊重患者的选择和决定”（Electronic code of federal regulations，2019）

（续框）

美国预先姑息关怀基本中心姑息关怀的定义

姑息关怀是对患严重疾病的人类群体的专业化医疗关怀。姑息关怀聚焦在提供痛苦症状的缓解和减轻严重疾病的压力。姑息关怀的目标是改善患者和家属的生命质量。姑息关怀由从事姑息关怀的医生、护士和其他的专家团队提供服务，专家包括患者的其他专科医生，以及提供支持治疗的相关人员……。对任何年龄的人，在严重疾病的任何阶段提供姑息关怀都是合适的，姑息关怀可以与治愈性治疗同时提供服务

经许可转载，引自 Center to Advance Palliative Care（CAPC）.（2019）.About Palliative Care.New York,USA：CAPC.https：//www.capc.org/about/palliative-care/.

中包括 21 个国家的 35 个欧洲生命末期关怀和姑息关怀协会的 96 位姑息关怀专家（Junger 等，2012）。受调的参加人员（第一轮受调人员 81 位，第二轮受调人员 54 位）对相关的 8 个主题声明做出了陈述：①术语和定义；②姑息关怀的哲学；③姑息关怀的标准；④姑息关怀服务的群体；⑤姑息关怀的输送与提供；⑥在姑息关怀领域的工作者；⑦姑息关怀的体系和场所；⑧姑息关怀服务。该方法发现有些概念被欧洲的专家普遍接受（表 5-1）。第一，已有的对患者自主权的尊重和对患者尊严的支持协定是姑息关怀的核心价值观之一。第二，姑息关怀的目标是通过多专业和多学科的方法支持患者和家属的生命质量，并满足与严重慢性疾病有关的复杂需求。第三，姑息关怀既不加速也不拖延患者的死亡。

其他的概念和实践未被强调，或者较少达成协定（表 5-1）。尽管癌症患者以外的其他人群对姑息治疗的需求得到了认可，但是产生共识的过程中并没有提供关于合格诊断的结论。然而，有理由推论患有潜在的威胁生命的慢性疾病的所有患者群体都应该被纳入作为姑息关怀的对象是恰当的。在通常的说法中，各种非特异性标签都被用作标识符，包括“生命有限疾病”“严重慢性疾病”“进展性不能治愈的疾病”“严重的疾病”“威胁生命的疾病”，以及其他疾病。

尽管患有这类疾病逼近生命末期的患者通常被认作专业化姑息关怀服务的对象，但是有关“生命末期”的定义尚未达成一致；逼近生命末期的患者是否应该是专业化姑息关怀服务的唯一焦点也没有定论（表 5-1）。尽管对生命末期关怀的强调意味着专科医生所关注的人群具有晚期疾病的特征，但也没有明确规定这种类型的概念。

一些专家对应用“生命末期”作为专业化姑息关怀的一种恰当的学术称谓感到明显的不舒服，特别是如果与明确的预后相联系时。这反映了一个逐渐形成的观点，即把提供高品质的生命末期关怀视作为促进姑息关怀目标的更广泛的必要性的一部分。

表 5-1　EAPC 关于姑息护理的共识与概念差异的德尔菲研究中达成一致或存在分歧的概念

大多数达成一致的概念	大多数存在分歧的概念
姑息关怀的普通价值观 • 自主权和尊严 • 医务工作者、患者和家属是合作关系 • 生命质量作为核心的目标 • 多执业者 / 多学科协同工作的方法 目标分类 • 姑息关怀不只为受先前诊断的疾病痛苦的患者提供服务 执业者 • 核心的姑息关怀团队应该由受过姑息关怀专业化培训的护士和内科医生组成 • 应该由受过专业化培训的执业者为具有专业化姑息关怀的需求的患者提供服务 • 此外，应该提供较基础的姑息关怀服务（含姑息关怀的方法和基础的姑息关怀服务） • 应该强调和要求初级关怀执业者去参加姑息关怀服务	术语和定义 • 生命末期关怀的时间范围（数小时、数天、数周、数月、数年或完全没有时间框架） • 理解支持关怀，以及支持关怀和姑息关怀之间彼此的关系 目标分类 • 关于用什么词来描述需要姑息关怀的病症，存在着争议［威胁生命 / 生命有限 / 进展性（致命）疾病］ • 具有姑息关怀需求的患者比例关系 • 要求姑息关怀的总人群中癌症和非癌症患者的比例关系 执业者 • 有关心理师或牧师（牧灵人员）等补充成员服务的角色存在争议 姑息关怀服务 • 住院患者的生命末期关怀机构的作用和任务 • 所需床位的数量 • 姑息关怀的人员配置问题

经许可转载，引自 Jünger,S.et al.(2012).Consensus building in palliative care:a Europe-wide Delphi study on common understandings and conceptual differences.J Pain Symptom Manage.44(2):192-205.DOI:10.1016/j.jpainsymman.2011.09.009.

这种观点认为，在疾病期间的任何时候，只要有适当的临床需要，就必须促进姑息治疗的目标。这一观念提示姑息关怀最初对生命末期关怀和“善终”的关注正在转向更广泛的范围，它仍然包含了对高质量生命末期关怀的需求，而且也认同在疾病的全过程都需要姑息关怀，这符合对学科的目标和目的更广泛的理解。从这个观点演变而来的临床模式有时也被称为“协同关怀”，这样的模式意味着同时开展疾病的治疗和针对姑息关怀目标的干预。

EAPC 新兴倡导不再强调“协同关怀”的定义或特征性。然而，其后的为数不多的出版物试图如此去做，并明晰地讨论扩大的姑息关怀模式的实际影响，这种模式可以从疾病诊断时就展开。这些文章强调积极开展对姑息关怀目标的干预可能是由非专业人士实施，他们可能缺乏姑息关怀专科培训和丰富的经验，但是能够对患者和家属的痛苦或负担提供镇痛全面的评估和对症的干预（Ahmedzai 等，2004；Quill 和 Abernethy，2013；Ferrell 等，2017；Gelfman 等，2017）。这些干预被称之为“多面手”（generalist）或“全科医生”（generalist-lebel）的姑息关怀，有时也被称为“初级姑息关怀”。从诊断开始就将全科医生的姑息关怀和专科医生的姑息关怀整合起来可能是一种可行性的方法；当危重和复杂的临床问题超越全科医生的能力时，应该将患者或家属转介到专业化姑息关怀机构。鉴于与晚期疾病相关的危急重和复杂的问题日益增加，专业化姑息关怀团队通常都能够提供一整套临床服务技术的处理。

（三）IAHPC 的倡议

2017—2018 年，IAHPC 开展了一项课题研究，制定和采纳了一个新的姑息关怀定义，该定义关注痛苦的缓解，强调在每个关怀场所为所有严重慢性疾病患者提供及时恰当的关怀，无论是疾病诊断时或疾病进展中，无论患者和家属是否居住在不同地域或社会经济状况是否不同，都应该提供关怀。该定义的制定涉及三个阶段的过程。第一阶段包括了一个来自 22 个国家的 38 人组成的多学科工作组，涉及医疗费用管理、老年医学、肿瘤学、姑息关怀、儿科学、药物学、初级关怀和科研部门等方面。第二阶段，对 88 个国家的 400 多个 IAHPC 组织成员进行调查，这些成员包括姑息关怀的医护执业者、志愿者和照顾者。第三阶段，由核心团队起草定义的最后的内容，并批准执行。

IAHPC 的文件包括一个简洁介绍声明和 13 个特征性的列表。关于如何在这些特征中体现出临床模式的实施，IAHPC 为政府提出了 6 项推荐。重要的是，这些推荐中的一项被编成了与初级关怀和专业化关怀相连接的概念。这些推荐呼吁政府要确保“所有医务工作者都能够提供基本的姑息关怀，并且要为危重患者的转介和会诊建立专业化的姑息关怀团队”。

（四）定义的框架

这个建立中的专家共识方案阐明了某些重要概念的变化，这些变化自提供姑息关怀、临终关怀或支持关怀的临床项目首次出现以来就一直发生着。尽管持续的变化和共识的缺乏可能产生混乱，但这些状况同时也反映出在该学科领域的连续不断地创新和一种动力。这一点已充分体现在服务和项目的全球增长上，确认了姑息关怀干预在每个医疗系统中的重要性质（Knaul 等，2018），而且学术上的建设和快速增加的文献等也增加了学科的活力。在这些新出现的文献中，可以发现一些新概念，这些新出现的文献可能会减少潜在的混淆。

（五）姑息关怀作为一种关怀的模式

“姑息关怀”的术语可能是难于理解的，被要求对其做出定义的临床人员可能会列举几个关键特征来进行回应，如提供舒服、控制疼痛或做预先关怀计划等，这些都提示在没有姑息关怀定义时的姑息关怀的目标。为了促进共同的理解，最好将“姑息关怀”认作一种关怀的模式，根据关怀的目标人群（特别是所有的潜在的生命有限的慢性疾病的群体），以及该模式的目标和目的，来概括其特征。把姑息关怀作为一种临床模式的理解可能会引申出其他的理解，即对有关原则和方法、规范和标准，以及最好的临床实践的另外的理解。作为一种关怀的模式，姑息关怀也可以针对其他的特征来讨论，如执业者的知识或能力、质量管理、政策和经费的问题、研究的必要性等也可以进行讨论。

当姑息关怀被视作一种关怀模式时，其术语可以适用于能促进该目标的任何一种临床服务。这是许多定义中隐含的概念，包括由 WHO、EAPC、IAHPC、美国政府的医疗保障制度和医疗补助制度服务中心、美国预先姑息关怀基本中心等组织都在应用（框 5-1）。这种理解通过在初级和专业化姑息关怀之间的区分获得了进一步的澄清。

（六）阐明姑息关怀与临终关怀间的差异

将姑息关怀认作为一种关怀模式的专家把"临终关怀"作为一个术语，该术语用作提供特定的临床服务项目或服务的一种方法，这种方法在细节上与姑息关怀可能不同，但目的都是为了提供专业化的姑息关怀。在有些国家，临终关怀是基本的特色科室；而在其他的国家，临终关怀是提供家居服务。一个常见的观点是，如果一个项目在类似家庭的环境中为晚期疾病和预后短的患者提供姑息关怀服务，那么它就被称为"临终关怀"（Hui 等，2016）。例如，在美国"临终关怀"是由政府支持的居家关怀项目，是对患晚期疾病和生存预期时间短的患者提供专业化姑息关怀服务。在其他的国家，该术语的描述了为逼近生命末期的患者提供长期住院或门诊姑息关怀的各种项目或服务。

（七）阐明姑息关怀与支持关怀的差异

术语"支持关怀"通常被理解为整体癌症诊疗的一部分，包括关注积极的抗癌治疗期间的症状处理和其他的问题（Cramp 和 Bennett，2013；Hui 等，2013）。后者的概念与多国癌症支持治疗协会采用的定义一致（框 5-2）。支持关怀项目提供的服务包括提供姑息关怀的目标服务，但是可能包括也可能不包括由专业化姑息关怀项目所强调的那些服务的内容，如生命末期关怀。

三、姑息关怀定义的进一步构成理论

姑息关怀的定义通常是指相关人群，一个或一组关键的目标和目的，或者最好的临床实践。尽管语言存在差异，但他们普遍都会认同这一个观念，即姑息关怀是为所有患潜在的生命有限慢性疾病的人群提供恰当的多功能团队的关怀服务模式，其目标是通过预防或处理痛苦和减轻引起痛苦的原因与疾病的负担，改善患者和家属满意的生存质量和生命终点体验的可能性。

框 5-2　多国癌症支持关怀协会中的支持关怀定义
"癌症的支持关怀是对癌症和癌症治疗不良反应的预防和处理。支持关怀包括躯体和心理症状的处理，从诊断开始，整个抗癌治疗过程，延续到治疗后的关怀。促进康复、继发性癌症的预防、延长生存时间和生命末期关怀都整合进入了支持关怀"（Multinational Association of Supportive Care in Cancer，2019）

（一）姑息关怀的目标

三个相关的要素帮助定义姑息关怀的目标：痛苦，疾病的负担，生命质量。像"整体的疼痛"那样，它帮助建立起临终关怀的现代理念；这些要素通过主观因素和多学科的因素使其都具有特征。每一个因素都能够帮助解释整体关怀的性质，这正是姑息关怀的特征。

1. *痛苦*　痛苦是一个复杂的、多因素的、令人厌恶的人类体验；其表现形式非常多变，这与痛苦和失去的感知有关。大量文献探索了痛苦与健康和疾病的关联（Cassell，1982；Cherny 等，1994；Rodgers 等，1997；Best 等，2015）。推测患严重慢性疾病的患者及其家属和照顾者都具有这种痛苦体验的风险，姑息关怀的目标就是要应对这些情况，以便预防或减轻痛苦。

痛苦的复杂特性证明了姑息关怀领域强调进行多维因素的评估和制订关怀计划的正确性。一项 2015 年的有关癌症痛苦的文献系统性回顾和评估了 128 篇经验性和理论性的文章，发现有如下的主题用以表达痛苦的属性：个体化的，主观的，负面的，全面的，动力学的因素的，自闭的，无助的，无望的，无意义的，以及难于表达清楚的（Best 等，2015）。这篇文献同时肯定了概念的多维性，指出痛苦可能与多层面的机体功能障碍有关，包括躯体、认知、心理、社会、功能和生存或心灵等方面的失衡有关。文献中的有关痛苦的生存或心灵层面的困扰显得特别突出，而且被认为在临床上没有受到重视，也是在常规的临床工作框架中难于引起重视的问题（Pulchalski 等，2009；Pulchalski 等，2014；Vehling 和 Kissane，2018）。

2. *疾病的负担*　卫生专业人员能够理解，人类的痛苦可能是由一整套很复杂因素所决定，这些因素中仅某一些与健康和疾病的感知有关。要对由患者或照顾者经历的痛苦进行临床评估可能增加了挑战。因为这个原因，疾病负担的概念对健康执业者来说可能更加容易理解，对具有执业经验的医护人员更容易理解。姑息关怀的目标可以认作是预防或缓解患者或家属所经历的疾病负担。

尽管疾病负担的概念是广义的，而且可以将这一定义用于评估总体人群层面的问题，如流行病学的特征或疾病经济花费，在姑息关怀的整体的内涵中也可以应用疾病负担作为对个体化患者和家属临床相关的评估和处理的框架。从这一观点出发，疾病负担可以分类成广义的领域（表 5-2）和多维的评估，考虑每个领域的痛苦或负担来源。反之，通过这些信息也可以指导关怀的计划。

表 5-2　疾病负担的范围和每个范围的痛苦或负担来源举例

范围 / 层面	负担的分类	痛苦或负担的来源
躯体层面	症状	疼痛或非疼痛的症状
	躯体受损伤	• 压疮及谵妄的状况 • 居家服务的具体要求
	功能的丧失	未得到解决的设备需求
	针对疾病的治疗	• 基础疾病和并发疾病的治疗，面临不能确定或负面的受益与风险 • 没有必要应用多种药物 • 需要关怀协调
心理 / 精神病性层面	心理障碍	• 情绪障碍 • 无力应对和有限的适应力 • 悲伤反应 • 自暴自弃 • 对死亡的焦虑
	精神性疾病	• 焦虑性疾病 • 抑郁症性疾病 • 双相情感障碍 • 药物滥用性疾病 • 心理性疾病 • 人格障碍性疾病 • 病理性悲伤反应
社会层面	家庭的诚信和负担	• 受损的功能状态、沟通、应对能力 • 经济困扰 • 照顾者的痛苦 / 负担
	受损的社交网络	被社会支持网络遗弃
生存 / 心灵层面	生存 / 心灵的痛苦	• 目的或意义的失去 • 信仰的失去 • 感觉被宗教或信仰团体遗弃
目标场所 / 沟通层面	不能表达或错乱的目标	• 由于缺乏预后信息的痛苦 • 感觉对目标讨论的障碍 • 有价值的关怀不能持续，或者患者及其家属不能够优先选择 • 不能被确认和不知情，决策者被替代
	交流的困难	• 诉说或聆听障碍 • 得不到满足的信息需求愿望 • 与健康执业者的有效交流 • 对未来的恐惧和担忧的讨论障碍
文化层面	与文化有关的痛苦	• 语言文化适应差 • 感到关怀与传统文化、习俗和价值观的不一致
生命末期	躯体 / 心理社会 / 文化方面的担忧	• 由症状带给患者的痛苦 • 濒死的躯体表现带给家属的痛苦 • 在死亡时适当的支持计划、遗体的护理、葬礼的计划
	居丧的痛苦	预期的悲伤

3. 生命质量　生命质量，在某一些姑息关怀定义中提到的另一个要素，也可能反映与健康或疾病无关的担忧。对此，聚焦在健康相关的生命质量的术语 50 年前已经存在（Guyatt 等，1996；Haas，

1999）。尽管定义性的不一致是与健康有关的生活质量文献的特点，该要素一般被视为最简单的描述个人对当前与健康有关的观念与幸福感的关联程度的报告。像痛苦和疾病的负担一样，健康相关的生命质量通常具有多个层面的特征，如躯体的、心理的、社会的、经济的、功能的、心灵的和其他的特征。

在临床范例中，与健康相关的生活质量获得了明显的效果，因为它在历史上侧重于测量。诸多单维或多维的测量方法已被创建，用于患者或其照顾者的生命质量的量化监测。其中一些测量方法特别关注晚期疾病患者群体或那些接受姑息关怀服务的患者（Albers 等，2010；Aslakson 等，2017；van Roij 等，2018）。一份最近的系统评估中确认 152 项已经制订或使用的评估患者或照顾者的报告结果的措施（Aslakson 等，2017）。在所有的测量方法中都会发现或多或少的存在心理测定的评估，心灵的测量、道德和文化层面的测量都存在缺陷，而且有关测量工具的对比应用信息和对变化的反应程度等也存在缺陷和不足。

4. 目标由三个要素构成　姑息关怀的许多定义通常都从以下一个或多个方面描述这一模式的目标，包括痛苦、疾病负担和生命质量。先前描述的关注的目标，即姑息关怀是一种多维的为潜在患有慢性疾病且生命有限的患者提供的恰当的关怀模式，其目标是通过预防或管理导致痛苦和疾病负担的问题和状况，提高患者和家属的生活质量和生命终结满意程度的可能性。这三件事提醒我们目标概念组成之间微妙而重要的区别。按照惯例，在重病期间出现损失时，痛苦的概念强调了生存和心灵担忧的重要性。疾病负担提出了一个多维的框架作为评估工具，最终证明可能需要进行干预的痛苦来源。生命质量的概念可能是有用的，正像它提醒我们的那样，安康是能获得甚至增强的，患有慢性疾病并不必然导致痛苦和疾病负担。它还强调了评估过程和结果的重要性，并用这种办法支持健康关怀实践向以证据为基础的实践发展。

（二）姑息关怀的目的

姑息关怀的目的可以通过许多的干预措施来达到，这些干预措施有效缓解痛苦或减轻疾病的负担。这些干预措施有的是结构性的，如居家关怀；另一些是程序性的，如来自多学科团队的探访或目标设置的讨论；还有一些是缓解痛苦的具体治疗方法，如疼痛控制或呼吸困难的缓解（Singer 等，2016；Hofmeister 等，2018）。从临床的观点，这些干预措施必须是个体化的，并且要与整体的关怀计划相结合，以适当的方法去满足患者及其家属的需求，具有合适的意图，在恰当的时间、舒适的关怀场所提供姑息关怀服务。

通过酌情考虑个体化关怀计划的姑息关怀的具体目的，能够促进这一模式目标的发展。尽管很多姑息关怀服务存在巨大差异，但专家们所做的临床工作通常都在追求共同的目标（框 5-3）。这些目的广泛地与疾病负担层面相联系（表 5-2）。

对姑息关怀的目标和目的达成共识，对于在全球范围内推动该领域的发展和为临床环境中的质量管理举措提供依据是非常重要的。重要的是认可他们的期望质量。服务提供模式的差异，通常反映出没有能力解决这些目标的多面性和复杂性。在肿瘤学实践中提供姑息关怀或临终关怀、支持关怀的项目和服务经常缺乏必要的资源和专业知识来管理姑息关怀的目标和目的所构成的所有问题和条件。因

框 5-3　姑息关怀倡导的目的

- 反复进行多维度的评估
- 减轻由躯体症状引起的痛苦和负担
- 减轻与心理疾病相关的痛苦和负担，如情绪失控、为改善应对能力和适应能力提供支持
- 减少与病前和合并症有关的精神方面的痛苦和负担，如焦虑、抑郁性疾病或病理性悲伤
- 减轻由于失去家庭完整性、失去角色的功能、经济的困扰、社会隔离的痛苦和悲伤
- 减轻照顾者的痛苦和负担
- 减轻与心灵或信仰困扰相关的痛苦和负担
- 加强与家庭成员和家庭内部之间的有效沟通，以及与专业照顾者的有效交流，注重疾病、治疗和预后相关信息的需求
- 进行反复的目标设定讨论，以探讨患者及其家属的治疗的目标、生活的目标和预先关怀计划，并支持有关特殊的干预措施和知情决定，明晰有关疾病治疗的受益和风险的临床医疗现实，重视患者及其家属的价值观、支持优先选择和文化等的相关现实问题
- 协调干预措施和关怀服务，以减少关怀的片面性和改善关怀的转介程序
- 提供有效的居家服务，以满足患者及其家庭对设备的具体需求
- 确保关怀与文化的特殊性、伦理、地方法律、规章制度等保持一致
- 当患者的预期寿命很短时，为患者的濒死过程和家属做好准备和提供关怀，减少濒死过程的痛苦，在患者死后为家属提供实际和情感上的支持
- 为居丧的家属提供长期支持
- 评估所提供的姑息关怀服务的有效性相关的结果和质量指标

许多人选择选定的治疗和服务，是因为当地与医疗系统有关的考虑，或者是所服务人群的优先需求。例如，在门诊实践中的姑息关怀项目可能强调具体的干预措施，这些干预可能被认为是已开展的关怀服务中最重要的部分；例如，症状管理、目标设置讨论、预先关怀计划、关怀协调和对家属提供支持。相比之下，社区初级机构的项目主要提供居家生命末期关怀，可能强调症状处理、有效交流和目标设置、文化特色关怀、对家属的支持及对家庭中患者存在濒死期时的及时支持。服务提供模式的差异不应该被认为是难以理解的特性，而是反映了现代姑息关怀的含义。

（三）定义姑息关怀的哲学声明

一些姑息关怀的定义包含了哲学声明；例如，WHO 的定义指出“姑息关怀……确认和维护生命，把濒死认作一个正常的过程……，既不加速也不拖延死亡”（https：//www.who.in/cancer/palliative/definition/en/）。EAPC（https：//www.eapcnet.eu/about-us/what-we-do）和 IAHPC（https：//hospicecare.com/what-we-do/projects/consensus-based-definition-of-palliative-care/definition/）定义概括了这些声明。在姑息关怀定义中，这种类型的语言提供了关于共同价值观的评论，而不是关于核心原则和实践的声明。

尽管哲学声明对于那些将姑息关怀作为一种关怀模式，并且对姑息关怀知识有限的人来说可能是有用的信息，但哲学声明并不像目标和目的那样具有临床意义。更重要的是那些哲学声明可能有各种解释。一些可能是推测；例如，有些人可能会认为，除非目的是预先防止即将发生的争议或分歧，否则定义中不会包括哲学声明。其他人可能会理解为这些声明阐明了该领域最重要的关怀层面。因其潜在的不同解释，哲学声明可能对描述核心原则和实践增加不确定性。因此，在提出这些定义时，可能有必要去解决其意义的问题。

与此同时，重要的是认识到哲学中的思考与姑息关怀临床模式所关注的效果密切相关。这可能是典型“优逝”这个观念的概括。尽管“优逝”并没有被广泛地出现在姑息关怀定义中，但它是一个有意义的要素，既有哲学层面的意义，也有临床含义。一项对 36 项定性和定量研究的系统回顾研究中分别回顾了从患者、居丧的家属、健康关怀执业者那里获得的信息，确定了与优逝和“成功的死亡”有关的总共 11 个主题和 34 个次主题（Meier 等，2016）；每组超过半数的人赞同“生命圆满”“治疗优先”“尊严”和“家庭”这四个主题词。姑息关怀的定义和描述最佳实践的文件（https：//www.eapcnet.eu/publications/national-guidelines；https：//www.nationalcoalitionhpc.org/ncp/）强调专家支持的重要性，特别是对逼近死亡的患者或他们家属的支持。在这个充满挑战的时刻，姑息关怀的临床工作是以对“尊严”等概念的共同理解为基础的，这些概念从根本上说是哲学性的，必须转化成临床实践和结果。

结论

姑息关怀是一种针对患潜在生命有限的慢性疾病患者的一种关怀模式。它起源于为逼近生命末期的晚期癌症患者提供服务的少量创新项目，它已经发展到在全球范围内被认可，并与临床实践、政策、专业教育和培训、研究相关联。尽管目前在术语方面存在着不一致，对原则和实践的理解也存在差异，但该学科已经取得了惊人的进展。随着已经为数百万计患者带来姑息关怀的受益的积极效果，以及该领域的成熟，人们有可能将对那些仍存在差异或混淆的基本要素达成共识。

第 6 章　姑息关怀的核心概念

Core concepts in palliative care

Nathan I. Cherny　Russell K. Portenoy　著

李金祥　江　莉　王　晶　赵　娜　张成洁　彭　伟　译　　周　智　邵晓晴　校

除了在第 5 章中所强调的定义问题，姑息关怀的核心价值和核心概念也值得阐明和思考。清晰的概念提供了一个参考框架，可以帮助临床医生应对在提供姑息治疗和生命末期关怀方面所面临的许多挑战。

本章旨在强调以下核心概念。

- 姑息关怀的核心价值观和关键原则。
- 关注个体化关怀的目标。
- “优逝”的概念。
- 生命末期可能出现的一些好事情。

一、姑息关怀的核心价值观和关键原则

姑息医学从业者受到一系列核心价值观的激励，这些价值观可以理解为基本信念指导原则，是对共同理解、最佳实践和专业行为标准的背景和支持。这些价值观和它们所反映的关键概念在 IAHPC 制订的姑息关怀所需的核心态度和原则中得到了很好的体现（Doyle，2009）（框 6-1）。

三个有意义的核心价值观包括关怀、怜悯和同理心，这些都是尊重、关心、仁慈、慷慨和利他主义的基础，也是姑息关怀执业规范的特征。它们构成了个人、专业化和社会性的投资，以解决人类在不可逆转的疾病和即将到来的死亡背景下的巨大痛苦。

（一）关怀、怜悯和同理心

1. 关怀　关怀是基于认知的判定，是一个人安康的重要问题。它是人类经历的一个重要的部分，是一种影响人际行为的性质和动力的力量。关怀是一种潜在的激励因素，以减轻患者及其家属因疾病损伤引起的痛苦。

2. 怜悯　怜悯是关怀的一个方面，它承认和表达了人类经历的情感层面（Royal College of Psychiatrists，2015；Perez-Bret 等，2016；Sinclair 等，2016）。在临床意义上，怜悯的表达体现在敏感的行为、语言和交流中，这些都有助于治疗关系的建立，这种关系本身会成为一种由照顾者进行缓解痛苦的依赖措施，独立于任何其他的治疗性干预措施。

3. 同理心　同理心是感知和理解他人情感体验的能力，并以有意义和适当的方式与之关联。临床实践中的关怀和怜悯都依赖于同理心，当临床医生理解患者正经历的痛苦，并且与之交流（口头或非口头），这样患者感受到被理解时，就会形成共情连接（Coulehan 等，2001；Sinclair 等，2017）。同理心的连接本身是治疗性的，它促进信任的建立。稳固的信任感有助于患者和家属在有效的关怀计划中感到安全，并鼓励他们在困境中培养勇气和恢复力。

（二）关怀的公平和义务

核心价值观与公平的问题相关。缓解痛苦措施的声明是这些价值观的一项人权的体现，临终患者有权获得对未控制的痛苦的适当缓解（WHO，1996；Brennan，2007；Gwyther 等，2009），为末期疾病患者提供适当的姑息关怀的权利已经得到医学协会和专业组织的批准，并且得到美国最高法院的承认（Burt，1997），并被纳入以色列界定临终者权利的法律（Steinberg 和 Sprung，2006）。姑息关怀与权利道德观有关联，这种观念认定不必要的痛苦是一个严重的问题，需要做出有建设性的回应。国际上对姑息治疗的接受是这种反应的一部分，它大胆且乐观地确认，即使面对毁灭性的疾病，也必须尽可能地缓解痛苦。

这一权利必然的结果是照顾者有责任通过适当的准备减轻压力。然而，要制定对痛苦的治疗对策，就需要理解痛苦的本质和造成痛苦的因素。事实上，未能认识到或未能有效处理所有不同的促成因素，可能会影响有效的治疗策略（Krikorian 等，2011）。

在临床环境中，对进行性和无法治愈的疾病所带来的痛苦做出有效和持续的治疗措施存在许多障

框 6-1　国际临终关怀和姑息治疗协会关于姑息关怀的原则

关怀的态度
- 涉及敏感性、怜悯和同理心，体现个体化的关怀
- 对患者痛苦所有层面的关怀，不仅仅是医疗、护理和社会工作等问题
- 这不是一种主观和武断性的方法，涉及个体化的、智慧的、种族的、宗教信仰的或任何其他的个人因素等都不会影响优质关怀的提供

个体化的思考
- 根据所出现的临床问题的相似性，按照所患疾病分类患者的实施方法，对不能识别的社会心理特征和其他的问题建立个体化的应对措施
- 这些独有的特征可能很大程度地影响痛苦，在为个性化的患者制订姑息关怀计划时需要充分地予以考虑这些特征

文化的思考
- 民族、种族、宗教和其他的文化因素都会对患者的痛苦有重大的影响
- 文化的差异应该受到尊重，并考虑文化特殊性和制订治疗计划

知情同意
- 在给予任何治疗或撤除治疗之前，必须得到患者或对患者负责的亲属的知情同意
- 尽管医生往往低估了这点，但大部分患者都想参与治疗的决定
- 要评估什么治疗是合适的，或者不合适的，治疗方案要与患者进行讨论
- 在大多数情况下，如果应用非医学的语言解释，充分知情的患者都能够接受各种推荐

关怀地点的选择
- 在任何关于关怀地点的选择中，都需要患者及其家属参与
- 晚期疾病患者应当尽可能居家进行治疗，尽管在发达国家很少有，大部分都是在医院离世

交流
- 参与关怀的所有健康关怀执业者与患者之间的良好的沟通是至关重要的，交流是姑息关怀众多层面的基础。然而，强有力的证据证明，这种沟通的采用情况并不理想
- 与患者及其家属良好的交流也是至关重要的

临床背景：适当的治疗
- 所有姑息治疗都应当与患者疾病的阶段和预后相适应
- 过度的学术研究，不合适的治疗和对患者的忽视都同样令人遗憾
- 姑息关怀被指责为死亡的医学化，关怀必须注意在治疗干预与濒死患者人文关怀之间求得平衡。这是团队方法至关重要的层面，团队里每一位成员都能了解到患者的痛苦、个性和不同需求
- 恰当的治疗处方在姑息关怀中特别重要，因为不合适的过度治疗或缺乏治疗会引起不必要的额外的痛苦
- 当姑息关怀包含了对基础疾病的积极治疗时，应该遵守适合于患者的病情和预后的限度；并表达临床医生与患者不同的愿望
- 已知治疗是徒劳的，因为“你不得不去做些事情”而给予治疗，都是不道德的
- 如果仅仅应用症状性和支持性姑息关怀措施，那么所有的努力都应该是为了缓解痛苦和提高生命质量，延长生命是没有必要的

整体多学科专业化的关怀
- 为缓解患者所有层面的痛苦提供全面或综合的关怀需要一个多学科团队

关怀的优良品质
- 姑息关怀应该提供尽可能最好的医学、护理和与之相关的健康关怀服务，并且是可及和合适的服务

连续性的医疗关怀
- 连续性的医疗管理要求为每一位患者建立整体的关怀计划，并进行定期的评估
- 这将减少突发或意外事件的可能性，意外事件对患者和家属可能是痛苦的，连续关怀能减少危象或医疗急诊的发生概率，突发危象会使患者及其家属受到惊吓

协同的关怀
- 涉及各专业团队成员工作的有效组织，以便为患者及其家属提供最大化的支持和关怀
- 关怀计划会议为每一位患者制订关怀计划是必要和重要的，涉及团队成员的协同工作，以及对患者和家属的积极评估

关怀的连续性
- 从患者首次转介至姑息关怀机构到死亡，提供连续的症状缓解和支持性关怀是姑息关怀的基本目标
- 最常出现的问题是当患者的关怀地点发生变动时，确保关怀各方面的连续性是很重要的

预防危机（见“连续性的医疗关怀”）
- 良好的姑息关怀包括细致的计划，以预防随着疾病进程的发展出现的躯体和情感的危机
- 临床的许多问题是能预期的，有些危机能够通过适当的措施预防
- 应当预先告知患者及其家属可能出现的问题，并制订应急计划尽可能降低躯体和情感的痛苦

照顾者的支持
- 晚期疾病患者的亲属在躯体上和情感上感到痛苦，特别是患者在居家关怀时
- 特别要注意他们的需求，因为姑息关怀的成功和失败可能取决于照顾者的能力和应对
- 姑息关怀无论是在家中还是在医院，姑息关怀的成功或失败往往取决于其家属提供的关怀和支持

连续评估
- 为所有晚期疾病患者进行连续反复的评估是必要的，因为他们会出现越来越多的问题和新的临床问题
- 这不仅适用于疼痛和其他躯体症状，也适用于心理的问题

经 Doyle，D(Ed.)(2009) 许可转载，引自 Getting Started:Guidelines and Suggestions for those Starting a Hospice/Palliative Care Service，Second Edition.pp.17-19.Houston，USA:International Association for Hospice and Palliative Care(IAPC) Press.https://hospicecare.com/uploads/2011/9/IAHPC_Getting_Started_2nd_ed.pdf.

碍。这些障碍可能与疾病相关（例如，从根源上难以缓解的症状或其相关的因素），或者与患者及其家属相关，或者与其更重于务实、经济、地域或社会因素有关，这些因素导致难以提供姑息关怀。然而，

这些障碍并不影响优先减轻患有不治之症的人和支持他们的家属的痛苦的责任和优先缓解痛苦的职责。

（三）适应能力

坚持关怀、怜悯和同理心的核心价值观可能会给情感照顾者带来挑战，在承担姑息关怀任务时，专业照顾者愿意接受作为躯体、情感和生存困境的直接见证者的角色。日复一日长达数年地照顾处于生命末期的人和他们的家人，使那些参与姑息关怀的人暴露在压力下，这些压力可能导致倦怠、丧失怜悯心和伦理压力（见第 17 章）。专业照顾者管理这项工作的情绪管理能力可能会因为许多因素而减弱，包括疲惫、加班、矛盾、相互竞争的个人问题和缺乏支持。在跨学科团队中每一位成员为临床经验带来个人的需求和资源，团队成员所承受的不同压力甚至能使最好的协作关系紧张。

适应能力是一种品质，使专业照顾者都能应对、适应，并连续给予照顾和不断成长，即使见证了痛苦的起伏（Back 等，2016；Hwang 等，2018）。通过多年的训练、团队合作、互相支持、使命感、适当的目标设置、充足的资源、奉献精神和良好的心境，专业照顾者的适应能力得到了加强。在一个跨学科的团队中，适应能力是一种灵活、有约束力的矩阵，使不同的人处于压力、矛盾、人际关系紧张和抱怨的情况下，还能够建设性地合作。这些压力、矛盾、人际关系紧张和抱怨可能会破坏提供关怀的能力（Mehta 等，2016）。

共同的经验表明适应能力强是许多选择姑息关怀作为执业临床医生的品质，这些医生自我激励，并努力发展技能和相关的能力，在他们不断提升能力的背景下处理遇到的痛苦。

与那些专业选择拥有从事姑息关怀的强烈意愿和成功所需的适应能力的人相反，一些从事姑息关怀的人并不是真正愿意这么做。通常情况下，实习生、住院医生、实习护士、医疗团队的初级成员、行政人员和照顾者可能会发现他们是通过受委托而不是自己选择来解决晚期疾病患者的问题。对于那些没有意愿和适应能力，并且没有良好的承受能力的临床医生来说，这可能是一项高压的挑战，只能在理解和支持的环境下帮助培养应对力和适应能力。

（四）谦逊

最好的有效关怀也可能无法减轻某些患者及其家属的困扰和痛苦。接受这一现实，了解合理预期的限制，有助于预防对预期的治疗结果过度乐观或过度自信。尽管治疗计划充满希望，在面对治疗的局限性和意料外的潜在的事件，谦逊是必不可少的。

在与患者及其家属的沟通中，过度乐观可能会损毁医生的可信度。有时甚至会显得狂妄自大（Chalmers，2004；Buetow，2011；Simpkin 和 Schwartzstein，2016）。谦虚地解释可能出现的结果，但是也要承认其不确定性（Simpkin 和 Schwartzstein，2016）。有经验的医生不会说某种治疗方法“会有帮助”，而是会说“可能会有帮助”，谦逊鼓励对结果进行警惕性监测，并随时准备以诚恳的态度灵活地调整治疗方案，并承诺给予无微不至的关怀，以鼓励和培养信任。

诚实和谦逊的评估，让我们可以合理地期望我们的关怀结果，也强调了治疗方案、资源和知识的局限性，这些局限性限制了为所有人提供最优结果的能力。通过这种方式，谦逊可以为规划发展、政府改善资源分配、尽可能提供以患者为中心的最佳护理而改善知识基础的研究提供动力。

（五）胆识

Serenity Prayer 要求我们“去接受我们不能改变的事情，去做我们能改变的事情，赐予我们智慧去分辨两者的不同”。谦逊是姑息医学务实努力的基础，它承认并接受“无法改变的事情”和可以干预和改变的事情之间的界限。后者改变这一界限的动力也是姑息医学的核心，反映出一种胆识的维度。

胆识激励行动去改变环境并增强认知（Bose，2003）。有了胆识，承认有些事情是无法改变的，谦逊导致虚无主义的风险变小。不断变化的环境可能涉及机构或政治层面的活动，以促进资源的发展，以便更好地提供姑息关怀，努力开展专业和公共教育，以促进和参与研究，从而获得有益于未来患者的新知识。

（六）个体化的关怀和对差异的敏感性

对于一种威胁生命的疾病，没有最好的治疗方法。文化、信仰、心理和人际因素强烈地影响着患者想要如何生活，如何做决定、多大程度上让家庭成员或其他人参与他们的关怀决策，以及他们怎样去应对因疾病造成的损失。这种变化的需求需要个体化的关怀，其基础是人们对同一件事的反应有明显的差异变化，而且这种变化只有一部分是可以预测的（DePersio，2010；Peppercorn 等，2011；Buiting

和 Sonke，2014）。

文化敏感性也必须认识到在不同文化和信仰社区中也是有差异的（见第 107 章）。事实上，最好的避免培养文化刻板印象的方法是还原主义人类学方法，是采用一种个体化的方法，探索个体化患者及其家庭在所处环境中的价值观和目标。

二、关怀目标和个体化目标设定

在疾病的各个阶段，跨学科姑息关怀团队的临床医生致力于为每一位患者制定和实施最合适的治疗方法。这需要仔细评估治疗计划的灵活性和治疗的灵活性。临床建议必须考虑一系列复杂的客观因素和主观因素，必须以当前的“关怀目标”为依据。因此，对关怀目标的理解是决策过程的重要组成部分（Kaldjian 等，2009；Reuben 和 Tinetti，2012），强调对个体化的关怀和以目标为中心的关怀的承诺是姑息关怀社会契约的一部分。在治疗关系的早期和日常专业对话中引入“关怀目标”和“目标设定”的语言，有助于促进工作人员间、工作人员和患者及其家属之间对这些问题的讨论。

（一）三个基本的目标

在高水平阶段，医学治疗的三个潜在目标与姑息医学实践尤其相关：延长生存期、改善舒适度和改善功能（Cassell，1982）。这些目标的相对优先次序影响着决策和关怀计划。

1. *延长生存期* 很多时候，因患者患有不治之症，希望他们能享受更多的生活而寻求治疗。在这方面，可能受益于姑息关怀的患者是多样化的。有些人治愈机会很小，延长生存的可能性不大；有些人没有治愈的机会，延长生存的可能性中等；有些人没有治愈的机会，更没有延长生存的可能性。

患者和家属可能或可能没有与照护他们的临床医生对预后的理解相一致。姑息医学提供了诚实沟通预后的机会，但不会坚持预后认知、强迫患者及其家属进行不受欢迎的预后对话。也要考虑对一些患者来说，努力控制基础疾病以期延长生存期是优先的且重要的关怀目标，即使预后很短且治疗的有效性可能很小，也要坚持寻找疾病的治疗方法。

2. *改善功能* 对许多患者来说，保持或改善功能是一项重要且相关的关怀目标。功能优化是指所有改善躯体、认知和智力、心理、情感和社会功能的干预措施。关怀计划可能包含了对疾病的改善治疗和多学科的姑息关怀方法的联合应用，以改善症状、完成体力任务的能力和在认知或情感上获得满足的活动。

随着疾病的发展，维持功能的努力可能会面临越来越多的挑战。例如，认知功能可能会受到多种因素的影响，包括治疗相关的效果、器官衰竭综合征、基础疾病的代谢并发症、感染和大脑或其周围结构的损坏。在生命末期，认知功能受损是非常常见的。事实上，在死亡前数小时不可能维持认知功能（Ventafridda 等，1990；Henteleff，1991）。

3. *改善舒适度* 和功能一样，舒适度也有多个维度。在晚期疾病中躯体和心理的痛苦很常见。随着疾病进展到了生命末期，有一种趋势就是出现更多的症状，并且更加严重、更加痛苦。因此，在患者生命末期时应优先减轻痛苦。通常随着死亡的逼近，尽可能地延长生存期或改善功能的可能性会下降。因此，保持舒适度成了唯一的姑息关怀目标。

（二）目标优化的动态变化

关怀的目标为临床决策提供了一个背景（Kaldjian 等，2009；Reuben 和 Tinetti，2012；Bayliss 等，2014）。通常，疾病早期的患者关注延长生存期，他们把寻求疾病的改善治疗作为优先选择，并准备忍受一些不适和痛苦，有时甚至是功能的损坏（如手术造成），以寻求延长生命。

而另一个极端是那些出现衰弱症状的生命末期患者，如晚期肺癌患者出现呼吸衰竭，通常寻找缓解症状的治疗，即使治疗会损伤认知和交流，并可能会缩短生存期。

姑息关怀在疾病的不同阶段的目标不应该产生冲突。通常，关怀计划的宗旨是要追求多个目标（即延长生存期、增加舒适度和恢复功能），并且没有必要在其之间妥协。然而，当目标有冲突时，患者及其治疗的临床医生必须优先考虑并做出明智的临床决策。

例如，考虑一位患有骨盆骨肉瘤的年轻人的治疗，下肢截肢可能延长无病生存期，甚至是治愈。然而，该手术有较高的并发症发病率，包括术后疼痛、残肢风险或幻肢痛、潜在的勃起功能障碍、活动能力受损和躯体形象改变。患者还可能认为，推荐的治疗方法可能会破坏未来生活重要的任务，包括婚姻、家庭及工作。这种选择的可接受性或不可接受性依赖于姑息关怀目标的侧重。一些患者同意立即手术，以延长生存期作为优先的目标；另一些患者则纠结于做决定，如果治愈的机会很小，就会拒绝手术。

（三）姑息关怀的阶段分期和对关怀目标的影响

无法治愈的进行性疾病与不同阶段和分期有关，每一个阶段有不同的任务，并可能与不同的关怀目标有关。这些不断变化的关怀目标是临床决策背景的重要组成部分（Bruera 和 Hui，2010）。

1. 诊断阶段　这一阶段的特征是诊断、疾病程度和预后不确定性。关怀计划试图澄清不确定的问题，同时尽可能提高患者的舒适度。一旦确定了诊断和疾病状况，患者和临床医生将会评估哪些关怀目标是可以实现的。

2. 疾病改善治疗的试验　很多情况下，患者的病情证明有必要进行疾病改善治疗试验。影响这一阶段的因素包含了疾病的性质和程度、患者的躯体和精神状态及治疗方案的风险受益比。患者的决策差异很大，当患者的躯体或心理准备不足或当应对和关怀资源有限时，患者及其照顾者可能选择停止治疗实验。即使是在已知效益有限且有高风险的情况下，其他一些患者也选择接受严格的治疗试验。这种可变性反映了众多患者特征的异质性，如风险厌恶、乐观和悲观、价值观、家庭支持及其他因素。

3. 动态的姑息　许多患有进行性的不能治愈疾病的患者将会经历一个功能维持、需要干预措施来缓解症状或其他的痛苦的阶段，可能选择其他的疾病改善治疗试验。“动态姑息”阶段持续时间有很大的差别。在这个阶段，许多患者会选择接受疾病的改善治疗，以期改变病程、延长生存期或增强舒适度和维持功能。当不良反应的风险很高和（或）长期受益很小时，患者的决策差异很大：一些人选择接受连续的疾病改善治疗试验，而另一些人选择放弃治疗，只接受对症治疗。

一般来说，随着时间的流逝和病程的发展，患者的治疗会更加困难，进一步受益的可能性会降低。在这阶段，患者相对优先选择的目标会有差异。然而，一些患者对延长生存期的追求近乎痴迷；对另一些患者来说，这一阶段是无奈的，并渴望专注于改善舒适度和维持功能。对大多数患者来说，优化生存期、舒适度和功能性三个目标是保持平衡的重要性。许多因素会影响这一进程；通常情况下，患者的目标很大程度上受其临床治疗医生影响。

4. 静态的姑息　疾病较为晚期的患者通常在躯体或心理上受到疾病的限制，活动也会进一步受到限制。疼痛、乏力、呼吸困难，以及其他情况，如水肿和腹胀，可能会限制患者的灵活性和活动。在更加晚期的心理恶化阶段，从疾病的改善治疗中获益的可能性通常会大大降低，患者主要的目标通常会集中于提高舒适性和功能性上。

这些患者通常很难在舒适性和功能性间保持平衡。用于治疗疼痛、呼吸困难或其他一些症状的疗法的不良反应可能会影响患者的功能，也可能是患者痛苦的原因之一。在一些情况下，只有严重干扰功能的治疗，才能充分缓解其他难治的症状。事实上，在极端的情况下只有应用镇静的方法来作为最后缓解症状的治疗措施。

5. 末期（生命末期）阶段　随着死亡的逼近，许多患者在末期阶段会出现极端虚弱的情况，并伴有躯体症状和不同程度的认知障碍。舒适变得尤为重要，在大多数情况下，减轻痛苦的治疗更优于延长生存期或维持功能的治疗。事实上，在许多情况下患者会选择放弃延长死亡过程的治疗。然而，这一情况存在变数，一些患者及其家属会继续要求维持支持治疗，直到死亡。

（四）决策中应用的关怀目标

关怀目标中常规的评估和记录有助于工作人员和工作人员与患者或家属之间的决策和沟通（Kaldjian 等，2009；Reuben 和 Tinetti，2012；Coulter 等，2015）。记录在案的关怀目标反映出治疗的临床医生、患者和患者的主要护理者之间的共识。

要定期回顾疾病的进程和关怀目标。在初诊和分期后评估和记录这些参数尤其重要，在复发时，在结果评估或重新分期的每一个阶段，以及在因病情不断变化需要不定期评估的任何时刻，患者的状况都需要重新评估和记录。

治疗方案的选择和临床决策是基于关怀的主要目标和对疾病不同阶段的认识。通过对当前疾病阶段和关怀目标的评估，临床医生有了治疗建议的基础，包括那些有风险的治疗，如高负担疾病的改善治疗、对症状处理的有创性治疗、可能会损坏功能的症状性干预（如对难治性症状的镇静治疗）和复杂的支持性治疗（如营养支持、抗生素的应用或输血）。显然，对那些患晚期疾病仍然优先选择生存期的患者，以目标为中心的个体化关怀可能需要采取有力的方法，以便控制出血（如栓塞）、姑息性外科手术方法、血液制品的支持、呼吸支持和营养支持等。与患者的关怀目标不一致的治疗方法，或者带来目标风险的治疗不可被应用于这个阶段。

（五）困难的目标转变

关怀目标和疾病阶段的变化对患者、家庭和临床医生的适应带来了挑战。与疾病进展相关的困难转变包括以下情况。

1. 从可能治愈的治疗到治疗只是姑息关怀的认识的转变（Gardiner 等，2011）。

2. 当可能延长生存期的疾病改善治疗不再有效时，关怀的重点转变为维持舒服和功能。

3. 当不可能维持舒服和功能状态时，关怀目标转变为优先考虑舒服（Tursunov 等，2016）。

每一个转变都挑战相关的情感平衡。温和的预警能帮助患者的家属和同事为可预见的目标变化做好准备。这有助于情绪准备和增加适应能力的可能性。

（六）关怀目标和冲突的解决

对晚期疾病患者的关怀中，医疗服务提供者间的冲突及照顾者、患者和家属之间的冲突是常见的。通常，冲突反映了对治疗适当性的不同观点（Back 和 Arnold，2005）。反之，不同观点引起的冲突可能是由于对疾病阶段的理解和关怀目标缺乏统一认知。缺乏一致的认知可能表现在目标或评价问题的优先次序的不同。

1. 目标的优先次序　在某些情况下，所有参与方都明白哪些治疗目标是可能实现的，但他们对关怀目标的优先次序有不同的理解（Goold 等，2000）。例如，酌情考虑到一位终末期疾病呼吸困难的患者的情况，医生尚未给予镇静治疗，护理团队成员担心患者所受的痛苦是没有必要的。这可能是因为患者不希望在女儿从海外赶来之前应用镇静治疗，或者是因为某一位临床医生担忧镇静治疗可能会被视作与安乐死类似的措施。

通过评估关怀目标，护士、医生、患者及其家属可以制订一个相互理解，并且目标一致的行动计划。患者和医生之间及关怀团队成员之间的有效沟通，是有效解决这些问题的关键，只有这样才能实现对目标的共同理解。

2. 评估的问题　在某些情况下，冲突的产生是由于双方对疾病的阶段性或特定目标的可实现性的理解不一致（Goold 等，2000）。总体上说，基于错误或不正确的假设所制订的治疗计划是不可取的。评估实现目标的可能性可能会受到许多因素的影响，包括缺乏完整的临床数据或解释这些数据的能力缺乏，到评估这些问题的主观性，如乐观偏向、虚无主义、否定或不可思议的想法。基于错误的假设或片面的评估所做的决定不太可能给患者带来实质性的受益，反而会使患者痛苦。虚无主义可能导致对受益可能性的低估。否认可能涉及对事实的否认或对其他公认事实重要性的否认（Morley，1997）。

当确认评估问题时，考虑差异的来源是有用的。如果差异是由于临床状态的误解产生，这通常可以解决。有时，冲突双方会同意对疾病分期或特定目标的可获得性有不同的评价，但是他们也会同意这存在着合理的不确定性。认识到这种评估中的“灰色地带”，可以帮助双方获得一个满意的临时评估，这可以通过治疗验证来解决。

与评估问题相关的一些冲突比其他冲突更具挑战性。尽管挑战虚无主义的评估具有建设性，但对否定的管理更为复杂。在许多情况下，否定可能是一种建设性的应对机制。总的来说，它能提高应对能力和患者的幸福感（Davidhizar 和 Giger，1998）。除非否定会对患者产生严重的伤害，否则对它的主动挑战可能会对某些患者产生不良结果（Maguire 和 Faulkner，1988；Connor，1992；Greer，1992；Brock 等，1993；Robinson，1993；Weiner 和 Roth，2006）。

当治愈的可能性很小或没有时，一些患者或家属会提出希望或期望，通过寻求新的治疗方法或通过患者病情的偶然变化，认为病情可能会发生改变，期待着能够治愈疾病。这种情况可能会在患者、家属和治疗医生之间产生评估冲突。适当的临床反应要求临床医生理解这个观点的基础。在某些情况下，它可能反映了读到和听到的传闻信息，或者来自另一位医生的观点。然而，在另一些情况下，它来自对临床状况真实性质的误解、否定、不可思议的想法、相信奇迹可能发生的信念，或者由其他医生传播的未经证实的技术传闻。一旦理解这种评估冲突的基础，就能进一步讨论和解决这些误解。当这些信念没有导致痛苦、损坏应对能力或阻碍有效的临床处理时，就不必采取对抗的措施。然而，当其对临床决定产生负面的影响时，适当的对抗通常是必要的。在某些情况下，相互矛盾的医学意见或非医学治疗师的意见需要被澄清。

当治愈的希望明显基于不可思议的想法或发生奇迹的希望时，重要的是维持一种平衡，以应对当前情况的严重性和当前的临床评估，同时对个体化、文化或宗教信仰的体系保持敏感性（Widera 等，2011）。临床医生能恰当地向患者及其家属承诺，他们将继续致力于评估潜在的有益的新方法的可用性。

（七）关于关怀目标的常规讨论

讨论和记录关怀目标是优良的临床实践方法。与多学科的关怀团队的其他成员一起讨论关怀的相关目标和目标的优先选择，将有助于关注尊重个体目标关怀计划，同时有助于关怀文化的发展和多学科团队的交流与合作。讨论目标和实现目标的可能性，也有助于在困难状况下解决做决定的问题，或者揭示这个目标不够清晰和需要与患者及家属重新考虑优先选择的事项。考虑到目标混乱是在关怀晚期疾病患者执业团队中引起冲突的主要原因之一，规范这一过程能有助于减少相关临床医生之间的分歧和压力。

三、“优逝”的概念

（一）“优逝”的作用

历史上，姑息关怀和临终关怀起源于对现代医疗服务可能通过对濒死的不适当的“医疗化”而增加生命末期的痛苦的担忧（Clark，2016）。从那时起，生命末期关怀在专业化姑息关怀中的重要性持续至今。生命末期关怀构成了姑息关怀轨迹的最后的共同路径。患者如何死亡是一个重要的问题。生命末期关怀旨在是促进“优逝”和预防“不良”逝去，预防以不良关怀或负面结果为特征的“不良”死亡。

在医学、护理学和哲学文献中，对优逝或最少痛苦死亡的描述是被广泛地思考的焦点。描述“优逝”比识别不良的关怀或负面结果更具挑战性。一般来说，这很大程度上受一个人对待死亡态度的影响。对一些人来说，死亡和濒死是生命周期中的一个努力完成的生命周期事件。这种方法可以作为一种思考优逝属性的框架。然而，对其他人来说，死亡是一场悲剧。当死亡是意外的，或者死亡发生在年轻时，或者涉及年幼孩子们的父母时更是如此。在这些情况下，谈论优逝是不合适的；而是谈论尽可能“最少痛苦”的死亡（Fine 和 Mayo，1998）。

近年来，一份实证文献的出现扩大了对决定因素的理解（Cagle 等，2015；Cottrell 和 Duggleby，2016；Meier 等，2016）。对 36 项定性和定量的系统回顾研究中分别回顾了从患者、居丧家庭成员和医疗专业人员处获得的信息，并确定了与优逝或“成功的死亡”的感知相关的 11 个主题和 34 个次主题（Meier 等，2016）（表 6-1）。

关于优逝或最少痛苦的死亡，清晰的概念有助于制订治疗计划，并为生命末期关怀制订合理的治疗目标和原则。恰当的做法是区分核心因素和可能有助于优逝的各种愿望和渴望的因素，同时也强调死亡过程中那些可能无法受到影响的方面。

（二）优逝或最少痛苦死亡重要的核心因素

无论患者对即将到来的死亡是什么态度，四个公认重要的关怀方法对促进优逝至关重要（Emanuel 和 Emanuel，1998；Steinhauser 等，2000；Cagle 等，2015；Cottrell 和 Duggleby，2016；Meier 等，2016）。

1. *痛苦的躯体症状的缓解* 普遍的共识是在濒死的过程中缓解痛苦的躯体症状是很重要的。此外，大多数患者及其家属选择患者能尽可能多地维持躯体的功能和行为的互动功能。这强调了与以躯体功能或认知和互动能力严重丧失为特征的疾病相关的预期痛苦。

2. *心理、心灵和社会等层面的问题* 优逝要求对患者及其家属提供细致的情感和心灵的关怀，并维护患者的尊严。生命末期通常与心理的痛苦有关，包括患者及其家属出现抑郁、焦虑和无望。所有患者和他们的家属都需要一份承诺来给予支持，准备好聆听和解决他们的关切，或者回答他们的问题。围绕丧失尊严和使命感的生存价值的问题是常见的，也是主要的痛苦来源。许多患者担忧会变成家里的负担，而且如果缺乏足够的支持，家庭照顾者可能会不堪重负。生命末期关怀的特征是以高质量的关怀、怜悯和同理心去促进患者和家属对他们的临床医生的信任并增强治疗关系，这本身有助于缓解痛苦和焦虑。

3. *个人和文化的敏感性* 优逝（或最少痛苦）要求尊重患者和家属的个人价值观、文化需求和期望。强调了生命末期关怀的重要性和方法，即使患者靠近生命末期，也要尊重个体化的目标。文化归属可能影响患者及其家属对生命末期关怀许多方面的优先选择。尤其是关于预后的认知、是否告知的讨论、做决定，甚至是关怀目标等问题。

4. *充足的支持* 优逝要求充分满足患者和他们的照顾者所需的服务和支持，并满足对个体化的关怀目标的期望承诺。

（三）影响优逝的多样化和理想的因素

生命末期关怀的某些方面通常包括在对优逝的描述中，对一些患者很重要，但是对另一些患者则相反。

1. *为死亡或生命末期做准备* 一些患者，但不

表 6-1 优逝的文献系统性综述的核心主题和次主题

核心主题	次主题
濒死过程的优先选择	死亡场景（如何、和谁、何地和何时）
	睡眠中濒死
	死亡准备（预嘱、葬礼的准备）
无痛状态	无痛苦
	疼痛和症状处理
情感安康	情感支持
	心理安慰
	讨论死亡意义的机会
家庭	家属支持
	家属对死亡的接受
	家属为死亡做准备
尊严	尊重作为一个人
	独立自主
生命完整	道别
	更好的生活
	接受死亡
信仰 / 心灵	信仰 / 心灵安慰
	信心 / 虔诚
	向神父倾诉
治疗的优先选择	不延长生命
	信任所有的有效治疗方案
	症状控制
	安乐死 / 内科帮助自杀
生命质量	像平常一样活着
	保持希望、乐观、感激
	生命是有价值地活着
与医疗专业从业者的关系	从医生 / 护士处获得信任 / 支持 / 舒服
	医生对死亡 / 死亡感到满意
	与医生讨论心灵信仰 / 恐惧
其他	文化认知
	躯体的接触
	和宠物在一起
	健康关怀费用

经许可转载，引自 Meier,E.A.et al.(2016).Defining a good death (successful dying):literature review and a call for research and public dialogue.Am J Geriatr Psychiatry.24(4):261-71.DOI:10.1016/j.jagp.2016.01.135.

是所有的患者都想知道他们的疾病过程进展的情况。有些人寻求将个人事务安排妥当、做出财务和商业安排，避免成为家庭的负担或为家庭的未来做准备。一些人想要规划自己的葬礼。这种类型的准备对其家属也是很重要的，能有助于现实和情感的准备。

2. 生命的完整性　生命的完整性包括回顾生命、结束和走向平静，解决悬而未决的冲突（宽容和请求原谅），为生命中重要的人未来的安康做贡献，与家人和朋友在共度时光和道别等的可能性。这是一个梦寐以求的目标，要达成所有的愿望富有挑战性。

3. 健康关怀的本质　在生命末期提供的专业化健康关怀通常是患者非常关心的问题。对技术干预的作用的担忧体现了这些被关心的问题。一些患者希望在没有技术干预的情况下死去，而另一些患者则要求进行强有力的拖延死亡的干预措施，直到心脏活动停止。

（四）超越控制的因素

生命末期经历的一些属性会强烈影响结果，而这些属性并不在患者或医生的控制之下。

1. 时机　什么是最佳的死亡时机尚无任何共识。一些患者及其家属认为对长期患病趋于死亡的人来说，提前做好准备是明智的，而另一些人则倾向于在没有预知痛苦的情况下突然无痛的死亡；过早的死亡通常会给家庭成员带来创伤，也可能产生复杂的有争议的居丧之痛。因此，有必要加强个体化的持续关怀。其他特别具有挑战的情况包括创伤、战争、恐怖、分娩手术的意外和医疗的意外并发症。

2. 年龄和发展阶段　儿童或年轻人的死亡在本质上令人痛苦，因为它违背了正常的生命周期，并且会使家庭结构崩溃。

3. 明确的诊断　姑息关怀能在多大程度上促进生命末期的积极结果的程度因疾病而异。有些疾病比其他疾病更难姑息痛苦。躯体症状的轨迹和范围使一些处于生命末期的疾病本质上更具挑战性。尤其是具有严重躯体缺陷、进行性残疾但有认知能力的患者（如肌萎缩性侧索硬化症），进行性加重的呼吸困难或疼痛，以及之前描述过的一些不能预期的威胁生命的状况或死亡（Gott 等，2007；Chattoo 和 Atkin，2009）。

（五）多种因素的影响

姑息关怀的临床医生必须明白，在某些情况下，所能实现的最好结果是最少痛苦的死亡，而不是优逝。有时，家属对亲人濒死经历的评价会随着时间的推移而变化而改变；最初认为是最少痛苦的死亡，随着时间的推移，可能被重新评估为优逝。

从临床观念看，人们对决定生命末期经历是否令人满意的因素的认识不断加深，应当为生命末期的姑息关怀的最佳实践提供参考。在欧洲的许多生命末期关怀的指南中和（https：//www.eapcnet.eu/publications/national-guidelines），在国家临终关怀和姑息关怀联盟的相关文件中都强调为生命末期提供最好的服务（https：//www.nationalcoalitionhpc.org/ncp/）（National Consensus Project for Quality Palliative Care，2018）。

四、应对处理和个人成长

乐观地说，姑息关怀寻求促进患者、家属和专业关怀提供者的个人成长的可能性，这些人都见证了患者死亡前的最后时光。面对困难和逆境的个人发展和乐观的潜力被广泛地认可，这通常被称为创伤后的成长（Block，2001；Hefferon 等，2009）。然而，这种潜力是以应对普遍存在的问题和挑战的能力为前提的。

积极地应对会产生成长和回报的可能性（Lazarus，1985；Folkman 等，1986；Block，2001）。尽管慢性衰弱性疾病的痛苦不能消除，有效的姑息关怀可以改善应对处理的能力，也能够支持成长。事实上，患者、家属、重要的其他人和专业医护人员都要参加积极的应对处理。通过理解和解决导致悲伤、负担和痛苦的因素，以及纠正潜在的压倒患者、家属和专业医护人员的因素；制订和实施关怀计划就能够提供应对处理和个人成长的必要的前提条件。

Byock 描述了采用生命周期模式在提供生命末期的护理时的好处（Byock，1995，1996，1999）。生命周期模型假设死亡是生命过程的自然终结，并且与生命各阶段特定的发展任务有关。这些任务包括生命回顾、解决冲突、原谅、接受和创造性。这些方法允许人们对生命末期进行概念化，像生命过程中的其他阶段一样为成长提供机会，而不是医学模型预测的衰退。成长将最有可能发生在情感和心灵的层面（准备和完成的方面）被认为是造成患者与观察者对生活质量的评价存在差异的原因。

聚焦在正念、治愈的技术和心灵关怀的干预项目能促进积极的应对处理和促进这种类型的创伤后成长（Block，2001；Garland 等，2007）。然而，如果情形是毁灭性的（不同于仅被评估为压倒性的），那么不可能有合理的应对处理和执行支持成长的任务的能力。例如，不恰当的疼痛缓解、呼吸短促或呕吐的患者将绝对无法解决其子女和配偶的相关痛苦问题。被日常护理要求问题压得喘不过气来的配偶和子女，以及工作过度和资源不足的专业人员，可能无法珍惜与患者在一起的时间，也无法从经验中获得任何积极的东西。

结论

本章回顾了核心价值观和关键的概念，为姑息医学提供了许多实践的指南和框架。鼓励临床医生将核心概念的语言、以个体化关怀为主的目标及对这些相关问题细致入微的理解相合并，以在条件允许的情况下提供尽可能好的生命末期关怀。最后，总是概念和哲学评估的范围能够较好地理解我们正在从事的专业的动机，并进一步在姑息医学领域内的认真实践中寻求发展。

第 7 章 死亡和症状的流行病学：基于人口的姑息关怀计划

The epidemiology of death and symptoms Planning for population-based palliative care

Davinia Seah David Marco Jennifer Philip Megan B. Sands 著
李金祥 江 莉 王 晶 龚琴琴 译 郑利超 周 智 刘 晓 校

一、死亡和症状的流行病学概述

（一）生命末期经历和体验的流行病学

流行病学定义为“对疾病发生率的分布和决定因素的研究”（Hennekins 和 Buring，1987）。流行病学是制订人口疾病的预防和处理的策略发展中心，也是为健康服务制订计划的中心。

流行病学的数据可以应用于了解特殊疾病的进展和治疗的效果。对姑息关怀而言，流行病学可以提供有关疾病的重要信息和症状的发生率，健康关怀的需求等重要信息。本章内容中，我们应用了逼近生命末期“疾病”的广义的流行病学观点，讨论与“人类经历相关的流行病学”，强调关注疾病、症状、社会心理的经历和获得健康关怀服务。有关人群中信息的各个层面都是有用和需要的，然而当前是缺乏的，应该引起高度的关注。已知的流行病学数据的举例，如计划、政策或对患者的关怀等在本章中没有提供。

（二）重要的定义

1. *具有姑息关怀需求的人群* 当其寻求定义姑息关怀人群时，有人描述了三种常用的方法：具有特殊疾病状况的人群；具有特殊需求的人群；或者对所有死亡人群的回顾性定义（Rosenwax 和 McNamara，2006）。最近，在这一层面的研究焦点以认证“姑息关怀需求”的标志作为定义具有“姑息关怀需求人群”的基础（Boyd 和 Murray，2010；Waller 等，2010）。所面临的疾病的类型和社会经济、文化、家庭和自然的环境等元素都是重要、多变的参数，这些因素在人群的整体层面影响姑息关怀需求的范围。

2. *发病率与患病率* 发病率和患病数是本章讨论的两种重要的流行病学监测方法。

“发病率定量新的发病的数量，或者疾病发生的案例的数量，用以研究在特殊的时间间隔期间具有风险的群体”（Hennekins 和 Buring，1987），可以概括为以下的公式。

$$发病率 = \frac{新发病数量}{风险人群总数}$$

“患病率定量人群中患病的比例，指在特定时间患病的数量，以及提供一个可能性的估计数，这个数是指在某一时间点将患病”（Hennekins 和 Buring，1987），可以概括为以下公式。

$$患病率 = \frac{患病数量}{指定时间点总人群数}$$

二、世界死亡的流行病学

（一）死亡率统计学的资源

死亡率的统计学提供那些特殊人群死亡率和死亡原因的姑息关怀重要信息。死亡率的数据来源于不同途径的数据，每个数据都有其自己的局限性（框 7-1）。全球化疾病负担的研究在 1993 年开始，该项目作为 WHO、世界银行和与其他组织的一项合作研究，目的是为了提供完整的死亡率和发病率数据（WHO，2017）。

来自全球疾病负担研究的死亡率估计数从四个常规的资源获得（Lopez 等，2006a）。

1. *死亡注册系统* 在大多数的高收入国家，许多东欧国家、中亚国家、拉丁美洲国家和地中海国家等所提供的死亡原因方面，所提供的信息不总是完整和准确的。

2. *样本死亡注册系统* 这一系统注册的死亡率是在样本人群中，其数据是从更广泛的人群通过推算获得的。这些数据被应用于估计在患者死亡的地区相关

框 7-1　资源清单

- 全球疾病负担热图和数据设想
  https：//www.healthdat-aorg/results/data-visualizations
- 死亡率和疾病负担估计和分析
  http：//www.who.int/gho/mortality_burden_disease/en
- 按收入组别分群 10 个引起死亡的原因（2015）
  http：//www. who.int/mediacentre/factsheets/fs310/en
- 成人死亡率（2000—2015）
  http：//www.who.int/gho/mor-tality_burden_disease/mortality_adult/situation_trends/en
- 确认未满足的姑息关怀需求的第一个全球地图集
  http：//www.thewpca.org/resources/global-atlas-on-end-of-life-care
- 国家卫生和福利相互影响的构思
  https：//www.gapminder.org/tools

的死亡率信息，而这些数据没有被注册在人群的更大的比例中。样本死亡注册死亡系统一般都是必需的；例如，在边远的乡村地区估计死亡，特别是应用于中国和印度有关死亡的统计，因为中国和印度的人口比世界总人口的 1/3 还多（WHO，2017）。

3. 流行病学的评价　这种方法提供了大多数疾病的死亡估计数据，如癌症、HIV/AIDS、疟疾和结核病等疾病，这种方法应用在由于上述疾病受影响的地区国家。流行病学的评价被应用于针对特殊疾病的发病率或发病数进行调查的项目案例的死亡率，这种调查在特殊的时间范围，结合有关上述疾病一般死亡率的知识开展工作。

4. 死亡模式的原因　根据无死亡率数据或具有不完整的死亡率数据的地区（包块非洲撒哈拉沙漠）广义的死亡原因组，这种方法应用于创建有关死亡的估计数据。

世界人口中只有 1/3 的人口居住在具有完整的居民注册系统的区域，只有在这样的地域内居住的人口才能提供合适的特殊疾病原因的死亡率数据。在大多数非洲地区、东南亚、中东和部分太平洋地区的国家居住着世界 1/4 以上的人口，直到最近在上述地区极少有或没有死亡率的监测（Rao 等，2005；Lopez 等，2006b）。泰国和南非报道死亡率数据的收集显著增加（WHO，2018b）。

因此，描述世界死亡的流行病学数据是不完整的。甚至在连续报道死亡数据的国家，死亡报道的重点部分也有错误（Maudsley 和 Williams，1996；Rao 等，2005；Mathers 等，2006）。死亡数据不正确或不具有代表性存在许多原因。例如，尽管多种疾病的发病率和健康风险都可能是促进因素，要降低复杂的死亡率数据通常只能由单一的疾病死亡原因报告。这样可能会引起偏见，当其评估影响因素和有限的全球健康数据时，可能就会产生偏见（Murray 等，2004；Lopez 等，2006a，2006b；Wang 等，2012）。

当编码和报告系统也可能影响数据的有效性时，日益增加的标准化报告系统的采用对死亡原因相关的“真实时间”的数据的有效性获得了改善，如大多数国家（从 1994 年的 4 个国家到最近的 117 个国家）采用的“国际疾病分类系统”（WHO，2018c）。情报系统的累积发展经验有可能支持死亡率统计的准确性和完整性的进一步改善。尽管这样，甚至数据是可靠的，有关死亡的原因和死亡的地区，发病率等仍然存在明显的报告延迟。这种延迟可能影响为生命末期人群输送最佳服务计划的实施（Wang 等，2012）。

（二）引起死亡的原因

2016 年，估计全世界有 5690 万人死亡（WHO，2018a），世界死亡的主要原因见表 7-1。国与国之间死亡原因的不同反映其经济发展的水平不同。

较为特殊的某些疾病、传染性疾病、母亲的疾病、婴儿的疾病和营养不良等是死亡的主要原因，在 2016 年所报道的这些原因占低收入国家的死亡原因 1/2 以上（WHO，2018a）。相比较而言，在高收入国家中上述原因导致患者死亡的比例＜7%（WHO，2018a）。特别要注意，在同一个国家的不同地区死亡原因也有差异（Stevenson 等，2018；Horton，2006；Australian Bureau of Statisics，2011）。

（三）未来的设计方案：引起死亡的原因

死亡率的研究课题为疾病的预防和治疗提供了有用的信息。这些研究的项目能够为满足未来人群需求的服务计划提供帮助，也能够为姑息关怀服务提供者帮助预测将需要为患者提供什么样的专业服务（Blinderman 等，2009）。

死亡率和死亡原因的研究项目摘要在图 7-1。估计不同疾病死亡原因的死亡率应用了 2016 年的数据（WHO，2018a）。由 Mathers 等所发表的文章，应用 2002 年的数据深度讨论和预测 2030 年的年龄 - 标准化死亡原因的死亡率项目，所提供的数据预测到 2030 年 HIV/AIDS、肺癌、糖尿病、慢性呼吸道疾病、公路交通事故、暴力和战争导致的死亡患者将增加（Mathers 等，2006）。这些 2002 年预测 2030

表 7-1　2016 年引起死亡的原因

原　因	世界死亡人数（百万）
缺血性心脏疾病	9.43
脑卒中 / 中风	5.78
慢性阻塞性肺疾病	3.04
下呼吸道感染	2.96
阿尔茨海默病和其他痴呆	1.99
气管、支气管、肺癌	1.71
糖尿病	1.60
公路创伤	1.40
腹泻性疾病	1.38
结核病	1.29

引自 World Health Organization(WHO).(2018).Global Health Estimates 2016:Deaths by Cause,Age,Sex,by Country and by Region,2000-2016. Geneva,Switzerland:WHO.http://www.who.int/en/news-room/fact-sheets/detail/the-top-10-causes-ofdeath

年数据的研究项目提供了三种类型的估计：基线类、悲观类、乐观类（Mathers 等，2006）。乐观的预测，项目提出全世界范围内有 6490 万人死亡，而悲观的预测有 8070 万人死亡。有关 HIV/AIDS 的基线预测估计，因 HIV/AIDS 死亡人数将从 2022 年的 280 万增加到 2030 年的 650 万人。预测由于其他感染性疾病或围产期疾病的死亡数下降。在同一时期，由于癌症引起的死亡的基线预测为 710 万～1150 万，由于心血管疾病死亡的人数为 1671 万～2330 万。预测癌症、慢性非感染性疾病和非癌性疾病的一共死亡人数到 2030 年为现在的 70%。第三个主要的死亡人群组是与创伤和意外事件相关的死亡人群。这个群组的预测数预计大幅增加 40%，主要由于公路交通事故，估计数为从 2002 年的 120 万到 2030 年将增加到 210 万死亡数（Mathers 等，2006）。

三、姑息关怀：需求、获得的途径和服务计划

（一）健康管理数据设置：怎样应用这些数据评估需求和关怀质量？

有关生命末期的人群健康关怀需求的一些信息一直以来都由若干大的、设计优良的流行病学研究提

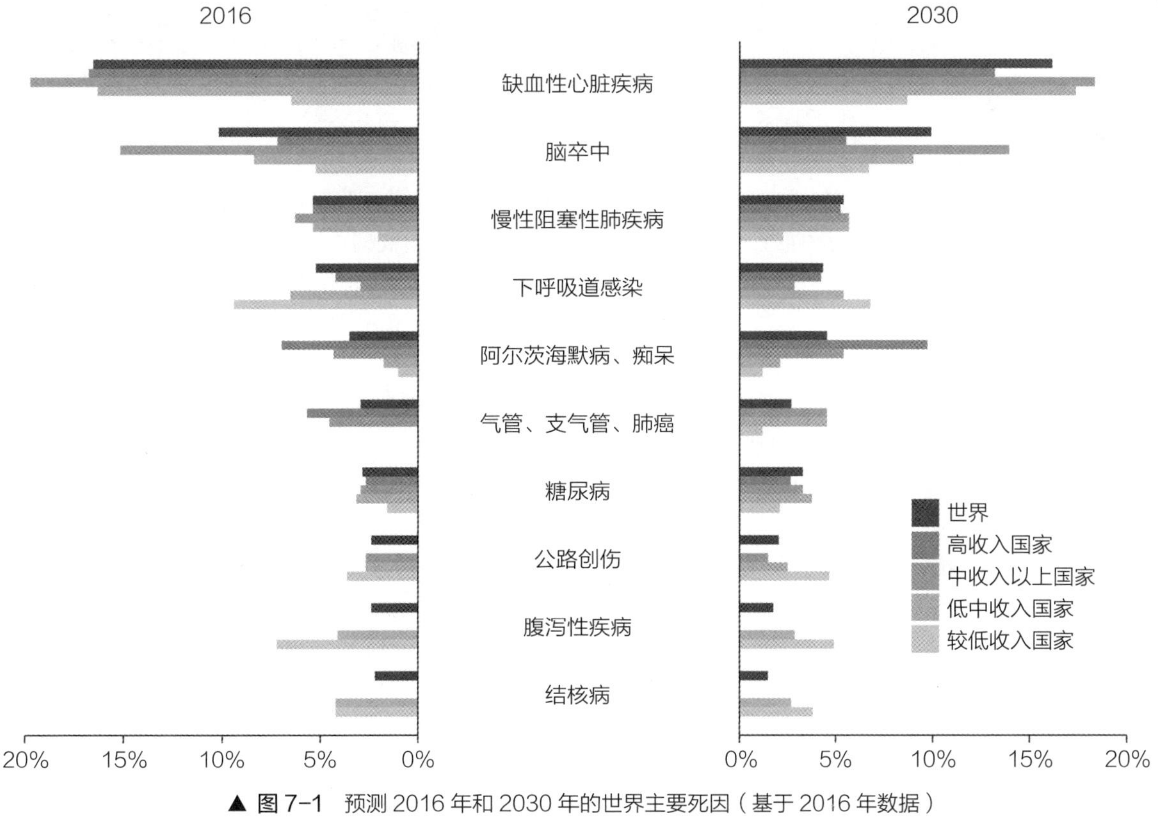

▲ 图 7-1　预测 2016 年和 2030 年的世界主要死因（基于 2016 年数据）

缺失的柱图表明特殊死因不是该收入国家群体的前 10 位［引自 World Health Organization（WHO）.（2018）.Global Health Estimates 2016: Deaths by Cause,Age,Sex,by Country and by Region,2000-2016.Geneva,Switzerland：WHO.http：//www.who.int/en/news-room/fact-sheets/detail/the-top-10-causes-of-death］

供（Seeman，1992b；Addington-Hall 和 McCarthy，1995；McNamara 和 Rosenwax，2007；Coupland 等，2010；Seow 等，2012；Cheung 等，2015；Currow 等，2015），有关姑息关怀需求的纵向性质和强度将对服务计划有帮助。

随着通过记录连接的不断扩展的分析大样本的健康关怀管理数据的建立，从这些数据集摘要而来的信息的作用所产生的兴趣和关注对关怀质量的评估起着促进的作用（Eagar 等，2010；Kamal 等，2015）。最近几年对这种特性的许多研究集中在监测生命终末期。这些研究包括了大型的流行病学逻辑研究，其结果提供有关整个临近生命末期健康关怀应用的信息。充分的回顾超越了本章的范围，研究审查了关怀的成本（Fassbender 等，2005；Yabroff 等，2007；Cheung 等，2015），姑息关怀服务场所的应用（Fassbender 等，2005；Rosenwax 和 McNamara，2006；Sundararajan 等，2014；Collins 等，2018），死亡的场所（McNamara 和 Rosenwax，2007），医院和社区卫生工作的经历，包括内科医生的访问，服务的程序，加护治疗的管理，急诊科的服务状况，以及患者留在医院的时间长度（Kaul 等，2011；Unroe 等，2011；Sundarajan 等，2014），上述的内容都在研究中进行了高度的关注。与健康关怀经济学相关，一项研究审查了加拿大安大略省所有癌症死亡的生命最后 6 个月相关的公共卫生提供的花费，结果提示花费成本的 75% 与生命末期有关，这些费用主要花在医院的急性医疗场所（Walker 等，2011；Cheung 等，2015）。其他的调查确认所有花费的 26.6% 由家属 / 照顾者支付（Dumont 等，2009）。

进行性增加的各种各样多变的参数的应用，包括健康管理数据设置，用以探索生命末期关怀的指征。方法包括征求专家的意见、患者和照顾者的意见向专题组进行反馈和检验（Earle 等，2005；Grunfeld 等，2008；Dy 等，2015），以及采取措施确定数据集中包含的变量，以促进这一工作。随着日益增加的关注，指征能够被广泛应用在健康服务中，也能够应用在知情服务的改善和健康服务计划之间（如增强家居服务、急诊服务等）（The Dartmouth Atlas of Health Care，2007）。特殊疾病群体的生命末期质量的基准和司法权已经存在和有效（Philip 等，2015）。然而，必须关注正在进行的评估基准仅提供作为基于人群的关怀质量指征，不可以提供个体化生命经历多层面的详细信息。

例如，当前所采集的常规数据一般都不可能解答患者是否获得优先选择的问题（Grunfeld 等，2008），也不可能回答患者和照顾者对关怀是否感到满意的问题，或者不可能提供回答个体化患者对关怀质量的多维印象的问题。尽管存在这些限制，但在人口足够同质的情况下，开发旨在用于不同的环境和司法管辖区内收集和（或）关怀要点数据的一致变量可以促进基准和多中心报道。此外，无论关怀的场所是在哪里（如住院病房、门诊服务或家居关怀服务），就关怀的观点层面已经收集到的患者相关结果的所有数据，是健康服务提供者重要的思考信息。

当具有与健康关怀相关应用的数据财富资源时，就具有了精细有效质量指征的需求，同时也需要开发系统来衡量和记录患者报告的结果，以便创建有意义的患者为中心的知情关怀（Grunfeld 等，2008；Higginson 等，2013；Tavares 等，2017）。

（二）获得姑息关怀的有效性和可及性，姑息关怀的专业知识

与姑息关怀的服务输送相关的流行病学数据对于理解是否有人群通过广泛的路径去获得合适的关怀是十分重要的。为了促进包括考虑到地方关怀的个体化的选择的恰当关怀，各种类型的数据支撑姑息关怀服务输送模式的设计和方案的改善。WHO 强调将姑息关怀作为健康关怀的一项基本要素（WHO，2014）。因此，这一任务是强制性和急需的，全科医生和专业化健康执业者都要具有生命末期症状处理的基本的技能（Dudgeon 等，2008；Shipman 等，2008；Mitchell 等，2018），当其需要时，患者也要具有获得专业化姑息关怀服务的可及的路径（Field 和 Cassel，1997；National Institute for Clinical Excellence，2004；WHO，2007；Martin-Moreno 等，2008；Temel 等，2010；National Gold Standards Framework Centre，2012）。

在高收入国家，许多三级服务的中心在急性和亚急性的医疗场所进行了家居整合服务、会诊、姑息关怀专科治疗服务等（Glare 等，2003；Mercadante 等，2008；Dumanovsky 等，2016）。在大多数中低收入的国家，研究强调姑息关怀专家服务的有效性，但仅针对一部分有需要的患者，对穷人和居住在边远地区的那些患者的恰当关怀时常是不可及和无效的（Morris，2011）。特别是在低收入的国家，姑息关怀的需求很大程度上未被正式评估和强调，极少有或没有专家服务的路径。通常，那些实际存在的服务只满足一小部分人的需求（Kikule，2003；

Morris，2011；De Lima，2015）。在这些地区的大多数濒死的患者只能够由家属和（或）社区的成员在社区中获得关怀，主要是具有共同的地理、宗教或文化背景的社区成员。在这些国家，一项横向的研究认证和报道了姑息关怀需求的三个主要层面：症状管理、咨询服务和经济援助（Kikule，2003）。

甚至在高收入国家尽管服务有效，患晚期疾病的大多数患者要获得症状控制和生命末期关怀仍然是有限的（Higginson，1997；Pritchard 等，1998；Rosenwax 和 McNamara，2006；Beccaro 等，2007；Goldsmith 等，2008）。这一观察受 2006 年的一项澳大利亚的研究支持，这一研究表明因为患其他疾病（不是癌症）的濒死的患者获得专业化姑息关怀服务的患者是 8%，而癌症患者所获得的专业化姑息关怀服务是 68%（Rosenwax 和 McNamara，2006）；其后 10 年的一项研究结果显示仅有微小的增加，分别为 14% 和 69%（Rosenwax 等，2016）。

通过认真收集到的临床数据的流行病学分析能够提供的信息范畴的举例由 Seow 等（2012）和 Laugsand 等（2011）提供。这些研究报道了关怀的要素，包括多功能团队服务的输送和提供、症状控制、预后的状况、诊断和并发疾病。在没有必要普及推广到其他地区时，这些信息为目标示范地区的计划和制定区域性的服务是十分有用的。特别是重视地方需求的评估，应用标准化的准则，如实施的状态、症状的流行和发生、预后等。这些能够允许进一步就有关由 Kaasa 和其他人推荐的姑息关怀的获得的路径和方法进行比较和标准评估（Kaasa 等，2008；Boyd 和 Murray，2010；Currow 等，2012）。此外，由 Seow 和 Laugsand 等所做的研究可以帮助确定患者获得姑息关怀的程度和状况。

当基于关怀的需求而不是诊断，或者基于关怀预后提供的重要性被许多专家倡导时（Davies 和 Higginson，2004；Rosenwax 和 McNamara，2006；Young 等，2008；Boyd 和 Murray，2010；Waller 等，2012），在这个领域系统性聚集服务，或者知情实践服务的人群数据仍然受到限制。直到有关关怀需求的系统性常规数据采集有效，流行病学的数据采集和健康服务管理数据才能够提供有关获得服务的路径和需求的标准指征的有用和完整的信息。

（三）关怀的地方：姑息关怀服务的场所，需求支持的地方和我们死亡的地方

健康关怀服务提供者的一个目的就是提供关怀，尽可能地根据患者选择的地方提供服务。在选择死亡的地点与死亡的实际地点两者间的报告协调数据比简单的只报告死亡的地方较少常用（Pritchard 等，1998；Gomes 等，2012b），而且这些“死亡地点”的报告大多数都在高收入的国家。总的来说，这些研究发现在医院里死亡是常见的。例如，有效的数据提示在英格兰、美国、德国、瑞典和法国＞50% 的死亡都是在医院里（Gomes 等，2013）。相反的是，在许多低收入国家由于有效的医院关怀有限，致使绝大多数的人死亡在医院的场所以外，这是个真实的事实（English 等，2006）。

一些研究提供了高收入人群将来可能死亡地方的预测，提示在居家的死亡率将持续下降（Gomes 和 Higginson，2008）。与此相反，最近的研究提示在家中死亡的患者群体增加（Gomes 等，2012b），在家中死亡的群体由 2004 年的 18.3% 增加至 2014 的 22.9%，在医院死亡的数据由 57.9% 降低至 48.1%（Bone 等，2017）。

当有人询问有关优先选择的死亡地方时，大多数人回答优先选择一直在家中接受关怀，包括直至死亡的时间都在家中（Foreman 等，2006；Beccaro 等，2007；Gomes 等，2012b，2013）。这一现象与高收入国家的大多数人实际死亡的地方形成对比（McNamara 和 Rosenwax，2007；Gomes 等，2012a，2013；Bone 等，2017）。这一差异的原因是复杂的，包括了获得关怀的可及性等其他原因。例如，医院住院患者的床位数，医院住院患者的关怀服务项目等都可能是存在原因（Pritchard 等，1998；Higginson 和 Costantini，2008）。然而，一般认为决定死亡地方因素的最好的解释仍然是基于低质量的证据（框 7-2）（Costa，2014）。聚焦在“优先选择关怀”的地方而不仅仅是“优先选择死亡的地方”的研究对所观察到的数据加以考虑，即个体化的优先选择可能会改变疾病的病程；具有所患疾病生命体验的患者和照顾者的优先选择，可能与健康人或没有患威胁生命疾病的那些没有生命痛苦体验人的优先选择存在差异（Storey 等，2003；Munday 等，2007；Agar 等，2008；Gomes 和 Higginson，2008；Gomes 等，2013）。这些数据的类型说明某些微妙的、较少被承认的原因。这些原因是患者优先选择“关怀地点”的变化。当纵向，而不是在某个单一的时间点采集资料时，比较实际的关怀地方与优先选择的地方的数据也可能对持续的服务输送，直到死亡的时间的知情服务计划和支持治疗的灵活性有帮助（Agar 等，

框 7-2　影响居家关怀死亡的因素
• 在患者家中姑息关怀的有效性 • 早期转介进入姑息关怀服务 • 患者所患的疾病 • 在生命末期的全程较少的住院服务 • 与一些人共同生活，或者代之以独居生活

引自 Costa,V.（2014）.The determinants of place of death：an evidencebased analysis.Ont Health Technol Assess Ser.14（16）：1-78.http：//www.hqontario.ca/evidence/publications-and-ohtacrecommendations/ontario-health-technologyassessment-series/eol-determinants-place-of-death.

2008）。需要进一步的研究，以便探索在愿望死亡的地方和实际发生的死亡地方之间差异的相关因素。

四、逼近生命末期出现症状的流行病学

（一）姑息关怀的症状数据和健康关怀的需求

本章阐述姑息关怀的四个主要的层面：疾病的改善治疗、症状处理、未来的关怀计划和家庭支持（Field 和 Cassel，1997）。理解逼近生命末期的症状流行病学是提供姑息关怀服务的关键，政策制定者、健康执业者，或者家属都要求告知决定，以便充分应对姑息关怀的需求。关怀的质量对个体化的患者和患者居住的社区都很重要。例如，日益增加的证据显示生命末期的关怀质量与健康关怀，情绪和对患者死亡后的哀丧家属的经济后果都有相关性（Miyajima 等，2014）。了解症状的发生率、程度和对症状的有效处理方法有助于姑息关怀资源的分配，而确认相关知识的不足差异提示对逼近生命末期的整体关怀，要求提供循证的研究主题。

无论症状是与疾病、治疗还是早于生命限制性疾病有关（Currow 等，2015），预防痛苦都需要预见，有时还需要预先规划，以防止未处理症状造成不可避免的后果。因此，了解患者与相关症状的预期功能轨迹（图 7-3），制订有效的治疗策略是十分重要的。为可以预测的常见症状或痛苦症状做好干预计划经常都能够缓解患者和家属的痛苦。在没有紧急关键服务和治疗的地区，如农村、偏远或服务不足地区，这一点更为重要。

理解逼近生命末期出现症状的流行病学对健康服务的提供具有可能的影响。要求姑息关怀的患者数量不断增加（Etkind 等，2017），而在相同的发病率的情况下姑息关怀的人力资源并没有增加（Lupu 等，2010）。有必要认真思考新的关怀模式，以确保有效的资源能够满足关怀的需求。生命末期的详细的症状处理和健康关怀需求的流行病学数据能够帮助定义临床医生教育培训的优先和人力资源的准备。

1. *症状相关的方法学问题和数据的有限性*　当评估来自流行病学研究的数据时，重要的是要充分考虑研究的方法学，以便指导这些信息的合理应用。

2. *症状的发病数和强度*　要获得生命末期症状相关的发病数和强度存在许多挑战。一个重要的挑战是无反应的偏见，即患重病的那些患者可能被从数据采集的方法中排斥，主要由于伦理学的限制或者对衰弱和易受伤（脆弱）的患者的数据采集的实际限制。随着死亡的逼近，尽管患者愿意接受症状的采集，但已经无力能够参加数据的收集。来自家庭照顾者或医护执业者的代替报告常常是症状评估报告的来源，由于减少了数据采集侵入方法的应用，对患者具有积极和消极的作用，也有数据准确的效果。

3. *纵向研究将提供有用的信息*　患者的症状是主观的，随时间发生变化，通常间隔时间较短。发病数的研究不能够反映这些变化，取决于所应用的工具和开展研究的时间。因此，疾病轨迹中的后续时间点的纵向研究是绘制症状控制需求图的重要方法（Pidgeon 等，2016；Morgan 等，2019）。

4. *研究的多样性*　与个体化症状数据采集相关的方法和经验经常是多样化的。有时，现有的研究包括患不同疾病状况的患者，或者疾病不同的时期和关怀的不同场所（Kaasa 等，2006）。EAPC 推荐了一种由国际德尔菲方法制订的基本的数据集来描述姑息关怀的癌症患者群体（Wheeler 等，2012；Sigurdardottir 等，2014）。尽可能遵照这一方法，这种商定的人群叙述帮助调查发现的概括性和支持多中心的研究。系统性的评估，具有可行性的其他方法，Meta 分析等已被用于解决样本量小的问题。然而，现有研究方法的多样性可能是阻止证据合成的研究方法。包括认真界定报告人群的合作和多中心的研究将不仅仅能够改善案例的招募，还能够最大限度地平衡数据的均匀性（Currow 等，2008；Kaasa 等，2008）。作为一种优先的讨论，数据连接研究是重要的，但并非没有挑战性。值得注意的是，大多数评述的症状研究在具有完善的患者症状归档记录资源优良的国家被认作具有引领作用的研究方法。反之，在世界的很多地区这种方法产生了不良的概括性。除了十分痛苦的症状，额外的争论与不常见的症状管理相关，严重的痛苦症状具有临床的重要性，但是缺乏描述良好的证据基础。

5. *避免认证偏差*　在调查或事件清单中缺乏症状的情况下，可能会产生被纳入症状的确认偏差和对其他症状的忽略。例如，在生命末期的症状清单中对乏力，或者精神错乱 / 谵妄不再应用某些工具量表（Clark 等，2016）。当排除应用某些工具时，这些症状的影响不可能被量化。定量研究是在先前已有的定性研究基础上优选出来的，定量研究对疑难的症状允许应用开放性的问题；这种方法较好地支持一种包含和系统性的方法，关注对患者 / 照顾者的症状报告。

（二）借助于死亡原因的症状发生：能够期待着出现什么症状？

虽然出现的证据基础记录了对生命有威胁的人和晚期 / 终末期的患者，如心血管疾病（Addington-Hall 等，1998；Solano 等，2006；Young 等，2008；Moens 等，2014）、慢性肺部疾病（Elkington 等，2005；Walke 等，2007；Moens 等，2014）和肾脏疾病（Moens 等，2014；Wachterman 等，2017）等患者所经历的症状发病率，但是在姑息关怀领域症状发生率的研究主要集中在已经诊断为癌症的患者。描述所有的症状，甚至是描述许多威胁生命疾病的症状已经超越了本章的范围；因此，在常见的非癌症诊断的疾病所产生的症状将被作为重点。

缺血性心脏疾病和糖尿病是死亡的主要原因（WHO，2018a），两种疾病导致慢性心力衰竭的发病率和严重程度，包括发生高发病率和并发症等原因，也因为慢性心力衰竭所报道的症状经历的高质量研究。慢性心力衰竭的患者在生命最后的 6 个月，呼吸困难、疼痛和精神错乱、乏力、焦虑和体能活动受限等痛苦症状都有报道（Levenson 等，2000；Nordgren 和 Sorensen，2003）。这些研究发现了躯体的症状，如疼痛和呼吸困难在逼近死亡时明显增加（Levenson 等，2000）。在生命的最后 1 周，观察到疼痛、焦虑、气喘、呼吸困难、精神错乱和恶心等症状（Arestedt 等，2018）。在慢性心力衰竭患者的症状与那些癌症患者和肌萎缩性侧索硬化症患者的症状对比研究中，慢性心力衰竭患者报道较高症状负担，提示要重点关注慢性心力衰竭患者症状负担的需求，而且认为无论基础疾病的诊断是什么，对进行症状控制的路径都是平等的（Xu 等，2015）。

世界范围内，慢性阻塞性肺疾病（COPD）是所有经济收入较佳的人群的第三个死亡的主要原因（WHO，2018a）。晚期 COPD 患者会出现许多症状，包括呼吸困难、咳嗽、衰弱 / 乏力、食欲减少、睡眠障碍、情绪降低、疼痛、口干和焦虑（Elkington 等，2005；Blinderman 等，2009；Janssen 等，2011）。由 Claessens 等为了解治疗的效果与风险所进行的有关预后和优先的地标性研究，对 1006 名患者及其监护人分别就有关症状进行了询问调查，报道具有严重的呼吸困难和重度疼痛等症状的分别为 48% 和 17%（Claessens 等，2000）。在生命的最后 2 个月，严重呼吸困难的发病率增加到 60%，重度疼痛增加到 28%（Lynn 等，2000）。而在具有相同的支持性治疗的 COPD 的队列，在死亡之前的 3 天内超过 3/4 的患者出现中 – 重度呼吸困难（Lynn 等，2000）。这些发现受最近所采集到的数据支持（Currow 等，2010）。

对终末期肾脏疾病的生命最后 2～4 周的 226 例患者的一项研究中，五个最常发生的症状是呼吸困难（63.7%）、乏力（51.8%）、水肿（48.2%）、疼痛（44.2%）和厌食（38.1%）（Kwok 等，2016）。当其与癌症患者进行对比研究时，终末期肾病濒死的患者有着相似的中 – 重度疼痛的发病率，在生命的最后 1 年也会出现呼吸困难、抑郁、周期性精神错乱和呕吐等症状（Wachterman 等，2017）。

在高收入和某些中等收入的人群中，痴呆是一个引起死亡率和发病率重要因素。对痴呆患者提供姑息关怀具有明显的若干挑战。这些挑战包括交流、症状的评估和对治疗反应的评估（Birch 和 Draper，2008）。迅速制订特殊的评估工具，如痴呆的疼痛评估工具（van der Steen 等，2015）。疼痛、激越性躁动不安和呼吸窘迫等症状在居住在敬老院的合并痴呆的患者中作为一种常见的症状被认证（Hendriks 等，2014，2015；Sampson 等，2018），数据提示疼痛和激越性躁动不安的发病率在生命的最后 1 周可能增加（Hendriks 等，2014，2015）。

系统性评估提供了数据的有用的摘要和确认有关生命末期的知识缺口和差异。由 Moens 等于 2014 年所做的一项研究是对 143 项研究的系统性分析，那些研究是针对进展性癌症和非恶性疾病进行对比研究，涉及 4 项 WHO 姑息关怀的主题（躯体的、心理的、社会的和心灵的主题）内的 17 个现存问题的发病率的对照研究（表 7–2）。研究的群体是晚期癌症患者和 8 种非恶性疾病的患者，包括 AIDS、慢性心力衰竭、终末期肾病、COPD、多发性硬化症、运动神经元疾病、帕金森病和痴呆等疾病的患者。这一系统性的分析没有包括脑血管疾病（脑卒中），这是世界上第二大最常见的死亡原因，但是所提供的

表 7-2　症状发病率：晚期癌症和 8 种非恶性疾病患者的症状摘要

	例　数	诊　断								
		癌　症	COPD	CHF	ESRD	痴　呆	AIDS	帕金森病	MND	MS
躯体症状										
乏力 / 疲倦 / 衰弱	58	23%～100%	32%～96%	42%～82%	13%～100%	22%	43%～95%	42%	—	80%
厌食	10	76%～95%	64%～67%	—	38%～64%	—	82%	13%	—	—
疼痛（包括不同原因）	86	30%～94%	21%～77%	14%～78%	11%～83%	14%～63%	30%～98%	42%～85%	52%～76%	68%
恶心 / 呕吐	67	2%～78%	4%	2%～48%	8%～52%	8%	41%～57%	—	—	26%
呼吸困难 / 呼吸短促 / 呼吸窘迫	73	16%～77%	56%～98%	18%～88%	11%～82%	12%～52%	43%～62%	—	81%～88%	26%
失眠 / 难于入睡 / 睡眠障碍	65	3%～67%	15%～77%	36%～48%	1%～83%	14%	40%～74%	43%～50%	24%～33%	—
精神错乱 / 谵妄 / 认知衰竭 / 认知不良症状	31	2%～68%	14%～33%	15%～48%	35%～70%	—	—	24%	—	—
便秘	60	4%～64%	12%～44%	12%～42%	8%～65%	40%	19%～35%	24%	52%～56%	46%
腹泻	33	1%～25%	—	12%	8%～36%	—	29%～53%	—	—	—
心理症状										
抑郁 / 抑郁性情绪 / 沮丧 / 情绪低落	71	4%～80%	17%～77%	6%～59%	2%～61%	46%	17%～82%	15%～50%	23%	15%
焦虑 / 神经质 / 激越性躁动不安	50	3%～74%	23%～53%	2%～49%	7%～52%	8%～72%	13%～76%	5%～62%	19%	24%
担忧	12	3%～71%	65%	—	32%～55%	—	51%～86%	—	—	—
心灵症状										
安宁	2	91%	14%	15%	—	—	—	—	—	—
心灵痛苦	1	44%	—	—	—	—	—	—	—	—
心灵的安康	1	—	—	6%	—	—	—	—	—	—
安静	0	—	—	—	—	—	—	—	—	—
支持	1	49%	—	—	—	—	—	—	—	—
信息	0	—	—	—	—	—	—	—	—	—
社会心理痛苦	0	—	—	—	—	—	—	—	—	—

AIDS. 获得性免疫缺陷综合征；CHF. 慢性心力衰竭；COPD. 慢性阻塞性肺疾病；ESRD. 终末期肾病；MND. 运动神经元疾病；MS. 多发性硬化症；—. 代表这个疾病的诊断群组的特殊痛苦没有数据报告

经许可转载，引自 Moens,K.et al.(2014).Are there differences in the prevalence of palliative care-related problems in people living with advanced cancer and eight non-cancer conditions?A systematic review.J Pain Symptom Manage.48(4):660-77.DOI:10.1016/j.jpainsymman.2013.11.009.

数据并不影响整体的有效性。

在此所讨论的每种疾病的患者都会出现多种症状。然而，乏力、疼痛、厌食、呼吸困难和焦虑是癌症和非恶性疾病患者最普遍的问题。尽管概念化是难以解决的问题，这个证据提示无论是任何疾病状态逼近生命末期的核心症状群组。极大程度上，癌症和非恶性疾病患者所出现的症状的类型和严重程度没有明显的差异（Stiel 等，2014）。对逼近生命末期所出现的相关症状识别的知识差距进行纵向研究是有必要的。

（三）生命最后 1 年的躯体症状：可能出现什么症状？

尽管在本章讨论了偏态资源的有限性，但现有的研究依旧提供了有用的信息。像先前所注意到的那样，症状的发病流行数据和严重程度数据受获得关怀质量路径和成功的症状处理的影响，但没有提供相关的详细资料和数据。尽管患者报告的症状对理解患者经历是重要的，代理报告症状尽管短期出现却提供补充数据，而且家属是重要的信息来源。

一个大型研究提供了 26 223 例患者所出现的相关症状的信息数据，因此对有关两个时期的症状选择性的研究进行了独立的分析，并且提出了这两个时期相关症状的数据。两组分别研究生命末期最后 2 周之前的症状，并且还研究了生命末期最后 1～2 周之前的症状（Teunissen 等，2007）。在本章中应用这些时间段作为有用的工具，以便组织生命末期所出现的相关症状的信息。

1998—2010 年，对居住在社区的≥51 岁的美国公民利用了纵向的国家调查的一项研究被用于确定生命最后 1 年疼痛的程度和症状发生率的变化（Singer 等，2015）。应用对代理人信息的随访评估采集数据，代理人通常是一名最熟悉患者健康状况的家庭成员。在 8641 名参加者中，对 7204 名代理人的采访是在患者死亡 2 年内进行。应用这些数据，确定了生命最后 1 年一系列症状的发生率。在这些受调的参加者中的死亡原因是癌症、心力衰竭、慢性肺部疾病、衰弱或突然死亡。大约 50% 的新近死亡患者的代理人报告，患者具有中度或重度疼痛、抑郁、间歇性精神错乱、呼吸困难或二便失禁；约 60% 的人报告有疼痛、严重疲劳或厌食症；大约 12% 的代理人报告有频繁的呕吐。尽管不断增加的认知意识和资源的有效性，许多症状的发病率也增加。从代理人提供信息的报告中也提供了极宝贵的信息（Addington-Hall 和 McCarthy，1995；Singer 等，2016），但是需要进行进一步的研究以改善有效性，特别是涉及主观的症状和代理人信息中的可能减少报告的偏差。如支持日常生活活动的功能需求，由于这些需求涉及具体的某些疾病的诊断（如涉及退行性变、原发性颅脑恶性肿瘤）和不包括其他的疾病（快速进展性恶性疾病），在姑息关怀的需求描述中不总是被重视（Field 和 Cassell，1997；Lunney 等，2003；Morgan 等，2019）。

文献展示了所报道的生命最后几天症状发生率的超大人群数据集的缺乏。由 Clark 等所做的 2016 年的一项研究，从澳大利亚国家网络数据集像预期那样所采集到的数据是个例外。这项研究包涵了 18 975 例患者的数据，对这些患者的“终末期”进行了评估（被定为“死亡可能在几天内发生”）（Clark 等，2016），并且将患者转介到了专业化的姑息关怀提供服务。应用症状评估量表（Symptom Assessment Scale，SAS）对能够感受到的痛苦程度的症状发生率和症状的严重性进行了报道（Clark 等，2016）。如果有可能，评估量表由患者自己完成。如果患者无能力完成，则由家属和医护人员帮助完成。大多数患者被评估为出现可接受的症状控制。在要求关注的那些症状中，引起中－重度痛苦的 3 个最常见的症状是乏力（29%）、疼痛（22%）、呼吸问题（22%）。被报道为中－重度痛苦的其他问题包括食欲欠佳（12%）、肠道功能障碍（9%）、困难的睡眠（7%）和恶心（4%）。除了呼吸系统的问题，有关非恶性疾病患者的评分相比较恶性疾病的患者的评分较少可能报道为中－重度的症状。在这项研究中，另外的关键发现是在关怀的场所和症状的评分之间存在明显的相关性。与住院患者相比，除了肠道功能问题外，非住院患者报告的症状通常更差，而在医院之外的情况更好。这项研究提出了一个重要的问题，在居家由较少健康关怀专业支持的家庭成员处理症状与在医院或姑息关怀机构处理症状相比较，居家症状处理较困难（Eagar 等，2020）。

有关生命最后 2 周的系统性评估包括了具有同时期症状记录的 2416 例患者，对在多种场所接受关怀的患者确认了 43 种独特的症状（住院医学中心、姑息关怀机构、长期照护机构、门诊服务、居家生命末期关怀）（Kehl 和 Kowalkowski，2013）（图 7-2）。具有较高发病率的症状包括呼吸困难（57%）、疼痛（52%）、呼吸道分泌液 / 死亡喉鸣（51%）和精神错乱（50%）。

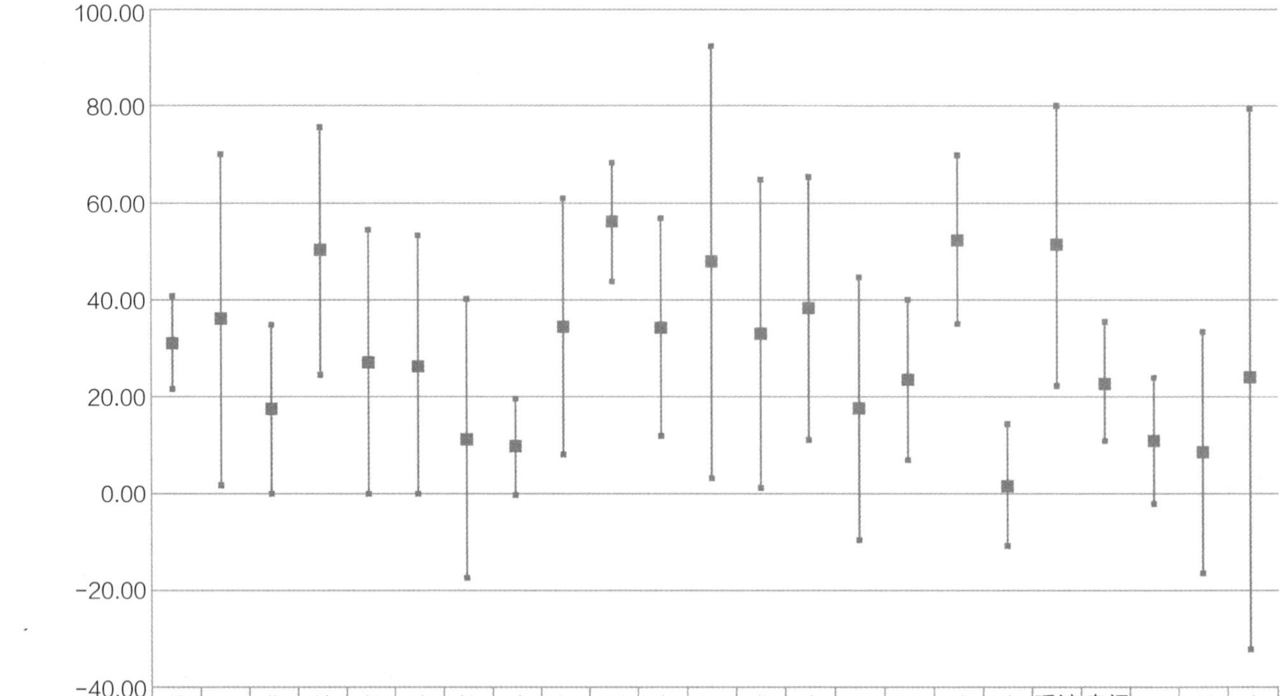

	躁动不安	厌食	焦虑	精神错乱	便秘	咳嗽	抑郁	腹泻	吞咽困难	呼吸困难	水肿	乏力	发热	失禁	肌阵挛	恶心/呕吐	疼痛	瘙痒	呼吸道分泌液	皮肤完整的问题	睡眠障碍	尿的问题	衰弱/乏力
高限 95%CI	40.89	70.22	35.11	75.40	54.44	53.34	40.30	19.18	61.04	68.14	56.69	92.48	64.78	65.37	44.69	40.22	69.62	14.70	80.15	35.33	24.21	33.73	79.45
低限 95%CI	21.89	2.09	0.69	24.74	0.48	-0.07	-17.20	0.02	7.95	44.06	11.90	3.18	1.61	11.18	-10.02	7.25	35.22	-10.70	22.64	10.72	-1.90	-16.20	-31.66
■ 平均	31.39	36.16	17.90	50.07	27.46	26.64	11.55	9.60	34.50	56.10	34.30	47.83	33.20	38.28	17.33	23.74	52.42	2.00	51.40	23.03	11.16	8.76	23.89

▲ 图 7-2　逼近死亡的体征和生命最后 2 周症状的患病数概况

经许可转载，引自 Kehl,K.A.and Kowalkowski,J.A.（2013）.A systematic review of the prevalence of signs of impending death and symptoms in the last 2 weeks of life.Am J Hosp Palliat Care.30（6）：601-16.DOI：10.1177/1049909112468222.

逼近生命末期，交流、意识状态和精神的敏感度由患者、照顾者和医护执业者确认是重要的（Steinhauser 等，2000）。有几项流行病学的研究报道了逼近生命末期的意识状态的纵向趋势。美国超大国家死亡率追踪研究强调健康关怀的许多层面，包括生命末期的体验（Seeman，1992a），关注有关新近死亡患者家庭照顾者的认知。这项研究发现 68.9% 的患者在生命的最后 1 年识别亲属或朋友“绝没有或极少”有问题（Seeman，1992a）。

有关发生在生命终末期的特异性症状经历的纵向基于人口的数据，对计划服务的提供和设置培训教育和研究的方案是十分重要的，但这一方面极少有文献发表。一项来自澳大利亚的详细的基于人口的症状样本研究，通过对 5862 例患者的日常的症状采集数据记载了呼吸困难。在这项研究中，从癌症和非恶性疾病患者按预期计划采集到平均 48 天到死亡当天的数据。在生命的最后几天中，“无呼吸困难”的患者比率下降至 35%；但是，那些与呼吸困难相关的患者 10 人中就有超过 7 人，增加了 26%。显然，非恶性疾病诊断的患者的中－重度呼吸困难在死亡之前就持续出现了许多天；而癌症患者的呼吸困难在死亡之前的类似时间诊断为轻－中度（Currow 等，2010）。这一研究说明，如何采用标准化的方法在临床机构采集数据才能够进行分析，以便提供有关特殊队列的重要信息，并建立处理症状的干预措施和对患者、照顾者和医护执业者制订教育培训的策略。

然而，从姑息关怀项目和疼痛研究中获得的大多数报道提示大多数患者的死亡可能是平静的（Lichter 和 Hunt，1990；Seeman，1992a；Hinkka 等，2001；Currow 等，2008b；Clark 等，2016），但这并非是所有的患者（Meuser 等，2001）。举例来说，数据表明，直至临终之时，与症状相关的医疗需求未得到满足的情况仍然存在（Conill 等，1997；

Okuyama 等，2004；Teunissen 等，2007；Goodridge 等，2008；Rustoen 等，2008；Laugsand 等，2011）。从先前所引用的支持性研究的进一步举例发现代理人报道的数据，50% 的意识清醒的患者在生命的最后 2 天期间有超过 50% 的时间出现中 – 重度疼痛（Connors 等，1995）。来自其他国家的癌症患者的流行病学研究提示有着类似不恰当的疼痛处理的比率（Laugsand 等，2011），并且对非恶性疾病患者，威胁生命的其他疾病的患者也有证据支持尚未满足症状处理的需求（Covinsky 等，1996；Goodridge 等，2008；Rustoen 等，2008）。这些发现强调对建立牢固的需求进行评估的必要性，对获得姑息关怀的培训教育、专业化的服务、服务的设置和场所、疾病的诊断、不同经济收入的患者群体等的研究数据具有等同的重要性。

五、趋于生命末期功能衰退的轨迹："随时间的流逝能够预测到什么？"

四种普通模式之一是死亡前的数月功能衰退（Lunney 等，2003）（图 7–3）。值得注意的是，在此情况下这些下降的"普通模式"和相应的关怀需求受详细的流行病学数据支持，而这些数据来自于美国医疗保险数据集（Lunney 等，2003）。例如，充血性心力衰竭患者的功能轨迹被描述为随着时间具有峰值和谷值的变化（图 7–3），针对这种情况预测死亡可能富有挑战（Whellan 等，2014）。

虽然这种趋势普遍存在，但这些轨迹并不适合个体化的患者。在简单描述患者痛苦体验的同时，功能衰退可能表明健康关怀需求的变化，包括居家的个人关怀、躯体的支持和对照顾者的支持等帮助会日益增加。显然，在国家、地区或机构的层面上，对于健康关怀计划是重要的，以适应对功能下降轨迹人群的关怀的需求。这类模型近期更新了更多的前瞻性的数据集（Morgan 等，2019）。

在个人层面上，这种关于行为能力和功能状态的流行病学数据可以帮助促进关于个体化预期症状体验和有助于回答这样的问题："有可能我将需要有人来照顾我？"或"我是否有可能留在家里？"患者和照顾者往往很难得到答案，而是让他们基于对其他人所观察到的情况自己得出结论，优秀的健康关怀执业者能较好地理解功能轨迹，有良好的信息交流技能让患者和照顾者都放心。

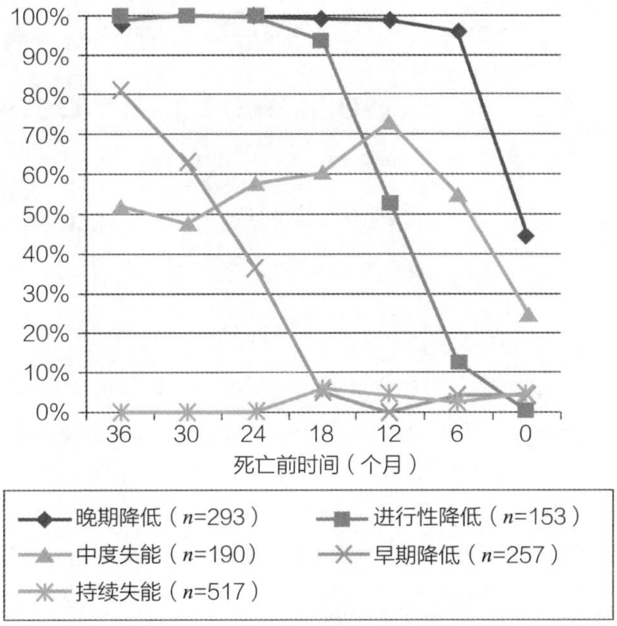

▲ 图 7–3 趋向生命末期的功能轨迹

经许可转载，引自 Lunney,J.R.et al.（2018）.Mobility trajectories at the End of Life：Comparing Clinical Conditions and Latent Class Approaches.J Am Geriatr Soc.66（3）：503-508.DOI：10.1111/jgs.15224.

六、照顾者的忧虑

一个人的死亡会影响到许多其他人，那些人可能需要提供关怀和悲伤支持。因此，记录照顾者对生命末期的体验是生命末期流行病学一个重要方面。尽管照顾者的担忧至关重要（Singer 等，2015；Krug 等，2016；Pidgeon 等，2018），但这超出了本章范围。

结论

生命末期体验的流行病学研究是不断发展的重要领域，大量的研究记录了那些逼近生命末期患者的体验和他们照顾者的体验。希望通过使用有效的工具、精心设计的研究，以及相关记录，随着时间流逝，在这个重要领域会有更多的研究成果。如果卫生政策研究要真正反映逼近生命末期个体化患者的种种需求，那么如流行病学症状调查和生命末期的健康关怀的需求必将成为全球研究的焦点。

致谢

作者衷心感谢 Jane Ingham 教授、Dianne O'Connell 博士和 Michael Piza 先生在先前版本中所做的工作，以及 Paula Mohacsi 博士为本章先前的版本所做的准备工作。

第 8 章　提供姑息关怀服务的障碍

Barriers to the delivery of palliative care

Barry Laird　Erna Haraldsdottir　Charlie Hall　著

李金祥　刘诗颖　王　晶　张成洁　彭　伟　译　　周　智　刘　晓　校

为有需要的患者提供姑息关怀存在着多重障碍（Lynch 等，2010），包括公众对姑息关怀的定义及其临床方法的性质认识不清和混乱（见第 5 章）（Kaasa 等，2018），以及在很多机构中医疗资源的提供受到限制。未来几十年，姑息关怀的供需差距可能会进一步扩大，其中一个原因就是全球死亡率的趋势正从急性疾病，特别是传染病，向慢性疾病转变（Mathers 和 Loncar，2006）。例如，癌症的死亡人数在全球死亡率的占比增加，而其中 70% 的死亡发生在姑息关怀服务较少的低收入或中等收入国家。

获得姑息关怀的服务被视为一项人权一直都存在争论。这个观点认为提供服务的必要性是正确的，为全球卫生政策的制定者认可姑息关怀服务是势不可挡的动力（Gwyther 等，2009）。这意味着由国家卫生系统出资支持姑息关怀将是满足基本人权和完善社会功能的义务。WHO 在全球范围内推动姑息关怀发展的作用举足轻重，旨在消除各项障碍以保障药品供给和有效性、教育培训、政策制定、医疗质量和研究发展（Gwyther 等，2009）。本章会从全球、社会、组织机构、执业者和个人的角度回顾姑息关怀面临的障碍。

一、全球和经济障碍

（一）全球发展

2006 年的一份生命末期关怀和姑息关怀的“世界地图”里，使用了四分法对每个国家的姑息关怀的发展进行分类和比较（Wright 等，2008）。该世界地图于 2011 年再次更新（Lynch 等，2013）。该地图上有 234 个国家，其中开展姑息关怀服务的国家从 2006 年的 115 个增加到 2011 年的 136 个；最值得关注的是开展这些新的服务的地区均是在非洲（Lynch 等，2013）。然而，这种积极的趋势并没有出现更进一步的发展。2011 年，只有 20 个国家将姑息关怀整合进入主要的医疗保健服务（Lynch 等，2013）。反映在各个国家中，姑息关怀服务的脆弱性和其对该领域里有限的合理应用的基础设施的依赖性，以及其国家里为数不多的开创者和引领人的工作依赖。

持续获得疼痛的控制和痛苦症状缓解的保障是人权的体现（Gwyther 等，2009；Radbruch 等，2013），WHO 声称，所有国家的姑息关怀都应该是医疗保健的基本组成部分，所有国家都应该是可以获得的。2014 年，WHA 通过了一项决议，呼吁所有政府将姑息关怀整合进入其国家的医疗卫生计划，以推动全球化的姑息关怀（World Health Assembly，2014）。WHO 发展和整合姑息关怀的模式基于四个要素：①制定和实施姑息关怀政策；②对医护人员进行姑息医学教育，并在社区内改善姑息关怀的服务意识；③保障药物供应，特别是基本的镇痛药物；④在公共卫生部门和场所发展姑息医学服务（Stjernsward 等，2007）。

许多国际和国家组织正成功地在 WHO 框架的基础上整合姑息关怀。这些组织包括 EAPC、IAHPC、亚太生命末期关怀和姑息医学网络组织（Asia Pacific Hospice Palliative Care Network，APHCN）、非洲生命末期关怀和姑息医学协会（African Palliative Care Associations of Hospice and Palliative Care）、美国国家生命末期关怀和姑息医学组织（National Hospice and Palliative Care Organization，US）和英国生命末期关怀组织（Hospice UK）。全球姑息关怀联盟成立于 2004 年，是一个由众多国家级团体组成的联盟，旨在促进姑息关怀，以实现大众普遍可获得、负担得起的高品质姑息关怀的最终目标（Praill 和 Pahl，2007）。

以上这些组织开展的工作之一就是提高姑息关怀的认知度。这在自 2005 年以来每年举办的世界生命末期关怀和姑息关怀日（World Hospice and Palliative Care Day）等活动就是证据。在一些国家，出现了全国性的倡议活动，通常得到了慈善机构和非政府组织的积极支持（Mosoiu 等，2018）。

将姑息关怀整合进入国家医疗保健服务体系对于每个国家来说都是基本和重要的，以便为所有有需要的人提供持续性的姑息关怀服务。只有获得更多关于姑息关怀服务的信息、传播更好的教育理念和临床实践、帮助制定相关政策，才能打破姑息关怀全球化的主要障碍。

（二）经济障碍

人口老龄化和预期寿命的延长在一定程度上造成了医疗保健成本上升和全球性的对医疗保健服务的需求增加，这也影响了公众获得基本医疗保健的机会。要获得姑息关怀服务，特别是重症医疗和护理支持，正在严重受到经济的影响。尽管有的服务，如相对便宜的用于症状控制的药物，受到的影响较小，但在资源匮乏的国家或地区这些费用可能仍不易承担得起。在发展中国家，镇痛药的费用占家庭月收入的比例高于发达国家也不足为奇（De Lima 等，2004）。

随着慢性病患病率的增加，医疗保健系统的负担也随之增加。国家卫生系统可能无法或不愿将资源从其他项目转移到姑息关怀的服务上。由此产生的限制在资源匮乏的国家很明显，在这些国家，医疗保健的资金可能集中在清洁饮用水或传染病疫苗接种等优先的项目上，而不是姑息关怀服务。当能够有效地开展姑息关怀时，服务的范围通常也是有限的，即主要是针对濒死的患者。这些国家由于政府不稳定或执政党频繁更换，也可能难以平衡医疗保健资金优先为姑息关怀提供（Lynch 等，2009）。

甚至在发达国家，具有竞争性的资金优先问题是显而易见的，这反映了姑息关怀的资金限制或支付给姑息关怀的资金类型的差异。例如，在美国，只有预后被判定为 6 个月的生存期才有资格获得联邦生命末期福利，而在英国获得姑息关怀服务的资源在很大程度上依赖于慈善资金。更多的具有成本效益的姑息关怀服务类型，如照护的场所，可能更愿意提供较昂贵的居家关怀方法。

姑息关怀的医疗保健消费也时常与其他社会领域的需求竞争。例如，一些国家会优先应对失业或贫困或军事经费开支等社会问题。这些问题同时出现在资源贫乏和资源丰富的国家。

经济问题的挑战使一些国家成功地认识到所有问题的重要性。例如，在乌干达和喀拉拉邦（印度南部），尽管处于较低的社会经济地位，但仍然开展了优良的姑息关怀服务（Jagwe 和 Barnard，2002）。有理由乐观地相信，在其他发展中国家，也可以借鉴乌干达和喀拉拉邦的经验开展姑息关怀项目。

（三）药物的可及性

在一些国家，获得阿片类药物和其他基本症状控制药物是推动全球姑息关怀发展的主要障碍之一。阿片类药物的合理应用可能会受到社会、文化和政策的不利影响，如国家麻醉药品政策的限制、阿片类药物成本的差异、与成瘾相关的污名化或与生命末期有关的恐惧等。1986 年，WHO 发布的缓解癌症疼痛的镇痛阶梯指南旨在提供一种易于遵循且全球适用的疼痛方法（Azevedo São Leão Ferreira 等，2006），但该方法却难以实施，特别是在阿片类药物（包括相对便宜的吗啡）不易获得的地区。IAHPC 和其他组织应 WHO 癌症控制计划的要求制定了包含 34 种姑息关怀的基本药物清单（制作了英语和西班牙语版本），阿片类药物就列入该清单（De Lima 等，2012）。显然，需要进一步提高社会和政府对阿片类药物的认知和理解，同时需要加强姑息关怀的专科教育，向健康关怀执业者传授姑息关怀处方和阿片类药物应用的原则。

二、社会的障碍

在多元化社会中，尤其是在西方世界，关键挑战之一是如何确保不同年龄、文化和宗教的群体获得姑息关怀。让姑息关怀执业者服务到所有群体非常重要。为达到此目标，社会应关注有限的资源或关怀提供等方面的差异，针对姑息关怀的有限认知度可能需要有开展针对性、具有文化敏感性的教育和支持项目。对于新近的移民，尤其是语言适应能力有限且没有家庭支持的人来说，获得姑息关怀特别具有挑战性（Worth 等，2009）。

（一）种族的障碍

在过去的 25 年里，英国的黑种人、亚裔和少数族裔的老年成人数量几乎增加了 2 倍，而有充分证据表明，他们对姑息关怀服务的使用率相对较低（Calanzani 等，2013）。原因包括转诊率较低、对相关服务缺乏认识、先前的不良经历、缺乏相关语言的信息、与姑息关怀理念相冲突的家庭 / 宗教价值观（Calanzani 等，2013）。

接下来的情况反映在许多其他国家。少数群体应用姑息关怀服务可能会受到健康关怀执业者与患者 / 家庭沟通的影响，医护人员对文化和宗教差异（如饮食要求和宗教礼仪）的缺乏敏感性，医疗系统中缺乏为穆斯林女性患者提供服务的女性医生，以及专业翻译的缺乏。诸多国家通常缺乏对医护执业者文化能力关怀的培训。

预先关怀计划列举了向少数民族群体提供姑息关怀时可能存在的不同的交流挑战。预先关怀计划可以定义为“能够让个人决定自己未来医疗的目标和优先的选择，以及关怀的计划，家属和专业医护人员一起讨论这些目标和优先的选择，并在适当的情况下记录和评估这些决定和选择”（Rietjens 等，2017）。该计划的结果可能因患者及其家属的种族不同而存在差异（Calanzani 等，2013；Dixon 等，2015）。西方文化中的自主权和自我决定的原则是预先关怀计划的目标和过程的基础，也可能与集体主义社会的价值观不一致。

（二）老年人的障碍

居家关怀服务，尤其是对老年人的关怀，被认为是姑息关怀最后的疆土（Phillips 等，2006）。一项系统性回顾显示，在长期照护的场所中提供姑息关怀会受到场所本身的障碍、与覆盖和报销规则相关的障碍、与监管因素相关障碍的挑战（Huskamp 等，2012）。

老年人通常会接受在医院获得生命末期关怀，确保患者获得适当的住院姑息关怀也具有挑战性。主要障碍包括资源的缺乏和不确定，应该由哪些卫生专业人员提供关怀（姑息医学专科医生与初级姑息关怀医护人员，以及老年医学专业化医生的作用）。老年人对于姑息关怀的态度也参差不齐，以至于很容易忽略患者对姑息关怀的需求（Gardiner 等，2011）。

能够改善姑息关怀服务的方法之一是开展连接护士的作用，培训具有专业化姑息关怀技能的护士，这样的护士就能够从事帮助老年患者获得恰当的关怀。这种模式也会存在障碍，包括管理支持的缺乏，人力资源常常发生变化，以及缺乏合理的准备工作（Hasson 等，2008）。

（三）无家可归人士的障碍

居无定所的人群在每个国家都是一个问题，为无家可归人士提供姑息关怀可能是一项特别的挑战。众所周知，由于药物滥用和其他精神疾病的程度较高，无家可归人士群体往往有更复杂的需求，而且他们经常患有复杂的慢性合并疾病，如肝硬化、癌症和 AIDS。他们通常缺乏社会支持和医疗保险，而且他们死亡的年龄通常比普通人群年轻得多（Klop 等，2018）。

为无家可归的患者提供适当的姑息关怀存在很多阻碍。其中个人的障碍包括：在其日复一日的生活中，最需要的是保障生存的生活必需品，而不是医疗保健；寻求帮助的时间太晚；不能或不愿意遵守医疗规则或接受治疗；滥用非法药物或酒精，这些在该人群中也较为常见（Klop 等，2018）。

当药物滥用使无家可归的案例变得更加复杂，姑息关怀服务会面临以下具体的挑战：人们会担心将怎样管理患者对药物的戒断，以及当治疗上需要阿片类药物时，患者可能对阿片类药物有较高的耐受性；医护执业者经常担心患者出现不良反应；患者可能对医护执业者缺乏信任，并且担心医护人员和医疗系统的普遍偏见（McNeil 和 Guirguis-Younger，2012；Klop 等，2018）。社会方面的障碍包括缺乏来自家庭和同伴的社会支持，以及交通出行的困难。患者可能会对其行为缺乏认知，或者否认，并且继续滥用药物，甚至具有侵犯和攻击性的行为，而临床医护观察到的这些不良行为也可能会影响之后的医疗服务。与此同时，无家可归人士可能会感到被医护专业人员的忽视或歧视，让他们感到不受尊重。

健康关怀提供者也认为他们自己缺乏支持无家可归人士的相关培训和知识，而且因为没有患者的医疗信息，也很难认识到无家可归人士所面临的特殊问题（Klop 等，2018）。为这一人群提供姑息关怀服务需考虑的因素包括发展更加尊重和灵活的服务方法，维护患者的尊严，为收容所提供姑息关怀服务，以及为医护人员提供成瘾医学和疾病的社会决定因素的培训（Klop 等，2018）。

（四）社区的障碍

社区健康执业人员在提供姑息关怀方面发挥着重要的作用。特别是已知有 56%～74% 的人表示愿意在家里死亡的选择，由于随着死亡的日益逼近，这一比例可能会下降，面临生命末期的人们希望获得更广泛的支持，如从生命末期关怀机构（Hardin 等，2008）。当患有生命有限的疾病的人没有在社区接受专科姑息关怀时，他们很可能依赖初级医护人员和获得关怀服务，包括在社区工作的全科医生和护士（如区域护士或家庭保健护士）。这些初级医护人员在姑息关怀中的作用尚不明确，这可能导致相应服务方面的不一致和空缺（Dixon 等，2015）。一项社区医生的全国性调查显示，大多数医生（92.4%）表示愿意提供姑息关怀，但其中更多医生表示这仅限于会诊服务（83.4%）和转诊服务（86.8%）（Peng 等，2013）。只有 42.2% 的医生愿意提供家访服务，有这种意愿的医生往往是家庭医疗专业，并且年龄超过 50 岁；如果医生是女性，则不太可能进行家访。有趣的是，姑息关怀知识的认知并未影响本次调查中家访的可能性。

荷兰的一项研究调查了全科医生提供有效姑息关怀的主要障碍，这些包括组织工作的障碍、协调关怀方面的挑战、专业知识、时间限制和交流困难（Groot 等，2007）。初级关怀执业者对患者和照顾者，以及执业者自己的职责可能不够明确。有时，照顾者不得不充当非官方的服务协调员。在时间紧迫的情况下，全科医生还必须在需要处理的诸多事务中判断和选择优先事项，并且可能要求护士发挥更积极的领导作用（Oishi 和 Murtagh，2014）。

在初级卫生医疗机构实施预先关怀计划非常重要，尤其是在患者希望在家中死亡的情况下。然而，这项服务依旧存在障碍。其中包括预后的不确定性、与二级关怀机构的有限协调与合作、保持希望的愿望、对“勾选框的方法确立健康关怀的需求”的抵制（Boyd 等，2010）。

在农村和城市服务场所中提供姑息关怀也存在阻碍。在农村环境中提供姑息关怀的护士对自己的能力更有信心，但比城市同行耗费更多的时间（Kaasalainen 等，2011）。

（五）囚犯的障碍

随着监狱人口的老龄化，以及死于慢性病的囚犯越来越多，在监狱中获得姑息关怀变得越来越重要。特别是在有增加刑期、确定刑期和强制性最低刑期趋势的国家，囚犯的平均年龄有所增加，并且普遍存在多种疾病（Linder 和 Meyers，2007）。越来越多的因持有和使用毒品而被定罪的囚犯，也增加了因注射毒品而感染 HIV 和罹患 AIDS 的囚犯人数。患有这些疾病的患者需要复杂的治疗，而监狱中的此类患者人数众多是一个重大挑战。

尽管医疗保健系统存在差异，但照顾生命末期的囚犯的挑战与社区中遇到的挑战相似。当然还有一些其他差异，许多囚犯低劣的社会经济背景往往意味着阅读能力有限和健康知识匮乏。结果往往是误解、挫败感和更差的健康情况。

尽管在监狱开展姑息关怀障碍重重，但有些服务仍是可以提供的。当囚犯濒临死亡时，通常需要更多的医疗照护、延长家人的探视时间、获得特殊的食物及更长的休息时间。有些地方允许囚犯在濒死时被转介到姑息关怀中心，但这可能会导致濒死的囚犯得不到家人的陪伴（Dubler，1998）。囚犯能够进入生命末期关怀中心很大程度上仅限于发达国家，并且彼此之间和内部差异很大。一些监狱还可以为患有慢性病的囚犯提供与专业化医护人员的定期联系。

识别需要姑息关怀的囚犯是一项持续的挑战，工作人员对姑息关怀存在误解或神秘化可能会加剧这一挑战。识别服刑人员中可能受益于姑息关怀的人的工具包括 SPICT-4LL^{TM} 工具（Boyd，2017）。照顾身患末期疾病的囚犯的工作人员可能会面临一些障碍，如医疗设施有限、获得药物的机会受限及患者的自主权受限制（Linder 和 Meyers，2007）。此外，在监狱工作的医护人员可能缺乏专业的姑息关怀技能，即便提供姑息关怀也常常是一般的医护执业者。尽管如此，他们与社区姑息关怀服务机构之间可能有良好的合作，社会的姑息关怀体系可以支持在监狱医疗机构工作的医护人员。正是这一系统支持着监狱中的姑息关怀服务的逐步改善。

生命末期关怀需要照护者和患者之间建立信任的联盟。在监狱中建立这样的关系具有挑战性。与一般人群相比较，囚犯并不理解该系统正在为他们的最佳利益开展工作。濒死的囚犯可能不相信，在做出有限的治疗和允许死亡的决定之前，医护人员已经做出了延长和支持生命的各种努力。

三、执业者的障碍

有许多与专业实践相关的因素会影响姑息关怀的质量。影响姑息关怀成功实施的重要因素之一是医护执业者的知识、态度、信仰和经验。缺乏经验和知识可能导致人们对姑息关怀的消极态度。教育可以增加信心和知识，这样就对医护人员的态度有着积极的影响（Wilson 等，2016；Chen 等，2018）。

（一）态度的障碍

近年来，姑息关怀的服务范围已经发生了变化，包括了照护癌症以外的罹患无法治愈的其他疾病患者的关怀，并期待着姑息关怀能在各种医疗场所中都能够提供，包括医院和居家关怀。医护执业者需要认识到不同患者群体的需求，而姑息关怀专家必须拥有高质量关怀所需的能力。

尽管姑息关怀长期以来一直关注癌症的群体，但障碍仍然持续存在（Abrahm，2012）。肿瘤医生可能会表现出一定程度的习惯性无助或沟通技巧不足，或者可能会出现同情疲劳或倦怠。尽管肿瘤学专家可能认为他们已经提供了“姑息关怀”，但这仍然需要与姑息关怀团队合作来完善整体服务（Wiebe 和 Von Roenn，2010）。肿瘤学专家应该接受姑息关怀培训，以改善对患者的照护质量，尽可能地减少同情疲劳，并促进姑息医学与肿瘤学的更多整合。

一项系统性评价表明，血液系统恶性肿瘤患者接受姑息关怀的概率低于其他癌症患者（Howell 等，2011）。原因可能是主管医护人员和患者之间建立了牢固的联系，以及改变了治疗方案所面临的挑战（如撤除了血液制品支持）。有人提倡以结构化的方式转变到姑息关怀，但这仍然充满挑战性。一项研究观察到，临床团队对提供姑息关怀的时机缺乏共识（Gott 等，2011）。此外，关于采用姑息关怀方法的讨论往往不甚明确，导致患者出院时对预后有不切实际的期望；与患者讨论疾病预后的不确定性是姑息关怀的障碍（Snow 等，2009）。

其他的执业者的态度也可能是提供姑息关怀的障碍。其中包括在急诊场所中姑息关怀被视为“不作为”，医院的专业等级制度阻碍了初级医疗和护理人员参与患者的健康管理决策，诊断被延误，医患关系出现问题，无助的感觉，来自患者和家属的强烈的不满情绪，时间的限制（Slort 等，2011）。

尽管姑息关怀不只是与生命末期关怀有关，但这确实是一个存在特定障碍的特殊领域。在一项评估姑息关怀专业人员观点的研究中确定了三个具体领域（Feeg 和 Elebiary，2005）。其中包括其他医疗执业人员不愿提及姑息关怀，对生命末期关怀团队的可行性和适用性缺乏了解，以及将姑息关怀、生命末期关怀与死亡联系在一起。导致生命末期关怀发展欠佳的其他专业因素还包括医学教育不足、专业上难以区分停止维持生命治疗与主动安乐死之间的差异、诊断濒死的困难，以及认为死亡是执业者的失败的看法。当患者转介到居家生命末期关怀服务时，与曾经熟悉的医护人员就变得疏远，这也可能是一个障碍（Meier 等，1997）。

医院也在努力解决相关的专业问题。这些努力可以聚焦在提高姑息关怀专家在病房中的知名度，提供非正式的访问途径，并促进就专科姑息关怀服务的职权范围达成共识（Ewing 等，2009）。在生命末期关怀中，也存在几个关键障碍。

其他医护专业人员的治疗也可能成为提供姑息关怀的障碍。一项研究探讨了对医生的挑战就像对患者一样会成为姑息关怀的障碍（Noble 等，2008）。其中的问题包括医生本人难以承担患者的角色、更多的心理社会方面的障碍及延迟转诊服务。

医护执业者可能不太熟悉癌症以外的慢性疾病患者对专业化姑息关怀的需求。这些人群获得较少服务机会的原因之一（Addicott，2012）是对预后缺乏明确的判定，治疗方法的不容挑战，以及通过委婉甚至不实的话语来鼓励患者，甚至支持患者“摆脱死亡”的愿望（Mahtani-Chugani 等，2010）。

（二）确认姑息关怀的需求

过去几十年姑息关怀的迅猛发展带来了诸多挑战，包括专业术语的混淆（专业化学科与普通的姑息关怀）、转诊的适当时机（患者是否接近生命末期关怀的需求），以及需要考虑的适当人群（非癌症疾病的问题）。患者被认为需要姑息关怀的转诊可能因医护执业者认知而不同。一项研究表明，护理人员比医务人员更有可能确定非恶性疾病的姑息关怀需求；然而，随着患者接近死亡，这种差异逐渐减小（Gott 等，2001）。不同临床专业之间也存在差异，例如，与心血管等其他临床科室相比，肿瘤科医生更愿意考虑将患者转介到姑息关怀服务机构。在一些医疗场所，已经开发了一些工具来帮助识别需要转诊的患者。例如，在英国开发了支持性和姑息关怀的指证工具（SPICT™）以识别全科医疗机构中的姑息关怀需求（Highet 等，2014）。

对市面上众多不同类型的专业机构和项目所提供的一系列服务也存在混淆的情况。美国是一个很好的例子，该国家与姑息关怀有关的项目种类繁多，其中包括政府支持的大型居家项目（生命末期关怀中心）（Brickner 等，2004）和许多其他类型的依托于医院、医养结合中心或社区的姑息关怀项目。

四、主要疾病群组的障碍

为了掌握特定的慢性病患者群体中可能存在的接受姑息关怀服务的障碍类型，回顾一些常见情况是有用的。例如，晚期心力衰竭患者的许多需求可以通过专家的姑息关怀来解决，但此类资源在此领域并未得到充分利用（Lemond 和 Allen，2011）。与其他情况一样，预后的不确定性是获得姑息关怀的一大障碍，这可能是医护执业者缺乏姑息关怀的经验导致的（Lemond 和 Allen，2011）。最近的研究表明，在心力衰竭的案例中，姑息关怀通常被认为是对生命末期关怀或临终关怀的转介。姑息关怀的专业人员也一直致力于纠正这些误解（Singh 等，2018）。

在患有晚期呼吸系统疾病的患者中，不愿讨论生命末期的相关决定、患者和照护人员对疾病轨迹缺乏了解被认为是阻碍患者获得姑息关怀的主要障碍（Spence 等，2009）。尽管缺乏证据和指南，但可以乐观地发现最近出现很多支持慢性呼吸道疾病患者开展预先关怀计划的工作（Andreas 和 Alt-Epping，2018）。

最后，感染 HIV/AIDS 的患者具有不确定性的预后，与主管的医护人员的沟通不够充分，以至于无法以有效的方式涵盖生命末期的相关问题。此外，疾病的耻辱感会成为有效实施姑息关怀的障碍，对同性恋群体或药物滥用者的消极态度也可能成为障碍（Rondahl 等，2003）。感染 HIV/AIDS 患者通常有很高的症状负担，即使是经验丰富的姑息关怀执业者也可能会感到无力应对。出于这个原因，患者可能更倾向于接受专业的 HIV/AIDS 服务。照顾因 AIDS 而丧亲的成人和孤儿也涉及重大问题（Clark 等，2007）。对 HIV/AIDS 的关怀案例强调了姑息关怀与高度活跃的逆转录病毒疗法的积极治疗并驾齐驱的必要性，逆转录病毒疗法本身就会引起疼痛和其他症状。如果对 HIV/AIDS 的患者姑息关怀要公平和有效，服务需要最大限度地减少歧视，促进医护执业者的姑息关怀知识和技能的持续提升，为专科姑息关怀服务制订明确的转诊标准，并确保无论医疗场所如何都可以提供高质量的姑息关怀服务。

结论

尽管提供姑息关怀的服务存在多重障碍，但仍有值得乐观的地方。姑息关怀作为一个概念得到了很好地理解和接受，这表明这一部分障碍得到了一定的克服（Hanratty 等，2006）。2014 年，WHA 关于姑息关怀的决议呼吁所有国家将姑息关怀纳入医疗保健系统（WHA，2014）。WHO 推动了合理实施疼痛缓解和姑息关怀的政策和建议（Stjernsward 等，1996）。姑息关怀现在被视为在许多非恶性疾病的生命有限情况下可接受的医疗服务部分，并且至少对医护执业者进行了基本的姑息关怀教育。人们越来越认识到了在多样又广泛的医疗保健背景下姑息关怀的需求。为了促进姑息关怀服务的提供，了解其提供的障碍是至关重要的，这样才能克服这些障碍，以确保为姑息关怀成为一个良好医疗保健系统奠定基础。

第 9 章 姑息关怀和生命末期关怀的种族和文化层面
Ethnic and cultural aspects of palliative and end of life care

Jonathan Koffman　Natalia Calanzani　著
李金祥　刘诗颖　王　晶　郑利超　张　川　译　　周　智　胡道卿　校

一、姑息关怀的种族和文化层面的概述

本章的目的是确定个体化和群体中在商定姑息关怀和生命末期关怀的制度和实践时所"产生影响的差异"（Parens，1998）。文化只是用来表达个人和群体之间多样性的几种差异类型之一。如果从人类学的角度狭义地定义文化，文化则可以被认为是指"通过符号、语言和仪式获得的行为和传播的，或者明确或隐含的行为模式"（Kroeber 和 Kluckholn，1952）。这种文化概念框架被视为生活中的"秘籍"，它也解释了将这些"秘籍"传递给下一代的方式（Donovan，1986）。然而，这个对文化的理解是有局限的。如果在这里使用，可能会将姑息关怀文化方面的讨论减少为一系列所谓的文化群体的生命末期信仰和实践的偏好。被称为"事实档案"或"备忘录"（Gunaratnam，2003a）的方法，虽然在解释某些种族或宗教群体的行为、符号、仪式和其他文化习俗方面提供了信息，这些解释行为、符号、仪式和其他文化习俗或宗教群组在生命末期可能是重要和有意义的，但这些方法存在鼓励基于文化认同对个人和群体进行概括的风险。反之，这样可能会导致成见、偏见和误解的发展（见第 107 章）。

文化不是一成不变的，因为身份本身就处于不断适应和变化的过程中，无论是为了适应文化、种族、宗教还是使用其他类别，文化通常是为了响应与在许多方面不同的"其他人"的互动。文化并不是那些被认为是"少数民族"的唯一财产。所有人，包括医护人员，都会将自己的文化带入医疗或护理环境中，一个人所持有的世界观深受其家庭和社会的影响，对医务工作者来说，我们还受到来自西方科学和专业意识形态的影响。跨文化或跨文化互动不仅仅是单纯的名词解释，很多人误以为群体之间只需要翻译对方的语言、符号、行为或做法就行了。理想情况下，这些交流是双向和关系式的。每个群体都进入了一些变革性的"第三空间"（Bhabha，1988），在那里协商意义并出现新的理解。因此，"文化能力"项目仅采用解释性方式，强调临床实践中使用的技术能力（如沟通技巧），可能会错过教授态度转变所需的技能（如敏感性和谦逊）的机会。好的态度至关重要，它有利于与患者和家属发展成"互惠互利和非家长式的伙伴关系"（Tervalon 和 Murray-Garcia，1998）。

除了文化之外，自我或群体认同的形成还可能基于种族、民族、部落或氏族归属、出生、世代身份、公民身份、性别、宗教、政治、性取向、社会和经济阶层，以及其他类别的影响（Koffman，2006）。种族是一种颇具争议的身份类别，其根源在于社会达尔文主义，并且在很大程度上依赖于对人与人群之间感知到的（不是真实的）生物学差异的预期（Lexico，2020）。从历史上看，种族被用来描述地理上分离的人口（如非洲人种）、文化群体（如犹太人）、国籍（如英国人种）和一般人群（如人类）。科学中的种族化研究有着悠久而不光彩的历史（Gould，1981）。19 世纪中叶，头骨指数这种描述头骨形状的方法一度成为描述和划分种族的流行方式。在颅相学的影响下，种族等级制度被设计出来，欧洲白种人居于顶层，非洲黑种人居于底层。智力、体质、文化、道德都被排列成一个秩序，为所谓的"存在之链"的哲学来为奴隶制、帝国主义、反移民政策和社会现状辩护（Singh，1997）。生物决定论曾在医学中的影响也很突出，医生以前经常为种族化的科学做出贡献（Ahmad，1993），纳粹德国的种族卫生理论就是一个可怕且臭名昭著的例子。其实，人群和人群之间确实存在的差异非常小，主要反映在表面的身体特征，如面部特征、头发或肤色。许多研究人员现在认为种族是不准确和具有误导性的（Karlsen 和 Nazroo，2002b）。

争议较少但同样被误解的是"民族"这个概念（Chaturvedi，2001；Afshari 和 Bhopal，2002）。作为一种身份类别，它反映了人们基于历史或地域身份，或者代际间保持的文化模式和传统的社会分组

（Senior 和 Bhopal，1994；Crawley，2005）。一个人属于哪个民族可以通过语言来定义，如西班牙语将中美洲、南美洲和加勒比海地区因地理、历史和政治而分离的西班牙人团结在一起。它也可以由共同的祖先来定义，如流散的黑种人，他们是来自西非和中非的奴隶的后代。还有一些子类别用于识别某些民族群体。例如，在黑种人中，可以根据出生地和公民身份进一步的进行划分：作为奴隶后裔、在美国出生并拥有美国公民身份的多代非洲裔美国人，可能与居住在加勒比海、南美、英国或其他散居地的海地黑种人、古巴黑种人、牙买加黑种人或其他非洲奴隶后裔在民族意义上（如在语言或文化上）不同。人们表达身份的其他方式包括通过部族或宗族关系来表达亲属关系，这在群体间的动态中可能具有极大的影响力（并且可能是不稳定的）。

身份既是内部（自我）定义的，也是外部（结构上）强加的（Karlsen 和 Nazroo，2002a），这不仅影响个人或群体如何看待自己，也影响社会对待他们的态度。不用说，身份的政治性和社会科学性是复杂的。此外，在临床和研究环境中使用身份概念时，语义混淆非常普遍。种族、民族和文化经常互换使用，容易被误用，或者与其他社会指标（如社会阶层或教育）被混淆（Koffman，2006）。使用这些概念的方式可能会因流行的潮流和政治趋势而改变（Gunaratnam，2003b）。

结构性因素，定义为源自动态社会、经济、政治和历史进程的规则、角色和制度，它们可能在创造和维持文化、种族和（或）民族身份本身，或者与这些身份相关的各个方面发挥重要作用。将民族认同与阶级混为一谈就是一个例子：在一些地区或情况下，制度性种族主义或其他形式的歧视限制了人口中某些部分的自由和发展，如基于种族或民族的可见性，这些结构性因素可能会产生错误地依附于该群体身份的模式（如贫困、教育水平低、犯罪）（Karlsen 和 Nazroo，2002a）。同样的情况也适用于那些享有特权的人口阶层的结构性因素。

更让人困惑的是，各国对人口的分类并没有统一的规定。例如，英国国民健康服务部和人口普查确认了五个不同的类别来划分黑种人、亚洲人和少数民族（BAME 群体）[①]（白种人、混血、亚洲人、黑种人或中国人），总共有 23 个群体（Office of National Statistics，2011）；而美国人口普查将许多不同的人口分为一个二元类别的“民族”（西班牙裔或非西班牙裔）和五个单一的广义“种族”类别（白种人、黑种人或非洲裔美国人、美国印第安人或阿拉斯加原住民、亚洲人和夏威夷原住民或其他太平洋岛民）（Office of Management 和 Budget，1997）。这一情况预计将在 2020 年后发生变化，将包含更广泛的类别（Buchanan 等，2016）。南非人口普查使用五种基于自我分类的人口类别（非洲黑种人、有色人种、印度人或亚洲人、白种人或其他）（Lehohla，2003）。加拿大收集人口普查数据的基础是民族起源（由祖先定义）和一个被称为“可见少数民族”地位的类别，定义为“除土著居民以外在种族或肤色上不是白种人的人”（Statistics Canada，2001）。

二、与姑息关怀的相关性

讨论与姑息关怀的相关性是提醒健康或社会关怀执业者和研究人员注意，在与文化、种族、民族或其他标识相关的文献中，对于解释床旁事件或报告时存在的困难。在研究发病率和死亡率的流行病学模式时，采用明确和合理定义的人群身份分类对政策影响是有用的，如确定需要什么样的关怀系统或评估在不同人群中提供的关怀质量方面的不平等。然而，医护人员在患者床旁持有优先的行为可能会危及患者的“需求和担忧，而那些需求和担忧可能并不符合人们对其先入为主的认识或刻板印象”（Crawley，2005）。最能满足所有患者需求的是对特定个体化的信仰、价值观、偏好和行为的了解，通过直接询问患者或家属来了解他们，或者利用各种资源来促进以患者为中心和以家庭为中心的关怀。

三、移民的特殊情况

纵观人类历史，个人、家庭和群体从他们的家乡迁移到其他地方的原因有很多：对教育、经济或社会优势的期望；躲避战争、政治折磨或其他冲突的需要；或者是渴望与其他家庭成员团聚。随着全球化的日益发展，越来越多的人移居到发达国家。截至 2017 年，全球估计有 2.58 亿人口移民，高于 2010 年的 2.2 亿，其中近 7800 万人口移民抵达欧洲，超过 5800 万人口移民抵达北美，与 20 年前相比，这些地区的移民增长了近 40%（United Nations，Department of Economic and Social Affairs，Population Division，2017）。预计这一趋势将持续下去并有所增加。以美国

① 在一些国家（如澳大利亚），人们用不同的术语来区分人与人之间的差异。例如，CALD（culturally and linguistically different）一词意思是“文化和语言上的差异”。具体而言，它是指具有不同语言、种族背景、国籍、服装、传统、食物、社会结构、艺术和宗教特征的社区的广泛和包容性描述符（Green 等，2018）。

为例，据估计到 2050 年近 2/3 的人口将是移民。

国际生命末期关怀观察组织监测了全球临终关怀和姑息关怀服务的发展，报道称，与欧洲和说英语的国家相比，资源贫乏和中等资源国家的生命末期关怀服务是难以获得的，或者是不均衡的（International Observatory on End of Life Care，2006）。因此，移民可能对其本国的临终关怀机构或其他医疗机构提供的姑息关怀服务没有太多接触或了解。例如，该观察组织就记录了墨西哥对姑息关怀的误解和污名（Clark，2007）。因此，墨西哥移民对姑息关怀的期望可能会因此降低，他们从原籍国带来的误解会降低选择此类服务的优先考虑（Crawley 和 Chaudhary，2006）。此外，一些移民可能会发现，获得高质量的关怀为临终关怀、姑息关怀和其他生命末期服务筹集资金是一个复杂且令人困惑的过程，也会因不熟悉居住国的法律和法规而变得更加复杂。移民对姑息关怀或其他医疗保健的了解和偏好可能受到移民本身相关因素的影响。例如，经历过暴力、遭受过酷刑、拥有与战争有关的创伤的难民和寻求庇护者，可能不信任政府经营的医疗保健或社会服务机构和权威人士（Gunaratnam，2006）。他们还可能面临移民经历带来的恐惧和不确定性。

移民还会影响为那些濒死者提供照顾的劳动力。外国的健康与社会关怀执业人员离开本国的动机是出于所有移民的普遍原因：教育、经济或社会优势；家庭团聚，或者他们可能由于本国的医疗基础设施和技术不足而离开（Crawley 等，2007）。一些接收国的后果是移民劳动力不断增长，给医疗服务系统带来了移民群体自己独特的跨文化问题。一方面，日益多样化的健康和社会关怀服务劳动力可能有助于改善对不同社区的影响，特别是在语言障碍等准入问题上。另一方面，这些移民劳动力将代表对居住国的语言、习俗、价值观和观点的文化适应或同化的范围。就像可能会有对移民患者缺乏文化胜任力和敏感性的“本土”服务者一样，也可能会有一些对“本土”患者缺乏这些技能的移民服务者。这个问题的核心是交流的能力。

四、提供公平的、文化上合适的姑息关怀服务

WHO 对姑息关怀的定义明确了两个目标：改善患者和家属的生活质量（quality of life，QOL），以及预防和缓解痛苦。它确定了实现这些目标的三个策略：早期识别、完整积极的评估和（适当的）治疗。最后，该定义强调四个关怀层面：①与疼痛有关的问题；②其他躯体的症状；③社会心理的问题；④心灵方面的需求。本章的其余部分将讨论在跨文化或多文化环境中提供高质量姑息关怀的目标、策略和主题（WHO，2006）。

五、跨文化背景的姑息关怀目标

（一）生活质量

WHO 将生活质量定义为“个人在其生活的文化和价值体系的背景下，以及与其目标、期望、标准和关注的关系中，对自己在生活中的状态的感知”（WHO，2006）。当应用于姑息关怀时，重点是在患者生命的剩余时间内最大限度地提高其生活质量。由于患者及其家属是主观地定义质量，在评估其生活质量的优先选择和要求时，需要考虑与个人及其家庭相关的文化因素。

许多评估生活质量的评估工具包括一些关键主题，如躯体症状、功能状态、人际关系、情绪安康和心灵的经历，或者生存的超越体验。然而，生活质量其概念的主观性质和用于测量它的工具也必须考虑这些领域在文化群体中的意义差异。WHO 认识到在质量评估中需要充分考虑文化因素，因此发起了 WHO 生活质量（World Health Organization Quality of Life，WHOQOL）项目，以便“建立一种跨文化可比较的国际生活质量评估工具”（Murphy 等，2000）。WHOQOL 工具的心理测量属性工具在多个阶段和跨文化现场进行了测试，以确保跨文化的有效性，包括以下三个要求。

- 生活质量定义的协议。
- 问题或项目的标准化和量表结构的标准化。
- 现场测试的最终工具。

拥有 100 项条目的量表（WHOQOL-100）和较短的 26 项条目的简短版本（WHOQOL-BREF）都有多种语言版本，可用于临床个体化患者，也可用于跨文化研究组内比较研究（WHO，2006）。最初的实地试验点位于澳大利亚、克罗地亚、法国、印度、以色列、日本、荷兰、巴拿马、俄罗斯、西班牙、泰国、英国、美国和津巴布韦，每个试验点都根据其人口需求调整了标准化的量表。迄今为止，全球有 30 多个地点，还有更多地点继续进行实地测试，并调整该量表适应其国家独特的文化需求。

（二）预防和缓解痛苦

文化因素影响晚期疾病相关症状的识别和解

释。举例包括疼痛和其他症状的与其文化相称的表达方式，相关的痛苦、某种疾病和症状是否被认为是耻辱，以及伴随晚期疾病的依赖性是否被认为是正常生命周期中可以接受的一部分。文化和种族因素对症状解释影响的证据是很神奇的，往往所提出的问题比能够回答的多很多。在 20 世纪 50 年代，Zborowski 的研究证明了在老美国人、爱尔兰人和其他移民社区中对他们的痛苦的认知之间的差异（Zborowski，1952）。Koffman 等观察到，与居住在南伦敦的土生土长的英国白种人晚期癌症患者相比，加勒比黑种人患者的症状相关痛苦水平明显更高。这一发现只能部分地用两组间治疗水平的简单差异来解释（Koffman 等，2003）。与其他研究人员一起（Cintron 和 Morrison，2006），Koffman 等认为，表达与症状相关的痛苦的语言可能会被文化期望所加强（Koffman 等，2003）。研究表明痛苦的表达是有目的的。据观察，在英国的一些非洲裔美国人和加勒比海黑种人社区，痛苦被认为是一种救赎，使那些经历痛苦的人更接近上帝（Crawley 等，2000；Koffman 等，2008b）。

在其他社区，用于描述躯体的、心理的困扰和痛苦的实际语言对姑息关怀的提供是有影响的。Krause 揭示，贝德福德的旁遮普人使用旁遮普语时，他们诉说“Dil me girda hai”，通常被翻译为“下沉的心”，这其实是反映了一系列心理和躯体的痛苦状况（Krause，2005）。此外，她认为生活在伦敦的女性抑郁症所特有的“普遍的无望”，在印度教、穆斯林和佛教女性中并不被视为异常，因为她们认为“无望”是生活的一个方面，只有在救赎的道路上才能克服。Ahmed 认为，虽然南亚洲患者可能很清楚自己的身心症状，但家庭医生（包括亚洲全科医生）往往只承认躯体症状，而不善于识别到心理困扰（Ahmed，1998）。对于医疗保健专业人员面临的持续挑战是探索和承认与晚期疾病相关的文化决定的理解和表达，而这些理解和表达并不与他们自己的文化一致。

六、跨文化环境中的姑息关怀策略

（一）早期的识别

一般在疾病晚期转诊到临终关怀或姑息关怀机构的问题是所有人群都关心的事情。为了避免出现医疗放弃，重要的是在疾病过程的早期整合临终关怀和姑息关怀的目标，特别是对于那些可预测的致命性的疾病。这对于移民或族裔或文化社区的成员来说尤其重要，他们可能因其少数族裔地位而感到被边缘化或易受伤害。应该重视关于姑息关怀目标的流言或误解，尽可能早的通过文化上有效的交流加以解决，这也可以使姑息关怀团队能够学习到并将患者的独特观点纳入对其医疗照护的多学科管理中。

（二）跨文化交流的担忧[①]

提供完整和可获取的信息对于无可挑剔的评估，以及向生命末期患者及其家人及时提供干预措施是至关重要的。此外，这些互动在很大程度上依赖于健康与社会关怀执业者、患者和家属等之间的高质量沟通。没有良好的沟通能力不仅影响获得姑息关怀服务，而且已被证明是临床咨询中严重问题的根源，也是患者、家庭成员和医护人员之间误解的原因（Selman 等，2017）。如前所述，文化定义了人们理解世界的方式，并影响了个人如何看待疾病的体验。它还影响做决定的方法。然而，尽管文化在健康关怀中的重要性与日俱增，但传统的医学培训是缺乏跨文化交流的教育，这在为少数民族群体提供医疗服务时已被确定为一个严重问题（Lees 和 Papadopoulos，2000；Werth 等，2002；Trice 和 Prigerson，2009；Evans 等，2011，2012）；这与缺乏对文化和宗教困扰的敏感性（因此对患者的需求理解不足）（Elkan 等，2007；Trice 和 Prigerson，2009）和缺乏翻译资源有关（Gunaratnam，2006；Trice 和 Prigerson，2009；Evans 等，2011，2012）。Elkan 等强调，健康关怀执业者、患者和他们的家属之间的沟通障碍可能会导致劣质的关怀体验（Elkan 等，2007）。还有一些证据表明，临床医生对少数民族的同情心较少（Trice 和 Prigerson，2009）。少数族裔群体也感到由于对其种族或性别缺乏尊重或认可，而让他们受到不公正的被对待（Evans 等，2012）；Cemlyn 等发现，临床医院中缺乏对其文化的熟悉可能会使吉卜赛和游民社区的患者感到受威胁和恐惧（Cemlyn 等，2009）。一些研究人员还观察到宗教的

---

① 改编自 Calanzani，N.et al.（2013）.Palliative and end of life care for Black，Asian and Minority Ethnic（BAME）groups in the UK.Demographic profile and the current state of palliative and end of life care provision.London，UK：King’s College London，Cicely Saunders Institute，and Marie Curie Cancer Care.https：//www.mariecurie.org.uk/globalassets/media/documents/who-we-are/diversity-and-inclusion-research/palliative-care-bame_full-report.pdf.

需求得不到满足的情况（例如，缺乏祈祷的空间/时间，死亡时没有必要的仪式支持，或者没有空间让大家庭在需要时哀悼或哭泣）（Gunaratnam，2006；Elkan等，2007）。沟通不良和对文化困扰缺乏敏感性也会使评估症状和解释所应用的药物变得困难，会在尝试诊断焦虑和抑郁时引起障碍（由于害怕被污名化导致将心理问题描述为躯体的症状）（Evans等，2012），并会阻碍医生评估患者是否有能做知情同意决定的心理能力（Kelly和Minty，2007）。

交流的困难变得更加明显，因为缺乏相应的培训来帮助健康和社会关怀执业者应对人群多样性的问题，以至于医护人员也无法了解不同人群所拥有的不同的文化价值观和健康信念，而生命末期关怀提供者也不知道现有的文化能力培训（Evans等，2012）。大部分现有的培训涉及“事实档案”或“食谱化方法”，这些方法因制造流言、产生更多刻板印象的行为（Evans等，2012）及自以为来自同一少数民族的每个人都有相同的行为方式而受到严厉批评。“事实档案”也可能使专业人士不敢冒险，以防他们“犯错误”（Gunaratnam，2006）。

一些研究人员发现，当医生或护士的文化背景与患者不同时交流可能会更困难（Cox等，2006），或者当患者英语不好或来自不同的文化背景时（Evans等，2012），交流困难会加剧权力的不平等（这个不平等在医患关系中已经存在）。这可能是由于目前来自BAME背景的健康关怀执业者相对较少，他们所服务的患者在理解上可能存在差异（Winston等，2004）。另外，来自穆斯林背景的女医生对于穆斯林女性患者的数量也非常少（Elkan等，2007）。

与获得关怀服务的相关因素类似，语言障碍也被认为是接受照护时的一个严重问题，影响对信息和沟通的理解（Elkan等，2007）。有报道提示临床工作缺乏适当的翻译、口译设施、适当的口译人员和宣传计划（Gunaratnam，2006；Elkan等，2007；Trice和Prigerson，2009；Evans等，2012）。这可能导致依赖家庭成员进行翻译，并产生诸如亲属自愿或不自愿审查信息，共享敏感信息的问题，以及孩子旷课帮助翻译的问题（Elkan等，2007；Kelly和Minty，2007；Evans等，2011，2012）。此外，专业翻译人员缺乏与末期疾病患者打交道的经验，或者对姑息关怀服务知识有限，以及更实际的问题，如预约翻译的时机，以及翻译资源的有限（Evans等，2012）。服务链接工作者和倡导者计划的提供被描述为零散的，并且受到对其需求的低认识、低工资、低地位及缺乏对适当职业的专业认可的限制（Firth，2001）。

（三）跨文化策略步骤[①]

需要明确和直接可行的策略来提高与照护相关的文化能力和更好的交流技能和知识（Surbone，2008）。例如，跨文化交流应包括承认个人文化传统的方法，避免在文化规范的基础上简化患者的信仰或价值观，并考虑到自己的信仰、原则和经历（Dzeng等，2015）。健康和社会关怀执业文化是多层面的，主要受生物医学的影响，其中包括辅助成为专业人员的信息和知识的影响和所工作的特定医疗保健系统的影响（Kagawa-Singer和Blackhall，2001）。为了应对这些挑战，跨文化沟通策略必须反思和个体化的（Teal和Street，2009）。

跨文化能力的第一步是了解固有的信念、价值观、偏见，以及提供医疗服务的健康关怀系统的影响。当健康和社会关怀执业者意识到他们自己的观点和原则时，他们可能会对患者的观点和原则持更加敏感和开放的态度，特别是在差异存在时。图9-1描述了医患关系中多层面的文化影响。

第二步涉及实际的交流策略，该策略是启发性、非评判性和体贴的。Kagawa-Singer和Kassim-Lakha（2003）提出了一种策略，可以收集到关于患者“资源、身份、技能和知识”（Resources，Identity，Skills，and Knowledge）的信息，被称为“RISK”（风险）降低评估。这是了解和支持患者及其家庭特定文化影响和信仰的有用策略。RISK降低评估包括为患者和家属提供资源，以帮助他们适应健康关怀体系，并更好地应对疾病（Kagawa-Singer和Kassim-Lakha，2003）。Teal和Street（2009）从现有的模型中建立了一个具有文化能力的交流模型，该模型包含了文化交流的关键元素。该模型强调了五个关键的沟通技能：非语言技能，语言技能，文化差异的理解，文化知识的适应接纳，谈判/合作（Schell和Arnold，2012）。

“询问－告知－询问”是一种与患者及其家属交流的有效沟通策略（Dageforde和Cavanaugh，2013）。该框架支持双向对话，其中健康和社会关怀执业者寻求患者和（或）家庭的投入，而不是条件反射地透露信息。这种策略的用途不仅限于提供信息，还包括询问文化经验、决策优先和以前的医疗

① 改编自Brown，E.A.et al.（2016）.Supportive care：communication strategies to improve cultural competence in shared decision making. Clin J Am Soc Nephrol.11（10）：1902-1908.DOI：10.2215/CJN.13661215.

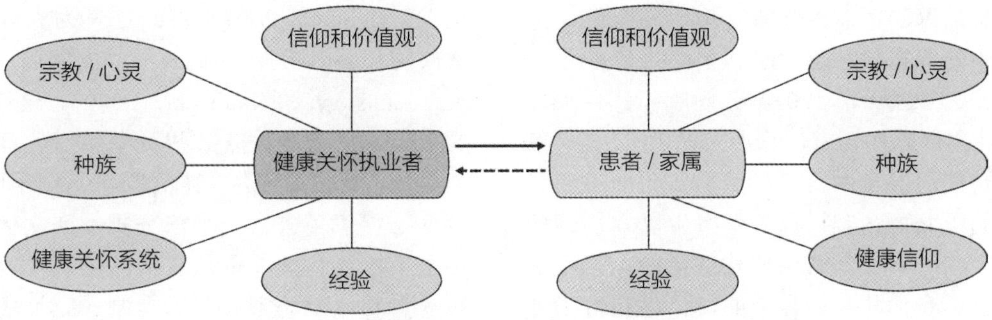

▲ 图 9-1　影响健康关怀执业者，患者 / 家属互动的文化方面

当健康关怀执业者意识到自己的信仰和价值观对自己的影响时，他们可能更容易持开放的态度接受患者及其家属的信仰和价值观，尤其是在存在差异的情况下经许可转载，引自 Brown,E.A.et al.（2016）.Supportive Care：Communication Strategies to Improve Cultural Competence in Shared Decision Making.Clin J Am Soc Nephrol.11（10）：1902-1908.DOI：10.2215/CJN.13661215

保健经验，并探索患者及其家属的价值观和偏好。表 9-1 包含了一些开放性的问题的例子，以更好地理解特殊患者及其家庭的文化优先和价值观（Schell 和 Arnold，2012）。

在健康和社会关怀执业者了解了优选信息的种类和表达这些信息的方法之后，信息如何共享也很

表 9-1　文化能力交流技巧和举例

交流的任务和交流的策略	举　例
• 了解患者的经历 / 体验 • 建立融洽的关系 / 询问患者的个体化情况 • 保持好奇心 • 评估患者如何解释其病情	• 你能给我讲讲你的生活吗 • 你是在哪里出生和长大的呢 • 你来到一个新国家有什么感受 • 作为你的医生，关于你和你的生活以及你的文化，有哪些了解会对我有帮助 • 你认为是什么导致了你的健康问题
• 提供信息 • 评估健康知识需求 • 询问患者需要什么样的信息 • 简明扼要地提供信息，不要使用医学术语，并检查信息是否被理解	• 你对自己的疾病和现状有何了解 • 为确保我向你提供的信息对你有帮助，你能告知将从这次访问中得到了什么吗
• 确定患者在医疗决策中的参与程度 • 评估决策偏好	• 你希望如何就你的健康关怀做出决定 • 你希望自己做决定，还是更愿意听我的建议
• 了解患者的信仰和价值观 • 询问对患者和亲人来说什么是重要的 • 关注心灵的问题	• 像我们讨论的怎样最好地照顾你那样，你希望得到什么样的照顾？你最关心的是什么 • 信仰、宗教和心灵可以成为力量的源泉。你能告诉我什么对你是重要的吗？如果信仰能产生力量，过去是怎么帮助你的
• 注重信任的问题 • 保持坦诚的态度，避免评判和防御 • 探索既往体验	• 有些人与来自不同背景的医生讨论自己的健康状况会感到不舒服。如果你有所担忧，请随时和我分享 • 谈到你的健康，你是否曾感到自己受到了不公平的对待？可以详细讲讲吗
• 连接资源 / 满足需求 • 积极询问支持患者和家属所需要的方法 • 积极评估关怀计划的需求	• 什么样的支持对你和你的家人有帮助 • 你对这个计划有什么顾虑

改编自 Brown,E.A.et al.Supportive Care:Communication Strategies to Improve Cultural Competence in Shared Decision Making.Clin J Am Soc Nephrol.11(10):1902-1908.DOI:10.2215/CJN.13661215.

引自 Dzeng,E.et al.(2015).Influence of institutional culture and policies on do-not-resuscitate decision making at the end of life.JAMA Intern Med. 175(5):812-9.DOI:10.1001/jamainternmed.2015.0295;and Searight,H.R.and Gafford,J.(2015).Cultural diversity at the end of life:Issues and guidelines for family physicians.Am Fam Physician.71(3):515-22.

重要。患者及其家属可能存在语言障碍和低健康素养，使得他们处理重要医疗信息和采纳信息的行为的能力复杂化（Stacey 等，2014）。健康和社会关怀执业者应该使用清晰的语言，每次只提供 1～3 条信息，并且不要使用医学术语。最后需要允许患者和家属复述他们听到的内容，以确保医生以容易理解的方式提供信息：“为了确保我向你提供的信息是正确的，你能告诉我你从我们今天的讨论中获得了什么吗？”这个问题不是评判性的，而是让患者和家属有机会校对医生分享的信息或意见。此外，这个最后的询问环节可以邀请患者和家属分享任何他们依旧在焦虑或保留的问题。

（四）“告知真情”的问题

在西方主流医疗环境中，人们普遍理解和接受的是患者有权了解自己的病情，无论后果多么痛苦，他们都应该被告知真情（Johnstone 和 Kanitsaki，2009；de Pentheny 等，2011）。为实现这一权利，先决条件是要以清晰和明确的措辞向患者提供充分和诚实的信息。然而，这可能不适用于那些来自其他文化背景的人，在有的文化里讲真话是需要通过不同的角度精心策划的（Johnson，2009；Johnstone 和 Kanitsaki，2009）。此外，未经修饰的实话实说可能会造成严重的问题，因为它倾向于引发医学人类学文献中所描述的“nocebo”（反安慰剂）现象（源自拉丁语 nocebo“我受伤了”和希腊语 nosis“疾病”）。Helman（2007）将其定义为“信念和期望对健康的负面影响”。因此，与“安慰剂”现象完全相反（Johnstone 和 Kanitsaki，2009）。这就是为什么在文化上不恰当地披露某些类型的信息可能被社区视为类似于死亡的预兆，甚至是对个人的“死亡诅咒”。表 9-2 提供了来自一小部分国家和文化的例子。文化上不恰当的披露也是有问题的，因为他们也可能被患者和他们的家人视为专制、家长式、不尊重和贬低（Candib，2002）。正是由于这些原因，具有特定文化背景的患者可能会以震惊和惊愕的态度看待医护专业人员所披露的信息，即使披露这些信息的人是出于善意和富有同情心（Candib，2002）。

然而，尽管与讲真话相关的患者自主权是建立在尊重个人的基础上的，但他们的生活、疾病和死亡都在家庭的环境中，而不是仅在某种广泛的文化里。不可避免的是，我们每个人都不是简单的个体，而是存在于一个关系网络中。具有讽刺意味的是，当这种模式与患者和家属最深层的价值观相悖时，坚持患者自主模式可能是另一种形式的家长式作风，而医护专业人员最了解这种家长式作风。为了解决这个问题，框 9-1 中列出的问题可以在健康和社会关怀执业者与其背景不同的患者及其家属工作时提供有用的试金石。

“通过给予患者自主权，尊重其文化规范，同时承认独立做决策的权利”（Freedman，1993）。“拒绝了解诊断信息并更偏向于以家庭或医生为中心的决

表 9-2　与不同文化和国家相关的“告知真情”的伦理学举例

国家 / 文化群组	对告知真情的态度
中国	当给出威胁生命疾病的诊断或不良的预后时，医生会先通知家属，并对患者隐瞒。由家属决定是否、何时和怎样向患者吐露真情。家属通常会决定隐瞒这些信息，而医生也愿意遵循这样的决定，并配合家属隐瞒患者（Fan，2004）
非裔美国人（美国）或加勒比海黑种人（英国）	只有上帝拥有关于生死的知识和权力，而医生无法获得此类知识，因此不需要透露他们对“真情”的看法；许多黑种人社区持有的基督教观点认为苦难是救赎；苦难是需要忍受的而不是避免。因此，为了避免痛苦和折磨而放弃使用生命支持系统可能被视为对信仰考验的失败或为一种惩罚。然而，不这样解释可能会造成伤害（Kagawa-Singer 和 Blackhall，2001；Koffman，2011）
意大利	部分不告知真情的趋势仍然存在；这种情况出现在家庭内部，与患者的要求无关。尽管有证据表明，医生的偏好正朝着完全公开的方向发展（Gysels 等，2012）
西班牙	保持部分或完全保密的传统；大多数医生表示，他们只会在某些特定情况下才告知真情，或者如果患者要求，才告知患者实情（Gysels 等，2012）
印度（印度教）	保密的传统和亲属为保护患者为名，不告知其真情，以免其放弃希望而过早死亡；认为现代医学经常提供可治愈的希望（尽管不现实），由于这一信念加剧了隐瞒病情的状况（Firth，2005）

改编自 Brown,E.A.et al.(2016).Supportive Care:Communication Strategies to Improve Cultural Competence in Shared Decision Making.Clin J Am Soc Nephrol.11(10):1902-1908.DOI:10.2215/CJN.13661215.

框 9-1　访谈问题的举例
• "有些人想知道自己所有的临床情况，有些人则不想，你的偏好是什么？" • "关于未来的检查或治疗，你是更愿意自己做决定，还是更希望让别人帮你做决定？" • 对要求医护人员与家人一起讨论病情的患者："如果我单独和你的亲属（丈夫、妻子、兄弟、儿子、女儿）讨论，你会更舒服吗？还是说你愿意在场？" 对于选择不在场的患者，以下内容可能会有用："如果你在任何时候改变了主意，想了解更多信息，请告诉我。我会回答你的任何问题。"（这种交流应记录在患者的临床病程记录中）

引自 Searight,R.H.and Gafford,J.(2005).Cultural Diversity at the End of Life：Issues and Guidelines for Family Physicians.Am Fam Physician.71(3)：515-522.

策的患者已经做出了明确的自愿的选择"（Searight 和 Gafford，2005）。健康和社会关怀执业者还应认识到，在某些文化中虽然关于严重疾病和死亡的交流不应公开，但当通过更婉转的方式传达信息，这样做是可以接受的。例如，面部表情、说话的语调和其他非语言线索可以向患者及其家人传达病情的严重性，而不需要明确的陈述（Searight 和 Gafford，2005）（见第 107 章）。

七、共同做决定 ①

共同做决定被视为确保医护人员能够提供具有文化竞争力的沟通的一种方式（Schell 和 Arnold，2012）。这是因为医护专业人员和患者需要共同协商，根据患者自己特定的健康情况考虑现有的最佳临床有效证据，然后将其与患者的价值观一起纳入考虑，最后才选择健康关怀的方案（Charles 等，1997）。然而，重要的是要注意一些患者更喜欢在做决定过程中有不同程度的参与；有些患者更喜欢临床医生的直接建议，而另一些患者则不喜欢（Schell 和 Arnold，2012）。在实践中，它需要医护人员和患者换位思考，重新审视正在或即将讨论和提供护理和治疗的方式。健康和社会关怀执业者与患者应在这一过程中进行合作，交换疾病、诊断和治疗方案的信息；明确彼此不同的价值观和优先；共同决定最佳方案；同意并实施最符合医学实证和患者优先的选择（Ahmad 等，2014）。专业医护人员和患者可以共同分享做决定的过程（Charles 等，1997）。

对于处于不同决策阶段的人们，医护人员将会使用不同类型的干预措施成功地对他们提供支持（Breckenridge 等，2015）。例如，循证的信息提示专业人员是在关怀路径的背景下做出准确的选择，为患者在其生活的背景下做出知情的决定（图 9-2，1 和 2）；执业培训、耐心决策指导和有效沟通的咨询（图 9-2，3）；为患者的照顾者［包括其他卫生专业人员和（或）家庭成员］提供培训和决策帮助（图 9-2）。

八、生命末期关怀做决定与预先关怀计划 ②

"预先关怀计划做决定的模式源自生物伦理学实践，该计划假设个人做出的选择的过程是理性的，这个理性过程不受时间、社会变化的影响，或者疾病和疾病进展的影响"（Brown 等，2016）。良好的预先关怀计划允许个人的变化或社区的变迁。然而，"对于一些群组来说，谈论死亡的过程或计划死亡可能代表着强烈的文化侵犯，甚至可能造成额外的伤害"（Brown 等，2016）。大量证据（主要来自北美）表明，少数族裔群体比多数白种人更难完成预先医疗指示（在英国被称为拒绝相关治疗的事先决定）（Johnson 等，2005；Jones 等，2007；Connolly 等，2012；Wicher 和 Meeker，2012）。他们也不太可能完成生前预嘱，不会拥有持久医疗决定授权书（英国的持久授权书）或健康关怀替代，较少表明他们希望内科医生帮助自杀（Winston 等，2004）。相应的是，BAME 群体的人更多有可能要求维持生命的治疗、甚至是侵袭性的治疗，如人工营养和心肺复苏（Trice 和 Prigerson，2009），即使是在没有康复希望的情况下。证据还表明少数族裔的医生在面对理论场景时，更倾向于提供积极的医疗决策（Johnstone 和 Kanitsaki，2009；Trice 和 Prigerson，2009；Kagawa-Singer 等，2010）。然而，也有例外的报道，韩裔美国人对维持生命的治疗持积极态度，但不包括对他们自己应用（Volker，2005；Cox 等，2006）。

有限的证据表明，长期照护机构和社区中阿尔

---

① 引自 Brown，E.A.et al.（2016）.Supportive care：communication strategies to improve cultural competence in shared decision making. Clin J Am Soc Nephrol.11（10）：1902-1908.DOI：10.2215/CJN.13661215.

② 改编自 Calanzani，N.et al.（2013）.Palliative and end of life care for Black，Asian and Minority Ethnic（BAME）groups in the UK.Demographic profile and the current state of palliative and end of life care provision.London，UK：King's College London，Cicely Saunders Institute，and Marie Curie Cancer Care.https：//www.mariecurie.org.uk/globalassets/media/documents/who-we-are/diversity-and-inclusion-research/palliative-care-bame_full-report.pdf.

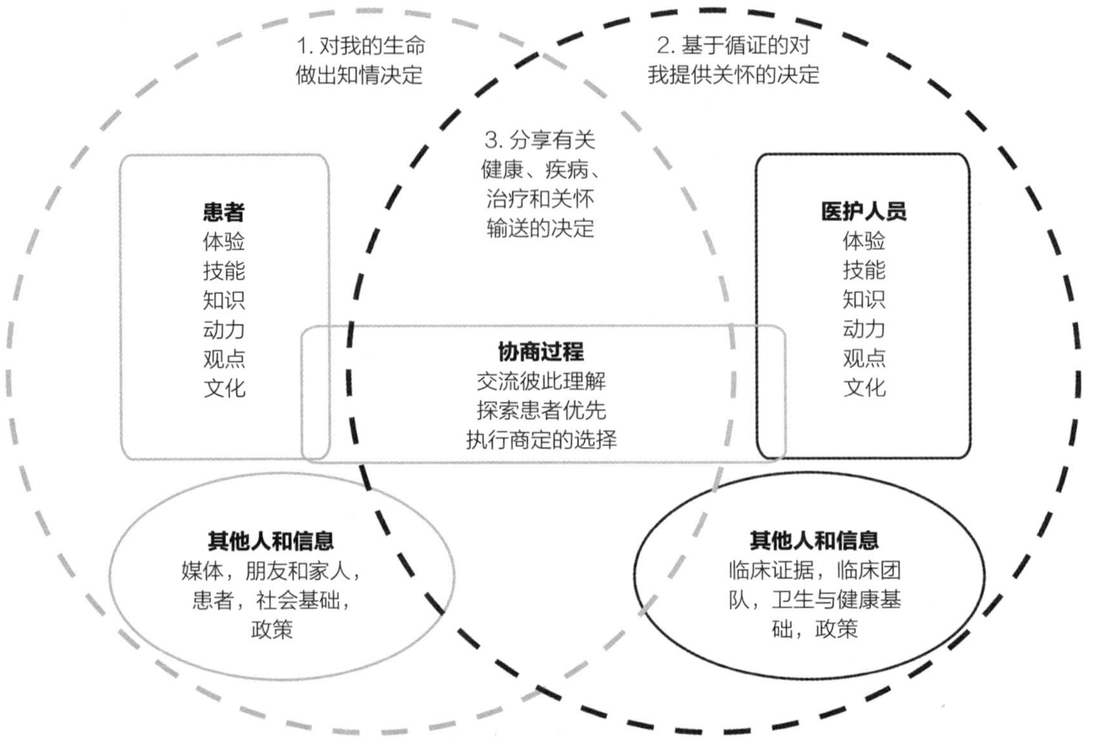

▲ 图 9-2　共同做决定的社会和个人层面

经许可转载，引自 Breckenridge,K.et al.（2015）.How to routinely collect data on patient-reported outcome and experience measures in renal registries in Europe：An expert consensus meeting.Nephrol Dial Transplant.30（10）：1605-14.DOI：10.1093/ndt/gfv209

茨海默病患者的少数族裔照顾者 / 代理人更有可能做出激进治疗的决定，或者做出维持生命治疗的决定（Connolly 等，2012）。当考虑到年龄、教育或社会经济地位状况等其他解释性变量时，民族因素对生命末期决策的重要性似乎仍然存在（Degenholtz 等，2003）。

造成这些差异的原因很复杂，有时甚至模棱两可。最常讨论的问题是对医疗系统的不信任（Kwak 和 Haley，2005；Jones 等，2007；Kagawa-Singer 等，2010），宗教的影响力（Wicher 和 Meeker，2012），以及试图将西方自治模式应用于不同文化的困难（Volker，2005）。不信任似乎受到几个世纪以来依旧存在的虐待和歧视的影响，这导致了少数族裔心存恐惧，害怕会过早剥夺生命或接受次优治疗（Wicher 和 Meeker，2012）。它似乎影响了采取激进治疗和不使用预先关怀计划的决定。提前填写一份生前预嘱可能会成为“限制治疗的借口”，或者在他们的病情本可以通过干预得到改善的情况下被允许死亡。还有一种感觉是，书面法律文件中的任何内容都不会被遵循（Underwood 等，2005）。

宗教对生命末期的治疗决定有着决定性的影响（Wicher 和 Meeker，2012）。上帝可能被视为唯一有权决定生与死的人和唯一能够创造奇迹的人（Wicher 和 Meeker，2012）。此外，对生命有限的干预措施，包括禁食和禁饮，被认为是加速死亡，这在一些宗教和文化中是被禁止的（Druml 等，2016）。

那些支撑生命末期医疗决定的西方价值观也同样影响着生命末期关怀的提供，自主权、自决权和对濒死的控制权并不是世界各地共有的普世价值观（Winston 等，2004）。事实上，许多患者可能更愿意让家人和健康与社会关怀执业者参与做决定（Badger 等，2009）。因此，预先关怀计划的概念并没有得到普遍接受（Kwak 和 Haley，2005），甚至可能被视为一种“侵入性法律机制”，干扰家庭照顾患者的责任（Volker，2005），并侵犯了一个人的身份认同和家庭意识（Winston 等，2004）。在某些文化中，当家人得到患者的诊断结果时，患者是被保护的，他们不会知道自己诊断的信息，讨论预先关怀计划实际上可能会伤害患者及其家人（Evans 等，2012）。

文化的多样性[①]

来自不同社区的许多患者及其家属没有参与预

① 改编自 Johnstone，M.J.and Kanitsaki，O.（2009）.Ethics and advance care planning in a culturally diverse society.J Transcult Nurs.20（4）：405-16.DOI：10.1177/ 1043659609340803.

先关怀计划或预先医疗指示（预嘱）。此外，研究发现即使患者有预先关怀计划，也很少与家庭成员讨论（Matsui，2007）。如果要改变这种情况，让来自不同背景的患者都能从生命末期医疗决策中受益，那么需要考虑到很多因素。首先，政策制定者以及健康与社会关怀执业者应确保在讨论生命末期照护计划有关的政策和方案时，充分了解跨文化因素和文化关怀方面的因素，而不只是单纯反映主流文化的价值观和信仰（Baker，2002）。因此，预先关怀计划和尊重患者的选择必须反映出对与健康、疾病、生命和死亡相关的文化多样性信仰和文化的知识、理解和敏感性。根据定义，在政策制定者和医护人员解释自主性、说真话、医疗决策、文化自由及家庭在生命末期医疗决策和护理中的地位时，需要考虑广泛的因素（表 9-3）。

九、与不同文化人群相关的适当治疗和姑息关怀的主题

众所周知，在医生和患者之间的单一文化互动中，由于医生持有的西方生物医学系统和患者的民间健康信仰和实践之间存在的视角差异，会对晚期疾病相关的躯体和心理症状的处理造成困难。然而，为不同文化背景的患者，包括长期居民和新移民和难民，设计一个有效的医疗保健系统，并评估其有效性变得更加复杂。新移民越来越多地从东南亚、拉丁美洲和非洲等地区来到美国和英国等国家，甚至比曾经的欧洲移民更加多样化（Lasch，2002）。在同一个民族中，人们来自各行各业，具有不同的教育背景、职业、社会经济地位，与原籍国的联系和地理背景紧密联结。所有这些因素都影响到他们的民族认同，以及他们对健康和疾病的文化反应。在一个以经济效率为主导的健康关怀系统中，了解和控制患者的症状是一项重要的挑战。当医生查阅已发表的研究，以了解民族或文化是如何影响自己的经历、表达或行为的方式时，他们会发现大量的并不明确的学科视角和不同的理论方法，以及不一致的结果。在后文中，我们将提供一个例子更详细地说明这个情况。

十、疼痛的举例：体验与表达

Albert Schweitzer 曾说过“疼痛是比死亡更糟糕的灾难”（Marcus 和 Arbeiter，1994）。疼痛是一种与癌症相关的常见且令人痛苦的症状，在癌症终末阶段，疼痛的发生率超过 90%（Moens 等，2014）。尽管近年来治疗这种症状的方法有了显著的改善，但由于其顽固性的特征、不良处理技术、患者不愿服用药物，一些患者仍然经历着严重的疼痛。近年来，疼痛和民族之间关系的研究文章数量有所增加（Campbell 和 Edwards，2012）。鉴于民族和文化多样性在世界各国较为普遍，这一点尤为重要；健康关怀执业者现在更有可能照顾来自不同文化背景的患者。

虽然疼痛是一种个人的体验，对不同的人产生的影响不同；但是在一个群体中共享的生物标记有助于报告疼痛的严重程度。如果是这样的话，疼痛敏感性的种族差异研究可能有助于解释临床疼痛的群体差异。然而，证据表明越是试图探索疼痛的复杂性呈现出的画面就越是混乱。Chapman 和 Jones 进行的一项早期研究报道显示，与非白种人西班牙裔研究参与者相比，非洲裔美国人的热痛阈值和耐受性较低（Chapman 和 Jones，1944）。最近更复杂的研究使用了几种不同的评估方法来比较非洲裔美国人和非白种人西班牙裔美国人的疼痛，但并没有发现各组之间疼痛评级的显著差异（Edwards 和 Fillingim，1999；Campbell 等，2005）。

表 9-3　与黑种人和少数民族群组的患者和家属合作的医疗决策和预先关怀计划相关的思考

自主权	自主权可以被概念化和表达为关联自主和分离自主
告知真情	关于告知真情的设想并非普遍适用或接受的
做决定	做决定可以是一个连续的整体，从以个人为中心的自决方法到以家庭为中心的家庭决定方法
文化自由	隐私和保密的原则，在大多数人群中通常被认为是“正常”和理所应当的。但在一些少数民族群体中可能是不恰当甚至是错误的，因为家属需要获得患者信息，以便完成家庭为中心的医疗决策和关怀决定
家属的角色	家属决定 / 导向的方法以交流为重点，确保亲属感到被关心、被关爱和被支持，而不是根据“系统”主导的患者自主权的解释来驱动的预先关怀计划和预先医疗指示（预嘱）的正式文件

经许可转载，改编自 Johnstone,M.and Kanitsaki,O.(2009).Ethics and Advance Care Planning in a Culturally Diverse Society.J Transcult Nurs.20(4):405. https://doi.org/10.1177/1043659609340803.

重要的是要认识到疼痛有可能影响所有人，无论生物学、民族或文化差异。对不同人群疼痛阈值的比较研究，确定哪个群体在特定条件下会感受到更多或更少的疼痛，是潜在的种族主义，并且没有明确的临床价值。与临床相关的是对个体患者对疼痛水平的评估。虽然近年来在疼痛领域取得了巨大的进步，但对疼痛患者的实际关怀仍然远远不够。1990—1991 年，一项对 1308 名癌症门诊患者的研究指出，67% 的患者报告有疼痛，其中 62% 的患者报告疼痛严重到功能受损（Cleeland 等，1994）。然而，当我们关注疼痛和为什么疼痛经常得不到有效治疗时，有证据证实某些少数族裔对疼痛的治疗无效或接受药物未达治疗剂量的风险更高。最近的研究（主要在美国和英国进行）的证据清楚地描绘了一个人的民族背景在癌症疼痛的治疗中有重大影响，这些研究最令人心痛地发现其原因是少数民族患者与白种人患者的治疗方案就存在差异。此外，当将这些研究作为一个整体进行审查时，发现这些差异存在于从社区医院到养老院的多种类型的医疗健康关怀机构和治疗场所中（Koffman 和 Goddard，2011）。

（一）疼痛的文化意义与塑造

疼痛从来不是解剖学和生理学的唯一产物。正如 Morris（2001）所指出，疼痛只出现在“机体、思想和文化的交汇点”。那些特殊文化中的成员们感知到了疼痛的来源和含义，然后传递给其他的人。癌症疼痛的“意义”经常被认为是与宗教信仰有关。例如，最近对加勒比海黑种人和英国白种人患者的研究发现，对疼痛的信念受到宗教信仰的调节，宗教信仰影响了患者对药物和痛苦调解的态度；许多加勒比海黑种人癌症患者将他们的痛苦视为宗教信仰对自己的考验或合理的惩罚。在这种宗教背景下，这些患者相信癌症痛苦是生活的一部分，为了进入天堂而忍受（Koffman 等，2008a）。尽管这些信念被认为是不合理的，甚至是对抗治疗的行为（Bendelow 和 Williams，1995；Juarez 等，1999），健康和社会关怀执业者应该提醒自己 Helman 关于疼痛的三个命题，这些命题在我们的临床工作中都是很重要的提醒。

1. 并非所有的社会或文化群体都会以相同的方式对疼痛做出反应。

2. 个人如何感知和应对自己和他人的疼痛，在很大程度上受到他们的文化背景的影响。

3. 人们如何及是否将他们的疼痛与医护专业人员和其他人进行交流，受其文化因素的影响（Helman，2007）。

（二）临床所面对的疼痛评估与交流

疼痛的本质是一种主观体验。因此，它在很大程度上依赖于健康关怀执业者和患者之间无可挑剔的评估和沟通。尽管来自少数族裔群体的患者与大多数人一样，都很关心自己的疼痛控制，但许多研究的数据表明，不同群体之间表达疼痛的方式各不相同（Cleeland，1989；Anderson 等，2009）。因此，有几个重要问题值得思考。首先，患有晚期癌症等严重疾病的患者，可能会少报告或不报告自己的疼痛及其严重程度，而这可能是由他们的文化背景决定的。例如，非裔美国人和西班牙裔癌症患者报告说他们可以忍受痛苦，并相信他们的疼痛是他们疾病经历中不可避免的一部分，必须接受和忍耐（Juarez 等，1999）。其次，最常被研究的影响疼痛评估的因素是疼痛的实际严重程度。当疼痛严重程度较低时，患者和健康关怀执业者对这种症状的评分非常一致（Tait 和 Chibnall，1997）。然而，当患者疼痛程度较严重和对疼痛评分较高时，有证据表明健康关怀执业者的评估往往与患者不同（Chibnall 等，1997）。此外，也有证据表明，报告疼痛严重程度较高的患者也会遭遇一些偏见，而这些偏见可能会被种族主义放大（Tait 和 Chibnall，1997）。

像生活质量量表一样，一系列跨文化验证评估疼痛的工具已经可以在临床使用。疼痛强度量表和多维工具已被翻译成多种语言；然而，仅仅将标准化工具翻译成特定患者的语言并不能确保其对该患者所在的文化群体真正有效。量表或工具的选择应依赖于患者诸多能力，如读写能力和理解数值评分、理解图像的能力，以及理解那些数值量表、视觉量表或多维量表中的那些表示感官、情感和评估的词汇的能力。

十一、其他的症状

像疼痛一样，焦虑、抑郁和谵妄的症状在晚期疾病和濒死的末期阶段非常常见，不同民族和文化群体对这些症状的表达和理解可能会有所不同。症状的形成可能受到社会政治因素以及生物和环境变量的影响。有的行为在特定文化的心理精神信仰体系中被认为是正常的（如灵魂附身、看到灵魂或鬼魂等），而在西方生物医学模型中这些行为可能被认为是妄想或病态的。相反，在应用西方生物医学模型对患者及其家属做的心理健康评估时，某些不符合西方医学分类的特定文化的焦虑或痛苦模式（所谓的文化约束综合征）可能会被忽略。

十二、生命末期和居丧期间的宗教和心灵的困扰①

晚期疾病的经历对患者、家属和亲友都会产生深远的影响。事实上，在他们患病期间，许多患者可能会提出与他们的身份和自我价值观有关的问题，因为他们试图找到他们生命的终极意义。一些患者及其家庭成员可能试图通过反思他们的宗教或心灵信仰来回答这些问题（Koffman 等，2015）。正式的宗教是一种表达潜在心灵的方式，但心灵信仰是一个更广泛的概念，涉及对存在或生命终极意义的探索，甚至并不总是以宗教的方式表达。Speck 认为，这通常包括指一种超越自我的力量，通常被描述为"上帝"或"自然界的力量"（Speck，2016）。这种力量通常被认为能使一个人超越已有的体验，重新建立他们的希望。宗教和心灵在晚期疾病患者和家属中作为躯体和心理安康的核心组成部分的重要性日益得到健康和社会关怀执业者的认可（Selman 等，2013）。

为此，强烈建议为从事生命末期关怀工作的医护专业人员，包括那些照顾痴呆患者的医护执业者，获得心灵和宗教关怀评估和管理的核心能力（Evans 等，2012；Speck，2016）。大多数已发表的关于宗教信仰在生命末期时的作用的文献都是描述性的，并专注于"事实档案 / 食谱化指南"方法，以服务于不同信仰中的死亡和濒死体验（Narayanasamy，2001；Neuberger，2003）。然而，这种方法并非没有批评；它有过度分类宗教和文化群组，并具形象化差异的倾向（Gunaratnam，2003a）。对这种做法的遵守程度和性质可能有很大差异，不同的宗教对一个人的死亡方式和死后世界的态度也有很大差异，例如，正统犹太人与保守派、改革派或自由派之间都会有巨大且重要的差异。在每个基督教教派之间可能有无法忽视的区别，如圣公会基督徒或五旬节派。文化能力和文化评估的技能使医护专业人员能够询问患者及其家属对他们来说什么是重要的，而不是过度假设。

① 改编自 Koffman，J.（2018）.Dementia and end of life care for black，Asian and minority ethnic communities.Better Health Briefing 45.London，UK：Race Equality Foundation.http：//raceequalityfoundation.org.uk/wpcontent/uploads/2018/07/REF-Better-Health-451-1.pdf.

十三、跨文化的希望

希望是一种重要的心灵资源，关系到一个人适应和应对严重疾病的能力。因此，它是姑息关怀中必不可少的评估和干预工具。对希望的多学科理论和实证工作的全面回顾，产生了以下的定义：希望是一种由生物、心理和社会资源构建的、面向未来的积极情绪或期望。然而，这种对希望的理解是"受文化限制的"，反映了一种基于预期价值心理学模型的特定的西方认知时间和情感行为概念。迄今为止，关于跨文化的希望的研究很少，而那些现有的研究可能会受到使用反映特定西方偏见的测量工具的阻碍。最常见的报告工具是 Herth 希望指数（Herth hope index），它是在美国开发的，并在以基督徒为主的欧洲裔美国患者中得到验证。这是一个基于三个因素的模型，该模型假定希望是面向未来时间的，受期望的影响，并涉及与自我和他人的相互联系感。因此，这一定义可能无法准确评估对关系和责任有不同理解的患者的心灵需求所需的独特文化（即持集体主义或个人主义预期的人对待做决定或其他结果的不同态度）。希望的"未来导向"可能无法在对时间持有不同取向的文化群体中解释（与线性相比，时间是周期性或循环的）。例如，基于儒家思想的中国民间智慧或信仰可能提倡一种对现在的希望，而不是对未来的希望；或者寄希望于来世，而不是今生。有人认为，相较于希望，用乐观或保持信心等概念来形容持有中国传统价值观的人更贴切。对于那些倾向于不披露临终或其他不良预后信息以保持"希望"的个人和群体来说，理解围绕希望的多元文化规范尤为重要。确定希望对这些患者和家庭意味着什么，将使提供者能够纳入一种对文化响应性的希望模式，并确定适当的策略以在多文化患者群体中推广。

社会支持的价值

社会支持网络是重症患者和濒死患者心理安康的关键因素（Koffman 等，2012）。在支持网络中，非正式的照顾人员对患者和卫生服务系统都发挥着重要作用。人们越来越意识到，相较于照护机构，回到社区接受照顾更为重要，而且在一些社区，如果有选择，人们更愿意在家中离世（Gomes 和 Higginson，2006），这意味着非正式照顾人员是医护专业人员不可或缺的合作伙伴。许多人承担着以前仅限于专科住院机构和社区医院的照顾责任

（Koffman 和 Snow，2001；Koffman 和 Higginson，2013）。

在许多民族社区，对家庭成员提供关怀被视为一项重要义务（Koffman 等，2012）。此外，对于许多少数民族家庭来说，尽可能在家中照顾濒死的亲人被认为是一种荣誉和诚信的一件事，也是为了确保死亡发生在神圣的地方。Karim 等、Currow 等的研究提到了有的人群会因没有照顾近亲而感到耻辱和丢脸（Karim 等，2000；Currow 等，2008）。

在印度教传统中，为了做好正确的事情，因果报应和神圣职责的概念可能会让家庭和亲属承受额外的压力（Firth，1997）。Spruyt 发现伦敦东部的孟加拉儿童在照顾濒死患者中承担非常积极的角色，他们会与专业医护交流，并充当医生和家人之间翻译。这对他们的成长产生了负面影响。许多孩子被要求放弃正规的学校教育，年长的儿子会放弃工作来帮助照顾亲属。当居家关怀时，负担往往落在一个人身上，但无法随时获得外部的支持（Spruyt，1999）。例如，在英国，希望提供传统支持的多代巴基斯坦和孟加拉家庭也可能重回高失业率和贫困的境地，特别是拥有较多年幼子女的大家庭（Blakemore，2000）。当居家关怀无法满足患者的需求而需要外部帮助时会产生更多的问题，因为许多少数民族家庭会认为社区居民会看他们是失败者，也可能会觉得自己的隐私被侵犯（Firth，2001）。

Smaje 和 Field（1997）还指出，当老年人需要并要求得到家族中的女性亲属照顾时，家庭中可能会产生紧张关系，因为该女性亲属可能会有完全不同想法，特别是如果这个女性拥有在移民国出生的孩子。然而，重要的是要记住，随着家庭生活模式和社会网络在文化适应过程中演变，关于家庭亲属照顾的期望在未来几年可能会发生变化。

十四、获得姑息关怀和生命末期关怀未满足的需求和差异[①]

“我们如何理解文化的多样性对晚期疾病、患病体验、对治疗的反应和专业化姑息关怀服务的应用影响是至关重要的。因为越来越多的证据表明，我们在对待死亡和濒死时，并非都是完全平等的”（Koffman，2014）。在不同的国家，特别是在英国和美国，在不同的医疗场所（如社区服务、住院临终关怀和居家关怀），都有定期且频繁的报道表示，少数民族群体对姑息关怀 / 临终关怀服务的接受程度较低（Cohen，2008；Koffman，2014）。然而，也存在低接受度的例外情况。例如，根据 Cunnigham 等（2008）的研究，死于癌症的澳大利亚土著居民比其他澳大利亚白种人更多地应用姑息关怀服务（不管是在医院还是社区）。Ramey 和 Chin（2012）报道说，几项只研究特定癌症诊断的研究发现，姑息关怀的使用率在白种人和非洲裔美国患者之间没有显著差异，甚至有报道说非洲裔美国患者的使用率有所提高。Connolly 等（2012）报道称，关怀场所、患者的疾病及其严重程度可能会影响进入姑息关怀的意愿，居住在敬老院的患有严重痴呆症的少数民族群体同样或更有可能受益于临终关怀服务。

患者没有转介到医院生命末期关怀机构 / 日间照护中心的姑息关怀项目，已被确定为姑息关怀接受度低的主要解释之一（Firth，2001；Ahmed 等，2004；Gunaratnam，2006；Evans 等，2011）。对此的解释还包括认为家庭是出于文化原因选择在家里照顾患者，即如果家庭有资源为患者提供照顾，而他们不这样做，就会面临感到耻辱的风险（Winston 等，2004；Redman 等，2008；Evans 等，2012），或者最后害怕患者和亲属对他们选择“放弃”的指责（Frearson 等，2013）。由于类似的原因，患者更有可能被转介到姑息关怀的家居关怀服务（Walshe 等，2009；Evans 等，2012）。

此外，还强调对于患者及其照顾者（Payne 等，2003；Gunaratnam，2006），包括全科医生（Firth，2001），都缺乏关于临终关怀 / 姑息关怀所涉及的内容或运作方式的信息，以及对现有服务的知之甚少 / 没有认识（Ahmed 等，2004；Elkan 等，2007；Koffman，2007；Evans 等，2011），这反过来又影响了转诊到姑息关怀服务的患者数量。在英国，加勒比海黑种人报告称，他们没有获得足够的服务信息的情况比同龄白种人要多（Koffman 和 Higginson，2001）；南亚患者也报告很少获得有关临终关怀服务的信息（Frearson 等，2013）。

在不同的语言和模式以及关怀场所 / 服务中，缺乏相关服务的信息被认为是认识、转诊和获得临终关怀的障碍（Atkinson 等，2001；Ahmed 等，2004；

① 改编自 Calanzani，N.，Koffman，J.，and Higginson，I.J.（2013）. Palliative and end of life care for Black，Asian and Minority Ethnic（BAME）groups in the UK.Demographic profile and the current state of palliative and end of life care provision.London，UK：King’s College London，Cicely Saunders Institute，and Marie Curie Cancer Care.https：//www.mariecurie.org.uk/globalassets/ media/documents/who-we-are/diversity-and-inclusion-research/palliativecare-bame_full-report.pdf.

Gunaratnam，2006；Evans 等，2011，2012）。“姑息关怀”和“临终关怀”（或同等词的负面含义）等词汇缺乏文化对应物已被指出是一个具体问题（Evans 等，2012）。书面和口语英语技能差也可能影响信息的低使用率（Payne 等，2005）。这种知识的缺乏可能更容易造成对服务的不信任（Ramey 和 Chin，2012），还会导致人们相信有的服务（如特定的饮食护理和拥有宗教活动的空间）要么无法获得，要么不是所有人都可以获得的（Gunaratnam，2006；Badger 等，2009），服务质量较低（Gunaratnam，2006；Evans 等，2012），或者与治愈性的治疗相比质量较差（Washington 等，2008）。

宗教传统和家庭角色也可能被认为与姑息关怀 / 临终关怀存在冲突，如家庭承担护理的责任（Firth，2001；Payne 等，2003；Ahmed 等，2004），尽管有的学者警告不要假设存在家庭支持，因为情况并不总是如此（Evans 等，2011）。对于一些宗教来说，接受晚期的预后意味着放弃对上帝力量的信仰，或者接受这真的是终结（Ahmed 等，2004；Washington 等，2008）。告知真相的想法被认为是以英格兰文化为中心的，这对一些患者来说并不适用，甚至是无礼的（Cox 等，2006）。为了保护患者或使其避免痛苦，一些群组可能会避免告知其预后和诊断（Kwak 和 Haley，2005），尽管 Payne 等对中国生命末期关怀观点的综述对中国避免告知真相的流行观点提出了质疑（Payne 等，2005）。Gunaratnam（2006）也提出了少数民族群组对谈论死亡和濒死更焦虑的问题。

结构性问题也被认为是障碍（Evans 等，2011）。其中包括临终关怀医院通常（但并非普遍）位于白种人和中产阶级地区（Wicher 和 Meeker，2012），或者一些服务（一般医疗保健和姑息关怀）在更多的农村 / 偏远地区无法提供（Winston 等，2004；Kelly 和 Minty，2007；Ramey 和 Chin，2012）。一般来说，社会隔离（White 等，2012）和社会排斥（Gunaratnam，2006），以及癌症持续关怀都存在差异（Trice 和 Prigerson，2009），如少数民族群体中癌症知识水平较低（Atkinson 等，2001），也会间接影响获得姑息关怀和生命末期关怀的服务。

获得一般医疗保健服务的先前的负面理解，包括种族主义（个人和机构）、不敏感和缺乏文化意识（Talamantes 等，1995；Atkinson 等，2001；Johnson，2001；Elkan 等，2007；Evans 等，2012），社会经济因素（如收入、教育、贫困和缺乏医疗保险）（Talamantes 等，1995；Ahmed 等，2004；Washington 等，2008），以及姑息关怀服务的异质性（“街区彩票”）（Gunaratnam，2006）也被指出是影响姑息关怀服务低使用率的关键因素。少数民族群组会“照顾他们自己”的假设被认为是低转诊率的一个可能原因，却受到很多学者的批判（Gunaratnam，2006；Elkan 等，2007；Evans 等，2012）。他们警告说，人口结构的变化、小家庭的存在、越来越多的女性外出工作、社会经济条件（如住房条件差）可能会使家庭的照护能力变得更加困难。此外，缺乏在正确的时间转诊可能导致患者情况危急，家庭无法应对而让患者急诊住院（Redman 等，2008）（表 9-4）。

十五、关怀的健康结果、居家死亡和关怀的满意度①

在考虑死亡地点时，越来越多的证据表明少数族裔群组在家中死亡的情况较少（Degenholtz 等，2003；Kelly 和 Minty，2007；Cohen，2008；Koffman 等，2014）。在美国，白种人患者比非白种人患者更有可能在家中死亡（Degenholtz 等，2003；Cohen，2008）。在加拿大，Kelly 和 Minty（2007）认为大多数土著患者不会死在家里（尽管这似乎是他们的愿望）。在英国，与照顾临终亲属的英国白种人照顾者相比，加勒比海黑种人照顾者在死亡地点方面没有足够的选择权（Koffman，2004）。对于那些吉普赛人、罗姆人和吉普赛人社区的人来说，在家中死去似乎也没有得到支持（这似乎也是他们的愿望）；进一步受到他们强制的被迫流动的挑战，这减少了获得家庭医生诊治的机会（Cemlyn，2009）。很难将这些数据与少数族裔对死亡地点的优先选择进行比较，以确认其未满足的需求，因为关于 BAME 群组偏好的证据很少。有证据表明，生活在英国的中国人更喜欢选择住院接受治疗（因为可以维持希望）（Evans 等，2012），但对住在临终关怀医院有顾虑（Evans 等，2011）。此外，那些在英国的孟加拉人往往更愿意返回原籍国（尽管这绝不应成为预先的计划，因

① 改编自 Calanzani，N.，Koffman，J.，and Higginson，I.J.（2013）. Palliative and end of life care for Black，Asian and Minority Ethnic（BAME）groups in the UK.Demographic profile and the current state of palliative and end of life care provision.London，UK：King’s College London，Cicely Saunders Institute，and Marie Curie Cancer Care.https：//www.mariecurie.org.uk/globalassets/media/documents/who-we-are/diversity-and-inclusion-research/palliative-care-bame_fullreport.pdf.

表 9-4 晚期疾病 BAME 患者和他们的亲人提供姑息关怀和生命末期关怀服务现状的总结

获得姑息关怀和生命末期关怀未满足的需求 / 差异和解释因素	接受姑息关怀和生命末期关怀未满足的需求 / 差异和解释因素
• 与白种人 / 多数群组相比，接受服务比例较低 • 缺乏转介 • 缺乏关于姑息关怀和临终关怀的知识 • 不同语言的信息缺乏 • 缺乏与姑息关怀或临终关怀对应的文化等同背景 • 姑息关怀与宗教相冲突 • 因宗教和家庭价值观而避免告知真情 • 患者及其家属的不信任 • 患者（无法获得关怀）和照护者（家属将提供照护）的错误假设与误导 • 社会排斥和社会隔离 • 社会经济因素（贫困、教育） • 某些疾病发病率低 / 发病率不同	不良的交流 • 对文化和宗教价值观的敏感性缺乏 • 缺乏翻译资源和倡导者 • 家人或朋友做翻译的问题 • 培训医护专业人员的资源 • 受虐待的后果、未满足的宗教需求的不确定性和健康关怀执业者的压力 生命末期的决定和干预 • 不太可能完成的预先关怀计划文件，更可能渴望维护生命或积极的治疗 • 来自患者和家属的不信任 • 宗教的影响 • 西方价值观（自主权 / 自决权与其他文化的冲突） 姑息关怀服务的效果 • 疼痛控制 – 不良的疼痛控制效果（主要是美国研究） – 疼痛严重程度被低估（语言、文化和潜在的种族主义） – 对来自不同文化的人对疼痛不同的态度和反应缺乏认知 • 关怀的满意度较低，关怀的评分较低

改编自 Calanzani,N.,Koffman,J.,and Higginson,I.J.(2013).Palliative and end of life care for Black,Asian and Minority Ethnic(BAME) groups in the UK.Demographic profile and the current state of palliative and end of life care provision.London,UK:King's College London,Cicely Saunders Institute,and Marie Curie Cancer Care.https://www.mariecurie.org.uk/globalassets/media/documents/who-we-are/diversity-and-inclusion-research/palliative-care-bame_full-report.pdf.

为偏好取决于多种因素，而且这种趋势一直在变化）（Evans 等，2011）。来自美国的有限证据表明，非裔美国人更倾向于在家中死亡（Talamantes 等，1995）。

有证据表明，与其他群体相比居家关怀中的少数族裔群组获得的关怀质量较低（White 等，2012），个体化的痛苦更多（Evans 等，2012），对临终关怀的满意度较低（Ramey 和 Chin，2012）。在英国，加勒比海黑种人患者的家庭照顾者也报告了在患者生命末期更难胜任其照顾角色，以及面对患者的症状而感受到更多的压力（Koffman 和 Higginson，2003）。据报道，该群组在不同的医疗服务类别中的关怀评分也较低（如获得信心和支持的类别，获得治疗选择的类别，以及对服务的不满）。也有一些证据表明，那些对服务不满意的人更有可能经历居丧相关问题的痛苦（Koffman，2005）。

结论

姑息关怀运动在面临不可避免的死亡的患者和家属的健康和社会关怀需求方面提供了积极的支持作用。直到最近，人们才开始关注为日益多样化社会的患者提供关怀服务的重要性，包括美国、英国、加拿大、澳大利亚和新西兰和其他国家。现在，这已经成为一项人口统计的状态。本章展示了理解差异的语言既复杂又迷人。在考虑生命末期关怀和居丧关怀期间提供服务的影响时，或许我们应该持有一个双重视角：一个是应用公平的框架去理解和服务特定社区的人口需求；另一个永远不要忽视我们面对的个人和家庭，那些有临床、社会心理和心灵需求和困扰的人，可能不符合先入之见或刻板的模式。我们应该始终牢记，以质量为焦点的个体化姑息关怀方法对任何患者都是至关重要的，无论其民族或文化背景的差异如何。

第 10 章　姑息关怀的卫生经济学

Health economics for palliative care

Peter S.Hall　Katharina Diernberger　Liz Grant　著

李金祥　蒋建军　彭林姣　张　川　译　　周　智　胡道卿　校

一、为什么在设计姑息关怀服务时需要考虑经济学的问题？

对晚期患者或有很多痛苦症状疾病的患者的关怀照护是昂贵的。在高收入国家，每个人的经济开支已被证明是巨大的。在医疗服务免费的英国，Macmillan 慈善机构的一份报告显示，用于癌症诊断的费用平均每月至少 570 英镑（Macmillan，2013）。Ramsey 等报道称，在美国，用于癌症诊断的花费导致患者破产的概率增加了 250%（Ramsey 等，2016）。回顾过去几十年的人口发展，显然生命末期关怀是导致全球医疗系统财政紧张的主要原因之一，在英国和美国这两个有明显不同的医疗保健系统的国家，这个领域的开支都有所增长，这也为卫生经济学研究提供了有用的可对比的实例。

宏观层面上，晚期疾病对医疗保健系统造成的经济花费是相当大的；2017 年，英国登记的死亡人数超过 607 000 人，比前 1 年增加了 1.6%，是自 2003 年以来的最高死亡数据（Office for National Statistics，2018）。2011 年的 *Palliative Care Funding Review* 估计，英国每年有 92 000～142 500 人姑息关怀的需求未得到满足（Hughes-Halet 和 Craft，2011）。在美国，患者生命的最后 1 年的医疗开支占了总的医疗保险（针对 65 岁以上人群）支出的 1/4，生命最后 1 个月保险支付超过总的支付费用的 9%（Riley 和 Lubitz，2010）。美国的生命末期关怀存在很大的差异，超过一半的患者死于一些医院的重症监护室，接受生命末期关怀服务的患者在 20%～40%，本应该达到 60% 以上（The Dartmouth Institute for Health Policy and Clinical Practice，2014）。

逼近生命末期的医疗费用的主要部分之一是用于医院的开支。在现代社会的高收入国家，尽管医院是最不受欢迎的死亡场所，但是大多数人还是死亡在医院内（Gomes 等，2010, 2011；Gao 等，2013；Office for National Statistics，2018）。当其认为容易预测的那些干预是无效的，许多人仍然遭受无助的许多临床干预，那些干预对患者的生命质量和生存时间没有产生积极影响（Hughes-Hallet 等，2013）。预先预测干预将是徒劳的仍然富有挑战。除接受不必要的干预措施的风险外，专科住院费用也十分昂贵，住院姑息关怀的专科估计费用是每天 425 英镑（Curtis，2010）。居里夫人癌症关怀项目（Marie Curie Cancer Care）（2012）提示，在社区接受姑息关怀的患者每天社区照护的费用估计为 145 英镑，包括地区和社区护理、社会关怀和门诊服务费用。逼近生命末期，如何平衡医院与社区照护是一个重要的、目前尚未解决的问题。

在不降低照护质量的情况下，解决生命末期照护给卫生系统带来的财政压力也是一项巨大的挑战，由于缺乏公认的高质量关怀的恰当措施的共识。尽管如此，质量和价值观的维护和衡量仍然是至关重要的，这样才能保持卫生系统服务的合理应用。本章从生命末期关怀和姑息关怀的卫生经济学学科的角度审视了姑息关怀服务。本章旨在解释基本原则，以及这个主题的一些复杂性，并强调需要更多领域的研究。

（一）健康关怀规划和机会成本

经济学是以短缺为前提的，一种固定的医疗预算、有限的医生和护士人数及现有的病床数量（框 10-1）。医疗保健部门负责分配稀缺资源，为服务的人群提供尽可能好的照护。稀缺资源存在于面对患者不断出现的医疗需求，在“封闭系统”中满足这些需求的每一个决定都会导致机会成本出现。

机会成本的概念是卫生经济学的基础。它承认在资源稀缺的情况下分配资源，有必要在系统内其他层面做出牺牲。机会成本的概念 / 定义为“忘记利益的价值观，这将会从下一个最佳替代方案中获得补偿”。

现实中，当我们启用新的措施时，我们并非是

框 10-1　关键概念框：机会成本
在健康关怀体系中，定义新的积极的活动项目的机会成本是健康领域的受益，这种受益必须预测作为正在实施的项目的成果。在一个固定预算的健康关怀领域中，新的措施选项消费取代了某些现有的措施。机会成本应用健康的失去进行测量失去是由于现存活动逃避职责的结果。有必要提供新的措施去覆盖固定的预算

面对一个简单的决定，是帮助患者 A 而不是伤害患者 B。另外，我们通常只会面对一名患者，不知道在预算中拨款来治疗患者时牺牲了谁的医疗保健利益，而这笔钱可能会以不同的方式使用在其他层面。此外，“我们”不知道如果把钱花在另一个选项上是否会更好。关于哪个选项应成为医疗资助计划的一部分的决策不是通过个体化或临床医生在每天的基础上做出的，而是由指南和报销限制措施的机构做出决策的。这些机构做出决定时获得了卫生经济学提供的方法和工具包的支持。

“效率”指利用可用资源实现收益最大化，也是医疗保健提供者的一个关键目标。效率可以被描述为“技术功效”，指以最小的成本实现预定的目标；也可称为“分配效率”，即为预定的需求提供合适的资金。在医疗保健领域，两者都是至关重要的，这两者都是医疗保健规划过程的关键、有帮助的目标。

（二）经济分析的方法

卫生经济的评估是一种工具，它帮助我们确定在复杂的医疗保健系统中，对固定预算、资源稀缺和无限需求进行合理分配。作为一种决策工具，当对新采用或重新设计的措施的机会成本进行特别的分析时，经济评估是最有力的方法；经济分析能为识别和对比不同干预措施或重新设计医疗服务的成本和受益分析提供工作框架。表 10-1 摘要了最常用的评估类型。

如表 10-1 所示，卫生经济评估方法有多种选择。方法的选择很大程度上受要解决的问题及它所支持的决策层面和过程的影响。

卫生经济评估仅只是对临床效果或医疗成本进行对比分析的方法。传统的决策过程通常是比较临床效果而忽略成本方面的问题。单纯仅考虑成本而不考虑临床效果的评估作得很少，在决策过程中也没有实际用处。

全面的经济分析总是考虑成本和效果。最流行的经济评估类型是成本 – 最小化分析、成本 – 受益分析、成本 – 效率分析和成本 – 效用分析。

1. 成本 – 最小化分析　如果要进行等效临床结果对比干预，则使用成本 – 最小化分析。该分析只关注成本，因此是更为经济的干预措施的首选。

表 10-1　常用的评估类型

研究类型	优点和缺点	姑息关怀中的应用
成本分析：在不参考临床结果的情况下，与对比者相关的成本的对比分析	不要求测量结果。只在可能的成本基础上做出决策。没有对机遇成本进行量化分析	用于预算分配和支出规划
成本 – 后果分析：对比较者的分类成本和结果分别进行编目分析	阅读者或决策者能够根据成本和结果的相对重要性形成自己的意见。没有对机遇成本进行量化分析	允许对复杂的干预措施进行公开透明的评估，这些干预措施对人群、健康和社会关怀照护系统的组成部分产生成本和效果影响
成本 – 最小化分析：假设两种策略产生相同的临床效果；优选成本最低的方法	由于不需要在分析中包括效果，所以进行起来并不比成本分析更复杂。忽略了临床疗效等值的不确定性。机遇成本的特征不完整	例如，如果美沙酮的止痛效果与吗啡缓释片相当，那么就应用价格较低的药物
成本 – 效益分析：比较多种策略，将临床效益转换为货币的测量方法，如一个生命年的价值为 100 000 美元	在方法学上是稳健的，有机遇成本的特征，但在实际操作上很困难和昂贵。研究设计的选择对结果往往影响很大	例如，镇痛药 A 对社会的价值是 500 万美元，而镇痛药 B 只值 400 万美元
成本 – 效果分析：比较各种策略；设计每个额外的临床受益的成本	要求直接对策略、成本和临床效果进行比较研究。与医疗保健计划中的其他临床受益或其他临床项目的可比性可能有限	例如，比较让患者每天无痛的两种镇痛药的成本
成本 – 效用分析：比较替代策略间获得每质量调整生命年的成本	在假设质量调整生命年是一个有效的健康测量标准的前提下，提供了一个通用的成本 – 效益测量标准	例如，比较两种镇痛药在每提高一个质量调整生命年需要的成本

2. 成本－效益分析　成本－效益分析用于解决有关分配效率的问题（例如，一项活动是否值得？资金是否直接用于产生最大受益的活动），在决定国家级预算时会选择该分析方法。最后结果都以货币单位来衡量。

3. 成本－效果分析　成本－效果分析是地方层面预算分析的主要选择。通过成本－效果分析确定类似项目的结果（技术效率，用于回答如何最好地完成既定目标），例如，帮助决定是否组织门诊，建立随访诊所（如“虚拟”诊所就诊人数最大化）。最后结果是以性质单位来衡量的，如救助的生命年数或血压水平的改善。

4. 成本－效用分析　这种分析类似于成本－效益分析，因此这些术语经常互换使用。与成本－效益分析相比，成本效用分析是衡量质量调整生命年（quality-adjusted life years，QALY）的结果。英国 NHS 在大多数情况下决定采用新干预措施，就是依据成本－效用分析的证据支持。明显的受益是效果测量：当其 QALY 在各医疗环境中具有可比性时，克服了不同疾病特定结果测量的不可比性问题。依据分析的量表，成本－效用分析可以回答技术和分配效率问题。

5. 成本－效用分析举例　一项临床验证将一种新的疼痛干预措施的成本和 QALY 与当前的正在执行的关怀标准进行了比较。该临床验证测量了生存率的差异（生命年）、生活质量的差异（应用健康相关效用量表测量，其中 1.0= 完全健康，0.0= 死亡）和成本的差异。结果如表 10–2 所示。

表 10–2 列出的分析结果，采用新的疼痛干预措施将导致每 38 000 美元支出增加 1 个 QALY。如果卫生系统目前正在支付的照护措施每美元产生较低的 QALY，并且总医疗预算保持不变，那么有效的策略将会补偿新的疼痛干预，并减少对那些成本－效益较低的活动的投资。含蓄地说，采用的机遇成本将会低于持续的当前标准关怀的成本。

注意到并非所有国家都将 QALY 作为普遍的结果衡量标准是重要的，这意味着成本效用分析不是一种可推广使用的方法。

（三）成本效果的阈值

卫生经济学中的一个标准衡量措施是增量成本效果比（incremental cost effectiveness ratio，ICER），将其定义为两种干预措施或策略之间的效果差异除以其成本的差异。在所谓的成本效果平面上，这个指标可以分为四个不同的纬度（图 10–1）。当效果改善且成本减少时，会产生最佳的 ICER。最糟糕的情况是结果欠佳和成本增加。医疗保健中的大多数干预措施会产生更高的成本，伴随效果的改善，这使得成本－效果分析和成本－效用分析成为产生 ICER 的有用工具和比较这些干预措施的有用工具。例如，一种策略每生命年节省的成本可能为 1 万美元，另一种策略可能为 20 万美元。在这种情况下，资金可能会更有效地用在第一种策略上。

在包括美国在内的许多国家，没有明确的阈值来表明财务协会愿意花多少钱去支付获得一个生命年或一个 QALY。在英国，国家健康与关怀研究协会每一个 QALY 应用 20 000～30 000 英镑作为一个阈值，认为应用比该阈值高的 ICER 进行干预是没有成本－效果价值的。

（四）生命末期关怀提供的复杂性和对比研究

当应用明确界定和可测量的干预对比方法对成本和效益比较时，明确界定的经济评价方法就很有效。然而，对逼近生命末期的个体化患者往往会有复杂的临床和社会关怀的需求，从不同医疗卫生场所，社会关怀体系和慈善机构关怀场所的多种干预措施将构成一个复杂的关怀网络。通常很难区分关怀网络的哪些部分对服务于患者的成本或效果起了贡献。

在姑息关怀中进行随机对照试验时，经常遇到的方法学和伦理学难题，更增加了这些经济学研究的挑战。困难来源于个性化的关怀性质、躯体或认

表 10–2　新的疼痛干预与现行的关怀标准相比效的增量成本－效果分析

	平均成本（美元）	平均 LY	平均效用	平均 QALY	用美元的增量成本（2 阶梯与 3 阶梯相比）	增加的 QALY	增量成本－效益比 [ICER(USD/QALY)]
标准关怀	$10 500	0.25	0.4	0.10	—	—	—
新干预措施	$11 900	0.25	0.6	0.15	$1900	0.05	38 000

ICER. 增量成本效果比；LY. 生命年；QALY. 质量调整生命年；USD. 美元

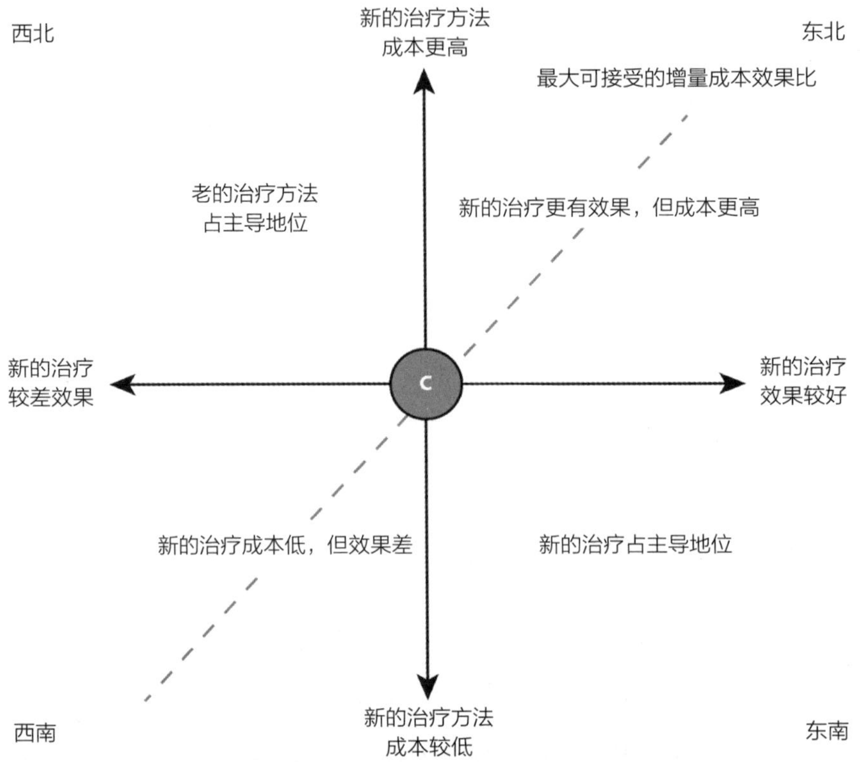

▲ 图 10-1　成本效果分析结果分为四个象限

与当前标准关怀相比，成本和效果的变化有所不同，将低于代表成本效果阈值的对角线的干预措施认作具有成本效果 [经许可转载，引自 Briggs,A.and Tambour,M.（2001）.The Design and Analysis of Stochastic Cost-Effectiveness Studies for the Evaluation of Health Care Interventions.Drug Inf J.35（4）：1455-1468.https：//doi.org/10.1177/009286150103500441]

知脆弱的发病状况、对研究者的能力的挑战、对医护执业者的保护，以及在姑息关怀服务发展中历史上缺乏循证医学的原则。

英国医学研究委员会颁布了评估复杂干预措施的共识指南，这与姑息关怀的背景非常相关。因此，通常必须依靠混合方法来组成一种循证的方法，这可能不适合作为评估的基础（Medical Research Council，2019）。许多研究人员承认，成本和效益的明确汇总计量可能不容易确定，因此可能希望首先进行成本后果分析，以帮助理解可能与干预有关或可能与干预无关的成本和收益组成部分。

对生命末期提供关怀的复杂性使得考虑成本观点变得尤为困难。通常要对健康服务的预算进行评估，并且在分析中只包括健康服务的成本。如果关怀由许多机构或个人提供，包括家庭、非正式的照顾者和志愿者机构，对比很难确定明确的成本。同样，提出分类成本构成可能有助于理解经济后果，但阻碍了成本与确定的健康效益的正式比较。

二、测量和评价健康

以合理方式开展健康关怀的基本要求是测量健康成果的能力，以便人们可以对成本进行平衡对比分析。如前所述，描述了经济评估的不同类型，这些类型对效果测量的选择，即成本 – 效益分析和成本效用分析分别是以货币、自然单位和质量保证年为单位的测量。

QALY 包含了卫生经济学的“额外福利主义”方法，是一种将比较干预措施的质量和数量效应考虑在内的方法。一种特定疾病或治疗状态下的生命质量，即“健康状态”，被转换为“效用”量表，其中 1 等于完美健康，0 等于死亡。例如，健康状况良好且无疼痛的患者的效用可能为 1.00，而持续疼痛的患者可能的效用接近 0.50。处于比死亡更坏的状态的患者将是负效用值。效用值用于衡量寿命长度的质量，因此，在 4 年（4 个生命年）以上，效用为 0.5 的个体将经历 2 个 QALY。

QALY 的生活质量要素（“效用”值）最常使用 EQ-5D 问卷进行测量。这是一份简短的五个问题的问卷，询问患者在行动能力、自我照顾、日常活动、疼痛 / 不舒服和焦虑 / 抑郁等五个层面对自己的健康状况进行评分，体现了普通民众应用 EQ-5D 问卷描述健康状态差异性的优先选择是有价值的。

当应用于生命末期关怀场所时，QALY 在计算上存在某些局限性。

● 姑息关怀总体上的宗旨是改善生命质量，常常在短时间内，很难延长患者的预期寿命，如此特异的干预通常不会产生大的 QALY 收益。

● QALY 测量个体化患者的健康状况，不会测量到其他以外的受益；例如，家庭成员、非正式的照顾者的受益或更广泛的社会受益，这些受益通常可能是姑息关怀预期想要达成的益处。

● QALY 测量健康状态，但可能是逼近生命末期的健康，属于超越健康以外的属性，这种测量对患者越来越重要。如尊严、心灵和社会心理的安康等方面情况可能没有注册作为基于 QALY 效果的测量。

● 有些证据表明，基于总体社会优先选择的评估，QALY 的价值与患者报告的靠近死亡的健康状况相关性较差。

所有的测量因素最终都会归结为反映对逼近生命末期患者的观察，或者对接受姑息关怀的患者的观察，这个患者群体不会像接受其他医疗服务的患者一样需要寻求同等程度的最大化的 QALY（效用）。因此，有必要在姑息关怀领域改善医疗保健的估价方法。

有人提出了一个有价值的评估方法是对“能力”的评估，而不是对生命质量的评估，以此作为了解生命末期成本 - 效果分析的基础。能力将实现愿望的功能状态自由概念化，即获得优良的生活质量的能力，以及潜在的“优逝”机会。有人提出能力最大化作为替代“效用最大化”的方法，这种方法建立在“福利主义”或“极端福利主义”的卫生经济学基础上，是围绕 QALY 的中心。

三、低收入国家设计成本效果治疗

慢性疾病 / 濒死医疗开支昂贵；事实上，这是低收入和中等收入国家（low-and middle-income countries，LMIC）家庭最昂贵的生活事件之一。由于缺乏姑息关怀，濒死患者的医疗成本会更高。

世界银行 2000 年报道：2000/2001 年世界发展报告“消除贫困”（Kanbur 等，2000），呼应了 1993 年世界发展报道“投资于健康”（Berkley 等，1993）的论点，倡导各国采用“基本关怀配套方案”，即与全球资金提供者合作开发的配套方案，旨在最好利用有限的资金实现最具成本效果的医疗保健服务。向世界银行结构调整项目贷款的低中收入国家的卫生部门主张，通过明确关注构成“最佳购买”的核心干预措施，即那些被认为最具成本效果的干预措施，可以在改善穷人健康状况方面取得大的效果。随后几年的“联合国千年发展目标（2000—2015）”进一步强化改造了中低收入国家脆弱的卫生系统，该目标特别强调重视孕产妇和儿童健康，以及“三大”疾病，包括结核病、HIV 携带者和疟疾。新时代提出更全面的健康目标的可持续发展目标（2015—2030），即可持续发展目标（确保和促进所有年龄段的人拥有健康和幸福），全民医保的主要目标仍然推动着国家寻求购买最佳的医疗保健。全民健康覆盖的目的是所有公民都能够得到他们所需要的促进、预防、治愈、康复和他们需要的姑息性保健服务，其质量足够有效，同时确保使用这些服务不会使他们面临经费的困难（WHO，2020）。

然而，在大多数中低收入国家的重要或基本保健方案中，在很大程度上缺乏姑息关怀的内容。它的健康收益不能和通过国家儿童疫苗接种运动，或者全面的孕产妇和新生儿保健，或者疟疾控制项目相等同。较贫穷国家的卫生保健系统主要配置在应对传染病和防止孕产妇和儿童死亡上面，在急性、单一、经过系统治疗能得到好的效果的疾病照护上投入很大。即使当卫生系统加强宣传鼓励许多纵向的单一疾病保健方案进入一个被视为更公平、平行、可持续的保健系统时，姑息关怀也很少被测量作为国家发展计划的健康和幸福议程的核心贡献者。许多人生命中的“最后一程”变成了无人问津的隐形里程，当积极的治疗干预变得多余时，医疗保健服务就会停止干预。濒死患者在维持还活着的生命的经济学中很大程度上被遗忘了。

Lancet 全球获得姑息关怀和疼痛缓解委员会发现，6100 万人经历了“严重健康相关的痛苦”，其中超过 80% 生活在中低收入国家（Knaul 等，2018）。Katherine Sleeman 等基于委员会的方法，预计到 2060 年估计“每年 4800 万人（全球全部死亡人数的 47%）将死于严重的健康相关的痛苦”，死亡人数中的“83% 将发生在低收入和中等收入国家”（Sleeman 等，2019）。

委员会报道一些国家跌入了深渊，那里的极度痛苦和贫困的严重程度交织在一起。关于姑息关怀和疼痛缓解，“低收入和中等收入国家的大多数患者，特别是穷人（包括高收入国家的许多穷人或其他方面脆弱无助的人）无法获得廉价、必要和有效的干预措施，这是一种医疗、公共卫生和道德上的失败的事实。不像很多全球健康卫生方面的其他优先事项那样，负担能力不是获得关怀的最大障碍，缺乏提高公平、注重效率、节约成本的干预措施才是最大障碍”（Knaul 等，2018）。

2014 年，WHA 决议强调了对适当满足文化适切的，整体的姑息关怀（包括有效的疼痛缓解和症状管理）的需求，该决议呼吁所有成员国把姑息关怀作为卫生系统的核心要素，强调在初级保健和社区 / 家居的关怀服务，以改善民众获得姑息关怀的机会（WHO，2014）。

姑息关怀的服务提供是不均衡的，极少被整合进入主流卫生系统，通常是零星的，而且只具有地域性提供服务。尽管许多国家的努力取得了巨大进展，如卢旺达和乌干达的努力，但姑息关怀的评估指标（如疼痛管理、制定国家政策及将其纳入卫生专业人员和卫生服务课程）指出了根本差距，在农村地区或严重贫困地区最为明显。

对输送姑息关怀服务提供经济学的支撑是一个紧迫的优先项目。人们对提供姑息关怀的成本知之甚少，对缺乏姑息关怀时所产生的成本更是知之甚少。了解与姑息关怀和生命末期关怀相关的多重成本的性质，以及由谁承担这些不同的成本，对于所有医疗保健系统的设计都是很重要，特别是在传统上基于治愈、缓解和减轻疾病痛苦将带来最佳结果的策略，有必要优先考虑疾病而非关怀的体系。

在肯尼亚、赞比亚、卢旺达、埃塞俄比亚和乌干达进行的研究发现，在低收入的环境中价格昂贵而不可能提供姑息关怀服务。而在全球健康领域，有些人将姑息关怀视为一种针对特殊人群的服务，而另一些人则将其视为一种“西方的高收入服务”，对将姑息关怀整合进入卫生系统的成本进行的研究所得出的数据正在显示出，迄今未能理解的姑息关怀的新价值水平和层次。

在乌干达坎帕拉的国家转诊医院 Mulago 医院，一项需求评估研究发现，所有内科和外科住院患者中有 45% 的姑息关怀需求没有得到满足。其中一些患者的需求可以由基础的非专业的姑息关怀卫生工作者满足，而需要更复杂的专业化姑息关怀另一些患者尚未获得专业化的照护（Lewington 等，2012）。所有患者都处于死亡的轨迹，但他们的住院治疗方案主要是以治愈性干预为主。

在低收入国家的许多乡村医院里，医护人员讲述了管理末期患者疾病状况遇到的挑战。通常有两种方法：广泛性的干预措施，包括手术，高昂的费用，但对提高生活质量或增加生存的证据有限；或者不进行干预，患者留在医院的病房里，长时间等待有人来进行处理，他们的需求被认为不如其他人迫切；所有的治愈性方案都曾经被尝试，而且发现是徒劳和没有效果的。这些患者逐渐变得越来越严重，在几天或有时几周的时间里，他们失去了离开医院回家与家人团聚的机会。这两种干预都伴随着巨大的经济成本，对患者和对他们的家人都是极大的经济负担，对支付医疗费用和床位费的人来说也是如此，或者认识到患者疾病的严重性和痛苦的患者，他们通常是要么采取加护的医疗干预，要么不采取行动（Reid 等，2019）。

理解姑息性干预的总价值包括在缺乏姑息关怀服务的情况下，能够测量直接成本和间接成本。这些费用包括患有不能治愈性疾病的人直接承担的自付费用，以及包括前往诊所的多次旅行费用、药品费用、手术费用和正式会诊费用，以及在某些情况下为确保预约或获得药品而支付的额外“非正式”费用。

患者的家属和（或）他们的照顾者因患者的疾病而不得不承担的间接费用包括不得不离开工作岗位去照顾患者的人的工资损失、额外的不同食物（如患者的软食）的费用和单独烹饪这些食物的费用，以及在家庭中处理疾病的清洁材料费用，其中许多家庭没有室内厕所或自来水。除了这些，还有巨大的无法计算的成本，即让孩子们辍学照顾患者，或者因为家庭的收入已经花在了直接的医疗费用上，没有更多的钱来支付学费或新一年学校的基本校服而失去了教育机会。在低收入和中等收入的国家，缺乏姑息关怀服务可能会成为贫困恶性循环的催化剂：直接的自费医疗费用，加上缺乏固定的工资收入意味着无法支付账单；贷款、投资，未来孩子的教育等都无法进行，出售牲畜，破坏了未来的资本投资（Anderson 和 Grant，2017）。这种催化剂可以获得旋风式的动力阻碍了地区的经济增长，对家庭造成直接和长期的破坏（Kim 等，2013）。

不能够理解姑息关怀的经济价值及它如何影响卫生系统方面缺乏认知是一种令人不快的讽刺，“不像全球卫生系统的许多其他优先那样，在获得和可及提倡提供促进公平、以效率为导向、节约成本的干预措施的情况下，负担能力并不是获取姑息关怀服务的最大障碍”（Knaul 等，2018）。来源于 *Lancet* 委员会的数据显示的差距不仅仅说明了未得到满足的巨大负担，而且还指出了在影响提供服务（其中一些是不适当的，增加了不必要的费用）的权力方面通过资源的获得方式导致在严重的不平等。170 个国家缺乏足够的口服即释吗啡和注射用吗啡用于缓解末期疾病仍然活着的人群的疼痛。全球有 50% 的人口仅获得＜1% 的实际需求阿片类药物的吗啡等效剂量，全球阿片类消耗总量的 96% 主要在高收入国家。

在中低收入国家，由于严重依赖较昂贵的弱阿片类药物，在疼痛控制不佳的同时，使其获得吗啡途径的问题变得更为复杂。我们在一项国际性的机构，多中心开放式随机对照试验中系统地研究了这个问题。患者被随机分为两组：一组采用二阶梯（干预组）来缓解癌症疼痛，另一组按照 WHO 镇痛阶梯的标准三阶梯（对照组）来缓解癌症疼痛。我们观察了稳定控制疼痛的时间，同时我们还监测了有临床意义的不良反应。我们从英国、以色列、墨西哥和乌干达的医院、姑息关怀单位和社区招募了患者。

在随机接受标准三阶梯治疗方法的患者中，有 50% 的患者在第 7 天之前不得不转换成强阿片制剂。重要的是，那些直接进入第三级阶梯应用强阿片类药物的患者，事实上比那些被随机分配到应用弱阿片类药物组的患者有较少的不良反应。

从英国的观点看，临床与经济学研究所研究结果显示二阶梯镇痛疗法可以节约 5.17 英镑，表明二阶梯的成本更低，效果更好。在墨西哥和乌干达的医疗场所，结果显示二阶梯镇痛疗法的花费更低。这证明，特别是在弱阿片类药物成本较高的国家，转换为二阶梯疗法可以节省成本（Fallon，2017）。进一步的研究需要探索各类姑息关怀的成本 – 效果问题。

第三篇　姑息治疗中的服务提供问题

Service delivery issues in palliative care

第 11 章　疾病进程中的专科姑息治疗：姑息治疗的早期整合　/ 085
第 12 章　姑息治疗实施模式　/ 091
第 13 章　姑息医学在 ICU 中的应用　/ 099
第 14 章　急诊科的姑息治疗　/ 109
第 15 章　护理院的姑息治疗　/ 117

第 11 章　疾病进程中的专科姑息治疗：姑息治疗的早期整合

Specialist palliative care along the trajectory of illness Issues in the early integration of palliative care

Breffni Hannon　Stein Kaasa　Camilla Zimmermann　著
李　玲　王亚玲　译　曹　凤　校

WHO 将姑息治疗定义为“一种通过早期识别、全面评估、控制疼痛和其他痛苦症状，包括身体、心理、社会和精神困扰，来预防和缓解身心痛苦，从而改善面临威胁生命疾病的患者及其家庭成员生活质量的方法”（WHO，2018）。多项随机对照试验表明早期姑息治疗（early palliative care，EPC）对晚期癌症患者是有益的（Bakitas 等，2009；Temel 等，2010；Zimmermann 等，2014）。与常规癌症治疗相比，联合早期姑息治疗有利于改善患者的症状、提高生活质量、增加对照护的满意度，甚至可以延长患者的生存时间。因此，早期姑息治疗得到了许多权威医疗卫生机构［如 WHO、美国临床肿瘤学会（American Society of Clinical Oncology，ASCO）］的认可（Ferrell 等，2017）。

明确早期姑息治疗的必要性后，重要的是如何将早期姑息治疗整合到现有的医疗体系中。本章重点讨论了姑息治疗的最佳提供者，转诊到姑息治疗的最佳时机，早期姑息治疗的实施地点，以及如何更好地将早期姑息治疗整合到现有的医疗体系中。本章总结了当前早期姑息治疗整合的相关证据，分别阐述了初级、二级和三级医疗卫生提供者在实施早期姑息治疗中的作用，探讨转诊至早期姑息治疗的最佳时间和地点，概述整个照护模型的层次结构，以更好地满足所有患者在整个疾病进程中的需求，并讨论该领域的研究前景。

一、早期姑息治疗的证据基础

主要纳入将早期姑息治疗作为质量衡量标准的干预研究。2008 年，一项系统评价评估了 22 项以专业姑息治疗为干预手段的研究（Zimmermann 等，2009）。一些证据表明姑息治疗改善了患者的生活质量，但多数的研究是将生命末期患者作为研究对象，具有一定的挑战性。然而这些研究不仅为早期姑息治疗的实施和发展奠定了重要的基础，还提供了生命末期治疗结果的重要信息。例如，在挪威特隆赫姆进行的一项大型随机对照试验表明，与社区合作提供专业的姑息治疗服务可使更多的患者在家中死亡（Jordhøy 等，2000），并提高患者家庭成员对生命末期照护的满意度（Ringdal 等，2002）。该项研究为姑息治疗领域的随机对照试验提供了重要的方法学借鉴（Jordhøy 等，1999）。

多项研究已明确评估了姑息治疗在疾病早期的有效性。首次研究是在美国（Bakitas 等，2009；Temel 等，2010）和加拿大（Zimmermann 等，2014）进行的。尽管干预措施各不相同，但 3 项结果均表明早期姑息治疗可改善患者的生活质量。Bakitas 等（2009）对新诊断晚期癌症患者进行早期姑息治疗与常规治疗的评估，结果表明，与对照组相比，干预组患者的生活质量和负性情绪明显改善。干预组采取的措施是以高级实践护士为主导，通过电话为患者进行规范化的心理护理。Temel 等（2010）以新诊断晚期非小细胞肺癌患者为研究对象，每月由医生和高级实践护士对患者进行门诊姑息治疗联合抗癌治疗与常规抗癌治疗。结果表明，前者改善了患者的生活质量、缓解其负性情绪，并且提高了生存率。Zimmermann 等（2014）对肺癌、乳腺癌、胃肠道癌、泌尿生殖系统癌症和妇科癌症患者随机给予常规抗癌治疗或抗癌联合姑息治疗。干预组由跨学科团队每月为患者提供结构化门诊姑息治疗评估，结果表明不仅改善了患者的生活质量，减轻了症状负担，还提高了对照护的满意度。

此后进行的其他几项癌症研究中，多数研究表明早期姑息治疗是有益的。美国一项早期姑息治疗和延迟姑息治疗的研究表明，尽管早期姑息治疗干预延长了患者的生存时间，但两组患者的报告结果没有显著差异（Bakitas 等，2015）。意大利的一项研究表明，与常规肿瘤治疗相比，为转移性胰腺癌患者提供姑息治疗有利于改善其在生命最后 1 个月的生活质量，提高安宁疗护的使用率，降低化疗率（Maltoni 等，2016a，2016b）。比利时的一项研究表明，相比接受常规肿瘤治疗的晚期或进展性癌症患者，接受专科护士所提供姑息治疗的患者生活质量得到了显著改善，然而在生存时间的延长方面无统计学差异（Vanbutsele 等，2018）。美国一项研究将新诊断肺癌和胃肠道癌症患者随机分配接受门诊早期姑息治疗或常规肿瘤治疗，结果显示接受门诊早期姑息治疗的患者生活质量得到了改善，抑郁发生率降低，并且患者更愿意与肿瘤医生讨论他们生命末期照护的意愿（Temel 等，2017）。一项为造血干细胞移植的住院患者提供每周 2 次姑息治疗的回顾性研究表明，患者短期治疗可改善生活质量和抑郁状态，长期治疗可缓解抑郁和创伤后应激，但焦虑、乏力等其他症状负担的改善无统计学差异（El-Jawahri 等，2016）。最后，丹麦的一项研究中，将生活质量问卷筛查评分超过预定阈值晚期癌症患者随机分为专科姑息治疗组和常规照护组，结果显示两组的生活质量均无改善（Groenvold 等，2017）。

关于非癌人群早期姑息治疗的文献研究极少。一项对难治性呼吸困难（发生于癌症、慢性阻塞性肺疾病、充血性心力衰竭、间质性肺疾病或运动神经元疾病）的患者研究显示，与常规照护相比，患者接受多学科协作对呼吸困难的干预后，能改善呼吸困难的程度，在某些情况下，生存率也有所提高（Higginson 等，2014）。美国的一项研究将充血性心力衰竭的门诊患者随机分为姑息治疗组和常规治疗组。结果表明，患者的抑郁和乏力均有所改善，但生活质量无明显提升（Bekelman 等，2018）。另一项研究是将出院时的晚期充血性心力衰竭患者随机分配到跨学科姑息治疗组和常规治疗组。结果表明，姑息治疗组患者的生活质量得到了改善，患者的焦虑、抑郁等精神症状也得到了缓解（Rogers 等，2017）。在一项慢性肾脏疾病随机对照试验中，选择不进行透析或移植治疗患者的照护者被随机分成接受侧重于支持性治疗的咨询服务和侧重于常规肾脏治疗的方案。前者在 1 个月和 3 个月时焦虑、抑郁等症状负担得分较低，但长期效果并不明显（Chan 等，2016）。

已发表有关为晚期疾病患者提供专科姑息治疗服务内容的系统评价有 4 篇，其中 3 篇是 Meta 分析（Kavalieratos 等，2016；Gaertner 等，2017；Haun 等，2017；Hoerger 等，2018）。Kavalieratos 等在 43 项研究中探讨了姑息治疗与生活质量、症状负担、生存期和其他治疗结果的关系。在 Meta 分析中，姑息治疗与症状负担和生活质量的改善有关，但与延长生存期无关（Kavalieratos 等，2016）。Gaertner 等对专业的姑息治疗干预措施进行了研究（n=12），结果表明早期姑息治疗对患者，尤其是晚期癌症患者的生活质量影响较小（Gaertner 等，2017）。Haun 等汇总了与晚期癌症患者相关的 7 项随机对照试验，尽管效应量较小，但结果表明与常规治疗相比，早期姑息治疗干预更有利于降低患者的症状负担，改善其生活质量（Haun 等，2017）。Hoerger 等（2018）纳入了 9 项门诊专科姑息治疗对晚期癌症患者的研究，这些研究均表明早期姑息治疗有利于延长患者的生存时间，改善其生活质量。

研究已表明早期专科姑息治疗服务可使癌症患者受益，对充血性心力衰竭患者的初步研究也表明其有一定益处。未来需要在非癌人群中进行进一步研究，并确定何时、何人、何地及如何提供整合服务，以优化对晚期疾病患者及其家庭成员的照护。此外，还应进一步考虑实施早期姑息治疗的方法，了解实施困境、解决方案和策略，以确保将早期姑息治疗融入临床。本章其余部分阐述的是上述问题及其解决方案。

二、姑息治疗照护过程中的最佳提供者及其所需要的培训

由于对所有晚期疾病患者提供专科姑息治疗既不可行也不是必须的，因此无论环境和疾病的情况如何，建议应根据患者实际情况提供不同级别的姑息治疗，以满足所有患者的需求。姑息治疗包括初级、二级和三级姑息治疗，该内容将在以下段落中进一步详细阐述（Kaasa 等，2018）（图 11-1）。

初级姑息治疗是为患者提供基本的躯体、心理症状管理及预立医疗照护计划（advance care planning，ACP），其应成为所有医生与患者互动的核心能力（Ferris 等，2009）。家庭医生和住院医生经常照护晚期疾病患者，其应具备评估症状，讨论病情和记录疾病进程，判断预后及实施预立医疗照护计划的基本能力。家庭医生或全科医生为患者，

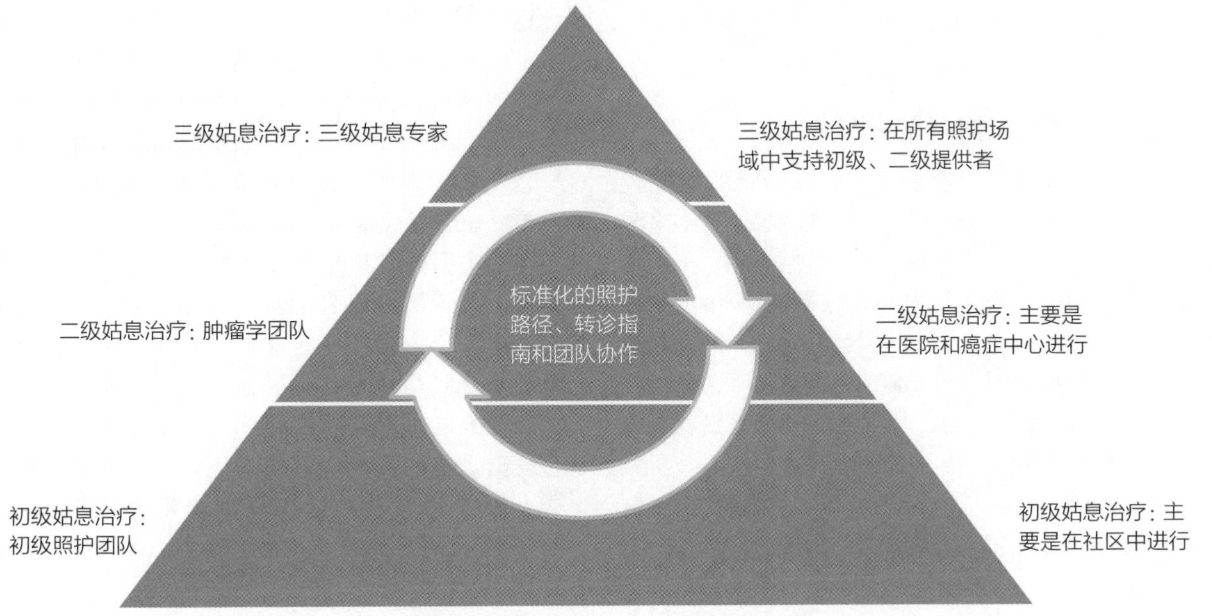

▲ 图 11-1　初级、二级和三级姑息治疗

经许可转载，引自 Kaasa, S. et al.(2018). Integration of oncology and palliative care : a Lancet Oncology Commission.Lancet Oncol.19（11）: e588-e653.https : //doi.org/10.1016/S1470-2045（18）30415-7

尤其是生命末期的患者提供居家支持照护时，有利于满足患者在家中离世的愿望、降低住院成本和减轻照护者负担（Rubin 等，2015）。初级姑息治疗应纳入本科和研究生的医学课程。进行继续医学教育及与三级姑息治疗团队保持互动有助于提升初级姑息治疗医护人员的能力。

二级姑息治疗通常由专科医生在医院提供，主要是为患者提供基本诊断或治疗。考虑到患者个人的需求以及病情的复杂性，其可能与初级和（或）三级姑息治疗同时提供（Ferris 等，2009）。虽然目前多数相关文献来自肿瘤学，但大多数人认为二级姑息治疗的相关知识与技能应被纳入研究生医学教育。欧洲肿瘤医学学会（European Society for Medical Oncology，ESMO）已经建立了专门的综合肿瘤学和姑息治疗中心为癌症患者提供服务，以促进预先确定的服务发展目标及提供高质量的姑息治疗（Cherny 等，2010）。ASCO 与美国临终关怀和姑息医学学会（American Academy of Hospice and Palliative Medicine，AAHPM）合作概述了二级姑息治疗的核心组成部分，包括定期关注患者躯体、心理和精神问题，以及与照护者开展关于患者的照护目标、预后、预立医疗照护计划等问题的讨论（Bickel 等，2016）。

虽然已有相关举措，但目前仍没有提供二级姑息治疗的权威实践指南，并且目前报道显示在二级姑息治疗教育的提供方面仍存在一定差距。2011 年，一项对美国血液学 / 肿瘤学研究员的研究发现，在接受培训的第 2 年，仅 26% 的人完成了姑息治疗科室的轮转，仅 1/3 的人接受了阿片类药物转换与患者社会心理需求评估的正式教学（Buss 等，2011）。还有研究表明接受过姑息治疗培训的肿瘤学学员更有可能将患者转诊至姑息治疗中心（Wentlandt 等，2012）。2017 年发表了一篇关于早期姑息治疗随机对照试验的综述，指出将早期姑息治疗整合到常规肿瘤治疗的关键要素和相关技术。建议肿瘤患者每次就诊时进行常规标准化的躯体、心理及精神方面的筛查，同时更加关注照护者的需求、患者对于疾病的了解及预立医疗照护计划的讨论。相当于每月为每位患者提供额外的 1h 服务，理想情况下需要多学科团队的参与（Bakitas 等，2017）。据了解，尽管可以从肿瘤学中衍生出来许多相同的原则，但目前还没有关于其他医学专业的二级姑息治疗的具体数据。

三级姑息治疗是由专业姑息治疗提供者作为多学科团队的一员为患者提供专业的照护，目的是解决晚期疾病患者及其家庭成员较复杂的需求。在疾病的任何阶段，多学科团队应为需要专家意见的患者提供服务。三级姑息治疗提供者通常仅限于已完成姑息治疗培训研究生层次的临床医生。然而，国际上培训标准差异较大，导致医疗卫生保健者提供姑息治疗的质量、不同环境中应用知识的能力及学术性姑息治疗方案的构建方面存在差异性（Kaasa 等，2018）。

三、早期姑息治疗的最佳时机

目前，指导何时转诊至专业姑息治疗的研究较少。在肿瘤学领域，德尔菲共识小组制定了转诊至姑息治疗服务的 11 项主要标准。其中包括：在 3 个月内被诊断为癌症晚期且中位生存期≤1 年的患者；尽管接受二线治疗但仍有进展性疾病；有严重的躯体、心理或精神困扰；需协助制订预立医疗照护计划；患者请求加速死亡；谵妄；累及中枢神经系统；或患者有其他的需求（Hui 等，2016）（框 11–1）。

基于预后的转诊标准最为常用，但通常导致患者转诊较晚而无法得到及时的姑息治疗（Wentlandt 等，2012）。在确定最佳转诊时间的商讨中，德尔菲共识小组将患者接受至少进行一种规范化系统治疗后的 6～24 个月，推荐为早期转诊进行姑息治疗的广泛标准。对于预后较差、躯体状态不佳或至少进行一种规范化系统治疗后病情仍加重的患者，建议在确诊后 3 个月内进行转诊（Hui 等，2016）。大多数早期姑息治疗研究使用基于时间或基于预后的模型招募患者，纳入标准是诊断为终末期疾病或预后为 6～24 个月的患者（Bakitas 等，2009；Temel 等，2010；Zimmermann 等，2014）。然而，由于临床环境资源有限，医生对患者生存期的预估可能过于乐观（Kaasa 等，2018）。此外，肿瘤学家在管理基本或复杂症状时的能力和信心存在显著差异。对于认为自身具备管理及治疗晚期癌症患者基本躯体、心理症状的肿瘤学家来说，基于时间的转诊可能是不合适或非必要的（Bruera 和 Hui，2010）。在疾病早期有明显的躯体、心理及社会负担的患者，可能从社区或居家服务中获益。症状控制不佳是患者接受早期姑息治疗最常见的原因（Wadhwa 等，2018），与基于时间模型的转诊标准相比，许多患者可能更早的受益于专业姑息治疗服务。

框 11–1　门诊姑息治疗的转诊标准

基于时间的转诊标准
- 在 3 个月内被诊断为癌症晚期且中位生存期≤1 年的患者
- 经过两种规范化的全身抗肿瘤治疗后病情仍不断加重

基于需求的转诊标准
- 使用疼痛数字评分量表，躯体症状得分至少为 7 分，总分 10 分
- 使用疼痛数字评分量表，心理症状得分至少为 7 分，总分 10 分
- 存在性痛苦
- 患者要求转诊
- 患者请求加速死亡
- 中枢神经系统疾病（大脑或软脑膜）
- 脊髓压迫
- 请求协助制订预立医疗照护计划
- 谵妄

较实用的转诊标准是单独基于患者对姑息治疗需求，或者结合患者的预生存期。尽管大多数姑息治疗模式仍依赖于医生主导的转诊，但将自动触发机制整合到初级和二级姑息治疗咨询中可能有助于转诊模式的标准化。迄今为止仍缺乏随机对照试验的证据，但研究表明，常规躯体症状和痛苦筛查可能有助于识别姑息治疗需求较高的患者，该类患者可能从姑息治疗团队中获益（Glare 等，2013）。美国国家综合癌症网络（National Comprehensive Cancer Network，NCCN）姑息治疗指南已被证实可用于筛查出具有复杂姑息治疗需求的住院患者，这些患者可从专科姑息治疗中获益；使用这些指南作为筛查工具不仅可行，而且增加了患者获得姑息治疗支持的机会（Glare 和 Chow，2015）。症状筛查也被证实有利于肿瘤团队进行二级姑息治疗。在美国的一项研究中，将每次就诊和就诊期间的晚期癌症患者随机分配在线完成自我报告症状问卷。与常规治疗相比，干预组患者的生活质量得到了更大程度的改善（34% vs. 18%，$P<0.001$）、生存期延长（31.2 vs. 26 个月，$P=0.03$）、急诊科就诊次数更少（34% vs. 41%，$P=0.02$）（Basch 等，2016，2017）。

患者的躯体状态及对预立医疗照护计划的需求也是转诊至姑息治疗服务的标准。一项研究通过使用姑息功能评估量表（palliative performance scale，PPS）将患者分为稳定期（PPS≥70）、过渡期（PPS 40～60）和生命末期（PPS 10～30）。过渡期被认为是转诊至姑息治疗的潜在时间段（Sutradhar 等，2013）。不同的临床医生（Zimmermann 等，2010）或医患之间（Popovic 等，2018）对 PPS 评分产生的差异会导致其变得复杂。PPS 评分为 40 的患者大部分时间卧床且无法进行多种活动，需要寻求照护帮助，这显然不能作为早期姑息治疗的转诊标准。临床照护中的潜在转诊标准可在以下事件中体现，包括突发事件，如患者急诊入院或转入重症监护室；诊断为新发的肿瘤脑转移、开始二线治疗前或化疗后；需要使用大剂量阿片类药物；患者考虑或已接受血液透析、起搏器、胃管置入或大手术等（Walling 等，2008）。然而，以上转诊标准仍可能受到肿瘤学家一

定程度的主观因素影响。

早期姑息治疗其他方面的标准还未明确。一项对晚期癌症患者进行早期姑息治疗干预的定性研究表明，早期姑息治疗不仅有利于症状控制，还可向患者及其照护者提供全方位、以人为本的支持，提供决策指导，协助患者为未来做准备等（Hannon 等，2017）。接受早期姑息治疗的患者及照护者认为，肿瘤学家和姑息治疗医生之间既相互独立又互补，两者对患者的治疗均有特殊贡献。姑息治疗团队可为患者提供更全面及以患者为中心的支持，与专业姑息治疗团队的合作有利于肿瘤学家致力于治疗疾病或开展特殊的治疗方法（Hannon 等，2016）。

四、提供早期姑息治疗的最佳场所

虽然传统的姑息治疗服务是在住院患者中开展的，但人们逐渐认识到，门诊姑息治疗诊所是在提供常规治疗服务的同时进行早期姑息治疗的最佳场所。之前提到的 3 项随机对照试验均是在门诊进行（Temel 等，2010；Zimmermann 等，2014；Vanbutsele 等，2018），德尔菲共识小组特别提到了门诊姑息治疗方案（Hui 等，2016）。门诊姑息治疗诊所服务的可获得性存在显著差异且主要侧重的是癌症患者。例如，2009 年美国的一项研究发现，国家癌症研究所指定的癌症中心有 59% 开设门诊姑息治疗诊所，而在非国家癌症研究所中心仅有 22%（Hui 等，2010）。

相比住院病房，晚期癌症患者选择最初在诊所接受姑息治疗具有许多优势。由于现在绝大多数癌症治疗均在门诊进行，肿瘤科医生提供抗肿瘤治疗的同时，门诊的姑息治疗团队与患者及其家庭成员能够进行不同纬度的接触（Hannon 等，2016）。这种模式能更及时地关注患者的症状问题，还能更深入地讨论包括共同决策和预立医疗照护计划在内照护目标（Hannon 等，2017）。

门诊姑息治疗既可与肿瘤科诊所结合，也可以是独立的，由多学科或经医生和护士主导开展。虽然嵌入式门诊在利用现有的基础设施、共享资源和提供转诊服务上具备一定的优势，但其在转诊过程中的发展和自我管理受限（Hui 等，2018）。在三级医疗中心，门诊通常是按肿瘤部位设置的，一般不可能为每个分区提供配备齐全的多学科嵌入式门诊，而独立诊所在创建时可能更具有挑战性。如果工作人员在不同领域同时服务，则会造成在转诊、处理紧急事件或当日的请求、平衡住院和门诊患者所需的资源时存在困难。然而，独立诊所的发展具有更大的自主权，是教育和研究的最佳场所，必要时可配备完整的多学科团队（Hui 等，2018）。几个大型的北美癌症中心发表的描述性论文概述了独立诊所的建立过程（Mazzocato 等，1999；Fainsinger 等，2007；Hannon 等，2015）。

对社区或居家早期姑息治疗的记载较少。一般情况下，当生命末期患者由于疾病进展和（或）躯体状态恶化而不再进行常规医院就诊时，居家服务更为适用（Hannon 等，2015）。在疾病早期进行协调、结构化的居家服务可能具有挑战性，因为患者通常花费大部分时间在医院就诊。在癌症治疗期间，由于干预措施较复杂，家庭医生的照护通常与患者脱节（Rubin 等，2015）；在疾病全周期，家庭医生需要加强与初级照护团队的合作，以确保为希望在家中接受生命末期照护的患者提供连续性照护。

五、将早期姑息治疗整合到疾病全周期的最佳方式

WHO 将医疗卫生服务的整合定义为“通过组织和管理服务，以简便适用的方式为患者提供所需的服务，达到预期效果，并促使物有所值”（WHO, 2008）。早期姑息治疗服务的整合是一个复杂的过程，需要形成由社区和相关机构共同构成的组织架构，制定以患者为中心的照护计划（Kaasa 等，2018）。在疾病晚期，姑息治疗的介入至关重要，因为患者及其家庭成员通常要面临来自不同专业、不同场域（病房、门诊和社区）专业人员的照护指导。随着诊疗水平的提高、治疗选择的多样化和病程的延长，及时介入姑息治疗十分重要。

为提升患者的治疗结果，将急性卫生保健系统与人类服务体系联合确立了三种不同级别的整合，即联系、协调和全面整合（Leutz，1999）。症状负担较轻且相对稳定的患者只需要在联系层面进行整合，其大部分照护由常规照护团队来提供。而常规照护团队可能无法完全减轻疾病晚期患者的症状负担，患者更需要专业姑息治疗团队提供的纵向协调支持。症状负担严重的终末期患者将从医院和社区提供的全面整合服务中获得生命末期照护（表 11-1）。整合过程需具备灵活性，生硬的模式可能无法实现患者在疾病全周期选择不同整合水平的需要。

系统识别出可能受益于整合服务的患者至关重要。在疾病早期阶段，可简单了解专业姑息治疗团队的转诊路径，因为多数情况下是由初级或二级姑息治疗提供者为患者提供服务。当需要较高层次的

整合时，最好采用自动转诊等正式程序，同时需要医院和社区的专业姑息治疗团队，以便在需要时能够对患者进行紧急检查（Hui 等，2015）。随着整合层次的上升，信息共享和交流变得更加重要，并且需要通过联合小组会议、肿瘤委员会和共享不同临床环境下的医疗记录来实现（Leutz，1999）（表 11-1）。

标准化照护路径是指“在特定的时期，为特定的患者提供共同决策和系统性照护的综合性干预过程”（Kaasa 等，2018），已被建议作为整合早期姑息治疗干预的有效方式（European Pathway Association,n.d.）。标准化照护路径促进了医院和其他医疗卫生机构的衔接，可确保晚期疾病患者在不同医疗卫生系统中能接受最佳的长期照护和协调照护。目前文献报道将早期姑息治疗和肿瘤治疗整合后患者的临床指标较好，而对与非癌性疾病治疗整合的报道较少。2015 年，德尔菲共识小组在至少有 100 张床位的医院里明确了晚期癌症患者整合的 13 个主要指标。可分为四个维度：结构（住院姑息治疗服务和门诊姑息治疗服务）；过程（多学科姑息治疗团队在疾病早期识别患者，提供常规症状筛查和预立医疗照护计划）；结局（患者在首选地点死亡的比例；减少生命末期患者的急诊就诊次数）；教育（包括肿瘤学家和姑息治疗团队）（Hui 等，2015）。

尽管在疾病进程中对姑息治疗进行整合是一种经济且高效的方式，可确保在不同环境中为高需求患者提供连续性照护，但是整合的过程可能耗时且成本高昂，需要多个机构的参与方能实现。现阶段可能无法立即实现姑息治疗的完全整合，需要各医疗卫生机构提供可用资源。

六、结论和展望

国际文献中已明确表明可对晚期疾病患者进行早期姑息治疗，其中多数指出应将姑息治疗与癌症治疗相结合，少有提及与其他非癌性疾病的治疗进行整合。对患者的整个照护过程中，目前较少关注为患者提供早期姑息治疗的实际意义和详细的组织架构。现必须专注于提供早期姑息治疗的最佳模式。重要的是，要明确初级和二级姑息治疗提供者在提供非专业姑息治疗照护时的各自作用，并制订整体照护的组织模式，以满足患者整个长期照护过程的需求。与此同时，应该优先考虑系统识别对姑息治疗具有高需求的患者，此类患者可能从早期姑息治疗支持中获益最大。

表 11-1　基于患者需求和操作领域的整合分级

	患者特点	姑息治疗团队的作用	服务规划
联系	• 通常是病情稳定且预后良好的患者 • 有自理能力的患者 • 对躯体 / 心理社会支持需求较小	大多数照护由初级或二级姑息治疗的常规照护团队提供；根据患者需要提供专业姑息治疗	常规照护和姑息治疗同时进行，但要了解两者的作用和技能，以及如何获得支持
协调	• 通常是病情稳定或恶化且预后较差的患者 • 存在复杂的躯体 / 心理症状风险患者	• 大多数照护由常规照护团队提供（初级或二级姑息治疗） • 需要专业姑息治疗团队在特定时段内管理特定症状	基于协议或政策、症状筛查或其他转诊因素，在常规照护提供者和姑息治疗团队之间进行更结构化的信息共享和转诊
全面整合	• 特别适用于机体功能状态恶化和预后不良的患者 • 依赖度不同的患者 • 更可能存在复杂的躯体或心理社会症状的患者	更需要提供不同纬度的专业姑息治疗支持	基于症状筛查或病情变化的转诊路径；在不同临床环境中，多学科团队成员可随时获取医疗信息

引自 Leutz,W.N.(2002).Five laws for integrating medical and social services:lessons from the United States and the United Kingdom.The Milbank Quarterly.77(1),pp.77-110,iv-v.https://doi.org/10.1111/1468-0009.00125.

第 12 章　姑息治疗实施模式

Palliative care delivery models

Irene J. Higginson　著
李　玲　王亚玲　译　　曹　凤　校

一、姑息治疗实施模式的介绍

自现代安宁疗护和姑息治疗创建以来，从英国的 Cicely Saunders，再到欧洲的 Vittorio Ventafridda 和加拿大的 Balfour Mount，姑息治疗不断发展，现已成为许多国家主流医学的分支，其具备了服务网络，发展了相关的医学专业或亚专业，并创建了学术部门以拓展知识和实践。

为适应多样化的卫生保健系统，全球 100 多个国家已开展了姑息治疗服务。姑息治疗发展初期主要关注的是生命末期患者，现已贯穿于疾病治疗的全程。本章介绍了不同的服务实施模式及有效的证据。近年来，越来越多的患者、卫生保健专业人员和卫生保健提供者开始关注姑息治疗。

二、根据目前和未来姑息治疗的最佳实施模式探讨人口的需求和预测

随着社会老龄化进程的加剧，疾病及其治疗方式的演变，促使晚期疾病的发病率、流行率、患者的需求和就医环境发生改变（Dzingina 和 Higginson，2015）。据统计，全球人口预期寿命在增加（United Nations，2012），预计未来预期寿命将进一步增加，尤其是高龄老人（Davies 和 Higginson，2004a，2004b；Hall 等，2011；Dzingina 和 Higginson，2015；Prince 等，2015）。2011 年，全球 22% 的人口年龄在 60 岁及以上。预计到 2050 年，这一比例将达到 32%（United Nations, 2012），80 岁及以上人数将增加近 8 倍（Hall 等，2011；United Nations，2012）。Evans 等发现，在 2001—2010 年，英国百岁老人的死亡人数增加了 56%（Evans 等，2014）。全球百岁老人的确切人数约为 31.7 万，预计到 21 世纪末将上升到 1800 万左右（Evans 等，2014）。

除了上述改变外，多数国家每年的死亡人数也在增加。20 世纪 50 年代的人口特征是出生人口激增和寿命延长。根据英国的预测，2017—2040 年，每年的死亡人数将增加 25%，对姑息治疗的需求将增加 42%（图 12–1）（Etkind 等，2017）。这对现有的服务和患者可得到的照护产生了重大影响。因此，应增加医院的床位，扩大社区服务，或者两者兼有（图 12–2）（Bone 等，2018）。许多国家均呼吁扩大姑息治疗服务（Simon 等，2012；Sarmento 等，2016；Sleeman 等，2019）。

在死亡人数中，非传染性疾病患者占绝大多数（>80%）（United Nations，2012）。晚期疾病的老年患者常多病共存，并伴有功能、感觉或认知障碍（Morrison 和 Meier，2003；Kelley 和 Meier，2010；Hall 等，2011）。事实上，在卫生保健领域中有 5% 的患者病情严重，其罹患包括癌症在内的多种疾病，这可能会导致多达一半医疗保健支出（Meier，2014）。随着抗癌及其他疾病治疗技术的提高，患者寿命得以延长，同时也将面临多病共存的风险（Sullivan 等，2011）。发达国家必须在医疗支出上涨、预算紧张和患者期望不断提高的情况下，应对姑息治疗服务日益增长的需求（Harding 等，2003；Harding 和 Higginson，2005）。

总之，社会和卫生保健系统面临着不可避免的挑战，在医疗实践和卫生保健中普遍存在的单一病种诊疗模式越来越不适用。最初姑息治疗是从肿瘤学发展起来的，相比其他医学领域，其从一开始就包含了共病的元素。例如，Twycross 等进行的一项由癌症或其他原因引起疼痛的研究（Twycross 等，1996）。姑息治疗的核心是全方位的照护，也就意味着姑息治疗医生不能仅解决单一临床问题或疾病。与许多其他专业相比，姑息治疗更适合为共病患者服务。然而，许多姑息治疗和生命末期照护服务严重依赖预后指数。面对共病，预后变得较困难和不确定。因此，最初的姑息治疗模式通常基于往期癌症患者的预后，但已不再适用。模式需从根本上发展，以适应不断变化的人口需求。这对我们的时代是一个挑战，也是姑息治疗在未来成为高质量和安全卫

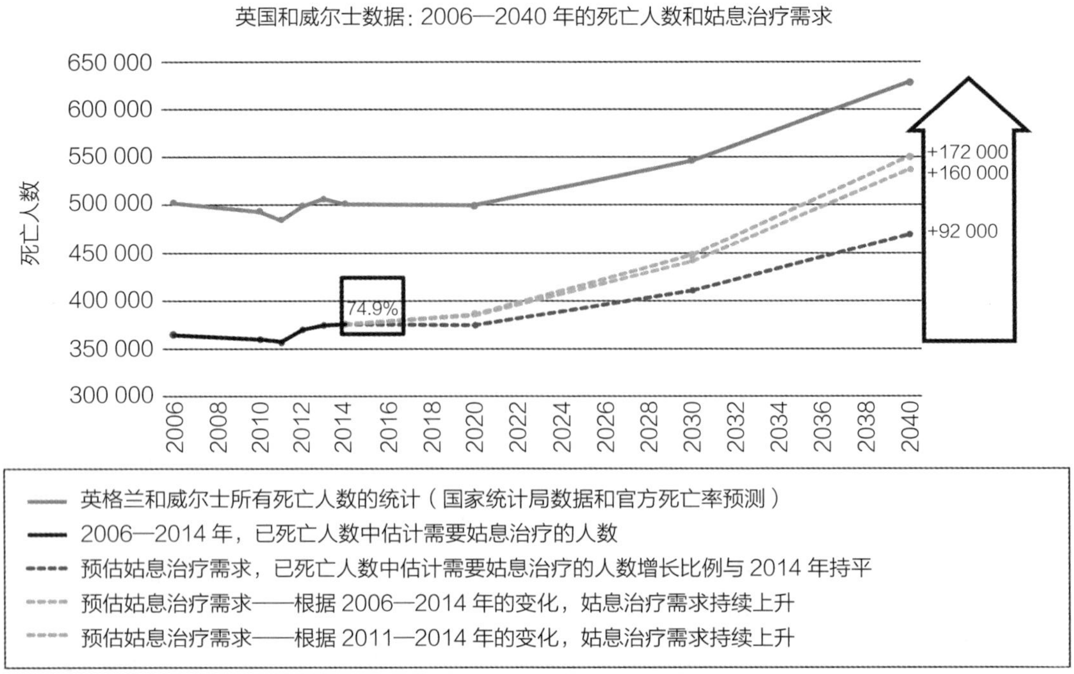

▲ 图 12-1　对姑息治疗的需求日益增长

经 Creative Commons Attribution 4.0 International（CC BY 4.0）licence 许可转载，引自 Etkind,S.N.et al.（2017）.How many people will need palliative care in 2040?Past trends,future projections and implications for services.BMC Med.15：102.https：//doi.org/10.1186/s12916-017-0860-2.

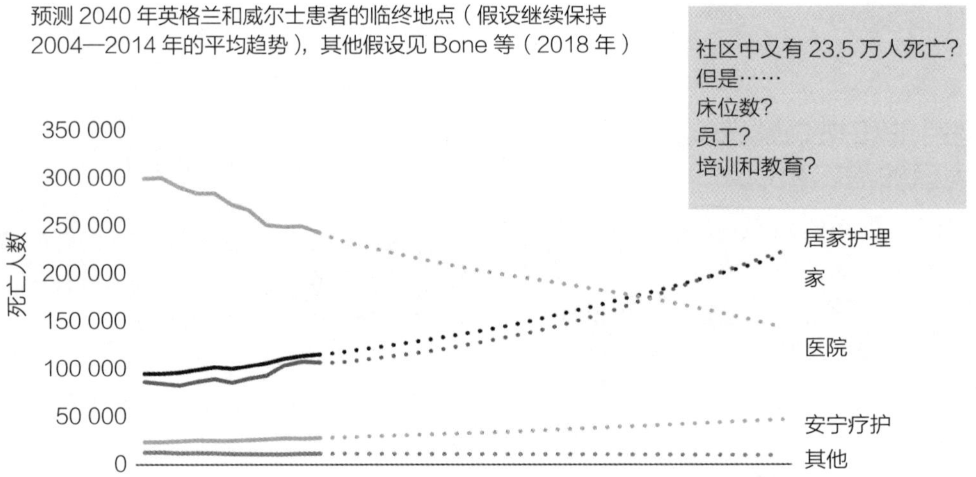

▲ 图 12-2　死亡人数的增加对未来几年人们临终地点的影响

ONS. 国家统计局 [经 STM 许可转载，引自 Bone,A.E.et al.(2018).What is the impact of population ageing on the future provision of end-of-life care?Population-based projections of place of death.Palliat Med.32(2)：329-336.DOI：10.1177/0269216317734435]

生保健核心的契机。

三、全科姑息治疗与专科姑息治疗

姑息治疗面临的挑战之一是有姑息治疗需求的疾病种类繁多。全球每年约有 5700 万人死亡，其中约 80% 的患者处于疾病的进展期和（或）失能阶段，而治愈性治疗对上述阶段无效。Murtagh 等比较了姑息治疗需求评估的方法，发现 69%～82% 的死亡患者需要姑息治疗（Murtagh 等，2014）。因此，几乎所有卫生保健机构的临床医生都会接触患有进展性疾病、存在不适症状、处于或濒临生命末期的患者和失去亲人的家庭成员。

“全科姑息治疗”和“专科姑息治疗”两者不同。前者为所有患有进展性、生命受限或生命末期疾病的患者提供临床治疗，而专科姑息治疗则由专门的临床医生提供，关注的是有更复杂需求的患者。

（一）全科姑息治疗

全科姑息治疗的定义为由所有非专科姑息治疗团队成员的卫生保健专业人员为限制性或进展性疾病的患者提供姑息治疗，其是规范化临床实践的组成部分（Shipman 等，2008）。在社区中，由初级照护团队、地区护士、看护和居家照护人员及其他社区支持服务机构提供全科姑息治疗。在医院，其一般由常规医疗、外科团队及特定病种的专家提供，如肿瘤、呼吸、肾脏、重症监护和心脏疾病团队（Shipman 等，2008）。特定病种的专科护士通常需在医院和社区两者之间工作（Aspinal 等，2012）。

（二）专科姑息治疗

专科姑息治疗是由接受过姑息治疗 / 医学方面的特定培训和（或）认证的卫生专业人员提供的跨学科团队服务。专科姑息治疗可由住院姑息治疗单元（palliative care units，PCU）或安宁疗护机构、医院姑息治疗团队、社区姑息治疗或安宁疗护团队和儿科专科姑息治疗团队提供。越来越多的专科姑息治疗服务需达到国家制定的标准，能够专门从事姑息治疗，并配备经过专科培训的工作人员。

专科姑息治疗服务通常包括三部分：①为病情复杂的患者和家庭成员直接提供照护；②为全科医生提供教育和支持；③开展或合作研究以提升患者和家庭成员照护质量。专科姑息治疗提供教育已被广泛认可，尽管其性质和水平尚未明确。

（三）专科姑息治疗的相关研究

多数人认同对姑息治疗与安宁疗护开展研究，但并不是所有的安宁疗护和姑息治疗团队均已开展。应对直接领导研究与积极支持、参与和合作研究进行区分，以确保最佳的循证实践和合适的培训。前者是将临床学术能力和专业技能相结合，后者应在专科姑息治疗甚至全科姑息治疗中发挥作用。

由于对伦理和机构的批准、数据保护和方法学严谨性具有严格的要求，开展研究越来越困难。尤其是对病情复杂的患者及其家庭成员进行研究十分棘手。如果专业知识不扎实，研究就会失败或停滞在小规模的试点水平上。小规模的创新和试点研究未发展壮大阻碍着姑息治疗和生命末期照护的研究，这也是许多 Cochrane 偏倚风险评价和系统评价缺乏证据性结论及药物缺乏使用专利的原因（Evans 等，2013b）。

因此，最佳的模式是通过相互合作提供核心技能，并借助协作网络，研究积极的姑息治疗服务及其他的支持卓越中心（Kaasa 和 Radbruch，2008）。这是一种提高能力、专业技能、基本技术、认知、合作、影响国家和国际政策及实践的最佳方法（Kaasa 和 Radbruch，2008）。专门创建的机构如 Cicely Saunders 研究所等卓越的旗舰中心，可促进大规模的合作，验证目前和未来的照护解决方案，培养能力并产生深远影响，拓展领域的研究方法，提高我们对伦理、试验、公众参与、报告和结果指标的理解和设计（Eagar 等，2010；Evans 等，2013a；Gysels 等，2013；Higginson 等，2013）。

（四）对专科姑息治疗的需求程度

Currow 等试图评估人们选择专科姑息治疗的意愿，以及非癌症疾病患者的需求水平（Currow 等，2004，2008）。对未接受姑息治疗的特定非癌人群的研究发现，其与转诊到专科治疗的癌症患者具有相似的症状负担等问题，表明在某些环境和疾病中，姑息治疗的提供并不公平（Solano 等，2006；Murray 等，2007；Selman 等，2007；Harding 等，2009；Gysels 和 Higginson，2011；Bajwah 等，2012）。Daveson 等对 7 个欧洲国家进行了一项涉及 9344 名受访者的人口调查，在公开评论的回应中发现了两个突出的主题：①需改善生命末期照护和姑息治疗的质量，以及患者和家庭成员获得该治疗的机会；②认识到死亡和濒死的重要性，停止不必要延长生命的治疗，以及包括舒适和支持在内的整体照护需求。公众似乎已认识到死亡和濒死的重要性，关注到生存时间和生活质量的优先事项，他们还呼吁提升姑息治疗和生命末期照护服务（Daveson 等，2014）。

（五）与全科姑息治疗衔接

在专科和全科姑息治疗之间，联系和结合非常重要。患有进展性或晚期疾病患者存在广泛的健康需求往往需多方合作，如与老年照护专家、肿瘤学专家、各疾病专家合作，以及与姑息治疗、初级医疗保健和社区照护合作等。早期将肿瘤学和姑息治疗整合，开展联合门诊及其他举措，如建立门诊姑息治疗服务（Temel 等，2010），对此有相关指导和证据（Hui 等，2015；Bakitas 等，2017；Ferrell 等，2017；Kaasa 等，2017）。

四、专科姑息治疗服务的提供模式

世界各地提供的专科姑息治疗有所不同，但形成的结构类似：住院患者的姑息治疗由专门的 PCU 或安宁疗护机构提供，专科姑息治疗团队在医院或社区的居家照护项目中提供姑息治疗咨询，并提供门诊、日间照护和喘息服务。后文将介绍常见的已建模型和新兴模型及其证据基础。需要注意的是，一些 PCU 提供综合服务，如大多数 PCU 和安宁疗护机构提供其他服务，如在社区提供居家照护和日间照护，在医院提供咨询服务。不是说某种服务更好或更可取，社区支持是十分重要的，因为既往研究表明多数患者希望在家中得到长期的照护并离世（Gomes 等，2012b，2013b），但大多数国家超过一半的死亡仍发生在医院（Cohen 等，2008；Gomes 等，2012a）。

最近的系统评价阐述了一系列姑息治疗模式和相关疾病，并指出改善症状控制和生活质量的相关证据（Gaertner 等，2017；Singer 等，2016）。

五、住院姑息治疗单元与住院安宁疗护

EAPC 在其标准和规范白皮书中，将 PCU 定义为专门为姑息治疗患者提供治疗和照护的部门（Radbruch 等，2010）。它既可以是独立的服务机构（如英国许多的住院安宁疗护），也可以嵌入在医院的病区、单元、病房（常见于德国、加拿大部分地区）。PCU 和安宁疗护的目的是缓解疾病本身及其治疗相关的不适，尽可能稳定患者的病情，并可通过出院或转诊到其他照护场域为患者及其照护人员提供社会心理支持。

（一）环境设置

Cicely Saunders 早期有关安宁疗护的文章强调了环境的重要性，与较多急症医院的病房相比，安宁疗护病房应是温馨、平静、愉快的（Saunders，2001）。1967 年，Cicely Saunders 创建了圣克里斯托弗安养院，遵循这一指导方针，建立了花园，营造了温馨、平静、愉快的氛围。

（二）服务范围

安宁疗护机构提供各种各样的服务，其中包括疼痛及其他症状控制；社会心理支持；以社区为基础的服务，如专业护士为患者提供建议、直接照护，有时也提供居家安宁照护；精神照护（包括牧师、神父、犹太教祭司、伊玛目或其他宗教和存在主义的支持）；对家庭的支持；为居家患者提供陪伴和实际支持服务；提供实用的财务建议；康复，如物理治疗和职业治疗；常通过志愿者为丧亲者提供哀伤辅导。一些安宁疗护机构还提供补充疗法，如按摩和芳香疗法。由于当地的发展原因，安宁疗护服务、住院患者、日间中心，特别是社区服务的范围可能有较大不同。

提供“低技术”照护的安宁疗护机构通常医疗投入和设施有限，但其又希望满足患者个体化且复杂的需求，这两者之间的关系日益紧张。患者可能需要特定的姑息治疗措施，如骨转移的放疗、双相气道正压通气、无创通气、血液制品支持、静脉输液，甚至在某些情况下需要双膦酸盐治疗骨痛。一项基于安宁疗护、姑息治疗组织、服务项目和专业学者的多中心网络调查结果表明，整个欧洲的姑息治疗服务存在差异。其中多中心包括 12 个国家为癌症患者提供服务的 30 个姑息治疗中心（24 家医院、4 家安宁疗护机构、1 家养老院、1 家居家照护服务机构）。有 20 个中心（67%）可提供必要的放化疗服务，30 个中心中有 28 个中心可提供常规医疗或肿瘤住院单元。然而，分别只有 50% 和 60% 的中心有医生或护士全天候提供服务（Hjermstad 等，2018）。

美国的一项调查发现，与非营利性安宁疗护机构相比，营利性安宁疗护机构的非专业技能需求及长期住院的患者比例较高（Wachterman 等，2011）。

（三）患者选择

伴有躯体、情感、社会和精神困扰的患者入住 PCU 和住院安宁疗护将受益于多学科协作的姑息治疗。患者的病情、护理、社会心理或精神状况决定了其住院时间是几天或几周。如前所述，这些单位还可提供其他服务。

（四）有效证据

关于专科 PCU 和住院安宁疗护的有效证据表明，其有利于患者的症状管理，尤其提高了患者和家庭成员对照护质量的满意度（Higginson 和 Evans，2010；Gaertner 等，2017）。大部分是早期评估圣克里斯托弗临终关怀的准实验设计，结果显示安宁疗护改善了患者的症状管理和满意度。后来，一项针对 PCU 病房的随机试验发现，患者症状管理差异不

大，但家庭满意度存在差异。虽然两个病房之间存在交叉，但其他研究表明安宁疗护对住院患者有利（Higginson 等，2003；Gysels 和 Higginson，2004）。尤其住院的患者及其家庭成员对住院安宁疗护的满意度远高于常规护理（Ong 等，2016）。

六、安宁疗护：一个在国际上具有不同含义的词

"安宁疗护"一词在国际上有许多不同的含义。部分原因是在拉丁语中，"hospice"有时与"hospital"的含义非常相似。因此在讲法语的加拿大，Balfour Mount 创造了一个替代词"palliative"，现在较为常用。在许多国家，如在英国，住院安宁疗护和 PCU 的功能是相似的。然而，在其他国家两者有一定的区分，如在德国，患者将会被送进 PCU 进行危机干预，而住院安宁疗护是为患者提供生命末期照护（Radbruch 等，2010）。在一些国家如美国，与 PCU 相比，安宁疗护是一种独立的服务机构，主要提供居家照护服务。

七、姑息治疗咨询团队

姑息治疗咨询团队与常规医疗团队专业人员合作为患者及其家庭成员提供额外的支持和建议。他们服务的对象主要是住院患者和居家患者。

（一）医院团队

医院姑息治疗支持团队为在院的其他临床工作人员、患者及其家庭成员和照护者提供专业姑息治疗建议和支持（Radbruch 等，2010）。他们提供正式和非正式的教育，并与医院内和医院外的其他服务机构保持联系。医院姑息治疗支持团队也被称为医院支持照护团队。照护的核心目标之一是缓解患者的多种痛苦症状，为此，团队成员将提供管理建议，有时还会直接开具医疗处方。团队通常还为现有成员提供支持和教育，包括疼痛和其他症状的评估和控制、整体照护和社会心理支持。此外，他们通常参与医院各个科室患者的诊治（Radbruch 等，2010）。

关于医院姑息治疗团队有效证据主要来自于准实验研究。研究结局指标包括症状、生活质量、住院时间、进行姑息治疗的时间或职责改变（如开具处方）等。大多研究表明，与常规照护相比，医院团队产生的积极作用不佳（Higginson 等，2002；Higginson 和 Evans，2010）。现有一项较大规模的系统评价还在研究中。拥有较多技能成员的多学科团队可能会提供更好的服务（Finlay 等，2002）。

（二）居家照护团队

居家姑息治疗团队可为居家患者提供专业姑息治疗服务，同时为其家庭成员和照护者提供支持。他们还可为全科医生、家庭医生、护士和其他患者照护者及家庭成员提供专业咨询（Radbruch 等，2010）。通常情况下，团队成员还会为社区中的其他患者进行服务，包括养老院和居家的患者。

居家姑息治疗团队应根据其他社区专业工作者的建议走访社区患者及其家庭成员，并提供额外的支持和帮助。其也具有咨询和指导功能，并提供疼痛治疗、症状控制和心理社会支持等方面的专业知识（Radbruch 等，2010）。居家姑息治疗团队也可直接向患者和家庭成员提供建议和支持，特别是生理、心理、社会和精神支持。姑息治疗团队直接决定应该提供的治疗与全科医生就此提出治疗建议的程度不同。

在某些情况下，居家姑息治疗团队提供或指导直接的照护服务，有时提供接管照护（如美国安宁疗护模式）或与全科医生和其他初级照护工作者合作。这种模式接近居家"安宁疗护"或"姑息治疗"，所有的照护均在患者家中提供（Grande 等，2004）。

高质量的系统评价和原始研究表明居家姑息治疗团队的好处。一篇系统评价纳入了 23 项研究，其中 16 项是随机对照试验，包括 37 561 名参与者和 4042 名家庭照护者。接受治疗大多是晚期癌症患者，还有一些患者罹患充血性心力衰竭、慢性阻塞性肺疾病、AIDS、多发性硬化症等疾病。一项 Meta 分析表明，居家专科姑息治疗团队的参与使居家死亡率增加了 1 倍多（OR=2.21，95%CI 1.31～3.71，P=0.003）。此外，一项叙事研究显示，与常规照护相比，居家姑息治疗服务在减轻患者症状负担方面有显著的统计学差异（Gomes 等，2013a）。

八、门诊姑息治疗服务

门诊姑息治疗能够为居家患者提供咨询服务，其由医院或 PCU 提供。这类服务的种类越来越多，如与肿瘤科、呼吸内科或神经内科联合提供门诊服务。它们常可满足整体照护服务的需求，并可帮助患者更早地接受姑息治疗，提供具体的症状控制或预立医疗照护计划的帮助。相关文献在不断更新，医院姑息治疗服务有效的系统评价还在研究中。

九、日间照护

日间安宁疗护或日托中心是除医院、安宁疗护机构、PCU 或社区以外的服务场域，其专门为社区的患者及其家庭提供额外的支持。关于日间照护的效果评估相对有限，尽管研究结果可能不够充分，但迄今为止仍没有研究表明日间照护“社会模式”的极大好处（Douglas 等，2000，2003；Higginson 等，2010）。

十、短期综合姑息治疗：为未来人口建立的一个模式

为应对患者不断变化的需求，一种新的专科姑息治疗模式正在形成。传统上，姑息治疗服务收治的患者即使不是住院患者也会让其“登记”，直至患者死亡。然而，为更好地与现有的服务整合，尽早让姑息治疗专家参与并为病程较长的患者（包括癌症和非癌症疾病）提供照护服务，需要建立新的姑息治疗模式（Hui 等，2015；Kaasa 等，2017；Kaasa 和 Loge，2018）。因此，伦敦的 Cicely Saunders 研究所和其他地方已经开发并试用了短期综合姑息治疗的模式。

该综合服务最初是在多发性硬化症患者的照护中发展起来的，其明确的目标是在有限的时间内照护患者，安排好相关事宜，然后将其转诊到现有的照护服务机构中。对于病情严重的多发性硬化症患者，走访 / 联络一般不超过 3 次。此后，90% 的患者转诊到当地社区，10% 继续接受姑息治疗。一项Ⅱ期随机对照试验研究在第 6 周和第 12 周的干预结果显示，患者症状改善，照护者负担减轻（Higginson 等，2006，2008，2009，2011）。

针对难治性呼吸困难和晚期疾病患者，近期开发一种呼吸困难支持服务（Higginson 等，2014）。呼吸困难支持服务是与呼吸内科服务相结合进行的，其在 6～8 周内有 3 次接触，首先通过一个工具包对患者和照护者进行评估和支持，之后居家治疗评估并调整方案，然后是最终的审查、修正、转诊到常规社区和医院接受服务（表 12–1）。该服务是基于患者的需求由剑桥大学团队和国际团队进行合作开发的（Farquhar 等，2010；Gysels 和 Higginson，2010，2011；Booth 等，2011；Bausewein 等，2012；Malik 等，2013；Simon 等，2013）。一项关于呼吸困难支持服务的随机对照试验表明，该服务不仅有利于改善患者对呼吸困难的掌握程度，提升其生活质量及生存率（Higginson 等，2014），还有利于提高患者的尊严及满意度，并且不增加国家医疗服务体系的支出（Farquhar 等，2014；Gysels 等，2015，2016；Farquhar 等，2016；Reilly 等，2016）。

在肿瘤学方面，近期 *Lancet* 姑息治疗和生命末期照护委员会发现，整合肿瘤学和姑息治疗的随机对照试验表明两者结合有利于进行症状控制，减少患者焦虑、抑郁及生命末期无效化疗的使用率，并可提高生活质量，改善患者及家庭成员的满意度，减少医疗资源的浪费。此外，早期提供以患者为导向的专业姑息治疗团队与以肿瘤为导向的治疗团队合作促进了以患者为中心的照护（Kaasa 等，2018）。*Lancet* 委员会还指出，整合的障碍包括对姑息治疗是生命末期照护的普遍误解，对濒死和死亡的污名化，以及医疗基础设施和资金不足。成功的整合必须以患者为中心（Kaasa 等，2018）。

新体系中短期和更综合的姑息治疗新模式不是由患者的预后决定，而是基于患者的需求或症状负担及困扰。其可在疾病早期或在生命末期进行姑息治疗并与相关专业进行整合（Maddocks 等，2017）（图 12–3）。

十一、专科姑息治疗服务通用的准则和架构

姑息治疗服务的有些准则是相同的，包括对个人及总体（躯体、情感、社会和精神）需求的关注，并将患者和家庭成员视为照护对象（Saunders，2001；Davies 和 Higginson，2004a，2004b；Radbruch 等，2010）。其重点是进行良好的沟通和协调。Gaertner 等与当地专家在综合癌症中心开发了一项姑息治疗咨询的模板，该模板详细描述了基础设施，一般基本准则、姑息治疗干预的目标（包括症状评估和管理），以及患者对于医疗决策的参与权和自主权（Gaertner 等，2011）。这些方面在一些用于评估姑息治疗的专用量表中均有体现，如 POS（Bausewein 等，2011；Higginson 等，2012）、Edmonton 症状评估量表（Edmonton Symptom Assessment System，ESAS）（Watanabe 等，2012）和支持团队评估量表（Support Team Assessment Schedule，STAS）等（Bausewein 等。2011）。

（一）相关专业人员

多学科团队需要解决患者和家庭成员的众多问题，其是姑息治疗服务的核心（图 12–3）（Davies 和 Higginson，2004a，2004b）。所有服务常需专科

表 12-1　短期姑息治疗示例：呼吸困难支持服务细节和时间

时　间	会议内容
第 1 周 首次门诊就诊	就诊前 为患者提供免费交通，如果需要为其预约无障碍停车位 就诊时 患者进行 6min 步行实验，完成姑息治疗结果量表（Palliative care Outcome Scale，POS）以帮助临床评估 与呼吸内科医生联系 • 了解呼吸困难的症状及诱发因素，确定病因，优化以疾病导向的管理（检查药物的使用的正确性，适当治疗） • 回顾之前的诊疗过程，将呼吸内科医生口头医嘱和书面病历移交至姑息医学医生，以确保患者无须重复提供信息 与姑息医学医生联系 • 呼吸困难的感受、患者和家庭成员的症状负担（除呼吸困难之外），患者和全科医生（general practitioner，GP）关于适当的治疗、社会心理和精神问题的建议 • 采用手持风扇、水喷雾的非药物治疗措施，以及制订危机预案 • 一起审查并提供呼吸困难的工具包，包括关于管理呼吸困难的信息传单，一首“诗”（急性呼吸困难发作时阅读和跟读放置在房间透明玻璃夹板里的诗），急性呼吸困难发作时使用的体位表（透明玻璃夹板里），风扇 / 水喷雾 随访 每次门诊预约后，都会给患者发送邮件（以加强患者自我管理），并将其副本发给转诊的临床医生和全科医生
第 2～3 周 家访	提供物理治疗 / 职业疗法 了解呼吸困难时的体位、提供行走辅助器、调节气息技巧以避免焦虑恐慌的恶性循环、病情加重的管理、居家锻炼项目（DVD、个体规划表）、减少咳嗽的技巧、呼吸节奏和乏力的管理、痰清除技术、测量动态氧评估日常生活活动能力（行动 / 移动、自我照护和国内 ADL）、评估辅助和转诊所需的设备、对患者和照护者进行规划、呼吸节奏管理、减少呼吸做工的培训
第 4～5 周 第 2 次门诊就诊	与姑息医学联系 • 重新评估呼吸困难等症状，检查风扇、喷雾剂、工具箱等的使用情况，并给予进一步的指导 • 如有需要，则建议更换药物，如有需要与全科医生联系，实施进一步治疗计划，并酌情转诊到常规科室和（或）姑息治疗和（或）康复服务 • 出院服务 • 在开放的患者 / 家庭信息中心收集信息，以获得进一步的资源 随访 在门诊预约后，医生会向患者发送邮件（以加强自我管理），总结所取得的进展、进一步的建议和治疗计划，并将其副本发送给转诊的临床医生和全科医生

引自 Reilly,C.C.et al.,2016;Gysels,M.et al.,2016;Farquhar,M.C.et al.,2016;Gysels,M.et al.,2015;Higginson,I.J.et al.,2014;Farquhar,M.C.et al.,2014;and Booth,S.et al.,2011.

姑息治疗医生和姑息治疗护士参与，但其他专业人员，如社会工作者、药师、心理治疗师、物理治疗师、职业治疗师、牧师或教父也会参与其中。随着共病的普遍存在，治疗师发挥着越来越重要的作用。文献表明，使用适当的康复干预可改善姑息治疗生命末期患者的乏力、情绪、功能独立性、呼吸困难和疼痛等（Wittry 等，2018）。

团队构成的多样性与所在组织和获得的资源有关。然而，鉴于姑息治疗关注患者的躯体、心理和精神需求及其整体照护的理念，随着未来姑息治疗的发展，需强调的是应纳入除医生和护士以外的专业人员。

（二）照护模式中对治疗结果的常规测量

在临床照护中，通过系统评估及患者的自我报告可更好地控制症状，改善其躯体和心理症状，并且有利于发现潜在的问题并合理利用医疗资源（Antunes 等，2015；Chasen 等，2015；Etkind 等，2015；Bausewein 等，2016；Hui 和 Bruera，2017a；Kaasa 等，2018）。POS、ESAS 和 STAS 已被翻译成多种语言，可在不同的场域、临床服务及诊断人群中应用，临床医生、患者、照护者、职员也可通过其进行沟通交流（Collins 等，2015；Costantini 等，2016；Hui 和 Bruera，2017b；Ellis-Smith 等，2017）。

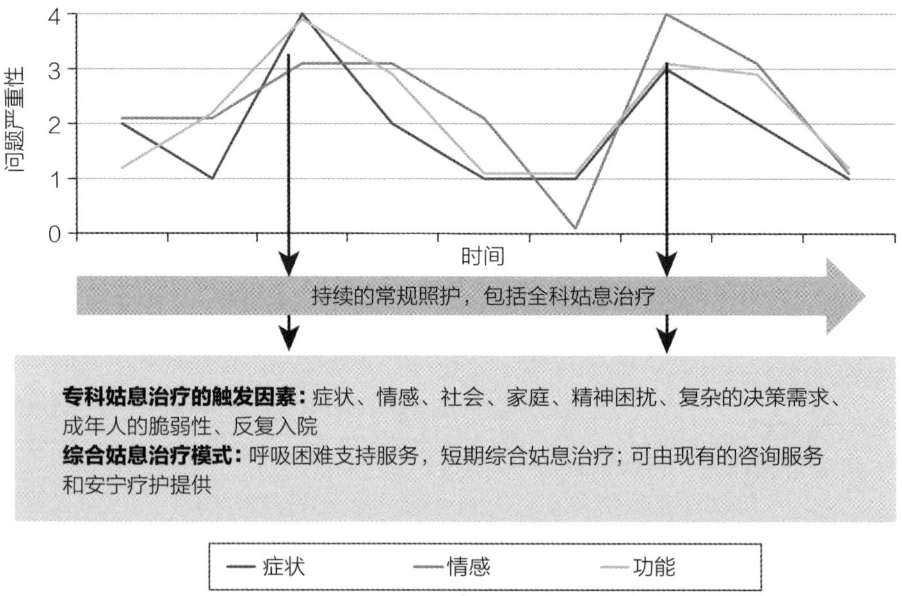

▲ 图 12-3　短期专科姑息治疗一体化新模式引发的关注日益增加

数据是基于 Maddocks 等（2017）、Simon 等（2013）、Gysels 和 Higginson（2011）、Harding 等（2009）的研究结果，用于说明症状、情感和功能问题随时间变化的趋势（引自 Maddocks,M.et al.,2017；Simon,S.T.et al.,2013；Gysels,M.and Higginson,I.J.2011；and Harding,R.et al.,2009）

结论

提供姑息治疗服务模式应在患者需要支持的所有场域进行。然而，随着多病共存现象的出现，人口需求将在未来 10 年发生根本变化，姑息治疗将应对这一挑战。专科姑息治疗（由接受过特定培训和独特兴趣的人提供）有强有力的证据基础，并与现有服务综合开展。传统的循证模式包括居家和医院咨询团队、PCU 和住院安宁疗护。新兴模式具有较好的整合，短期照护和门诊姑息治疗显示了有效性和成本 - 效益，这对未来不断变化的需求是重要的。姑息治疗的一些准则和价值观是通用的，包括基于需求、全面、多学科的方法，其满足了患者及其家庭成员的个人需求，并将患者和家庭成员视为照护对象。

第 13 章　姑息医学在 ICU 中的应用

Palliative medicine in the intensive care unit

Sharon Einav　Nathan I. Cherny　J. Randall Curtis　著
李　玲　王亚玲　译　　曹　凤　校

基于重症监护室（intensive care unit，ICU）的特定环境，15%～30% 的患者可能会在住院期间死亡（Garland 等，2015）。通常患者在入住 ICU 时，既往慢性疾病的严重程度及突发疾病的预后常是未知的，这就导致较难判断患者在 ICU 的治疗效果。一般重症监护治疗以挽救患者生命为主。然而，这些治疗通常不能使患者的病情稳定，并且随着时间的推移，患者只能通过生命支持系统（如机械通气）维持生命。在这种情况下，姑息治疗及生命末期照护决策是极其重要的。

一、重症监护

重症监护并非一个简单的概念或事实；例如，外科 ICU 的决策常受到外科医生和患者之间"契约"关系的影响，其特点是在手术期间和手术后有义务保护患者，并将患者可能的病情详细传达。创伤 ICU 的特点是大部分患者相对年轻，通常没有疾病既往史，但可能会突发危及生命的严重创伤。神经 / 神经外科 ICU 的特点是患者神经功能严重受损，机体功能也受到严重威胁。

在这些情况下，无论患者的疾病特征如何，均存在以下特点：身体虚弱，面临高死亡风险，预后不确定。患者常经历侵入性治疗，忍受痛苦和不适，并且高度依赖他人的照护。此外，由于患者病情严重，家庭成员不得不参与决策过程。在这种情况下，姑息治疗原则在缓解患者痛苦、与家庭成员沟通及管理无法治愈性疾病患者等方面至关重要（Curtis，2008；Truog 等，2008；Edwards 等，2017）。

姑息治疗可由 ICU 的临床医生和姑息治疗专家提供。

二、ICU 中提供的姑息治疗与其他场域姑息治疗不同的原因

ICU 的姑息治疗受到以下几个方面的挑战。

（一）专业文化

对 ICU 医生和护士的培训传统上是针对生命支持领域的。ICU 的工作人员常以挽救生命作为首要理念。患者通常需要接受频繁的有创检查、严密的生命体征监测及使用更先进的医疗技术，但这些技术通常伴随实施医疗干预的低门槛，使患者承担"去人格化"的风险。

（二）不确定性

ICU 照护中的相关决策具有不确定性，并且医护人员对患者预后判断的能力有限。由于选择继续实施或放弃多种重症监护干预措施导致的结果具有不确定性，迄今为止仍无法确定哪类患者能从初级姑息治疗或专业姑息治疗咨询中获益最大。尽管这种决策受医疗标准［如通气和（或）血流动力学支持、存活和患病的可能性］和非医疗标准（如患者的意愿、价值观和目标、文化和宗教信仰）的影响，但由于情况的复杂性，衡量每个标准的比重因人而异。

（三）时间进程

重症监护入院的典型病程大多是在最初发病数小时或数天内，导致患者和家庭成员没有足够的时间来适应预期寿命的变化，并限制了他们与 ICU 医务人员讨论自身价值观、照护目标和治疗意愿的能力。

（四）环境

患者通常在一个共用的房间里，并同时使用多个设备。患者和（或）家庭成员可清楚地意识到其中一部分是生命支持设备（如机械呼吸机、透析器、血管活性药物输液泵）。意外脱离这些设备会对患者造成严重的后果，可能导致患者病情迅速恶化甚至死亡。ICU 病房环境嘈杂，房间经常 24h 照明。患者家庭成员常对患者因医疗状况而明显改变的外表所震惊。此外，严格的探视时间或隔离措施也会限

制患者家庭成员进入床旁。

（五）与患者沟通

多数患者因病情或处于昏迷状态无法参与讨论。这种情况在老年患者中尤为常见，他们甚至在入院前就有听觉和视觉障碍，也可能伴随言语障碍（如牙齿脱落、神经功能障碍，甚至是呼吸急促）。

（六）短缺且昂贵的医疗资源

重症监护费用昂贵，床位短缺。医护人员和家庭成员意识到患者正在消耗昂贵的医疗资源，迫于经济压力会将患者转诊到普通病房。“不适当的治疗”一词常被重症监护临床医生用来描述不合理使用大量医疗资源且未使患者恢复其自理能力和日常社交（Sibbald 等，2007；Kon 等，2016）。

三、服务内容

ICU 的姑息治疗包括对患者十分重要的症状管理、确定照护目标、沟通，同时也包括解决疾病持续进展和濒临死亡患者照护相关的特殊问题。ICU 医务人员应具备姑息治疗能力现已达成共识，多个国家医疗部门发布了相关的政策、指导文件及标准。Nelson 等（2010b）对这些标准进行回顾，并总结为 7 个关键要素。

1. 确保患者舒适、维护其尊严和人格，进行并强调定期评估疼痛和其他痛苦症状是十分重要的。

2. 临床医生与患者及其家庭成员进行及时、有效、共情沟通非常重要。沟通必须是真诚和全面的，并采纳多学科团队成员的意见，通常需根据患者病情变化多次沟通。

3. 临床决策过程应尽可能满足患者的意愿、照护目标和价值观。

4. 当患者无法表达其意愿时，确定并尊重患者的预立医疗指示和决策代理人（如果有的话）至关重要。

5. 在患者治疗无效且即将死亡的情况下，制订应急护理预案很重要。在适当情况下，这些计划可包括撤除生命支持设备。

6. 应为危重症患者家庭成员提供跨学科服务及哀伤辅导。

7. 在监护室这样一个高强度压力的环境中，医护人员对情感和有组织的系统支持需求非常强烈。可以通过为这些照护者提供支持系统和资源，从而解决道德困境、职业倦怠和创伤后应激障碍。由医务人员进行情况通报，表达对治疗计划的担忧，来发泄情绪和舒缓悲伤，不失为一种有效的方法。

四、实际问题

在 ICU 中，姑息治疗的关键是与患者进行沟通、评估、症状管理及生命末期照护的过渡和管理。这些问题通常需要协作解决，即在考虑最佳科学证据及患者的价值观、目标和意愿的情况下，患者或其决策代理人和临床医生共同做出医疗决策（Kon 等，2016）。这一过程对确定总体治疗目标十分重要，但最终的决策也可能会受到患者个人价值观、照护目标和意愿的影响。

（一）与患者家庭成员的沟通

以家庭为中心的照护应考虑患者所处的社会网络关系。尽管如此，死亡患者家庭成员常因与临床医生的沟通问题对其进行投诉，多达 30% 的家庭成员对 ICU 医护人员的沟通不满意（Baker 等，2000；Abbott 等，2001）。主要原因是沟通时间不足、信息不统一及提供信息的医疗卫生者不固定（Azoulay 等，2000；Azoulay 和 Pochard, 2003）。无效沟通也会影响家庭成员的心理健康、对照护的满意度和临床决策（Huang 等，2012）。

家庭成员需尽早及频繁地与临床医务人员互动。这种互动包括提供照护和支持、传递信息、回应患者目前病情和治疗相关问题，以及与决策代理人讨论患者的意愿和价值观，以便将这些内容作为临床决策的一部分（Kon 等，2016）。会议便于澄清患者及家庭成员的误解，会议的内容还包括照护目标、病情预后及应急预案的讨论。初始会议应侧重于阐述患者的病情、为稳定病情采取的治疗措施、治疗的风险及患者康复、死亡或永久依赖生命支持治疗的可能性。

良好的沟通和定期的家庭会议不仅有利于家庭成员的心理健康（Wall 等，2007；Gries 等，2008），也可缩短患者 ICU 的住院时间（Lilly 等，2003；Norton 等，2007）。

当患者的病情发生变化时，应及时召开家庭会议（Kon 等，2016）。尤其当临床医生认为应该重新评估照护目标并将患者转诊到姑息治疗时，家庭成员之间或其与临床医生之间存在冲突时，召开会议更为重要。

家庭会议的参与者应包括家庭成员、医生、护士、社会工作者和临床团队的其他成员。会议应由临床团队推选一名主持人进行主持（Kon 等，2016）。大多情况下，家庭成员与 ICU 工作人员没有预先建立联系。因此，患者的主要责任医生的参与是非常必要的。

为了避免出现相互冲突的信息，医务人员在讨论患者病情的预后和照护目标时应慎重对待。在每次召开会议前，ICU 多学科团队成员应对患者的评估和医疗计划进行协调。当对患者的治疗或预后存在不同意见时，应以中立的态度向患者家庭成员解释，以尊重所有参与讨论医生的意见。

已有研究证明提高医患会议满意度的因素包括临床医生的倾听、鼓励式提问、共情、提供情感支持、关注患者的价值观及给予家庭成员足够的机会表达其意愿（Billings，2011a，2011b；Billings 和 Block，2011；Curtis 等，2005；Stapleton 等，2006；Kon 等，2016）。还有研究表明，在家庭会议中医护人员共情的陈述有利于提高患者家庭成员对沟通的满意度（Selph 等，2008）。

医疗卫生提供者和家庭成员之间的正式沟通应是一个持续的过程。与家庭成员可同时开展多次非正式会议，以提供最新情况并讨论相关问题及表达关心。

（二）预后的讨论

有效的医疗决策需了解患者的预后。此外，定期讨论预后有助于家庭成员为患者的死亡做好心理准备。预后的讨论应基于患者的病情而定。

为此，ICU 医生经常使用一系列预后工具，包括简化急性生理功能评分系统（Simplified Acute Physiology Score，SAPS）、急性生理与慢性健康评分（Acute Physiology and Chronic Health Evaluation，APACHE）和序贯性器官功能衰竭评分（Sepsis-Related Organ Failure Assessment，SOFA）。然而，需要强调的是这些评分工具是为预测人群的治疗结果而开发的，其在预测患者生存期方面的准确性是有限的（Rocker 等，2004）。

其他评估患者急性损伤的范围和严重程度的方法视具体情况而定，例如，缺氧性脑损伤的临床体征需结合神经电生理检查。

临床医生应告知患者及家庭成员病情进展的不确定性。然而，在告知时应同时解释减少不确定性的因素，并预估获得更准确信息的时间。“抱最好的希望，做最坏的准备”（Back 等，2003）这种方法在 ICU 患者家庭的早期阶段是有帮助的。其促使临床医生和家庭成员思想一致，即希望患者存活下来，同时也为患者突然离世做好准备。重要的是，患者预后的讨论应包含对其未来机体功能和精神状态的评估。

（三）关于生命末期照护的讨论

生命末期照护的讨论应是在疾病进展过程和可能发生意外事件的讨论中自然进行的一部分。无论患者病情恶化还是治疗无效，当考虑改变患者照护目标时应进行这种讨论。即使在患者入院的早期阶段，侧重于患者舒适的照护也应作为潜在的治疗目标之一（Glavan 等，2008）。

在 ICU，大多数患者因使用镇静药或病情较重无法表达其生命末期的意愿。极少情况下会为了让患者参与生命末期决策而停用镇静药和镇痛药。在患者意愿已知，或者处于濒死期，或者停药会使其遭受严重痛苦时，上述做法可能是不可取的（Tonelli，2005）。

（四）关于生命末期照护的决策代理人

除非患者有明确的书面预先指示，否则决策代理人（通常是家庭成员）或指定医疗代理通常应与医疗团队共同参与决策（Fried 等，2002；Kon 等，2016）。当患者不能自主决策，没有合适的决策代理人，并且预后不佳是基于粗略估计时，有关生命末期决策的法律指南是不明确的。在实践中，生命末期的决策通常是由重症监护临床医生在没有经过司法、同行或机构审查的情况下做出的（White 等，2006）。然而，如果知道患者的价值观和意愿，就应尊重他们。这被称为“替代决策”，与“最大利益”标准一起，应该成为决策代理的重点（Fried 等，2002）。

决策代理过程中的重要问题（Ward 等，2011）包括有待解决的基本临床问题、临床合理的选择和这些选择的利弊、治疗成功的可能性（对此估计的信心）、代理人对相关问题的理解。此外，重要的是要讨论家庭成员（不同于患者）的价值观和意愿在决策中的作用，以及这些决策会如何影响患者的生活。

代理人的角色非常具有挑战性，应具有高度的敏感性且基于当前任务的难度进行处理。在应对家庭成员看到他们所爱的人身患重病而产生复杂情绪时，决策代理人也被要求了解患者病情、维持生命的干预措施及治疗方案。他们还被期望与医疗卫生团队一起参与决策，不是根据其意愿，而是预估患者的意愿（“替代决策”）。对于许多决策代理人来说，这是一个严峻的挑战。临床医生也应该意识到，这种方法经常被患者和家庭成员之间缺乏具体治疗方案的事先讨论而干扰。事实上，相关研究表明替代决策往往与患者的治疗意愿无关（Sulmasy 等，1998；Shalowitz 等，2006）。

（五）当患者意愿未知时

在患者意愿未知的情况下，临床医生和家庭成员都面临着对患者“最大利益”彼此理解的挑战（Kon 等，2016）。在可能的情况下，相关的临床医生和家庭成员之间应在符合患者已知意愿或价值观的情况下达成一致。在这个讨论过程中，家庭成员通常表达他们关于患者价值观和治疗意愿的理解，而医生则表达他们对患者目前的医疗状况和临床预后的认识（Berger 等，2008；Kon 等，2016）。

由于文化和法律的差异，或者家庭意愿不同，不同国家的家庭成员和医生对决策过程的贡献度是不同的。无论如何，应该清楚的是，关于放弃生命支持的考虑是一个医疗问题，对家庭成员来说，问题在于符合患者价值观的程度。在这个过程中，医生可向决策代理人提供一系列的治疗策略，但也应该提出具体的建议供他们考虑和采纳。将放弃维持生命治疗的决定完全交给患者和（或）其家庭成员是不恰当的。在没有协商的情况下，一些患者和家庭成员实际上可能更愿意让医生做出这些决定（Searight 和 Gafford，2005）。

（六）器官组织捐献

器官组织捐献是 ICU 生命末期照护的重要组成部分。关于捐献的沟通须尊重患者及其家人意愿。在发起捐献请求的过程中应重点关注赠与者无私的美德和受赠者可能的获益。应通过共同决策和共情关怀的方式，以审慎和谦恭的态度进行沟通。在没有特定文化禁忌的情况下，如果器官捐献可促进和实现患者的价值观或记录在案的意愿，ICU 应为其及家庭提供捐赠器官的机会。

对相关人员来说，关于不给予或撤除生命支持的决定是很有压力的，也是极其重要的（Huang 等，2012）。因此，应在提供相关信息前慎重地考虑患者的文化、语言及宗教差异。在大多数 ICU 治疗的紧迫限制下，必须给相关决策者尽可能多的时间做决定。

五、处理重症监护中的冲突

在家庭成员和医疗卫生提供者之间、家庭成员之间（Breen 等，2001）或照护团队成员（Goold 等，2000）之间发生有关生命末期决策的冲突是较常见的。最常见的冲突是关于是否撤除或不给予治疗的决定（Studdert 等，2003；Danjoux 等，2009）。

这种冲突往往不利于医患之间相互信任和有效合作。从临床医生的角度来看，在观点截然不同的情况下试图说服家庭成员，可能会被误解为质疑家庭的能力或意图。从家庭的角度来看，这种情况与孤立、误解、放弃治疗和怀疑临床医生对患者最大利益的承诺有关（Azoulay 等，2009；Danjoux 等，2009）。

试图解决冲突的会议应从关注照顾患者和家庭共同目标开始。由于潜在的问题是家庭成员面临患者即将死亡的痛苦，因此考虑冲突背后产生的情绪也很重要。

家庭成员可能需要时间做出有关生命末期的决定，有时给予家庭成员 1～2 天的时间观察患者持续恶化的病情，并处理所接收到的信息，可能就足以让其承认患者目前处于临终状态。通常需进行反复讨论，尤其是在家庭成员与医生交流后仍不能充分了解患者的诊断、预后或治疗时（Azoulay 等，2000）。许多重症监护服务机构与伦理学家和社会工作者密切合作，在帮助解决冲突方面发挥了重要作用（Schneiderman，2006）。当侵入性生命支持治疗的效果有限时，设定一个能够被接受的，带有治疗目标和时间框架的“临床治疗方案”通常是比较实用的（Lecuyer 等，2007）。

“徒劳”一词对重症监护来说几乎是无关紧要的，因为它涉及的是无法实现预期生理目标的干预措施。潜在的不适当治疗通常是冲突的来源（Kon 等，2016）。有些治疗能够让患者家庭看到所谓的生理性效果，但出于其他伦理考虑（如延长死亡过程）可能会证明不给予或撤除治疗是合理的。临床医生应该建议其认为合适的治疗方案（Kon 等，2016）。如果潜在的不适当治疗冲突在进行了讨论和协商后仍未解决，可寻求其他方式解决，如医院伦理小组审查、患者转诊或外部咨询（Bosslet 等，2015）。当 ICU 医护人员在解决过程中投入的能力受到时间限制，并且确信其被要求的治疗不是公认的，他们可以拒绝提供，但应尽可能地采取解决过程中提供的步骤，以确保公正和公平的照护（Bosslet 等，2015；见第 106 章）。

关于过度治疗或过早放弃治疗，医护工作人员之间发生冲突非常普遍，其是造成 ICU 工作人员精神痛苦和职业倦怠的主要原因（Hamric 和 Blackhall，2006；McAndrew 等，2011）。这强调了在关键决策过程中共同合作和跨学科参与的重要性，以及应尊重所有工作人员的意见。

六、ICU 中的症状管理

当患者意识清醒时，可以使用日常的症状评估量表来评估常见的症状。然而，对于神志不清、服用镇静药或瘫痪的患者，评估存在难度。关于重症监护病房中症状的发生率和严重程度的数据非常有限。现有的数据表明疼痛、呼吸困难、口干、恶心、饥饿、乏力、焦虑、全身不适和抑郁症状较常见（Puntillo 等，2010）。幸存者中创伤后应激障碍的高发生率间接表明了许多患者创伤的严重程度（Davydow 等，2013）。

美国危重医学会（American College of Critical Care Medicine，ACCM）、重症医学会（Society of Critical Care Medicine，SCCM）和美国医院药师协会（American Society of Health-System Pharmacists，AHSP）更新了 ICU 疼痛、呼吸困难和谵妄评估和管理的循证指南（Barr 等，2013）。

（一）疼痛

ICU 患者发生疼痛通常与医源性因素、操作及干预措施有关。ICU 中造成患者中 – 重度不适的操作包括吸痰、翻身、置入导管、伤口护理，以及气管插管和鼻胃管（Puntillo 等，2014）。

ICU 患者在接受痛苦操作过程中，疼痛的表现可能体现在面部表情上，如脸部肌肉紧张、皱眉、鬼脸等。此外，肢体的活动、静止及肌张力的增加也提示着疼痛的存在。镇静、瘫痪和机械通气的过程中患者的流泪和出汗也是不适的自主反应（Herr 等，2006）。通过这些观察，基于生理变量和行为观察的标准化疼痛评分系统已经被开发出来。即使是机械通气的患者，也应定期评估其疼痛。行为疼痛量表（Behavioral Pain Scale，BPS）已经开发并验证可用于 ICU 的机械通气患者（Payen 等，2001；Puntillo 等，2014）。

只有少数 ICU 患者接受了充分的疼痛治疗（Payen 等，2007），应改善这种状况。通过预防性镇痛使疼痛最小化或避免医源性疼痛应是缓解疼痛计划的一部分。与标准的镇静催眠疗法相比，先通过镇痛来管理患者的疼痛和不适，再进行镇静治疗，可改善患者的预后（Devabhakthuni 等，2012）。

（二）躁动

ICU 的患者通常会出现躁动和焦虑，这些症状与临床预后较差相关。躁动是一种极为常见的临床症状，它可能由多种原因引起，包括疼痛、谵妄、低氧血症、低血糖、低血压，或者酒精、尼古丁或其他药物的戒断反应。

在使用镇静药物之前，应采取措施以减少患者的焦虑和躁动，包括优化患者的舒适度，给予足够的镇痛药，频繁更换体位及调整环境，以减少令人不愉快的噪声和维持患者正常的睡眠模式。

除非有明确的临床禁忌，一般来说，镇静药物的滴定应维持患者轻度镇静而不是深度镇静。Richmond 躁动 – 镇静量表（Richmond Agitation-Sedation Scale，RASS）（Sessler 等，2002）和 Riker 躁动 – 镇静评分（Riker Sedation-Agitation Scale，SAS）（Riker 等，1999；Ryder-Lewis 和 Nelson,2008）是衡量成人 ICU 患者镇静深度和质量最有效和可靠的工具。非苯二氮䓬类药物，如丙泊酚或右美托咪定，有利于改善 ICU 患者的预后，包括缩短机械通气和重症监护住院时间，以及降低谵妄和长期认知功能障碍的发生率（Barr 等，2013；Puntillo 等，2014）。

（三）呼吸困难

呼吸困难和呼吸窘迫是 ICU 患者的常见症状（Puntillo 等，2014）。评估丧失语言能力的机械通气患者的呼吸窘迫具有挑战性，主要取决于对呼吸窘迫行为指标的识别，包括（呼吸频率增加）呼吸急促和心动过速、惊恐表情、呼吸辅助肌使用、反常呼吸（膈肌）和鼻翼扇动（Campbell，2007）。其他指标可能包括“呼吸堆叠”（呼气前反复进行短时间吸气）和患者 – 呼吸机不同步（Mellott 等，2014）。

机械通气的患者通常需要一定程度的镇静，以维持些许的舒适。常用药物包括丙泊酚或右美托咪定（Anger，2013；Barr 等，2013）。苯二氮䓬类药物（如咪达唑仑）虽然常用，但并不是首选药物，因为它们可能导致机械通气时间延长，以及增加谵妄和认知功能障碍的发生率（Barr 等，2013；Puntillo 等，2014）。

静脉注射阿片类药物和镇静药可以在机械通气时更好地调节呼吸功能，并减少患者使用生命支持系统时固有的不适感。间歇大剂量的药物治疗可作为预期及应对患者疼痛和痛苦增加时的干预措施。如果需要频繁给药时，持续输注可更好地控制疼痛并降低药物的总使用剂量。许多患者需要中到高剂量的阿片类药物和镇静药来达到舒适。

不需要机械通气的患者通常需要对呼吸困难进行对症治疗，包括吸氧和全身应用阿片类药物（见第 58 章）。

（四）谵妄

谵妄在 ICU 患者中十分常见，其原因包括患者的医疗状况、药物中毒或戒断、使用精神活性药物、昼夜节律失调，以及上述因素与其他因素的结合（Kotfis 等，2018）。谵妄与患者呼吸机依赖性增加、ICU 住院时间延长及死亡率升高有关（Kotfis 等，2018）。与其他症状一样，由于难以评估插管患者的精神状态，因此谵妄经常被忽视或误诊。

ICU 意识模糊评估单（Confusion Assessment Method-Intensive Care Unit，CAM-ICU）是专门为丧失语言能力但可被唤醒的重症监护患者而设计的（Ely 等，2001a），其是 ICU 诊断谵妄的有效工具（Jacobi 等，2002）。在 CAM-ICU 中，当患者有以下表现可诊断为谵妄：①精神状态的急剧变化或波动变化；②注意力不集中（通过听觉或视觉测试进行测量）；③思维混乱；④意识水平发生改变。与由老年精神病学家制订的精神疾病诊断与统计手册（*Diagnostic and Statistical Manual of Mental Disorders*，DSM）（第 4 版）中的评估相比，这种非常简短的评估方法在识别谵妄方面具有 93% 的灵敏度和 89% 的特异度（Ely 等，2001b）。

第一步应该评估患者的痛苦症状，如疼痛或呼吸困难，因为这些症状可能导致谵妄。一旦发现，应进行控制。

非药物治疗的方法包括减少患者身体约束，促进良好睡眠，减少噪声和灯光，留有一名平和的家人或工作人员在场。氟哌啶醇的使用虽然很常见，但该药物对治疗谵妄仍存在争议，并且没有充分的证据基础（Barr 等，2013；Kotfis 等，2018）。

一些研究表明，非典型抗精神病药（如喹硫平）可减少成人 ICU 患者谵妄的持续时间（Puntillo 等，2014；Kotfis 等，2018）。然而，对于尖端扭转型心脏病高危患者（QT 间期延长的患者、服用延长 QT 间期的药物或有此种心律失常病史的患者）禁用该药物。右美托咪定可能是治疗与药物或酒精戒断无关的谵妄首选药物（Anger,2013；Barr 等，2013）。

七、过渡到注重舒适的照护和放弃重症监护的生命支持

当延长生命措施不能实现患者的照护目标，或实现患者医疗目标所需的治疗时间或侵入性措施使患者无法接受时，治疗目标应从治愈疾病转变为姑息治疗和生命末期照护。这种转变涉及生命支持措施的撤除（不继续）或不给予（不开始）（见第 112 章）。事实上，大多数 ICU 死亡的患者都是在不给予或撤除生命支持措施时死亡的（Cook 等，2003）。在大多数情况下，人们很快就会意识到患者不太可能存活，通常不超过 4 天（Sprung 等，2003）。改变治疗目标及决定不给予 / 撤除生命支持对所有参与者来说都是困难的。因此实施上述改变需要较高的专业技能、与所有相关利益者的沟通、临床警惕和共情。

（一）为家庭成员所做的准备

家庭准备工作应从前面描述的讨论开始（Truog 等，2008）。临床医生必须帮助家庭完成目标的转变和面对患者的死亡过程。需详细向家庭成员说明确保患者舒适所应采取的措施，并为他们所爱的人可能经历的身体变化做好准备。预期的呼吸模式变化应被描述为死亡过程中的正常部分。临床医生应在撤除生命支持之前，为家庭成员提供更多与亲人在一起的机会。虽然这很重要，但仍需让家庭成员知道他们在接受特殊服务时需尊重其他 ICU 患者的需求。也可以鼓励家庭成员与精神照护者或社会工作者沟通交流。

（二）照护地点

在 ICU 中充斥着机器提示和报警声，应尽可能为患者和家庭成员提供一个相对安静的空间。在患者病床仅由窗帘隔离的单元里，营造相对安静的环境可能是困难的。当患者死亡过程延长、ICU 病床资源紧张时，其被转移到医院的其他科室是不可避免的。重要的是，应提前让患者家庭成员为转诊做好准备，并且转诊应在尊重患者和家庭成员需求的情况下顺利进行。

一些症状难以控制的濒死患者实际上可能受益于 ICU 的持续照护，以确保其安详离世。无论如何，临床医务人员应尽一切努力使家庭成员放心，维持临床照护的连续性，尤其是舒适照护。

（三）舒适的措施

确保镇痛药和镇静药的可及性，以快速缓解患

者的痛苦。应包括输注阿片类药物和镇静药，以及大剂量的速效药物来控制患者的不适症状。

（四）停止与照护目标不一致的干预措施

所有不能给患者带来舒适的常规干预措施（如监测患者生命体征、抽血和 X 线检查）均应停止。此外，所有的治疗措施都应该重新评估，停止不助于患者舒适的治疗。一旦做出决定，应立即记录“允许自然死亡”“不复苏”（do-not-resuscitate，DNR）指令（Truog 等，2008）。除非家庭成员明确反对，否则应停止电子监测设备，因为它不能提供舒适（Truog 等，2008），并且可能使家庭成员在对患者及彼此照顾时分心（Truog 等，2008）。不需要更改或停用血管升压药和强心药，因为其不会导致患者不适（Truog 等，2008）。关于使用抗生素的决定可能是独立做出的，因为许多临床医生可能对拒绝这种治疗方式感到不舒服（Vincent，1999）。当地的文化规范也极大地影响了这些问题的实践（Yaguchi 等，2005）。

当患者基于个人价值观明确拒绝某种维持生命的治疗时（例如，拒绝插管而要求其他治疗），继续进行有限维持生命的治疗方法是合理且合适的。一般来说，只要患者的意愿与高质量的照护一致，并且不影响其他患者的照护，就应该遵循其意愿。

（五）撤除机械通气

在 ICU 患者生命末期照护中，撤除机械通气的发生率存在较大的差异；在一些国家十分普遍（占 ICU 死亡 40%～60%），在另一些国家则不常见（5%～20%），而在有些国家这种方式是被禁止的（Ganz 等，2006）。这些差异源于伦理、宗教、法律或文化方面的考虑。虽然大多数伦理学家和专业组织声称，不给予和撤除生命维持治疗之间不存在伦理上的区别，但重要的是承认不给予和撤除生命维持治疗实际上是不同的，在这方面临床医生和家庭成员的感受是十分不同的（Sprung 等，2014；Tonelli 和 Curtis，2018）（见第 105 章和第 111 章）。

撤除机械通气是 ICU 生命末期照护的重要部分，也通常极具挑战性，有时会对临床医生和家庭成员造成伤害。撤除机械通气应由临床医生和家庭成员意见达成一致后进行，同时确保患者在操作的所有阶段感到舒适。为促进安全有效的方法撤除机械通气，目前已经制订并发布了相关指南和协议（Treece 等，2004；Downar 等，2016）。

主要考虑因素包括以下关键要素。

- 停止使用神经肌肉阻滞药：神经肌肉阻滞可能会掩盖患者的痛苦，并对评估躯体压力造成干扰。神经肌肉阻滞药应在停止生命支持之前停用，并且应让其自行消退或通过药物逆转其作用。在极少数情况下，人们认为等待神经肌肉功能的恢复会加重患者的负担，在撤除治疗前应进行深度镇静。
- 预防性镇静：许多患者可能需要预先使用阿片类药物和镇静药，以防止在脱离呼吸机支持时呼吸频率的突然增加。所需的阿片类药物和镇静药的剂量各不相同，并受到停药前的基线剂量需求和患者痛苦程度的影响。患者之间的剂量需求存在较大差异，对于一些患者来说，所需的剂量可能非常高（Brody 等，1997）。镇静应持续给予，并根据需要加大剂量。
- 停止正压通气：在 10～30min 内，通过减少吸入氧分数和正压通气量逐渐撤出呼吸机支持，使患者能够舒适地过渡到通过气管插管自主呼吸室内空气。在每次减少支持后，评估患者的痛苦征象，并根据需要给予额外的静脉镇痛药或镇静药。
- 临终拔管：对于临终拔管实施存在较大差异（Brody 等，1997；Robert 等，2017）。一些临床医生建议拔管可减少患者在死亡前不必要的管道和导线，保持其在死亡过程中自然的外观，但这并不总是明智的。在接受高水平呼吸机支持的同时进行拔管的患者，以及那些难以清除分泌物或需要保护气道的患者，可能会在拔管的同时死亡或表现出挣扎和喘息等痛苦反应（Robert 等，2017）。在某些情况下，特别是患者有上呼吸道阻塞的风险时，最好将气管内管留在原位。

八、在濒死患者的床旁

尽可能地让医疗卫生提供者团队的一名成员在患者死亡时陪伴在其家庭成员身边。这样的做法巩固了濒死患者福利的重要性，并为处于极端压力下的家庭成员提供支持和指导。医疗卫生专业人员为家庭提供教育和支持有利于其度过丧亲之痛。

如果可能的话，鼓励家庭成员参与患者的照护。当家庭氛围处于一种局促不安、悲痛及有时冷漠的情况下时，这种方式有利于促进舒适感、亲密感和参与感。医务人员可以鼓励家庭成员通过谈话、触摸、唱歌、祈祷或听音乐与他们所爱的人进行交流。照护方法包括协助患者清洗或梳头，以及轻柔的按摩等。然而，对一些家庭成员来说，在患者临终时在场是难以承受的，而尊重情感限制本身就是一种关怀的方法。

对于生命末期患者，床旁临床医生的作用是确保患者的痛苦得到了充分缓解，并为悲伤的家庭成员提供支持和指导。医生应对患者进行评估，并确保其是舒适的。疼痛、呼吸困难、躁动或任何其他可控制的痛苦症状应得到及时有效的治疗。一旦获得了充足的舒适，医生应使家庭成员放心，告诉他们患者没有处于痛苦之中。

每位家庭成员在照护生命末期患者时，需要的专业支持程度各不相同。当家庭成员支持有限或应对困难时，常需为其提供持续的陪伴和支持。在另外的情形之下，承认家庭成员和朋友所处地位的重要性可能更加合适，必要时，要以这样的观点为基础来考虑问题。

如果患者呼吸急促，即将死亡，通常应向家人说明这一点，并确保患者看起来舒适。当患者无生命迹象时，临床医生应表明患者已经死亡，并为丧亲者提供支持和哀悼。如果无危险病原体传播的风险（Cordner 等，2017），应该允许家庭成员有时间与逝者说话、哭泣、亲吻、拥抱。强烈建议在这种情况下为其提供足够的时间和隐私保护。

九、患者逝世后

患者的死亡使专业医疗卫生提供者、悲痛的家人和朋友均承受着身体和情感的压力。照护团队的成员通常需要一定程度的情绪恢复。这一过程可通过表达相互支持和感恩，回顾患者照护过程的汇报会议等方式缓解。团队成员应亲自联系患者的家庭成员，询问他们的健康状况，并召开会议，解决有关患者的疾病、治疗和死亡相关的任何遗留问题。在没有单独联系的情况下，统一发送吊唁信，不仅不能减少丧亲后的问题，而且可能会增加患者家庭成员的痛苦（Kentish-Barnes 等，2017）。

十、重症监护病房姑息治疗的制度化问题

（一）照护模式

研究者已经提出多种模式以提高姑息治疗在 ICU 患者中照护的介入程度。改善 ICU 中的姑息治疗项目（Improving Palliative Care in the ICU project，IPAL-ICU project）已经确定了 ICU 中姑息治疗介入的三种主要模式（Nelson 等，2010a；Strand 和 Billings，2012）：咨询模式，整合模式，或者同时使用咨询和整合方法的混合模式。

“咨询模式”旨在增加姑息治疗专家团队参与 ICU 患者的照护，尤其是遭受痛苦风险较高的患者及家庭成员。在这个模式中，一旦 ICU 团队了解到患者未满足的姑息治疗需求，就会召集姑息治疗专家。当照护目标和治疗措施存在冲突时，姑息治疗需求尤其会出现。这种方法虽然值得称赞，但目前使用这种“按需”的姑息治疗参与模式存在问题，即姑息治疗服务的潜在利用不足（Wysham 等，2017）。

对于存在高死亡风险的患者，应谨慎进行主动姑息治疗咨询，因为患者、机构和家庭的利益不同可能需要不同的方法。研究表明，咨询模式可缩短与家庭成员首次见面时间，显著减少 ICU 患者住院时间，增加“不复苏”决策，减少 DNR 指示后无益资源的使用，增加了以舒适为照护目标的过渡，并且不增加患者死亡率（Martins 等，2017；Kyeremanteng 等，2018）。一项模拟研究还表明，预立医疗照护计划和姑息治疗咨询可以显著降低慢性、生命限制性疾病患者的总住院费用（Khandelwal 等，2016）。

由于姑息治疗专家不是 ICU 的主要临床协调者，他们的参与不应取代 ICU 临床医生，并且家庭成员可能会认为患者被放弃治疗。事实上，一项研究指出，在危重症和姑息治疗临床医生之间随机进行预后讨论，姑息治疗医生所进行的预后讨论并没有改善家庭成员的结局指标，而且可能增加创伤后应激症状（Carson 等，2016）。

“混合模式”有利于促进 ICU 医疗团队将姑息治疗原则和教育整合到患者的日常照护中。这种方法降低了寻求院外姑息治疗服务或 ICU 医务人员将患者转诊给姑息治疗专家的意愿。该模式侧重于干预，以增加医务人员对患者 / 家庭姑息治疗需求的了解，提高沟通技巧，并将姑息治疗技能培训纳入员工教育。

在 ICU 临床医生乐意学习初级姑息治疗技能和提供专科姑息治疗咨询的情况下，“混合模式”可能最为有效（Nelson 等，2010a）。这种模式需要 ICU 和姑息治疗领导在制定适用于 ICU 的姑息治疗指南方面进行合作，并培训 ICU 临床医生“专家”，以促进在 ICU 中推广姑息治疗原则。

（二）教育

尽管人们普遍认为生命末期照护是重症监护临

床医生的一项重要技能，但关于此方面的培训尚缺乏统一、广泛认可的指导方针。一些证据表明，实际临床培训的范围是可变的，并且非常有限（Nelson 等，2006；Forte 等，2012；Richman 等，2016）。针对 ICU 专业人员的重症技能培训计划协作组制订的核心培训课程包括姑息治疗能力，如讨论患者和家庭成员的生命末期照护，不给予和（或）撤除生命支持治疗的决策，但很少提供关于培训的范围或性质，以及要达到能力的具体细节（Bion 和 Barrett，2006）。

详细的课程指导由多学科团队制订，包括重症监护专家、姑息治疗专家、伦理学家和患者权益倡导者（Danis 等，1999）。该份非常全面的文件强调了重症监护临床医生的态度和技能对提供良好的姑息治疗十分重要。

这些技能和态度已得到了认可，并被纳入了肺和重症监护医学最新专科培训课程的里程碑。该课程由美国胸科医师学会（American College of Chest Physicians，ACCP）、美国胸科学会（American Thoracic Society，ATS）、SCCM、肺和重症监护医学协会（Association of Pulmonary and Critical Care Medicine Program Directors，APCCMPD）等众多组织机构制定（Fessler 等，2014）。

美国重症护理协会（American Association of Critical Care Nurses，AACN）专门为重症护理护士开发了一项全面的生命末期照护模块培训计划（Ferrell 等，2007）。

多个项目围绕提升重症监护的临床医生沟通技能，特别是与姑息治疗和生命末期照护相关问题进行培训（Arnold 等，2015；Hope 等，2015；McCallister 等，2015）。有明确的证据表明，培训后的医生舒适度有所提高（Zante 和 Schefold，2017）。

（三）改善现有 ICU 的姑息治疗实践

国际多学科工作组已经制订了实用指南，以改善 ICU 中制度化的姑息治疗（Nelson 等，2010c）。他们倡导分阶段多步骤的流程。

1. *组建跨学科规划 / 实施工作组*　确定一个由“关键利益相关者”组成的核心小组，他们将合作规划并领导落实工作。这些人员应来自于 ICU、姑息治疗咨询服务和医院管理部门的领导。医生和护士是必不可少的，并可纳入社会工作者、心理学专家和牧师等其他学科成员。

2. *评估需求*　对需求的评估指明了改进的时机和优先执行的事项，强调了评估的重要性，同时也证明了包括工作人员在内，资源投入的合理性，有利于促进 ICU 内部的支持和协作，并为结果的评估提供了基线。该步骤应在制订改善照护质量措施之前完成。

3. *明确问题*　ICU 的姑息治疗通常是由以下一种或多种因素引起：①在 ICU 中的高死亡率或其他不良结果；②无法受益的 ICU 患者过度使用资源，限制了有需求患者使用资源的可能性；③患者和（或）家庭成员表达痛苦或不满；④基于循证姑息治疗过程的延迟和（或）不一致，如识别患者的决策代理人，查询预先指示的情况，以及跨学科 ICU 团队和患者家庭成员之间关于预后和照护目标的主动沟通；⑤ ICU 工作人员所经历的痛苦或职业倦怠；⑥姑息治疗专家在 ICU 患者照护中的利用不足。

4. *评估 ICU 患者生命末期照护的资源*　这一过程可用的资源应包括配备充足的姑息治疗咨询服务人员、社会工作者、心理健康专业人员、牧师（Swinton 等，2017）、伦理顾问等。由于临床医生需要加强姑息治疗相关领域的知识和技能，如患者在器官衰竭的情况下管理多种症状和一线镇痛治疗的不良反应；代理决策的法律、规定、伦理和实证框架、重症监护治疗的局限性；在 ICU 家庭会议中需要掌握处理预后不确定性、强烈情绪和冲突的方法，因此教育资源至关重要。

这一过程还应包括为不再需要或无法继续从 ICU 治疗中获益的患者寻求和协调替代照护场所。越来越多的医院建立了住院姑息治疗单元，以便收治以舒适为首要照护目标的 ICU 患者；其中一些单元将照护接受机械通气的患者。在其他医院，侧重于舒适照护的机械通气患者可以转诊到常规病房或负压病房。

5. *制订行动计划*　该报告强调了为制订成功和可持续的 ICU 姑息治疗行动计划的五个关键步骤：①建立利用现有资源解决未满足需求的总体目标，该目标应与机构的优先事项和道德规范相一致；②在规定的时间范围内设定明确、可行的初始目标；③确定实现目标所需的临床实践和医疗体系的变化；④按需制订新的文件流程以反映临床变化；⑤因为没有评估 ICU 姑息治疗的基本准则，从实用的角度建议评估具体目标和总体目标的进展情况。例如，ICU 的目标是改善临床团队与患者家庭成员的沟通，可以设定一个目标，即在 6 个月内，所有在 ICU 住院 5 天及以上的患者家庭成员均有机会与 ICU 的跨学科团队会面并讨论照护目标。

结论

ICU患者的发病率和死亡率较高。在这种情况下，高质量的照护需要高技能水平的核心姑息治疗能力，包括沟通、症状控制、照护目标设定和生命末期照护。重症监护环境的特殊性决定了与众不同的讨论和决策，尤其是关于照护目标及上述作为生命末期照护一部分的生命维持治疗的讨论。患者有权获得充分的症状缓解，家庭成员有权获得共情照护的权利，这意味着在这种环境下工作的临床医生及团体有义务具备足够的技能、同理心和组织能力。

需要进一步的研究以优化医护人员教育的策略，减少在这种环境下相关问题引起的冲突及道德困境的发生率，并优化姑息治疗在重症监护中的发展。

第 14 章　急诊科的姑息治疗

Palliative care in the emergency department

Naomi George　Corita Grudzen　著
李　玲　王亚玲　译　　曹　风　校

一、急诊科的姑息治疗介绍

传统意义上，急诊医学（emergency medicine，EM）的培训、实践和文化优先考虑的是稳定急性病患者的病情及为其提供延长生命的医疗措施。然而，在急诊科，越来越多的人认识到将姑息治疗原则纳入急诊医学实践的重要性（American College of Emergency Physicians，2014a）。随着人口老龄化和医疗服务的发展，导致越来越多的人患有严重疾病，如晚期癌症、心力衰竭或阻塞性肺疾病。越来越多的重症患者由于健康状况严重受损或症状无法控制、心理或经济压力产生的困扰而前往急诊科（emergency department，ED）就诊（Grudzen 等，2010）。

EM 临床医生常由于自身能力不足，无法为患者提供必要的姑息治疗，但他们已经认识到提供该治疗的重要性（Smith 等，2009；Stone 等，2011）。越来越多的研究表明，EM 临床医生正对急诊科的姑息治疗产生积极的影响。研究人员已经证明在急诊科进行早期姑息治疗干预的益处（Campbell 和 Guzman，2003；Lustbader 等，2011），同时开发了筛查工具以识别有姑息治疗需求的患者（Richards 等，2011；Quest 等，2012；George 等，2015）并提高了 EM 学员姑息治疗的能力（Hogan 等，2010）。

急诊科是医院和医疗卫生系统的入口，其在早期识别有姑息治疗需求的患者方面有独特优势（Mahony 等，2008）。此外，急诊科通常是一个过渡区域，是在患者生命发生急剧变化需要管理的情况下，对维持生命干预措施的艰难决策进行协商。认识到需要提升专业知识以管理患者照护中的关键问题，在改善 ED 姑息治疗实践方面得到广泛支持（National Consensus Project for Quality Palliative Care，2013；Emergency Nurses Association，2013；American College of Emergency Physicians，2014b）。

已经提出了鼓励将姑息治疗实践纳入 ED 常规照护的模式（Grudzen 等，2011），现有资源将继续开发用于提升教学、开展临床照护和研究（Education in Palliative and End of Life Care，2010；Center to Advance Palliative Care，2011）。本章介绍了相关原则，并为急诊科有姑息治疗需求的患者提供结构化的照护方法。

二、急诊科的快速姑息治疗评估

急诊科患者的初步评估是基于病情紧急程度的分诊过程，首先治疗极危重患者。若有姑息治疗高需求的患者，其可在疾病任何阶段和任何紧急状况下前往急诊科就诊。临床医生必须识别出已患晚期疾病的患者，并评估其病情的稳定程度，确定最适合的姑息治疗干预类型，确保治疗符合患者的目标和价值观（图 14-1）。

筛选需要姑息治疗的患者至关重要，有利于确保晚期疾病和有姑息治疗需求的患者得到所需的资源和支持。目前已经开发了几种工具用于识别有姑息治疗需求的患者。最简单的工具是“惊讶问题”（surprise question，SQ），该工具只有一个条目，即“如果这个患者在 12 个月内死亡，你会感到惊讶吗？”，该工具可预测急诊科 65 岁以上患者 12 个月内的死亡率，但效果一般（Ouchi 等，2018）。

急诊科姑息治疗和生命末期照护需求筛查（Screen for Palliative and End of Life Care Needs in the Emergency Department，SPEED）工具是为急诊科癌症患者设计的一种简单、多维的症状评估工具。该工具包括 13 个条目，改编自先前开发的生命末期需求筛查评估工具（Needs at the End-of-Life Screening Tool，NEST）（Emanuel 等，2001）。姑息治疗团队中的每位成员（医生、护士、牧师、社工或其他医务工作者）均可使用该工具对患者进行迅速评估，在急诊预检分诊中发挥独特作用（Richards 等，2011）。一项初步研究将 SPEED 工具应用于 1842 例进行常规急诊分诊的患者，发现近一半的患者患有中 - 重度疼痛，约 1/4 的患者有中度及以上的居家照护需求，

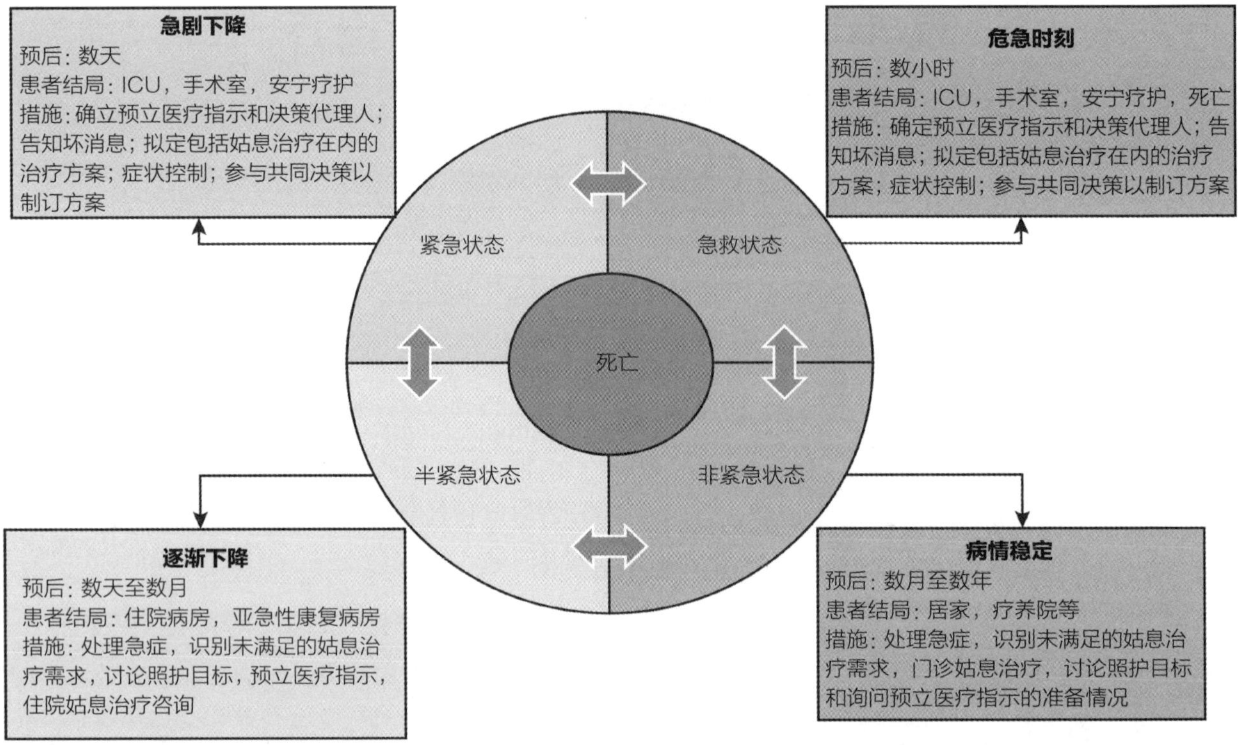

▲ 图 14–1　急诊重症患者的姑息治疗

存在用药困难，不知所措且难以获得期望的医疗照护的情况（Quest 等，2011）。

姑息治疗和快速紧急筛查（Palliative Care and Rapid Emergency Screening，P-CaRES）工具有利于早期转诊住院患者进行姑息治疗咨询，增加了重症急诊患者获得姑息治疗的机会（Bowman 等，2015；George 等，2015）。与 SPEED 工具相似，P-CaRES 工具旨在快速识别有姑息治疗的患者。然而，P-CaRES 工具不仅限于识别癌症患者，同时有助于识别其他需要姑息治疗的患者，如心力衰竭或痴呆患者（图 14–2）。该工具有助于在急诊科即可识别有姑息治疗的患者（Mahony 等，2008；Waugh，2010；Glajchen 等，2011；Grudzen 等，2011），其优点是简单、易应用。

急诊科患有慢性进展性疾病的危重患者在生命末期状况复杂。尽管环境嘈杂，临床医生仍须立即对患者的疾病和照护目标实施干预。虽然患者病情存在不确定性，但是快速姑息治疗评估须与临时医疗干预措施同时进行，直至医疗照护目标明确或需采取维持患者生命的医疗干预。

有助于记忆的 ABCD 可用来表示危重患者评估过程中的重要因素，并在表 14–1 中进行了总结（Education in Palliative and End of Life Care，2010）。这种方法构建了一个框架来评估和管理患者现存的症状，同时通过获取信息来指导医疗干预，最终实现患者及家庭成员的治疗目标（B）。其他三个要素分别为现有的预立医疗指示（A）、在场的专业照护人员（C）、患者参与医疗决策的能力（D）。上述因素可使医务人员将患者目前的状况与潜在疾病、近期机体功能下降趋势及医疗照护目标联系起来，并根据患者和家庭成员的价值体系提供合理的医疗干预建议。

三、症状管理

重病患者通常因症状控制不佳而前往急诊科就诊，主要症状包括躁动、焦虑、呼吸困难和疼痛等。表 14–2 描述了管理主要症状的方法及所面临的挑战。

四、阿片类药物在癌性疼痛中的快速滴定

晚期疾病患者，尤其是恶性疾病患者，常因疼痛无法控制而前往急诊科就诊（Vandyk 等，2012）。疼痛是急诊科患者就诊最常见的原因，但因使用镇痛药不足而延误治疗也十分常见（Todd 等，2007）。以往临床经验表明，急诊科在优化疼痛管理方面一直存在问题，主要表现为医务人员缺乏培训（Lamba 等，2012）、对患者的评估不够充分（Stalnikowicz 等，2005）、误解患者的就诊原因（Wilsey 等，2008）、

用于有姑息治疗需求患者的 P-CaRES 筛查工具

第一步：患者是否患有≥1 种的严重疾病

- ▢ 1. 晚期痴呆或中枢神经系统疾病（如脑卒中、肌萎缩性侧索硬化症、帕金森病史）：患者自理能力受限，需要他人协助（如走路、上厕所）；伴或不伴言语障碍
- ▢ 2. 晚期癌症：转移性或局部侵袭性疾病
- ▢ 3. 终末期肾脏疾病：正接受透析治疗或肌酐＞6mg/dl
- ▢ 4. 晚期慢性阻塞性肺疾病：持续的家庭氧疗或休息时存在慢性呼吸困难
- ▢ 5. 晚期心力衰竭：轻微活动后或休息时即出现慢性呼吸困难、胸痛、乏力
- ▢ 6. 终末期肝病：有复发性腹水、消化道出血或肝性脑病病史
- ▢ 7. 脓毒性休克（即感染引起的器官衰竭征象）：需要进入 ICU 治疗，并且具有明显的共病病史
- ▢ 8. 高度警惕增加患者死亡率的高危因素，如髋部骨折且＞80 岁；老年人的重大创伤（多根肋骨骨折、颅内出血）、晚期 AIDS 等

若没有，则结束筛查，若存在一种及以上情况，则进入第二步筛查

第二步：患者是否有≥2 项姑息治疗需求未被满足

- ▢ 1. 多次就诊：过去 6 个月内急诊科就诊或住院≥2 次
- ▢ 2. 症状无法控制：因疼痛、呼吸困难、抑郁、疲劳等症状无法控制就诊
- ▢ 3. 机体功能下降：如丧失活动能力、频繁跌倒、平衡下降、皮肤破裂等
- ▢ 4. 照护目标的不确定性和（或）照护者的担忧：照护者不能满足患者的长期照护需求；照护目标的不确定性或由此导致的压力
- ▢ 5. 惊讶问题：如果这个患者在 12 个月内死亡，你不会感到惊讶

若＜2 项，则结果为阴性，无须姑息治疗；若≥2 项，建议转诊姑息治疗

▲ 图 14-2　用于有姑息治疗需求患者的 P-CaRES 筛查工具

不同医生采取的治疗方法存在差异等（Cone 等，2003；Pletcher 等，2008）。因此，因爆发性癌痛前往急诊科就诊的患者可能会担心疼痛无法得到及时、充分的治疗。

使用标准化疼痛量表，如数字分级法，评估急诊患者癌性疼痛的严重程度是十分重要的一步（Todd，2005）。恶性肿瘤中的重度疼痛被称为“癌痛急症”，已证实快速滴定阿片类药物可有效且安全地控制疼痛，与此同时可消除对其他诊断的干扰（Hagen 等，1997；Mercadante 等，2002；Soares 等，2003）。除了初步评估患者的疼痛严重程度外，还必须快速确定患者基本情况，如潜在器官功能障碍或阿片类药物用药史，均会影响阿片类药物初始剂量的计算。此外，新发性或进行性疼痛可能需要同时

表 14-1 ABCD 重症监护干预记忆表

A	预立医疗指示：收集医务人员或家庭成员提供的可用信息
B	更好地管理症状：管理患者症状的同时尽量避免侵入性干预，以便及时评估是否更多的侵入性干预符合预期的照护目标
C	照护人员 1. 为患者提供保障 2. 综合考虑患者的预期目标、近期躯体功能状态及医疗干预措施，讨论出最合理的医疗决策
D	决策能力：评估患者参与讨论医疗目标和干预措施的能力

改编自 Emanuel,L.L.,von Gunten,C.F.,and Ferris,F.F.(Eds.)The Education in Palliative and End-of-life Care(EPEC) Curriculum:Emergency Medicine:Copyright ©The EPEC Project,1999,2003.

表 14-2 姑息治疗症状管理

症 状	治疗方法	建 议
躁动、谵妄（Irwin 等，2013）	1. 考虑潜在的可逆因素 2. 安慰患者，密切照护，家人陪伴 3. 考虑使用抗精神病药物	1. 优先采用非药物干预措施 2. 抗精神病药物可能对激越性谵妄最有帮助
焦虑（Block，2006）	1. 可能与激越性谵妄、疼痛、呼吸困难、停药反应或药物不良反应等相混淆 2. 可能需要转诊至初级保健医生或姑息治疗，以进一步的评估和治疗	1. 考虑潜在的可逆因素 2. 安慰患者，密切照护，家人陪伴
便秘（Larkin 等，2008）	1. 可能是使用阿片类药物导致的 2. 治疗措施：刺激性泻药、渗透性泻药、灌肠和人工取便 3. 多库酯钠片对阿片类药物相关的便秘无效	1. 对肠梗阻的患者进行持续评估 2. 如果液体摄入不足，容积性泻药可能会加重便秘，建议避免使用
呼吸困难（Viola 等，2008）	1. 当与照护目标一致时，首先应纠正可逆因素（胸腔积液、液体潴留、贫血、肺炎、黏液栓等） 2. 吸痰、取直立体位 3. 辅助供氧 4. 使用吗啡缓解呼吸困难 5. 苯二氮䓬类药物可缓解痛苦和焦虑 6. 如果照护目标未明确，则考虑使用无创通气	1. 明确照护目标以确定最佳疗程 2. 吗啡是治疗呼吸困难的一线药物，添加苯二氮䓬类药物可管理其他症状

引自 Irwin,S.A.et al.(2013).Clarifying delirium management:practical,evidence-based expert recommendations for clinical practice.J Palliat Med 16(4):423-435;Block,S.D.(2006).Psychological issues in end-of-life care.J Palliat Med.9(3):751-772;Larkin,P.J.et al.(2008).The Management of Constipation in Palliative Care:Clinical Practice Recommendations.Palliative Medicine.22(7):796-807;and Viola,R.et al.(2008).The management of dyspnea in cancer patients:a systematic review.Support Care Cancer.16(4):329-337.

进行紧急干预，如脊髓压迫伴运动功能障碍。

五、急诊科的沟通

在急诊科混乱的情形下，对患者及其家庭成员进行引导，确定一致的医疗照护目标是急诊医生应掌握的基本技能。当患者及其家庭成员面临死亡情况时，急诊科医生与其沟通需要特别谨慎和专注。结构化方式可以提高临床医生应对复杂情况的能力，从而增强沟通效果（Baile 等，2000）。虽然缺乏有关急诊科沟通实践的证据，但进行高风险谈话时，可借鉴姑息治疗文献中提供的成熟的沟通方法。急诊科的沟通策略在以下三种常见的情况中的应用尤为重要：①迅速明确照护目标；②死亡告知；③有家庭成员在场的情况下为患者做心肺复苏（cardiopulmonary resuscitation，CPR）（如果评估适合即启动 CPR）。

明确照护目标

设定目标是急救照护的常规步骤。前往急诊科就诊的患者处于不同的疾病阶段，急诊科往往是复杂医疗决策的分诊区，对后续的干预计划有指向作用，如患者后续可能使用呼吸机、接受手术、转入重症监护室、接受减轻死亡痛苦的对症支持等。为确保医疗干预可使患者获益且符合其意愿，医务人员应与患者的治疗目标保持一致。当重病患者到急诊科就诊时，急诊医生通常根据急剧下降的生理指标快速评估患者的预后，并确保患者和家庭成员了解预后情况。此时，医生会将患者的不良情况告诉其家庭成员（例如，“不幸的是，你所爱的人现在患上了严重的肺炎，呼吸不畅”），并告诉患者当下可用的治疗方案，而不仅限于治愈性方案。医生可根据患者的照护目标和意愿提出诊疗建议，患者及其家庭成员可选择减轻痛苦的治疗或在平和的环境中离世。对一些患者而言，转诊至安宁疗护可能是合适的（Lamba 等，2010）。

“照护目标”是指通过对患者当前的病情、预后和治疗方案进行讨论，确定以患者为中心的躯体、社会、精神等方面的目标（Weissman 和 Meier，2011）。急诊医生在诊断评估或治疗干预之前，需明确照护目标，但显然存在一定的障碍。确定照护目标并不费时，在急诊科讨论照护目标通常是为了确定最符合患者意愿及目标的干预措施，如进行有创机械通气或转入重症监护室。虽然家庭会议是许多复杂医疗决策的有效沟通方式（Hudson 等，2009），但可能由于急诊医生对急诊家庭会议准备不足或患者病情急剧变化使其无法召开。此外，尚缺乏基于证据的急诊科快速沟通照护目标的相关指南。

与召开家庭会议的指南类似（Hudson 等，2008），在急诊科，有效照护目标策略的讨论分七步进行（Education in Palliative and End of Life Care，2010）。

1. *第一步：准备开始*　首先要获得足够的信息并避免环境的干扰，以确保会议高效进行。保持头脑清晰，准备所要提出的问题，确保必要的家庭成员和其他支持人员在场或保持电话联系，并介绍参会人员及与患者的关系或在照护患者中承担的角色。会议从安慰开始，如“为了给患者提供……最好照护，我们需要进行相关事情的问询，以及确定最有益于患者的干预措施”。

2. *第二步：已知信息*　为了从同一角度出发，要确保患者及家庭成员对疾病和预后具有相似的了解。通常要求急诊临床医生在患者就诊前首先询问患者和家庭成员对疾病和预后的了解，然后解释急性医疗状况（如脊髓压迫、呼吸衰竭等），以及描述当前病情对患者整体预后的影响。如果存在问题或信息不明确，需在采取进一步治疗措施前获取更多信息。

3. *第三步：提出期望*　应尽可能直接与患者沟通照护目标。如果患者丧失了沟通能力和（或）之前从未跟其家庭成员交流过自身想法，则很难了解患者的意愿。一般情况下，患者会与家庭成员诉说自身接受情况，如“当我快死的时候，我想在家里和你们在一起”，或者“如果我的病治不好，我不想靠着机器活着”。为了保证患者的自主性及客观性，从患者的角度询问家庭成员问题，并想象患者特定情景中的需求往往是有帮助的。如果家庭成员无法想象或表述患者的观点，则询问家庭成员患者之前在谈到已经去世或病情危重的人时自己所能接受或不能接受的方式。是否接受过安宁疗护？是否感到痛苦？是否违背了患者的意愿？需要注意的是，最好问“在这种情况下，……你可以接受吗？”或“……是你想要的吗？”而不是“你想要……？”

急诊科医生普遍担心的是，当告诉家庭成员患者有治疗希望时，家庭成员可能会表示“竭尽所能”。家庭成员希望尽最大努力让患者感到舒适，他们可能认为接受重症监护是患者自身的意愿。如果患者家庭成员说“竭尽所能”，要立即明确其想法。对于大多数患者及其家庭成员来说，“竭尽所能”通常是指愿意接受任何利大于弊的干预措施，并且家庭成员更关心患者躯体的舒适度。当患者家庭成员持续要求进行积极的医疗尝试以延长患者生命但对患者无益时，建议采用“减少伤害策略”。在以患者为中心的照护目标中，尝试使用该方法可进行合理的医疗干预（Quill 等，2009）。

4. *第四步：针对照护目标提出建议*　为了针对照护目标提出合理的建议，急诊医生应针对不同的预后情况提出不同的建议，这些预后情况可能是数小时至数天、数天至数周、数周至数月或数月至数年。例如，“濒死期患者往往最关心是应确保其在死亡过程中的舒适、平静和尊严”。急诊医生可能担心预后不准确，因此会尽量避免向家庭成员告知患者的预后。在这些情况下，专注于向患者家庭成员传达“最有可能”的结果比回避问题更有效，并坦诚告知家庭成员不确定性的情况。从这一点出发，探讨患者在目前条件下对治疗的意愿是合理的。

如果患者或家庭成员的期望在医学上无法实现，那么重新将期望设定为医学上可实现的目标是一种有效策略，如管理躯体症状、提供情感或实际支持、尊重患者的尊严等（Clayton 等，2005）。

5. *第五步：提出建议*　急诊医生的明确建议可能会使患者及其家庭成员感到安心舒适。医生的建议应该基于医学上可实现的治疗目标，并且尽可能与患者的治疗意愿保持一致。例如，有些因晚期癌症和重度功能障碍的急诊科患者可能会出现呼吸衰竭，但表示从未想过“依赖机器生存”。如果患者离不开呼吸机的支持，则相比建议继续插管，侧重于缓解呼吸困难和避免插管则更符合患者的意愿。同样，如果患者有心搏骤停和死亡的风险，了解 CPR 的可能结果将有助于为患者及其家庭成员提供建议。患者和家庭成员通常对 CPR 有不切实际的期望（Heyland 等，2006）。心搏骤停表示患者预后极差，自身功能状态较差的晚期疾病患者进行 CPR 后存活的可能性较小，并且几乎肯定无法恢复到心搏骤停前的功能水平（Ebell 等，1998；Ewer 等，2001；Peberdy 等，2003；Reisfield 等，2006；Young，2009；Sasson 等，2010）。对于尝试进行了 CPR 后存活下来的重症患者，预计要终身依赖维持生命的医疗干预措施。因此，在这种情况下是不建议 CPR。

6. 第六步：获得理解　总结现有的医疗选择以满足患者的照护目标，并确保患者及其家庭成员对选定方案的理解和支持。如果无法达成共识，急诊医生可能需要进行维持生命干预措施的短期干预。在这种复杂的情况下，初步干预待患者病情稳定后，与家庭成员进一步沟通是非常必要的。

7. 第七步：制订计划　明确的照护计划为合理的干预措施和后续治疗指明方向。急诊医生可能首先关注患者的症状管理，其他需求（如社会心理痛苦）常由跨学科团队的其他专业人员来解决。如果在急诊科实施了维持生命的干预措施，那么应该记录具体的时间框架及病情以便后续进行讨论。

六、死亡告知

在急诊科，死亡往往比较意外和突然，告知家庭成员患者死亡的噩耗极具挑战性。EM 临床医生可能不确定最佳的治疗方法，但他们需要例行进行这些异常敏感的对话（Stone 等，2011）。死亡告知是传达坏消息，现有的教育模式已在急诊中教授这些技能（Quest 等，2002；Benenson 和 Pollack，2003；Hobgood 等，2005）。每种模式均包括四个要素。

- 关注到达急诊科的丧亲者。
- 明确传达死亡信息。
- 允许丧亲者释放情绪并给予安抚。
- 让丧亲者看望死者（Quest，2008）。

九步法结合了教育模式中的要素，建议将其用于急诊科的死亡告知（Education in Palliative and End of Life Care，2010）。

（一）第 1 步：准备

患者家庭成员刚到急诊时，可能不会意识到亲人已经去世。为减少对家庭成员带成额外的情感创伤，医务人员应在家庭成员到达时做好接待准备，同时通知急诊临床医生，并准备一个合适的房间与其会面，尽量减少干扰。房间应安静、私密，提供足够的座位，远离急诊科嘈杂的环境，并准备纸巾和电话。急诊医生应做好立即做出回应的准备，掌握所有可用信息如患者的姓名，确保患者衣着整齐，以供家庭成员查看。医生、护士、社工等相关医务人员应共同进入房间。手机等电子设备应转交给同事看管，直到死亡告知结束。

（二）第 2 步：会面

初次介绍必须陈述患者和所有相关医务人员的全名，同时明确主要丧亲者和患者之间的关系。如果孩子在场，则要根据他们的年龄和成熟程度，最好先避开孩子，与其父母沟通，然后共同讨论怎样更好地跟孩子沟通。

坐下来，最好离主要丧亲者最近（无论他们是否选择坐下）。可采用相应的肢体语言用以表示对丧亲者的尊重、文化理解与认同。如果丧亲者和医务人员无法流利地使用同一种语言沟通，则必须使用语言翻译器。在患者家庭成员到达之前，迅速安排一名翻译人员是十分必要的。

（三）第 3 步：过渡

在急诊科向家庭成员传达患者突然死亡的消息时，首选以开放式沟通的方式提供患者死亡前的状况。对情况的描述应限于 1～2 句话，并应注意避免使用医学术语。例如，“我不知道你是否清楚你（说出患者的名字及与丧亲者的关系）患有严重肺炎，但恐怕我有些坏消息要告诉你”。

（四）第 4 步：死亡

在此阶段必须明确传达患者的死亡消息，避免使用任何委婉的说法。丧亲者常处于过渡阶段的情绪波动期，因此必须明确表达以避免产生误解。例如，“我很抱歉告诉你，某某（患者的姓名）已经死亡”。

（五）第 5 步：包容情绪

对难以接受的消息产生的情绪反应常因人而异

且不可预测。可能表现为极度痛苦和愤怒，也可能表现为极度沉默或震惊。可通过给予丧亲者足够的时间、陪伴及转移注意力等方式缓解其情绪，但清晰的沟通有利于下一步的进行。

理解和共情是一种可习得的技能。许多医生在急诊科内遇到导致不良情绪滋生的状况时，常常感到不适。下面介绍一种有效的共情沟通技巧，其仅需 40s，同时还能提高家庭成员的满意度并缓解患者的焦虑情绪（Fogarty 等，1999）。

- 承认："这不是你所希望的。""你似乎很生气。"
- 合理："很多人面对这种情况都会感到愤怒。"
- 询问："你能告诉我你现在最关心的事情是什么吗？"
- 共情："我也不希望发生这种事情。"
- 承诺："我们保证在你离开之前会安排好后续的事情。"

急诊科的医患冲突虽不常见（特别是当死者先前患有严重疾病时），但偶有发生，即丧亲者对治疗团队满眼敌意甚至暴力相向。若医务工作者担心发生这种情况，其应要时刻警惕并确保可安全离开此地，如站在门旁而不是站在门后。

（六）第 6 步：提供信息

当丧亲者得知患者没有遭受死亡的痛苦，可能会感到安慰。虽然无法根据临床经验向丧亲者描述患者的感受，但可以合理地假设一旦患者失去知觉便不会经历躯体上的痛苦。如果患者是因暴力死亡或其他意外死亡，临床医生可以向丧亲者说明在患者死亡前采取缓解其痛苦的干预措施十分重要。

（七）第 7 步：看望

允许家庭成员看望死者。最好让医务人员引导家庭成员进入房间。

（八）第 8 步：结束

临床医生应表示哀悼，并为丧亲者提供其他事宜的联系方式。如果死者是一个孩子，医务人员可以给死者家庭成员一些遗物，如孩子的头发等。

（九）第 9 步：自我关怀和员工关怀

在急诊科，经历死亡事件可能使每个相关人员筋疲力尽，尤其是儿童死亡或因暴力死亡，死亡事件可能会使临床医生或其他医务人员不愿意面对这些记忆。要及时了解相关人员的应对情况并鼓励他们自我表达。医务人员在死亡告知后，可于工作之余向朋友、家人等值得信任的人倾诉。

七、复苏期间确保家庭成员在场

在急诊科，成人及儿科医生在复苏时已逐渐允许家庭成员在场（Kleinman 等，2010；Morrison 等，2010）。家长们尤其希望在进行心肺复苏时能够留在孩子身边，有这种经历的家庭成员都心怀感激，如果再次面对这种事情，他们依然会选择留下。尽管家庭成员一般不会造成干扰，但临床医生仍然表示担忧，并且临床实践存在差异。临床医生对急救期间家庭成员在场是否合适及是否感到舒适的看法各不相同。鼓励复苏期间允许家庭成员在场的政策有利于促进临床实践的一致性（Dingerman，2007；Tinsley，2008；Dudley，2009）。

尽管没有共识或指南的指导，但文献提出了一些相同的意见来指导实践（Boudreaux 等，2002；Agard，2008；Doolin 等，2011）。为确保家庭成员和医疗团队的舒适度，应满足特定条件。在复苏的初始阶段，可能需要限制在场的家庭成员人数，当复苏对患者无效时，再允许其余家庭成员有序进行"最后的告白"。应在医务人员中确定一名"家庭支持人员"，其无须承担临床责任，仅在整个复苏过程中与家庭成员保持联系。家庭支持人员可以是临床医生、社会工作者、牧师或护士，应对其进行强化培训。在整个医疗过程中，他们应为家庭成员做好解释并提供心理社会支持，同时时刻关注患者家庭成员以免发生意外（Farah 等，2007）。

以下步骤为临床医生提供了 CPR 期间家庭成员在场的指导。

（一）第 1 步：介绍

因家庭成员是由家庭支持人员带入房间的，家庭支持人员应介绍家庭成员。然后，复苏团队负责人做自我介绍。例如，"我是负责你……（陈述家庭成员与患者的关系，如丈夫）的医生"。

（二）第 2 步：状况

复苏团队负责人或代表要用清晰、简明的语言描述患者当前的病情状况。

（三）第 3 步：预后

鉴于心搏骤停导致死亡的可能性很大，谨慎的做法是向家庭成员强调患者病情的严重性。例如。"正如你所看到的那样，患者的情况非常严重，我们正在尽一切努力抢救他，但我担心你丈夫可能无法活下来”。

（四）第 4 步：计划

用较少的术语、清楚地陈述进一步的治疗计划；例如，“我们准备给他服用强效药物并进行除颤，以试图恢复他的心跳”。

（五）第 5 步：实施

根据具体情况提供标准的复苏措施。

（六）第 6 步：评估

当患者死亡或自主循环恢复（return of spontaneous circulation，ROSC），医生进行简短回顾非常重要。在 ROSC 中，提供导致 ROSC 发生原因的快速总结，制订接下来几个小时的计划（如低温治疗、转入重症监护室），并警惕患者可能会再次发生心搏骤停。重要的是让家庭成员参与再次发生心搏骤停的治疗决策。

如果患者未恢复 ROSC，临床医生应做简要总结，进行终止复苏之前的最后沟通。复苏团队负责人可以向其他医务人员征求建议，以确保所有合理的医疗努力都在家庭成员见证的情况下，在整个团队可达到的舒适水平上进行。要让家庭成员做好终止复苏的准备。这可能是宣布患者死亡之前，让家庭成员看到或接触患者的一个重要机会。

正式的死亡声明不仅向医务人员确定了具体的死亡时间，而且向家庭成员传达了患者已经死亡的事实。例如，“经抢救无效，宣布患者于 22：17 死亡”。临床医生应为患者哀悼，关闭所有警报和监护仪，为悲伤的家庭成员创造环境，并主动与复苏室外的其余家庭成员进行沟通。建议医务人员集体默哀可能会有帮助。

（七）第 7 步：感谢

怀着感激的态度去承认抢救的难度，肯定工作人员的能力及为挽救患者生命所付出的努力是十分重要的。例如，“感谢大家，这绝非易事，谢谢你们为他做的努力”。

（八）第 8 步：告知

医务人员单独告知其余家庭成员，或者主动将患者家庭成员带进房间，告知其他家庭成员患者的死亡消息。

（九）第 9 步：自我关怀和员工关怀

同样的原则也适用于死亡告知。在尝试复苏后进行回顾总结是一种很好的方法，可以确保复苏相关的问题都得以解决，并在返回照护患者之前留有时间进行自我审视，以及对医务人员评估。

第 15 章　护理院的姑息治疗

Palliative care in the nursing home

Jane Phillips　Annmarie Hosie　著
李　玲　译　　曹　凤　校

随着全球的老龄化、技术进步、疾病和失能模式的演变及家庭结构的变化，护理院成为许多年老体弱者的最终居住地。虽然在全球范围内有很多术语描述这种照护场域，但在本章中，"护理院"是指能持续为老年人提供全天候长期照护的机构（Hall 等，2011）。在注册护士的监督下，由经过简单培训和（或）非正式照护者为患者提供日常生活帮助，由现场医生或访视医生、护士和相关医疗卫生专业人员提供医疗服务。

2014 年，美国有 15 600 家护理院，共有 170 万张许可床位（Harris-Kojetin 等，2016）。居住在护理院的美国人，约有 1/3 年龄在 85—94 岁，几乎占美国年龄组人群的 7%（US Department of Health and Human Services and CMS，2016）。在加拿大，约 6.8% 的 65 岁以上人群和 30% 的 85 岁以上人群生活在护理院(Garner 等,2018)。在英国,约有 4699 家护理院,6023 家无护理需求的居民护理院，居住着 65 岁以上人数约 42.1 万，85 岁以上人数约占 15%（Age UK，2018）。

在美国，护理院照护的年费用在 1140 亿～1360 亿美元（Kaye 等，2010），而在澳大利亚，超过 2/3（69%）的老年照护服务经费（174 亿澳元）用于照护居住在护理院的 23.5 万人（Department of Health，2017）。值得注意的是，2005—2015 年，欧盟老年人口的增加并未导致护理院床位的增加，主要是由于老年人健康状况的改善及对家庭照护服务关注度加强（Gianino 等，2017）。其他国家也在提倡支持老年人尽可能长期地居住在自身喜欢的照护场所（通常是家中）（Centre for Policy on Ageing，2014）。在流行病学趋势下，预计进入护理院的老年人将更加年老、虚弱及多病共存。因此，当可用的社区资源或其家庭照护者的能力无法满足身体虚弱及不适者的复杂照护需求时，护理院应为其提供专业的老年姑息治疗（Seymour 等，2011）。据估计，目前约 18%（14%～29%）的死亡事件发生在护理院（Broad 等，2013）。随着人口老龄化的加剧，在护理院的老年人群对姑息治疗的需求不断增长，具有姑息治疗能力的老年照护人员其成本有显著的差异。

本章详细介绍了护理院中老年人的姑息治疗需求，以及在为其提供更佳的生命末期照护时所面临的挑战和机遇。此外，为姑息治疗如何满足预生存期为数天或数周的患者及其家庭成员的照护需求提供了参考，并解释了如何使用慢性病创新照护框架（Innovative Care for Chronic Conditions Framework，ICCC Framework）明确姑息治疗方法，以改善老年人及其家庭成员的照护结局。

一、护理院死亡人口统计学和流行病学

随着年龄的增长，合并症的发生率逐年上升，美国护理院居民几乎都有 2 种或 2 种以上合并症（99%），平均为 6.3 种（Moore 等，2014）。高血压、血管疾病、痴呆、关节炎、抑郁和胃食管反流疾病是护理院人群中最常见的合并症（Moore 等，2014）。在英国，入住护理院的老年人中，约 40% 患有痴呆（British Geriatrics Society，2012）。据估计，2017 年美国约 70 万 65 岁及以上的死亡患者患有晚期痴呆（Alzheimer's Association Report，2017），痴呆成了美国 2014 年第六大死因（Taylor 等，2017），并且绝大多数人因痴呆在护理院逝世（Taylor 等，2017）。预计痴呆患病人数在全球范围内将持续增加，仅加拿大的患病人数在未来 15 年内将增加 66%（Garner 等，2018）。

在护理院中，除痴呆外老年人还伴随着与多种疾病相关无法缓解的症状。2017 年，在澳大利亚护理院，近一半（47%）的老年人患有抑郁症，其成为最常见的精神心理疾病（Australian Institute of Health and Welfare，2018）。护理院的老年人住院次数增加，沟通效果不佳，参与预立医疗照护计划的能力不足、机会更少，并且存在家庭矛盾（Estabrooks 等，2015；Hoben 等，2016）。因与晚期痴呆患者沟通其

症状、需求及意愿比较困难，通常需依赖决策代理人（van der Steen，2010）。与护理院认知功能正常的老年人相比，该类患者更有可能经历肺炎和（或）进食困难（van der Steen，2010），并且较少接受镇痛治疗（Tan 等，2015）。认知功能正常的老年人表示，他们很少参与决策，沟通其顾虑和其他相关信息的机会有限，并且相关检查结果没有明确的解析（Wetle 等，2005）。

生命末期的阿尔茨海默病患者会出现疼痛、呼吸困难、不适、坐立不安或焦虑、吞咽困难、乏力、误吸和压力性损伤等（Sampson，2010；van der Steen，2010；Ellis-Smith 等，2018）。在护理院中，高达83% 的痴呆患者会发生疼痛，12%～32% 的患者在某个时刻会发生呼吸困难（Mitchell 等，2009）。与其他疾病进程相同，随着死亡临近痴呆患者的症状不断加重（Mitchell 等，2009）。然而，许多护理院的患者在死亡前是可避免遭受痛苦的，但总的来说应符合患者和家庭成员的意愿，或者符合公认的临床、文化和伦理标准（IOM，1997）。越来越多的人认识到需要将姑息治疗纳入护理院中（WHO，2011；van der Steen 等，2014；Palliative Care Australia，2017）。

二、挑战

然而，为入住护理院的老年人提供姑息治疗存在巨大挑战。

（一）经营环境复杂，改革时机成熟

传统上对“健康老龄化”的关注，使人们忽略了在护理院进行姑息治疗所必需的政策与实践的变迁（Abbey 等，2006）。在某种程度上，护理院与姑息治疗是各自独立的（Hockley 等，2010；Moore 等，2014）。尽管许多高收入国家进行了数十年的投资用以加强老年人姑息治疗教育，但护理院工作人员对姑息治疗准则的理解仍有待加强（Hanson 等，2019）。

在许多国家，人口寿命的延长促使护理院逐渐从福利模式过渡至用户付费模式，在经济上强调成本最小化，利润最大化。一项 Meta 分析显示，机构的财务运营状况会影响护理院某些方面的质量，与营利性护理院相比，非营利性护理院有更多或更高质量的人员配备，通常可提供更高质量的照护（Comondore 等，2009）。商业模式和私营部门的主导地位意味着改革难以实现和监管，只有在立法的支持下才会发生重大转变（Chenoweth 和 Kilstoff，2002）。然而，并非所有的立法改革都对居民的健康结局产生积极影响。在澳大利亚等国家，注册护士提供 24h 照护的立法规定于 1997 年被撤销，当地注册护士的比例持续 20 年显著降低（Angus 和 Nay，2003；Phillips 等，2017）。因此，在澳大利亚，越来越多的注册护士从事管理工作，护理院的老年人主要由非正式照护者进行照料（Richardson 和 Martin，2004），仅有一小部分的注册护士继续照料工作。但非正式照护者在提供姑息治疗时很难熟练满足患者的复杂需求。

有效照护护理院的老年人需要多学科协调合作（Gordon 等，2014）。各个国家的护理院提供医疗照护服务差异显著，很大程度上取决于资金运筹机制和地方政策。与荷兰不同，大多数国家没有护理院临床专业（Gordon 等，2014）。在大多数国家，由护理院直接雇佣的医生提供医疗照护（Donald 等，2008）；而在英国和澳大利亚，家庭医生和执业护士是护理院居民主要的医疗照护提供者，其照护服务需付费（Gadzhanova 和 Reed，2007）。当老年人分散各地，访视医生面临着挑战，致使医生提供照护的意愿下降（Glendinning 等，2002；Gadzhanova 和 Reed，2007）。获得医疗照护是护理院提供优质照护的重要条件（Gadzhanova 和 Reed，2007）。

当入住护理院时，居民和（或）其家庭成员必须与新的全科医生建立联系，因为其日常医生不在他们入住的护理院所在地区提供服务，或者他们的日常家庭医生与护理院没有形成正式联系或提供护理院服务（Gadzhanova 和 Reed，2007）。在英国，护理院管理层与家庭医生达成的特殊薪酬分配使这一问题得到部分解决（Glendinning 等，2002）。居民不能及时获得医疗照护不利于识别和管理其疾病状况，并可导致不必要的住院治疗（Grabowski 等，2008）。

（二）减少不必要的住院治疗

居民从护理院转移到医院的情况时常发生（Graverholt 等，2014）。各国护理院居民的急性住院率为 9%～60%，不必要住院率为 19%～67%（Grabowski 等，2008）。虽然在欧洲，护理院正在取代医院成为老年人最常见的死亡地点，但在其他地方则有所不同（Andersson 等，2017）。为防止美国护理院居民不必要的急性照护，2014 年美国医疗保险准入法案（Protecting Access to Medicare Act of

2014，PAMA）对护理院增加了再入院处罚（Carnahan 等，2016）。虽然该法案可能导致许多美国老年人无法获得所需的急性照护（Carnahan 等，2016），但许多美国护理院的老年人再入院可能是因为对照护目标和预立医疗照护计划缺乏共识（Feder 等，2018）。与痴呆老年人及其家庭成员进行沟通具有挑战性，但对于优化照护结局和减少不必要的住院至关重要。

2005 年，美国不必要的住院费用约为 31 亿美元，其中 85% 的费用与护理院居民转诊至急性照护相关（Ouslander 和 Berenson，2011）。护理院工作人员、居民和家庭之间的沟通欠佳，照护不够全面，缺乏必要的设备和（或）熟练的工作人员，以及没有确定最优的照护目标，均可导致不必要的住院（Unroe 等，2018）。据估计，美国直接从医院转至护理院的老年人中，约 1/4 在 30 天内会再次入院接受急性照护（Ouslander 和 Berenson，2011）。任何不必要的住院均会导致其医疗费用增加（Ouslander 和 Berenson，2011）。

过去 10 年，降低护理院住院率是高收入国家的一项政策优先事项（Grabowski 等，2008），主要是为了减少住院的不良影响和过高的医疗费用（Kelley 等，2011）。降低护理院住院率需要采取多方面的干预措施，战略性地提高护理院的能力，使住院治疗决策与居民的照护目标保持一致，并改变机构的照护模式、医生诊疗模式和满足居民及家庭成员的意愿（Kelley 等，2011）。减少老年人住院所采取的干预措施主要侧重于标准化的临床实践，提供老年专科服务和流感疫苗接种（Graverholt 等，2014）。例如，减少急性护理转移的干预措施Ⅱ（Interventions to Reduce Acute Care Transfers Ⅱ，INTERACTⅡ）质量改进项目使美国 25 家护理院的住院率降低了 17%，并通过提供设备、现场教育和召开由护士主持每 2 周 1 次的电话会议等措施，改善对居民健康状况急剧变化的识别、评估和管理（Ouslander 等，2011）。

（三）获取安宁疗护和专业姑息治疗的支持

在美国，联邦医疗保险安宁疗护福利项目（Medicare Hospice Benefit，MHB）支持在所有照护场所提供安宁疗护服务，其中约 36% 的受益人居住在护理院。目前，美国约 3/4（76%）的护理院与安宁疗护提供者签订了合同（Gozalo 和 Miller，2007）。安宁疗护有利于居民获得照护方案和疼痛管理，降低了其在生命最后 1 个月的住院率（Gozalo 和 Miller，2007），减少了在医院死亡的人数（Munn 等，2006；Gozalo 等，2008）。与非痴呆晚期患者相比，痴呆住院患者可能有较长的住院时间（Guijarro 等，2010），并且更不容易接受姑息治疗或让其家庭成员参与决策（Afzal 等，2010）。

接受安宁疗护服务可降低居民的照护费用（22%），缩短入住护理院的时间（≤90 天），对患有癌症且住院时间较长（>90 天）者而言，费用小幅度下降（8%）（Gozalo 和 Miller，2007）。虽然痴呆患者的安宁疗护费用适中，但据临床调查显示，除癌症和痴呆外其他患者的照护费用有所增加（10%）（Gozalo 等，2008）。在具有全民医疗卫生的国家，护理院居民获得专业姑息治疗服务是基于人群的，由专科团队为具有更复杂姑息治疗需求的居民提供咨询服务（Palliative Care Australia，2018）。然而，由于地理环境或资源分配的影响，居民获得专业姑息治疗团队支持的机会存在差异。

护理院在管理居民合并症及满足生命末期照护需求的能力受机构和临床因素的影响（Seymour 等，2011）。仅有少数护理院能够提供常规姑息治疗和预立医疗照护计划。2017 年对澳大利亚领先的老年照护非政府机构成员调查显示，护理院服务人员需了解以下几个方面：①预立医疗照护计划的程序和法律问题（68%）；②对姑息治疗进行临床支持（63%）；③获得专科姑息治疗（60%）；④为居民的家庭成员提供支持（48%）；⑤为居民及其家庭成员提供情感 / 精神支持（43%）（Rosenberg 等，2017）。

三、时机

（一）提高工作人员的能力

护理院的功能现处于长期照护和姑息治疗之间，逐渐兼具安宁疗护功能（Phillips 等，2006）。因此，应提高工作人员的能力，为护理院的老年人提供姑息治疗（Phillips 和 Currow，2017）。为痴呆患者提供姑息治疗需要老年照护工作人员有效管理其躯体和心理症状、共病及现存或潜在的健康问题（van der Steen 等，2014）。提高专业老年照护人员的姑息治疗能力是改善护理院居民生命末期照护的必备条件（Phillips，2008）。在过去 10 年里，国家各级部门、机构及地方通过采取以下措施提高老年照护人员提供姑息治疗的能力：①专家支持和专项教育；②面对面或在线开展特殊姑息治疗教育项目；③提高临床竞争力；④专家支持和特殊教育相结合（Phillips，2008；Hockley 和 Kinley，2016）。

提高老年照护人员提供姑息治疗的能力，需要战略性地在职业教育、本科教育和研究生教育课程中增加姑息治疗的内容。已注册的卫生专业人员还需接受一系列的专业继续教育，以提高其症状评估和药物管理能力（使用阿片类药物、“按需”使用的药物、处方精简）；对开始并参与生命末期沟通和讨论死亡充满信心，知道何时提供姑息治疗并识别患者濒死期；具备与居民及其家庭成员有效沟通姑息治疗的能力。为适应劳动力流动，需要开展老年照护继续职业教育项目。在澳大利亚，姑息治疗服务强调满足居民及其家庭成员在生命最后几天或几周的个性化需求。姑息治疗方法通过以下几个方面，尽可能提高老年人及其家庭成员的生活质量：①基于证据的症状管理；②适当的决策支持和照护目标制订，包括预立医疗照护计划；③根据需要，获得实际援助、社区资源和专科姑息治疗建议或支持；④尽可能在护理院内提供相互协作且连续性的生命末期照护（Davidson 和 Phillips，2012）。

具备姑息治疗照护能力的老年照护人员能使更多的居民在护理院舒适地生活和离世，而不是转诊至急性照护（Reymond 等，2011）。对许多老年照护护士和照护人员而言，姑息治疗方法的整合需要转变观念，可通过人际关系和沟通、角色分工及教育来加强（Reimer-Kirkham 等，2016）。为推进这一进程，全球第一个循证姑息治疗指南最近已被更新，为老年照护医生和居民家庭成员提供了即时照护的网络资源（Australian Government Department of Health，2017）。

通过姑息治疗可使老年照护团队能够专注于更好的管理居民症状，培养一种照护理念，即公开承认死亡在护理院经常发生；关注居民的精神需求；为居民及其家庭成员提供照护和恰当的信息；满足居民家庭成员及朋友和其他工作人员的需要（Sander 和 Russell，2001）。证据表明，老年照护人员能够实施针对性的症状管理策略（Kovach 等，1996），筛选出转诊至专科姑息治疗获益的居民，并与其治疗医生及家庭成员进行协商，显著改善护理院居民的姑息治疗结局（Casarett 等，2005）。另有部分证据表明，姑息治疗领导团队的发展、整个老年治疗团队的学习和提升空间、业绩考核，也有助于为护理院老年人提供基于证据的姑息治疗服务（Hanson 等，2005）。创造这些机会至关重要，最近一项定性研究发现，角色定位、跨学科合作和专业知识决定了老年照护护士及其他照护人员整合姑息治疗方法的能力（Reimer-Kirkham 等，2016）。重新调整老年照护人员的工作方向，以了解和明确生命受限疾病患者及其家庭成员的需求；掌握相关知识和技能，为年老和患有共病的虚弱人群提供姑息治疗；将姑息治疗方法纳入现有的老年照护体系和照护模式是改善护理院生命末期照护的关键（Sawatzky 等，2016）。

（二）以人为本的照护

以人为本的照护考虑到个体差异、个人意愿和文化多样性。尊重与死亡和临终有关的文化、宗教信仰和习俗，是为护理院居民提供以人为本照护的重要组成部分（Clark 和 Phillips，2010）。以下几种患者和照护提供者的关系类型构成了以人为本的照护：①生理心理社会模式；②“居民身份”；③共享权利和义务；④治疗联盟；⑤“医生身份”。需充分确认和考虑与居民、医疗卫生专业人员、咨询师、具有专业背景者和社会“塑造者”相关的影响因素，以实现以人为本的照护（Mead 和 Bower，2000）。

当考虑以人为本的姑息治疗时，临近生命末期居民具有价值的决策能力如下：①保持主动性，直至生命结束；②自我意愿被尊重并被允许死亡；③没有痛苦；④与亲人在一起（辞别患者以示尊重）（Pleschberger，2007）。在一项研究中，具有决策能力的居民表示，他们没有与老年照护团队讨论自身对生命末期照护的期望，但认为其家庭成员或初级保健医生应负责做出决定（Mathie 等，2012）。影响居民讨论生命末期照护的其他因素包括其对生活在护理院的接受程度、家庭参与决策的程度和自我日常的决策能力（Mathie 等，2012）。在另一项研究中，家庭成员表示其无法意识到居民临近生命末期，因为很难获得医疗照护且老年照护人员提供姑息治疗的能力有限，导致患者的需求没有得到充分满足（Miller 等，2004；Wetle 等，2005）。虽然对患有认知障碍居民的临终意愿了解甚少，但文献研究表明，其家庭成员重视症状管理、制订决策、为死亡做好准备、完全肯定患者，以及可从日常照护顺利过渡到临终关怀（Bosek 等，2003；Gibson 和 Gorman，2010）。尽管强调以人为本的照护，但回顾研究表明，在所有照护场域中，没有专门针对护理员濒死老人的生命末期照护质量结局指标报告（Kearns 等，2017）。

（三）基于居民需求创建姑息治疗团队

姑息治疗需要根据居民的个人需求组建照护团

队。对于大多数居民，初级老年照护团队（护士、照护助理、全科医生/医生、家庭成员、各类治疗师和志愿者）可以便捷地提供姑息治疗。具有更复杂照护需求的居民可在外部专科姑息治疗、老年照护或老年心理服务的支持下获益（Casarett 等，2005）。姑息治疗的共享照护模式包括初级卫生服务、基于社区的服务和外部专业服务，可更好地满足居民及其家庭的姑息治疗需求（NSW Health，2011），并有助于减少不必要的住院，尤其是当基于社区的医疗卫生专业人员能够有效满足居民的照护需求时（Ouslander 和 Berenson 等，2011）。

一些证据表明，在居民入住护理院后不久，进行单一的姑息治疗评估可能是优化居民治疗结果最有效的方法。涉及在三家美国辅助生活机构中的老年人（n=81）的一项非盲、前瞻性对照研究发现，在改善姑息治疗结局方面，每 3 个月进行 1 次姑息治疗评估并不优于单一的早期姑息治疗评估（Jerant 等，2006）。

有效的团队沟通在姑息治疗中十分重要，病例讨论是一个最佳的方式。进行病例讨论时居民及其主要决策者（通常是家庭成员）和相关卫生专业人员聚集在一起，共同讨论当前阶段的疾病情况，并根据现有最佳证据协商以人为本的管理方案（Abernethy 等，2013；Phillips 等，2013）。最近在澳大利亚 20 家护理院进行的一项双臂、平行、整群随机对照试验，包含 286 位患有晚期痴呆的老年人及其家庭成员，以验证老年照护团队通过护理院工作人员召开的病例讨论是否能够改善照护结局（Agar 等，2017）。在生命的最后 1 个月，姑息治疗中药物措施（P<0.01）和非药物措施（P<0.05）均有效果。患者的伴发病与由家庭评定的生命末期痴呆量表（end-of-life dementia scales，EOLD）中较低的"照护满意度"（P<0.05）和由工作人员评定的 EOLD 中较低的"临终舒适度"（系数 4.37，P<0.01）相关（Agar 等，2017），显示出有效管理该类人群的合并症和其他相关疾病的重要性。

（四）优化症状管理

姑息治疗需要对居民的症状进行全面评估和及时管理。确保老年照护人员能够使用经验证过的症状评估工具，该工具有利于满足共病及认知障碍发生风险高的老年人的需求。评估工具应可靠且易于被各行业及多数不具备照护技能的照护人员所使用（见第 113 章）。

尽管开发了多种用于该人群的疼痛评估工具，但最近的一项 Meta 分析表明，痴呆或认知障碍居民的镇痛药物使用率显著较低（OR=0.58，95%CI 0.406～0.816）。尽管疼痛的发生率相当，但与无认知障碍的居民相比，痴呆居民的自我报告和临床观察到的疼痛水平较低（OR=0.35，95%CI 0.27～0.45）（Tan 等，2015）。最近的一项整群随机对照研究表明，有效的疼痛管理有助于减少躁动和开具不必要的精神药物处方（Husebo 等，2011）。

多重用药、认知和躯体障碍、吞咽问题可能使护理院的用药变得复杂、耗时且存在潜在危险，尤其是当护士对居民不够了解时（Thomson 等，2009）。在护理院，多重用药及发生药物不良反应十分常见，据统计居民平均使用 10 种药物（Patterson 等，2010）。虽然在护理院已采取了多种措施来提高处方质量和减少用药差错（Hughes 等，2011），但关于老年人处方精简评估的研究很少（Beer 等，2011；Kutner 等，2015）。

综合经济、组织、人口统计学和种族因素等复杂因素发现，因居民丧失吞咽能力，耗时的药物管理可能也会影响到为营养和药物置入饲管的决定，但这并非是最佳证据（Mitchell 等，2003）。然而，几乎没有证据表明肠内营养对晚期痴呆患者的生存有益，并且关于其不良反应的资料也很少（Sampson 等，2009）。而一些国家在医疗系统的普遍推行导致了管饲的使用不当，损害了居民的安全和生活质量（Finucane 等，2007）。

（五）共享和（或）支持决策

共享和支持决策是假设失能患者能够就医疗、经济、生活方式和个人意愿进行沟通并做出决策（Sinclair 等，2018）。从需要决策代理人协助做出决策转变为应符合联合国 87% 的会员国批准的联合国残疾人权利公约［United Nations（UN）Convention on the Rights of Persons with Disabilities，UNCRPD］（Department of Economic and Social Affairs Division for Inclusive Social Development,2016）。经验证据也强调了罹患慢性和严重疾病患者使用共同决策工具可完善其预立医疗照护计划文件、临床决策和治疗方案（Austin 等，2015），并可通过讨论方案、个人互动及维持患者 – 照护者关系的连续性使其优化（Bunn 等，2018）。

（六）预立医疗照护计划

虽然死亡在护理院中很常见，但居民及其家庭成员通常没有提前制订预立医疗照护计划。由于没有最新的预立医疗照护计划或先前未与居民和（或）其家庭成员交流并了解其意愿，老年照护人员通常认为有必要将居民转至医院。由于缺少预立医疗照护计划，约40%的晚期痴呆居民在生命最后3个月内要至少接受1次负担性治疗（Mitchell等，2009）。其中许多治疗增加了患者的不适，使患者的生存及舒适度几乎不能获益，并且降低了家庭成员对照护的满意度（Meier等，2001；Givens等，2010）。

在护理院，主动进行预立医疗照护计划的交谈，可为居民、家庭成员及多学科照护团队提供以下机会：①确定合适的决策代理人；②明确居民随时间而变化的意愿和价值观；③当居民的健康状况恶化时，采取何种措施应对（Sudore和Fried，2010）。这些结构化的交谈对于减少不必要的住院至关重要（Quinn，2011）。一项美国研究表明，通过结构化访谈来确定有姑息治疗需求的居民，其更可能在30天内入住安宁疗护，急性照护入院也较少，并且与接受日常照护的居民相比，居民家庭成员对照护的评价更高（Casarett等，2005）。在另一项研究中，与居住在护理院的晚期痴呆居民家庭成员进行15min简短的预立医疗照护计划的交谈也可增加家庭成员对照护的满意度（Engel等，2006）。

（七）及时识别濒死期

护理院的死亡通常有以下4种结局：①突然死亡；②疾病终末期死亡；③急性发作后死亡；④疾病恶化后死亡（Sidell等，1997）。虽然社区中的老年人在生命最后1年经历着不同程度的失能，但晚期痴呆患者可预测的病程为持续重度失能（Gill等，2010）。为濒死居民提供姑息治疗的价值有限，这是因为大多数人在机体功能逐渐下降的过程中会经历不适症状和痛苦，需要及时识别和管理（Lynn和Adamson，2003）。

英国国家医疗服务体系（National Health Service，NHS）建议，初级卫生保健提供者可考虑使用“惊讶问题”：“如果这个人在未来6～12个月内死亡，我会感到惊讶吗？”（Lynn和Adamson，2003）。尽管担心这种方法在心力衰竭和慢性阻塞性肺疾病患者中的适用性（Small等，2010），但如果作为筛查使用，“惊讶问题”有利于多学科团队评估住院患者的照护需求并制订相应的计划（Murray和Boyd，2011）。

在制订生命末期照护计划时，需要考虑停用植入式心律转复除颤仪，因为除颤仪对终末期患者造成的电击疼痛，使家庭成员目睹这一过程后感到痛苦（Goldstein等，2010）。护理院需制订相关制度和程序，明确这类设备的适用者，并制订合理、适当的停用计划。需要在居民的病历中记录使用这些设备程序的谈话，如在生命结束时如何管理此项设备、停用此项设备的负责人、确保在护理院可执行设备的停用指令等详细资料（Goldstein等，2010）（见第111章）。

四、实施姑息治疗的拟定框架

慢性病创新照护框架十分重要（WHO，2002），可明确消费者（居民及家庭成员）、医疗卫生专业人员及医疗系统需采取何种措施以强化护理院的姑息治疗服务（图15-1）。在护理院应用这一框架应确保居民及其家庭成员的照护需求仍是关注的重点，同时注意以下内容。

1. 制定积极政策，以促进医疗系统提供姑息治疗，以及机构提供实际支持和资助。

2. 支持同时具有老年医学和姑息治疗能力的人员，并充足地配备于护理院中，达到可以应对护理院内人群不断变化的临床需求。

3. 支持与不同照护场域的工作人员进行合作，以更好地满足居民的需求，尤其是具有复杂照护或症状管理需求的居民。

4. 为老年照护护士、照护助理和家庭医生提供决策支持工具，使其能够提供基于证据的照护，并明确何时寻求专家帮助。

5. 访问临床信息系统，包括即时照护循证方案、电子病历和电子处方系统以保证照护的提供。

6. 注重让居民及其家庭成员参与照护计划和决策的制订过程，有利于使消费者对自身健康负责。

慢性病创新照护框架通过解决医疗系统变革所需的关键问题，有助于确定采取何种措施将姑息治疗方法纳入护理院各部门（表15-1）。

（一）积极的公共政策

积极的公共政策可促进在护理院提供姑息治疗。目前的护理院资助条例在很大程度上加强了以任务为导向的照护方法，使得居民的个体化需求难以满足。应根据居民需求的复杂性，要求照护补贴应反映所需的照护水平。较大的报销力度可保证护理院雇佣充足且经过培训的注册护士和照护助理，以满足居民的需求。随着医学技术的进步，以及政府对社区照护的资助，老年人入住护理院时病情更

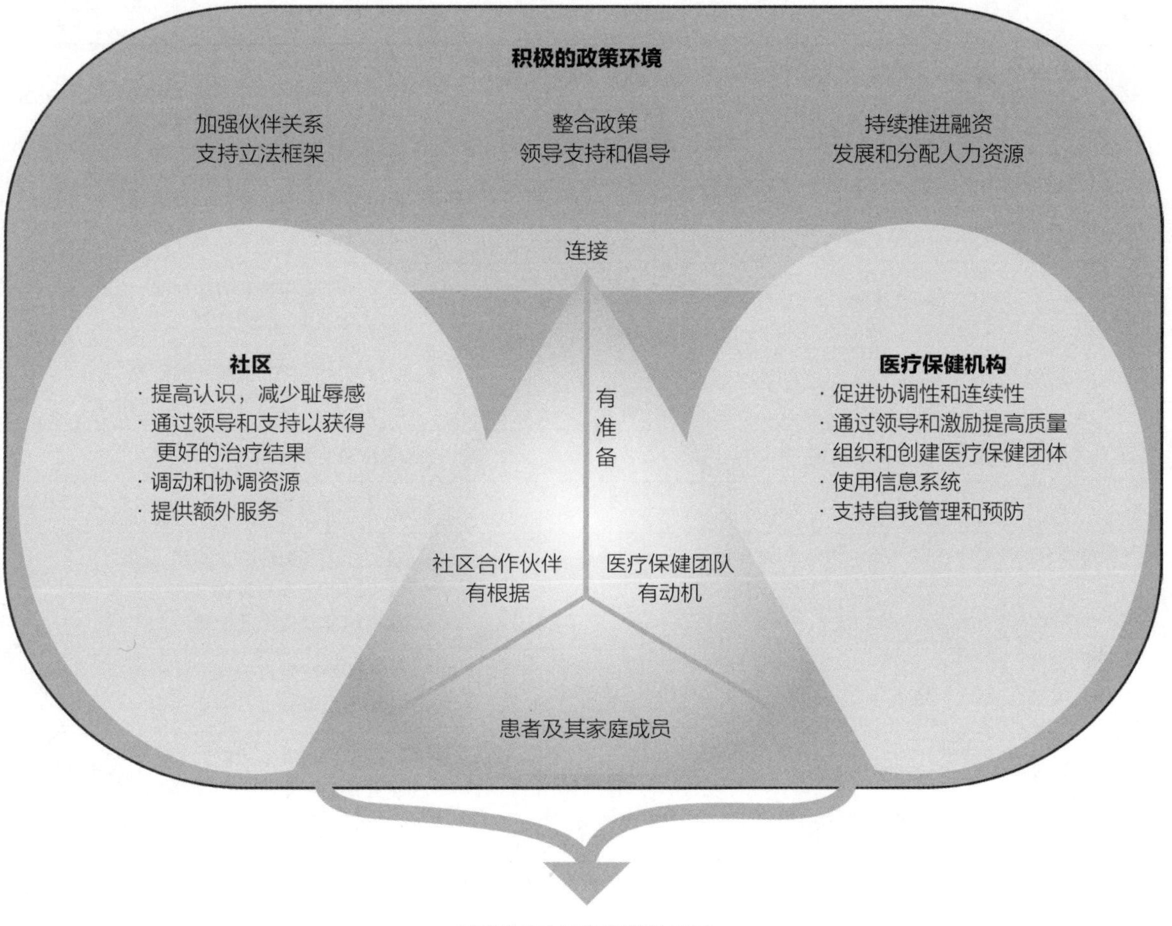

▲ 图 15-1 慢性病创新照护框架

引自 STM agreement from Noncommunicable Diseases and Mental Health World Health Organization (2002). Innovative care for chronic conditions: Building blocks for action. Geneva, Switzerland: World Health Organization. http://www.who.int/chp/knowledge/publications/icccreport/en/.

重，并且死亡前的住院时间更短。从居民入住护理院即开始提供姑息治疗是一个重要的事项（Phillips 等，2007）。然而，几乎没有将老年照护和急性医疗服务两者相结合（Australian Government Department of Health and Ageing，2010）。例如，在澳大利亚，无论是老年质量标准（2001）还是姑息治疗质量标准（2005），均未承认护理院老年人独特而复杂的姑息治疗需求。在英国，老年质量标准和姑息治疗标准具有较高的一致性，其制定了一套规范护理院姑息治疗的国家最低标准，而法国立法规定所有护理院均应提供姑息治疗服务（Froggatt 和 Reitinger，2013）。

欧盟资助的欧洲护理院和疗养院老年人姑息治疗（Palliative Care for Older People in Care and Nursing Homes in Europe，PACE）（FP7，2014—2019）项目正在衡量为护理院或疗养院的老年人提供姑息治疗的有效性（Van den Block 等，2018）。该项目旨在为国家和欧洲各级的政策和决策者提供信息。为支持在欧盟的护理院开展姑息治疗而提出的 60 项倡议（Froggatt 和 Reitinger，2013）证实了在护理院提供姑息治疗的重要性。然而，长期维持这些倡议需要持续的资金和机构支持，以及相关立法、政策和标准的一致性（Froggatt 和 Reitinger，2013）。

（二）社区

社会上对死亡问题的回避会影响社区对姑息治疗的认识，包括为居民提供姑息治疗服务的认识。提高社区对姑息治疗的广泛认识，有利于未来的老年照护服务提供者更容易与居民及其家庭成员讨论相关问题。主动为考虑转诊到护理院的居民及其家庭成员提供关于姑息治疗方法和预立医疗照护计划的相关信息，有利于为其提供更合适的照护（Lowe

表 15-1　慢性病创新照护框架应用于改善护理院居民的姑息治疗结果

慢性照护领域	要　素	措　施
积极的政策环境	加强伙伴关系	• 鼓励专业服务的参与和投入 • 通过临床关系促进跨部门合作
	支持立法框架	• 将标准与资助和认证联系起来 • 建立最低的护 - 患注册率
	整合政策	• 调整护理院和姑息治疗标准 • 推广预立医疗照护计划
	领导支持和倡导	• 促进和支持优先级驱动的研究 • 提高照护人员提供姑息治疗的能力
	持续推进融资	去除不合理的激励措施
	发展和配置人力资源	注册护士比例合理化
社区	提高认识，减少耻辱感	• 增加社区在护理院参与度 • 减少对老年人的歧视 • 重视护理院提供的照护
	通过领导和支持以获得更好的治疗结果	• 在社区推广姑息治疗 • 工作人员持续提升专业知识
	调动和协调资源	• 入住前护理院诊所咨询 • 建立预立医疗照护计划诊所
	提供额外服务	在护理院中配置姑息治疗志愿者
医疗机构	促进协调性和连续性	• 推广以人为本的照护 • 促进“弹出式”共享姑息治疗团队 • 确保为有复杂需求的居民提供专家 • 进行多学科病例讨论
	通过领导和激励提高质量	• 提高工作人员姑息治疗的能力 • 角色重新定位：执业护士和医生
	使用信息系统	• 循证指南 • 电子病历 • 合适的症状评估工具
	支持自我管理和预防	让居民和家庭成员提前制订预立医疗照护计划

引自 World Health Organization. (2002). Innovative care for chronic conditions: Building blocks for action, Noncommunicable Diseases and Mental Health. Geneva, Switzerland: World Health Organization. http://www.who.int/chp/knowledge/publications/icccreport/en/.

等，2003）。强化人们对姑息治疗重要性的认识，提高老年照护服务提供者和家庭成员应对死亡的能力，并增强其对死亡和濒死的理解（Kellehear，1999）。

（三）志愿者

传统上，护理院往往独立于社区之外，目前逐渐需要其与社区开展合作。一个结构化且管理有序的志愿者方案有助于社区成员参与护理院的运营。志愿者是多学科姑息治疗团队的重要辅助力量（McKinnon，2002）。在专科姑息治疗服务中，这些无偿工作者根据当地服务需求及个人能力和意愿开展一系列实用、有序和支持性的照护活动（Palliative Care Victoria, 2010）。在护理院开展或创建志愿项目有助为临近生命末期的老年人提供姑息治疗服务。

（四）医疗卫生机构

将姑息治疗方法成功纳入护理院的重要组织要素包括：①强有力而坚定的领导；②医务主任的积极参与；③配备具有姑息治疗专业知识的护士，以指导和支持姑息治疗的实施；④具有杰出的临床工作人员；⑤组织变革采取“自下而上”和“自上而下”相结合的方法；⑥以可控的、循序渐进的方式实施变革；⑦所有工作人员共同努力；⑧定期召开姑息治疗讨论会议；⑨在现有单位内提供生命末期照护；⑩具有将方案作为优质照护和监管基准的能力（Strumpf 等，2004）。

（五）重组医疗卫生工作人员

旨在提高居民获得医疗照护服务的潜在初级保健模式包括以下方面。

1. 增加临床医务人员提供的医疗服务。

2. 通过达成服务协议，提供适度的奖励津贴，以支持主要临床提供者向特定护理院提供预期照护。

3. 专业初级照护服务：当地初级照护机构通过建立专业初级照护多学科专家服务团队为护理院居民提供服务，其侧重于医疗服务和能力建设，包括为需要姑息治疗的居民提供生命末期照护计划。

4. 整合初级照护和二级照护服务：建立由执业护士、全科医生和咨询师等组成的多学科团队，以期为护理院的老年人提供全面的医疗服务（Donald 等，2008）。

自 20 世纪 70 年代美国开办护理院以来，护士在该照护场域中发挥越来越重要的作用（Dwyer 等，2017）。对护理院护士的影响力进行评估主要采取前后对照研究（Dwyer 等，2017；Chavez 等，2018），这些研究均证明与只有医生参与的照护相比，护士加入后的患者照护结局与之相当或更好（Chavez 等，2018）。虽然鲜有研究关注姑息治疗护士，但住院率和急诊就诊率的降低、护理院居民住院时间的减少及成本的降低（Christian 和 Baker，2009）均表明，护士从业者角色的发展在改善居民的姑息治疗结局方面发挥了重要作用。

（六）决策支持

已经制订并完善了多种基于症状管理的指南，以支持提供基于证据的照护，并帮助护理院制订和应用适当的政策和程序，如英国“居家照护的黄金标准框架”（Gold Standards Framework for Care Homes，GSF）（Hockley 等，2010）和澳大利亚发布的基于证据的姑息治疗指南（Australian Department of Health and Ageing and National Health and Medical Research Council，2006）。这些决策支持工具有利于老年照护部门的文化变革，有助于预立医疗照护计划文件的制订，同时减少不必要的住院，降低住院死亡率（Hockley 等，2010；Reymond 等，2011；Horey 等，2012），需要使用更稳健的研究设计前瞻性对照试验等来验证其积极影响（Phillips 等，2011）。

在全球，将信息和通信技术解决方案应用于护理院，可提升护理院服务的效率和效能。技术的进步有利于医疗卫生专业人员为居民及其家庭提供更好的指导、咨询及决策支持，同时促进双方在不同照护场域间的沟通（Tung 等，2011；Green 和 Levi，2012）。在澳大利亚护理院应用电子病历提高了基本健康数据处理的便捷和效率，并赋予老年照护服务提供者相应的权力（Zhang 等，2012）。

（七）研究策略

尽管在护理院开展相关研究存在挑战（Thompson 和 Chochinov，2006），但在过去 10 年中，在该照护场域中进行的姑息治疗研究有所增加。例如，欧洲 PACE 团队进行了一项跨国（7 个国家）整群随机对照研究，旨在评价姑息治疗干预对长期照护机构的影响。“PACE 成功步骤”（PACE Steps to Success）将为不同医疗卫生系统中护理院最佳姑息治疗的有效性及其前提条件提供重要证据（Smets 等，2018）。在澳大利亚，政府资助了几项主要的老年姑息治疗研究项目，其中老年人生命末期指导项目（End of Life Directions for Aged Care Project，ELDAC）旨在帮助医疗卫生专业人员和老年照护工作人员获得信息、指导和资源，有利于为老年人及其家庭成员提供姑息治疗服务和制订预立医疗照护计划（ELDAC，2018）。

这些项目促进了姑息治疗的快速发展，因为在过去，很少有关于护理院居民姑息治疗的高质量研究（WHO，2011）。老年姑息治疗作为一门快速发展的亚专科，有必要为其提供证据基础（Currow 等，2009）。这需要增加优先级驱动的研究以系统地建立证据基础，同时应从描述性研究过渡到干预性研究（Sigurdardottir 等，2010）。研究应侧重于服务对象（老年人及其家庭成员）、照护服务提供者（老年照护和姑息治疗专业人员）和体系（护理院、政策和改革）的需求。

1. 服务对象　症状的预防、识别、评估和管理，尤其是对沟通受限、痴呆和虚弱的人群（van der Steen，2010）；老年人处方精简（Beer 等，2011）；决策支持工具和病例讨论对护理院人群的有效性（Phillips 等，2011）；对老年人生命末期痛苦的高危因素进行预测（Sigurdardottir 等，2010）。

2. *照护服务提供者* 从“以人为本的照护、沟通和共同决策”“制订照护目标和预立计划”和“最佳的症状治疗和提供舒适照护”三个方面考虑制定医疗决策和促进患者舒适的“时间和方式”（van der Steen 等，2014）。另外，有效的干预措施有助于提升老年照护人员提供姑息治疗的能力（WHO，2011）。

3. *体系* 制订姑息治疗的质量标准（Sigurdardottir 等，2010）；更好地协调政策、质量标准和机构认证；提升资格和完善报销项目以促进护理院姑息治疗的发展（Hoffmann 和 Tarzian，2005）；调整不同场域中的服务强度和照护质量（Stevenson 和 Bramson，2009）；比较不同服务模式的优劣（Sigurdardottir 等，2010）。

需要对国际不同医疗卫生系统的治疗、照护和治疗结果进行比较，并使用相同工具进行跨国研究，以增强我们对所采用方法的通用性理解（van der Steen，2010）。需要进行医疗卫生研究来指导新型照护模式的发展（Sigurdardottir 等，2010）以促进姑息治疗的实施，并比较在老年姑息治疗中护士从业者服务的效率和效能。随着姑息治疗证据基础的扩大，将其转化为实践可纠正照护过程中存在的不一致的问题及完善照护方式，无论在何种照护场域，其都是促进医疗改革的关键因素（Grimshaw 和 Eccles，2004）。

结论

随着人类寿命的延长，以及慢病共病患病率的增加，越来越多罹患进展性、生命受限性疾病者存活较长，但在离世前却存在严重的失能。为使护理院能够更好地满足老年人及其家庭成员对姑息治疗的需求，需在政策、机构、医疗卫生专业人员及服务对象层面上进行多方面的干预。慢性病创新照护框架可为如何系统地解决政策、社区和医疗服务机构举措的相关问题提供指导，以确保在护理院提供最佳的循证姑息治疗。

姑息治疗作为一种照护理念，在维护尊严的同时可提升老年人的机体功能，并最大限度地减少护理院老年人及其家庭成员的不适和痛苦，这些因素共同促使其成为政策的优先事项。将姑息治疗应用于护理院的老年人，不但可管理因多种疾病而导致的不适症状，还可以了解并满足其因失能或痴呆而存在沟通问题的特殊需求。

第四篇　姑息治疗的医疗专业人员

Healthcare professionals in palliative care

第 16 章　核心团队和扩展团队 / 128

第 17 章　姑息治疗中的职业倦怠、共情疲劳和道德困境 / 134

第 18 章　姑息治疗中的护理教育 / 145

第 19 章　姑息治疗中的社会工作 / 154

第 20 章　姑息治疗中牧师的作用 / 160

第 21 章　姑息治疗中的职业治疗 / 167

第 22 章　创造性艺术在姑息治疗中的作用 / 173

第 23 章　营养师在姑息治疗中的作用 / 179

第 24 章　物理疗法在姑息治疗中的应用 / 184

第 25 章　姑息治疗的言语和语言治疗 / 189

第 26 章　姑息治疗中的临床心理学 / 196

第 27 章　姑息治疗中临床药师的作用 / 203

第 28 章　医疗康复与姑息治疗的患者 / 209

第 16 章 核心团队和扩展团队

The core team and the extended team

Dagny Faksvåg Haugen Friedemann Nauck Deborah Witt Sherman 著

刘 巍 单玉洁 译 李 玲 张 沛 凌梦雨 校

传统疗护模式主要以疾病为中心，即重点关注机体脏器功能、实验室检查结果和手术操作等，以满足患者的身体、情绪、智力、社会、文化和精神健康（Crawford 和 Price，2003；Sherman 和 Wilkinson，2018）。而接受姑息治疗患者的需求拓展了传统疗护模式的范畴，需要为其提供一个全面和整体的疗护计划。具有专业技能的医护人员并非独立工作而是相互协作，以达到优化患者治疗效果的目的（O'Leary 等，2012）。因此，姑息治疗中迫切需要这门跨学科的治疗手段（Radbruch 等，2009；Sherman 等，2017）。Drinka 对跨学科医疗团队的描述直至今天仍然适用。跨学科医疗团队被定义为“一个确定的集体，其成员有共同的团队目标，并在设立计划、解决问题、制订决策、实施和评估团队有关的任务等方面相互配合工作”（Drinka，1994）。

在姑息治疗中，即使患者和家属未参加所有的团队会议，也要认识到他们是团队的关键成员（Doyle，2009）。姑息治疗的干预措施必须在患者同意的情况下，按照其意愿来进行。同样，患者家属在患者的整体疗护中扮演着重要的角色，在制订计划时必须纳入他们的意见（Doyle，2009）。

一、跨学科合作的价值

医疗团队比单一的医生更有效率，并且可以提高服务的质量和数量（Øvretveit，1996；Mickan，2005；Lemieux-Charles 和 McGuire，2006）。团队合作改善了医患之间沟通和协调，最大程度呈现专业知识的多样性。这种模式同样也使医疗机构获益，如减少住院时间、减少费用成本和非预期入院，以及为患者提供了更好的服务。

参与团队决策的临床专业知识的类型和多样性已被证明是团队改善患者疗护和组织有效性的一个主要因素（Lemieux-Charles 和 McGuire，2006）。

尽管姑息治疗领域需要更多和更高质量的研究，尤其是在服务模式和团队合作方面，但姑息治疗团队已被证实能够显著改善患者焦虑、疼痛和症状控制等方面的治疗效果，同时也可减少入院次数（Higginson 和 Evans，2010），提高家属对疗护的满意度（Zimmermann 等，2008）。

二、多学科疗护与跨学科疗护的区别

在多学科疗护中，多个专业的成员作为顾问提供其专业知识。每位专业成员均从各自的学科角度出发探讨患者的疗护问题（Crawford 和 Price，2003；Jessup，2007）。多学科团队成员可以讨论他们的研究结果和疗护计划；然而，上述所有方面的疗护仅仅是最低限度的整合。在传统的多学科团队中，医生主要指导患者的疗护，各学科之间的主要沟通方式仍然是病历。然而，各专业之间的沟通往往不够完善，问责缺失，每个学科都仅解决自己专业的相关问题，因此，这往往导致疗护的不一致（Speck，2006；Sherman 和 Wilkinson，2018）。

现在跨专业疗护通常被作为一种替代性方法，跨学科疗护现在通常被称为“跨专业疗护”，将各种专业的相关成员聚集在一起进行咨询，所有成员一起针对患者的病情、评估、诊断和干预措施，以及对患者短期和长期的疗护计划进行讨论。患者和家庭成员也密切参与关于患者病情和疗护计划的讨论（Jessup，2007），并基于患者和家庭的主要需求和目标进行沟通和决策（Oliviere 等，2017）。

姑息治疗模式中，在任何特定的时间，可由跨学科团队中最有资格处理和关注特定患者的成员担任领导，并决策医疗护理行为。跨学科模式有助于团队成员之间：①直接与患者和家人互动；②团队成员之间分享信息；③相互提供咨询；④相互依存合作，在整个医疗环境中提供全面、持续的疗护（Speck，2006）。

三、跨学科团队的核心成员和扩展成员

尽管一个团队可能简单地被认为是两人或多人一起工作，但仅仅一起工作不足以使这些成员成为一个团队（Speck，2006）。一个广泛使用的定义是将团队描述为“少数具有互补技能的人，他们致力于一个共同的目的、绩效目标和方法，并为之相互负责”（Katzenbach 和 Smith，1992）。一个团队中的人数通常不超过 15 人，常为 5～10 人。理想的团队一般建议由 5～6 名全职成员组成（Kane，1975）。在一个较大的团队中，对于那些未达成一致的分歧可能需要更长的时间才能使成员之间相互认可。大约 20 人的成员似乎是一个团队有效合作的最多人数（Kane，1975；Lemieux-Charles 和 McGuire，2006；Speck，2006）。

成员定义了团队的边界。最常见的是成员区分是核心成员还是相关成员，而后者属于扩展成员（Øvretveit，1996）。术语“扩展”一词不得被误解为“远离患者”，因为每个团队成员都与患者和（或）其家庭成员密切相关。核心成员通常被理解为受团队制度约束并由团队领导管理的全职成员。相关或扩展成员指的是团队中的兼职人员，不受团队制度的约束，并且由团队以外的人员管理。

对于跨学科姑息治疗团队核心成员配备的建议，各国有所不同，但大多数包括团队负责人（通常是高级护师或医生）、医生（姑息治疗医学顾问）、护士、社会工作者和牧师。扩展成员包括其他专业人员，如营养学家、按摩治疗师、音乐治疗师、心理学家、药剂师、物理治疗师和职业治疗师、志愿者（Council of Europe，2003；Crawford 和 Price，2003；Palliative Care Australia，2003；Radbruch 等，2010；Macmillan 等，2015）。

团队成员和组成取决于服务的目的和目标。而这些又与医院的类型、待服务的患者群体、医院内外其他的姑息治疗服务、财政状况及现有的国家标准息息相关。姑息治疗团队可以在姑息治疗病房工作，也可以在不具备姑息治疗住院设施的医院或社区服务机构中开展工作（Radbruch 等，2010）。

四、团队的组成和灵活性

哪些团队成员需要参与姑息治疗，关键在于他们对“谁有能力评估情况？”“谁可以提供做出决定所需的信息？”“谁应该进行或安排必要的干预？”这些问题的回答（O’Connor 和 Fisher，2011）。例如，在缓解患者身体疼痛方面，医生或高级护理人员的专业知识必不可少，可能还涉及药师咨询；而要解决情感或精神上的痛苦，社会工作者、心理学家或牧师提供的疗护则是极其重要的。在这种情况下，跨学科团队的所有成员都可以提供见解和干预措施建议。在治疗决策过程中，如果未能纳入适当的团队成员可能会导致低质量和零散的疗护（O’Connor 和 Fisher，2011）。因此，为了获得最高质量的结果，团队必须对需要服务的患者人群进行更好的疗护。

如前所述，患者及其亲属应参与团队的决策。而志愿者的作用还尚未明确，可根据他们的角色和任务，志愿者可以和带薪人员在同一个团队中工作，或者在一个单独的“团队”中工作，介于专业人员和朋友之间（Goossensen 等，2016）。EAPC 关于志愿工作的白皮书指出，如果志愿服务要在姑息治疗方面进一步发展，那么就需要对志愿者及其所在跨学科团队中的作用有一个更清晰的认知（Goossensen 等，2016）。

虽然有效的团队合作需要一个明确的核心团队，但姑息治疗也需要灵活性（Speck，2006）。这个扩展的“团队”可能包括除家庭成员、医院医生、全科医生、家庭护士、志愿者等以外，还可以由姑息治疗团队或咨询团队中的一些成员组成。这样一来，姑息治疗团队就不是一成不变的。然而，尽管团队组建需要灵活性，但是要注意松散的团队界定可能会引起成员的变动，从而导致使团队变成多学科而不是跨学科。

五、协作和解决冲突的重要性

任何工作小组都可能受到压力和冲突的影响。专业背景的多样性会带来额外的挑战（Reese 和 Sontag，2001；Crawford 和 Price，2003）。团队工作的各个方面都可能引起冲突。此外，外部资源匮乏、组织变化和与工作有关的压力，如疗护对象是临终患者，可能会增加压力。具有解决冲突的能力是一个成功团队的重要特征（Kane，1975；Drinka，1994；Lemieux-Charles 和 McGuire，2006）。

因此，应尽快发现并认真对待团队中的任何冲突，调查问题的根源通常比仅仅关注症状更有价值。必须讨论可能的解决办法，并采取必要的行动以达到预期的结果，包括明确谁必须参与团队活动（Speck，2006）。

在尊重和信任彼此的临床知识和背景、专业知识和动机，并且有团队领导的前提下，不同的想法

可能会为患者带来创造性的解决方案（Klarare 等，2013）。尊重沟通是团队成功及进一步发展的核心。当冲突被个人化或被视为对成员角色的威胁时，它可能是破坏性的。重要的不是避免冲突，而是管理冲突的艺术，这使患者和所有团队成员都受益（Klarare 等，2013；Sherman 和 Wilkinson，2018）。临床监督被认为是专业成长和支持的宝贵工具，在预防和解决团队冲突方面具有重要的作用（Speck，2006）。

六、团队合作的理念和态度

对团队至关重要的是成员对团队合作的态度（Reese 和 Sontag，2001；Crawford 和 Price，2003）。这些态度植根于他们对团队合作真正含义的理解。Freeman 等确定了团队合作的三种理念（Freeman 等，2000）。

- 指导型理念是基于团队的等级制度。一个人凭借地位和权力起主导作用，并指导其他团队成员的行动。
- 整合型理念是指每个专业人员的贡献均具有同等价值。所有团队成员都被视为团队参与者，团队内的沟通和讨论也是至关重要。
- 选择型理念由专业人员持有的，他们更倾向于明确的团队角色，通常自主运作，并且只有在他们认为必要时才与其他团队成员暂时联系。

七、跨学科团队的发展

大多数姑息治疗团队都是从一个热心的个体开始的，因为他相信姑息治疗的必要性和重要性。尽管任何一个团队的建立都离不开至少一个这样坚定的人，但结构化的规划过程将节省时间和减轻挫折感（Dunlop 和 Hockley，1998；Doyle，2009）。

团队的规模和人员组成应基于全面的需求评估，这反过来又导致明确的任务目标和详细的工作描述（Doyle，2009）。在许多情况下，团队由本机构已经雇用的不同部门的从业人员组成。然而，这种情况并不理想，团队需要一个专门的团队领导，明确团队成员的角色，并得到机构管理层和组织的大力支持。

描述团队发展阶段的理论是基于多年来相关的研究（Tuckman 和 Jensen,1977；Drinka,1994；Speck，2006），这可能有助于理解团队动态，并指导团队向正确的方向发展。

- 组建团队是第一阶段，当团队组成并首次面对其任务时，团队成员在小组中没有归属感并试图离开团队。团队依赖于一个正式的领导者，在这个阶段，重要的是制订团队工作的规则和方法，并确定每个团队成员的任务。
- 磨合阶段是团队建立后经常出现的动荡、批判反对和权力斗争的特征阶段。一旦团队成立，往往随之而来的是团队内小组之间出现冲突，团队内成员之间出现意见分歧和竞争。
- 规范化是团队下一阶段的特征，即团队成员最终就规则达成一致并适应共同规范。成员们抵制冲突，并获得一种共同的归属感。这时有公开的意见和感情交流，合作也随之形成并发展。
- 执行或休会应是团队发展的最后持久阶段。到目前为止，该团队已经具备了解决问题的能力。团队成员明确自己的角色，相互支持，并将精力投入到实现团队的目标上（Tuckman 和 Jensen，1977）。

八、团队目标和团队绩效

跨学科团队应致力于实现以下目标：①准确和快速地评估；②有效、综合的治疗和护理；③与患者、家属及其他医疗专业人员进行有效的沟通；④对团队的活动和结果进行审核。

团队绩效受团队结构和团队运作过程相关因素的影响（表 16–1）（Mickan 和 Rodger，2000，2005；Lemieux-Charles 和 McGuire，2006）。

九、团队结构：角色、领导和团队建设

团队的结构与团队成员的构成和每个团队成员所起的作用及团队的领导力有关。在工作中，角色被理解为个人对自己在工作中应该做什么的期望，而其他人也期望这个角色可以为自己做一些事情。该角色与职业身份紧密相连，并赋予所有者一定的职责和特权。首先应从专业角度明确团队角色，而

表 16–1　有效团队合作的特点

组织结构	个人贡献	小组进程
• 明确目的 • 适当的培养 • 指定任务 • 不同角色 • 适当领导 • 相关成员 • 充足的资源	• 自知 • 信任 • 承诺 • 灵活性	• 协调 • 沟通 • 凝聚力 • 决策 • 冲突管理 • 社会关系 • 业绩反馈

经 CSIRO Publishing 许可转载，引自 Mickan，S.and Rodger，S.(2000). Characteristics of effective teams：a literature review.Australian Health Review 23(3)：201-208.https://doi.org/10.1071/AH000201.

角色重叠可能导致竞争，或者几个团队成员完成同一项任务。然而，只要所有团队成员都同意的情况下，一些角色重叠可能是有益的，并且这实际上增加了团队的资源（Mickan 和 Rodger，2000；Reese 和 Sontag，2001；Crawford 和 Price，2003；Klarare 等，2013）。

除了专业角色，其他角色也会在团队中发展。每个团队成员都有一个基于其性别、年龄、种族背景和社会经济状态的个人角色（Kane，1975；O'Connor 等，2006）。此外，其他正式的角色也可能被赋予，如团队负责人或主管。

非正式角色反映了个体团队成员的个性和风格，使他们在群体中具有一定的地位。这些非正式角色可能或多或少是有意识和明确的，但像“母亲”“小丑”“凌乱的脑袋”和“救世主”这样的角色可能更为人所知。

团队领导涉及三个方面：管理、处理专业挑战、激励和政策。行政管理很重要，但不一定是团队负责人的工作。尽管医生负责医疗，但跨学科团队中以任务为中心的专业领导应因病例而异，这取决于个体患者和家庭的需求（Speck，2006）。团队负责人应通过以下方式指导团队正确方向。

- 保持目的、目标和方法的相关性和意义性。
- 建立承诺和信心。
- 加强技能组合和水平。
- 管理对外关系，消除障碍。
- 为他人创造机会。
- 做真正的工作（Katzenbach 和 Smith，1992）。

领导力是目标导向和人际交往技能的结合（Kane，1975；Øvretveit，1990；Mickan 和 Rodger，2005）。Øvretveit 指出，建立一个紧密有效的团队最快速的方法是从明确团队领导角色的定义开始，“我不知道有哪个团队在没有明确的团队领导职位的情况下，还能有密切的团队合作，并在成员变动中幸存下来。而最大的错误之一是认为不明确团队领导的角色，就可以避免跨专业和跨机构之间的冲突、竞争和保护主义”（Øvretveit，1990）。

有效的团队合作需要团队建设。合适的团队结构有助于团队的发展，但随着团队的发展，通常会塑造其发挥最佳功能的结构（Mickan 和 Rodger，2000）。因此，在建立高效的团队时，应考虑团队结构和团队过程，共同学习和通过共处来相互了解是“团队建设”活动的核心内容（Speck，2006）。一个以良好的社会关系、个人认可、反馈和幽默感为特征的工作环境会对团队成员的心理健康、组织承诺和团队信任产生积极影响（Mickan 和 Rodger，2000）。

十、团队过程：沟通、凝聚力和决策

团队成员的个人贡献创造了协同作用，从而产生了有效的团队过程。沟通是团队运作的关键（Jünger 等，2007），正如 Kane 所说，“所有形式的沟通，包括口头和书面的，正式和非正式的，结构化和非结构化的，均是团队成员互动和完成工作的工具”（Kane，1975）。沟通在团队内部和团队与组织之间同样重要：患者、患者家属、其他医护人员和管理者（Kane，1975；Mickan 和 Rodger，2000；Speck，2006；Klarare 等，2013）。虽然有时具有挑战性，但患者及其家属的保密权应始终被尊重并获得适当的同意。

持续的沟通需要时间和精力的投入，并通过办公室之间的实际距离、共同的记录、频繁的有组织的会议来加强（Kane，1975；Katzenbach 和 Smith，1992；Klarare 等，2013）。用于评估、计划和评价患者疗护的团队会议应至少每周举行 1 次，并应仔细策划，包括反省和复盘的时间（Macmillan 等，2015）。

凝聚力是一种归属感，它使团队成员对自己的成就有自豪感，并希望留在团队内（Mickan 和 Rodger，2000，2005）。这种承诺和参与是通过长期的合作产生的，并得到良好的业绩反馈、逆境中的成功、良好的沟通和对规范遵守的支持。Mickan 和 Rodger 在对澳大利亚医疗团队的研究中发现，沟通和凝聚力是最能区分有效团队的两个类别。其他四类是相互尊重、目标、目的和领导力（Mickan 和 Rodger，2005）。

决策技能是有效团队合作的基础，也是领导者的主要责任（Kane，1975）。在姑息治疗团队中，议程设定及最终决策必须以患者和家属的需求、意愿和偏好为指导（Council of Europe，2003；Speck，2006）。

十一、专科姑息治疗团队的各种环境

现代姑息治疗始于安宁疗护，但第一批急诊医院的咨询团队早在 20 世纪 70 年代就已建立（Dunlop 和 Hockley，1998）。如今，为入住急症治疗机构的患者提供姑息治疗服务是专科姑息治疗的重要组成部分。在急症治疗医院中有典型的会诊团队，团队可以在不同的医疗环境中运作，尤为重要的是，其可作为不同层次医疗机构的联系纽带（Glare 等，2003；Radbruch 等，2010）。

专科姑息治疗可能是高层次医疗行为，这在三级医院的研究型姑息治疗部门尤为突显，在此，他们会接诊最复杂的病例。这些需要一个扩展的跨学科医疗团队来处理可能出现的任何紧急情况或并发症。核心工作人员涉及所有相关专业，包括不同专业的护士。相关医疗专业人员必须与该团队联系起来，并能在短时间内获得咨询。涉及的专业包括骨科、感染科、疼痛科、肿瘤科、泌尿外科、胃肠外科和精神科。

目前毋庸置疑的是，姑息治疗应该在老年护理机构中提供。这些机构收治的许多患者由于合并典型的老年慢性疾病，因此有姑息治疗的需求。这对工作人员提出了额外的要求，例如，对痴呆患者的疼痛评估和症状控制，以及对各种慢性和（或）神经系统疾病的知识。在建立团队时，应包括具有老年医学 / 疗养医学和老年护理方面的专业知识的人员。

十二、姑息治疗咨询团队：以医院和社区为基础

无论是在医院还是社区中，大多数咨询团队都有以下共同目标（Dunlop 和 Hockley，1998）。

- 与病房团队合作，就症状控制和心理社会 / 精神问题提供建议。
- 为处于困境的患者亲属提供帮助。
- 为处于困难抉择和悲痛中的工作人员提供帮助。
- 对工作人员进行姑息治疗教育。
- 与安宁疗护 / 其他姑息治疗服务和家庭护理服务联系。

医院团队通常有几个层面的干预，从咨询角色到共同疗护和最终的疗护转换。

- 向病房团队的专业人员提供建议和指导，但不直接接触患者。
- 单次访视并进行评估，最好是与转诊者一起就进一步的疗护计划提出建议，并根据转诊者的要求进一步联系。
- 针对具体问题对患者或家属进行短期干预。
- 由于多种复杂问题需要定期进行专家评估和干预，因此需要持续的联系。在这种情况下，团队可能暂时负责接管患者。

我们还针对仍接受疾病康复治疗的癌症患者和非恶性疾病患者提供咨询。这使姑息治疗团队在姑息医学和其他医学专业之间发挥着独特的作用（Glare 等，2003）。在团队方面，顾问、高级执业护师或咨询团队的其他成员将是重症监护室、肿瘤科和其他病房扩展医疗团队的一部分。这对促进姑息治疗在疾病早期的整合尤其重要。

家庭护理团队必须对干预水平有明确的目标和指导方针，以便于与初级护理服务的合作。在患者家中提供扩展的专科姑息治疗，以及医疗、社会和情感支持的服务通常被称为“居家宁养”。护理工作可以提供急救管理，也可以提供更长时间的护理，而专家团队通常会承担对患者的预定的完全控制。

十三、姑息治疗团队人员配备的建议

不同国家的人员配备建议不同（Council of Europe，2003；Palliative Care Australia，2003；Doyle，2009；Radbruch 等，2010），但由于问题的高度复杂性和广泛的疗护需求，与大多数其他部门相比，安宁疗护和姑息治疗病房中工作人员配比更高。人员配备水平还受到疾病的特点和特殊疗护专业需求（患有晚期神经系统疾病，如运动神经元疾病的患者通常需要大量的资源）、人口统计学（年轻人和有孩子的家庭通常需要更多的帮助）、入院次数和周转率、文化因素（如需要口译员和更耗时的会议）的影响（Palliative Care Australia，2003）。对临终者的疗护包括对其亲属的关怀，这往往是耗时最大的，这可能需要整个团队的关注。

十四、评价姑息治疗团队的成果

对团队活动和结果的审计是跨学科团队合作的目标之一（Hunt 等，2004）。这需要明确定义、可实现和可衡量的目标（Lemieux-Charles 和 McGuire，2006）。保持良好的记录和汇编统计数据是评估服务的第一步。临床和组织审计见第 127 章。

审计和质量测量可应用于团队工作的三个层面：结构、过程和结果。

结构因素包括有工作描述、转诊和反馈系统、电话访问、症状评估工具和其他组织要素。

过程是指如何使用结构元素和进行团队合作。

- 患者通过团队的路径：转诊次数、转诊时间、时间支出、症状评估工具的使用、家庭会议等。
- 沟通和文件：记录保存、出院总结，网络会议。
- 有效性：可通过许多经验证有效的工具进行测量（Valentine 等，2015）。

成果与通过团队的努力获得的结果有关。审计实际干预措施在改变病房工作、改善患者症状、患

者和家庭满意度及对疾病进展的理解等方面的效果。为此，开发了大量的问卷和结局量表（Bausewein 等，2016）。

十五、姑息治疗教学和研究的跨学科协作

每个医疗从业者都是终身学习者，每个姑息治疗团队都应该为其成员提供一个学习和发展的环境。团队的核心活动之一是团队教育。这包括让所有团队成员在其专业领域保持最先进，并确保整个团队采用并整合新的知识和技能（Speck，2006）。同样重要的是，每个作为专科医生的人都会自动成为一名教师和一个榜样。姑息治疗咨询团队的咨询作用使得几乎所有的临床联系都很容易变成教学机会。全面评估的首次访视提供了一个理想的场合来展示沟通技巧，并让低年资医生和病房护士或全科医生和家庭护理护士参与评估和治疗的讨论（Dunlop 和 Hockley，1998）。病例讨论、查房和工作会议提供了类似的机会。应始终与工作人员讨论用药或其他治疗的变化。这些都是极其重要的步骤，以确保在医院内外团队接触的所有服务中提供基本的姑息治疗（Sherman 和 Wilkinson，2018）。

每个姑息治疗团队还必须参加正式的教育课程。这意味着“老师的教学”必须包括在团队培训中。共同的跨学科教育课程促进了共同工作的专业组共同学习。需要对每个小组进行单独的教学，但即便如此，也应强调跨学科的方法，如案例演示（Council of Europe，2003；Speck，2006）。

除教学外，跨学科姑息治疗团队在确定基于临床的研究问题和测试相关的干预措施方面处于关键地位，从而促进姑息治疗作为一项专业的科学依据。每个姑息治疗团队都应该通过努力研究和循证实践来改善其工作。遗憾的是，研究往往不得不让位于紧迫的临床工作，而且该领域仍然缺乏资金、学科带头人和理论研究院系。然而，姑息治疗的研究正在增加，包括令人兴奋的国际合作。转化研究，试图通过综合方法回答源于临床和分子层面的问题，这是真正跨学科工作的一个例子。

结论

作为一种疗护模式，姑息治疗综合了各种卫生专业人员的知识、专长和技能，以解决患者和家庭的需求。姑息治疗团队是动态的，以目标为导向，并授权所有团队成员，包括医疗保健专业人员、患者和家庭成员，以及越来越多的志愿者参与决策。团队工作需要明确的结构和领导力，以及对团队过程的一种集体责任感。在上述因素具备的情况下，跨学科姑息治疗团队才可能拥有技能组合，而这些技能是任何一个人都不可能单独表现出来的。

第 17 章　姑息治疗中的职业倦怠、共情疲劳和道德困境

Burnout, compassion fatigue, and moral distress in palliative care

Nathan I. Cherny　Batsheva Ziff-Werman　Michael Kearney　著

刘　巍　吕雅蕾　译　　李　玲　张　沛　凌梦雨　校

临床医生固有的压力源与姑息治疗的工作，特别是终末期照护密切相关，这些压力源可能会对在该领域工作的临床医生的健康产生负面影响。而工作压力可能会对工作人员的情感和职业生活产生各种影响，包括临床团队的所有成员、志愿者和管理人员。这些可能会对专业职能产生负面影响，同时对疗护的效率和质量产生不利影响，并影响到持续从事姑息治疗事业的能力。

专业、情感和工作开展方面的诸多挑战使相关工作人员在以下一个或多个方面出现问题，引起相关综合征（Dzeng 和 Curtis，2018）：职业倦怠、共情疲劳和道德困境。职业倦怠来源于临床医生所处的工作环境带来的压力（Maslach 等，2001）。共情疲劳的形成主要来自于临床医生和患者之间的关系（Booth，1991）。道德困境可能发生在临床医生被要求做出违背道德准则行为时。这些综合征是相互重叠影响的（图 17-1），姑息治疗的临床医生必须重视它们，并采取有效预防和治疗手段。

一、职业倦怠

职业倦怠综合征的特征是失去对工作的热情（情绪衰竭），把患者当作研究对象来对待（去人格化），并产生一种工作不再有意义的感觉（缺乏个人成就感）。情绪衰竭（个人的情感和躯体资源被过度使用和消耗的感觉）促使工作者努力从情感和认知方面将自己与工作剥离开（Maslach 和 Leiter，2008）。去人格化是另一种形式的距离感（Maslach 和 Leiter，2008），其特征是以消极、冷酷无情、愤世嫉俗或过度冷漠来处理各项工作。缺乏个人成就感是指在工作中感到低效和达不到预期效果。

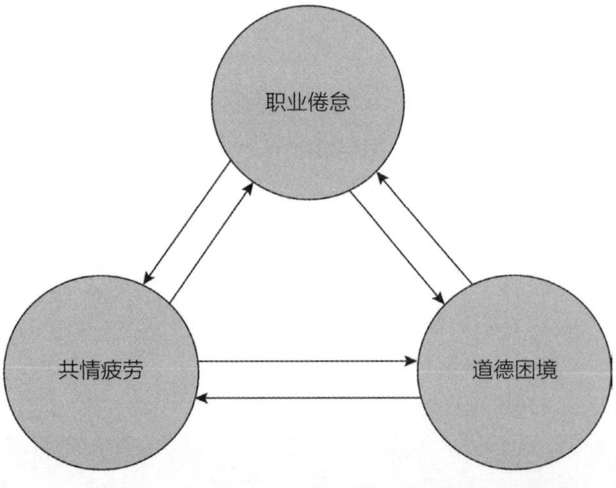

▲ 图 17-1　道德困境、共情疲劳和职业倦怠之间的关系

这些症状可能来自于完成工作所需资源（如关键信息、工具或时间）的匮乏，超负荷工作，或者其他与情绪衰竭和去人格化有关或无关的压力源（Maslach 等，2001；Maslach 和 Leiter，2008）。除非导致工作压力的因素发生变化，否则倦怠往往会逐渐且持续发展。

我们可以通过理解它的反面：工作投入，来更好地理解职业倦怠。工作投入的特点是在工作岗位有活力、参与度和效率（Van Bogaert 等，2017；Van den Broeck 等，2017）。许多从事姑息治疗工作的临床医生在他们的工作中表现出一种有能力、愉悦和能胜任的感觉（Vachon，1995，2008）。产生这种理想的专业 / 情感状态的因素包括感觉有专业能力并能够应对挑战、有可以持续应对的工作量、有选择权和掌控力、能获得应有的认可和奖励、有能提供支持的工作环境、被公平对待、高度认同工作的意义和价值。

Farber（Farber，2000；Montero-Marin 等，2009）提出了职业倦怠的三种亚类型："狂热型""低挑战型"和"精疲力竭型"。狂热型专业人士似乎过度投入，工作极度努力（以至于牺牲其他个人需求），但却因缺乏相应的满足感、成功、奖励或赞赏而感到沮丧或痛苦。低挑战型专业人士因工作中缺乏应有的挑战、刺激或工作价值而对工作漠不关心。而那些精疲力竭型专业人士则因过度的工作压力而无法从工作中获得满足、成功、回报或赞赏。

（一）症状和影响因素

职业倦怠可能会影响个人，有时还会影响整个团队。通过识别常见症状（框 17-1）和可能导致职业倦怠的因素来诊断职业倦怠综合征。这些因素是复杂的，而且是相互关联的。

1. 工作负荷　工作负荷是姑息治疗临床医生主要的压力源（Quinn-Lee 等，2014；Rizo-Baeza 等，2018），也是护士和肿瘤学专家的主要压力源（Kavalieratos 等，2017；Kleiner 和 Wallace，2017；Van Bogaert 等，2017；Van den Broeck 等，2017；Rizo-Baeza 等，2018），在人员短缺和资金紧张的情况下，这一压力更加明显。处理濒死患者及其家属、具有挑战性的患者及其家属数量过多、支持不足、过度官僚主义、缺乏进行医患沟通的时间，这些都被认为是工作压力源。个人能力和工作环境需求之间不匹配程度越大，职业倦怠的可能性就越大（Maslach 和 Leiter，2008）。职业倦怠已被证明与护理人员短缺和工作人员配备不足有关（Toh 等，2012）。

2. 控制力（和训练）　自控力有助于人们保持情绪稳定和应对生活中的挑战。对职业生活各方面的感知或控制力缺乏与职业倦怠有关（Glass 等，1993）。缺乏控制力可能是自身的问题，以及自身能力水平无法应对患者的疗护挑战、缺少自我保护或团队支持有关。缺乏控制力也可能由外部因素导致，可能与工作环境中的组织结构或团队风格有关。

框 17-1　职业倦怠的症状和特点
个人
• 躯体和情绪上的极度疲惫
• 愤世嫉俗和对工作漠不关心的感觉
• 效率低下感和缺乏成就感
• 回避情绪上难以应对的临床情况
• 易怒和过度警觉
• 人际关系冲突：过度认同或过度参与
• 完美主义与刻板不灵活
• 判断力差：打破专业和个人界限
• 社交能力丧失
• 麻木和冷漠
• 难以集中注意力
• 质疑生命的意义
• 质疑先前的宗教信仰：睡眠问题、消极的思想和噩梦
• 成瘾行为
• 经常生病：头痛、胃肠功能紊乱和免疫系统缺陷
团队
• 士气低落
• 员工流动率高
• 工作表现越来越差（同理心减少，旷工率增加）
• 员工冲突

引自 Maslach，C.et al.(2001).Job burnout.Annu Rev Psychol，52：397-422；and Vachon，M.L.(1995).Staff stress in hospice/palliative care：a review.Palliat Med.9(2):91-122.

当临床医生被期望在培训不充分的情况下承担责任时，他们可能会极度缺乏控制力。如果姑息治疗的临床医生缺乏沟通技能或姑息治疗方面具体的管理技能，就可能会极度缺乏控制力。缺乏沟通培训（Bragard 等，2010）或压力管理技能（Bragard 等，2006）、共情疲劳识别和管理技能（Slocum-Gori 等，2011）、冲突解决技能（Montoro-Rodriguez 和 Small，2006）和症状控制技能都会导致更高的职业倦怠风险（Cherny 和 Catane，2003b；Fang 等，2012）。

控制能力缺失的外因可能是以下一个或多个因素：工作环境、工作时间安排、患者分配、患者负荷、临床决策或团队决策。护士、社会工作者和其他辅助医务人员经常感到权利被剥夺（Quinn-Lee 等，2014；Parola 等，2017；Rizo-Baeza 等，2018），特别是在分级（或垂直）团队管理风格的背景下，或者对合作的医护伙伴的权威决策做出回应时，他们的参与或判断的价值被医护伙伴忽略或基本不予理睬。

3. 跨学科和团队问题　医生和护士之间、护士之间或护理团队的其他成员之间的团队冲突都会导致职业倦怠。在能力欠佳的跨学科综合疗护团队中常见的问题包括专业人员之间缺乏合作实践、等级特征强、缺乏共同疗护理念、缺少关爱、职业界限分明。通常，冲突是由缺少对疗护目标的普遍共识、职能分配问题或关于合理的临床管理或与管理风格相关的问题有意见分歧而产生的（San Martin-Rodriguez 等，2005；Brinkert，2010）。

4. 价值观　个人价值观和工作环境核心价值观之间的一致程度与活力感、参与度和效率有关，而这三点对工作投入度影响极大（Leiter，2008；Leiter 等，2009）。例如，有报道显示对关爱社会心理、减轻躯体、心理和精神痛苦未能给予高度重视的肿瘤学家会产生更大程度的职业倦怠（Cherny 和 Catane，2003a）。有报道显示，那些对工作感情投入有限的人会产生更大程度的职业倦怠（Granek 等，2012，2017）。在某些情况下，与晚期癌症患者相处时，他们会因无法改变疾病的进程而产生挫败感（Jackson 等，2008）。

当人们期望一个人履行与其道德准则相悖的职责时，这个人产生的道德困境可能是导致痛苦和职业倦怠的主要压力源（Sundin-Huard 和 Fahy，

1999）。反之，道德困境可能会因为意识到无法达到自己的标准或提供理想化但常常无法实现的“善终”愿景而加剧。

5. 回报　对于姑息治疗这种极富挑战性的工作，经济回报有限或不足可能会导致倦怠（Hammig等，2012；van der Doef等，2012；Tang等，2018）。回报不足也可能与缺少医疗机构奖励来支持姑息治疗服务发展，或者与没有满足临床工作人员的社会心理需要和监管需求有关。

6. 工作中情绪变量　患者去世时，专业护理人员可能会感到悲伤、失落或持续悲伤，特别是在和患者相处时间长的情况下（Vachon，1999；Merluzzi等，2011）。当患者或他们的孩子年龄还小、患者的痛苦没有减轻、工作人员觉得他们不能提供最好的疗护或者死亡原因不合理时（如死于不良反应），专业护理人员控制悲伤情绪可能会特别困难。在患者死亡前或死亡后的时间里，反复密集参与到患者及其家属的痛苦情绪中会给医护人员带来心理创伤，并导致“共情疲劳综合征”（Slocum-Gori等，2011），其特征是逃避与患者接触、对个人表现进行负面自我评价，以及许多其他对个人和工作的幸福感和能力产生不利影响的反应。专业医护人员必须在帮助那些面对死亡的人和避免被患者的痛苦所压倒之间不断寻求平衡。

7. 外在因素　姑息治疗的工作人员在工作环境之外可能也有个人压力源。这些压力包括家庭、财务状况和社会压力、有限的支持、与疗护工作无关的人际关系问题（Keidel，2002）。有报道显示对自己的孩子或年迈的父母负有更多责任的专业疗护人员的压力更大（Kash等，2000）。孩子越多，临床医生在工作与生活之间的平衡越困难，也越容易情绪衰竭（Keeton等，2007）。然而，单身也是职业倦怠的独立危险因素（Ramirez等，1996）。

8. 人格因素　某些性格特征会增加职业倦怠的风险。对工作过度投入（Yu等，2016；De la Fuente-Solana等，2017；Tang等，2018）与较高水平的神经质有关（De la Fuente-Solana等，2017；O'Mahony等，2018），自我评判及固执（Duarte和Pinto-Gouveia，2017）可能会导致过度介入患者，从而难以面对失去、终止亲密关系和认识死亡（Keidel，2002）。具有这些性格特征的专业人士可能对自己的客观和主观情绪需求认识不足，因此可能会因过度工作（Anewalt，2009）导致自我摧毁模式和“延迟心理”，在这种情况下他们一再忽略自己的重要关系，以及其他个人奖励来源，直到完成所有工作或实现后续的职业挑战（Spickard等，2002）。

由此产生的夸大的责任感、自我怀疑和内疚会对临床医生的职业、个人、家庭生活产生巨大影响（Spickard等，2002；Shanafelt等，2006）。在采取消极应对方式的临床医生中也观察到职业倦怠风险增加（Yu等，2016）；消极的应对方式包括较低水平的亲和力、责任心、外向性和开放性（De la Fuente-Solana等，2017），以及对情绪表达持负面的态度（Granek等，2017）。

（二）与职业倦怠相关的人口统计学变量

1. 年龄　有报道表明，年轻的工作人员有更多的压力源，要应对更多的压力，并且有较少的应对策略（Vachon，1995），以及更高的职业倦怠和压力反应风险（Kuerer等，2007）。据报道，年轻肿瘤医生中职业倦怠的患病率极高（72%）（Banerjee等，2017）。此外，一些研究发现有多年经验的照护者报告与压力相关的症状和职业倦怠的可能性较小（Vachon，1995；Whippen等，2004），然而，相关研究并没有得出一致的结果（Allegra等，2005）。

2. 性别　把性别纳入风险因素数据中是存在争议和不确定的。尽管大多数据研究表明，女性出现倦怠和心理健康问题的风险更高（Kash等，2000；Kuerer等，2007；Granek等，2016），但2项针对英国国民医疗服务体系医生心理健康状况的调查（1994年880名医生，2002年1308名医生）发现男性和中年医生的风险较高（Taylor等，2005）。

3. 姑息治疗中职业倦怠的流行病学研究　参与姑息治疗的临床医生与其他医疗卫生专业人员一样会产生压力和职业倦怠（Vachon，1995，2008；Pereira等，2011；Rizo-Baeza等，2018）。然而，也有研究表明，与其他医学专业领域（特别是肿瘤学）相比（Ramirez等，1995；Schraub和Marx，2004；Asai等，2006；Fanos，2007；Gama等，2014），参与姑息治疗的临床医生产生压力和职业倦怠的风险反而更低。如果确实如此，这一结果可部分归因于个人价值观和专业价值观之间的更高程度的一致性，以及姑息治疗团队成员之间的相互支持（Vachon，1995；Pierce等，2007）。

4. 职业倦怠的后果　由职业倦怠引起的不满和痛苦给临床医生及其家庭、患者、他们工作的医疗机构带来了巨大损失。职业倦怠改变了医患关系，降低了临床医生提供的疗护质量（West等，2006；

Banerjee 等，2017；Murali 和 Banerjee，2018）。高度职业倦怠与同理心和共情心减弱、缺乏专业精神、医疗失误风险增加有关（Halbesleben 等，2008；Ida 等，2009；Russell，2016）。

有职业倦怠表现的临床医生更有可能支持安乐死或协助患者选择自杀作为结束生命的方式（Portenoy 等，1997）。考虑到医疗失误导致的潜在人为成本，实际或感知失误对临床医生的情感影响可能是毁灭性的。职业倦怠似乎也会影响患者对其临床医生的信任程度和治疗信心，以及患者对医疗服务的满意度（Halbesleben 和 Rathert，2008）。

除了这些专业影响之外，职业倦怠还会对临床医生产生深远的个人影响，包括抑郁、药物滥用、放弃临床实践，甚至自杀（Vachon，1999；Kuerer 等，2007）。从事生命末期照护的临床医生的精神障碍（包括抑郁症状、焦虑和睡眠障碍）发生率从 12%（针对姑息治疗医生的一项研究）（Asai 等，2006）到 25%～50%（针对肿瘤医生的其他研究）（Kash 等，2000；Grunfeld 等，2000；Asai 等，2006）。

（三）缓解倦怠的因素

提升幸福感和缓解压力影响的因素可能会降低倦怠的风险。这些因素与态度、价值观和个性有关，可能包括自我意识、复原力（坚韧）、控制感和良好的团队职能（Ablett 和 Jones，2007）。

1. *态度和价值观*　强烈认同姑息治疗核心价值观的临床医生更有可能体验和表达对工作投入至关重要的精力、参与和效率的感受（Leiter 等，2009；Hlubocky 等，2017；Poulsen 和 Poulsen，2018）。从事姑息治疗的临床医生可能会强调充分利用生活和人际关系；他们从对患者和家属福祉的贡献中获得工作的意义、有现实的期望，当结果低于最佳值时，他们会原谅自己和同事，并认识到灵活性和妥协往往是必要的。

2. *人格因素*　高情商（Gorgens-Ekermans 和 Brand，2012；Holliday 等，2017；Sokoloff，2017）、随和、认真、外向和开放（De la Fuente-Solana 等，2017）都与更好的应对能力和更低水平的倦怠有关。

3. *复原力（坚韧）和连贯性*　坚韧或有韧性的性格特征表现为拥有责任感、控制感、准备迎接和应对挑战，这些可以防止倦怠（Kutluturkan 等，2016；Vetter 等，2018）。责任指一个人职业生涯中的意义和目的感。控制不仅指自主性，而且指能够有所作为和应对挑战的能力，这被认为是生活中必备的能力。复原力与“连贯性”有关，即认为一个人的生活是可理解（在认知上是有意义和可预测的）、可管理（个人资源足以满足内在和外在的需求）和有意义的（从情感上来讲，生活是有意义的；生活中的问题被视为挑战而非障碍）（Antonovsk. y 和 Sagy，1986；Nygren 等，2005）（见第 71 章）。

4. *好的团队合作*　大量且越来越多的证据表明，运作良好的跨学科团队合作具有共同的疗护理念、相互尊重的跨学科关系。相互信任和支持，以及强大的沟通方式可以降低倦怠的风险（Estryn-Behar 等，2007；Bowers 等，2011；Wu 等，2016）。

5. *充足的人员配备*　如前所述，工作量被确定为姑息治疗临床医生的主要压力源。已经证明护士短缺、人手不足和职业倦怠之间存在明显的关系（Toh 等，2012）。

6. *控制（和训练）*　感知控制有助于复原力提升。对于 584 名面对重症、濒死和失去亲人的医护工作者来说，能力感、控制感和工作愉悦感是排名最高的应对机制（Vachon，1995）。胜任力，尤其是临床医生胜任力的自我评价，与培训的充分性有关。姑息治疗、沟通技巧、压力管理和冲突解决方面的培训可降低倦怠的可能性（Fallowfield 等，2002，2003；Armstrong 和 Holland，2004；Holland 和 Neimeyer，2005；Jones，2005；Bragard 等，2006；Shanafelt 等，2012；Shanafelt 和 Dyrbye，2012；Mougalian 等，2013）。

感知控制的重要性也反映在对姑息治疗工作满意度的研究中。专业成就，如与患者及其亲属的成功接触、帮助临终者找到意义、提供足够的安慰，都被认为是姑息治疗提供的个人工作回报来源（Graham 等，1996；DeLoach，2003；Boston 和 Mount，2006；Clark 等，2007；Pierce 等，2007；Slocum-Gori 等，2011）。

7. *健康策略使用*　多项研究表明，当临床医生在照顾他人的同时使用健康策略来照顾自己时，工作满意度会提高（Balch 和 Copeland，2007；Anewalt，2009；Campbell，2010；Shanafelt 等，2012）（框 17–2）。后文会讨论专注于自我意识提高的策略。

8. *精神和意义*　研究还强调了精神和意义在防止倦怠中的重要性（Boston 和 Mount，2006；Harrison 和 Westwood，2009）。认为自己有宗教信仰的肿瘤照护者的倦怠风险降低（Kash 等，2000），一项针对 230 名新西兰医生的研究发现，倦怠与精神之间存在负相关关系（Huggard，2008）。

（四）减少倦怠的干预措施

减少倦怠的干预措施包括三方面的实际措施：个人疗护、专业发展和基础设施建设。管理者和临床领导者在通过许多实际措施预防或干预倦怠方面发挥着重要作用（框17-2）（Estryn-Behar等，2007；Williams等，2007；Sprinks，2012）。如果采取了这些措施，但痛苦仍然存在，特别是出现客观的功能障碍时，临床医生应寻求精神科的评估和治疗。

框17-2　防止倦怠和共情疲劳的措施：个人健康策略

这些策略包括关注个人、家庭、情感和精神需求，同时关注患者的需求和要求。制订能最大程度降低共情心疲乏影响的良好自我疗护计划的建议包括以下内容（Rourke，2007）

1. 充足的睡眠、良好的营养和规律的锻炼（Jones，2005；Swetz等，2009；Wallace等，2009；Newell和MacNeil，2010）
2. 日常活动中的放松。可以定期通过冥想、深呼吸、视觉意象和按摩等进行放松（Swetz等，2009；Wallace等，2009；Hotchkiss和Lesher，2018）
3. 定期参加与工作无关的活动，以恢复活力并提升精力、责任感和专注力（Jones，2005；Lovell等，2009；Swetz等，2009；Wallace等，2009）
4. 在工作之外与家人和朋友建立相互支持的愉悦的关系（Keidel，2002）
5. 平衡工作、家庭和令人愉快的活动，化解与工作相关的紧张状态（Lovell等，2009；Swetz等，2009；Wallace等，2009；Newell和MacNeil，2010；Hotchkiss和Lesher，2018）
6. 监控自己是否有过度参与的倾向（Keidel，2002）
7. 寻找并留出足够的时间，以缓解因失去有特殊关系的患者而带来的哀伤损失（Wallace等，2009；Hotchkiss和Lesher，2018）
8. 采用自我意识技术，包括正念交流（Jones，2005；Shanafelt等，2005b；Harrison和Westwood，2009；Rushton等，2009；Goodman和Schorling，2012）和（或）反思性写作（Bernardi等，2005；Meier等，2001；Wald等，2010；Fearon和Nicol，2011；Coulehan和Granek，2012；Hotchkiss和Lesher，2018）
9. 形成特定的应对技巧、压力管理、工作组织、时间管理、沟通和认知重组方式，以缓解日常问题中的挑战（Jones，2005；Perry，2008；Lovell等，2009；Newell和MacNeil，2010）
10. 依靠心理治疗或精神关怀，特别是对正在工作中经历非常强烈的情绪反应的员工，经常强烈提醒自己个人损失的员工，以及日常生活中没有明确知己的员工（Holland和Neimeyer，2005；Sinclair和Hamill，2007；Newell和MacNeil，2010）
11. 关注个人的精神需求，包括个人与自己、他人和自然界的"治愈联系"，并发展一种在提供姑息治疗时提供个人意义和目的感的疗护哲学（Holland和Neimeyer，2005；Mount等，2007；Sindair和Hamill，2007；Swetz等，2009；Newell和MacNeil，2010；Hotchkiss和Lesher，2018；Kearney，2018）

临床领导者可以通过支持和讨论小组来监控员工冲突并促进积极的关系。有时需要在经历冲突的员工之间进行一对一的讨论，如果有必要，可能需要外部专业顾问来完成这项工作（Keidel，2002）。临床领导者还可以通过组织谘商技巧或压力接种培训，帮助员工为患者和家庭的情感需求做好准备（Medland等，2004）。通过关于工作压力的在职培训、研讨会或讲习班学习，然后相关人员进行小组讨论也可能有作用。例如，护士研讨会通过心理剧进行赋权培训，在减少职业倦怠方面显示了有益成果（Ozbas和Tel，2016）。这些减少倦怠的组织干预措施可以带来额外的好处，如提高员工的留职率和满意度，减少缺勤率和员工冲突，以及提高患者和家属满意度。

二、共情疲劳

姑息治疗临床医生可能陷入以无法治愈的患者及其家人的严重痛苦和强烈情绪为特征的困境（Alkema等，2008）。随着时间的推移，他们可能出现共情疲劳，即"关怀的代价"，来自于努力保持对处于危机中的人的持续共情（Booth，1991）。这也被称为继发性或替代性创伤（Tabor，2011），一些人认为共情疲劳是专业照护人员创伤后应激障碍的一种形式（Booth，1991）。共情疲劳是导致倦怠的因素之一，但它可能在没有倦怠迹象的情况下发生，甚至是在保持敬业度和工作热情的情况下发生（Booth，1991；Keidel，2002；Slocum-Gori等，2011）。

在某些情况下，临床医生可能比其他人更容易受到共情疲劳的影响。当疗护年轻人、患者或患者的孩子时（Robins等，2009），以及当医生筋疲力尽、压力大或过度劳累时，更有可能发生这种情况。有时，过度暴露于多人死亡的环境中可能会导致"悲伤过度"（Kase等，2019）。共情疲劳的影响可能会随着时间的推移而持续或恶化，发展成严重的反应，损害医疗保健提供者以积极和有益的方式与患者和家属互动的能力（Firth-Cozens，2001）。

（一）共情疲劳的症状

共情疲劳可以在心理、认知或人际关系领域表现出来（框17-3）。它可以对个人幸福感、功能及与患者、同事和家人的关系产生深远的影响。其症状类似于创伤后应激障碍的典型特征：过度紧张、睡眠不安、愤怒或过度警觉的爆发，或者逃避、"不想

框 17-3　共情疲劳的影响

心理影响
- 强烈的情绪（悲伤、愤怒、内疚、担忧）
- 侵入性想法或图像 / 噩梦
- 感觉麻木或迟钝
- 回避患者 / 家属或工作情境
- 躯体不适（肠胃不适、头痛、疲劳）
- 焦虑或激动
- 强迫或成瘾行为（饮酒、吸烟、购物狂）
- 感到孤立或个人责任，但没有后盾
- 无法进行自我保护，导致适应不良或有害行为，如过度工作、决策困难和对自己需求丧失敏感性

认知影响
- 不信任他人（家人、患者、其他工作人员）
- 个人脆弱性增加或缺乏安全感
- 认为别人没有能力处理问题
- 力量或控制力的增减
- 更加愤世嫉俗
- 个人责任感或责备感增加
- 认为别人不理解你所做的工作

人际关系影响
- 退出较大的治疗团队
- 从人际关系中退出（因为人们“不理解”）
- 个人和专业上难以信任他人
- 过分认同他人的痛苦，导致人际关系界限偏离
- 脱离情绪情境或经历（包括患者 / 家属）
- 容易被别人激怒

经许可转载，改编自 Rourke，M.T.(2007).Compassion fatigue in pediatric palliative care providers.Pediatr Clin North Am.54(5)：631-44.https://doi.org/10.1016/j.pcl.2007.07.004.

再去那里”，或者想要避免与患者的痛苦相关的想法、感受、对话（Wright，2004）。可能会有侵入性的想法或梦境，或者对照顾濒死者的工作提醒而感到痛苦（Valent，2002；Showalter，2010）。患者可能会表现为过度参与或疏离。几种综合征行为模式可能使共情疲劳复杂化：分裂、所谓的救世主综合征和疏离。

1. 分裂　分裂是好坏两极分化的一种形式。它表现为将自己或疗护团队的其他成员视为完全好的和乐于助人的，而视其他人为完全坏的和极无帮助的。它会产生团队内部的冲突和紧张，损害团队合作和疗护团队的凝聚力。此外，照护者可能会极端地将患者分为“好患者”和“坏患者”。

2. 救世主（与帮助者相反）综合征　对绝症创伤悲剧的最终否定是通过抢救患者来避免悲剧。承担起救世主的角色是共情疲劳的表现之一。它回避帮助（感觉太难）者这一角色，而投入精力来挽救病情。在患有共情疲劳的肿瘤学家中，救世主综合征通常表现为“对抗恐惧症的治疗决心”，即生命末期照护的肿瘤学家将精力集中在尝试新的治疗方法上，而不是解决更具挑战性的生命末期照护问题。

3. 疏离　随着情绪强度的增加，共情疲劳的临床医生可能会逐渐或突然退出工作状态。这种情况最常发生在临床医生单独工作或提供生命末期照护没有团队支持和协作时。

（二）减轻共情疲劳的策略

临床医生和患者之间的共情参与是姑息治疗的核心。不难想象姑息治疗临床医生都会偶尔受到工作的情绪影响。其中的挑战是防止这些正常反应以强烈的负面和破坏性方式发展。减轻共情疲劳的通常建议是“良好的专业界限”（Anewalt，2009；Hall，2011）。虽然专业界限是重要的，但完全依赖于此作为主要的自我关怀策略来防止继发性创伤可能会导致人格物化、疏离和同理心降低。因此，需要考虑其他方式。与应对倦怠一样，人们越来越关注减轻共情疲劳影响的因素。

1. 精致的同理心　对那些在与受创伤的客户（包括晚期疾病患者及其家人）的工作中表现出色的杰出治疗师进行的定性研究确定了多种保护性实践，可提高照护者的专业满意度并有助于预防或减轻共情疲劳（Harrison 和 Westwood，2009）。特别是，参与精致同理心的创伤治疗师，被定义为“高度存在、敏感协调、界限分明、发自内心的同理心参与”，他们“因与受创伤者的密切专业联系而精力充沛，而非精疲力竭”，并能够防止共情疲劳和倦怠（Harrison 和 Westwood，2009）。这一想法也被称为双向性（Katz，2006），驳斥了普遍持有的观点，即共情濒死的患者会导致情绪枯竭（Pearlman，1995；Figley，2002），并且挑战了将共情描述为“情感责任”的特征。

临床医生的自我意识和有意识的沟通技巧促进了精致的同理心的实践，这在另一项研究中被确定为心理学家在面对个人和职业压力时表现良好的最重要因素（Coster 和 Schwebel，1997）。

2. 复原力（坚韧）和一致性　凭借个人和专业的复原力，即使在最具挑战性的情况下，积极的结果也可能伴随疗护工作（Yu 等，2016）而存在。这些积极的结果被称为共情满足和创伤后成长。共情满足来自帮助他人的工作的快乐，可以抵消共情疲劳（Stamm，2002）并促进创伤后成长，这可能以人际关系、自我意识和人生哲学的积极变化为特征，也可能伴随着创伤的负面后遗症（Tedeschi 和 Calhoun，2004）。

在临床情境中，后一种现象描述了目睹他人创伤经历的积极后遗症所带来的成长和灵感。当患者在濒临死亡时体验到意义和平静时，临床医生可能会感觉到自己的生活得到丰富、深化或充满力量（Harrison 和 Westwood，2009；Splevins 等，2010）。这种现象似乎类似于 Mount 等确定的“愈合联系”（Mount 等，2007）。

研究已经为替代性创伤后成长的建构提供了经验证据（Linley 等，2005；Harrison 和 Westwood，2009）。在面对治疗创伤患者的工作中，那些优秀的典型治疗师感觉或精神上经历了积极的转变。一项研究中（Harrison 和 Westwood，2009）的治疗师描述说，由于目睹了他人创伤经历的后遗症，他们的世界观更开阔了，甚至近乎奇怪地感到充实。对模范肿瘤学护士的研究集中在个人成长和发展的感受上，这些感受源自于接触、使之成为与患者及其家属的重要的、充满活力的时刻（Perry, 2008）。提升共情满意度和复原力的系统研讨会已经成功在为期 6 周的跨学科的癌症疗护团队项目中推进（Pfaff 等，2017）。

3. *悲伤法则* 对于频繁多次接触死亡的临床医生来说，释放悲痛的方法可能是有用的（Zajac 等，2017），如部门情况汇报和纪念服务、写日记、参加葬礼或探访丧亲家庭（Vachon，1998；Zajac 等，2017）。

4. *正念法则和健康法则的应用* 正念法在后文会详细介绍，它致力于加强个人内心及人际交往中的自我意识。正念法则也可以帮助医务工作者更加关注压力的存在、关注他们和压力源的关系、关注自我监控能力、在困境中减少情绪化反应。健康法则被人们大力倡导，用来作为一种减轻共情疲劳的方法（框 17-2）。

三、道德困境

从事姑息治疗的医务工作者需要面对许多伦理方面的挑战。每个人都有自己坚守的正确的伦理观，当他被迫违背这一观念时，就会产生道德困境（Andre，2002；Rushton，2006；Weissman，2009）。导致道德困境的外部因素包括医疗团队成员之间的权力失衡、患者或其家庭的偏好、团队成员之间缺乏沟通、降低成本的压力、对法律诉讼的恐惧、行政支持的缺乏，或者可能与患者疗护需求冲突的医院政策。最初研究显示这种现象出现在护士工作中，但进一步的研究发现这种现象几乎存在于所有医护工作者，包括临床医生的工作中。

（一）姑息治疗中道德困境的来源

在晚期患者疗护期间，临床因素和组织因素都可能增加道德困境出现的风险。

1. *临床因素* 道德困境可能会出现在每一个临床决策所带来的影响中。常见的情景包括：被认为与患者的最佳利益不相符的生命维持；被认为医疗资源的不当使用、过度治疗或无意义的治疗；当消极结果不可避免时仍被患者或其家属要求做心肺复苏；止痛手段唾手可得而疼痛未得到有效缓解（Kalvemark 等，2004；Cohen 和 Erickson，2006；Ferrell，2006；Rushton，2006；Schluter 等，2008）。另一种常见的情景出现在患者生命末期使用镇静镇痛剂时。如果未在合适时开始使用镇静镇痛药或患者已有难治性剧痛却未使用镇静镇痛药时，道德困境就可能会出现（Lokker 等，2018）。当临床医生认为上级医生与患者及其家属之间终末治疗的沟通不足时，或者当给予了患者及其家属虚假的希望时，道德困境也有可能出现。

2. *组织因素* 如果因为资源有限而使组织机构的利益凌驾于患者的利益之上，就有可能引发道德困境。规章制度所规定和临床医生所认为的对患者最佳的治疗方法是可能存在冲突的。甚至在某种情况下必须打破规则才能为患者提供良好的治疗。当必要的行政工作被认为优先于患者及其家属的临床疗护需求时，当提供最佳治疗所需的药物、设备和人员难以满足时，道德困境也可能发生。

（二）道德困境的后果

道德困境可以被视为一种压力反应，其特征是受挫感、愤怒感和焦虑感、被贬低和边缘化的感觉。它可能会持续很长一段时间，并且伴随着负罪感，尤其是当这种压力反应经常重复时，会对自我价值产生不利影响。这被称为“道德残渣”（Hardingham，2004；Epstein 和 Hamric，2009）。情况严重时，它可能会导致噩梦、头痛和抑郁（Schluter 等，2008）。受影响的员工经常会感觉到被剥夺了自身权利，并且可能他们并不愿意暴露自身的压力和无力感。这可能会导致他们觉得孤独无助，这种孤独感是对自我价值的一种额外威胁。道德困境会使人筋疲力尽，并且它已经被确定为护士们离职甚至彻底脱离护理行业的主要危险因素。

（三）道德困境的处理方法

处理道德困境的方法应该在组织层面和个人层

面同时进行。

1. *组织层面的方法* 为了降低道德困境的风险，姑息治疗和安宁疗护应该促进形成富含道德感和责任感的组织文化。姑息治疗和安宁疗护应该提供一个论坛，让人们可以讨论日常实践中所经历的道德困境（Kalvemark 等，2004）。伦理基础设施的建设也包括提供伦理咨询，这种建设可以促进人们以一种开放和互动的方式处理道德冲突，也能促进和推动团队工作。伦理咨询计划对于很多方面均有帮助，例如，确保伦理实践得到有意义的支持，道德困境得到缓解，组织环境变得舒适，并且在道德层面得到支持（Austin，2017）。

当相似的道德困境问题在工作中反复出现时，这通常表明在工作场所或组织动态中存在问题。而寻求补救方法则应该从工作环境和组织问题两方面入手。全体有关部门都应该评估可能产生困境的工作环境因素和团队动态因素。这些因素有的可变，有的不可变，我们应该重点关注那些可变因素。一些潜在的结构性问题有时会导致道德困境。在这种情况下，让经验丰富的道德顾问参与进来对解决这些问题很有帮助（Austin，2017）。

2. *个人层面的方法* 我们应当培训和鼓励姑息治疗的工作人员，使他们认识到道德困境，并且能够敞开心扉与同行讨论心中所想。道德困境的解决应该从仔细的评估开始，这种评估既要考虑身处困境的人自身的想法，又要考虑到其他与此相关的人所受到的桎梏。关键问题就是这种桎梏是否可以被打破。有可能会改变的是医嘱、顾问的建议、家属或宗教顾问的要求。当这种桎梏可以打破时，我们鼓励临床医生明确表达他们的担忧，并且通过交流、协商或劝说来缓解担忧。这种方法需要道德勇气（Gallagher，2011）。当临床医生面对潜在可解决的问题但却没有采取行动时（道德懦弱），他们可能会因为没有说出自己的想法而产生应激性痛苦或内疚感（Jameton，1993）。

有些道德困境源于一些难以解决的限制。例如，由于临床资源有限而面临的道德困境，由于患者及其家属顽固的活力论宗教思想而带来的道德困境，这些可能都难以通过沟通和协商来解决。在这种情况下，主要的解决策略涉及处理一些挑战，如提供疗护和理解其他相关人员的道德逻辑。这需要个人的灵活变通和适应能力。应对理论认为，能够灵活变通的人可以找到另一种令人满意的方式来明确情况，从而保持掌控感（Thompson，2009）。这是个人层面和伦理层面的挑战，需要一种不同形式的道德勇气。这种勇气包含了换位思考的能力，能够在不妥协或不被侵犯的情况下处理工作和提供疗护。这种观点认为，应理解在道德困境中存在不同的推理方式，以及在他人得出不同结论时应对的价值。

为了解决潜在的道德困境，临床医生必须理解，即可能他们认为最符合伦理的做法在当前环境中无法实施，有时我们能做的最好的选择就是妥协。学会妥协，并且懂得妥协往往来自于力量而不是软弱，这是“自我共情”的重要组成部分。面对这些挑战，*Serenity Prayer* 中蕴含着伟大的治愈智慧：“上帝，请赐予我平静，去接受我无法改变的。赐予我勇气，去改变我能改变的。赐予我智慧，去分辨两者的区别。”与此同时，这种做法虽然可以起到宽慰人心的作用，但不应助长自满情绪。Betty Cherny（1932—2000）还提倡一种鼓舞人心的说法，让读者去挑战自我突破界限，把被认为难以突破的障碍变成可以改变的。于是祷文就变成了：“上帝，请赐予我平静，去接受我无法改变的。赐予我勇气，去改变我能改变的。赐予我智慧，去分辨两者的区别。请赐予我放肆冲撞的胆量，去突破界限。”

四、预防职业倦怠、共情疲劳和道德困境的自我意识（正念）策略

从传统意义上来说，自我疗护策略强调的是“良好的职业界限”的价值和“工作之外有效的自我疗护策略”的价值。然而，仅仅是这些因素就会导致临床医生的情绪抽离、工作满意度降低、以患者为中心的疗护减弱、患者满意度降低（Jackson 等，2008）。

另一种解决现实生活中失去意义和缺乏控制的方法是培养更强的自我意识或正念，其中包括四项基本技能（Epstein 等，2007）。

- 关注和观察自身知觉、想法和感受的能力，即使它们可能是不愉快的。
- 降低自己对情绪化的经历过度反应的倾向的能力。
- 需要加强反应和专注的能力，而不是“自动驾驶”般的被动反应。
- 专注于体验本身的能力，而不是专注于我们给它们贴上的标签或人为加上的判断（例如，感受一种情绪，而不是思考是否可以感受那种情绪）。

有人提出，通过提高自省和人际自我意识，从业者可以更关注压力的存在，注意到他们与压力来

源的关系，注意到他们自己的个人能力“自我监控、在压力情况下减少情绪反应，并更熟练地处理患者和家属的需求”(Novack等，1999)。Kearney等(2009)提出，“做生命末期照护工作的临床医生在经历了倦怠、共情疲劳或道德困境带来的痛苦之后，如果单独使用自我疗护策略，可能会感觉自己好像溺水了，几乎无法呼吸空气，而具有自我意识的自我疗护就像学习如何在水下呼吸”。

采用切实可行的方法来增强自我意识和正念可能会减少倦怠和共情疲劳的风险，并且也会提升工作潜力，以及加强共情所带来的满足感。除参与教育项目（Robinson等，2004；Le Blanc等，2007）和同行支持（Balint）小组（Rabinowitz等，1996；Benson和Magraith，2005；Kjeldmand和Holmstrom，2008；Bar-Sela等，2012）之外，还有两种有实证数据支持有效性的方法：正念练习训练和反思写作。

（一）正念练习和正念沟通训练

正念练习描述了模范临床医生行为中必备的四个品质。专注指的是不加个人判断的观察的能力，如果加以个人判断会扭曲或削弱一个人的理解能力。这包括监控一个人自身的偏见、思想和情绪：观察观察者，同时也观察被观察者。带有批判色彩的求知欲指的是对一切可能性持开放态度的能力，而不是倾向于过早地终止和丢弃新的信息或见解。有根据的灵活变通（有时被称为拥有“初学者的心态”）指的是能够采用一种新的视角或同时考虑多个视角的能力，而不是对一个问题只采取单一的固定视角。最后，存在感包括在躯体上、精神上和情感上陪伴患者，能够感同身受，并将这种理解准确地传达给患者（即共情）(Epstein等，2007)。

正念沟通将这些方法应用于一些具有挑战性的沟通情况中，如在临床医生和患者（以及患者家属）之间、同事之间的专业讨论及跨学科讨论中。正念练习和沟通训练的目的是帮助临床医生以更灵活、更敏感、更低反应性的方式应对挑战性情况(Shapiro等，2007)，增强欣赏和谅解自己的能力（自我共情），对他人有更强的同理心（Shapiro和Izett，2008）。

对“正念沟通”专业人员培训项目的研究取得了好坏参半的结果。近期的一项系统综述发现，22项研究中有11项表明，职业倦怠风险培训项目有好处（Lomas等，2018）；还有一些研究发现，与犬儒主义/去人格化及职业效能/成就成分（Lomas等，2018）相比，Maslach倦怠量表（Maslach等，1996）中的情绪衰竭部分会受到更强的影响。其中一项结果较好的研究招募了70名医生参加培训。培训包括各种自我意识和躯体意识练习、有价值的临床经验叙述、感谢会、教学和讨论会；在这种培训之后，他们会获得更低的倦怠和心理压力，更强的同理心，以及在疗护中应保持的社会心理的定位（Krasner等，2009；Beckman等，2012）。

教授正念练习的策略包括麻省大学医学中心的减压和放松计划（http：//www.umassmed.edu/cfm/index.aspx）（Kabat-Zinn，2003）、美国医疗保健交流学院的计划（http：//www.aachonline.org）、西北医生健康中心（http：//www.tfme.org）和罗彻斯特大学的正念练习项目（Epstein等，2007）。罗彻斯特大学的正念练习项目出版了一套课程，也可以在网上找到（Epstein等，2007）。

（二）反思/倾诉性写作

用反思和情感表达的方式写作是另一种增强个人意识的自我保护方式。倾诉性写作的生理和心理益处已在患者中得到证实，这一实践已被推广为临床医生培养反思和共情的工具（Charon，2001；Brady等，2002）。一项小范围随机研究也显示了在降低职业倦怠的好处（Tonarelli等，2018）。

反思写作的方法鼓励临床医生记录具有挑战性或有益的临床经历、记录个人想法和客观的临床数据（Pennebaker，1997；DeSalvo，1999；Charon，2001；Spann，2004）。记录的内容可以在小组讨论中分享和探讨，也可以用于一对一的监督或汇报。讨论的目的是促进人们以反思/评估的方法理解一个人的思想、思维过程、感受和反应。这种方法旨在帮助培养更好的自我理解和正念能力。

（三）自我保护的练习

临床医生的自我疗护可以通过正式的方法进行，如正念沟通训练，它也可以通过无数的非正式方式进行，成为医生日常工作生活的一部分。许多经验丰富的临床医生已经形成独特但经过时间考验的自我保护方法。在工作场所自我保护的建议及自我意识的练习，列于框17-4。

五、进行中的任务

在为重症患者及其家属提供姑息治疗的人员中，可能出现倦怠、共情疲劳和道德困境等多方面问题，

框 17-4　一些工作场所自我保护的建议和自我意识的练习

- 当你从车里走到办公室或穿过办公室的走廊时，注意你的双足与地面接触的感觉
- 把你的手表或电话闹铃设定在每天中午。以此为提示，做一些简单的集中注意力的动作。例如，做 4 次缓慢的深呼吸；想想你爱的人；背诵一首最喜欢的诗或祈祷文；想象一下你的腰上有重物，然后对自己说“放地上”
- 在完成一项任务后奖励自己。例如，提前休息喝杯咖啡
- 把“暂停”（通常只有几分钟）作为创伤事件后处理情绪泛滥的方法；给同事打电话说“我需要散个步”或休息一下
- 在工作场所的窗前停下脚步，注意观察大自然中的一些东西；有意识地全神贯注地观察它几分钟
- 在每周的跨学科团队会议开始时，静默半分钟或轮流朗读一首诗
- 在进入下一个患者的房间之前，停一下并将你的注意力集中到你的呼吸感觉上，呼吸 2～5 次
- 在门诊结束前吃点零食，防止神经性低血糖症
- 白天与外界保持联系。例如，与所爱的人联系
- 一心多用的自我保护。例如，口述或冥想时使用办公室里的跑步机
- 以创新的方式利用建议的 20s 洗手时间。例如，注意水在你皮肤上的感觉，让自己沉浸在这种体验中；通过对自己确认“我值得拥有自己的时间”，让这成为一种有意识的接受行为；或者重复一首诗歌或祈祷文中最喜欢的句子；或者给自己唱“生日快乐”
- 不要害怕问这样的问题：“是时候休息了吗？”
- 在白天有意识地与同事和患者建立联系。例如，带有幽默感；寻找一些特别或不寻常的东西
- 准备一个笔记本，对有创伤或有意义的遭遇和事件做“实地记录”；偶尔在跨学科团队会议上分享这些材料
- 在一天结束时有意识地制订一个“角色转换仪式”。例如，专注于取下听诊器、脱下你的白大褂；在开车回家的路上，选择更长更有趣的路线；认真倾听新闻、音乐或磁带书籍

经许可转载，改编自 Kearney，M.K.et al.(2009).Self-care of physicians caring for patients at the end of life：‘Being connected...a key to my survival’.JAMA.301(11):1155-64.http://jama.ama-assn.org/cgi/content/full/301/11/1155.

在解决这些问题方面还有很多需要学习和探讨的内容。在研究、专业发展和组织变革等方面，汇总这些可能带来突破的机会是有价值的。

（一）研究

这项研究是用来解决很多姑息治疗方面未回答的问题的，这些问题和医疗专家们工作中所经历的职业倦怠、共情疲劳和道德困境的预防及管理相关。在姑息治疗的临床医生中，大家对共情疲劳和道德困境的发生频率、性质和影响知之甚少，关于其管理策略的知识基础也大多是坊间传闻。有些工具在衡量职业倦怠（Maslach 等，1996）、共情疲劳（Bride 等，2007）和道德困境（Eizenberg 等，2009）方面卓有成效，这些工具就可以成为高质量调查的基础。

（二）专业发展策略

这种针对临床医生经验和经历的策略必须直面姑息治疗的现实情况。在此，重点关注的领域包括以下方面。

1. 记住问题的主体是谁：致力于研究和解决患者的躯体、情感和精神问题，但是不要把这些问题变成自己的问题。

2. 学会更加高效地处理冲突（Jones，2005）。

3. 沟通技能培训（Fallowfield 等，2002,2003；Armstrong 和 Holland，2004；Jones，2005；Bragard 等，2006；Shanafelt 和 Dyrbye，2012；Shanafelt 等，2012）。

4. 保持高水平的临床知识，熟悉处理常见问题的临床指南（Holland 和 Neimeyer，2005；Rushton 等，2009）。

5. 参与同行之间的讨论（如果讨论在安全、保密、不带有评判性质的环境中进行，并且有意识地避免气氛恶化，那么这将会是极有帮助的做法）（Perry，2008；Swetz 等，2009；Hotchkiss 和 Lesher，2018）。

6. 培养自信，包括学会设限、学会说“不”、学会说出自己的诉求（Keidel，2002）。

7. 在休假、加班和随叫随到等关乎边界和个人设限方面，对个人和他人的要求都应该是清晰和一致的（Jones，2005；Perry，2008；Swetz 等，2009；Newell 和 MacNeil，2010）。同时，承担可持续的能够承受的工作量（Maslach 等，2001；Jones，2005；Kuerer 等，2007；Maslach 和 Leiter，2008）。

8. 丰富工作内容，如通过增加研究、教学或其他活动来完善临床工作，从而避免把所有的工作时间都花在照顾最痛苦的患者身上（Quill 和 Williamson，1990；Levine 等，2005；Kuerer 等，2007；Le Blanc 等，2007）。

9. 继续参加教育活动（Robinson 等，2004；Kuerer 等，2007）。

10. 确定 1～2 个最困难和耗费精力的场景，并且明确并审查在这种场景下可能应用的应对方式。

11. 发现并关注自身或患者经历中那些正面积极的因素（Jones，2005；Perry，2008；Swetz 等，2009）。

12. 与相互尊重的专业团队定期联系，定期会面，分享共同的目标或任务（Jones，2005；Sinclair 和

Hamill，2007；Swetz 等，2009）。

13. 制订处理死亡 / 生命末期照护的方法 / 哲学（Jones，2005；Shanafelt 等，2005a；Hotchkiss 和 Lesher，2018）。

（三）组织策略

姑息治疗工作者所处的组织决定了该工作的压力程度，以及工作人员如何高效地化解压力。医疗保健组织必须分配足够的资源来做好这项工作，并提供解决共情疲劳的服务（Pisanti 等，2011）。一些预防或减少职业倦怠和共情疲劳的策略包括以下内容。

1. 为工作提供充足的资源，包括定期提供监督、继续教育的机会、不被不必要麻烦打扰的休息日、适当的福利，以及整体积极的工作氛围（Jones，2005；Sinclair 和 Hamill，2007；Newell 和 MacNeil，2010；Pisanti 等，2011）。

2. 制订兼顾工作与生活平衡的工作时间表（Jones，2005；Sinclair 和 Hamill，2007；Perry，2008；Swetz 等，2009）。

3. 为临床工作者提供舒适舒缓的外在环境，并提供设施完备和私密的会议空间（Pisanti 等，2011）。

4. 鼓励且支持人们做出选择和掌控环境（Shanafelt 等，2006），并且促进工作环境的公平和正义（Maslach 等，2001；Maslach，2003；Jones，2005）。

5. 提供适当的认可和奖励（Maslach 等，2001）。

6. 建立相互支持的工作社区（Maslach 等，2001；Maslach 和 Leiter，2008）。

7. 提供足够的监督和指导（Graham 和 Ramirez，2002；Jones，2005；Mackereth 等，2005；Balch 和 Copeland，2007）。

8. 为临床医生提供私人空间，使其能够在工作之余有生活的空间（Pisanti 等，2011）。

9. 营造尊重姑息治疗临床医生工作的氛围（Jones，2005；Pisanti 等，2011）。

10. 在日常和教育项目中公开承认，共情疲劳是一种可预期的职业风险，而不是缺点（Sinclair 和 Hamill，2007；Newell 和 MacNeil，2010）。

11. 培养具有协作精神的跨学科疗护团队，团队成员们重视参与、公平、表达自由和相互依存（Jones，2005；Sinclair 和 Hamill，2007；Swetz 等，2009）。

12. 定期讨论具有挑战性的案例，在安全、相互支持和避免气氛恶化的环境中，团队的每位成员无论角色大小都会被鼓励做出贡献。

13. 为团队提供基于正念的减压方式（Cohen-Katz 等，2004，2005a，2005b）。

14. 为团队提供以探寻意义为中心的干预措施（Fillion 等，2009）。

第 18 章　姑息治疗中的护理教育

Nursing education in palliative care

Betty R. Ferrell　Polly Mazanec　Pam Malloy　Rose Virani　著
刘　巍　周欣亮　译　　李　玲　张　沛　凌梦雨　校

一、护理教育概述

本章回顾了护理教育的进展，以及未来为姑息治疗培养临床护士的需求。第一部分是护理学本科教育，目的是培养系统掌握护理学和相关的基础理论技能的临床护士。第二部分是广泛扩展的针对高级执业注册护士（advanced practice registered nurses，APRN）的护理学研究生教育，如执业护士、临床专家和拥有护理实践博士（doctor of nursing practice，DNP）学位的护士。第三部分是为执业护士提供继续教育（continuing education，CE），以提高他们在姑息治疗方面的专业知识。这些相同的教育需求适用于所有国家，因此临终护理教育联盟（End-of-Life Nursing Education Consortium，ELNEC）项目已为 96 个国家提供国际服务。

推进护理教育将加强姑息治疗的临床实践，以满足既定的重症高质量护理准则。

二、本科护理教育

随着医学的进步，人们的寿命越来越长，但往往合并多种严重的慢性疾病，对他们的生活质量产生了负面影响（Rand，2017）。护理学院肩负着培养护理本科生的重要责任，使他们能够照顾日益增多的重病患者及其家属。新毕业的注册护士通常在急性护理或长期护理环境中开始他们的职业生涯（Bureau of Labor Statistics，US Department of Labor，2018）。应届毕业生预计将在医院内外科病房照顾患者，而在 10 年前，这样的患者会被认为病情严重，需要在重症监护室住院（Health Care News，2018）。

美国医学研究所（Institute of Medicine，IOM）的报告 *Dying in America*（IOM，2014）强调了在培养未来医疗专业人员的过程中，特别是护士，进行姑息治疗教育的重要性（IOM，2014）。为了满足严重疾病患者及其家人的复杂需求，所有护理本科生在从基础护理课程毕业前接受初级姑息治疗教育和培训至关重要（Lippe 等，2017a）。表 18-1 列出了国家共识项目（National Consensus Project，NCP）定义的优质姑息治疗内容，以及相应的（NCP，2018）护理胜任力。

（一）ELNEC 对护理本科生教育的承诺

早在 2001 年，ELNEC 项目就发起一项护理培训计划，培训对象主要是针对美国护理学校的教师。为期 3 年的 Robert Wood Johnson 助学金为教职员工提供了资金，这样他们就可以反过来教育他们的学生。教授护理学士和副学士学位课程的 502 名教员参加了为期 3 天的培训课程，以便他们返回学校将内容整合到他们的护理课程中（Ferrell 等，2005）。在课程期间，ELNEC 团队演示了如何教授内容，并向参与者提供了带有大纲和讲座内容的 PowerPoint 幻灯片，以及包括案例研究在内的补充材料。然后，ELNEC 团队在接下来的 12 年里专注于培训执业护士，以便他们在国内和国际上提供姑息治疗工作。

尽管国家做出了很多努力，但显然需要大量投资来应对本科教育目前面临的挑战。许多受过培训的教职员工已经退休、更换学校，或者无法将 ELNEC 的内容完全融入课程中。Max 和 MacKenzie（2017）是其中一所在学士学位课程中使用 ELNEC-Core 课程的学校的教职员工，他们承认，大多数新毕业的注册护士仍然无法胜任生命末期的护理工作，也没有很好掌握姑息治疗的内容。

ELNEC 团队还认识到，在 ELNEC 早期课程中接受培训的教职员工专注于教授安宁疗护，而不是姑息治疗。重要的是护士要准备好照顾临终的患者，也要照顾那些有痛苦症状负荷和疾病相关的心理、社会和精神痛苦的重病患者。所有学生都需要掌握初级姑息治疗的知识和技能。

2015 年，ELNEC 对美国 33 个州的 71 名护理教师进行的一项调查证实，大多数学生没有做好提供初级姑息治疗或生命末期照护的充分准备（Ferrell 等，

表 18-1　优质姑息治疗领域与护理教育需求

国家共识项目所界定的领域		护理教育需求
1	护理结构和流程	护士需要培训，使他（她）们做好准备，制订设计姑息治疗方案的结构和流程。护士也是患者在不同护理环境中过渡的中心
2	护理的生理方面	教育应侧重于常见症状的评估和治疗，管理治疗的不良反应，以及为症状治疗奠定坚实的药物和其他支持性治疗的基础
3	护理的心理和精神方面	护士应具备评估和应对严重疾病常见心理反应的能力。护理教育还应侧重于护士如何与心理社会学家合作，以满足这些需求
4	护理的社会方面	护士需要评估技能，以评估家庭需求，并与其他同事合作支持家庭照护者。这种护理的其他方面包括支持患者完成预先指令的内容
5	护理的精神、宗教和存在方面	护士与精神关怀提供者密切合作，以满足精神需求。护理教育应注重进行基本的精神筛查，确定最需要精神支持的人群。护士需要了解严重疾病中常见的精神、宗教和存在问题
6	护理的文化方面	随着社会的日益多样化，护士需要关于文化评估和文化谦逊的教育。应将重点放在可能影响姑息治疗的文化方面，包括信仰、仪式和实践
7	临终患者的护理	护士经常出现在患者濒临死亡的不同环境中。护理教育应解决护理学生对这种护理的焦虑，以及患者在生命末期对症状管理的需求和家庭支持
8	护理的伦理和法律问题	护理教育应培养专业人员预测严重疾病中出现的常见伦理问题。护士在规定的标准内执业，并应在工作中熟悉这些标准

引自 National Consensus Project for Quality Palliative Care.(2018).Clinical Practice Guidelines for Quality Palliative Care，Fourth Edition.Pittsburgh，USA：National Consensus Project for Quality Palliative Care.

2016）。尽管许多调查参与者表示，他们在本科课程中接受姑息治疗的概念，但姑息治疗的八个关键组成部分，正如当时的 NCP 关于优质姑息治疗的指南所确定的那样，ELNEC 的培训课程没有得到一致的涵盖。教职员工报告，由于缺乏时间和空间，以及对相关内容了解有限，导致教授姑息治疗受阻。这些阻碍教授安宁疗护和姑息治疗内容的障碍与护理教育文献中所报道的一致（Lippe 等，2007b）。

2015 年，ELNEC 项目获得了 Cambia 健康基金会的慷慨资助，用以改善姑息治疗本科护理教育，并开发在线 ELNEC 课程，满足护理学校的教师新的胜任力要求。2015 年 10 月，一群教职员工代表和姑息治疗专家齐聚一堂，修订了 1998 年美国护理学院协会（American Association of Colleges of Nursing，AACN）颁布的 *Peaceful Death：Recommended Competencies and Curricular Guidelines for End-of-Life Nursing Care*，该文件明确了学生应掌握临终护理的胜任力。护理领导回顾了 AACN 的平静离世文件（1997），IOM 报道的美国的死亡（2014），以及当时的 NCP 优质姑息治疗指南。他们建议涉及姑息治疗的护理应从疾病诊断即开始，贯穿整个重病过程，直至生命末期。

2016 年 2 月，AACN 董事会一致批准了新的课程培训和建议，培养护理本科生掌握姑息治疗相关知识。这份历史性的文件，即培养护理本科生的胜任力和建议（Competencies And Recommendations for Educating undergraduate nursing Students，CARES）（AACN，2016），包含了姑息治疗教育的简要历史和所有护理学生在毕业时应该具备的胜任力，提出了将姑息治疗内容纳入所有护理学院课程的建议，并确定了这些胜任力与护理实践文凭教育要点（AACN，2008）（Ferrell 等，2016）相一致的地方（框 18-1）。

（二）ELNEC 本科课程

由于教师报告了将姑息治疗内容整合到已经饱和的护理课程中的困难，ELNEC 团队认识到有必要开发一种用户友好的在线课程，以满足 AACN CARES 的胜任力要求，确保初级姑息治疗的关键概念得到普及，同时尽量减少护理人员的工作量。在线课程是与学习管理系统 Relias 合作设计的。该课程以 ELNEC- 核心课程为蓝本，包含六个 1h 的模块：姑息治疗入门；沟通；疼痛评估和管理；症状管理；失落、悲伤和丧亲；临终。使用整个课程 12 个月的费用是每名学生 29 美元，大多数学校要求学生直接

框 18-1　AACN CARES 能力：培养护理本科生提高姑息治疗能力的 17 项新胜任力

新护士需要在本科护理教育结束前完成以下内容

1. 向重症患者及其家属宣传姑息治疗的必要性，从诊断开始，就将姑息治疗作为优质护理的基本要素和护理的一个重要组成部分
2. 确定人口结构、医疗保健经济、服务提供、护理需求及严重疾病对患者和家庭的经济影响的动态变化，这些变化有必要改进姑息治疗的专业准备
3. 认识到自己关于重病和死亡的伦理、文化和精神价值观和信仰
4. 在提供姑息治疗服务时，尊重患者及其家人的文化、精神和其他形式的多样性
5. 就姑息治疗问题与患者、家属、医疗团队成员和公众进行有效和富有同理心的教育和沟通
6. 与跨专业小组成员合作，改善对重病患者的姑息治疗，提高患者及其家属在姑息治疗中的体验和结果，并确保协调和有效的姑息治疗，造福社区
7. 促使并表现出对患者和家庭价值观、偏好、护理目标的尊重，以及在重病期间和生命末期的共同决策
8. 在照护重病患者及其家属时，应用伦理原则
9. 了解、应用并有效沟通与护理重病患者及其家属相关的当前州和联邦法律准则
10. 使用有效、标准化的评估工具和极强的沟通能力及扎实的临床检查技能，对重病中常见的疼痛和症状进行全面评估
11. 使用循证药理学和非药理学方法，分析并与跨专业团队在疼痛和症状管理方面进行规划和干预
12. 评估、计划和治疗患者的躯体、心理、社会和精神需求，以提高重病患者及其家人的生活质量
13. 在患者护理目标、国家质量标准和价值的背景下，评估接受姑息治疗的患者和家庭结果
14. 在诊断出重病至生命末期，为患者及其家属提供称职、富有同情心和具有文化敏感度的护理
15. 实施自我照护战略，以支持应对痛苦、失落、精神痛苦和共情疲劳
16. 协助患者、家属、非正式照顾者和专业同事建立复原力，以应对与重病有关的痛苦、悲伤、失落和丧亲之痛
17. 认识到需要寻求咨询（即咨询高级执业护理专家、专业姑息治疗小组、道德顾问等），以满足复杂的患者和家庭需求

经许可转载，引自 American Association of Colleges of Nursing (AACN).CARES：competencies and recommendations for educating undergraduate nursing students：preparing nurses to care for the seriously ill and their families.Copyright © 2016 by American Association of Colleges of Nursing(AACN).http://www.aacnnursing.org/Portals/42/ELNEC/PDF/New-Palliative-CareCompetencies.pdf.

从 Relias 购买课程，类似于购买教科书。

每个模块都具有很强的互动性，包括大约 20min 用于获取知识的 PowerPoint 幻灯片和文本，以及 40min 用于临床应用的活动课程。临床应用体验包括案例研究、带有批判性思考问题的视频，以及需要学生“停下来思考”做出回应以继续学习的模块。视频中演示护士在床边使用初级姑息治疗技能，如深入的疼痛评估，与重病患者进行沟通并回答患者的提问（例如，“我快死了吗？”），证明了这门课程的独特性。

学生们能够在视频中看到护士在最佳临床姑息治疗实践中的角色示范。因为教职员工报告他们缺乏姑息治疗方面的专业知识，因此每个模块的视频片段都是非常重要的。在线模块能够在所有学校统一展示这些技能，以便所有学生都能学习初级姑息治疗的关键要素，而不仅仅是那些有幸拥有具有姑息治疗专业知识的教职员工的学生。此外，教师还将接受额外的教学策略指导，如反思性写作经验和小组案例研究讨论指南，以便在课堂上使用，以巩固加强模块内容。

在每个模块结束时，学生必须成功完成 10 个国家委员会执照考试（National Council Licensure Examination，NCLEX-RN®）式的问题，并获得 80% 以上的分数，代表已掌握相关知识。护理学校报告说，他们非常高兴 NCLEX 的实践经验成为课程的一部分。院长和课程委员会成员也重视这些测验，这为毕业生在执照考试中取得成功打好基础。在所有模块中，学生回答超过 70 个 NCLEX 式的问题，这一特点对许多护理课程使用该课程非常重要。一旦学生成功地完成了所有六个模块，学生就会收到一份培训证书，可纳入将来的求职档案中。

该课程可以作为独立的在线课程使用，这可能对有农村学生的学校非常有帮助，这些学校依赖远程学习。它可以以面对面的形式使用，教职员工在课堂上通过 PowerPoint 幻灯片授课，并增加应用活动作为额外作业。许多教职员工要求将这些模块作为课程的作业，采用“翻转课堂”的形式（Presti，2016）。使用这一教学策略，学生在完成模块后来到课堂，带着对内容的理解来到课堂，而教师则能够促进对内容的丰富讨论，允许学生分享和汇报情感敏感话题（Presti，2016；Ferrell 等，2018）。

大多数教职员工选择在不同的课程中教授姑息治疗相关内容。例如，在药理学课程中教授疼痛和症状模块，并在护理基础 / 基础、内科外科护理课程或高级课程中提供其他模块。理想的做法是将课程整合到第 1 年的临床课程中，以便学生可以在整个本科护理课程获得姑息治疗的技能。

（三）ELNEC 本科课程评估

自 2017 年 1 月课程推出以来，全国已有 200 多个护理课程招生或正在招生。已有 7000 多名学生顺

利完成了课程。学生和教职员工对这些课程的评价非常积极。超过98%的回复者表示“同意”或“强烈同意”关于在线课程互动技术对临床实践内容的重要性和易用性的评估问题。一名学生在评估表上评论道：“作为一名新护士，在完成这些模块之前，一想到要照顾临终的患者就感到恐惧。现在，我有信心为即将走到生命尽头的患者提供高质量的护理和安慰。”

ELNEC项目致力于支持全国各地的教师，并计划在未来2年内招收2000门护理课程中至少50%的学生。教师培训包括指导教师选择如何将在线模块整合到他们的个人课程中，指导他们在课堂或临床会议上与学生教学的重要性（如果可能的话），以及就临床经验提出建议，以充实课程。

这种在线本科生姑息治疗教育模式在以下方面取得了极大的成功：①满足了教育尽可能多的学生的需要；②在所有护理课程中提供一致的、高质量的姑息治疗教育，特别是在缺乏教师专业知识的学校；③最大限度地减少了在已经饱和的课堂教育中增加内容的负担。与ELNEC项目最初几年相比，现在这种在线教育模式接触到的学生更多。当时的努力集中在培训教师提供PowerPoint讲座和讨论，并依赖于教师教授内容并说服课程委员会这是一项重要的工作。

（四）本科姑息治疗教育的未来

ELNEC-本科课程旨在教授护士姑息治疗技能。学生们了解到，在所有的临床环境及整个疾病轨迹中，所有护士都应该为任何面临重病的患者和家庭提供初级姑息治疗。未来在本科阶段推进姑息治疗教育的工作应该包括强调跨专业实践，增加模拟体验来充实基础课程。

跨专业教育对于培养医疗保健专业学生的协作能力培养至关重要。姑息治疗最好由跨学科团队提供；学生必须学会与团队成员合作，以满足需要姑息治疗的患者的复杂需求。处理团队冲突和家庭决策挑战的基本沟通策略是初级姑息治疗的重要方面，所有学生都应该在护理教育结束时学会。

尽管目前的课程要求学生在每个模块结束时通过NCLEX式的问题来证明对内容的掌握，但模拟是展示熟练程度和吸引学习者的极好方式（Presti，2016）。一些护理学院已经开始将模拟课程作为学生临床课时的一部分。模拟使学生能够在无威胁、舒适的环境中练习他们所学到的东西。

技术进步使得在线教学设计师可以将Voice Thread®技术整合到在线学习内容中，让学生参与临床决策和批判性思维（Stanley等，2018）。这项技术可以作为模拟体验添加到ELNEC-本科课程中。例如，教学设计师可以制作一段5～7min的视频，视频中护士正在照顾一名复杂的接受标准化姑息治疗的患者。每个学生都被要求在在线课程中回答有关患者护理需求的问题。这项技术允许向学生显示回答，在课程中的其他学生之间共享和（或）由教职员工查看，并且可以异步完成。重要的是要确保学生在模拟体验后立即可以获得可接受的回答，以便学生在进行在线模块时能够学习适当的回答（Miles，2018；Stanley等，2018）。

学生们发现这项技术非常有吸引力。教职员工认识到，学生在应用课程中学到的知识，同时还可培养学生的批判性思维技能（Stanley等，2018）。该技术既适用于跨专业教育，也适用于护理教育。在线跨专业课程的学生可以有机会从他们的专业角度回应模拟患者的需求，并从对方的学科中学习。

在线学习正迅速成为护理教育的未来发展方向。许多成人学习者由于竞争性的责任（如工作、家庭和社会）而无法在白天或晚上的课堂中参加课程。异步在线学习为学生提供了在不危及其他责任的情况下追求职业生涯的灵活性。姑息治疗本科护理教育可以通过在线学习方式进行。整合更多的模拟互动体验将加强学生学习重要的初级姑息治疗技能。

三、护士研究生教育

在美国，护士的人数为360万，在当前医疗保健队伍（ANA和HPNA，2017）中占比最大。护士在床旁和社区中评估管理有复杂需求的重病患者的时间比任何其他医疗保健专业人员都多。培养护士提供良好的患者评估管理能力是护理研究生教育的关键和重中之重。在APRN、教育工作者、管理人员和研究人员正在致力于满足最弱势群体的需求时，情况尤其如此。

研究生层次的护士有许多教育选择，包括临床护士领导（Clinical Nurse Leader，CNL）、护理学硕士（Masters of Science in Nursing，MSN）、DNP和哲学博士（Doctor of Philosophy，PhD）的课程。AACN的2017—2018年度调查中，调查了护理本科和研究生院校的入学和毕业情况。在美国1009所护理学校中有896所（88.8%）参与该调查，报告有43 520名硕士毕业生，796名博士毕业生和6090名DNP毕业生（AACN，2018）。

如 *Palliative Nursing：Scope and Standards of Practice*（ANA 和 HPNA，2014；Wholihan 和 Tilley，2016）所述，目前在高级实践姑息治疗中有两个角色。第一类是拥有硕士或博士学位的专科护士，从事非直接患者护理工作（即行政、教育、研究）。这些 APRN 在学术环境中授课，管理和指导专科诊所和家庭护理，并领导各种护理组织。他们提供并促进姑息治疗教育、研究和项目开发（Wholihan 和 Tilley，2016）。

第二类是更注重临床的 APRN。APRN 教育是满足国家持续、复杂的医疗需求的基础。有四类 APRN，这些护士受过硕士、博士后或博士学位教育。他们是执业护士（nurse practitioner，NP）、临床专科护士（clinical nurse specialist，CNS）、注册护士助产士（certified nurse-midwife，CNM）和注册护士麻醉师（certified registered nurse anaesthetist，CRNA）（NCSBN，2008）。APRN 课程的受欢迎程度逐年提高，因为越来越多的护士寻求进一步教育，以更好地照顾患者和家属。2017 年，377 所护理学院开设了硕士研究生课程，24 519 名学生毕业。在 CNS，有 87 所护理学校毕业了 368 名护士。CNM 和 CRNA 分别有 31/49 个项目和 544/1093 个毕业生（AACN，2018）。

尽管参加研究生院课程的护士人数有所增加，但在 APRN 姑息治疗实践和教育方面，障碍和机会并存。主要的障碍之一是缺乏受过姑息治疗培训的护理教师，无法在课堂和临床环境中提供相关教育（Paice 等，2006）。此外，护士还面临着许多州的法律的限制，这些法律禁止和阻止 APRN 在其教育的范围内执业（NCSBN，2008）。NCSBN 有支持各州将 APRN 法规与 APRN 法规共识模式保持一致的历史。“APRN 争取共识运动：在州法律中走向统一”（*APRN Campaign for Consensus：Moving Toward Uniformity in State Laws*）促进先进实践的四个作用（NCSBN，n.d.）。由于各州已经开始消除障碍，美国各地的护士都在利用机会推进他们的教育（AACN，2018）。

为了满足美国巨大的医疗保健需求，护理研究生教育必须植根于当前国家健康的事实。例如，美国近一半的成年人（1.17 亿人）患有慢性病，其中 25% 的人患有两种或两种以上的慢性健康疾病（Centers for Disease Control and Prevention，n.d.）。在美国前十大死因中，有七个是由慢性病引起的，如心脏病、癌症、下呼吸道疾病、脑卒中、阿尔茨海默病、糖尿病和肾脏疾病（National Center for Health Statistics，2016）。慢性病对经济造成沉重负担。美国每年 2.7 万亿美元的医疗费用中，有 86% 或 2.3 万亿美元用于慢性病患者的诊断、评估、管理和康复（Gerteis 等，2010）。对于患者和他们的家人来说，费用和护理都是难以承受的。虽然这一问题越来越普遍，范围越来越大，但人们对解决和改善慢性病患者的生活质量却很少给予关注。随着美国人口老龄化，慢性病引发的问题将变得更加复杂。预计到 2060 年，65 岁及以上人口数量将增加 1 倍，占总人口的比例从 15% 增加到 24%（Population Reference Bureau，2016）。

2010 年，IOM 出版了 *The Future of Nursing：Leading Change，Advancing Health*（IOM，2010）。这份报告强调了护理转型的四个关键领域，以努力满足当前和未来的医疗需求。

- 护士应在其教育和培训的范围内充分实践。
- 护士应通过改进的教育系统达到更高的教育和培训水平，以促进无缝衔接学术进步。
- 护士应与医生和其他医疗保健专业人员充分合作，重新规划美国的医疗保健。
- 有效的劳动力规划和决策需要更好的数据收集和信息基础设施（IOM，2010）。

这四条信息中有两条涉及教育，表明 IOM 的观点，即教育不仅在满足患者的复杂需求方面至关重要，而且在改变医疗体系方面也是至关重要的。为了努力提供优秀的、“无缝、可负担和高质量的护理”，护士必须接受更高水平的教育（IOM，2010）。然而，今天的美国医疗体系和护理研究生课程一般都集中在急性病的评估和管理上。护理课程和临床实习必须更多地关注老年人的复杂需求，特别是那些生活在农村和服务不足地区的老年人。这些老年人中的许多人住在家里，由家庭健康护士负责，评估和管理他们复杂的慢性并发症，包括心脏病、高血压、糖尿病、肥胖症、痴呆症和精神疾病。

护理学院必须致力于培养、促进并将“领导力、卫生政策、系统改进、研究和循证实践、团队合作和协作”纳入护理课程中，以便护士能够在居家宁养、安宁疗护和老年护理环境中提供高质量的护理（IOM，2010）。承诺提供更多的全科教育而不是专科培训，并将重点放在为社区提供的更多护理而不是急性护理上，护理学校通过培训教育使研究生能够满足未来的需求（IOM，2010）。护理学生需要由杰出的教师榜样来指导，这样学生和教师才能共同引领医疗改革，并努力克服阻碍他们在教育和执照范围内充分执业的立法限制（Lappen，2016）。

2017年，历史上第一次，进入医疗保健领域的新NP和医生助理（physician assistant，PA）总数为36 700人，超过了当前注册执业的医生数量（33 000人）（Salsberg，2018）。接受研究生教育的CNS在姑息治疗中的作用也很重要。CNS通常作为一名高级临床实践医生发挥作用，但也参与其他角色，如质量改进工作、员工发展及对应届毕业生和员工的指导。在美国，许多CNS课程现在正在合并为DNP课程，提供临床博士学位。

到2020年，估计将有8500名初级保健医生退休，退休人数远远超过新执业的人数（Bodenheimer和Bauer，2016）。因为人口继续增长和老龄化，这尤其令人担忧。然而，这为APRN提供了一个满足国家巨大医疗需求的机会。许多APRN已经响应了这一需求，他们在市中心的诊所、服务有限的农村地区、急性护理环境中以技术手段监督复杂的护理工作，以及在只专注于评估和管理疼痛和其他症状的医疗机构工作。2008—2016年，农村地区的NP的数量从17.6%上升到25.2%，而在市中心工作的NP的数量从15.9%增长到23%（Salsberg，2018）。

一些护理组织致力于制订循证标准和建议，以确保高质量的研究生教育转化为高质量的护理，确保这个国家认为护士有资格提供安全和称职的护理。例如，2014年，HPNA为安宁疗护和姑息高级实践护士提供了APRN实践胜任力标准，描述了基于证据的高级核心胜任力（HPNA，2014）。HPNA将APRN胜任力的基本领域定义为临床判断、倡导和道德、专业精神、协作、系统思维、文化胜任力、促进学习和沟通（HPNA，2014）。

2016年，在当前的医疗系统中对姑息治疗工作进行了回顾，并确定了护士在改革姑息治疗方面的领导策略。这些建议由ANA和HPNA于2017年在*Call for Action*文件中联合批准和发布，旨在确保"无论在什么情况下，重病和受伤患者、家庭和社区在所有护理环境中得到高质量的姑息治疗，并通过每一位护士提供初级姑息治疗来实现这一目标"（Wholihan和Tilley，2016；ANA和HPNA，2017）。

初级姑息治疗是护理工作的精髓：减轻痛苦，倡导更好地照顾患者及其家人和社区，提供心理社会支持，评估和协助制订预立医疗照护计划，并确定精神需求和文化关切（Wholihan和Tilley，2016）。这些都是所有APRN通过教育和实践获得的技能。然而，许多APRN有资格提供专门的姑息治疗，因为他们接受了评估和管理复杂需求和晚期疾病的继续教育，并成功通过了姑息治疗的认证（ANA和HPNA，2017）。

*Call for Action*文件提出的其他建议包括，利用ELNEC课程，强调对所有在职护士及本科、研究生、博士和继续教育中的护士进行初级姑息治疗教育（ANA和HPNA，2017）。为了继续满足护理研究生的姑息治疗教育需求，ELNEC自2000年成立以来已经开发了几个课程（表18-2）：ELNEC-APRN（成人和儿科），ELNEC-肿瘤学APRN（成人和儿科）和ELNEC-Graduate（在线），将肿瘤姑息治疗纳入护理实践教育和护理实践博士课程。这些基于证据的课程都是根据标准文件开发的，例如，NCP的高质量姑息治疗临床实践指南、NCCN肿瘤学临床实践指南（NCCN Guidments®）、AACN的硕士和高级护理实践博士教育要点，以及许多其他国家认可的姑息治疗资源。

在每个与APRN相关的ELNEC课程中，重点是提供与姑息治疗临床实践和业务方面的基本知识相关的伦理和文化方面的内容。在上述四门课程中，单元各不相同，但基本上每个单元都涵盖以下内容：①跨专业临床护理的基本方面；②APRN在提供姑息治疗方面的作用概述；③疼痛评估和管理；④症状评估和管理；⑤与患者、家属和跨专业人员的沟通；⑥成人、新生儿和儿童的临终护理。这些课程还提供小组讨论机会，进行疼痛和症状管理的病例讨论和关键项目进展的讨论：①业务规划；②财务；③质量和指标；④报销；⑤指导；⑥领导力（Dahlin等，2017）。有关ELNEC项目的更多信息，请访问http：//www.aacnNursing.org/ELNEC。每一个课程都是由入职护士开发并面向护理研究生，努力向致力于姑息治疗这一神圣的工作的APRN提供急需的教育和资源。

四、继续教育

注册护士在医疗保健系统中占比最大，他们履行各种患者护理职责，对在整个护理过程中提供医疗服务至关重要。护士在不同的环境中工作，提供和协调患者护理，教授患者、家属和公众有关健康状况的知识，并提供情感支持。

目前，美国有超过390万名的注册护士，其中只有85%（330万）从事护理工作，英国有超过65.4万名注册护士，注册护士的平均年龄在45—55岁。

表 18-2 面向护理专业研究生教育与实践的 ELNEC 研究生课程

研究生护士的 ELNEC 课程：课程目的	出资人	参与者的人口统计数据	来自 12 个月课程后目标的关键数据
ELNEC-APRN（2013 年至今） 目的：向儿科和成人 APRN 提供教育，改善其姑息治疗知识基础，进而促进对患者及其家属更好的护理	• Cambia 健康基金会（2012 年至今） • Milbank 基金会（2014—2016）	• 2013 年举办的头两个课程，有 302 名 APRN 参加 • 263 名提供成人护理，39 名提供儿科护理，代表 43 个州、哥伦比亚特区、加拿大和尼日利亚	• 70% 的参与者表示，他们将重新致力于向护理学生传授姑息治疗的知识 • 44% 参加了当地的姑息治疗会议（Dahlin 等，2017）
ELNEC– 肿瘤学 APRN（2017 年至今） 目的：接受初级姑息治疗从业者的教育，努力促进对患者及其家属的更好护理	国家癌症研究所（2017—2022）	65 个肿瘤学 APRN 于 2018 年 4 月参加了五个课程中的第一个，代表 42 个州	12 个月的课后目标到 2021 年 4 月才能实现
将姑息治疗纳入护理实践博士计划（2013—2018） 目的：为 DNP 教职员工提供资源和教育，将姑息治疗内容纳入 DNP 课程，并为 DNP 临床医生提供更好的相关内容并促进姑息治疗的更好发展	国家癌症研究所（2013—2018）	代表 119 所大学的 133 名 DNP 教员和 50 名 DNP 临床合作伙伴参加了代表 38 个州的四个国家课程之一	• 为期 18 个月的课程后跟踪，展示 DNP 课程中嵌入的新资源 • 65% 包括患者和家庭沟通 • 64% 包括更多的跨专业教育 • 56% 将肿瘤姑息治疗纳入 DNP 顶峰项目并提供临床机会（提交给国家癌症研究所的数据）
ELNEC-Graduate Online（2018—2021） 目的：为硕士和博士研究生提供姑息治疗的在线课程 研究生姑息关怀的胜任力有待开发（2018），需要设计与能力相一致的课程（2019） 在线课程将于 2019 年 7 月通过 Relias 提供	Cambia 健康基金会（2018—2021）	目标是所有护理研究生课程	正在开发中，将于 2019 年实施

只有 15% 的人年龄在 30 岁以下（NCSBN，2018；Nursing and Midwifery Council，2018）。这些护士中有很大一部分（86%）直接接触患者，通常是在床边：61% 在医院，18% 在门诊医疗服务，7% 在长期护理 / 住院护理机构（Bureau of Labor Statistics，US Department of Labor，2018）。

从事初级姑息治疗工作的护士需要接受专门培训，以便可以全面处理需要症状评估和管理的复杂疾病，以及与重病患者及其家属进行有效沟通。从事姑息治疗的护士还需要具备文化胜任力，并了解护理的法律和伦理问题。护士向患者及其家人提供的知识和教育使他们能够更好地了解治疗方案和设定护理目标，以便更好地实施姑息治疗。然而，这些护士，特别是那些执业多年的护士，可能并没有在护理学校接受过姑息治疗和临终教育，而缺乏培训的新护士，可能还没有做好进入护理行业的充分准备（Lippe 等，2017a；Croxan 等，2018）。

姑息治疗是近 20 年来相对较新的概念和专业。20 世纪 60 年代末，Cicely Saunders 和英国圣克里斯托弗安养院的建立，标志着安宁疗护运动的兴起。英国各地的许多护士都是通过 Macmillan 组织接受培训的，该组织支持对卫生专业人员在肿瘤护理和姑息治疗服务方面进行培训。在美国，安宁疗护和姑息治疗的概念是由时任耶鲁大学护理学院院长的 Florence Wald 提出的，并于 1973 年在康涅狄格州布兰福德成立了第一家美国安宁疗护机构。美国的安宁疗护模式与英国模式的不同之处在于，它强调的是家庭护理，而不是住院护理，而且专注于所有严重疾病，而不仅仅是恶性肿瘤。1986 年，HPNA 成立，作为美国姑息治疗的全国性专业组织，用以提高对重病患者的高质量护理（HPNA，2018）。1993 年，作为 HPNA 的认证委员会，安宁疗护和姑息治疗认证中心通过了安宁疗护和姑息治疗的护理认证（HPCC，2018）。通过认证的护士已经建立并展示了进行安全、道德、循证、高质量姑息治疗的专业承诺。

自 2000 年以来，ANA 和 HPNA 合作建立姑息治疗护理标准（ANA 和 HPNA，2014）。这些标准旨在解决关键问题和趋势，并为护理严重疾病患者和家属的执业护士提供姑息治疗专业的伦理和概念基础。此外，ANA 发布了一份立场声明，概述了为临终患者及其家属护理的护士的角色、责任和机会（ANA，2016）。其中一项建议是掌握姑息治疗的基本知识（ANA，2016）。目前的期望是，所有注册护士都掌握姑息治疗的基本知识。理想情况下，应在护士本科期间提供临终 / 姑息治疗的相关培训教育，为护士进入专业临床实践做好准备。ANA 建议，如果护士没有关于临终或姑息治疗的知识，或者在护理学校没有接受过任何培训教育（Lippe 等，2017a，2017b；Croxan 等，2018），则应该寻找供所有护士使用的基本和专业的 ELNEC 材料和资源进行学习（AACN 和 City of Hope，2018）。

2000 年，ELNEC 被认定为一项针对本科生 / 研究生护理学院的教育项目，将姑息治疗纳入现有的护理课程，以教授各个阶段的护理学生。然而，随着时间的推移，应临床实践护士的要求和需要，ELNEC 的培训对象已扩大到包括 CE 提供者、员工发展教育者、儿科、肿瘤学、重症护理和老年病学的专科护士，以及其他接受姑息治疗培训的护士（AACN 和 City of Hope，2018）。截至目前，超过 23 500 名护士和其他医疗保健专业人员接受了国内或国际 ELNEC 课程培训。这些受训人员反过来又培训了超过 70.5 万名护士和其他医疗保健专业人员。

最初用于教授 CE 提供者和员工发展教育者的 ELNEC 课程被称为 ELNEC– 核心课程（普通 ELNEC）。今天，它不仅被用于培训护理人员，而且还被用于培训在亚急性护理环境（如肿瘤科、二级病房和内外科）、诊所、家庭护理、安宁疗护和姑息治疗机构工作中的护士。它通常以为期 2 天的面授培训师课程的形式提供，采用 PPT 教学，并辅以角色扮演、案例研究、小组讨论、视频和汇报会等。然后，ELNEC 的受训者回到他们的工作单位，利用他们在培训课程中获得的学习资源（两本教科书和一个包含完整的 1000 页 ELNEC 教学大纲的闪存盘）培训他们的同事。

ELNEC– 核心模块涉及八个关键方面 / 主题领域：姑息治疗的介绍和概述；疼痛和症状评估和管理；伦理 / 法律问题；文化和精神考虑；沟通；失落、悲伤和丧亲之痛；临终阶段照顾患者和家人。贯穿这八个护理方面的共同主题具体如下。

- 将家庭作为护理单位。
- 护士作为倡导者的重要作用。
- 文化在姑息治疗中的重要影响。
- 迫切需要关注特殊人群，如少数民族、穷人和没有保险的人。
- 影响所有护理系统的生命末期 / 姑息治疗问题。
- 影响姑息治疗的关键财务问题。
- 姑息治疗不限于癌症或 AIDS，而是在所有严重疾病和猝死的情况下都是必不可少的。
- 跨学科护理对于高质量的姑息治疗至关重要。

对于专业领域的临床护士，ELNEC 有儿科、老年科和重症护理课程。儿科课程于 2001 年开始构思，第一个 ELNEC– 儿科姑息护理（Pediatric Palliative Care，PPC）课程于 2003 年开发成功。ELNEC-PPC 课程涉及与 ELNEC-Core 相同的八个关键领域，但具体针对并强调儿童从出生到青春期面临生命威胁的疾病及其家庭的照顾。在这门课程中还有第九个关键领域，涉及围产期和新生儿的姑息治疗。在本单元中，讨论了影响提供和获得围产期和新生儿姑息治疗的障碍，以及在生命之初面临生命终结的特殊伦理困境和问题。最重要的是，本单元讨论姑息治疗如何帮助围产期和新生儿环境中父母和家庭成员走出痛苦。

老年护理课程和重症护理课程都是在 2006 年开始构思的。ELNEC– 老年学课程是为了满足老年人及其家属在各种老年环境中面临生命终结的特殊需求而开发的，这些环境包括养老院、长期护理设施、医院和家庭 / 安宁疗护机构。ELNEC– 老年学课程作为 ELNEC-Core 涵盖了护理的八个关键方面，增加了一个模块，解决了老年人在痴呆症方面的特殊护理，识别没有反应的老年人的疼痛，并了解了老年人与年龄相关的变化、合并多种疾病的普遍性、药物管理的复杂性。此外，关于安宁疗护的医疗保险和医疗法规也被提及。

ELNEC– 危重病护理课程反映了 ELNEC-Core 护理的各个方面，并包括加强危重护理领域的停止生命支持的伦理 / 法律问题；需要有效的沟通，以应对突发的“坏消息”和家庭会议；识别无反应 / 昏迷患者的疼痛；深入探讨危重护理环境中用于缓解和控制疼痛和症状的药物。

除了这些培训者面授课程外，Relias 学习管理系统还在线提供 ELNEC-Core、ELNEC-PPC、ELNEC– 老年科和 ELNEC– 危重护理等培训课程，网址为：https：//www.relias.com/elnec。课程旨在提高姑息治疗的质量，并由全国知名的姑息治疗专家主讲。每个课程的模块都可以全天候提供给所有护士。在每个模块完成 / 通过考试（考试题目根据 NCLEX 试题设计）后，将提供 CES。

五、ELNEC 国际课程

对本科生、研究生和 CE 的需求延伸到世界各地的护士。自 ELNEC 项目启动以来，该项目已在国际上与世界各地的医疗保健提供者共享。ELNEC 培训人员和教职员工已经前往七大洲中的六大洲，100 个国家。据估计，超过 1 259 920 名护士和其他保健提供者在国际上接受了 ELNEC 培训。ELNEC 课程已被翻译成俄语、西班牙语（核心和 PPC 版本）、日语（核心、老年、初级保健和重症监护）、韩语（核心、老年、初级保健和重症护理）、中文（核心和初级保健）、德语、罗马尼亚语、阿尔巴尼亚语、印地语、亚美尼亚语、捷克语和匈牙利语。

结论

姑息治疗护士面临的挑战是关怀的艺术和医学的科学结合起来，形成可以反映同理心和个性化护理的凝聚力强的整体。复杂的社会、文化和道德状况、具有挑战性的疼痛和症状管理、关于患者护理目标的无效沟通可能会导致低质量的姑息治疗，从而使护理问题复杂化。姑息治疗教育，如由 ELNEC 课程提供的教育，可以改善护士解决护理问题的方式。ELNEC 通过其他国家和国际姑息关怀组织提供的技能建设练习、角色扮演实践机会和其他资源，向护士传授应对护理挑战的实用方法。最重要的是，所有护士都可以接受这种教育，以提高针对最脆弱和需要优质护理的患者的护理水平。

第 19 章　姑息治疗中的社会工作

Social work in palliative care

Terry Altilio　Bridget Sumser　Nina Laing　著
刘　巍　魏亚红　译　　李　玲　张　沛　凌梦雨　校

一、姑息治疗中的社会工作：历史和全球背景

2001 年，Cicely Saunders 女士发表了一篇题为 *Social work and palliative care—the early history* 的评论文章，记录了英国医院中社会工作的整合情况（Saunders，2001）。1905 年，美国的马萨诸塞州总医院是第一家雇用社会工作者的医院。这是 Richard Cabot 医生的远见和承诺，他观察到社会和心理问题与医疗和健康问题密切相关（Gehlert，2012）。Saunders 通过表彰 Ruth Abrams 的工作，将社会工作者的相互作用和丰富的工作联系起来。Abrams 早在 1945 年就在 *The New England Journal of Medicine* 上发表了一项对 200 名接受生命末期照护的肿瘤患者的研究。她写道，她发现了 Alison Player（1954）的文章 *Casework in terminal illness*，并称赞英国社会工作者 Margaret Torrie 创建了 Cruse 居丧疗护中心，这是一个继续提供免费居丧疗护的全国性组织。最后，Cicely Saunders 夫人向 Zelda Foster 致敬，她的著作影响了临终退伍军人及其家属的疗护，也影响了退伍军人医院以外的患者的疗护。

英国和美国的姑息性社会工作与临床医生之间的这种早期联系为这一专业继续在全球发展奠定了基础。该专业的国际性反映在 2005 年华盛顿特区的国家社会工作者协会举行的社会工作峰会上，临床医生、研究人员和教育工作者汇聚一堂，制订优先事项和倡议，进一步推进姑息和生命末期照护的社会工作发展。2011 年出版的 *Oxford Textbook of Palliative Social Work* 包括一个国际部分，表彰社会工作的技能、韧性和多样性对世界各地姑息治疗的贡献。由于姑息性社会工作采用的是“在环境中的人”的模式，为了满足特定人群的需求，在不同社区的实践中会有调整和变化。该领域目前面临的挑战将是开发服务于低收入国家的模式，并将临床、社会学和促进健康的疗护方法结合起来，以满足他们的需求（Payne，2009）。

二、姑息治疗与社会工作的融合

WHO（WHO，n.d.）对姑息治疗的定义及优质姑息治疗国家共识项目（National Consensus Project for Quality Palliative Care）（2018）中描述的八个疗护领域反映了心理社会和精神方面疗护的重要性。社会工作干预和倡导的重点取决于需求的紧迫性、可获得的资源及社会、政治、文化和经济因素所需要的适应性。因此，社会工作的贡献会因地区而异。

无论社会工作者在世界的哪个地方工作，都有一个统一的道德规范，该规范概述了这个职业固有的价值，其中许多与姑息和生命末期照护的核心原则相一致。2018 年，国际社会工作者联合会和国际社会工作学院协会在全球社会工作原则声明中阐述了这些价值观。与姑息和生命末期照护一样，社会工作实践的首要原则和价值观是：社会工作是一个以实践为基础的职业，也是一门促进社会变革与发展、提高社会凝聚力、促进人民赋权与解放的学科。社会工作的核心原则是社会正义、人权、集体责任和尊重多样性。社会工作以社会工作理论、社会科学、人文学科和本土文化为基础，使人们和机构参与到应对生活挑战和提高福祉中来（International Federation of Social Workers，2014）。

随着关系、人权、赋权和社会正义等概念的实施，社会工作者为姑息医学实践带来的视角和专业知识越来越明确。尊重所有人的内在价值和尊严，做到支持他们的躯体、心理、情绪和精神的完整性和幸福感。自主参与是对患者力量和韧性的尊重，在其独特生活背景下应将其当作一个完整的人来对待。虽然宣传的性质可能受到服务人群和社会工作者所处国家地区的影响，但社会正义和对服务不足和边缘化群体的承诺并没有消失，只是在重点和形式上有所变化。这份文件指导了职业行为，谈到了许多共同的价值观，如胜任力、正直、保密、同情、问责、

共情和批判性思维。

社会工作者应考虑到人种、文化、性别认同、阶级、性取向和种族的交叉对身份形成的影响，以及一个人的经历，制订与服务对象相适应的实践工作。作为临床医生，要求我们培养一种意识，即我们不是"中立的"。我们带有职业和机构的经验和标志，包括偏向性、优先权、习俗和信仰。本文的目的，是将来自高收入国家的社会工作者的经验背景化，他们是在白种人、西方、同性别、异性恋、阶级主义和男性统治的框架下工作。这是一个关键的视角，通过这个视角，我们可以看到不断变化的患者所经历的多个层面，并理解或放大那些被推到边缘的声音，因为我们要在全球范围内确定姑息社会工作者的工作范围、挑战与潜力。

三、团队中的社会工作

姑息治疗是一个以团队为基础的专业，涉及多个学科，以努力满足患者和家属的不同需求。由于环境和资源的不同，团队的规模和组成也会有所不同。在许多实践中，"环境中的人"概念将"团队"扩展到家庭、社区和精神层面。单个从业者和社区工作人员可以发展形成"创造团队"或"情境团队"，为了满足患者和家属的需求，这些团队有机地进行组合和解散。

虽然团队形式是高质量姑息治疗的关键组成部分，但团队合作如何转化为实践取决于所选择的模式及团队成员的技能和培训（Blacker 和 Collette，2010）。跨学科模式建立在临床医生之间的相互依赖关系上，他们具有所选专业的独特专长以及共同的技能，并相互协作，最终取得成功（Crawford 和 Price，2003）。大多数姑息治疗临床医生都认识到，患者不会将他们的精神、心理、社会和医疗需求分门别类，往往呈现出一种综合体验，这就需要临床医生的灵活性、角色共享及对自身和他人技能的了解。因此，临床医生需要寻求指导意见，并向其他团队专家咨询。通过创建一个适应性和互动性的团队环境，期望团队作为一个整体，取得超越每个从业者作为个体时可能取得的成果（Crawford 和 Price，2003）。一个跨学科的团队要想发挥最好的作用，需要相互尊重、信任和安全的环境、相互挑战的意愿，并认识到不同的专业知识意味着我们从不同的角度看待患者和问题。在团队建设中，社会工作者要接受培训，获得从尊重历史、经常识别加强或阻碍患者、家庭和临床医生目标的障碍、周围环境、动态等方面倾听和评估的技能，以应对群体动态变化。此外，社会工作者将意识和技能带到识别和解开反移情的重要工作中，反移情是一种存在于所有临床疗护中的认知和情感过程，对姑息和临终疗护具有特殊意义（Altilio 和 Sumser，2016）。

保密性

鉴于姑息治疗团队的性质，邀请患者和家属讲述他们个人经历和过去发生的所有事情的各个方面需要保持对保密的敏感性。分享的信息通常是私密、个人和家庭相关的。患者和家属通常不知道信息是共享的，而且经常需要记录在案。因此，不能假定默认同意。对保密性和自主性的尊重意味着当最佳疗护管理要求分享患者和家属生活中的私密和个人方面事情时，我们应当告知患者和家属并征得他们的同意。对一些临床医生来说，信息具有力量；对其他人来说，它代表着与患者的专属关系；还有一些人的求知欲来自好奇心。在一个基于跨学科尊重的专业中，"信任测试"在于对尊重患者的保密性和自主性的认同，意味着临床医生只应获得开展工作所需的必要信息。因此，有些信息可能会在团队会议和文件中明确保密（Randall 和 Downie，1999；Monroe，2005）。虽然医疗保健专业人员与患者或家属之间的会议内容和结果需要在临床记录中注明日期，但关键是要识别哪些信息对患者疗护至关重要，因此需要记录在案。

四、综合性评估与干预

虽然所有姑息治疗临床医生都应该为患者提供情感支持，关注心理、社会和精神需求，但每个学科都有独特的技能，这些技能也会带来相应的责任。虽然识别心理社会或精神痛苦的能力，是姑息临床医生的一般胜任力，但并不一定需要具备干预的技能，尤其是在更加复杂的情况下。

社会工作评估来源于一种系统方法，以及对人在内部和外部多种环境中的看法，这些环境会影响他们的经验。社会工作者接受培训，观察各种因素，如诊断和疾病轨迹、医疗系统、边缘化、实践挑战、思维过程和感觉、症状和残疾，对个人和对家庭结构和平衡的影响。除了从环境角度出发，"从患者所在地开始"（Goldstein，1983）这一原则也通常侧重于开始探索。这隐含地要求我们"倾听"患者叙述的多层次沟通，并随后集中干预。

从环境角度来看，社会工作与文化和生物心理社会精神史相协调，以确定力量、韧性和挑战的领域。这有助于理解疾病发生的大背景和世界观（Cadell 等，2011）。文化知情的实践照亮并丰富了临床医生－患者－家庭之间的关系，传达了对疾病、治疗、死亡和丧亲的看法。文化可以理解为社会决定和传播的习俗和信仰的综合采集，它塑造了特定群体的价值观，影响了他们的行为方式和对周围世界的理解（Kemp，2005；Young-Laing，2009）。因此，一个人如何理解生活质量、痛苦和苦难、护理、疾病、精神和社会功能，可能与他们的文化有着千丝万缕的联系。临床医生能够通过文化共鸣的方式进行干预或与社区资源联系，可能有助于促进积极的临床结果，并在患者和家属过渡到不同的疗护水平和疾病阶段时维持他们的健康。

评估过程可以包括筛选和（或）评估工具。也可以基于问题和对话，旨在发现除病情之外，患者和家属的力量和恢复力、担忧、疼痛和痛苦的来源、实际需求。评估的核心是建立在沟通、言语和非言语、批判性思维和反思基础上的关系。因此，评估也是一种干预。指导讨论和谈话的批判性思维通常有助于揭示相关历史及患者和家属对疾病经历各个方面的理解或解释。对情绪、睡眠、亲密关系或愉悦感的调查可能有助于确定焦虑、抑郁、疲乏或疼痛，从而制订跨学科治疗计划。了解病情的社会工作者可以为医疗和护理同事提供有价值的观察结果，探索病因，为治疗计划提供信息，以满足影响患者和家庭症状体验的多层面的需求（Cagle 和 Altilio，2011；Walsh 和 Hedlund，2011；Altilio 和 Eskra Tropeano，2015）。

生物－心理－社会－精神评估的以下方面为姑息治疗提供了所必需的全面的、以患者为中心的、人－环境方法的信息，并使之更加丰富。框 19-1 中的内容综合了 Gwyther 等的胜任力文件（2005）、国家社会工作者协会（2004）的姑息性和临终疗护标准及 *Oxford Textbook of Palliative Social Work*。

社会工作干预与评估、环境和患者及家属的个体情况相关。表 19-1 列出了一些干预措施，反映了姑息性社会工作中可能应用的一系列技能和技术。

框 19-1　评估的要素

过去和现在的健康和疾病相关因素，包括但不限于以下方面
- 病史；对当前状况的情感和认知整合
- 过去和现在存在的问题，如抑郁和焦虑、低落、精神疾病、成瘾、未解决的悲伤、虐待或忽视
- 疾病对患者身体完整性和功能的影响，包括对依赖性、性行为和亲密关系的担忧
- 患者、家属和医务人员定义的疗护目标
- 过去和现在症状管理的质量
- 过去的经历，包括疾病、残疾、失落和死亡

患者与家属方面
- 家庭动态、疾病对家庭结构、角色和平衡的影响
- 疾病对患者 / 家庭的发展阶段和生命历程的影响
- 决策模式和沟通方式
- 可能影响理解和适应的情感和认知反应
- 希望和恐惧；暗示自杀的想法、计划或要求加速死亡
- 文化影响
  - 喜欢的语言
  - 与实践相关的信念和价值观，包括：①讲真话、沟通和预测；②预立照护计划
  - 社区支持，与原籍国的联系
- 精神和（或）宗教支持、宗教仪式和宗教信仰，以及对预测、照护、症状和痛苦等疗护方面的反应
- 社会支持的性质，正式和非正式，包括可能阻碍获得疗护和与医疗保健系统合作的挑战
- 未满足的服务需求，包括教育、转诊、设备、经济资源、预立照护计划指导、儿童需求和出院计划

引自 Gwyther，L.P.et al.(2005).Social work competencies in palliative and end-of-life care.J Soc Work End Life Palliat Care.1(1):87-120；National Association of Social Workers(NASW).(2004).NASW standards for palliative and end of life care.Washington，USA：NASW；and Altilio，T.and Otis-Green，S.(Eds.)(2011).Oxford Textbook of Palliative Social Work.New York，USA：Oxford University Press.

家庭会议：促进沟通

姑息治疗旨在解决患者整体的需求，在大多数情况下，也包括与患者共同生活的家庭成员，他们也会受到疾病的影响。在广义上，家庭包括原生家庭、新生家庭、朋友和其他属于患者社交网络的人。家庭成为疗护的一部分，因为他们的需要和经历往往交织在一起。通常情况下，家庭会议是解决患者和家属多方面需求的有力干预措施。

家庭会议是一种工具，可以增进对话、提供信息、应对情绪困扰，并集中资源帮助解决问题、做出决策和建立目标。会议可以丰富治疗关系，了解患者和家属的经历，并为团队创造机会，了解患者以及患者价值观和信念，这对提供优质的疗护是非常宝贵的（Altilio 等，2008）。由于会议的复杂性和取得积极成果的可能性，计划良好的家庭会议通常需要提前做好准备（Cohen Feinberg 等，2011）。从患者所在的地方开始，社会工作者利用他们的评估技能帮助团队准备会议。会前讨论可以将伦理问题或工作人员痛苦相关的疗护内容剔除，以减轻其对家庭会议过程的意外影响。

表 19-1　姑息性社会工作临床干预

语　言	模拟并整合以患者为中心的语言在书面和口头沟通中的使用
交　流	• 调解 • 谈判 • 知识借鉴 • 信息解释
支持性咨询	• 教育 • 探索 • 分割 • 验证 • 解决问题
预见性指导	• 疾病过程 • 疼痛和症状管理 • 治疗选择 • 预后 • 预先指示 • 无缝过渡 • 儿童和青少年的发展水平与沟通和参与家庭疾病经历相关
直接或通过转诊提供的治疗技术	• 阅读疗法 • 简要治疗技术 • 认知行为疗法 • 危机干预 • 基于尊严的咨询 • 家庭咨询 • 基于希望的咨询 • 综合技术 • 日志写作 • 遗产构建 • 生命回顾 • 叙述疗法 • 疼痛和症状相关干预 • 心理教育 • 放松技巧 • 基于模式的治疗 • 讲故事
家庭会议和疗护协调	• 倾听、确认并征求关注、感受、意见和问题 • 提供信息和教育 • 讨论价值观、目标和希望 • 创造机会提供适当的预测，以指导规划 • 探索儿童和青少年的需求 • 根据患者、家属和医疗团队的意见制订疗护计划
宣传和资源	• 确定并倡导解决道德困境 • 提倡症状的多维度治疗 • 环境适应（空间、声音、隐私） • 与医疗提供者、保险公司、雇主、学校、文化 / 精神 / 宗教支持进行宣传和协调 • 咨询社区网络和机构
实用规划	• 获得医疗服务 • 权利 • 无缝过渡 / 疗护协调和出院计划 • 最终安排

（续表）

经许可转载，引自 Altilio，T.，Higgins，P.，and Goldberg，J.Revised 2018.Unpublished work.

例如，了解是谁要求召开会议并确定会议的目的，可以指导决定由谁来促成会议，以及哪些家庭成员和医生对会议过程和潜在结果至关重要。这些决定基于临床判断，包括对文化价值的尊重。根据患者的需要和特殊情况，承认、利用或减轻医生的权威（通常是文化规定的），结果会得到增强。如果患者觉得他们的治疗是片段化的，或者从医务人员那里感受到相互矛盾的信息，那么他们可能会从大量参与的临床医生那里获益。另一种选择是，那些难以信任或被公认的专家的力量所吓倒的患者，可能通过仔细选择临床医生来获得最佳服务。现在，由于技术的发展，通过技术手段使无法亲自到场的临床医生或家庭成员“在场”和参与。

在语言差异的环境中提供高质量的疗护需要周密的规划（LeSage，2007）。社会工作与获取翻译服务过程中的许多变量相协调。如果有条件，有经验的专业口译员可能会提供尽可能接近逐字逐句的翻译（Butow 等，2011）。当患者接触到训练有素的专业口译员或双语提供者时，就会产生最佳的沟通效果，并且可以增强患者体验、改善结果和减少口译错误（Flores，2005）。即使如此，沟通过程中的细微之处也会在翻译中被忽略，意思也会被曲解。由临床团队提供的口译员可以更有效地发挥他们的作用。例如，患者可能会使用“肿瘤”这个词，但绝对不会使用“癌症”这个词，口译员应该事先知道这一点，以尽量减少造成意外伤害的风险。在没有会说这种语言的专业人员、受过训练的口译员或技术口译员协助的情况下，家庭成员往往被视为寻求帮助的对象。虽然有时是不可避免的，但这种选择产生了一种可能性，即家庭动态、个人信仰或个人对敏感问题或困难的讨论的不适可能导致信息失真、言之不尽或解读不当，这将带来意想不到的后果，导致给家庭系统困扰加剧和不确定的影响。同样重要的是，治疗团队不知道实际交流的是什么，因此结果的真实性无法确定。

除了语言差异，不同专业的医疗保健提供者还建立了暗语和短语，这些暗语和短语会给交流带来意想不到的后果。例如，“化疗失败”“停止治疗”或“无事可做”都是在不知不觉中融入医疗语言中的短语，如果我们想避免被抛弃和指责的隐含信息，就需要注意这些短语。

在家庭会议期间，社会工作者利用各种干预手段来关注群体和家庭动态。他们可以利用支持性咨询技术、认知重建和预期指导来帮助患者和家属整合复杂的医疗信息。创造学习和尊重患者和家属经验的空间，有助于识别制订决策时中的挑战。社会工作者被要求关注情绪表达，澄清信息，探讨思想和意义，以及相关的家庭史，在患者和家属预测和面对不熟悉和非预期的结果或经历时，增强决策和解决问题的能力。

社会工作培训中隐含的倾听技巧对于家庭会议取得积极成果至关重要。有证据表明，当花更多的时间倾听家人的意见而不是与他们交谈时，他们会更好地与医生沟通（McDonagh 等，2004）。重症监护室等特殊环境中的沟通与家庭成员的心理健康相关的研究，支持一种假设，即对家庭会议过程的关注为患者和家属提供了即时和更长远的服务，因此可以被认为是临终前的干预（Azoulay 等，2005；McCormick 等，2007；Wright 等，2008；McCormick，2011）。

五、叙事说明

46 岁的 Lilie 有两个孩子，10 岁的 Kevin 和 15 岁的 Jamal。Lilie 在 39 岁时被诊断出乳腺癌，从维京群岛来到美国寻求治疗。她有两个姐妹在纽约。5 年来，疾病的调适治疗有助于改善她的生活质量，使她有能力抚养儿子，租到五层的无电梯公寓，并保持独立和隐私。然而，骨转移引起了持续的疼痛，需要住院和姑息治疗会诊。随着时间的推移，Lilie 将无法回到她的家，这显然是一个重大的损失。

除了积极的药物治疗控制疼痛之外，社会工作评估包括以下内容。

- 了解疼痛加剧和身体功能受损对 Kevin 和 Jamal、家庭结构和平衡的影响。
- 探索 Lilie 的疼痛对情绪、认知和精神方面的影响，提供干预措施作为放射治疗和药物治疗的补充。
- 由于她来美国寻求的医疗无法延长生命，还应考虑其对生存、情绪和认知的影响。
- 获取资源，以支持她养育子女并维持机体功能。
- 探求 Lilie 的价值观、信仰和家长选择，以指导向她的家族和孩子说明疾病预后，以及她对未来监护和疗护的想法。

在漫长的住院治疗期间，Lilie 与医务人员建立了有价值和互惠的关系。她维持着自己的家庭结构，在床上通过电话和短信教养孩子，指导 Jamal 照顾 Kevin。她最初选择不让家族协助照顾她的孩子，并同意社会工作者与 Kevin 的学校进行联系，同时选择对有关疾病预后的信息保密。在治疗过程中，腰椎穿刺为社会工作者提供了一个机会，通过集中呼吸想象练习来帮助缓解相关的痛苦和疼痛，这缓解了与这项操作相关的疼痛，并验证了她的内部控制点。这也让 Lilie 重新唤醒了自己因疾病和痛苦而暂时失去的艺术性的一面。她重新开始写诗，并通过音乐表达自己，让她的孩子们参加联合录制的音乐治疗课程，期间她穿着传统服装唱歌、打鼓。在她选择隐瞒病情的同时，她从事了这项共享的治疗工作，创造了一份遗产。她的歌词包括“登向山顶”的主题，这被理解为转变和死亡的隐喻。

Lilie 的疾病出现了骨转移。随着她的身体变得越来越衰弱，她的家庭体系结构也变得越来越脆弱，她的协调能力也越来越弱。当她意识到自己衰弱的身体并考虑到骨折的风险时，她在情感上和认知上都意识到她不能回家，并同意与她的姐妹联系以扩大支持体系。Jamal 继续扮演着家长的角色，在观察到母亲身体越来越衰弱的情况下，他提出了一些直接的问题。Jamal 的直接提问，持续的心理教育，以及对社会工作者和临床团队的信任，创造了治疗环境，Lilie 允许 Jamal 的一些问题得到回答。

Lilie 在她信任的工作人员搬动时，肱骨发生了病理性骨折。这一事件发生在一种未被识别的谵妄的微妙迹象中，并造成了关系和信任的危机。Lilie 向家人诉说，工作人员伤害了她，现在不让她服用镇痛药。这一指控给家庭和深切关爱 Lilie 的专业护理人员都带来了痛苦和愤怒。随着谵妄的药物开始使用，他们组织了一次家庭会议，以帮助家属和工作人员了解谵妄对 Lilie 的认知及对工作人员行为意图和意义的解释的影响。Lilie 去世前几天，她自发地与社会工作者“女人对女人”分享了她曾被前夫虐待的经历，这是个人历史的一个方面，并一直被保密和保护，这让她对工作人员故意伤害的归因有了更好的理解。

结论

社会工作者在不同的环境中实践，有机会将姑息治疗的价值和过程从医院和安宁疗护院推广到社区、疗养院、监狱、家庭和老年中心。大多数患者和家属都了解医生和护士的作用，但社会工作在医疗保健中的作用往往不太清楚。虽然社会工作临床医生可能从不同的理论模型进行实践，但发现个人对其经验的感知的工作具有普遍性。“从患者的角度出发”不是告知，而是邀请患者和家属分享他们的所见所闻、他们的看法及他们对生活中发生的事情的理解。倾听他人的观点是社会工作的一个主要关注点，因为临床影响取决于批判性思维，它为沟通和评估和干预的演进过程提供信息。

从事社会工作的临床医生，无论是从事直接实践、项目规划、教学或研究，都可以获得越来越多的文献基础、学习资源、胜任力和领导力，以继续学习和丰富姑息治疗的共享工作。社会工作者凭借其数量和实践环境，可以加强姑息治疗与医疗保健的整合。患有危及生命的疾病的患者和家属是最容易受到我们的力量、我们的技能和同理心影响的群体之一。这是一项令人信服的伦理和道德使命，要求我们做到最好。

第 20 章　姑息治疗中牧师的作用

The role of the chaplain in palliative care

George Handzo　Christina Puchalski　著

刘　巍　韩　晶　译　　李　玲　张　沛　凌梦雨　校

精神关怀是姑息治疗的一个重要领域（National Consensus Project，2018）。精神是一个人的人性本质，是人们应对疾病、寻求治愈和继续生活的关键因素（Norris 等，2013）。正如 Teilhard de Chardin 所写，“我们不是拥有精神体验的人类，我们都是有人类经验的精神存在者”（de Chardin，1976）。这就是为什么精神关怀和牧师服务存在于医疗保健，特别是姑息治疗中。医疗保健是建立在共情的原则之上，关注整个人，强调治愈。在 20 世纪，随着科学和技术的发展，对患者的疗护更加侧重于疾病和治疗。今天，医疗保健正在重新找回它的整体根源，认识到对患者的疗护需要关注患者生活的所有层面，包括躯体、思想和精神。这一点在姑息治疗和生命末期照护实践中表现得最为真切。

根据 WHO 的定义，姑息治疗是一种方法，通过早期识别和完善的疼痛评估和治疗，预防和减轻痛苦，改善面临危及生命疾病相关问题的患者及其家属的生活质量，以及其他生理、心理和精神问题（WHO，n.d.）。姑息治疗范围的定义日益扩大，涵盖所有“严重疾病”患者及其照顾者（National Consensus Project，2018）。这些定义值得注意的是，它将精神作为诊断和治疗的一个潜在领域。此外，痛苦的概念不仅包括躯体上的痛苦，还包括精神领域。因此，姑息治疗必须包括并考虑到患者、家属的精神层面，我们认为，临床医生和其他照护者也应如此。

2004 年，美国安宁疗护和姑息治疗医学学会创建了姑息治疗特别工作组，以定义和推广临床高质量姑息治疗实践指南（National Consensus Project，2004）。它明确了精神、存在和宗教关怀是姑息治疗的一个必要领域。然而，在实践中，临床医生不知道如何实施这种照护。这种照顾只有神职人员或牧师才能做吗？其他临床医生的作用是什么？为了解决这个问题，2009 年召开了全国共识会议（National Consensus Conference，NCC），旨在“改善姑息治疗中的精神照护维度”（Puchalski 等，2009）。共识小组制订了跨专业精神关怀的模式和指南。它确定，照护团队的所有成员都有责任在生物 - 心理 - 社会 - 精神框架内解决患者的精神问题（Sulmasy，2002）。会议强调了经委员会认证或有资格的牧师作为精神照护专家和姑息治疗和其他照护团队成员的重要性。

NCC 还强调了精神作为所有临床医生专业发展方向的作用。照护专业人员的精神状态会影响他们对健康的理解及与患者的互动。事实上，正如 NCC 中提出的，治愈经常发生在临床医生和患者之间及牧师和患者之间。精神关怀认识到疗护的关键要素，即任何临床医生 / 牧师和患者之间的共情和关怀关系，是全人照护的核心。这些发现已被纳入当前的国家共识项目指南中（National Consensus Project，2018）。

一、背景

精神和宗教对健康的巨大贡献是有据可查的（Jenkins 和 Pargament，1995；Cohen 等，1996；Tsevat，1999；George 等，2000；Gail 和 Comblatt，2002；Puchalski，2008；Koenig 等，2012）。精神和宗教也同样被证明可以有效帮助人们应对疾病和痛苦（Pargament，1997；Balboni 等，2007；Delgaldo-Guay 等，2011）。传统意义上，精神和宗教经常围绕一个问题，在提供医疗服务的过程中，精神关怀或精神干预是否会对应对产生影响，或者说精神是否与医疗服务息息相关？精神关怀与所有人健康都是密切相关的，在有压力时，尤为显著。现在已经有一些重要的研究表明，提供精神和宗教关怀有益于患者和医疗保健系统。例如，Balboni 等发现大多数晚期癌症患者伴有重要的精神问题。当患者的精神需求在医院疗护期间得到满足时，他们就不太可能在重症监护病房离世，而是可能在安宁疗护中心度过更多的时间（Balboni 等，2011）。

另一项研究发现，41% 的住院患者希望在住院期间讨论宗教/精神问题，但其中只有一半的人表示曾进行过这样的讨论。总的来说，32% 的住院患者报告说他们曾讨论过宗教/精神问题。有宗教信仰的患者和那些经历更严重痛苦的人更有可能渴望和讨论精神上的问题。无论他们是否希望进行宗教/精神问题的讨论，但凡进行过这样讨论的患者更有可能根据四种不同的患者满意度指标对护理给出最高水平的评价（Willimams 等，2011）。Ai 等发现了强有力的证据证实精神挣扎和不良健康结局之间存在明显关联（Ai 等，2010）。他们的工作表明，解决患者的精神挣扎可能会改善医疗保健的结果。一些研究现在已经证明了满足精神需求和患者满意度（Marin 等，2015；Astrow 等，2018）与家庭满意度之间的正相关关系（Johnson 等，2014）。

虽然长期以来普遍认为精神和健康之间存在关联，而且也有越来越多的量化记录，但是否应该及如何最好地解决宗教和精神方面的问题却并不明确。在历史上，乃至现在，对宗教和精神需求的照顾都被委托给了信仰团体。这种仍被广泛使用的照护模式，虽然满足了那些属于有组织的宗教团体的人的需要，但也有一些不足之处。一般来说，对那些不属于任何有组织的宗教团体的人将得不到任何这方面的照顾（Fitchett 等，2000）。一项研究表明，只有 42% 的住院患者能够找到他们可以求助的精神咨询师（Sivan 等，1996）。此外，尽管许多医疗保健机构中宗教和文化背景的多样性已经增加，但是很多群体甚至宗教需求都没有得到满足（Balboni 等，2007）。

为了解决其中的一些不足，专业的牧师照护也在兴起。最近比较美国、英国和澳大利亚牧师照护的工作得出结论，这三个国家的牧师实践正朝着更多信仰、以患者为中心的模式发展，巧合的是，这更符合牧师在姑息治疗中的作用（Swift 等，2012）。一般来说，在医疗环境中神职人员提供宗教照护而牧师提供精神关怀，允许牧师满足宗教和非宗教患者的需要，也扩展到与医疗保健有关的精神关怀问题，如预先医疗指示、家庭会议，以及在疾病的背景下处理精神上的痛苦。

二、牧师培训

为了支持这种新模式，专业的牧师已经接受了临床和学术培训。在北美，特别是美国，对牧师的培训是以临床培训为基础的，即临床牧师教育（clinical pastoral education，CPE），而欧洲牧师的基础培训是在学术环境中进行的。北美的牧师就有这样的机会根据一系列临床能力获得“委员会认证”。CPE 是在临床环境中进行，重点是培训牧师的倾听技能，建立关系以支持患者，使其可以作为医疗团队的一员发挥作用。牧师被赋予责任为任何有信仰或没有信仰的患者服务，而不是只服务于与牧师信仰相同的患者。自 2013 年起，北美牧师可以获得姑息治疗牧师的亚专业认证。在北美，有资格的牧师要遵守“道德准则”，其中包括禁止传教（Association of Professional Chaplains，2004）。这种培训的最终结果是认可并区分专业的医疗保健牧师，作为一种独立于部门其他形式的学科。

三、目前的医疗保健牧师资格标准

欧洲、北美和澳大利亚的牧师职位背景似乎彼此不同，但世界上大多数医疗保健牧师分布于相当发达的地区，其资质标准在很大程度上是一致的（European Network of Health Care Chaplains，2002；Healthcare Chaplaincy Council of Victoria Inc.，2004；College of Health Care Chaplains，2007；Association of Professional Chaplains，2015），尽管美国和澳大利亚的牧师更特殊，而且以临床为导向。

四、姑息治疗中的精神关怀

牧师工作是 2009 年 NCC 制订的跨专业精神关怀模式中的关键组成部分（Puchalski 等，2009），并且现已纳入国家共识项目指南（National Consensus Project，2018）。姑息治疗中的精神关怀基于以下几个前提。

- 所有员工都将接受与他们的学科相适应的某种程度的精神照护培训。
- 通过精神筛查、询问精神病史、精神评估（如有需要）及将精神关怀纳入疗护计划，所有患者的精神关怀都将完全融入他们的疗护中。
- 团队的精神关怀负责人需是一位专业的牧师，其需要接受过在姑息治疗中提供多信仰和非信仰特定精神关怀的专门培训。

五、定义

在这一实践领域的主要问题之一是缺乏明确的定义。2013 年“改善全人照护的精神维度”国际会议达成了共识。精神的定义是：精神是人类的一个动态和内在的方面，通过它，人们寻求最终的意义、目的和超越，并体验与自我、家庭、他人、社区、社会、自然和重要或神圣的关系。精神是通过信仰、价值观、传统和实践来表达的（Puchalski 等，2014）。

这一定义得到了来自许多信仰和非信仰传统、哲学背景和学科的大型国际团体的肯定。对“意义和目的”“连通性”的关注是大多数精神定义的主题。宗教是精神的一种表现形式。宗教是一种有组织的信仰、实践、仪式和象征的系统，目的是促进与神圣或超越的力量（上帝、更高的力量、更高的信仰或终极真理 / 现实）的接近，以及促进对生活在社区中的其他人的关系和责任的理解（Koenig 等，2001）。

但还有其他的表达方式，包括自然、艺术和人文主义等。这一领域的另一个模糊之处是经常将“精神关怀”“牧师关怀”和“牧灵关怀”混为一谈。美国专业牧师协会和其他机构采用了以下独特的定义。

- 精神关怀：“个人或集体的干预，促进表达身体、思想和精神一体化的能力，以实现完整、健康，以及与自我、他人和（或）更高权力的联系感”（Health Ministries Association，2005）。
- 牧师关怀：“由委员会认证的牧师或通过认证的临床牧师教育项目（如 ACPE）培训的人员提供的照护。这种关怀的例子包括情感、精神、宗教、牧养、伦理和（或）存在关怀（Peery，2009）。

牧灵关怀现在被理解为一个出自基督教传统的术语，通常认为是信仰领袖对其社区成员的关怀（LaRocca-Pitts，2006）。因此，它与当前强调的多种信仰不一致。

医疗团队的所有成员都在某种程度上参与精神照护，因为他们都参与心理社会照护和某种程度上的躯体疗护。牧师关怀强调的是团队中的那些具备培训精神关怀技能专家所做的工作。在这个定义下，牧灵关怀可以是当他们照顾来自其信仰传统的人时，特定的牧师所做的部分工作。除此之外，牧灵关怀也通常包括基督教神职人员在照顾自己的会众时所做的事情的一部分。牧灵关怀这个词语在世界上许多地方仍然被使用，通常强调的是牧师照护甚至是精神关怀。我们在这里提出这样的定义，除了被更普遍地接受之外，还可以澄清一些混淆，并对目前的模型和姑息治疗原则有用。

六、姑息治疗中牧师关怀的模式

在跨专业的精神关怀模式中，牧师的角色是团队中精神关怀的领导，因此是精神关怀专家（Handzo 和 Koenig，2004）。团队中的所有其他成员都是精神关怀的多面手。因此，社会工作者是精神关怀的多面手，就像牧师也是情感照护的多面手一样。然而，需要复杂干预的精神问题将提交给牧师，就像需要复杂干预的社会 / 情感问题将提交给社会工作者一样。这种精神关怀模式与临床疗护的其他过程相一致。

在一个典型的案例中，一个进入医疗机构的患者将在其他筛查过程中接受精神痛苦的筛查。根据筛查的结果决定患者是否被推荐给牧师。制订治疗或疗护计划的临床医生也会将患者的精神病史作为其全部病史的一部分。精神病史可以帮助临床医生在一个完整的背景下了解他们的患者，识别精神力量的资源，并识别精神上的痛苦。初步拟定的结果可能有助于确定患者是否需要转诊给牧师，或者是否有任何精神需求可以直接由临床医生解决。那些筛查或病史表明可能有精神痛苦的患者将接受专业的、训练有素的牧师的全面评估。患者的精神需求应当纳入其治疗或疗护计划和出院计划中。该模式与当前医疗保健牧师的最佳实践相一致患者的精神需求将包括在患者的治疗或疗护计划和患者的出院计划中。该模型与当前医疗保健牧师的最佳实践（Handzo，2006；Peery，2012；Hall 等，2016）相一致，并且与姑息治疗中的精神照护的最佳实践相一致（Puchalski 等，2009）。

由于牧师是这一过程的领导者，因此牧师有责任设计支持这一过程的基础设施，监督其整合，并确保其他工作人员在它的使用方面得到充分的培训。牧师需要建立和不断改进用于精神筛查、记录病史和评估的系统，包括诊断、精神治疗和出院计划。

（一）精神筛查

如果牧师资源想要集中在有精神需求的患者身上，而不仅仅是那些想要看牧师的人，目标应该是建立精神筛查系统，使牧师能尽快与那些处于痛苦中的人取得联系（National Consensus Project，2018）。

这种策略的关键是在入院时对精神痛苦进行有效的筛查。根据 Fitchett 和 Canada（2010）的标准，筛查利用 1～2 个问题来确定患者是否正在经历严重的宗教或精神痛苦，然后确定是否需要立即转介给牧师。

在美国，精神和宗教筛查问题通常仅限于询问患者希望如何列出自己的宗教信仰，以及他们是否希望去看牧师。这些问题的重点是确定那些想看牧师的人，而不是那些需要看牧师的人。有迹象表明，那些有精神痛苦的人比其他人更少可能寻求牧师（Fitchett，1999）。出于这些原因，不应该使用“你想去看牧师吗？”这样的问题进行确认。

推荐应用 Fitchett 和 Risk（2009）设计和测试的筛选问题，因为它们是唯一经过公开验证研究的问题（表 20-1）。

由 Steinhauser 等进行了测试（2006）得出，另一个可能的筛查问题是：“你平静了吗？”然而，虽然这个筛查问题在识别精神痛苦方面显示出了一定的前景，但它只在生命末期患者中进行了测试，而且只是作为一种研究工具。在对各种筛查工具进行的前 2 项比较研究中，King 等（2017）发现，在他们比较的六种测量方法中，敏感性和特异性的最佳平衡是衡量自我精神描述的一个问题。以色列的 Shultz 等（2017）发现精神伤害量表（Berg，2011）是“与精神痛苦最为匹配，尽管它并不完美”。

牧师在建立筛选过程中的作用是教育工作人员为什么这些问题很重要，以及如何进行转诊。鉴于筛查的性质，不需要培训工作人员对筛查结果进行临床解释。

（二）精神病史

和筛查一样，病史采集也是患者入院的常规组成部分。医生、护士和姑息治疗团队中其他人都将精神病史作为临床病史的一部分。例如，美国医学协会（American Medical Association，AMA）的众议院

表 20-1　筛选问题

筛选的问题是	
1	在你面对疾病时，宗教 / 精神对你是否重要
2（如果对第 1 项回答“是”）	你现在从你的宗教 / 精神信仰中得到多少力量 / 安慰 a. 我所需要的一切 b. 比我需要的少一点 c. 比我需要的少得多 d. 完全没有 回答 c 或 d 的人应该自动转介到牧师服务
3（如果对第 1 项回答“否”）	是否曾有过宗教和精神对你很重要的时候对你很重要？（是 / 否） 回答“是”的人应该自动转介到牧师服务

经许可转载，引自 Fitchett，G.and Risk，J.L.(2009).Screening for spiritual struggle.J Pastoral Care Counsel.Spring-Summer.63(1-2): 1-12.https://doi.org/10.1177/154230500906300104.

（2016）支持“讨论和考虑将患者个体的精神状况作为健康的一个组成部分”。有人支持将社会心理和精神痛苦及身体痛苦包括在内（Karlawish 等，1999；Lo 等，1999）。正如在 NCC 中所讨论的，治疗精神痛苦需要调查患者的精神状况，因此，在临床病史中，应该包括精神病史和对精神症状的评估。到目前为止，纳入这一内容的障碍之一是缺乏一个有实证依据的精神历史工具。一种历史工具 FICA（Puchalski 和 Romer，2000；Puchalski，2006），广泛应用于不同的临床环境（Borneman 等，2010）。FICA 工具的基本格式见表 20-2。

在实践中，一些主要照护者在与患者谈论患者生活的这一领域时感到不舒服。目前，该工具被临床医生广泛用于临床病史和制订治疗计划。一些牧师也使用这个工具，但它原本是为医生、护士、社会工作者、物理治疗师等准备的。

美国的大多数医学院都将精神病史作为其课程的一部分，国际上对这一领域的兴趣也越来越大（Puchalski 等，2012）。在医疗保健团队中，专业牧师应参与对医生、执业护士和其他了解如何与患者谈论这些问题的人进行关于精神问题的持续教育。如 FICA 验证研究（Borneman 等，2010）和其他研究所示，大多数患者希望他们的照护者在计划其护理时考虑到他们的宗教和精神信仰和价值观。大量调查也表明，大多数患者希望他们的医生解决患者的精神问题，并将其纳入患者的治疗计划（Ehman，1999；McCord，2004；Williams 等，2011；Astrow 等，2018）。通过 George Washington 精神和健康研究所（http://www.gwish.org）可获得 FICA 工具的培训材料。

表 20-2　FICA 工具

F	你有精神信仰吗？信仰？你是否有精神信仰可以帮助你应对压力 / 你正在经历的事情 / 在困难时期？（结合临床情况）是什么赋予你生命的意义
I	这些信仰对你来说重要吗？它们是如何影响你对自己的照顾
C	你是一个精神或宗教团体的成员吗（广义的包括家庭、支持团体、瑜伽团体、志同道合的朋友、宗教团体）
A	你希望你的保健提供者如何与你一起解决这些问题（在最近的 NCC 指南中，“A”代表了在临床病史的评估和计划中的评估）

©Puchalski，1996 版权所有，引自 Dr Christina Puchalski，The George Washington University School of Medicine and Health Sciences，USA.

（三）诊断类别

NCC 建议所有临床医生应当同等对待精神痛苦与躯体疼痛（Puchalski 等，2009；National Consensus Project，2018）。NCC 进一步推荐了精神痛苦的诊断类别，并制订了精神痛苦的分类法，包括具体和经过测试的治疗计划。

与在临床疗护的其他领域一样，临床医生可以根据患者的精神病史提出初步诊断。在这种情况下，这种诊断将促使医生将患者转介到专业牧师那里。牧师和任何其他专家一样，会根据牧师的精神评估来修改或确认诊断。

在美国国家综合癌症中心的痛苦管理指南（National Comprehensive Cancer Network，NCCN，2018）中已经提出了一组诊断。十多年来，这些指导方针每年都经过审查，其中包括 NCCN 成员机构的许多牧师，并被认为是适当的。诊断包括以下方面。

- 内疚。
- 绝望。
- 委屈。
- 担心死亡和来世。
- 感觉信仰体系矛盾或受到挑战。
- 失去信仰 / 怀疑。
- 对生活意义 / 目的的关注。
- 关心与神灵的关系。
- 宗教信仰和建议的治疗方法之间的冲突。
- 与宗教团体的冲突 / 失去宗教团体。

（四）精神评估

精神评估是一个更广泛（深入、持续）的过程，积极倾听患者的故事，因为它在与专业牧师的关系中展开，并总结在这个过程中出现的需求和资源。总结包括一个精神关怀计划和预期的结果，应该传达给治疗团队的其他成员。

虽然目前还没有被广泛接受或验证的牧师精神评估工具，但现在有一些已发表的工具具有不同程度的验证。Monod 等在老年医学环境中进行了严格的精神痛苦评估工具（Spiritual Distress Assessment Tool，SDAT）的验证研究，取得了非常有希望的结果，该工具测量了精神痛苦和未被满足的精神需求（Monod 等，2012）。精神评估和干预模型结合了评估和结构化干预，并显示出影响多种精神和情感结果的潜力（Kestenbaum 等，2017）。尽管没有进行任何验证研究，Fitchett 的 7X7 模型被广泛使用，似乎在各种临床环境中有帮助（Fitchett，2002）。虽然无论使用什么大纲都需要涵盖一些基本问题，但最基本的要求是，一个州内的所有牧师和牧师学生都使用相同的格式，将其整合到医疗记录中，以便其他工作人员了解牧师记录的内容。

Brent Peery（2012）提出了一种评估方案，它基于以结果为导向的牧师身份。这种评估包括以下方面。

- 需求：与上帝的关系，支持系统，意义 / 决定论，宽恕，预立医疗照护计划，情感 / 关系问题，悲伤，其他精神需求。
- 希望：与上帝的关系，宽恕，上帝作为安慰者，支持。
- 资源：与上帝的关系，宗教 / 精神实践，社区支持，其他。

D.W.Donova（Donovan，2012）提出了另一个类似的系统。Pruyser（1976）和 Fitchett（2002）提出了更广泛的轮廓，并在多年来被广泛使用。

（五）转诊给牧师

正如许多其他学科一样，在某些情况下，这种转诊应该是自动的，如果可能的话，甚至是自动化的。在任何情况下的最低标准是，牧师要见每一位在检查或病史中显示有精神痛苦的患者。如果姑息治疗服务足够细微和（或）牧师覆盖足够强大，任何接受姑息治疗服务的患者都可以被自动转诊给牧师。这种情况并不意味着不需要进行精神筛选或精神病史调查。与其他服务一样，筛查的功能是将牧师引向那些有重大需求的人，病史可帮助初级保健提供者了解患者的各个方面。无论如何，患者和家属都可以拒绝牧师的治疗。然而，尽管牧师探访不一定是团队实践范围的核心，但应该始终作为一种常规服务，作为姑息治疗的一部分，而不是一个补充。在计划一个患者 / 家庭会议以讨论疗护计划和干预措施时，牧师都应参与其中（Ernecoff 等，2015）。

七、牧师的任务

Jeuland 等（2017）调查了在美国从事姑息治疗工作的牧师，发现牧师的主要活动是：①建立关系；②死亡时的照护；③照护谈话的目标；④帮助患有存在或精神痛苦的患者。

她还发现，当牧师更多地融入姑息治疗团队时，可以为患者和家属提供更全面的姑息治疗支持（Jeuland 等，2017）。

虽然牧师是通过使用精神和宗教资源来帮助治

疗患者、家属和工作人员的专家，但他们最基本的技能是倾听和促进清晰的沟通。学会无偏见地倾听，准确反映患者或家属的话是 CPE 的中心焦点。牧师通常被患者和家属视为中立的人员。利用这些培训和技能的一些选择有：①促进疗护讨论 / 家庭会议的目标；②促进姑息治疗会议；③在传递坏消息时促进沟通；④患者去世后陪伴家属。

在美国，牧师通常被认为是团队中的“文化经纪人”（Joint Commission，2006）。作为文化中介，牧师可帮助患者、家庭和医疗保健团队解决任何可能阻碍他们之间沟通的文化、民族或宗教问题。作为帮助人们识别和表达他们的信仰和价值观的专家，牧师在识别和帮助团队适应家庭的文化信仰和实践方面具有专业知识。牧师的职责之一，也是了解社区中可以根据需要被要求使用的宗教资源。这也是牧师角色的一部分，了解社区中的宗教资源，可以在需要时调用。

如前所述，牧师应对其他工作人员进行有关精神和宗教问题的教育，包括培训工作人员进行精神筛查和询问精神病史。在患者和家属可能会过重大宗教节日之前，也要对员工进行教育，让工作人员了解患者和家属在节日期间的习俗、饮食和其他特殊活动。牧师还为临床团队提供精神照护，可以帮助减少职业倦怠并实现人文关怀（Hess，2014；Sinclair 等，2016）。临床医生因照顾患者而感受到压力，临床医生可能觉得对患者的治疗是“徒劳”的，以及可能因过度照顾造成的倦怠。精神是临床医生专业发展的一个重要方面（Puchalski 等，2009；Puchalski 和 Guenther，2012），因为它是职业临床医生服务他人天职的基础，但它也为临床医生提供支持和反思的内部资源。

牧师的独特之处在于，就像社区神职人员一样，他们负责自己社区的专业照护。也就是说，牧师既是工作人员的牧师，也是患者和家属的牧师（Association of Professional Chaplains，2015）。在这个角色中，牧师可以帮助个体和团体，处理他们的精神问题，并通过他们的精神力量以提供更好的照护（Puchalski 等，2009）。这些活动可以包括追悼会、员工会议的冥想、员工精神小组、汇报和个人咨询。

八、牧师的干预措施

越来越多的人呼吁医疗牧师工作应像其他医疗保健方式一样，产生效果并关注结果（Handzo 等，2014）。Massey 等（2015）开发并测试了第一个牧师分类法。100 项条目包括内容如下。

- 预期效果（即减轻焦虑，意义创造等）。
- 实践方法（鼓励自我照顾，提供精神 / 宗教等）。
- 干预措施（促进生活回顾，祝福宗教项目等）。

这种分类法在美国和英国仍在接受检验。Peery（2012）提出了一个广泛的清单，涵盖了牧师所做的一切。也有一些关于选定人群的研究（Handzo 等，2008）。如前所述，牧师所做的大部分工作都属于反思式倾听和情感支持的范畴。除非患者特别要求，否则专业牧师一般不参与教导患者信仰的工作。同样，牧师在咨询这一宽泛范畴下所做的任何干预，都侧重于帮助患者和家庭成员得出自己的理解和结论，而不是给他们答案。

牧师通过沟通技巧、强调倾听和非判断性的原则帮助患者和照顾者处理精神痛苦。在这些情况下，牧师的主要目标是通过倾听和从他们自己的生活故事中反思，帮助患者发现自己的意义，发现自己的资源。牧师可能会使用适当的阅读或音乐来协助这一过程。对于想要持续进行咨询的患者，牧师可能会把他们转介给社区，如社区神职人员、牧师顾问或精神导师。

所有的牧师也都接受过宗教干预方面的培训。这可以分为两类。第一种是牧师作为神职人员和自己信仰团体的人一起做的事。在这种情况下，牧师是该信仰团体的牧师。第二种干预不一定要求牧师和患者属于同一信仰团体。例如，专业牧师接受过与任何信仰的人一起祈祷的培训。他们还可以朗读患者的神圣文本，或者帮助患者寻找音乐或其他精神资源。牧师偶尔也会主持婚礼和葬礼，有时是为同信仰的患者，有时不是。

结论

精神关怀已被证明在患者的护理中很重要，尤其是那些患有严重和慢性疾病的患者。数据显示，精神及宗教信仰和实践影响医疗保健结果和医疗决策。精神关怀也描述了一种全人的护理模式，提供尊重和富有同情心的护理，尊重所有接受和提供护理的人的固有尊严。因此，精神照护对患者、家庭和专业护理人员都很重要。姑息治疗的标准包括精神关怀作为姑息治疗的必要领域。目前已经制订了一些模式和建议，以促进跨专业的精神关怀，团队的所有成员都要关注患者的精神问题，而专业牧师是精神关怀方面的专家。医疗服务提供者应该对患者进行精神筛查或病史记录，以帮助确定患者是否需要转诊牧师，帮助解决患者和家人存在的精神困扰或痛苦，以及帮助患者和家属获得精神力量资源。牧师在团队中发挥精神关怀的领导作用。他们进行更深入的评估，并帮助临床医生诊断精神痛苦及有关精神的治疗计划。牧师与患者及其家属一起工作，帮助他们解决精神上的困扰或精神问题。牧师还为团队提供精神关怀，是跨学科护理团队的重要成员，应该整合到所有姑息治疗团队中。

第21章　姑息治疗中的职业治疗

Occupational therapy in palliative care

Maria Denise Pessoa Silva　Fiona Rolls　Lynne White　Tamsin Longley　Jane Murphy　Jill Cooper　著
张　雪　译　　刘　巍　李　玲　刘钟芬　凌梦雨　校

职业治疗旨在通过特定的治疗和干预措施，使患者在重要活动中最大限度地获得独立性。在作业疗法的背景下，“职业”一词指的是：①个人照料，适用于实现自我照顾的所有活动；②生产力，包括与工作相关的角色和家庭活动；③休闲，指的是爱好、运动和一般的兴趣（Hammell，2009）。

职业治疗师需要计划并为患者提供治疗，用来帮助患者控制症状、恢复功能、更好地维持当前功能，并尽可能长时间最大限度地保持他们在重要活动中的独立性。除此之外，职业治疗师还在规划安全的家庭环境、评估设备等方面发挥重要的作用，这可以确保患者更加安全地参与日常生活（Russell 和 Bahle-Lampe，2016）。

在姑息治疗的背景下，职业治疗师是多学科团队的基本组成部分，可以在任何环境中工作，包括医院、安宁疗护院和社区（Russell 和 Bahle-Lampe，2016）。职业治疗师对患者进行全面干预，充分考虑患者的身体、心理、社会和环境需求。在所有情况下，在疾病的每一个阶段，都应向患有恶性疾病的患者提供职业治疗。

职业治疗计划采用以人为本的方法。这包括职业治疗师积极倾听、鼓励患者表达他们的愿望和目标，并表现出同理心，倾听和理解他们对服务的期望。总的来说，这需要共同努力才能实现（Pizzi，2015）。

在姑息治疗中，对不断变化的情况应灵活处理。例如，当一个人变得越发疲乏需要依赖他人时，职业治疗干预可能会停止教授清洗和穿衣的方法，转而专注于与社会工作人员或社区志愿者组织一揽子护理。

职业治疗是症状主导的，而不是疾病主导的。虽然不可避免会处理突发情况，但职业治疗师会尽可能与患者和护理人员合作，预测可能出现的问题，并做出相应的计划。

一、管理日常生活所需的技能

一个人需要具备一定的身体、认知、情感和社交技能，才能独立生活。当这些领域出现问题时，职业治疗师需要分析问题，以便在必要时通过治疗方案、适应措施、设备和求助于多学科团队来解决问题。

管理日常生活所需要的技能包括以下方面。

- 运动技能：肌肉力量和张力的使用，运动范围、耐力、精细运动和粗大运动。疾病相关症状可能导致患者长时间不活动，引起肌肉萎缩、体重减轻、全身无力，甚至体重增加或水肿。
- 感官技能：对外部和内部感官刺激的识别和反应，包括疼痛、感觉异常、平衡缺陷和视觉障碍。
- 认知技能：这些技能可能会受到一些控制症状的药物不良反应、年龄或疾病的影响。患者可能会出现意识水平的改变，或者表现出记忆、计划、解决问题或沟通的障碍。
- 心理状态：这可能会限制患者参与职业相关活动的能力，因为他们可能会因为失去独立性、无法承担原有的角色、失去身份和难以接受他们的疾病而存在感情上的挣扎。目前已证实，参与康复治疗可以减少患者的焦虑、压力和抑郁（Barawid 等，2015）。

在职业治疗中，通过对这些技能的初步综合评估来确定问题。之后，患者和职业治疗师讨论并确定治疗干预的目标。干预措施也可以通过结果测量来量化。

二、结果测量

使用结果测量能够使职业治疗师量化干预后的成果。但必须承认，患者通常接受多学科团队中多名成员的诊治，因此不能将干预后的成果仅归因于某一个团队成员。

使用结果评估的理由是要对患者最终目标充分理解为基础。根据患者群体的不同，可能会有不同的关注点。在姑息治疗中，要以患者为中心开展，必须避免无意义的干预措施（Bausewein 等，2016）。

只要设定的目标是 SMART（具体、可衡量、可实现、现实、有时限）的，就可以使用目标设置。这样就可以清楚地衡量，同时可以提供信息，用来评估进展的情况和是否已达到目的。

加拿大职业表现测量表（Canadian Occupational Performance Measure，COPM）（Law 等，2014）是一项以人为中心的结果测量，突出患者在完成或参与自我照料、工作和休闲活动方面的主要问题。其中，患者提出5个他们最突出的功能性困难，并发展为康复目标。随后，在特定的时间点，与患者一起评估这些目标。然而，由于患者疾病的恶化，COPM在姑息治疗方面受到了限制（Norris，1999）。Morgan等（2017）提出，临床医生应帮助患者在临终时增强其功能，并支持他们活下去的信念。

AusTOM（Unsworth 和 Duncombe，2014）是澳大利亚的一项治疗结果测量工具，包含职业治疗的12个量表，这些量表广泛反映了患者在4个健康和功能领域的状态，并由职业治疗师（而非患者）对其进行评分。基于患者的知识及其功能的临床判断进行评级。同样，AusTOM也可能会受到患者的姑息治疗性质的限制。

POS（Hearn 和 Higginson，1999）已成为职业治疗师潜在使用的生活质量测量工具。它评估身体症状、心理、情绪、精神和信息、支持需求（Pearson等，2007）。该结果测量由患者或工作人员完成，患者有机会详细说明他们可能遇到的任何问题（Hearn 和 Higginson，1999）。

这些详细的个人评估与Karnofsky表现量表形成对比，该量表的范围从100（没有疾病证据）到10（病情严重且不可能康复）。就职业治疗评估而言，这些方案缺乏个体方案和治疗计划所需的具体细节。

用数字对结果进行衡量可以显示干预效果，但不能提供患者如何自我管理的详细信息。另外，定性结果为职业治疗师提供了更有意义的数据，这可能是对量化评估的挑战。

目前，从事姑息治疗的职业治疗师还没有找到一个完美的结果衡量标准，主要原因是，他们需要在患者临终时一边提供支持，一边尽量提高患者剩余生命的价值和意义（Eva，2006）。

三、职业治疗干预

在姑息治疗中，职业治疗干预侧重于帮助患者实现他们想要的目标，维持他们的安全、舒适和生活质量，并针对他们在生命的最后阶段经常遇到的症状，提供应对的策略。后文描述了职业治疗干预措施，以及其在姑息治疗中的应用实例。

四、环境调整和设备提供

无论患者居住在哪里，职业治疗师都可以评估、调整或改善他们的环境，以满足每个人的个体化需求。例如，如果患者的卧室在楼上，并且由于极度疲乏或呼吸急促，他们不再能上楼，职业治疗师可能会建议环境变化，如楼下生活。

虽然职业治疗师经常出于生活的需要给居家患者提供设备，但需要注意仔细评估，以免设备太多。否则将会给他们带来过多的负担，同时还会改变居住环境，以及其他家庭成员的生活方式，并将极大影响家庭成员对患者终末期居家生活的记忆（Miller 和 Cooper，2010）。家不应该像医院病房一样。

还必须强调的是，在为患者提供辅助转运和日常生活的设备之前，职业治疗师必须完成以下操作。

- 确保所在的环境能够容纳患者被照料。
- 评估患者使用该设备的体力和智力水平。
- 确定患者使用设备所需的协助水平（他们是否能够独立使用或在1名或2名护理人员的协助下使用）。
- 对患者和照护者就合理和安全使用设备进行教育（Miller 和 Cooper，2010）。

五、功能和活动能力的康复

Dietz（1981）将肿瘤疗护中的康复描述为四个不同的方面，最后一个是姑息性康复。姑息性康复可以帮助患者在疾病晚期尽可能保持独立，从而改善患者的生活质量，这反过来有助于减轻家庭和照护者的照料负担。

姑息治疗中的康复，通过放松运动、日常活动、耐力和患者的心理健康来提高生活质量（Barawid 等，2015）。当患者积极参与康复并重新获得对日常活动的控制感时，患者会感受到自己是有能力的，也会增强自信心（Okamura，2011）。职业治疗师必须对患者因晚期疾病而表现出的各种症状采取灵活的干预方法，并随着患者临床状况的变化调整目标。

目标设定是治疗干预的一个重要组成部分，其价值已在姑息治疗环境中得到证明（Jennings，2010）。职业治疗师通过与患者及其照护者相互配合，为患者想达成的目的设定具体、实际、可实现和可衡量的目标。

通过分级技术的应用，职业治疗师可以根据患者的不同管理方式进行调整。这是通过适应环境（如移动家具）或提供设备来实现的。此外，可以使用反向和正向连锁的技术。反向连锁需要职业治疗师完成所有必要的步骤。例如，职业治疗师会帮助患者洗澡，让他们完成最后一步。正向连锁意味着患者完成第一步，职业治疗师完成剩余的活动。增加患者能够完成的步骤有助于增强他们的耐力和技能。同样，当一个人病情恶化时，让患者和家人参与讨论功能衰退的过程可以帮助他们适应这种变化，并使他们减少脆弱感（Jeyasingam 等，2008）。

安全是一个至关重要的问题，不能掉以轻心。通过提供适当的设备可以提高安全性，但如果不进行彻底评估，没有考虑所有潜在危险，患者和护理人员可能会面临风险。例如，电动轮椅或电梯听起来似乎可以解决某人的行动问题，但患者的认知技能、身体平衡、能力、一般耐力和财务状况都需要职业治疗师非常仔细的评估。如果患者及其护理人员与职业治疗师充分讨论，并取得知情同意，可能会选择接受某些风险。

六、认知和知觉障碍的管理

认知和知觉障碍，以多种方式表现出来，包括精神错乱（Webb，2005）。在肿瘤治疗中，它们可能是脑肿瘤、感染、药物不良反应、中枢神经系统转移或电解质紊乱（如高钙血症）的结果。此外，它们可能是暂时、波动或永久的（Ring 等，2016）。

在其他姑息性疾病如痴呆症中，认知会随着时间的推移而恶化。然而，疾病的进展是不可预测的，因此，已经发现尽管症状和症状管理与肿瘤相似，但通常不会采用姑息治疗，因为人们认为他们没有患上“绝症”（Sampson，2010；Sampson 等，2011）。

尽管有许多标准化的评估可以识别神经系统缺陷，如记忆、计划和解决问题的能力，但它们可能不适合在姑息治疗中的使用，因为它们对患者来说是非常费时费力的。重新评估可能只会向患者确认病情正在恶化，而没有积极的干预措施来改善患者的生活质量（Bausewein，2011）。

患者本人或其照护者可能会注意到短期记忆问题、注意力和计划受损、解决问题的困难。这可能会影响患者在他们重视的活动中保持独立的能力，并可能潜在地影响他们与他人的关系。职业治疗师可以建议患者和照护者在参与活动时尽量减少干扰，评估此类认知缺陷对安全的影响，并考虑简化活动以最小化需求（American Occupational Therapy Association，2017）。

职业治疗师还可以在洗漱、穿衣和备餐等功能活动期间观察患者，这有助于他们识别患者是否存在任何缺陷，以及对患者安全性和独立性的影响。例如，当患者用煤气做饭时存在安全隐患、处理热烫物品和忘记服药时，职业治疗师可以实际解决这些问题（Barrett 和 Watterson，2006）。

认知水平波动或恶化或谵妄对患者和照护者来说都是极其痛苦的，职业治疗师的目的是帮助护理者应对这一问题，并最大限度地延长患者能够居家照护的时间。

可以探索实用的策略，如使用记忆辅助工具或设备来防止或提醒照护者夜间迷路，以及改善环境，如限制噪声和提供户外空间以减少焦虑（Sampson，2010）。除此之外，还可以针对患者可能需要的监护水平及他们单独留在家中是否安全提供建议。

七、症状管理：焦虑

每个人都会经历某种程度的焦虑，这是正常的。事实上，焦虑有助于日常生活和在某些情况下的个人表现。这种自然的压力反应使我们能够在危险或威胁的情况下做出适当的反应。尽管焦虑可能被视为对晚期疾病的一种完全正常的反应，但长期焦虑可能会导致日常生活中的问题。加剧的因素可能包括精神疾病史、疼痛控制不佳、药物毒性、心理和精神问题（Cooper，2006a）。

放松是职业治疗师管理焦虑的主要策略之一，其目的包括以下方面。

- 了解并识别个人的焦虑程度。
- 了解放松的必要性，并发现可能引发紧张的某些情况。
- 体验各种放松技巧，从而使个人能够选择最合适的方法。
- 意识到计划放松时间作为个人日常活动和生活方式的一部分的重要性。
- 提高睡眠质量和身体技能评分。
- 增强自尊和信心。
- 缓和与他人的关系。
- 疏导和控制焦虑的影响，避免不必要的疲乏（Cooper，2006a）。

放松方案因可用资源的不同而存在差异。然而，基本内容包括：使用从肌肉群中释放张力、引导和非引导可视化、改变消极思维模式等技术的教育和实践。

与所有职业疗法的干预措施一样，其重点是促进患者的独立性，以及处理患者需要面对生命终点的情况下的各种失控状态。

八、症状管理：呼吸困难

呼吸困难不仅仅是肺癌患者的常见症状，有30% 姑息治疗的人群在生命的最后几周也会受到严重呼吸困难的影响（Currow 等，2010）。呼吸困难是一种主观感觉，对患者身体和心理影响是无法估量的。跨学科干预对患者的有效评估和管理是至关重要的（International Association for Hospice and Palliative Care，2013）。治疗的三个主要目标是：①明确这一症状对患者、照护者和家属意味着什么；②尽管患者非常衰弱，使他们能够尽可能具有独立性和控制能力；③帮助患者管理因呼吸困难导致的任何焦虑和恐慌，包括教他们放松技巧，这也是管理计划的一部分（Booth 等，2011）。

通过调整活动的节奏来控制呼吸困难可能听起来很简单，但往往很复杂。通过与患者合作，应用节省体力的方法，患者能够参与他们重视的活动（Cooper，2006b；Booth 等，2011）。

正如 Booth 等（2011）所强调的，一旦职业治疗师和其他团队成员建立了应对个人问题的最有效方法，就可以制订个人计划，帮助患者和照护者在这种情况下改善呼吸困难，并在这一时期重新获得控制感。这包括确立以下问题。

- 如何练习呼吸控制：这完全取决于个人，他们是否需要氧气或雾化设备，以及适合他们的方式，如躺或坐在不同的位置或调整肩膀的位置。
- 呼吸困难时该怎么做：在充分评估后，告知患者需要做什么，是否休息、使用氧气或如何帮助上胸部放松。
- 呼吸困难时使用的姿势：患者可能会发现坐直、向前或向后倾斜或侧卧最舒适，在个人计划中将强调这一最佳姿势。
- 风扇：手持式电风扇与其他类型的风扇（即落地式或台式风扇），可有助于减少呼吸困难的感觉。
- 锻炼：职业治疗师将确定哪种类型和强度的轻度锻炼可以帮助患者。
- 移动或行走时的呼吸调控：在进行充分评估后，将给出哪些呼吸技术有帮助的建议。
- 管理日常活动：职业治疗师将评估是否需要设备和不同的策略和技术，并提出相应建议。
- 设备：轮椅可能有助于节省体力，厨房、浴室和房屋周围的其他设备可能会有所帮助。

九、症状管理：疲乏

80% 以上接受姑息治疗的患者存在肿瘤相关性疲乏（Radbruch 等，2008）。它表现为疲惫和无力，这使他们很难参与那些过去往往能够独立完成的日常活动。疲乏还可能导致失眠或睡眠模式紊乱、记忆力减退、注意力持续下降等认知缺陷，并可能影响心理健康，导致患者急躁和情绪波动。它是一种影响患者身体、社会、认知和情感健康的多维度症状（Lowrie，2006）。

疲乏管理的原则是平衡休息和活动、药物干预、补充疗法、应用心理和教育方法的调整策略。

职业治疗师在疲乏管理中的作用主要在教育、康复和补偿性干预（Lowrie，2006）。

- 疲乏日记可用来记录患者当前的功能水平，突出患者重视的活动和工作，并确定目标和优先事项。
- 教育患者和照护者关于疲乏症状的性质和管理方法，可以缓解焦虑，帮助他们了解这种常见的不良反应。
- 可以探索节省体力的方法，并将其传授给患者。
- 应鼓励患者将目标设定作为设定现实目标的一种手段，通过将任务分解为更小、更易于管理的部分，从而增强患者的控制感。
- 一些设备也有助于缓解疲乏，如表 21-1 所示。

调整活动节奏和分级活动是职业治疗中用于节约体力的常用方法，用于对患者体力的精细管理，以防止体力耗尽（Barsevick 等，2002；Lowrie，2006）。管理患者日常活动和应对疲乏的技巧包括以下方面（与患者沟通），通常称为五个 P。

- 优先（Prioritize）：考虑每天哪些活动对你来说很重要，并优先考虑那些你想节省精力的活动。尽量减少不必要的任务，以节省体力。
- 计划（Plan）：尽可能有效的活动，以尽可能节约体力。考虑一下一天中哪些时间最适合你运动或休息。尽量不要一天内做太多事情，尽可能地为下一周的活动做好计划。
- 节奏（Pace）：平衡活动时间和休息时间是很重要的。你可能需要在活动中花时间休息，给自己一点额外的时间来完成任务。
- 姿势（Position）：在进行活动时，找到一个舒适、放松的姿势。这方面的例子包括淋浴时坐在椅子上，或者外出时使用轮椅进行长途活动。
- 允许（Permission）：允许自己不要进行导致呼吸困难和疲乏的活动。此外，允许他人帮助你做费力的工作。

表21-1 职业治疗评估后可用的设备和辅助设备

在哪方面存在困难	可能的辅助设备和帮助
坐在床上	使用靠背支撑患者
床上活动	• 床垫变换器帮助患者从躺着变到坐着的体位 • 腿提升器，使患者能够将腿抬到床上 • 提高床高度的块状支撑物 • 使用滑动式薄板进行定位和移动 • 如果需要护理，通常需要专科医院的电动仿形床 • 用于安全转移的起重机和吊索
卫生间的活动	• 安全安装和拆除，高度可调的马桶座 • 安装在马桶周围的支架，为患者提供可扶的东西 • 特殊放置的扶手 • 其他设备，如马桶、男小便器和女小便器
沐浴或淋浴的活动	• 一套可方便安装以帮助转移的浴板 • 液压操作浴缸座椅，可将患者抬入和抬出浴缸 • 特殊放置的扶手 • 淋浴座，独立式或壁挂式
椅子上的活动	• 可升降式椅子或沙发 • 高背矫形椅，扶手牢固，高度正确，便于安全转移 • 竖式可调躺椅，可使患者坐着，双腿抬高，并可帮助患者由坐位调整为站立位
上/下车	传送带可能合适，但需要进行全面的个人评估和培训
移动能力	• 与物理治疗师共同评估和干预，以建立最安全的移动技术 • 带有可拆卸侧边的轮椅，可实现滑板转移 • 轮椅必须正确安装和调整脚踏高度、座椅尺寸和压力垫（如需要）
日常活动中的助行器	如果患者使用支架或手杖，他们可能需要安装一个小筐，以便他们可以携带物品，或者需要一个手推车来携带物品
楼梯	• 为安全起见，要多安装扶手或栏杆 • 电梯可以私人租用或购买，但这可能很昂贵，职业治疗师需要就此提供建议 • 社会服务拨款由于耗时较久可能不适合 • 安装直通式电梯非常昂贵，而且会造成破坏，安排单层居住或“微环境”可能更为可行
膳食准备	厨房辅助设备，包括开罐器、防滑垫、专用餐具，以及经过改装的陶器和设备，有助于保持厨房的安全
个人生活自理	• 长柄设备，如鞋拔和海绵，可以帮助患者够到下肢 • 其他的辅助设备有助于改善抓地力，如纽扣钩、弹性鞋带、Velcro尼龙搭扣（而不是拉链和纽扣）
手动操作	• 可能需要电动和手动起重机、独立式起重机和天花板轨道，以便安全转移 • 其他设备包括滑动薄板和转运板 • 所有这些都需要定期培训，以及需要专业知识和技能
特殊困难：脊髓压迫，有跌倒风险	• 运输安全评估，确定起重机、吊索、减压滑板、轮椅等设备的需求，并计划在居家不可行的情况下，将其运送至合适的护理场所 • 坠落风险需要评估实际和潜在危险，并解决实际问题

经许可转载，引自Miller，J.and Cooper，J.(2010).The contribution of occupational therapy to palliative medicine.In Hanks，G.et al.(Eds.) Oxford Textbook of Palliative Medicine，Fourth Edition.Oxford，UK：Oxford University Press.

十、安全出院计划

大多数姑息治疗的患者希望尽可能多的居家（Squire，2011；Ali等，2019）。使得患者能在家中死亡，需要一个相互协作的多学科姑息治疗团队。

职业治疗师的主要职责是提供以人为中心的疗护，保持敏感性，并对患者和照护者的需求做出适当的反应。优化疗护和出院计划包括评估患者的功能，充分了解病史，以及根据情况评估环境（无论有无患者在场）。

患者在家庭会议中会与家人分享一些信息，这些信息他们通常不会与医疗人员分享。这将有助于患者与团队建立信任，也使得专业人员有机会向患者解释社区服务如何能满足他们的要求，并从患者出院到生命终点为患者提供支持。

患者必须尽可能在不同护理环境之间平稳过渡，尤其是从住院返回家中时。这需要确定患者及其护理人员的需求，并与社区团队联络，确保出院前所有适当的设备和护理到位。这可能是一个耗时的过程，特别是当需要复杂的干预措施时（Marston 等，2016）。

在可能的情况下，应尽可能满足患者在家的需求。因为某些情况下，环境不适合患者回家。当情况可能发生意外变化时，灵活应对患者和护理者的期望是很重要的。

结论

职业治疗旨在通过参与对患者和其照护者重要且受其重视的活动来提高患者及其照护者的生活质量。这是通过综合评估、教育、设备提供和辅助、治疗方案来实现的。这有助于患者在疾病晚期和姑息治疗阶段尽可能获得控制感和更多选择。

职业治疗师具有专业的技能，他们是多学科团队的重要成员，并致力于在患者临终阶段提供整体的疗护服务。

第22章 创造性艺术在姑息治疗中的作用

The role of the creative arts in palliative care

Nigel Hartley 著

刘 巍 洪 雷 译 李 玲 刘钟芬 凌梦雨 校

在过去60年，艺术在医疗保健中的应用使其发展成为了一个公认的专业学科，并在不同专业的实践中取得长足发展。自20世纪70年代以来，在现代安宁疗护运动诞生的前10年内，创造性艺术被用于为承受丧亲之痛的家庭成员和朋友提供帮助，这使其逐渐成为安宁疗护过程中更为人接受和实用的工具（Hartley，2013）。

深入的访谈让Cicely Saunders了解到一些患者的早期反应，这是她构建“整体疼痛”概念（Clark，2002）的源泉。例如，在圣约瑟夫安宁疗护中心接受帮助的Hinson夫人曾说过一句很有名的话，“我全身上下都不正常”，以及David Tasma那句流传至今的话，“我只想要你脑海中和你心里的东西”（Clark，2018）。这些让Saunders很快意识到，除了对躯体疾病保持密切关注外，我们还需要为人们所经历的心理、社会和精神方面的问题提供更为广泛的支持，而仅仅给予护理和医学上的支持是明显不够的。Saunders早期的一些研究发现，人们对死亡、临终和失去亲人的反应纷繁复杂，这要求有一支更具创造力和综合性的专业学科队伍来帮助她完善正在进行的事业。它还将引入并建立一个成功和广泛的多专业团队模式，这是我们在当今世界大多数姑息治疗服务中所认可的。

创造性艺术已经发展起来，并持续以多种方式被人们应用于姑息治疗服务中。尽管这表明了它们已经迅速和广泛地发展成为了一个实用的工具，并可以帮助人们度过死亡、临终和丧亲之痛，但它依然存在问题。目前并没有一种公认、正式的方法将创造性艺术应用于帮助人们度过生命终末期，事实上它还未被作为广泛的健康和社会护理体系的一部分。

本章聚焦创造性艺术的持续性发展，从安宁疗护和姑息治疗运动开始时，大多数志愿者在日间服务中将它作为分散注意力的技术，到已被证实的心理治疗框架内使用的不断增长的创造性艺术学科。创造性艺术进入重现和复兴，作为一种活跃媒介，能让社会和整个社区一起去发扬其多样性，其特性也将被探索。我们见证了创造性艺术作为一种催化剂所带来的好处，我们认识到其减少孤立及孤独感的潜力，并关注其在真正意义上对归属感和社会带来的意义。我们还将认识到创造性艺术可以为死亡、临终和丧亲等更具破坏性的因素所淹没的境遇带来新生、能量和活力并承认它的地位（Hartley，2013）。

一、创造性艺术的益处及范畴

在安宁疗护和姑息治疗的早期，创造性艺术大多被姑息治疗机构，特别是那些日间疗护服务的志愿者作为分散注意力的技术，用于帮助那些濒死的人们转移对疾病关注以摆脱疾病困扰（Fisher，McDaid，1996）。这就把艺术的核心作用放到了一个非常狭窄的框架之内。值得一提的是，近年来所做的大部分工作已证明艺术可以提供一个更具活力和创造性的体系，让人们理解和接受发生在他们身上的事情。除此之外，人们还认识到，创造性艺术可以为人们提供一种环境，当他们周围的一切似乎都在衰退时，他们也可以与其他人一起分享经验并创造出一些有意义和目标的东西（Hartley，2013）。以这种方式利用志愿者的好处（当然包括经济上的考虑），但我们必须考虑到，陪伴着身体和心理受到创伤的濒死者的志愿者缺乏培训、准备和支持。我们也不得不承认，偶尔的时间投入及非正式的协议难以支撑志愿者提供持续的服务（Scott和Howlett，2018）。在许多方面，医疗保健中创造性艺术的专业化解决了许多问题；然而，许多组织在资助艺术家方面仍面临财政困境，特别是许多国家对艺术治疗师的监管缺乏管理，使许多问题浮出水面，这些问题也是本章所关注的。

创造性艺术的使用日益增多，应用这一技术的人员及专业学科的要求也随之增加，人们通过不同的方式将其付诸实践。有时，充分理解在姑息治疗工作中运用创造性艺术的个体从业者的背景和作用可能都是一项挑战。虽然这些艺术从业者拥有相同的职称，但他们所做的工作，尤其是他们用来描述工作的语言却大相径庭。虽然姑息治疗中使用的创造性艺术的方式会带来许多协同作用，但我们还需认识到，由于文化和其他各种各样的原因，在世界各地的不同国家培训和招聘艺术从业者会有细微差异。我们看到这些差异非常重要，对多年来创造性艺术在姑息治疗中能够提供什么，以及取得了什么成就，作为发展和应用的一部分，加以整体性描述，对一个国家乃至世界，可能是一种挑战。在本章中，在三类不同的群体中的创造性艺术分别进行叙述：①艺术治疗师；②社区艺术家；③其他艺术家。

以下是各类创造性艺术的简要描述和一般概述。

（一）艺术治疗师

艺术治疗由四门学科组成，即音乐、艺术、戏剧和舞蹈。为了成为一名艺术治疗师，从艺者需要致力于四种学科中的一门进行学习，不仅需要取得研究生的学历或同等学历，还要在英国健康与保健专业理事会进行登记。欧洲和北美其他国家也有类似的注册制度，国家的培训、监督和实践都为此类从业者的职业道路创造了机会。艺术治疗师注重将艺术应用于精神心理和心理治疗方面，一般来讲多是对于个体及一些小型的团体进行支持干预。很多人坚信，艺术作为一种“表达”的力量，使用非语言方式，来帮助临终及丧亲的人们接受和交流自己身边发生的事情，对他们来说，通过创造的过程和形成一个“客体”的特定的艺术形式，治疗师和参与者共同沉浸于他们的故事中，通过创造性艺术的诠释让他们明白周围世界的意义。然而，不同的艺术治疗师之间的认识也存在差异。一些艺术治疗师坚信艺术创作和音乐本身就是治疗，无须解释或诠释。一个临终或失去亲人的人在作为艺术家或音乐者进行艺术创作时可以在看似不可能或甚至不重要的时刻立即获得一个全新、积极的体验而获得新生。事实上，由于缺乏对艺术治疗师所做工作的统一理论或理解，这可能会导致人们对艺术所能提供的作用产生误解，甚至导致更深的困惑。

（二）社区艺术家

当今世界范围内，培训项目的增多让艺术家及音乐家学会如何应用自己的技巧造福社区。社区艺术家以及社区艺术项目能够让整个社区人员肯定并赞美他们的身份，通过参与集体议题来增强他们的适应性，给他们以共享目标的感觉并重建归属感。患者、照护者、家庭成员、丧亲的人们、姑息治疗人员、志愿者及社区的其他人员共同建立目标和理解并形成共识，他们在许多方面提供了活生生的例子，说明了 Cicely Saunders 女士所创造的“不一样的社区”（Clark，2002）。此类艺术项目、艺术设施或表演可以激励整个社区人员团结起来，即便身临困境也可以建立并做出强有力的表达。

艺术应用于社区和组织的作用体现于它可以影响人们对死亡、临终、丧亲和姑息治疗的看法。我们见证了社区姑息治疗的组织（包括安宁疗护及其他此类组织）通过全社区的参与取得的显著成果，他们更热衷于开诚布公的工作，而不是将死亡、临终和丧亲作为羞耻、尴尬的事情隐藏起来。正如代际的项目中，走向人生终点的老年人能够和年轻的学童一同参与。在这里，艺术作为一种凝聚的力量让两个不同的社会群体结合在一起，创造性艺术所建立的氛围让他们彼此认可并相互欣赏。组织“社区合唱团”是利用艺术来提高社区凝聚力和幸福感的另一个例子。在本章的后面我们还会对此进行更充分地探讨。正如在社会上许多其他地方所使用的那样，这是一种非常成功的方式，它可以消除人们对姑息治疗的误解，特别是挑战社会对安宁疗护工作的看法。

（三）其他艺术家

这一群体包括那些“教授”艺术的人，他们服务于临终的患者，以此培养他们的技能和自我价值感，并通过绘画、乐器演奏等诸如此类的艺术创作方式支持他们完成“愿望清单”的一部分。

患者们坐在画架前接受老师的指导，他们通过临摹大师的作品提高技艺，这样的绘画课场景经常出现于姑息治疗的场所，尤其是在那些姑息治疗的日间中心。越来越多的艺术家和音乐家加入到这一行列，他们在姑息治疗机构展示他们的技艺。我们见证了安养院不仅仅是支持人们度过死亡的场所，它同样也是社区艺术馆或演出的场所，在这里人们开始理解姑息治疗的文化和价值，并体会姑息治疗照顾者为社区带来希望和慰藉的信念和行为。这样应用艺术同样也会将社会环境的问题提到了议事日程。显而易见，有目的性的展出艺术作品或将艺术和音乐融入姑息治疗机构的日常工作会影响人们的行为方式，动摇习以为常的思想体系，并令工作所阐述和追求的核心更加充分地被接受和承认。艺术的渲染和音乐的体验将改变我们对自己的认识，重新审视自己在世界中的位置（Goodhead 和 Hartley，2017）。

二、姑息治疗中的创造性艺术：案例研究和故事

为了展现创造性艺术准则在安宁疗护和姑息治疗中的一部分发展，本章将分享一些案例研究和故事，它们不仅强调了艺术应用的扩展在帮助人们面对死亡、临终和丧亲之痛中的作用，还将剖析创造性艺术如何帮助个人、家庭、工作人员、志愿者乃至更广泛的社区的细节。

（一）案例 1：艺术治疗师

音乐治疗的典范

Richard，70 岁出头的一位绅士。他曾就职于一所地方学院，司职英语讲师。在退休的 7 年中，他和家人四处旅行，足迹遍布他曾经神往的地方。他在经历了多次小卒中后，进行了全面的检查，发现了一个快速增长的脑部原发的恶性肿瘤。

在转送到当地安宁疗护机构后，Richard 受邀参与了许多服务项目，包括参加日间托管、接受一项按摩和辅导项目。彼时 Richard 的口语表达开始快速恶化，甚至连有效对话都变成了一件非常困难的事情，他还是被医疗顾问建议去参与了一个最初被视为咨询替代方案的个体音乐治疗课程。

Richard 曾是一位出众的演说者，他热爱英语。当第一次和音乐治疗师见面时，他显然在语言表达上有很大困难。他不愿做任何形式的音乐创造，并抗拒使用给他的各种乐器。他只想和音乐治疗师聊天，但这显然很难，并且很快令人沮丧。音乐治疗师告诉我们，他很难理解 Richard 想要表达的观点。他们的交流充斥着挫败感和混乱，彼此间缺乏联系和理解。Richard 越来越生气直到最终发出一声尖叫，很快尖叫变成无法控制的哭泣，音乐治疗师快速地走向他并把他紧紧地拥在怀中。哭声平息，音乐治疗师建议他试着把他想说的话唱出来，然后走向钢琴并开始弹奏降 E 大调的曲子，很快 Richard 开始吟唱。听了 Richard 和音乐治疗师之间音乐创作的录音（在患者允许的情况下录音是音乐治疗师工作的一部分，这些录音让他们有机会回顾和分析即兴创作的音乐），有很多事情你会觉得不可思议。首先是创作出的音乐的质量，它听起来一气呵成，像是排练过，以至于很难认为这样的音乐是两个从未一起创作过的人即兴创作的。其次是 Richard 的演唱，Richard 用语言难以表达的内容通过唱歌的方式令人很容易就能理解。音乐治疗师用降 E 大调为 Richard 的演唱进行简单的和弦伴奏，他时不时通过改变伴奏的力度及音节长短的变化来增强或延长 Richard 的声音。Richard 回应了音乐治疗师善意的鼓励，他们之间的关系显露无遗。在即兴创作的最后，音乐治疗师加入与 Richard 合唱，他们的声音完美地融合在一起，在钢琴的伴奏下谢幕。下面是 Richard 的歌词：

人的结束就是开始，
结束只是开始。
人的结束就是开始，
结局就是开始。
结束……开始，只是开始，
开始不是结束。
我的开始包含我的结束，
而我的结束也包含我的开始。
无论我在哪里都是开始，
结束只是开始。

虽然不准确，但 Richard 的歌词还是让人们想起了 T.S. Eliot 的 *Four Quartets*（Eliot，1943），联动的即兴音乐为理解、接受和解决问题创造了条件。降 E 大调赋予音乐平稳且温暖的灵魂，和弦的递进让 Richard 从一个音符转到另一个音符。在歌曲结束时，治疗师和 Richard 静静地坐在一起，用音乐治疗师的话说那是一种平静、解脱、顺从的情绪。音乐的创造带给我们的东西实在是精彩绝伦。

进一步阅读和探索音乐治疗在安宁疗护及姑息治疗中的应用，会为我们解读如何开展音乐治疗提供更为广博的案例（Aldridge，1999；Hilliard，2005；O'Kelly 和 Koffman，2007；Hartley，2009）。

（二）案例 2：艺术治疗师

艺术治疗的典范

某城市医院的病房，Jennifer 即将死去。晚期的肺部疾病令她需要持续吸氧。工作人员说 Jennifer 意志消沉，自暴自弃，已经放弃了治疗。她与丈夫离婚，与成年的女儿疏远。她从未见过外孙。对自己的女儿，她一直隐瞒着自己生病甚至生命即将终结的消息。

在几天里，艺术治疗师带着各种颜料和美术材料来到病房探访了她。交谈后，艺术治疗师把绘画材料留给了 Jennifer，并说她第 2 天会回来取。

当艺术治疗师回来时，Jennifer 给她展示一幅

精致的绘画。那是一面华丽的镜子，一面镜框上涂满金色的镜子。Jennifer 问治疗师，她是否能在镜中看到她的样子。实际上，镜子中哪有什么映像，Jennifer 画的镜中空空如也。Jennifer 似乎非常坚持，她不断追问："你能看见我吗？"可镜子中真的什么也没有啊！艺术治疗师跟我们说，当她指出镜子里没有任何映像时，Jennifer 变得悲痛欲绝。

4 次探访采用了同样的方案，Jennifer 重复向艺术治疗师展示她绘制的镜子的新作，在这些绘画中，镜子中还是看不到任何映像。Jennifer 仍然不断追问艺术治疗师能否在镜中看到她："你能看见我吗？"治疗师重复告诉她，她画中的镜子里看不到她的样子。Jennifer 失魂落魄地坐在那里，很久，很久。治疗师告诉我们，在那个时候无论有多难都该陪她坐在那里，一起度过那段痛苦和煎熬。

第 5 次探访，Jennifer 向艺术治疗师展示了一幅类似的画，依然是一幅没有任何映像的华丽镜子。她问："你能看见我吗？"治疗师第一次反问她："你想让我看见什么？"Jennifer 说："我想让你看见我。"治疗师第一次注意到 Jennifer 的床边摆着一张她的照片，照片上的 Jennifer 健康而且状态极佳，很显然这是在她高兴时拍摄的。治疗师拿起了颜料和刷子，把照片中 Jennifer 的样子画成了镜子中的映像，她慢条斯理地勾画轮廓，细致地调整颜色和阴影。画作完成，她把作品递给 Jennifer："我能看见你了，Jennifer。"Jennifer 拿起画，噙满了泪水的眼中闪烁着光芒，心情终于放松了下来。她说："我在这，我还活着！"Jennifer 将手中紧紧握着的画拉到胸前，闭上眼睛深拥着它。治疗师说，Jennifer 散发着爱与满足。

Jennifer 给了艺术治疗师联系地址和电话号码，她说这是她女儿的，即便她和女儿不在一起，她也一直留着这些，因为她希望某天自己能鼓起勇气联系她。她请治疗师联系她的女儿，让她知道自己即将死去。治疗师联系了她的女儿，在 Jennifer 生命的最后几周，女儿看望了她并让她与外孙相认。艺术治疗师说，虽然这样的会面很难，但是无论过去发生了什么，都会在这样的见面中被遗忘并获取原谅。

在与女儿和外孙相见的几周后，Jennifer 离开了这个世界。但她真正意义上实现了与亲人的团聚，被他们承认及接受。

随着深入的阅读和探索，艺术治疗在姑息治疗和安宁疗护中的应用将为我们如何开展艺术治疗提供更为广泛的案例（Connell，1998；Pratt 和 Wood，1998；Waller 和 Sibbett，2005；Nainis，2008）。

（三）案例 3：安宁疗护校园项目

社区艺术的案例

2004 年，英国伦敦圣克里斯托弗安养院启动了一个新项目，该项目通过艺术的方式让儿童参与到安宁疗护之中（Hartley，2013）。在接下来的 10 年间，该项目在英国和世界各地的许多类似机构中相继开展，正在改变儿童对死亡的认识，并揭开创造性艺术如何令不同社区、不同人群一起去认识世界，挑战和改变人们对死亡、临终和丧亲的固有看法的面纱。

项目入组后为期 4 周，每周会为一组年轻人和一组接受安宁疗护服务的临终患者组织会面。

第一次会面，孩子们将会学习安宁疗护运动的历史，了解项目的结构和可能的内容。然后，他们将会见到将要合作的患者群体。在会见的这段时间里，每个小组，无论是孩子们还是患者，都可以提出他们想问的任何问题。由于提问的自由、开放，通常情况下提问的方式是很有趣的。尤为重要的是，提问应避免过度引导而让专业的规范妨碍其中。在第一次会面中，两个小组还将与社区艺术家会面，在未来的几周他们将并肩作战。他们讨论可行的计划，并共同决定他们希望关注的内容。有时可能是音乐、歌曲创作。有时，它可能是艺术和手工创作，或者根据他们的故事和经历创作戏剧表演。

接下来的 2 次会面会重点实践他们的构想，要么创办一个艺术展览或完成一件艺术品，要么创作一个音乐或戏剧的表演。

最后一次会面将会面对更为广泛的观众，他们包括家庭成员、朋友、学校，以及安宁疗护的工作人员、志愿者及更为广泛的社区人员。两组人员共同展示他们的成果。每个参与者都有机会谈论自己的经历并分享自己的收获。

有一个具有浓厚民族文化融合特征的项目，这个项目要求幼儿和临终患者共同参与，他们共同创造一系列极具个人风格的死亡面具。社区艺术家指导他们面具结构的制作，每个人选择对他们来说重要的东西来装饰面具。一些孩子专注于他们喜欢的足球队，而许多人聚焦于家庭成员和朋友。许多人利用与自己的文化的关联，一些人却多年不曾关注这些，他们创造了一面能够真正意义上代表他们归属和传承的面具。这次面具的展览引人注目，面具覆盖住安宁疗护机构长廊的整面墙壁，赋予环境一种新的能量感和风格，也给这里的人拥有一系列从未有过的用户的感觉，这一点从未如此明显。他们以自己取得的成果为傲，也为自己居住的地方感到自豪，这里重新获得了尊重。

这是一项聚焦 10—18 岁年轻人的项目，它专注于年轻人在一群生命即将落幕的人那里学习、分享和向他们提供支持。许多完成的评估也已发表见刊（Hartley 和 Kraus，2005；Hartley，2011），结果表明，创造性艺术是该项目的关键。正如一个患者所说："如果没有艺术的介入，我不确定谁会有勇气坚持真正重要的事情……我们能开诚布公地谈论发生在我们身上的事情，回答孩子们的问题，并给予他们更多自信，也正因如此，整个学习过程才能得以完成。"（Hartley，2011）

一些关键主题，如"临终患者作为教育者"，是在研究过程中反复证明有益处的，因为患者们感到他们在生命的最后一段时光可以教给孩子们一些东西，这一点得到了强烈的认同。孩子们说他们认识到死亡、临终和丧亲是"正常的经历"，而不像新闻媒体、电视肥皂剧或电影中所描绘的那种令人恐惧、忧虑和戏剧化的东西。

这个校园项目是一个真实的案例，它阐明了艺术是如何从早期姑息治疗和安宁疗护中的"消遣"和"好事"，发展到能够在更深层次的意识水平上挑战死亡、临终和丧亲的认知并拓展其真正的意义（Fisher 和 McDaid，1996；Hartley，2013）。

（四）案例 4：社区合唱团

社区艺术的案例

过去 20 年，团体合唱的好处已被充分证明（Willingham，2005）。也已证实，歌唱的益处涵盖躯体、心理、认知和社会方面（Clift 等，2008）。目前许多安宁疗护和姑息治疗单位都拥有自己的社区合唱团，我们已经开始看到这样一种充满活力的活动给临终患者、家庭成员、姑息治疗工作人员、志愿者乃至更广泛的社区带来的好处（Simpson，2017）。

直觉告诉我们，和别人一起唱歌一定会有好处。然而，尽管我们中的许多人可能在之前的生活中有过这样的经历，如参加学校活动，参与教会活动，或者在足球赛或其他一些体育比赛中，但在我们的日常生活中很少有机会可以持续和他人一起唱歌来展现自我。

每周都会有超过 100 名成员参与蒙巴顿安宁疗护（英国怀特岛）社区合唱团活动。1 年多来，合唱团活动每周都会举行 1 次，并且越来越壮大。除了每周 1 次的聚集活动外，合唱团还会参与音乐会和募捐活动的演出，甚至承担内部成员的婚丧嫁娶活动。作为一名安宁疗护首席执行官，我很高兴它的存在。它触及了我们的内心，在死亡面前和临终的时刻肯定了生命。我们看到世界各地越来越多的安宁疗护活动中都有了合唱团的身影。除了将人们聚集在一起相互扶持和挑战认知外，它还创建了一个网络，这个网络让人们找到归属感，这也许已经远远超过一个社团的能力范畴了。

进一步阅读和探索姑息治疗和安宁疗护中的社区艺术，将为我们阐明如何将艺术应用于社区提供更为广泛的案例（Bolton，2007；Hartley 和 Payne，2008；All Party Parliamentary Group，2017）。

三、创造性艺术实践的地点、场所及灵活性

创造性艺术的真正优势之一就是它可以在任何地方演练（Pratt 和 Wood，1998；Hartley，2013）。随着其在医疗保健领域的发展和专业化，以艺术治疗师为代表的人们开始呼吁，需要建立更多的"私人空间"或设计专门的房间进行工作，只有这样与他们一起工作的个人和团体才会在封闭的空间分享隐私并感到安全。然而，应对这些情况仍存在问题，特别是随着医疗服务的需求增长之后。

那些应用创造性艺术的人应力争充分地理解他们为之工作的机构所分配工作的战略方向。除了可以在任何地方实施的优势外，创造性艺术的灵活性使其容易满足更多人的需求，如此大群体的人员工作在一起将有利于减少社会孤立。"机动性"是所有创造性艺术的优势。对于创造性艺术的专业人士来说，根据需要将材料和乐器运送到不同的地方并不困难。

创造性艺术家执业的地点变得越来越多，这种情况并不罕见。这些地点包括社交咖啡区、花园、医院和安宁疗护机构的开放式住院病房。更重要的是，执业地点更拓展到了人们居住的社区，包括疗养院、教堂和社区活动中心。当前，为了解决医疗机构对支持性服务日益增长的需求所带来的危机，并实现人们在最舒适的地方获取最想要的服务，创造性艺术治疗师必须在他们职业监管的范围内保持最大的灵活性。对这些创造性艺术专业人员来讲，这才是真正的考验。阻碍成功的不是创造性艺术本身，而是在真正的全球危机和变化时期无法跳出思

维框架的创造性艺术家（Hartley，2013）。

四、研究和评估

总体上说，创造性艺术在医疗保健领域中研究的起步并不晚。只不过虽然在姑息治疗领域一些研究的成功业已证实创造性艺术在一些方面的影响（Hartley 和 Payne，2008），但它们仍然寥若晨星。挑战依然留给了创造性艺术培训机构、创造性艺术从业人员及雇用他们的组织。他们需要制订适当的研究规范，以便更充分地理解创造性艺术的地位及其作为疗护的一部分对受试者的影响。包括安宁疗护和姑息治疗机构在内的资助者不愿投资是其中的一个问题。他们更倾向于使用资金来支持从业者从事实践工作，而不是去探索创造性艺术的有效性。在许多情况下，机构甚至对艺术家也不会给予资金上资助，即便服务用户范围极其狭小，他们还是宁愿选择依靠志愿者的支持开展创造性艺术活动。

虽然我们绝不低估姑息治疗中创造性艺术志愿者的益处，但在许多方面，创造性艺术作为一门专业学科，其应用仍由于缺乏投资而难以进行有效性评估，因此窒碍难行。

然而，令人欣喜的是，许多创造性艺术的调研于近期已经有了更多正式投入（All Party Parliamentary Group，2017；Centeno 等，2017；Davies，2018）。过去 20 年左右，研究生培训课程，特别是艺术治疗课程，也开始越来越重视研究和评估技术的发展和教育（Ansdell 和 Pavlicevic，2001）。

对于创造性艺术家和培训他们从事医疗保健工作的人来说，如果创造性艺术要在世界卫生财政日益拮据和缩水的情况下生存和发展，就必须对研究和调查评估工作保持继续且更为敏锐的关注。

结论

本章首先概述了在过去大约 50 年中创造性艺术在安宁疗护和姑息治疗领域所取得的发展，可能是非常复杂与充满挑战性的。由于艺术使用者及应用方式的千差万别，我们很难精确勾勒出如何使用艺术的全部内容。有人试图展示创造性艺术的作用的变化，由诸如单纯的插花和创造简单物品之类的消遣活动中它作为“发起者”起到转移注意力的作用（Fisher 和 McDaid，1996），到被更为正式认可的艺术治疗中扮演着“催促者”促进个人转变和自我实现。图 22-1 表明，创造性艺术帮助了那些面临死亡、临终和承受丧亲之痛的人，通过对创造性艺术更为合理的发展，这些艺术的影响已远远超出个体的范畴，变革直指那些发展中的机构的核心，并在最近几年进一步向外扩展到更广泛的社区甚至更远的地方。

当前创造性艺术已经作为整个社区变革和发展的媒介，吸引并影响了尽可能多的人，也许这反映了现代社会的政治新方向，思考的再也不仅仅是个人意义，而是个体作为其中一部分的更大的共同体。

如果创造性艺术成熟起来，并显示其在医疗保健中能够成为真正有用的部分，尤其是在安宁疗护和姑息治疗当中，我们就必须摒弃将其视为独属于个体从业者和发展中的行业的工具的认识，并真正开始赞颂和说明其似乎无限的潜力。它不仅改变了世界，更改变了居住在其中的人们，无论是生存还是死亡。

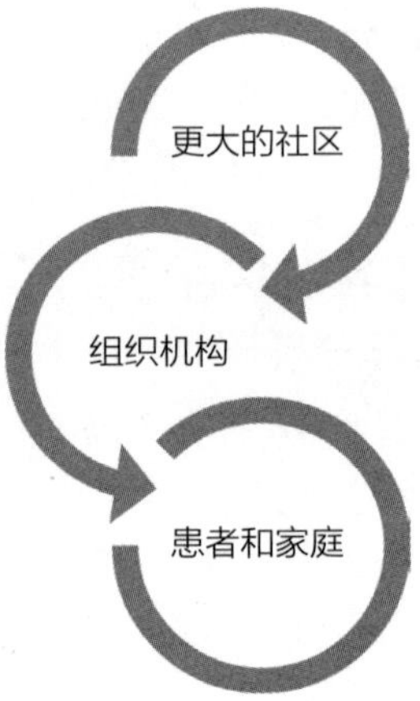

▲ 图 22-1　艺术和更大的社区

引自 Hartley，N.and Payne，M.（Eds.）（2008）.The Creative Arts in Palliative Care.London and Philadelphia：Jessica Kingsley Publishers.

第 23 章　营养师在姑息治疗中的作用

The role of the dietitian in palliative care

Samantha Cushen　Aoife Ryan　著
刘　巍　谢　琪　译　　李　玲　刘钟芬　凌梦雨　校

营养管理在姑息治疗中的作用现在已经得到了进一步的确立，营养师是姑息治疗团队的重要组成部分（Pinto 等，2016）。根据 WHO 定义，姑息治疗需要用“团队合作”来满足患者的需求，并通过缓解痛苦和帮助整合心理和精神疗护来提高患者的生活质量（WHO，2017）。姑息期营养干预的主要目标是基于改善生活质量的原则，因为生活质量反映了健康状况，而健康状况在很大程度上受到诸多营养因素的影响。姑息期营养治疗最近被定义为“提供给终末期疾病晚期患者的一种营养护理和治疗形式”（Cederholm 等，2017）。姑息期营养的概念已经发展到包括姑息治疗的所有方面，而不仅仅是生命末期照护，其每个阶段都有不同的营养目标（WHO，2017）。荷兰的营养肿瘤小组定义了两种与姑息治疗相关的饮食：在第 1 阶段（姑息治疗早期）满足营养需求的饮食，以及在第 2 阶段（姑息治疗晚期）进行安慰性进食（Beijer 等，2017）。从满足营养需求的饮食向安慰性进食的转变不应是突然的，应是循序渐进的过程（直到生命的最后几天）（图 23-1）。

关于姑息治疗中营养治疗相关的文献很少，这是可以理解的，因为对衰弱的姑息治疗患者进行研究会面临随之而来的医学伦理相关问题（Addington-Hall，2002）。传统上，大部分与营养有关的姑息治疗研究一直局限于晚期肿瘤患者中，但早期给予营养治疗已被证明可以改善生活质量，甚至可能延长寿命（Aapro 等，2014）。虽然本章讨论肿瘤营养相关方面的文献和证据，但本研究的某些方面也适用其他严重慢性疾病的姑息治疗，如运动神经元疾病、

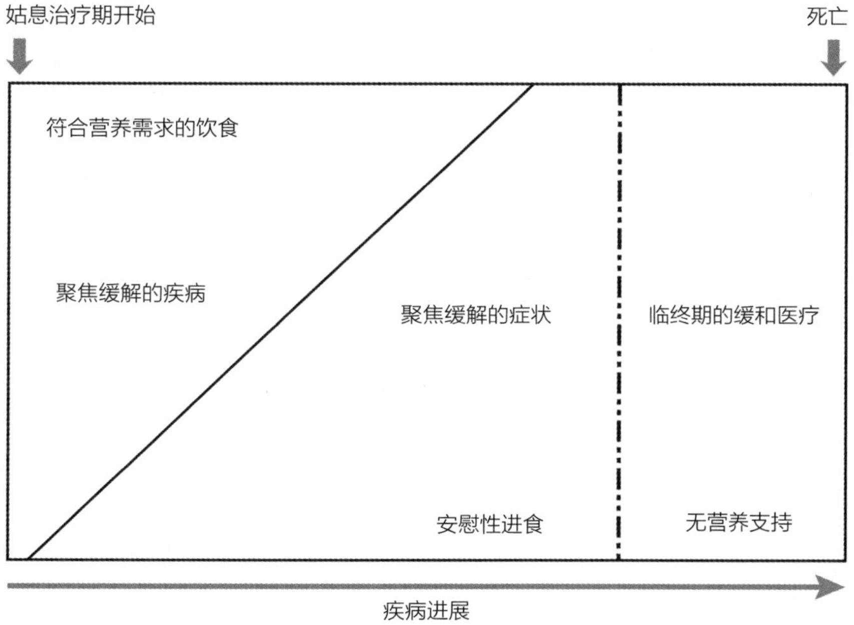

▲ 图 23-1　姑息性营养护理谱

营养不良可能在任何时候发生，建议在姑息治疗早期筛查营养不良，并采取适当的营养干预措施。在生命接近尾声时，治疗侧重于对症支持 [经许可转载，引自 Dutch Dieticians Oncology Group.General Nutrition and Dietary Treatment.Nation-wise guideline.Version 3.0.Netherlands：Comprehensive Cancer Centre the Netherlands（IKNL）.https：//www.oncoline.nl/general-nutrition-and-dietary-treatment]

痴呆、多发性硬化症，以及晚期慢性阻塞性肺疾病和慢性肾病，这些疾病通常都与营养障碍有关。我们将探讨营养师在姑息治疗中的作用，并综合最新的可用数据以便对姑息治疗中的营养治疗方面提出建议。

一、姑息治疗中的营养学原则

营养师在姑息治疗中的作用直到最近还属于相对未被探索的话题（Pinto 等，2016），相关文献表明，在一项大型欧洲姑息治疗中心的调查中，有关营养师总人数（Kassa 等，2007）的数据仍然存在空白。营养师在多学科姑息治疗团队中发挥着重要作用，他们在识别和解决影响患者身体和心理健康的营养因素方面采取了整体方法（图 23-2）。姑息治疗中的营养支持是复杂的，主要目标是使患者最大限度地享受食物，最大限度地减少与食物有关的不适，来预防或治疗可以避免和不必要的营养不良，并帮助减少患者在生活中的不适感。营养师有一套特殊的技能，可以通过膳食指导来优化患者的营养摄入。营养师在姑息治疗中的作用不仅限于膳食指导，还包括营养评估、营养支持计划的制订和监测、研究和培训等活动。营养师还可与食品服务部门联系，并就饮食习惯的适配对员工进行教育。例如，一项由营养师主导的小型研究表明，与传统的餐饮服务相比，在患者满意度和降低成本方面，使用食品推车更合适为姑息治疗病房住院患者提供食物（Pietersma 等，2003）。从事姑息治疗的营养师也强调了他们在解决与营养变化相关的、患者和家庭所经历的心理困扰方面的作用（Pinto 等，2016；Oberholzer 等，2013）。姑息治疗中临床营养的核心竞争力表明，营养师应指导并提供以患者为中心的疗护，并强调循证实践（Ryan 等，2014）。鉴于姑息治疗营养文献的缺乏，营养师面临的主要挑战是在证据基础和个别患者的实际营养需求之间取得平衡。

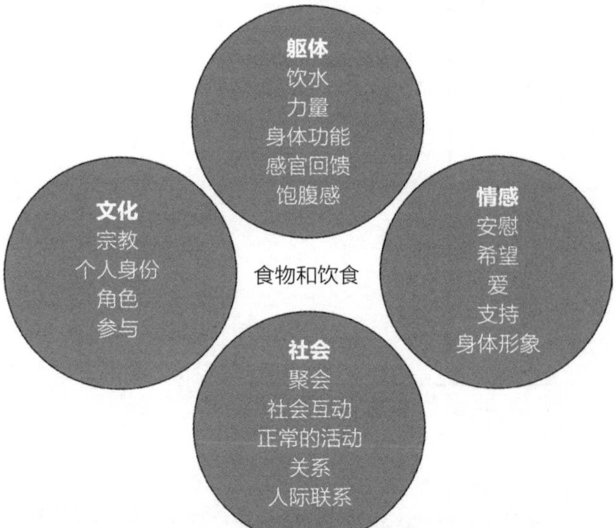

▲ 图 23-2　食物和饮食的含义

二、姑息治疗中的营养不良

许多姑息治疗患者在患病期间口服摄入量减少，其原因各不相同。疲乏和呼吸急促会限制一个人一次能吃的食物量。化学感觉异常可能导致进食不足，并可能显著降低进食的愉悦感。疾病症状的恶化，如吞咽困难使患者有脱水、营养不良和误吸引起肺炎的危险。13%～57% 的晚期痴呆患者被报告有吞咽困难（Alagiakrishnan 等，2013），高达 86% 的运动神经元疾病患者被报告有吞咽困难（Waito 等，2017），30%～50% 的头颈部肿瘤患者被报告有吞咽困难（Schindler 等，2015）。焦虑和抑郁等心理症状可能与食欲抑制有关（Ezeoke 和 Morley,2015）。营养需求可能会因疾病的生理影响或营养损失（如吸收不良）而增加，人们普遍认为在肿瘤患者（Argilés 等，2014）、运动神经元疾病患者（Desport 等，2005）和终末期肾衰竭患者（Sabatino 等，2017）中，静息能量消耗升高是营养不良发展的主要决定因素。恶病质不仅是肿瘤的严重医疗后果，而且是许多慢性疾病的终末期病程的一部分，包括慢性心力衰竭、慢性肾病、慢性阻塞性肺疾病和运动神经元疾病（von Haehling 等，2014）。其患病率在终末期慢性心力衰竭患者中为 5%～15%（von Haehling 等，2014），在晚期肿瘤患者中为 50%～80%（Argilés 等，2014）。恶病质的病因将在第 56 章中详细描述。非自愿体重丢失（特别是肌肉的损失）是恶病质的主要诊断标准（Martin 等，2014），也是化疗毒性增加、生存率降低和体力状况受损的预测指标（Cushen 等，2017；Daly 等，2018）。非自愿的体重丢失会导致肌肉功能受损、功能能力下降、呼吸驱动降低、心脏萎缩和心排血量减少（Jeejeebhoy 和 Sole，2001），还可能导致免疫功能障碍，增加感染风险，特别是呼吸道感染风险（Scrimshaw，2003）。

三、姑息治疗中的饮食干预

缺乏营养干预不仅与恶病质生存率低有关（Utech 等，2012），而且还会对患者（Cooper 等，

2015）及其家庭成员和照护者造成重大困扰（Amano 等，2016）。直到最近几年医疗保健专业人员已经感觉到，几乎没有什么可以阻止恶病质相关的体重减轻（Hopkinson 等，2006）。然而，与普遍认为恶病质是一种持续不断的进展性疾病的观点相反，肿瘤等慢性疾病中的肌肉萎缩可以减弱并可能逆转（Baracos 等，2015）。Prado 等（2013）报道，晚期肿瘤患者在特定条件下（如良好的疼痛和症状管理）和在疾病确诊的早期阶段（>90 天生存期）可能具有肌肉合成代谢的潜力。及时的检测对于尽早实施有针对性的营养支持至关重要，此时尚未发生不可逆的难治的状况，干预最为有效（Fearon 等，2011）。通过扭转肌肉质量丢失，体力活动水平可以提高，从而对临床结局（如 QOL）产生积极的影响。目前，无论是膳食咨询还是单纯的肠内营养补充都没有明确显示出可以改善恶病质的结局（Balstad 等，2014）。即使一些研究证明了营养干预的益处（Ravasco 等，2003，2005a，2005b，2012），有人认为恶病质不能仅靠营养来控制，需要多学科和多模式的方法。人们逐渐认识到，将营养干预与体育锻炼项目一起纳入姑息康复，能减少恶病质的影响并在炎症引起体重丢失的患者中减轻炎症（Eades 等，2013; Gagnon 等，2013）。Chasen 等（2013）报道了将营养师作为核心成员纳入跨专业康复团队后体重和食欲的获益。

四、早期姑息治疗的营养管理

早期姑息治疗的患者中，虽然被诊断为罹患无法治愈的疾病，但他们可能还有几个月甚至几年的生命，死亡可能不会马上到来（Aston，2006）。这些患者可能正在接受积极治疗，因此确保他们获得足够的营养，以恢复或维持其营养状态，修复组织，预防感染，提高对治疗的反应，减少并发症，促进幸福感和生活质量十分重要。如果患者预期生存超过 2 个月，保持体重稳定是处于体重丢失期患者的适当目标（Dietitians Association of Australia，2006）。

（一）营养筛查

通过营养筛查，及早发现营养风险，可确保尽早实施针对性的营养支持（Fearon 等，2011）。医疗保健专业人员报告了在识别营养不良方面的不确定性（Spiro 等，2006），需要更多的教育来加强多学科营养照护，以改善姑息治疗环境中恶病质的识别和管理。在安宁疗护中没有常规进行营养筛查（包括称量患者体重）（Watson 等，2010; Tsiompanou 等，2015），应当进行改善，在安宁疗护环境中应保存营养和饮水记录（Finlayson-Green 等，2015）。Watson 等（2010）发现，66% 的安宁疗护患者很少称体重，因为工作人员认为这会令患者感到沮丧。与之相反，96% 的晚期肿瘤患者不介意称体重，并表示他们担心自己的体重减轻（Watson 等，2010）。在早期姑息治疗期间，定期称体重（至少每 3 个月）对于痴呆症患者是非常必要的，因为体重丢失是营养不良最重要的迹象（Volkert 等，2015）。

在为姑息治疗患者设计并验证特定的筛查工具之前，建议使用营养不良通用筛查工具（Malnutrition Universal Screening Tool，MUST）来检测营养不良（Kondrup 等，2003）。MUST 是英国安宁疗护机构最常用的筛查工具（Tsiompanou 等，2015），是一种多学科使用的简便、可靠的筛查工具，用于检测有营养不良风险或营养不良的患者（Stratton 等，2004）（框 23-1）。

（二）营养评估

在营养筛查后，营养缺乏高危患者应转交由营养师进行全面的营养评估。营养师可以确定患者的食物偏好，并确保照护的目标适当并且可实现。在缺乏“金标准”工具来评估和筛查姑息治疗中的恶病质的情况下，国际共识分类系统可以帮助选择适当的参数来准确地确定患者的恶病质阶段（非自愿体重丢失、BMI、肌肉量）（Fearon 等，2011），并计划可能受益最大的适宜的饮食干预措施。营养评估还应包括对患者功能能力和生活质量的评估，并关注患者报告结局（如食欲下降、疲乏），以评估以前的营养干预是否对患者产生了积极的影响。即使没有营养评估工具被确定为安宁疗护环境中使用的理想工具（Gagnon 等，2013; Marley 等，2015），一种评估工具，如主观整体评估，可以补充全面的饮食评估，因为它与人体测量和血清蛋白水平等客观

框 23-1 营养不良万能筛查工具的组成部分
• BMI[体重（kg）/ 身高 ^{2}（m^2）] • 最近不明原因的体重减轻 • 急性疾病影响评分 - 急性疾病，没有营养摄入或可能超过 5 天没有摄入

引自 Stratton，R.J.et al.(2004) Malnutrition in hospital outpatients and inpatients：prevalence，concurrent validity and ease of use of the ‘malnutrition universal screening tool’（‘MUST’）for adults.Br J Nutr.92(5):799-808.DOI：https://doi.org/10.1079/BJN20041258.

参数密切相关（Nitenberg 和 Raynard，2000）。饮食研究人员可以使用问卷对生活质量进行简单的总体评估，如欧洲癌症研究与治疗组织生活质量测定量表（EORTC-QLQ-C30）（Bottomley 等，2005），在初始评估和后续随访中进行饮食研究。这种监测将突出患者可能经历的情绪、功能和身体问题，并有助于将营养干预集中到患者的需求上，从而改善生活质量（Gupta 等，2006）。

五、膳食咨询

膳食咨询使营养师能够鼓励制订适当、个性化、量身定做的膳食计划。营养师将根据患者的文化习俗、偏好和吞咽能力来安排膳食，并采用与疾病症状管理和治疗引起的不良反应相符合的饮食策略（框 23-2）。饮食调整对于满足食物偏好、促进咀嚼和吞咽、缓解令人痛苦的胃肠道症状是有价值的。

（一）口服营养补充剂

给患者提供营养和水分的方法有很多种，口服是首选的方法。口服营养补充剂（oral nutritional supplements，ONS）是无菌液体、半固体或粉末，可提供宏观和微量营养素，适用于仅通过常规口服饮食无法满足营养需求的人群。它们用来补充而不是代替从食物中摄取能量，不应在没有监测（由营养师）的情况下开处方，应确保它们是适当的，并按照规定服用。应用 ONS 时不充分的评估和监测可能导致非必要住院率（Madigan，2003；Kennelly 等，2009）。在 ONS 中补充使用 ω-3 多不饱和脂肪酸、EPA，多年来一直是人们感兴趣的话题。过去几年发表的几项小型阳性试验结果报道了营养的获益和改善患者结局的作用（Arends 等，2017）；然而，许多系统综述的观点认为，没有足够的证据支持推荐富含 ω-3 脂肪酸的 ONS 可治疗恶病质（Mazzotta 等，2009；Ries 等，2012）。考虑到生物学原理、轻微的不良反应和没有严重的安全问题，欧洲临床营养与代谢学会提出了对肿瘤恶病质患者可使用鱼油和长链 n-3 脂肪酸的低证据等级建议（Arends 等，2017）。

框 23-2　在姑息治疗期间管理食物相关症状和维持口服营养的饮食咨询策略

1. 少量、多次、快速、简单进餐或零食
2. 根据症状调整餐食的质地（如软的、碎的、液体性状）
3. 在状况好时尽量摄入量最大化
4. 抑制可能影响食欲的强烈气味（如清淡、冷的食物味道更小，更容易忍受）。避免有强烈气味的油腻、辛辣和甜的食物
5. 解决任何引起口干或口腔疼痛的原因（如口腔感染，缺水）。考虑人工唾液喷雾剂和（或）黏膜保护凝胶
6. 用餐的氛围应该是安静的，让用餐时间变得愉快和有社交性
7. 强化食物，使之含有高蛋白、高热量（如加黄油、奶油等）
8. 对于那些不能食用固体食物的人，可以考虑口服营养补充剂或肠内营养

引自 Arends，J.et al.，2017；Donnelly，S.et al.，1995；and Nitenberg，G.and Raynard，B.2000

（二）肠内和肠外营养

当口服摄入不足以满足营养需求时，营养师会考虑肠内和肠外营养。肠外营养已成为肿瘤患者姑息治疗的一个组成部分，在无法经胃肠接受营养的晚期病例中提高了生存率（Arends 等，2017）。然而，关于在姑息治疗中使用医学辅助营养，没有足够的高质量试验为实践提出建议（Good 等，2014）。人工营养的益处应仔细考虑，并考虑到患者的生活质量和功能状态。营养师可以帮助促进居家肠内和肠外营养（如通过照护者进行居家喂养），使以前需要住院的患者能够回家几周甚至几个月以上。任何使用人工营养的决定都应因人而异，最好咨询营养师（人工营养问题见第 57 章）。然而，这可能仍然是一种只适用于非常少的人群的管理策略，适合具有某些特定的潜在病理生理特征的肿瘤患者。

六、晚期姑息治疗的营养管理

在晚期姑息治疗中，患者对治疗不再有反应，预后不良，体力状况持续恶化，症状加重，处于难治性恶病质期。晚期姑息治疗期间营养干预的目标不应该是增加体重或扭转营养不良，人工营养的激进喂养可能不合适。相反，营养护理应该关注生活质量、舒适、症状缓解和享受食物。营养师可以通过向患者和家人解释为什么会出现可能无法逆转的食欲下降和体重丢失，帮助减轻他们的痛苦。他们可以建议患者和家庭成员关注于享受食物，而不是摄入食物的量或扭转体重丢失，这一阶段的营养干预应采取个体化原则（表 23-1）。

尽管营养越来越被视为安宁疗护不可或缺的一个组成部分，但仍需要做很多工作以确保在患者接近生命终点时，营养需求得到识别、满足和检查。营养支持已被证明对生活质量有积极影响，特别是对那些已有营养不良或恶病质的患者。但目前文献中关于营养师在姑息治疗中的作用的内容仍存在空白，需要进一步研究如何将营养师的工作整合入姑息治疗服务当中。

表 23-1　姑息治疗不同阶段的饮食治疗概述

治　疗	早期姑息治疗	晚期姑息治疗
营养筛查，如 MUST	√	
测量体重	√	
BMI	√	
营养评估	√	
测量炎症标志物	√	
生活质量问卷，如 QLQ-C30（EORTC)	√	
膳食咨询（包括家人 / 亲戚）	√	√
口服营养补充剂	√	√
食物强化	√	√
肠内营养	√	与营养师讨论
肠外营养	√	√

第 24 章　物理疗法在姑息治疗中的应用

Physiotherapy in palliative care

Lucy Fettes　Matthew Maddocks　著
刘　巍　吴　楠　译　　李　玲　刘钟芬　凌梦雨　校

一、物理疗法在姑息治疗中的应用概述

物理疗法的作用

物理疗法和姑息治疗一样，是以人为本的学科。不论患者的诊断或预后如何，两者均致力于提高患者的生活质量，帮助患者发挥潜能，使患者和家属获得控制感。两个学科携手合作，使得“生”与“死”这两个概念产生连接（Hockley，1993），帮助践行 Cicely Saunders 女士提出的现代姑息治疗理念，那就是“我们不仅仅将竭尽所能地帮助你安详地离世，还会帮助你安宁地生活直到离世”（Saunders，1976）。

物理治疗师与其他医务工作者一样，是患者康复过程的重要保障者（Wosahlo 和 Maddocks，2015）。康复治疗旨在提升患者的躯体、感官、智力和社会功能水平，保障患者在健康的条件下尽可能地独立，能够参与和完成有意义的日常活动，并承担好各种社会角色（WHO，2017）。如同姑息治疗，康复治疗可以在疾病诊断后、疾病发展过程中的任何时间加入（Putt 等，2017）。对于一些患者，物理治疗活动是有目的性的，它通过对患者身体的照顾，解决患者的生理、心理、社会和生存需求，抵消患者躯体功能和健康下降的消极影响（Olsson Moller 等，2018）。而对其他患者来说，康复治疗通过使患者保持活力和生产力、最低限度地依赖他人而实现治疗目标（Kanach 等，2014）。

康复治疗以患者最重视的事情为中心，远不止身体状况对患者的影响这一方面。当被问到“什么事情是最重要的？”时，患者和家属经常回复以下答案（Singer 等，1999；Steinhauser 等，2000；Chochinov 等，2009）。

- 继续扮演重要的生活角色和参与日常生活。
- 去感受“我曾经是谁”。
- 能够独立完成日常活动。
- 症状得到充分缓解和获得控制感。
- 保持尊严。
- 保持幽默感。
- 与朋友和家人相聚。
- 感到自己不是别人的负担。

物理疗法通过最大限度地改善患者功能、提高患者独立性、为患者提供更多的选择来解决上述问题。它以改善功能为目标，这里的功能应从最广泛的意义上去考虑，而不仅仅局限于躯体功能。物理疗法包括为患者提供指导和教育、症状控制、沟通、基础护理和照护协调（Olsson Moller 等，2018）（图 24-1）。物理疗法的实施方案因人而异，反映了以人为本的姑息治疗理念（Olsson Moller 等，2018）。每个个体化的治疗方案必须经多学科专业团队讨论，以确保患者接受无缝衔接的整合照护（Javier 和 Montagnini，2011）。

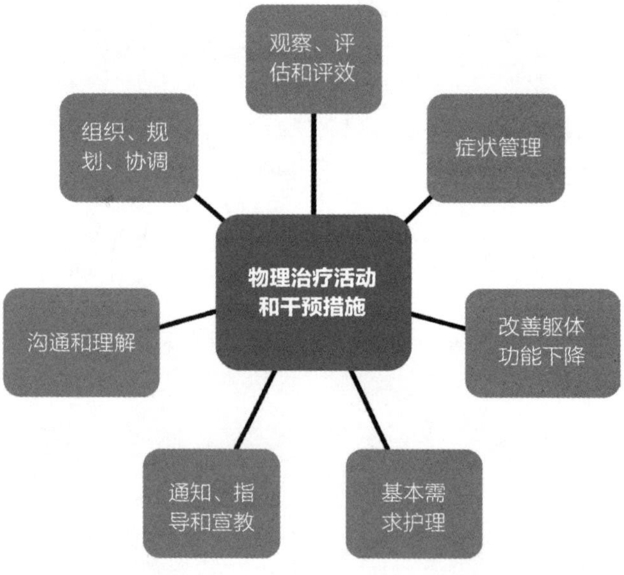

▲ 图 24-1　物理疗法在姑息治疗中的作用

引自 Olsson Moller，U.et al.（2018）.Bridging gaps in everyday life—a free-listing approach to explore the variety of activities performed by physiotherapists in specialized palliative care.BMC Palliat Care.17（20）. https：//doi.org/10.1186/s12904-018-0272-x.

二、物理疗法的评估和决策

（一）确定物理疗法的需求

识别物理疗法相关的问题需要进行综合评估。需要进行物理疗法的诱因包括症状困扰、活动和功能受限、近期活动能力或功能恶化、频繁跌倒、丧失日常生活自理能力或患者 / 照护者对于功能状态感到焦虑（Wittry 等，2018）。评估可以发现问题所在，能够使患者及物理治疗师就治疗计划和目标达成一致（图 24–2）。

姑息治疗的评估工具在物理疗法中是有用的（Wittry 等，2018）。例如，可以使用整合姑息治疗结果量表（Integrated Palliative Outcomes Scale，IPOS）或 ESAS 评估症状（Bausewein 等，2011）；可以使用应用广泛的美国东部肿瘤协作组评分（Eastern Cooperative Oncology Group，ECOG）或澳大利亚改良的 Karnofsky 功能状态评分（Australian-Modified Karnofsky Performance Scale，AKPS）评估体能状态（Abernethy 等，2005）。使用这些评估工具可以鼓励物理治疗师、患者、家属或其他专业人士进行交流，促进他们讨论并对哪些是亟待解决的问题进行对话。

（二）目标设定

在康复治疗中，目标设定是用来明确患者想要达成的目标是什么。这样的话，治疗可以侧重患者优先考虑的事项。这个目标作为患者重要事项的提醒，准确记录患者想要做什么，如“自己穿衣服”“去逛街”“和朋友聚餐”。这可以转换为 SMART（Specific，Measurable，Achievable，Relevant，Timed）目标描述，即特定、可衡量、可实现、相关和时控的目标。这个目标反映患者的功能水平及与患者沟通协商的结果。例如，一个患者想要独立爬楼的目标可以变成，“在他人协助下，1 周内先能够爬 1 个台阶”。在达成 SMART 的目标过程中，记住对患者来说什

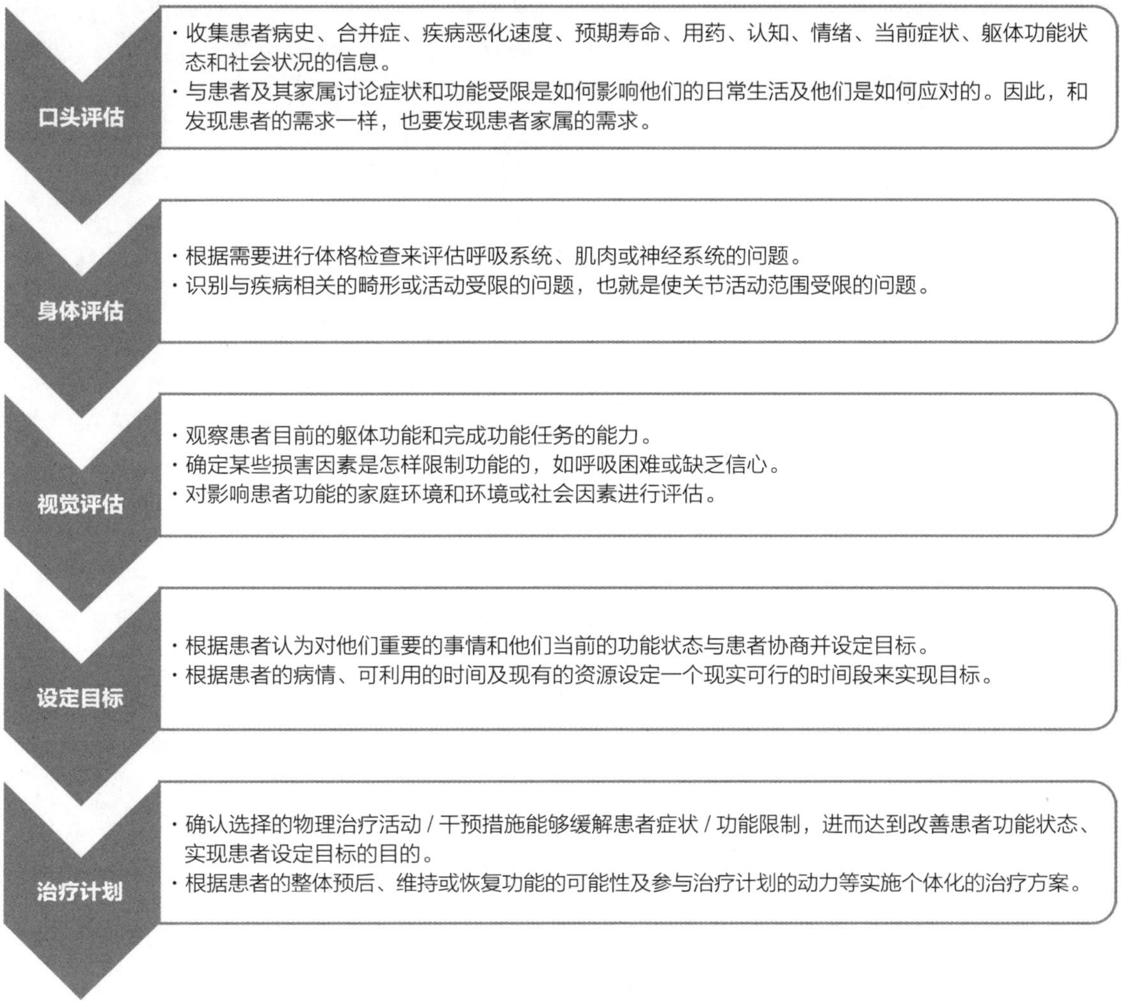

▲ 图 24–2　姑息治疗中物理疗法评估和制订治疗计划的过程

么是至关重要的，而不要只关注服务。如此形成的清晰的目标描述有助于可靠地评估后续患者的进步（Bovend'Eerdt 等，2009）。

（三）制订治疗计划

物理疗法包括活动和干预措施，强调根据患者和家属的需求，实现他们的目标（Olsson Moller 等，2018）。活动和干预措施根据治疗环境、患者病情的稳定性包括认知功能和参与能力、患者及家属的治疗目标或训练需求、当地可用的资源各不相同。

三、物理治疗活动和干预措施

（一）症状管理

症状，如疼痛、呼吸困难、疲乏和焦虑，经常导致患者行动能力和功能下降（Olsson Moller 等，2018；Wittry 等，2018）。控制症状可以提高患者日常生活活动和有价值活动的参与度（Morgan 等，2017）。物理治疗师的治疗计划包括宣教及非药物疗法以加强患者自我管理。宣教包括步幅、体能保持及常见的活动后反应，可以鼓励患者参与体育活动（Javier 和 Montagnini，2011），并且与其他理疗活动及干预措施一起，提高患者独自进行症状管理的信心，减少他们对活动相关症状的恐惧（Maddocks 等，2011）。

1. 呼吸困难　呼吸困难是患者常见症状之一，可以导致劳动能力丧失、引起患者及家属的焦虑和社交孤立（Bausewein 等，2010；Gysels 和 Higginson，2011；Malik 等，2013）。非药物治疗包括用手持风扇冷却面部、呼吸锻炼、呼吸道分泌物清除技术、调整步幅和体位、放松技巧（Bausewein 等，2008）。面部冷却是通过使用一个简单的便携式风扇，把气流直接吹到脸上来（Booth 等，2011）。呼吸练习通过鼓励患者腹式呼吸、调整呼吸频率和放松呼吸来帮助患者减轻呼吸困难，而缩唇呼吸可以减少患者与阻塞性肺疾病相关的肺过度膨胀（Barton 等，2010）。鼓励患者采用舒适的体位，如站立时或坐位时身体前倾，对缓解呼吸困难也是有帮助的。上述干预措施越来越多地由专业医疗服务提供（Higginson 等，2014），强调自我管理作为患者呼吸困难护理计划的重要组成部分。

2. 淋巴水肿　淋巴水肿有很多种临床表现和诱因。肿瘤患者的淋巴水肿可能和肿瘤或治疗直接相关（International Lymphoedema Framework，2010）。慢性重力性水肿可能发生在伴有下肢活动受限、肌肉泵功能衰竭致静脉血液回流减少、淋巴回流系统负荷增加的任何一位患者中（Taylor 等，2013）。任何类型的淋巴水肿都可能使患者感到痛苦，它常见的并发症包括疼痛、感染和行动不便（Twycross 等，2000）。物理疗法通常专注于利用淋巴水肿管理的四个基石方法进行宣教和指导患者自我管理：①细致的皮肤护理；②抬高下肢、分级锻炼和活动；③以袜子、专用衣服或绷带形式的给下肢加压；④简单的淋巴引流，一种结合呼吸练习促进淋巴引流的按摩技术（Mortimer 和 Todd，2007）。在晚期疾病中，姑息性包扎也可以应用于控制淋巴漏和支持受累组织（国际淋巴水肿框架）（International Lymphoedema Framework，2010）。

3. 疼痛　慢性疼痛可能会引发一些行为，如患者活动减少，进而引起疼痛的恶性循环。活动减少可能引起失用性改变，增加肌肉紧张度、关节僵硬，并且可能出现关节挛缩、肌肉缩短，进一步加剧患者疼痛（Rankin，2008）。疼痛管理应该与患者及家属宣教相结合，授权患者及家属做疼痛管理，进行个体化的管理，其中使用非药物治疗策略，体现了姑息治疗的多学科性质（Luckett 等，2013）。物理疗法的干预措施在疗护计划中发挥主要作用（British Pain Society，2010）。它们可能包括锻炼、对姿势、体位、助行器或设备使用的再次宣教、松弛肌肉、经皮神经刺激、针灸、热/冷敷和按摩（Javier 和 Montagnini，2011；Bentley 等，2013）。

（二）抵抗躯体功能下降

患者疾病进展期间躯体功能下降的表现是多方面的，可能表现为突然下降，也可能表现为渐进性下降（Amblas-Novellas 等，2016）。以多发性硬化和帕金森病等神经系统疾病的患者为例，渐进性的躯体功能下降可以由物理治疗师长期参与，不断重新评估护理疗效和调整护理策略。更快一点的躯体功能下降，例如，肿瘤患者出现脊髓转移压迫并发症时，物理治疗师为其提供帮助的时间更紧迫。事实上，脊髓压迫是肿瘤科的急症，面对这种情况，物理治疗师的定位是提醒团队，以便患者在合适的情况下接受放疗或手术这种更优的治疗（Al-Hakim 等，2006）。如果脊髓压迫水平以下的运动、感觉和自主神经功能丧失，物理治疗可以帮助患者适应这种躯体功能的快速下降并制订应对策略（Lee 等，2012）。

物理治疗师在运动分析和功能评估方面拥有丰

富的专业知识，使他们能够为每一位患者制订个体化治疗方案。他们的执业范围包括在患者有能力的情况下改善他们的躯体功能，维持受到疾病和治疗影响要下降的功能，以及在疾病恶化不可避免的情况下，帮助患者缓慢地向功能下降过渡（Javier 和 Montagnini，2011）。康复治疗在整个疾病发生发展过程中都是很有价值的（Putt 等，2017）。

1. *功能任务*　随着功能丧失，患者和照护者的角色通常会发生改变，他们可能会感到痛苦、失落和缺乏信心（Ashworth，2014）。物理治疗师的治疗方案是设法解决患者感觉运动的问题，如翻身、起床、移动、行走、爬楼、弯腰、提举、搬运，使患者能够进行基本的日常生活活动，如清洗、穿衣、上厕所和进食，使他们能够参与有帮助的日常生活活动，如购物、做家务和乘坐公共交通工具（Kumar 和 Jim，2010）。参与日常活动可以增强患者对功能下降的适应能力（Morgan 等，2017），强调使用干预措施保持患者生活意义的必要性。功能锻炼，如移动或爬楼梯练习，有助于增加患者完成活动的信心，优化他们参与活动的能力并确保他们安全地完成这项活动（Olsson Moller 等，2018）。环境改造是患者适应任务的一个重要方面（Javier 和 Montagnini，2011）。

2. *行动辅助工具*　行动辅助工具，如手杖、助行器和转运工具，可以减轻患者因身体不平衡或负重增加导致的移动障碍，也可以改善患者的呼吸困难、疼痛等症状（Javier 和 Montagnini，2011；Bentley 等，2013）。对于呼吸困难的患者，使用一根拐杖或一辆助行车可以减少患者肺通气需求，帮助患者行走，并提高行走效率（Probst 等，2004）。如果患者需要轮椅，那得到的获益取决于患者的使用技巧、转运能力和周围环境有无障碍。对上述问题及患者是否适合使用轮椅、舒适度及使用情况进行正式评估是很有必要的（Sakakibara 等，2014）。

3. *运动*　运动耐力差是常见的一种现象，并且会因年龄相关的身体失用和伴随疾病而加重。即使在疾病晚期，运动计划也可以改善躯体功能，提高生活质量（Albrecht 和 Taylor，2012；Salakari 等，2015；Dittus 等，2017）。通常情况下运动是安全的，但存在粒细胞减少症或贫血的患者要谨慎选择。另外，存在血小板减少或骨转移的患者也要避免可能引起损伤的运动（Kimmel 等，2014）。具体的运动建议取决于患者当前的身体条件及治疗目标。住院患者经常坐着运动，因为他们往往一般情况较差，并且存在功能受损（Jensen 等，2014）。门诊患者可以与其他的患者一起轮流参加运动的小组项目（Talbot Rice 等，2014）。这些运动小组项目由于将不同身体条件的患者相互组队，因此相对一对一的护理来说，减少了人力资源需求（Malcolm 等，2016）。一项入组了 231 例患者的随机对照研究中，患者进行为期 8 周的循环运动项目或常规护理，研究发现参与运动的患者明显提高了握力和行走能力（Oldervoll 等，2011）。运动模式也可以选择在家中进行。运动对一些患者的移动能力、睡眠质量和疲乏有良好的影响（Cheville 等，2013），而对另外一些患者，则因为依从性差而获益有限（Lowe，2013）。随着疾病的进展，侧重对日常生活活动能力和特定目标任务的完成的运动干预措施要比一般的运动干预更加重要（Oldervoll 等，2011）。

4. *照护者培训与支持*　当患者变得行动不便或无法自理时，家庭照护者可以从培训和支持中受益。物理治疗师可以为患者家庭提供如何帮助患者进行安全转运（如使用升降机）或协助患者摆好体位（如用枕头支撑肢体以减轻疼痛）的信息和培训（Javier 和 Montagnini，2011；Olsson Moller 等，2018）。物理治疗师也能够通过让照护者感到他们与照护者同在、使用移情沟通，为照护者提供有价值的情感支持（Olsson Moller 等，2018）。

四、护理评估

衡量姑息治疗的康复结局可能具有挑战性，但很重要。不同的患者面临着不同的困难，功能方面存在很大差异，并通常会出现急剧的功能下降时期（Santiago-Palma 和 Payne，2001；Schleinich 等，2008）。与特定功能方面相关的指标只与少数患者有关，而总体预后指标可能对差异不敏感（Evans 等，2013；Leroi 等，2014）。

1. *总体预后指标*　总体预后指标提供患者功能状态、症状负荷和复杂性的总体印象。分类工具可以用来描述患者的疾病阶段为稳定、不稳定、恶化或晚期（Masso 等，2015）。用来评估一组患者的预后指标，可以对其中某个病例给予提示。随着时间的推移，这些指标可以用来评估群体层面的变化。它们也可以用于个体评估，不仅可能有助于沟通关于患者个人当前和可能的疾病情况，也有助于物理治疗师告知患者对于疾病的预期和护理计划。

2. *功能预后指标*　物理疗法实践中经常使用功能预后指标。功能性锻炼测试包括 6min 步行试验

（Enright，2003）、增量和耐力穿梭步行测试（Singh 等，1992）。这些看似很容易实施，但实施起来都需要场地和时间，并且对无法行走规定长度的患者来说也有局限性。一些试验被用于患者衰弱的情况，以替代的指标应对患者无法耐受运动的情况，包括简易机体功能评估法中的日常步速试验和端坐起立试验（Guralnik 等，1994），以及其他可以让患者在尽量短的时间内完成特定任务的试验。平衡能力可以使用Berg平衡量表或Tinetti量表等工具进行客观评估（Lin 等，2004）。跌倒效能量表或活动平衡信心量表也可以用来评估与平衡相关的心理问题，如活动时的自信（Jorstad 等，2005）。

3. 个体化预后指标　个体化预后指标与患者目标相关，允许记录患者目标达成程度。目标达成量表（goal attainment scaling，GAS）提供了记录患者个体目标完成程度的记分方法，反映了与治疗意愿对比后的治疗结果（Hurn 等，2006）。这些指标本身不是对健康结果的衡量，其中目标本身是实现结果的最重要决定因素。然而，这些指标可以对标准评估方法进行补充，并且可以展示未被记录的有意义的成就（Turner-Stokes 等，2009）。

结论

失能基本上在生命所剩无多的患者中是普遍存在的。在疾病的任何阶段，维持或改善躯体功能、保持个体独立性对患者来说都是很重要的，强调物理治疗师是多学科专业团队中的重要一员。物理治疗计划的核心工作是设法解决患者完成有意义活动的能力问题，使他们尽可能完成得更好。有了上述工作重点，物理治疗师利用专业知识在运动分析、功能评估和沟通方面制订个体化的治疗方案。他们的实践范围包括在患者有能力的情况下改善功能，在功能受到疾病和治疗的影响而下降时维持功能，在功能恶化不可避免的情况下帮助患者缓慢过渡。物理疗法的干预措施包括功能任务练习及适应、非药物干预的症状控制、提供移动和辅助设备、锻炼及对照护者的培训和支持。在姑息治疗中，尽管评估康复治疗效果仍具有挑战性，但不应该阻止物理治疗师评估他们的服务。

第 25 章　姑息治疗的言语和语言治疗

Speech and language therapy in palliative care

Tim Luckett　Katherine L.P. Reid　著
刘　巍　赵　妍　译　　李　玲　刘钟芬　凌梦雨　校

一、姑息治疗中言语和语言治疗简介

姑息治疗是言语和语言治疗（speech and language therapy，SLT）学科中的新兴领域，仅有少数专家任职姑息治疗相关的工作。需要采取姑息治疗的患者通常会根据与其初步诊断相关需求转诊至 SLT，如运动神经元疾病（motor neurone disease，MND）/ 肌萎缩侧索硬化症；也可能因临终期、次要诊断及综合因素的需求转诊至 SLT。近期的两篇综述（Kelly 等，2016；Chahda 等，2017）中指出，有关姑息治疗 SLT 的著作主要为专家评论而非研究报告（Frost，2001；Pollens，2004，2012；Eckman 和 Roe，2005；Myers，2010；Javier 和 Montagnini，2011）。最近，一项针对儿科中 SLT 的文献调查发现，只有 9 篇文章侧重于姑息治疗（Krikheli 等，2018）。然而，由于缺乏研究导致这方面的问题被掩盖，许多处于姑息治疗阶段的患者存在吞咽困难和沟通方面的问题，而这正是 SLT 临床实践的核心领域。姑息治疗当中 SLT 的关注较少，提示这些患者的吞咽和沟通困难可能尚未得到充分认识和干预治疗，在临床实践中成功地处理这些问题将会显著改善患者的生活质量（Kulbersh 等，2006；Hill，2010）。

姑息治疗中沟通方面常见的诊断包括以下方面。

- 言语障碍 / 失语：难以理解和（或）使用口头或书面语言。
- 构音障碍：由于肌肉无力而引起的语言能力受损。
- 运用障碍 / 言语失用症：由于运动程序受损而难以形成语音和单词。
- 发音障碍：声音缺陷（如声音微弱，嘶哑）。

值得我们注意的是，以上症状是不同的，任何患者都可能存在其中的一个或合并多个症状。

在吞咽功能方面，SLT 主要关注口咽段的吞咽困难，常见症状包括：吞咽固体或液体时咳嗽或呛咳，进食或饮水费时增加，吞咽时不适 / 疼痛。

本章将描述一系列与生命限制条件相关的 SLT 需求，以及临床实践和服务提供的最新证据。本文先总结了无论基于何种病理学基础均需遵守的 SLT 首要原则及考虑因素。

二、姑息治疗中言语和语言治疗的评估与管理方法

（一）姑息治疗中 SLT 的目标

在患者姑息治疗阶段的评估及管理目标是在其健康状况下降的情况下尽可能长时间地优化沟通和吞咽功能，并非所有时候都是面临无法逆转的健康恶化，有时是需要在急救后（如脑血管意外）或接受有不良反应的治疗后（如放疗）恢复功能。作为一般原则，只有医生预期判断 SLT 将对患者社会心理健康或生活质量产生积极影响时，才应采取维持或改善沟通和吞咽功能的干预措施。例如，对于任何患者群体，吞咽困难的管理目标为确保营养和防止误吸，但姑息治疗手段更需权衡 SLT 评估和管理的负担与患者生活质量的获益（见第 52 章）。

英国皇家言语治疗师学院建议姑息治疗中 SLT 应遵循以下原则。

- 仅根据需要进行评估，提供管理方案。
- 在最少的干预下争取最大获益。
- 尽可能保持功能。
- 适当和现实的情况下改善功能。
- 采用补偿策略，饮食调整和安全吞咽策略。
- 作为多学科团队（multidisciplinary team，MDT）的成员协同工作。
- 提供全面的、个性化护理。
- 促进个人和团队之间的沟通。
- 提供宣教和信息。
- 建议风险 – 获益评估（Royal College of Speech and Language Therapists，2006）。

（二）采用以人为本的多学科方法为患者提供服务

SLT 寻求以整体的方式评估和管理功能，从每个患者的认知和感觉功能、症状、其他健康状况、个人偏好和需求方面评估生物行为因素和并发症。在姑息治疗中，由于存在多种并发症，常需要应用综合、多学科的方法。SLT 通常会作为 MDT 成员或通过会诊对患者进行管理（姑息治疗中通常涉及的其他学科，见第 16 章）。在这两种模式中，MDT 的成员通常更多参与疗护计划的制订，包括患者的个体化评估和管理目标，以及所需的必要干预措施和多学科角色。沟通和吞咽功能的重要性根据患者其他需求的紧迫程度、患者和家庭的护理优先级而有所不同。此外，SLT 应与其他服务相结合，尽量减少患者交通和其他方面的成本。

与 SLT 常规合作的医疗相关学科包括：确保营养充足和安全的营养师，监测胸部状况的物理治疗师，以及使用替代沟通设备和为用餐安排所需设备的职业治疗师。

三、评估和管理沟通中的问题

无论何种诊断，处于疾病姑息期的患者通常会因全身衰弱、疲乏和药物不良反应而出现沟通问题（MacDonald 和 Armstrong，2009）。

沟通问题的评估和管理通常面临的是听力和认知功能受损的情况，尤其是在老年患者中更为常见。在实施针对特定缺陷的干预措施之前，对有效沟通所需的前提条件进行优化至关重要（如使用助听器）。

（一）言语和声音方面的问题

语音的产生依赖于呼吸、发声、共振、发音和神经系统的协调（Kantner 和 West，1941）：来自肺部的空气（呼吸过程）通过振动的声带（发声过程）产生声音，在咽喉、口腔和鼻腔中被修饰（共振），并由舌头、牙齿和嘴唇（发音）塑造产生语音。

患者生命终末期健康状况下降和恶化常常影响控制呼吸和言语的肌肉组织，即使这些肌肉组织并没有直接遭受病理损害。

声音障碍通常分为发音障碍或构音障碍（Cohen 等，2009）。发音障碍是指由喉部（“声门”）缺陷引起的声音障碍。无论健康状况如何，发音障碍在老年人中很常见，尤其多见老年嗓音。老年嗓音是指因声音无力、音调变化、投射力下降、嗓音疲劳、说话吃力及喉部老化引起的声音质量改变。然而，发音障碍患者通常会因过度用力等补偿性策略而使病情进一步恶化，针对这种情况的补救措施是 SLT 研究的重点。研究证实，以提高发声效率为目标的语音治疗可提高老年患者与发声相关的生活质量（Berg 等，2008），在健康状况不佳及对补偿性策略感到疲劳的患者可能得到更多获益。虽然外科手术也应用于治疗其他疾病引起的发音障碍，而姑息治疗的患者并不适合手术治疗。构音障碍和言语失用症将在后文讨论。

（二）语言问题

语言是指赋予言语或其他非言语交流形式意义（如写作）的符号系统。由疾病引起的语言异常统称为语言障碍 / 失语症（互为同义）。语言问题可在使用或理解语言的能力上单独或同时出现，分别被称为表达性语言障碍和接受性语言障碍。

（三）沟通问题

当言语或语言，或者两者都有，由于不够清晰、失声或使用单词的能力不足而无法与人沟通时，SLT 将采用辅助交流或替代交流。辅助或替代交流可采用传统或高科技的形式。通过传统形式辅助或替代交流包括纸质的交流图表，包含患者可以指认的文字或图片。交流图表可根据患者特殊的交流需求进行定制，或者参照医院或家庭护理中符合要求的通用模板。此外，目前可以使用许多高科技的计算机设备，包括通过选择图片 / 单词或打字输入产生声音的 iPad 应用（应用程序 APP）（图 25-1），可租借或购买。iPad 良好的社会接受度很大程度上克服了辅助或替代交流给患者带来的病耻感，家人和朋友常常对高科技感兴趣并热衷于参与交流。尽管目前有

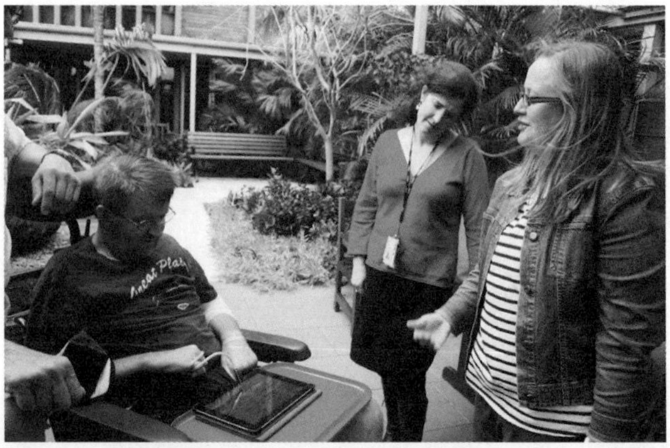

▲ 图 25-1　言语和语言治疗护理模型

一系列针对儿童和成人辅助或替代交流的免费应用程序，但付费的应用程序会为患者定制更多方案并提高沟通成功的概率。

四、吞咽困难的评估和管理

吞咽问题在生命限制性疾病中很常见。患者在疾病终末期患病率增加，多达 3/4 的患者在生命最后 72h 内出现吞咽困难（Bogaardt 等，2015）。吞咽困难的评估和管理是在 SLT 学科中唯一具有重大医学影响的领域，只能由接受过本科或研究生专业培训的 SLT 医生进行。

Langmore 等（2009）建议，如下的症状和体征提示吞咽困难和误吸风险增加，需要评估或再次评估。

- 进食或饮水期间或之后持续清咽或咳嗽。
- 身体衰弱、精神状态改变等症状。
- 诊断的变化，如近期患脑卒中或甲状腺疾病。
- 使用新药物，特别是这些药物可能影响意识或治疗口咽症状的药物（如用于喉癌的口服镇痛药）。
- 反复吸入性肺炎。
- 体重下降超过 5%～10% 或反复发作的脱水。

其他需注意的症状包括呼吸急促加剧，进食或饮水所需时间延长，吞咽时疼痛 / 不适，以及吞咽启动的困难。

SLT 的姑息性方法意味着侵入性仪器评估（内镜），在较小的程度上也包含放射学检查（透视 / 改良钡餐），往往比非姑息性患者组更少见。美国言语语言听力学会建议以下情况不使用仪器检查。

1. 患者身体状况不稳定，无法耐受检查。
2. 患者无法配合或参与检查（如痴呆）。
3. 使用仪器检查不会改变临床管理现状（American Speech-Language-Hearing Association，2000）。

SLT 医生与其他 MDT 成员一起负责帮助患者和家属对疗护计划做出共同决策，充分了解不同评估和管理方法的负担、风险和获益，其中包括不采取任何措施的决定。美国言语语言听力学会发布了与吞咽困难有关的伦理决策指南（American Speech-Language-Hearing Association，2002）。其中，晚期疾病的人工营养和补液存在争议（Druml 等，2016）。若在患者仍有认知能力的情况下让患者参与预立医疗照护计划，将减轻家庭制订决策中的困难（Gillick，2006）。如果患者在知情时选择承担脱水、营养不良或误吸的风险，而不通过鼻胃管或经皮内镜下胃造口管进食，那么管理的主要目标便是尽情享受饮食乐趣，同时充分采取次优策略避免以上风险。

降低误吸风险的策略可分为补偿性、康复性或补偿性 / 康复性（Langmore 等，2009）。补偿性方式包括改变食物和饮品的黏稠度（如增稠的液体），改变姿势［如坐直，收下巴（Hardy 和 Morton Robinson，1999）］，改变吞咽方式（如反复吞咽、吞咽后咳嗽），或者在口咽阶段帮助吞咽、保护气道和（或）排出吸入物的方法（如使用勺子进流食）。康复性策略旨在提高吞咽速度、吞咽肌肉力量和改善吞咽时机，包括对舌头、喉部或咽部的治疗性训练。补偿性 / 康复性策略是指在初期接触时具有补偿性，但无须长期持续干预的改善吞咽策略，包括需要患者尽力控制吞咽动作（如声门上吞咽）及增加患者感官刺激（如使用冰、酸味或电刺激）。此外，口腔和肺部卫生为高标准时，较少发生误吸（Langmore 等，1998）。

对 SLT 的调查表明，评估口咽吞咽困难是否建议经口喂养的关键因素包括患者的警觉性、误吸量 / 频率、肺炎病史和咳嗽能力（Logemann 等，2008；Cocks 和 Ferreira，2013）。喂养也需要考虑患者和家属的意愿倾向，权衡连续喂养的优点与需要承担的误吸风险。除避免误吸外，SLT 对姑息期吞咽困难患者的治疗目标通常包括提升饮水进食的乐趣、优化营养、减轻疲乏、减少用餐和服药花费的时间、降低与哽噎窒息相关的焦虑。近期研究表明，谵妄是姑息治疗阶段患者常见且痛苦的症状，而补水可能有助于患者控制谵妄症状（Galanakis 等，2011）。一名接受姑息治疗的患者建议补水时服用增稠剂，据他描述："谢天谢地，我现在可以舒适地喝一杯水了。若没有增稠剂，喝水会让你喘不过气来，还疼痛，而且增稠剂并没有任何味道。"除了没有味道，新一代增稠剂更易于混合（搅拌 30s 即可），并在 24h 之内在任何温度或类型的液体中可保持光滑均匀的质地。

五、言语和语言治疗评估和管理特定疾病的注意事项

除上述的总体原则外，姑息治疗中沟通和吞咽的评估和管理还需要处理姑息治疗背景下的特殊健康状况中的问题。

（一）头颈癌

根据英国国家卫生与临床优化研究所指南，SLT 有助于肿瘤支持治疗（National Institute for Health and Care Excellence，2004）。SLT 适用于头颈癌，头颈癌疾病本身和对头颈癌的治疗都可能对说话和

（或）吞咽能力造成深远影响（Logemann 等，1997；Starmer 和 Gourin，2013）。一项对安宁疗护的头颈癌患者的统计表明，53% 的患者存在沟通困难，74% 的患者存在吞咽困难（Forbes，1997）。

通常在存在特定社会心理因素和并发症时，SLT 医生对头颈癌患者进行评估和管理（Katz 等，2003）。这种情况在男性患者中更为常见，并且与其经济困难和酗酒相关（Deleyiannis 等，1996；Conway 等，2010）。在多学科诊所评估 SLT 需求时，管理依从性缺乏不是问题，至少在疾病早期阶段如此（Starmer 等，2011）。

在口腔癌治疗中，手术切除部分或全部舌头会降低言语清晰度，当舌尖受到影响时更明显（Cohen 等，2009）。在口腔癌手术普及的地区，需要 SLT 医生指导患者采取补偿性策略改变语调、音高、声音强度和语速（Skelly 等，1971）。在患者进行舌部手术后影响吞咽时，通过倾斜头部借助重力可帮助吞咽食物（Newman，2009）。此外，舌部手术也可能会减弱感觉反馈，通过调整食物大小或温度，或者人为地增加对舌头的压力（如使用勺子）可有助于增强感觉刺激。SLT 医生有时与口腔修复科医生合作设计假体供患者使用。

因喉癌接受喉切除术的患者，声音和言语康复可以使用腹语、人工喉或气管 - 食管声音修复。美国退伍军人事务部的一项研究发现，尽管难以解释，人工喉是喉切除术后患者最常见的选择（Hillman 等，1998）。适合患者的方案根据个人选择、治疗后组织变化、并发症、行为和社会心理变化、SLT 医生的可及性而有所不同（Cohen 等，2009）。SLT 医生还需在术前和术后与医疗团队和患者密切合作，共同制订决策和制订康复计划。治愈性放射治疗或化学治疗往往更加激进，而在姑息治疗中，放疗或化疗所致的严重急性不良反应并不常见。然而，若治愈性治疗失败或肿瘤复发，SLT 医生可能需对因长期高剂量辐射造成的并发症进行评估和管理，包括蛀牙、皮下纤维化、食管狭窄、声音嘶哑和中耳或内耳损伤（Manikantan 等，2009）。姑息性放疗时，应在患者肿瘤退缩所致的功能和生活质量改善与黏膜炎和口干症等不良反应之间进行权衡（Agarwal 等，2008）。治疗前对患者吞咽功能预评估有助于识别存在长期功能障碍风险的患者，以便进一步调整信息和管理（Patterson 和 Wilson，2011）。在放疗和放化疗前进行预防性吞咽训练也可能有所帮助（Roe 和 Ashforth，2011；Starmer 和 Gourin，2013）。然而，美国一项对当前 SLT 实践的调查发现，SLT 医生对头颈癌患者吞咽困难进行干预的首选时机不尽相同（Krisciunas 等，2012）。

（二）脑肿瘤

在脑肿瘤中，SLT 医生通常在患者认知功能改变的情况下，或者人格和社会行为改变的情况下对沟通和吞咽困难进行评估和管理。尽管大多数脑肿瘤预后不良，一项小规模研究表明，康复治疗对吞咽困难可能与脑卒中一样有效（Wesling 等，2003），但在患者死亡前数周出现吞咽困难时，制订适当的管理决策将更加复杂（Pace 等，2009；Sizoo 等，2010）。脑肿瘤所致沟通障碍包括言语障碍、构音障碍、语言障碍、不流畅和发声障碍。干预可采取康复治疗的形式，通过教授患者和照护者补偿策略，并进行关于损伤的宣教。获得性语言障碍与大脑控制语言半球的皮质损伤或皮质下损伤有关，或者与两者皆有关（McNeil 等，2009）。语言障碍的康复方法可分为：①发音 - 运动学治疗；②速率 / 节律控制治疗；③系统间促进 / 重组治疗（Wambaugh 等，2006a，2006b）。以上方法的大部分证据来源于对脑卒中患者的研究，其中最重要的是发音 - 运动学治疗，它结合了重复运动练习、建模 - 重复、整体刺激和发音提示的方法。

脑肿瘤是少数几种可发生于儿童和青少年中的肿瘤，而一项研究报道显示，其中 81% 在 SLT 领域有相应困扰（Goncalves 等，2008）。由于生命限制疾病对患儿和家庭具有独特的社会心理影响，因而对儿童群体的姑息治疗应当区分对待（Moody 等，2011）。

（三）肺癌和呼吸系统疾病

当患者肺功能恶化时，常见吞咽和沟通困难的症状。越来越多研究表明，呼吸和吞咽中枢存在紧密的神经联合，这种联合可能会因衰老、神经系统疾病、呼吸系统疾病或肿瘤而中断（Martin-Harris，2008）。吞咽过程中的正常呼吸模式为吸气，这有助于将食物 / 饮品推送入咽部，吞咽期间呼吸暂停，然后呼气，这有助于清除气道中的残留物。吞咽前吸气控制不当会导致物体吸入气道，特别是当患者呼吸急促时，由于呼吸驱动，常见吞咽后吸气的情况，这增加了物体被吸入气道的风险。

吞咽困难虽不是肺癌最常见的症状，但往往随着时间恶化（Lovgren 等，2008）。吞咽困难也可因放化疗而产生，一项Ⅱ期临床研究表明，人重组角化细胞生长因子帕利夫明（Palifermin）对缓解Ⅲ/Ⅳ期肺癌患者吞咽困难有效（Schuette 等，2012）。

此外，多达 1/3 的晚期慢性阻塞性肺疾病（COPD）患者会出现吞咽困难，常伴有误吸，这通常是病情恶化并需要住院治疗的先兆症状（Reid，1998）。SLT 可显著改善 COPD 患者个人管理和吞咽相关生活质量，包括减轻吞咽困难的负担，缓解吞咽障碍，以及管理饮食（McKinstry 等，2010）。

声音嘶哑是继发于胃食管反流病（Rouev 等，2005）、口干症（Roh 等，2006）或吸入皮质类固醇激素（Williamson 等，1995）的 COPD 患者的常见症状。在 COPD 中呼吸气流量和气流速率的紊乱也会导致音量降低及说话不连续（Martin-Harris，2000）。肺癌伴声带麻痹的患者也可能出现以上问题（Benninger 等，1998）。SLT 对声带麻痹的非侵入性干预治疗包括改善声带接近度、辅助沟通或替代沟通的练习，以及做好关于如何最有效地管理损伤的宣教。有关肺癌的病例研究，见框 25-1。

咳嗽也是肺癌常见且痛苦的症状，咳嗽会影响睡眠质量及社会功能（Molassiotis 等，2011）。SLT 项目可帮助到慢性顽固性咳嗽的患者，包括宣教、嗓音卫生、止咳方法和策略，能够帮助慢性难治性咳嗽，并可能应用于肺癌患者，但此项目尚未在肺癌人群中开展（Molassiotis 等，2017）。

框 25-1　肺癌案例
CD 是一名 47 岁男性晚期肺癌患者，临床表现为吞咽困难、呼吸音微弱和疲乏。为了恢复身体和控制疼痛，他被转诊到姑息治疗。在初步评估中，CD 是由于服用镇痛药导致昏昏欲睡，他的声音非常微弱，听者不得不将耳朵放在他嘴边才能听到。CD 的吞咽功能为中 - 重度受损，难以咀嚼有质感的固体食物，吞咽启动有中度延迟，伴有轻度咳嗽。医生建议他吃较为浓稠的流食和泥状饮食。CD 在进餐时需进行吸氧治疗，以减轻因吞咽时呼吸暂停和疲乏引起的呼吸短促。同时，该团队的医疗和护理人员尽力寻找嗜睡不良反应最轻的止痛方法。复查时，CD 神清气爽，吞咽能力有所改善。他逐渐开始喝用花蜜增稠的饮品，吃软食。CD 非常想改善他自己的声音，所以他们尝试了一些推的技术改善声带的接近度。观察发现向下推椅子特别有效，CD 开始在自发言语（如计数）、说单词和短语期间开始练习这一动作。经过 3 周后，CD 逐渐能够与坐在房间对面的人进行对话。对话 20min 他感到疲劳后，就用纸和笔进行交流。经过一段时间休息，CD 能够说一天话，吞咽能力也有所改善，在头部弯曲时能够吞咽少量稀薄的液体。在他出院回家之前，CD 和他的家属接受了使用增稠剂和改变食物质地的培训，以及在发生哽噎窒息时应采取的措施的培训

（四）痴呆症

出于实践和伦理因素，痴呆症患者尤其具有挑战性。根据痴呆症的定义，医生必须在患者认知功能下降的情况下进行评估、管理和决策。吞咽问题通常出现在痴呆症的后期，此时患者往往对护理产生抵触（Feldman 和 Grundman，1999）。到痴呆末期时，患者几乎失去所有的有意识交流，只能通过观察评估患者。尽管患者能够饮食，他们的体重通常仍持续下降。在额颞叶痴呆症患者中，强迫性进食和暴饮暴食可能会加剧神经功能缺陷引起的误吸风险（Langmore 等，2007）。

对痴呆症患者吞咽困难的干预措施包括饮食调整和改变进食姿势，以及改变喂养技术和环境因素。除了吞咽方面的生理问题外，患者可能由于认知和行为因素而难以维持水分和营养摄入（例如，无法判识口中的食物或液体，拒绝张口）（Wasson 等，2001）。虽然，有证据表明人工营养和补液既不能防止误吸，也不能提高生存率或改善其他临床结局（Ganzini，2006；Sorrell，2010），管饲在晚期痴呆症患者中仍较为普遍。许多卫生专业人员，包括 SLT 医生，可能缺乏对晚期痴呆症患者需要姑息治疗的认识（Vitale 等，2011）。在居家养老时，经济和现实因素也可能对喂养方式产生影响，如手工喂养的成本往往超过人工营养的成本（Lipman，2004）。当痴呆症发展到此阶段时，培养卫生专业人员和患者家庭成员了解姑息治疗的适用性，并支持患者过渡到舒适疗护，可能是首要的问题。

因痴呆症类型的差异，言语和语言障碍的表现也不同（Ross 等，1990）。皮质性痴呆，如阿尔茨海默病和皮克病，与语言功能障碍有关；皮质下痴呆，如进行性核上麻痹，则会影响语言的表达能力。血管性痴呆患者常有构音障碍，伴或不伴语言障碍，取决于大脑梗死部位。早期痴呆患者的语言障碍特点是很难想起名字或单词（命名障碍），这导致患者语言流利度降低和使用迂回性语言。随着痴呆症的发展，患者症状会日益加重，直到连直系亲属的名字都很难记起来（Ashley 等，2006）。治疗目标是通过使用辅助或替代的沟通、情景提示和日常规范，以及鼓励家庭和其他照护者通过手势、视觉提示和用慢速说话来促进语言沟通。在一项群组随机试验中发现，纪念册（包括自传式的内容）和日程表信息，以及克服障碍的提示，可以改善阿尔茨海默病患者与工作人员之间的沟通质量（Bourgeois 等，2001）。

在痴呆症的晚期阶段，干预措施通常侧重于确保物理和社会环境使痴呆症患者的各项功能尽可能得到最大程度的发挥（Wynn 和 Khayum，2015）。正式的评估方法已经开发出来，以帮助 SLT 筛选此类干预的最佳人群进行了研究（Bruce 等，2013）。有关痴呆症的病例研究见框 25-2。

（五）神经退行性疾病

一系列神经退行性疾病都会影响患者沟通和吞咽功能，如 MND/ALS、多发性硬化症、亨廷顿舞蹈症和帕金森病。其中，构音障碍是最常见的语言障碍，但在发作、类型和进展方面存在差异（Cohen 等，2009）。低级别证据表明，在 MND 患者中，腭托和腭隆假体可以有效地减少构音障碍的高鼻音症状（Morris 等，2006）。获得性语言障碍可能是神经退行性疾病的首发征兆（Duffy，2005）。帕金森病患者，特别是 MND/ALS 患者，随着疾病的进展，可能需要辅助或替代沟通。对于 MND/ALS 患者，随着身体功能的下降，辅助或替代交流可能逐渐需要高科技的辅助，从打字和触摸屏开始，然后过渡到头部追踪和眼动追踪技术（Barber，2015）。在疾病的最后阶段，一种有限且低科技含量的替代方法是用眼睛凝视来表示“是”或“否”。在未来，完全没有自理能力的人有望求助于基于计算机的解决方案，利用大脑而不是肌肉活动（Allison 等，2007）。

除了与本章讨论的其他诊断共有的吞咽问题外，神经退行性疾病患者还可能因肌肉无力和唾液过多出现口腔吞咽问题，从而导致咀嚼问题和因流口水产生社交耻辱感（Squires，2006）。饮食所需与摄入的能量不匹配意味着“少而勤”可能是摄入食物和液体的最佳方式。

框 25-2　痴呆症案例研究

EF 是一位 87 岁的晚期阿尔茨海默病男性患者，临床表现为饮食困难，与家人沟通困难。吞咽评估显示存在中度吞咽障碍，其临床表现特征是难以形成食团，并且开始吞咽食物时中－重度延迟，并有稀薄液体误吸的临床表现。干预措施包括在进食时排除干扰，用勺子向下压舌头以提示患者口中有食物、采用泥状饮食及在餐前使用 3 茶匙（浓稠）柠檬汁刺激吞咽（Pelletier 和 Lawless，2003）。虽然患者可以应要求做到屈颈和小口饮水，但他无法在没有人监护的情况下记住这些要求，因此我们给予患者轻度增稠的饮品。EF 特别喜欢喝柠檬水，因此他的家人使用新一代增稠剂为他调制了一罐柠檬水，这样他就可以喝一整天。这一措施改善了他的液体摄入量。我们与 EF 的家属讨论了他的预立照护指导，当他们获悉肠内喂养不会延长晚期痴呆症患者的寿命或改善生活质量后，他们选择未来继续对 EF 进行手工喂养

我们指导 EF 的家属如何更有效地与他沟通，使用家里的图片、短句、手势和语气来表达意图和强调意思。为了缓解沟通中的挫败感，与职业治疗师协商后，建议家属可以与 EF 一起做不需要语言沟通的替代活动（如一起整理一盒螺母和螺栓）

（六）脑血管意外（脑卒中）

与脑卒中最相关的 SLT 领域是语言，在 22%～38% 的脑卒中病例中存在言语障碍（Pedersen 等，1995；Kyrozis 等，2009；Dickey 等，2010）。在言语方面，构音障碍比发声障碍更常见，并且双侧脑卒中的情况更为严重，会导致说话缓慢、发音不准确和与 MND 类似的紧张声音；音调、音量、声音强度和重音方式也可能受到影响（Cohen 等，2009）。脑卒中也是获得性语言运用障碍的最常见原因，这种障碍（与其他情况一样）在同时患有言语障碍的患者中尤为常见（Duffy，2005）。

脑卒中后最初 72h 内出现误吸可预测吞咽困难风险（Ickenstein 等，2012）。当脑卒中导致偏瘫时，应鼓励患者将头转向较弱的一侧，以将食物分流到喉部较强的一侧（Newman，2009）。

与因其他原因转诊的患者的伴随疾病相比，脑卒中并不是转诊到姑息治疗的常见原因。因脑卒中而转诊的患者通常意识状态不佳，干预措施可能仅包括口腔护理或舒适喂养（West 等，2005；Foley 等，2008；Brady 等，2012）。

六、推进姑息治疗中的言语和语言治疗领域

如果姑息治疗中 SLT 要有循证医学证据的支持，来吸引资助和资源，解决缺乏严格研究文献的问题是一个优先事项（Eckman 和 Roe，2005；Pollens，2012；Chahda 等，2017）。临床实践指南的制订尤为需要干预措施有效性的证据（O'Reilly 和 Walshe，2015；Chahda 等，2017；Hawksley 等，2017；Krikheli 等，2018）。证据应以一种系统的方式建立，一方面要区分 SLT 干预措施的内容，另一方面要区分为了达到的最佳效果，这些干预措施应用的方式（Toft 和 Stringer，2017）。姑息治疗的研究已经经历了一个快速增长的时期（Kaasa 和 Radbruch，2008），建议 SLT 参与协作研究小组和在这一领域内更普遍地采用其他能力培养的举措。姑息治疗是多学科性质的，旨在解决 SLT 感兴趣的临床问题的研究需要其他学科研究人员的参与，进一步优化实用性，并加强传

播和转化到临床实践。至于其他症状，需要协调沟通和吞咽的测评，以提高研究之间的可比性。例如，对头颈癌放化疗后言语和声音结局的回顾研究发现，在 20 项研究中使用了 18 种评估工具（Jacobi 等，2010）。

在实践中，有必要增加对生命限制疾病患者接受 SLT 的可及性和转诊。SLT 报道称，其他学科可能缺乏对 SLT 在姑息阶段能为患者提供何种帮助的认识，特别是在沟通方面，而不是吞咽困难方面（O'Reilly 和 Walshe，2015；Hawksley 等，2017）。在美国，参加医疗保险安宁疗护福利的患者有资格免费获得 SLT 和其他相关医疗服务（Centers for Medicare and Medicaid Services，2010）。但即使在全民医疗体系中，姑息治疗中 SLT 的可及性也各不相同。医疗保险公司通常仅在患者有特定诊断时才承保 SLT。这忽略了一个事实，即患有任何生命限制性疾病的患者可能因为衰弱、疲乏和药物不良反应造成的沟通和吞咽问题而需要支持。

最后，需要提高 SLT 工作人员对姑息治疗方法的理解和能力。专家培训方案和 SLT 支持网络目前是有限的。在英国，一个在姑息治疗和支持疗护方面的 SLT 特别兴趣小组与皇家言语和语言治疗师学院合作，制定临床指南和政策，并提供教育机会（Eckman 和 Roe，2005）。在本科培训期间，应至少涵盖姑息治疗的基本内容（Chahda 等，2017）。在澳大利亚，根据参考本科姑息治疗课程（Palliative Care Curriculum for Undergraduate，PCC4U），努力将姑息治疗引入本科阶段的 SLT 课程，包括吞咽、复杂病例、高级实践和伦理学等一系列实践领域的内容（Hegarty 等，2011；Mathisen 等，2011）。然而，在最近的一项公开在线调查中，大多数澳大利亚 SLT 表示，他们并不认为自己的大学培训使他们做好了从事姑息治疗工作的准备（Pascoe 等，2018）。在英国，皇家言语和语言治疗师学院在其本科课程指南中简要提到了姑息治疗（Royal College of Speech and Language Therapists，2010），但各大学的课程内容各不相同。文献中对本科课程内容的建议不仅包括姑息治疗和生命限制疾病的基础内容，还包括伦理 / 法律问题和患者 / 家庭咨询，并强调通过临床实习和临床案例研究进行“现实生活学习”的必要性（Pascoe 等，2018）。

结论

本章总结了生命限制疾病患者常见的沟通和吞咽问题，以及评估和管理方法。需要进行更多的研究，以提供适当整合、以人为本的 SLT 治疗模式，使沟通和吞咽问题能够与其他症状、社会心理和实际需求一同得到解决。

第 26 章　姑息治疗中的临床心理学

Clinical psychology in palliative care

E. Alessandra Strada　著

刘　巍　刘　妍　译　　李　玲　刘钟芬　校

近 10 年姑息治疗的发展速度惊人，这很大程度提高了患者得到专科姑息治疗服务的比例，并且使患者得到了更高质量、更加精细的疗护。因此目前专科姑息治疗除管理患者的疼痛和其他令人痛苦的身体症状，还对患者的精神和心理痛苦症状进行持续的评估和管理。医疗人员应对患者和家庭照护者心理方面的需求认真关注，从诊断时开始并在整个治疗过程中和疗护过渡期持续进行。这种专科级、以循证医学为基础的心理评估和干预对于支持情绪幸福感、解决棘手的个人和家庭动力、改善与治疗团队的沟通、管理已成为病理性的心理痛苦至关重要。

由于他们的培训和专业知识，临床心理学家可以为姑息治疗提供重要的贡献。美国心理协会将临床心理学描述为：为个人和家庭提供持续和全面的精神和行为疗护的心理学专业；向各机构和社区提供咨询服务；培训、教育和监督；以研究为基础的实践。这是一门涉及面很广的专业，它广泛地涵盖了精神病理学，其特点是综合性，是对心理学内外众多学科知识和技能的完全的整合。临床心理学的范围涵盖全年龄段、多重多样性和不同的系统（American Psychological Association，2016）。

在姑息治疗方面拥有专业知识和技能的临床心理学家可称为姑息治疗心理学家。与其他学科（姑息性社会工作、姑息护理、姑息医学）一样，临床心理学应该发现并促进与姑息治疗心理学相关的能力。一个最新定义是：姑息治疗心理学是心理学的一门专业，旨在缓解严重和晚期疾病患者及家庭照护者的身体和心理存在的压力和痛苦。姑息治疗心理学以患者为中心，通过专业心理评估和心理干预来改善患者的疼痛、其他躯体症状及心理痛苦。姑息治疗心理学源于以一种整体、基于强度的方法，旨在促进患者和家庭照护者在整个疗护过渡阶段的心理健康，这些阶段包括患者死亡和临终过程及居丧期间（Strada，2018）。

姑息治疗心理学家无论是作为姑息治疗团队的核心成员还是顾问都可以在严重疾病确诊后不久即介入，并在治疗期间、疗护过渡期、临终过程和居丧期间提供服务。患者和家庭照顾者可能会经历的心理痛苦是连续的，会因为一些社会心理和精神因素而不同。当他们的应对方式用尽或不足以面对疾病带来的困难时，痛苦就会随之而来，这时需要专家的帮助和基于循证医学的干预措施。这些措施包括评估和管理目标对象的焦虑、抑郁和周期性恶化的心理痛苦。此外，悲伤反应需要一直受到特别和持续的关注，以确定目标对象的痛苦是否可控，或者是否有必要进行心理或精神干预。由于心理和精神关注存在持续相互作用，故患者的精神关注和需求可以整合到心理治疗过程中。这有助于进一步探索患者的心灵史，并促进与提供精神照护的人员合作。本章主要讲述了姑息治疗心理学家干预的主要领域，并强调了相关的临床和专业问题。

一、姑息治疗心理学在姑息医疗中的价值与应用

临床心理学家基于对疾病及其对个人和家庭系统影响的生物心理社会的精神理解来提供以患者和家庭为中心的疗护（Greer 和 Joseph，2016）。因此，心理疗护需全面关注生活质量的各个方面，包括患者的心理健康、家庭关系、沟通和应对方式，然后通过提供评估、治疗和协调照顾等服务关注患者和家属的心理和精神需求。其中关键的心理需求包括疾病期间、临终过程中、居丧期间的悲伤和居丧期关怀。由于姑息治疗是一种肯定生命的方法，心理学家关注的同样不仅是识别和处理心理痛苦和心理疾病，还关注如何提高幸福感。这包括确认个人和家庭的优势，通过多种方式促进支持家庭系统的意义和目标。即使面临严峻的挑战，也要促进积极的体验和归属感。根据培训、经验和就业机遇的不同，临床心理学家的工作可能完全专注于专科水平的姑息治疗，他们也可能会在全科水平的专业实践中融

入基本的姑息治疗技能。

（一）姑息治疗中的姑息治疗心理学的全科和专科实践

临床医生可以在全科或专科水平实施姑息治疗，这取决于他们的培训、技能水平和工作重点。那些工作重点并非姑息治疗专业的医生在学习到基本的姑息治疗技能后也可以为重症患者提供全科或基本的姑息治疗。同样，初级保健医生、护理人员、肿瘤学家和老年病学专家也可以通过继续教育项目学习到全科水平的姑息治疗技能。对于医疗专业人士来说，这些全科水平的姑息治疗技能包括疼痛和非疼痛症状（如呼吸困难）的管理和精神痛苦（如抑郁和焦虑）的管理，还包括与患者和家庭照护者就患者预后、治疗目标或临终抢救方式进行基本讨论的能力。

从事专科姑息治疗的临床医生通常接受过正式的培训并已经获得相关证书。在一些国家，这包括经过一段时间的专门培训（如姑息医学奖学金）和获得医生专科认证的机会。专科医生的工作侧重于姑息治疗，他们通常在跨学科姑息治疗团队的相互协同下工作。专科级姑息治疗包括晚期症状管理和复杂的疗护协调。它解决了患者和家庭之间，以及患者 / 家庭和医疗团队之间可能发生的关于治疗目标的冲突或伦理问题（Quill 和 Abernethy，2013）。

临床心理学家可以通过为患有严重慢性疾病的患者及其家属提供治疗，从而在全科或专科水平上实践姑息治疗心理学。

全科水平的姑息治疗心理学技能能够引导所有的心理学家在门诊和住院环境下对患者进行最佳的医疗实践。全科水平知识和技能包括关于疾病对患者和家属心理功能影响的基本了解，具备通过心理干预解决抑郁状态、焦虑和适应障碍的基本能力，以及识别患者和家属的悲伤反应并提供相关帮助的基本能力。专门从事老年心理学、健康心理学或康复心理学的临床心理学家通常在培训期间就获得了基本的姑息治疗心理学技能。

专科级别的姑息治疗心理技能使临床心理学家能够满足患者和家属在疾病持续发展过程中不断变化的需求，包括积极治疗疾病期和疗护过渡期、生存期、疾病晚期、临终期及居丧期。无论是作为姑息医疗团队的核心成员，还是为复杂病例提供建议的顾问，专科水平的能力都是参与跨学科治疗的必要条件。从本质上说，姑息治疗心理专家是在姑息治疗的心理和精神方面具有独特专业知识的姑息治疗临床医生，并可以在跨学科背景下处理多个层次的复杂问题。

（二）解决严重和晚期疾病患者的心理痛苦

严重的疾病带来的持续挑战不断考验患者和家属的应对和调整能力。如果身体或精神压力源没有得到充分的管理，或者这些压力源开始破坏和侵蚀患者和其家属对生存的意义感和目标，痛苦就此而生。痛苦可能源于担忧身体方面的情况，如疼痛和其他症状处理不当，也可能源于患者的社会心理困扰，或者是作为照护者的家庭成员的负担或痛苦。

生理和心理因素往往交织在一起。在疾病的任何阶段，疼痛和其他身体症状的控制不良都会造成痛苦，从而导致抑郁、焦虑、绝望，甚至渴望加速死亡。同样，管理不佳的抑郁和焦虑会对患者的镇痛治疗产生负面影响。

如果医患之间沟通质量差，难以适应复杂的医疗体系，也会导致痛苦的发生。事实上，患者和家庭照护者面临着要不断做出医疗决定的困难，而这些决定还需要在连续治疗过程中反复评估。此外，患者及家庭照料者安排和参加的大量医疗预约咨询，甚至寻求其他机构的医疗意见的行为可能会让他们身心疲惫，并且并不能确定如何继续治疗。

医疗决策的一个特别具有挑战性的方面是需要在若干医疗方案中做出选择，或者在病情继续恶化时根据个人对疾病获益和各种负担的评估决定是否继续治疗。患者及家属获得的来自医疗专业人员的信息可能并不完整或对其理解不足。即使患者和家属希望继续治疗，医生也可能因为严重的治疗不良反应而决定停止治疗。这些艰难的选择具有重大的生理和心理影响，并不断威胁到患者家庭系统的情感平衡。

先前存在的抑郁、焦虑症、药物滥用病史或存在矛盾的家庭动力特征会对患者或家庭应对这些挑战的能力产生负面影响。社会资源可及性可能会给患者和家属对困难的应对和调节能力带来积极影响，如有一个提供精神支持的群体和（或）宗教群体，同样也可能因缺乏这些资源或接受额外的压力源而产生消极影响，如种族主义和歧视的经历。因此，重要的是在治疗目标出现任何身体、心理、社会和精神上的痛苦时就要加以识别和解决，以协助患者和家属在整个疾病过程中达到并保持身体和情感上的舒适。

（三）姑息治疗心理学家的新角色

对患者和家庭照护者的综合跨学科评估是姑息治疗的标志。医务人员有必要确定治疗目标的医疗、心理、社会和功能问题，包括抑郁、认知障碍、社会支持不足或日常生活活动管理困难。这些对老年和衰弱的患者群体中尤其重要（Loh 等，2018）。

姑息治疗心理评估是这一跨学科方法的基本组成部分之一。在他们的临床角色中，姑息治疗心理学家对严重疾病中常见的心理痛苦和精神障碍做出评估和诊断，即重度抑郁症和焦虑症，包括适应障碍、广泛性焦虑状态、恐惧症和惊恐发作。家庭照护者也会接受细致、持续的心理评估。这有助于识别该家庭中的独特优势，以及需要及时解决的照护者的各种负担和痛苦，以确保治疗对象的安全和幸福。对悲伤反应的监测也十分必要，这有助于识别相关并发症的发展，包括与居丧相关的抑郁和复杂哀伤（Pies，2014；Skritskaya 等，2017）。

姑息治疗心理学家应对治疗目标产生的任何自杀意愿的表达进行深入探究，并就此评估其自杀风险水平，确保安全。如果患者正在经历认知障碍，包括谵妄，可能影响决策能力和克制冲动能力，那么这个过程可能会特别具有挑战性。在已立法批准可进行死亡医疗援助地区执业的姑息治疗心理学家可能应邀对表示希望加速死亡的患者进行评估。这是为了确保患者的决定不受未经诊断或处理不当的可能导致患者绝望的抑郁或疼痛的影响，或者来自家人不适当压力的影响。

姑息心理学家的临床角色还包括负责提供基于证据的心理和综合医学干预措施，以协助患者和家属改善症状和减少忧虑和痛苦。这些包括个人、夫妻、家庭和儿童心理治疗，以患者和其家庭为中心，并保持文化契合性。一些针对心理困扰的心理治疗模型已经被开发出来，有关癌症人群的占比尤大。这些方法可以进行修改和调整，以满足其他患者群体的需求。干预的频率、深度和时间长度基于患者的痛苦和需求评估，但也受环境（住院、门诊、社区）和制度等相关问题的影响。

姑息治疗心理学家在员工教育和支持方面也发挥着重要作用。他们可以在病例进行期间和完成之后为全体人员进行任务情况汇报和鼓励支持，特别是复杂和具有情感挑战的病例。当治疗目标和治疗方法存在分歧时，这种支持可以防止治疗团队和患者家庭之间发生冲突。此外，担任姑息治疗教学教员的心理学家可以为医学和心理社会专业人员提供讲座和培训，内容涉及心理和精神疾病的评估和治疗、疼痛和身体症状的心理管理、悲伤反应、沟通、职业压力和倦怠。

姑息治疗心理学家可作为顾问和临床监督者为其他专业人士讲解关于严重和晚期疾病的心理影响。他们也会对为影响患者、家庭或两者的心理和精神障碍的治疗计划提供支持。姑息治疗心理学家可以制订具体的心理干预措施，也可以帮助确定在门诊和社区等姑息治疗环境（包括安宁疗护）中使用的适合文化背景且负担较轻的抑郁、焦虑或复杂哀伤筛查量表。通过上述技能，他们可协助姑息治疗团队的日常工作。此外，他们还可以监督姑息治疗心理受训者，以确保他们的能力符合要求，或者协助监督培训项目中的其他专业人员，以确保他们在人际关系、沟通和社会心理技能方面的能力（American Academy of Hospice and Palliative Medicine，2018）。

姑息治疗心理学家可以作为研究者通过开展独立和合作的研究为姑息治疗的发展做出重要贡献。可获得高级学位和证书的临床心理学培训课程通常非常强调实证研究的工具和方法。因此，心理学家通常在阅读、理解和进行研究方面受过良好的训练。

二、跨学科姑息治疗背景下的姑息治疗心理学

美国国家姑息治疗质量共识项目临床实践指南（https：//www.nationalcoalitionhpc.org/ncp-guidelines-2018/）的目前框架将姑息治疗分为八个领域介绍。这些领域反映了姑息治疗的跨学科性质。它们包括结构和过程、躯体、心理 / 精神、社会、精神、文化、临终和伦理。有人认为，家庭的照护本身就构成了一个领域（Anderson 等，2018）。姑息治疗心理学在姑息治疗的各个领域都有重要的应用。这些将在后文中进行简要描述（Strada，2018）。

（一）躯体领域的姑息治疗心理学

严重和晚期疾病中普遍存在疼痛和其他令人痛苦的身体症状。疾病的发展本身或治疗均可能引起疼痛、呼吸困难、恶心、疲劳和便秘等症状。不同的疾病具有不同的症状群（Dong 等，2016；Yu 等，2016），医学合并症的存在会使管理复杂化。对疼痛和症状的控制不足会给患者带来巨大的身心痛苦，还会引起家庭照护者的无助感，从而使悲伤反应复杂化。

虽然疼痛和症状的管理主要是医学上的，但加入心理和整合医学干预有助于治疗计划的实施（Greenlee 等，2017）。姑息治疗心理学家首先进行彻底的心理评估，确定心理社会和文化障碍，以充分对患者的疼痛和症状进行管理。并发的抑郁和焦虑、药物滥用史或与疼痛相关的适应不良的认知方式（如灾难化）都可能干扰疼痛管理使其不充分，这些均应在治疗计划中予以解决。患者和家庭照护者对阿片类药物治疗成瘾的担忧也可能导致治疗依从性低和疗效不佳。识别并解决阻碍有助于患者、家属和医疗团队之间的沟通和协作（Kravits，2013）。

此外，姑息治疗心理学家基于循证医学为患者专门提供针对疼痛和症状困扰的心理和整合医学干预。目前普遍认为这些干预措施，如认知行为疗法和临床催眠等，是肿瘤疼痛和肿瘤治疗中有价值的辅助疗法（Strada 和 Portenoy，2015；Cowen，2016；Potié 等，2016）。

（二）心理 / 精神病学领域的姑息治疗心理学

姑息治疗心理学家为患者提供专业评估、诊断和管理心理痛苦和精神病综合征的服务，同时在需要药物干预时与主管医生协同治疗。患者在生病期间普遍存在抑郁和焦虑的状态。鉴别诊断的专业知识使得姑息治疗心理专家能够区分患者的痛苦是病理过程还是正常人接受疾病噩耗时调整心理状态时产生的痛苦。虽然深切的哀痛是悲伤过程中的一环，但当悲伤和抑郁并存时两者都需要处理。

虽然姑息治疗心理学家接受过识别和处理心理或精神障碍的培训，但他们与患者和家属的关系超越了狭隘的精神病理学模型。更确切地讲，他们接受了患者和家庭心理层面的特有复杂性，将其作为尊严和人性的表达，促进治愈，明确意义和目标。

整合心理治疗框架使得心理治疗可根据患者的独特需求、医疗条件、核心文化价值观、家庭结构和个人偏好进行定制。举例来说，接受过心理动力学模型训练的心理学家可能会从这个角度将案例概念化，并识别防御机制及评估自我力量。然而，每次治疗中使用的特定心理模式和技术需要针对患者的直接、迫切的需求，这通常包括管理焦虑、处理悲伤、考察治疗目标、解决与医疗团队沟通的困难还有处理家庭冲突等（Park，2013）。

融合认知和人文要素的整合心理治疗模式在姑息治疗心理学中尤其有价值。该治疗方法的认知因素可针对特定症状并解决造成痛苦的适应不良的认知。此外，人文因素部分可以更深入地探索存在和精神问题，这些问题可能是严重疾病患者的核心问题。总的来说，基于优势和重视心理精神探索的心理框架可以帮助姑息治疗心理专家识别那些在痛苦中可以促进希望和积极应对的要素，该框架中包括积极心理学、超个人心理学、正念认知疗法和意义导向方法等。在姑息治疗人群中进行研究得到的结果支持人工和限时的社会心理干预，其措施中包括尊严疗法、以意义为中心的心理治疗、意义建构干预和“癌症管理与生命意义”（managing cancer and living meaningfully，CALM）。这些方法可以适应不同的环境，并能有效地整合到更广泛的心理工作背景中，甚至包括在生命的终末期（Breitbart 和 Poppito，2014；Ramos 和 Fulton，2017；Shaw 等，2017）。

姑息治疗心理学家将严重疾病和丧亲之痛视为人类的正常反应，不代表病理状态，但可能会导致严重的身体、心理和精神症状。这些症状包括情绪低落、焦虑，甚至间歇性的绝望感。强烈的悲伤反应还可能引发抑郁发作，特别是当患者有抑郁病史时。虽然悲伤会引起极度的痛苦，但如果配合实施心理和精神支持计划帮助患者和家属在情感上逐渐适应，这些情绪状态会有所改善。然而，导致无法控制痛苦的悲伤反应从来不应该被认为是正常反应，也不应该用一般的泛泛的支持来应对解决。因此，姑息治疗心理学家为患者和家属制订了一套全面的悲伤和居丧心理计划，其中包括提供专门和基于循证医学的干预措施，如复杂哀伤治疗（Shear 等，2016），以及针对复杂哀伤和与丧亲相关抑郁症的人际关系治疗方法。

（三）社会和文化领域的姑息治疗心理学

姑息治疗心理学家为整个家庭提供评估和干预服务，同时识别出由患者和家庭照护者代表的护理单元。根据每个家庭成员的情绪发展阶段来评估严重和晚期疾病对他们的影响非常重要。评估照护者的负担是必要的，因为家庭照护者承担了患者大部分护理工作，包括帮助患者处理日常事务（如穿衣、洗澡和服药）。在某些情况下，家庭照护者还要协助进行伤口护理及其他医疗工作（如吸痰）。完成这些事项需要全天候的投入，可能对照护者造成负担和痛苦。随着患者身体状况持续恶化，家庭照护者可能需要代表患者做出医疗决策，这可能会带来尤为沉重的压力（Rakic 等，2018）。由于需要为患者承担多种角色，家庭照护者不太可能认识到并承认自己身上的负担压力及对心理支持的需要。上述情况可能会增加失去亲人时发生复杂哀伤反应的风险（Veloso 和 Tripodoro，2016）。此外患者的症状负荷，尤其是呼吸困难、抑郁和焦虑，会直接影响照护者对自身负荷的感知（Krug 等，2017）。

对家庭功能的心理评估可以发现不适应的沟通方式和沟通模式，这可能会增加患者和家庭照护者的负担和痛苦。例如，在一项针对晚期肿瘤患者的家庭动力学研究中确定了三种家庭风格：支持型、低表达型和分离型。支持性风格与患者和家人的最佳结局相关，而分离式风格往往意味着最差结局（Nissen 等，2016）。旨在改善沟通的家庭治疗可以帮助患者和家属增加积极情绪的表达，处理悲伤反应，并引发更多支持鼓励性的家庭互动。时限性的干预措施，包括以家庭为中心的悲伤治疗，已被证明可有效识别和针对社会功能较差的家庭进行干预（Schuler 等，2017）。

进行家庭治疗的姑息治疗心理学家需要确保其治疗观念和技术反映出对家庭文化的理解和对社会公序良俗的尊重。在文化方面合格的心理治疗应该不断反思是否存在偏见。它应该采取基于力量的方法，还应包括几种与患者的家庭文化有关的心理方法。根据实际需要和环境，心理学家应该做好准备可迅速无间隔地从个人治疗过渡到家庭治疗，以及仅仅针对家庭照护者的治疗。这种必要的灵活性突出了必须解决的问题的复杂程度。姑息治疗心理学家还要与跨学科姑息治疗团队的成员一起领导或参与家庭会议。这些家庭会议发挥着重要作用，包括交流医疗信息并且是评估和鼓励支持家庭应对的良机（Joshi，2013；Gritti，2015）。

（四）精神 / 宗教领域的姑息治疗心理学

无论精神取向或宗教信仰如何，精神、宗教和存在的关注对严重和晚期疾病的患者尤其重要。患者和家属照护者可能会怀疑希望的意义，以及在面临晚期疾病甚至濒临死亡的情况下如何维持希望。在晚期疾病的情况下，需要十分艰难费力来争取保持对某些因素的控制感和人身自由的状况是很常见的，这是出于维持尊严的需要和避免异化的意义（Robinson 等，2016）。

对宗教和精神的研究导致了复杂研究工具的开发，这些工具将用于深入研究宗教和精神变量对包括疾病在内的许多领域人类体验的影响（Loetz 等，2013）。随着精神和宗教研究专业科学期刊数量的增加，我们对这些领域的理解也更加深刻。宗教与精神心理学协会是美国心理协会的一个分支，它推动了不同形式的宗教和精神的研究及临床应用。

同所有的姑息治疗医生一样，姑息治疗心理学家有责任提供精神筛查和支持。精神筛查可以识别出需要立即关注的精神和宗教方面的痛苦症状。这一程序旨在快速确定患者的精神或宗教取向和归属关系，以及患者及其家人是否正在经历精神的痛苦，以及是否需要立即转诊至精神照护工作者处。这项筛查还有助于确定与患者住院和医疗相关的文化或宗教习俗（LaRocca-Pitts，2012）。

医生通过精神史可以更深入地了解患者及其家属的精神和宗教信仰情况。这是一个漫长、深入、动态的过程，在面谈中引导临床医生采集患者的精神或宗教信仰、习俗和价值观。这侧重于识别患者生病期间支持他们的力量、意义和目标的来源。最重要的是，精神史可以让医生探究患者生命中这些精神支柱的演变，以及它们的功能是如何变化的。关于精神史的面谈可以在住院期间多次进行，特别是当患者的病情发生变化时，这可能影响到患者的应对策略。

姑息治疗心理学家可以毫无痕迹地将精神史的采集衔接到临床访谈中。他们鼓励患者描述事件（如疾病诊断）带来的意义及支持患者持续的力量来源。通过研究精神史，姑息治疗心理学家可以确认对患者情绪和适应有负面影响的精神挑战。可以在跨学科治疗计划中通过精神照护工作者和社会工作者的协同解决这些问题。采集精神史的过程是一种治疗性和创造性的干预，它可以加深与患者和家属的关系。

（五）生命末期照护中的姑息治疗心理

对于患者和家庭照护者来说，生命终末期是一个非常有挑战性的时刻。对于专业照护者来说，这需要一系列医疗管理、沟通和精神支持方面的复杂技能，以解决身体和心理症状，包括疼痛、焦虑和躁动性谵妄等。医学语境下的死亡过程是由可能发生的不同过程定义的，每个过程都对生理和心理有不同的影响（Barclay 等，2014）。姑息治疗心理学家对终末期患者的躯体、认知和心理变化都非常了解。作为姑息治疗团队的成员，他们为家庭照护者提供重要的培训和支持，并确保家庭成员能够准确理解和整合治疗团队提供的预后方面的信息（Hui 等，2015）。

当心理或精神因素妨碍了充分的沟通或给家庭造成无法控制的痛苦时，就有必要实施危机管理和心理干预计划。无论是在认知上还是情感上无法接受所爱之人即将死去的事实，均可能会导致严重的悲伤反应。而悲伤反应可能导致家庭照护者出现危及生命的自我忽视，停止必要的药物治疗或拒绝进食或饮水。这种情况出现在老年人和那些已经存在精神疾病（包括抑郁症、双相情感障碍或精神障碍）的人群需要特别关注。除了对患者家属做心理调适外，姑息治疗心理学家还通过应用整合医学模式（意象、放松、临床催眠）并在适当且有临床指导的情况下来解决悲伤和面对死亡的恐惧，从而为临终患者提供支持。为幸存的家庭照护者协调居丧护理是至关重要的，包括评估并发症（包括抑郁和复杂哀伤）发生的风险因素。

（六）伦理领域的姑息治疗心理学

姑息治疗心理学家与姑息治疗小组的所有成员密切合作，以确保患者获得符合其文化和精神价值观的医疗和心理治疗。这在患者生命即将结束时尤为重要。因此，心理学家在临床接触中探索这些价值观并在整个疾病过程中了解患者关于护理的偏好。

姑息医疗中常见的伦理问题和关注点与医疗决策的制定、有关预后的沟通、退出或拒绝治疗相关。治疗团队与患者和（或）家属之间可能会就应提供何种治疗或应向患者披露何种医疗信息而产生分歧。因此，可能会发生冲突，从而给所有相关的人带来痛苦。如果有的话，这些情况可能需要进行伦理咨询。

晚期疾病患者管理过程中的伦理问题有时代表着医疗文化与患者和家庭文化之间的冲突。为了帮助处理这些复杂的情况，姑息治疗心理学家向患者和家人提供关于医疗决策的支持性宣教，并评估可能导致这些困难的心理、精神或社会心理因素。他们会积极参加家庭会议，然后通过提供支持、危机干预和协助沟通来商议治疗目标和预后。

姑息治疗心理学家还对决策能力和疑似患者虐待或忽视的情况进行评估。此外，他们与社会工作者、精神照护工作者和创造性艺术治疗师一起，在可能产生伦理困境的疗护过渡期间支持患者和家庭照护者，包括从重症监护室转移、姑息性拔管和姑息性镇静治疗（Schildman 和 Schildman，2014）。

三、姑息治疗心理学家的专业问题

姑息治疗组织已经确定需要更多的姑息治疗临床医生以满足数量日益增长的重症和晚期疾病患者的需求（Bradley Ruder，2015）。具有管理身心痛苦专业知识的临床医生的存在至关重要。大家愈加广泛接受姑息治疗心理在姑息治疗中的重要作用，并认可其为姑息专科疗护的一个基本组成部分。因此，针对临床心理学家的姑息治疗专科培训越来越普及（Strada 和 Breitbart，2015）。肿瘤心理学博士后培训项目可将姑息治疗作为课程的一个组成部分（International Psycho Oncology Society，2018）。专注于姑息治疗的博士后心理学项目并不常见，但正在逐渐增长。

2015 年，科罗拉多大学授予了美国首个跨学科姑息治疗硕士学位。这是一个双轨交叉学科课程。生物医学专业向医疗专业人员开放，综合医疗保健专业向持证心理学家、社会工作者、咨询师、牧师和临床伦理学家开放。重要的是，该计划的目标是培训专业人员成为姑息治疗社区专家，为社区患者提供专门的姑息治疗咨询。美国退伍军人管理医疗中心的跨专业安宁与姑息治疗助学金项目也提供了一个独特的机会，即在跨学科背景下学习姑息治疗和安宁疗护的复杂性。除了正式的培训课程（硕士和奖学金）外，一些学术中心还开展了跨学科的姑息治疗证书课程。虽然目前还没有针对临床心理学家的姑息治疗专业认证计划，但姑息治疗心理学作为一门专业的认可度的提高是迈向认证的重要一步，这将有助于临床心理学家在姑息治疗团队中的日常融合。

姑息治疗心理学家的另一个重要专业问题是专业自我关怀，这是专业发展的一个重要组成部分，也是所有姑息治疗临床医生（包括姑息治疗心理学家）的伦理要求。在要求很高的职业中，由于职业倦怠很普遍，所以保持职业和个人健康的重要性需反复强调。一项针对美国姑息治疗临床医生的研究表明，各个学科职业倦怠的患病率为 62%（Kamal 等，2016）。护士和综合医疗保健人员（包括社会工作者和牧师）面临的职业倦怠程度更高。

因此，在面对与工作相关的压力的同时，还能保持轻松和幸福，可以描述为一种具有基本知识、技能和态度的复杂的专业能力。姑息治疗心理学家必须知悉他们个人和专业的风险因素，并知悉恰当的、个体化的保护对策。专业的自我关怀应该持续进行而非一个一劳永逸的结果。保护性态度还包括愿意参与对自我意识的反思实践，持续监测个人动机、与工作的关系、对压力和悲伤的反应（Sanso 等，2015）。

由于姑息治疗心理学是如此新颖的一门学科，所以此类从业者可能更容易产生倦怠。临床心理学尚未被纳入姑息医疗的核心学科。心理学家可能会在执行工作和提交结果时感到沉重的压力，因为他们要“证明”其提供的干预措施有价值，而不仅仅是其他心理社会学科（如社会工作）的重复。这种压力可能会导致心理学家过度专注于“解决”具有挑战性的临床情况，而不是与团队合作以提高患者和家属的整体生活质量。久而久之，这种态度会导致孤立感和倦怠感。

那些新加入跨学科姑息治疗团队的人员可能会经历一个学习和适应的过程。主要在私人执业环境工作的临床心理学家可能会面临工作重点转移到专注于团队，而不是个体医生的环境的挑战。在此环境中学科之间的界限更加灵活。心理学家除了担任在不同的环境中全职工作外还要作为姑息治疗的顾问，他们可能会冒着工作负担过重的风险为了努力建立其在姑息治疗中的角色和“取悦”临床医生而接受过多的转诊，但这已经超出了他们管理患者的能力范围。这种情况会再次导致压力，引发疲惫、不满和倦怠。

由于与其他可以帮助探索照护患者和家庭的过程中遇到的独特挑战的姑息治疗心理学家接触有限，这会导致认知失调，从而放大和夸大自力更生的重要性，也会导致孤立和怨恨感。如果要求姑息治疗心理学家提供对挑战性病例相关的工作人员的支持，但并不鼓励他们自己在面临导致痛苦的复杂病例时表达自己也需要获得支持，那么风险就产生了。重要的是，姑息治疗心理学家要认识到尽管他们有独特的专业知识，但他们自身也容易受到压力和悲伤的影响，故所有姑息治疗临床医生都需要毫不隐瞒地向团队寻求支持。

第27章 姑息治疗中临床药师的作用

The contribution of the clinical pharmacist in palliative care

Ebtesam Ahmed 著

刘 巍 冯 锐 译 李 玲 张 沛 校

一、临床药师在姑息治疗中的作用

WHO将姑息治疗定义为，一种针对患有危及生命的疾病的患者及其家属，通过早期识别、全面评估来预防和减轻痛苦，治疗疼痛和其他躯体、社会心理和精神问题，提高其生活质量的方法（WHO，2017）。为了满足临终患者的多种需求，姑息治疗需要一个由医生、护士、社会工作者和药师组成的跨专业的协作网络（Jiwa等，2007；Cortis，等，2013）。

本章是以美国疗护体系为主来解读疗护组织，但是相关概念普遍适用。

临床药学被定义为药学领域关于合理用药的科学研究与实践（National Consensus Project for Quality Palliative Care，2013）。临床药师是姑息治疗团队的重要成员，尤其在为患者制订个性化治疗方案方面发挥不可忽视的作用。治疗计划需要明确的治疗目标，包括药物和非药物治疗，以提高生活质量，同时减少非必要的药物使用和费用支出。用药方案的有效利用优化了疾病活动状态的治疗，加强个体化给药，有助于减少药物不良反应的发生（Demler，2016）。虽然在一些国家，药剂师被要求参加跨学科团队（interdisciplinary teams，IDT），但一些指南通常不将他们视为IDT的核心成员。美国卫生系统药剂师协会（American Society of Health-System Pharmacists，ASHP）指出，药师在美国的姑息治疗工作中与团队合作并运用专业的判断力单独权衡决定所提供服务范围的因素（ASHP，2016）。药剂师在安宁疗护和姑息治疗中可以扮演多种角色，如直接管理患者、审查和核对用药单、教育和用药咨询，以及行政管理。根据执业环境（安宁疗护、医院、门诊部、社区门诊药房、长期护理服务机构、咨询服务）的不同，药师扮演的角色也会有所不同，但都旨在为患者提供尽可能优质的疗护服务。ASHP声明概述了药师在安宁疗护和姑息治疗中扮演的角色和承担的责任（框27-1），这与加拿大、英国和澳大利亚的临床实践有广泛的相似性（Berry等，1981；Gilbar和Stefanuik，2002；ASHP，2016）。药学协会通过建议所有患者定期接受临床药学服务，提升药师在改善患者治疗效果方面的作用。尽管所有药师都可以为姑息治疗患者带来积极的影响，但在一些国家，药师会接受姑息治疗领域的专业培训。在澳大利亚、加拿大、荷兰、英国和美国等许多国家，药学服务专业化正在蓬勃发展（Taylor和George，2013）。

二、临床药师执业范围

临床药师是临床疗护患者和其使用药物的药理学之间的“翻译”，他们的技能主要是识别并管理潜在药物治疗问题。例如，针对肾脏和（或）肝损伤患者，特别要考虑老年患者群体，临床药师可协助医生进行剂量调整、药物相互作用、阿片类药物的转换、为难治性患者提供替代疗法或给药途径建议，以及选择合理、具有成本－效益的疗法。因此，临

框27-1 姑息治疗药师在临床实践和管理中的基本职能和实践活动

指导患者疗护服务
- 作为跨学科团队中的一员，通过专家提供循证且以患者为中心的药物治疗方案，优化症状管理和姑息治疗结局
- 作为症状管理和姑息治疗中最佳药物使用的权威
- 在推荐、开始、修改或停止针对疼痛和其他症状的药物治疗时，为疗护过渡做准备

医嘱审查和核对
- 管理和改进患者在接受疗护过程中的用药流程

教育和用药咨询
- 向患者、照护者和家属提供更高效优质的药学服务

行政管理
- 确保在治疗疼痛和症状中安全使用药物
- 管理药品供应链

经许可转载，引自Hernon，C.M.et al.(2016).ASHP Guidelines on the Pharmacist’s Role in Palliative and Hospice Care.Am J Health Syst Pharm.73(17)：1351-1367.https://doi.org/10.2146/ajhp160244.

床药师可为患者提供直接或间接的疗护服务。

（一）直接疗护服务

药物治疗管理：临床药师可以独立或与 IDT 成员一起完成规范的症状管理评估，以提出治疗建议（Dispennette 等，2015）。根据卫生系统的合作协议，临床药师可开具阿片类药物处方、进行患者教育和咨询；处方精简，以提高患者的依从性；取消处方。尤其是考虑到生命末期的患者，临床药师还可以将 IDT 进行的姑息治疗对话的目标，以及对患者预后和功能状态的评估进行整合，以进行特定药物的优化，并适当减少处方药物的数量（Lindsay 等，2015；Pruskowski，2017）。

（二）间接疗护服务

- 处方管理、质控和行政管理职责。
- 对其他医护人员和学科团队进行有关药物治疗事项的教育培训。

三、全科与专科姑息药学疗护的区别

全科药师在姑息治疗方面没有受过良好的培训，尽管他们可以通过完成培训或认证课程而成为专业人员。药师教育的连续性是复杂的，因此药学界采取了循序渐进的教育策略，在这种策略下，学生们学习越来越难和适用于临床的课程，并在药学博士的初级学位课程中经历各种实践环境。学位课程的最后 1 年通常主要包括临床实习或见习。获得药学专业学位后，毕业生可以从事药学工作，继续进行毕业后住院药师或研究员培训，或者攻读更高的学位。虽然毕业后住院培训是医学领域规范，但其他行业，如药学，也越来越多地提供这样的机会，以提高从业人员在进入职场前的临床能力。具体到药学专业，毕业生可以选择完成全科毕业后住院药师培训和更专业、更有针对性的培训［分别是毕业后一年级（postgraduate year 1，PGY1）和二年级（postgraduate year 2，PGY2）专科住院药师培训］。

美国药学教育认证委员会（Accreditation Council for Pharmacy Education，ACPE）对美国的药学院的住院药师进行认证，这是药学专业中最常见的毕业后培训。这些课程高度个性化，无明确方向性和一致性。在美国，为了确保获得高质量的学习体验，住院药师培训项目需要通过 ASHP 进行认证，这是从美国联邦医疗保险和联邦医疗补助服务中心（Centers for Medicare and Medicaid Services，CMS）获得资金补助的先决条件。该组织认可全科和专科住院药师资格。PGY1 培训非常多样化，范围广泛，包括在医院、管理式医疗和社区药房的实习。PGY2 项目通常在一个更集中、更专业的实践领域（肿瘤学、精神病学、传染病等）进行实习。药师不需要完成疼痛管理和姑息治疗的住院药师课程就可以从事姑息治疗的工作。对该领域的药师进行调查发现，23% 的药师完成了 PGY1 住院药师培训，但仅有 5% 的人完成了 PGY2 住院药师培训（Latuga 等，2012）。一些州针对药师必须接受培训的教育机构和主题类型提供指导和制定相关法案，并规定必须每年或每半年进行疼痛或姑息治疗相关的继续教育。这些培训要求规定了每个执业许可州的最低要求。对于寻求疼痛管理和姑息治疗方面的额外培训或教育的药师来说，他们可以通过进行资格认证课程和获取小额奖学金来完成培训教育。资格认证课程通常包括重点研究领域，由 ACPE 认证，并在完成时授予药师继续教育学分。目前，药师可以参加两种多学科疼痛和姑息治疗考试，包括美国疼痛教育协会（American Society of Pain Educators，ASPE）、美国疼痛管理学会（American Academy of Pain Management，AAPM）（Herndon 等，2012）。

四、姑息药学疗护中的循证胜任力

在美国，ASHP 从定义姑息治疗和安宁疗护出发，并概述该领域的药师需要具备的责任、技能和知识。姑息治疗和安宁疗护的药师服务可以分为两个层次：①基本服务，包括核心流程；②理想服务，包括更高层次的实践、教学和研究。药师服务水平将根据其经验及在每个相应环境中提供的姑息治疗服务而变化。因此，药师提供的服务将是独一无二的，应最大限度地满足机构、安宁疗护或其他医疗环境的需求（ASHP，2016）。

2014 年，爱尔兰药学院发表了一项基于证据的胜任力，爱尔兰药学院将胜任力的维度分为六个部分：①姑息治疗原则；②沟通；③优化舒适度和生活质量；④疗护计划和合作实践；⑤失落、悲伤和丧亲；⑥专业实践和道德实践。ASHP 和爱尔兰药学院都认为姑息治疗的目标是改善生存期有限的患者的生活质量。维度 2 强调了沟通技巧的重要性，不仅要与患者及其家属和照护者沟通，还要在 IDT 内部沟通。重要的是要认识到，与患者和家属相比，信息需要以不同的方式传递给医护人员。维度 3 是指管理和预防症状，使患者尽可能的舒适。维度 4 是指能够成为 IDT 的成员或领导者。维度 5 概述了安宁疗护和姑息治疗的心理层面。药师必须能够认识到悲伤是一种正常、可预期的反应，并且应该帮助家属获得关于丧亲方面的支持和信息。维度 6 强调了实践中道德的重要性。药师和其他所有的医疗保健提供者都应该尊重患者意愿，例如，尊重患者“拒绝抢救”和“拒绝插管”的决定（Ryan 等，2014）。

上述胜任力都是通过不同的方法获得的，包括许多相同的原则，但有细微的差别。他们都描述了一个药师需要拥有的技能和知识，以便在安宁疗护和姑息治疗中提供最好的疗护。

五、毕业后培训

药学毕业生有资格参加为期 1 年的 PGY1 实习项目。ASHP 作为住院药师培训项目的负责人提供服务，并监督匹配方案的实施。匹配计划允许个人能够进一步扩展他们在药房实践、社区药房或疗护管理方面的知识，并为那些希望专攻某项课程的学生，提供 PGY2 课程，共有 26 种不同类型的专业可供选择。目前，在美国，有 18 个 PGY2 姑息治疗 / 疼痛管理住院药师项目提供给完成 PGY1 住院药师培训的毕业生。PGY2 住院药师培训的目的是在药学实践中加深对专业知识的理解（ASHP，2018b）。

每个专注于姑息治疗的药学课程都将以患者为中心作为疗护重点。这些课程主要针对急性和慢性疼痛相关的培训课程，其中大部分围绕癌性疼痛和（或）非癌性疼痛，相关课程通过跨学科方式进行教授。培养合理用药和药学服务的知识和技能是毕业后培训的一个至关重要的焦点。IDT 的成员包括助理医生、护士、社会工作者、理疗师、精神关怀提供者、心理治疗师、专职医疗保健提供者和志愿者。姑息治疗是一个高度个体化的治疗过程，因为每个患者对症状和药物的耐受性都不同。因此，为了让药师在不同的临床环境中提升技能，有必要对这些课程进行更多的调整和划分（ASHP，2018b）。

六、现有的培训项目

尽管药学院课程缺乏姑息治疗的相关内容，也没有公认的专业认证机会，但仍有许多组织和项目为从事姑息治疗的药师提供培训。在药学课程中涵盖姑息治疗是很重要的，因为针对有机会停用长期服用药物的患者，药师的用药咨询是必不可少的。IDT 中的药师可以帮助患者和其家属了解每种药物的使用风险和潜在危险。有些药物可能对维持生命或减少生命末期患者身心痛苦没有益处，反而导致不良反应增加。

ASHP 提供了一个为期 5 个月的认证项目，对姑息治疗领域的药师进行培训和教育（ASHP，2018a）。因为疼痛是生命末期患者中最常见的症状之一，所以疼痛和姑息治疗之间密切相关。药师在由美国 ACPE 的课程中接受培训，为有姑息治疗需求的患者提供全面的服务，包括疼痛的治疗，学习如何以安全而有效的方式优化疼痛管理。该课程包括四个部分：疼痛管理评估工具、自学和网络演示、体验式培训和知识展示。此外，科罗拉多大学开设为期 2 年的理学硕士课程，药师、医生和护士可以学习姑息治疗的核心概念、团队工作和领导力、社区整合、疼痛和非疼痛症状的评估，以及其他与患者精神和情感需求有关的课程（University of Colorado，2018）。爱荷华大学也为药学毕业生开设了一个 17 学分的姑息治疗证书课程。参加该课程的药师不仅可以学习为重病患者提供服务的知识、技能和心态，还可以为接受姑息治疗和安宁疗护方面的高级毕业后临床培训做准备。最近，马里兰大学为药师开设了关于姑息治疗的理科硕士课程。该课程为期 2 年，由许多必修课程组成，课程内容包括确定生命末期患者和家属在姑息治疗中的治疗目标、偏好和选择，以及制订疗护计划以支持这些决定。其他课程专门讨论沟通技巧，包括传递坏消息，以及咨询技巧。像科罗拉多大学一样，药师正在学习如何全面评估和处理疼痛及其他生命末期患者常见的症状。最后，考虑到姑息治疗需要使用跨学科的方法来满足患者和家庭的需要，因此药师要学会在团队中工作（University of Maryland，2018）。在美国之外，莫纳什大学是澳大利亚唯一一所专门为药师开展姑息治疗研究生教育的大学。该课程是作为临床药学硕士的一个选修单元而开设，该课程强调药师在管理疼痛和其他与接受姑息治疗的患者相关的常见症状中的作用（Monash University，2018）。

七、姑息治疗临床药师在各种医疗机构中的作用

药师参与姑息治疗已有三十多年的历史，在此期间，已确立了明确的专业角色和责任（Dean，1987；Hanif，1991）。由于执业环境的不同，临床姑息治疗药师履行的基本临床职责和工作可能有很大的不同，他们可以直接或间接地向患者提供服务。这些职责包括以下内容。

（一）住院姑息治疗团队

临床药师可以从事许多工作，从入院时全面或有针对性的用药审查到为及时用药提供便利，这包括但不限于查阅病历和与患者面对面交流，以监测和帮助解决药物不良反应和药物滥用问题，以及核对所有住院用药与门诊用药是否合理。住院临床药师的其他重要职能包括应用药学服务原则进行药物管理，以及患者在过渡到新环境后，在多个医疗机构之间协调后续疗护。针对生存期有限的患者，需要向所有提供服务的医疗保健提供者传达及时开药和供应的重要性。药剂师在实现这一特定目标方面需要承担重要的教育责任（框 27-2）（Lucas 等，1997；Gilbar 和 Stefanuik，2002）。

（二）门诊姑息治疗团队

当人们关注医疗处方和费用，或者遇到用药困难时，往往会寻求临床药师的帮助。临床药师可以发现使用长效处方阿片类药物的患者，并针对阿片类药物引起的便秘问题，制订合适的治疗方案。临床药师可以向患者和照护者传授药物安全储存和应用的知识。在许多国家的门诊中，选择药物时考虑成本和保险范围是至关重要的，但在所有门诊中都应该是一个普遍原则（Atayee 等，2008；DiScala 等，2016；Ma 等，2016）。

（三）专业疗护设施

处方精简可以最大限度地减少患者的医源性伤害并确保在适当时顺利过渡到安宁疗护机构，因此这一举措十分重要（Kominek 等，2014）。在这方面，临床药师可以与患者及其家属和（或）照护者针对药物优化进行沟通，还可以关注随年龄增长而发生的药代动力学变化，研究非传统的给药途径。此外，在能够发现某一特定治疗未能持续益处时，临床药师应及时停止治疗（如重新评估降脂治疗、阿尔茨海默病的治疗）（Holmes 等，2015；Scott 等，2015）。例如，降压药物可以挽救生命；然而，对于接受姑息治疗的患者来说，应根据个人情况考虑其不良反应（如疲乏和直立性低血压），逐渐减少或停止使用这些药物可能比继续应用更合适（Bain 等，2008）。此外，临床药师还可以帮助为有吞咽问题或无法口服药物的患者配制药物（Walker 等，2010）。

框 27-2　场景 1
Mark，男，64 岁，患有前列腺癌，并已累及大脑及骨。过去几个月一直被疼痛困扰，但现在最令人苦恼的地方在于该患者越来越衰弱。因为治疗过程中有多名医护人员的参与，并且在没有详细审查的情况下同时添加了更多的药物，致其止痛方案愈加复杂。在入院接受姑息治疗时，他正在服用硫酸吗啡缓释剂和即释剂、阿米替林、氯硝西泮、双氯芬酸和加巴喷丁，并使用强效镇痛药芬太尼治疗暴发痛。患者一开始口服药物吞咽困难，并且不确定是哪一类药物在帮助其缓解剧烈疼痛，我们决定简化治疗方案，停止使用阿米替林并减少氯硝西泮的剂量。临床药学组将加巴喷丁改为普瑞巴林，每天 2 次，并建议可以将胶囊打开，溶于少量液体服用内容物。此外，我们将硫酸吗啡换成芬太尼透皮贴剂，以方便使用。患者通过使用改进后止痛效果良好的治疗方案，顺利出院

（四）安宁疗护项目

在安宁疗护机构提供服务的临床药师必须熟悉症状的管理和减少。另外还经常被要求参加 IDT 会议，根据每个患者的预后情况，以及药物的潜在益处、负担和给药途径，评估入院时和定期继续治疗的药物是否合理（框 27-3）。在美国，CMS 规定，如果安宁疗护机构提供了相关的诊断书确定该患者满足安宁疗护服务对象的标准，安宁疗护机构应对该患者药物治疗费用负责（Centers for Medicare and Medicaid Services，2008）。因此，临床药师应该从安宁疗护服务对象入院时就参与进来，审查用药合理性。对患者亲属和照护者的教育应该延伸到患者死亡之后。临床药师指导患者如何安全处理药物，药物处理不当会对家庭和公众的健康产生重大影响。

（五）行政管理

临床药师可以在优化直接面向患者的疗护服务、程序指南、药品处方集和（或）政策方面发挥重要作用，以改善整个医疗系统的药物使用，并帮助提高为患者提供的疗护质量。实现这一目标的一个途径是参与药学和治疗学或类似的委员会（Pruskowski 等，2017）。对现有惯例的修订可能包括更新机构的

框 27-3　场景 2
Patricia，女，82 岁，在过去 2 个月中因难治性充血性心力衰竭而 3 次住院后被转到安宁疗护机构，并且在极少用力的情况下就会出现气短。目前该患者已经决定不再入院治疗，但无法按规定服药，目前服用的药物包括呋塞米、福辛普利、卡维地洛、螺内酯、辛伐他汀、阿司匹林、阿仑膦酸钠、复合维生素，以及因气短而需要的硫酸吗啡。临床药学团队与患者进行了面谈，并对其服用药物进行了复核及调整。面谈结束后，由于考虑到患者整体预后和治疗目标，停用疗效欠佳的阿仑膦酸钠、辛伐他汀和复合维生素药物

用药指南，允许使用通常仅限于重症监护或类似情况的药物或药物使用剂量（如制订姑息性镇静或难治性生命末期患者谵妄的方案）。临床药师应在临床标准流程的跨学科发展中发挥关键或主导作用，规范化处理常见的姑息治疗症状，如疼痛、焦虑、分泌物、疲乏、厌食、睡眠障碍、抑郁、谵妄和恶心（Weschules，2005）。

八、临床药学在姑息治疗中的实践成果

文献中提到，药师广泛存在于医药服务领域，并认可药师参与姑息治疗服务。一些研究提到了临床药师对姑息治疗团队的贡献。Lee 等在 2006 年证实安宁疗护服务中药师在管理药物相关问题和疗护中的价值。在 98 项干预措施中，其中 21 项是由于未开具满足临床需要的处方药（21%），23 项是药物剂量不足（23%），或者 18 项是未能服用或接受药物（15%）。在药师提出的建议中，84% 被医生接受，大多数（77%）达到了预期的临床目标（Lee 等，2006）。在英国，社区药师接受姑息治疗的培训，并与全科医生配合，一起参与临床工作。100 项临床干预措施被记录在案，并得到如下评价：31% 可能改善症状，13% 改善了患者依从性，只有 3% 被评估为有潜在的危害性（Needham 等，2002）。在日本的一项研究中，姑息治疗团队中有三名药师，参与设计癌痛管理方案。根据报告，药师的参与使泻药（48.7% 增长至 76.4%）和非甾体抗炎药物（34.2% 增长至 77.3%）的使用有所增加，治疗阿片类物质戒断症状的药物使用从 10% 增加到 71.4%（Myotoku 等，2008）。Austwick 等在 2002 年也报道了药师在姑息治疗临床实践中使用不同的分类方案甄别与药物相关问题。报告中最常见的问题包括无效药物（27%）、患者改变治疗方案（22%）、药物不良反应（16%）和未治疗的症状（14%）。姑息治疗团队成员认为药师的目标与治疗目标是相关的，应在临床实践过程中实现（Austwick 等，2002）。在日本的另一项研究中，由于额外服务的经济负担，社区药师投入的价值在某些方面受到损害。尽管这项研究和其他研究，包括一项超过 13 年的研究，均证实患者认可在医疗保健实践中药师参与的价值（Hussainy 等，2011；Kato 等，2011）。

九、药物的成本 – 效益

科学经济地应用药物在所有医疗机构中都很重要。在许多国家，大多数安宁疗护机构都注册为非营利组织，所以应用物美价廉的药物尤其重要。大多数用于症状管理的药物都是价格相对便宜的普通药物，但也有一些例外，如生长抑素类似物或双膦酸盐。瑞典已经报道了临床药师服务的经济效益评价方面的内容（Norrstrom 等，2010）。为住院部建立商定的药物清单可能会演变成一个核心处方集。在美国肯塔基州的一家安宁疗护机构，这项举措已被证明是减少成本和改善患者预后的成功策略（Snapp 等，2002）。美国的另一项研究表明，如果由临床药师能够对传统药物剂量进行监控和滴定，新的、更昂贵的药物治疗方案并不一定优于合理传统药物治疗（Weschules 等，2006。在理想情况下，任何处方都应该基于循证医学，但姑息治疗中使用药物的治疗的证据级别低于其他治疗领域，部分原因可能是在临终患者身上进行随机对照试验存在困难（Steinhauser 等，2006）。

十、皮下注射给药

在姑息治疗和安宁疗护中，临终患者复杂症状的处理需要经常给药，但由于各种原因，患者可能因为他们的潜在疾病和（或）症状而无法忍受口服药物，如呕吐、恶心或吞咽困难，对患者进行口服给药会受到阻碍（Alvarez 等，2011）。因此，需要寻找可以替代的给药途径。通常情况下，在症状管理中使用的大多数药物中，皮下途径的频繁使用是在许可证之外的。潜在问题的主要方面是不同药物在同一注射器中被混合在一起。尽管所使用的药物是临床常用的，但研究注射剂与其他药物的相互作用并不一定符合制药公司的经济利益。此外，许多被使用的药物已经失去了专利，由仿制药制造商制造，而仿制药制造商更不愿意进行此类研究。临床药师主要负责收集用于皮下输注和给药（Dickman 和 Schneider，2011）的注射器中药物混合的数据。来自 2014 年的一项研究数据报道了皮下给药的临床实践非常灵活，广泛可行，相当安全，并且无负担（Bartz 等，2014）。

十一、补充和替代药物

补充和替代药物的应用应被视为一个安全问题。在德国，据报道，40% 的恶性肿瘤患者在治疗期间或治疗后的某个时间接受补充和替代药物（complementary and alternative medicine，CAM）（Horneber 等，2012）。在欧洲的一项调查中，36% 的患者承认使用补充和替代药物。大多数情况下，

他们使用基于生物的补充和替代药物，如植物药物、补充剂和草药。患有乳腺癌或其他妇科肿瘤的女性患者比其他患者更经常使用 CAM（Molassiotis 等，2005）。在肿瘤学中，CAM 存在一定的价值，但也有风险，如不良反应或药物相互作用（Colalto 等，2010）。可以理解的是，许多患者担心传统药物的安全性，但在市场营销的推动下，人们认为如果一个产品是草药或冠以“天然”进行销售，那么它就可能是比较安全的。临床药师会对患者用药史进行具体的询问，患者可能不会提及补充或替代药物，因为它们不被视为“药物”。一般来说，因为不受相同的法律约束，补充疗法所使用药物的质控并不要求达到常规药品的标准，这使得解读证据变得很困难。临床药师需要严格审查现有的信息，并对患者进行 CAM 的潜在有益和不利影响的指导，以及对可能的禁忌证和药物相互作用提供建议，特别是 CAM 与化疗药物的相互作用。临床药师也需要对于一些可能影响患者的药物 - 食品相互作用进行指导。例如，对于患有高胆固醇血症的人来说，摄入过量的葡萄柚会影响他汀类药物的作用，但定期摄入适量的葡萄柚则风险很低。

十二、专业团队

与许多专家一样，大多数参与姑息治疗工作的药师都是单独工作的，因此，与其他药师交流以获得建议和支持是非常有价值的。在美国、加拿大和英国都有为姑息治疗药师设立的地区性和全国性组织，从研究水平到实践水平都各不相同。在美国，美国临床药师协会疼痛和姑息治疗小组为所有临床药师、临床医学家、药学教育者和其他人员建立了一个线上平台。这个平台的主要工作是推进疼痛 / 姑息治疗相关的药学实践、教育和治疗的发展。其目标包括培养领导力技能，为关注疼痛和姑息治疗的医护人员和学生提供培训、信息技术和支持系统。

结论

药师在姑息治疗领域所发挥的作用正在明显扩大。患者在生命末期病情复杂多变，药物重整对药师来说是一个挑战。疗护的连续性将使药物的使用更加有效，进而改善接受姑息治疗患者的生活质量。另一个需要改进的领域是医生和社区姑息治疗药师之间的沟通，可以根据必要的患者医疗信息，成功自信地提出疗护建议。临床药师处于一个独特的位置，可以提供有价值的患者服务，为知识数据库的迅速增长做出贡献，并参与对患者、家属和其他专业人士的教育。随着姑息治疗向更多患有非恶性、局限性疾病的患者开放，我们有必要了解更多的药物治疗方案及其作用，并尽可能地培训更多的同事在以患者为中心的姑息治疗中安全和有效地使用药物。此外，姑息治疗药师还可以参与姑息治疗和支持性治疗的宣传、研究和学术活动，进一步推动这一领域的实践发展。这是一个姑息治疗领域药师激动人心的时刻，因为这个领域正在逐渐走向成熟。

第 28 章　医疗康复与姑息治疗的患者

Medical rehabilitation and the palliative care patient

Andrew M. Cole　著

刘　巍　王　龙　译　　李　玲　吴　楠　校

一、医疗康复与姑息治疗的患者概述

在疾病的发展过程中，患者越早地接触支持性和姑息性的治疗，越能够通过治疗改善疾病的预后，并且已经使得保持患者功能的灵活性和独立性变得越来越重要。本章重点介绍康复医学和相关的健康疗法可以在综合性的姑息治疗的计划中发挥作用。虽然本章集中讨论高收入国家普遍存在的做法，但它所处理的问题具有全球相关性。

康复医学和姑息治疗都很重视患者诊疗中的生物－心理－社会模式。跨学科团队制订满足患者及其照护者生理、心理、精神和社会需求的治疗和护理计划。两者均在探索与疾病状态没有特定关联的多维度量表，如功能独立性评定量表（Functional Independence Measure，FIM）或生活质量量表（Raj 等，2017）。

康复治疗策略通过以下方式助力于姑息治疗的进行：①在患者不活动或存在预期性躯体功能减退期间，保持并尽可能地提升功能的独立性；②提供策略预防、减缓甚至逆转有害的并发症，如体力下降、皮肤破损或关节挛缩。

选择合适耐用的医疗设备时，患者最好与康复医学专家合作。这些康复医学专家能够将所掌握的大量医疗设备知识与该患者显著的医学和预后特征进行结合。康复医学专家、物理治疗师和职业治疗师将会经常与医疗设备供应商进行密切合作，为进行性依赖的患者选择最佳的家庭适应设备。

二、姑息治疗中提供康复服务的工作人员

康复医学（也称为物理医学和康复学，或理疗学）是一项在全球范围内负责提供康复医疗服务的医学专业。国家康复医学协会成员包括国际物理学会和康复医学学会，并且在国际、国家和地区各级水平上有专门重点关注癌症和姑息治疗人群的医疗和治疗师兴趣团体。

不同国家之间康复团队服务所需要的培训和能力认证水平差别很大。对医生来说，国际物理学会和康复医学会建议要在这个医学学科中进行 3～4 年高级专科培训。

对于联合健康治疗师来说，他们的培训从 3 年制的本科学位课程到 2 年的硕士学位课程直到 3 年的专业博士学位不等。治疗师可以将他们的一些积极治疗委托给助理或康复助手。

物理治疗师处理患者需要专门训练的肌肉力量、耐力和移动等问题。这包括对患者进行适应性助行器的训练和对门诊患者在具有挑战性的地面上进行步态训练。训练方案应根据患者面临的居住环境进行量身定制，如患者住所的位置和大小、有无楼梯、家庭内的行走能力；还应检查患者转乘的汽车、面包车或改装车辆，便利的交通帮助患者继续参与更广泛的家庭和社区活动。

一项系统评价介绍了治疗性运动在接受姑息治疗的癌症患者中的新应用（Lowe 等，2009）。对这一人群的初步研究一致认为，由运动治疗师提供的有氧、无氧和混合训练计划，采用轻柔的自行车测力法（上肢或下肢）和（或）量身定制的阻力训练，能够为患者带来功能获益。这些运动需要制订明确的指导方针来管理疾病晚期的患者在进行积极干预时可能伴随的风险和并发症。

职业治疗师关注患者基本的功能性活动，如穿衣、洗澡、上厕所和独立进食、患者的家庭环境是否适合对其进行照护，并在必要时提出修改建议。有效的认知评估工具［如蒙特利尔认知评估量表（Montreal Cognitive Assessment，MoCA®），一种改良的标记测验，威斯康星卡片分类测试］用于对患者进行初始评估，必要时进行后续评估（Zorowitz 和 Adamovich，2000）。

一些来自神经心理学家的信息可能会让想要通过学习某些策略来减少认知障碍带来的负面影响的患者受益。神经心理学家也可能被要求帮助需要区

分患者记忆力缺失和注意力缺陷的原因，是来源于未经治疗的抑郁或焦虑，还是来源于痴呆的病情发展，或者其他可逆和不可逆的原因。这些信息可以帮助启动对焦虑、注意力和觉醒缺陷、情绪障碍的药物管理。神经心理测量数据有助于说服患者将财务或法律事务的代理权交给指定的代表，或者反过来，说服家庭成员患者仍然能够处理自己的事务。

支持性心理治疗师和咨询师也几乎是所有康复团队的核心成员。他们在与患者讨论功能丧失、伤残接受和疾病经历方面有着丰富的经验，但可能需要调整干预措施以适应这些预期寿命有限的患者。

社会工作者和个案管理人员可以促进患者、临床医生和资助机构之间沟通，帮助患者无论在家里或其他长期护理的环境中获得适当的护理和支持。他们经常帮助家庭申请财政支持，以支付所需要的家庭护理设备或往返治疗中心的交通费用。

许多接受姑息治疗的老年患者在保持食欲、营养、体重和肌肉含量方面存在其特定的问题，经常出现衰弱综合征。获取良好的营养师和营养服务建议是康复团队护理的重要组成部分。

虽然并非所有的康复或姑息治疗服务都使用按摩疗法，但按摩疗法有助于实现康复目标。直接的机械治疗效果包括软组织内淋巴水肿的动员和血管灌注的改善。按摩疗法的心理益处包括在治疗期间和治疗后患者主观方面的放松感和幸福感。

与按摩相比，运动疗法可以在团体环境下进行。气功和太极拳是低冲击、低阻力的项目，可以提高患者的平衡、力量和耐力（Lee 等，2007）。改良的瑜伽姿势甚至可以用于身体情况很差的患者（Chen 等，2007）。

尽管姑息治疗团队和普通康复团队在成员和目标方面有很大的重叠，但必须认识到，传统的康复治疗是与恢复功能的目标相关联的，而这一目标在姑息治疗的人群中可能是达不到的。这个目标在姑息治疗被取代为尽可能长时间地保持功能独立性。鉴于这种差异，以前在更一般的康复环境中工作过的人员可能会发现在向姑息治疗工作的过渡相当具有挑战性（Reynolds 等，2019）。

在 20 世纪 60 年代，Dietz 开创了癌症康复计划，它因包含了一个癌症患者康复治疗时广泛使用的四阶段模型被人所熟知，分别是预防性康复、恢复性康复、支持性康复和姑息性康复（Dietz，1969）。

第四阶段（姑息性康复）提出了为疾病晚期患者量身定制康复服务的任务。在这种情况下，康复服务的疗效不仅在癌症患者中得到广泛研究（Sliwa 等，2016），而且在伴有晚期器官衰竭或神经退行性疾病相关的进行性残疾的患者中也得到了广泛研究。初始治疗团队可能会请求康复药物咨询来获得全面的综合治疗方式，对于情况不那么复杂的患者，他们可能会选择由个人专职医生进行间断性治疗干预。虽然很多情况下这些治疗是由患者及其家属在社区直接发起的，但他们往往要求医务人员在医院环境下提出治疗要求。

高收入地区运行良好的大型癌症中心已经成功地建立了家庭内部康复方案，以满足患者在整个疾病过程中的治疗需求。同样，规模较小的癌症中心也已经为康复医学专家提供兼职职位、资金支持和配备治疗人员，或者支付治疗人员专门的培训费用。

当患者及其家属认为姑息治疗转诊可能代表出于治疗目的提前退出治疗时，康复专家在支持治疗与姑息治疗的存在会让他们感到放心。在许多情况下，旨在使患者功能获益的恰当的多学科癌症护理和康复治疗与照护者的培训组合，可用于确保患者安全，减轻照护者的负担，并最大限度地提高患者回家后的独立性。

姑息治疗的患者为了进行改善功能状态的正式住院计划可能需要单独接受康复治疗服务，或者因为其本身残疾仅有微小的希望获得功能独立，需要对家庭或照护者进行培训。

与癌症中心关联的康复中心通常在为患者设计切实有效的直至患者临终前的治疗计划方面积累了数十年的专业知识。独立的普通住院康复治疗中心如果想接诊姑息治疗阶段的患者，可能需要加强对那些治疗晚期疾病患者方面经验不足的工作人员的教育培训，并且需要解决那些与患者及其家属一起工作直至患者生命结束的工作人员的心理需求，特别是那些可能因为专注于功能恢复而选择康复的工作人员（Reynolds 等，2019）。

住院患者可以接受不同强度的康复治疗方案，通常每天至少进行 2 次治疗。它们旨在为患者提供集中的多种治疗服务，主要目的是让患者能够重返社区生活。有经验的护理机构有时可以提供一些康复服务，但往往治疗强度较低。

应该鼓励社区患者在门诊中心获得康复服务，因为门诊有能力提供比家中更好的康复服务。此外，患者可能从社会支持和团体环境的鼓舞中受益。然而，在某些时候，患者可能发现前往门诊中心存在一定困难，治疗师和康复医学专家应确保为这些患者和他们的照护者配备一个切合实际的以家庭为基础的康复保持方案。

家庭康复治疗的目标集中在自我照顾、身体移动、家庭步行、上下楼梯，以及让一些功能减退的患者早日重返社区。为确保有效的康复管理，物理治疗师和职业治疗师可以为患者提供家庭评估和指导。

力量、耐力和功能性表现的提高可以通过有监督的家庭计划来实现或保持（Cheville 等，2012a），一旦计划设计好，就可以进行持续的自我管理。

康复医学评估每 4～8 周进行 1 次，无论是患者在诊所还是在家中，它作为调整整体康复治疗计划以适应疾病状态的机会，根据需要重新邀请新的治疗师参与。包括疼痛、痉挛和伤口护理在内的症状管理大多数可通过门诊康复医学团队进行。

伴有骨转移性病变、偏瘫或下肢轻瘫的患者可能需要定制的轮椅和座椅。选择不当的阀座系统，如果压力释放不足，可能导致患者皮肤破裂，并降低座椅性能。大多数康复中心提供专业的医疗设备选择，并根据医疗理由选择规定的组成部件。使用新设备前通常需要对患者和照护者进行一段时间的培训。康复中心通过门诊和家访提供这些服务。

在生命终末期护理的最后阶段，康复服务的作用转向预防损伤和支持患者及其家属安全地实施护理。保持舒适的体位、维护皮肤完整性、疼痛控制、自控能力、安全的营养成为优先事项。治疗师可能会短暂地返回来指导之前的门诊患者及其照护者轮椅技能或正确地使用机械升降机。远程会议已成功用于改善晚期癌症患者的疲乏感和生活质量（Johns 等，2016）。

许多在其他患者群体中安全使用的康复干预措施可能会增加晚期疾病患者的损伤风险，如病理性骨折伴有骨转移。由康复医生进行详细的风险评估和充分的知情同意后，患者和照护者可以继续进行改善患者的功能和生活质量的干预措施，包括对负重、活动范围、心血管系统和血液系统异常的预防措施（Maltser 等，2017）。

三、评估需求、时机、干预措施的整合和目标设定

（一）评估

许多疾病，特别是癌症患者的功能状态和健康相关生活质量之间已经建立了强有力的联系。随着患者希望尽可能长时间地保持个体独立性，现在患者自我报告的结果数据及所有与患者的潜在功能问题有关联的结果数据受到明显的重视（Osoba，2011）。研究表明，在某些文化背景下，功能衰退会严重影响癌症患者的生活质量，以致他们可能陷入被动的自杀念头，最终表现出对医生协助自杀的意愿（Mystakidou 等，2006）。在一些研究中，功能状态和自主性的丧失是患者渴望加速死亡和追求安乐死的最强烈的预测因素（O’Mahony 等，2005；Loggers 等，2013）。

多达 70%～80% 的晚期恶性肿瘤患者表示有兴趣接受康复治疗服务，并普遍认为这些康复治疗有用（Cheville 等，2008）。研究显示，通过康复治疗，中枢神经系统受累患者的预后得以改善，其功能改善程度与缺血性或创伤性神经损伤的患者相当（McKinley 等，2000；Greenberg 等，2006）。通过积极使用康复治疗缓解功能衰退已经在 AIDS 和其他晚期疾病状态等病情恶化的患者中得到证实（Yarasheski 和 Roubenoff，2001）。总结归纳这些发现是合理的，同时期望维持功能和保持生活质量对很大一部分晚期癌症患者及那些疾病过程研究较少的患者有用也是很有道理的。

（二）评估时机

Lynn 等已经确定了癌症和其他疾病的患者在生命最后 1 年中的功能衰退的轨迹（Lunney 等，2003）。轨迹的特点是通常会有一个延长的时期，在此期间，功能几乎保持在基线水平，随着疾病进展、复发或某些疾病缓解疗法的使用，出现短暂性下降。晚期疾病终末阶段的特征往往表现在生命最后 1 年或几个月内功能急剧下降，具有明显的躯体依赖性，尤其是癌症患者更加明显（Cheville 等，2012b）。然而，在导致死亡的几乎 1/3 的功能快速下降中，这种下降的确切时间仍然是不可预测的（Cardmona-Morrell 和 Hillman，2015）。因此，必须尽早提供有效的治疗，以便从康复干预措施中获得尽可能好的效果。

在现实生活中，有许多障碍使我们实现这一目标变得困难。

1. 照顾晚期疾病患者的临床医生不一定熟悉康复干预的实质或潜在益处，因此导致转诊模式不可靠（Beck 等，2006）。

2. 非康复医学的临床医生不太可能常规筛查患者的功能下降，因此功能障碍通常只有在疾病晚期才得到临床关注。当潜在的躯体损伤原因已经确定后，治疗干预往往不那么有效。

3. 临床医生可能认为，在疾病的某个阶段如果

调整常规治疗可能无法获益时，康复治疗可能也不会给患者带来益处。然而，事实可能并非如此。

有时患者本身的原因也会阻碍康复治疗服务的及时介入。大多数患者不习惯与临床医生讨论自己的功能状态。患者可能认为功能衰退是他们病情不可避免的后果，甚至当他们的行动能力或日常活动出现巨大的衰退时可能也不会引起临床医生的关注，直到医生看到了他们的躯体依赖性（Detmar 等，2001）。由于大多数康复干预需要患者积极和持续的参与，患者和支持系统的“认同”是必不可少的，他们领会到对康复治疗的需求，认识到康复治疗给未来带来的获益，感知到康复治疗目标的意义。穿衣或洗澡的困难可能反映了一些患者功能的急剧下降，而另一些患者则无此预兆。

随着护理服务越来越多地从住院转向门诊，如果要积极有效地解决患者的功能障碍问题，患者、医生、护士、治疗师和照护者之间的有效沟通将至关重要。未能识别和解决患者累积的功能障碍，会导致患者生活在较低的功能水平，每个人都会经历更多的困难和不必要的痛苦（Cheville 等，2017）。

显然，不可能让所有的姑息治疗患者都接受康复医生的评估。患者的转诊可以基于以下几点。

- 一些高危患者：老年人，多种合并症的人或已经出现一些功能障碍的人。
- 患者出现任何新的或重要的日常基本或工具性活动功能障碍。
- 出现任何新的或显著的家庭或社区活动减少。
- 最近住院治疗时的身体状况有显著变化。
- 症状（如疼痛、呼吸困难）影响了患者的功能。
- 照护者身体衰弱或患上新的疾病或出现了功能障碍，这种情况影响到了对原有患者的照护。

三、目标设定：基础、组成和障碍

（一）基础和潜在的问题

躯体损伤和功能障碍之间的关系已经在不同的晚期疾病人群进行了研究。例如，在Ⅳ期乳腺癌中，最常见的躯体损伤包括骨转移导致的截瘫、类固醇肌病和关节疼痛（Cheville 等，2008）。在缺乏康复干预措施的情况下，这些损伤可能会导致功能的急速下降。胸膜或肺受损可严重破坏患者的有氧储备，导致严重的活动不耐受。非手术的抗癌治疗，包括放疗和化疗，可以通过损伤肌肉和神经造成残疾。

对晚期肺癌患者的横断面研究表明，疲乏、疼痛和功能状态之间存在相关性（Fox 和 Lyon，2006）。在其他癌症患者中，疼痛也与功能状态密切相关（Beck 等，2006），暴发痛被确定为功能状态受损的重要原因（Portenoy 等，1999）。疼痛和疲乏，独立于疾病进展或新发骨转移或脑转移，与功能下降密切相关（Cheville 等，2012b）。因此，积极的控制疼痛是康复治疗成功的一个重要组成部分。

疼痛和疲乏导致晚期疾病残疾的程度具有直接和实际的影响。研究表明，75%～95% 的癌痛可以通过非侵入性手段进行控制，但这些手段仍然没有得到充分利用（Miaskowski，2005；McCarberg，2007）。以疼痛为治疗目标不仅解决了患者的一个重要症状和痛苦的来源，而且还具有减缓患者功能衰退的额外好处（Hanna 等，2006）。

研究发现，患者及其家属努力减少关于照护偏好和其他功能障碍相关问题的讨论，患者与照护者的信息需求相互冲突，部分原因是患者及家属不愿意面对患者即将到来的功能减退（也许想法是错误的），部分是为了保护彼此免受心理困扰（Edwards 和 Forster，1999；Pecchioni，2001；Zhang 和 Siminoff，2003）。这些研究表明，沟通偏好不容易总结。此外，研究还揭示了患者和照护者有时可能有非常不同的信息需求，这可能会干扰最佳康复策略的选择和实施。

（二）制订康复目标的组成

康复目标应反映患者的年龄、疾病分期、合并症、基线健康状况，以及他们的心理、社会、教育和经济资源。如前所述，Dietz（1969）描述了四种互补但又截然不同的功能导向的康复策略，每种策略都适用于个人的疾病过程的不同阶段，这些概念（预防、康复、支持和姑息性康复）在今天仍然是有用的战略构想。

在疾病的早期阶段，预防性康复的目的是避免因为任何原因导致的全身失调和肌肉萎缩。保持人们尽可能的活动和良好的营养，加上对照护者的教育、增强他们为患者提供支持的能力，可以大大防止不必要的功能障碍。

如果一个人的疾病和治疗仍然导致日常生活中持续存在功能问题，恢复性康复治疗计划的目标是使这个人尽可能恢复到他们发病前的功能水平，如主要肢体骨折（病理性或其他）手术后或严重的医疗疾病后。对于老年患者，衰弱的特征可能变得更加明显，特别是在肿瘤治疗或感染后，核心肌肉锻炼和强化是重要的恢复措施（Michel 等，2015）。

一旦患者出现不可逆转的损伤（如严重的神经功能缺陷或截肢），侧重于力量、本体感觉、平衡和耐力的支持性康复计划，以及使用适当的步态辅助设备、假肢和功能性任务训练，可以在许多情况下提供功能性移动、改善患者独立性。

最后，在疾病晚期、身体改善能力有限的患者中，姑息性康复治疗采用支持性方法，试图降低患者在行动和自我护理活动方面的依赖性。有效的干预措施将简单的身体措施与情感强化与慰藉相结合。例如，尽可能地延长患者独立如厕的时间，同时保持肠道和膀胱的自控能力，这对晚期疾病患者及其照顾者非常重要。全身水肿和进行性淋巴水肿在疾病晚期的患者中很常见，淋巴引流、按摩、对肢体进行加压包扎，联合适当的利尿药，可以最大限度地减少水肿。这些措施能提高患者的舒适度并保持了他们的活动能力。虽然是姑息性措施，但也可以起到预防作用，可以减少患者发生局部皮肤破损和相关感染的可能性（Cheville 等，2014）。

（三）康复治疗的障碍

无法控制的疼痛仍然是晚期疾病患者中功能下降的最常见原因之一，而控制与运动相关的疼痛对于维持功能的独立性至关重要。

疼痛控制不佳会导致患者出现活动减少、自主性降低、抑郁、功能退化的恶性循环。一旦功能性能力丧失便很难恢复，特别是有显著疾病负担和恶病质的住院患者。

姑息治疗照护者和康复专家在家庭环境中实现疼痛控制方面有着共同的兴趣。在家庭环境中，由典型的家庭活动引起的与运动相关的暴发痛很容易失去控制。患者通常在家中进行较多的活动，并将需要更加具体和积极的康复治疗方案，包括镇痛药和物理措施。

必须积极寻找患者康复治疗参与度差的原因，如抑郁症和谵妄，并尽可能明确地解决这些问题。

与康复治疗相配合，减少事件性疼痛的有效的可重复的方法，包括首先确保所有可能对改善疾病的治疗有反应的疼痛原因（如骨转移）得到解决，并控制好基线（“静止”）疼痛。接下来，描述患者活动可能产生的运动相关性疼痛，对每一次疼痛程度进行评分，记录目前使用的镇痛药物。患者必须“按需”补充镇痛药物剂量，并且应该在开始可能导致疼痛的活动（包括治疗）之前服用这些药物，认识到额外的口服镇痛药物在摄入后 30～45min 才能达到镇痛效果。

如果事件相关或与运动相关的疼痛仍然控制不理想，那么解构导致疼痛的活动，以识别出引起疼痛的具体动作和位置。固定体位或使用矫形器来限制导致疼痛的运动可能是有帮助的，但事件性疼痛发生频率高，则可能需要调整基线镇痛方案，进一步联合辅助镇痛药物，或者应用介入治疗及局部镇痛方法。

关键的挑战是充分的镇痛与不必要的不良反应之间的平衡，特别是在患者休息时出现嗜睡，随之而来的是不活动的风险增加。每位服用阿片类镇痛药的患者都必须接受教育，使其了解同时服用缓泻药的必要性，并且必须在每次与患者及其照护者接触时均评估肠道治疗方案的效果。

类似的方法可用于管理焦虑、呼吸困难、恶心或体位性低血压，同时联合使用行为技术和药物，以尽量减少对康复方案的干扰。

患者的姑息治疗医疗团队领导者应与其他医学专业进行协调，并与康复临床医生分享治疗计划或预后的变化。这些变化显然会影响患者康复目标、治疗计划和未来的设备需求。当根据每个患者的状况配备了最新和准确的临床信息，康复团队可以最有效地部署其资源。

四、针对特定姑息治疗人群的康复策略

姑息治疗中的康复干预措施包括持续进行的康复服务的整合，这些服务可能已经开始于对患者潜在疾病的初步诊断或治疗。姑息治疗的患者可以受益于精心选择的康复干预措施，这些干预措施旨在维持或在某些情况下甚至恢复患者独立功能的关键因素。许多用于减少急性和慢性疾病造成的损伤和残疾的康复策略为晚期疾病患者带来了显著的益处。康复中心通常根据 FIM 评分的六个功能领域制订治疗计划（Granger 等，1993）。六个功能领域分别是行动能力、自我照护能力、（肠道和膀胱）括约肌控制能力、沟通能力、社会认知能力和记忆力，社会认知能力又包括社会互动能力、解决问题能力。这些领域的目标可以由接受过 FIM 评分培训的治疗团队的任意成员分配，任何差异都应在跨学科团队会议上解决，并听取患者及其照护者的意见。

康复医学专家与患者一起工作，通过将康复医学知识与潜在的对疾病发展过程的理解相结合，帮助患者选择适当的目标。负责仍然能够到门诊就诊

的患者的工作人员可能会发现他们的工作更加独立，他们应尽一切努力与延长治疗小组的所有成员分享他们的治疗计划。虽然患者可以临时获得康复治疗服务，但当所有康复治疗团队的成员都成为给予患者和照护者支持的姑息治疗团队的一部分时，患者才能得到最好的服务。

（一）伴有衰弱综合征患者的康复治疗策略

衰弱综合征是老年护理中公认的组成部分，如果患者存在以下五个标准中的三个，则符合其诊断标准：体重突然下降，手的握力降低，步行速度减慢，身体疲劳的主观感受，身体活动水平降低（Fried 等，2001）。

考虑到大多数癌症随着年龄的增长越来越普遍，老年衰弱的特征可能早于癌症的诊断也就不足为奇了。虽然许多癌症患者突然体重减轻可能有其他的潜在原因，但姑息治疗的患者出现衰弱综合征也是其中的重要原因，它可能导致一系列并发症，如活动减少或不安全（伴有跌倒和潜在骨折）、皮肤破损、肌肉和关节僵硬，从而导致非常差的生活质量。

如果及早发现衰弱综合征，许多患有多种慢性疾病的患者可以通过适当的康复计划，包括个体化锻炼和细致的营养评估和支持，回到非衰弱的状态（Michel 等，2015）。这对接受间歇化疗或放疗的老年患者尤其重要，因为恶心或厌食可能是治疗的显著不良反应，这些不良反应可能会进一步加重衰弱症状。在一项随机对照试验中证实，即使在晚期癌症患者中，物理治疗方案也能改善疲乏症状（Pyszora 等，2017）。

衰弱综合征在癌症患者中普遍存在，以至于它似乎是癌症本身经历不可避免的一部分，患者往往没有尝试在此情况下采用康复治疗。大多数衰弱的患者不一定需要入院治疗，但无论在姑息治疗的环境中，还是在住院或是在门诊护理环境中，只要患者有明显的衰弱症状，就应加以解决。

（二）因活动减少导致功能减退患者的康复治疗策略

功能减退是老年患者最常见的身体损伤之一。身体功能下降是由许多疾病相关因素造成的，包括贫血、呼吸困难、疼痛、睡眠障碍、恶心、疲乏、体位性低血压和恶病质。随着身体活动的耐受性下降，患者变得萎靡，继而可能会进入渐进性功能减退的恶性循环。针对功能减退患者的康复干预可以分为恢复功能或维持功能的方案，以及通过补偿策略和环境改变减轻耐力下降影响的方案。

对于晚期疾病患者，治疗性运动应特别注意强度、方式和持续时间，同时明确说明治疗目标和必要的预防措施。晚期心脏病患者应了解安全运动的强度，其他疾病的患者也应该了解（Bartels，2000）。现实的目标选择将决定治疗模式的选择，最佳方案通常按照患者当前状态量身定制，针对核心和外周肌肉群，以一定比例将柔韧性、有氧和阻力或强化练习结合起来进行锻炼。肢体主动和被动的活动范围计划对于实现和保持舒适的关节位置非常重要，这有助于预防压疮和限制关节挛缩的发生，而压疮和关节挛缩可能妨碍患者卫生、穿衣和其他方面的自我护理。晚期癌症患者的有氧运动治疗方案已经证明了可以改善生理和功能，前提是疾病进展不超过任何训练效果，可以为积极的患者制订分级干预计划。

对雄激素去势的前列腺癌患者进行抗阻力训练和强化训练的有效性研究已经证明了在恶性肿瘤的情况下保持甚至提高力量的可能性（Segal 等，2003）。尽管一些患者的呼吸和心血管功能无法改善，甚至不断恶化，但改善外周肌肉效能通常可以让肺和心脏受损的患者完成更多活动。将力量训练与功能活动（如从坐位站起的转换）相结合，通常对功能受损、缺乏时间或耐力参加多模式锻炼计划的患者是一种有效的方法。

充分告知患者与治疗风险和益处相关的安全性，获得他们的同意，并认真描述运动的防范措施。这些措施包括对血小板减少症和静脉血栓形成患者的限制，对骨转移患者的负重限制，或者对脊柱不稳定患者的支撑要求。

（三）运动障碍患者的康复治疗

许多晚期疾病患者会出现特定的肌病及神经介导的运动无力。进行性营养不良，如杜氏肌营养不良或面肩肱型肌营养不良，患者在进入完全依赖阶段之前，越来越依赖于补偿策略和适应性设备。随着时间的推移，患有这些疾病的患者及其家属已经经历了功能丧失，并且随着需求的增加，他们可能拥有一套独特的建立在适应性设备方面丰富的知识。

相比之下，当脊椎转移导致下肢轻瘫或脑转移导致偏瘫或其他脑卒中样综合征时，其他患者可能会经历更加突然和意想不到的运动障碍发作。

脊髓压迫导致的下肢轻瘫在转移性癌症患者中

相对常见。在创伤性脊髓损伤中发展的康复方法，通过对姑息治疗的患者和照护者进行适当的再培训，可以有效地解决患者功能受损后的需求。患有脊髓压迫的姑息治疗人群预期寿命不同、合并症不同，尽管随着越来越多的特异性免疫治疗的应用，会让之前预后很差的患者显著增加预期寿命，但还是需要仔细修改脊髓损伤的治疗方案。通常目标包括增强瘫痪患者残余的运动功能、指导护理能力、整合补偿策略、应用适应性设备，以及接受基于生理、社会和环境限制的现实目标。在癌症相关的脊髓压迫中，运动功能的恢复可能与放疗或手术治疗前损伤的持续时间相关（Guo 等，2003）。

将颅内病变患者与脑卒中患者的康复治疗结果进行比较的研究显示，两者在多个领域的表现具有可比性（Greenberg 等，2006）。单纯上运动神经元或上、下运动神经元混合受累的患者通常会出现肌张力增加或痉挛，他们与脑卒中患者一样，可能会受益于相同的物理治疗、神经松解术或药物干预治疗。局部注射肉毒杆菌毒素，联合活动限制及夹板治疗，可用于预防晚期患者的痉挛性挛缩和关节畸形。

尽管是在提高脑肿瘤患者寿命的背景下进行的研究，在欧洲和美国长期使用治疗肿瘤的低强度 200kHz 交流电场是一种便携的物理治疗模式，传感器每天在剃光的头皮上应用长达 18h，在统计学上显著改善了患者无进展生存期和总生存期（Stupp 等，2017）。

撞击、药物毒性或局部转移性疾病引起的下运动神经元损伤可导致弛缓性麻痹引起局部运动障碍，而软脑膜疾病和化疗可导致更多弥漫性的下运动神经元衰弱。增加肌张力的好处，尤其是腿部，可用于协助上运动神经元损伤患者的活动，但该好处不适用于下运动神经元损伤。

下运动神经元损伤的患者更加需要注意身体的支撑和体位，以避免疼痛的发生或对身体的进一步损伤。这些患者可能需要尽早使用辅助设备，而不仅仅是单纯的补偿策略。一个通用的柔软的手套，用于握住餐具、梳洗和卫生辅助工具，可以提高因肿瘤压迫 C_8 和 T_1 神经根而导致手部无力患者的自理能力。

可能矫形器最常用于单纯的“足下垂”或胫骨前肌无力患者，根据临床表现，可以使用活动或固定的踝足矫形器。在某些情况下，尽管股四头肌或腘绳肌无力，通过改变矫形器的背屈或足底屈程度，可以加强患者对膝关节的控制。

如果不使用较重的膝 – 踝 – 足矫形器改善患者的活动能力，那么使用坚实且具有支撑性的踝 – 足矫形器来限制下肢到远端的稳定性，即使在弛缓性偏瘫的患者中，也可以充分地稳定和保护关节来帮助患者活动。

通过利用现有的肌肉组织力量、调整姿势和身体力学，以最大限度地减少由局部功能障碍导致的继发性并发症，教会患者在自我护理中保持活动性和更加独立。选择适当的辅助设备有助于患者保持独立性，例如，研究人员允许部分瘫痪的患者自取物品。为辅助患者日常生活特定活动而开发的设备可以减少患者在特定任务上的能量消耗，如穿衣服。

投资于更昂贵耐用的医疗设备，特别是电动轮椅，给晚期和进展期疾病的患者带来了一个具有挑战性的困境。早期，积极主动识别设备内置规定范围内新出现的缺陷，必要的话，可以后期更改。

（四）感觉障碍的康复治疗策略

感觉障碍和疼痛可能是疾病进展的结果，如糖尿病、肿瘤侵犯周围神经或 CIPN。任何感觉神经纤维的损伤都会对站立平衡、行走和自我护理所需的手的灵活性产生巨大的功能性影响。与糖尿病相关的感觉障碍不同，如果停止神经毒性药物治疗或肿瘤进行姑息性放疗有效，即使是在晚期疾病中，那些与癌症相关的感觉障碍也可能会减轻。

保护和功能恢复成为患者选择康复目标和干预措施的首要原则。所有伴有皮肤麻木，尤其是下肢皮肤无感觉的患者及其照护者，都应学会检查皮肤、通过转移重心和更换体位来缓解皮肤局部压力，以避免皮肤损伤，尤其是使用现成的踝足矫形器的患者，愈合的皮肤常常再破损。手和手臂相对来说便于观察，更易做到皮肤保护，进行及时的治疗。

基于物理疗法的运动干预可以改善患者平衡、步态功能和生活质量（Brayall 等，2018），并减少足部疼痛和感觉异常。视觉线索也可以提供间接的位置信息，上肢本体感受反馈通过手杖和助行器传递。此外，应用广泛的移动设备，如轮式助行器、拾取架和前臂支撑架等，可以为平衡功能受损的患者提供机械性的稳定性。使用设备时需要仔细评估患者跌倒受伤的风险、何时限制设备或密切监督患者移动。

职业治疗可能包括温和的手法治疗、缠绕胶带改善水肿和手指表面的敏感性，以及使用试验设备来一定程度上恢复手部的精细运动功能。尽管患者可能存在感觉受损，但是还可以通过增大餐具手柄、纽扣和应用辅助穿袜子的工具来维持独立的日常生活，特别是在视觉功能未受影响的情况下。

潜在的抑郁情绪和疼痛症状需要通过药物和心理治疗加以解决，康复心理学家可以帮助患者和家属接受从希望治愈到尽可能过好每一天的心理转变，这有赖于康复策略的有效整合。

（五）小脑功能障碍或运动障碍患者的康复治疗

严重的活动能力和自理能力缺陷与小脑病变和共济失调运动障碍有关，而伴有脑转移性肿瘤及副肿瘤综合征的患者容易出现这些缺陷（Rees，2004）。必须反复强调患者的安全意识和跌倒预防，如果否认安全意识或其他原因导致洞察力下降，共济失调的患者往往会低估他们的缺陷所造成的影响。

治疗师可以利用患者本能的保护机制，如采用更宽大的支撑物，使用步态辅助建立更安全的运动模式。家庭环境的改善可以提高运动障碍患者的安全性，预防患者跌倒，包括晚期帕金森综合征和某些痴呆患者中出现弥漫性运动迟缓和保护性反射障碍的情况。晚期酒精相关性脑病、遗传性和非遗传性脊髓小脑性共济失调、亨廷顿舞蹈症患者需要进行细致的评估来获得合适的可长久使用的医疗设备。例如，轮椅座椅系统必须选择可以最大程度提供姿势支撑的，而不会妨碍必要的活动自由。每隔一段时间需要对患者手动推动轮椅的能力及功率迁移能力进行重新评估。动力移动控制装置包括速度控制器和操纵杆，通常面对患者运动协调性降低，通过调整可延长患者独立移动的时间，必要时，可代替陪护者的操控。

（六）脑神经和机械性口腔运动障碍患者的康复治疗

由于肿瘤、肌萎缩侧索硬化症、多发性硬化症或其他诊断所致的脑神经受累，会导致患者视觉、语言、吞咽和口腔分泌物管理的功能受损，从而产生严重的医疗和社会后果。可能需要与语言治疗师、头颈外科医生和呼吸治疗师合作，预防患者发生吸入性肺炎并确保充足的氧合。如果不调整饮食，吞咽困难和吞咽疼痛很容易影响患者的营养状况，产生各种功能性问题和医疗问题。补偿策略可用于认知完整的发生局灶性吞咽障碍的患者，以避免使用管饲或限制食物浓度。

构音障碍对那些正在经历躯体功能衰退的患者来说是毁灭性的打击，他们无法表达自己的需求。对一些患者来说，可以通过呼吸训练、省力技术和适当休息来提高发音清晰度。在其他情况下，加强通信设备的使用，从简单的画板到允许选择单词或字母的计算机可能会对改善构音障碍有所帮助。家庭和照护者的教育和培训对于缓解患者的挫折感也是至关重要的，因为患者的沟通能力会因罹患绝症而减弱。

许多针对视力丧失或眼球运动障碍的康复干预措施（尽管不是全部），在姑息治疗中仍然是有效的。许多为视障人士开发的资源，如录音书籍、有纹理的工具和其他适应性设备，可供患有糖尿病视网膜病变、视交叉肿瘤或其他损害视觉功能的人士使用。

（七）言语和认知功能障碍患者的康复治疗

用于脑卒中和脑损伤患者的言语治疗和认知干预也可以为姑息治疗的患者带来有适度但有意义的功能改善。记忆类书籍及躁动或睡眠－觉醒周期中断的药物管理可以提高患者的整体认知表现。家人、朋友和照护者的培训通常是必要的，以确保患者治疗的连续性及补充策略和其他治疗工具的结合。尽管这些努力很耗时，甚至只是部分有效，但它们还是吸引了患者和他们的支持群体参与进来，往往会产生一种大家努力帮助患者把事情变得更好的感觉，而非强烈的无助感和徒劳感。

认知缺陷增加了照护者的负担，导致安全问题，使人际关系变得紧张。脑转移可导致患者出现失用症、失读症和失语症等功能缺陷，对许多独立功能领域产生广泛影响。神经退行性过程通常会损害高级认知功能、短期记忆力和注意力，同时还会造成执行功能和情绪控制障碍。临床医生在对身体状况不佳的姑息治疗患者进行干预时必须区分认知功能障碍可逆和不可逆的原因，其中尿路感染、药物反应和其他可逆性原因导致的谵妄十分普遍。不可逆的原因可能类似于与特定中枢神经系统病变相关的离散综合征，或者表现为更广泛的认知迟缓和近乎嗜睡状态，这可以作为是颅脑照射的延迟效应发生。

（八）照护者支持

长期以来，姑息治疗早已认识到有效的干预措施需要关注到患者、家庭和社会支持网络所构成的整体背景。随着残疾的增加，这些家庭和社会网络可能开始将为患者提供越来越多的日常照护。尽管我们很快能想到照护者身体和情感需求及照护的经济成本是一种负担，Rabow 等（2004）也认为，持续的照护责任感及照护者的健康风险更是家庭照护的重大负担。

短期、集中的住院康复治疗或出院前的强化训练可以显著提高患者的安全并减轻照护者的负担。

照护者应了解患者转移的生物力学，以便保护他们自己和患者的身体。培训会降低双方受伤的风险，使用节省劳力的设备（如转运板）、沐浴辅助设备（如淋浴椅和软管）及更复杂的设备，包括机械升降机、楼梯滑轨、坡道和轮椅，都有助于节省时间和精力。肠道和膀胱功能护理计划减少了出院后的症状和内科并发症，并且对于保护骶骨皮肤、预防骶骨创伤和尽量减少成人尿失禁伴随的心理痛苦至关重要。康复护士在培训照护者复杂伤口护理技术及通过减压和变动体位保护患者皮肤方面具有丰富的经验。

有效的照护者培训可以减轻一些可能给患者带来负担的情绪和心理压力，并且要考虑到患者目前的功能能力，培训必须尽可能多地包括患者。至少，必须努力向患者仔细解释相关康复技巧，并最大限度地提高他们自我护理的能力。在某种程度上，照护者和患者也应接受指导照护者替代人员的培训，以便间歇期的临时护理也相对顺畅。

五、目前的挑战

康复医学集中所有努力来增强或保护患者在行动、自我护理、沟通和认知方面的独立功能。基础疾病和治疗只有在降低或改善患者的功能和生活质量时才具有相关性。

目前的姑息性康复治疗实践是基于对某些特定疾病的共识、不同疾病阶段康复的证据、个案报告、经验和许多常识。尽管可以得到比以前更好的数据信息，但考虑到在姑息治疗中对于功能改善的个人发展前景，许多因素仍然存在不确定性。关于一些康复干预措施是否对晚期疾病有确切疗效，证据有限。诚实地认识到这些局限性，将防止不恰当的教条式地坚持疗效不确定的疗法。

姑息性康复临床医生不会进行无意义的治疗，他们在不断地寻求实现患者和照护者最佳功能和生活质量的途径。

第五篇　沟通和姑息医学

Communication and palliative medicine

第 29 章　与患者和家属的沟通　/ 219

第 30 章　包括困难对话在内的实际问题　/ 228

第 31 章　预立医疗照护计划　/ 237

第 29 章 与患者和家属的沟通

Communication with the patient and family

Thomas W. LeBlanc James Tulsky 著

郭巧红 林君忆 武燕潮 译 赵 云 校

高质量的姑息医学照护取决于良好的沟通。有效且富有同情心的沟通可以提高照护的质量和患者及其家属的满意度（Kaplan 等，1989；Roter 等，1995；Bertakis 等，1991）。良好的沟通可以通过增加患者的选择与个人既定目标、价值观和偏好保持一致的可能性，来促进基于知情的决策。这在患者和家属面临临床困境时尤其重要，这些困境需要做出相对突然和困难的决定，而且往往对可能的结果没有足够的把握。最终，通过良好的沟通，引导终末疾病患者远离无效治疗而转向更有可能帮助他们实现实际目标的照护，进而增加这种高价值照护的提供（Wright 等，2008）。人们普遍认为姑息治疗的重点是说服患者不要追求积极的治疗，而这是一种误导；提供目标一致的照护是姑息医学领域中高质量沟通的真正目标（Sanders 等，2018）。

姑息医学实践包括帮助患者和家属接受严重疾病，并建立一个能够反映其价值观和优先事项的照护计划。例如，在美国，88% 的超过 300 张床位的医院有专科姑息治疗咨询团队，他们做的很大一部分工作涉及危重症护理或晚期疾病，如无法治愈的癌症或终末期心力衰竭等困难沟通情境的管理（Center to Advance Palliative Care，2012）。虽然症状管理也是重点，但沟通可能是专科姑息治疗医生带给这些病例的最重要和最强大的技能。实际上，很多姑息治疗医生认为他们的专业"程序"是家庭会议。对这一套独特技能的认识和投入对于姑息治疗作为一种医学专科的持续成功和发展是重要的。将姑息治疗实践扩展到门诊环境也存在同样困难的问题，但在那里，由于有预见性的时间限制，进一步强调了高度熟练沟通的必要性。

虽然良好沟通的益处是显而易见的，但在日常临床实践需求中很难实现。在某种程度上，这种困难源于临床情境的巨大复杂性。例如，在患者、家属和工作人员内部和之间，冲突是很常见的；当关系紧张时，无论一个人的沟通技能水平如何，沟通都具有挑战性。此外，临床会面可能会因近期医疗差错的披露、先前的沟通错误或不信任而变得更加复杂。即使在看起来最常规的环境中，挑战也会出现，因为临床医学中良好沟通所需的技能不一定是直观的，可能根据临床医生在个人生活中的不同沟通方式的而异。

不幸的是，很少有医生接受过足够的沟通技能培训，许多人的自我效能感较低并会回避困难的讨论。研究证明，医生的沟通技能水平可以通过培训提高，并且此类培训应广泛推广（Fallowfield 等，2002a；Back 等，2007；Tulsky 等，2011；Epstein 等，2017）。一旦掌握，临床医生可以使用成熟的沟通技巧，尽最大努力采取有意识的日常实践。

困难的沟通是临床姑息治疗实践的现实。这些对话涉及传递坏消息、讨论预后、引出照护目标、确定治疗方案及临终告别等。高度的情感性、文化差异性及临床医生的既往经历和个人态度使这些讨论变得更具挑战性。本章利用现有的证据，对高质量沟通的组成进行了概述，同时讨论了沟通对患者结局的影响。此外，我们将描述在实际临床实践中观察到的情况，并提出一个框架以处理姑息治疗的临床会面。我们提供了具体的策略和技巧，以便最好地满足面临严重疾病的患者和家属的需求。

一、什么是"良好的沟通"？

首先，所有良好的临床沟通必须符合"以患者为中心"的基本准则（Institute of Medicine Committee on Quality of Health Care in America，2001；Epstein 等，2005；Epstein 和 Street，2007）。该准则框架包括四个核心组成部分：①引出和理解患者的观点；②理解患者的社会心理背景；③在患者的偏好和价值观的背景下实现对问题及其恰当治疗的共同理解；④通过让患者积极参与决策对患者进行赋能。"以患者为中心"的沟通反映了姑息医学所固有的精神和价值观。

尤其在姑息医学中，良好的沟通必须考虑到情感的强大作用，目前遇到的大多数困难都是忽视这一重要方面的结果。情感是指与对话内容相关的感受和情绪。愤怒、内疚、沮丧、悲伤和恐惧等感受可以改变我们倾听、沟通和决策的能力。例如，在听到坏消息后，大多数患者在情绪上非常不知所措，以至于他们无法详细了解疾病或治疗方案的细节。研究表明，情绪会影响人们对事情的处理；情绪消极的人可能更关注信息传递的方式而非内容（Bohner等，1994）。因此，当患者经历了高水平的负面情绪，而照护人员没有缓解这种情绪时，患者更不可能接收到临床医生传递的信息。不幸的是，在医生和患者之间的对话中，情绪往往是未被接纳的，而医生也错过了这样做的机会（Levinson等，2000；Pollak等，2007）。

在照护临终者时，医生和患者都会经历许多情绪。除了对自身沟通的影响外，医生的情感对患者对于医疗信息的反应也起着重要作用。在一项研究中，女性被随机分配观看一段两组肿瘤学家在展示乳房X线检查结果描绘为“担心”或“不担心”的视频。与那些观看“不担心”视频的人相比，那些观看“担心”视频的人获得的信息更少，焦虑水平更高，并且认为病情更严重（Shapiro等，1992）。

当重病患者和家属被问及在他们与医生的沟通中什么是最重要时，出现了以下几种情况（Wenrich等，2001）：他们希望医生充分地提供直接易懂的信息；他们希望当患者准备好进行对话时医生是愿意倾听的，并在诚实和同理心之间保持平衡；他们希望他们的医生能够引出并回应患者的担忧，他们也希望医生能关注到他们的情绪。绝大多数重病患者表示，他们想要尽可能多地获得关于症状、治疗方法和不良反应的信息（Hagerty等，2004）。然而，这些信息应该是有条件的，因为15%～20%的人不希望讨论生存期的问题。那些确实想要获得这些信息的人在病程中想要获得这些信息的时机因人而异。值得注意的是，向患者提供更多的信息并不会增加他们的焦虑，而更加鼓励患者参与决策确实会增加他们的压力（Gattellari等，2002）。绝大多数患者更喜欢开放式、富有同情心的方式。他们也更偏向于互动质量的最大化，而非互动数量；当患者对沟通的方式和类型感到满意时，他们往往会认为一次会面比实际持续的时间更长（Cape，2002）。

医生尽力在诚实、直接和不令人沮丧之间取得平衡是有挑战性的。有用的方法包括保留意外“奇迹”发生的开放可能性（至少不质疑患者这样的说法），讨论可以为患者带来希望和意义的治愈以外的结局，并帮助患者为他们可能经历的丧失做好准备。当医生强调可以做什么、探索实际的目标并且讨论日常生活时，患者才能更好地应对（Clayton等，2005）。尽管患者必须获得足够的信息才能做出明智的选择，但他们希望以情感支持性的方式来获得这些信息（Parker等，2001）。证据显示，诚实地披露坏消息不会损害医患关系，甚至可能会加强医患关系（Fenton等，2018）。

考虑到决策的压力，人们可能会认为患者和家属会乐于接受他人的建议，确实，在最近一项针对危重患者代理决策者的研究中，56%的参与者更喜欢建议（White等，2009）。然而，考虑到众多少数民族群体不是这样想的，以及更普遍的是，来自不同文化的人在沟通偏好上具有巨大差异性（Blackhall等，1995），我们得出结论，在开始谈论敏感话题之前，我们需要谨慎地询问患者和家属的沟通偏好。在讨论困难的话题或提出建议之前，征求患者的同意也是很有帮助的。

在这些患者群体中，良好的沟通还包括应用一些技巧来对焦虑、抑郁进行更准确的评估，以及增加患者对其存在担忧的表露（Maguire等，1996；Fogarty等，1999）。这些技巧包括保持良好的眼神交流，进行开放式而非封闭式提问，关注患者的担忧及访视安排，回应患者的情感，询问患者疾病和医疗照护场所之外的生活，关注其心理问题，并确保非语言行为代表着关注。相比之下，封闭式或引导性问题更关注疾病的生理方面，并且提供建议和过早的安慰会抑制患者担忧的表露（Maguire等，1996）。患者想要讨论情感性的担忧，但往往不愿意自发地提出这些问题，可能需要被推动（Detmar等，2000）。

良好沟通的另一个特质是“说之前先问”。患者经常带着从媒体、民间传说或亲朋好友那里获得的错误认知或不完整的信息。如果这些信息被直接讨论，就更容易处理。因此，在向患者宣教之前，先询问患者对自己疾病的理解和认识通常是有帮助的。此外，一项关于重症监护病房家庭会议的研究发现，允许家属有更多的机会发言可能会提高家庭满意度（McDonagh等，2004）。

已发表的文献也提供了与患者不满意度相关因素的明确信息，这使我们在病重环境下更好地了解我们的任务及我们关于“良好的沟通”的操作性定义。这些因素包括缺乏温暖或友好、情感距离、未能考虑到患者对于这次会面的担忧或期待、对诊断或其原因的不清楚解释，以及医学术语的使用或过度使用（Korsch 等，1968；Attree，2001）。

最后，与家庭成员的沟通还包括一些特殊的考量。家庭成员重视自己被纳入决策过程中，并重视开放、诚实的沟通（Tilden 等，2001）。此外，他们希望在这段困难时期得到帮助，无论是通过居家实践支持、社会心理支持，还是更具体地通过医疗设备来促进日常照护。在国外的照护经验中，通过诚实、开放、共情的沟通来提供富有同情心的支持是姑息治疗团队的一个重要功能（Rabow 等，2004）。家属也想要诚实的信息和披露，他们不喜欢“虚假的希望”，也认为临床医生为了帮助他们产生希望而避免进行预后讨论和披露是一种不可接受的方式（Apatira 等，2008）。他们希望被倾听和感觉被听到，并且家庭沟通的时间比例与他们对重症监护场所中临床会面的满意度及冲突感知的降低之间存在关联（McDonagh 等，2004）。他们渴望隐私，并希望在患者死亡后仍能够被联系。

总之，在姑息医学中，良好的沟通采用了现代的、以患者为中心的生物 - 心理 - 社会 - 精神框架，重点是以一种能够让患者和家人理解他们所听到的内容的方式引出患者的担忧、确定他们的议题、提供完整的信息。这是尊重、共情、包容和高效的，旨在引出患者的目标和偏好，并将此与个性化的照护计划相匹配。最后，个体情感和个体差异应该被重视，每个患者和家属都应被视为一个独一无二的个体。

二、“良好的沟通”带来的结果是什么？

越来越多的文献描述了良好沟通的益处，特别是在姑息治疗环境中和生命末期时。关于生命末期的讨论与患者对终末疾病的更多接纳、对舒适照护的偏好而非延长生命、对不那么密集的延长生命的治疗和更多的姑息性生命末期照护的接受有关（Trice 和 Prigerson，2009）。良好的沟通与癌症患者焦虑程度的降低显著相关（Fogarty 等，1999）。诚实的披露同时包含一些敏感而非悲观性的陈述，与改善医生和患者之间关于预后认知的一致性相关（Robinson 等，2008）。在恰当应用的前提下，良好的沟通可使治疗与患者的偏好和目标更好地匹配（即“目标一致性照护”）。

在重病环境之外，患者对医生同理心的感知与患者满意度的提高和对建议治疗的依从性存在相关性（Kim 等，2004）。高质量的医患关系也与家庭实践环境中一般健康结局的改善有关（Sans-Corrales 等，2006）。在精神病学的场景中，一种关注患者信仰、提供关于建议治疗的相关信息、包容的沟通方式与患者满意度和服药依从性的提高有关（Bultman 和 Svarstad，2000）。其他特定的沟通方式也与良好的结局相关。例如，在重症监护病房的环境中临床医生做出保证包括患者不会被抛弃、不会遭受痛苦，并且无论家庭性质如何，医生均会对家庭决策表示支持，这些都与家庭满意度的提高相关（Stapleton 等，2006）。最后，从消极的视角来看，如果患者觉得医生没有表现出同理心，或没有正确地告知他们的诊断或建议的治疗，他们更有可能起诉他们的医生（Levinson，1994）。即使是在可能出现不良结局的情况下，患者和家属也确实希望进行开放、诚实的沟通和披露，反之更有可能引发诉讼（Forster 等，2002）。总之，文献表明，医患沟通的质量显著影响着患者的健康结局（Stewart，1995）。

值得注意的是，良好的沟通映射了一些让专科姑息治疗医生参与患者照护得到称赞的有益结局。例如，在晚期癌症患者中，姑息治疗减少了生命最后 30 天的再住院率、不恰当的重症监护病房转诊、化疗，同时也提高了患者的生活质量和死亡质量，甚至有可能延长生命（Hearn 和 Higginson，1998；Zhang 等，2009；Temel 等，2010，2011）。这些不想要、不恰当或不必要的干预措施的减少很可能是良好沟通的结果，其中，患者的目标和价值观与特定的治疗计划相匹配使得必要时会提供恰当的积极治疗，但疾病晚期会尽量减少不希望或不适当的积极治疗。

三、目前的沟通实践

考虑到目前已知的良好沟通的内涵及其对患者照护的强大影响，我们自然要关注临床实际会面，看临床医生能够在多大程度上达到这些质量标准。不幸的是，临床医生可能对自己的沟通能力有一个夸大的认识。例如，在一项关于学员对于生命末期沟通质量的自我评价的研究中，他们的评价与患者、家属或老师的评价没有显著相关性，这表明了学员较差的自我意识（Dickson 等，2012）。证据显示，除非特别要求，否则临床医生会倾向于避免讨论消极的预后信息，或者他们会以一种过于乐观的态度来提出这些信息（Lamont 和 Christakis，2001；Daugherty 和 Hlubocky，2008；Leydon，2008）。此外，医生似乎普遍高估了预后，这种估计的准确性随着医患关系时长的增加而降低，对于那些诊断癌症的患者也是如此（Christakis 和 Lamont，2000；Glare 等，2003）。其他文献表明，临床医生认为他们已经有效地传达了关键的预后信息，然而患者仍然不理解，甚至没有意识到已经被告知了预后，并且患者很少意识到他们的期望与医生的不同（Fried 等，2003；Gramling 等，2016）。这可能是由于沟通中医学术语的普遍使用，而很多患者对此知之甚少（Hadlow 和 Pitts，1991；Lerner 等，2000）。考虑到这些，患者往往在讨论预后和濒死相关问题时对医生的评价很低也不足为奇了（Curtis 等，2018）。这种善意的疏忽最终可能更有害，因为它可能损害患者和家属做生命末期准备的能力，影响他们调整希望和目标，甚至可能加剧恐惧或焦虑（Fallowfield 等，2002b）。

亲人去世后的家属在接受调研时，他们有时会对沟通和所提供的照护质量感到不满。例如，当在医院死亡时，丧亲家属往往提出与医生接触不足、情感支持不够及死亡过程相关信息获取不足（Teno 等，2004）。证据表明，在重症监护环境中，至少一半的家庭与医生沟通不足（Azoulay 等，2000）。对医生沟通行为的直接评估也印证了这些家属的报告。例如，肿瘤医生经常忽视患者情绪性的表达，通常使用终止性的陈述来回应这些可以共情的机会而非探索患者陈述中的情感性内容（Pollak 等，2007）。患者对困难情绪的陈述可能相当微妙，并且这些线索经常被肿瘤医生忽略（Butow 等，2002）。医生与患者谈论“不复苏”指令或预立照护计划的研究表明，他们很少遵守所描述的此类对话的标准（Tulsky 等，1995，1998；Smith 等，2006）。

医生也倾向于打断或过早地转移患者的话题。在一项研究中，平均 23.1s 后，医生会打断患者，甚至只有 28% 的患者被允许完成他们最初问题的陈述。此外，当患者早期被打断时，最后 1min 的问题更加常见；而那些没有被打断的人的就诊过程只多用了 6s 的时间（Marvel 等，1999）。因此，使用更开放、以患者为中心的沟通方式会提高临床会面的效率，通过确保提前引出患者的问题，从而减少患者在就诊结束时、“手在门把手”时最后 1min 的问题。此外，医生倾向于在对患者背景没有足够了解的情况下提问关于具体治疗的封闭式问题，而非评估患者的目标和偏好以建议一致的照护计划。

多数来自患者报告和直接观察的证据表明，尽管医生的本意是好的，但他们与患者沟通的质量，特别是在晚期疾病的情况下，通常不符合公认的质量标准。尽管造成这种差距的原因有很多，但最可能的解释是，医生没有从培训中做好应对复杂沟通挑战的准备，特别是在生命末期时的沟通。在一项针对近 2000 名学生、住院医生和医学相关从业人员的全国调查中，只有 18% 的学生和住院医生报告接受了正式的包括沟通技能培训在内的生命末期照护培训，而且他们接受的培训往往还不够（Sullivan 等，2003）。

四、沟通技能可以习得

尽管当前的实践存在这些现实的困境，但在过去的几十年里，我们了解到，沟通行为是易可评估、可教授和可习得的。良好的沟通最终是一系列可以被观察和量化的分散行为的实践和表现。熟能生巧。大量研究表明，关于沟通技能的教学工作和大多数培训性的项目包括以下要素：首先学习者必须有机会去观察做得好的行为，他们自己在与真实或模拟的患者练习时也要被观察，然后得到关于他们表现的反馈，理想情况下纠正后可以有机会再次尝试。

一项针对内科住院医生的沟通干预课程的对照试验显示，参与者在告知坏消息方面有了显著改善（Alexander 等，2006）。另一项针对澳大利亚年轻医生的沟通干预研究通过干预前后的录像进行评估，发现沟通干预改善了参与者对其沟通技能、信心和实际沟通质量的感知（Clayton 等，2013）。在英国，一项为高级肿瘤医生开设的课程在培训结束即刻、第 3 个月和 12 个月均提升了参与者沟通的信心，促进其积极的行为改变，以及对患者心理社会需求态度的转变（Fallowfield 等，1998，2002a，2003）。一项随机对照试验证明，该干预措施带来了在同理心、对患者线索的回应和避免引导性问题方面的显著改善（Fallowfield 等，2002a）。同样，一项针对肿瘤医生的沟通培训课程及一项针对医疗从业人员沟通技能的培训课程均提高了参与者进行困难对话的技能和舒适度，他们也可以去分别教其他人这样做（Epstein 等，2017；Curtis 等，2018）。

五、不确定性领域

尽管关于有效医患沟通的高质量文献越来越多，但仍有几个不确定性的重要领域。首先，虽然大多数患者和家属很重视并期望沟通符合前面描述的“以患者为中心”的模式，但一部分人可能会明确拒绝这个框架的核心原则。例如，并非所有患者都希望积极参与决策（Blackhall 等，1995）。在存在显著文化差异的情况下，这可能是一个特别重要的问题。因此，对特定群体文化规范的敏感性是姑息治疗实践中有效沟通的重要组成部分。在共享决策不被需要或不是一种文化规范的情况下，在以患者为中心的框架内进行沟通，即使不令人反感，至少也是无效的。预先评估这种可能性是很重要的，在很多情况下，可以通过提问一个开放式问题来轻松完成，例如："一些患者喜欢考虑清楚所有的选择再做决定，而另一些人更期望他们的医生提出具体的建议。你对哪种方式感兴趣？"

其次，少数患者可能更期望医生不参与情绪性的问题，也可能不欣赏所建议的共情沟通的方式。与大多数困难沟通的场景一样，提前询问和尽早评估其偏好通常会大有帮助。例如，有人可能会说："有些患者希望他们的医生接纳并解决伴随疾病而来的困难的情感问题，而另一些患者则不愿意和他们的医生讨论这类事情。你更偏向哪种呢？"

再次，在关于严重疾病的交流中，数字和统计数据的参考往往很有用。然而，通过数字传递信息是一项困难的任务（Apter 等，2008）。正如许多患者的健康素养较低一样，许多患者的计算能力也很低，这意味着他们很难完全理解和建构基本的百分比评估、分数和风险概念。这一问题可能是晚期癌症患者普遍对自己预后产生误解的根本原因。虽然关于计算力的文献越来越多，包括一些向患者提供统计信息的有效方法的相关建议，但很多仍有待研究。

最后，电子健康记录的日益普遍给医患沟通带来了一系列全新的挑战，包括在获取和输入数据到计算机时如何与患者保持人际联系，以及学习与患者进行电子邮件沟通时如何确保安全并让患者感觉到被关怀。这一领域的现存数据很少，研究才刚刚开始出现。

六、将理论付诸实践：沟通技巧概述

目前展示的数据描述了与患者和家属的高质量沟通是什么样的，并证实了这些都是可以被教学的技巧。本章接下来的部分将重点关注将这些技巧付诸实践的策略和窍门（Back 等，2009a）。很多沟通模式已经被提出（Parle 等，1997；Lo 等，1999；Larson 和 Tobin，2000；von Gunten 等，2000），它们有一些共性的原则。第一，鉴于患者对信息和决策参与实践的期望差异很大，应该将患者的沟通偏好评估作为医疗会面的一部分（Pfeifer 等，2003；Hagerty 等，2004）。我们不能"凭直觉判断"患者的愿望和需求，因此应该先询问。第二，应该使用非技术的语言，并以简洁、易理解的方式传达信息。因此医生要不断重新评估患者对这些信息的语言或非语言反应，以及他们想要获得更多信息的愿望。第三，医生关注医学治疗和死亡，而患者则关注功能和人际关系。因此，治疗应该在患者的目标框架内讨论而非是抽象的。第四，注意对话中的情感部分与认知方面同等重要。

对于大部分困难对话来说，告知坏消息的"SPIKES"方案是一个极好的整体框架（Baile 等，2000）。首字母缩写词中的每个字母都代表着这种方法的一个组成部分，包括关注环境（Setting，S）、患者的感知评估（Perception，P）、讨论邀请（Invitation，I）、提供知识（Knowledge，K）、体现同理心（Empathy，E）和总结 / 制订策略（Summarizing/Strategizing，S）（表 29–1）。为了关注到这个整体模式，我们将在下面的部分中提供具体的策略。

（一）提前准备

提前进行一些准备会对临床会面的质量产生巨大的影响。只要有可能，重要的医疗信息应在预约好的会面中传达，特别是坏消息或悲伤的消息。这使得患者能够为他们即将听到的这类信息做好准备，并确保有合适的家属或朋友在场。这也使得医生可以为会面分配必要的时间，准备好基本的医疗信息，并预测可能出现的关于治疗方案、预后及支持和指导资源的问题。

医生准备工作的一部分还应该将他们自己情绪状态的纳入考量。当与患者互动的过程中感受到自身强烈的情绪时，他们应该问自己："这些（情绪）来源于哪里？"虽然这可能是此次会面导致的结果（例如，自己对死亡的感觉，或者这如何让人想到过世的祖母的），但它也可能是感知患者感受的线索。因此，许多医生报告，他们在与患有焦虑症的患者交谈时会感到焦虑，或者与抑郁的患者交谈时会感到过度悲伤。如果医生感觉到自身反映了患者的情绪，这可能有助于询问患者这方面的情况（例如，"我想知道你是否感到难过？"）。如果这种情绪是医生对这次会面的反应带来的，那么他们下一步应该对此与同事或密友讨论。然而，大多数情况下，患者并不会因为听到这些想法而获益。

（二）尽可能进行面对面的沟通

电话沟通放大了躯体沟通的困难，而且没有机

表 29-1 循证沟通策略

技 巧	示 例	参考文献
“我希望”	“我希望你的扫描结果能更好一点。”	Quill, T.E., Arnold, R.M., and Platt, F.(2001). ‘I wish things were different’: expressing wishes in response to loss, futility, and unrealistic hopes.Ann Intern Med.135(7), 551-555.DOI：10.7326/0003-4819-135-7-200110020-00022.
“希望最好……”	“我希望这种治疗方法会有效。我们也来谈谈其他可能的结局，以确保我们为一切事情做好了准备。”	Back, A.L., Arnold, R.M., and Quill, T.E.(2003).Hope for the best, and prepare for the worst.Ann Intern Med.138(5), 439-443.DOI：10.7326/0003-4819-138-5-200303040-00028.
“你感觉平和吗？”	“你感觉平和吗？”	Steinhauser, K.E., Voils, C.I., Clipp, E.C., et al.(2006). ‘Are you at peace?’: one item to probe spiritual concerns at the end of life.Arch Intern Med.166(1), 101-105.DOI：10.1001/archinte.166.1.101.
“询问－告知－询问”	询问：“关于你的疾病，医生告诉了你什么？” 告知：告知消息 询问：“我知道这次有很多信息，有时我可能无法很好地解释清楚，所以你可以告诉我你现在对我们一直在讨论的问题的理解。”	Back, A.L., Arnold, R.M., Baile, W.F., et al.(2005).Approaching difficult communication tasks in oncology.CA Cancer J Clin.55(3), 164-177. DOI：10.3322/canjclin.55.3.164.
“赞扬”	“你一直是你丈夫的杰出拥护者。”	Back, A.L., Arnold, R.M., Baile, W.F., et al.(2010).When praise is worth considering in a difficult conversation.Lancet.376(9744), 866-867.DOI：10.1016/s0140-6736(10)61401-8.

会发挥非语言沟通的益处。因为超过 50% 的交流都是非语言的，因此如果双方不能看到对方，那么他们都处于不利地位。医生应该坐在与患者的视线平齐的位置，并在患者可及的范围内。如果可能的话，应该关闭寻呼机或手机，或者至少处于静音模式，避免对话被打断。最后，由于许多医生现在不得不在患者就诊期间操作电子病历系统，因此他们必须谨慎，访问和输入数据时不能影响直接的人际互动。

（三）应用开放性的技巧

患者和家属对谈话尽可能多的会面更加满意，因此培养使用开放式提问的沟通能力是非常必要的，这可以从患者和家属那里获得所需的信息，在时间有限的情况下也不至于效率低下。以患者为中心的沟通策略将尽可能使用开放式问题，而不是提问所谓的封闭式问题，这通常会产生“是”或“不是”的回答，或者是终止性的单字回答。这可能很简单，如“请告诉我更多关于背痛的情况”，而不是“它是尖锐的痛，还是钝痛”。策略性地使用开放式的问题框架可以增强患者被听到和被倾听的感觉，也可以提高患者与医生的联结感。

（四）征求患者的议题

预先征求患者的议题可能会减少在临床会面结束时最后 1min 的问题和请求的发生率（Marvel 等，1999）。这在由于时间压力要求有效、高效沟通的门诊环境中尤其重要。在这里，最后 11min、一个意想不到的“门把手问题”或请求可能会导致后续预约患者的就诊延迟，也会使临床医生和患者都感到沮丧。预先确定患者的议题将使得医生在预约时间限制内针对就诊内容来协商计划。这样做可以相对简单和直接，但在时间管理方面是灵活变化的。考虑在就诊开始时问患者：“你希望我们今天谈些什么？”接下来应该是：“还有其他问题吗？”这将引起大多数患者的问题，并将面临“门把手问题”的次数最小化。一旦这些话题是开放的，医生可以思考为每个话题提出一个议程和时间框架，也包括在就诊期间需要讨论的其他事项，如拟进行的放射学检查。

（五）请求许可

医生不擅长预测哪些患者想要得到更多的信息，哪些患者想要得到更少的信息。与其假设，不如询问。例如，在第一次就诊时，医生可以说：“我想和你谈谈关于你想让我如何处理我们得到的关于疾病的信息。有些患者想知道关于他们病情的一切事情，不论好与坏。而其他人不想获得那么多的信息，希望我笼统一些。有些人确实不希望我和他们讨论坏消息，而是想让我和他们的家人讨论这些问题。你认为你是哪一种？”此外，请求许可是一种很好的方式，可以温和地推进对话，或者开启一个可能威胁到患者的话题。例如，医生可能会说：“我们现在谈论你最近的检查及你的癌症情况可以吗？”

（六）“询问 – 告知 – 询问”

“询问 – 告知 – 询问”框架对任何困难对话来说都是一个极好的指引（Back 等，2005）。它实现了以患者为中心沟通的几个核心组成部分，第一个“询问”旨在评估患者当前的知识、需求或问题。以这种方式开启一次会面，从患者的角度提问一个开放式的问题，对对话中恰当地推进下一步骤是具有极大启发性的。因此，这种技巧通常可以节省大量的时间、精力和难度，因为它有助于将对话更自然地引导到需要的地方，而无须临床医生的假设或议题的大量输入。“告知”是指用简短、易理解、敏感、非专业性的语言提供消息或信息，在此之后，他们会通过说“为了确保我都解释清楚了，你介意分享你这次谈话的收获吗？”再次“询问”患者听到或理解到了什么。这可以把沟通的责任放到医生身上而避免让患者感到羞耻。这种“教学反馈”有助于衡量对话和信息传递的有效性，并再次指导后续讨论的内容。

（七）共情

患者和家属感激和重视临床医生的共情表达。不幸的是，临床医生在临床实践中经常错过共情的机会，而往往更多地以认知性的“终止”陈述来回应，而非探索患者反应中的情感性内容（Robinson 等，2008）。恰当使用共情可以加强医患关系，改善沟通效果。此外，共情的非语言表达（如一个担忧的表情、一次手的触摸）可以表现出关心，但也有被误解的风险。只要有可能，最好使用清晰的语言表达共情。一个常用的共情应对的首字母缩写是“NURSE”（表 29–2）（Smith，2002）。这五种类型的共情陈述（命名、理解、尊重、支持、探索）不是一次同时使用的，而是代表了医生管理患者重要情绪的可用选项菜单。

（八）赞扬

使用赞扬是一种特别有效的方式，可以使自己与患者或家属保持一致，并在困难的临床场景下鼓励下一步创造性的讨论（Back 等，2010）。在患者或家属积极倡导不太可能使患者受益的生命延长性治疗的场合中，临床医生常常感到沮丧，并与他们尽力帮助的家庭产生分歧。然而，与其变得沮丧并在临床会面中表达这种挫败感，使用赞扬有助于与家属达成一致。有的医生可能会说：“你一直是你丈夫

表 29–2　良好沟通的助记法

NURSE 同理心模式（Pollack 等，2010）		SPIKES（Bailes 等，2000）	告知坏消息的方式（Wenrich 等，2010）
命名（Naming）	“我想这一定让人沮丧。”（命名情绪）	环境（Setting）	私人房间，静音的寻呼机 / 电话，足够的时间，可及的重要参与者
理解（Understanding）	“我想大多数人在这样的情况下都会有这种感觉。”	看法（Perception）	“请告诉我你对这个情况的理解。”
尊重（Respect）	“我对你如此妥善处理这样的艰难局面印象深刻。”	邀请（Invitation）	“我们再进一步谈谈这个可以吗？”
支持（Support）	“我会在这里，帮你渡过难关。”	知识（Knowledge）	用简短、易于理解、清晰、非专业术语告知消息，然后安静地等待
探索（Explore）	“告诉我更多你的感受，以及这对你意味着什么。”	同理心（Empathy）	使用 NURSE 或类似的策略来展示同理心
		总结 / 策略（Summary/Strategy）	“现在什么样的信息将会帮助到你？” “让我们来谈谈下一步的行动吧……”

引自 Schapira，L.(2008).Communication：What Do Patients Want and Need?J Oncol Pract.24(5)：249-253.DOI：10.1200/JOP.0856501；Pollack，K.I.et al.(2010).Oncologist patient-centered communication with patients with advanced cancer：Exploring whether race or socioeconomic status matter.Palliat Med.24(1)：96-98.DOI：10.1177/0269216309348179；Bailes，W.F. et al.(2000).SPIKES-A Six-Step Protocol for Delivering Bad News：Application to the Patient with Cancer.Oncologist.5(4):302-11.DOI：10.1634/theoncologist.5-4-302；and Wenrich，M.D. et al.(2010). Communicating with dying patients within the spectrum of medical care from terminal diagnosis to death.Arch Intern Med.161(6):868-74.DOI：10.1001/archinte.161.6.868.

杰出的拥护者。”这种技巧的清楚应用有时是一场困难对话的转折点。

（九）使用“愿望性的陈述”

在涉及坏消息的困难临床会面的场合中，“愿望性的陈述”是一种表达同理心的极其有力的方式（Quill 等，2001）。表达希望情况会有所不同的愿望可以让临床医生与患者保持一致，同时也有助于帮助承认和传递坏消息。例如，在讨论异常的影像结果时，一个患者可能会说“这是否意味着我的癌症又复发了？”，以“愿望性的陈述”回应，例如，“我希望事情的结果有所不同”，这让医生与患者保持一致的同时，也承认了坏消息。这可能会引发后续的共情机会，医生在讨论任何医疗或技术性的细节之前，可以进一步探索坏消息相关的重要情感性问题。

（十）“对……抱有最好的希望”

在患者或家属对未来抱有不切实际期望的情况下，鼓励他们讨论不太理想的结局是困难的。有时临床医生也担心这样做会粉碎患者的希望，并会导致医患间的不信任。然而，患者和家属不喜欢“虚假的希望”，并且通常希望公开、诚实的告知，即使是坏消息（Apatira 等，2008）。鼓励探索各种结局，同时与患者的希望保持一致的一种方法是使用“对……抱有最好的希望”的措辞（Back 等，2003a）。这使得临床医生能够与患者的希望保持一致，同时也能够探索其他可能性，以保证患者在情况不同时做好准备。有的医生可能会说：“我希望能有最好的结果，但是我也担心，我们可能需要为其他可能的结局做好准备。我们能一起思考一下吗？”当面临可能的不良预后时，这可能是探索未来目标和偏好的一种更合适的方式。

（十一）“你感觉平和吗？”

精神评估是综合姑息治疗咨询的重要组成部分，特别是在重病或生命终末期的情况下。提问一个简单问题“你感觉平和吗？”是筛查精神和社会心理痛苦的有效方法（Steinhauser 等，2006）。如果不发现和解决这种痛苦，患者和家属可能无法或不愿意继续进行其他重要的讨论和决策。因此，这个简短的筛查问题可以灵活变化以便在困难的临床会面中推进讨论，并且通过纳入对重要精神和心理社会问题的关注来帮助扩大照护计划。

（十二）使用口译员

在几乎所有的国家，临床医生越来越多地遇到说非本国语言的患者。在这种情况下，医生确实需要口译员的帮助。然而，避免家属作为翻译也同样重要。因为这不仅会有错误翻译或重新解释医生陈述的风险，还会使家属置于作为医生和患者发言人的一个尴尬境地（Forster 等，2002）。使用双语幼儿作为口译员的常见做法尤其是有问题的。在有大量移民的地区中，大多数医院和医疗照护机构会雇用专业口译员或要求机构工作人员具备语言技能。

七、小结

本章介绍了可以提高沟通效能和患者满意度的具体技巧，甚至是脚本。然而，对于许多临床医生来说，将这些知识转化为实践可能是困难的。忙碌的医生面临着越来越大的压力，他们要在更短的时间内看更多的患者、与更多的技术互动、满足新的文件记录要求和质量监测标准。要想成为一名优秀的共情沟通者，需要付出额外的努力，尤其是当医生假定这需要在已经超负荷的日程中花费更多的时间时，这种努力似乎更加令人生畏。

与常规看法相反，有效的共情沟通可能不会比忽略患者情感性内容的沟通花费更多的时间，而且可能会更高效（Fogarty 等，1999；McDonagh 等，2004；Kennifer 等，2009）。主动解决患者的需求、为每次就诊制订议题、确保患者感觉到被倾听，这些可以相对快速地完成，并可以避免后续耗时的问题，还可能改善医患关系（Fenton 等，2018）。

高质量的共情沟通也取决于临床医生的心态。当临床医生在医学实践中感到痛苦或脱节时，他们就无法有目的地关注患者的问题。“正念”指的是在日常活动中有意识地关注当下的一种实践。一种帮助初级保健医生进行正念练习的干预与其更少的倦怠和情绪障碍相关，至少有一种更在场的主观感觉（Krasner 等，2009）。最后，有意识地进行日常共情沟通行为的练习可能会促进沟通技能的长期改善（Fallowfield 等，2003）。

结论

临床实践中的沟通不是凭直觉获知的，需要有意识的实践才能达到这种能力。这在姑息治疗的环境中尤其如此，姑息治疗专家越来越被期望可以帮助患者成功应对困难的临床情况，这其中许多涉及沟通的挑战，或者先前出现的、使之后的会面更复杂的沟通错误。良好的沟通可以被解构和概念化为一系列离散的行为。因此，它是可评估、可教授和可习得的。研究表明，临床医生往往高估了他们的沟通能力，患者和家属希望与医疗团队进行更好的沟通，特别是在重病或生命末期，即使是面对糟糕的预后，他们也更期望开放式、共情的沟通和诚实的告知。家属希望能够被倾听、被听到并且参与决策过程，也希望即使在他们所爱的人去世后也能得到关怀。作为富有同情心的照护者、姑息治疗专家及所有的临床医生，我们应该努力为患者和家属改善我们的沟通质量，并且让这成为我们日常实践中有意识关注的部分和重点。

第 30 章　包括困难对话在内的实际问题

Practical considerations including difficult conversations

Susan D. Block　著

郭巧红　林君忆　武燕潮　译　　赵　云　校

即使对于沟通能力很强的临床医生来说，以临床为导向的关于姑息治疗的大多数对话也是不容易的。无论是讨论坏消息、症状、预后、照护目标、家庭应对，还是治疗和临终决策，这些对话对临床医生和患者（及其家属）来说，往往是具有挑战且痛苦的。对疾病和死亡的焦虑、对家属的担忧及由多种丧失引起的哀伤和悲伤，在患者中几乎是普遍存在的。家属为患者的痛苦而苦恼，为照顾患者和维持生活而挣扎，并且对他们自己的未来感到恐惧。建立强大的联合治疗团队、关注患者和家属的需求，是临床医生的关键沟通任务，也与改善患者和家属的结局有关（Fuertes 等，2007；Bennett 等，2011；Trevino 等，2015）。

临床医生在与患者谈论他们的疾病时也面临巨大的挑战，特别是当病程进展时。大多数临床医生都承认，理解和处理姑息治疗中的非医疗问题是非常困难的；然而，在理解和处理社会心理、精神和存在问题方面的培训并不足以满足患者的需求（Sullivan 等，2005）。“医生对患者和家属在道德上的影响比其他任何事情都重要”（William James，quoted in Myers，1986）。几乎所有患者都需要对心理动力学有一定了解，以便进行有效的沟通；情况复杂的患者需要深入的理解。虽然大多数姑息治疗临床医生并没有接受过对患者进行“治疗”的培训，但了解挑战性互动中蕴含的复杂的心理机制有助于调整我们拥有的最重要的“药物”或治疗资源：即医生（Balint，1964；Cassell，2013）。[①]

作为一名临床医生，有效管理患者的关键因素是自我意识和灵活性。一个对自己的沟通能力不自信、对强烈情绪感到不适的临床医生，可能会从与社会工作者的潜在艰难会面中受益。认识到与患者（和家属）同在及接触的重要性，关注“诊断”患者和家属面临的特殊沟通挑战（包括造成这些挑战的医生个人原因），以及一些处理困难的临床情景和情绪的一般策略，这些将帮助临床医生以共情和建设性的方式处理会面。

在专业角色和人性之间找到合适的平衡点会受到医疗实践中许多因素的挑战：外界对临床医生的多重要求，需要改变自己的行为以适应患者的需求，以及临床医生自身的脆弱性。真实、诚实和共情是必不可少的。随着重大疾病的进展，临床医生需要在希望和现实之间取得平衡。他们需要灵活性及细腻的接触来支持患者的自我照护、努力控制和掌握病情，同时要理解重病带来的强烈脆弱性和依赖性。对临床医生而言，在面对缓解痛苦的失败感或失望感，强烈、压倒性的情绪困扰及难以忍受的系统功能障碍时，需要自我认识、持续进行有时是痛苦的自我反思，以及同事的支持，以保持士气。当这些条件没有满足时，所有的沟通都更具挑战性，倦怠感就会潜伏在身边。

当患者、家属和临床医生把特殊的脆弱性和应对方式带到会面中时，这些困难会被放大。

在这种情况下理解沟通挑战的前提是，沟通是一种二元 / 三元现象，临床医生和患者（及家属）在其中扮演着互动的角色。一个沉静内敛但家属非常焦虑的患者，与一个高度焦虑但与家属疏远分离的患者，所需要的沟通方式是不同的，对两者采用同样的方法，可能会加剧而非减轻痛苦。本章回顾了患者、家属和临床医生在进行有关重大疾病的谈话时经常遇到的沟通挑战，并提出了可解决这些问题的策略（和语言）。预后讨论对患者、家属和临床医生来说尤其具有挑战性，将在专门的章节进行讨论。

---

① 引自 Jabbarian，L.J.et al.（2018）.Advance care planning for patients with chronic respiratory diseases：a systematic review of preferences and practices.Thorax.73（3）：222-230.DOI：10.1136/thoraxjnl-2016-209806. Bernacki，R.E.et al.（2014）.Communication about serious illness care goals：a review and synthesis of best practices.JAMA Intern Med.174（12）：1994-2003.DOI：10.1001/jamainternmed.2014.5271；and De Vleminck，A.et al.（2013）.Barriers and facilitators for general practitioners to engage in advance care planning：a systematic review.Scand J Prim Health Care.31（4）：215-226.DOI：10.3109/02813432.2013.854590.

一、常见的患者相关沟通问题

（一）焦虑

焦虑是对感知到的威胁的一种正常和适当的反应，特别是在不确定、无助和失控的情况下。它几乎是重大疾病的一个普遍特征，焦虑的内容通常集中在生存、痛苦和对亲人的担忧上。正常的焦虑和干扰医疗照护、沟通、关系及决策的功能失调性焦虑都会在临床会面中出现，表现为提问困难、信息保留、回避、否认和不信任（Miovic 和 Block，2007）。当被问及时，患者通常（但不总是）会承认担忧或紧张。

沟通在缓解和加剧焦虑方面都能发挥重要作用。温和、诚实、直接是有效沟通的基础。

临床医生的主要任务之一是帮助患者应对在有关重大疾病的谈话中产生的焦虑。所有患者，尤其是表现出高度焦虑的患者，都会从早期强效临床关系的建立中受益，因为焦虑会因情感联结而减少。除了常用的强化联结感的方法，如自我介绍、提出开放式问题、使用沉默和避免术语外，其他加强联系的方法见表 30-1。

尽管许多关于恐惧和担忧、重大疾病的照护计划和治疗方案的谈话可能会暂时引起焦虑，但大多数晚期癌症患者认为这些谈话是值得的。此外，关于重大疾病计划的谈话已被证明可以显著减少 50% 的中度和重度焦虑，焦虑持续减轻至少 24 周（Bernacki 等，2019）。这些发现表明，能够与擅长共

表 30-1 建立临床关系的策略

策　略	建议用语	原　因
花时间让自己为会面做好准备		医生的焦虑会使患者不安。做好准备（通过审查信息进行实际准备，通过“安顿”进行情绪准备）会使会面变得更加平静
为对话设定一个“框架”或一系列预期（时间，要讨论的话题）	“我们今天大约有 30min 的谈话时间。因为我们用过的药物对你无效，所以我想谈谈我们的可选择的其他治疗方案。你希望我们今天讨论的关键问题是什么？”	有计划和明确的期望可以减少焦虑
寻求继续的许可	“现在可以开始讨论我们今天要做的决定了吗？”	征求患者同意可以让患者有一定的控制感
说话要温和、诚实、直接；不要使患者感到迷惑；简单地说；关注患者的担忧而不是医疗细节；用词精简；鼓励提出后续问题	“我希望我们不是这种情况，但我必须告诉你，我们目前的处境非常艰难。虽然我们可以让你舒适、支持你和家人在一起，但没有更多的药物治疗可以改善病情。”	焦虑导致临床医生夸大其词、含糊不清、专注于医疗细节而非患者的担忧，这些方式可以减少和避免患者的情绪。冷静、诚实、直接的对话为患者创造了一个安全的处理空间
确认患者的强项	“你非常清楚自己优先考虑的是什么，这对我考虑对你最好的治疗方法非常有帮助。”	确认强项可以增强自尊、建立信任
感同身受	“我可以想象，发现自己处于几乎没有好的选择的情况下很艰难。”	共情促进联结和进一步的披露
依照患者意愿包括（或排除）家属	“家属有时会在这些对话中起帮助作用，有时会让你更难专注于自己的担忧。你今天想让你女儿加入我们吗？”	允许患者控制家庭参与的程度和时机
经患者允许后，分享对患者精神状态的观察结果	“我觉得你今天看起来比平时更加担忧。你愿意分享自己的想法吗？”	注意和评论一个人的情绪是关心和在意的表现
跟进情感话题	“我注意到你提到儿子时哭了，你能跟我说说他吗？”	表达关心，收集对患者有重要意义的问题的信息
直接询问担心或担忧的来源	“关于你的病情，你最害怕和担心的是什么？”	传达倾听患者内心想法的开放态度
提出以后再谈这个话题	“我们今天不需要把所有的事情都讲完，现在看来已经足够了，我们可以稍后再讲。这样可以吗？”	允许患者将焦虑保持在可容忍的范围内，在接收新信息之前处理一些信息
确认“归属感”	“我们将作为合作伙伴共同努力，在前进的每一步中找出适合你的方法。”	患者普遍会害怕被放弃，对承诺的确认减轻了这种担忧

情的临床医生讨论重病计划，对焦虑程度较高的患者确实是有益的。

被焦虑压垮的人会触发防御的心理过程以帮助他们应对强烈的情绪。防御措施既可以是健康的，也可以是不健康的应对反应。虽然它们的目的可能是帮助患者应对和减轻压倒性的感觉，但防御措施也可能以功能失调的方式来否认或挑战现实。有些心理防御是显而易见的：“我不想谈论这个问题”或“我会没事的”。其他的则比较微妙或间接地表现出来，或者通过肢体语言表现出来，患者可能会开个玩笑、变得很激动、扭动双手、改变话题或和医生说说话。

心理防御是一种在危机中特别需要且需增强的生存机制，包括可怕和不可接受的现实被隐藏、否认、推翻或开玩笑，以克服危机引发的额外焦虑。当危机缓解或度过时，防御措施就不那么必要了，并且患者往往能够处理困难的情绪。然而，有时患者处于危机之中，需要解决一些紧急问题。在这种情况下，临床医生应该专注于尽可能地减少患者焦虑，并且要温和地推进。有时在讨论中让（或不让）家庭成员参与可能会有帮助。询问患者她或他更喜欢什么，给予患者尽可能多的控制感也可以减少焦虑（“鉴于你的医疗状况，我们现在需要开始讨论一些重要的决定，但如果你感觉到压力太大……我希望你能告诉我”）。共情增强了联结感，并缓解了大多数人的焦虑（“我知道这个话题有多难，我真希望我们现在不用谈这个话题……”）。

强烈的情绪会影响认知过程。当患者被情绪冲昏头脑时，就更难正确地看待问题、看清对方是如何试图提供帮助的、对所分享的信息进行理解并找到“情绪把手”以控制情绪。临床医生可以通过命名和正常化对该过程提供帮助，表达相信患者能够克服这些感受的信心，尽量减少信息过载，并承诺及时跟进。在这种情况下，临床医生所犯的最大错误之一是用信息来回应情绪。这往往会放大焦虑和孤立患者，使其更悲伤。相反，直接处理情绪（直面强烈的情绪）通常是降低情绪强度的有效方法：“我可以看到，你昨天在危急情况下不得不去重症监护室，这真的很受打击。其中最困难或最可怕的部分是什么？”有些患者会调整他们能够承受的谈话内容，如果太难面对，他们会回避或尽量减少他们的担忧；然而，其他患者会松一口气，感谢临床医生打开了一扇门来谈论他们的经历。当发生非常激烈的讨论时，让团队中的其他成员参与谈话和（或）对患者和家属进行跟进，可能会有帮助，因为人们通常会在这种谈话发生后继续处理它们。

有时，患者的焦虑反映在临床医生的情绪上，放大了临床医生自己的情绪。在其他时候，临床医生对潜在的困难对话或棘手的医疗问题的焦虑，以及对患者特别是对儿童或青少年或某个医生认同的人的情绪反应，都会加剧患者的焦虑。意识到个人焦虑是患者心态的提示和压力的指标，可以促使临床医生进行有价值的自我反思，有时还需要与患者进行进一步讨论或让同事参与到与患者的讨论中。

（二）否认

否认是一种特殊的、极其绝望的焦虑防御。尽管在临床医生看来，这可能是一种固执、不现实的期望或令人沮丧的不成熟，但它往往反映了巨大的焦虑和恐惧，通常是关于对痛苦和死亡的预期。它也可能是患者在非常脆弱的时刻向亲人或自己展示力量和“战斗精神”的一种方式。有时它可能是对医护人员过度推动患者认识死亡临近的一种反应；许多患者和家属表示有一种被“恐吓”的感觉，或反复面对临床医生为解决其否认问题而做出的努力，多次面对所认为的医学“真理”，会感到不尊重和不知所措。在危机中，直接面对否认（或其他心理防御）往往是破坏性的，因为患者的情感能力是有限的，除非当下不面对会导致更严重的后果（例如，单亲父母正积极地面对死亡，没有未成年子女的监护计划）。在这些情况下，心理健康医生的额外支持是有价值的。度过危机后，人们通常会在面对困难时重新获得一些心理空间来应对困难的感受，感到不那么焦虑，而且能够更好地处理强烈情绪，如死亡焦虑。目前，患者住院期间，在生命的最后 1 个月开始谈论照护目标的做法（Mack 等，2012）与良好的心理学实践是相悖的。

表 30–2 列出了在处理以否认作为防御手段的患者时的有效策略。

（三）愤怒

尽管在人际交往中，包括在医学上，愤怒常常被认为是负面的，但愤怒可以是对重大疾病的一种健康反应。愤怒往往是对无助感和失控感的反应，这种感觉经常伴随着严重疾病。然而，这通常是个人感觉，而且往往会引起临床医生的防御性或疏远性的反应。其中关键挑战之一是要认识到在这种情况下的愤怒往往是关于信息或病情的，而非针对临床医生个人（Kennifer 等，2009）（表 30–3）。

表 30-2　处理否认

策　略	对话示例	原　因
倾听矛盾的片段或否认的差异	患者：“我是个坚强的老人，我已经经历了很多，我知道无论医生怎么说我都会好起来。现在的医学可以创造奇迹。即使我没有以前的力量，我也不会屈服。” 临床医生：“我可以看出你是个多么坚强的人，你在生活中克服了很多困难。我想知道，面对这种情况，你觉得自己没有以前那么坚强是什么感觉？”	认可患者的优点可以提供让她也承认自己的担忧和脆弱的空间
带着好奇接近否认	临床医生：“告诉我你对未来的期望。”	探索创造信任，使临床医生与患者保持一致
调整并将重点转移到可实现的目标上	临床医生：“对你来说，成为一名斗士意味着什么？”	探讨患者目标的意义，使临床医生能够确定患者通过“胜利”或“战斗”来维护整体性和价值的其他方式
虽然在某些情况下，含糊不清可能会令人困惑，但有时它也为希望提供了空间	临床医生：“我将继续用我们拥有的一切来帮助你对抗疾病。但我担心事情会变得更加棘手。作为一名斗士，有一个后备计划是为了防止事情发展不像我们希望的那样顺利。”	通过不关注医疗细节，并与患者的抗争愿望保持强烈一致，临床医生为患者创造了考虑另一种结果的空间，并制订了一个后备计划
专注于对患者最重要的事情，以确定有意义和可实现的目标，以及患者在实现这些目标中的重要作用	临床医生：“尽管你的健康状况并不像我们希望的那样发展，但你仍然有非常重要的工作要做，没有人能比你做得更好，那就是帮助你的家人为未来可能出现的情况做好准备。”	能够对自我以外的事物做出贡献是作为整体的一个重要因素。疾病使患者很难看到他们能做出什么贡献。确定患者可以扮演的独特而有意义的角色，可以提高士气，并有助于产生使命感

表 30-3　应对愤怒

策　略	建议用语	原　因
认识到愤怒往往是针对信息或病情的，而非针对临床医生个人	“我可以想象你对自己的疾病会有多愤怒。这种情况真的很糟。”	反思使临床医生能够正确看待患者的情绪，并带着开放、谦逊和共情接近患者
以共情和非防御性的方式回应	“我知道这对你来说真的很困难，我不喜欢让你失望的感觉。但我确实想更多地了解这对你意味着什么。”	倾听患者的愤怒和沮丧是有治疗作用的，让患者感到被倾听和尊重。承认自己的角色，而不解释你为什么会有这样的行为，使注意力集中在患者的感受上
说出过失对患者的影响，并简单道歉，不要试图为发生的事情辩解	“我知道，我没有及时给你回电话告知你的检查结果，导致你度过了一个痛苦的周末。我非常抱歉。”	一个简单的道歉为和解创造了空间。即使有非常明确的理由证明患者所认为是“错误”的，解释也会破坏道歉，往往会阻碍和解
邀请患者分享关于如何重建信任和安慰的想法	“我真的很想听听你对我们如何才能回到正轨上有什么想法。”	这种邀请传达了开放和谦逊的态度，建立了信任
通过分享希望事情有所不同的愿望，与患者保持一致	“我真的希望我们能够延缓病情的发展。”	强调对不同结果的共同愿望，可以减少患者的孤独感，展示关怀
不要容忍虐待或恐吓。必要时对愤怒的行为设定温和而严格的界限	“我看得出你对刚刚发生的事很沮丧。我想试着帮你，但是当你对我大喊大叫时，我无法清醒地思考，我感到害怕。因此，你能不能试着重新稳定情绪，这样我们才能继续。”	因为设置界限可能会让人感到害怕，也因为临床医生想做个“好人”，所以不恰当的行为往往会被容忍。然而，不受控制、抗拒临床医生及不能从临床医生的最佳思维中获益，都对患者有害

（四）哀伤和悲伤

哀伤和悲伤在整个疾病过程中都会出现，从诊断时开始，随着疾病的发展，哀伤和悲伤会不断加剧，即使它们没有被明确承认或讨论。早期，患者经历了功能、活动和作为一个健康人的身份丧失。随着疾病发展，角色丧失、身体变化、亲人的预期性哀伤和未来的梦想都会增加患者的情绪负担。家庭经历反映了患者的这些变化。从莎士比亚到当代关于哀伤的文学作品中，我们知道"悲伤若不说出口，便会向负荷过重的心窃窃私语而令其破碎"（Shakespeare，*Macbeth*）是应对哀伤和悲伤的一个关键要素。然而，作为临床医生，我们常常回避询问患者正在经历的丧失，对他们来说最困难的是什么，以及他们是如何应对的。悲伤和哀伤往往是应对和决策的障碍。患者和家属以及临床医生可能会避免谈论这些问题，担心探讨这些问题会使患者的情况恶化。表 30-4 中描述了几种处理哀伤和悲伤的策略。

二、家庭相关沟通挑战

（一）保护

互相保护是一种常见的现象，患者和家属都有这种经历，彼此之间、与临床医生之间都有这种经历。从根本上说，没有人愿意谈及重大疾病。患者可能不愿意与亲人分享担忧或悲观的想法，以帮助他们维持希望，避免增加他们的负担，也避免认识到自己的想法。同样，家属可能更愿意隐瞒他们的担忧，认为不说会让患者更舒适。虽然这种策略有时有一些积极的作用，但它也会使患者和家属都有被遗弃和孤立的感觉，并可能导致患者和家属在面对决定时对医疗状况有截然不同的看法。

表 30-5 中介绍了有助于处理"保护"问题的方法。

（二）未表达的哀伤

当患者被诊断出患有重大疾病或病情恶化，尽管家庭成员可能会开始为失去亲人的可能性做好准备，但当死亡临近时他们悲伤的感觉仍然会以不同的方式浮现出来。哀伤可以促进也可以损害适应性和决策能力。当被埋没时，它可以成为沟通和有效、以患者为中心的决策的主要障碍。识别和处理家属的哀伤可以改善应对、促进更恰当的决策并加强与临床团队的联系，使家庭更容易协商疾病带来的不确定性、决策及丧失。

（如果个人）无哀伤能力（想象亲人的死亡并开始感受到丧亲的强烈痛苦），有时会导致家庭关注无用或不适当的照护。促进对哀伤的认识（使其浮出水面）通常可以通过一些方式来实现，包括认识、反思和共情家属的感受尤其是悲伤；提出问题，让家属意识到患者的重要性；提供保障和安全感。临床医生必须为强烈的感受做好准备，并能够置身其中。以下的问题对于探索未表达的哀伤和推进哀伤工作有用的。

- "告诉我这些年来你和妻子的关系怎么样？"
- "在你和丈夫的关系中，对你最重要的是什么？"
- "如果她不在这里了，你最怀念的是什么？"
- "如果你和儿子在一起的时间很短，对你来说最重要的是什么？"

（三）不切实际的期望

当患者病情恶化或达到疾病困难转折点时（癌症复发、治疗失败、住院治疗），家属可能会坚持临床医生认为不切实际的期望，如治愈、延长生命或

表 30-4　处理哀伤和悲伤

策　略	建议用语	原　因
认识到关于丧失的讨论也是关于爱和意义的讨论，并帮助患者获得对两者的看法	"当你的生活一直都是在照顾别人时，当你发现自己做不到这一点了并且需要家人的帮助（的事实），这一点一定很令人难过。"	认识到对丧失的感激也能让人体会到意义和爱，有助于患者容忍和平衡反思丧失带来的痛苦
探讨持续的丧失	"对你来说，不得不停止工作是什么感觉？"	向患者询问丧失事宜，向他们表明你愿意倾听他们的遭遇，为他们示范如何谈论丧失，鼓励他们在其他场合进行对话，并给患者空间去体验影响其行为、被压抑的情感，去哀伤，这可以让他们在认识医疗现状和决策时更加现实
虽然哭泣常使人心烦意乱，但它是一种健康的悲伤表达。不要对抗它，也不要试图关闭它	"我知道你有多难过。你需要时间来感受你的感受。我们有时间。"	哭泣不会永远持续，它往往是一种宣泄；允许哭泣，让他们知道你可以（与他们一起）能够忍受困难的情绪

表 30-5 处理保护性情绪

策 略	建议用语	原 因
具体询问患者，家属对患者医疗状况及偏好和担忧的理解	“你的家人对你的医疗状况和想法了解多少？”	家属的准备可以促进患者积极的适应。从这个问题中得到的信息为这项工作提供了一个起点
承认患者保护亲人的愿望，并将重点放在准备工作的好处上	“虽然我知道你不谈论你的病情是为了保护你的孩子，但准备工作有助于人们应对，并为未来的事情做好筹备。你是帮助他们完成这一过程的最佳人选。”	这种方法帮助患者把谈论他们的疾病看作是保护他们的亲人未来免受痛苦的一种方式，并强调患者在这个过程中的重要性
承认并探讨家属隐瞒信息的偏好，但强调如果患者愿意，信息是属于患者的，并让家属参与谈话	“我想为她提供她想要的信息，而非她不想要的信息，所以我会问她想要关于未来可能出现的哪些信息，我会满足她的要求。如果你母亲同意的话，你可以参加这次谈话，这样你就会知道我们谈了些什么。”	家属可能知晓关于患者的重要背景信息，这将帮助临床医生知道如何与患者进行对话。临床医生有明晰的职业责任和界限对家属是有帮助的。强调这些信息（如果需要的话）是属于患者的，是家庭解决问题的框架。让家属参与谈话可以建立信任

使用高科技和尖端的治疗方法。临床医生往往认为，难以接受不良预后及在理解维持生命治疗相关的限制和问题上的挑战，是关于照护目标对话的发生和获益的巨大障碍（You 等，2015）。然而，许多其他因素也可能导致临床医生认为的“不切实际的期望”。调整期望是一个过程，如果没有关于患者所处病程阶段的信息，家属就很难将期望与不断变化的现实相匹配。为了保持希望，临床医生不是关注不断恶化的临床情况，而是强调可以改善未来问题的“我们拥有的所有治疗方法”。这种策略可以无意中向家属（和患者）表明有无限的选择来推迟不可避免的事情，并且不能支持情感上的重新调整。家庭成员可能会面临可预见或不可预见的医疗危机，在这种情况下，需要在紧迫的气氛中迅速做出许多困难的决定。做好准备工作有助于尽快适应（Rodin 等，2018）（表 30-6）。

三、临床医生相关沟通挑战

医疗照护中的沟通挑战本质上是多因素的。混乱、缺乏连续性、信息冲突、就诊时间短、电子记录要求、碎片化护理和责任模糊，这些医疗系统问题“框定”了临床医生与患者的关系，放大了临床医生与患者之间联结的压力。叠加在系统挑战之上的是在重大疾病环境中被放大的关系动力。由于疾病和焦虑，患者往往更加依赖他人。临床医生往往更担心他们是否能提供患者和家属所希望的结果。此外，我们都不太擅长处理困难的情绪，但这些情绪在照顾重病患者时经常出现。讽刺的是，这些问题在患者和临床医生关系特别密切的情况下可能会放大。临床医患之间的亲密关系本身就使沟通更具挑战性。

（一）依恋与哀伤

一般来说，临床医生不想伤害或使他们的患者痛苦，并且通常希望能保护他们，特别是在他们不堪重负、生病和脆弱时。通常这些目标与分享困难的信息、处理痛苦的情绪、提供可能产生可怕不良反应和（或）无效治疗之间的关系很难平衡。临床医生保护患者和家属不受他们认为可能使患者失去希望的信息的影响，从而患者失去了逐渐准备困难决定或接受疾病的机会；患者保护他们的临床医生，不让医生知道他们认为会使临床医生不太可能治疗他们的信息和感受，或者他们认为会对临床医生的善意或效能感产生威胁的信息和感受。临床医生在他们的患者生病和死亡时感到悲伤，但在医学上却很少承认这一现象。

既承认希望保护患者不受困难信息的影响，又承认需要让患者为未来做好准备，这对开启一段困难的对话很有帮助：“我希望我们能避免讨论未来可能发生的事情，但我认为这是一个好机会可以让你开始考虑如果病情恶化时你想要什么样的治疗。”当面对一段特别困难的对话时，许多临床医生由于紧张和（或）希望避免让患者感到不知所措，倾向于“拐弯抹角”，采取间接的方式、谈论大量医疗细节、含糊不清，使患者难以理解。通常这种方法本身就放大了焦虑（“她到底有什么话不想对我说呢？”），并

表 30-6　澄清期望

策　略	建议用语	原　因
认识到人们需要时间来改变他们的期望。尽早形成预期	“我们可以给你丈夫安装心脏起搏器，这会给他更多的时间和更好的生活质量，但这并不能减缓他心肌的衰竭。”	通过关注你能做什么，以及有限的可能性，临床医生开始让家属为未来的问题做好准备
了解家属所了解的情况，了解患者的医疗状况	“你对患者的医疗状况有什么了解？未来可能会发生什么？”	这使临床医生能够了解家属的情况
承认患者健康状况的意外变化，以及这对一个家庭来说可能是多么困难的事情	“听起来这完全不是你所期望的，我可以想象，看到你母亲这样，你会有点不知所措。”	这句话表达了共情并为进一步的、更困难的对话打开了大门
当患者处于突发的危象时，提供简单的“大局”信息，并给家属时间来消化。避免向没有准备的家属施加压力使其迅速做出决定	“如你所见，你的妻子病得很重。我们非常担心她是否能挺过这一关。”然后问问题：“看到她这个样子，你是什么感觉？”	这种解释为家庭需要处理的非常艰难的现实提供了一个简短的总结，没有分散注意力的大量无关数据。提出后续问题可以让患者进行处理，并告诉临床医生家庭的情况
了解患者	“这是我第一次见你母亲。你能跟我说说她这个人吗？”	这个问题鼓励家属“将患者带入话题”，并关注他们与患者的关系。哀伤是重新调整期望的最大障碍之一。谈论患者会使这些哀伤的感觉浮现出来
当出现不切实际的期望时，直接解决哀伤问题	“如果你姐姐没有挺过这一关，你最怀念的是什么？”	哀伤是重新调整期望的最大障碍之一。承认不良结局的可能性，将焦点转移到可能在表面之下的哀伤上。谈论说不出口的事情，开始使其成为现实，并使家庭成员做出调整
如果医疗决策非常紧急，要理解如此迅速地做出重大决定的困难，并向家属提供一些关于这些决定的时间界限	“同时面对这么多困难的事情一定非常艰难。在接下来的几天里，我们要就你母亲的治疗方案做出一些重要决定，所以我鼓励你和她及你的家人谈谈，花点时间考虑一下她想要什么。我们会在这里回答问题。我明天早上再和你联系。”	对情况进行界定和命名有助于控制焦虑，并使家庭关注关键问题和时间线。反复的确认强调了时间限制
认识到代理决策的挑战，特别是家属意愿和患者意愿之间的矛盾，并将这些问题暴露出来	“我知道你有多想做些事来避免你母亲痛苦，哪怕这会缩短她的生命，我非常尊重这一点。但最重要的是，如果你的母亲能够看到自己处于这种情况，她会想要什么。你觉得她会希望这样吗？”	代理人要努力平衡他们自己的意愿和患者的意愿。患者希望他们自己的意愿得到尊重，但也希望亲人能够平静地接受自己的决定。识别这些紧张关系，并支持家属认识到问题的两面性，将有助于做出决定
当家属尚未充分准备，需要做出紧急决定，患者不能说话且不能拖延时，尽可能多地了解患者的意愿，根据对患者意愿、医疗状况和治疗方案的了解，提出强有力的建议，并征求家属的同意	“我知道对我们来说，这么快就做出这个决定是非常困难的。但我的建议是这样的：既然你们都非常确定你母亲希望你们全家团聚，而你哥哥明天才能到这里，我想我们应该开始给她用抗生素，并在必要时尝试用药物维持血压，看看我们是否可以争取到时间让所有人赶到这里。然而，因为她不想使用机器，如果她的病情恶化，我们不会给她使用生命支持系统，而是顺其自然。你明白了吗？”	这种方法代表了对患者在无行为能力时更愿意如何做决定，以及对减轻家属决策负担的方法的综合理解（Sharma 等，2011；Prochaska 和 Sulmasy，2015）。它包含了对患者偏好的了解，允许家属对决定提出意见（同意或不同意），同时减少家属为患者做决定的负担
当家属将过度治疗等同于爱和尊重的表达时，重新构建决策过程，承认继续和停止维持生命的照护都是爱的决定，是尊重他们所关心之人的方式	“你父亲为了有更多的时间与家人在一起，愿意经历任何事情。我看得出他是个多么了不起的父亲。他也是对自己的病情有所了解的现实主义者。而事实是，尽管尽力救治，他的器官仍在衰竭。虽然这很难，但我认为现在要做的正确的事是尊重他的信仰，允许他的生命尽可能自然、温和地结束，而不增加无济于事、可能使他更痛苦的治疗。”	当考虑撤销维持生命治疗的决定时，家属会觉得他们在“杀害”自己所爱之人。该重构过程可以帮助减少遗憾及决策冲突

产生距离感，这往往会加剧焦虑。认识到这种倾向并积极努力使用简短、简单、易懂、无术语的句子，只涉及患者在那一刻绝对需要知道的内容，往往是最有效的。明确表示你愿意回答问题可以让患者提出你没有涉及的问题。表 30-7 中概述了应对这些挑战的策略。

（二）讨论预后

谈论预后对知情决策至关重要，但对临床医生而言是最具挑战性的对话之一；预后可能包括未来的生存、功能和（或）生活质量预期。在无法治愈的肺癌和结直肠癌患者中，预后意识与生活质量变差及较高的抑郁程度有关（Nipp 等，2017）。然而，当患者接近生命末期时，关于治疗与生活质量 / 预期寿命之间权衡的决定往往变得更具挑战性，如果不对预后有一定的了解，很难进行评估。尽管 55%～98% 的患者说他们希望得到有关预后的真实信息（Hagerty 等，2005；Ahalt 等，2012），但临床医生和患者在参与这些对话时都表现得很矛盾。尽管难以获取，但关于预后讨论率的相关报道表明，只有 10% 的透析患者报告有过预后讨论（Davison，2010），37% 的平均生存期为 4 个月的癌症患者报告有过生命末期的谈话（Wright 等，2008）。文献表明，预后理解对患者的治疗选择有很大影响，认为自己至少能活 6 个月的患者比认为在这段时间内至少有 10% 的机会死亡的患者更有可能选择生命延长性治疗（Weeks 等，1998；Smith 等，2011）。在医生中，对失去希望的担忧、对预后讨论的不适及预后本身的不确定性是预后讨论的重要障碍（Mack 和 Smith，2012）。

预后讨论的有效策略基于照护目标对话的基本沟通技巧，见表 30-8。

结论

“困难的对话”之所以困难，是因为它们涉及患者、家属和临床医生的强烈情绪问题。一个有心理学依据的沟通方法可以让医生根据患者的独特需求来定制沟通方式，以解决潜在的、通常未被表达的情绪，并加强治疗关系，为患者和家属在面对重大疾病挑战时提供安全感。

表 30-7 临床医生的角色

策 略	原 因
尽早启动关于重大疾病治疗的对话，并定期追踪	早期谈话使患者和家属有时间在病情较轻时做好哀伤和准备工作，也意味着生命结束时的谈话可能不那么令人震惊和不知所措。这也减轻了临床医生的负担
请记住，作为临床医生，你比你所提供的治疗更重要。如果化疗无效，不是你失败了，而是化疗失败了	你总是可以做很多事情来帮助患者，即使没有针对疾病的治疗方法。你的存在、关心、愿意解决患者所面临的任何问题的善意和承诺都是有治疗作用的
找到哀伤的方式。有些临床医生将其作为团队过程的一部分，其他人则喜欢通过安静的反思来进行，有些人认为写吊唁信是处理感情的一个机会，而其他人则认为音乐或其他形式的表达具有治疗作用。找点事做	无助感和失败感会导致倦怠和疏远（Ramirez 等，1995）

表 30-8 讨论预后

策 略	建议用语	原 因
探索对疾病的理解	“你对自己的病情了解多少？”（Adriane Labs，2015）	探讨患者对疾病的理解，使临床医生能够评估患者的理解与医疗现实之间的接近度或差异，并利用这些信息来调整披露过程，以避免患者因焦虑而不知所措，同时适当地向前推进
探索信息偏好。直接和间接地分享预后	“你想从我这里了解多少关于你的疾病可能会发生的情况？”（Adriane Labs，2015）	患者想要的信息往往比他们得到的更多。如果临床医生知道患者需要更多信息，他们可能更愿意提供信息

（续表）

策　略	建议用语	原　因
当患者特别焦虑或不想了解信息时，可以问一些关于未来的问题	“你愿意付出多少代价来换取更多的时间？”“什么能力对你的生活非常关键，以至于你无法想象没有它们的生活？”（Adriane Labs，2015）	这些问题可以是一种间接的方式来预示可能的权衡和结果，从而避免直接讨论预后
如果患者想要“所有的信息”，澄清这对患者意味着什么	“我想确定，当你说你想要‘所有的信息’，你也想要预估剩余的时间？”	患者询问所有的信息来表达不同的意思。明确的询问可以让患者控制他们接收到的信息量
三种类型的预后披露		
基于时间的预后：在可行和需要的情况下，分享基于时间的预后，范围不要太具体，并承认不确定性	“我希望我能给你更乐观的答案，但我担心时间可能短至几周到 1～2 个月。当然，它可能更短或更长。”	对可能的时间进行一般评估为患者提供了关键信息，使他们能够计划并专注于重要的事情
功能预后：对于希望得到信息但无法实现基于时间的预后的患者，提供可能的功能结果信息，包括哪些在未来可能改善，哪些不可能改善，提供希望，并承诺功能最优化	“考虑到透析对你来说很艰难，以及这些天来你除了卧床休息和来接受治疗外无法做更多事情的事实，我恐怕这可能是你在透析期间所能感受到的最好状态。我们将继续努力改善现状，但我担心我们现在的处境很艰难。”	功能预后有助于了解患者未来的生活状况，并使患者和家属能够根据他们的价值观进行规划和取舍
不可预测的预后：对于病情可能稳定或改善但也可能相对迅速死亡的患者，使用“希望 / 准备”框架	“我们会给你用最好的药，尽力控制你的心力衰竭，希望能让你病情稳定下来，也许能维持几年。与此同时，我认为我们需要为你可能突然恶化做好准备，我们可能不得不面对一些艰难的决定，我们应该为此做好准备。”	对于患有心力衰竭、慢性阻塞性肺疾病等疾病的患者，或者接受新的癌症治疗的患者，预后是非常不可预测的
讨论完预后之后允许保持沉默，然后反复确认患者的情况	“听到这个消息，你是什么感觉？”	沉默可以让患者开始消化信息，让情绪浮出水面。当患者反应平静时，反复确认就会重新建立他们与临床医生的联系
用一个关于建议和计划的讨论来结束对话，并确认持续的承诺	“我会和肿瘤学家讨论你的偏好，我们会集思广益找出有意义的治疗方法。今天我会给你答复，确保我们有一个让你继续前行的计划。”	建议和计划应以患者的价值观、目标和优先事项为基础。临床医生在临别时对其未来的参与做出承诺，为患者在非常不安全时提供了一些保障

引自 Ariadne Labs(2015).Serious Illness Conversation Guide.A Joint Center for Health Systems Innovation(www.ariadnelabs.org) and Dana-Farber Cancer Institute.Revised April 2017.https://www.ariadnelabs.org/wp-content/uploads/sites/2/2017/05/SI-CG-2017-04-21_FINAL.pdf；and Ariadne Labs(2015).Serious Illness Care Program：Reference Guide for Clinicians.A Joint Center for Health Systems Innovation(www.ariadnelabs.org) and Dana-Farber Cancer Institute.https://www.ariadnelabs.org/areas-of-work/seriousillness-care/.

第31章 预立医疗照护计划

Advance care planning

Judith Rietjens　Ida Korfage　Jane Seymour　著
郭巧红　林君忆　武燕潮　译　　赵　云　校

预立医疗照护计划（advance care planning, ACP）使个人能够对其未来的医疗照护制订计划。在理想的情况下，ACP讨论解决个人在照护领域的所有问题：身体、心理、社会和精神（Rietjens等，2017）。与预后不确定性和决策能力丧失的风险相关的严重进行性疾病的发生率越来越高（Institute of Medicine，Committee on Approaching Death：Addressing Key End-of-Life，2015），因此ACP在姑息治疗的背景下具有特殊的重要性。

最初，ACP被定义为完成预立医疗照护指令［定义为当个人无法表达自己的偏好时，记录价值观、目标和偏好的文件（Rietjens等，2017）］或通过授予第三方代理权来提名替代决策者。在许多国家，规定在特定情况下预先拒绝特定医疗的预立医疗照护指令，一经评估为有效和适用，便具有法律效力。最近，ACP越来越被认为是一个复杂的过程，包括个人反思、与临床医生和家庭照护者的讨论、完成预立医疗照护指令和指定医疗代表的可能性，以及医疗照护系统的变化。这使人们对老年群体以外的ACP也越来越感兴趣（Rietjens等，2017）。框31−1描述了ACP的国际公认定义，这是一项大型国际德尔菲专家共识研究的结果（Rietjens等，2017）。该定义强调ACP关注于未来的决策。然而，考虑什么与患者相关这一必要过程可能与对当前照护目标讨论的共同（当下）决策有部分重叠（Sudore等，2017b）。

框31-1　预立医疗照护计划的共识定义
扩展定义 ACP使具有决策能力的个人能够确定自己的价值观，思考重病情况的意义和后果，确定未来医疗和照护的目标与偏好，并与家人和医疗照护者讨论这些问题。ACP解决个人生理、心理、社会和精神领域的问题。它鼓励个人确定一个代理人，并记录和定期审查所有偏好，以便在个人无法自己做决定时考虑到他们的这些偏好 简要定义 ACP使个人能够确定未来医疗和照护的目标和偏好，与家人和医疗照护提供者讨论这些目标和偏好，并适时记录和审查

经许可转载，引自Rietjens，J.A.C.et al.(2017).Definition and recommendations for advance care planning：an international consensus supported by the European Association for Palliative Care.Lancet Oncol.18(9):e543-e551.DOI：10.1016/S1470-2045(17)30582-X.

本章审查了关于ACP有效性的证据，描述了ACP的当前实践，分析其障碍和促进因素，并制订最佳实践；亦探讨了提高公众对ACP的认识的挑战，这是推广ACP的必要前提。它借鉴了一项关于制订ACP定义和应用建议的国际德尔菲专家共识研究（Rietjens等，2017）。

一、预立医疗照护计划的有效性

自20世纪90年代以来，越来越多的证据表明ACP干预措施对患者和医疗照护系统具有潜在的有益效果。这些措施包括提高预立医疗照护指令的完成率，更好地将照护与所表达的偏好相结合，提高临床咨询的沟通质量，改善生活质量，减少不必要的入院，增加姑息治疗的使用（Brinkman-Stoppelenburg等，2014；Houben等，2014）。一系列质性研究表明，参与ACP者在增强希望感（Clayton等，2008），减少对未来的担忧（Brinkman-Stoppelenburg等，2014），以及改善与亲密伴侣的沟通方面获益（Singer等，1998）。与此同时，一些人发现ACP也具有挑战性：他们可能既不希望"预见"未来，也不希望讨论疾病的影响。有些人可能觉得难以表达他们的意愿或观点（Council of Europe，2014），有些人可能认为ACP无关紧要（Horne等，2012）。同样，有些人可能认为ACP和对自主决策的相关重视是违背主流文化的（Candib，2002）。

一项研究了80篇关于ACP研究的Meta分析得出结论，尽管对ACP的有效性进行了大量的研究，但目前的证据质量有限，因此应谨慎理解（Jimenez等，2018）。研究表明，如果采用"全系统战略方法"（即把ACP视为一套相互关联的要素，而不是关注其单独的组成部分），并且患者、照护者和医疗提供者都参与其中，ACP干预可能会更有效。

二、预立医疗照护计划的当前实践

尽管有证据证明了ACP的积极作用，但研究表明，在临床实践中，患者和医疗照护人员之间的ACP对话很少发生。

一项关于运动神经元疾病患者ACP的系统综述显示，某种形式的预立指示或ACP，或者生命维持照护预先讨论，发生率在15%～90%（Murray和Butow，2016）。一项关于慢性呼吸系统疾病的ACP的系统综述表明，虽然许多患者及其医疗照护人员对参与ACP感兴趣，但只有12%～32%的患者报告有过此类对话（Jabbarian等，2018），并且患者几乎不能回忆起这些讨论的内容。同样，尽管42%～77%的医疗照护人员认识到其重要性，但ACP的自我报告参与比例仅为20%～33%（Jabbarian等，2018）。

一项肿瘤学ACP的系统综述显示，许多患者及其医疗照护人员都支持ACP，36%～47%的患者希望让他们的家人参与有关他们当前或未来的医疗决策中（Johnson等，2016）。其他人则更倾向于自己决策。尽管许多患者表示希望与他们的医生讨论ACP事宜，但大多数人并没有这样做（Johnson等，2016）。这与美国的一项研究结果一致，对晚期癌症患者而言，关于生命末期照护的沟通往往首先发生在临近死亡和急性入院期间，此时患者可能已经病入膏肓，无法参与（Mack等，2012）。

各国在许多可能影响ACP发生的因素上存在差异，如医疗系统、法律规定、传统和文化价值观。一项关于ACP文化差异的综述认为，许多相互关联的文化因素影响ACP的可接受性，至少在美国，非白种人的接受性较低（McDermott和Selman，2018）。非裔美国人、西班牙裔、亚裔和印第安人的预立医疗照护指令完成率低于欧裔美国人（Kwak和Haley，2005）。自主权的“西方”释义可能并不完全适用于亚洲文化，亚洲文化自主权通常被理解为关系性的，而非个人的（Tan Kiak Min，2017）。这可能会极大地影响家属在ACP中的作用，如在宣布坏消息、给予同意及确定患者的意愿和偏好方面。在某些文化中，告知真相被认为是一种负担，可能会剥夺希望，所以家庭会为生病、脆弱的成员过滤信息（Ersek等，1998）。

显然，对ACP讨论所表达的兴趣和ACP讨论的进行程度之间存在差异。

三、如何实施预立医疗照护计划

本部分介绍如何实施ACP，探讨ACP的障碍和促进因素，为ACP的使用和进一步实施提供系列建议，并介绍各种ACP模式。

（一）预立医疗照护计划的障碍和促进因素

参与ACP对所有参与者来说都是一种挑战。表31-1显示了与ACP最相关的障碍和促进因素（De Vleminck等，2013；Bernacki等，2014；Jabbarian等，2018）。

这些因素虽然相互关联，但大致可分为患者相关、医疗照护人员相关和系统相关的因素。

ACP的一个重要障碍是患者对其健康状况缺乏认识。这可能与慢性病不可预测的病程有关。这种不可预测性也限制了医疗照护人员定义及与患者沟通预后评估，并阻碍了对ACP启动触发点的识别。在实践中，关于生命末期治疗和照护偏好的沟通往往发生在临终前（Bernacki等，2014）。此时患者可能已经病入膏肓，无法参与决策，考虑他们的偏好可能已经不可行了。这可以通过整合触发点来启动医疗照护系统中的ACP过程来克服这一问题。这些可以是预后相关的触发点（Bernacki等，2014），例如，对所谓的出人意料的问题并不惊讶：“如果该患者明年死亡，我会惊讶吗？”（Moss等，2010）。触发点也可以是基于疾病，如非小细胞肺癌患者，或者基于治疗，如住院治疗的器官衰竭患者（Bernacki等，2014）。

患者对参与ACP和讨论未来治疗与照护偏好的准备程度各不相同。准备程度取决于焦虑和应对方式、疾病阶段及患者是否经历过他人重病等因素（Bernacki等，2014；Jabbarian等，2018）。患者准备程度的差异会成为医疗照护人员的障碍，也会让他们害怕夺走患者的希望。患者往往希望由医疗照护人员启动ACP（Bernacki等，2014；Johnson等，2016），医生也认同他们在启动ACP方面的责任，但建议这些讨论应该由患者表明希望讨论ACP的隐含线索来推动（Johnson等，2016）。医疗照护人员报告的其他重要障碍有缺乏关于生命末期沟通的培训和技能及时间限制。

此外，ACP的系统相关障碍包括资源有限、照护协调性不足、ACP的非结构化方法、倾向于关注治疗和治愈的医院照护（Bernacki等，2014；

表 31-1 预立医疗照护计划的障碍

患者因素	医疗照护人员因素	系统因素
• 对自身健康状况了解不足 • 不可预测的病程及预后 • 对考虑和讨论治疗偏好的犹豫不决，如由于焦虑和否认而犹豫 • 期望医生会启动 ACP	• 对与患者讨论临终问题的犹豫，尤其是当患者看起来状态尚佳时 • 害怕剥夺患者的希望 • 缺乏关于临终沟通的培训和技能 • 医疗照护人员的时间限制 • 难以确定合适的时机	• 专注于治疗和治愈 • 缺少配合和实施 ACP 的结构化方式 • 启动 ACP 的责任不明确 • 记录的目标和偏好缺乏可及性 • 资源有限

Jabbarian 等，2018）。患者及医疗照护人员报告的关于启动与跟进 ACP 的责任不确定性也与此相关。

（二）关于预立医疗照护计划的建议

EAPC 发起的一项国际德尔菲研究制订了 ACP 的定义，并提出了应用建议（Rietjens 等，2017）。建议根据文献证据和专家意见提出，包括 ACP 的要素、角色和任务、时机、政策及评估等方面（部分建议见表 31-2）。框 31-2 为医疗照护人员或其他希望参与 ACP 的人员介绍了 ACP 的核心要素。

这些建议适合于各种医疗环境、患者群体和文化环境。其鼓励采用个体化的 ACP 方法，根据患者是否愿意参与 ACP、疾病阶段、当地的法律和文化环境来制订。这些建议表明，要关注 ACP 的持续过程，而不是单纯地关注一份陈述偏好的书面文件。

（三）预立医疗照护计划模式

在目前的 ACP 模式中，医生在促进 ACP 过程中发挥核心作用的程度不一。一些模式中，ACP 对话是由经过培训的辅助人员进行的，这些辅助人员不一定是医生。在其他较新的模式中，互联网项目可以支持 ACP 的过程，尤其是在初始阶段。国际德尔菲研究的建议对此并未明确规定，哪种 ACP 模式最适合要取决于当地的情况。许多方案使用标准化、结构化的对话指南作为 ACP 对话的基础。对 34 份现有对话指南的分析（Fahner 等，2019）显示，探

表 31-2 德尔菲小组提供的预立医疗照护计划（ACP）建议的选择

	推荐的角色和任务	%[a]
1	医疗照护人员在与个人进行 ACP 对话时，应采取以人为本的方法，如果个人愿意，还可以与他们的家人进行对话。这需要根据个人的健康素养、沟通方式和个人价值观来定制 ACP 对话	100
2	医疗照护人员需要具备必备技能，并表现出与个人及其家人谈论诊断、预后、死亡和临终的开放态度	99
3	医疗照护人员应向个人及其家人提供有关 ACP 的清晰、连贯的信息	99
4	训练有素的非医生辅助人员可以在 ACP 过程中为个人提供支持	91
5	ACP 的启动（即对个人经验、知识、个人价值观和关注点的探索）可以在医疗机构或非医疗机构中发生	98
6	ACP 的临床要素需要适当的医疗照护提供者，如讨论诊断、预后、治疗和照护选择，探讨未来医疗和照护的目标和偏好的现实程度，并在医疗档案中记录讨论情况	68
	推荐的 ACP 时间	
7	个人可以在其生命的任何阶段参与 ACP，但随着健康状况的恶化或年龄的增长，其内容可以更有针对性	96
8	由于价值观和偏好可能会随着时间的推移而改变，ACP 对话和文件应定期更新，例如，当个人的健康状况恶化、个人情况发生变化，或者随着他们的年龄增长时	99
9	应提高公众对 ACP 的认识。这涉及 ACP 的目标和内容，以及它的法律地位和如何获得 ACP	96

a. Likert 选项回答“非常同意”和“同意”的合计

经许可转载，改编自 Rietjens，J.A.C.et al.(2017).Definition and recommendations for advance care planning：an international consensus supported by the European Association for Palliative Care.Lancet Oncol.18(9):e543-e551.DOI：10.1016/S1470-2045(17)30582-X.

框 31-2　预立医疗照护计划的核心要素
• 探索个人目前对 ACP 的理解。解释 ACP 的目的、内容、障碍和促进因素，以及当地的法律法规 • 探讨个人对参与 ACP 的准备情况，并为其量身定制 ACP 程序 • 探讨个人在生理、心理、社会和精神领域的健康相关经验、知识、关注点和个人价值观 • 探索个人未来治疗和照护的目标 • 在适当时，提供医疗信息（如关于诊断和预后）及可能的治疗和照护方案的利弊 • 在适当情况下，明确未来医疗和照护的目标和偏好，并检查这些目标和偏好是否现实 • 讨论并书面确定指定的代理人，同时根据当地的法律管辖权确定其角色。讨论当个人无法表达自己的偏好时，个人允许其代理人参与医疗决策的程度 • 告知个人可以选择在预立医疗照护指令中表明价值观、目标和偏好。鼓励个人向家人和医疗照护人员提供一份预立医疗照护指令的副本 • 与个人讨论，已记录的目标和偏好可以随时调整

经许可转载，改编自 Rietjens，J.A.C.et al.(2017).Definition and recommendations for advance care planning:an international consensus supported by the European Association for Palliative Care.Lancet Oncol.18(9):e543-e551.DOI：10.1016/S1470-2045(17)30582-X.

索患者对疾病、生活质量、生命末期问题和决策的观点构成了大多数指南的核心部分。作者综合了对话指南的结构和内容，并提供了有用的问题示例。他们得出结论，对话指南理论基础的缺乏及干预措施的异质性，阻碍了各个对话指南的充分比较，因此很难确定哪些主题在 ACP 中是最有帮助的。有必要对这一问题进行更多研究。

使用对话指南的 ACP 干预措施的一个例子是重病照护项目模式，它侧重于支持医疗照护人员参与 ACP。这个由数个部分组成的干预措施旨在支持医疗照护人员与重病患者谈论他们的目标和价值观（Lakin 等，2017）。该方案的核心是免费提供的重病谈话指南（http：//www.talkaboutwhatmatters.org/documents/Providers/PSJH-Serious-Illness-Conversation-Guide.pdf）。对不同患者群体的研究（如接受基层医疗的高危患者）表明该方案可行，并改善了对患者的目标和价值观的讨论（Lakin 等，2017）。“为你的照护做好准备”（https：//prepareforyourcare.org/welcome）是一个很好的交互式、免费的在线 ACP 工具，旨在支持患者参与 ACP。最近的一项研究表明，使用该工具可以增加 ACP 的资料和参与，而不需要额外的临床医生或系统层面的干预（Sudore 等，2017a）。

四、预立医疗照护计划公众教育

将 ACP 看作一种现实且普遍可能的事情需要公众意识。提高该意识的策略是姑息治疗公共卫生方法的组成部分（Sallnow 等，2016），并且能够促进社会公平（Seymour 等，2010）。本部分借鉴了关于提高公众对姑息治疗意识的证据的速览综述，该速览综述是 2016—2017 年加拿大“姑息治疗事项”倡议的一部分（Seymour，2018）。

综述发现，ACP 是一些提高姑息治疗及相关主题意识的全国性活动的核心特征。一些活动承担倡导作用；另一些则主要承担监督作用，审查和跟踪对某个关键问题的看法。有些则作为压力集团积极游说政治舆论。许多国际网络都有共同目标，包括公众意识（O’Connor 和 Gwyther，2014）。除了一些例外（All Ireland Institute of Hospice and Palliative Care，2014），很少能找到对提高公众对姑息治疗问题认识的全国性活动的正式评估。这限制了对其有效性的评估。

无论是使用传统的参与模式还是新的社交媒体，从他人的经验和故事中学习都是许多全国性活动的特点。讲故事可以缓解一些人不愿意接触这些材料的情绪，并说明艺术和人文活动在支持个人和群体表达对疾病、死亡和悲伤的体验方面的重要作用。

为加拿大姑息治疗事项倡议准备的审查报告借鉴了卫生知识领域的证据，强调如果公众意识活动基于清晰、共享的术语，并使用精心设计的材料和全方位的大众媒体来适应不同的年龄、文化和宗教 / 精神观点，那么这些活动最有可能取得成功（Seymour，2018）。它强调了全国性大众媒体活动和地方社区行动倡议之间的潜在协同作用，前者是高度组织化的传播活动，旨在提高认识、提供信息和诱导行为改变（Masiulienė，2015），而后者则试图通过非正式的机制，如共情的群体发展，促进对当前主题的反思性参与（Kellehear，2013）。除了这些一般性的考虑之外，在提高公众对 ACP 的认识时，审查中出现了三个关键信息，即需要考虑的特殊问题。

（一）确保增强意识的方式具有文化适应性，并进行试点

一项涉及加拿大不同文化和原住居民群体的社区代表的研究强调了从文化角度提高 ACP 意识的重要性（Con，2007）。有些群体可能会认为参与 ACP

是完全违背主流文化的。一项关于非裔美国人观点研究的综述建议，通过咨询和试点调整干预措施，来确保它们的文化契合性（Dillon 等，2012）。同样，一项研究探讨了两本提供 ACP 信息的小册子的可接受性，建议让社区居民代表参与编写此类材料（Fried 等，2016）。加拿大一项关于提高公众对 ACP 及相关问题认识的干预措施的综述强调，由于在参与 ACP 的可能性方面存在社会结构差异，因此需要特别关注特定的群体：体弱的老年人、第一代移民和少数群体，这些群体应该被广泛定义（Gauvin 和 Lavis，2013）。例如，少数群体不仅包括少数民族群体，还包括 LGBT 群体，即女同性恋者（lesbian，L）、男同性恋者（gay，G）、双性恋者（bisexual，B）与跨性别者（transgender，T）在内的性少数群体。

（二）从年轻人开始

大多数关于 ACP 的研究涉及的是 65 岁以上人群。目前趋势是让更年轻的人参与进来并接受教育，这样他们能更好地处理家庭和社区的问题。一项针对美国大学生的研究建议，公共卫生的一个重要方面是向所有年轻人提供关于 ACP 的可靠信息（Kavalieratos 等，2015）。

（三）社区参与并建立联盟

部分例子表明，可以赋予社区权力，使其参与 ACP，并制订计划，进而在自己的人际关系网和地方提高认识。这通常涉及不同群体为共同目的而走到一起（Seymour 等，2013）。例如，一个关于老年人生命末期规划的同伴教育项目得到了参与者的积极评价，因为该项目使他们能够以自己的方式理解 ACP 问题（Seymour 等，2013）。该项目利用了研究人员和老年人共同编写的信息材料。当同伴教育志愿者与社区团体紧密联系时，同伴教育志愿者的工作效率最高。这给了他们一种社会认同感和获得社会资本的机会（Seymour 等，2013）。在更大的范围内，“尊重选择”计划是在医疗照护系统中对 ACP 进行复杂干预的一个例子，当地社区的参与和意识提高已被证明是其成功的关键（Marchand 等，2005）。

五、结论与未来方向

ACP 的重点是使人们能够确定现实的照护目标，并支持患者、家属和临床医生谈论、记录这些目标，从而共同努力实现目标。ACP 包括沟通的过程和过程中产生的文件，如预立医疗照护指令。从本质上讲，ACP 是关于在家庭内部、临床会面及在整个照护系统中的沟通。

ACP 的某些方面已被纳入国家和国际医疗照护政策。然而，ACP 在实践中的发生率仍然很低，ACP 仍然主要是一种“西方”活动。在本章中，我们提出了一个在西方国家发展起来的国际公认的 ACP 定义，并建议这是发展 ACP 实践和研究其在实践中的应用和影响的初步前提。目前正在开发 ACP 结局领域、结构及测量工具（Sudore 等，2018）。此外，最近还启动了一个关于 ACP 共识的亚洲专家网络，旨在为亚洲人构建一个文化敏感性框架。

越来越多的证据表明，ACP 可以改善众多患者群体的照护效果。然而，现有的关于 ACP 的有效组成部分和结果的证据比较分散，未来的研究需要在不同的人群、环境和背景下进行评估（Jimenez 等，2018）。我们需要更多地了解讨论 ACP 对患者和公众的长期影响，特别是了解人们希望如何组织和启动此类讨论。此外，我们需要找到更好的方法来支持专业人士发起 ACP 讨论。同样，我们需要制订提高公众意识的方法，以便尽早应用，并减少全社会在接触和获取 ACP 方面的差异。朝着这些目标努力可能会产生催化效应，并释放出 ACP 的全部潜力，促进符合患者偏好和目标的照护，使患者及其亲属受益。

第六篇　家庭和照顾者的问题

Family and caregiver issues

第 32 章　严重疾病下的家庭状态 / 243

第 33 章　照顾者的负担和痛苦 / 251

第 32 章 严重疾病下的家庭状态

Family dynamics in the context of serious illness

Carrie Lethborg　David W. Kissane　著
周明飞　殷小莉　译　　纪光伟　校

“除了患者，家属也应该了解癌症对家庭的影响，并做出正确的处理，正是因为癌症对家庭的影响决定了家庭氛围发生的背景。”

Frances Marcus Lewis，1990

一、家庭视角概述

通常情况下，一个人的家庭背景比任何其他因素都更能影响他们对严重疾病的理解。每个人都是由他们的世界观所塑造的，反过来又塑造了他们的世界观。任何一个人的世界观的主要组成部分都是他们的家庭，这里简单地定义为“被视为家庭成员的那些人”。家庭赋予个人经历、一种强有力的信念模式（包括那些关于严重疾病及其治疗的模式）、传统和身份认同。每个人都与家庭密不可分，并受到家庭生活的影响，而家庭生活又对个人的变化做出反应。为了充分了解疾病对患者的影响，我们对他们做侵入性治疗时，也要考虑到对整个家庭及家属的影响（为了充分理解疾病对患者的影响，应该考虑到对整个家庭的影响，否则就是对他们的伤害）。

如果医务人员真的想要为患者提供全面照护，就必须要了解患者的病情。因此，以家庭为中心的姑息性治疗方案对任何综合服务都是至关重要的。

除了了解患者的家庭背景外，了解严重疾病对整个家庭的影响也很重要。根据系统理论，家庭成员之间会受到疾病的相互影响，严重疾病会让人感觉像是对整个家庭的攻击。事实上，在整个疾病的发展过程中，家庭的情感、身体和经济上会受到一系列医疗危机的持续挑战。如果不了解这种影响，将会导致对所有受影响人群的支持不足（Hacialioglu 等，2010）。

此外，家庭应被视为医疗团队的重要资源。他们往往为姑息治疗的患者提供大部分家庭照护，是任何方案的重要组成部分。如果孤立地看待患者，那么向他们提供的照护和可调动的资源都是有限的。长期以来，在文献中都强烈地主张在姑息治疗中，对整个家庭进行治疗是最佳方案。

本章将讨论患者的概念，严重疾病对家庭的影响，以及作为照顾者的家庭。还将考虑对家属及其需求进行评估，临床医生可以利用一些干预措施来更好地帮助家庭进行姑息治疗。同时得到良好支持的家庭将能够更好地照护他们所爱的人。

二、严重疾病对家庭的影响

理解疾病是如何影响整个家庭的关键是理解整个家庭系统的两个重要特征：①分担痛苦；②家庭内部维持其正常关系和生活模式的稳态力量。

（一）家庭内部痛苦的相互转移

与患有严重疾病的爱人生活在一起，可能比自己患有这种疾病更困难。首先，这是 Sutherland 小组（1956）所描述的痛苦相互关联。患者和家庭照护者的绝望或乐观程度是相互关联的，是彼此心理健康的一个重要预测指标（表 32–1）。因此，重症患者的亲属发生抑郁和焦虑的比例比普通人群要高。癌症患者配偶的心理困扰率为 18%～35%，成年子女的心理困扰率为 25%（Milberg 等，2014）。

姑息治疗患者的痛苦，尤其是在面对患者身体症状控制不佳的情况下，家庭成员自身的焦虑和身体担忧是一个增加的特别诱因。事实上，照护晚期疾病患者所带来的痛苦会导致照护者的压力增加，人们应该把亲密的家庭成员视为“二级患者”。

虽然家庭成员可以提供一种“缓冲”来保护和支持患者，但这种支持并不一定是相互的，因为患者的回馈能力可能会减弱。因此，照护者可能会发现，他们在这段关系中承担了大部分的情感支持。对这些关系的不满会导致冲突和更大的家庭不和谐。Leroy 等（2016）回顾了在姑息治疗中一组患者 – 照护者的组合，以及照护者的负担和患者自我感知负担之间的关系。患者倾向于略微高估他们给照护者带来的负担，而照护者反过来又高估了患者的痛苦。

自己成了家人的负担是患者抑郁的来源，将照护者的负担最小化，可以减轻患者的痛苦。患者通常需要住院来减轻照护者的负担和压力。

（二）保持稳定的趋势

在疾病的背景下，需要了解与家庭系统有关的第二个重要特征是，在大多数情况下，家庭倾向于维持其结构的平衡。这种自我平衡的吸引力促进了可预测性、安全性和凝聚力（包括积极和消极）结构的维护，并且在面对不确定性时常常会出现不稳定。受严重疾病影响的家庭必须通过许多变化来维持下去。这些变化包括接受患病成员的角色（如养家糊口的人、家长）、适应失去、满足处于危机中的成员的情感需求，并继续执行标准的家庭功能。

努力维持家庭的结构由其独特的文化、价值观、态度、规范、角色和每个家庭特有的信仰所决定。在权利结构的基础上，有一种不言而喻但却强有力的规范行为和关系，做出的决定和执行后果都是在这种权利结构下发生的。家属对自主权的态度、期望的医疗沟通、疾病的解释模式，以及其成员的作用都影响着家庭和谐和幸福。

家庭传统被翻译成"剧本"（Byng Hall，1988），在每个成员的一生中，都不同程度上会对他们产生微妙而明确的影响。这些表现就像一盘录音磁带，在每个人的脑海中播放，以指导他们的选择。例如，患者仍然会听到父亲的声音说："不要相信医生。"临床医生在提供信息和讨论决策时，需要考虑每个患者和家庭都有的特定传统。下文说明了家庭文化是如何影响医疗咨询过程的。

Joseph Ramirez 是一位 68 岁的男性，最近被诊断为晚期前列腺癌。他和 Maria 结婚 49 年，育有三个子：Michael（48 岁）、Marko（45 岁）和 Frederik（40 岁）。自从 Joseph 退休后，他的健康状况越来越差了，随着身体越来越虚弱，他开始把自己的"一家之主"的位置交给了 Michael，要求他在经济和生活方式上做出决定。Maria 在婚姻中一直处于被动的位置，不管她儿子做出什么决定，她都能接受。

当 Joseph 被确诊为晚期癌症后，Michael 对他所承受的额外负担感到非常焦虑，尤其是考虑到他自己作为丈夫、父亲和员工的责任。当他和父亲参加 Sinclair 医生召集的第一次会议时，Joseph 不断向 Michael 寻求建议，这使得 Michael 在会议中起了主导作用，他抢先提问，并迫切要求得到对治疗和预后的明确答案。

Sinclair 医生对这次会议感到不安，他担心 Joseph 无法自主决定自己的照护方案。他试图把问题转向 Joseph，问道："你觉得怎么样，Ramirez 先生？"

会议结束时，各方都感到沮丧。Joseph 感到困惑和承受了压力；他的儿子 Michael 也感到生气，压力很大，并在考虑为他的父亲再寻求第二种意见。Sinclair 医生对 Michael 干涉了他对他父亲的治疗方案感到很生气。

如果 Sinclair 医生能多花些时间来了解这个家庭的结构，他可能会发现与他们合作会更容易。认识到儿子的出席对家庭会议的潜在影响，他可以首先了解 Joseph 的家庭，以及他对他的疾病的感受，然后询问 Michael，在开始讨论医疗问题之前了解他的担忧。通常花很短的时间来了解家庭背景会在将来节省时间，避免产生困惑和愤怒。临床医生不应将自己的价值体系强加于人，而应去了解家属的价值体系。尽管 Sinclair 医生认为患者会自主做出决定，但他可能已经预见到 Ramirez 家庭内部需要协商。

这提出了姑息治疗中一个常见的困境，值得特别一提。告诉患者真相或向患者传达坏消息，是医患沟通中最具挑战性和最复杂的事项之一，如果患者亲属要求不告诉患者诊断、预后和（或）治疗计划等具体信息，则沟通可能会变得更加复杂。在西方国家，人们普遍认为，以某种方式告知患者诊断和预后的真相是患者的权利，这样患者就能够充分了解病情并参与决策。在本科和研究生的医学教育中，告知坏消息的培训是越来越重要的一个方面。然而，不是所有文化或家庭都认为完全披露病情对患者是"最好"的想法。事实上，在姑息治疗体系中，文化的安全越来越被强调为在家庭照护中的一个关键要求（Williams 等，2015；Kataoka-Yahiro 等，2016；Kinoshita 等，2016）。

一些家庭认为，向患者告知不良的预后会给他们带来难以承受的负担，降低了他们与疾病斗争的希望和意愿。在某些情况下，家属认为患者会因为医生的话而"放弃"治疗和导致死亡。家属希望被告知诊断和预后，并为患者做出决定来"保护"他们。这些情况给医疗团队和家庭带来了困难，因此制订相应的对策来处理这些敏感的问题是非常重要的。以下的基本原则可能会有所帮助。

- 根据法律和伦理学的标准，必须向患者告知其医疗状况，并让其充分了解这些信息，以便他们能够就与治疗相关的问题给予知情同意。此外，隐私法规定了患者的哪些信息可以与人分享，哪些不可以。
- 拒绝考虑家属的真实意愿，即他们如何选择处理诸如严重疾病这样的危机，可能会导致患者/家属和治疗团队之间的沟通中断。这种矛盾只会增加家庭的创伤和治疗团队的差异水平。
- 虽然不应该假设，但重要的是要记住，在许多情况下，那些说他们不想知道自己诊断的患者，实际上在某种程度上是知道的，但他们选择通过回避和（或）否认来面对他们的疾病。
- 家属和患者对于信息如何交流的愿望，需要治疗团队的同情来了解每个家庭成员的问题。能够讨论如何告知坏消息或不良预后的恐惧，通常可以消除误解，并使家庭和团队如何合作成为可能。

记住这些概念，很显然，谨慎的做法是防止家属站在患者病房的门口，要求医生不要进入病房，并透露诊断和（或）预后检查的结果。只要有可能，在进行各项检查之前，与所有患者讨论他们希望如何被告知各种检查结果是有好处的，这将包括他们希望在何时何地被告知，他们希望披露信息的复杂性，以及他们希望谁在场。当与患者在一起时，在开始提供任何信息之前，总是要从患者已经了解的内容开始，并再次询问他们想知道的具体内容，这样做总是恰当的。应该告知那些对说出真相感到担忧的家庭，这将是信息共享的方式，与患者的要求相称，并以保密的方式提供。

三、家庭作为照顾者

与此同时，家庭成员正在适应严重疾病及其不确定性的影响，许多人也将承担主要照护者的复杂角色，事实上，许多人将这种角色视为他们的职责。此外，医疗系统通常是尽可能在家中对患者进行照护，以降低住院服务成本的前提下，得到资金的资助。

化疗等越来越复杂的治疗，现在可以在家中进行，临终关怀的理念强调在这种环境下对患者的支持。考虑到所涉及问题的复杂性，有人可能会说，以往对家庭成员的要求从未像对照护者的要求那么多。

在这种情况下，家庭的直接照护任务包括配药，协助处理恶心、呕吐和缓解疼痛，清洗和其他个人照护任务，膳食准备，洗衣，接待访客，以及接听朋友的电话。在住院的环境中，完成这些任务将需要一系列的工作人员，但他们是由家庭提供的 24h 服务，通常还包括夜间的支持。

虽然这些任务即使没有并发症也会造成巨大的损失，但有些活动特别复杂：①提供疼痛药；②维持营养；③为患者提供情感支持；④提供实用的护理和照护服务。例如，吗啡的使用可能会被错误地视为是死亡过程的开始，并且恶病质的发展可能会导致冲突，因为照顾者将食物作为一种增加力量的手段。此外，如丈夫或妻子、母亲或女儿这样的常规角色很容易失去亲密关系。然而，在这个过程中，家庭通常会加倍努力，并表现出巨大的勇气。

照顾的时间越长，就越难以维持能量来提供身体和心理上的照护。心理症状可能随着病程的延长而加重。在这篇题为 *Sleeping with one eye open* 的文章中，Hearson 等（2011）描述了睡眠剥夺对姑息治疗中，家庭照顾者的影响，发现有近 40% 的照顾者在白天会出现极度的嗜睡。持续的工作，加上焦虑，加剧了姑息治疗环境中的照护负担所带来的疲惫，而且许多人不愿意为自己寻求帮助。

然而，尽管照护者的角色在许多方面都有明显压力，但这一角色始终对患者和照护者自身都是有积极影响的。有令人信服的证据表明，成功的家庭支持与所有相关人员的社会心理适应能力的提高有关。家庭是其成员生病时的主要依赖者和情感支持者。家庭还提供了必要的工具性功能，使患者能坚持痛苦的治疗方案，并能管理与现代癌症治疗相关的使人疲乏的不良反应。在姑息治疗中，症状控制的有效性因家庭作为照顾者的存在而大大增强。相反，家属也报告由于他们的照护经历，在他们自己的生活和人际关系中起到了积极的作用。重要的是，在姑息治疗体系中，给予照顾者支持和做好准备，已被证明对增加照顾者的体验是有积极意义的（Henriksson 等，2015）。

四、家庭照顾者的需求

在姑息治疗中，家庭的许多痛苦源于心理的准备不足、结果的不确定和在无助中挣扎（Jho 等，2015；Holm 等，2016）。家庭照护者经常表示，他们希望医务人员能教会他们一些照护技能，而不是通过自己的“反复试验”来解决这些问题。照护者有几个需求未得到满足，这些最常见的需求包括以下

表 32-1 患者死亡前后照顾者心理压力的危险因素选定

范 围	风险因素	详细信息
人口统计学	性别	女性与更高的感知负担（Schrank 等，2016）和更大的心理痛苦有关（Mystakidou 等，2013；Wadhwa 等，2013；Grande 等，2018）
	年龄	年龄越小，感知负担越重（Schrank 等，2016）和心理压力越大（Grande 等，2018）
	就业	照顾期间的就业与更高的感知负担相关（Schrank 等，2016）
	健康状况	照顾者的身体功能低下与抑郁症有关（Götze 等，2018）
社会心理	应对方式	与关注于任务的应对策略相比，关注于情绪的应对策略与更高的感知负担相关（Schrank 等，2016）
	自我效能	自我效能低与低生活质量相关（Mystakidou 等，2013；Kershaw 等，2015）
	社会支持	社会支持度低与抑郁和焦虑有关（Götze 等，2018）
	依恋模式	焦虑或回避型依恋人格与抑郁相关（Braun 等，2007）
	婚姻的满意度	婚姻的不满与抑郁（Braun 等，2007）和更大的感知负担相关（Reblin 等，2016）
患者因素	患者的健康	患者的身体和心理生活质量较低与照顾者的心理生活质量较低有关（Kershaw 等，2015）
	死亡地点	在医院和重症监护室死亡患者的照顾者比在家死亡的照顾者有更多的创伤后应激障碍和更长时间的哀伤障碍（Wright 等，2010）

方面。

1. 关于诊断和预后的信息。

2. 协助处理患者的身体症状。

3. 协助处理能力不足、内疚、焦虑、恐惧和悲伤等问题（Ullrich 等，2017）。

4. 处理照护工作对自身的影响，如睡眠障碍、体重减轻、维持家庭稳定，以及认识到角色和选择的改变。

5. 关于应对策略的指导（Meyers 等，2011）。

除了家庭的这些心理和生理需求外，照顾身患严重疾病的亲人还需要支付相当大的费用。这些成本可能是直接的，也可能是间接的，至少有 25% 的家庭照护者无法继续就业，因此遭受了巨大的经济损失（Schofield 等，1998）。许多照护者还发现他们失去了朋友（尽管也有一些人对那些支持他们的人感到惊讶），并且无法继续以前参与的体育或其他兴趣的活动。考虑到照顾者角色的广泛影响，在考虑对这些家庭的支持性照护时，需要进行全面的评估。

五、评估需要干预的家庭

虽然严重疾病的影响可能是灾难性的，足以要求对每个家庭进行评估，但这显然不是一个切实可行的选择。更常见的情况是，当社工没有提供预期的实际或情感支持时，工作人员会对他们产生担忧。这也不是资源分配决策的有效依据。筛选那些适应不良后果风险更大的家庭，以便将稀缺的资源分配给更需要的家庭是有必要的（Schuler 等，2014）。

一种识别最需要支持性干预家庭的有趣方法，源于对姑息治疗和丧亲期间的家庭功能与社会心理结局之间显著关联的经验观察（Schuler 等，2017）。有缺陷的家庭成员中，社会心理疾病的发病率会明显增高，因此，对家庭功能的筛查提供了一种识别更需要帮助者的方法。事实上，12 项家庭关系指数（family relationships index，FRI）［源自家庭环境量表（Moos 和 Moos，1981）］提供了关于家庭的凝聚力、思想、感情的共同表达和冲突的信息，可以作为一种简单的纸笔筛选测试。功能良好的家庭是具有凝聚力的，FRI 评分超过 9 分（满分为 12 分）。有较差结果风险的家庭被称为沟通少、不参与或发生冲突，反映出不同程度的冲突、沟通不畅和缺乏团结意识（Schuler 等，2014）。一种旨在增强家庭功能的干预模式，被称为家庭哀伤辅导（Kissane 等，2006,2016）。它是在疾病的晚期启动，随着家庭越来越关心照护，并持续到丧亲，以保持照护的连续性。这种筛查家庭的方法，加上对高危人群的预防性干预，将成为未来必要的工作模式。

家庭评估的目的是使卫生专业人员进一步了解家庭系统的医疗和社会心理情况。了解每个成员和整个家庭的主要关注点，有助于规划合适的干预措施。我们发现框 32-1 所示的清单，有助于确保家庭评估是详尽的。

了解实际问题对家庭的影响对有效地运作也很重要。实际问题包括严重疾病对家庭的经济影响、对工作和家庭生活的影响、家庭的劳动分工、家庭成员能否提供所需的照护，以及照护家人的物质环境是否合适。

除了家庭的具体问题外，临床医生还需要考虑每个家庭在姑息治疗期间，对不可避免变化的适应能力。虽然正常的悲伤反应是在每次疾病状态的改变后预期的，但所需的干预水平将取决于家庭成员之间的相互安慰和支持的能力。

六、以家庭为中心的干预原则

一般来说，对晚期疾病的家庭的干预措施主要分为两个方面：①预防性和支持性，侧重于加强应对能力的干预措施；②处理家庭中的实际功能障碍。然而，以家庭为中心的治疗是适用于所有干预措施的一般原则（Kissane 和 Hempton，2017）。框 32-2 概述了召开家庭会议的主要目标和原则。

（一）开放性沟通和信息提供

医疗团队的开放沟通对于将患者的家庭纳入治疗计划中是至关重要。首先，信息的提供赋予了家庭权力（Brazil 等，2014；Dionne-Odom 等，2015；Carson 等，2016）。知识可以缓解家庭的焦虑，提高解决问题的能力，并增进情感和身体健康。然而，为了鼓励对家庭经历的公开讨论，从业者必须继续提供情感安慰，让大家都知道他们的感受和担忧。

关于姑息治疗和晚期疾病的所有信息对于患者来说都是有价值的，而关于病情恶化和死亡的具体讨论则可能是很难处理的。临床医生需要谨慎地进行讨论，并尽可能地保持开放性的态度。一些家庭因为这一讨论而变得更加亲密，而另一些家庭则陷入尴尬和回避之中。如果以一种谨慎的方式分享信息，促进理解和团队合作，那么在这段时间内就可以培养先前的亲情、温馨和支持模式。

框 32-1　家庭评估期间值得评估的主题

- 家庭对疾病、主要症状和治疗方法的了解
- 目前的主要问题是：预后、死亡和濒死，以及照顾的需求
- 与医疗团队的联络，何时寻求帮助
- 家庭的功能：凝聚力、沟通和冲突
- 发展和既往史：失去和关系紧张的经历
- 有用的应对策略：解决问题、团队合作和情感支持
- 社会问题：就业、经济和生活安排
- 社区资源：膳食、清洁、志愿者和休息
- 在家儿童及其需求
- 精神需求
- 期望和未来的担忧，当死亡来临时是会发生什么，如何与患者谈论死亡，如何说再见，如何在家里处理死亡
- 如何在丧亲之痛中互相帮助

框 32-2　召开家庭会议的主要目标和原则

- 开放式交流和自愿提供医疗信息
- 确定家庭成员提出的问题或关注点
- 识别当前和过去的关系模式
- 解决提供照护设备的问题
- 鼓励接受社区的支持
- 肯定整个家庭的力量和勇气
- 接受固有的痛苦（痛苦的忍受能力）感到欣慰，但对他们的应对能力感到乐观

（二）对过去相关模式的认识

家庭发展的关系和应对模式，影响着他们随后处理严重疾病后果的方式。以前的压力和痛苦会影响家庭对此的态度和资源。承认和认可跨代关系模式可以使人们有能力采用新的互相支持的选择（Kissane 和 Bloch，2002）。

（三）鼓励接受外部的支持

照顾家庭成员的情感成本很少会自己承担，因为他们的关注点很显然是在患者和亲人身上。因此，家庭没有充分利用医院提供的支助方案和援助也就不足为奇了。在澳大利亚的一项研究中，Schofield 等（1998）发现，38% 的照护者报告了应对问题，1/3 是健康问题，超过一半的需求未得到满足。然而，仅有 12% 的人接受了咨询！一个重要的挑战可能是如何让这些家庭接受外部的帮助。

在没有支持的情况下，努力管理照顾者会带来焦虑，家属可能会对此感到内疚，但无法表达出来。全面评估照护者的需求可以减轻家属的疲劳。由志愿者、家庭护理或清洁服务等以暂时休息形式的社区支持是一种帮助，这可能会使家庭应对是否接受家庭照护方面产生差别。将服务与需求仔细匹配，并鼓励人们接受这些服务是至关重要的。

（四）与整个家庭的讨论

家庭会议的使用对以家庭为中心的照护至关重

要，应被视为当今照护的一个常规组成部分。框 32-3 概述了临床医生在召开该会议时，应遵循的有用方案（Kissane 和 Hempton，2017）。患者家庭的所有重要成员（包括患者）集中在一个房间里，使临床医生能够看到家庭成员之间的关系，并提供了关于谁影响决策、家庭作为一个群体在讨论困难问题时的开放程度、他们对治疗的看法等大量数据。这类信息只有通过亲身体验，这个家庭的行动才能获得。

许多临床医生不愿召开家庭会议，因为他们认为这些会议太费时间，而且很可能导致团队必须处理困难的问题。但实际上，家庭会议可以节省时间，并允许在短时间内考虑许多问题。临床医生经常发现，家庭会议可以避免他们不得不接听许多家庭成员的电话，一遍又一遍地重复着同样的问题。这种的会议涉及哪些信息可以与谁共享，因为患者在场是为了允许每个话题可以被讨论。许多问题在家庭会议中比在单独解决要快得多。在家属同意的情况下，这些会议的纪要可以纳入患者的病历中，以加强整个团队的沟通。此外，可以完成一个家庭谱系图，并添加到病历中，以便对家庭结构有一个简明、直观的了解。例如，图 32-1 显示了前面提到的 Ramirez 家族的谱系图。

这样的家庭会议能够在家庭成员之间分配任务，临床医生可以了解这将对每个人产生的影响。当成员之间可以分担角色，使家庭成了一个团队时，负

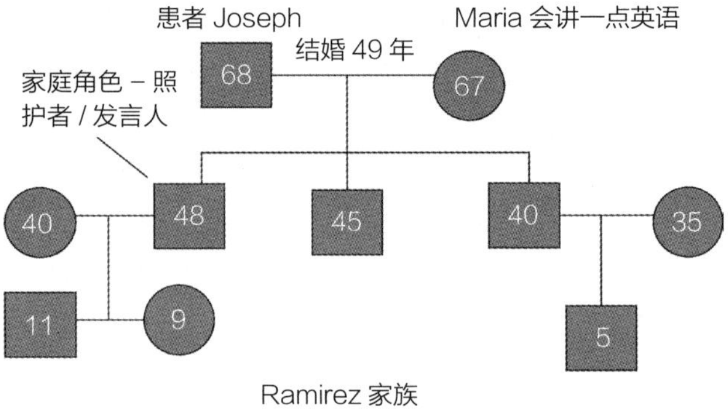

▲ 图 32-1　Ramirez 家族的族谱图是一个临床的插图，其中长子在家族中承担了文化上一致决策的角色，这是治疗团队必须认识到的变化

担就会减轻。许多日常任务，如家务、购物和交通，都可以通过在会议期间解决，同时，家庭在相互理解中成长。另外，当关于任务分配的决定是单独做出的，没有经过家庭内部的充分协商时，计划可能会被那些认为自己没有参与决策的人无意识地破坏。

家庭会议也为每个成员表达自己真实的情感提供了机会，无论是积极的，还是消极的。例如，成年子女有机会向父母保证自己会回报童年得到的爱和关注时，他们会得到满足。框 32-4 概述了临床医生促进例行家庭会议所需的一些关键技能（Dumont 和 Kissane，2009）。在 Karl Tomm（1988）的一系列有用的文章中，可以找到对这些技能的更详细的内容。

家庭会议可能需要在治疗方案的每个阶段召开。随着治疗目标的改变，或者有新的信息被确定，应重新召开家庭会议来审查。

以下情况带来了以家庭为中心的护理的特殊需要。

1. 当父母一方即将死亡，将留下儿童和青少年与尚存的父母在一起。孩子们会记住来自临终父母传达的爱和肯定的信息，配偶可能需要一个持续支持的计划。

2. 孩子的死亡需要整个家庭对兄弟姐妹和父母的支持。

3. 功能失调的家庭对服务提出挑战，但开放性沟通、解决冲突和促进相互的支持，可帮助他们通过姑息治疗进入丧亲照护。

4. 难民、移民、残疾人、慢性精神疾病患者、贫困和弱势群体或患有双重癌的家庭都可能有特殊需求（Kissane，2017）。

框 32-3　家庭会议中使用的具体技巧

- 循环提问：请每个家庭成员依次对其他人的担忧和应对方式发表评论，以促进整个群体的好奇心和反思。例如，“你的父母和姐妹们是如何应对爸爸的疾病？你认为谁最难过？”
- 反思性提问：邀请家属思考一系列可能性、假设及产生的后果，以促使他们依靠内部努力来改善家庭生活。例如，“在家照护爸爸会有什么好处？作为一个家庭成员，你在哪方面会感到困难？”
- 战略性提问：可以在问题中提出一个可以解决的方案，以便引导该家庭走向一个更好的结果。例如，“爸爸的症状（如严重程度）发展到什么程度，你才能意识到住院临终关怀是必要的？”
- 家庭关注问题的总结：反映家庭的观点，突出不同成员的紧张关系和不一致的意见，同时，保持专业中立，并邀请家庭成员进一步解决问题。例如，作为家属，你认识到你父亲想死在家里，你母亲承诺要满足他的愿望，但你担心他的病情进展，在家无法控制，并成为你母亲的负担。这里没有简单的答案，因为无论你采用哪种解决方案，似乎都将会在一段时间内，对家庭中的每个人提出更多的要求

（五）在无法避免的情感痛苦中给予支持

在照顾身患重病的家庭成员时，会带来许多痛

苦和折磨，这是无法避免或减轻的。虽然人们似乎期待或相信现代医学可以预防所有的痛苦，但这是一个经常不被承认的神话。在整个疾病过程中的支持（包括坦率地讨论不良反应和降低不切实际的期望值）可以减轻由此产生的情绪影响，但有时痛苦只能得到缓解（Robinsn 等，2014）。

七、具体的干预措施

（一）预防性和支持性的干预措施

大多数已经成为照护者的运转良好的家庭都受益于家庭会议，家庭会议调动了他们的内在优势和资源。这种咨询性干预的目的是帮助家庭扩大并调整自己成功解决问题的方法。他们会从家庭所在地开始，并提供额外的鼓励来增强应对能力。

（二）挑战功能障碍的干预措施

严重的疾病通常提供了一个及时的机会来干预功能失调的家庭。事实上，生命周期中的这些转折点是实现变革的大好时机。因此，那些因长期功能障碍而被肿瘤服务机构视为挑战的家庭，可能会在他们的亲人面临死亡威胁时，变得愿意提供帮助。

具有挑战性的家庭包括那些在结构和流程上僵化，很难接受改变，或者关系混乱和不稳定，这些问题会导致精神障碍，如重度抑郁发作。当这些家庭的冲突和行为妨碍其成员提供有效的照护时，或者当对家庭的负面影响变得具有破坏性和不可承受而产生精神疾病时，就会产生对这些家庭的关注。这些困难的家庭需要转诊到肿瘤心理机构接受持续性家庭治疗。例如，战时的分离导致这个家庭的父母在童年时就在孤儿院长大，这对他们以后应对生活压力的能力提出了挑战。后来，母亲罹患晚期乳腺癌给这个家庭带来了极大的困扰。她的孩子们相处得很好，但父亲冷漠和退缩的态度让他们之间产生了隔阂，妨碍了有效的沟通。在家庭会议上，跨代的家庭谱系图的构建和关于战争被剥夺的叙述帮助这个家庭更好地理解和容忍了父亲的孤独。此后，他的孩子们再次努力让他参与家庭活动，并在丧亲期间为他提供了更多的支持。

（三）对临终患者家属的干预

支持一个家庭度过疾病晚期的漫长的阶段，在很大程度上是一个维持的问题，与患者临终时所需要的那种支持不同（Ciemins 等，2015）。然而，治疗团队常犯的错误是不清楚从治愈或维持治疗到姑息治疗的转变（Sun 等，2015）。虽然希望的存在对所有家庭都至关重要，事实上，许多人在病情极度恶化时，仍抱有这种希望，但重要的是，这种希望要与一些现实感相平衡，而这种现实感往往需要来自医疗团队。由于预期的悲伤会引起情绪反应，因此，人们在对预后做出诚实的评估时可能会有犹豫。然而，有两个重要的原因需要临床医生在这种情况下保持勇敢和开放。

首先，当一个家庭成员即将去世时，家人在一起度过的时间可能是极度亲密和辛酸的。这段时间包括为患者和他们周围的人做善后工作。告别，虽然通常被认为是最后的行为，但在实际上，它是一个逐渐演变的时间过程。最后的工作可以包括一段时间的生活回顾，完成心愿和告别。同样，对于家庭来说，也可以回顾与患病成员的关系，肯定每个人的贡献，完成未完成的任务，以及表达对共享的美好时光的感激。

这一时期也可能是巨大的压力和情感痛苦期，尤其是当过度的预期悲伤发生时。在熟练的指导下，这种存在的痛苦可以通过回忆和外化[①]来处理，最终导致接受度的提高（Lethborg 等，2012）。好心的家庭很容易推迟与告别有关的事情，这是为了保护他们临终的家庭成员免受痛苦。给予临终指导是有意义的，这样家庭就不会误判这次告别的剩余时间。

其次，对姑息治疗阶段的成功管理是一种与丧亲期间家庭心理健康相关的预防性治疗。在绝症期间向家庭提供的照护对死亡后的丧亲之痛有着深远的影响。患者在家中去世的经历从此将成为整个家庭故事的一部分。

通过对姑息治疗家庭进行筛选，以确定那些“有一定风险”出现的适应不良结果的家庭，从姑息治疗期间开始，并持续到丧亲家庭的随机干预试验表明，家庭干预能够预防丧亲者复杂的悲伤和抑郁症（Kissane 等，2006，2016）。姑息医学提供了一个独特的机会，与有需要的家庭建立治疗联盟，以有效地支持他们度过这一痛苦阶段。通过注重加强家庭功能，帮助家庭成员之间相互支持来达到更有效地沟通的目的，同时，容忍差异和合适地处理矛盾。这种做法是一种预防性的模式，通过一种简单和经验驱动的技术提供治疗，并在家庭生活发生重大变化期间，维持对家庭照护的连续性。虽然非常混乱

① 译者注：是指内在的东西转化为外在的东西。

的家庭拒绝见面，接受距离和分离是解决他们分歧的实际方案，但许多其他家庭关系中有轻－中度干扰的家庭，欢迎通过这种以家庭为中心的照护模式提供的帮助。通过这种以家庭为中心的悲伤疗法，丧亲辅导实际上在姑息治疗期间就开始了。

结论

严重疾病相互影响着患者和家庭，他们在共同的旅程中缠绕在一起。这种疾病向死亡事件的稳步发展，不可避免地涉及家庭与医疗团队及他们临终的亲人的重要关系。这些关系对决定所有人的最终体验结果的关键。家属本身就是“二级患者”，承担着爱的负担和欢乐。以家庭为中心的照护作为一种范例是具有挑战性的，但却是提高生活质量的一种有用的手段，是值得做出努力以减轻所有人痛苦的手段。

第 33 章　照顾者的负担和痛苦

Caregiver burden and distress

Rinat Nissim　Sarah Hales　Gary Rodin　著

周明飞　殷小莉　译　　纪光伟　校

一、照护者负担和痛苦介绍

晚期疾病患者的照护者既可被视为照护的提供者，也可被视为照护的接受者。对于后者，姑息治疗中的“照护单元”被定义为，包括患者及其家庭成员，以及任何其他非正式照顾者（Hudson 和 Payne，2011）。在大多数情况下，大量的无偿照护是由家属提供，包括协助导航医疗系统、获取信息、与医务人员联络、交通、经济援助，以及身体和情感支持。虽然这种照护往往不考虑家庭照护的时间和成本，但如果没有家庭照护人员的努力，大多数正规医疗机构则无法运转，而姑息家庭照护也无法持续（Hudson，2013）。

目前的趋势是延长晚期疾病患者生存期，需要更多的门诊和家庭照顾，这增加了此类护理的持续时间和负担。在此期间，家庭照顾者经常面临各种心理、精神、社会、经济和身体的挑战。尽管在疾病的过程中和整个丧亲期间对照顾者的支持被认为是高质量姑息治疗的重要组成部分（Hudson 和 Payne，2011），但这种支持往往难以获得，而且缺乏对他们的循证干预措施。

本章将回顾在姑息治疗中，成人的家庭照顾者常见的问题，以及导致这些问题的原因，旨在解决对这些问题的干预措施，以及照顾者在承担负担和痛苦的情况下，可能经历的潜在获益和个人成长。有关照顾者的筛选和评估的更多信息，见第 115 章。

二、评估照护者的能力和需求

姑息性家庭照护规划的一个重要因素是照顾者的能力。在一项探讨加拿大家庭照护护士如何决定家庭照护访视的数量和时间的定性研究中，Stajduhar 等（2011）发现照顾者的能力是一个关键因素。他们将能力定义为照顾者在家提供照顾的能力和意愿，并根据照顾者的身体健康、生活安排、语言流利程度和能力的具体证据等因素进行评估。根据行为评估能力，如照顾者是否遵循照护计划，是否在有问题时呼叫家庭照护护士。Stajduhar 等（2011）还指出，家庭照护护士积极参与与照顾者建立关系，以便更准确地评估和培养照顾者的能力。他们发现家庭照护护士与照顾者之间的良好关系会提高他们接受和应用护士建议的意愿。根据这项研究，制订了一份决策指南 *Palliative Care：Determining Next Home Care Nurse Visit*，作为支持家庭照护护士的临床实践支持工具（Roberts 等，2014）。

有关筛选和评估照顾者需求工具的更多信息，见第 115 章。

三、照护者的心理困扰

终末期疾病患者的家庭照顾者的痛苦已经证明比一般人群中的个人报告得要大。英国最近的一项大型人口普查调查发现，超过 80% 的临终癌症患者的照顾者报告有严重的心理焦虑，比普通人群高出 5 倍多（Grande 等，2018）。这种焦虑通常严重到足以符合精神疾病的标准。在这方面，Rumpold 等（2016）在奥地利对 345 名晚期癌症患者护理人员的研究中表明，超过 50% 的照顾者有至少与一种精神障碍相一致的症状：焦虑占 34%，抑郁症占 21%，创伤后应激障碍占 18%，酒精依赖占 11%。同时，评估晚期癌症患者及其家庭照顾者的研究表明，照顾者报告的心理压力甚至比患者本身更大（Braun 等，2007；Kershaw 等，2015）。在加拿大的一项研究中（Braun 等，2007），近 40% 的配偶照顾者承认有抑郁症状，相比之下，在他们的配偶中患有晚期胃肠道癌或肺癌只有 23% 有抑郁症状。

第七篇　疼　　痛

Pain

第 34 章　晚期疾病慢性疼痛的定义和评估 / 253
第 35 章　癌症和其他终末期疾病疼痛的病理生理学 / 259
第 36 章　急性癌痛综合征 / 269
第 37 章　慢性癌痛综合征 / 276
第 38 章　药物治疗原则 / 291
第 39 章　阿片类药物治疗：优化镇痛效果 / 299
第 40 章　阿片类药物治疗：滥用、成瘾、流弊的管理风险 / 337
第 41 章　非阿片类镇痛药物 / 343
第 42 章　辅助镇痛药使用原则 / 351
第 43 章　慢性疼痛介入疗法 / 360
第 44 章　神经刺激镇痛治疗 / 369
第 45 章　疼痛治疗的行为与社会心理干预 / 373
第 46 章　疼痛治疗中的整合医学疗法 / 382
第 47 章　骨痛的管理问题 / 387
第 48 章　神经病理性疼痛的治疗问题 / 393
第 49 章　内脏疼痛的管理问题 / 399
第 50 章　慢性癌症治疗后疼痛的管理问题 / 405
第 51 章　儿科疼痛控制 / 409

第 34 章　晚期疾病慢性疼痛的定义和评估

Definition and assessment of chronic pain in advanced disease

Lucy N. Wyld　Clare Rayment　Mike I. Bennett　著

朱家丽　吴　楠　译　　李金祥　戴海峰　杨　扬　校

一、晚期疾病慢性疼痛的背景知识

（一）晚期疾病慢性疼痛的定义

国际疼痛研究协会（IASP）将疼痛定义为一种“与实际或潜在组织损伤相关或类似的不愉快的感觉和情绪体验”（IASP，2020）。慢性疼痛被定义为“持续的疼痛，超出常规治愈的时间，可能与疼痛持续或间隔数月 / 数年复发的慢性病理性疾病有关”（Bonica，1990）。国际疾病分类第 11 版（ICD-11）介绍了与癌症相关的慢性疼痛的新分类。该分类系统将与癌症相关的慢性疼痛分为由癌症本身或转移引起的慢性疼痛（慢性癌症疼痛）和与癌症治疗相关的慢性疼痛（慢性癌症治疗后疼痛）（Bennett 等，2019）。该分类的框架见表 34–1。

疼痛是患者的一种主观感受，总是与患者的描述相对应。IASP 强调，观察到的行为与患者的疼痛报告之间关联性可能较弱，因为个体对疼痛的反应差异很大。包括口头报告在内所有与疼痛相关的行为，都受到其感知的意义、个人文化、种族和情绪的影响（Cleeland 等，1996；Twycross，1997）。口头报告在临床上最容易被解释，但其他行为对于广义理解疼痛具有一定意义。对于那些无法有效沟通的患者，如婴儿或认知障碍患者，行为的改变可能是最重要的临床表现。

表 34–1　癌症相关疼痛 ICD-11 诊断分类

1 级诊断	2 级诊断：病因学	3 级诊断：推测机制
慢性癌症相关性疼痛	慢性癌性疼痛	慢性内脏癌性疼痛
		慢性骨骼癌性疼痛
		慢性神经病理性癌性疼痛
		其他
	慢性癌症治疗后疼痛	慢性癌症药物治疗后疼痛
		慢性放射治疗后疼痛
		慢性癌症术后疼痛
		其他慢性癌症治疗后疼痛

改编自 Bennett，M.I. 等 (2019).The IASP Classification of Chronic Pain for ICD-11：Chronic Cancer-Related Pain.Pain.160(1):38-44. DOI：10.1097/j.pain.0000000000001363.

“整体疼痛”的概念承认躯体、心理、社会和精神方面对患者疼痛感知的影响，以及对个人生活的多维影响（Saunders，1967；Portenoy 和 Lesage，1999；Zaza 和 Baine，2002；Foley，2004；Ferreira 等，2008；Portenoy，2011；Duenas 等，2016）。如果忽视所有这些方面，疼痛的缓解可能达不到最佳效果（Saunders，1967）。

（二）晚期疾病疼痛的病理生理学和病因学

定义疼痛可能的病理生理学是帮助我们深入了解疼痛，是为患者提供适当治疗的重要组成部分。伤害感受性疼痛被 IASP 定义为“由非神经组织的实际或潜在的损伤引起并由痛觉感受器的激活而产生的疼痛”（IASP，2020）。相比之下，神经病理性疼痛被 IASP 的神经病理性疼痛特别兴趣小组定义为“由躯体感觉神经系统的损伤或疾病引起的疼痛”。根据解剖部位和疾病类型，疼痛往往可进一步分为外周性或中枢性。这两个术语都是对疼痛的描述，而不是诊断。

“暴发痛”曾经是普遍用来描述在疼痛得到稳定控制的背景下疼痛性质、强度和时间变化的术语（Haugen 等，2010）。它是可预测或不可预测的、自发或诱发的，具有与背景疼痛相同或不同的性质（Portenoy 等，2006；Hagen 等，2008）。一项大型观察性研究表明，出现暴发痛的患者失能程度更高，身心健康状况更差（Narayana 等，2015）。

术语“暴发痛”的用法千差万别，其定义也存在争议。暴发痛的概念包括在控制背景疼痛的基础上，出现短暂疼痛的加剧；然而，该术语未能将那些没有背景疼痛的患者进行分类，也没有对有临床意义的疼痛加剧的程度统一标准。为了解决这些差异，一项欧洲姑息关怀研究网络专家德尔菲学会的调查研究，就这种“一过性癌性疼痛加剧”的定义、术语和亚分类达成共识。共识赞成使用“发作性疼痛”一词来描述所有短暂性疼痛加剧的情况，认识到除了暴发痛外，还有间歇性疼痛发作的情况。结论是发作性疼痛可以在无背景疼痛或背景疼痛没有控制的情况下发生（Lohre 等，2016）。该术语反映了 ICD-11 的术语，将癌性疼痛描述为持续性（背景）或间歇性（发作性），并强调了考虑患者疼痛病因和病理生理学的重要性。

（三）晚期疾病慢性疼痛的流行病学研究

50% 以上的晚期疾病患者会出现疼痛，尽管 WHO 发布的“镇痛阶梯”疗法被公认为主流治疗方法，并得到广泛宣传，但疼痛仍未得到充分治疗（Solano 等，2006；van den Beuken-van Everdingen 等，2007b；DeAndrea 等，2008；Breivik 等，2009；Greco 等，2014）。没有缓解的疼痛会影响患者日常功能和生活质量。它可能会产生多种负面影响，干扰睡眠、活动和人际交往，造成身心痛苦（Sheinfeld 等，2012）。

大多数晚期疾病疼痛的经验证据都与癌症患者有关，随着疾病的进展，癌痛变得更为常见。最近的一项综述发现，39% 的患者在治愈后患有癌痛，55% 的患者在抗肿瘤治疗过程中伴有癌痛，66% 的晚期、转移性或终末期患者罹患癌痛（van den Beuken-van Everdingen 等，2015）。

这些发现与欧洲 11 个欧洲国家 5000 多名患者的欧洲癌痛调查结果类似，该调查显示社区癌症患者的总体疼痛发病率为 72%（Breivik 等，2009）。不同类型癌症相关疼痛的患病率在文献中有所差异，但总体患病率均保持在 50% 以上。Breivik 等（2009）发现，胰腺癌、骨癌、脑癌、淋巴瘤、肺癌和头颈癌的患病率最高，超过 85%。

2006 年，Salano 等的一篇综述表明，不管其潜在病理学机制如何，疼痛是所有晚期疾病患者的常见特征。癌症患者的疼痛患病率为 35%～96%，心脏病患者为 41%～77%，AIDS 患者为 63%～80%，慢性阻塞性肺疾病患者为 34%～77%，肾脏病患者为 47%～50%（Solano 等，2006）。然而，目前尚不清楚这种疼痛是内在晚期疾病的结果还是与并发疾病有关。例如，患有慢性阻塞性肺疾病的患者可能存在严重的背痛，这可能是由于长期使用类固醇导致的骨质疏松性骨折。

帕金森病就是一个例子，有证据表明疼痛是它的一种非常普遍的症状，但往往没有得到承认和治疗。疼痛是确定影响帕金森病患者最常见的非运动症状之一，这类患者报道过的疼痛患病率为 30%～60%（Beiske 等，2009）。研究表明，这类人群疼痛的频次是同龄非帕金森病患者的 2～3 倍（Defazio 等，2008）。

疼痛可在病程的任何时候出现，可早于运动症状。帕金森病患者的疼痛表现多样，Ford 将疼痛主要分为以下几类：肌肉骨骼疼痛、神经根性或神经病理性疼痛、肌张力障碍性疼痛、静坐不能 / 疼痛和中枢性帕金森病疼痛（Ford，1998）。

虽然在不同严重疾病的人群中疼痛是一种极为常见的症状，但必须谨慎地解读具体的患病率。疼痛是各种各样的，患病率受患者环境的影响，如在疼痛专科或普通的呼吸病诊所，并且最重要的是受评估质量的影响。

疼痛的患病率可能与病因有关。疼痛可归咎于背后的晚期疾病或其治疗造成的直接影响；也可归咎于间接影响，如因静止不动产生的压疮；还可由与原发病无关的疾病导致，如骨关节炎。一项调查发现，76% 的癌症患者发生的疼痛与癌症直接相关，11% 与癌症治疗相关，5% 与癌症间接相关，8% 与癌症无关（Grond 等，1996）。

一项针对慢性癌痛患者的研究显示，躯体痛（71%）比神经病理性疼痛（39%）或内脏痛（34%）更常见（Caraceni 和 Portenoy，1999）。许多患者同时存在伤害感受性疼痛和神经病理性疼痛，所以在解释疼痛患病率时必须考虑疼痛的起源。例如，在神经病理性癌痛中，尽管大多数疼痛是由癌症引起的（64%），但与所有癌症患者的疼痛相比，癌症治疗引起的疼痛比例（20%）要高得多（Bennett 等，2012）。

疼痛的病理生理学因素对患者和治疗造成影响。与伤害感受性疼痛患者相比，神经病理性疼痛患者的疼痛强度更高、生活质量更差、对日常生活的负面影响更大（Torrance 等，2006；Smith 等，2007；Bouhassira 等，2008）。同样，较之伤害感受性疼痛患者，神经病理性疼痛患者的生活质量更差，体能状况更弱，需要更高的阿片类药物剂量和更长的时间来实现疼痛控制（Fainsinger 等，2010；Rayment 等，2013）。

对患病率数据的进一步云解读是，观察到患

者经常报告不止一种类型的疼痛（Twycross and Fairfield，1982）。例如，一项系统综述表明，一般有两种类型疼痛的癌症患者，其中 20% 患有神经病理性疼痛；有多种类型疼痛时，40% 患有神经病理性疼痛（Bennett 等，2012）。

总之，疼痛的患病率必须根据其严重程度和其他因素来解释。疼痛的严重程度各不相同，但至少有 1/3 以上的癌症疼痛患者将其疼痛分级为中度或重度（van den Beuken-van Everdingen 等，2007a；deAndrea 等，2008）。在癌症住院患者中，依据 0～10 分数字等级评分法，患者报告的一般疼痛评分为 3.7 分；有 2/3 的患者报告他们的最严重疼痛评分高于 5 分（Klepstad 等，2002；Yates 等，2002）。在社区中，对于那些每个月至少经历数次疼痛的癌症患者，93% 的人疼痛程度为中 – 重度，44% 的人为重度疼痛，3% 的人认为这是无法想象的最严重的疼痛（Breivik 等，2009）。

与疼痛本身一样，疼痛治疗不足也有许多影响因素。患者和医生对疼痛严重程度评估的差异就是其一（deAndrea 等，2008）。当患者的体能状态较好或处于疾病的早期阶段时，治疗不足的可能性也更大，这一发现也许表明，人们不愿相信早期患者会有严重的疼痛，或者可能更相信晚期疾病患者应由专家治疗（deAndrea 等，2008）。

目前，尚不清楚高龄是否是疼痛控制的一个影响因素。来自癌症人群的证据表明，不同年龄患者的疼痛强度没有差异，但较之年轻患者，老年患者可能由于生理功能的变化，或多或少需要镇痛药物（Vigano 等，1998；Hall 等，2003；Mercadante 等，2006；Mercadante 和 Arcuri，2007；van den Beuken-van Everdingen 等，2007a；Bennett 等，2009）。比较而言，老年患者服药不良反应没有明显增加，也没有更多的阿片类药物转换需求（Mercadante 等，2006）。然而，他们可能对阿片类药物有不同的态度，因此可能更不愿意使用这些药物（Yeager 等，1997；Closs 等，2009）。

二、特征性的疼痛描述

疼痛的评估是一个持续的过程，需由患者、照护者和临床医生之间的沟通来支持。评估的目的是找出主诉的特点，鉴别潜在的病理生理学机制，确定疼痛对患者生活的影响。所有这些信息为疼痛治疗计划提供一定的依据。如果没有这种对全面评估的关注，疼痛治疗的针对性和效果就会降低。

病史和临床检查对于疼痛评估至关重要，影像学和实验室检查也可能是必要手段。疼痛控制不足的原因多半是病史和检查信息不充分（Grossman 等，1992；Von Roenn 等，1993）。确定疼痛对患者生活质量和日常活动的影响，记录既往镇痛方案的疗效，了解患者的镇痛目标和期望值，对于有效改善疼痛对患者各个方面的影响非常重要。医患之间建立一种信任、开放的关系有助于沟通，并让患者参与到疼痛管理中来。患者由于恐惧产生的一系列担忧，如担心肿瘤进展或阿片类药物成瘾或耐药风险，可能会妨碍其向临床医生提供信息。

三、疼痛的临床病史

首字母缩写“SOCRATES”有助于快速系统评估疼痛的特征：部位（Site）、发作（Onset）、特征（Character）、放射（Radiation）、相关因素（Associated factors）、时间（Timing）、加重 / 缓解因素（Exacerbating/relieving factors）和严重程度（Severity）（框 34-1）。如前所述，患者经常报告的疼痛不止一种，确定患者报告的每种疼痛的病史很重要，因为其原因和治疗方法可能有所不同。患者的回答可以帮助我们追根溯源。例如，一位患者描述了双足和足趾不可预测的剧烈枪击样和针刺样疼痛，不伴放射性，很可能是在提示既往化疗引起的周围神经病理性疼痛。相比之下，如果患者描述剧烈枪击样和针刺样疼痛从双腿放射到双足，并且活动时加剧，则可能是在提示即将发生马尾神经 / 脊髓压迫。这两种综合征的治疗大不相同，需要医生具备潜在疾病及可能预后的相关知识。临床病史可能会强调进一步检查的需求，例如，在刚才提到的病例中，患者可能需要行 MRI 检查，以明确诊断和指导下一步诊疗。

如果对疼痛的原因有疑问，或者疼痛可能导致进一步的定向治疗，如放射治疗，明确的影像学检查有助于疼痛评估（Twycross，1995）。在获得诊断的过程中，不应停止镇痛。平片和骨成像可帮助确

框 34-1 疼痛评估的 SOCRATES 首字母缩略词

- Site 部位
- Onset 发作
- Character 特征
- Radiation 放射
- Associated factors 相关因素
- Timing 时间
- Exacerbating/relieving factors 加重 / 缓解因素
- Severity 严重程度

认放疗或骨科的干预是否得当。CT 和 MRI 有助于找出胸腔或腹盆腔内疼痛的原因，神经传导检查则可能辅助定位病变。

疼痛评估还必须了解患者发病的整个过程，包括以前的治疗和当前的状况。这些信息为治疗方案的选择和预后提供了依据。评估也必须考虑到疾病的生物学背景，以及疾病的改善治疗是否在疼痛管理中发挥作用。同样，了解病史是预测疼痛治疗的效果、帮助制订更广泛的症状控制计划的前提。

对于那些有认知障碍的患者来说，症状的确定可能更加困难，必须依赖更多的非语言提示，以及重视患者家属及其他照护者对其异常行为的描述。挪威的一项随机分组对照试验，针对养老院里中－重度阿尔茨海默病患者和明显行为障碍患者，结果显示接受镇痛治疗的患者在缓解躁动方面获益显著，其中绝大多数仅接受常规的对乙酰氨基酚治疗（Husebo 等，2011）。

（一）特点

英语虽能表达哈姆雷特的思想和李尔王的悲剧，却无法描述颤抖和头痛。即使最普通的女学生，在坠入爱河时也会用莎士比亚或济慈的语言来倾吐心声，但是如果让一个头痛患者试图向医生描述症状，语言马上就会枯竭（Virginia Woolf，On Being Ill，1930）。

虽然患者经常难以阐明疼痛的特征，但引出描述词作为诊断潜在病理生理学的一个步骤是很重要的。伤害感受性疼痛分为躯体痛和内脏痛，前者由软组织和骨骼损伤引起，后者由内脏器官损伤引起。躯体痛通常很好定位，表现为酸痛、锐痛或跳痛。相反，空腔脏器梗阻导致的内脏痛定位模糊，表现为咬痛、绞痛。对于其他组织的损伤，如深筋膜或像心脏这样的器官，可被描述为压榨痛或深部疼痛。内脏痛常见提及，如横膈刺激引起的肩痛。患者经常发现内脏痛比躯体痛更难描述（Bennett 等，2005；Osta 和 Bruera，2008）。

神经病理性疼痛往往被描述为麻木或烧灼样锐痛，伴活动时枪击样疼痛。患者可能在没有任何刺激的情况下出现自发性疼痛，或者出现诱发痛，如痛觉超敏（对非疼痛刺激的疼痛反应）、痛觉过敏（对疼痛刺激的疼痛反应增加）和痛觉过度（对疼痛刺激反应的延迟和延长）。由于癌症的自然进程，神经病理性疼痛可以随着肿块的增大而加剧；随着时间的推移，许多与肿瘤相关的神经病理性疼痛患者，会出现与病变相关的深部疼痛。头颈部肿瘤引起神经病理性疼痛的病例见框 34-2。

框 34-2　患者描述的神经病理性疼痛
我记得疼痛始于放化疗的第 2 周。在为期 6 周的时间里，我总共接受了 6 次化疗和 30 次放疗。我发现放疗最为痛苦。不是在治疗期间，而是治疗的后遗症。头痛似乎一天比一天严重。试图解释这种疼痛很困难。我的头上就像插了数百根针。最后，我试图将它与此生经历的其他疼痛联系起来。例如，最疼的是耳部感染，其次是偏头痛、扁桃体炎。如果把所有的痛苦想象成一次次爆炸，那就对了，也许更糟。在此期间，如果我能拥有 1～2h 安稳的睡眠就很幸运了。现在 10 个月过去了，随着我的神经末梢在逐渐愈合，我发现应对起来容易多了。止痛贴对我的神经痛有很大的帮助

神经系统体征可能早于疼痛出现，反映了神经损伤的分布情况和严重程度（Twycross，1995）。感觉、肌力和肌腱反射改变可以定位损伤部位，并有助于阐明疼痛的病因。

然而，仅仅根据疼痛描述词来区分神经病理性疼痛和伤害感受性疼痛并不容易。一项针对非癌症患者的研究发现，虽然外周神经病理性疼痛患者报告了更多的描述词，如热痛、冷痛、敏感痛、瘙痒痛，而且钝痛和深部痛明显不如伤害感受性疼痛患者，但他们仍然使用伤害感受性疼痛的描述词，尽管描述的程度较轻（Dworkin 等，2007）。一项针对肺癌患者的研究发现，传统上用来描述神经病理性疼痛的几个词，如烧灼样痛、枪击样痛、麻刺样痛和寒冷样痛，并不能区分这两种疼痛（Wilkie 等，2001）。

综上所述，个体的疼痛也可能有不止一种机制。患者描述椎体转移瘤压迫神经根引起的疼痛可能兼具伤害感受性和神经病理性疼痛的特征。这可被归类为混合性疼痛或一个对治疗更有帮助的“术语”，可能不管怎么说疼痛在本质上或多或少是神经病理性的（Bennett 等，2006）。

（二）相关特征

疼痛与许多可能具有临床重要性或可预测治疗反应的特征有关。例如，干扰是疼痛影响患者生活各个方面的程度。分析疼痛的干扰程度非常重要，因为研究疼痛对各个功能区域的干扰程度，能促进更准确地分类病因或预测那些治疗反应较差和疼痛控制时间较长的患者。尽管疼痛干扰程度在群体水平上与疼痛强度密切相关（Serlin 等，1995），但个体间存在显著差异。此外，晚期和非晚期患者报告的疼痛干扰水平也存在差异：疼痛强度一致的情况下，非晚期患者报告的干扰程度更大（Fayers 等，2011）。

其他关联特征也很重要。一项纵向研究（Knudsen 等，2012）证实，疼痛强度、突发性疼痛和年轻患者，预示着疼痛更复杂，以及疼痛控制需要更长时间。一项国际多中心研究（Fainsinger 等，2010）表明，上述三个方面和心理痛苦、神经病理性疼痛等因素与疼痛控制时间更长相关。对于那些有成瘾行为、药物或酒精滥用史的患者，达到稳定的疼痛控制所需的时间未增加，但阿片类药物的需求剂量更大。酗酒是阿片类药物剂量和阿片类药物相关神经毒性快速增加的主要预测因素（Bruera 等，1995）。

此外，睡眠障碍、缺乏社会支持、对经济状况和家庭的担忧，都会干扰疼痛对患者的影响。考虑到这种复杂性，仅用镇痛药物治疗疼痛可能无法取得最佳效果。一个多学科的团队在专业提供镇痛药物的同时，应有针对性地帮助患者，才可能为患者提供更有效的疼痛管理。

（三）严重程度

评估疼痛的严重程度至关重要，因为疼痛越严重，对日常功能和生活质量的影响就越大（Serlin 等，1995）。从单一维度的量表，如视觉模拟量表（visual analogue scale，VAS），到更为复杂的疼痛问卷，各种疼痛测量工具都可用于评估。对于某些患者，面部表情量表可能更有助于确定疼痛的严重程度。

在临床环境中，我们通常要求患者将其疼痛程度分为 0～10 级或轻度、中度或重度来判断疼痛的严重程度。患者对这个问题的回答，可提供足够的信息以帮助启动初始适当的治疗和紧急治疗。它也可能有助于确定疼痛的潜在原因；例如，运动时的剧烈疼痛可能支持骨折的诊断，而轻度疼痛可能提示骨关节炎。持续评估疼痛严重程度，可以评价干预措施的有效性，监测数小时或数日的变化也可帮助确定加重或缓解疼痛的原因。当一个大型团队照顾患者时，所有这些信息可能都会有用（Twycross，1995）。

四、疼痛测量量表

（一）强度 0～10

视觉、数字和口述等级评分量表，经过验证有效并用作评估疼痛强度的工具（Caraceni 等，2002；Hjermstad 等，2011）（见第 35 章）。VAS 是一条 10cm 长的线，两端标注疼痛的最小和最大值。在评估疼痛时，锚点通常是“没有疼痛”和“你能想象的最剧烈的疼痛”。患者在线上注明他们的疼痛严重程度。数字评分量表要求患者在 11 个点的数字量表（如 0～10 分，0 表示没有疼痛，10 是你能想象的最剧烈的疼痛）或 5 个点的数字量表（如 0～4 分具有相同锚点的量表）上对疼痛进行评分，而口述等级评分量表提供文字描述，如无痛、轻度、中度或重度。这些评估方法是可靠的，可用于临床和科研。专家一致推荐采用 11 分制的数字评分量表，其中包含“无痛”和“你能想象的最剧烈的疼痛”作为评估慢性疼痛（包括癌痛）的基准（Dworkin 等，2005；Kaasa 等，2011）。

（二）简明疼痛量表

简明疼痛量表（Brief Pain Inventory，BPI）（Daut 等，1983；Cleeland 和 Rayn，1994）有详细版（15min）和简易版；医疗保健专业人员或患者均可填写。简易版从 4 个参考框架评估疼痛严重程度（“当前的疼痛评分”“最轻微的疼痛评分”“最严重的疼痛评分”和“平均疼痛评分”），并且还使用 VAS 评估疼痛缓解情况。疼痛示意图显示疼痛的部位，过去 24h 内的疼痛干扰情况取决于各个方面，如一般活动、行走能力、正常工作、与他人的关系、睡眠、情绪和生活享受。详细版 BPI 还记录了病史信息，有疼痛描述词，并询问上个月和上周疼痛对日常活动的影响情况。BPI 已被翻译成多种语言并得到验证。推荐用简易版进行癌痛评估（Caraceni 等，2002）。

（三）McGill 疼痛问卷

McGill 疼痛问卷（McGill Pain Questionnaire，MPQ）是另一种在癌症患者中经证实有效的自我报告工具。它评估疼痛的强度、性质、时间、加重和缓解因素、部位。疼痛强度使用语言等级评分量表来评估，用到轻痛、难受、令人烦躁、可怕和极度痛苦等描述词来说明（Melzack，1987）。它已在癌痛人群中得到验证（Graham 等，1980；Dudgeon 等，1993）。

（四）神经病理性疼痛筛查工具

现有各种神经病理性疼痛的筛查工具（Bennett 等，2007）。Leeds 神经病理性症状和体征评估包含五个疼痛自我报告项目和两个临床检查项目（Bennett，2001）。Pain DETECT 是另一个自我报告问卷，由七个与疼痛性质相关的问题、一张人体图谱和两个关于疼痛放射性和时间模式的问题组成（Freynhagen 等，2006）。DN4（Douleur Neuropathique en 4 questions）神经病理性疼痛评估量表包括七个症状和三个临床检查问题（Bouhassira 等，2005），而神经病理性疼痛问卷有十个关于感觉和两个关于情感的问题（Krause 和 Backonja，2003）。所有这些工具都已在非癌症人群中证实有效，而新的证据表明，使用这些工具在癌症人群中进行筛查，可能不太可靠或需要调整（Rayment 等，2013）。

（五）Alberta 暴发痛评估工具

Alberta 暴发痛评估工具是为临床研究开发的。该工具包括 15 个由患者回答的问题和关于病因学、病理生理学和药物的问题，以及为医疗保健专业人员提供的疼痛描述文字。

（六）疼痛评估的挑战

患者主诉是疼痛评估的金标准。然而，这可能不是某些患者群体的可靠评估模式，如儿童、学习困难和认知障碍者。这些障碍似乎会影响疼痛的管理，研究表明，患有认知障碍，尤其是痴呆症的住院患者不太可能要求或接受镇痛（Parmelee，1996）。研究试图对无法用语言表达疼痛的患者开展基于观察的行为评估来克服这些困难。痴呆症患者可能表现出广泛的疼痛行为，包括面部表情、姿势或活动度、社交互动或精神状态的改变。Lichtner 等（2014）对 10 个这样的观察量表进行了系统评述。

五、临床检查

临床检查对于确保准确诊断疼痛的病理生理学至关重要。它不仅有助于诊断准确，还可以评估合并症和患者的整体身体状况。在考虑治疗策略时，这些信息至关重要。

神经系统检查通常提供有价值的信息，并且在怀疑神经病理性疼痛时必不可少。近来，针对神经病理性疼痛的 IASP 指南强调了临床检查对于准确诊断的重要性（Haanpää 等，2011），最近的神经病理性疼痛特别兴趣小组指南（Haanpää 等，2011）提出了非癌症神经病理性疼痛四级标准分级系统，强调了该亚组检查的重要性。本指南指出，对疑似神经病理性疼痛患者的检查，应证明疼痛在神经解剖学上是合理的，并且患者有提示中枢或周围感觉神经系统相关损伤或疾病的病史。根据这些标准，如果至少有 1 次确定性床边测量，则神经病理性疼痛被认为是可能的；如果有至少 1 次确定性试验，则是很可能的。如果四个标准都符合，神经病理性疼痛可得到确认。

六、姑息治疗计划背景下的疼痛评估

在评估晚期疾病患者的疼痛时，重要的是评估疾病的阶段 / 严重程度和疾病轨迹，因为这两个因素将为未来的治疗计划提供信息。了解疾病的生物学背景有助于指导我们找出疼痛的原因，以及疾病改善治疗是否存在潜在作用。例如，新诊断的转移性卵巢癌患者出现的腹痛可能对一线化疗有反应。

晚期疾病患者面临诸多挑战。疼痛通常只是疾病的症状之一，意味着患者可能失去了许多：正常、独立、健康和未来。疼痛的重要性因人而异，由于糖尿病而患有外周神经性疼痛的患者可能会非常痛苦，而患有缺血性心脏病的患者会认为胸痛意味着即将死亡。人们仍然普遍认为，剧烈的疼痛在疾病发展过程中无法避免，尤其是癌症，这可能会给患者带来额外的痛苦。因此，临床上必须了解患者对疼痛原因的理解，以及他们对治疗和未来可能发生的事情的担忧。这不可避免地需要考虑其他症状。其他因素对于帮助预测治疗反应很重要。例如，器官衰竭、恶病质和年龄会影响药代动力学和治疗反应，应在任何治疗计划中加以考虑。

在考虑治疗计划时，必须权衡利弊。患者的体能状态和预后可能会改变治疗计划。例如，一名因转移导致股骨骨折疼痛的患者，在骨折前卧床不起并伴有厌食、恶病质和疲劳，预后为数天，将不会从放射治疗中获益，而一名因股骨骨折而出现类似疼痛的患者在骨折前能够行走且生活自理，预后为数月，则应同时考虑骨科和肿瘤学干预。

我们不仅需要向患者解释疼痛的原因及其治疗，还需要向患者认为在日常生活中有帮助的任何照护者 / 家人进行解释。他们的理解可能对治疗的设计和实施很关键。是住院还是门诊能够更好地进行初步评估和治疗，也需要考虑到。

疼痛的连续评估及其对治疗的反馈，对于确保患者获得应有的治疗十分重要。临床医生在一个具备护理、社会工作、物理治疗、职业治疗、心灵关怀和补充治疗等专业知识的多学科团队中工作，能够确保对患者的疼痛进行全面评估并实施整体治疗计划。

第 35 章 癌症和其他终末期疾病疼痛的病理生理学

Pathophysiology of pain in cancer and other terminal illnesses

Anthony H. Dickenson Richard Gordon-Williams 著
朱家丽 吴 楠 译 李金祥 戴海峰 杨 扬 校

一、终末期疾病疼痛的病理生理学概述

急性疼痛涉及外周和中枢水平的一系列兴奋事件，外周和中枢神经准确地传递有害刺激的信号。疼痛常与明确诊断的外周神经损伤、病变或异常有明显关系。相比之下，临床上重要的慢性疼痛已经从外周到中枢神经系统（central nervous system，CNS）等诸多层面改变了神经生理学和药理学基础，有害刺激与经历的疼痛程度之间的关系会发生改变。在某些情况下，如具有隐匿性损伤源的神经病症（Colloca 等，2017），即使没有明显的外周病变，疼痛也可能存在或异常严重。可塑性，即神经系统对损伤诱发的功能障碍做出反应的能力，会导致某些变化，这些变化可以在涉及疼痛感知的整个通路中被观察到（Bannister 等，2017）。

不断发展的药理学、解剖学、分子和基因学的技术，为理解导致各种病理生理学相关疼痛的分子和细胞机制提供了基础。一些慢性疼痛源于组织的持续损伤，如关节炎，而另一些疼痛则在没有这些损伤的情况下发生。所有这些情况，可塑性可能会改变疼痛反应，它在损伤引起的慢性神经病理性疼痛中可能尤为显著，这是一个影响外周或中枢感觉神经系统的过程。

癌症患者可能会出现躯体、内脏组织或神经结构的损伤。病因可能与肿瘤本身、各种抗肿瘤治疗或并发疾病有关。因此，癌痛常有多种机制的混合。一些机制普遍以伤害感受性为特征，其中一些是炎性机制，其他属于神经病理性机制。这种复杂性在许多慢性疾病中常见，如 HIV/AIDS，它不仅使治疗复杂化，也提供了更多的治疗选择，是一把双刃剑。

动物实验研究揭示了癌痛的一些具体机制（Falk 和 Dickenson，2014）。重要的是，伤害感受性疼痛由感觉传入神经的激活引起，神经病理性疼痛源于神经损伤，并且可能以离子通道紊乱为突出特征。因此，针对外周机制的治疗对于这两种类型的疼痛是不同的。

神经系统的可塑性可能导致特征性症状，表现为感受的范围扩大、对疼痛刺激的反应幅度增加（痛觉过敏）、由非疼痛刺激引起的疼痛（痛觉超敏）、没有外部刺激时的自发性疼痛。此外，随着疼痛持续，情感和情绪反应与刺激的感觉方面必须加以合并考虑。尽管疼痛的感觉和心理方面是分开的，但它们的神经通路相互关联（Falk 和 Dickenson，2014）。

二、初级传入神经和脊髓背角的输入

脊髓背角通过初级传入神经接收来自外周躯体感觉器的感觉信息。这些初级传入神经终止的背角区域由初级传入神经的类型决定，因而也由它们所携信息的性质决定。不同的感觉输入由粗细不等的神经纤维传导，从粗的有髓鞘纤维到细的无髓鞘纤维，不同纤维表现出的传导速度也不同。最大和传导最快的传入感觉纤维是具有厚髓鞘的 A-β 纤维，它传递肌肉和肌腱的信息。A-β 纤维末梢主要传递来自皮肤机械感受器的信息，不传递伤害性信号。伤害感受信息由薄髓鞘 A-δ 纤维和无髓鞘 C 纤维传递，因此这些纤维是检测潜在有害刺激的关键。

A-δ 和 C 纤维主要终止于背角的浅层，即 I 层，因其对脊髓上区的较大输出而成为疼痛处理中非常重要的区域。I 层内的绝大多数神经元被发现具有伤害感受特异性，这些神经元的感受野很小，只对有害的挤压和（或）热刺激有反应。一小部分多模态神经元也对冷刺激有反应（Andrew 和 Craig，2002；Craig 和 Andrew，2002），另一小部分是所谓的广动力范围（wide dynamic range，WDR）神经元，对无害和有害的各种刺激强度进行编码（Seagrove 等，2004）。最后，已经注意到单纯对引起瘙痒的刺激或无害的热刺激做出反应的其他神经元（Light 等，1993；Andrew 和 Craig，2001）。

I 层神经元投射到大脑中的区域，如中脑导水管周围灰质、臂旁外侧核、丘脑、孤束核和髓质网

状结构（Todd，2002）。很多这样的神经元表达 P 物质的受体，P 物质也称为 NK1（Todd 等，2000），并且是从脊髓上行到大脑、再驱动下行抑制回到脊髓的脊髓－延髓－脊髓环路的源头；该环路可以从更高的中枢控制脊髓背角的兴奋性（Bannister 等，2009）。在其他区域中，这些神经元传递到臂旁核，并可能参与激活疼痛的情感成分（Campos 等，2018）。

背角深部神经元主要是 WDR 神经元。它们具有更大的感受范围，主要投射到网状核（Raboisson 等，1996）和脊髓丘脑通路中的丘脑。后者的核与初级躯体感觉皮层相连，并参与对疼痛的辨别感知。事实上，研究表明，这些神经元以与人类感知相同的方式编码热刺激（Sikandar 等，2013）。

三、急性疼痛

外周敏化

为了感知外部环境，外周刺激被转换成信号，由神经传递到中枢神经系统，外周刺激被转换成信号的过程被称为转导。许多受体和通道参与了伤害性刺激的转导（图 35-1）。图 35-1 描绘了 C 纤维和多模式伤害感受器，后者包括许多被电压变化（电压门控离子通道）或疼痛化学介质激活的受体和通道。疼痛化学介质包括腺苷（作用于 P2Y）、缓激肽（B_2）、前列腺素［内前列腺素受体（EP）］、去甲肾上腺素（β_2）、质子（ASIC/TRPV1）、热 / 辣椒素（TRPV1）、ATP（P2X）和 NGF（trkA/p75）（表 35-1）。机械感受器的确切分子特征尚不清楚。

转导分子似乎在进化过程中得到了高度保留，在整个非哺乳动物和哺乳动物物种中都发现了同源性。这提示动物感知周围环境的能力非常重要（Caterina 和 Julius，2001）。毫无疑问，在组织和神经受损的病理状态下，包括癌症疼痛时，这些传感器的活化在很大程度上起作用。例如，外周组织损伤和随后的局部炎症会导致多种化学因子释放，这些化学因子能够使初级传入纤维敏化，而促炎化合物也可以通过神经末梢自身释放，这一过程被称为神经源性炎症。

神经源性炎症是外周致敏的机制之一，可放大伤害感受器的外周反应。伤害感受器的外周末端可能大面积呈树状分支，激活可能导致神经调节因子释放到外周组织中。P 物质、神经肽 Y、CGRP、ATP、谷氨酸等因子可作用于外周血管、肥大细胞和交感神经纤维，使血管舒张和血管通透性增加，从而导致血浆外渗，引起红斑和水肿。炎症浸润中的血清素、缓激肽、谷氨酸、NGF 和其他细胞因子可以引起初级传入神经纤维的进一步激活，并在组织受损和促进这些分子的产生时帮助传播伤害感受信号。

外周敏化还涉及离子通道的改变。TRPV1 是一种配体门控离子通道，对有害热量和辣椒中的刺激

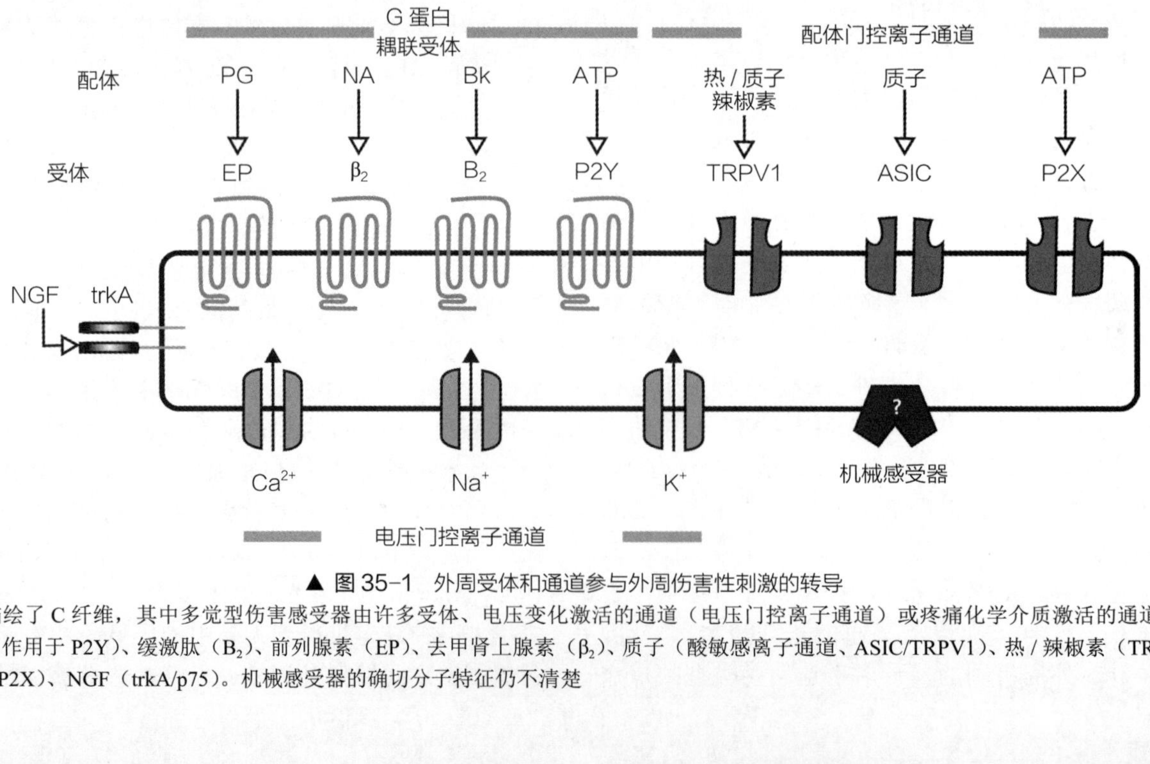

▲ 图 35-1　外周受体和通道参与外周伤害性刺激的转导

该图描绘了 C 纤维，其中多觉型伤害感受器由许多受体、电压变化激活的通道（电压门控离子通道）或疼痛化学介质激活的通道组成。腺苷（作用于 P2Y）、缓激肽（B_2）、前列腺素（EP）、去甲肾上腺素（β_2）、质子（酸敏感离子通道、ASIC/TRPV1）、热 / 辣椒素（TRPV1）、ATP（P2X）、NGF（trkA/p75）。机械感受器的确切分子特征仍不清楚

表 35-1　Algogenic 配体：它们的来源和同源受体

配　体	来　源	受　体
H^+	组织损伤、巨噬细胞	ASIC，TRPV1
缓激肽	巨噬细胞、肥大细胞	B2/B1（TRPV1）
组胺	肥大细胞	H1
前列腺素	肥大细胞、成纤维细胞	EP
NGF	巨噬细胞、成纤维细胞	TrkA
ATP	血小板、交感神经末梢	P2X3
腺苷	软组织挫伤	A1/A2
5-HT	血小板、肥大细胞	5-HTr
IL-1	巨噬细胞	IL-1r
热	外源性、炎症	TRPV
冷		TRPM8

性成分辣椒素有反应（Caterina 和 Julius，2001）。通常，当暴露于有害热量时，该通道可以驱动神经反应，然而，随着炎症的发生，组织酸度降低会增强这种反应，使其在接近体温的温度下保持活化（Caterina 和 Julius，2001）。这是一个很好的例子，说明炎症如何导致外周纤维的伤害性阈值降低，以及如何导致痛觉过敏。有趣的是，有害机械转导的受体作为一个更加突出的临床问题，尚未完全阐明。将来，针对机械性有害刺激的同源受体的治疗可能会大有裨益。

四、离子通道

离子通道在感觉神经的正常电活动中起着关键作用，在神经损伤后可能会发生功能改变（Suzuki 等，2002），导致与神经病变相关的转导改变和神经活动紊乱。钠通道的开放使神经元去极化并产生动作电位。外周神经损伤会改变这些通道沿神经长度的正常排列。轴突损伤后形成的神经瘤与“异位”电活动有关，这种电活动是由损伤部位钠通道的聚积引起的。相邻的神经也可能表现出这些通道分布和水平的改变。一些遗传性疼痛疾病由基因突变引起，这些基因突变会增加或减少 Nav1.7 特定钠通道亚型的功能（Yang 等，2004；Cox 等，2006），并且该通道中不太明显的多态性可能会产生临床影响。后一种观察表明，通道功能的遗传变异可能是患者群体中疼痛变化的部分原因（Reimann 等，2010）。Nav1.7 和 Nav1.8 作为主要的疼痛相关通道，其阻滞药效用已得到证明，但尚未进入临床，目前的治疗使用非选择性阻滞药，如利多卡因和一些抗惊厥药物（如卡马西平）（Suzuki 等，2002）。重要的是，钠通道阻滞药奥卡西平的人体数据显示，该药物仅对诱发超敏反应的患者有效，这是患者的感觉特征如何决定疗效的第一个例子（Demant 等，2014）。

五、中枢敏化

中枢神经系统还可以放大所接收的输入信号并引起痛觉增强。机制复杂多样，并且同样涉及离子通道功能的变化。在脊髓水平上，表现为钙通道上调和递质释放增强。药物加巴喷丁和普瑞巴林调节这些通道的功能，从而减少递质释放和过度兴奋。

脊髓水平与疼痛感知相关的一种机制被称为“上发条现象”（图 35-2）。神经元反应的“上发条现象”可能是 NMDA 受体的生理特性使然（Seagrove 等，2004）。NMDA 受体是一种配体门控离子通道，其中心孔在正常神经元活动下被镁离子阻断。因此，NMDA 受体在正常神经元活动中几乎没有发挥作用。然而，在长时间的外周 C 纤维伤害性信号驱动后，神经递质（如谷氨酸和 P 物质）的突触前释放增加，分别通过作用于 α- 氨基 -3- 羟基 -5- 甲基 -4- 异噁唑丙酸和 NK1 受体导致突触后神经元去极化（Bannister 等，2009）。这种膜的去极化允许释放阻塞 NMDA 受体孔的镁离子，并且钙流过孔后进一步增加突触后兴奋性。钙经 NMDA 受体流入会导致短期变化，如突触后膜中 AMPA 和 NMDA 受体的磷酸化，从而导致突触后反应增强。NMDA 受体拮抗药，如氯胺酮和 MK-801，已被证明在急性和慢性疼痛动物模型及人类急性和慢性疼痛状态中有效减少神经元活动和疼痛行为。

六、慢性癌痛的病理生理学

病因学

如前所述，癌痛可能由肿瘤（组织或神经损伤）直接引起，也可能是癌症治疗所致（如化疗引起的神经病理性疼痛）。骨骼是常见的转移部位，仅次于肺和肝（Tubiana-Hulin，1991），骨痛是活动性癌症患者最常见的疼痛原因。64%～80% 的实体瘤患者发生骨转移（Mercadante 等，1997），癌症引起的骨痛影响 28% 的临终关怀住院患者、34% 的门诊患者（Banning 等，1991）和 45% 的居家患者（Mercadante

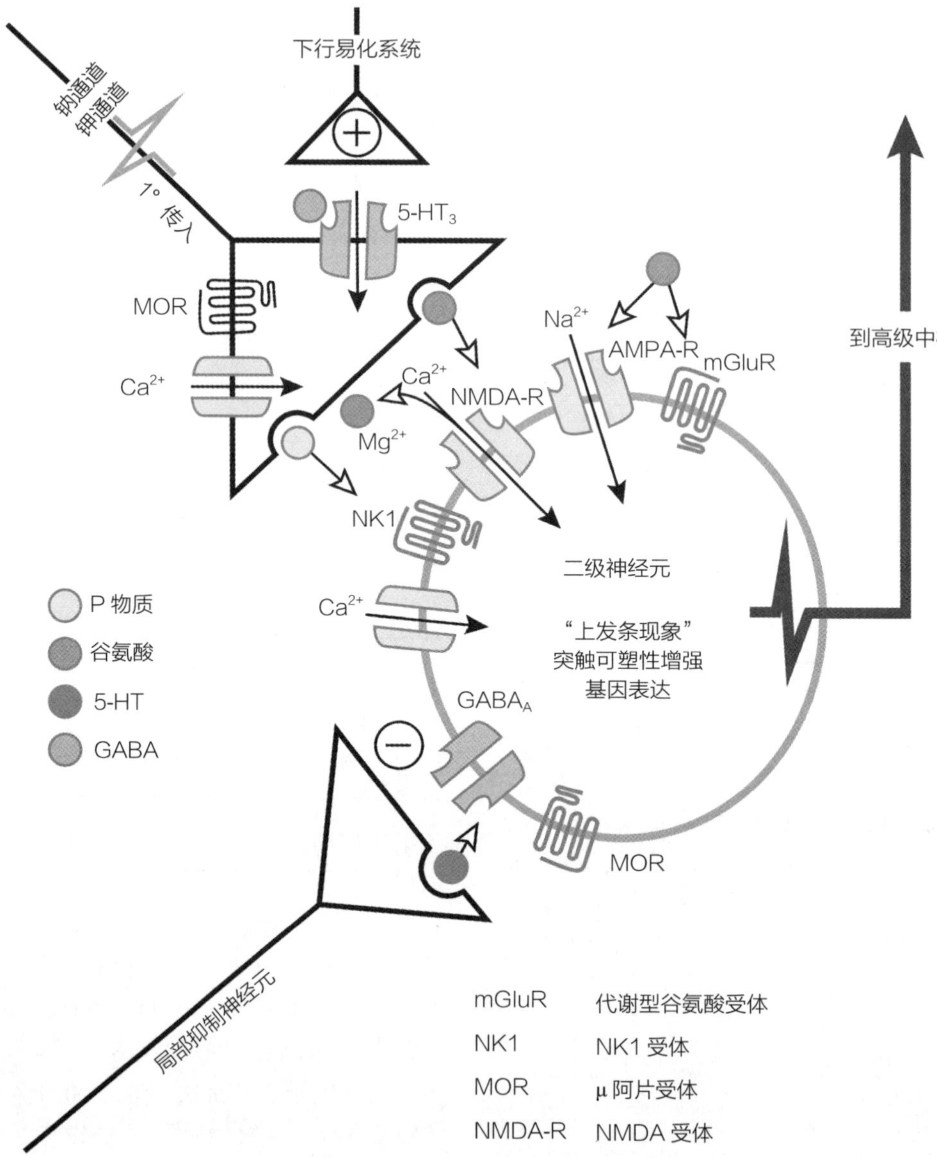

▲ 图 35-2 伤害感受性通路中枢神经元突触的药理学

等，1997）。流行病学研究表明，需要找到更好的药物疗法来治疗临床场所中的疼痛，最近在理解骨痛方面的进展说明了将实验室发现与可能有用的临床治疗相联系的转化研究的潜力。

七、癌性骨痛的机制

骨转移的早期动物模型涉及肿瘤细胞全身给药，引起动物不适，并给研究疼痛特异性机制的科学家们带来众多挑战（Kostenuik 等，1993；Sasaki 等，1998）。最初，支持肿瘤的神经支配证据有限，因此引起骨痛的确切外周机制存在较大争议。这些信息不足以确定骨痛是否与神经机制、炎症或其他过程有关。为了解决早期模型中的这些缺陷，新模型将各种不同的肿瘤细胞注射到啮齿动物的长骨或跟骨中。总的来说，这导致了对机械或热刺激的类似疼痛行为的可信发展，这些行为已被用于探索药理学、遗传学和解剖学的处理方法对骨痛的影响。

八、骨骼的结构和神经支配

骨骼是一种活性组织，作为钙和磷酸盐的储存库及骨髓中血细胞的来源地，发挥着关键作用。骨骼主要有两种类型：皮质骨和松质骨。皮质骨是所有骨骼的致密外层，占所有骨骼质量的近 80%，它对扭转力和弯曲力具有很强的抵抗力。骨膜形成围绕皮质骨外表面的纤维鞘。松质骨位于长骨的骨骺区，在肋骨、脊柱和颅骨骨组织中占很大比例，它占骨骼质量的 20%，却占其表面积的 80%。松质骨比皮质骨更具弹性，具有密度低得多的编织状外观，这是由与红骨髓腔相邻的骨小梁（板）和骨条形成的，红骨髓腔由骨小管连接，骨通过小管接受血液供应。松质骨比皮质骨经历更多的结构重塑，骨骼的病理学变化在这类骨中通常较明显。

骨骼的重塑依赖于破骨细胞和成骨细胞之间的平衡（Blair，1998；Mackie，2003）。源自原始间充质细胞的成骨细胞，通过分泌细胞外基质蛋白（Ⅰ型胶原蛋白、蛋白多糖）负责骨形成，并与破骨细胞祖细胞相互作用以调节破骨细胞活性。它们要么凋亡，要么最终分化为骨细胞，在骨基质的包围下保持活力。

破骨细胞来源于单核－巨噬细胞系，参与调节细胞外钙和周期性骨修复，并响应机械负荷的重塑（Blair，1998）。它们需要一个酸性的细胞外微环境来正常降解碱性矿物羟基磷灰石。沿着吸收表面的褶皱边界，液泡型产电 ATP-H^+ 通道的高表达允许形成 pH 4.0～4.5 的酸性环境（Blair，1998）。

尽管在 15 世纪就已经认识到矿化骨和骨髓腔中存在神经，但直到最近才形成共识，疼痛主要是通过致密骨膜神经支配介导的（Mundy，2002；Foley，2004）。骨膜是神经支配最密集的结构，但最新研究表明，骨髓腔接收的有髓鞘、无髓鞘感觉传入纤维和交感纤维数量最多（Mantyh 等，2002），并且矿化骨接收这些纤维比骨膜更多。有趣的是，只有表达 CGRP 酪氨酸激酶（CGRP trkA）的肽能无髓鞘神经元（可能是 C 纤维）支配骨骼，被 IB4 标记的非肽能神经则不能支配骨骼。新的癌性骨痛动物模型强调了许多与这种神经支配相关的机制（Falk 和 Dickenson，2014）。

九、癌性骨痛的外周机制

（一）外周因子的释放

外周的变化已被证实会引起初级痛觉传入神经的外周敏化，从而驱动中枢变化和过度兴奋。骨中的肿瘤沉积物既有肿瘤细胞，也有炎性浸润，包括巨噬细胞、中性粒细胞和 T 淋巴细胞（Mantyh 等，2002）。对肿瘤的免疫介导反应导致大量的因子释放，如细胞因子、IL、趋化因子、前列腺素、生长因子和内皮素（Suzukiand Yamada，1994；Safieh-Garabedian 等，1995）。外周伤害感受器拥有对这些致痛物质做出反应并兴奋或敏化痛觉纤维的受体。在癌性骨痛的小鼠模型中，内皮素、TNF-α 和缓激肽的拮抗作用均可减少疼痛行为(Baamonde 等，2004；Wacnik 等，2005)，其中内皮素拮抗药还减少了与癌性骨痛相关的中枢神经化学标志物（Sorkin 等，1997）。

骨骼中特有的无髓鞘肽能 CGRP－表达神经元（Davar, 2001）表达 NGF 的受体，即 trkA/p75。巨噬细胞、肿瘤细胞和其他与肿瘤相关的免疫细胞，先前已被证实可以表达 NGF（Vega 等，2003）。在癌性骨痛小鼠模型中，使用 NGF 螯合抗体可减轻其早期和晚期疼痛（Halvorson 等，2005；Sevcik 等，2005），并减少了该疼痛状态下的中枢标志物。由于 trkA 在骨骼中表达肽能神经元的排他性，这种纤维类型的拮抗作用意味着在不同的纤维类型中不可能有代偿机制。最重要的是，受肿瘤相关基质细胞分泌的 NGF 驱动，骨肿瘤沉积的周围神经支配逐渐增加，并可能导致骨的过度神经支配，在这些模型中被 NGF 的螯合所阻断（Jimenez-Andrade 等，2010）。基于上述发现，NGF 的人源化抗体可能在治疗癌性疼痛方面发挥作用，尽管其存在不良反应问题（Bannwarth 和 Kostine，2017）。

ATP 是一种致痛嘌呤，它存在于所有细胞中，并因损伤而释放到局部组织中。ATP 在癌性骨痛中可能起重要作用。P2X2/3 受体存在于外周和中枢层面，ATP 可能通过加强感觉传入神经中枢末端受体的激活来促进脊髓的过度兴奋（Kaan 等，2010）。ATP 的 P2X7 受体也与动物疼痛模型有关，并可能导致与手术和骨关节炎相关的疼痛。然而，在骨癌模型中，受体的缺失对疼痛行为没有影响，这再次重申了癌痛不同于其他疼痛的观点（Hansen 等，2011）。

（二）破骨细胞和酸中毒

异常的破骨细胞调节被认为是肿瘤破坏骨骼和产生疼痛的机制。这种机制主要适用于溶骨性肿瘤（如骨肉瘤）和成骨细胞性肿瘤（如前列腺癌）。

破骨细胞介导的骨吸收可能依赖于 RANK/RANKL 调控轴的受体激活。在非病理情况下，成骨细胞和破骨细胞活性处于平衡状态，从而可以发生正常的骨重塑（Wacnik 等，2005）。在生长因子 CSF-1 存在的情况下，成骨细胞表达的 RANKL 与局部破骨细胞和破骨细胞祖细胞上的 RANK 结合来刺激骨吸收。这反过来会刺激邻近的成骨细胞活动和局部骨形成（Boyle 等，2003）。癌细胞释放可能破坏 RANK/RANKL 调控轴的因子，其中最重要的是 PTHrP。例如，乳腺癌骨转移比软组织中的转移瘤具有更高的 PTHrP 表达（Powell 等，1991）。PTHrP 上调成骨细胞上的 RANKL，导致破骨细胞祖细胞终末分化（Guise，2000）。肿瘤组织免疫浸润中活化的 T 淋巴细胞，也可能表达 RANKL 并导致破骨细胞进一步活化（Kong 等，1999）。

鉴于 RANK/RANKL 调控轴的重要性，OPG（RANKL 的可溶性配体）在动物模型中表现出预防癌症所致骨破坏的作用也就不足为奇了（Clohisy 等，1995）。此外，OPG 可减轻小鼠溶骨性肉瘤骨痛模型中的疼痛行为的发展（Honore 等，2000）。

破骨细胞活化和肿瘤本身都可能增加细胞外微环境的酸性（Delaisse 和 Vaes，1992；Stubbs 等，2000），pH 降低可能会增加表达 ASIC（Safieh-Garabedian 等，1995）和 TRPV1（Tominaga 等，1998）的痛觉 CGRP 纤维的活性。在小鼠骨癌疼痛的模型中，TRPV1 拮抗和 TRPV1 敲除均表现出疼痛行为的减弱（Ghilardi 等，2005）。然而，在这些模型中，即使考虑到 OPG 几乎完全阻止了骨质破坏和破骨细胞活化这一事实，破骨细胞抑制和 TRPV1 拮抗作用却并未能完全减弱所见疼痛行为（Guise，2000；Kaan 等，2010）。这表明，虽然破骨细胞引起的酸中毒和结构弱化可能在癌性骨痛的发展中起重要作用，但这并不是产生这种疼痛的唯一机制。

（三）骨骼的结构损伤和神经损伤

骨内生长的肿瘤可能会损害骨髓、矿化骨和骨膜内的神经，骨吸收所致的结构弱化可能会机械地激活骨膜神经并增强痛觉（Mach 等，2002）。神经元细胞损伤标志物 ATF-3 在周围神经病理性疼痛模型的背根神经节中及癌性骨痛模型中表达上调。有趣的是，加巴喷丁已被证明在神经病理性疼痛模型和癌性骨痛模型中有效（Sevcik，2004；Donovan-Rodriguez 等，2005）。这表明与肿瘤相关的神经损伤可能启动神经病理性疼痛的潜在机制，并在癌性骨痛的发展中发挥作用。

十、癌性骨痛的中枢机制

中枢神经系统的变化可以维持疼痛状态。癌性骨痛的早期小鼠模型（包括股骨内的 NCTC2472 肉瘤细胞）建立了癌性骨痛的外周神经化学“指纹”（图 35-3），以及术后疼痛和外周破骨细胞破坏增加的行为迹象（Schwei 等，1999）。该模型还展示了与外周输入相关的脊髓节段中枢细胞和神经化学变化的免疫组织化学证据。这些脊髓节段显示出大量星形胶质细胞肥大和促痛觉过敏肽强啡肽的升高（Schwei 等，1999），强啡肽仅在患肢同侧的脊髓侧而不是对侧。正常情况下，处于静止状态的神经胶质细胞被激活，释放出无数促炎细胞因子，包括 IL-1、TNF、IL-6、活性氧、NO、前列腺素、兴奋性氨基酸和 ATP（Watkins 和 Maier，2003）。这会导致背角内的二级神经元兴奋性增强，并进一步促进初级传入神经递质的释放。在这些小鼠模型中，对受侵袭股骨的非伤害性触诊不仅会产生疼痛行为反应，还会促进 P 物质受体内化和背角 I 层神经元中 c-Fos 表达的增加（Schwei 等，1999）。

这些发现表明，初级传入纤维在外周肿瘤生长后变得敏感，导致在炎症和（或）神经病理性疼痛模型中观察到星形细胞的增生类型，以及强啡肽表达、P 物质内化和 c-Fos 表达的增加。虽然初级传入神经元中的 P 物质水平已被证明在炎症模型中增加，而在神经病理模型中降低，但在癌症引起的骨痛状态中保持不变。这进一步证明癌性骨痛是一种独特的疼痛状态（Schwei 等，1999）。该结论解释了在这种情况下使用传统镇痛治疗所面临的挑战，并强调了对独特药物疗法的需求。

脊髓背角浅层中二级神经元的反应可以通过评估机械、热和电诱发刺激的动物模型在体内测量（Urch 等，2003；Donovan-Rodriguez 等，2005）。背角浅层主要分布着特异的伤害感受性神经元，可与 WDR 神经元区分开来（Seagrove，2004）。在动物模型中，骨肿瘤改变了 WDR 与特异伤害性神经元的比例，从初始的 26%：74% 到病理状态下的 47%：53%（Stubbs 等，2000）。这种表型转变与背角浅层和深层神经元对机械、热和电刺激的过度兴奋相一致，进一步表明中枢敏化的不断发展，并且这些过度兴奋的神经元显示出对无害刺激的全新或增强的反应（Stubbs 等，2000）。因此，疼痛选择性神经元可以被无害刺激激活，这可能会促进与疼痛的情感 / 情绪相关的大脑边缘区域的活动。看似合理的是，这种活动可能导致大脑的情感区域一直被痛苦的信息所主导，并与抑郁和恐惧、焦虑、情绪改变和疼痛引起的睡眠障碍等合并症有关。

背角浅层 I 层的过度兴奋性，可以通过下行易化作用得到进一步维持（Bannister 等，2009）。这些下行易化作用与众所周知的下行疼痛抑制系统相

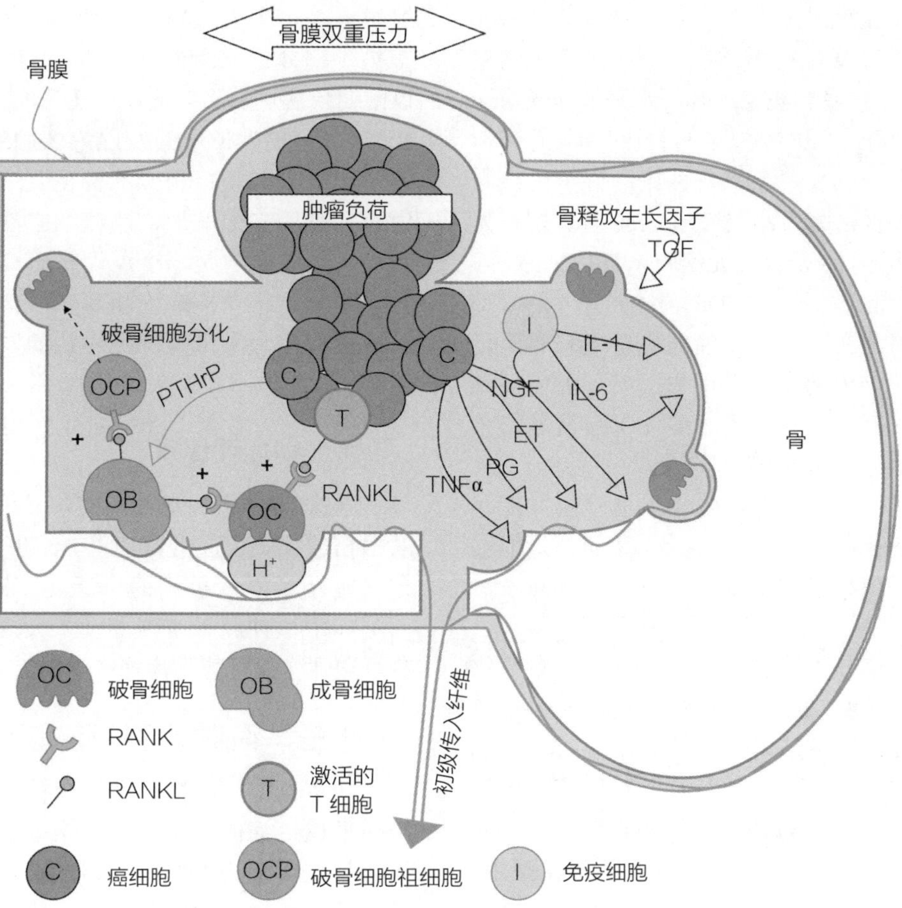

▲ 图 35-3 癌症引起的骨痛的外周机制摘要

RANKL（破骨细胞祖细胞激活剂）在成骨细胞（经由 PTHrP 与肿瘤细胞的相互作用）及肿瘤中激活的 T 细胞中的表达增加导致破骨细胞激活增加。酸性增加的细胞外环境可能通过激活周围神经元上的 TRPV1/ASIC 来兴奋 / 敏化周围神经元（图 35-1）。这是从肿瘤细胞、骨基质和肿瘤相关免疫细胞释放的联合因子，已知这些因子可使作用于支配骨骼的初级传入神经元的同源受体的初级传入神经敏化。疾病进展可能导致骨质进一步破坏和骨膜肿胀，导致骨膜神经纤维激活和伤害性刺激的传递

对应，增强了脊髓的内源性疼痛机制。高阶认知和情绪过程，如焦虑、情绪和注意力可能会增加疼痛，也许是躯体系统和边缘系统趋同到这些下行系统所致（Suzuki 等，2004；Bannister 和 Dickenson，2016）。中脑和脑干的区域，如导水管周围灰质和腹前侧内侧髓质，是下行调节系统中的关键结构（Bannister 和 Dickenson，2016）。表达 P 物质受体 NK1 的 Ⅰ 层神经元构成了脊髓－延髓－脊髓环路的起点，并被认为是在 5-HT_3 受体介导下通过腹前侧内侧髓质传递（Todd，2002）。鞘内注射昂丹司琼阻断脊髓 5-HT_3 受体，可降低浅层和深层背角神经元的机械和热诱发反应（Bannister 等，2009）。简而言之，这些回路允许大脑对脊髓疼痛刺激予以某些控制。

十一、治疗相关的癌性骨痛机制

目前的治疗方法使研究人员能够深入了解癌性疼痛的可能机制。阿片类药物是治疗中－重度慢性癌性疼痛的主要药物（Mercadante 等，1997）。它们有效，但也有许多不良反应。来自癌性骨痛小鼠模型的数据表明，阿片类药物（如吗啡）可减少疼痛样行为，但疗效可能相对较差，并且需要比炎性疼痛更高的剂量（Luger 等，2002；Vermeirsch 等，2004）。一项长期阿片类药物给药（疼痛状态建立后，每天注射 2 次吗啡，持续 5 天）的小鼠研究证实了阿片类药物在减少癌性骨痛的行为体征方面的疗效，并发现该方案比单次紧急给药更有效（Urchet 等，2005）；然而，在连续给药吗啡过程中，镇痛作用有所减弱，这可能与治疗严重癌性骨痛时需要增加剂量相一致。

长期给药而非痛时紧急给药，加巴喷丁在这些小鼠模型中也被证明是有效的（Donovan-Rodriguez 等，2005；Peters 等，2005）。加巴喷丁通过结合钙

通道辅助亚基 α2δ 发挥作用。它完全减弱了背角的兴奋性，并逆转了 WDR 与伤害特异性神经元比率的表型转变，使其恢复到正常动物的水平（Donovan-Rodriguez 等，2005）。这种效果与慢性吗啡治疗形成对比，后者不会恢复背角兴奋性或向背角浅层中的 WDR 神经元的相关表型转变（Urch 等，2005）。鉴于癌性骨痛模型中浅层神经元偏向 WDR 表型，阿片类药物治疗可能无法控制 WDR 神经元介导的脊髓低阈值输入，因此在阻断暴发痛的生理机制方面可能效果较差。在该模型中，停用加巴喷丁可恢复到过度兴奋的"病理"状态，提示癌性骨痛发展的关键是神经生理机制，而不是解剖学变化。

外周阿片类药物也可能在癌痛的治疗中发挥作用。洛哌丁胺是一种外周 μ 阿片受体激动药，能够减轻癌性骨痛小鼠模型中的热痛觉过敏（Menendez 等，2003）。

非甾体抗炎药是癌痛治疗中的重要镇痛药物（Mercadante 等，1997），尽管该人群的临床数据有限（Urch，2004）。非甾体抗炎药抑制 COX，减弱花生四烯酸合成前列腺素，并最终防止肿瘤细胞局部产生的前列腺素对初级传入神经的致敏、激活和（或）免疫反应。在癌性骨痛的大鼠和小鼠模型中，使用三种不同的 COX-2 选择性抑制药抑制 COX-2 酶（COX 的局部诱导形式），可有效改善行为疼痛症状（Sabino 等，2002；Fox 等，2004）。长期给药比单次给药更有效，长期给药可减少肿瘤负荷和骨质破坏，这表明 COX-2 抑制可能作用于通路中的多个位点而不是单个点。

双膦酸盐在临床环境中广泛使用，并通过抑制破骨细胞来防止骨吸收。在癌性骨痛的大鼠和小鼠模型中，双膦酸盐可降低疼痛评分及骨和感觉神经损伤（Walker 等，2002；Sevcik 等，2004）。然而，随着肿瘤负荷和肿瘤坏死的增长，未发现肿瘤负荷受影响（Sevcik 等，2004）。因此，双膦酸盐可能在减轻恶性肿瘤的骨痛方面发挥作用，尤其是与其他镇痛药联用时（Mercadante 等，1997）。

骨肿瘤的放疗可镇痛，但机制尚不清楚。对骨癌疼痛小鼠模型进行放疗，肿瘤负荷降低了 75% 以上（Goblirsch 等，2005）。然而，它并不影响破骨细胞密度，这表明放疗通过对肿瘤细胞的直接作用起镇痛效果。

十二、软组织内肿瘤引起的疼痛

虽然骨骼引起的疼痛是常见的临床问题，但软组织疼痛也令人难受。然而，这种疼痛的病理生理学仍不清楚。一种新型胰腺癌疼痛模型已被建立，以阐明疾病进展与疼痛发展之间的关系（Lindsay 等，2005）。该模型使用的发展为胰腺癌的转基因小鼠，表现出与人类状况相似的变化。这些变化包括肿瘤生长、神经支配增加、巨噬细胞浸润、体重减轻和疼痛。更重要的是，疼痛仅在癌症进展到非常严重时才明显。感觉神经支配现在已被量化，诸如此类的模型有望为未来胰腺癌疼痛的发展提供机制上的见解。

神经病理性疼痛

IASP 将神经病理性疼痛定义为由躯体感觉系统的损伤或疾病引起的疼痛（Treede 等，2008）。这个定义暗示了疼痛机制的广泛性。神经损伤发生后，周围和中枢神经系统内部发生大规模变化，其中一些可塑性变化可能是疼痛产生的重要机制。

十三、细胞毒性神经病变的机制

许多临床前动物模型已经被建立来阐明有关神经病理性疼痛的基本机制。这些模型包括周围神经损伤模型（常见于外伤性神经病理性疼痛）和化疗诱导的神经病理性疼痛模型。化疗药物（如长春新碱和紫杉醇）和核苷类逆转录酶抑制药（nucleoside reverse transcriptase inhibitors，NRTI）（如双脱氧胞苷）会引起疼痛性神经病（Berger 等，1993；Forsyth 等，1997），它的发生率在紫杉醇治疗的患者中约为 22%（Forsyth 等，1997）。这些药物产生神经病理性疼痛的机制尚不明确（Komiya 和 Tashiro，1988；Fan，1999）。长春新碱抑制 β- 微管蛋白的正常聚合，导致纺锤体功能异常，而紫杉醇与微管结合并促进高聚合，从而干扰有丝分裂纺锤体的形成，促使细胞在细胞分裂中期 - 后期的转变出现停滞，导致细胞凋亡（Jordan 等，1996；Yvon 等，1999）。与神经元微管结合会阻碍顺行和逆行轴突运输，这可能会导致神经病变状态。早期研究表明，神经外注射紫杉醇会导致水肿和轴突变性（Roytta 和 Raine，1986），同时还会干扰轴突运输并发生微管异常。然而，一些人引用神经外注射中异常高浓度的紫杉醇来质疑轴突变性和微管异常发生的理论（Polomano 和 Bennett，2001）。这些局部神经外注射允许紫杉醇绕过肝脏代谢，因此通常涉及病理发展的任何代谢物都不会存在。

线粒体也可能在某些疼痛状态的建立中发挥重

要作用，尤其是化疗和 NRTI 诱发的神经病理性疼痛。虽然在疼痛方面未得到广泛研究，但线粒体功能的变化已被证明与神经退行性疾病的发病机制有关。仅由线粒体功能紊乱引起的神经病变已被证明会增加进展性疼痛的发生率（Finsterer，2004）。

这些线粒体效应可能与化疗引起的神经病理性疼痛模型中描述的机制相关，这些模型更接近于临床情况。低剂量全身注射紫杉醇会产生机械超敏反应，但即使在疼痛样行为的高峰阶段，也没有轴突变性、微管显著改变或轴突运输受损的迹象（Flatters 和 Bennett，2006）。然而，观察到 C 纤维和有髓轴突的线粒体异常，被认为是紫杉醇作用的原因。在该模型中，有人提出紫杉醇与线粒体的结合导致线粒体通透性转换孔打开，促使钙离子流入细胞质。这种线粒体钙外流被认为是线粒体肿胀和初级传入兴奋性和疼痛行为的原因（Flatters 和 Bennett，2006）。T 型钙通道阻滞药乙琥胺、α2δ 钙通道亚基配体、加巴喷丁和钙螯合剂均能阻断化疗药物引起的神经病理性疼痛行为（Flatters 和 Bennett，2004；Xiao 等，2006）。

线粒体损伤也是关于 HIV/AIDS 的 NRTI 治疗后神经病变的提议机制（Joseph 等，2004；Joseph 和 Levine，2006）。线粒体电子传递链及其最终产物 ATP 的变化可能与化疗和抗逆转录病毒治疗所致神经病理性疼痛的发展有关；然而，病理环境中的下游靶点仍有待阐明（Joseph 和 Levine，2006）。研究人员还注意到，紫杉醇和长春新碱引起的痛性周围神经病变均表现出表皮感觉纤维以及朗格汉斯细胞（皮肤常驻免疫细胞）神经支配的丧失。这是否是疼痛的原因尚不清楚（Siau 等，2006）。

十四、与 HIV 感染相关的疼痛

由 NRTI 治疗引起的医源性神经病理性疼痛并不是 HIV/AIDS 患者神经病理性疼痛的唯一原因。10%～15% 的 HIV-1 感染者患有症状性远端多发性神经病（Verma，2001），其中一部分人因此出现疼痛。研究表明，HIV 直接感染神经元的发生率可以忽略不计，正是由于这个原因，研究人员将注意力转向了神经免疫系统。HIV-1 的包膜蛋白 gp120 已被广泛证明，在其注射到鞘内间隙（Milligan 等，2001）或直接注射到大鼠的坐骨神经中时，后爪对热和机械刺激会产生超敏反应（Herzberg 和 Sagen，2001）。星形胶质细胞和小胶质细胞已被证明与病毒表位 gp120 结合，从而导致它们的激活。Milligan 等证实，减少神经胶质细胞活化可以改善动物一旦暴露于 gp120 后行为超敏反应的发展（Milligan 等，2001）。在这项研究中，小胶质细胞和星形胶质细胞对 gp120 的反应被阻断。如前所述，外源性因子（如 gp120）激活脊髓中的神经胶质细胞，会引起前列腺素、兴奋性氨基酸、IL-1 和 IL-6 等因子的转录和释放，以及神经胶质细胞中一氧化氮合成酶的表达（Kong 等，1996；Kreutzberg，1996）。即使没有周围病变的存在，背角神经胶质细胞释放的这些因子可能激活局部感觉神经元并传播疼痛感。脊髓致敏性的研究成果已被用于解释为何 HIV-1 感染者的疼痛通常没有明显的外周病变，并且本质上是模糊和弥散的（Breitbart 等，1996；Hewitt 等，1997）。

十五、神经病变中疼痛产生的机制

外周神经的许多改变都与神经病理性疼痛的发展有关，但没有一个比外周神经离子通道失调的作用得到更深入的研究。通常，对皮肤、内脏或骨骼中感觉神经末梢的触觉刺激会导致动作电位和感觉信号的传播。然而，在神经损伤后，许多外周神经表现出异位放电，可能导致在没有外周刺激的情况下，伤害性信号密集地传递到背角传递神经元。从电生理学的角度看，在啮齿动物模型中，神经损伤后二阶深背角神经元的神经元反应增强，感受野大小增加，对作用于后爪的自然刺激的反应增强。这与这些神经元的自发活动和过度兴奋性增加密切相关。近来从临床前和临床角度对这些机制进行了综述（Bannister 等，2017；Colloca 等，2017）。

周围神经钠通道数量的变化及其之后的异常活动引起人们极大兴趣，因为它们在设定神经元兴奋性及疼痛状态的发展中起关键作用（Suzuki 等，2002；Cox 等，2006；Cummins 等，2007）。神经损伤后，周围神经元上钠通道组的表达具有可塑性。Nav1.3 mRNA 是一种通常对胚胎 TTX 敏感的电流，已被发现在轴突切断术后增加，可能在周围神经纤维异位活动的产生中发挥作用。感觉神经元特异性钠通道 Nav1.8 也被认为在神经损伤后异常感觉信号的产生中起着关键作用。神经损伤后，Nav1.8 蛋白在以小纤维为主的背根神经节中显著减少。与此同时，远端轴突和神经末梢通道的免疫反应性增加，代表通道重新分布到神经元的远端部位，在那里它可能与过度兴奋性的发展和伤害感受性传递的增加相关。在人类和动物中，钠离子通道积聚已被证明发生在神经病变部位形成的神经瘤周围。这可能是卡马西平、拉莫三嗪和局部麻醉药等药物对神经病理性疼痛患者的作用部位。神经损伤后，沿着受损伤神经的膜发生脱髓鞘和钠通道的异常运输，并可能发生在未受损的相邻神经中。这可能会降低激活阈值并诱导周围神经的异位活动，从而有助于中枢敏化的发展和外周事件的放大，可能导致患者出现异常性疼痛和痛觉过敏（Suzuki 等，2002；Cox 等，2006）。

电压门控钙通道（voltage-gated calcium channel，VGCC）也可能在增加神经病理性疼痛的外周伤害性驱动方面发挥重要作用。VGCC 允许神经递质从突触前末梢释放，因此在感觉信号的突触后传播中发挥关键作用。大量钙通道在神经元兴奋性中发挥作用，外周电事件的激活引起钙内流，并允许神经递质囊泡胞吐，从而实现突触后去极化。在突触后位点，VGCC 允许激活突触后第二信使级联反应，造成基因表达、蛋白质合成的改变，从而导致长期可塑性变化。由重复传入刺激引起的背角神经元的长期增强，可能在增强的外周驱动消退后，对于长时间维持过度的神经元反应起着重要作用（Rygh 等，2006）。

对于这些 VGCC 及其附属亚基的靶向治疗似乎有利于治疗神经病理性疼痛，目前已有新的药物作用于这些部位。加巴喷丁和普瑞巴林与钙通道的 α2δ 附属亚基结合。加巴喷丁可减少神经病理性疼痛模型中的神经元反应（Suzuki 等，2005），但在正常动物中没有，突出了加巴喷丁作用的明显状态依赖性，并暗示 α2δ 亚基在神经病理性疼痛病理学中的作用。α2δ 亚基已被证明在神经损伤后上调，不仅与这些动物行为上痛觉超敏的发展有关，而且与加巴喷丁的行为上抗痛觉超敏作用有关（Luo 等，2001）。现在，加巴喷丁的作用在许多不同的神经病理性疼痛动物模型中都具特征性，包括化疗紫杉醇诱导的神经病理性疼痛模型（Xiao 等，2006）。

治疗神经病理性疼痛的另一个靶点是 N 型钙通道。研究表明，用 ω- 芋螺毒素阻断 N 型钙通道，可减少患有神经病理性疼痛的动物的背角神经元反应，并且从初级传入神经释放的 P 物质和 CGRP 是 N 型依赖性的（Matthews 和 Dickenson，2001）。现已开发出一种 ω- 芋螺毒素的类似物齐考诺肽，已获准用于治疗神经病理性疼痛，但仅限于脊髓途径。

除了脊髓的改变，更高的大脑中枢可能促进背角神经元活动。上行 / 下行易化通路似乎在慢性疼痛状态（如神经病理性疼痛）中起着关键作用。浅表背角 NK1 神经元投射到更高的脑干核团，如臂旁核，它接收来自杏仁核和下丘脑的连接，这可能解释了情绪影响疼痛处理的能力（Bannister 等，2009）。与情感影响一起，这些脑干核团还构成了脊髓 - 延髓 - 脊髓环路的一部分，通过该回路，腹前侧内侧髓质可以促进背角神经元的反应。使用与 P 物质耦联的皂苷毒素消融这些表达 NK1 的投射神经元，可以减弱背角神经元对外周刺激的反应（Suzuki 等，2005）。关于兴奋性 5-HT_3 受体拮抗药的研究表明，这些下行易化作用在很大程度上具有血清素能，作用于脊髓中的 5-HT_3 受体。它们帮助维持病理性疼痛状态下的中枢敏化，并可能有助于研究慢性疼痛患者触觉异常性疼痛的发展。三环类抗抑郁药和 5-HT- 去甲肾上腺素再摄取抑制药产生的镇痛作用，无疑是其与这些下行控制的相互作用，这些下行控制在许多疼痛状态下发生了改变，包括癌性疼痛（Dickenson 和 Ghandehari，2007；Bannister 和 Dickenson，2016）。

令人惊讶的是，加巴喷丁在神经结扎动物中减少神经元反应的作用被这些浅表投射神经元的消融和昂丹司琼的应用所阻断（Suzuki 等，2005）。然而，5-HT_3 受体的激活，允许加巴喷丁在正常动物中减少神经元反应，这表明需要这个脊髓上环路才能揭示加巴喷丁的作用。

结论

对癌症和其他晚期疾病疼痛的理解和治疗的任何进展，都需要建立在对疼痛机制更好的理解基础上，这样现有的治疗方法才能得到更有效的应用。进一步了解这些机制，是未来基于控制病理生理学和疼痛本身治疗方法发展的基础。近年来，人们在了解疼痛的病理生理学机制方面取得的重要进展，为改善疼痛、心理痛苦和合并症的治疗提供了基础。外周肿瘤的生长引发外周组织和神经的一系列变化，导致脊髓功能和疼痛最终体验的深刻改变，包括对大脑中将疼痛与情感功能联系起来的复杂回路的影响。

第36章　急性癌痛综合征

Acute cancer pain syndromes

Nathan I. Cherny　著

朱家丽　吴　楠　译　　李金祥　戴海峰　杨　扬　校

一、急性疼痛综合征概述

癌症相关的急性疼痛综合征最常见的原因是诊断或治疗地干预，通常诊断难度很小。尽管一些与肿瘤相关的疼痛属于急性发作（如病理性骨折引起的疼痛），但除非对病变进行有效治疗，否则大多数疼痛将会持续存在。熟悉这些综合征很重要，原因如下：①当预计会出现急性疼痛时，必须先告知患者并采取措施以降低疼痛发生的可能性，如果发生疼痛，则采用已制订的治疗方案；②急性疼痛综合征不同的自然病程可能会影响治疗，这对疼痛的预后可能很重要（即这种疼痛综合征的预期时间进程）；③许多这些综合征都有不良影响或可能有较高的发病率，重要的是了解疼痛的程度，以及它是否会带来伤害；④经常需要对潜在癌症相关的慢性疼痛综合征做重要的鉴别诊断。

二、诊断干预相关的急性疼痛

许多研究和治疗针对的是可预测、短暂的疼痛。对于那些已经存在一种疼痛综合征的患者来说，即使是无害的操作也可能会引发意外的疼痛。

（一）腰椎穿刺的头痛

腰椎穿刺（lumbar puncture，LP）的头痛以体位性头痛的延迟发生为特征，直立姿势会突然诱发或明显加重头痛。少见的是，硬膜穿刺也可能导致背痛、手臂痛、胸痛或肠道和膀胱功能障碍。硬膜穿刺疼痛被认为与脑脊液容量减少有关，由硬膜鞘缺损造成脑脊液持续渗漏，以及疼痛敏感的脑内静脉的代偿性扩张引起（Levine 和 Rapalino，2001）。头痛的发生率与 LP 针的直径有关（0%～2% 使用的是 27～29G 针头，0.5%～7% 使用的是 25～26G 针头，5%～8% 使用的是 22G 针头，10%～15% 使用的是 20G 针头，20%～30% 使用的是 18G 针头）（Golzari 等，2015；Khlebtovsk y 等，2015）。

通过几种策略来降低 LP 头痛的发生风险：当使用常规斜面针时，纵向插入针斜面，这样对硬脊膜中的纵向弹性纤维造成的创伤较小，可以降低头痛的发生率。

与普通套管针相比，使用侧向开口的非创伤性锥形针头进行 LP 后，发生头痛的风险要低得多（Khlebtovsky 等，2015）。LP 后卧床降低头痛发生率的证据仍存在争议（Ebinger 等，2004）。

LP 头痛常在术后数小时至数天出现，一般被描述为枕部隐痛，可能会放射到前额或肩部，常伴有恶心和头晕。持续时间通常为 1～7 天，常规治疗方案包括休息、输液和镇痛药（Bateman 和 Morris，2015；Golzari 等，2015）。持续性头痛可能需要使用硬膜外血液补片（Bateman 和 Morris，2015；Golzari 等，2015）。尽管一项对照研究表明，预防性使用血液补片会减少这种并发症，但该综合征的发生率和严重程度并不支持这种治疗。严重的头痛也被报道对静注或口服咖啡因的治疗有反应（Ortiz 等，2009）。

（二）经胸廓穿刺活检

胸腔内肿块的经胸细针抽吸往往是无害操作。然而，当诊断为神经源性肿瘤时，剧烈疼痛就与该操作有关（Jones 等，1993）。

（三）经直肠前列腺活检

超声引导下的经直肠前列腺活检是诊断和治疗前列腺癌的基本步骤。在一项前瞻性研究中，16% 的患者报告有中度或中度以上疼痛，19% 的患者拒绝在没有麻醉的情况下再次接受手术（Irani 等，1997）。后续研究表明，剧烈疼痛的发生率较低（Sheikh 等，2005）。如果出现，疼痛可能会在活检后持续 4 周（Naughton 等，2000）。前列腺周围利多卡因浸润、直肠内应用 2% 利多卡因乳膏和单侧阴部神经阻滞会减轻活检引起的疼痛。有证据表明，联合应用神经阻滞和局部浸润麻醉优于单独应用任何一种方式（Wang 等，2015）。

（四）乳腺 X 线疼痛

乳腺 X 线挤压包括压平的变形阶段和固定的夹紧阶段。这些挤压会导致中度疼痛或极少数剧烈疼痛，一般持续时间较短（Sapir 等，2003；de Groot 等，2015）。除非患者接受充分的咨询和治疗，否则偶尔会有患者因为疼痛而拒绝再次进行乳腺 X 线检查。挤压程度较小可以减轻疼痛。在一项系统综述中，明显减轻疼痛的唯一干预措施是由患者控制的挤压（Miller 等，2002）。

三、治疗干预相关的急性疼痛

（一）术后疼痛

急性术后疼痛是普遍存在的，除非得到适当治疗。不幸的是，尽管有充足的镇痛药和麻醉技术，治疗不足的现象在局部地区仍很常见（Sommer 等，2008）。治疗指南已经被回顾（Chou 等，2016）。如果术后疼痛超过正常持续时间或严重程度，应仔细评估感染或其他并发症的可能性。

（二）肿瘤射频消融

肿瘤的射频消融常用于肝转移的治疗，并且越来越多地用于其他情况，包括肾上腺转移、肾肿瘤及肺、乳腺、骨肿瘤。5%～10% 的患者实施经皮肝肿瘤消融术后，可能会伴有严重的右上腹痛或右肩放射痛（Mohan 等，2015）。肾脏病变射频消融术后也有疼痛的报道（Sorokin 等，2017），在其他部位使用射频消融可能也一样出现。

（三）冷冻疗法

冷冻疗法常用于治疗皮肤、宫颈和前列腺部位的肿瘤。皮肤冷冻疗法经常会引起局部疼痛反应，其严重程度会在 2～7 天内减轻（Thai 等，2004）。宫颈冷冻手术治疗上皮内肿瘤，通常会产生急性痉挛性疼痛综合征（Katakdhond 和 Samant，2017）。前列腺癌的冷冻疗法很少会导致持续性疼痛（Jung 等，2018），持续性疼痛有时可能与脓肿形成有关（Wu 和 Jones，2010）。

（四）其他干预疗法

手术以外的侵入性介入治疗也可能导致可预测的急性疼痛综合征。例如，与肿瘤栓塞技术相关的疼痛（Yu 等，2008；Aliberti 等，2011）、肝肿瘤的放射栓塞术（Sato 等，2008）和化学胸膜固定术（Antunes 等，2003；Shaw 和 Agarwal，2004）。

四、镇痛技术相关的急性疼痛

（一）局麻药浸润痛

利多卡因的皮内和皮下浸润可在镇痛开始前产生短暂的烧灼感，可以使用缓冲溶液（Hanna 等，2009）或加热溶液（Hogan 等，2011）来改善。减慢注射速度，不会减轻注射疼痛（Scarfone 等，1998）。

（二）阿片类药物注射痛

肌内和皮下注射会出现疼痛。当需要重复给药时，不推荐肌内给药途径。与皮下注射相关的疼痛受注射量和注射剂的化学特性影响。

（三）阿片类头痛

很少情况下，患者在服用阿片类药物后，会出现反复发作的广泛头痛。虽然原因不明，但推测可能由阿片类药物导致组胺释放引起。

（四）脊髓阿片类痛觉过敏综合征

鞘内和硬膜外注射高剂量阿片类药物，偶尔会并发疼痛（通常是会阴部、臀部或腿部）、痛觉过敏和相关表现，包括节段性肌阵挛、立毛和勃起异常。这是一种罕见现象，在停止输注后会消失（De Conno 等，1991；Cartwright 等，1993）。

（五）脊髓注射疼痛

硬膜外注射或输注可能会引发背部、骨盆或腿部疼痛，发生在大约 20% 的患者中（Naumann 等，1999；Willis 和 Doleys，1999）。据推测，这可能是由注入的液体压迫了相邻的神经根所致。与导管周围纤维化相关的鞘内注射也会产生类似的疼痛（Gaertner 等，2003）。

五、抗癌治疗相关的急性疼痛

（一）化疗输注技术相关的急性疼痛

1. *静脉输注疼痛*　细胞毒素输注部位的疼痛是一个常见问题。与静脉输注化疗药物相关的疼痛综合征已知有以下四种：静脉痉挛、化学性静脉炎、发疱性药物外渗和蒽环类药物相关的疼痛发作。静脉痉挛引起的疼痛与炎症或静脉炎无关，可以通过热敷或降低输注速度来缓解。化学性静脉炎可由细胞毒性药物，包括奥沙利铂（To 等，2016）、安吖啶、达卡巴嗪、卡莫司汀和长春瑞滨及输注氯化钾和高渗溶液引起。化学性静脉炎造成的疼痛和线状红斑与更为严重的发疱性细胞毒性药物外渗引起的并发症必须加以区分（Boulanger 等，2015）。发疱性药物外渗可能会产生剧烈疼痛，随后发生脱屑和溃疡（Boulanger 等，2015）。最后，短暂的静脉急性反应通常与静脉内给予蒽环类药物多柔比星有关。这种发作一般与局部荨麻疹、一些患者报告的疼痛或刺痛感有关（Vogelzang，1979；Curran 等，1990）。

2. *肝动脉输注痛*　细胞毒性药物注入肝动脉（有肝转移的患者），常与弥漫性腹痛的发生有关（Barnett 和 Malafa，2001）。持续输注会导致连续性疼痛。部分患者的疼痛是由胃溃疡 / 糜烂（Shike 等，1986）或胆管炎（Batts，1998）的发生所致。如果后续无并发症，疼痛通常会随着输液停止而消失。观察表明，疼痛和注射剂量有关，部分患者会对低剂量输注产生舒适的耐受（Kemeny，1992）。

3. *腹腔化疗疼痛*　大约 25% 的患者在腹腔内化疗后，报告有短暂的轻度腹痛，同时伴有饱胀感或腹胀感（Almadrones 和 Yerys，1990；Jaaback 和 Johnson，2006；American College of Obstetricians and Gynecologists，2008）。另有 25% 的患者报告有中度或重度疼痛，需要阿片类药物镇痛或停止治疗（Almadrones 和 Yerys，1990）。中度或重度疼痛常由化学性浆膜炎或感染引起（Jaaback 和 Johnson，2006）。化学性浆膜炎是蒽环类药物米托蒽醌和多柔比星及腹腔内输注紫杉醇的常见并发症，但使用氟尿嘧啶（5-FU）或顺铂时相对少见。疼痛可能表明腹腔内的药物分布不理想。一些患者会因腹胀或肋间神经刺激而感到不适（Topuz 等，2000）。伴有发热、血液和腹腔积液中白细胞增多的腹痛提示感染性腹膜炎。

4. *腹腔热灌注化疗疼痛*　这里是指对阑尾癌和腹膜假性黏液瘤等黏液性癌在行开放性减瘤手术后进行的腹腔热灌注化疗。这是一种高风险手术，常因休克、疼痛、腹膜炎和吻合口漏等并发症而变得复杂（Yan 等，2009）。

5. *膀胱灌注化疗或免疫疗法*　膀胱移行细胞癌的膀胱内卡介苗（bacillus Calmette-Guérin，BCG）疗法，常会引起尿频和（或）尿痛为特征的短暂性膀胱激惹综合征（Palou 等，2001；Shelley 等，2003，2004）。同样，膀胱内使用多柔比星（Matsumura 等，1992）、丝裂霉素（Shelley 等，2004）和塞替派（Choe 等，1995）也可引起疼痛性化学性膀胱炎。少数情况下，膀胱内 BCG 治疗可能会引发疼痛性多发性关节炎，有时也会引起反应性多发性关节炎，其特征各不相同，如 Reiter 综合征（Pardalidis 等，2002；Okamoto 等，2010）、Poncet 病（Sampaio 等，2017）、伴有脓肿形成的局部区域感染或全身感染（Alvarez-Mugica 等，2009；Klebanov 和 Raghavan，2018）。

（二）化疗毒性相关的急性疼痛

1. *黏膜炎*　严重黏膜炎几乎是骨髓移植前重度骨髓抑制性化疗和放疗的必然结果（Chaudhry 等，2016），但在标准强度治疗中不太常见（Chaveli-López 和 Bagán-Sebastián，2016）。黏膜炎相关的最常见的细胞毒性药物，包括阿糖胞苷、多柔比星、依托泊苷、氟尿嘧啶、卡培他滨和甲氨蝶呤（Chaveli-López 和 Bagán-Sebastián，2016）。mTOR 抑制药依维莫司也很常见（Spring 和 Bardia，2017）。

治疗前的口腔病理状态和不良口腔卫生会增加化疗引起的黏膜炎的风险。较年轻的患者发生化疗引起的口腔炎的风险相对较高，这可能与较高的上皮有丝分裂率有关。受损的黏膜表面可能会被微生物过度感染，如白念珠菌和单纯疱疹病毒（Chaveli-López 和 Bagán-Sebastián，2016）。后一种并发症最有可能发生在中性粒细胞减少的患者中，这些患者也易患需氧和厌氧口腔菌群局部侵入引起的全身性败血症。地塞米松漱口水已被证实能降低依维莫司引起的黏膜炎患病率和严重程度（Spring 和 Bardia，2017）。

2. *皮质类固醇类激素引起的会阴部不适*　一些患者在快速输注大剂量（20～100mg）地塞米松后，描述了会阴部的短暂烧灼感（Perron 等，2003）。临床严重程度因人而异，但可能会很严重（Neff 等，2002）。经验表明，该综合征可以通过缓慢输注来预防。

3. *类固醇戒断假性风湿病*　撤回皮质类固醇类激素可能会产生疼痛综合征，表现为弥漫性肌痛、关节痛及肌肉和关节压痛。这些症状随着快速或缓慢的撤药而出现，可能发生在长期或短期服用这类药物的患者身上。治疗方式包括重新使用较高剂量的类固醇激素并较慢地撤药（Rotstein 和 Good，1957；Weissman 等，1991）。

4. *痛性周围神经病变*　化疗引起的痛性周围神

经病变常与长春碱类、顺铂、奥沙利铂和紫杉醇有关，可出现急性病程。长春碱类（特别是长春新碱）也与其他疑似是神经性急性疼痛综合征的症状有关，包括可能持续数小时至数天的下颌、腿部、手臂或腹部疼痛（Sandler 等，1969；Rosenthal 和 Kaufman，1974；Legha，1986；McCarthy 和 Skillings，1992）。在开始使用长春新碱治疗时，约 50% 的患者会出现长春新碱引起的三叉神经和舌咽神经分布区域的口面部疼痛（Rose，1967；McCarthy 和 Skillings，1992）。在产生药物反应的人中，大约一半会出现严重的疼痛，疼痛通常在长春新碱给药后 2～3 天开始并持续 1～3 天。疼痛常呈自限性，如果复发，一般呈轻度（McCarthy 和 Skillings，1992）。使用长春瑞滨治疗，大约有 20% 的患者出现轻度感觉异常而严重的神经病变则很少见（Scalone 等，2004）。

与紫杉醇相关的神经病变与剂量有关，一般是亚急性发作，在完成治疗后会消退（Loprinzi 等，2011）；然而，在某些情况下，神经病变可能会很严重，并且持续存在（Argyriou 等，2006）。大多数接受奥沙利铂治疗的患者，可能会出现两种临床形式的周围神经病变：①神经性肌强直样急性短暂综合征，其特征是寒冷诱发的远端疼痛或口周感觉异常和咽喉感觉异常；②慢性感觉神经病变，呈手套长袜样分布（Argyriou 等，2012）。

5. *头痛*　鞘内注射甲氨蝶呤治疗白血病或肿瘤脑膜转移的患者中，5%～50% 会出现急性脑膜炎综合征（Weiss 等，1974）。头痛是最典型的症状，可能伴有呕吐、颈项强直、发热、烦躁和嗜睡等。极少数情况下，它可能表现为多发性神经根病（Pascual 等，2008）。症状一般在鞘内治疗数小时后开始，持续数天。脑脊液检查显示红细胞增多，可能类似于细菌性脑膜炎。多次接受鞘内注射和已证实脑膜转移并正在接受治疗的患者，发生急性脑膜炎综合征的风险增加（Weiss 等，1974）。该综合征一般不会在之后的注射中复发。

全身给药 L- 天冬酰胺酶治疗急性淋巴细胞白血病的患者中，1%～2% 形成脑静脉或硬脑膜窦血栓（Wani 等，2010）。这种并发症常在治疗几周后发生，但其发作可能会延迟到治疗结束后。头痛是最常见的首发症状，也可能出现癫痫发作、轻偏瘫、谵妄、呕吐或脑神经麻痹。通过 MRI 可以确诊（Kieslich 等，2003）。

用于治疗急性早幼粒细胞白血病的全反式维 A 酸疗法，可引起短暂的剧烈头痛（Visani 等，1996；Avvisati 和 Tallman，2003）。其机制可能与维生素 A 过多所致的假性脑瘤有关。

6. *弥漫性骨痛*　用于急性早幼粒细胞白血病患者的全反式维 A 酸治疗，往往会产生弥漫性骨痛综合征（Avvisati 和 Tallman，2003；Pilatrino 等，2005）。它是全身性的，强度不一，与短暂的中性粒细胞增多密切相关，提示疼痛可能由骨髓扩张引起。

7. *紫杉醇诱发的关节痛和肌痛*　紫杉醇给药的患者中，10%～20% 会出现弥漫性关节痛和肌痛综合征（Garrison 等，2003；Loprinzi 等，2007，2011）。综合征表现与个体用药剂量有关，与累积剂量和输注持续时间的关联尚不明确。关节和肌肉弥漫性疼痛常在输药后 1～2 天出现，持续时间中位数为 4～5 天。疼痛常好发于背部、臀部、肩部、腿部和足部，并且常因负重、行走或肢体接触而加重。类固醇可降低肌痛和关节痛的倾向（Markman 等，1999）。

8. *氟尿嘧啶和卡培他滨引起的心绞痛的胸痛*　接受氟尿嘧啶或卡培他滨治疗的患者，可能会出现缺血性胸痛（Polk 等，2013；Sara 等，2018）。尽管普遍认为总体风险较低（1%～2%），但争议仍然存在，一些证据表明风险高达 20%（Polk 等，2013；Sara 等，2018）。总体而言，接受持续输注的患者的风险高于接受推注治疗的患者和已有缺血性心脏病的患者。普遍推测，冠状动脉血管痉挛可能是其内在机制（Polk 等，2013；Sara 等，2018）。

9. *掌跖感觉障碍性红斑综合征*　也称为肢端红斑、手足综合征、手掌足底毒性红斑及 Burgdof 综合征。这是与持续输注氟尿嘧啶、卡培他滨（Gressett 等，2006）和脂质体多柔比星（Alberts 和 Garcia，1997）相关的疼痛性皮疹。紫杉醇（Vukelja 等，1993）、酪氨酸激酶抑制药索拉非尼和舒尼替尼（Lipworth 等，2009）、大剂量甲氨蝶呤（Karol 等，2017）和 mTOR 抑制药依维莫司也有报道（Balagula 等，2010）。其特征是手掌和足底出现刺痛感或灼烧感，随后出现红斑皮疹。发病机制不明。治疗方案通常为停药，如果治疗使用较低剂量，症状可能更容易得到控制。通常需要对症治疗，有报道称吡哆醇治疗可诱导病变消退（Fabian 等，1990）。

10. *化疗后的男性乳房发育症*　疼痛性男性乳房发育症属于化疗的延迟并发症。睾丸癌是最常见的原发病（Aki 等，1996；Uygur 和 Ozen，2003），但在其他癌症治疗后也有报道（Glass 和 Berenberg，1979；Trump 等，1982）。男性乳房发育症一般在 2～9 个月的潜伏期后出现，并在几个月内自行消退。

偶尔会观察到持续的男性乳房发育症（Trump 等，1982）。

11. *化疗引起的急性指端缺血*　雷诺现象或足趾短暂性缺血是博来霉素、长春碱和顺铂治疗睾丸癌时的常见并发症。极少数病例曾报道，在使用博来霉素后因不可逆的指端缺血导致坏疽（Elomaa 等，1984）。也有病例报道涉及卡培他滨和长春新碱（Gottschling 等，2004；Coward 等，2005）。

12. *化疗引起的肿瘤疼痛*　据报道，部分患者（7%）在接受长春瑞滨治疗后，会出现肿瘤部位的疼痛。一般疼痛在输注长春瑞滨后几分钟内开始出现，强度为中－重度，需要镇痛治疗。在某些情况下，使用酮咯酸进行术前给药可以预防疼痛复发（Colleoni 等，1995；Kornek 等，1996；De Marco 等，1999）。

（三）与激素治疗相关的急性疼痛

1. *前列腺癌的促黄体激素释放因子的肿瘤反弹*　开始对前列腺癌症进行黄体生成激素释放因子激素治疗，会在 5%～25% 的患者中产生短暂的症状反弹（Chrisp 和 Goa，1991；Chrisp 和 Sorkin，1991），可能是由抑制达到之前促黄体激素释放的初始刺激导致。该综合征通常表现为骨痛或尿潴留加重，脊髓压迫和猝死也有报道（Thompson 等，1990）。症状发作通常在治疗的第 1 周内观察到，在没有雄激素拮抗药治疗的情况下持续 1～3 周。在促黄体激素释放因子激动药治疗开始时联合给予雄激素拮抗药可以防止这种现象（Labrie 等，1987）。

2. *激素引起的乳腺癌疼痛发作*　任何激素治疗转移性乳腺癌时，都可能在治疗开始后数小时至数周内突然出现弥漫性肌肉骨骼疼痛（Plotkin 等，1978）。该综合征的其他表现包括皮肤转移灶周围的红斑、肝功能变化和高钙血症。这可能与肿瘤部位的代谢活性增加有关，可使用 PET 技术检测到（Mortimer 等，2001）。其内在机制尚不清楚，而这种急性反应通常预示着肿瘤对激素治疗的后续反应。

3. *芳香化酶抑制药引起的关节痛*　用于乳腺癌激素治疗的芳香化酶抑制药，可能会导致 40%～70% 的患者出现多灶性关节痛综合征（Beckwee 等，2017）。该综合征最常表现为晨僵和手 / 腕部疼痛。疼痛强度不一，会影响部分患者的日常活动。由于症状严重而停止激素治疗在情理之中（Niravath，2013；Beckwee 等，2017）。内在机制尚不明确，但已发现其与骨质疏松症进展有关（Niravath，2013；Beckwee 等，2017）。关节痛的治疗选择（主要是非甾体抗炎药）常常不多，目前研究的热点包括使用高剂量维生素 D 和新的靶向疗法抑制骨质流失。

（四）与免疫疗法相关的急性疼痛

1. *IFN 引起的急性疼痛*　事实上，所有接受 IFN 治疗的患者，都会出现包括发热、寒战、肌痛、关节痛和头痛等症状在内的急性综合征（Quesada 等，1986）。该综合征通常在初次给药后不久出现，随着持续给药而得以改善（Quesada 等，1986）。患者一般可以耐受 100 万～900 万 U 的 IFN-α 剂量，但 1800 万 U 或更高的剂量常产生中－重度毒性（Quesada 等，1986）。使用对乙酰氨基酚进行预处理，常有助于改善这些症状。

2. *PD-L1 抗体治疗引起的急性疼痛综合征*　关节痛是 PD-L1 抗体治疗中常见的不良反应，发生在 10%～20% 的患者中。疼痛最常累及大关节部位并常呈对称性分布。大多数患者可能发展为关节炎，在影像学上伴有明显滑膜炎表现（Buder-Bakhaya 等，2018）。急性多发性神经病变和肌炎也有报道，但较少见（Fellner 等，2018）。

（五）与双膦酸盐相关的急性疼痛

双膦酸盐引起的骨痛　双膦酸盐广泛用于治疗骨转移患者。输注双膦酸盐常与多发性骨痛和（或）肌痛的发生有关。通常，疼痛会在输注后 24h 内出现，并可能持续长达 3 天。疼痛强度不一，并且可能很严重。美国 FDA 对该不良反应发布了黑箱警告。该症状具有自限性，但可能需要镇痛治疗（Coukell 和 Markham，1998；Lipton，2007）。

（六）与生长因子相关的急性疼痛

GM-CSF 和 G-CSF 在给药期间常引起轻－中度骨痛和发热、头痛、肌痛等全身症状。在用 G-CSF 进行剂量密集化疗的研究中，疼痛的发生率为 20%～30%（Paciucci 等，2002；Venturini 等，2005），与聚乙二醇化 G-CSF 的疼痛发生率相近（Hill 等，2006）。疼痛强度不一并且可能很严重。联合使用地塞米松可以降低骨痛的发生率和严重程度（Heuft 等，2004）。有限的证据表明，同时给予法莫替丁和氯雷他定可以改善这种情况（Gavioli 和 Abrams，2017）。

重组人促红细胞生成素 -α（r-HuEPO-α）皮下给药后，约 40% 的病例出现注射部位疼痛（Frenken

等，1991）。对比 r-HuEPO-β，皮下注射 r-HuEPO-α 更疼（Morris 等，1994）。通过使用苯甲醇盐稀释溶剂，将溶剂体积从 1.0ml 减至 0.1ml（Frenken 等，1994），或使用添加利多卡因的方法，可减轻 r-HuEPO-α 注射部位疼痛（Alon 等，1994）。

（七）与放射治疗相关的急性疼痛

放疗患者的转运和放置体位会产生突发性疼痛。其他疼痛可能由急性放射线毒性引起，通常与放疗端口内皮肤或黏膜的炎症和溃疡有关。产生的综合征取决于放射部位：头颈部放疗可引起口腔炎或咽炎（De Sanctis 等，2016），胸部和食管放疗可引起食管炎（Rose 等，2009；Etiz 等，2013），盆腔放疗可引起直肠炎、膀胱－尿道炎、阴道溃疡或放射性皮炎。

1. *口咽黏膜炎* 放疗引起的黏膜炎在剂量超过 1000cGy 时无变化，而在剂量超过 4000cGy 时常发生溃疡。尽管该疼痛的严重程度各不相同，但常严重到干扰饮食摄入。治疗完成后，疼痛性黏膜炎会持续数周（De Sanctis 等，2016）。

2. *急性放射性肠炎和结直肠炎* 接受腹部或盆腔放疗的患者中，发生急性放射性肠炎者多达 50%。小肠受累可表现为伴有恶心及腹泻的腹部绞痛（Andreyev 等，2005；Harb 等，2014）。盆腔放疗可引起痛性结直肠炎，伴有腹泻相关的里急后重疼痛、黏液排出和出血（Andreyev 等，2005；Harb 等，2014）。这些并发症通常在治疗结束不久后消退，也可能在 2～6 个月内缓慢消退（Andreyev 等，2005；Harb 等，2014）。

3. *早发性臂丛神经病变* 乳腺癌患者胸壁及周围淋巴结区域进行放疗后（Salner 等，1981；Metcalfe 和 Etiz，2016），以及霍奇金病患者进行斗篷野放疗后（Churn 等，2000），可立即出现一过性臂丛神经病变。在回顾性研究中，该现象的发生率为 1.4%～20%（Churn 等，2000）；临床经验表明，较低的估值更为准确。在一项调查中，症状发生的中位潜伏期为 4.5 个月（3～14 个月）（Salner 等，1981）。感觉异常是最常见的主诉症状，疼痛和乏力发生的频率较低。该综合征呈自限性，之后出现的迟发性进行性神经丛病变不可预测。

4. *亚急性放射性脊髓病* 亚急性放射性脊髓病是一种罕见疾病表现，可能发生在椎管外肿瘤放疗后（Ang 和 Stephens，1994；Schultheiss，1994）。在头颈部肿瘤和霍奇金病的放疗后，最常观察到累及颈髓表现。后一种情况下，患者会在颈屈曲时颈部出现电击样疼痛（Lhermitte 特征）；这些疼痛可能会向下放射至脊柱及一到更多肢端。该综合征通常在放疗完成后数周至数月开始出现，一般会在 3～6 个月内消退（Ang 和 Stephens，1994）。

5. *放疗引起的骨痛反跳* 骨转移的姑息性放疗，使 30%～40% 的患者在放疗后立即出现骨痛的暂时性加重（Loblaw 等，2007；Hird 等，2009；Chow 等，2015）。使用预防性药物比使用暴发痛药物效果更好。放疗前接受 8mg 地塞米松预防给药，能有效降低疼痛的严重程度和发病率（Hird 等，2009）。

以往的放射性药物 ^{89}Sr、^{186}Re、羟亚乙基二膦酸酯和 ^{153}Sm 都会引起“反跳”反应，其特征是在给药 1～2 天后，15%～20% 的患者出现暂时性疼痛加剧（Robinson 等，1995）。这种反应通常在 3～5 天后消退，大多数疼痛患者之后会产生良好的镇痛效果（Robinson 等，1995）。^{223}Ra 偶尔能观察到类似的反跳反应（Modi 等，2016）。

六、感染相关的急性疼痛

急性带状疱疹性神经痛

癌症患者中，急性带状疱疹性神经痛的发病率显著增加，尤其是那些血液或淋巴组织增生性恶性肿瘤患者、接受免疫抑制治疗的患者（Qian 等，2019）。疼痛可能是持续性的，也可能是阵发性的，通常在 2 个月内消退（Galer 和 Portenoy，1991）。超过此间隔的持续性疼痛被称为带状疱疹后神经痛。活动性肿瘤患者更容易发生播散性感染（Rusthoven 等，1988）。在易受化疗影响的患者中，通常在治疗完成后 1 个月内发生感染。感染的部位常与恶性肿瘤的部位有关（Rusthoven 等，1988）。患者先前受过放射性辐射的皮节发生感染的频率是未受辐射区域的 2 倍（Dunst 等，2000）。

七、与血管疾病相关的急性疼痛

急性血栓性疼痛

血栓形成是已确诊恶性肿瘤患者最常见的并发症，也是造成其死亡的第二大原因（Lopez-Nunez 等，2018；Robin 等，2018；Schmaier 等，2018）。血栓形成可能早于癌症诊断数月或数年，这也是隐匿性恶性肿瘤的可能标志（Prandoni 和 Piccioli，2006）。与其他疾病相比，恶性疾病患者术后深静脉血栓的发生率更高。化疗和激素治疗均可导致血栓形成风险增加（Lopez-Nunez 等，2018；Robin 等，2018；

Schmaier 等，2018）。

癌症患者可能形成血栓的因素包括肿瘤细胞及其产物与血小板、凝血和纤溶系统、内皮细胞和肿瘤相关巨噬细胞相互作用的能力。从 66329 名癌症患者中获得的大样本数据表明，骨癌、卵巢癌、脑癌和胰腺癌与血栓发病率最高相关，远处转移、化疗和激素治疗都会导致血栓形成风险增加 1.5～2.5 倍（Blom 等，2006）。

1. 下肢深静脉血栓形成　疼痛和肿胀是下肢深静脉血栓形成最常见的临床特征（Criado 和 Burnham，1997；Qaseem 等，2007）。疼痛的严重程度不同，一般是轻度，常被描述为钝性痉挛或弥漫性沉重感。疼痛好发于小腿，但也可能累及足底、足后跟、大腿、腹股沟或骨盆。患者在站立和行走时疼痛加重。查体时，提示性特征包括肿胀、发热、浅表静脉扩张、沿着静脉束的压痛及拉伸引起的疼痛（Criado 和 Burnham，1997）。

罕见情况下，即使没有动脉或毛细血管阻塞，患者也可能出现组织缺血或直接坏疽；这种综合征被称为股蓝肿（又称蓝色静脉炎）。它最常见于潜在肿瘤患者（Lorimer 等，1994；Chang 和 Yeh，2014），也见于下腔静脉滤器的近端（Cookson 和 Caldwell，2012；Kiefer 和 Colletti，2013）。临床以剧烈疼痛、大面积水肿、腿部发绀为特征。除非静脉阻塞情况得到缓解，否则可能会发生坏疽。静脉内或导管定向溶栓治疗（Chang 和 Yeh，2014），可能比传统的抗凝和血栓切除术治疗更有效（Perkins 等，1996）。直到前不久，缺血性静脉血栓形成的死亡率为 30%～40%，死因通常是基础疾病或肺栓塞（Vysetti 等，2009）。

2. 上肢深静脉血栓形成　上肢静脉血栓形成的三大临床特征是水肿、侧支循环扩张和疼痛（Flinterman 等，2008）。大约 2/3 的患者有手臂疼痛。在癌症患者中，最常见的原因是中心静脉导管置入术和肿瘤的外源性压迫（Flinterman 等，2008）。尽管较少见，但上肢蓝色静脉炎已有报道（Greenberg 等，2016）。继发于内在损伤的上肢血栓形成，通常仅对抗凝治疗反应良好，较少引起持续性症状；然而，当血栓形成病因是外部压迫时，持续的手臂肿胀和疼痛则较为常见（Flinterman 等，2008）。

3. 上腔静脉阻塞　上腔静脉阻塞最常见的原因是纵隔淋巴结肿大引起的外在压迫（Wilson 等，2007；Friedman 等，2017）。在目前的一系列疾病中，肺癌和淋巴瘤最为常见。越来越多的上腔静脉血栓形成由血管内装置引起，尤其是在左侧端口和导管尖端位于静脉上部时（Puel 等，1993）。患者通常表现为面部肿胀、颈部和胸壁静脉扩张。胸痛、头痛和乳房疼痛较少见。

4. 急性肠系膜静脉血栓形成　急性肠系膜静脉血栓形成通常与高凝状态有关。很少与恶性淋巴结引起的外源性静脉压迫（Traill 和 Nolan，1997）、医源性高凝状态（Sahdev 等，1985）导致的静脉血栓延长（Vigo 等，1980）或胰腺切除术的不良反应（Zyromski 和 Howard，2008）有关。

5. 浅表性血栓性静脉炎　浅表性血栓性静脉炎在癌症患者中更为常见，可能是癌症的一个表现症状（Mouton 等，2009；van Doormaal 等，2010；Tian 等，2017）。它表现为在浅静脉走行过程中出现可触及的软索，常伴有皮肤红斑。应考虑使用多普勒超声排除隐匿性深静脉血栓形成，尤其是涉及大隐静脉或小隐静脉时（Binder 等，2009）。

Trousseau 征或游走性血栓性静脉炎是一种罕见病症，具有反复发作和游走的特征，并累及浅表静脉，好发于手臂或胸部等特殊部位（Varki，2007）。

结论

急性癌痛问题通常与治疗有关。由于姑息治疗与疾病的所有阶段相关，包括接受疾病改善治疗的患者，因此熟悉这些问题是从事姑息医学的临床医生面对肿瘤患者时需要掌握的一项重要技能。

第 37 章 慢性癌痛综合征

Chronic cancer pain syndromes

Nathan I. Cherny 著

朱家丽 吴 楠 译 李金祥 戴海峰 杨 扬 校

一、慢性癌痛综合征概述

癌症疼痛综合征是指与所患恶性肿瘤或其治疗具体后果相关的特有疼痛症状和体征的一组联合。2016 年的一项 Meta 分析报道，根治性治疗后慢性疼痛的发病率为 39.3%，抗癌治疗期间为 55.0%，晚期、转移性或终末期疾病为 66.4%（van den Beuken-van Everdingen 等，2016）。认识并鉴别不同的癌痛综合征，是姑息医学临床医生的一项关键技能，因为每种综合征有不同的病因学和病理生理学特点，通常具有重要的预后和治疗意义。

最近，国际疼痛研究协会的一个工作组对慢性癌痛的范围进行了综述（Bennett 等，2019；Treede 等，2019）。大多数慢性癌痛都由肿瘤直接引起。一项最大规模的癌痛综合征前瞻性调查数据显示，几乎 1/4 的患者经历过 2 次或 2 次以上的疼痛。超过 90% 的患者有一种或多种与肿瘤相关的疼痛，21% 的患者有一种或多种由癌症治疗引起的疼痛。躯体痛（71%）比神经病理性疼痛（39%）或内脏痛（34%）更常见（Caraceni 和 Portenoy，1999）。骨痛和神经组织结构受压迫是两个最常见的原因。癌症治疗（包括手术、化疗和放疗）的不良后果占慢性癌痛问题的 15%～25%，有一小部分慢性癌痛由与癌症或癌症治疗无关的病理原因引起。

二、骨痛

骨转移是癌症患者慢性疼痛的最常见原因。肺癌、乳腺癌和前列腺癌最容易骨转移，但任何类型的肿瘤都可能并发疼痛性骨病变。虽然骨痛常与肿瘤直接侵犯骨结构有关，但超过 25% 的骨转移患者是无痛的（Wagner，1984），而多发性骨转移患者一般只报告少数部位发生疼痛（见第 47 章和第 80 章）。

（一）鉴别诊断

转移性肿瘤引起的骨痛需要与不常见的原因相鉴别。引起该人群骨痛的非肿瘤性原因包括骨质疏松性骨折（包括与多发性骨髓瘤相关的骨折）、局灶性骨坏死（可能是特发性或与化疗、皮质类固醇或放疗相关）和骨软化症。在极少数情况下，与 FGF-23 水平升高相关的副肿瘤性骨软化症与多发性转移表现相似（Minisola 等，2017）。

（二）多灶性或全身性骨痛

骨痛可能是局灶性、多灶性或全身性的。多灶性骨痛最常见于多发性骨转移患者。骨髓移植偶尔会产生全身性疼痛综合征（Hussain 和 Chui，2006）。在血源性恶性肿瘤中可观察到骨髓移植综合征，在实体瘤（Hussain 和 Chui，2006；Dittus 等，2014）和脑肿瘤（Cordiano 等，2011）中不太常见。这种综合征可以在骨扫描或 X 线没有异常的情况下发生，增加了诊断的难度。但经过 MRI 或 PET 扫描可得到证实（O'Sullivan 等，2015）。

（三）脊椎综合征

椎骨是骨转移最常见的部位。超过 2/3 的椎体转移位于胸椎，腰骶椎和颈椎转移分别约占 20% 和 10%。多节段受累很常见，发生在超过 85% 的患者中（Constans 等，1983）。

早期识别肿瘤侵犯椎体引起的疼痛综合征至关重要，因为疼痛出现常早于邻近神经组织结构受压，及时治疗可以防止随后的神经功能缺损的发展。有几个因素常会干扰准确诊断；疼痛的转诊很常见，相关的症状和体征与其他疾病类似，包括恶性肿瘤（如椎旁肿块）和非恶性疾病。

1. 寰枢椎破坏和齿状突骨折 颈项或枕部疼痛是寰椎破坏或齿状突骨折的典型表现。疼痛通常从枕部放射到头顶，并因颈部活动，尤其是屈曲而加剧（Lakemeier 等，2009）。病理性骨折可能导致继发性半脱位，并在颈髓交界处压迫脊髓（Gill 等，

2017）。这种并发症通常是隐匿性的，可能始于一个或多个肢体的症状或体征。疾病早期常会累及上肢，偶尔会出现所谓的假性节段表现提示脊髓尾端有更多病变；这些损伤会缓慢发展到波及感觉、运动和自主神经功能（Sundaresan 等，1981）。

2. C_7～T_1 节段（颈胸交界处）综合征 C_7 或 T_1 椎骨受到侵犯，可导致肩胛间区疼痛（V.Y.Wang 和 Chou，2007）。如果 X 线检查错误地定位于损伤部位尾部的疼痛区域，这些病变可能会被遗漏。此外，常规 X 线检查适宜区域的直观性，可能因上覆骨骼和纵隔的阴影遮挡而显得不够充分。因此，患有肩胛间痛的患者应该同时接受颈椎和胸椎的 X 线检查。

3. T_{12}～L_1 节段（胸腰交界处）综合征 T_{12} 或 L_1 椎骨病变可出现同侧髂嵴或骶髂关节疼痛。针对骨盆骨骼的影像学检查可能会遗漏这些部位的病变。

4. 骶骨综合征 放射到臀部、会阴或大腿后部的严重局灶性疼痛，可能伴随骶骨的破坏。坐位或卧位疼痛常加重，站立或行走时可减轻。肿瘤可向外侧扩散累及扭转髋部的肌肉（如梨状肌）。这可能会产生髋部运动引起的严重伴发疼痛或恶性“梨状肌综合征”，其特征是臀部或腿后部疼痛，并因髋关节内旋而加剧。肿瘤的局部进展也可累及骶神经丛。

（四）背痛和硬膜外压迫

脊髓或马尾神经的硬膜外压迫是癌症常见的神经系统并发症。在一项大型回顾性系列研究中，0.23% 的癌症患者在疾病期间出现过硬膜外压迫，而死于癌症的患者中，有 2.5% 在死亡前 5 年内至少接受过 1 次脊髓压迫治疗（Loblaw 等，2012）。乳腺癌、肺癌和前列腺癌各占其中的 20%～25%（Al-Qurainy 和 Collis，2016；Ropper 和 Ropper，2017）。大多数硬膜外压迫由椎体转移向后扩展至硬膜外腔引起。有时，硬膜外压迫由椎骨后弓的肿瘤扩散或椎旁肿瘤浸润椎间孔引起（见第 14 章和第 83 章）。

未经治疗的硬膜外压迫必然导致神经损伤。有效的治疗可以预防这些并发症。决定治疗效果最重要的因素是治疗开始时神经的损伤程度。在门诊就开始治疗的患者中，75% 仍然治疗有效；对于那些出现明显麻痹症状才开始治疗的人，治疗效果下降到 30%～50%；而对于那些已经瘫痪的人，治疗效果下降到 10%～20%（Prasad 和 Schiff，2005）。尽管如此，延误诊断仍司空见惯。

背痛几乎是所有硬膜外压迫患者的首发症状，并且在 10% 的患者中，这是诊断时的唯一症状（Greenberg 等，1980）。由于疼痛常早于神经系统症状出现较长时间，因此应将其视为硬膜外压迫的潜在指征，这让患者可能在最有可能产生良好效果时得以治疗。然而，背痛是一种非特异性症状，可由无硬膜外侵犯的骨或椎旁转移肿瘤、腹膜后或软脑膜肿瘤、类固醇引起的硬膜外脂肪增多症（Stranjalis 等，1992）或其他多种良性疾病所致。

由于对每个出现背痛的癌症患者进行广泛的评估并不可行，因此，患者的主诉应促使医生进行评估，明确硬膜外压迫的可能性，从而选择适合硬膜外间隙明确成像的患者。选择过程应以患者的症状、体征和普通影像学检查的结果为依据。

1. 提示性临床特征 一些疼痛特征可特别提示硬膜外扩张，尤其是快速发展并逐渐加重的背痛和神经根痛，可持续性或间歇性。神经根痛一般在颈部和腰骶部为单侧，在胸部为双侧，常表现为胸部或腹部的束带状疼痛。当仰卧、咳嗽、打喷嚏或用力时，背痛或神经根痛加重，则硬膜外压迫的可能性也更大。其他类型的牵涉痛也具有提示意义，包括 Lhermitte 特征（Ventafridda 等，1991）和脊髓受压引起的中枢性疼痛，常在受压部位下方一定距离被感知，常表现为位置不确定的非皮节型感觉障碍（Posner，1987）。

乏力、感觉丧失、自主神经功能障碍、反射异常，常发生在一段时间的进行性疼痛之后（Helweg-Larsen 和 Sorensen，1994）。如果与神经根损伤相关，则无力可能始于节段性；如果分别是马尾神经或脊髓损伤，则乏力可能始于多节段或锥形分布。无力的进展速度是可变的。如果在乏力发作后不进行治疗，1/3 的患者会在 7 天内出现瘫痪（Barron 等，1959）。如果没有有效的治疗，可能以节段性感觉异常为开始，最终可能发展到损伤部位以下所有感觉完全丧失。较高水平的感觉表现可能与硬膜外肿瘤的位置相对应，也可能比硬膜外肿瘤低许多节段。无痛性共济失调是 1% 硬膜外压迫患者的最初表现，推测是脊髓小脑束早期受累所致。

膀胱和肠道功能障碍通常发生较晚，但有脊髓圆锥损伤的患者除外，这些患者可能表现为急性尿潴留和便秘，而之前没有运动或感觉症状（Helweg-Larsen 和 Sorensen，1994）。

脊髓受压患者检查时可能明显的其他特征包括脊柱侧凸、椎旁肌肉组织不对称萎缩和驼背（棘突中可触及）。脊髓对叩诊敏感，可能很严重，往往伴有疼痛。

2. 影像模式　硬膜外间隙的明确影像能证实存在硬膜外压迫（从而表明治疗的必要性和紧迫性），确定适当的放射设备，并确定硬膜外受侵犯的程度（影响预后并可能改变治疗方法）。

(1) MRI：MRI 是非侵入性的，可提供椎骨、椎管内和椎旁结构的准确成像。如果条件允许，它常是首选的评估手段（Al-Qurainy 和 Collis，2016；Ropper 和 Ropper，2017）。只要有可能，就应该进行全脊柱影像学检查，因为脊柱多节段受累情况很常见，其他部位临床表现可能是隐匿性的。在一项对 65 名脊柱受压患者的研究中，32 名（49%）表现出多节段受累，其中 28 名（66%）临床隐匿（Heldmann 等，1997）。MRI 具有多重优势，可将肿瘤转移与其他涉及中轴骨、硬膜外和硬膜内间隙、脊髓的病理过程区分开来。对于细菌性脓肿、软脑膜肿瘤、硬膜内髓外或罕见的髓内转移、原发性肿瘤及感染性或炎性脊髓炎尤其如此。

MRI 对于有严重幽闭恐惧症或某些金属植入物的患者是相对禁忌，对于装有心脏起搏器或动脉瘤夹的患者是绝对禁忌。其他可能不适合 MRI 的人群包括超级肥胖的患者、严重脊柱后凸或侧弯的患者。

(2) CT 检查：CT 与 MRI 类似，也是非侵入性的，它可清晰显示椎骨、椎体结构完整性、椎旁软组织和椎间孔。现代螺旋扫描技术提高了图像的分辨率，有助于对椎管内容物进行非常清晰的成像。X 线片或骨扫描识别欠佳的区域通过 CT 通常能极好地鉴别骨皮质的完整性。对于椎间孔和椎管内容物的扫描及其与 MRI 结果的相关性，CT 均表现出非常高的灵敏度和特异度（Crocker 等，2011）。骨窗和软组织窗以互补的方式使用，骨窗可以评估骨完整性，特别是骨皮质破损，软组织窗用于评估椎管内容物。使用这种方法，当怀疑有软脑膜转移或需要全脊柱成像时，可以为诊断模棱两可的病例保留使用更昂贵且不易获得的 MRI 的机会。

（五）骨盆和髋部骨痛综合征

骨盆和髋关节是转移受累的常见部位。病变可能涉及骨盆三个解剖区域（坐骨耻骨、骶髂或髋臼周围）中的任何一个及髋关节本身或股骨近端（Papagelopoulos 等，2007）。这些结构的承重能力对正常行走至关重要，若这些部位出现疾病，则会在行走和负重时伴发疼痛。

（六）髋关节综合征

肿瘤累及髋臼或股骨头常会导致髋关节疼痛，并因负重和髋关节运动而加重（Singh 等，2006）。疼痛可能会放射到膝盖或大腿内侧，偶尔疼痛也会仅限于这些结构。髋臼部位的肿瘤向内侧扩散，穿过骨盆侧壁，可累及腰骶神经丛。最好使用 CT 或 MRI 评估该区域，两者都能比其他影像技术更敏感地呈现骨破坏程度和邻近软组织的受累情况。PET/CT 有助于识别疾病活动情况（Vijayanathan 等，2009）。重要的鉴别诊断包括缺血性坏死、神经根性疼痛（通常是 L_1）或偶发的隐匿性感染。

（七）肢端转移

肢端转移，即手足转移，较少见，经常被误诊或漏诊。最常见的原发癌部位是肺，其次是结直肠、乳腺和泌尿生殖道。在足部，往往会累及红骨髓含量较多的大骨，如跟骨或距骨（Stomeo 等，2015）。症状可能不明显，可能与其他病症相似，如骨髓炎、痛风性类风湿关节炎、Reiter 综合征、Paget 病、骨软骨损害和韧带扭伤。

三、关节炎

（一）肺性肥大性骨关节病

这是一种副肿瘤综合征，包括杵状指、长骨骨膜炎，偶尔出现类风湿样多关节炎（Martinez-Lavin，1997）。骨膜炎和关节炎会导致膝盖、手腕、足踝疼痛、压痛和肿胀。症状的发作通常是亚急性的，可能比潜在肿瘤的发现早几个月。它最常与非小细胞肺癌相关，然而即便如此也不多见。在极少数情况下，它可能与良性间皮瘤、其他部位的肺转移瘤、食管平滑肌肿瘤、乳腺癌和转移性鼻咽癌有关。肺性肥大性骨关节病的诊断以体格检查、影像学表现、放射性核素骨扫描为依据。有效的抗肿瘤治疗有时可消退症状。双膦酸盐可能有助于缓解症状，也有迷走神经切断术后症状缓解的病例报道（Pourmorteza 等，2015）。

（二）其他多发性关节炎

罕见的是，类风湿关节炎、系统性红斑狼疮、不对称性多发性关节炎可能会作为副肿瘤现象发生，并随着基础疾病的有效治疗而消退（Rast 等，2018）。手掌 – 足底筋膜炎和多发性关节炎综合征，以疼痛的掌、指和多关节囊挛缩为特征，与卵巢癌

（Van Marcke 等，2017）、乳腺癌（Saxman 和 Seitz，1997）和胃癌（Enomoto 等，2000）有关。

四、肌肉疼痛

（一）肌肉痉挛

癌症患者的持续性肌肉痉挛一般由可识别的神经、肌肉或生化异常引起（Siegal，1991）。在一组针对 50 名患者的调查中，周围神经病变 22 名，神经根或神经丛病变 17 名（包括脑膜转移者 6 名），多发性肌炎 2 名，1 名有低镁血症。在该组患者的确定病因中，有 64%（42 例中的 27 例）可识别或明确的神经功能障碍表现为肌肉痉挛（Steiner 和 Siegal，1989）。据报道，痛性痉挛是他莫昔芬（Karatas 等，2016）、伊马替尼（Breccia 等，2005）、戈舍瑞林（Ernst 等，2004）和长春新碱（Haim 等，1994）的药物不良反应。

副肿瘤性神经性肌强直（Isaacs 综合征）可表现为肌肉痉挛、肌肉抽搐（肌无力、肌束震颤）、僵硬、假性肌强直（延迟放松）、手足痉挛、出汗增多，有时还会出现运动无力。它常与感觉运动性多发性神经病变并存。胸腺瘤、小细胞肺癌和霍奇金淋巴瘤是最常见的相关肿瘤（Rosenfeld 和 Dalmau，2018）。

（二）骨骼肌肿瘤

脂肪、纤维组织或骨骼肌来源的软组织肉瘤是累及骨骼肌的最常见肿瘤。骨骼肌是恶性肿瘤的罕见转移部位，最常与乳腺癌相关（Ong 等，2019）。在影像学上，转移的肿瘤表现为局灶性、强化均匀的肌内肿块。它们不均衡地发生在先前肌肉创伤的部位（Magee 和 Rosenthal，2002）。病变通常是无痛的，但也可能表现为持续性疼痛。

五、头面部疼痛

癌症患者的头痛由头部或颈部疼痛敏感结构的牵拉、炎症或浸润引起。使用适当的影像学检查进行早期评估，可以明确病变、及时治疗，从而减轻疼痛并防止神经功能缺损的进一步恶化。

（一）脑内肿瘤

脑转移或原发性脑肿瘤患者的头痛患病率为 60%～90%（Kirby 和 Purdy，2014）。它常是这类患者的首发症状（Kirby 和 Purdy，2014），并常与头晕有关（Hird 等，2009）。头痛可能是对疼痛敏感的血管和硬脑膜组织受牵拉产生。多发转移患者和颅后窝转移患者更容易报告头痛（Kirby 和 Purdy，2014）。疼痛可能是局灶性的，覆盖病变部位，也可能是全身性的。头痛具有确定偏侧位的价值，尤其在幕上病变的患者。颅后窝病变常引起双额头痛。头痛的性质通常为搏动性或持续性，强度常为轻－中度（见第 83 章）。

在儿童中，头痛是脑肿瘤最常见的表现症状（Wilne 等，2006）。预测潜在肿瘤的临床特征包括睡眠相关性头痛、无偏头痛家族史的头痛、呕吐、视力缺失症状、持续时间小于 6 个月的头痛、意识模糊和神经系统检查结果异常（Wilne 等，2006）。头痛常在早晨加重，并且会因弯腰、突然的头部运动或 Valsalva 动作（咳嗽、打喷嚏或用力憋气）而加剧。

（二）软脑膜转移

软脑膜转移的特点是转移性肿瘤弥漫性或多灶性侵犯蛛网膜下腔，在系统性癌症患者中发生率为 1%～8%（Taillibert 和 Chamberlain，2018；N.Wang 等，2018）。非霍奇金淋巴瘤和急性淋巴细胞白血病均表现出脑膜转移的倾向（Nolan 和 Abrey，2005），单独的实体瘤的发病率较低（Taillibert 和 Chamberlain，2018；N.Wang 等，2018）。在实体瘤中，以乳腺癌和小细胞肺癌为主（见第 83 章）。

软脑膜转移表现为局灶性或多灶性神经系统症状或体征，可能涉及各个水平的神经轴（Taillibert 和 Chamberlain，2018；N.Wang 等，2018）。最常见的症状是头痛、脑神经麻痹或腰背部和臀部的神经根性疼痛。超过 1/3 的患者会出现脑神经损伤的表现，包括复视、听力丧失、面部麻木、视力下降（Yamanaka 等，2010）。不太常见的特征包括癫痫发作、视盘水肿、偏瘫、步态共济失调和精神错乱（Balm 和 Hammack，1996）。

头痛表现不一，可能与精神状态的变化（如嗜睡、意识不清或失忆）、恶心、呕吐、耳鸣或颈项强直有关。类似丛集性头痛的疼痛（DeAngelis 和 Payne，1987）或伴晕厥的舌咽神经痛也有报道（Sozzi 等，1987）

由于没有一种兼具高灵敏度和高特异度的单一检测手段，因此确诊该病颇有挑战。与脑脊液（cerebrospinal fluid，CSF）细胞学检查相比，MRI 可能更灵敏，但特异度较差，因为细胞学诊断假阳性罕见。因此，当头痛是表现特征时，钆增强头颅 MRI 是首要的影像学检查，特别是出现脑神经受累迹象时（Graber 和 Kesari，2018；N.Wang 等，

2018）。头颅和脊柱的钆增强 MRI 可以显示软脑膜强化，常呈不规则和结节状。此外，基底池强化、脑实质转移、无肿块病变的脑积水或脊髓蛛网膜下腔肿块或增强可能都具有治疗指征。如果患者近期接受过腰椎穿刺，可能导致短暂的强化而出现假阳性结果。

脑脊膜转移的诊断可通过 CSF 分析确诊（Graber 和 Kesari，2018；N.Wang 等，2018）。CSF 可能显示压力增加、蛋白升高、葡萄糖降低和（或）淋巴细胞增多症。90% 的患者最终显示细胞学诊断阳性，但可能需要进行多次评估。单次腰椎穿刺后，假阴性率可高达 55%；3 次腰椎穿刺后，降至仅 10%（Wasserstrom 等，1982）。尽管采取了这些措施，仍有多达 20% 的患者 CSF 细胞学诊断持续阴性，但临床或影像学上明确软脑膜受累，可能是因为恶性细胞附着在软脑膜上，而不是漂浮在 CSF 中。通过对至少 10ml 的脑脊液样本进行评估并立即处理，可以最大限度地减少细胞学假阴性。最后，如果初始样本为阴性且疑似软脑膜转移，应重复上述操作至少 1 次。使用流式细胞仪检测异常 DNA（Schinstine 等，2006）、荧光原位杂交（Van Oostenbrugge 等，1998，2000）或免疫细胞化学技术，可提高 CSF 细胞学的灵敏度和特异度（Thomas 等，2000）。

未经治疗的软脑膜转移会导致多个部位的进行性神经功能障碍，患者常会短时间内死亡。目前的治疗策略包括对症状受累区域进行放疗、皮质类固醇治疗及脑室内、鞘内或全身化疗。总体而言，疗效有限，患者的预后仍然很差（Graber 和 Kesari，2018；N.Wang 等，2018）。

（三）颅底转移

颅底转移瘤与一些描述充分的临床综合征相关（Greenberg 等，1981；Chamoun 和 DeMonte，2011），这些综合征根据转移部位命名，涉及眼眶、鞍旁、颅中窝、颈静脉孔、枕骨髁突、斜坡和蝶窦（图 37–1）。乳腺癌、肺癌和前列腺癌与这种并发症最常相关（Chamoun 和 DeMonte，2011），然而任何转移到骨骼的肿瘤类型都可能导致这种并发症。当疑似有这些转移时，进行轴位 CT 成像（包括骨窗设置）常是初始检查（Chamoun 和 DeMonte，2011）。MRI 对评估软组织肿瘤扩散更敏感，可能需要 CSF 分析以排除软脑膜转移。

1. 眼眶综合征　眼眶转移常表现为受累眼眶后和眶上区域进行性疼痛（Magliozzi 等，2015）。视物模糊和复视可能与其相关。体征可能包括眼球突出、受累眼球结膜水肿、眼外肌麻痹、同侧视盘水肿和三叉神经眼支感觉减退。

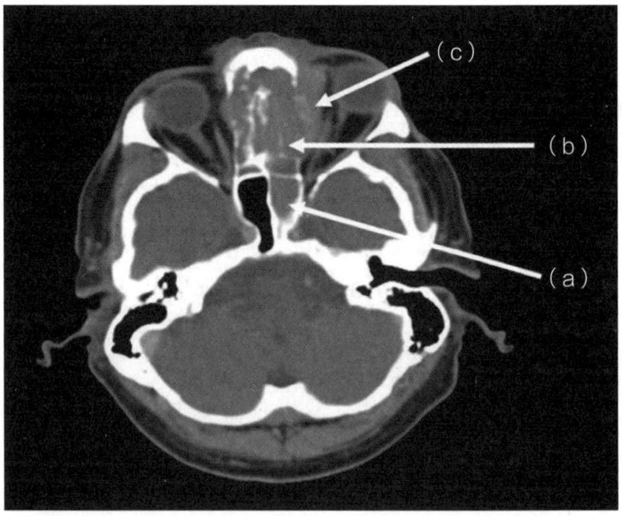

▲ 图 37–1　CT 说明了广泛的颅底转移，累及蝶窦（a）、筛窦（b），侵犯眼眶（c）

2. 鞍旁综合征　鞍旁综合征（Altay 等，2012）常表现为单侧眶上和上额头痛，可能引起复视。眼球麻痹或视盘水肿可能出现，规范的视野检查可显示偏盲或象限盲。

3. 颅中窝综合征　颅中窝综合征通常指的是脸颊或下颌部位（分布在三叉神经第二或第三支中）（Lossos 和 Siegal，1992）出现面部麻木、感觉异常或疼痛。疼痛常被描述为持续性钝痛，但也可呈阵发性或一过性疼痛。经检查，患者可能有三叉神经分布区的感觉过敏和同侧咀嚼肌无力的体征。偶有患者出现其他神经系统的体征，如外展麻痹。

4. 颈静脉孔综合征（Vernet 综合征）　颈静脉孔综合征常表现为声音嘶哑或吞咽困难。疼痛常发生在同侧耳部或乳突区，偶尔表现为舌咽神经痛，同侧舌后部感觉减退，同侧腮腺分泌减少，同侧咽反射消失，伴或不伴晕厥（Laigle-Donadey 等，2005；Flis 等，2015）。疼痛也可能累及同侧颈部或肩部。神经系统体征包括同侧 Horner 综合征，以及上颚、声带、胸锁乳突肌或斜方肌轻瘫。如果肿瘤扩散到舌下神经管区域，同侧舌轻瘫也可发生。

5. 枕髁综合征　枕髁综合征（Rodriguez-Pardo 等，2017）表现为单侧枕部疼痛，并随着颈部屈曲而加重。患者可能会主诉颈部僵硬。疼痛强度不一，但可能很严重。查体可发现头部倾斜、颈部活动受限、枕骨项连接处触痛。神经学表现可能包括同侧舌下神经麻痹和胸锁乳突肌无力。

6. 斜坡综合征　斜坡综合征（Pallini 等，2009）的特征是头顶痛，常因颈部屈曲而加剧。后组脑神经（Ⅵ～Ⅻ）功能障碍可不断发展并成为双侧。

7. 蝶窦综合征　蝶窦转移（Chamoun 和 DeMonte，2011）常表现为双额和（或）眶后疼痛，可放射到颞区。鼻塞和复视的相关特征可能存在。体格检查通常不明显，但可出现单侧或双侧第Ⅵ对脑神经麻痹。

（四）痛苦的脑神经痛

如前所述，特定的脑神经痛可由颅底或软脑膜的转移灶引起。它们最常见于前列腺癌或肺癌患者。肿瘤侵犯头部或颈部的软组织，或者累及鼻窦，都可能导致此类病变。这些综合征中的每一种都有典型表现。在进行性神经损伤发生之前早期诊断可使潜在病变的有效治疗成为可能。

1. 舌咽神经痛　据报道，舌咽神经痛（Reddy 和 Viswanathan，2014）出现在软脑膜转移、颈静脉孔综合征或头颈部恶性肿瘤患者中。它表现为咽喉或颈部的剧烈疼痛，可能会放射到耳部或乳突区域。吞咽可引起疼痛。在部分患者中，疼痛与突然直立和晕厥关联。

2. 三叉神经痛　三叉神经痛（Reddy 和 Viswanathan，2014）可表现为持续性、阵发性或一过性。类似典型三叉神经痛的疼痛，可由颅中窝或颅后窝的肿瘤或软脑膜转移引起。有时，疼痛可由神经周围肿瘤扩散造成，但没有独立肿块作为证据。三叉神经分布区的持续疼痛可能是听神经瘤的早期体征。所有发生三叉神经痛的癌症患者都应对是否潜在肿瘤进行评估。

（五）颈椎转移的直立性头痛

高位颈椎转移伴 C_2 或 C_3 神经根压迫的患者，已被描述直立姿势触发的头痛（Kim 等，2008）。

（六）耳部和眼部疼痛综合征

1. 耳部疼痛　耳痛指耳朵的疼痛感知，而牵涉性耳痛是耳朵感觉到疼痛但疼痛并非源自耳部（Siddiq 和 Samra，2008）。耳朵丰富的感觉受四个脑神经和两个颈神经支配，它们还支配头、颈、胸、腹部的其他区域。耳部疼痛可能源自远离耳朵本身的区域。耳痛可由听神经瘤和颞骨或颞下窝转移瘤引起（Reddy 等，2012）。据报道，患者肿瘤累及口咽或下咽部时会出现牵涉性耳痛（Scarbrough 等，2003）。

2. 眼部疼痛　视物模糊和眼痛是脉络膜转移最常见的两个症状（Jardel 等，2014）。更常见的是慢性眼痛，常与骨性眼眶转移（Magliozzi 等，2015）和眶内结构转移有关，后者包括眼直肌（Weiss 等，1984；Friedman 等，1990）、视神经（Laitt 等，1996）或海绵窦转移（Rodriguez 等，2007）。体格检查应包括视野评估、眼球运动功能的评估、眼底的检查，眼球突出的证据也需仔细评估。

（七）口腔癌疼痛

新诊断为口腔癌的患者研究中，常见报道显著的自发性疼痛和说话、进食功能限制（Lam 和 Schmidt，2011）。

（八）头痛和面部疼痛的少见原因

癌症患者的头痛和面部疼痛可能有许多其他原因。单侧面部疼痛可能是同侧肺肿瘤的首发症状（Evans，2007；Navarro 等，2009）。据推测，这种牵涉痛由迷走传入神经介导。少数情况下，疼痛可能由与抗 Hu 抗体相关的副肿瘤引起（Demarquay 等，2010）。由于广泛的神经周围浸润，面部皮肤鳞状细胞癌可表现为面部疼痛（Schroeder 等，1998）。霍奇金病患者可能会出现短暂的神经功能障碍，类似于偏头痛；有些病例可能是可逆性脑后部白质病变综合征，其特征是头痛、意识受损、癫痫发作和皮质性视觉丧失，神经影像学显示脑后部区域水肿（Miyazaki 等，2004）。

头痛可能与脑梗死或脑出血同时发生，这可能是由非细菌性血栓性心内膜炎或弥散性血管内凝血导致。头痛也是矢状窦阻塞的常见表现，这可能是肿瘤浸润、高凝状态或 L- 天冬酰胺酶治疗所致（Ferro 和 Canhão，2014）。假性脑瘤引起的头痛也被报道为肺癌患者上腔静脉阻塞征（Portenoy 等，1983）。面部或鼻腔深部疼痛可能是鼻窦肿瘤的表现（Marshall 和 Mahanna，1997）。

六、周围神经系统的神经病理性疼痛

累及周围神经系统的神经病理性疼痛很常见。综合征包括痛性神经根病、神经丛病、单神经病或周围神经病。

（一）痛性神经根病

神经根病或多发性神经根病，可由任何压迫、扭曲或使神经根发炎的过程引起。痛性神经根病是硬膜外肿瘤和软脑膜转移瘤的重要表现。

带状疱疹后神经痛 带状疱疹后神经痛的精确临床定义一直存在争议。带状疱疹引起的疼痛分为三种类型：急性带状疱疹性神经痛是指在皮疹暴发前或伴随皮疹发作持续可长达 30 天的疼痛；亚急性疱疹性神经痛在皮疹愈合后持续存在，但在发作后 4 个月内消退；带状疱疹后神经痛指的是皮疹出现后疼痛持续超过 4 个月（Johnson 和 Rice，2014）。带状疱疹后神经痛在癌症人群中的发生率是普通人群的 2～3 倍。

（二）颈丛病

在癌症患者中，颈丛损伤常由该区域的肿瘤浸润或肿瘤治疗（包括手术或放疗）所致（Jaeckle，1991）。原发性头颈部恶性肿瘤或肿瘤（转移性或淋巴瘤）累及颈部淋巴结，可导致肿瘤侵犯或压迫颈丛。耳前（耳大神经）或耳后（枕小神经和枕大神经）区域或前颈部（颈横皮神经和锁骨上神经）可能会出现疼痛。疼痛可能涉及面部或头部的侧面，或同侧肩部。面部和颈部疼痛的共同牵涉模式，可能和颈部传入神经的中枢连接与位于高位颈髓的第Ⅴ、Ⅶ、Ⅸ和Ⅹ对脑神经伴随的传入神经在解剖学上的密切关系有关。

关联特征包括同侧 Horner 综合征或半膈肌麻痹，诊断必须与颈脊髓硬膜外压迫和软脑膜转移瘤相鉴别。通常需要颈部和颈椎的 MRI 或 CT 成像来判断疼痛的病因。

（三）臂丛神经病

癌症患者发生臂丛神经病，最常见的两个原因是肿瘤浸润和放射损伤。痛性臂丛神经病少见的原因包括手术或麻醉期间的创伤、放疗诱发的二次肿瘤、急性臂丛神经缺血和副肿瘤性臂神经炎。

1. *恶性臂丛神经病* 肿瘤浸润神经丛是臂丛神经病最常见的原因。恶性臂丛神经病最常见于淋巴瘤、肺癌或乳腺癌患者。浸润性肿瘤，通常起源于邻近的腋窝、颈和锁骨上淋巴结（淋巴瘤和乳腺癌）或肺（肺上沟瘤或所谓的 Pancoast 瘤）（Kori 等，1981；Kori，1995；Jaeckle，2004）。疼痛较普遍，发生在 85% 的患者身上，常早于神经系统症状或体征几个月（Kori，1995）。下神经丛受累（C_7、C_8、T_1 分布）是典型的，体现在疼痛分布上，常累及肘部、前臂内侧及第四指和第五指。疼痛有时可能局限在后臂或肘部。剧烈疼痛常有报道，但患者也可能沿着前臂或手部尺侧出现持续性或刺痛性感觉障碍。

肿瘤浸润上臂丛（$C_{5\sim6}$ 分布）较少见。这种病变的特点是肩带、手臂外侧和手部疼痛。75% 的上臂丛病变患者之后发展为全臂丛病变，25% 的患者一开始即表现为全臂丛病变（Kori 等，1981）。

对于所有症状或体征与神经丛病变相符的患者，横断面成像必不可少（图 37-2）。虽然没有 MRI 与 CT 在评估臂丛神经病灵敏度和特异度方面的比较数据，但 MRI 被普遍认为是评估臂丛神经解剖学和病理学的最佳选择（van Es 等，2010）。PET/CT 成像使用经验的报道有限（Bronstein 等，2010）。

电诊断检查可能对疑似神经丛病的患者有帮助，特别是当神经系统检查和影像学检查正常时（Arnold 等，2012；Ferrante，2012）。虽然不是肿瘤特异指标，但肌电图或体感诱发电位的异常可以确定神经丛病的诊断，并确定进一步评估的必要性。

患有恶性臂丛神经病的患者，有较高的肿瘤硬膜外扩散风险（Portenoy 等，1989；Jaeckle，1991）。当肿瘤向内生长并侵入椎骨或通过椎间孔沿神经根走行时，可发生硬膜外侵犯。在后一种情况下，影像学上可能没有骨侵蚀表现。无论是 Horner 综合征的发生、全臂丛病变的证据或是 CT 或 MRI 发现椎旁肿瘤或椎体损伤，均与硬膜外扩散高度关联，应对硬膜外间隙进行影像学检查以得出最终诊断。

2. *放疗性臂丛神经病* 已明确了两种不同的放疗性臂丛神经病变综合征：①早发性短暂性臂丛病；

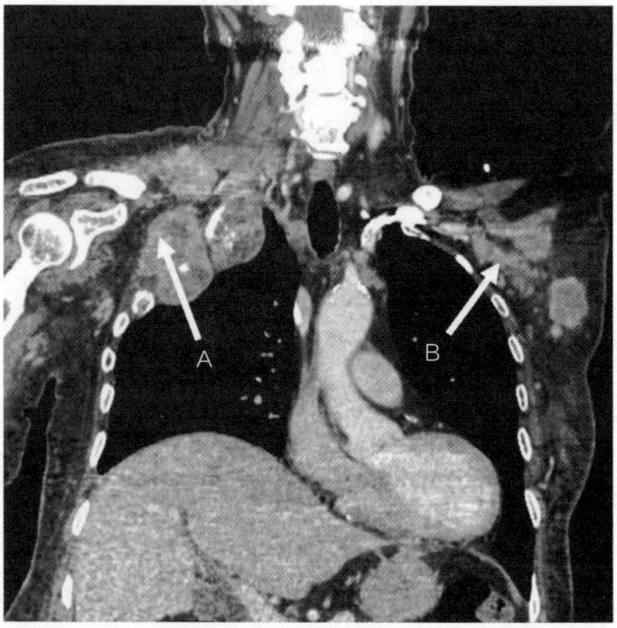

▲ 图 37-2 冠状位 MRI
A. 胸壁顶端的肿块侵犯右下臂丛神经根；B. 左臂丛神经转移

②迟发性进行性臂丛病。后者可在神经丛放疗 1 个疗程后 6 个月至20 年发生。与肿瘤浸润相比，疼痛是一种相对罕见的表现症状（18%），即使出现，往往也不太严重（Kori 等，1981）。锁骨上淋巴结放疗后，发病率随时间推移逐渐增加，20 年后上升至 56%（Bajrovic 等，2004）。上臂丛神经分布区域（C_5、C_6）以无力和感觉变化为主（Jaeckle，2010）。放疗引起的皮肤变化常和淋巴水肿相关。

CT 中观察到神经丛放射性纤维化的典型表现是弥漫性浸润和组织界面缺失，无肿块性病变。CT 检查常见上臂淋巴水肿，偶见相邻水平的锁骨、肋骨或肱骨头发生放射性坏死。当发现弥漫性浸润时，CT 无法区分是神经丛肿瘤浸润还是放射性纤维化。MRI 中，放射性纤维化常表现为臂丛神经增厚和弥漫性增强，不伴有局灶性肿块和（或）软组织改变，T_1 和 T_2 加权成像上均呈低信号强度（Jaeckle，2010；Delanian 等，2012）。

放射性纤维化患者的电诊断检查，常包括运动神经传导检查中的广泛锁骨下脱髓鞘传导阻滞，以及针电极检查中的肌颤搐放电和肌束震颤电位（Ferrante，2012）。广泛存在的肌无力强烈提示辐射诱发的神经丛病（Delanian 等，2012）。尽管仔细询问病史结合神经系统检查、断层扫描和电诊断检查的结果可以强烈提示辐射损伤，但可能需要随着时间推移反复评估以确认诊断。极少数患者需要对神经丛进行手术探查以排除肿瘤并确定病因。

臂丛神经纤维化的自然病程是变化的。运动功能障碍可能是不完全的，也可能发展为严重的神经麻痹（Delanian 等，2012）。即使是晚期放射性纤维化，剧烈疼痛也相对少见，它的出现提示需对患者进行肿瘤复发方面的评估（Kori 等，1981）。

3. *臂丛神经病的少见原因*　恶性周围神经肿瘤或之前受过照射部位的二次原发性肿瘤可能是患者病程后期疼痛复发的原因（Binder 等，2004）。据报道，肩部淋巴水肿可引起臂丛神经受压而导致疼痛（Vecht，1990），腋窝放疗多年后急性缺血也可导致疼痛（Gerard 等，1989）。在霍奇金病（Lachance 等，1991）、骨髓瘤（Cerrahoglu 等，2017）和非霍奇金淋巴瘤（Mustafa 等，2018）患者中也描述了特发性臂丛神经病。另外也描述了与抗 Amphiphysin 抗体相关的副肿瘤性臂丛神经病（Zis 等，2017）。

（四）腰骶神经丛病

在癌症人群中，腰骶丛病常由肿瘤浸润或压迫引起，放疗也会引起该病，偶尔有患者会因手术创伤、梗死、细胞毒性损伤、骨盆或腰大肌感染、腹腔动脉瘤或特发性腰骶神经炎出现病变。软脑膜转移或硬膜外转移引起的多发性神经根病，类似于腰骶丛病。

1. *恶性腰骶丛病*　最常与恶性腰骶丛病相关的原发性肿瘤，包括结直肠癌、宫颈癌、乳腺癌、肉瘤和淋巴瘤（Jaeckle 等，1985）。大多数情况通过盆腔内肿瘤直接扩散累及腰骶神经丛，转移仅占病例的 1/4。极少情况下，神经丛病可由前列腺癌沿着前列腺神经向腰骶丛的神经周围扩散引起（Ladha 等，2006）。

疼痛往往是典型的首发症状，几乎所有患者都在某个时间经历过，并且是近 20% 患者的唯一症状。疼痛常表现为酸痛、压痛或刺痛，感觉障碍相对少见。大多数患者在疼痛开始数周至数月后出现麻木、感觉异常或无力。常见体征包括涉及多个肌节的肌无力、跨皮区的感觉丧失、反射不对称、局灶性压痛、腿部水肿和直接或间接直腿抬高征阳性。

下神经丛病最常见，占恶性腰骶神经丛病患者的 50% 以上（Jaeckle 等，1985）。它常由盆腔肿瘤直接扩散引起，最常见的是直肠癌、妇科肿瘤或盆腔肉瘤。疼痛可局限于臀部和会阴，也可累及大腿和小腿的后外侧。相关症状和体征符合 L_4～S_1 分布。体格检查可发现 L_5 和 S_1 皮节的无力或感觉改变，以及踝关节反射受限。其他表现包括腿部水肿、膀胱或肠道功能障碍、骶骨或坐骨切迹压痛、直腿抬高试验阳性。可扪及盆腔肿块。

几乎 1/3 的腰骶丛病患者会出现上神经丛病（Jaeckle 等，1985）。背部、下腹部、侧腹或髂嵴、大腿前外侧可能会出现疼痛。检查可发现 $L_{1\sim4}$ 分布区域的感觉、运动和反射改变。

一个患者亚组表现为一种综合征，其特征是仅限于下腹部或腹股沟区域的疼痛和感觉异常，感觉缺失不一，并且没有运动表现。CT 可显示肿瘤邻近 L_1 椎骨（L_1 综合征）（Jaeckle 等，1985）或沿着骨盆侧壁，可能损害髂腹股沟神经、髂腹下神经或生殖股神经。

另一个亚组的肿瘤累及腰大肌，表现为腰骶上神经丛病、同侧髋关节屈曲疼痛和腰大肌拉伸试验阳性，被称为恶性腰大肌综合征（Agar 等，2004）。同样，在复发性腹膜后肉瘤患者身上观察到沿股神经分布的疼痛（Zografos 和 Karakousis，1994），髂嵴肿瘤可以压迫股外侧皮神经，产生类似感觉异常的股痛（Tharion 和 Bhattacharji，1997）。

骶丛神经病可能由骶骨损伤或骶前肿块的直接扩散引起（Payer，2003）。这可能表现为腰骶干显著受累，其特征是足背内侧和足底麻木，以及膝关节屈曲、踝关节背屈和内翻无力。其他患者表现为尾骨神经丛受累，伴有显著的括约肌功能障碍和会阴部感觉丧失。后一种综合征见于低位盆腔肿瘤，例如直肠或前列腺肿瘤。

几乎 1/5 的腰骶神经丛病患者发生 L_1～S_3 分布的全神经丛病（Jaeckle 等，1985）。局部疼痛可发生在下腹部、背部、臀部或会阴。牵涉痛可出现在神经丛分布的任何部位。腿部水肿极为常见。在 L_1～S_3 神经分布范围内，其功能缺损可呈融合性或斑片状，直腿抬高试验通常阳性。

MRI 横断面成像是诊断腰骶丛神经病变的首选检查手段（图 37-3）。该检查可以识别神经丛肿瘤和肿瘤累及神经丛的程度，在区分复发肿瘤和放射损伤方面具有高灵敏度和特异度（Bykowski 等，2017）（图 37-3）。对于不能接受 MRI 检查的患者，CT 是一种合理的选择。PET/CT 可以确定肿瘤受累区域，可帮助区分放射性神经丛炎和肿瘤，但它对神经丛本身的分辨率有限。应从 L_1 椎体水平沿坐骨切迹进行扫描。

2. *放射诱发的腰骶神经丛病* 腰骶神经丛的放射性纤维化是一种罕见的并发症，可能在放射治疗后 1～30 年以上发生。使用腔内 Ra 植入物治疗宫颈癌，可能是一个额外的风险因素（Gonzalez-Caballero 等，2000）。放射引起的神经丛病通常表现为进行性无力和腿部肿胀，疼痛通常不是其突出特征（Stryker 等，1990）。无力常开始于 L_5～S_1 节段的远端，进展缓慢。症状和体征可能是双侧的。如果 CT 显示病变，通常是组织的非特异性弥漫性浸润。肌电图可能显示肌纤维颤搐放电。

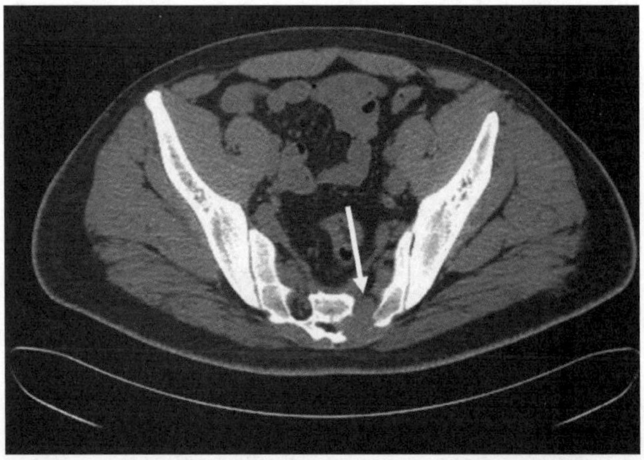
▲ 图 37-3 轴位 CT 显示左侧骶骨转移，累及骶管和骶孔

3. *腰骶神经丛病变的少见原因* 动脉灌注顺铂（见第 36 章）和盆腔栓塞治疗后，可能会导致腰骶神经丛病变。由于积液、肿瘤甚至膀胱或直肠过度膨胀导致的盆腔内压力升高有时会导致神经丛压迫综合征伴神经根痛。一些良性疾病也可能有类似表现，包括髂腰肌出血或脓肿（Chad 和 Bradley，1987）、腹主动脉瘤、糖尿病性神经根丛病、血管炎和特发性腰骶丛炎（Tarulli 和 Rutkove，2005）。

（五）痛性单神经病

1. *肿瘤相关性单神经病* 肿瘤相关的单神经病，常由相邻骨结构中的肿瘤压迫或浸润神经所致。最常见的例子是肋骨转移患者的肋间神经损伤。其他例子包括先前描述的脑神经痛、肿瘤侵袭坐骨切迹相关的坐骨神经痛、腓骨近端原发性骨肿瘤相关的腓总神经麻痹、髂嵴肿瘤相关的股外侧皮神经痛。

2. *单神经病的其他原因* 癌症患者还会因许多其他原因形成单神经病。术后综合征有很好的描述，周围神经的放射性损伤偶尔也会发生。很少情况下癌症患者会出现与水肿或肿瘤直接压迫相关的神经卡压综合征（如腕管综合征）（Desta 等，1994）。

（六）痛性周围神经病

痛性周围神经病有多种原因，包括营养缺乏、其他代谢紊乱（如糖尿病和肾功能障碍）、化疗的神经毒性作用及罕见的副肿瘤综合征。

副肿瘤性痛性周围神经病 副肿瘤性痛性周围神经病，可能与背根神经节损伤（也称为亚急性感觉神经元病或神经节病）或周围神经损伤有关（Antoine 和 Camdessanche，2017）。这些综合征可能是潜在恶性肿瘤的最初表现。除了与骨髓瘤相关的神经病变（Kissel 和 Mendell，1996；Rotta 和 Bradley，1997），它们的病程常与原发肿瘤无关。

亚急性感觉神经元病的特征是疼痛（通常是感觉迟钝性疼痛）、感觉异常、四肢感觉丧失和严重的感觉性共济失调（Zis 等，2017）。虽然它通常与小细胞肺癌有关，但其他肿瘤类型，包括乳腺癌、霍奇金病和其他实体瘤很少相关（Antoine 和 Camdessanche，2017）。疼痛常在肿瘤出现之前就出现了，并且其病程常是独立的。

包括抗 Hu（ANNA-1）、抗 PCA-2（MAP1B）、抗 ANNA-3、抗 CV2 和抗 Ri 在内的几种抗神经元抗体与这些病症相关（Antoine 和 Camdessanche，2017）。

已经观察到与多种肿瘤相关的感觉运动性周围神经病变，可能会出现疼痛，特别是霍奇金病和副蛋白血症（Jiang 等，2019）。5%～15% 的多发性骨髓瘤患者会出现临床表现明显的周围神经病变（Leone 等，2016）。

七、内脏痛综合征和各种肿瘤相关综合征

疼痛可能由胃肠道或泌尿生殖道的空腔脏器、实质器官、腹膜或腹膜后软组织的病理改变引起。空腔脏器（包括肠、胆道和输尿管）阻塞会产生内脏痛综合征，这在外科文献中有详细描述。如果躯体结构和神经都受累，腹膜后和盆腔病变引起的疼痛可能包含了伤害感受性和神经病理性的混合机制。

（一）肝大综合征

肝脏区域的痛敏结构包括肝包膜、血管和胆道。支配这些结构的伤害性传入神经通过腹腔神经丛、膈神经和右下肋间神经传播。大面积的肝内转移，或与胆汁淤积相关的肝大，可在右侧肋下区域产生不适，而在右侧中背部或侧腹部较少见（Harris 等，2003）（图 37-4）。牵涉痛可能发生在右颈或右肩或右肩胛骨区域（Mulholland 等，1990）。

偶尔因肝肿胀而经历慢性疼痛的患者，会并发随呼吸而加剧的急性肋下疼痛。体格检查可能会出现可触及或闻及的摩擦音。这些结果提示上覆腹膜的炎症，可能因某些急性事件（如出血）发展为转移。

（二）中线腹膜后综合征

累及上腹部的腹膜后病变，可因后腹壁深部躯体结构损伤、疼痛敏感结缔组织、血管和导管结构变形、局部炎症和腹腔神经丛直接浸润而产生疼痛。最常见的原因是胰腺癌和腹膜后淋巴结病，尤其是腹腔淋巴结病。

在某些胰腺癌病例中，主胰管梗阻及之后的胰管压力过高会产生疼痛，可通过胰管支架置入术来缓解（Tham 等，2000）。

疼痛发生在上腹部或背部的下胸廓区域。通常是弥漫性且定位不佳，表现为闷胀和令人厌烦的疼痛，卧位时加重，坐位时改善。病变常可通过上腹部 CT、MRI 或超声扫描证实（图 37-5）。

（三）肠梗阻

几乎所有肠梗阻均有腹痛表现，而肠梗阻可能发生于患有腹部或盆腔癌症的患者（Krouse，2019）。

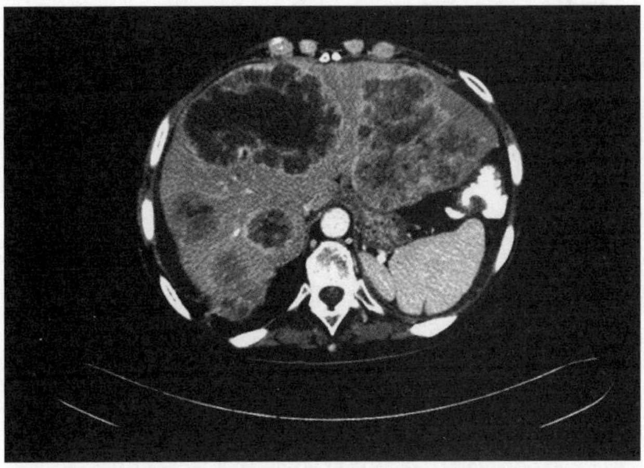

▲ 图 37-4 轴位 CT 显示多发性肝转移。注意肝左叶明显增大，几乎完全受累

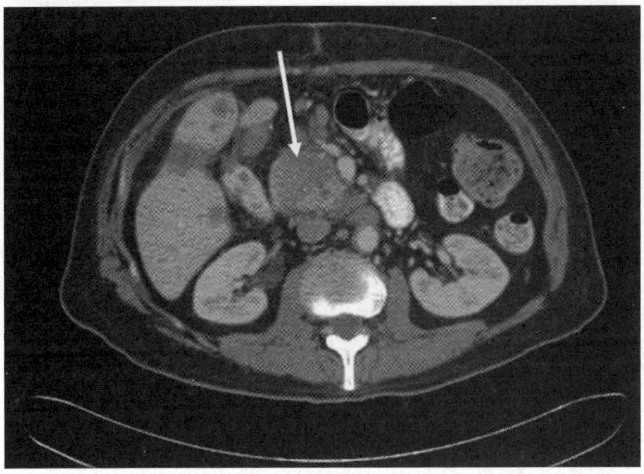

▲ 图 37-5 胰头癌轴位 CT 图像（箭）

致病因素包括平滑肌收缩、肠系膜紧张和肠壁缺血。梗阻症状可能主要由肿瘤引起，或者更可能是机械性阻塞和其他过程的综合作用，如代谢紊乱或药物引起的自主神经病变和肠梗阻。持续性疼痛和绞窄性疼痛均可发生，可能与受累脏器对应的脊柱节段支配的皮节被牵涉有关。呕吐、厌食和便秘是重要的相关症状（见第 85 章）。

（四）腹膜转移癌

腹膜转移最常见于腹部或盆腔肿瘤的经体腔扩散；除乳腺癌外，这种类型的腹外肿瘤发生血行性播散是罕见的。癌症可引起腹膜炎症、肠系膜牵拉、恶性粘连和腹水，所有这些都可引起疼痛。疼痛和腹胀是最常见的症状。粘连还可引起空腔脏器梗阻，伴有间歇性绞痛。CT 可显示腹水、大网膜浸润和腹膜结节。

（五）恶性会阴痛

结肠或直肠、女性生殖道和远端泌尿生殖系统的肿瘤是会阴疼痛最常见的原因（Stillman，1990；Rigor，2000）。盆腔肿瘤切除术后出现的严重会阴疼痛，常早于疾病的检测指标异常，应提示肿瘤进展或复发。有证据表明，这种现象由肿瘤复发引起的神经周围微浸润导致（Seefeld 和 Bargen，1943）。它常被描述为持续性疼痛，坐位或站立时加重，并可能与里急后重或膀胱痉挛有关（Stillman，1990）。

骨盆深部肌肉组织的肿瘤侵袭也可导致一种综合征，表现类似于所谓的盆底张力性肌痛（Sinaki 等，1977）。疼痛常被描述为持续性疼痛或坠胀感，直立时加剧。当与肿瘤相关时，可能会并发其他类型的会阴部疼痛。盆底指检可能会发现局部压痛或可触及的肿瘤。

（六）肾上腺疼痛综合征

大的肾上腺转移瘤常见于肺癌，可引起单侧腰痛，腹痛较少见。疼痛的程度不一，但可能很严重。肾上腺转移瘤可并发出血，可能导致严重的腹痛（Karanikiotis 等，2004）（图 37-6）。

（七）输尿管梗阻

输尿管梗阻主要由真骨盆内的肿瘤压迫或浸润引起，近端较少见，与腹膜后淋巴结肿大、孤立的腹膜后转移、腹壁或腹腔内转移有关。这种并发症最常与宫颈癌、卵巢癌、前列腺癌和直肠癌有关。输尿管梗阻可能伴有疼痛，也可能不伴有疼痛。当出现时，通常是侧腹钝痛伴慢性不适，并放射到腹股沟区域或生殖器（Little 等，2003）。如果未出现疼痛，当腹部影像学检查发现肾积水或出现肾衰竭时，可能发现输尿管梗阻。

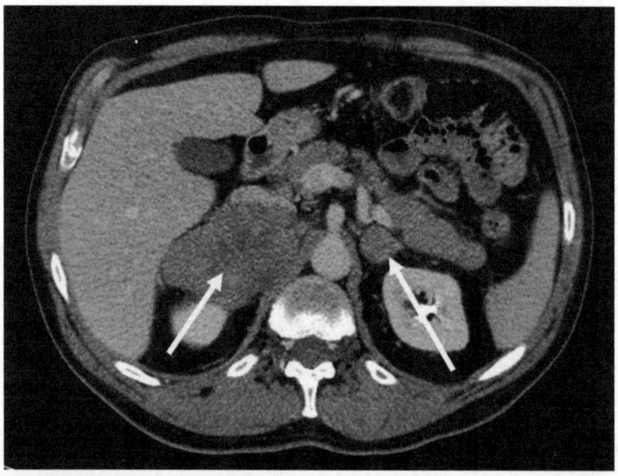

▲ 图 37-6 双侧肾上腺转移瘤轴位 CT 图像。请注意，右侧转移灶较左侧大得多

输尿管梗阻可并发肾盂肾炎或肾脓肿，常表现为败血症、腰痛和排尿困难等特征。输尿管梗阻常可通过肾脏超声显示肾积水来证实。梗阻程度可由肾盂造影确定，CT 常可显示病因。

（八）卵巢癌疼痛

中－重度慢性腹盆腔疼痛是卵巢癌最常见的症状，几乎 2/3 的患者在疾病发作或复发前 2 周内报告过这种情况（Portenoy 等，1994）。疼痛常发生在下背部或腹部。对于先前接受过治疗的患者，这是提示疾病可能复发的重要症状（Portenoy 等，1994）。

（九）肺癌疼痛

即使没有累及胸壁或壁层胸膜，肺部肿瘤也可产生内脏疼痛综合征。在一项肺癌患者病例的大型系列研究中，80% 的病例疼痛为单侧，20% 为双侧。在肺门肿瘤患者中，有报道称疼痛会传到胸骨或肩胛骨。肺上叶和下叶肿瘤分别累及肩部和下胸部。早期肺癌会产生同侧面部疼痛（Sarlani 等，2003）。据推测，这种疼痛综合征是由迷走神经传入神经元产生。

（十）其他少见的内脏痛综合征

突然发作的严重腹痛或腰痛可能由内脏肿瘤的非创伤性破裂引起，最常见于肝细胞癌（Miyamoto 等，1991），但也见于其他肝转移（Marini 等，2002）。结肠腺癌肾转移导致的肾破裂（Wolff 等，1994）、急性白血病脾破裂（Rajagopal 等，2002）、肾上腺皮质癌破裂（Stamoulis 等，2004）及转移引起的穿孔性阑尾炎均有报道（Ende 等，1995）。带蒂内脏肿瘤的扭转可产生腹部绞窄性疼痛。

八、副肿瘤性伤害感受性疼痛综合征

（一）肿瘤相关的男性乳房发育症

分泌绒毛膜促性腺激素的肿瘤，包括睾丸的恶性和良性肿瘤，以及罕见的来自其他部位的癌症，可能与慢性乳房压痛或男性乳房发育有关。大约 10% 的睾丸癌患者在就诊时有男性乳房发育或乳房压痛。随着绒毛膜促性腺激素水平的升高，男性乳房发育的可能性增大（Tseng 等，1985），乳房疼痛可能是隐匿性肿瘤的首个指征。

（二）副肿瘤性天疱疮

副肿瘤性天疱疮是一种罕见的皮肤黏膜疾病，与非霍奇金淋巴瘤即慢性淋巴细胞白血病相关。其特征是大面积的浅溃疡伴有嘴唇出血性结痂、结膜大疱和罕见的肺部病变。

（三）副肿瘤性雷诺综合征

副肿瘤性雷诺综合征是实体瘤的一种罕见表现。肺癌、卵巢癌、睾丸癌和黑色素瘤都有相关报道。

九、与癌症治疗相关的慢性疼痛综合征

大多数与治疗相关的疼痛由组织损伤性操作引起，这些疼痛是剧烈、可预测和自限性的。治疗相关的慢性疼痛综合征，与侵入性治疗导致的持续性疼痛并发症（如术后脓肿）或更常见的神经损伤有关。在某些情况下，这些综合征在治疗完成后很长时间仍会出现，导致难以区分复发性疾病和治疗并发症。

（一）化疗后疼痛综合征

1. *中毒性周围神经病变* CIPN 是一个常见问题，常表现为手部和（或）足部感觉异常性疼痛，以及与轴索病变一致的体征，包括“长袜手套”样感觉丧失、无力、反射减退和自主神经功能障碍（Staff 等，2017）。疼痛常以持续性烧灼样或针刺样疼痛为特征，触碰可能会加重疼痛（Windebank 和 Grisold，2008；Kautio 等，2010）。

最常与周围神经病变相关的药物是长春碱类（尤其是长春新碱）、顺铂、奥沙利铂和紫杉醇，以及蛋白体抑制药硼替佐米、卡非佐米和伊沙佐米。丙卡巴肼、卡铂、伊沙匹隆、米索硝唑和六甲基三聚氰胺导致的周围神经病变相对少见。

2. *股骨头或肱骨头缺血性（无菌性）坏死* 股骨头或肱骨头的缺血性坏死可自发产生的，也可是间歇性或连续性皮质类固醇治疗或大剂量化疗伴骨髓移植导致的并发症。骨坏死可为单侧或双侧。股骨头受累最常见，常致髋部、大腿或膝部疼痛。肱骨头受累常表现为肩部、上臂或肘部疼痛。疼痛因运动而加剧，休息时减轻。关节可能有局部压痛，但不普遍。疼痛常早于放射学改变数周至数月，骨成像和 MRI 是灵敏且互补的诊断方法。对于影像学上隐匿性缺血性坏死的检测，放射性核素骨扫描和 MRI 都是较为灵敏的方法，但 MRI 是首选，因为它比骨扫描具有更高的灵敏感度和特异度（DeSmet 等，2000）。早期治疗包括使用镇痛药、减少或停用类固醇，有时还包括手术治疗。如果伴随进行性骨质破坏，可能需要更换关节。

3. *神经丛病* 髂动脉（Castellanos 等，1987）或腋动脉（Kahn 等，1989）灌注顺铂可导致腰骶部或臂丛神经丛病变。出现病变的患者在输注后 48h 内出现疼痛、乏力和感觉异常。该综合征的发病机制被认为是由小血管损伤、神经丛或神经梗死所致，神经功能恢复的预后尚不清楚。

4. *雷诺现象* 在接受顺铂、长春碱和博来霉素治疗的生殖细胞肿瘤患者中，20%～30% 的患者被观察到有持续的雷诺现象，在接受顺铂、长春新碱和博来霉素联合治疗的头颈癌患者中也发现了这种现象（Cameron 等，2016）。

（二）与激素治疗相关的慢性疼痛

1. *前列腺癌激素治疗导致男性乳房发育症* 慢性男性乳房发育症和乳房胀痛是前列腺癌抗雄激素疗法的常见并发症。这种综合征的发病率因药物而异；它常与二乙基苯乙烯甾醇和比卡鲁胺有关，在接受促黄体激素释放激素激动药治疗的患者中较少见。老年男性乳房发育症必须与原发性乳腺癌或继发性乳腺癌相鉴别。

2. *芳香化酶抑制药疼痛综合征* 芳香化酶抑制药治疗激素反应性乳腺癌，常会导致肌肉骨骼疼痛和僵硬（Beckwée 等，2017；Laroche 等，2017）。常见表现包括手骨关节炎、肌腱炎、扳机指和腕管综合征。较高的发病风险常与肥胖、既往激素替代疗法、既往化疗史（特别是紫杉烷类）及基线时存在关节痛或骨关节炎有关，机制未知。此外，还观察到其他疼痛综合征，包括雷诺综合征（Bertolini 等，2011）和腕管综合征（Nishihori 等，2008）。

（三）与双膦酸盐治疗相关的慢性疼痛

1. *颌骨坏死* 颌骨坏死被描述为静脉注射含氮双膦酸盐或地舒单抗后的口腔内并发症。在给予血管生成抑制药、mTOR 抑制药、BRAF 抑制药和免疫疗法后也有报道（Fusco 等，2016）。临床特征包括局部疼痛、软组织肿胀和（或）牙齿松动，症状可能类似于蛀牙或牙周病等常规牙科疾病。在双膦酸盐治疗期间，下颌骨坏死常也与先前的牙科手术相关，如拔牙。为降低这种风险，应在患者开始双

膦酸盐治疗前，进行临床牙科检查和颌骨全景 X 线检查，并应完成牙科治疗和其他口腔手术。同时应告知和指导患者保持良好口腔卫生，定期进行口腔评估很重要。

2. *慢性弥漫性疼痛* 2008 年 6 月，美国 FDA 发出特别警告，警告服用双膦酸盐的患者可能出现严重的、有时甚至是丧失行为能力的骨、关节和（或）肌肉（肌肉骨骼）疼痛。严重的肌肉骨骼疼痛，可能会在开始使用双膦酸盐后的几天、几个月或几年内发生。一些患者称停用双膦酸盐后症状完全缓解，而另一些患者则报告症状缓解缓慢或不完全。与双膦酸盐相关的严重肌肉骨骼疼痛的危险因素和发生率尚不清楚（Lenzer，2008）。

（四）慢性术后疼痛综合征

几乎任何位置的手术切口都可能导致慢性疼痛。尽管在肾切除术、胸骨切开术、开颅手术、腹股沟清扫术和其他手术后偶尔会发生持续性疼痛，但这些疼痛综合征在癌症人群中并未得到充分描述。相比之下，有几种综合征现已明确是特定外科手术的后遗症。这些综合征中疼痛的潜在机制是神经病理性的，由周围神经或神经丛的损伤引起。

1. *乳房手术疼痛综合征* 不同严重程度的慢性神经病理性疼痛是乳腺癌手术的常见后遗症，高达 60% 的患者受其影响。尽管据报道，从乳房肿瘤切除术到根治性乳房切除术，几乎所有乳房手术后都会出现慢性疼痛，但最常见于涉及腋窝清扫术的手术后，发生在 25%～70% 的患者中。

疼痛的风险和严重程度与切除的淋巴结数量、乳房外上象限是否存在肿瘤、术后急性疼痛程度和术前疼痛程度呈正相关，并与年龄呈负相关（L.Wang 等，2016）。当通过前哨淋巴结切除而不完全清扫或淋巴结放射来避免腋窝淋巴结清扫时，疼痛发生率会降低但无法避免。越来越多的证据表明，在腋窝淋巴结清扫术中保留肋间臂神经可以降低该综合征的发生率（Warrier 等，2014）。

疼痛通常表现为一种局限于手臂内侧、腋窝和前胸壁的束缚感和烧灼样不适感。疼痛可能立即出现，也可能在手术数月后出现。这种情况的自然病程似乎是多变的，亚急性和慢性病程都有可能。手术后 18 个月以上出现疼痛较少见，需要仔细评估以排除复发性疾病。检查时，疼痛区域内常有麻木感。

它最常与腋窝淋巴结清扫过程中的肋间臂神经失用症有关。肋间臂神经的大小和分布存在显著的解剖学变异，这可能解释了在该病患者中观察到的疼痛分布存在变异性的原因（Henry 等，2017）。

该综合征必须与乳房切除术后幻乳痛（Rothemund 等，2004）、乳房切除术后神经瘤疼痛、肩周炎、腋窝蹼状综合征和乳腺蜂窝织炎（K.Wang 等，2018；Valimahomed 等，2019）鉴别。在某些乳房手术后疼痛的病例中，腋窝或胸壁可扪及触发点。

2. *根治性颈淋巴结清扫术后疼痛* 根治性颈淋巴结清扫术后常见慢性颈肩痛。肩痛最常由脊髓副神经（第Ⅺ对脑神经）损伤引起，因颈上中肌的神经支配减少，从而导致肩部运动功能障碍（Gane 等，2017，2018）。颈丛和神经根的损伤可引起颈张力障碍，影响胸锁乳突肌、斜角肌和斜方肌，导致疼痛性颈部屈曲和旋转，以及肩部抬高。随之而来的肩带肌肉骨骼失衡，可因胸廓出口综合征或肩胛上神经卡压的发展而变得复杂，并伴有冈上肌和冈下肌的选择性无力和萎缩（Brown 等，1988）。

对于接受过根治性颈淋巴结清扫术的患者，疼痛加剧可能预示复发性肿瘤或软组织感染。这些病变可能难以在因放射和手术而受损的组织中诊断出来，需要重复进行 CT 或 MRI 扫描来排除肿瘤复发可能，应考虑使用抗生素进行经验性治疗（Reinbolt 等，2005）。

3. *开胸术后疼痛* 开胸术后疼痛有几种模式。

(1) 长期持续疼痛：这是最常见的模式。据报道，瘢痕周围的疼痛最为严重，82%～90% 的疼痛患者将疼痛与手术部位直接联系起来（Wildgaard 等，2009；Mesbah 等，2016）。它主要被描述为隐痛、触痛、麻木和较轻程度的烧灼感（Wildgaard 等，2009），常由肋间神经外伤和压迫、肋骨骨折和受压、胸肌炎症、胸肌萎缩或瘢痕组织摩擦引起（Hopkins 和 Rosenzweig，2012）。神经性成分引起的疼痛，与肋间神经损伤有关是很常见的（Guastella 等，2011）。疼痛虽然常在手术后 2 个月内消退，但也可能持续长达 10 年（Grosen 等，2013）。这种延长的疼痛综合征也可能发生在胸腔镜手术后。

(2) 疼痛进行性加剧：一小部分患者（10%～20%）在开胸手术后持续疼痛，在后期疼痛加剧。对此类患者的随访表明，疾病局部复发或感染造成疼痛加剧的发生率很高。

(3) 复发性疼痛：术后疼痛缓解后再次出现的胸壁疼痛，常由复发性肿瘤引起。在一个系列研究中，超过 95% 的患者出现开胸术后疼痛复发或加重，由复发性或迁延性肿瘤所致（Kanner 等，1982）。这在一项研究中得到了证实，该研究评估了 238 名连续接受开胸手术的患者的病历记录，发现其中 20 名患者存在复发性疼痛，同时这些患者都有肿瘤再生（Keller 等，1994）。

对开胸术后疼痛复发或加重的患者应仔细评估，最好进行胸部 CT 或 MRI 检查，胸部 X 线不足以评估复发性胸部疾病。在一些患者中，开胸术后的疼痛似乎由肩胛骨区域的肌肉带紧张引起。在这种情况下，疼痛可能适用触发点注射局部麻醉药（Hamada 等，2000）。

(4) 术后冻结肩：开胸或乳房切除术后的疼痛，可使手臂无法活动，从而造成肩关节冻结（Yang 等，2017）。这种病变可能成为独立的疼痛焦点，特别是在并发反射性交感神经营养不良的情况下。充分的术后镇痛和关节主动活动，对于预防这些问题十分必要。

4. *幻痛综合征* 幻肢痛常由截肢引起，指患者自觉被切断的肢体仍然与身体相连且发生疼痛。60%～80% 的截肢患者会出现这种情况，但只有 5%～10% 病例会有严重持续症状（Ephraim 等，2005；Hsu 和 Cohen，2013；Nikolajsen 和 Christensen，2015）。可能最初疼痛会放大，之后随着时间的推移慢慢消退。幻肢可能会处于痛苦且不寻常的姿势，并可能逐渐缩小和接近残肢。

与外伤性截肢相比，肿瘤相关的截肢后幻肢痛更为普遍，术后化疗是另一个危险因素。截肢前疼痛持续时间较长的患者比截肢前一天感觉疼痛的患者，幻肢痛的发生率明显更高（Ephraim 等，2005）。截肢前有疼痛的患者可能会经历与之前疼痛重复的幻肢痛。越来越多的证据表明，术前或术后神经阻滞可降低截肢后第 1 年幻肢痛的发生率。

一些患者的疼痛会自发地得到部分缓解。这种缓解后疼痛的复发，或者先前无痛幻肢中疼痛的后期发作，表明更近端病变的出现，包括复发性肿瘤（Chang 等，1997）。其他外科手术后也有幻痛综合征的描述。15%～30% 的患者发生乳房切除术后的幻乳痛（Dijkstra 等，2007；Ahmed 等，2014），似乎也与术前疼痛的存在有关。疼痛往往从乳头区域开始，然后扩散到整个乳房。疼痛的特征多变，可能是一过性、持续性或间歇性的。

大约 15% 接受腹会阴直肠切除术的患者会出现幻直肠痛综合征（Fingren 等，2013；Gould 和 Branagan，2016），它可能发生在术后早期，也可能发生在数月至数年的潜伏期后。迟发性疼痛几乎总是与肿瘤复发有关（Ovesen 等，1991；Boas 等，1993）。膀胱切除术后幻膀胱痛和眼球摘除术后出现幻眼痛的罕见病例也有报道。

5. *残肢痛* 残肢痛发生在截肢后数月至数年的手术瘢痕部位（Hsu 和 Cohen，2013）。它通常是神经横断部位神经瘤发展的结果。疼痛表现为灼烧样或针刺样感觉障碍，常因运动或压迫而加重，并可通过注射局部麻醉药加以阻断。伴有局部炎症迹象的疼痛可能提示脓肿形成。

6. *术后盆底肌痛* 骨盆底的手术创伤可导致残留的盆底肌痛。与之相关的疾病复发风险尚不清楚，其自然病程也未明确。

（五）放疗后慢性疼痛综合征

放射治疗后的慢性疼痛往往发生在患者病程的后期。必须始终将这些症状与肿瘤复发相鉴别。

1. *放射线诱发的臂丛和腰骶神经丛病* 本章前面部分描述了放射线诱发的臂丛和腰骶丛病。

2. *慢性放射性脊髓病* 慢性放射性脊髓病，是一种罕见的、剂量相关的脊髓照射晚期并发症（Chowdhry 等，2016）。其潜伏期变化很大，最常见为 12～14 个月。最常见的表现是颈胸段的部分横断性脊髓病，有时呈 Brown-Séquard 型（Schultheiss 和 Stephens，1992）。包括疼痛在内的感觉症状，常先于进行性运动和自主神经功能障碍发生。疼痛特征是损伤脊髓或以下区域的灼烧样感觉障碍。

放射性脊髓病的临床诊断常在脊髓 MRI 的证据支持下进行，这对于排除硬膜外转移及证实脊髓内在病变的性质和程度（可能包括萎缩、肿胀或空洞）有重要意义。在 MRI 上，放射性脊髓炎的征象包括 T_2 加权成像上的高强度信号或 T_1 加权成像上的钆增强信号（Alfonso 等，1997）。慢性放射性脊髓病的病程特点是疾病在数月内平稳进展，之后则是缓慢进展或稳定阶段。

3. *慢性放射性肠炎和直肠炎* 慢性肠炎和直肠结肠炎作为延迟并发症，发生在 2%～10% 的接受腹部或盆腔放疗的患者中（Yeoh 和 Horowitz，1987；Nussbaum 等，1993）。直肠和直肠乙状结肠比小肠更常受累，这可能与前者结构的腹膜后固定有关。潜伏期不一（3 个月至30 年）。直肠的慢性放射性损伤可表现为直肠炎（伴血性腹泻、里急后重和痉挛性疼痛）、狭窄引起的梗阻或膀胱瘘、阴道瘘。放射性小肠损伤常会引起痉挛性腹痛，这可能与慢性恶心或吸收不良有关。钡剂检查可以显示狭窄管状肠段，类似于克罗恩病或缺血性结肠炎。可能需要内镜检查和活检来区分可疑病变和复发性癌症（Chi 等，2005）。

4. *放射性膀胱炎*　盆腔肿瘤（前列腺、膀胱、结肠 / 直肠、子宫、卵巢和阴道 / 外阴）的放疗可能会导致慢性放射性膀胱炎（Pavlidakey 和 MacLennan，2009）。膀胱放射损伤的晚期后遗症类型，从轻微的暂时刺激性排尿症状和无症状血尿到更严重的并发症，如肉眼血尿、挛缩的无功能膀胱、持续性尿失禁和瘘管形成。临床表现包括尿频、尿急、排尿困难、血尿、尿失禁、肾积水、气尿和粪尿。

5. *淋巴水肿疼痛*　1/3 的淋巴水肿患者作为乳腺癌或其治疗的并发症，经历手臂疼痛和紧绷，疼痛是受影响患者发病率的主要部分（McWayne 和 Heiney，2005）。在一些患者中，疼痛是由继发性肩袖肌腱炎引起的。使用非甾体抗炎药和物理疗法进行保守治疗，是一种安全有效的治疗方法（Herrera 和 Stubblefield，2004）。一些患者会出现腕管或臂丛神经卡压综合征（Vecht，1990）。淋巴水肿的手臂出现严重或不断加重的疼痛，强烈提示肿瘤侵犯了臂丛神经（Kori，1995）。

6. *会阴灼痛综合征*　持续的会阴部不适是盆腔放疗的一种少见的迟发性并发症。6～18 个月的潜伏期后，肛周可出现灼痛；疼痛可能向前延伸至阴道或阴囊（Mannaerts 等，2002）。在接受过腹会阴切除术的患者中，幻肛痛和复发性肿瘤是该综合征主要的鉴别诊断疾病。

7. *前列腺近距离放疗后的盆腔疼痛*　前列腺癌近距离放射治疗的患者，可出现慢性放射相关盆腔疼痛综合征，并因排尿或会阴压力而加重。数据表明，该综合征一定程度上与前列腺中央辐射剂量较高有关（Wallner 等，2004）。

8. *放射性骨坏死*　放射性骨坏死是放射治疗的另一种晚期并发症。由于闭塞性动脉内膜炎而发生的骨坏死，可能产生局灶性疼痛。外层组织的破裂可能自发产生或作为创伤的结果，如拔牙或假牙创伤（Epstein 等，1997）。疼痛性溃疡的延迟发生必须与肿瘤复发相鉴别。

结论

对于疾病潜在机制的充分评估是有效管理疼痛的必要前提。由于关怀计划常受特定诊断的机制和预后结果的不同受到影响，因此，临床医生，尤其是那些从事晚期癌症姑息治疗的医生，需要对慢性癌症疼痛综合征有细致的了解。

第 38 章　药物治疗原则

Principles of drug therapy

Ruth Miles　Steven Wanklyn　Joy Ross　著
朱家丽　吴　楠　译　　李金祥　戴海峰　杨　扬　校

一、药物治疗原则概述

处方任何药物的目的都是治疗获益，同时避免对患者造成伤害的风险。在姑息医学领域，第一步是明确问题，并与患者一起讨论制订共同努力的目标。

当患者患有严重或危及生命的疾病时，患者的年龄、合并症、个人偏好及对医嘱的依从性等因素可能会影响药物的选择、起始剂量和给药途径。患者常转诊于不同医疗机构的关怀提供者，鉴于某些药物可能很复杂并伴有高风险，因此必须随时提供准确的药物记录。

指南和药典发布的信息为药物的选择提供了便利，包括超出其上市许可范围使用的药物（“超说明书用药”）。此外，医生对临床药理学原理的深入理解有助于更好地把握药物不良反应和相互作用的可能性，这对临床医生安全有效地开具处方药物至关重要。

基于晚期疾病患者多重用药的风险，应始终考虑同步进行非药物治疗的选择。这在处理疼痛时肯定很重要，对于疼痛来说，将药物治疗作为多种策略之一的整体治疗方法，经常会产生最佳效果。

二、患者的药物使用：遵从性和依从性

遵从性或依从性是患者遵循处方药物治疗方案的程度。关于治疗的决定应由处方者和患者共同做出，这一点很重要。留出足够的时间来解释治疗原则和目标、预期收益和潜在的不良反应，并且复查和随访计划是至关重要的。另外，在晚期疾病患者使用阿片类药物时，建议研究患者（和家人）对成瘾、耐受性、不良反应或担心使用阿片类药物意味着生命进入最后阶段的恐惧（National Institute for Health and Care Excellence，2016）。积极处理或预防不良反应能提高依从性，例如，为阿片类药物引起的便秘准备通便药物。通常，给药频次高和（或）多种药物的复杂方案会降低患者依从性。

三、药物整理

大量证据表明，更换照护人员会增加沟通不畅和用药非计划变化的风险（Royal Pharmaceutical Society，2012）。药物整理是将患者正在服用的所有可能药物列出最准确清单的过程，包括药物名称、剂量、频次和途径，并将该清单与可靠资源（如主管医生保存的医疗记录）进行比较。应严格按照程序进行药物整理，确保患者每次从一个医疗机构转诊到另一个医疗机构时，他们的药物清单保持最新，避免对患者造成伤害。

患者可以在应用药物输注泵的情况下转诊于不同的医疗机构。了解泵中的药物和剂量是一个特别的挑战，因为用于药物整理的常规信息来源（如出院记录和药物标签）不一定总是有帮助。这些清单通常会列一个剂量范围，而且可能无法区分当前正在服用的药物与未来预期可能需要的药物。这将导致用药错误、症状控制失败及再入院的可能。在这种情况下，可靠的信息来源包括注射器上的药物标签、负责转诊患者的临床团队提供的介绍信，以及包含当前药物和剂量的输注泵给药记录。

四、指南和药典

临床指南是基于现有最佳证据的评估而提出的建议。当证据有限或缺乏时，专家意见是指导和支持最佳实践所必须的。例如，EAPC 多数关于在姑息治疗中基于循证的阿片类药物应用指南，都是基于薄弱证据（Caraceni 等，2012）。除了专业协会制订的指南，考虑到当地资源和实践差异，制订出各种国家指南（National Institute for Health and Care Excellence，2016；Scottish Intercollegiate Guidelines Network，2008），为地方、区域或专科医院的具体实践提供有帮助的信息。

药典也是指导处方、监测和配药的有用资源。许多药典提供有关药物剂型和剂量的详细信息；但

是，重要的是要考虑所提供建议的目标受众和背景。在姑息关怀领域，最受广泛认可是“姑息治疗药典”（Palliativedrugs.com，2020）。它定期更新，包括在姑息治疗中许多超说明书用药的建议。

其他通用的药典，如英国国家药典，包括范围更广的药物选择（Joint Formulary Committee，2020）。由于预算限制，地方或区域药典中的药物选择时常受到限制。

五、处方未经注册的药物

“未经注册的药物”一词描述为这样一种药物。

- 使用超出其上市许可的规格，因此为“超说明书用药”，例如，在其上市许可未涵盖的适应证、剂量、给药途径或患者群体中使用。
- 未获得人类药用的上市许可，常被称为“未经授权的药用产品”。

未经授权的药用产品可能包括以下情况。

- 以未经授权的方式，使用几种已获授权的药品；例如，将两种或两种以上药物（不包括稀释剂）混合在注射器中进行连续皮下输注。
- 由持有“特殊药品”生产许可证的单位在英国生产和制造的“特殊药品”或剂型，如奥昔卡因和抗酸混悬液。

药品的授权程序确保其有效性、安全性和质量，当药品被用于授权指定的适应证和患者群体时，获益超过任何潜在风险。然而，上市许可管理的是药品，而不是其中包含的药物。在某些情况下，临床经验可能会为该药物确定另一个适应证、剂量、途径或患者群体，但以这种方式使用时，它会超出药品的原始授权范围，从而成为“超说明书用药”。

“超说明书用药”处方很普遍，占姑息治疗所有处方的 1/4（Atkinson 和 Kirkham，1999）；使用未经授权的药品也很常见，尽管使用范围较小。由于无证处方对患者安全造成任何后果的责任就从生产商转嫁到处方者身上。因此，处方医生必须了解这在临床实践中意味着什么，以及如何避免对患者造成伤害。

处方医生在决定向患者提供未经授权的药物时，应根据现有的已公布证据了解潜在的益处和危害。未经许可的处方可能是合理的，例如，无商标剂型可获得但缺乏适应证，或者当一种药品在同行评审的出版物中具有未经授权使用的既往记录时。在某些情况下，可能没有可接受的替代方案，例如，将两种或多种药物混合在注射器中进行连续皮下输注，会产生未经许可的药物，但这是姑息治疗中的一种必要做法（Department of Health，2010）。

处方者应向患者提供充分信息，告知使用未经许可的配方的预期益处和潜在风险，以便他们做出明智决定。重要的是要记住，生产商的患者信息不包括未经许可使用的信息，这可能会引起混淆。处方者应根据具体情况决定提供适当水平的信息。“超说明书用药”得以通行并采用，可能使详细解释显得过于烦琐，在某些情况下可能会造成困扰或导致患者拒绝受益的治疗。已发布的指南可供医疗保健专业人员和患者使用（British Pain Society，2012）。

启动治疗的处方者或其团队中的另一名处方者，应负责持续供应未经许可的药物，并监测患者的情况。在某些情况下，这可以通过对患者的主治医生提供必要的支持来实现。“共享护理”方法，可能适用于使用证据较少且建议更密切监测以防伤害的药物。在患者的医疗记录中，处方者应记录所开的药物及在未经许可的情况下的用药原因。

六、疗效、有效性和成本 – 效益

循证医学的核心是明智地利用有关干预措施的风险及收益的当前最佳证据，为临床决策提供信息。重要的是要认识到，临床试验提供的证据是在一个理想 / 受控的环境中来评估干预措施（如镇痛药）的有效性。采用严格的纳入和排除标准，对丰富或限定的样本进行研究，并进行模式化且通常短期的随访。在姑息治疗领域中开展高质量的临床试验尤其具有挑战性（Kaasa 等，2006），为晚期疾病患者处方药物提供信息的证据来自于相对健康人群的研究。

有效性（effectiveness）应与疗效（efficacy）的概念区别开来。有效性是指药物在更广泛的背景下、在人群层面上及作为日常实践的一部分所带来的益处和负担。疗效的信息用来确定具有潜在临床益处的物质，有效性的信息则为特定患者的治疗效果的可能性和范围提供更相关、更具可行性的资料。

成本 – 效益是指某一目标适应证的效益与成本的比较，即效益与成本的比值。显然，同样有效和安全的两种药物中使用成本较低的药物更高效，这一信息常为当地指南提供资料。

七、治疗收益和风险

从临床角度来看，必须将预期收益与预期风险进行比较，以确定治疗或改变治疗是否合理。虽然在个别情况下很难估计潜在风险和收益之间的平衡，但在采取措施之前还是有必要进行评估。个体收益或风险的可能性取决于对整体人群可能产生结果的了解。作为评估的一部分，有用的两个广义度量指标是需要治疗的病例数（number needed to treat，NNT）和需要伤害的人数（number needed to harm，NNH）。NNT 是指为了让其中一名患者达到预期治疗效果（如疼痛缓解 50%）所需要治疗的患者数量。NNH 以类似的方式计算不利影响。尽管这些措施饱受争议，因为它们来源于对照临床试验数据，但它们仍然提供了有用的药物比较点（Christensen 和 Kristiansen，2006）。

按照惯例，人们已经接受使用疼痛缓解或不良反应严重程度的临界值，分别计算 NNT 和 NNH。事实上，感知到的收益或风险，可能受到个体差异或治疗环境的强烈影响。例如，患有剧烈疼痛的患者可能觉得疼痛缓解 30% 或更少是有临床意义的。此外，如果这样可以换取功能或生活质量的改善，一些患者可能愿意忍受轻度 / 中度不良反应，以实现疼痛控制的小幅改善。了解患者的用药史及之前治疗的成功与否，也将指导处方中的药物选择。处方者须始终检查患者的个体因素，如肾功能和过敏史，进一步评估风险 / 危害和药物相互作用的可能性。

药物获得许可后，必须继续收集药物不良反应的信息。当一种药物用于姑息治疗时，这一点尤为重要。姑息治疗的特点是患者通常为晚期患者，以及适用于“超说明书用药”的多种药物合用。在这些情况下，药物的使用可能与基于临床试验信息的预期完全不同的不良反应的责任相关。

八、临床药理学原理

临床药理学大致分为药代动力学（人体对药物的作用）和药效学（药物对人体的作用）。在姑息治疗领域，药物往往不用于治疗或改善所患疾病，而主要用于改善症状。给药目的通常是为了继续治疗直至死亡。了解患者和疾病恶化时的药代动力学的变化，结合对药物作用基本模式的理解，为合理选择和使用最合适的治疗方法打下基础。

九、药代动力学

药代动力学包括药物的吸收、分布、代谢和排泄（absorption, distribution, metabolism, and excretion of drugs，ADME）。其中每一个环节的详细描述都可以在药理学教科书中找到。在某种程度上，个体间的动力学差异由基因决定；然而，每个环节还受到许多其他因素的影响，这些因素可能会随时间推移发生重大变化（框 38-1）。

（一）吸收

在细胞层面，吸收发生在脂质细胞膜上，是一个沿着浓度梯度的被动过程。对于大多数口服药物，这一过程发生在小肠。只要药物处于溶液中，具有一定的脂溶性，并且有足够的表面积和足够的时间在小肠中扩散，就能被正常吸收。如果由于病理过程或抗胆碱能药物、阿片类药物导致胃排空延迟，则可能会出现吸收率降低。

现在，许多药物被研制成缓释制剂，需要在小肠中停留特定的时间，才能形成预期的吸收曲线。在胃肠道通过时间增加或减少的患者中，可能存在预期的时间 - 作用关系无法实现的风险。在任何一种情况下，药物治疗的持续时间或效果可能会丧失。

一些用于姑息治疗的药物是通过非口服途径吸收的。药物通过口腔、鼻腔或直肠黏膜吸收，经静脉直接进入体循环中，可避免肝脏的首过代谢。与口服途径相比，非口服途径的生物利用度更高，起效更快。例如，在治疗运动诱发的癌性暴发痛时，如果需要快速起效，使用经黏膜吸收的芬太尼产品可能达到目的（Twycross 等，2012；Davies 等，2013）。

一些脂溶性药物可通过皮肤得以充分吸收，如丁丙诺啡、芬太尼和格拉司琼，它们通过贴剂透皮给药，可以在数小时或数天内控制药物释放。临床试验表明患者对这种给药方式非常满意。然而，对于恶病质或发热患者必须小心，因为这些情况会影响药物吸收（Heiskanen 等，2009）。将贴片暴露于热源（如热垫）会增加药物吸收，从而导致意外过

框 38-1　影响药代动力学的因素

- 年龄。65 岁以上，肝肾功能逐渐下降。在老年人中也发现中枢神经系统对药物作用的敏感性增加
- 肝脏疾病可能产生无法预测的影响。门静脉和全身循环之间的分流可以避开首过代谢并增加生物利用度。在慢性肝病中，功能性肝细胞量下降可能影响代谢。在严重疾病中，血浆蛋白的减少可能导致游离未结合药物的血浆浓度升高
- 肾衰竭。代谢产物具有活性且经肾清除的药物可能有蓄积风险。药物作用可能加重尿毒症状态
- 肥胖会导致更大的分布容积和更长的消除 $t_{1/2}$
- 体温过低、体温过高、低血压和低血容量也可能导致药物吸收、分布和代谢的变化

量（Medicines and Healthcare products Regulatory Agency，2008）。

（二）生物利用度

吸收和生物利用度不同。药物的生物利用度是所给药物以原形进入体循环的百分比。生物利用度是口服给药后最有临床意义的指标。大范围的肝脏首过代谢导致某些药物的生物利用度相对较低和（或）较大的个体差异。例如，口服吗啡的生物利用度平均仅为 35%，范围为 15%～64%，而羟考酮的生物利用度平均为 75%，范围为 60%～87%。在口服和肠外途径之间切换时，生物利用度的差异使安全剂量的选择变得更为复杂，这也是剂量滴定对于确定阿片类药物有效剂量至关重要的主要原因之一。

影响肝功能的疾病过程或服用诱导或抑制细胞色素 P450（cytochrome P450，CYP450）系统酶的药物，会改变生物利用度。例如，在慢性肝病患者中，血液可能从门静脉“分流”到全身血管；这样会绕过肝酶，降低首过效应，并提高药物生物利用度。肝功能的这些变化可能对口服给药后的药物水平有深远的影响，但在胃肠外给药时影响相对较小。

（三）分布

分布容积（V_d）是药物总量均匀分布以达到血药浓度所需的理论容积。对于吸收到脂肪库或肌肉中的高亲脂性药物，如芬太尼，其分布容积可能是体格大小的许多倍。

V_d 作为半衰期（$t_{½}$）的重要决定因素，在计算所需药物的负荷剂量时，也具有理论上的重要性。疾病引起的变化，如恶病质或肾衰竭，可能会改变药物的浓度 - 时间关系。由于身体成分或物理化学环境的改变，其他具有潜在深远影响的有关过程也可能发生。例如，所有阿片类药物都呈弱碱性，在溶液中溶解时会解离成游离碱和电离子。电离形式在受体位点有活性，而游离碱形式更易溶于脂肪。离子化和非离子化药物的相对比例取决于 pH 和 pKa，并可能随疾病的影响而改变。

所有阿片类药物都不同程度地与血浆蛋白结合，如白蛋白和糖蛋白。未结合和未电离的阿片类物质分子能够扩散到作用部位，其比例称为扩散分数。可扩散部分的浓度和其他因素，如脂溶性，决定了药物的起效速度。药物的可扩散部分，可能会随着晚期疾病出现的低白蛋白血症而改变。

高脂溶性可促进药物穿过血脑屏障进入大脑，因此能推动药物快速起效。然而，这种观点过于简单化，因为正是电离形式在阿片受体产生活性。因此，用脂溶度和生理 pH 下电离药物百分比构成的复杂函数来表示起效速度更妥当。吗啡具有高扩散分数，但其脂溶性低，导致起效缓慢。然而，阿芬太尼具有高扩散分数和更高的脂溶性，这两者共同解释了起效更快的原因。两种药物的基线值，包括 V_d、蛋白质结合或药物电离形式的比例，可能会随着各种疾病相关因素而改变。

（四）代谢

药物的生物转化主要发生在肝脏中，并影响药物的消除速度和生物利用度。代谢的速度常决定药物清除率；然而，被肝脏快速清除的药物（高萃取率），其清除率可能取决于药物向肝脏的输送速度，而不是代谢速度（流量依赖性动力学）。对于此类药物，如果肝血流量明显减少，药物蓄积就会出现。

药物代谢的生化过程十分复杂。代谢通常分为两个阶段。第一阶段包括氧化、还原、水解、水化、脱硫乙酰化和异构化。在这些反应中，由 CYP450 酶超家族成员催化的氧化反应最重要，也最有特点。第二阶段通常涉及结合反应，可能表现为葡萄糖醛酸化、糖基化、硫酸化、甲基化、乙酰化，以及与谷胱甘肽或某些氨基酸结合的形式。所有这些反应都必然生成更具水溶性且易于肾脏排泄的产物。在某些情况下，第二阶段反应可以在没有先前的第一阶段反应的情况下进行。当 Ⅰ 相反应确实发生时，它们可以通过产生或暴露化学反应基团来为 Ⅱ 相反应制备药物分子，然后形成 Ⅱ 相反应的底物。

（五）清除

肝脏和肾脏是两个主要药物清除器官，两者都对药理学和病理生理学来源的变异性敏感。清除率被定义为单位时间内药物完全清除的血液体积，反映清除过程的效率。它通常以 ml/min 或 L/h 为测量单位。它是 $t_{½}$ 和稳态血药浓度的主要决定因素。

（六）半衰期

$t_{½}$ 可能是最著名和最常用的药代动力学参数。消除 $t_{½}$ 是体内清除一半药物所需时间的量度，常与作用持续时间密切相关。在开始重复给药或改变现有方案的剂量后，无论给药途径或给药间隔如何，都需要 5～6 个半衰期才能达到稳态浓度。具有长 $t_{½}$ 的药物，会蓄积相对较长的时间。因此，浓度可能会超过有效治疗范围并达到毒性水平。美沙酮用药异常复杂，因为它的总 $t_{½}$ 相对较长（>20h），其缓慢清除阶段的变化很大（$t_{½}$ 为 15～60h），在此之前还有一个快速分布阶段（$t_{½}$ 为 2～3h），因此启动治疗时需要特别小心。

（七）稳态血药浓度

个体患者的任何给药方案，目的都是使血液中的药物浓度高到足以产生预期效果，而不产生不良反应。该浓度不可能一直完全稳定，因为峰值会出现在给药后最大药物吸收点，而谷值则出现在每次给药前（图 38–1）。峰浓度和谷浓度之间的变化幅度，由药物的清除 $t_{½}$ 和给药频率决定。

（八）达到稳态血药浓度的时间

药物达到稳态血药浓度所需的时间取决于 $t_{½}$。如前所述，如果以恒定的时间间隔给予相同剂量的药物，则需要 5～6 个 $t_{½}$ 才能达到稳态药物浓度；4 个 $t_{½}$ 可大约达到该浓度的 95%。这仅适用于“一级”动力学控制消除的药物。幸运的是，绝大多数药物都在其列。苯妥英钠是一个值得注意的例外，它既涉及“一级”又涉及“零级”过程。

吗啡的 $t_{½}$ 为 2～4h。因此，每 4 小时服用 1 次吗啡时，大约 16h 后达到 95% 的稳态。每天进行剂量滴定，可确保剂量变化是在稳态下发生。相比之下，美沙酮需要 4～7 天，有时甚至更长的时间才能达到稳定状态。基于这一点，使用负荷剂量的美沙酮常需谨慎滴定一段时间（几天后），以将毒性风险降到最低。

十、药效学

药物通过各种不同的作用对身体产生影响。这些作用可能需要与受体结合、改变酶反应过程或直接影响化学或物理作用。了解药物实际的作用机制有助于选择最合适的一线药物和联合治疗的药物。例如，在神经病理性疼痛中，常需将具有不同和互补作用机制发挥作用的药物进行组合。药物，尤其是老药，可能不止一种作用机制，也许会增加不良反应和药物相互作用的可能性。影响药效学的因素有很多，部分最常见的因素如下。

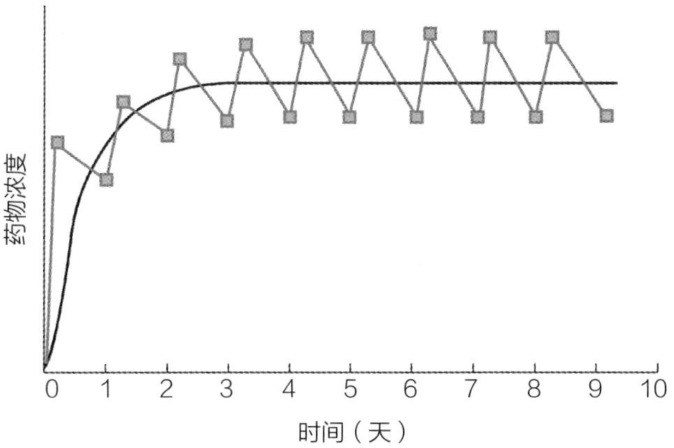

▲ 图 38–1　短效药物的稳态血药浓度每次给药后显示出波峰和波谷

（一）受体

受体是细胞膜内的特殊蛋白质，是细胞与外界沟通不可或缺的一部分。它们对某些配体具有高度特异性，如特定激素、细胞因子和（或）药物。例如，阿片类药物的作用是通过其与阿片类受体（主要是 μ 阿片类受体）相互作用而产生的。

（二）激动药、部分激动药、拮抗药和混合激动 – 拮抗药

与受体相互作用的药物，大致分为激动药类和拮抗药类。阿片类药物就是一个很好的例子（表 38–1）。大多数临床使用的阿片类药物都是完全激动药。阿片类拮抗药，如纳洛酮和纳曲酮，与 μ 阿片类受体结合而不产生激动药活性。丁丙诺啡是一种部分激动药，被认为在 8～16mg/d 的剂量下具有封顶效应（Walsh 和 Eissenberg，2003）。然而，由于推荐的镇痛剂量远低于上限剂量（相当于高达 3～4mg/d 或 2×70μg/h 的贴剂），丁丙诺啡用药通常对应其剂量 – 反应曲线的线性部分，因此在临床上作为一种完全的激动药在疼痛管理中发挥作用。在阿片类药物依赖性治疗中使用的较高剂量下，可能会出现部分激动药效应（Greenwald 等，2003）。

（三）效能、效价和相对效价

效能由给药时引起的反应来确定。例如，阿片类药物的效能，取决于剂量增加后产生的镇痛程度，剂量增加范围受不良反应发生的限制。相比之下，效价反映了剂量 – 反应关系，常由与特定剂量相关的特定效果（如镇痛）的强度来确定。效价受药代动力学因素（即有多少药物进入体循环并到达受体）、药物与受体的亲和力影响。

可以使用相对效价比或产生相同镇痛效果所需的剂量比，从而比较阿片类药物的效价。来自急性或慢性疼痛患者的单剂量和重复剂量的研究数据，已被用于研究“等量镇痛药”或剂量转换表。然而，

表 38-1　阿片受体激动药和拮抗药

受体作用	描　述	举　例
激动药	激动药是一种药物，它对细胞受体具有亲和力并与其结合，诱导细胞发生变化，从而刺激生理活动。阿片受体激动类药物镇痛作用没有临床相关的封顶效应	• 阿芬太尼 • 海洛因 • 芬太尼 • 氢吗啡酮 • 美沙酮 • 吗啡 • 羟考酮 • 哌替啶 • 他喷他多 • 曲马多
部分激动药	部分激动药具有较低的内在活性（效能），因此其剂量-反应曲线显示出封顶效应，低于完全激动药产生的最大效应	• 丁丙诺啡
拮抗药	拮抗药没有内在的药理作用，但可以干扰激动药的作用 竞争性拮抗药与激动药结合的受体相同，并且竞争同一受体位点；而非竞争性拮抗药以其他方式阻断激动药的作用	• 纳洛酮 • 纳曲酮
混合激动-拮抗药	混合激动-拮抗药对一种受体产生激动作用，对另一种受体产生拮抗作用	• 布托啡诺 • 纳布啡 • 喷他佐辛

引自 Dickman，A.(2012).Drugs in Palliative Care，Second Edition. Oxford UK：Oxford University Press.

“等量镇痛药”一词具有误导性，因为对于不同阿片类药物的反应，存在较大的个体差异。这些表格应仅用于指导阿片类药物轮换（Riley 等，2006）。

（四）改变酶活性的药物

一些药物通过影响酶反应过程而不是通过与受体结合来发挥作用。许多药物通过抑制酶的作用而起效。例如，非甾体抗炎药通过阻断 COX 的作用，干扰前列腺素的合成，从而发挥抗炎作用。

（五）通过抑制离子运动起效的药物

加巴喷丁和普瑞巴林，与神经纤维上（N、P/Q）电压门控钙通道的 α2δ 亚基结合。结合过程可以减少钙离子内流，使产生疼痛的兴奋性神经递质释放减少。

（六）具有直接化学或物理作用的药物

其他药物通过直接的化学或物理作用产生预期效果。抗酸药是具有直接化学作用的药物，它们具有中和胃酸的碱基。具有物理作用的药物包括聚乙二醇，它可以增加粪便体积并软化粪便，从而刺激肠蠕动。

十一、药物相互作用

有姑息治疗需求的患者，可能需要针对各种情况的药物，使用新药来解决新出现的问题也在考虑之列。鉴于药物相互作用的可能性，应始终考虑治疗方案是否合理，继续使用有益的药物，停用那些无法改善预后或症状的药物。如果因药物相互作用导致治疗失败或产生毒性，那么这种相互作用就是不利的。记住所有药物可能的相互作用几乎不可能，但是了解药物相互作用的内在机制，经常检查处方信息，可以让处方者保持谨慎。

（一）药物不良反应

药物不良反应可定义为，在正常使用条件下服用某种药物或联合用药后出现的不必要或有害的反应，疑似与该药物有关。

阿片类镇痛药是出现不良反应最常见的药物之一。一项针对 3695 名住院患者药物不良反应的研究报道称，16% 可归因为阿片类药物（Davies 等，2009）。老年患者、有心脏病或呼吸系统疾病的患者、阿片类药物与苯二氮䓬类等其他镇静药物联用时，不良反应的风险会增加（Bernard 和 Bruera，2000）。

（二）药代动力学中的药物相互作用

当添加一种药物时，另一种药物的吸收速率或吸收程度、代谢（包括首过消除和清除）、分布和肾脏排泄发生变化，就会出现药代动力学相互作用。理论上，药物相互作用的临床影响可能难以预测。

甲氧氯普胺和抗胆碱能药物等改变胃排空速度的药物，可能会影响其他药物的吸收速度。在胃肠道中，一些药物与其他药物结合并影响其生物利用度。例如，如果抗酸药、铁盐或考来烯胺与某些药物同时使用，则需要多加小心。

由肝脏代谢率变化引起的药物相互作用，将导致那些首过效应显著的药物的生物利用度发生变化和清除率降低。药物的稳态浓度可能会受到较大影响。

许多药物（特别是苯巴比妥、卡马西平、苯妥英钠和利福平），能在肝脏中诱导 CYP450 和葡萄糖醛酸酶。这些酶具有多种底物，因此存在巨大的药物相互作用潜力（表 38–2）。首过代谢增加，可能导致需要加大药物剂量以达到治疗水平。相反，一些药物可能单独或作为一个完整的超家族抑制 CYP 酶（表 38–2）。某些食品也可能诱导或抑制肝酶系统；例如，西柚含有抑制 CYP3A 的呋喃香豆素（Hanley 等，2011）。

肾脏中最重要的药物相互作用涉及不同物质间竞争肾小管主动分泌。肾小管分泌活性剂被有机酸

表 38–2 涉及细胞色素 P450 酶系的潜在药物相互作用

抑制药							
CYP1A2	CYP2B6	CYP2C8	CYP2C9	CYP2C19	CYP2D6	CYP2E1	CYP3A4
胺碘酮 环丙沙星 双氯芬酸 氟伏沙明	氯吡格雷 帕罗西汀 舍曲林	胺碘酮 氟康唑 布洛芬 奥美拉唑 泮托拉唑 奎宁 甲氧苄啶	胺碘酮 氟康唑 布洛芬 甲硝唑 咪康唑 奥美拉唑 泮托拉唑 奎宁	塞来昔布 埃索美拉唑 氟康唑 氟西汀 兰索拉唑 莫达非尼 奥美拉唑 雷贝拉唑 舍曲林	胺碘酮 塞来昔布 度洛西汀 氟西汀 氟哌啶醇 左美丙嗪 美沙酮 帕罗西汀 奎宁 舍曲林	酒精（急性使用） 双硫仑	胺碘酮 比卡鲁胺 克拉霉素 双氯芬酸 地尔硫䓬 红霉素 氟康唑（高剂量） 西柚汁 氟哌啶醇 伊马替尼 伊曲康唑 维拉帕米
酶底物							
CYP1A2	CYP2B6	CYP2C8	CYP2C9	CYP2C19	CYP2D6	CYP2E1	CYP3A4
阿米替林 多潘立酮 度洛西汀 氟他胺 氟哌啶醇 美沙酮 米氮平 萘普生 奥氮平 昂丹司琼 对乙酰氨基酚 罗匹尼罗 茶碱 华法林	双氯芬酸 氯胺酮 美沙酮	双氯芬酸 布洛芬 萘普生 奥美拉唑 瑞格列奈 罗格列酮 他莫昔芬	阿米替林 塞来昔布 双氯芬酸 氟西汀 格列齐特 格列美脲 格列吡嗪 布洛芬 氯胺酮 美沙酮 甲硝唑 萘普生 奥美拉唑 他莫昔芬 华法林	阿米替林 西酞普兰 氯吡格雷 地西泮 双氯芬酸 埃索美拉唑 布洛芬 兰索拉唑 美沙酮 萘普生 奥美拉唑 泮托拉唑 苯巴比妥 雷贝拉唑 舍曲林 华法林	阿米替林 可待因 度洛西汀 氟西汀 氟哌啶醇 美沙酮 哌甲酯 甲氧氯普胺 米氮平 奥美拉唑 昂丹司琼 羟考酮 帕罗西汀 异丙嗪 利培酮 舍曲林 他莫昔芬 曲马多 曲唑酮 文拉法辛	多潘立酮 对乙酰氨基酚 茶碱	阿芬太尼 阿米替林 卡马西平 西酞普兰 氯硝西泮 地塞米松 地西泮 多潘立酮 埃索美拉唑 依托考昔 依西美坦 芬太尼 非那雄胺 格拉司琼 氟哌啶醇 氯胺酮 甲羟孕酮 美沙酮 哌甲酯 甲硝唑 咪达唑仑 米氮平 莫达非尼 奥美拉唑 昂丹司琼 羟考酮 泮托拉唑 奎宁

（续表）

							雷贝拉唑 瑞波西汀 利培酮 舍曲林 辛伐他汀 他莫昔芬 曲唑酮 文拉法辛 佐匹克隆
诱导剂 +							
CYP1A2	CYP2B6	CYP2C8	CYP2C9	CYP2C19	CYP2D6	CYP2E1	CYP3A4
卡马西平 苯巴比妥 利福平 烟草	卡马西平 莫达非尼 苯巴比妥 利福平	卡马西平 苯巴比妥 利福平	卡马西平 苯巴比妥 利福平	卡马西平 苯巴比妥		酒精（长期使用） 苯巴比妥	卡马西平 地塞米松 莫达非尼 苯巴比妥 苯妥英钠 利福平 圣约翰草

经许可转载，改编自 Dickman，A.(2012).Drugs in Palliative Care，Second Edition.Oxford UK：Oxford University Press.

利用，如襻利尿药和一些非甾体抗炎药。虽然一些药物的肾脏排泄是 pH 依赖性的，但通常对正常治疗的影响较小。也有一些例外，如同步使用尿液酸化剂（如乙酰唑胺），可显著提高美沙酮的肾脏清除率（Bellward 等，1977）。

（三）药效学中的药物相互作用

一些药物 – 药物相互作用发生在受体水平。例如，丁丙诺啡是部分激动药，吗啡是完全激动药，如果加入丁丙诺啡，吗啡诱导的镇痛作用可能会因受体水平竞争性而受到限制。

十二、药物基因组学

药物基因组学研究基因变异如何影响对药物的反应。它是个性化医疗的基石，旨在为个人量身定制治疗方案，最大限度地提高疗效和减少不良反应。在肿瘤学中，现在可以预测对某些化疗药物的反应，例如，*UGT1A1* 基因的变异与伊立替康引起的严重中性粒细胞减少有关（Innocenti 等，2004）。在心脏病学中，对华法林、他汀类药物和氯吡格雷的反应都与遗传因素有关（Johnson 和 Cavallari，2013）。关于如何最好地将这些知识转化为临床实践的工作仍在继续（Johnson 等，2012）。

阿片类药物基因组学

在镇痛药物领域，对 *CYP2D6* 基因的研究揭示了基因变异如何与药代动力学和最终的阿片类药物反应有关。*CYP2D6* 参与多种阿片类药物的代谢，包括可待因、曲马多和羟考酮。70 多个 *CYP2D6* 等位基因已被描述，它们直接影响最终的蛋白质；其中包括单核苷酸多态性、缺失、插入和拷贝数变异（Leandro-Garcia 等，2009）。这种变异的总功能效应被分为四种主要表型：低代谢、中等代谢、广泛代谢和超快代谢。可待因部分（10%）被 CYP2D6 代谢为吗啡（Lotsch，2005）。大约 10% 的高加索人代谢不良，可待因几乎没有镇痛作用（Sindrup 等，1990）。相反，3% 的高加索人是极快代谢者，可待因相关不良反应发生率较高（Kirchheiner 等，2007）。有病例报道称，由摄入可待因后具有极快代谢能力的母亲母乳喂养的儿童出现致命的新生儿阿片类药物中毒（Madadi 等，2007）。

结论

这些临床药理学原理为姑息治疗的处方提供了依据。来自药物生产商、教科书和其他渠道的药物具体信息，可以成为提高治疗安全性和有效性的基础。

第 39 章　阿片类药物治疗：优化镇痛效果

Opioid therapy Optimizing analgesic outcomes

Nathan I. Cherny　Marie T. Fallon　著
朱家丽　吴　楠　译　　李金祥　戴海峰　杨　扬　校

阿片类镇痛药是治疗与活动性癌症（WHO，2019）和其他慢性进展性疾病相关的慢性疼痛的主流药物，尤其在疾病晚期。虽然对许多患者同时使用其他方法和干预措施可能是恰当的，在一些患者中也是必要的，但阿片类药物几乎是所有中度或重度慢性疼痛患者的首选。安全有效地使用阿片类药物，是姑息治疗的一项关键能力，其前提是持续努力平衡预期收益和潜在伤害。本章重点介绍不断发展的科学和阿片类药物镇痛的安全临床实践，旨在为临床实践和未来研究提供信息。

阿片类镇痛药通常区别于非阿片类镇痛药，如对乙酰氨基酚和非甾体抗炎药，以及所谓的辅助镇痛药。后者包括糖皮质激素、镇痛性抗抑郁药和加巴喷丁类药物，这些药物除疼痛外具有主要适应证，但在特定情况下是有效的镇痛药。

阿片类药物具有复杂的药理学特征，体现在对不同阿片类化合物的反应存在很大的个体差异。最近的证据表明，遗传变异的重要性，不仅决定了个体对外源性阿片类药物的反应，还决定了个体对内源性阿片类药物的反应，这与机体减轻疼痛传递的内在能力有关（Lee 等，2014; De Felice，2016）。与此同时，神经影像学的进步有助于模拟受试者、疼痛部位、内源性阿片系统和阿片类物质外源性传递之间的复杂关系。这一不断发展的科学可能解释了对阿片类药物反应的一些差异，并提出了改善治疗效果的方法。例如，本章介绍的 fMRI 研究揭示了阿片类药物的中心作用及阿片类镇痛的解剖学、神经生物学和功能方面的复杂相互作用。反过来，这可能会提高人们对疼痛这一复杂神经心理躯体问题的理解，这一问题涉及疼痛路径、内源性和外源性阿片系统、内在神经可塑性及个体对不良反应的潜在易感性之间的动态相互作用。

一、术语

本章和本教科书中使用了以下定义。

阿片制剂专指从罂粟汁中提取的药物。例如，吗啡是一种生物碱，是从罂粟中提取的天然产物，因此属于阿片制剂。美沙酮，一种完全人工合成的药物，不属于阿片制剂（Hughes 和 Kosterlitz，1983）。

阿片类药物是一个总称，包括天然存在、半合成和合成的药物，它们都是通过与阿片受体结合而产生效果。吗啡和美沙酮都是阿片类药物，内源性神经肽也是大脑中阿片受体的配体。在与阿片受体的关系中，外源性阿片化合物可能是激动药、部分激动药、混合激动 – 拮抗药或拮抗药。纳洛酮通过与阿片类受体结合对阿片类激动药产生立体特异性拮抗作用。

麻醉药品通常用于描述吗啡类药物，但这个词并不精确，在一些国家，它是在与药物滥用有关的法律背景下使用的，它与药物滥用的联系有时带有贬义。它来源于希腊语 narke，意思是麻痹或麻木。鉴于其滥用和含义，临床环境中讨论阿片类药物时应避免使用该术语。

二、第一部分：阿片类镇痛药的药物生物学和药理学

（一）阿片受体

阿片受体属于 G 蛋白耦联受体的一个超家族，所有这些受体都具有七个跨膜区域（Yost，1993）。这组占所有已知受体的 80%，包括毒蕈碱受体、肾上腺素能受体、GABA 受体和生长抑素受体。与其他 G 蛋白耦联受体一样，阿片受体与细胞外的一种化合物结合，并激活细胞内的一系列化学途径。与细胞外蛋白质结合的分子包括多种外源性阿片类化合物，如吗啡和其他阿片类药物，以及许多内源性阿片类物质，如甲硫氨酸 – 脑啡肽、β– 内啡肽和强啡肽。

一旦被激活，阿片受体就会抑制兴奋性通路中

的冲动传递，包括释放血清素、儿茶酚胺和 P 物质的通路。这些通路与疼痛感知和幸福感有关。不同类型的阿片受体抑制反映了一组共同的机制。这些机制包括抑制一种普遍的酶（腺苷酸环化酶）和激活细胞钾泵。初始化学反应发生后，后续的化学级联反应减少了相关通路的激活。阿片类药物戒断反应体现了一旦阿片类药物介导的抑制被消除，这些通路所产生的过度反弹活动。

20 世纪 70 年代初，人们研究阿片镇痛机制时发现了阿片受体。它们大量存在于中枢神经系统，但重要的是也存在于外周。最初，大脑中的阿片类受体通过生化技术得以发现，该技术证明了其与放射性标记的阿片配体的结合（Atcheson 和 Lambert，1994）。早期确定了三种主要类型，现称为 μ 阿片受体（mu opioid receptor，MOR）、δ 阿片受体（delta opioid receptor，DOR）和 κ（κ_1、κ_2 和 κ_3）阿片受体（kappa opioid receptor，KOR）（Kosterlitz，1987；J.M.Walker 等，1990；Lord 等，1997）。这些受体于 1993 年被克隆（Y.Chen 等，1993；Raynor 等，1993；Yost，1993），已知其氨基酸序列。

目前，只有 MOR、DOR 和 KOR 被认为是阿片受体，它们的一些特征被总结在表 39-1 中。每组的亚型包括 μ_1、μ_2、δ_1、δ_2、κ_1、κ_2 和 κ_3。阿片类受体的功能、分布和对各种配体的亲和力有所不同，尽管它们存在相当多的功能重叠，并且都介导镇痛作用。

这三种受体的内源性配体是神经肽 β- 内啡肽（MOR）、强啡肽（KOR）和甲硫氨酸 - 脑啡肽（DOR）。这些蛋白与其他受体具有显著的交叉亲和力。MOR 受体家族是负责抑制伤害性通路的主要阿片受体类型，吗啡及吗啡样外源性阿片药物对 MOR 具有最大的亲和力；这些化合物也可以与其他受体较少程度地结合（Pasternak，1993）。

吗啡等药物的镇痛和精神活性作用，以及抑制呼吸和胃运动的不利影响，都是由 MOR 介导。在没有疼痛的情况下，刺激 MOR 可能产生欣快感和宁静感。这种反应被认为部分是由于 μ 受体与多巴胺和 GABA 神经递质系统的交叉反应。身体对这种外部刺激有自己的内源性反应。

MOR、KOR 和 DOR 在 CNS 及其周围的不同部位具有不同的密度。尽管所有这些都能激活细胞钾泵并抑制神经传递，但受不同受体类型影响的通路（部分由其位置决定）会产生截然不同的作用（图 39-1）。鉴于阿片类药物不良反应的重要性，值得详细研究想要和不想要的作用机制。这些活动如图 39-2 所示。

（二）阿片类镇痛的机制

阿片类药物产生镇痛作用的复杂级联机制。

- 被激动药激活后，阿片受体与百日咳毒素敏感的异源三聚体 Gi/o 蛋白耦联，后者解离成亚基，与各种细胞内效应系统相互作用（Law 等，2000；Waldhoer 等，2004；Stein，2016；Machelska 和 Celik，2018）。
- Gai/o 抑制 AC、cAMP 形成和 PKA 活性，从而阻断热敏 TRPV1（Vetter 等，2006；Endres-Becker 等，2007）。
- Gi/o-cAMP 通路还抑制超极化激活的环核苷酸门控（hyperpolarization-activated cyclic nucleotide-gated，HCN）通道、ASIC 和电压门控钠离子（Nav）通道（Ingram 和 Williams，1994；Gold 和 Levine，1996；Cai 等，2014）。
- Gbg 阻断 Cav2 通道和热敏 TRPM3，并激活各种钾离子通道（KC），如 G 蛋白耦联内向整流 KC（GIRK 或 Kir3）通道和 KATP 通道（Law 等，2000；

表 39-1　阿片受体分类

受　体	分子分类	内源性配体	部　位
μ	OP3	β- 内啡肽、leu- 和 met- 脑啡肽；内啡肽	外周炎症；脊髓突触前和突触后神经元、中脑导水管周围灰质、中缝大核、丘脑、皮质
κ	OP1	强啡肽	脊髓、脊髓上、下丘脑
δ	OP2	脑啡肽；β- 内啡肽	嗅觉中枢，皮层运动整合区，在伤害感受区分布有限
Orphan（不是真正的阿片受体）	ORL-1（阿片样受体）	痛敏素	脊髓

引自 UpToDate，https://www.uptodate.com/home.

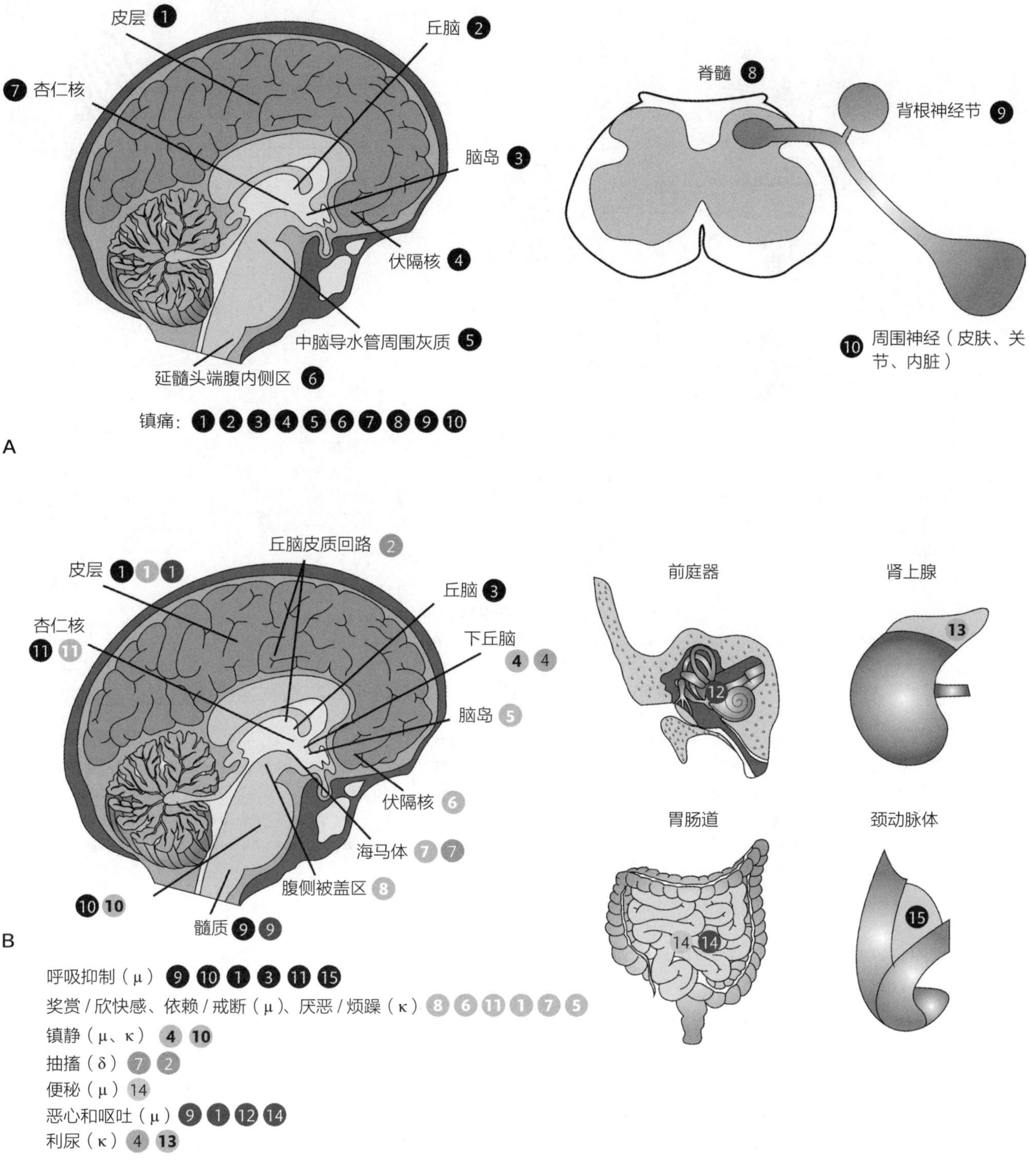

▲ 图 39-1　参与阿片类药物镇痛 A 和不良反应 B 的躯体结构的表现

经 Creative Commons Attribution 4.0 International（CC BY 4.0）license 许可转载，引自 Machelska，H and Celik，MÖ（2018）Advances in Achieving Opioid Analgesia Without Side Effects.Front.Pharmacol.9：1388.https：//doi.org/10.3389/fphar.2018.01388.

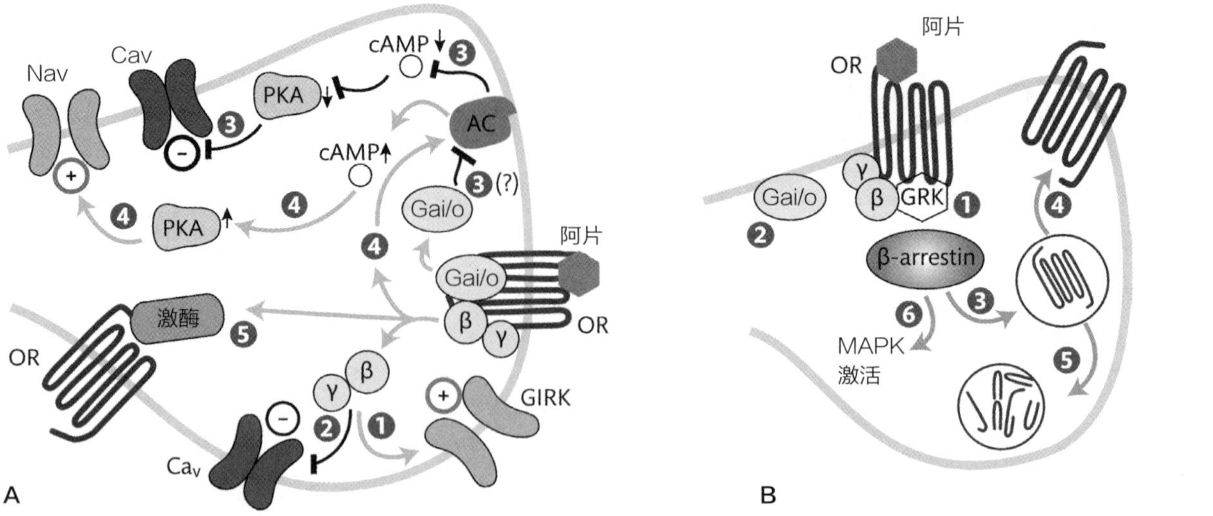

呼吸抑制（μ）❶
镇静（μ、κ）❶❷
便秘（μ）❶❷
恶心和呕吐（μ）❸
镇痛耐受（μ、δ、κ）
奖赏 / 欣快感、依赖 / 戒断（μ）
厌恶 / 烦躁（κ）❹❺

呼吸抑制（？）
便秘（？）
镇痛耐受（？）
厌恶（？）
奖赏效应衰减（？）

▲ 图 39-2　阿片类药物引起不良反应的机制

A. 阿片类受体（OR）激活后 G 蛋白介导的不良反应（OR）。1. 呼吸抑制：GIRK 通道的 Gbg 依赖性激活。1 和 2. 镇静和便秘：GIRK 通道的 Gbg 依赖性激活（1）和 Cav 通道的抑制（2）。3. 恶心和呕吐：Gai/o 介导的 AC 抑制、cAMP 水平和 PKA 活性降低、Cav 通道抑制；这是基于间接证据（用问号表示）。4 和 5. 镇痛耐受性、奖赏效应 / 欣快感、依赖 / 戒断或厌恶 / 烦躁：Gbg 介导的 AC 激活、cAMP 水平升高、PKA 活性增强和 Nav 通道激活（4）。OR 被包括 PKA 在内的各种激酶（5）磷酸化，并被 Gbg PKC、CaMK Ⅱ和丝裂原活化蛋白激酶（MAPK）激活，导致 OR 与 G 蛋白介导的作用解耦联。B. β- 抑制蛋白依赖性作用。即使被阿片类药物短暂激活后，OR 被 Gbg 募集的 GRK 磷酸化，随后 β-arrestin 与磷酸化 OR 结合（1），它终止 G 蛋白耦联和信号转导（2），并导致 OR 内吞（3）。去磷酸化的 OR 可以再循环到细胞膜（4）或导向溶酶体并降解（5）。β-arrestin-2 还可能促进吗啡诱导的呼吸抑制、便秘、镇痛耐受和 κ 受体介导的厌恶，并抑制吗啡诱导的奖赏效应。其中一些作用可能涉及 MAPK 激活（6），但机制尚不清楚（用问号表示）[经 Creative Commons Attribution 4.0 International（CC BY 4.0）license 许可转载，引自 Machelska，H and Celik，MÖ（2018）Advances in Achieving Opioid Analgesia Without Side Effects.Front.Pharmacol.9：1388.https：//doi.org/10.3389/fphar.2018.01388]

Waldhoer 等，2004；Cunha 等，2010；Stein，2016；Dembla 等，2017）。

● 最终，这些阿片类药物介导的作用导致兴奋性神经递质释放（如 P 物质、CGRP 和谷氨酸）被抑制、超极化和神经元兴奋性的总体降低；伤害感受性通路中的这些反应最终产生镇痛作用（Yaksh，1997；Ocaña 等，2004；Stein，2016；Yudin 和 Rohacs，2018）。

阿片类药物镇痛并不完全与大脑活动受抑制有关。Wagner 等发现在阿片类药物镇痛期间，前扣带皮层（anterior cingulate cortex，ACC）和中脑导水管周围灰质的激活增加（Wagner 等，2007）。越来越多的证据表明，这些区域构成了伤害感受下行调节的神经回路，包括额叶边缘和脑干区域（Tracey，2010）。该回路区域内活动的基线波动，可以预测个体痛觉阈值的瞬时变化，并且与个体之间特质焦虑和疼痛警觉性的差异有关（Ploner 等，2010），这可以预测疾病过程开始后将经历的疼痛（Seretny 等，2016）。已知内源性阿片类有助于这种下行神经回路的功能（Zubieta 等，2001；Bencherif 等，2002；Sprenger 等，2006）。总之，这些观察结果表明，阿片类药物可以激活这些下行神经回路，作为镇痛效应的另一种机制（Petrovic 等，2002）。fMRI 研究测量了对有害刺激的反应，也表明了这种可能性。

此外，镇痛作用可以通过免疫细胞表达的阿片受体介导。白细胞阿片受体的激活导致内源性阿片肽的分泌。释放的阿片肽随后激活神经元阿片受体并缓解疼痛（Celik 等，2016）。

（三）阿片类药物对情绪反应与感官反应的影响

神经影像学研究表明，疼痛来自大脑区域广泛的网状系统（Apkarian 等，2005），考虑到疼痛的复杂性（Tracey，2005），这并不令人惊讶。IASP 把疼痛定义成“一种与实际或潜在的组织损伤相关的不愉快的感觉或情绪体验，或者用这种损伤的措辞来描述”（International Association for the Study of Pain，1994）。

岛叶皮层在伤害感受和疼痛感知中起重要作用（Ostrowsky 等，2002；Craig，2003；Oertel 等，2008；Mazzola 等，2009），由伤害性刺激引起的岛叶皮层活动尤其易受阿片类药物给药影响（Wise 等，2002，2004）。其他研究表明，杏仁核、前岛叶和扣带回皮层区域的激活与疼痛所致的情感变化有关（Craig，2009），在最低阿片类药物剂量时可被最大限度地抑制，这也表明，具有高阿片类受体密度的边缘区域对阿片类药物作用非常敏感。事实上，fMRI 数据说明了阿片类药物对大脑功能方面的作用，表明阿片类镇痛药可以在不改变疼痛感觉的低剂量下，直接影响情绪反应（图 39-3）（Lee 等，2014）。

（四）阿片受体和非镇痛作用

阿片受体还介导许多不良反应，这些不良反应限制了阿片类物质的镇痛治疗。MOR 的激活可导致呼吸抑制、镇静、便秘、恶心、呕吐、奖赏效应 / 欣快感、依赖 / 戒断。这些活动既复杂又多样。

1. 奖赏效应　由 MOR 介导的强化和奖赏效应，是成瘾发生的基础。阿片类药物撤药或阿片类拮抗药给药后身体依赖和戒断现象的产生也主要涉及该受体。

阿片类药物也会引起厌恶和烦躁，这些结果与 KOR 有关。后一种受体的激动药也会导致镇静和利尿。DOR 的激活可引起惊厥，并可能产生奖赏效应或有助于其他药物滥用的奖赏效应。

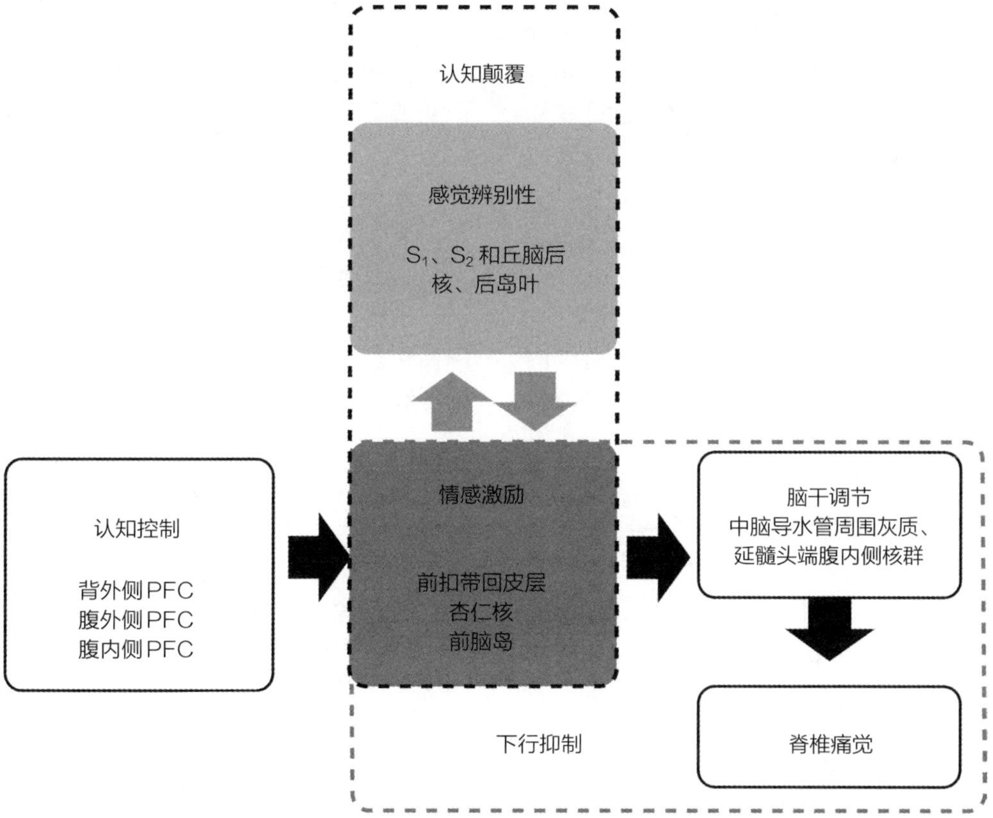

▲ 图 39-3　阿片类药物镇痛的大脑机制

痛觉由相互关联的大脑区域的神经激活产生，这些大脑区域具有感觉辨别和情感激励功能。阿片类药物可能通过优先靶向边缘区域直接改变疼痛感知。此外，阿片类药物可能参与边缘 – 脑干对脊髓伤害感受的抑制，这也发生在涉及前额叶皮质（PFC）的疼痛认知控制过程中 [经许可转载，改编自 Lee，MC et al.（2014）.Imaging opioid analgesia in the human brain and its potential relevance for understanding opioid use in chronic pain.Neuropharmacology.84（100）：123-30.DOI：10.1016/j.neuropharm.2013.06.035]

所有这些不良反应都由 G 蛋白介导的对阿片受体激活的反应引起（图 39-2）。每个症状都代表了一种具有多重细胞和分子机制的复杂现象（Kapusta，1995；Y.Li 和 van den Pol，2008；Bruijnzeel，2009；Koob 和 Volkow，2010；Gendron 等，2016；Dripps 等，2018）。它们共同涉及一个广泛分布的大脑网络，包括中脑边缘通路（腹侧被盖区、伏隔核）、杏仁核、皮质、海马和脑岛（Bruijnzeel，2009；Koob 和 Volkow，2010）。

2. 呼吸抑制　呼吸抑制由脑干髓质和脑桥、皮质区、丘脑和杏仁核中的 MOR 激活引起，MOR 在颈动脉体的外周激活程度较低（Pattinson，2008；Imam 等，2017）。Gbg 依赖性的 GIRK 通道被激活，从而引起脑干呼吸中枢的神经元抑制（Montandon 等，2016）。

3. 镇静　镇静由控制觉醒和睡眠的下丘脑和蓝斑神经元中的 MOR 和 KOR 激活引起（Greco 等，2008；Y.Li 和 van den Pol，2008；Chung 等，2017），依赖于 Gbg 对 GIRK 和 Cav 通道的作用（Y. Li 和 van den Pol，2008）。

4. 便秘　便秘主要由胃肠道外周感觉肌间神经元和黏膜下神经元中的 MOR 介导，但脊髓和脊髓上的受体也可能参与（Burks，1990；Galligan 和 Akbarali，2014；Imam 等，2017）。局部胃肠道效应由 Gbg 激活 GIRK 通道和抑制 Cav 通道所介导，引起肠道神经元活性抑制，包括胃肠道中乙酰胆碱和 P 物质分泌阻断（Galligan 和 Akbarali，2014）。

5. 恶心和呕吐　恶心和呕吐主要由延髓、皮质和前庭器官中的 MOR 介导，部分由胃肠道中的 MOR 介导，可能继发于便秘（Porreca 和 Ossipov，2009；Imam 等，2017）。间接证据表明，恶心和呕吐可能涉及 Gai/o 介导的 cAMP-PKA 通路活性降低、Cav 通道的阻断，从而抑制前庭器官中的神经元（Seseña 等，2014；Imam 等，2017）。利尿效应是由下丘脑中 KOR 的激活及肾上腺中的某些激活导致（Kapusta，1995）。

（五）阿片受体新进展及新靶点

1. 外周阿片受体　外周阿片受体在三叉神经节和背根神经节的伤害感受器细胞体中合成，从那里运输并聚集在支配外周组织（皮肤、关节、内脏）的神经末梢的伤害感受器。靶向外周阿片受体的概念来源于这样一个事实，即它们介导镇痛，但不涉及不良反应（Stein 等，2003）。外周限制性阿片类药物应该没有 CNS 不良反应，并产生较少或较轻的具有 CNS 和外周成分的不良反应，如便秘、恶心、呕吐（由中枢 MOR 介导）和利尿（由中枢 KOR 介导）。

位于疼痛来源的靶向外周阿片受体可能具有额外优势。起源于外周组织的疼痛综合征通常与炎症有关（包括手术、关节炎、神经病变、癌症和内脏疾病）。相关的炎症会促进外周感觉神经元中阿片受体的合成、转运和 G 蛋白耦联，并通过破坏神经周围屏障促进了阿片类药物进入受体（Mousa 等，2017）。此外，受损组织被含有阿片肽并表达功能性阿片受体的免疫细胞浸润（Celik 等，2016）。

所有这些事件都导致阿片类药物对外周受体的镇痛效果增强。这在动物模型和人类中局部应用小剂量、全身无活性的阿片类药物后得到了证明（Stein，2016）。重要的是，临床预试验和临床试验都证实外周阿片受体介导了全身给予阿片类药物后的大部分镇痛作用（Jagla 等，2014；Stein，2016）。例如，Stein 等已经证明，一种新设计的具有降低的酸解离常数（pK_a）的激动药通过选择性激活炎性（酸性）组织中的外周 MOR 而消除了疼痛，并且不会引起不良反应。

2. κ 阿片受体　对精神分裂症的研究已重点关注 KOR 阻滞药，并且正在重新研究该受体以用于镇痛（Che 等，2018）。KOR 的激活导致 β- 抑制蛋白的募集和伴随的烦躁不安。最近，人们的兴趣集中在使用 KOR 激动药作为镇痛介质上，因为它们没有表现出 μ 激动药的不良反应特征（Millan，1990）。

虽然有证据表明 β-arrestin-2- 调节的信号传导是阿片类药物诱导的不良反应的基础，但确切的机制尚不清楚（图 39-2）。

（六）阿片类药物和神经可塑性

1. 阿片类药物与慢性疼痛中的大脑　对慢性疼痛患者大脑的 PET 研究表明，随着时间的推移，阿片受体结合减少，说明大脑对阿片类药物的反应发生了变化，这可能解释了临床相关的影响。许多基于 MRI 的研究表明，与健康对照组相比，几种临床疼痛人群大脑中的奖赏回路发生了体积变化（Schmidt-Wilcke，2008；Younger 等，2011）。然而，目前尚不清楚神经成像（PET 或 MRI）研究的这些发现是否与慢性疼痛或长期药物使用（包括阿片类药物）的影响有关。

2. 阿片类药物和成瘾　成瘾的机制很复杂，取决于个体的内部和外部因素。奖赏中心的激活可以由内源性阿片系统及外源性阿片的输送驱动。镇痛的机制与奖赏和强化相关的机制不同。一项有趣的研究将阿片类药物与可卡因进行了比较，并在 fMRI 上阐明了其不同的奖赏机制（Ewan 等，2011，2012）。fMRI 研究进一步表明，阿片类药物可能产生的奖励和强化机制在慢性疼痛的情况下可能明显，也可能不明显，这取决于疼痛的病理学。fMRI 研究跟踪长期使用阿片类药物治疗疼痛的患者，并将他们与没有疼痛病理学的阿片类药物使用者进行比较，这可能有助于了解成瘾风险和机制。

3. *耐受性*　阿片类药物诱导的神经可塑性在药物耐受性的形成中也很明显。当剂量－反应曲线向右偏移时，怀疑产生了药物耐受性。当这种情况与非镇痛作用（如呼吸抑制）有关时，它是有益的。然而，当它导致镇痛减弱时，会阻止阿片类药物产生良好的治疗效果。

临床上，耐受性可能难以诊断，特别是在癌症疼痛中，由于疾病进展导致镇痛需求增加很常见。当怀疑疾病进展是镇痛效果下降的原因时，不能用耐受性来解释结果。同样，一些非镇痛作用的减少，如嗜睡或呼吸抑制，被认为可能由于耐受性产生，但实际上反映了疼痛本身的激活作用。后一种现象可以得到证明，例如，一名接受阿片类药物治疗的患者，对阿片类药物耐受性良好，直到一次成功的神经阻滞突然消除了疼痛，导致该患者的呼吸功能陷入危险。阿片类药物在临床环境中的剂量－反应关系可能受到许多因素的影响，其中包括与耐受性相关的机制。

镇痛耐受性形成的潜在机制包括分子信号通路的改变和阿片受体的下调。涉及五种可能机制（Nagi 和 Pineyro，2011）。

- cAMP 通路的上调导致多种细胞内第二信使对 MOR 的磷酸化，包括 G 蛋白耦联受体激酶、MAPK、蛋白激酶 C 和磷脂酶 C。
- 受体与 G 蛋白或 MOR 的功能解耦、受体下调或两者兼而有之。
- NMDA 受体、一氧化氮系统的激活，在小鼠模型中产生耐受性；NMDA 拮抗药已被证明可以抑制急性耐受性的发展。
- 激活表达阿片受体的神经胶质细胞，释放促炎性神经递质，如 NO 和蛋白激酶 C；阿片类药物还通过 TLR-4 激活神经胶质细胞，对后者的抑制已被证明可以减少耐受性，从而改善阿片类药物镇痛。
- 与内源性阿片肽受体占据相关的结合电位的变化或受体绝对数量的变化（Harris 等，2007；Maarrawi 等，2007）。

关于炎症、创伤和疾病的动物模型中阿片类药物耐受性的数据很少且不一致。一些行为研究提示，与安慰剂对照组相比，炎症（Vaccarino 等，1993；Zollner 等，2008）、癌症（Urch 等，2005）和神经病理性模型（Iwai 等，2012）中，阿片类药物的抗伤害感受作用（戒断作用）的耐受性形成较慢。其他研究证实促进了镇痛耐受性的形成，特别是在神经病理性模型中（Raghavendra 等，2002）。这种不一致似乎与物种、疾病模型、阿片类药物种类和给药剂量有关（Mogil，2009）。

4. *阿片类药物引起的痛觉过敏*　阿片类药物诱发的痛觉过敏（opioid-induced hyperalgesia，OIH）在临床中发生的范围和对疼痛控制能力的削弱存在争议，但这种现象本身已被广泛接受，并在临床前模型中得到令人信服的证明。当全身疼痛随着阿片类药物剂量的增加而加剧和恶化时，则提示 OIH（Tompkins 和 Campbell，2011）。尽管这种现象和镇痛耐受性都与疼痛加剧有关，但疼痛的程度和性质不同于阿片类药物靶向的基础疼痛，并且观察到疼痛随着阿片类药物剂量的增加而加重，提示 OIH 诊断。事实上，阿片类药物剂量减少后疼痛的改善，有助于区分阿片类药物耐受性和 OIH（Baron 和 McDonald，2006）。

OIH 可以在健康动物模型长期服用阿片类药物后表现出来（Bannister 和 Dickenson，2010；Heinl 等，2011）。这些数据似乎与长期使用美沙酮来处理阿片类药物依赖的个体的临床研究中对有害刺激的耐受性降低的发现一致（Compton 等，2000；Doverty 等，2001；Pud 等，2006）。因此，痛觉过敏的发展可能因给药持续时间、剂量和阿片类药物化学成分的变化而变化（Angst 和 Clark，2006；Cooper 等，2012）。

尽管产生镇痛耐受的机制与产生 OIH 的机制之间可能存在重叠，但也存在重要差异，这可能与 OIH 和阿片类药物在细胞层面上的兴奋作用之间的联系有关（Simonnet 和 Rivat，2003；van Dorp 等，2009；Waxman 等，2009；Muscoli 等，2010）。

OIH 的可能机制包括 NMDA 受体激活、刺激 KOR 的脊髓强啡肽增加、中枢疼痛通路的下行性抑制减少、COMT 的遗传变异、通过 TLR-4 神经胶质细胞的激活（Roeckel 等，2016）。一种模型研究表明，初级传入感觉神经中伤害性活动的增加导致神经递质谷氨酸对 NMDA 受体的激活增加，进而导致谷氨酸的进一步释放。尽管 NMDA 受体激活通常会抑制痛觉，但似乎还存在一种仍未被充分理解的机制，即这些受体的激活会导致钙离子内流，使神经元更易兴奋，并容易产生痛觉过敏。大多数 OIH 的动物和人类研究都应用氯胺酮等拮抗药探索了 NMDA 受体的作用，这可能会减弱这种现象。

如前所述，OIH 在患有疼痛病变的人群中发生的程度尚不确定。这种不确定性已在伤害性输入的动物模型中得到了研究。与健康动物中的 OIH 相比，相对少的动物研究证实 OIH 存在于组织损伤（X. Li 等，2001；Celerier 等，2006；Liang 等，2008）、炎症（Rivat 等，2009）或癌症（T. King 等，2007）。

对痛觉过敏药物作用敏感性的变异也表明了临床环境的复杂性。例如，对健康志愿者阿片类药物输注后痛觉过敏的心理躯体 -fMRI 联合研究表明，只有 50% 的人对伤害性热刺激产生了输注后的痛觉过敏（Wanigasekera 等，2011）。这表明个体间存在相当大的变异性，可能与遗传易感性有关（Jensen 等，2009）。

临床形势具有挑战性。我们需要通过研究来了解耐受性和 OIH 现象的影响，以确定临床上重要的 OIH 发生，并提供一种安全有效的方法来解决 OIH 的发生，而无须把阿片类药物剂量强制性减少到与阿片类药物戒断不良影响相关的水平。可能有必要使用一种策略组合，在减少使用令人不适的阿片类药物的同时维持镇痛，这可能涉及临时使用 NMDA 拮抗药，如氯胺酮（Colvin 和 Fallon，2010）。

（七）阿片类镇痛药反应的遗传调节

药物遗传学因素在阿片类镇痛药反应的显著差异中发挥着重要作用。这些因素包括药物代谢酶、药物转运蛋白、阿片受体、参与伤害性信息感知和处理的结构，具有临床上重要的遗传多态性（V.A.Walker 等，1988）。这些多态性可能是阿片类镇痛药药代动力学或药效学作用差异的基础。

当然，候选基因多态性只能根据我们目前对阿片类镇痛机制的理解来确定。尽管有许多可能的候选基因对疼痛治疗具有潜在重要性，但镇痛调节的证据仅存在于少数基因（表 39-2）。临床相关药物遗传学效应最有力的证据，是 *CYP2D6*、*COMT*、*SLC22A1* 和 *OPRM1* 118A>G 的遗传变异。现已制订可待因和 *CYP2D6* 基因分型的临床指南（Crews 等，2014），并且 *CYP2D6* 基因分型已成功应用于儿科临床实践（Gammal 等，2016）（见第 58 章）。

（八）阿片类药物对免疫系统的影响

阿片类药物和免疫抑制之间的联系，已经在体外和体内临床前模型及患者身上得到研究。在实验室中，免疫抑制活性取决于阿片类药物的类型，与其效价或作用持续时间无关。然而，结果并不一致。许多研究表明，吗啡具有免疫抑制作用（Ninkovic 和 Roy，2013），但另一种强短效阿片类药物氢吗啡酮似乎没有免疫抑制性。吗啡和芬太尼已被发现会损害巨噬细胞、自然杀伤（natural killer，NK）细胞、T 细胞的功能，在体外和动物实验研究中能削弱肠道屏障。

关于阿片类药物免疫抑制作用的直接比较研究很少，而且研究结果难以解释。芬太尼、吗啡和舒芬太尼的一项比较研究显示，在动物和患者手术期间给予这些药物，会损害 NK 细胞活性，但这一发现的意义尚不明确（Beilin 等，1989，1992，1996）。一项比较研究评估了几种阿片类药物对雄性瑞士小鼠的免疫抑制作用（Sacerdote 等，1997）；吗啡和羟考酮损害脾细胞增殖、NK 细胞活性和 IL-2 的产生，而氢吗啡酮治疗没有显著影响。两种阿片类药物（吗啡和羟考酮）的免疫抑制效果不同，这种不同未出现在其他阿片类药物，原因可能在于分子本身的结构属性。

阿片类药物引起的免疫抑制临床研究有限且相互矛盾。这将在本章的临床部分作进一步讨论。

（九）阿片结构

阿片类镇痛药的结构多种多样，尽管对于大多数阿片类药物而言，活性化合物通常是左旋（laevo）立体异构体。叔氮是产生活性的必要结构，被乙烯链与季碳隔开。正如在吗啡分子上看到的那样，其他重要的活性和代谢位置包括 C-3 酚基（它与氮的距离影响活性）和 C-6 醇基。临床上使用的阿片类药物，包括菲类（如吗啡）、苯基哌啶类（如芬太尼）和二苯丙胺类（如美沙酮）；一些常用制剂的结构将在本章后面展示（图 39-8）。

结构修饰会影响激动药活性并改变物理化学性质，如脂溶性。例如，由于 CNS 渗透减少，产生季氮的化学修饰显著降低了效能。若改变氮上的甲基，会产生镇痛的拮抗作用。可以通过 C-3 酚的羟基化、C-6 的氧化（如氢吗啡酮）、C-3 和 C-6 的双重乙酰化（如二乙酰吗啡）、C-14 的羟基化和 C-7/8 的双键还原来提高效能。在 C-3 OH 基团上的进一步添加会

表 39-2 阿片类药物基因组学候选基因的列表

基 因[a]	染色体	单核苷酸多态性	rs 编号	频率（%）			与遗传变异相关的阿片类药物
				非洲人	亚洲人	白种人	
CYP2D6[b]	22	PM UM	— —	1 20	1 2	10 2	可待因 氢可酮 羟考酮 曲马多
OPRM1[b]	6	118A>G	rs1799971	(G)[c]1	(G)39	(G)16	吗啡 芬太尼 羟考酮 阿芬太尼 阿片类药物
COMT[b]	22	472G>A 408C>G 186C>T	rs4680 rs4818 rs4633	(A)28 (G)17 (T)29	(A)28 (G)17 (T)27	(A)50 (G)40 (T)50	吗啡 瑞芬太尼 阿片类药物
SLC22A1[b]	6	(*2)Met420del (*3)181C>T (*4)1201G>A (*5)1393G>A (*6)262T>C	rs72552763 rs12208357 rs34130495 rs34059508 rs55918055	(T)0.4 (T)0.3 (A)0 (C)0	(T)0 (T)0 (A)0 (C)0	(T)6 (T)2 (A)2 (C)0.3	可待因 曲马多 吗啡
ABCC3	17	−211C>T	rs4793665	(C)41	(C)14	(C)44	吗啡
CYP3A4	7	(*1G)20230G>A (*22)15389C>T	rs2242480 rs35599367	(A)85 (T)0.08	(A)27 (T)0	(A)8 (T)5	芬太尼
CYP3A5	7	(*3)6986A>G	rs776746	(A)82	(A)29	(A)6	芬太尼
UGT2B7	4	−900G>A IVS1+985A>G	rs7438135 rs62298861	(G)23 (G)27	(G)28 (G)4	(G)49 (G)16	吗啡
ABCC1	7	1236C>T 2677G>T/A 3435C>T	rs1128503 rs2032582 rs1045642	(T)14 (G)0 (T)15	(T)63 (G)38 (T)40	(T)42 (G)53 (T)52	芬太尼 吗啡 羟考酮
KCNJ6	21	−1250G>A 1032A>G	rs6517442 rs2070995	(G)6 (A)0.6	(G)31 (A)36	(G)32 (A)20	吗啡 瑞芬太尼 阿片类药物

PM. 弱代谢者；UM. 超快速代谢者
VAF= 从 dbSNP(NCBI) 推导的次要等位基因频率
a. 根据临床实践中应用的相对重要性和证据对基因进行分类
b. 最有力的证据
c. 括号中的大写字母表示变异
经许可转载，改编自 Matic，M.et al.(2017).Analgesia and Opioids：A Pharmacogenetics Shortlist for Implementation in Clinical Practice.Clin Chem.63(7):1204-1213.DOI：10.1373/clinchem.2016.264986.

降低活性。混合激动 - 拮抗药中发现短链烷基取代，C-14 的羟基化或溴化产生完全拮抗药，甲基的去除或取代会降低激动药活性（Hanks 等，2001）。

（十）药代动力学和物理化学性质

了解单个阿片类药物的特定理化性质和药代动力学可能有助于确定最佳给药途径，以便在适当的作用持续时间内达到有效的受体位点浓度。所有阿片类药物都是弱碱，游离和电离部分的相对比例取决于血浆 pH 和特定阿片类药物的 pK_a。

扩散到作用部位的阿片类药物的量（可扩散部分）取决于脂溶性、浓度梯度和结合程度。白蛋白和酸性糖蛋白的血浆蛋白浓度及其与组织的结合程度，决定了解离和非解离部分的可用性。这种可扩散的部分进入大脑和其他地方的组织部位，到达受体的量不仅取决于亲脂性，还取决于非特异性组织结合的量（如CNS脂质）。

离子化、质子化形式在受体位点具有活性。这对于作用的速度和持续时间具有重要意义。例如，吗啡具有相对亲水性，穿透血脑屏障较慢。然而，由于低水平的非特异性组织结合，任何给定剂量的物质绝大部分最终都会到达受体部位。这种效应位点平衡时间（$t_{½}$ k_e0）是通过评估阿片类药物对脑电图的影响来测量的（Malver等，2013）。偏移时间也可能会延长，从而导致作用持续时间比预期的血浆半衰期（$t_{½}$）更长。

由于其高脂溶性，阿片类药物往往具有大的分布容积（V_d）。长时间输注后，高脂溶性阿片类药物浓度在脂肪库和其他身体组织中会产生显著储存。这反映在"输注即时$t_{½}$"中，即输液停止后血浆浓度下降50%所需的时间。大多数阿片类药物长时间输注后，输注即时$t_{½}$会增加。例如，芬太尼的消除$t_{½}$在静脉注射后为3～5h，但在长时间输注后增加到7～12h。

大多数阿片类药物代谢发生在肝脏（Ⅰ期和Ⅱ期反应），亲水性代谢物主要通过肾脏排泄，尽管少量可能通过胆汁排泄或在尿液中以原型排出。因此，肝血流量是血浆清除率的主要决定因素之一。个别药物的代谢见表39-3。当肠道中排出的水溶性代谢物被肠道菌群代谢为原型阿片类药物，然后被重吸收时，可能会发生肠肝循环。脂溶性阿片类药物可能会扩散到胃中，由于低pH而离子化，然后在小肠中重吸收，这导致血浆浓度出现第二个峰值。

表39-4总结了一些阿片类药物的物理化学和药代动力学特性。代谢（包括活性代谢物的产生）、不同组织之间的分布、消除都在个体受试者体内相互作用，在受体位点易于产生临床上重要的反应。许多因素会影响这些理化和药代动力学特性，导致在临床中观察到的阿片类药物作用的变化。这些因素中最重要的包括以下内容。

1. *年龄* 年龄影响药代动力学和药效学。老年人的代谢和分布容积通常减少，导致血浆中游离药物浓度增加。到75岁时，肝血流量可能下降了40%～50%，阿片类药物的清除率降低。在老年人中也发现CNS对阿片类药物作用的敏感性增加。

2. *肝脏疾病* 肝脏疾病的阿片类药物作用不可预测，尽管除非合并脑病，否则临床效应可能没有差异。血浆蛋白浓度的降低，也会影响血浆的游离药物浓度。

3. *肾衰竭* 肾衰竭可能对具有经肾排泄的活性代谢产物的阿片类药物（如吗啡和二乙酰吗啡）产生显著影响。

4. *肥胖* 肥胖会导致更大的分布容积和更长的消除$t_{½}$。

表39-3 部分阿片类药物的代谢和排泄

药 物	代 谢	粪 便	尿 液
吗啡	葡萄糖醛酸化 硫酸化 *N*-脱烷基化	微量	24h内排出90%（10%吗啡；70%葡糖苷酸；10% 3-硫酸盐；1%去甲吗啡；3%去甲吗啡葡糖苷酸）
可待因	*O*-去甲基化 葡萄糖醛酸化	微量	24h内排出86%[5%～10%可待因；60%可待因葡糖苷酸；5%～15%吗啡（主要是共轭的）；微量去甲吗啡]
海洛因	*O*-脱乙酰化 葡萄糖醛酸化	微量	24h内排出80%（5%～7%吗啡；90%吗啡葡萄糖醛酸苷；1% 6-乙酰吗啡；0.1%海洛因）
丁丙诺啡	葡萄糖醛酸化 *N*-脱烷基化	70%，主要为原型	7天内排出2%～13%。主要是*N*-脱烷基丁丙诺啡（和葡糖苷酸），丁丙诺啡-3-葡糖苷酸
哌替啶（杜冷丁）	*N*-去甲基化 水解	无排泄证据	24h内排出70%（10%哌替啶；10%去甲哌啶；20%哌替啶酸；16%哌替啶酸葡糖苷酸；8%去甲哌啶酸；10%去甲哌啶酸葡糖苷酸；加上少量其他代谢物）
美沙酮	*N*-脱烷基化	30%	24h内排出60%（33%美沙酮；43% EDDP；10% EMDP；加上少量其他代谢物）
芬太尼	*N*-脱烷基化 羟基化	9%	4天内排出70%[5%～25%芬太尼；50% 4-*N*-（*N*-丙酰苯胺-哌啶）加其他代谢物]

表 39-4　部分阿片类药物的药代动力学和理化特性

阿片类药物	pK_a	蛋白结合（%）	辛醇：水分配系数	终末 $t_{½}$（h）	清除率 [ml/（kg · min）]	分布容积（L/kg）	作用持续时间（h）
吗啡	7.9	30	6	1.7～3.0	15～20	3～5	3～5
羟考酮	8.5	45	0.7	3～4	13	2～3	2～4
可待因	8.2	20	0.6	2～4	9～13	2.5～3.5	4～6
哌替啶	8.5	70	39	3～5	8～18	3～5	2～4
芬太尼	8.4	90	813	2～4	10～20	3～5	1～1.5
阿芬太尼	6.5	91	128	1～2	4～9	0.4～1	0.25～0.4
瑞芬太尼	7.3	70	18	0.1～0.2	40～60	0.3～0.4	2～5min
美沙酮	8.3	90	26～57	15～20	2	5	4～8

5. 低体温、低血压和低血容量　低体温、低血压和低血容量也可能导致阿片类药物吸收、分布和代谢的改变。

（十一）激动药、拮抗药和混合机制药物

根据它们与各种受体亚型的相互作用，阿片类化合物可分为激动药、激动－拮抗药和拮抗药三类（表 39-5）。

1. 激动药　激动药是一种对特定受体具有亲和力并与之结合的药物。阿片类激动药对镇痛没有临床相关的天花板效应。随着剂量的增加，镇痛作用以对数线性函数增加，直到达到镇痛效果或出现剂量限制性不良反应。效能由活性剂给药引起的最大反应来定义。在实践中，这是由剂量增加后产生的镇痛程度决定的，剂量增加的范围受不良反应的严重程度限制。

与效能相反，效价反映了剂量－反应关系，通过与特定效果相关的剂量来描述。效价受药代动力学因素（即有多少药物进入人体体循环，然后到达受体）和药物受体亲和力影响。

效能和效价的概念如图 39-4 所示，图中显示了两种药物 A 和 B 的剂量－反应曲线。如果将剂量的对数与反应作图，激动药将产生 S 形状或 S 形曲线。两种药物以最大反应来定义的效能是相同的。药物 A 产生与 B 相同的反应时，剂量较 B 低，因此被描述为效价更高。

2. 完全拮抗药　完全拮抗药没有内在的药理作用，但可以干扰激动药的作用。竞争性拮抗药与激动药相同的受体结合并竞争受体位点，而非竞争性拮抗药以其他方式阻断激动药的作用。

阿片类拮抗药，如纳洛酮（短效）和纳曲酮（长效），同样可以阻断 MOR、DOR 和 KOR。它们用于逆转阿片类药物过量相关的呼吸抑制。它们通常不用于逆转阿片类药物的其他不良作用，因为它们也会逆转镇痛作用。

最近，阿片类拮抗药已被开发用于其他适应证。它们可用于治疗酒精中毒和阿片类药物成瘾，并已商业化用于治疗阿片类药物引起的便秘。在一些国家，后一个问题现在可以用几种单方制剂拮抗药［统称为外周作用的μ阿片受体拮抗药（peripherally-acting mu-opioid receptor antagonist，PAMORA）］或羟考酮和纳洛酮口服复方制剂来治疗。

3. 激动－拮抗药　一些阿片类药物对阿片受体既有激动作用又有拮抗作用。根据药物－受体相互作用的特定模式，这些激动－拮抗药镇痛药可细分为混合激动－拮抗药和部分激动药。混合激动－拮抗药和部分激动药均具有镇痛天花板效应，理论上两者均可促使躯体依赖吗啡类药物的患者产生戒断。由于这些原因，这类药物常被认为在治疗与进展性疾病（如癌症）相关的慢性疼痛方面作用有限。

混合激动－拮抗药对一种受体产生激动作用，对另一种受体产生拮抗作用。喷他佐辛就是典型药物。它对 KOR 具有激动作用，又具有微弱的 μ 受体拮抗作用。后一种作用解释了如果将这些药物中的一种给予躯体依赖 μ 受体激动药阿片类药物的患者，则存在阿片类药物戒断的风险。对 KOR 的作用可能会产生 κ 介导的拟精神病作用，这在完全或部分 μ 受体激动药中是看不到的，这一点以喷他佐辛最为

表 39-5　用于镇痛的阿片类药物分类

阿片类药物种类	药　物	治疗注意事项
完全激动药	• 可待因 • 氢可酮 • 双氢可待因 • 吗啡 • 氢吗啡酮 • 芬太尼 • 羟考酮 • 羟吗啡酮 • 左啡诺 • 美沙酮 • 哌替啶	• 中 – 重度癌痛治疗的主流药物 • 镇痛没有临床相关的天花板效应；随着剂量增加，镇痛作用也增加，直到达到满意的镇痛效果或出现剂量限制性不良反应 • 由于有毒代谢物的潜在影响，哌替啶和右丙氧芬不是首选 • 必须谨慎使用美沙酮；临床医生只有熟知长且多变的 $t_{½}$、不可预测的效能和 QTc 延长的可能性所带来的风险后，才能在没有指导的情况下使用该药物
混合激动 – 拮抗药	• 丁丙诺啡 • 布托啡诺 • 地佐辛 • 纳布啡 • 喷他佐辛	• 激动 – 拮抗药包括具有较低内在效力的 μ 受体激动药（部分激动药）和对一种阿片受体具有激动作用而对另一种具有拮抗作用的药物（混合激动 – 拮抗药） • 大多数被开发成对患有成瘾疾病的人具有吸引力的药物，这一特性不构成对癌症疼痛的广泛使用合理化 • 所有药物都有可能导致躯体依赖阿片类激动药的患者产生急性戒断 • 大多数混合激动 – 拮抗药对镇痛有天花板效应。然而，丁丙诺啡没有天花板效应（临床剂量）。它可作为透皮贴剂和口腔黏膜制剂使用，并且可能对阿片类药物相对未耐受的癌症患者有效。一些混合激动 – 拮抗药（喷他佐辛和布托啡诺）有很高的拟精神病不良反应风险
混合机制药物	• 曲马多 • 他喷他多	对 μ 受体具有激动作用并阻断单胺类物质再摄取的中枢镇痛药

经许可转载，引自 Portenoy，R.K.et al.(2020).Cancer pain management with opioids：Optimizing analgesia.UpToDate.Wolters Kluwer.Copyright © 2020 UpToDate，Inc.and/or its affiliates. 所有权利保留

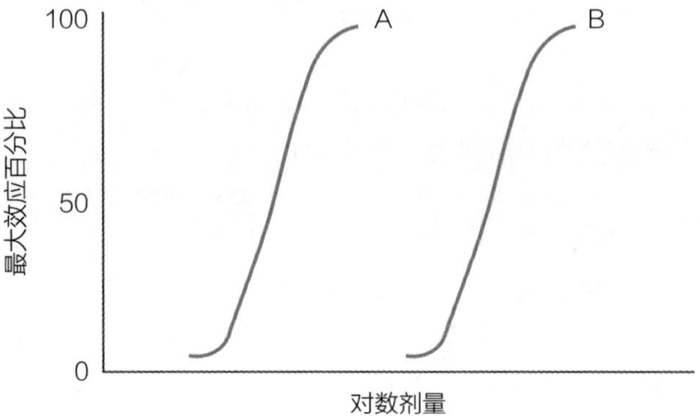

▲ 图 39-4　两种阿片类完全激动药（A 和 B）的剂量 – 反应曲线，效能相似但效价不同（A 比 B 更有效）

明显。

尽管阿片类部分激动药（如丁丙诺啡）的受体相互作用很复杂，但最重要的是 MOR 介导的作用。丁丙诺啡对该受体的内在活性（效能）较低，所以它是一种部分激动药。它的剂量 – 反应曲线表现出天花板效应，低于完全激动药产生的最大效应。这种现象如图 39-5 所示，因为该图中的药物 C 是一种相对有效的部分激动药，它在曲线下部以较低剂量产生与 A 相同的反应，但在较高剂量时不如 A 和 B 有效。

尽管丁丙诺啡的内在活性低于 μ 受体激动药，但它与阿片受体的结合亲和力更高。当与激动药一起给药时，丁丙诺啡可以取代激动药，这可能导致阿片类药物作用的全面降低，足以产生急性戒断综合征。同样，有人提出，由于丁丙诺啡的作用时间长，以及假定它会“拮抗”吗啡作用，当患者从丁丙诺啡转换为吗啡治疗时，吗啡的作用可能会被阻断。这些担忧可能解释了在治疗癌症或其他严重慢性疾病引起的疼痛方面，丁丙诺啡的使用有限。然而，随着丁丙诺啡透皮制剂的出现，这种药物治疗慢性疼痛的范围得以扩大。据报道，24h 内的上限为 8～16mg 或更多（Sindrup 和 Brosen，1995），可以在不接近该剂量的前提下使用多张透皮贴剂。在上限剂量以下，丁丙诺啡可被视为完全 μ 受体激动药，因为它的作用位于剂量 – 反应曲线的线性部分。

4. 混合机制药物　曲马多和他喷他多都是中枢镇痛药，其作用机制取决于 μ 受体激动和单胺类物

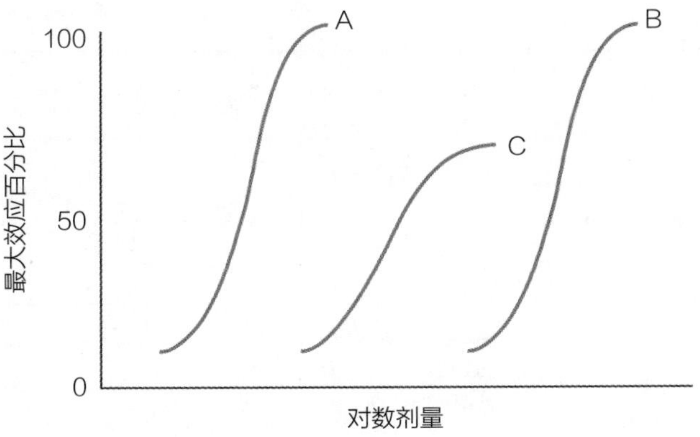

▲ 图 39-5 两种阿片类完全激动药（A 和 B）和阿片类部分激动药 C 的剂量 - 反应曲线

质（5-HT 和去甲肾上腺素）再摄取抑制作用。尽管没有证据表明曲马多在治疗癌痛方面优于单纯 μ 受体激动药（Wilder-Smith 等，1994；Leppert，2009），但它在一些国家被广泛用作二阶梯的替代疗法。他喷他多是一种相对较新的药物，几乎没有证据表明它可用于治疗癌痛（Mercadante 等，2013；Wiffen 等，2015）。这些药物的单胺能机制，引起了人们对在相对高剂量或与其他单胺能化合物共同给药期间可能出现血清素综合征的担忧。因此，当这些药物长期使用时，剂量增加受到限制。

（十二）相对效价和等效镇痛剂量

相对效价是产生相同镇痛效果所需的两种镇痛药剂量之比。按照惯例，每种常用阿片类药物的相对效价是基于与 10mg 肠外吗啡的比较。来自急性或慢性疼痛患者的单剂量和重复剂量研究的数据，已用于制订等效镇痛剂量表（表 39-6），该表为药物或给药途径改变时的剂量选择提供指导。等效镇痛剂量表中包含的信息，不代表标准剂量，也不能作为剂量选择的绝对指南。

许多变量可能会影响个体患者的合适剂量，包括疼痛强度、既往阿片类药物应用史（药物、持续

表 39-6 用于治疗慢性疼痛的阿片类镇痛药（纯 μ 受体激动药）

吗啡样激动药	等效镇痛剂量[a]	$t_{½}$（h）	达峰时间（h）	时效（h）	毒 性	注 释	口服生物利用度（%）	活性代谢产物
吗啡	10 SC	2～3	0.5～1	3～6	便秘、恶心、镇静最常见；癌症患者中罕见呼吸抑制	阿片类药物的标准对照；多种途径可用药	20～30	M6G
	20～60 PO[b]	2～3	1.5～2	4～7				
缓释吗啡	20～60 PO[b]	2～3	3～4	8～12		每天 2 次给药	20～30	M6G
缓释吗啡	20～60 PO[b]	2～3	4～6	24		一些国家批准的每天 1 次的吗啡	20～30	M6G
氢吗啡酮	1.5 SC	2～3	0.5～1	3～4	同吗啡	有多种用药途径	35～80	无
	7.5 PO	2～3	1～2	3～4				
羟考酮	20～30	2～3	1	3～6	同吗啡	在美国，与阿司匹林或对乙酰氨基酚联合用于中度疼痛；对重度疼痛，可买到不含非阿片类的口服制剂	60～90	羟吗啡酮
缓释羟考酮	20～30	2～3	3～4	8～12				羟吗啡酮
羟吗啡酮	1 SC	—	0.5～1	3～6	同吗啡	无口服制剂		葡糖苷酸
	10 PR	—	1.5～3	4～6				

（续表）

吗啡样激动药	等效镇痛剂量[a]	$t_{½}$（h）	达峰时间（h）	时效（h）	毒　性	注　释	口服生物利用度（%）	活性代谢产物
杜冷丁（哌替啶）	75 SC	2～3	0.5～1	3～4	同吗啡 +CNS 兴奋；与 MAO 抑制药存在配伍禁忌	由于较高剂量时的毒性和短 $t_{½}$，不用于治疗癌症疼痛	30～60	去甲哌替啶
二乙酰吗啡	5 SC	0.5	0.5～1	4～5	同吗啡	由代谢产物引起的镇痛作用主要是吗啡；仅在某些国家 / 地区可及		吗啡
左啡诺	2 SC	12～16	0.5～1	4—6	同吗啡	$t_{½}$ 长，在起始剂量或增加剂量后出现蓄积		无
	4 PO	—	—	—	—	—	—	—
美沙酮[c]	10 SC	12～150	0.5～1.5	4～8	同吗啡	由于蓄积而产生延迟毒性的风险；初始给药以“按需”方式是有用的	60～90	无
	20 PO	—						
可待因		2～3	1.5～2	3～6	同吗啡	通常与非阿片类药物联合使用	60～90	吗啡
	200 PO	—						
氢可酮	—	2～4	0.5～1	3～4	同吗啡	仅与对乙酰氨基酚组成的复方药物可及；仅在某些国家 / 地区可及		氢吗啡酮
双氢可待因	—	2～4	0.5～1	3～4	同吗啡	在某些国家仅与阿司匹林或对乙酰氨基酚组成的复方药物可及	20	吗啡
芬太尼	—	3～12	—	—	同吗啡	可连续 IV 或 SC 输注给药；根据临床经验，100μg/h 与静脉注射吗啡 4mg/h 大致等效	25/ 口腔黏膜 <2/ 口服	无
芬太尼透皮系统	—	13～22	—	48～72	同吗啡	根据临床经验，100μg/h 的镇痛效果大致相当于吗啡 4mg/h；最近的研究表明，口服吗啡与透皮芬太尼的比例为 100：1	90/ 透皮	无

IM. 肌内注射；IV. 静脉注射；MAO. 单胺氧化酶；PO. 口服；PR. 直肠给药；SC. 皮下注射

a. 提供相当于 10mg 吗啡 IM 的等效镇痛剂量。这些比率只适用于转换药物或给药途径时

b. 广泛的调查数据表明，长期给药时，IM：PO 或 SC：PO 时吗啡 1：6 的效价比将变为 1：（2～3）

c. 当从另一种阿片类药物转为美沙酮时，美沙酮的效价远高于本表所示

时间和剂量，以及由此产生的交叉耐受程度）、年龄、给药途径、意识水平、代谢异常及相关酶或受体表达的遗传多态性。鉴于这些因素对相对效价的影响，应谨慎从一种阿片类药物转换为另一种阿片类药物。计算出的等效镇痛剂量几乎总是必须减少才能使用，以确保新阿片类药物的起始剂量是安全的。

（十三）剂量 – 反应关系

如前所述，阿片类完全激动药的镇痛作用没有上限。随着剂量的增加，镇痛作用呈对数线性函数增加。在实践中出现的不良反应，包括意识模糊、镇静、恶心、呕吐或呼吸抑制，导致对阿片类激动药的可用剂量受到限制。因此，任何特定药物对个体患者的效能，将取决于剂量增加到不良反应无法忍受和控制的镇痛程度。框 39–1 概述了影响阿片类药物效果的因素。

三、第二部分：阿片类镇痛的临床方面

阿片类药物治疗是治疗活动性癌症或其他晚期疾病相关的慢性中 – 重度疼痛的首选。这些药物可以与非阿片类药物和（或）辅助镇痛药及用于减轻治疗不良反应的药物联合使用，以优化药理学方法，在疼痛缓解和不良反应之间产生持续和有利的平衡。

（一）镇痛阶梯

20 世纪 80 年代中期，由 WHO 癌症和姑息治疗部发起者召集的一个专家委员会，提出了一种结构化的癌症疼痛药物选择方法。这种方法在随后的出版物中进行了修订，并被称为“WHO 镇痛阶梯”（Poulsen，1996；WHO，1996）（图 39–6）。该框架强调了疼痛的严重程度应该是镇痛的主要决定因素，

框 39–1　影响阿片类药物有效性的因素总结
• 吸收 • 分布 • 代谢 • 排泄 • 受体的内在效能 　– 转运蛋白 　– 代谢酶 　– 阿片受体 　– 第二信使分子 • 疼痛的神经生物学 • 疼痛网络的固有特征 • 疼痛网络的可塑性 • 基因组差异对上述所有因素的个体间影响

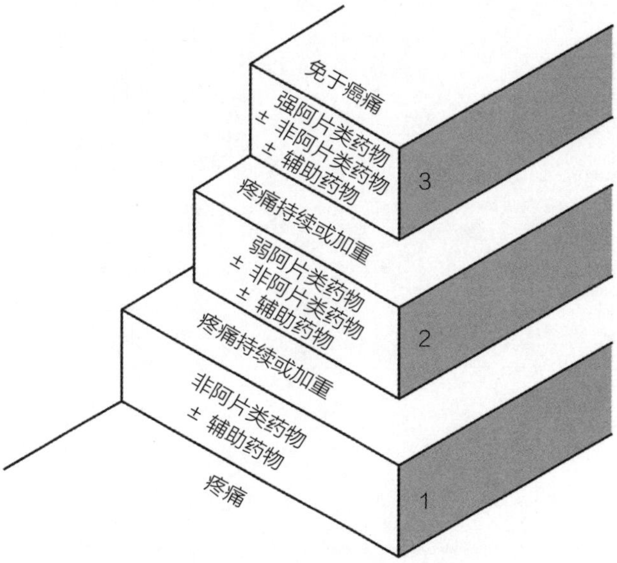

▲ 图 39–6　WHO 镇痛阶梯仍然是一个重要的教学工具
[经 STM agreement 许可转载，引自 the World Health Organization（WHO）（2020）.WHO’s cancer pain ladder for adults.Switzerland，Geneva：WHO.http：//www.who.int/cancer/palliative/painladder/en/]

强调纯 μ 受体激动药阿片类药物对治疗常见严重疼痛的重要性。该方法与支持第二阶梯的研究结果一致（Maltoni 等，2005）（图 39–7）。

WHO 2019 年循证指南继续认可将镇痛阶梯作为一种有用的教学工具（WHO，2019）。目前，其主要原则具体如下。

- 疼痛强度，而不是疾病进程中的阶段或其特定病因，是镇痛药选择时首要考虑的因素。
- 了解潜在的病因和疼痛机制，可指导使用适宜的辅助镇痛药物。
- 任何镇痛策略都必须和癌痛控制的非药物方法（如放射疗法、化学疗法、激素疗法、外科手术、麻醉干预、物理治疗和心理 / 认知手段）相整合。镇痛阶梯提出了以下框架。

第一阶梯，轻度疼痛患者应使用非阿片类镇痛药治疗，如果存在特定适应证，应与辅助药物联合使用。

第二阶梯，疼痛通常为中度的患者及对非阿片类镇痛药试用反应不佳的轻度疼痛患者，应使用常规用于这级疼痛程度的阿片类药物进行治疗（WHO，2019）。可以是复方制剂的剂型（如阿司匹林或对乙酰氨基酚联合可待因、吗啡或羟考酮）或低剂量的纯阿片类激动药，如吗啡、羟考酮或芬太尼。也可以使用其他替代品，如阿片类部分激动药丁丙诺啡或混合机制的曲马多。如果使用复方制剂进行治疗，

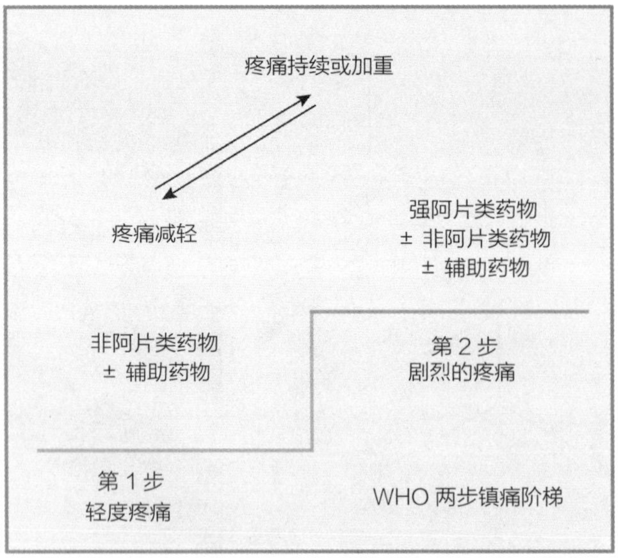

非阿片类药物 = 对乙酰氨基酚，布洛芬

▲ 图 39-7　两步镇痛阶梯

［经许可转载，引自 Dowling，J.et al.（2015）.Pediatric pain management in palliative care.Pain Manag.5（1）：23-35.DOI：10.2217/pmt.14.45.Source：data from World Health Organization（WHO）.（2020）.WHO's cancer pain ladder for adults.Switzerland，Geneva：WHO.http：//www.who.int/cancer/palliative/painladder/en/；and Wong，C.et al.（2012）.Pain management in children：Part 1—Pain assessment tools and a brief review of nonpharmacological and pharmacological treatment options.Can Pharm J（Ott）.145（5）：222-225.DOI：10.3821/145.5.cpj222］

则可以增加剂量直至达到非阿片类镇痛药的最大剂量（如 4000mg 对乙酰氨基酚）；超过这个剂量，复方制剂中所含的阿片类药物可以作为单一药物增加。无论使用哪种阿片类药物，如果存在适应证，则考虑联合使用辅助镇痛药。

第三阶梯，疼痛通常为重度的患者，以及疼痛强度较轻且对镇痛第二阶梯常规试用一种或多种药物反应不佳的患者，应接受常规用于重度疼痛的阿片类药物进行治疗。这组最常见的药物包括吗啡、芬太尼、羟考酮和氢吗啡酮。一种阿片类药物与另一种阿片类药物相比没有固定优势，治疗必须个体化（Caraceni 等，2012；WHO，2019）。第二阶梯的治疗还可能涉及联合使用非阿片类镇痛药或辅助镇痛药。

根据这些指南，对所有非甾体抗炎药和（或）对乙酰氨基酚无法控制疼痛的患者，都应试用阿片类药物治疗。选择的阿片类药物取决于患者个体性和药物可用性。在世界范围内，吗啡是最常见的选择。

（二）阶梯镇痛法中使用的阿片类药物

WHO 镇痛阶梯指南最初将阿片类激动药标记为“弱”或“强”，这取决于该药物通常用于阶梯的第二级还是第三级，以分别治疗中度或重度疼痛。这些标签没有反映药理学特征，一些专家已经不予采用，转而使用更具描述性的语言，特别是“常规用于中度疼痛的药物”和“常规用于重度疼痛的药物”。

1. 常规用于中度疼痛的药物　尽管 WHO 指南将可待因称为唯一的“弱”阿片类药物，但如前所述，镇痛阶梯的第二梯级有许多选择，包括低剂量的阿片类纯 μ 受体激动药、阿片类部分激动药丁丙诺啡和混合机制阿片类药物曲马多或他喷他多。在一些国家，双氢可待因也可作为单一产品或复方制剂提供，而且是另一种传统用于中等强度慢性疼痛的纯 μ 受体激动药。

(1) 可待因：可待因（甲基吗啡）是一种天然存在的阿片生物碱，用作镇痛、镇咳和止泻药（图 39-8）。可待因的效能比吗啡低得多（除了快速将可待因转化为吗啡的高代谢者），并且部分通过与 MOR 的低亲和力结合和部分通过细胞色素 P450 酶系 CYP2D6 对吗啡的生物转化产生镇痛作用。CYP2D6 表现出遗传多态性，例如，由于两个非功能性等位基因的遗传，大约 7% 的高加索人缺乏 CYP2D6 活性（代谢不良），在这些人中，可待因的镇痛作用减弱。高代谢者可能会经历与吗啡快速出现有关的意外毒性。

由遗传决定的可待因效能和效价方面的变异，使剂量选择复杂化。口服生物利用度的变异（在一项研究中在 12%～84%），进一步增加了剂量的不确定性。

鉴于担忧对某些患者缺乏效能，而对另一些患者效价高于预期而产生毒性，如果存在其他选择，通常不首选可待因治疗急性或慢性疼痛（Prommer，2011；Fleming 和 Wanat，2014；Straube 等，2014）。

如果使用可待因，通常以含有非阿片类药物（如对乙酰氨基酚）的复方制剂给药。一些国家提供可待因的缓释剂型。通常口服剂量为 30～60mg，作用

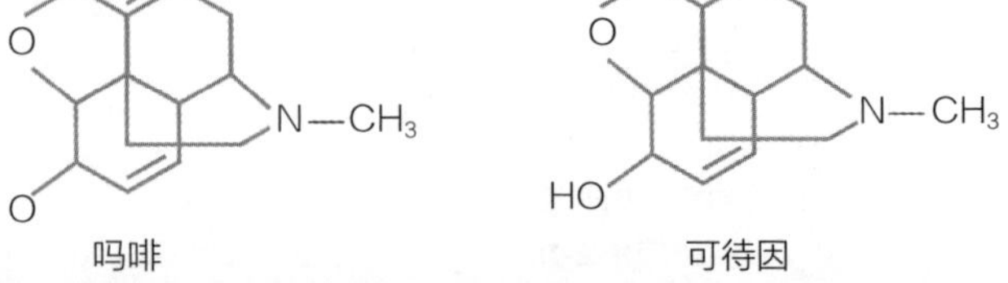

▲ 图 39-8　吗啡和可待因的化学结构

持续时间为 4～6h。虽然吗啡是临床上最重要的代谢物，但主要代谢物实际上是可待因 -6- 葡萄糖醛苷酸，同时伴有较低浓度的吗啡和其他代谢物，包括去甲可待因和吗啡 -3- 葡萄糖醛苷酸（M3G）、吗啡 -6- 葡萄糖醛苷酸（M6G）。

(2) 双氢可待因：双氢可待因是可待因的半合成类似物，用作镇痛、镇咳和止泻药。口服时，双氢可待因与可待因具有同等镇痛作用。然而，当肠外给药时，它的效价大约是可待因的 2 倍。这可能是由双氢可待因较差的口服生物利用度（20%）造成的，其原因可能是肝脏的首过代谢（Moore 等，1997）。双氢可待因的镇痛不依赖于 CYP2D6 活性，因为其固有的镇痛作用和双氢吗啡的镇痛作用有限（Leppert，2010；Leppert 和 Woron，2016）。

口服双氢可待因的通常起始剂量是每 4～6 小时 30mg，并且可以增加到 60mg。然而，双氢可待因的治疗指数似乎比可待因小，在 60mg 剂量下不良反应的发生率较高。一些国家提供双氢可待因的控释剂型。

少见的是，在接受 α_1 受体拮抗药、吩噻嗪、曲唑酮或 PDE5 抑制药的患者中，双氢可待因可能会引起阴茎异常勃起。其他罕见的严重毒性病例也有报道（Leppert 和 Woron，2016）。

2. 常规用于重度疼痛的药物

(1) 吗啡：吗啡是一种强效 μ 受体激动药，大约在 200 年前首次引入临床使用。它是阿片中主要的天然生物碱，从罂粟中提取。它可以硫酸盐、盐酸盐和酒石酸盐吗啡制剂用于治疗（图 39-8）。WHO 已将口服吗啡列入“基本药物目录”，制剂可用于口服、直肠、肠外和椎管内给药。

药代动力学。吗啡口服后的吸收，主要发生在小肠上段的碱性介质中。作为弱碱，在这个区域的吸收基本是完全的。口服给药后，药物广泛的首过消除主要发生在肝脏中。口服生物利用度变化很大，平均为 20%～30%。直肠吗啡的生物利用度与口服途径相似。

吗啡相对亲水性，当硬膜外或鞘内给药时，它不会迅速吸收进入体循环。这导致脑脊液中的长 $t_{1/2}$（90～120min）和头端的广泛再分布（Heiskanen 和 Kalso，1997）。

在肾功能正常的患者中，吗啡的血浆 $t_{1/2}$ 为 2～3h，略短于镇痛持续时间（4～6h）。重复给药的药代动力学保持线性关系，即使在长期大剂量给药后，似乎也不会自动诱导生物转化。

大约 90% 的吗啡转化为代谢物（图 39-9），主要是葡萄糖醛苷酸结合物 M3G 和 M6G；次要代谢物包括可待因、去甲吗啡和吗啡醚硫酸盐（De Gregori 等，2014；Sverrisdóttir 等，2015）。肝脏似乎是人类代谢的主要部位，尽管在动物模型中，肝外代谢已在小肠和近端肾小管中得到证实。当肝功能受损时，这些部位可能变得很重要。

吗啡的葡萄糖醛苷酸代谢产物在临床上有重要意义。M3G 是主要的代谢产物，近年来，关于它作为阿片类拮抗药或介导吗啡某些不良反应中的可能作用，存在一些争议。然而，没有证据表明 M3G 在人体中对吗啡具有功能性拮抗作用，总之，M3G 在吗啡的药效学中似乎没有发挥重要作用（Penson 等，2005）。

M6G 与阿片受体结合，在动物和人类中产生强大的阿片类药物作用，包括镇痛。一些数据表明，M6G 的不良反应比吗啡少（Penson 等，2005；van Dorp 等，2008），尽管这些数据有限。

肾脏排泄 M6G 与肌酐清除率直接相关；它的消除 $t_{1/2}$ 在肾功能正常的患者中为 2～3h（与吗啡相似），但随着肾功能恶化而逐渐变长。在那些肾功能受损的人中，代谢物相对于母体化合物可以累积并达到足以产生阿片类药物毒性的浓度。由此应谨慎对肾功能不全患者使用吗啡，尤其是在肌酐清除率可能发生变化的情况下（De Gregori 等，2014）。例如，一名正在接受吗啡治疗的盆腔恶性肿瘤患者，因尿路梗阻而发生急性肾损伤，可能会突然出现阿片类

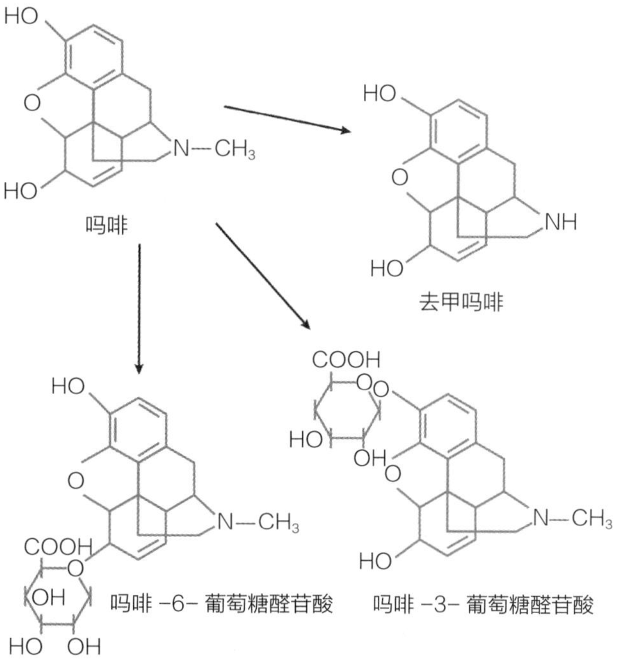

▲ 图 39-9　吗啡的代谢产物

药物中毒的体征和症状，这就需要暂时停用吗啡并随后减少剂量和（或）降低给药频次。

口服：肠外的相对效价。癌症术后患者吗啡单剂量研究表明，口服与肌内注射的效价比为 1∶6。然而，癌症患者长期口服吗啡的临床实践经验得出了不同的比例，即 1∶3 或 1∶2。从口服吗啡转为皮下注射吗啡时，通常的做法是应用后者比例，并将口服剂量除以 2 或 3。单剂量与长期给药研究得出的相对效价估计值之间存在差异的原因，可能与研究方法及 M6G 的药代动力学和药效学有关（Hanks 等，1987）。吗啡口服给药与肠外给药相比，M6G 的蓄积可能更大，并且与代谢物相关的附加镇痛作用会增加口服药物在长期给药时的相对效价。

临床实践的重要原则是吗啡的效价随给药途径而变化，因此，需要调整剂量以避免转换途径时出现剂量不足或中毒。

吗啡制剂。吗啡有多种口服剂型：酏剂、正常释放的片剂、几种类型的缓释片剂和胶囊、缓释混悬液。

缓慢释放剂型（C. Martin 等，2016）通常按每 12 小时给药，有些可以每天给药 1 次。吗啡溶液或正常释放片剂在第 1 小时内达到血浆峰值浓度，随后迅速下降，其消除 $t_{½}$ 为 2～4h，而缓释制剂通常在给药后 3～6h 达到血浆峰值浓度。随后峰值浓度减弱，血浆浓度维持 12h 或 24h。缓释吗啡和正常释放口服吗啡的不良反应类型和发生率似乎与近来可获得的制剂相似。

然而，许多临床医生认为，使用短效吗啡制剂可以更有效地进行剂量调整，通常建议在剂量滴定期间使用正常释放的制剂（即释制剂）。然而，低剂量的控释制剂是一种合理的替代方案。一旦使用正常释放制剂确定了有效剂量，治疗药物就可以用毫克对毫克转换方式改为缓释制剂。后者提供了一种比酏剂或即释制剂更方便的长期治疗方法，并且全球范围内可用的剂量范围（10mg、15mg、30mg、60mg、100mg 和 200mg，具体取决于国家 / 地区）具有相当大的灵活性。当使用缓释制剂提供治疗时，“按需”提供即释阿片类药物用于暴发痛。

尽管大多数慢性疼痛患者接受口服吗啡治疗，但有些患者需要肠外制剂来暂时控制剧烈疼痛或通过输注长期控制疼痛。吗啡的无机盐（硫酸吗啡和盐酸吗啡）的溶解度有限，标准制剂可高达 20mg/ml。冻干粉可制成更高浓度（高达 50mg/ml）。酒石酸吗啡的溶解度更高，在一些国家，其配制浓度为 80mg/ml。

二乙酰吗啡（海洛因）。二乙酰吗啡是吗啡的一种半合成类似物，仅在英国和加拿大可合法药用。在英国，它有着悠久的用于治疗癌症疼痛的传统（Twycross，1982；Merskey，1983）。口服时，它会迅速代谢为吗啡，因此没有充分的依据相信这两种药物在口服时有任何区别。然而，它的非肠道制剂比吗啡更具溶解性和亲脂性，起效速度略快，效价是吗啡的 2 倍。因此，当皮下或肌内注射给药时，它可能具有一些优势。海洛因的溶解度更大（也与氢吗啡酮和酒石酸吗啡一样），对需要大剂量皮下阿片类药物的患者特别有利。

(2) 羟考酮：羟考酮是吗啡的半合成同类物，具有较高的口服生物利用度（60%～90%）和高于吗啡 30%～50% 的镇痛效价。其活性代谢产物羟吗啡酮（占其代谢产物的 10%）在介导羟考酮的作用方面也存在不确定性。然而，现有证据表明，羟考酮的代谢物（包括羟吗啡酮）对其药理作用没有显著贡献（Ordonez Gallego 等，2007）。

羟考酮广泛用于口服非阿片类药物的低剂量复方制剂（通常为 5mg 羟考酮与阿司匹林或对乙酰氨基酚），也用作口服正常释放或缓释的单方制剂。

缓释制剂的剂量范围很宽（5mg、10mg、20mg、40mg 和 80mg），作用持续时间为 8～12h。在许多国家，羟考酮也有与纳洛酮以 2∶1 的比例混合的缓释制剂；这种药物可降低便秘的患病率和严重程度（Ahmedzai 等，2012，2015），并且羟考酮在剂量高达 240mg/d 时可能仍是安全的（Amato 等，2017）。

(3) 氢吗啡酮：氢吗啡酮是一种吗啡同类物，其效价约为吗啡的 5 倍，可通过口服、直肠、胃肠外和椎管内途径给药（Pigni 等，2011；Bao 等，2016）。其口服生物利用度为 35%～80%（Peat 等，1991），$t_{½}$ 为 1.5～3h。虽然它大部分以原形经肾脏排泄，但它在肝脏中部分代谢为 3- 葡萄糖醛苷酸后由肾脏排泄。它比吗啡更易溶解，高浓度制剂（10mg/ml）的商业可用性和其通过皮下途径的高生物利用度（78%）都使其特别适合皮下输注（Penson 等，2000）。对于需要通过皮下途径给予高剂量的患者，它可以由冻干粉制成高达 50mg/ml 的浓度。

与吗啡一样，氢吗啡酮也倾向于通过硬膜外或鞘内途径进行椎管内镇痛。对于新型鞘内泵装置，它比海洛因更受欢迎。它是亲水性的，并且当通过硬膜外途径给药时，其药代动力学特征（包括其在脑脊液中的长 $t_{½}$ 和广泛的头端分布）与吗啡相似（Quigley，2002）。

吗啡和氢吗啡酮的相对效价（等效镇痛剂量比）

一直存在争议（Knotkova 等，2009）。有证据表明这些效价比不是双向的。当从吗啡转换为氢吗啡酮时，引用的等效镇痛比为 7：1，反之，报道的比值为 4：1 至 8：1（Quigley 和 Wiffen，2003）。据报道，吗啡与氢吗啡酮的口服效价比为 7.5：1（Quigley 和 Wiffen，2003）。

(4) 芬太尼：芬太尼是一种半合成阿片类药物，是一种高度选择性的 μ 受体激动药，对于阿片类药物未耐受的急性疼痛患者，其效价约为肠外吗啡的 80 倍。它还具有极强的亲脂性，可广泛吸收到脂肪组织中。长期用药时，在脂肪组织中重新分布达到平衡后，其消除 $t_{½}$ 为 3～12h，作用持续时间相应延长。然而，当急性使用时，会迅速重新分布到脂肪，血液中的浓度会迅速下降。在这种情况下，给药后的效果持续时间要短得多，从几分钟到 1h 不等，这取决于之前给药的持续时间和脂肪吸收的程度。芬太尼之所以在急性给药和慢性给药之间的“输注即时半衰期”范围很大，是因为它重新分布到脂肪中，而不是肝脏或肾脏消除。

芬太尼透皮贴剂。芬太尼的透皮贴剂是可行的，因为这种药物的低分子量和高脂溶性有助于经皮肤吸收。市售透皮贴剂可提供 12.5μg/h、25μg/h、50μg/h、75μg/h 或 100μg/h 的输送量（Hadley 等，2013；Schug 和 Ting，2017）。透皮贴剂的新型配方是将芬太尼掺入黏合剂基质中，芬太尼在单位时间内沿浓度梯度从贴片到皮肤以几乎恒定的量得到释放吸收。

使用透皮贴剂后，血清芬太尼浓度逐渐升高，常在 12～24h 后趋于稳定。如果不更换另一张贴剂，浓度会保持稳定一段时间，然后慢慢下降。去除贴剂后，血清浓度会在大约 17h（范围为 13～22h）内下降 50%。应用后起效缓慢，移除后效果同样下降缓慢，这与维持血浆浓度的皮下药物贮库的形成是一致的。考虑到芬太尼从组织和皮下贮库中延迟释放，剂量减少必须考虑到其作用的缓慢消退，因为去除贴片后会继续从贮库中吸收。

与所有其他阿片类药物制剂一样，透皮芬太尼贴剂具有可变的药代动力学。虽然每个贴剂的给药间隔通常为 72h，但一些患者需要 48h 的给药间隔，以避免在 48～72h 疼痛或戒断症状加剧。与所有其他阿片类药物一样，剂量滴定通常是确定镇痛效果和不良反应之间最佳平衡所必需的。经验观察表明，100μg/h 的芬太尼贴片与 2～4mg/h 静脉注射吗啡（或等效药物）或每天 200～300mg 口服吗啡的镇痛效果大致相同（Hadley 等，2013；Reddy 等，2016），当从另一种阿片类药物转换为芬太尼透皮贴剂时，通常会采用这些比率。

熟悉透皮贴剂系统的动力学对于最佳使用至关重要。由于首次使用贴片后，实现有效镇痛的延迟时间为 8～12h，因此有必要在这一初始阶段提供替代镇痛。在早期治疗期间，随机使用吗啡或透黏膜芬太尼等短效阿片类药物治疗暴发痛，直到剂量滴定揭示可能需要的最佳剂量。由于通常在 24h 内达到稳态，因此可以每天调整剂量。谨慎的做法是在一天的早些时候使用贴片，以便在随后的 12h 内观察到患者的血药浓度升高，从而最大限度地降低睡眠期间用药过量的风险。

年龄和贴片部位似乎都不会影响芬太尼透皮贴剂的吸收。然而，在发热患者中，芬太尼从贴片中释放的剂量增加，这与皮肤通透性增加有关；当外部热量直接作用于贴片时，也会出现同样的现象。每当加热贴片可能会增加吸收时，必须监测患者是否出现与吸收增加相关的阿片类药物不良反应。

根据经验，透皮途径的适应证包括口服药物不耐受、口服药物依从性差、偶尔对其他阿片类药物反应不佳的患者试用芬太尼。此外，有实验和临床数据表明，与吗啡相比，芬太尼透皮给药可减少便秘，口服阿片类药物期间出现严重的胃肠道不良反应，可能是另一个合理指征。大量的经验表明，大多数患者似乎发现经皮途径较方便，并对这种给药方式的接受度很高。尽管对某些患者来说，贴片黏附性差可能是个问题，但他们很少会排斥对透皮贴剂的试用。贴片应敷贴在皮肤活动受限的区域，如胸壁前上部或背部中线的一侧，最好是下背部。研究表明，所有皮肤区域都以大致相同的速度吸收药物（Hadley 等，2013）。由于贴片的黏附力通常不理想，因此可能需要使用无刺激性胶带固定贴片。

芬太尼透黏膜制剂。黏膜，如口腔或鼻黏膜，可以迅速吸收亲脂性药物，如芬太尼。通过这种途径给药，芬太尼起效迅速，这一特性已被用于开发针对暴发痛的制剂（Zeppetella 和 Davies，2013；Schug 和 Ting，2017）。

第一种芬太尼透黏膜制剂是口服透黏膜枸橼酸芬太尼（oral transmucosal fentanyl citrate，OTFC），这是一种含芬太尼的棒棒糖状菱形含片，有六种规格，即 200μg、400μg、600μg、800μg、1200μg 和 1600μg。该制剂在许多国家被批准用于治疗癌症相关的暴发痛。大约 25% 的剂量经口腔黏膜吸收，因此起效快、生物利用度高。其余部分被吞咽并从胃肠道缓慢吸收，产生约 40% 的生物利用度。尽管这种制剂具有使用部分剂量的优点（一旦出现疼痛缓解，就可以将含片从口中取出），但对于严重残疾、缺乏灵活性、认知功能差或非常衰弱的患者可能难以应用。

其他类型的芬太尼透黏膜制剂随后也得到开发。用于治疗与癌症相关暴发痛的第二种商业化制剂是芬太尼口腔崩解片。这是一个可分解的圆片，放置在上面颊和牙龈之间的口腔间隙（Mercadante，2015；Masel 等，2018）。该圆片含有碳酸成分，可增加芬太尼的局部吸收。与口服透黏膜柠檬酸芬太尼相比，该制剂有 100μg、200μg、400μg、600μg 和 800μg 规格，并且对芬太尼的黏膜吸收更快、更完全（Jandhyala 和 Fullarton，2012）。

随后上市了其他透黏膜芬太尼制剂，包括舌下喷雾剂、颊黏膜贴剂和舌下片剂（Garnock-Jones，2016；Minkowitz 等，2016；Rauck 等，2016；Zecca 等，2017）。

还商用了几种鼻内喷雾剂，它们利用血管丰富、表面积大和薄屏障的鼻腔黏膜增强药物吸收。此外，该途径可通过嗅神经和三叉神经、脉管系统和脑脊液将药物直接输送至 CNS，进一步加速镇痛作用。较新的鼻内制剂含有果胶，它覆盖在黏膜上，以减少刺激和平稳吸收（Ueberall 等，2016）。

所有透黏膜芬太尼制剂，在治疗暴发痛方面都比口服吗啡或羟考酮起效快。有限证据表明，当使用这种更快起效的药物时，暴发痛的治疗效果会更好。也几乎没有证据支持使用一种类型的透黏膜产品而不是另一种，尽管鼻内途径确实对口腔黏膜损伤或唾液功能障碍患者有好处。

任何这些透黏膜制剂的最佳剂量选择方法都是有争议的。一些专家赞同制造商的建议，即开始使用其中一种较低剂量的药物进行治疗，而另一些专家则使用转换率来选择与定期使用的阿片类药物成比例的剂量。鉴于与口服阿片类药物进行效果比较的证据有限，加上这些制剂的成本相对较高，以及最佳剂量的不确定性，在尝试口服阿片类药物治疗暴发痛但效果不佳后，如果可及，通常会保留透黏膜制剂。

(5) 阿芬太尼：阿芬太尼是一种肠外给药的芬太尼衍生物，其效价是注射吗啡的 15 倍，起效快，作用时间短（Urch 等，2004）。它在肝脏中通过 CYP3A3/4 系统广泛代谢为无活性代谢物，从尿液中排出；只有 0.4% 的原药经肾脏排泄。因此，阿芬太尼的水平会受到诱导（卡马西平、苯妥英和糖皮质激素）或抑制（咪达唑仑、大环内酯类抗生素、环丙沙星和红霉素）CYP3A3/4 的药物影响。非常年轻和非常年老、肥胖患者及严重肝功能不全的患者，可能需要减少剂量，而肾功能不全的患者则不需要。

阿芬太尼偶尔被用作胃肠外输注，以治疗严重疾病患者的慢性疼痛，特别是在肾衰竭的情况下（Urch 等，2004；Cran 等，2017）。对于阿片类未耐受患者，剂量可以从 500～1000μg（0.5～1mg）/24h 开始。对于之前接受过另一种阿片类药物治疗的已耐受患者，阿芬太尼的起始剂量是根据 15mg 吗啡与 1000μg（1mg）阿芬太尼等效镇痛的假设进行计算的。如果用于操作性疼痛，可在操作前 10min 给予 250～500μg 的预先镇痛剂量。

鼻腔喷雾给药的透黏膜阿芬太尼已显示有效（Duncan，2002），但尚未上市。

(6) 美沙酮：美沙酮是一种人工合成药物，用于治疗疼痛和阿片类药物使用障碍的患者。在几乎所有国家，它都以两种光学异构体的外消旋体形式在市场上出售。*L*- 异构体是 μ 受体阿片类激动药，*D*- 异构体是 NMDA 受体拮抗药。这种药理学与复杂的药效学和药代动力学特性相结合，使美沙酮成为一种独特的阿片类药物，使用颇具挑战性。虽然美沙酮普遍被认为是一种有价值的镇痛药，但有报道称，其导致的死亡人数不成比例地比其他阿片类药物多得多，因而其安全性受到质疑，尤其在美国（Kuehn，2012；Ray 等，2015）。

美沙酮的血浆 $t_{½}$ 很长，平均约为 24h（从 13h 到超过 100h 不等）（Ripamonti 等，1997；Davis 和 Walsh，2001）。开始治疗或增加剂量后，血浆浓度会长时间升高，这可能与不良反应的延迟发生有关。因此，必须密切关注患者，直到有合理的确定性表明已接近稳态血浆浓度（约 1 周）。如果"按需"给药，则可以避免在这个初始阶段出现严重的不良反应（Sawe 等，1981；Mercadante 等，1996）。当达到稳定状态时，应根据每次给药后的镇痛持续时间来确定计划给药频次。大多数患者间隔 8～12h 给药 1 次时可以得到很好的控制（Ripamonti 等，1997；Davis 和 Walsh，2001），但有些患者需要间隔 4～8h 给药 1 次，以保持镇痛效果（Grochow 等，1989）。

美沙酮在姑息治疗中的应用。美国疼痛医学学会（2018）和美国 CDC（2012）指出，美沙酮不应被视为治疗慢性疼痛的首选药物，只能由有使用经验的医疗保健专业人员处方，并根据专家指南用药。

这一警告反映了美国的经验，其特点是美沙酮相关死亡率相对较高。作为规避风险方法的一部分，美国疼痛医学学会（2018）规范了对医生进行美沙酮安全使用培训的最低要求。

相比之下，一个最新临终关怀和姑息治疗共识小组承认了美沙酮在姑息治疗中的应用（McPherson 等，2019），并就阿片未耐受患者启用美沙酮提出了具体建议。专家组建议初始剂量为 1～2.5mg，每天 2～3 次（每天口服美沙酮 2～7.5mg）。该指南进一步提出，如果美沙酮由非专科临床医生给药，首先，在 5～7 天（当可能已经达到稳态时）之前不得增加剂量；其次，如果目前剂量小于 30～40mg/d，则增量应为 5mg/d 或更少；如果剂量大于 30～40mg/d，则增量 10mg/d 或更少。在有经验的临床医生的密切监测下，更积极的滴定方法可能是可行的。

尽管有人建议开始就使用美沙酮进行阿片类药物治疗，但大多数临床医生并没有这样做，而是在阿片类药物轮换的情况下选择美沙酮。最近，临终关怀和姑息治疗共识小组关于在姑息治疗中使用美沙酮（McPherson 等，2019）提供了从其他阿片类药物转换过来的实用指南。指南建议，转换时需考虑到不完全交叉耐药的可能性和公布的美沙酮剂量转换率的可变性（表 39-7）。

基于其对 NMDA 受体的已知作用，有人假设美沙酮在治疗神经病理性疼痛方面可能比其他阿片类药物具有独特优势。然而，一项最新的 Cochrane Meta 分析得出结论，与其他阿片类药物或辅助药物相比，没有足够的证据证明美沙酮在治疗神经病理性疼痛方面更具疗效（McNicol 等，2017）。最近的一些研究表明，有必要对美沙酮治疗神经病理性疼痛的疗效进行进一步的研究（Haumann 等，2016；Ruan 等，2016；Sugiyama 等，2016；Madden 和 Bruera，2017）。

有时，美沙酮被视为是另一种阿片类药物长期治疗的附加疗法。几乎没有证据支持这种做法。一份个案报道（Leppert 和 Kowalski，2013）和 2 项关于接受慢性阿片类药物治疗且疼痛控制不佳的癌症患者的小型研究证明了添加小剂量美沙酮带来的巨大收益（Wallace 等，2013；Courtemanche 等，2016）。

表 39-7　美沙酮起始剂量计算指南

先前的阿片类药物剂量 / 患者年龄	美沙酮剂量计算
口服吗啡＜60mg/d 或口服等效剂量（OME）	与阿片类未耐受患者相同（每日 3 次，每次 2.5mg）
60～199mg/d OME 和 患者＜65 岁	10∶1 转换（10mg OME∶1mg 口服美沙酮）
≥200mg/d OME 和（或）患者＞65 岁	20∶1 转化率（20mg OME∶1mg 口服美沙酮）（≤40mg/d）

监测。开始应用美沙酮的患者，在治疗第 5～7 天应密切监测是否出现过度嗜睡。此期间假定药物的 $t_{1/2}$ 约为 1 天，经过 5～6 个半衰期意味着血液中的浓度已接近稳态水平。建议对老年患者格外谨慎，进行 2 周的密切监测，由于消除半衰期延长和对药物不良反应的敏感性，他们可能面临更高的风险。应指导患者和家属在嗜睡加重的情况下直接与负责的临床医生（应全天候保持电话畅通）沟通。如果患者感到昏昏欲睡，则不应再服用美沙酮。当睡意消失后，可以重新开始使用较低剂量的美沙酮。

美沙酮的药物相互作用。由于长 $t_{1/2}$ 药物的蓄积而导致的预期嗜睡，增加了美沙酮和其他镇静药物联合给药的相关风险。这种风险使得联合使用美沙酮和苯二氮䓬类药物时需持谨慎态度，这可能导致过度镇静或呼吸抑制。

美沙酮复杂的代谢使患者容易发生药物相互作用。抑制细胞色素 CYP3A 的药物（如氟康唑、伏立康唑、环丙沙星、红霉素和葡萄柚汁）可降低美沙酮代谢并增加镇静和（或）呼吸抑制的风险（Overholser 和 Foster，2011）。诱导细胞色素 CYP3A 的药物（如利福平、卡马西平、苯巴比妥、苯妥英和圣约翰草）可能会加速美沙酮的代谢并导致疼痛加剧甚至可能出现戒断症状（Overholser 和 Foster，2011）。抑制 CYP2D6 的药物，如选择性 5-HT 再摄取抑制药，包括舍曲林、帕罗西汀和氟伏沙明等，也可降低美沙酮代谢，增加镇静和（或）呼吸抑制的风险（Overholser 和 Foster，2011）。

警惕美沙酮的心脏影响。美沙酮可通过与心肌的电压门控钾离子通道的相互作用导致 QT 间期延长，有一些报道称，在服用大剂量美沙酮的患者中（＞150mg/d），会出现危险的快速性心律失常，如尖端扭转型室性心动过速（Krantz 等，2002；Pearson 和 Woosley，2005；Stringer 等，2009；Chou 等，2014）。在接受慢性疼痛治疗的患者中，这些事件很罕见（Price 等，2014），通常发生在原先存在心力衰竭、低镁血症或使用其他已知会导致 QT 间期延长的药物的情况下（Chou 等，2014）。因此，美沙酮与其他可延长 QT 间期的药物联合使用时应谨慎，同时使用氟哌啶醇、奥氮平、昂丹司琼、三环类抗抑郁药和西酞普兰时需要特别小心。

美沙酮的其他问题。晚期肝病（Child-Pugh C 级）可能会损害美沙酮代谢并导致游离药物供应增加（Rogal 等，2013）。因此，患有严重肝病的患者可能在美沙酮剂量增加时需要更低的剂量和更久的时间，因为达到稳态血浆浓度的时间变长。在重度急性肝功能损害的情况下，通常不建议使用美沙酮（McPherson 等，2019）。

美沙酮可以产生或加剧中枢性和阻塞性睡眠呼吸暂停症。这通常不会被医生发现，并且与剂量的相关性很小（Wang 等，2005）。联合使用苯二氮䓬类药物会加剧这种影响，这是避免在美沙酮治疗期间使用后一种药物的关键原因，除非收益明显超过风险。患有睡眠呼吸暂停症的患者通常应避免使用美沙酮。

观察性和回顾性数据表明，美沙酮可能导致大约 5% 的患者出现低血糖（Moryl 等，2013；Flory 等，2016）。这是一种剂量相关的不良反应，主要在接受超过 40mg/d 的患者中观察到，并且在开始服用美沙酮后约 24h 发生，具有时间依赖性（Moryl 等，2013；Flory 等，2016）。应监测服用高剂量美沙酮的患者的血糖，并将美沙酮使用视为出现不明原因低血糖的潜在原因（Flory 等，2016）。

在一些患者中，镇痛治疗的风险较大，必须考虑到美沙酮安全使用时遇到的额外挑战。当患者独居或认知受损时，美沙酮可能不是合适的镇痛选择。当患者有 QTc 间期延长病史，或者由于症状性心力衰竭、阻塞性或中枢性睡眠呼吸暂停而导致此并发症的高发病风险，或者需要同时进行苯二氮䓬类药物治疗时，也应谨慎行事。

(7) 左啡诺：左啡诺是一种吗啡同类物，具有长 $t_{½}$（12～16h）（McNulty，2007；Loitman，2011）。它具有许多相同于美沙酮的药理特性。它的效价是吗啡的 5 倍，口服与肠外的效价比为 1∶2。与美沙酮一样，血浆 $t_{½}$（12～16h）和镇痛持续时间（4～6h）之间的差异可能导致治疗开始或剂量增加后药物蓄积。尽管在阿片未耐受患者中需要仔细滴定剂量，但药物蓄积问题似乎比美沙酮的要少。

在美国，左啡诺偶尔用作不能耐受吗啡的慢性疼痛患者的二线药物。该药物可能对吗啡耐受患者特别有用，这是基于其对可能不参与吗啡镇痛的 KOR 和 DOR 的亲和力（Le Rouzic 等，2019）。它似乎也具有 NMDA 拮抗药活性。在英国或加拿大已不再上市。

(8) 羟吗啡酮：羟吗啡酮是吗啡的亲脂性同类物，在一些国家 / 地区可作为直肠制剂、注射液、正常释放片剂和缓慢释放片剂（Mayyas 等，2010；Slatkin 等，2010）。注射制剂的效价是吗啡的 10 倍（Forman 等，1993）。羟吗啡酮的血浆 $t_{½}$ 为 1.2～2h，其作用持续时间为 3～5h。与吗啡相比，它不太可能产生组胺释放，并且可能对其他阿片类药物产生瘙痒反应的患者有用（Robinson 等，1988；Warner 等，1991）。它不通过 CYP3A4 或 CXP2D6 代谢，因此预计药物之间的相互作用相对较少。羟吗啡酮目前在英国未上市。

(9) 哌替啶（美吡利啶）：与上述许多药物一样，哌替啶是一种人工合成的阿片类 μ 受体激动药，其效果类似于吗啡。然而，与其他药物不同的是，它具有潜在的不良反应，这限制了它作为镇痛药在癌症或其他严重疾病患者的长期疼痛管理中使用。肌内注射哌替啶 75mg 相当于肌内注射吗啡 10mg。口服生物利用度为 40%～60%，因此其口服与肠外效价比为 1∶4。它比吗啡更亲脂，起效更快，镇痛持续时间更短，仅为 2～3h（Gordon 等，2000；Latta 等，2002）。

哌替啶被 *N*- 去甲基化为去甲哌替啶，这是一种活性代谢产物，与母体化合物相比，其效价是惊厥药的 2 倍，是镇痛药的一半。反复服用哌替啶后，去甲哌替啶蓄积可导致 CNS 兴奋性，其特征为细微的情绪影响、震颤、多灶性肌阵挛，偶尔还会癫痫发作。尽管去甲哌替啶的蓄积最有可能影响肾病患者，但有时在肾功能正常的患者中也观察到毒性。纳洛酮不能逆转哌替啶诱导的癫痫发作，长期接受哌替啶治疗的患者使用纳洛酮可能会阻断哌替啶的抑制作用，使去甲哌替啶具有明显的惊厥活性，从而引发癫痫发作（Portenoy 等，1991）。如果纳洛酮在这种情况下不得不使用，则应稀释并缓慢滴定，同时采取适当的癫痫预防措施。

哌替啶的选择性毒性也可能发生在患者接受单胺氧化酶抑制药治疗后。这种组合可能会产生血清素综合征，其特征是高热、肌肉强直及偶尔可能致命的癫痫发作。该综合征的病理生理学与 CNS5-HT_{1A} 受体上血清素的过度利用有关。

(10) 丁丙诺啡：丁丙诺啡具有独特的药理学特性，通常被定性为 μ 阿片受体的部分激动药。作为部分激动药，它在动物模型中显示出对镇痛的天花板效应。镇痛天花板效应在人类中尚不清楚，但临床观察表明呼吸抑制存在天花板效应（Mercadante 等，

2007）。丁丙诺啡也是一种 KOR 拮抗药，与 MOR 和 KOR 都具有高亲和力。

直到最近，丁丙诺啡仅能购买到注射或舌下给药剂型。0.4mg 舌下剂量等效镇痛于 0.2～0.3mg 肌内注射剂量，给药后 30～60min 内起效，持续时间 6～9h（Lawlor 等，1997）。丁丙诺啡镇痛持续时间长可能与其对 MOR 的亲和力和对药物受体复合物异常缓慢的解离常数有关。与其他镇痛药（如吗啡）的直接单次剂量比较，丁丙诺啡因其作用时间长而变得复杂，但多项术后疼痛研究结果表明，单次剂量 0.3mg 丁丙诺啡肠外给药或 0.4mg 舌下含服，镇痛效果相当于 10～15mg 肌内注射吗啡。

丁丙诺啡于 1999 年引入高剂量舌下含片剂型，用于治疗阿片类药物使用障碍。丁丙诺啡 / 纳洛酮联合制剂也可用于相同的适应证。Probuphine® 是 2016 年在美国获得批准的第一个用于阿片类药物使用障碍维持治疗的丁丙诺啡植入剂。Probuphine® 作为完整治疗方案的一部分，旨在为已经稳定使用低至中等剂量的丁丙诺啡其他剂型的患者，提供持续 6 个月的恒定低剂量丁丙诺啡。

丁丙诺啡还被开发成用于慢性疼痛的透皮贴剂。将药物掺入聚合物黏合剂基质中，该基质通过扩散控制药物的释放。据报道，疼痛治疗期间的剂量高达 200μg/h（O' Brien 等，2019）。该剂型有两种，一种作用持续 4 天，另一种持续 7 天。为期 4 天的丁丙诺啡贴片提供三种规格：35μg/h、52.5μg/h 和 70μg/h。在 11～21h 内达到有效血药浓度，并且在贴剂的第 2 次和第 3 次应用之间达到稳态。为期 7 天的丁丙诺啡贴片也有三种规格可供选择，但剂量较低：5μg/h、10μg/h 和 20μg/h。

(11) 混合激动 – 拮抗药镇痛药：如前所述，阿片类激动 – 拮抗药的药理学很大程度上降低了其在急性疼痛中的应用地位。它们对阿片类未耐受患者产生镇痛作用，但可能会让对吗啡类药物已产生躯体依赖的患者出现戒断反应。它们还具有镇痛的上限剂量。

喷他佐辛、布托啡诺和纳布啡是 μ 受体拮抗药和 κ 受体激动药或部分激动药。注射时，喷他佐辛的效价是吗啡的 1/6～1/3，纳布啡与吗啡大致相当，而布托啡诺的效价是吗啡的 3.5～7 倍。每种药物单次剂量的镇痛持续时间与吗啡相似（3～4h）。在可用剂量下，口服喷他佐辛的镇痛效果更接近阿司匹林和对乙酰氨基酚而不是其他阿片类药物，而且纳布啡和布托啡诺都不能作为口服制剂使用。英国不再以任何形式提供布托啡诺。

(12) 曲马多：曲马多是一种中枢镇痛药，具有阿片类激动药特性，还可以激活单胺能作用的脊髓疼痛抑制（Leppert，2009；Wiffen 等，2017a）。它与 MOR 的亲和力适中，与 DOR 和 KOR 的亲和力较弱，其镇痛作用可被纳洛酮部分逆转。与其他阿片类药物不同，它还抑制去甲肾上腺素和血清素的再摄取，并且在动物模型中，全身给药育亨宾或利坦色林阻断了曲马多诱导的镇痛作用，表明其单胺能作用对药物的镇痛作用有显著贡献（Leppert，2009；Wiffen 等，2017a）。

曲马多可以口服、直肠、静脉内、皮下或肌内给药。在许多国家，它有正常释放和缓释两种剂型。肠外给药，50～150mg 的曲马多与 5～15mg 吗啡的镇痛作用相当。没有足够的数据来可靠评估其口服与肠外的相对镇痛效价，估计范围为 1∶4 至 1∶10。推荐日剂量最大为 400mg，而老年人和肾功能不全患者的推荐剂量较低，分别是 300mg 和 200mg。

对曲马多疗效的系统回顾得出结论，根据 WHO 止痛阶梯法，曲马多作为第二阶梯镇痛药用于治疗中度癌症疼痛时，其疗效证据不足（Tassinari 等，2011；Wiffen 等，2017a）。很少有患者的重度疼痛能通过曲马多得到充分控制。

曲马多的不良反应与吗啡相似，但在等效镇痛剂量下可能会引起较少的便秘和呼吸抑制（Leppert，2009；Wiffen 等，2017a）。当使用相对高剂量的曲马多或与单胺能药物（如抗抑郁药）联合给药时，需要小心 5-HT 综合征的可能性。

(13) 他喷他多：与曲马多一样，他喷他多是一种具有混合机制的中枢镇痛药。它对单胺再摄取产生较弱的抑制作用，并产生比曲马多更强的阿片类药物镇痛作用。它是第一个获得批准的具有 MOR 激动药和去甲肾上腺素再摄取抑制活性的镇痛药，对血清素再摄取抑制作用极小。

他喷他多已被用于治疗所有类型的慢性疼痛（Langford 等，2016；Kress 和 Coluzzi，2019），一项 2015 年的 Cochrane 综述回顾了 4 项关于癌症疼痛的研究（1029 名参与者），结论是他喷他多与吗啡或羟考酮同样有效（Wiffen 等，2015）。一些研究表明，他喷他多的毒性特征不同于其他阿片类 μ 受体激动药，便秘和性腺功能减退症的患病率较低（Mercadante，2017；Kress 和 Coluzzi，2019）。

他喷他多吸收迅速，由于具有广泛的首过代谢，口服生物利用度为 30%。它的蛋白质结合有限，没有活性代谢物，并且没有显著的微粒体酶诱导或抑制作用。因此，它的药物相互作用可能有限。它的 $t_{1/2}$ 为 4.9h，产生持续 4～6h 的单次剂量作用效果，使得在定期给药的 25～30h 内达到稳态浓度成为可能。然而，中度肝功能障碍者需要减少剂量，重度肝功能障碍时禁用他喷他多。

他喷他多有正常释放片剂（50mg）和缓释口服片剂（50mg、100mg、150mg、200mg、250mg），后者作用持续时间为 12h。阿片类未耐受患者可以从 100mg/d 开始，剂量可以根据需要可滴定至 400～500mg/d。口服吗啡与他喷他多的等效剂量换算比约为 1∶3。

（三）阿片类药物给药原则

安全有效地使用阿片类药物，需要熟悉不同药物的可及性、给药途径、剂量指南和潜在的不良反应。

1. 适应证

(1) 癌症疼痛：使用阿片类药物来控制由活动性癌症引起的中 – 重度的疼痛，仍是公认的做法，特别是以转移性或局部晚期实体瘤或难治性血液肿瘤的形式出现的癌症。在一些国家，阿片类药物在癌症幸存者中的使用不太明确，这个术语可能包括那些处于缓解期和患有惰性疾病的患者。然而，在病情进展期或相对晚期的癌症患者中，当慢性疼痛达到中度或更严重程度时，无论潜在的病理生理机制如何，都应考虑尝试阿片类药物治疗。

正如在第 43 章中所讨论的，一些研究驳斥了某些类型的疼痛，如神经病理性疼痛，对阿片类药物来说本质上是难以治疗的观念，这些研究表明，疼痛机制不能准确预测阿片类药物治疗的镇痛效果（Poyhia 等，1993）。然而，药物反应存在很大个体差异，阿片类药物治疗始终应包括剂量滴定，直到出现充分的镇痛作用或无法忍受的不良反应，这种方法可以将实质性临床获益的患者和反应不佳的患者区分开来。一些观察结果表明，患有慢性神经病理性疼痛的患者对阿片类药物治疗的反应不太可能令人满意，这在某种程度上是真实的，这种现象可能有多种原因。一种可能的解释是疼痛的神经病理机制与情绪成分的增加之间存在关联，而这对阿片类药物的镇痛作用预期不会产生反应。

(2) 其他终末期疾病的中 – 重度疼痛：阿片类药物在缓解临终患者的中度或重度慢性疼痛方面的应用毫无争议。在这种情况下，还是常规选择阿片类药物来帮助控制呼吸困难。

(3) 癌症幸存者和其他慢性病患者的慢性疼痛：癌症长期缓解或患有惰性疾病的患者与患有常见类型慢性疼痛疾病（如腰痛、头痛、纤维肌痛和许多其他疼痛疾病）的患者相似，只有在仔细进行风险评估且对其他适当的止痛药反应明显较差后，才应考虑接受阿片类药物治疗。

在所有情况下，临床医生在开始阿片类药物长期治疗试验时，都必须评估可能的风险和收益，并应采用常规的预防措施，以尽量减少滥用、成瘾和阿片类药物过量。如果进行治疗试用，则应以目标为中心，如果未达到护理目标［改善疼痛控制和（或）改善功能］，则正在进行的治疗是不明智的，应降级并退出。

(4) 严重的急性疼痛：阿片类药物仍然是对侵入性医疗操作（通常是预先镇痛）引起的疼痛进行短期治疗的重要方法。现有指南建议使用阿片类药物作为治疗急性疼痛的多模式方法的一部分，关键在于短时间内使用即释制剂。然而，当疼痛经过替代疗法充分缓解时，阿片类药物可能作用有限或没有作用。

2. 选择阿片类药物的因素

(1) 疼痛强度：尽管镇痛阶梯法建议，使用不同的药物组合来缓解一般的中等或重度的疼痛，但通常是阿片类药物的剂量决定了其减轻疼痛的能力。中度疼痛患者可以使用含有对乙酰氨基酚或阿司匹林的复方制剂及常规用于中度疼痛的阿片类药物（WHO 镇痛第二阶梯）进行治疗。实例包括可待因或双氢可待因。另一种方法是使用通常用于治疗重度疼痛的药物（第三阶梯），如吗啡或羟考酮，以相对较低的剂量给药。如前所述，其他可能的选择包括丁丙诺啡、曲马多或他喷他多。

(2) 药代动力学注意事项和药物剂型：对于阿片未耐受患者，正常释放片剂的短 $t_{½}$ 阿片类药物（如吗啡、氢吗啡酮、羟考酮或羟吗啡酮）通常更受欢迎，因为它们比长 $t_{½}$ 的药物更容易滴定。然而，如果使用低剂量的口服或透皮缓释制剂开始治疗，一些患者可能会更能坚持治疗，并且作用的波动较小，尽管需要更长的时间才能达到稳态血浆浓度。长 $t_{½}$ 类阿片类药物美沙酮和左啡诺，通常不被考虑用于一线治疗，因为它们可能难以滴定，并且如果随着剂量增加血浆浓度逐渐升高而出现迟发毒性时，其管理问题具有挑战性。

当治疗稳定后，可以使用短效药物或长效药物（缓释或长 $t_{½}$）继续长期管理。单次剂量给药后作用持续时间得出结果的证据很少，而且这种入选试验常受药物可及性和患者的偏好决定。如果可及，为大多数患者提供长效口服或透皮药物，因其具有方便性，以及能够降低推注效应的风险（峰值毒性或剂量末疼痛）。如果根据需要同时提供短效阿片类药物来控制发作性疼痛，接受稳定的长效阿片类药物治疗的患者通常会受益。

(3) 给药途径：大多数患者将接受口服药物治疗。当口服阿片类药物存在禁忌时，可用的给药途径可能成为阿片类药物选择的重要考虑因素。

芬太尼和丁丙诺啡可通过透皮途径给药。

尽管大多数纯激动药通过皮下输注能很好地吸收，但有些药物（如酒石酸吗啡、氢吗啡酮和海洛因）由于其高溶解度和低刺激性而更适合。当通过皮下途径给药时，美沙酮和芬太尼可能会产生显著的局部刺激。皮下输注也可能更适合终末期的患者，因为在护理重危患者时，它对患者的干扰比间歇性使用镇痛栓剂小。

(4) 对先前阿片类药物治疗试用的反应：对先前阿片类药物试用的反应进行回顾一直很重要。如果目前的阿片类药物耐受性良好，通常会继续使用，除非出现剂量滴定困难或无法按常规给所需剂量。如果出现剂量限制性不良反应，应考虑进行阿片类药物轮换。

(5) 合并症：肝功能不全。美沙酮的药代动力学研究表明，严重的肝病可能会降低其清除率并增加这些药物的生物利用率和 $t_{½}$。这些变化可能导致血浆浓度高于正常。轻度或中度肝功能障碍对吗啡或羟考酮清除率的影响很小，但疾病晚期可能与清除率降低有关。芬太尼的药代动力学不受肝硬化的影响（Carbonara，2011；Soleimanpour 等，2016）。

肾功能不全。肾功能不全患者可能会引起可待因、哌替啶（去甲哌替啶）、吗啡（M6G）、羟考酮（羟吗啡酮）和氢吗啡酮（氢吗啡酮 –3– 葡萄糖醛酸）活性代谢产物的蓄积。这些药物不是禁忌证，但使用它们确实需要谨慎，并且可能需要调整剂量。丁丙诺啡、芬太尼、阿芬太尼和美沙酮在肾功能损害方面展现出潜在的优势（S.King 等，2011；Sande 等，2017）。

(6) 神经病理性疼痛：尽管曲马多和他喷他多都对单胺再摄取和单胺能脊髓疼痛抑制具有活性，但只有较少证据表明曲马多可能对神经病理性疼痛相对有益（Duehmke 等，2017），而他喷他多的相关证据也在不断发展（Freo 等，2019）。

尽管美沙酮的 *D*– 异构体产生 NMDA 受体拮抗作用，但没有充分证据表明美沙酮在治疗神经病理性疼痛方面比其他阿片类药物更有效（McNicol 等，2017）。这仍然是一个开放的调查领域，最近的一些研究提供了更乐观的数据（Haumann 等，2016；Ruan 等，2016；Sugiyama 等，2016；Madden 和 Bruera，2017）。

3. 给药途径　阿片类药物应选择能够提供充分镇痛的侵入性最小和最安全的途径给药。在病程中，许多患者会使用几种不同的途径给予阿片类药物（Radbruch 等，2011；Kestenbaum 等，2014）。

(1) 口服：阿片类药物的口服给药，仍然是常规实践中最常用的途径。与肠外给药相比，口服给药的药物起效较慢，达峰时间延迟，作用持续时间较长。达到峰值效果的时间取决于药物和制剂的性质。对于大多数正常释放的口服制剂，通常在 60min 内达到峰值效果。

口服给药途径不适用于吞咽障碍或胃肠道梗阻及需要快速起效缓解剧烈疼痛的患者。对于需要非常高剂量的患者，无法开具可控的口服阿片类药物方案，有时可能是使用非口服途径的一个指征。

当口服给药时，阿片类药物的相对镇痛效价与肠外给药相比有很大差异。这在很大程度上反映了它们在吸收和首过代谢中的差异。如表 39–6 所示，吗啡、海洛因、氢吗啡酮和羟吗啡酮的口服与肠外效价比为 1∶12 至 1∶3。美沙酮、左啡诺和羟考酮由于首过消除较少，所以口服与肠外的效价比较低，至少为 1∶2。如未认识到这些差异，可能会导致在尝试从肠外途径改为口服给药而未调高滴定剂量时镇痛效果显著降低，或者在反方向转换途径时产生毒性作用。

(2) 经皮：如前所述，芬太尼和丁丙诺啡可用于透皮制剂，它们的使用已在前文讨论过。贴片必须贴在光滑的皮肤上，避免头发和皮肤褶皱。该途径普遍方便，成为依从性差、吞咽困难及不能口服药物患者的重要选择。

(3) 经黏膜（鼻腔和口腔）：如前所述，任何阿片类药物都可能发生透黏膜（鼻腔和口腔）吸收，但非高度亲脂性药物的生物利用度非常低。芬太尼、丁丙诺啡和较低剂量美沙酮是亲脂性的，芬太尼和丁丙诺啡可用于透黏膜制剂。有趣的是，舌下吗啡也被报道是有效的。鉴于这种药物舌下吸收不良，这种疗效可能部分与吞咽剂量有关。

(4) 经直肠：对于无法使用口服阿片类药物的患

者，直肠途径是胃肠外途径的非侵入性替代方法。但因为吸收的延迟或受限，以及部分绕过肝脏的首过代谢，导致直肠给药的药代动力学和生物利用度可能与口服给药不同。然而，在实践中，阿片类药物直肠与口服给药的效价大致相同（Radbruch 等，2011；Kestenbaum 等，2014）。

在某些国家可以买到含有吗啡、氢吗啡酮、羟吗啡酮和羟考酮的直肠栓剂。吗啡控释片的直肠给药经验已有报道（Maloney 等，1989；Walsh 和 Tropiano，2002）。

(5) 局部应用阿片类药物：外周阿片受体的识别及其与炎症的关联，强化了在恶性和非恶性溃疡和口咽黏膜炎患者中局部外用阿片类药物的基础。一项对 6 项随机对照试验和 13 份病例报道的系统综述结果表明有效（LeBon 等，2009）。

典型的局部用制剂包括 10～20mg 吗啡水凝胶、生理盐水浸泡液或局部麻醉凝胶（Graham 等，2013）。黏膜炎的治疗可以用含 30mg 吗啡的 15ml 水漱口 2min，随后将其吐出（Cerchietti，2007；Sarvizadeh 等，2015）。

(6) 肠外给药：对于吞咽障碍或胃肠道梗阻、需要快速起效镇痛的患者及需要很高剂量且无法通过其他途径方便给药的患者，可考虑冲击剂量注射。然而，通过静脉、肌内或皮下途径进行的反复肠外推注可能会出现不良推注反应而变得复杂。静脉推注起效最快，达峰时间与阿片类药物的脂溶性相关，美沙酮为 2～5min，吗啡为 10～15min。

尽管重复肌内注射在一些国家很常见，但它们令人痛苦且没有药代动力学优势，因此不推荐使用。如果需要，可以使用静脉内或皮下留置输注装置，从而在不经常穿刺皮肤的情况下完成重复推注剂量。为了进行重复的皮下注射，可以将 25～27G“蝴蝶针”留在皮下长达1周。与此技术相关的不适与注射量有关，可过通过浓缩制剂来减少不适反应（Zecca 等，2017）。

连续皮下或静脉内输注避免了与推注效应相关的问题，并且可以使用便携式电池驱动的注射器驱动器或其他类似设备进行输送。输液常用于姑息治疗，以给予镇痛药、止吐药、抗焦虑镇静药和地塞米松。作为连续基础输液的辅助手段，便携输液装置在复杂性、成本和提供患者控制的“抢救剂量”的能力方面各不相同。各种设备已经投入使用，都设计得轻巧便携，并且药物装在一个一次性盒子里。当疾病晚期患者需要肠外镇痛时，皮下输注已成为姑息治疗专家的首选。适用于连续皮下输注的阿片类药物必须具有可溶性、吸收良好、无刺激性的特点。关于吗啡、海洛因、氢吗啡酮、芬太尼和羟吗啡酮的广泛使用经验已被报道（Coyle 等，1994；Gabriel，2014）。美沙酮和芬太尼似乎相对有刺激性，最好避免使用这种途径。皮下给药能以与连续静脉内输注相同的方式进行。为保持输注部位舒适，皮下输注速度不应超过 5ml/h。

当需要输注大量溶液或使用美沙酮时，连续静脉输注可能是预先置入中央导管的患者输送阿片类药物的最合适方式。如果必须长期持续静脉输注，建议使用永久性中心静脉端口。当疼痛伴有恶心、焦虑或烦躁不安时，可能需要药物组合进行连续输注。

在这种情况下，止吐药、抗精神病药或抗焦虑药可以与阿片类药物联合使用，前提是它在混合溶液中无刺激性、可混溶且稳定。各种不同的药物组合通常通过连续输注给药（Dickman 等，2017）；然而，许多组合的稳定性 / 兼容性尚不清楚。药物组合的相容性取决于多种因素，包括药物类型、药物浓度、稀释剂、温度和紫外线等。程序驱动注射器调查数据库（https：//www.palliativedrugs.com/syringe-driver-database-introduction.html）是兼容药物组合的数据库，由英国皇家药学会维护。一般来说，输液中的药物越少越好，最好不超过 3 种。药物混合液中不存在沉淀并不等同于该混合液中药物之间具有相容性（Dickman 等，2017）。

(7) 转换全身给药途径：如前所述，当从口服途径改为肠外途径时，反之亦然，需要调整剂量，以避免毒性作用产生或镇痛作用降低。表 39-6 中给出的口服与注射相对效价比是估计值，不应被视为精确值，而应视作实现大致等效镇痛剂量的指导。患者之间存在相当大的差异，因此可能需要针对个体化需求向上或向下调整剂量。

口服给药后镇痛起效较慢，对于习惯肠外阿片药物较快起效的患者，常需进行一些调整。在一些患者中，可能需要在 2～3 天内缓慢减少肠外剂量和增加口服剂量，使阿片类药物从肠外途径转为口服途径出现的相关问题最小化。

通常，当患者从皮下途径转为静脉途径时无须调整剂量，反之亦然。

(8) 硬膜外、蛛网膜下腔和脑室内给药：脊髓背角阿片受体的发现导致了阿片类椎管内给药技术的发展。神经轴索镇痛可以通过硬膜外或蛛网膜下腔进行，可以是短期或长期治疗，并且可能包括单独使用阿片类药物或药物组合。给药系统包括经皮隧道导管、连接到置入皮下端口的隧道导管和完全置入的输注微量泵。治疗方法的选择取决于治疗目标和当地资源。

一般来说，当全身镇痛治疗不足时，通常是因为难治性 CNS 不良反应，才考虑使用椎管内镇痛。在脊髓作用部位附近输送低剂量的阿片类药物可降低脊髓上介导的不良反应的风险（Burton 等，2004；Dupoiron，2019）（见第 43 章）。

椎管内给药的阿片类药物选择受多种因素影响。吗啡和氢吗啡酮等亲水性药物在脑脊液中具有较长的 $t_{1/2}$，在冲击量注射后具有显著的头端再分布（Dupoiron，2019）。在连续输注过程中，全身再分布相对少于亲脂性阿片类药物，如芬太尼和舒芬太尼。尽管这些动力学差异可能导致短期推注椎管内给药期间的可预测差异，但它们在长期治疗期间的相关性较小。与全身治疗一样，对不同阿片类药物的反应个体差异很大。

开始椎管内镇痛时，假定硬膜外等效剂量为全身剂量约 1/10，鞘内等效剂量大约为硬膜外剂量的 1/10。因此，如果患者每天接受 100mg 皮下吗啡或海洛因，则等效硬膜外剂量为 10mg/d，等效鞘内剂量为 1mg/d。

药物组合常用于椎管内镇痛。在硬膜外或鞘内阿片类药物中加入布比卡因等局部麻醉药可改善镇痛效果而不增加毒性已得到证实。与使用低浓度大容量局部麻醉药的急性术后镇痛不同，慢性疼痛首选高浓度小容量局部麻醉药治疗。可乐定和齐考诺肽是在椎管内治疗期间与阿片类药物联合使用的其他药物。

用于硬膜外输注的初始溶液的一个例子是，9ml 0.5% 布比卡因、150μg 可乐定，以及根据患者个体化需求剂量（如前计算）加用的吗啡。在 24h 内输注总量为 10ml。

用于鞘内输注的初始溶液的例子，通常是前例的 1/10 左右，即 1ml 0.5% 布比卡因、15μg 可乐定，根据患者的具体需求加用吗啡。

有限的经验表明，将阿片类药物注入脑室（Obbens 等，1987）或小脑延髓池（Lou 等，2018）可以为特定的患者提供长期镇痛。该技术已用于患有上半身或头部疼痛或严重弥漫性疼痛的患者。方案包括通过 Ommaya 储液囊的间歇注射和使用植入泵的连续输注。

4. 阿片类药物给药时间管理

(1)“全天候”给药：通过防止疼痛复发，始终能缓解患者疼痛，持续或频繁疼痛的患者通常被安排“全天候”给药。然而，临床上需要对以前没有接触过阿片类药物的患者和服用过长半衰期药物的患者保持警惕。例如，对于美沙酮，随着血浆浓度缓慢上升至稳态水平，可能会出现迟发性毒性。

缓释制剂可以减少全天候给药的不便之处。这些制剂不应用于剧烈疼痛患者的快速剂量滴定。缓释口服硫酸吗啡和羟考酮、透皮芬太尼贴剂现已广泛应用，可待因、曲马多、氢吗啡酮等缓释剂型已在各国上市。口服阿片类药物（如吗啡和羟考酮）的缓释制剂和即释制剂具有剂量等效性；在使用即释制剂确定每天剂量需求后，以毫克为单位进行一种剂型到另一种剂型的转换。

(2) 救援剂量：大多数接受全天候阿片类药物治疗的患者还应获得“救援剂量”，即根据需要给予补充剂量，以治疗突发性疼痛（Olarte，2017）。对于波动性或发作性疼痛的患者，计划给药与救援剂量的结合提供了一种安全合理的逐步剂量递增方法，适用于阿片类药物的所有给药途径。

给予救援剂量的给药频次，取决于药物达到峰值效应的时间和给药途径。最多每 30 分钟可提供 1 次经黏膜救援剂量，最多每 60～90 分钟可提供 1 次口服救援剂量，最多每 15～30 分钟可提供 1 次肠外救援剂量。

临床经验表明，使用即释吗啡或羟考酮时，救援剂量的大小通常应相当于 24h 基础剂量的 1/6（Azhar 等，2019）。当使用经黏膜芬太尼及对基础疼痛较低但暴发痛加剧的患者，救援剂量的大小应个体化。

使用经黏膜芬太尼制剂的最佳方法仍存在争议；制造商和一些指南建议始终使用较低剂量中的一种开始治疗，并根据需要进行滴定，而一些专家建议选择与定期按时给药的阿片类药物成比例的剂量。

(3) 按需给药：在某些有限的情况下，可以推荐仅按需给药方案。这种类型的给药在阿片类未耐受患者开始阿片类治疗期间提供了额外的安全性，特别是当需要快速剂量增加或服用长 $t_{1/2}$ 药物时。强烈建议在初始美沙酮治疗时及在急性肾损伤患者中使用此技术。

(4) 患者自控镇痛：患者自控镇痛是一种胃肠外给药技术，患者可以根据医生设定的参数控制泵输送冲击剂量的镇痛药（E.J. Martin 等，2017；Nijland 等，2019）。使用患者自控镇痛装置可以让患者根据自身需求谨慎地滴定阿片类药物的剂量。癌症患者的长期自控镇痛通过使用便携输注装置的皮下或静脉内途径实现。这些技术更先进的设备具有可编程变量，包括输注速率、救援剂量和锁定间隔时间。阿片类药物冲击剂量给药通常与持续输注结合使用。

5. 剂量选择和调整

(1) 初始剂量选择：重度疼痛的患者不能使用常规第二阶梯的阿片类药物来进行药物控制，应选择一种安全剂量的阿片类激动药开始治疗，同时提供额外的镇痛。例如，每天服用 10 片含羟考酮 5mg 和对乙酰氨基酚 325mg 复方制剂的患者，相当于每天服用 50mg 羟考酮。如果疼痛未得到控制且不良反应不严重，则应选择阿片类激动药，并期望在所选剂量下有更多的镇痛作用。如果第三阶梯使用的阿片类激动药选择羟考酮，则起始剂量通常选择提高 30%～50%，即每天 65～75mg。如果选择了替代药物，应计算等效镇痛剂量，计算结果因不完全交叉耐药性适当减量后再用。

(2) 剂量滴定：应通过逐渐增加阿片类剂量来解决疼痛缓解不足的问题，直到充分镇痛或出现无法耐受的不良反应（无法通过简单的干预来控制）（Mercadante，2007）。由于对阿片类药物的镇痛反应随剂量的对数线性增加，剂量增加小于 30%～50% 时不太可能显著改善镇痛效果。临床经验表明，这个数量级的剂量增加是安全的，并且足以观察到有意义的疗效变化。

限制剂量滴定的因素包括出现令人烦恼的不良反应、缺少额外的镇痛反应及给药负担过重（太多的药片或贴剂）（Mercadante，2007）。虽然大多数患者每天服用相当于 200～400mg 口服吗啡的剂量，疼痛即可得到有效控制，但仍有一部分患者需要更大的剂量。对一些需要更高剂量滴定的病例，临床上必须保持警惕，确保患者充分获益的同时不会因剂量相关的不良反应或给药负担而受到损害。

(3) 剂量滴定速率：阿片类药物的药代动力学和药效学及疼痛的严重程度决定剂量滴定的速度。根据经验，它需要大约 5 个半衰期才能达到稳态；如果药物在个体患者中的药效学和疼痛控制的程度允许其在与稳态发生相关的时间间隔内进行滴定，则安全性会提高。在这种情况下，血液中药物浓度增加导致意外毒性的风险较小，因为在接近稳态期间几次剂量增加的影响会蓄积。以这种方式滴定，可以每天调整正常释放的口服阿片类药物的剂量，如吗啡、羟考酮和氢吗啡酮。透皮芬太尼可每 2～3 天增加 1 次。

然而，如果疼痛非常剧烈，这种从稳态到稳态的滴定过程可能不合适。疼痛非常剧烈的患者可通过每 15～30 分钟重复肠外注射给药来治疗，直到疼痛部分缓解，此时应开始口服给药方案（Nakajima，2019）。

(4) 耐受性：患者控制疼痛所需的阿片类药物剂量差异很大。尽管大多数患有进行性不治之症（如癌症）的患者会达到一个长期稳定的剂量，但在治疗过程中仍需要不时地增加剂量。对剂量不断增加的需求是一个复杂的现象，当由于疼痛加剧而需要增加剂量时，可能涉及各种不同过程。临床经验表明，与疾病进展或心理痛苦增加相比，真正的药物耐受是一个较少见的原因。镇痛药物的药代动力学的变化也可能与此有关。

如前所述，真正的药理学耐受本身非常复杂，可能涉及多种机制，如阿片类药物代谢的上调、受体信号的脱敏和受体的下调；这些机制由给药引起，可能与 OIH 的平行现象有关（Mercadante 等，2019）。临床上，对任何阿片类药物作用都可能产生耐受性，对非镇痛作用的耐受性似乎很常见，尽管不同作用的耐受速率不同。例如，对呼吸抑制、嗜睡和恶心通常快速耐受，而对阿片类药物引起的便秘的耐受则发展非常缓慢。对这些阿片类药物不良反应的耐受性不是一个临床问题，实际上是一个可以进行有效剂量滴定的可接受的结果。

临床对耐受性的关注涉及对药物镇痛作用的潜在耐受性，这可能需要快速增加剂量并可能降低药物的效用。真正意义上的镇痛耐受现象，只有在患者表现出需要增加阿片类药物剂量且没有其他能够解释疼痛增加的原因（如疾病进展或心理痛苦恶化）时才会发生。

大量的临床经验表明，大多数需要增加剂量来控制疼痛加剧的癌症患者，都有明显的疾病进展。这个结论有两个重要的意义：对耐受性的担忧，不应妨碍在疾病早期使用阿片类药物；而接受稳定剂量阿片类药物患者的疼痛加剧，不应归因于耐受性，而应视为疾病进展或较少见的心理压力增加的推定证据。

耐受性可能在机制上与 OIH 相关，但在临床环境中，这两个过程是不同的（L. Chen 等，2014；Mercadante 等，2019）。如果由于耐受性的发生（或由于疾病进展）而导致镇痛效果丧失，则可以通过增加阿片类药物的剂量来控制疼痛；相反，如果疗效丧失是由于 OIH，则剂量增加预计会加重疼痛。

(5) 等效镇痛剂量的确定：当患者从一种阿片类

药物轮换为另一种阿片类药物或从一种给药途径转换为另一种给药途径时，评估适当的剂量转换至关重要。轮换的最常见原因是出现不可忍受的不良反应，通常是在疼痛失控情况下。所谓的阿片类药物轮换（从一种阿片类药物转换为另一种）是一种被广泛接受的对阿片类药物不良反应的处理方法。轮换需要选择新药的剂量，使其足够高以防止戒断（并希望提供良好或更佳的疼痛控制）和足够低以防止毒性。

尽管已经进行了研究，以了解阿片类药物之间的相对效价（以及由此计算的等镇痛剂量），但考虑到药代动力学和药效学的巨大个体差异，从一种阿片类转换到另一种时的剂量选择具有挑战，两者都受到遗传因素、耐受性发展程度及许多决定不良反应倾向和疼痛严重程度的临床因素的影响。

（四）阿片类药物不良反应的处理

阿片类药物引起的不良反应很常见（Corli 等，2019），成功的阿片类药物治疗需要镇痛益处明显超过治疗相关的不良反应。因此，了解阿片类药物不良反应及掌握其预防和治疗策略是必不可少的技能。表 39-8 总结了在阿片类镇痛药治疗患者中常见

表 39-8 常见的阿片类药物不良反应

胃肠道	• 恶心 • 呕吐 • 便秘
自主神经性	• 口干症 • 尿潴留 • 体位性低血压
中枢神经系统	• 困倦 • 认知障碍 • 幻觉 • 谵妄 • 呼吸抑制 • 肌阵挛 • 癫痫 • 痛觉过敏
皮肤	• 瘙痒 • 出汗
内分泌	• 性腺功能减退 • 低血糖症（美沙酮）
免疫	轻度免疫缺陷
神经精神病学	成瘾

的不良反应。最常见的是镇静、便秘、恶心和呕吐，但还有其他不良反应，包括意识模糊、幻觉、噩梦、尿潴留、多灶性肌阵挛、头晕和烦躁不安。

即使是最常见的不良反应，也只是部分了解它的机制，并且这似乎取决于许多因素，包括年龄、疾病程度和器官功能障碍、同时服用某些药物、既往阿片类药物应用史、给药途径。

1. 阿片类药物不良反应的预测因素

(1) 药物相关：总体而言，几乎没有证据表明，任何一种阿片类激动药的不良反应明显优于其他任何一种（Wiffen 等，2017b）。出于担心产生不良反应，不推荐使用哌替啶治疗慢性疼痛。对照研究的数据表明，与口服吗啡相比，芬太尼经皮给药的便秘发生率较低。

(2) 途径相关：非常有限的证据表明，与特定全身给药途径相关的不良反应存在差异。透皮芬太尼和丁丙诺啡可能比口服药物更少地引起便秘（Muller-Lissner 等，2017）。目前尚不清楚这是给药途径还是药物导致的影响。

(3) 患者相关：由于一些尚未得到合理解释的原因，对吗啡和其他阿片类药物不良反应的敏感性存在显著的个体差异。遗传变异性明显影响个体对阿片类药物的敏感性，因此可以合理假设遗传背景在对不良反应的敏感性中起着类似的重要作用。

(4) 年龄与合并症：衰老与药代动力学改变有关，特别是药物清除率和分布容积减少。一般而言，老年患者需要的剂量低于年轻患者（Pergolizzi 等，2008）。如前所述，肝衰竭可减少或减缓美沙酮和芬太尼的代谢，肾功能损害可导致可待因、哌替啶（去甲哌替啶）、吗啡（M6G）、羟考酮（oxymorphone）和氢吗啡酮（HM3G）等活性代谢物的蓄积。

(5) 药物相互作用：损害肝脏代谢和具有 CNS 不良反应的药物，可能会增加阿片类药物不良反应的倾向（Kotlinska-Lemieszek 等，2019）。

(6) 其他与患者相关的因素：许多其他因素可能会增加不良反应的风险，包括同时服用可能具有蓄积毒性的药物，尤其是镇静或其他并发症。

(7) 阿片类药物剂量和剂量 - 反应关系：对于镇静、认知障碍、幻觉、肌阵挛和呼吸抑制的 CNS 不良反应，剂量 - 反应关系最为明显。然而，即使这些反应也存在较大的个体间差异。此外，由于对部分（不是所有）作用耐受性的发展无法预测，不良反应的范畴会随着长期用药而改变。通常，长期应用阿片类药物的患者，出现镇静或呼吸抑制的倾向

较小，主要的 CNS 效应变为谵妄和肌阵挛等神经兴奋性反应。

胃肠道不良反应通常具有较弱的剂量反应关系。部分反应，如恶心和呕吐，在治疗开始时较常见，但之后在一些患者中得到缓解，在另一些患者中持续存在，这些都无法预测。便秘实际上是普遍存在的，并且表现出非常弱的剂量关系。

(8) 初始用药的关系：一些不良反应在开始使用阿片类药物或剂量增加后会短暂出现并自行消退。这一现象在一项关于吗啡剂量递增对认知能力影响的前瞻性研究中得到了很好的证明（Bruera 等，1989）。这项研究表明，阿片类药物引起的认知障碍常在 7 天后得到改善。这一现象虽然经常被描述，但尚未就其他不良影响进行正式研究，需要在更大的人群范围中就认知表现进行重复研究。

2. 鉴别诊断　服用阿片类药物的患者，其健康状况的不良改变并不总是由阿片类药物引起。不良反应必须与接受治疗患者的合并症及药物相互作用导致的效应相区别。表 39–9 列出了可能导致类似阿片类药物不良反应的合并症。

事实上，广泛的临床经验表明，在阿片类药物剂量稳定的情况下，患者健康状况出现新的不良改变很少是由阿片类药物引起的，应该积极寻找其他原因。

由于晚期癌症患者经常服用多种药物，因此必须仔细检查用药记录和患者用药报告，以评估药物相互作用或对报告的症状作出一些其他药物的相关解释的可能性。

如果患者健康状况的不良变化可能是由合并症或药物相互作用引起，应该尽可能纠正病因。代谢紊乱、脱水或败血症应得到治疗，可能产生不良相互作用的非必需药物应停用。如果不良反应可能与联合使用的中枢作用药物有关，如抗焦虑药、抗精神病药或抗抑郁药，也应努力停用那些非必需药物。同样，具有抗胆碱能作用的药物，常会加重阿片类药物的便秘作用，如果便秘难以控制，应减少或停用这些药物。

（五）治疗阿片类药物不良反应的替代方法概述

当患者出现危及阿片类药物治疗益处的不良反应时，应认为患者对特定的药物、剂量和途径反应不佳，需要采取缓解措施。一般来说，有四种方法可供考虑：①全身阿片类药物减量；②不良反应的对症处理；③阿片类药物转换；④改变给药途径。

表 39–9　可能出现类似阿片类药物不良反应的合并症

原　因		不良反应
中枢神经系统	脑转移	嗜睡、认知障碍、恶心、呕吐
	软脑膜转移	嗜睡、认知障碍、恶心、呕吐
	脑血管事件	嗜睡、认知障碍
	硬膜外出血	嗜睡、认知障碍
代谢性	脱水	嗜睡、认知障碍
	高钙血症	嗜睡、认知障碍、恶心、呕吐
	低钠血症	嗜睡、认知障碍
	肾衰竭	嗜睡、认知障碍、恶心、呕吐、肌阵挛
	肝衰竭	嗜睡、认知障碍、恶心、呕吐、肌阵挛
	低氧血症	嗜睡、认知障碍
败血症 / 感染		嗜睡、认知障碍、恶心、呕吐
机械性	肠梗阻	恶心，呕吐
医源性	三环类	嗜睡、认知障碍、便秘
	苯二氮䓬类	嗜睡、认知障碍
	抗生素	恶心和呕吐
	长春花生物碱	便秘
	氟他胺	便秘
	类固醇	激动性谵妄
	非甾体抗炎药	恶心、嗜睡
	化疗	恶心、呕吐、嗜睡、认知障碍
	放疗	恶心、呕吐、嗜睡

1. 减少阿片类药物剂量　减少阿片类药物的剂量，常会减少与剂量相关的不良反应。当患者的疼痛得到很好控制时，逐渐减少阿片类药物的剂量，会让与剂量相关的不良反应得到控制，同时让疼痛得到充分缓解（Fallon 和 O'Neill，1997）。然而，如果无法在不失去疼痛控制的情况下减少阿片类药物剂量，那么必须在减少剂量的同时增加额外的镇痛方法。已报道了 4 种附加疗法的丰富经验。

(1) 添加非阿片类镇痛药：联合非阿片类镇痛药的镇痛作用是叠加的，通常两者有协同作用（WHO，2019）。

(2) 添加适用疼痛综合征和机制的辅助镇痛药（见第 42 章）：辅助镇痛药可与阿片类药物联合使用，以改善无法在镇痛和不良反应之间取得平衡的患者预后（Mitra 和 Jones，2012；WHO，2019）。对所有辅助镇痛药的反应存在很大的个体差异，对大多数人来说，获益的可能性有限。此外，许多辅助镇痛药有可能引起不良反应，可能会加重已经存在的由阿片类药物引起的不良反应（Bennett，2011）。在评估一种辅助药物的疗效时，必须考虑获益的可能性、不良反应的风险、给药的难易程度和患者的便利性。

(3) 应用针对疼痛原因的疗法：对于那些癌痛患者，特定的抗肿瘤疗法，如放疗、全身抗肿瘤治疗或针对病因的手术，可能会显著缓解疼痛，从而减少对阿片类药物镇痛的需求。放射疗法在治疗疼痛性骨转移（Lutz 等，2011）、硬膜外肿瘤（Souchon 等，2010；Holt 等，2012；Ferrone 等，2017）和脑转移引起的头痛方面（Tsao 等，2018）已被证实有益。在其他情况下，则缺乏可靠的支持性数据，放疗的应用主要是传闻（Lutz，2019）。

尽管缺乏证据，但临床上有一个强烈的印象，即肿瘤缩小通常与疼痛缓解有关。尽管有一些报道称甚至在肿瘤没有显著缩小的情况下也有镇痛价值，但对疼痛产生有利影响的可能性常与肿瘤反应的可能性有关。手术可能有助于缓解特定问题引起的症状，如空腔脏器梗阻（Sartori 等，2010；Dalal 等，2011；Dolan，2011；Kolomainen 和 Barton，2011）、不稳定的骨结构（Ogilvie 等，2008；Utzschneider 等，2011）和神经组织压迫（Dy 等，2008；Eleraky 等，2010；Quraishi 等，2010）。

(4) 神经轴索镇痛或区域麻醉或神经消融干预措施的应用（见第 44 章）：一些对全身性阿片类药物治疗反应不佳的疼痛患者是疼痛相关干预的目标人群，涉及神经轴索镇痛、区域麻醉技术或偶尔的手术。干预可以减少或消除全身给阿片类药物的需求并达到充分镇痛。一般来说，首先考虑非神经消融干预，包括神经轴索镇痛和神经阻滞技术，这些技术采用神经周围或胸膜内局部麻醉。然而，神经消融手术对一小部分患者有价值，并且在胰腺癌患者腹腔神经丛阻断的情况下，可能具有足够有利的风险收益比，因此早期治疗是必要的。

2. 不良反应的对症处理　通常使用对症药物来预防或控制阿片类药物的不良反应。这些方法大多数都是基于累积的轶事经验。除少数外，描述这些方法的文献都是病例报道或专家意见。很少有研究对疗效进行前瞻性评估，也没有研究对这些方法的长期毒性进行评估。一般来说，这种方法涉及添加新的药物，增加了药物负担，并增加了不良反应或药物相互作用的相关风险。

3. 阿片类药物轮换（转换）　如前所述，阿片类药物轮换是指通过改用另一种阿片类药物来减少阿片类药物不良反应的方法（Mercadante 和 Bruera，2016）。认知障碍、镇静、幻觉、恶心、呕吐和肌阵挛的改善通常被报道。这种方法需要熟悉一系列阿片类激动药，并在阿片类药物之间转换时使用等效镇痛剂量换算表来转换剂量。虽然这种方法具有最大限度地减少多重用药的实际优势，但结果是多变而不可预测的。当在阿片类药物之间转换时，即使谨慎使用等效镇痛剂量换算表，受个体敏感性和决定不良反应倾向和疼痛严重程度的临床因素的影响，患者仍有剂量不足或过量的风险。

决定阿片类药物镇痛和不良反应敏感性的个体差异的生物学基础有很多因素，并且与药物遗传学和对不同阿片类药物的药代动力学和药效学反应的个体差异有关（Mercadante 和 Bruera，2016）。影响代谢的遗传和表型因素可能导致对某些阿片类药物镇痛及不良反应敏感性的变异（Stein，2016；Valentino 和 Volkow，2018）。

（1）影响阿片受体的遗传因素：MOR 是一种 G 蛋白耦联受体，其信号通过一系列复杂的事件导致疼痛刺激的神经元传递受到抑制。临床前研究表明，阿片类药物可以作用于不同的受体或受体亚型，并且个体受体分布可能会影响镇痛和不良反应（Pasternak 和 Pan，2011）。仅在人类 *MOR* 基因中就已识别出 100 多种多态性，其中一些变体，如 A118G 核苷酸取代，已被证明可以改变不同阿片类药物的结合亲和力并影响镇痛效果。此外，参与 G 蛋白耦联受体过程中的其他因素，如脱敏、内吞作用和下调可能进一步增加变异的可能性。

（2）阿片受体基因表达的控制：控制 *MOR* 基因表达的信号传递功能的差异可能会影响阿片类药物的反应性。

（3）影响药物转运的遗传因素：膜结合药物转运蛋白 P- 糖蛋白影响药物吸收和排泄，以及通过血脑屏障进出 CNS 的转运（Hennessy 和 Spiers，2007）。此外，CNS 水平阿片类药物的 P- 糖蛋白调节在不同阿片类药物之间存在显著差异（Chaves 等，2017）。为了增加反应的潜在异质性，这些关键转运蛋白由多重耐药基因 *MDR1* 编码，*MDR1* 具有多种遗传变异，其中部分与P-糖蛋白表达或功能的差异有关。

在实践中，阿片类药物转换的最佳方法是使用非常保守的等效镇痛剂量转换表来选择新药的起始剂量。除了改用美沙酮，通常是根据相对效价表来计算等效镇痛剂量，然后根据疼痛的严重程度和身体虚弱或器官功能障碍等因素将计算出的剂量减少25%～50%。

由于可能存在高水平的不完全交叉耐受性，改用美沙酮应更加谨慎，将等效镇痛剂量减少75%～90%到每天40mg的最大起始剂量，分次服用。转换完成后，随之进行剂量滴定，也可以用明确实用的方式处理暴发痛，以防止因剂量不足引起的任何痛苦（Natusch，2012）。如果使用这种保守方法失败，可能导致阿片类药物毒性的进展或现有阿片类药物毒性的加剧。

4. *全身给药的途径转换* 阿片类药物输送到椎管内间隙（即神经轴索镇痛），一般在全身性阿片类药物治疗出现难治性不良反应的情况下予以考虑。

更有限的数据表明，口服阿片类药物的患者中的一些不良反应也可以通过将给药途径转换为透皮或皮下给药途径来缓解。具体而言，与口服阿片类药物相比，透皮芬太尼和丁丙诺啡出现严重便秘的可能性较小（Stubhaug，2016；Muller-Lissner等，2017）。在一项小型研究中，这种比较被报道为恶心和呕吐的可能性较小（McDonald等，1991）；在另一项研究中，则是便秘、嗜睡和恶心的可能性较小（Drexel等，1989）。

（六）胃肠道不良反应

阿片类药物的胃肠道不良反应很常见。一般来说，其特点是剂量-反应关系较弱。

1. *便秘* 所有阿片类药物都会引起便秘，阿片类药物治疗通常只是可能损害肠道功能的多种因素之一。一般认为，对阿片类药物引起的便秘的耐受性发生缓慢或根本不发生，但与耐受性相关的证据十分有限，特别是在具有多种潜在病因高发的人群中。阿片类药物剂量与便秘之间的关系似乎非常平淡，便秘严重程度似乎与剂量无关。这一观察结果也可能受到临床环境中多种病因的高患病率的影响。

一些数据表明，阿片类药物/纳洛酮联合制剂、透皮芬太尼和透皮丁丙诺啡，以及可能的美沙酮，便秘程度较低（Brenner等，2017；Muller-Lissner等，2017；Larkin等，2018）。

然而，阿片类药物引起便秘的可能性如此之大，以至于大多数患者都应该预防性地服用泻药（Ahmedzai和Boland，2010）。一般来说，对于那些虚弱或经口摄入量少的患者，不鼓励使用容积性泻药。按照惯例，治疗常从刺激性或渗透性泻药开始，如比沙可啶、番泻叶、匹可硫酸钠（Picolax®）或聚乙二醇等。

当便秘难以控制时，如果可能，考虑使用外周作用μ阿片受体拮抗药。例如，甲基纳曲酮是纳曲酮的季衍生物，不会透过人血脑屏障。因此，它仅拮抗位于外周的阿片受体，同时保留中枢介导的阿片类镇痛药的镇痛作用（Rauck，2013）。它以皮下注射的形式给药，最初隔天1次，一些国家可提供口服制剂。如果需要，可以增加给药频率至每天1次。体重38～61kg的患者核准剂量为8mg，体重62～114kg的患者核准剂量为12mg；对于超出这些范围的患者，推荐剂量为0.15mg/kg。

一些国家还提供其他口服PAMORA。纳洛塞醇（纳洛酮的一种聚乙二醇化形式）和纳地美定都是选择性外周阿片受体拮抗药，被批准用于对既往泻药反应不佳的成人。尽管疗效证据来自对非癌症人群的评估（Webster等，2017；Blair，2019），但预计癌症或其他严重疾病患者的获益不会有所不同。纳洛塞醇推荐剂量为每天1次25mg（如果出现腹部痉挛性疼痛或其他不良反应，则减至每天12.5mg）和每天200μg纳地美定。

2. *恶心和呕吐* 阿片类药物可能通过中枢和外周机制导致恶心和呕吐（Sande等，2019）。这些药物刺激延髓化学感受器触发区，增加前庭敏感性，并对胃肠道产生影响（包括胃窦张力增加、胃动力减弱和排空延迟）。随着阿片类药物治疗的开始，应告知患者可能会出现恶心。

除了有阿片类药物引起的严重恶心和呕吐病史的患者外，不需要常规预防性给予止吐药，但如果必须，患者应在治疗开始时使用止吐药。当使用止吐药时，应监测患者的不良反应。

持续几天以上的恶心和呕吐可能是一个慢性问题。没有一种止吐药被证明优于另一种止吐药，事实上，几乎没有任何特效药的支持证据（Sande等，2019）。与长期给止吐药相比，阿片类药物轮换可能更可取。

（七）CNS不良反应

阿片类药物的CNS不良反应常与剂量相关，具体表现受患者个体因素、阿片类药物使用持续时间和剂量的影响。

1. 镇静 / 嗜睡　阿片类药物治疗的开始或显著的剂量增加通常会导致镇静，这种镇静持续到对这种效果产生耐受性，通常在几天到几周内。预先警示患者这种可能性，可以减少焦虑并避免镇静时进行可能危险的活动，如驾驶。一些患者存在持续性镇静问题，尤其是有其他混杂因素的情况下。这些因素包括使用另外的镇静药物或合并痴呆、代谢性脑病或脑转移等疾病。

有限的证据支持苯丙胺和苯丙胺类药物（如哌甲酯、右苯丙胺和莫达非尼）在治疗阿片类药物引起的镇静方面的潜在疗效（Stone 和 Minton，2011；Jiang 等，2014）。据报道，咖啡因也有益处（Mercadante 等，2001）。这种方法对于患有严重失眠、心律失常、高血压控制不佳、激动性谵妄、偏执性人格和既往滥用苯丙胺的患者是相对禁忌。

哌甲酯或右旋苯丙胺的治疗，常在早上以 2.5～5mg 剂量开始，如有必要，在中午重复，以便将效果维持至晚上。如果需要，之后逐渐增加剂量，可以使用缓释制剂。很少有患者需要每天分次服用超过 40mg 剂量。莫达非尼的起始剂量为 100～200mg/d，可逐渐增加至 600mg/d。

2. 精神错乱和谵妄　轻度认知障碍在阿片类药物治疗开始或剂量增加后很常见。阿片类药物引起的认知障碍可发展为定向障碍、静坐不能、烦躁不安、幻觉和谵妄。与镇静类似，如果没有其他因素并发，阿片类药物诱发的急性脑病在大多数患者中似乎是短暂的，持续数天至 1～2 周。

尽管单独使用阿片类药物会导致持续性精神错乱（Gaudreau 等，2007），但持续性谵妄的病因常与阿片类药物和其他促成因素的综合作用有关，包括电解质紊乱、CNS 肿瘤、败血症、重要器官衰竭和低氧血症（Centeno 等，2004；Gaudreau 等，2007）。

应用阶梯式处理方法（框 39-2）常以阿片类药物轮换试验成功告终。在抗精神病药中，可以考虑使用低剂量的奥氮平、喹硫平或氟哌啶醇（Bush 等，2018）（见第 74 章）。

3. 呼吸抑制　当镇静被视作 CNS 毒性的临床指标并采取适当的措施时，呼吸抑制是罕见的。当它确实发生时，呼吸抑制总是伴随着 CNS 抑制的其他迹象，包括镇静和神志不清（Pasero，2012；Dahan 等，2013；Dahan 等，2018）。伴有呼吸急促和焦虑的呼吸系统损害从来都不是主要的阿片类药物不良事件。随着阿片类药物的重复给药，对阿片类药物呼吸抑制的耐受性似乎迅速产生，这可能解释了为何当阿片类药物治疗疼痛进行剂量滴定时较少发生这种作用。

框 39-2　治疗精神错乱和谵妄的阶梯式方法
1. 停用非必需的中枢性作用药物
2. 如果镇痛效果令人满意，将阿片类药物剂量减少 25%
3. 排除败血症或代谢紊乱
4. 排除 CNS 肿瘤累及
5. 如果谵妄持续存在，请考虑以下方法
(1) 阿片类药物轮换
(2) 阿片类药物给药途径改为椎管内途径（联合或不联合局部麻醉药）
(3) 尝试其他麻醉或神经外科方案
(4) 试用抗精神病药

对高剂量阿片类药物的耐受能力，也与疼痛对呼吸刺激的相关效应有关，其影响与阿片类药物呼吸抑制性作用相平衡。阿片类药物耐受性良好，因此可能被认为对阿片类药物诱导的呼吸抑制产生了耐受性的患者，如果疼痛突然消除（如神经消融术后），并且阿片类剂量没有迅速或预先减少，可能会意外地出现呼吸损害。仔细观察是监测镇静水平和呼吸状态的最佳方法。威斯康星大学医院和诊所镇静评估量表（Gordon 等，2000）是一项非常有用的评估工具，尤其对于睡眠患者。

阿片类药物会产生或加剧中枢性和阻塞性睡眠呼吸暂停（Van Ryswyk 和 Antic，2016）。这在美沙酮中得到了最好的研究（Amos 和 D'Andrea，2013）。美沙酮诱发的呼吸暂停往往不会被医生察觉，并且与剂量的相关性较弱（Wang 等，2005）。苯二氮䓬类药物的联合给药会加剧这种影响，除非收益明显超过风险，否则不鼓励使用。患有睡眠呼吸暂停的患者一般应避免使用美沙酮。

当长期接受阿片类药物治疗的患者出现呼吸抑制时，给予特定的阿片类拮抗药纳洛酮常可改善通气（Dahan 等，2013，2018；Rzasa Lynn 和 Galinkin，2018）。即使呼吸抑制的主要原因不在于阿片类药物本身，而是并发的心脏或肺部疾病，这样做也可行。因此，对纳洛酮的反应，不应被看作呼吸抑制仅由阿片类药物引起的证据，应对其他这些过程进行评估。纳洛酮会引发严重的戒断综合征，只有存在强烈指征时才使用（Boyer，2012）。

如果患者呼吸缓慢但易唤醒，并且阿片类药物最后一次剂量时已经达到血浆峰值水平，则应停用阿片类药物并监测患者直至好转。

如果发生严重的通气不足（无论可能导致呼吸

功能受损的相关因素如何），或者患者呼吸缓慢且无法唤醒，则应给予纳洛酮（Boyer，2012）。为降低给药一段时间后出现严重戒断的风险，稀释后纳洛酮（1∶10）的使用剂量应根据呼吸频率和意识水平进行调整。在昏迷患者中，放置气管导管以防止纳洛酮给药后误吸可能是谨慎的做法。

纳洛酮的作用持续时间短，当最近使用的长效阿片类药物或阿片类药物制剂引起过量反应时，可能需要重复给药或低剂量输注（Boyer，2012；RzasaLynn 和 Galinkin，2018）。

4. *多灶性肌阵挛* 所有阿片类镇痛药均可引起肌阵挛。常见轻度和间歇发作的肌阵挛。然而，在少数患者中，肌阵挛可能让人感觉痛苦或导致不自主活动时发生暴发痛。如果由于持续性疼痛而不能减少剂量，则应考虑换用其他阿片类药物或对症治疗。根据临床观察，肌阵挛可能对苯二氮䓬类药物（特别是氯硝西泮或咪达唑仑）、加巴喷丁或丹曲林等抗惊厥药有良好反应（Stone 和 Minton，2011）。

（八）内分泌影响

1. *下丘脑 – 垂体 – 肾上腺轴* 阿片类药物可能会增加催乳素水平，降低性激素水平，并且很少导致继发性肾上腺功能不全（McWilliams 等，2014；Fountas 等，2020）。长期阿片类药物治疗可能导致性腺功能减退，表现为性功能障碍、不孕、疲劳、加速骨质流失和情绪障碍。女性还可能出现闭经、月经过少、阴道干涩和潮热。

在适当的临床情况下，如果没有禁忌证，替代疗法可能是合理的（Fountas 等，2020）。男性通常接受睾酮透皮制剂治疗，绝经前女性可能接受雌二醇治疗。

研究还发现，长期使用外源性阿片类药物，会降低 10%～20% 患者的促肾上腺皮质激素和皮质醇水平，以及皮质醇对促肾上腺皮质激素刺激的反应（Donegan 和 Bancos，2018）。阿片类药物还会影响皮质醇分泌的昼夜节律，导致促肾上腺皮质激素和皮质醇水平持续升高，并最终减弱应激反应（Fountas 等，2020）。因此，对于临床表现为肾上腺功能不全的患者，需要检测清晨血清皮质醇浓度，如果异常，则需要动态评估下丘脑 – 垂体 – 肾上腺轴。如果确认肾上腺功能减退，可能需要进行糖皮质激素替代（Fountas 等，2020）。

2. *肥胖和糖尿病* 长期使用阿片类药物，特别是在药物滥用及治疗的情况下，与体重增加、高血糖和糖尿病恶化有关。这可能是通过交感神经系统和胰岛素分泌受损产生的中枢作用（Ojo 等，2018）。

相比之下，美沙酮和曲马多与症状性甚至致命性低血糖有关（Flory 等，2016；Makunts 等，2019）。在临床环境中，只有在针对与疼痛或其治疗无关的适应证进行的实验室筛查中检测到异常血糖水平时，才会考虑阿片类药物治疗对葡萄糖代谢的影响。很少需要改变阿片类药物治疗来解决血糖控制的异常。

（九）免疫影响

一些证据表明，阿片类药物可能会增加癌症患者感染的风险（Suzuki 等，2013），并且可能与剂量有关（Shao 等，2017）。这是一个重要的观察结果，强调需要对阿片类药物在长期治疗期间对潜在免疫障碍的影响进行更多的研究。目前，在额外的发现足以通知任何实践上的变化之前，这种可能的感染风险，如阿片类药物对免疫介导的癌症行为产生不利影响的可能性（Boland 和 Pockley，2018），仅具有理论意义。

（十）其他影响

1. *尿潴留* 阿片类镇痛药会增加平滑肌张力，偶尔会导致膀胱痉挛或尿潴留（由于括约肌张力增加）。这是一个少见的现象，常在老年男性患者中观察到。可以迅速产生耐受性，但可能需要留置导尿管来处理暂时性问题。

2. *瘙痒* 瘙痒是长期全身性阿片类药物治疗的少见不良反应（Ganesh 和 Maxwell，2007），其机制仍不明确。虽然一些阿片类药物，特别是吗啡，可引起肥大细胞释放组胺，但其他证据表明阿片类药物引起的瘙痒是通过中枢 MOR 介导的。应用非镇静性抗组胺药、加巴喷丁和阿片类药物轮换等受益的报道各不相同（Ganesh 和 Maxwell，2007）。

3. *阿片类药物过敏* 尽管已观察到接触性皮炎和全身超敏反应（Hostynek 和 Maibach，2010），但真正的阿片类药物过敏非常罕见。大多数报道对吗啡“过敏”的患者，描述的是不良反应而不是过敏。在开始或改变治疗时，应提醒所有患者注意不良反应的可能性，如镇静、恶心和较少见的呕吐。如果没有警示，不愉快的不良反应的体验可能会妨碍继续治疗，并可能得出“过敏”的结论。

（十一）阿片类药物引起的痛觉过敏

如前所述，OIH 在概念上以接受阿片类镇痛药治疗的患者出现自相矛盾的疼痛恶化为特征，剂量增加会进一步加剧疼痛（Mercadante 等，2019）。OIH 在动物模型中很容易得到证实，但在患者中的患病率甚至存在性仍有争议（Bannister 和 Dickenson，2010；Tompkins 和 Campbell，2011）。尽管如此，当接受阿片类药物治疗的患者出现疼痛加剧而没有疾病进展时，应考虑 OIH，这种疼痛会随着阿片类物质的增加而恶化。这必须与日益加重的激越性谵妄区别开来。

OIH 的处理可能包括逐渐减少阿片类药物剂量和评估镇痛效果，随着剂量的减少，镇痛效果应能得以改善。或者，阿片类药物轮换可能有用；这可能是由于阿片类药物反应的遗传变异，或者由于阿片受体亚型结合的差异（Mercadante 等，2019）。

（十二）阿片类药物与驾驶

拥有继续驾驶的能力，对维持许多患有严重慢性疾病（如癌症）的患者的生活质量非常重要。许多人认为必须在服用阿片类镇痛药时停止驾驶，但事实并非如此。阿片类药物对驾驶的作用受以下因素影响：年龄，合并症，患者是否阿片类未耐受，是否近期增加了剂量，是否剂量稳定且无嗜睡或认知障碍。最新的道路测试数据表明，患者的驾驶表现存在较大的个体差异，一些人受到损害，而另一些人则没有（Schumacher 等，2017）。

重要的是要告知患者阿片类药物对驾驶的影响及与驾驶有关的法律法规（因司法管辖区而异）。通常给患者的建议是，当他们第 1 次开始服用阿片类药物时，当他们增加剂量时，以及当他们感到昏昏欲睡时，不应该开车或从事其他技能活动，如操作机械。然而，一旦最初的镇静作用消失，并且患者和医生都确信认知和精神运动能力不再受损，就可以重新开始驾驶和其他类似活动。

然而，必须提醒患者在驾驶机动车之前和途中，有责任对自己是否适合驾驶进行严格的自我检查，如果他们意识到注意力或警觉性有任何损害，则应停止驾驶。显然，医生有责任关心社会，如果得出结论认为患者不应该开车，那么应该向患者和家人郑重地传达这一点。医生可能需要向相关驾驶机构报告违反医嘱继续驾驶的患者（Brandman，2005；Cross，2011；Schumacher 等，2017）。

（十三）阿片类药物误用和成瘾

阿片类药物误用是一个通用术语，指有意或无意地不按照医嘱使用处方药。误用的范围从患者使用额外剂量来控制未缓解的疼痛到更严重的行为，与药物滥用、成瘾甚至犯罪相一致。药物滥用是指故意自行服用非处方药物或使用非法药物。成瘾是一种原发性慢性疾病，由以下一种或多种行为定义：对药物使用的控制受损，强迫性使用，尽管受到伤害仍继续使用，以及渴望。

阿片类药物是可能被滥用的药物，安全处方需要考虑与药物滥用、成瘾和转移到非法市场相关的风险。药物成瘾和滥用是普遍存在的社会和医疗问题，与重大的社会代价和人类损失有关。近年来，阿片类药物的医疗用途与成瘾风险之间的关系，一直是政策制定者、医学社会学家和疼痛临床医生关注的焦点。

因严重疾病相关的慢性疼痛接受长期阿片类药物治疗的患者是各种各样的，关注几个亚组可能的危害是有用的（表 39-10）。

- 与晚期癌症或其他限制生命的疾病相关的严重疼痛和预后有限的患者，除非在开始治疗时有积极的滥用或成瘾史，否则重新滥用或成瘾的风险似乎很低。由于预后的原因，随着时间的推移累积的风险是有限的。
- 患有严重疼痛的患者可能会通过疾病治疗来解决，但可能需要阿片类药物治疗一段时间，然后停止治疗。同样，滥用和成瘾的风险似乎很低，除非在开始治疗时有让人担忧的风险。他们的疗程相对较短，累积风险较低。
- 患有慢性治疗后疼痛综合征或慢性疼痛作为该疾病的合并症的患者应与患有常见慢性疼痛疾病（如腰痛、头痛或纤维肌痛）的大量人群同等对待。只有在其他合理的疼痛治疗方法无效后，并且只有在仔细地权衡利弊后显示阿片类药物治疗期间发生的收益超过了不良结果的累积风险时，才应考虑对这些患者进行长期阿片类药物治疗。

1. 化学应对　化学应对是阿片类药物滥用的一种形式，定义为以非处方方式使用阿片类物质来应对与癌症和其他严重疾病相关的各种压力（Kwon 等，2015）。化学应对与剂量增加、疼痛表达及疼痛状况缓解后无法停用阿片类药物有关。有趣的是，化学应对似乎是药物误用的“中间地带”，随着时间的推移，可能会恶化为全面的阿片类药物使用障碍。

2. 阿片类药物使用障碍（成瘾）　阿片类药物使用障碍是指由于强烈的使用阿片类的欲望而导致的阿片类物质的长期使用，其特征是渴望、强迫性使用、

表 39-10　姑息治疗中不同患者群体的成瘾、滥用和转移用药风险

患者群体	成瘾可能性	滥用可能性	转移用药可能性
与晚期癌症和其他生命限制性疾病相关的严重慢性疼痛的患者	低	是	是
严重疼痛可能通过疾病改善治疗得以缓解的患者	低 / 较高	是	是
慢性治疗后疼痛综合征的患者	较高	是	是

引自 McPherson，M.L.et al.(2019).Safe and appropriate use of methadone in hospice and palliative care：expert consensus white paper.J Pain Symptom Manage.57(3):635-645.e4.DOI：10.1016/j.jpainsymman.2018.12.001.

对药物使用失去控制，以及尽管受到伤害仍继续使用。耐受性的发生和戒断反应的可能性也许是某些患者综合征的一部分，但这些患者绝不会阐明这种障碍。

3. 成瘾　“成瘾”术语适用于具有遗传、生物医学、心理和情感因素的神经生物学疾病。它应该被视为一种医学诊断，通过临床观察一系列心理特征和行为来定义，这些心理特征和行为与渴望阿片类药物以达到精神效果、强迫性使用、对药物使用失去控制及尽管受到伤害仍继续使用相一致。有很强的遗传因素，影响人群中的一小部分。

可识别的风险因素包括酗酒或药物滥用的个人史或家族史。然而，即使在没有这些因素的情况下，阿片类药物镇痛也可以暴露以前未被识别的成瘾性疾病。

4. 躯体依赖　成瘾与躯体依赖的生理现象必须加以区分，躯体依赖的定义是突然减少剂量或服用拮抗药后出现戒断症状。尽管戒断反应的强度和现象存在很大差异，两名患者在相同时间段以相同剂量服用相同的拮抗药后会表现出不同的症状和体征，严重程度通常是刚刚停药的阿片类药物的剂量和持续时间的作用（即患者之前的阿片类药物用药史）。症状是多变的，可能包括焦虑、神经过敏、易怒、失眠、发冷、潮热、流涎、流泪、流鼻涕、打喷嚏、出汗、立毛、恶心和呕吐、腹泻、腹部痉挛和多灶性肌阵挛。

对躯体依赖的个体应用阿片类拮抗药会立即引起戒断综合征。如果停药或减量，发作会较慢。如果治疗突然停止，则时间进程取决于患者所依赖的阿片类药物的消除 $t_{1/2}$。戒断症状常在 6～12h 内出现，并在停用吗啡等短 $t_{1/2}$ 药物后 24～72h 达到高峰，而美沙酮的发作可能会延迟 36～48h，因为美沙酮具有长 $t_{1/2}$。

如前所述，接受镇痛手术的阿片类药物治疗患者，应降低阿片类药物剂量，以防止出现急性阿片类药物毒性。剂量降低的程度必须考虑戒断的风险。经验表明，防止戒断通常所需的日剂量等于之前日剂量的 50%～75%。按照这个经验法则，可以逐渐滴定剂量直到停药。

5. 假性成瘾　一些持续经历未缓解疼痛的患者，表现出对阿片类药物可及性和寻药行为的强烈担忧，这种行为让人联想到成瘾，但一旦疼痛缓解（通常通过增加阿片类药物剂量）就会停止。这种行为被称为“假性成瘾”（Kwon 等，2014）。一般通过增加剂量来缓解疼痛以消除这种异常行为。

这个概念从几个方面受到了批判。首先，它可能会降低识别和管理滥用、成瘾的可能性。这可以通过仔细评估和理解假性成瘾及成瘾可以同时存在来避免，并且必须控制任何原因的滥用行为以确保安全治疗。如果满足成瘾的标准，那么出于对疼痛的恐惧而产生的异常行为可以被称为假性成瘾，但不否定成瘾的诊断。其次，这个概念受到批判是因为它很难通过经验证明，只能事后诊断，也就是说，只有当疼痛得到充分缓解并且假性成瘾行为消失时，才能得到识别（Bell 和 Salmon，2009）。如果对患者的治疗方法总是包括对行为和干预措施的仔细评估，那么无论驱动原因是什么，这种担忧似乎就不那么重要了。

6. 转移用药　转移用药是指除了指定患者以外的人使用药物。它可能是家庭成员或伙伴为缓解疼痛或出于其他原因（如成瘾）非法使用药物，或者是药物进入非法市场进行销售。转移通常是非法的，从事转移的人可能会受到民事或刑事处罚。

转移的可能性很常见，因为患者家中经常有许多阿片类药物，当患者更换药物或剂量时，未被销毁的残留药物会带来转移风险。最近的数据表明，这在美国临终关怀患者中并不罕见（Cagle 等，2020）。

7. 误用和滥用阿片类药物的风险　与误用、滥用、成瘾或转移用药相关的不良后果，应被视为阿片类药物治疗固有的现象，一些专家提倡一种“普

遍预防”的方法。所有患者都应评估出现这些结果的风险。各种风险评估方法已被提出，一般会权衡个人和家族的酒精史、药物史和成瘾史、精神病史、年龄、社会因素和烟草滥用史（表 39–11）。风险评估量表已经得到开发并经过验证。

8. 风险量表　在临床环境中，常用风险评估和分级来反映临床评估。然而，一些权威人士提倡使用经过验证的评估工具，并且已经制订了几种。目前在严重疾病相关的慢性疼痛群体中尚未进行专门的评估。

(1) 疼痛患者筛查和阿片类药物评估（Screener and Opioid Assessment for Pain Patients，SOAPP-R）

SOAPP-R 似乎是经过验证的最佳工具。它通过 24 项自我报告量表预测异常用药行为的风险。项目分为反社会行为、药物滥用史、医患关系、药物相关行为、精神和神经生物学对药物的需求等类别。回答基于 5 分 Likert 量表(可能的分数范围为 0～96)。以 18 分为临界值，该测试的敏感性为 81%，特异性为 68%，阳性预测值为 57%，阴性预测值为 87%，可预测未来药物异常行为的可能性（Butler 等，2008）。值得注意的是，18 分的分界点确定了大多数有阿片类药物滥用风险的患者，鉴于该分界点的特异性较低，这也会导致大量假阳性结果。在一个由 6 名癌痛患者组成的队列中，敏感性和特异性分别为 75% 和 80%（Yasin 等，2019）。

(2) 当前阿片类药物滥用措施（Current Opioid Misuse Measure，COMM）

COMM 是一份包含 17 个条目的自我报告问卷，旨在帮助临床医生确定目前接受长期阿片类药物治疗的患者是否可能表现出与滥用阿片类镇痛药相关的异常行为。由于 COMM 检查当前行为，因此它非常适合帮助临床医生在治疗过程中监测患者（Butler 等，2007）。在对慢性疼痛患者进行的验证研究中，13 分的 COMM 评分对识别处方药使用障碍患者的敏感性为 77%，特异性为 77%（Meltzer 等，2011）。最近，一个包含 9 个条目的电子版本被验证有效。

9. 高风险患者的注意事项　患有严重慢性疼痛和高风险滥用相关后果的患者不一定要否定阿片类药物治疗，而是应该通过修改的治疗计划进行识别和管理，并在比那些风险估计较低的患者更密切的监督下进行治疗。

一般来说，阿片类镇痛治疗只能在明确的适应证和获益可能性、预先协商的治疗成功评估标准、处方控制（限制剂量的频繁处方、单一处方医生）和监测（药丸计数、定期生物液体药物筛查、治疗合同）的情况下进行。通常，首选长效制剂（最好是防滥用制剂），如果可能，应避免“按需”使用救援剂量（Kennedy 等，2016a，2016b）。

许多患者可能受益于精神科医生或成瘾医学专家的双重治疗。当患者生活在可能增加转移用药风险的环境中时，可以考虑使用锁箱（Kennedy 等，2016a，2016b）。

10. 阿片类药物的防滥用剂型　具有防滥用技术的新型阿片类药物制剂已得到开发，以试图减少误用和滥用。许可标准要求证明该技术使提取阿片类药物变得更加困难，防止将提取的阿片类药物吸入注射器并从注射器中注射，而且被处理过的药物不太“讨人喜欢”。

在某些国家 / 地区，可以买到羟考酮、吗啡和氢吗啡酮的防滥用剂型。阿片类药物的防滥用剂型并不是万能，仅仅靠它是不行的（既然不管是滥用还是成瘾都可能随着个性化的使用整片药片而演

表 39–11　阿片类药物成瘾、滥用或误用的风险分层

	低风险	中风险	高风险
酒精和药物	无个人或家族滥用史	既往酒精或药物滥用史或家族史	近期病史或多次发作
精神性疾病	无病史	已有效治疗（缓解期）的严重精神性疾病史	仍然活跃且控制不佳的严重精神性疾病史
成瘾	无病史	有成瘾史，处于持续恢复期，并且具备较强的有利于维持缓解状态的系统	有成瘾史，但促进或维持成瘾缓解的支持系统缺乏或缺失
年龄	高龄	年龄较小	
社会	稳定的社会支持	缺乏社会支持	涉及其他药物滥用者
烟草	无吸烟史	有吸烟史	
其他		身体或性虐待史	

变），但它们是临床医生用来减少阿片类药物误用、滥用和转移的综合计划的一部分（Becker 和 Fiellin，2017；Carinci，2020）。

结论

本章强调了对患者进行仔细评估和定制个体化处方的必要性，承认了与复杂疾病、临床体检和精神病合并症、感情和心灵因素、环境动态性和基因组变异相关的患者表现型的巨大异质性。我们可以从神经影像学研究中了解到分别提供镇痛或奖赏效应的内源性和外源性阿片类系统，以及疼痛的感觉、认知和情绪之间的复杂关系。例如，我们正在深入了解为什么神经病理性疼痛比其他疼痛的神经生物学机制有更多的情感联系。下行抑制通路在减轻或促进疼痛方面的作用对于理解患者的痛苦及我们被赋予的特征及其对疼痛的影响至关重要。对镇痛的最终反应与潜在机制同样复杂。

然而，尽管如此复杂，阿片类药物仍然具有独特的镇痛作用。人们一致认为，基于阿片类药物的药物治疗仍然是晚期慢性病患者慢性疼痛管理的支柱，并且是一些其他类型慢性疼痛患者所需要的，并且令人欣慰的是，阿片类镇痛的科学仍在不断发展，我们越来越接近于对慢性阿片类药物镇痛及其相关不良反应机制的真正了解。

第 40 章　阿片类药物治疗：滥用、成瘾、流弊的管理风险

Opioid therapy Managing risks of abuse, addiction, and diversion

Joseph V. Pergolizzi　Jr　Jo Ann LeQuang　Flaminia Coluzzi　Dean Mariano　Andrew Nicolaou　Christopher Gharibo　著

许潇月　吴　楠　**译**　　李金祥　戴海峰　杨　扬　**校**

阿片类药物治疗有利有弊。阿片类药物能有效控制急性疼痛，并因其在重度癌痛及生命末期恶性和非恶性疼痛处理中发挥的作用而得到认可。然而，该类药物的使用伴随着具有一定发病率和死亡率的药物滥用问题。在美国，阿片类药物相关不良事件空前增长，令人担忧。平均每天有 100 余名美国人死于阿片类药物过量（Centers for Disease Control and Prevention，2017a），甚至超过了每天死于车祸的人数（Centers for Disease Control and Prevention，2017b）。

合理使用阿片类药物取得满意的疗效可能对世界上大多数人来说是遥不可及的。在许多资源匮乏的国家，晚期疾病引起重度疼痛的患者很难或根本无法获得阿片类药物（Cleary 等，2013a，2013b，2013c）。事实上，全球只有约 20% 的人口曾被处方开具过阿片类药物，大多数人甚至在手术后或生命终末期都无法获得及时的镇痛治疗（Knaul 等，2018；Kunnumpurath 等，2018）。由于政府管控、阿片类药物镇痛的教育和知识有限、姑息治疗服务机构的缺乏、对阿片类药物的负面文化态度，一些地区无法获得阿片类药物（Kunnumpurath 等，2018）。在阿片类药物消费量最大的国家，可能仍然存在令人困惑的法规，医生和患者对阿片类药物的了解有限，以及对阿片类药物及其镇痛作用的观念存在冲突。

在资源丰富的国家，阿片类药物普遍可得，处方开具差异很大。在美国，阿片类药物处方在 20 世纪 80 年代—21 世纪 10 年代中期急剧增加，这一变化与滥用、依赖和流弊用药的比例增加有关，统称为阿片类药物使用障碍（opioid use disorder，OUD）（Boscarino 等，2010；Edlund 等，2014；Dart 等，2015；Volkow 和 McLellan，2016）。术语 OUD 结合了阿片类药物依赖和阿片类药物应用，被认为比“滥用”和“成瘾”更少污名化（Hartney，2018）。美国是世界上阿片类药物人均处方消费最多的国家（Kopf，2018），例如，阿片类药物人均处方消费量约为印度的 2000 倍（Kopf，2018）。

处方医生在治疗疼痛患者时需要接受培训和使用工具以降低 OUD 的潜在风险。没有任何单一的方法或策略可以用来管理阿片类药物误用、滥用和流弊的风险。最好的方法是使用综合性策略，重点在于恰当选择患者、风险评估、患者和处方医生教育及特殊工具。即使在最适当的情况下，阿片类药物也应该只在绝对必要时使用，并且以最低的有效剂量和尽可能短的使用时间开具，同时需要患者的知情同意、临床监测和持续教育。

一、合适患者的选择

疼痛治疗必须个体化，以满足每个患者的需要。具有阿片类药物适应证、了解阿片类药物的风险和益处，并且患 OUD 风险不高的患者可能是使用阿片类药物治疗的合适人选。当临床情况不太明确时，必须进行临床判断，例如，有脑外伤或认知障碍的患者，尽管有阿片类药物适应证，但可能不了解他们面临的风险和收益。姑息性患者可能是阿片类药物的适用人群，即使其临床状况存在出现 OUD 的风险因素。

（一）药物使用障碍

OUD 最有力的预测风险因素可能是既往或当前出现药物使用障碍（Webster，2017）。在确定镇痛方案时，需要临床判断来确定该因素的权重。例如，对于终末期转移性癌症患者来说，控制疼痛比担心未来滥用药物更重要。对于相对健康的慢性非癌性疼痛患者，有药物滥用史的患者可能会被询问他们曾经滥用过哪些药物，持续了多长时间，以及接受了哪些治疗（如果有的话）。如果患者过去有药物使用障碍病史，需要重点关注其接受的治疗方案、戒

毒的持续时间、如何维持戒毒状态及其完成治疗和（或）保持戒毒的动机（Vadivelu 等，2018）。

（二）精神健康障碍

精神健康障碍常与 OUD 共存（所谓的双重诊断），在开始阿片类药物治疗之前必须考虑患者的精神健康史（Edlund 等，2010）。

（三）人口风险因素

尽管任何年龄的人都可能患有 OUD，但这种情况在年轻人中尤其普遍，而不是老年人（Sullivan 等，2010）。新发 OUD 在老年患者中尤其少见（Sullivan 等，2010）。尽管男性和女性都受到影响，但男性报告的 OUD 发生率明显高于女性（Back 等，2010）。

（四）疼痛和病史

疼痛本身可能是一个风险因素，慢性非癌痛患者似乎会夸大疼痛主诉，多次或频繁的抱怨疼痛，以及非特异性的背部疼痛，都增加了发生 OUD 的风险。目前服用大剂量阿片类药物（＞120mg 吗啡等效日剂量）或使用（美国管制物质法）附表Ⅱ短效药物（如即释羟考酮等）的患者也存在 OUD 风险（Sullivan 等，2010）。

（五）童年虐待、创伤和忽视

关于 OUD 风险的一个新兴研究领域是童年创伤，包括但不限于童年时期的身体虐待或性虐待、遭到忽视、逆境和心理压力（Webster，2017）。童年创伤与静脉注射毒品者非致死性过量用药有关（Lake 等，2015）。Lutz 等近期的研究表明，儿童时期遭受忽视和虐待可能会改变身体的 κ 阿片受体，并引起其他大脑变化，最终调节压力和内源性阿片系统之间的相互作用发生改变（Lutz 等，2018）。一项使用多变量分析来控制其他风险因素的研究发现，在童年时期经历过情感虐待、身体虐待或任何类型虐待的人中，OUD 的优势比分别为 1.57（95%CI 1.29～1.90）、1.46（95%CI 1.14～1.87）和 1.51（95%CI 1.24～1.82）（Austin 等，2018）。在某些情况下，坎坷的童年可能会导致不良适应行为的发生，并延续到成年时期，如特权感 / 自大、挫败、不信任等，这些初步被认为是 OUD 的风险因素（Zamirinejad 等，2018）。

（六）社交、家庭和社会因素

缺乏强有力的支持体系或社交网络的患者发生 OUD 的风险可能会增加，特别是家庭环境混乱或生活状况不稳定（无家可归、贫困或频繁搬家）的患者。曾有法律纠纷或既往的康复努力也有发生 OUD 的风险（Webster，2017）。

二、基于阿片类药物使用障碍风险因素的处方决定

OUD 的风险因素必须与患者的整体临床状况相权衡。与患有慢性非癌性中度疼痛的“健康”患者相比，临终遭受严重疼痛的姑息患者的临床情况有所不同。因此，并不是具有任何或全部 OUD 风险的患者就不能接受阿片类药物治疗，这些因素只是对患者进行全面评估的工具。

Kaye 等确定了三类主要的风险因素（社会心理、相关药物和遗传），这些因素还可以扩展到人口和健康相关因素。在三个大类中存在单个或多个类别的风险因素，可能比仅在一个大类中存在两个或多个风险因素提示的风险更大（Kaye 等，2017）（表 40-1）。

三、阿片类药物的流弊

当处方阿片类药物流入社区时，阿片类药物流弊相应地成为一个公共卫生问题。据报道，在美国超过一半的以非医疗方式摄入的阿片类药物（56.5%）是从朋友或亲戚那里得到的，也就是说，偏离了它们的正当用途（Colliver 和 Gfroerer，2008）。服用处方阿片类药物的非医学目的包括寻求欣快感、体验精神效应、满足对阿片类药物的好奇心、放松、社交环境中的乐趣（“派对”）、改善情绪及作为一种未经治疗的身体或情感痛苦的处理方式（“化学应对”）。大约一半的阿片类药物过量使用涉及阿片类药物流弊（Hall 等，2008）。流弊的处方阿片类药物对街头购买者尤其有吸引力，因为人们认为这些药物比非法药物更安全，羞耻感更少，相关的法律后果更少（Inciardi 等，2009）。

药物流弊，定义为处方药从合法和适当的流出渠道流出并被转移到为了非医疗目的非法使用或销售的环境，它的具体风险因素与 OUD 的风险因素不同，两者有部分重叠。阿片类药物流弊的主要风险是药物使用障碍家族史、个人犯罪史、年龄在 35—44 岁、离异（药物被盗的风险增加）及个人的经济压力（Walker 和 Webster，2012）。流弊者自己可能服用也可能不服用阿片类药物。一些意图转移药物的人会伪装成患者，有时能够欺骗处方者（Jung 和

表 40-1　目前已明确众多 OUD 风险因素，但存在于多个类别中的风险因素比存在同一类别中的任何单一或两个或多个风险因素更能提示 OUD 的风险

健康因素	心理因素	药物因素	遗传因素	人口因素
更强烈和更频繁的疼痛主诉	犯罪史、法律问题、拘留史	当前或既往药物使用障碍个人史	当前或既往药物使用障碍家族史	高加索人种
似乎夸大的疼痛主诉	疼痛相关功能受限	吸烟（未戒烟）	白种人	男性
背痛	创伤后应激障碍	正在使用违禁药物；正在或既往使用可卡因	精神健康疾病	年龄较轻
多部位、多类型的疼痛	情绪困扰	饮酒（未戒酒）	阿片受体基因变异（如 *OPRM1*、*OPRK1*、*PENK* 等）	失业
HIV 感染者和 AIDS 患者	精神健康疾病	目前吸食大麻	调节应激反应的 *FKBP5* 基因变异	未婚
健康状况欠佳至尚可	疼痛或痛苦的戏剧性主诉	自诉渴求药品		低学历
	酒驾罪名成立仍在有效期	多种药物滥用史		
	贫乏或有限的社会支持	目前或既往接受过高剂量的阿片类药物治疗（>120MME/d）		

MME. 毫克吗啡等效剂量

引自 Kaye，A.D.et al.(2017).Pain Physician，20(2S)：S93-S109；Reisfield，G.M.et al.(2009).Pain Med，10(8):1434-41；Reisfield，G.M.et al.(2010).J Pain Palliat Care Pharmacother，24(4)：356-61；Levran，O.et al.(2014).Psychoneuroendocrinology，45：67-76；Ives，T.J.et al.(2006).BMC Health Serv Res，6：46；Webster，L.R.(2017).Anesth Analg，125(5)：1741-1748；Larowe，L.R.et al.(2018).Subst Use Misuse，10;53(13):2210-2219；and Jamison，R.N.et al.(2009).Pain Med，10(6):1084-94.

Reidenberg，2007）。

四、异常药物相关行为

异常药物相关行为是已经确认的可能与 OUD 有关的特定活动。在患者开始阿片类药物治疗后，临床医生仍应评估他们的持续行为作为 OUD 的风险因素；这些行为是动态的，而非静态的（Pergolizzi 等，2012）。异常药物相关行为的问题在于它们可能发生在没有 OUD 的人身上，而有 OUD 的患者并不一定发生。然而，这些所谓的异常行为，通常可以作为与患者坦诚沟通的良好开端（表 40-2）。

五、风险评估

虽然尚无大型临床试验对 OUD 的风险评估进行严格的研究，但有许多工具可以帮助临床医生快速、合理、准确地评估个人发生 OUD 的特定风险。其中一些是经过验证的评估工具，旨在帮助分析和量化个人的风险。

风险分层

风险分层试图评估个体在接触治疗性阿片类药物时患 OUD 的潜在风险，但由于尚未经过严格的研究或科学审查，因此充其量将其视为一种根据个体患者需求量身定制的通用方法（Dowell 等，2016）。总的来说，在对特定个体进行风险分层时，必须考虑以下几点：在服用阿片类药物时，每个患者都应接受监测，即使是那些 OUD 风险较低的患者；对于低风险患者，可能每 3 个月进行 1 次常规随访，或者当疼痛强度、潜在疾病、情绪或精神健康发生变化时，或有任何滥用的证据时进行随访（Kaye 等，2017）。中度风险患者可接受阿片类药物治疗，但需更密切的临床监督，每月随访并定期检查依从性，如尿液药物分析、药片计数、处方监测方案的审查和（或）对其医疗记录的审计（如近期急诊就诊次数）（Kaye 等，2017）。高风险患者可能不适合阿片类药物治疗，至少在传统的治疗环境中，转诊给疼痛和（或）成瘾专家可能是必要的；两个诊断相同的患者可能有不同的治疗需求，其中一个可能适合使用阿片类药物，而另一个却不适用。最后，阿片类药物不应被视为一线治疗药物，但当需要时，应将其作为诊疗计划的一部分，处方以最低有效剂量和尽可能短的时间开具，并充分告知患者其潜在风险和益处。

表 40-2　异常药物相关行为通常一方面与 OUD 或药物转移有关，另一方面与患者潜在的疼痛状况有关

行　为	主要关联因素	其他应考虑的因素
伪造或擅自更改处方	几乎总是 OUD 或流弊的标示	擅自更改处方是违法行为
处方丢失、药品被盗	反复的处方丢失、偷盗或损坏药片及其他需要新处方的情况提示 OUD 或流弊	个例可能没有意义
违反处方增加剂量	这可能是由于耐受性（正常且预期）、OUD 或疼痛缓解不完全	应检查镇痛治疗是否充分
使用违禁药品或未处方的管制药品	强烈提示 OUD、流弊，或者至少是 OUD 的一个风险因素	重要的是与患者讨论未处方的违禁药物或管制药品的使用
要求提前续药	反复或强烈要求提前开药提示 OUD 或药物转移	患者可能偶尔确实需要提前开药，如即将旅行；这应该是偶尔发生
违反医患协议，特别是通过其他处方者寻求阿片类药物	这种情况可能是因患者在寻求药物，但也可能是患者有并发症，并且未意识到其他医生开出的药物是阿片类	并非所有患者和医疗服务提供者都有这些协议。有些患者不知道哪些药物是或不是阿片类药物
要求开立更多的药品、更大的剂量或不同名称的药品	可能有以下几个原因：镇痛不足尤其是原阿片类药物对该患者无效，患者有 OUD，患者将阿片类药物流弊给他人	镇痛不足可能是因药物耐受、患者一般情况改变及阿片类药物引发的痛觉过敏（少见）。患者可能发现某种特定的阿片类药物无效。这些情况应与患者讨论
囤积药物	OUD 患者可能会囤积药物后一次性服用以获得更大的精神作用。有时候患者可能因为当前无须用药，但又不想丢弃而囤积镇痛药	囤药可能是无害的，特别是如果患者主诉自己只是轻度或间歇性疼痛。然而，已经囤积药品，仍要求更多药物的患者，存在 OUD 或药物流弊的可能性要大得多
与他人分享或借用阿片类药物	造成这种情况可能的原因：镇痛不充分，图方便，误认为这种行为无害；或因为 OUD	患者教育可能有用
改变给药途径，如故意注射原本用于口服的药物	强烈提示 OUD	没有任何善意的解释是可能的
功能恶化或出现不良反应时仍拒绝换药	提示存在 OUD，但也可能是患者不愿意更换	应与患者进行讨论
过度饮酒	酗酒是 OUD 的一个风险因素	酒精可能与许多药物存在配伍禁忌
拒绝药物减量	提示可能存在 OUD，也可能是患者害怕疼痛复发	患者对疼痛加剧感到恐惧
中毒现象	提示 OUD 或药物滥用，但可能是其他药物不良反应或药物间相互作用	与患者讨论；这种行为实际上可能确实是与药物有关的不良反应
戒断现象	提示有阿片类药物依赖，可能与 OUD 有关，也可能是患者产生依赖后骤然停用阿片类药物的结果	依赖性是长期使用阿片类药物的常见且可预见的后果；戒断症状可通过逐渐减少剂量来控制
苛求的行为（立即约见，要求预约当天最后一次，对药物的特殊要求）	这些是 OUD 或药物流弊患者的典型行为，特别是他们频繁出现或变成医患互动的重要特征时	偶尔要求较晚的约见或没有意义的苛求行为
治疗无效	涉及 OUD 的患者可能对药品耐受以至于需要大量药物来控制疼痛，或者他们可能坚持治疗无效以获得更多的药物；他们也可能假装疼痛以获得更大的药量	若某种阿片类药物无效，轮换药物可能有效
总体上无依从性	患者无依从性是许多医学领域的重大问题，但它可能标示阿片类药物患者的 OUD 和转移用药	应和患者坦诚交流不遵医嘱的情况；医患协议可能有助于阐明患者预期

引自 Manchikanti，K.N.and Singh，A.(2008).Therapeutic opioids：a ten-year perspective on the complexities and complications of the escalating use，abuse，and nonmedical use of opioids.Pain Physician.11(2 Suppl)：S63-88；Portenoy，R.K.(1996).Opioid therapy for chronic nonmalignant pain：a review of the critical issues.J Pain Symptom Manage.11(4)：203-17；and National Institute on Drug Abuse(NIDA)，https://www.drugabuse.gov/.

根据文献报道，在已经服用阿片类药物治疗慢性非癌性疼痛的患者中，确定了发生 OUD 的四个关键风险因素：每天服用超过 90mg 吗啡等效剂量，超过四张阿片类药物处方，从四家以上不同的药店获得阿片类药物，同时使用阿片类药物和苯二氮䓬类药物（Greene 等，2017）。其他的风险因素也存在，但这四个是最重要的。一组针对美国印第安纳州 100 多万名各种原因服用阿片类药物的回顾性研究表明（n=1 538 120），分别有 18.4%、5.3%、1.6% 和 0.4% 的患者存在上述四种风险因素中的一种、两种、三种或四种。根据一个统计模型，在没有表现出这些行为的患者中，每月多开一张阿片类药物处方，至少会使他们做出其中一种风险行为的概率增加 10 倍。给这类患者开具两种或两种以上苯二氮䓬类药物处方，会使这些因素的风险增加至少 13 倍。因此，在已经接受阿片类药物治疗的患者中，必须将多个处方和苯二氮䓬类药物的使用视为 OUD 的重要风险因素（Greene 等，2017）。控制这些风险因素可能有助于避免出现 OUD。

六、普遍预防措施

在传染病方面，对流行病中的所有患者采取某些标准防护措施已成为标准做法，尽管并非所有患者都需要这些措施，因为只有一部分患者会患上传染病。这一概念（普遍预防）已适用于阿片类药物治疗，服用阿片类药物的患者应被视为具有 OUD 风险，即使有些人永远不会患上这种疾病。Gourlay 等提出了阿片类药物治疗的普遍预防措施，包括诊断、阿片类药物使用障碍的风险评估、知情同意、医患协议、临床监督、疼痛评估、治疗目标与合并症的定期审查和记录（Gourlay 等，2005；Gourlay 和 Heit，2009）。显然，这种普遍预防措施，适用于能够提供知情同意并了解阿片类药物治疗风险和益处的患者。

七、患者和处方者教育

在讨论 OUD 时，教育问题常常被忽视，但对医生的培训及患者和照护人员的教育是阻止药物滥用的关键因素。患者可能对阿片类药物的了解有限，或对阿片类药物持有偏见和错误的观念。处方者往往没有受过充分的培训，不了解阿片类药物处方的复杂性。

（一）患者教育

对于那些能够权衡各种疼痛疗法风险和益处的患者来说，针对阿片类药物的教育很重要。

患者通常对阿片类药物知之甚少。在开具处方前，临床团队（工作人员）应与患者讨论阿片类药物治疗的风险（阿片类药物相关不良反应、耐受性、突然停药时的戒断症状、OUD 的风险等），以及要服用的药物类型、服用方法和潜在的药物之间相互作用。患者就诊时间有限一直是患者教育不足的一大原因。医生除了应告知阿片类药物治疗的风险和益处外，还应告知患者如何处理未用的阿片类药物（Lewis 等，2014）。医生可以将疼痛控制相关的患者教育委托给办公室其他临床医生或提供纸质教育材料。对于那些无法积极参与自身治疗的患者，如终末期或有认知障碍的患者，可能不需要进行教育。护理人员和家属应了解患者正在服用的阿片类药物和其他药物治疗。应该在患者能够理解的程度进行阿片类药物的相关教育，患者对药物治疗的任何问题都应设法解决。

（二）医疗服务提供者教育

美国只有约 30% 的医学院为学生提供阿片类药物处方指导，针对疼痛管理方面的主题教育总体上平均只有 11h（Sehgal 等，2012；Morley-Forster 等，2013）。WHO 在 1988 年发表的癌症疼痛治疗指南倡导使用阿片类药物治疗终末期中 – 重度疼痛（WHO，1988）。ASCO 最新发布的指南同样推荐使用阿片类药物来治疗姑息患者的中 – 重度疼痛（Osman 等，2018）。慢性非癌痛综合征的疼痛指南强调非阿片类药物替代治疗，但承认在某些情况下需要使用阿片类药物治疗，特别是在可以使用风险较低的策略时（Nuckols 等，2014）。

（三）防滥用阿片制剂

阿片类镇痛药的防滥用制剂（abuse-deterrent formulations，ADF）是一种旨在通过各种方法来抵制或阻止非口服滥用的产品，包括使药品难以破坏，降低药品对吸毒者的吸引力，或者造成滥用的后果，如释放纳曲酮或厌恶剂（Cicero 和 Ellis，2015；Food and Drug Administration，2017）。目前可用的 ADF 产品仍可能通过口服的方式服用且被滥用。尚未满足对口服用药的 ADF 阿片类药物的需求，比如咀嚼制品（以破坏缓释机制）（Butler 等，2018）。事实上，美国 FDA 鼓励进一步开发新型 ADF 产品，以满足众多需求（Food and Drug Administration，2017）。

需要进行大规模流行病学研究才能以一定程度

的科学性证明ADF产品是否减少了阿片类药物的滥用。由于这类研究费用昂贵且过程复杂，因此较小规模的研究与合理的推断可能就足以体现ADF产品的价值。关于ADF阿片类药物的一个问题是，除非所有阿片类药物都只能作为ADF获得，否则市场上ADF产品的存在可能只会促使那些患有OUD的人寻求其他产品或街头海洛因。换句话说，有人质疑ADF阿片类药物能否净减少阿片类药物滥用，还是仅仅扰乱了药物使用模式。ADF的氢可酮、吗啡和羟考酮剂型已被投放市场，一项研究证实，只有缓释ADF羟考酮能减少滥用，而其他产品的数据尚无定论或不完整（Dart等，2017）。

ADF产品的作用可通过重新配制的缓释羟考酮产品奥施康定®（OxyContin®，Purdue Pharma，Stamford，CT，USA）的上市得以说明。奥施康定®作为一种传统阿片类药物在市场上销售多年，但最近被重新配制为ADF产品。在这种重新配制的产品上市约3.5年后，Coplan等研究了奥施康定®滥用模式，并比较了羟考酮使用的前后数据。根据国家毒物中心监控系统的报告，奥施康定®的滥用减少了48%；随着ADF奥施康定®的引入，国家药物治疗系统的数据（下降32%）和索赔数据库的数据（下降27%）也出现了类似的趋势。更新配制后，求医尝试获取奥施康定®的现象减少了50%。厂家报告称与奥施康定®相关的过量用药死亡率在其重新配制后下降了65%。非ADF产品的滥用模式没有出现类似的趋势，表明这些变化不是更广泛、全面的干预措施来遏制阿片类药物滥用的结果（Coplan等，2016）。因此，越来越多的证据表明ADF产品确实限制了阿片类药物滥用。然而，OUD患者仍然可以获得常规处方的阿片类药物或街头毒品。

（四）医患协议

阿片类药物处方人员与患者之间的书面协议受到广泛关注，它可以用通俗易懂的语言向患者阐明阿片类药物的风险和益处，并概述了阿片类药物治疗过程中患者和医生的责任。医患协议应简短，用易于理解的语言书写，并用于帮助患者理解不遵守协议的潜在后果（Roskos等，2007）。这些协议的法律和道德影响仍在梳理中，有限的证据表明这些协议的确减少了OUD（Bolen，2005；Arnold等，2006；Payne等，2010）。目前尚无此类文件的官方模板，尽管有些模板正在考虑制订中（Pergolizzi等，2017）。在自我照护中参与决策的患者似乎对这些协议反应良好。

（五）处方药监测计划

处方药监测计划（prescription drug monitoring programmes，PDMP）是处方者、药剂师和执法机构用于获取有关受管制药品处方信息的数据库；在美国，PDMP由各州单独维护。尽管人们认为PDMP是一种管理疑似阿片类药物转移的新方法，但加利福尼亚州在1939年就建立了PDMP，当时还无法以电子方式获取数据，而其他州在对阿片类治疗不良后果日益加重的担忧出现之前就已经建立了PDMP。这些带有纸质报告的早期PDMP主要由执法部门使用，但在20世纪90年代，数据的数字化使得临床医生、处方医生和药剂师也可以使用它们，并且获取实时处方数据。美国于2002年发布了首份PDMP国家指南并给予拨款。如今，除密苏里州外（Elder等，2018）的美国各州都没有PDMP。正如数据库在数据收集和报告方法上因州而异，开具处方者的合规性也不尽相同。如果有的处方者开具处方时不想使用PDMP，一些州也不勉强，这就削弱了一些效用（Delcher等，2017）。PDMP可提醒利益相关者异常的阿片类药物使用和处方模式。在一项针对1000名初级保健、疼痛和急诊医生的调查中，70%的医生认为PDMP减少了他们的阿片类药物处方数量，同时提高了他们开具阿片类药物处方的舒适度（Lin等，2017）。

结论

OUD是一种严重的公共卫生威胁，但它不应阻碍医生提供安全、有效的镇痛治疗，其中可能包括为合适的患者提供阿片类药物镇痛。有多种工具和策略可以帮助临床医生为需要的患者开具阿片类药物的同时降低OUD的风险。

第 41 章　非阿片类镇痛药物

Non-opioid analgesics

Per Sjøgren　Frank Elsner　Stein Kaasa　著
许潇月　吴　楠　译　　戴海峰　杨　扬　校

非阿片类镇痛药物包括非甾体抗炎药（NSAID）和扑热息痛（对乙酰氨基酚）。所有这些药物都有解热和镇痛的特性。NSAID 包括乙酰水杨酸（ASA，阿司匹林）、安乃近（Metamizole）和许多其他不同种类的药物。非阿片类镇痛药的优点是供应面广，患者熟悉，对轻度疼痛有效，易于管理，与其他镇痛药合用时可增强镇痛效果，而且成本相对较低。缺点是存在天花板效应和不良反应的风险，包括严重胃肠道（gastrointestinal，GI）、肾脏和心血管毒性（NSAID）及肝毒性（扑热息痛）的潜在风险。

在姑息医学中，非阿片类镇痛药物可单独使用，或与辅助药物联用来治疗轻度疼痛，是阿片类药物和辅助药物治疗中度或重度疼痛的重要补充（WHO，1996）。NSAID 对炎性疼痛和特定情况（如骨痛）似乎特别有效。对乙酰氨基酚的抗炎作用有限，但长期使用可能比 NSAID 更安全。安乃近在一些国家被用于治疗疼痛，但因与危及生命的粒细胞缺乏症有关，在一些国家已被停用。

一、抗炎机制

NSAID 和对乙酰氨基酚可抑制前列腺素（prostaglandins，PG）的产生。PG 是由酶分解花生四烯酸产生的脂溶性分子，而花生四烯酸本身是由细胞膜磷脂产生的。PG 不储存在体内，但在许多组织中作为生理效应的介质或作为各种有害刺激反应的炎症级联的一部分而被诱导产生。COX 有多种异构体，其中最具特征的是 COX-1 和 COX-2（图 41-1）。环氧合酶家族的一个新成员 COX-3 已被鉴定，其编码基因与 COX-1 相同（Chandrasekharan 等，2002）。

COX-1 主要是一种可以在许多组织中产生 PG 的结构型酶。大多数 COX-2 是导致炎症、发热和疼痛的复杂（生理）过程的一部分。所有 NSAID 都能抑制 COX-1 和 COX-2，但对这两种同工酶的影响相对而言有很大差异。高选择性 COX-2 抑制药被称为昔布类药物。

PG 的组织释放过程复杂，由多种类型的有害刺激、缓激肽、白三烯和细胞因子（IL-1β、IL-6 和 TNF-α）的释放介导。除了 PG 的合成外，这些化合物还可能刺激参与伤害感受的其他介质，如 P 物质和降钙素基因相关肽（Burke 等，2006；Kwekkeboom 等，2018）。

炎症介质（特别是细胞因子）在数小时内诱导 COX-2 的产生。COX-2 的诱导生成不仅发生在损伤组织中，也可发生于中枢神经系统。在中枢神经系统中，高浓度的 COX-2 引起 PG 浓度的增加，从而可能引起中枢敏化，导致更严重的疼痛。然而，在正常的生理条件下，COX-2 仅以非常低的浓度存在于体内，包括中枢神经系统（Baba 等，2001；Samad 等，2001；Oka 等，2007）。

COX-1 是结构型酶，这意味着它存在于许多不同的组织中并持续发挥作用（图 41-1）。在胃上皮细胞中，COX-1 占主导地位，负责产生保护性 PGI_2（前列环素）。PGI_2 在保护胃黏膜方面发挥多种作用：维持黏膜血流量、黏液产生、碳酸氢盐分泌，对上皮细胞的再生也有积极影响。非甾体解热镇痛抗炎药对 PGI_2 产生的抑制会破坏这种保护性平衡（Tai 和 McAlindon，2018）。

COX-1 还负责合成 PGE_2。除了在炎症过程中扩张血管，PGE_2 还能对抗肾脏的血管收缩。在正常的生理条件下，肾脏中的 PG 合成活性较低，其在调节肾脏血流方面的作用并不重要。然而，如果肾血流量严重降低，肾小球滤过率（glomerular filtration rate，GFR）可能通过 PGE_2 的血管舒张作用得到部分恢复。如果 PGE_2 的产生因使用非甾体解热镇痛抗炎药而减少，不同病因的容量衰竭可能会加重肾血流量的减少。此外，抑制 PG 也可能导致细胞外的电解质（如血钠）浓度升高，这可能导致水钠潴留和水肿（Burke 等，2006）。

有证据表明肾毒性不仅与 COX-1 的影响有关，

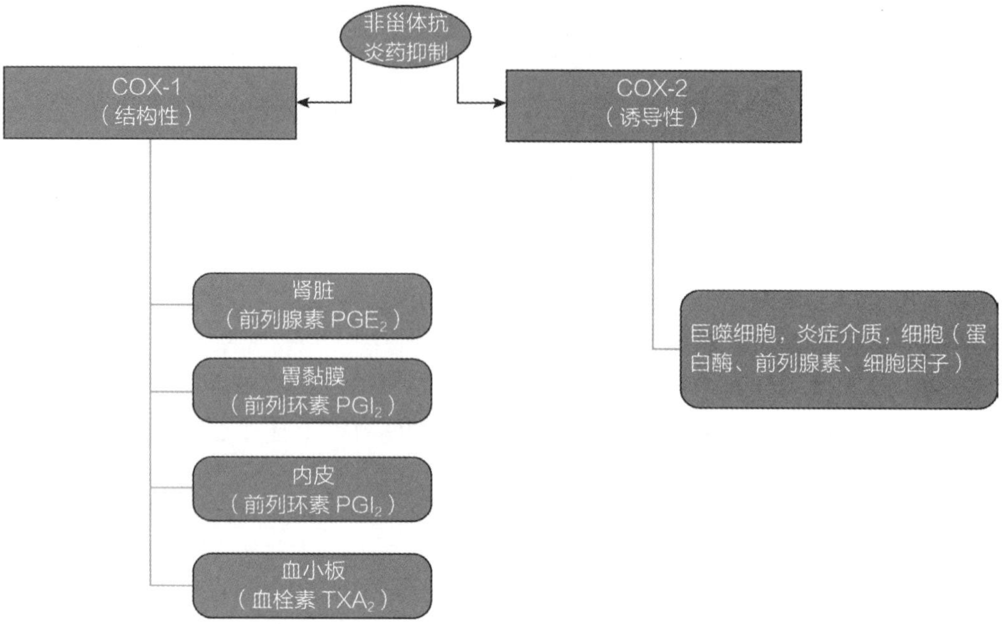

▲ 图 41-1　非甾体抗炎药对前列腺素合成影响

也与 COX-2 活性有关。因此 COX-2 在肾脏中也是结构性表达，并由血管内容量的变化来调节（Harris，2006）。

NSAID 对 COX 的抑制也会减少血小板的聚集。血栓素 A2（TXA_2）和 PGI_2 在血小板中生成。PGI_2 阻止血小板聚集，但不影响内皮黏附，而 TXA_2 主要负责凝血。NSAID 通过不完全且可逆地使 COX-1 失活来减少 TXA_2 的合成，从而可逆地抑制血小板的聚集。ASA 的抗血栓作用主要是由于抑制 TXA_2 介导的血小板聚集，这与血小板中的 COX-1 通过乙酰化酶使其完全不可逆失活有关（Patrono 等，2004）。

如果 NSAID 能选择性抑制 COX 衍生物，即 COX-2，并减少微粒体 PGE_2 合成酶 -1 衍生 PGE_2 的作用，不良反应预计会更少（Koeberle 和 Werz，2009）。如果 COX-1 未被抑制，应注意预防与 COX-1 低水平相关的不良反应，包括黏膜流量减少、黏液和碳酸氢盐的分泌减少、血小板聚集受损。相反，与 COX-2 抑制相关的病理效应将持续存在，包括血管生成减少和白细胞黏附增加（Iwamoto 等，2013）。

NSAID 诱导的 PG 生成减少可能具有其他治疗作用。随机（临床）试验表明，阿司匹林和 COX-2 抑制药对于既往有结直肠癌或腺瘤病史的患者，可降低结直肠腺瘤复发的风险。然而，这些药物的保护作用并不持久，停药后甚至可能增加腺瘤复发的风险（Veettil 等，2017）。此外，COX-2 抑制药通过保护正常细胞和增敏肿瘤细胞，在提高放化疗疗效方面具有潜在作用（Salehifar 等，2016）。

NSAID 也被认为可以有效治疗癌症引起的恶病质。这种效果可以通过恶病质发展中的“细胞因子通路”来解释。因此，NSAID 对细胞因子的阻断作用可能会减缓癌症恶液质的发展。

二、非甾体抗炎药的药理作用

（一）吸收、分布、代谢和排泄

大多数 NSAID 是口服给药，主要在上消化道吸收；胃黏膜也可能吸收大部分药物，特别是在低 pH 时。表 41-1 中列出了广泛使用的 NSAID 的最大推荐剂量和药代动力学参数。口服给药常在 30min 内开始起效，120min 内达到最大浓度，即峰值效应。药效减弱的速度取决于每种 NSAID 的半衰期。

NSAID 还有其他给药途径。如果作为栓剂使用，大多数 NSAID 很容易透过黏膜。一些 NSAID，如酮咯酸和布洛芬，也有注射制剂，可静脉注射或肌内注射。经皮肤给药的 NSAID 全身吸收非常有限。但局部给药可能对局灶性疼痛综合征有效（Derry 等，2017b）。

所有全身给药的 NSAID 都可与蛋白高度结合。血浆蛋白结合率在 90%～99%。NSAID 主要通过与硫酸盐和葡萄糖醛酸化合物结合在肝脏中进行代谢。肝脏代谢由细胞色素 P450 系统进行，受多种个体差异的影响，包括基因组因素和其他药物的影响。NSAID 的脂溶性越强，其在中枢神经系统的分布就

表 41-1　口服非甾体抗炎药的选择

	药代动力学		剂　量
非甾体抗炎药			
布洛芬	血浆浓度达峰时间	15～30min	400～800mg/ 次 每天 3～4 次
	蛋白结合率	99%	
	半衰期	2～4h	
双氯酚酸	血浆浓度达峰时间	2～3h	50～75mg/ 次 每天 3 次
	蛋白结合率	99%	
	半衰期	1～2h	
萘普生	血浆浓度达峰时间	1h	500mg/ 次 每天 2 次
	蛋白结合率	99%	
	半衰期	14h	
氟比洛芬	血浆浓度达峰时间	1～2h	100mg/ 次 每天 2～3 次
	蛋白结合率	99%	
	半衰期	6h	
吲哚美辛	血浆浓度达峰时间	1～2h	25mg/ 次 每天 2～3 次
	蛋白结合率	90%	
	半衰期	2.5h	
美洛昔康	血浆浓度达峰时间	5～10h	7.5～15mg/ 次 每天 1 次
	蛋白结合率	99%	
	半衰期	24h	
COX-2 抑制药			
塞来昔布	血浆浓度达峰时间	2～4h	200～400mg/ 次 每天 2 次
	蛋白结合率	97%	
	半衰期	6～12h	
依托考昔	血浆浓度达峰时间	1h	60～120mg/ 次 每天 1 次
	蛋白结合率	92%	
	半衰期	20～26h	

越多。然而，极高的血浆蛋白结合率将使大部分药物保留在血浆中（Burke 等，2006）。

NSAID 以游离和共轭形式从尿液中排出。游离和共轭化合物的相对数量高度依赖于尿液 pH。较高的 pH 有利于排出更多酸性代谢产物。在胆汁中也可发现少量药物，这表明药物也可通过肠道经粪便排泄（Burke 等，2006）。

（二）NSAID 的单独使用和与阿片类药物联用的临床疗效

虽然人们发现 NSAID 可以有效治疗各种慢性疼痛（Ecclestone 等，2017），但最近的一项 Cochrane 系统评价表明，在 WHO 癌痛治疗三阶梯中很少有证据支持单独使用 NSAID 或与阿片类药物联用。有低级别的证据表明，一些中度或重度癌痛的患者可以在 1～2 周内明显获益（Derry 等，2017a）。目前，还没有足够的证据证实不同 NSAID 间的相对疗效或安全性，也无法确定 NSAID 在不同癌症相关疼痛机制中的相对疗效。鉴于研究时间较短，癌痛患者长期使用 NSAID 的安全性尚不明确。

（三）NSAID 的不良反应和毒性

NSAID 单独使用或与其他药物联用时应格外谨慎。必须仔细权衡每位患者使用的潜在不良反应与潜在益处，特别是在长期用药期间。鉴于 PG 在改变生理机制方面的广泛作用，潜在的不良影响差异很大。

（四）胃肠道作用

NSAID 最常见的不良反应是胃肠道反应（表 41-2）。除了恶心、发热、消化不良、疼痛或腹胀等症状，还有更严重的问题，如胃溃疡和（或）肠道溃疡。相比未使用者，长期接受非选择性 NSAID 治疗的患者发生消化性溃疡病的风险大约高出 5 倍，发生上消化道出血的风险高出 4 倍（Brune 和 Patrignani，2015）。

接受 COX-2 选择性抑制药的患者发生消化道毒性的风险明显低于接受非选择性 COX 抑制药的患者（Lanas，2010）；随机对照试验的系统综述证实了这一观察结果（Bjarnason 等，2018），出血事件和症状性溃疡的发生率始终约为传统 NSAID 的一半。但有证据表明，无论是系统性综述还是大型对照试验，如 CLASS（Silverstein 等，2000）和 SUCCESS-1（Singh 等，2006），这种安全性优势在同时接受低剂量 ASA 治疗的患者中显著降低。

在过去 10 年中，溃疡并发症的预防和管理取得了重大进展，如幽门螺杆菌感染患病率的下降和急性溃疡出血治疗的改善。这些进展已反映在临床实践中 NSAID 相关消化道并发症模式的变化中（Lanas 等，2009）。因此，虽然在过去 10 年中涉及上消化道并发症的发生率稳步下降，但下消化道的穿孔和出血（并发症）却有所增加。然而，一项大型基于人群的观察性研究表明，来自上消化道的胃肠道事件仍然远比来自下消化道的胃肠道事件更常见（Lanas 等，2015）。在未同时服用阿司匹林的患者中，上消化道毒性的减少最为明显（Silverstein 等，2000；Solomon 等，2017）。

在 NSAID 治疗期间，消化道毒性的风险随着许多其他因素而变化。NSAID 的使用时间及剂量的增加似乎与发生消化道毒性和出血的风险有关（Lewis 等，2005）。个体化特征与合并症也显著影响胃肠道不良反应的发生率。高风险与下列因素有关：年龄超过 65 岁；幽门螺杆菌感染；过去 1 年内发生过消化性溃疡；同时服用皮质类固醇、低剂量 ASA 和（或）

表 41-2　非甾体抗炎药的常见不良反应

部　位	不良反应
胃肠道	疼痛
	消化不良
	反胃
	胃糜烂；溃疡
	出血
	穿孔
肾	水、钠潴留
	水肿
	高钾血症
	肾乳头坏死
	降低降压药、利尿药药效
心血管系统	水肿
	高血压
	充血性心力衰竭
	心肌梗死
	脑卒中及其他血栓事件
中枢神经系统	头晕
	头痛
	意识障碍
	眩晕
	抑郁
血小板功能	抑制血小板激活
	增加出血风险
过敏的特殊区域	鼻炎
	支气管哮喘
	荨麻疹
	面部潮红
	低血压
	休克

抗凝药；选择性 5-HT 再摄取抑制药、晚期疾病；心血管疾病、肝肾功能损害和糖尿病；吸烟，以及过度饮酒（Tielleman 等，2015）。

由于传统 NSAID 在体弱患者中出现消化道反应的风险相对较高，因此必须使用胃黏膜保护策略。近期一项 NSAID 诱发消化道毒性的综述列出了胃黏膜保护策略：联用胃酸抑制药，使用 COX-2 选择性药物，或添加合成 PG 类似物米索前列醇（Scheiman，2016）。H_2 受体拮抗药（histamine-2 receptor antagonists，H_2RA）（如法莫替丁），能够治愈停用 NSAID 患者的 NSAID 相关溃疡；然而，如果必须继续使用 NSAID，质子泵抑制药（proton-pump inhibitor，PPI）（如兰索拉唑）更为有效。将 H_2RA 的标准剂量加倍或服用标准剂量的 PPI 已被证明能有效预防胃十二指肠溃疡（经内镜确诊的），并减少与 NSAID 相关的消化不良。在高危患者中，推荐使用 COX-2 药物联合 PPI，这比单独使用 COX-2 药物或非选择性 NSAID 联合 PPI 具有更好地保护作用（Scheiman，2016）。

（五）肾毒性与高血压

非选择性 NSAID 和选择性 COX-2 抑制药均可导致肾毒性和高血压。因为肾脏中 PGE_2 和 PGI_2 的产生取决于 COX-2 活性（Qi 等，2002），非选择性 COX 抑制药和选择性 COX-2 抑制药出现这种风险的概率相当。

在肾脏中，PG 水平是血管张力、水盐平衡及肾素释放的重要介质。PGE_2 可调节远端肾小管中钠的重吸收，在钠重吸收增加的情况下，通过限制水盐重吸收充当负向调节因子（Whelton，2000）。PGI_2 和 PGE_2 主要通过刺激肾素的分泌和激活肾素 – 血管紧张素系统，导致醛固酮分泌增加，从而增加钾的分泌。在实际或有效循环血量减少的情况下，这些血管扩张性 PG 也会增加肾血流量和 GFR，从而使肾小管血流量和钾的分泌增加。健康人肾脏分泌的 PG 在水 – 钠平衡中不起主要调控作用（Whelton，2002）。

NSAID 平均可使血压升高 5mmHg。其机制涉及抑制 PG 介导的对肾脏血管干扰和血清醛固酮的增加，导致钠潴留和高血压（Kumar 和 Swee，2015）。这些影响随肾脏灌注量而变化。在肾脏灌注减少的情况下，包括脱水、失血、充血性心力衰竭、肝硬化、利尿药使用和限制钠摄入，肾脏生成 PG 是一种重要的代偿机制，NSAID 可能会产生不良反应，包括 GFR 下降。相反，在高盐摄入和（或）血容量增加的情况下，NSAID 可能引起水钠潴留，使血压升高或加重原有的高血压。

所有 NSAID 在短期或长期使用时都可能引起急性肾损伤和高血压（H.F.Cheng 和 Harris，2004）。据报道，COX-2 抑制药还会导致肾小管间质损伤（Ortiz 等，2005），非选择性 COX-1/COX-2 抑制药会引起的肾乳头状坏死也得到了广泛认可，病例报道也描述了选择性 COX-2 抑制药的这种并发症（Akhund 等，2003）。任何 NSAID 长期使用都会显著增加患上和维持存在慢性肾衰竭的风险。对于已存在肾功能不全的患者和患有任何合并症（如心力衰竭或肝硬化）导致交感肾上腺素能和（或）肾素 – 血管紧张素系统激活的患者，发生这些不良事件的风险会增加。

（六）充血性心力衰竭、冠心病和血栓形成

由于罗非昔布和伐地昔布分别于 2004 年和 2005 年因水肿、心肌梗死、脑卒中和高血压等不良心血管事件而退出市场，人们开始担心所有 COX-2 抑制药都可能引起心血管不良反应（Whelton 等，2002；Atukoralaa 和 Hunter，2013）。Page 和 Henry 在患有充血性心力衰竭的老年患者中进行了一项病例对照研究，比较了 NSAID 使用者（除低剂量阿司匹林以外的所有 NSAID）和未使用者；在这项研究中，NSAID 与因充血性心力衰竭而入院的风险增加有关（Page 和 Henry，2000）。

关于 NSAID 血栓相关性并发症（包括心肌梗死和脑卒中）风险的文献是复杂的，但支持以下结论：所有 NSAID（包括非选择性 NSAID 和选择性 COX-2 抑制药）都可能因其对 COX-2 的影响而出现上述并发症。如前所述，由 COX-1 诱导的 TXA_2 是一种强效的血管收缩剂，可促进血小板聚集，实际上是一种促血栓形成剂。另外，PGI_2 可引起血管扩张，从而抑制血小板聚集。无论是由非选择性 NSAID 还是选择性 COX-2 NSAID 对 COX-2 产生抑制，都会增加 TXA_2 的相对活性，从而可能促进血栓的形成。

Meta 分析表明与 NSAID 心血管不良反应相关的三个一致特征有：①萘普生的心血管不良反应风险系数最低；②与安慰剂相比，任何其他非选择性 NSAID 或 COX-2 选择性抑制药的风险都较高；③直接比较非选择性 NSAID 和 COX-2 选择性抑制药可以直接观察到类似的风险。一项包含超过 20 万人年数据的 Meta 分析表明，与安慰剂相比，除萘普生外（其风险与安慰剂对比无差异）的所有试验药物的风险增加 35%～40%；此外，一项关于塞来昔

布的分析表明，800mg/d 的超治疗剂量具有显著风险，但 400mg/d 和 200mg/d 的推荐剂量没有显著风险（Bhala 等，2013）。一项随机临床试验比较了中等剂量的塞来昔布（平均剂量 209 mg/d）与布洛芬（平均剂量 2045 mg/d）和萘普生（平均剂量 852 mg/d）对患有关节炎的人群（n=24 000）的疗效，这些人目前患有心血管疾病或具有患心血管疾病的高风险因素。（Becker 等，2009）。有趣的是，在所研究的给药方案中三种药物之间没有显著差异（Nissen 等，2016）。

尽管支持文献有限，但临床上仍慎重地将促血栓性心血管风险视为选择性 COX-2 抑制药和非选择性 NSAID 产生的潜在不良反应之一。TXA_2-PGI_2“失衡”理论提供了一个合理的解释：任何减少内皮中 COX-2 依赖的 PGI_2 而未影响血小板中 COX-1 依赖的 TXA_2 的 NSAID 都会通过增加 TXA_2 的相对活性而促进血栓形成。所有 NSAID 都可能是促血栓形成的，因为它们都有抑制 COX-2 的作用（Y. Cheng 等，2002）。

（七）禁忌证和药物相互作用

考虑到 NSAID 的风险特征，在姑息治疗中使用这些药物有重要的相对禁忌证。对于消化道出血的高风险患者，或者那些一旦发生出血就不可收拾的患者，都应该谨慎地进行治疗。前者包括过去 1 年发生过消化道出血、既往有消化性溃疡病史或 NSAID 引起的胃十二指肠病史、高龄、严重体弱和有合并症，或同时使用可能增加消化性溃疡和（或）出血风险药物的患者。

临床上通常认为，有严重肾功能不全的患者，使用 NSAID 治疗的风险过高，肝病患者和易发生不良心血管结局的患者应被视为有 NSAID 的相对禁忌。后者包括那些过去有症状性动脉粥样硬化性血栓性疾病（心肌梗死、心绞痛、脑卒中、短暂性脑缺血发作或症状性周围血管疾病），以及有重要危险因素的患者，如高血压控制不佳、高脂血症或吸烟史。有 NSAID 诱发哮喘史或对任何 NSAID 有过敏反应的患者通常也不应接受 NSAID 治疗。NSAID 还与药物相互作用有关，这对患者来说可能尤其重要。例如，在同时应用锂剂、甲氨蝶呤和氨基糖苷治疗时，它们可能会损伤肾功能，从而导致血浆浓度增加。在某些情况下，NSAID 的高血浆蛋白结合率可增加游离活性药物的浓度，如苯妥英钠，并导致意想不到的毒性。一些药物会增加 NSAID 诱发消化道溃疡和（或）出血的风险，包括选择性血清素再摄取抑制药、皮质类固醇、洋地黄苷、利尿药、β 受体拮抗药、钙拮抗药、血管紧张素转换酶、华法林、氯吡格雷、阿司匹林和其他抗凝药（American Geriatrics Society，2015）。

三、外用非甾体抗炎药

外用 NSAID 可通过擦拭溶液、凝胶或带黏性的皮肤贴剂等方式给药，最大限度地减少这些药物的全身并发症，具有明显的理论优势。这些制剂在某些国家被批准用于治疗急性肌肉骨骼疾病相关的疼痛。然而研究表明，在慢性肌肉骨骼疾病中，如手和膝骨关节炎，外用双氯芬酸和酮洛芬的疗效有限（Derry 等，2017b）。局部应用后，在滑液、肌肉和筋膜中可证实 NSAID 的治疗剂量，这一发现表明，它们可能对关节内和关节外结构都可发挥作用。尽管人们认为它们的作用机制与口服 NSAID 相似，但外用药产生的 NSAID 最大血浆浓度仅为口服类似剂量时的 15%（Lin 等，2004）。

四、乙酰水杨酸（阿司匹林）

ASA 可同时且不可逆地抑制 COX-1 和 COX-2。这种抑制模式是 ASA 的一个重要特征，因为其作用的持续时间与不同组织中 COX 的代谢率有关。血小板特别容易受到影响，因为它们的蛋白质合成能力有限，因此不能重新生成 COX 酶。这意味着单次小剂量的 ASA 将在血小板的生存周期内抑制 COX 酶（Patrono 等，2004）。

当 NSAID 用于治疗疼痛时，必须常规考虑使用低剂量的 ASA 来保护心脏。非选择性 NSAID 和低剂量 ASA 联合使用会增加消化道毒性的风险。在单剂量研究中，即使是 600/650mg 低剂量的 ASA，也比安慰剂产生更明显的胃部刺激和嗜睡反应（Edwards 等，1999）。低剂量的 ASA 还会削弱选择性 COX-2 抑制药在胃肠道风险方面的相对优势，特别是治疗持续 6 个月以上。一些 NSAID（如布洛芬）可能会削弱 ASA 的抗血栓作用，并减弱其心脏保护作用。如果 NSAID 在 ASA 之后服用（可能是 2h 或更长时间），后一种相互作用不太可能发生，所以应指导患者这样服用。

在过去 10 年中，人们对 ASA 在预防结直肠癌方面的作用产生了极大兴趣。随机临床试验的结果振奋人心，它表明长期服用低剂量的 ASA 是有益处的（Singh Ranger，2016）。

五、扑热息痛（对乙酰氨基酚）

扑热息痛是世界上最常用的解热镇痛药物之一，它可以广泛地通过处方和非处方（方式）获得。其作用机制尚不完全清楚，但可能与 COX-2 抑制相关。与密切相关的 NSAID 不同，扑热息痛能干扰 COX 同工酶（主要是 COX-2）的过氧化物酶活性，特别是当细胞环境中花生四烯酸和过氧化物含量较低时。这可能解释了早期研究的明显的中枢效应（因为 COX-2 在神经组织中是结构性表达），以及为什么它在过氧化物和花生四烯酸丰富的炎症组织中似乎是无效的（Graham 等，2013；Aminoshariae 和 Khan，2015）。其他可能的作用机制包括对乙酰氨基酚代谢物抑制花生四烯酸再摄取（以及随后的大麻素受体 CB1 的刺激），这反过来又可能直接激活辣椒素受体 TRPV1（Mallet 等，2010）。

大脑可能是扑热息痛发挥解热作用的部位。这种作用与它的氨基苯结构有关，似乎是由抑制 COX-2 或这种酶的变体引起（Simmons，2003）。由于 ASA 与儿童 Reye 综合征有关，扑热息痛是儿童首选的退热药物。

（一）药代动力学和代谢

对乙酰氨基酚在市场上有相当多的产品，既可以单独使用，也可以与其他药物联合使用。它可以片剂（常规、缓释、泡腾）、胶囊、粉剂和酏剂的形式口服，也可以栓剂的形式经直肠给药。在一些国家，它可作为注射剂型。对乙酰氨基酚可迅速且近乎完全通过胃肠道吸收。胃排空率是对乙酰氨基酚吸收的限速步骤，而并非是肠黏膜扩散，任何改变胃排空率的药物或条件都会影响吸收率。口服给药后，肝脏的首过代谢导致全身分布损失 10%，扑热息痛直肠给药在成人中的生物利用度约为 60%（Beck 等，2000）。口服给药后，血浆浓度在 30～60min 内达到峰值，在血浆中的半衰期约为 2h。它在大多数体液中分布相对均匀（Prescott，1996），蛋白质结合率为 5%～20%（Milligan 等，1994）。生物转化主要发生在肝脏，通过 CYP 系统氧化反应后再发生结合反应。使用治疗剂量后，主要在肝脏与葡萄糖醛酸（约 60%）、硫酸（约 35%）或半胱氨酸（约 3%）结合后（Steventon 等，1996），90%～100% 的药物可以在第 1 天内从尿液中重吸收。

（二）药效学

近期一项 Cochrane 综述确定了少量随机对照试验（*n*=3）并得出结论，在 WHO 癌痛三阶梯的前两阶梯中，没有单独使用扑热息痛或与阿片类药物联合使用的高质量证据；鉴于所使用阿片类药物的剂量，无法明确联合扑热息痛（镇痛）是否可以额外获益（Wiffen 等，2017）。因此，关于扑热息痛对癌症相关疼痛的镇痛效果的文献仍然很少。然而，扑热息痛的镇痛效果已在癌症以外的几种疼痛情况下得到证实。

（三）不良反应和毒性

尽管扑热息痛在治疗剂量下的不良反应很少，并且比 NSAID 的不良反应要轻，但越来越多的证据表明，长期使用扑热息痛与高血压和胃肠道出血有关。小幅度的血压升高可能对心绞痛或已有高血压的患者特别重要，而与使用扑热息痛相关的胃肠道出血的新证据，以及与 NSAID 联合使用时的相加效应，可能不太为人所知，但具有重要意义（McCrae 等，2018）。也有报道称有过敏反应，长期用药可能会出现慢性头痛（Meskunas 等，2006）。其急性毒性通常是因意外或人为的药物过量。一小部分扑热息痛经过 CYP 介导的 *N*- 羟基化作用形成 *N*- 乙酰 - 苯醌亚胺，这是一种高活性的中间产物。这种代谢产物通常与谷胱甘肽中的巯基发生反应。服用大剂量对乙酰氨基酚（通常认为是无肝病患者单次服用剂量＞10g）后，代谢产物的形成量足以完全耗尽肝细胞中的谷胱甘肽，这似乎会引发肝毒性和血清中肝源性转氨酶和碱性磷酸酶水平的长期升高。维持肝脏的谷胱甘肽水平是对乙酰氨基酚过量的有效治疗方法，给予 *N*- 乙酰 -*L*- 半胱氨酸来补充谷胱甘肽储存，仍是治疗的首选（Josephy，2005）。

六、安乃近

安乃近是许多国家常用的镇痛药，用于治疗术后疼痛、绞痛、癌痛和偏头痛。它也是一种解热药和解痉药。然而，在一些国家（如美国、英国和日本），由于担心严重的不良反应，该药已被撤出市场或未获得批准。尽管数据尚不足以就剂量或给药途径的影响得出任何结论，但其可能与危及生命的血液系统疾病有关，如粒细胞缺乏症。

最近一项临床试验的系统评价（三项随机对照试验和一项队列研究，*n*=252 名患者）建议将安乃近作为其他非阿片类药物的替代药物用于治疗癌症相关疼痛，无论单独使用还是与阿片类药物联用。此外，作者得出结论，由于安乃近长期使用的不良反应可能较小，所以比 NSAID 更受欢迎（Gaertner 等，2017）。

七、结论和建议

在长期口服 NSAID 治疗的过程中，接受姑息治疗的晚期疾病患者通常具有较高的消化道毒性风险，应考虑采用其他药物，如扑热息痛、安乃近、外用 NSAID、辅助镇痛药和阿片类药物。如果长期使用扑热息痛，应注意高血压和消化道毒性的累积证据。当具有 NSAID 的治疗指征且治疗有效时，强烈建议在最短的时间内使用最低的有效剂量，并与胃保护剂（通常是 PPI，也可以是米索前列醇和较高剂量的 H_2 受体拮抗药）联合使用。除非有其他禁忌，否则应考虑使用 COX-2 抑制药，如塞来昔布。心血管风险也应考虑在内，尽管数据尚无定论，但似乎存在重要的药物选择性作用；例如，萘普生可能比其他 NSAID 的风险小，一些研究表明塞来昔布在推荐剂量下的风险较低。相对较高的剂量和较长的服药时间似乎都会增加心血管风险。根据目前的证据，心血管风险高的患者应使用萘普生（加 PPI）或塞来昔布治疗，且建议在尽可能短的时间内使用最低有效剂量。

八、未来趋势

在未来，基因分析在选择或管理 NSAID 治疗方面可能很重要。由于遗传因素影响 NSAID 的药代动力学和药效学，已观察到不同个体之间对 NSAID 的疗效和耐受性存在差异（Bruno 等，2014）。例如，CYP 酶负责 70%～80% 的药物代谢，包括几种 NSAID（Zanger 和 Schwab，2013）。因此，CYP 表达的个体间差异可能导致某些 NSAID 的代谢改变。在 CYP2C9 基因序列中发现了许多单核苷酸多态性，其中一个变异基因的产物 CYP2C9*2 与塞来昔布的代谢降低和人类给药 4h 内 CYP2C9*2 血浆浓度的增加有关（The Human Cytochrome P450 Allele Nomenclature Committee，2014）。

除了 NSAID 代谢的遗传变异性外，PG 合成基因的遗传多态性也有报道。一般来说，这些基因是高度保守的，只有少数罕见的多态性可以改变氨基酸序列（Ulrich 等，2006）。尽管如此，COX 抑制的生化标志物的使用可能在未来为合理选择合适的 NSAID 剂量提供信息，以实现更优的疗效和较少的不良反应。此外，未来的研究可能会验证使用 COX 同工酶抑制的生化标志物和遗传学生物标志物来识别 NSAID 给药后发生心血管和胃肠道毒性风险的个体的可行性。

为了优化 NSAID 的使用并限制其毒性，重点要考虑许多未知的罕见多态性，这些多态性可以对这些药物的个体间及种族间变异发挥重要作用。这使得疼痛患者对 NSAID 的使用更加个体化，同时也更加安全。

通过释放硫化氢作发挥作用的 NSAID 可能具有更优的胃肠道和心血管安全性，这些正在临床前模型中进行研究。据报道，萘普生和双氯芬酸混合物比 NSAID 原型引起的胃肠道损伤更小。这些新型药品可能通过释放硫化氢和（或）发挥抗氧化作用的机制，在心血管和代谢障碍的啮齿动物模型中发挥各种有益作用。这些机制在临床环境中的有益作用仍有待概念性验证研究（Fiorucci 和 Distrutti，2011）。

第 42 章　辅助镇痛药使用原则

Adjuvant analgesics Principles of use

Russell K. Portenoy　Ebtesam Ahmed　Mona Patel　著

许潇月　吴　楠　译　　戴海峰　杨　扬　校

“辅助镇痛药”一词最初是指那些被批准用于治疗疼痛以外的适应证，但在阿片类药物治疗期间有辅助镇痛的药物。在过去 20 年中，由于许多药物在特定条件下作为主要的镇痛药，这样定义已不够准确。然而，这一名称在姑息治疗中仍然继续使用，该领域中疼痛治疗通常涉及阿片类药物的使用。在这种情况下，辅助镇痛药通常与阿片类药物联用以加强疗效，治疗顽固性疼痛，或者可减少阿片类药物剂量以减轻（阿片类药物引起的）不良反应。辅助镇痛药应与主要用于处理不良反应或其他症状的药物区分开来。

考虑到对内科患者多重用药的担忧，通常只有在确定阿片类药物反应后才考虑使用辅助镇痛药，这是合理的。需要进行药物序贯试验以确定一种有效的药物，但每次只能增加一种药物；无效的药物应停用，大多数治疗应从低剂量开始，逐渐增加剂量。

辅助镇痛药可根据其常规用途进行分类（表 42-1）（Lussier 和 Beaulieu，2010）。

- 多用途。
- 用于神经病理性疼痛。
- 用于骨痛。
- 用于肠梗阻的疼痛 / 其他症状。

一、多用途镇痛药

根据观察，可以考虑某种药物用于治疗不同的疼痛综合征。这些药物包括糖皮质激素、抗抑郁药、α_2 肾上腺素受体激动药、大麻素、局部治疗、肉毒杆菌毒素、神经松弛药和 NMDA 抑制药。

（一）糖皮质激素

糖皮质激素通常用于治疗癌症相关的疼痛和其他症状，如恶心、厌食和疲劳。尽管随机试验支持这些用途（Mercadante 等，2007a；Yennurajalingam 等，2013；Paulsen 等，2014），但一项系统综述发现支持其具有镇痛作用的证据不足（Haywood 等，2015）。然而，临床经验是积极的，这些药物被用于治疗骨痛、神经病理性疼痛、肠道或管腔梗阻或器官包膜扩张引起的疼痛、颅内压升高引起的头痛及淋巴水肿引起的疼痛。在其他人群中，这些药物一般不作为主要镇痛药物，而是针对潜在的疾病（如炎症）以达到镇痛的目的。

目前尚无资料可以指导糖皮质激素的选择或给药方案。地塞米松在美国是常用的药物，但泼尼松和甲泼尼龙也可当作替代品。常规治疗既支持短期、大剂量的方案也支持长期、低剂量的方案。大剂量治疗方案从经验性的负荷剂量开始，如地塞米松 20～100mg，以每天 32～96mg 剂量分次服用。该方案在数周内逐渐减量，同时开始其他镇痛方法。这种方案类似于急性恶性脊髓压迫的治疗（Loblaw 等，2005），并已经用于治疗阿片类药物无法快速缓解疼痛的重度疼痛患者（所谓的渐强模式）。虽然经验表明它可以迅速缓解疼痛，但必须认识到其急性中毒的风险。低剂量方案也可以从负荷剂量开始，如地塞米松 10～20mg，然后每天 2 次 1～2mg。这种治疗通常持续到临床情况需要改变为止。

糖皮质激素的风险包括高血糖、肌病、骨质疏松症和精神障碍，包括焦虑、失眠甚至精神疾病。这些风险随着药物剂量、治疗持续时间及与患者医疗状况相关的易感因素的增加而增加（Huscher 等，2009）。考虑到这些，无效的治疗方案应逐渐减少并停用。

（二）镇痛性抗抑郁药

抗抑郁药已被用于镇痛治疗数十年，可以用于治疗任何类型的慢性疼痛（Saarto 和 Wiffen，2007；Chan 等，2009；Lee 和 Chen，2010；Dharmshaktu 等，2012；Watson 等，2013；Griebeler 等，2014；Finnerup 等，2015）。虽然良好的情绪可能会使疼痛缓解更明显，但在镇痛治疗中情绪的改变并不是必须的。其镇痛作用可能与多种机制有关，包括增加下行疼痛调节

表 42-1　辅助性镇痛药物的种类和类别

总分类	类　别	亚　类	实　例
多用途镇痛药	糖皮质激素类	—	地塞米松、泼尼松、甲泼尼龙
	抗抑郁药类	仲胺类三环抗抑郁药	地昔帕明、去甲替林
		叔胺类三环抗抑郁药	阿米替林、丙咪嗪
		5-HT- 去甲肾上腺素再摄取抑制药	度洛西汀、米那普仑、文拉法辛、去甲文拉法辛
		选择性 5-HT 再摄取抑制药	帕罗西汀、西酞普兰、艾司西酞普兰
	α_2 肾上腺素能激动药类	—	替扎尼定、可乐定、右美托咪定
	大麻类	制剂类	纳比昔莫、大麻素、δ-9- 四氢大麻酚
		非制剂类	医用大麻
	局部用药类	局麻药	贴剂、乳剂、凝胶
		辣椒碱	8% 贴剂、0.075% 贴剂或乳剂
		化合物及其他	氯胺酮、阿米替林、薄荷脑
	肉毒毒素类	—	肉毒毒素 A、B
	精神安定药	第一代、第二代	氯哌啶醇、奥氮平
	NMDA 受体拮抗药	—	氯胺酮
神经病理性疼痛用药	所有多用途镇痛药	—	—
	加巴喷丁类药物	—	普瑞巴林、加巴喷丁
	其他抗惊厥药	—	奥卡西平、拉考沙胺、拉莫三嗪、托吡酯
	GABA 激动药	$GABA_A$	氯硝西泮
		$GABA_B$	巴氯芬
骨痛用药	糖皮质激素类	—	地塞米松、泼尼松、甲泼尼龙
	破骨细胞抑制药	双膦酸盐类	唑来磷酸盐、阿仑膦酸钠、伊班膦酸钠、帕米膦酸钠、利塞膦酸钠、氯磷酸钠等
		RANKL 抑制药	地舒单抗
		降钙素	—
	放射性同位素	—	^{153}Sm、^{89}Sr、^{32}P 等
由肠梗阻引起的疼痛及其他症状用药	糖皮质激素类	—	地塞米松、泼尼松、甲泼尼龙
	止吐药	多巴胺拮抗药	甲氧氯普胺、氯哌啶醇
		$5\text{-}HT_3$ 拮抗药	昂丹司琼
	质子泵抑制药或 H_2 阻滞药	—	奥美拉唑、雷尼替丁
	抗胆碱药	—	丁溴东莨菪碱、东莨菪碱（氢溴酸东莨菪碱）、格隆溴铵
	生长抑素类似物	—	奥曲肽、兰瑞肽

$5\text{-}HT_3$.5- 羟色胺 3；GABA.γ- 氨基丁酸；NMDA.N- 甲基 -D- 天门冬氨酸；RANKL. 核因子 κB 受体激活蛋白配体

引自 Lussier，D.and Beaulieu，P.(2010).Toward a rational taxonomy of analgesics，pp.27-40.In Beaulieu，P.et al.(Eds.).Pharmacology of Pain.Seattle，USA：IASP Press.

神经通路突触间隙中单胺类物质的利用（Mika 等，2013）。

抗抑郁类镇痛药的疗效和不良反应因类别和药物而异（Griebeler 等，2014；Wang 等，2018）。经验证明，序贯试验有助于发现合适的药物。当疼痛具有神经病理性成分或与合并抑郁症相关时，通常会考虑进行早期试验。

三环类抗抑郁药包括叔胺类药物，如阿米替林和丙咪嗪，以及仲胺类药物，如地昔帕明和去甲替林。所有三环类药物应谨慎用于有严重心脏病、伴有 QT 间期延长的危险因素、认知障碍和跌倒风险的患者。对于慢性病患者来说，仲胺类药物可能是首选，因为它的不良反应相对较轻。为了减少不良反应的发生，应从较低的起始剂量（如每天 10～25mg）向上逐渐增加，通常至少间隔 3～4 天。在镇痛作用不佳，并且不良反应可耐受的情况下，剂量可以继续增加，直到出现（无法耐受的）不良反应，或者剂量或血清浓度达到抗抑郁作用的上限范围（Sindrup 等，1990）。在相对高的剂量时，应检查心电图以评估心律和 QTc 间期。

5-HT- 去甲肾上腺素再摄取抑制药（SNRI）和选择性 5-HT 再摄取抑制药（SSRI）的不良反应弱于三环类药物（Wang 等，2018）。有高级别的证据表明，一些 SNRI（主要是度洛西汀，也有米纳西普兰、文拉法辛和去甲文拉法辛）具有镇痛作用（Saarto 和 Wiffen，2007；Chan 等，2009；Lee 和 Chen，2010；Dharmshaktu 等，2012；Watson 等，2013；Griebeler 等，2014；Finnerup 等，2015）。一项试验表明，每天服用 30～60mg 度洛西汀可以缓解 CIPN 性疼痛（Smith 等，2013），其他研究表明，文拉法辛可以改善奥沙利铂引起的神经病变性疼痛和乳房切除术后疼痛（Reuben 等，2004；Durand 等，2012）。与 SNRI 类相比，（支持）使用 SSRI 的证据有限，特别是帕罗西汀、西酞普兰和艾司西酞普兰（Dharmshaktu 等，2012；Griebeler 等，2014；Finnerup 等，2015）。因此，当疼痛是主要症状时建议选择 SNRI（治疗）。

考虑到阳性试验的数量，通常首选度洛西汀。SNRI 的低起始剂量通常与有效剂量范围重叠，可能需要也可能不需要剂量滴定。在没有治疗限制性毒性（如恶心、精神障碍或性功能障碍）时，如果疗效不充分，增加剂量是合理的，但通常在剂量达到抗抑郁作用的上限范围时停止。当停止或转换 SNRI 或 SSRI 时，建议逐渐减少剂量以避免所谓的抗抑郁药停药综合征（Wilson 和 Lader，2015）。

（三）α_2 肾上腺素受体激动药

α_2 肾上腺素受体激动药可乐定、替扎尼定和右美托咪定可能激活脊髓和大脑中单胺依赖的内源性疼痛调节通路。可乐定可通过口服、透皮和椎管内给药。一项对照试验证明了硬膜外使用可乐定治疗多种癌症相关性疼痛的疗效（Eisenach 等，1995）。替扎尼定是一种被批准用于抗痉挛的口服药物，也有证据表明该药物具有镇痛作用（Malanga 等，2002；Yazicioglu 等，2016）。与可乐定一样，它可能引起嗜睡和低血压，但低血压反应不那么严重。右美托咪定是一种注射制剂，最常用于在重症监护环境下患者的镇静 / 催眠。它也有镇痛作用（Arain 等，2004），并且已被提议（作为一种药物）用于治疗晚期疾病患者的谵妄和疼痛（Prommer，2011）。

这些药物作为辅助镇痛药的经验有限，但当替扎尼定以 2～4mg 的起始剂量在夜间服用治疗疼痛并发失眠时似乎特别有效。（该药）如果有效，可以逐步滴定剂量，并在早、晚分次服用。

（四）大麻素

大麻素与大麻的化学成分有关，与大麻素受体结合，并产生一系列作用，其中包括镇痛（Russo 等，2007；Whiting 等，2015）。Nabiximols 是一种主要含有 δ-9- 四氢大麻酚（THC）和大麻二酚的口腔黏膜喷雾制剂，在一些国家被批准用于治疗与多发性硬化症相关的痉挛和阿片类药物难治性癌痛（Johnson 等，2010；Portenoy 等，2012；Lichtman 等，2018）。一项大型随机、剂量分级试验证明了低剂量组和中剂量组的疗效，但高剂量组无效，这一发现表明剂量疗效关系可能是复杂的，并支持剂量滴定以确定最佳剂量（Portenoy 等，2012）。Nabilone 是一种口服合成大麻素，已被证明对纤维肌痛和痉挛相关疼痛具有镇痛作用（Wissel 等，2006；Skrabek 等，2008）；一项针对晚期癌症患者的开放性研究表明其对疼痛和其他症状有益（Maida 等，2008）。对大麻本身的研究也支持其镇痛作用（Wilsey 等，2008，2013；Andreae 等，2015；Aviram 和 Samuelly-Leichtag，2017；Derry 等，2017），在医用大麻允许使用的地方，疼痛是其使用的常见原因。

医用大麻素的常见不良反应包括头晕、嗜睡和口干。与四氢大麻酚相关的类精神作用可能会发生，但在 Nabiximols 试验中非常罕见（Johnson 等，2010；Portenoy 等，2012；Lichtman 等，2018）。药用大麻素与医用大麻的供应情况各不相同，它们很少用于治疗慢性疼痛。随着更多的研究和法规的变化，这些化合物的定位可能会发生改变。

（五）局部镇痛药物

局部疗法将低剂量的镇痛药物直接给药在疼痛部位，全身吸收有限且不良反应的风险极低。对于局部或区域性疼痛，无论何种病因或综合征，都应考虑使用。商业制剂和复方制剂的可及性在不同国家和地区之间有很大差异。

2017年，Cochrane综述汇总了13项对照试验系统综述的结果（Derry等，2017），发现了强有力的证据表明部分非甾体抗炎药（包括双氯芬酸和酮洛芬）对急性和慢性肌肉骨骼疼痛具有镇痛功效。这些药物可能以乳膏、凝胶和贴剂的形式在市场上销售，或者可以由药房配制。研究还发现中等级别的证据表明高浓度辣椒素对带状疱疹后神经病理性疼痛的疗效有限，而其他非甾体抗炎药、水杨酸盐、低浓度辣椒素、利多卡因、可乐定和草药的疗效非常有限。总的来说，除NSAID以外的外用药物用于镇痛治疗的证据不足，其使用依赖于丰富的临床经验。

最广泛使用的局部镇痛药包含局部麻醉药。一些国家提供5%利多卡因贴剂，也可以买到各种浓度和配方的凝胶和乳膏。利多卡因贴剂在美国被批准以每日使用12h的方案给药，但临床观察发现有些患者往往喜欢连续使用；一项研究发现，连续使用4片贴剂72h后药物吸收很少（Gammaitoni等，2002）。

辣椒素可能以低浓度（0.075%）乳膏或贴剂和高浓度（8%）贴剂的形式提供。低浓度贴剂对局部神经病理性疼痛和关节痛是有效的（Derry等，2009）。需要使用1周后再评估疗效；可能会出现烧灼感，通常是暂时的。高浓度贴剂在美国被批准用于治疗带状疱疹后神经病理性疼痛，在欧盟被批准用于治疗周围神经病理性疼痛。在监测状态下使用30min可以缓解疼痛长达3个月，并且可以重复使用（Jones等，2011；Burness和McCormack，2016）。用局部麻醉药进行预处理可以降低治疗相关疼痛的风险，有些患者需要使用全身镇痛药。

其他药物，如阿米替林、多塞平、巴氯芬、氯胺酮、加巴喷丁和薄荷醇，已经被经验性地用于复方外用乳膏或凝胶，但支持的证据很少，也没有评估剂量、附加疗效或配方差异的数据。一项对照试验发现含有巴氯芬10mg、阿米替林40mg和氯胺酮20mg的凝胶用于治疗CIPN相关的神经症状的疗效显著（Barton等，2011），一项概念验证性研究则支持1%的薄荷醇在化疗引起的神经病理性疼痛是有效的（Fallon等，2015）。

（六）肉毒杆菌毒素

各种类型的肉毒杆菌毒素可用于治疗许多疾病，包括局灶性肌张力障碍、痉挛、头痛、多汗症、膀胱功能障碍和疼痛。局部注射可对多种疼痛综合征有效，包括周围神经病理性疼痛、足底筋膜炎、梨状肌综合征、手术后疼痛、关节疼痛、腰痛和骨关节病引起的疼痛；没有证据表明其对腕管综合征或肌筋膜疼痛综合征有效（Sandrini等，2017；Safarpour和Jabbari，2018）。在患有慢性治疗后疼痛综合征的癌症患者中已有良好的使用经验（Bach等，2012；Rostami等，2016）。尽管成本和可用性限制了肉毒杆菌毒素的应用，但有数据支持其在多种类型的阿片类药物顽固性疼痛中的治疗价值。

（七）抗精神病药物

2013年，一项对11项随机试验的系统综述发现，部分神经抑制药的镇痛疗效证据有限（Seidel等，2013）。一系列病例系列研究表明，奥氮平对阿片类药物难治性癌痛有效（Khojainova等，2002）。这些药物的不良反应包括锥体外系反应、嗜睡、体重增加、糖尿病、低血压、心律失常和性功能障碍（Young等，2015）。尽管新一代“非典型”抗精神病药物（如奥氮平、利培酮和喹硫平）比第一代药物（如氟哌啶醇和氯丙嗪）发生锥体外系反应的风险低（Haddad等，2012），但该类药物的潜在不良反应和有限的镇痛信息并不支持它们作为主要的镇痛药物。然而，在考虑将抗精神病药物用于其他适应证时，潜在的镇痛作用可能会影响治疗的时机或剂量的选择。

（八）NMDA受体拮抗药

鉴于NMDA受体参与中枢痛觉神经元的敏化和阿片受体的功能，NMDA受体拮抗药可能是有效的镇痛药物。近来有系统综述表明其对慢性疼痛（Michelet等，2018）、复杂性局部疼痛综合征（Zhao等，2018）和急性疼痛（Ghate等，2018）治疗有效，也支持可用于麻醉的氯胺酮是一种多用途镇痛药的结论。然而，对患有严重慢性病的人群的研究得出了模棱两可的结果；一项系统综述仅发现2项高质量的研究，其结论表明目前证据不足以评估癌痛的治疗效果（Bell 等，2017）。然而，氯胺酮被姑息医学专家广泛用于治疗阿片类药物顽固性疼痛，特别是在晚期疾病的情况下（Okun，2007；Quibell 等，2015）。随着越来越多的证据表明其对抑郁症有治疗作用，未来其使用范围可能扩大（Fond 等，2014）。

氯胺酮可以通过皮下或静脉持续输注、短期输注或重复推注或口服途径给药。鼻内给药已被用于治疗急性疼痛（Singh 等，2018），但在推荐用于治疗慢性疼痛之前还需要更多的临床经验。短程输液，如 100mg/d 开始，以 100mg/d 的剂量递增，持续 2～5 天（Jackson 等，2010；Mercadante 等，2018），被称为爆发疗法，用于治疗重度疼痛发作；考虑到快速剂量增加的不良反应风险，应谨慎使用这种方法。连续输注方案可以从负荷量开始，如 0.1～0.5mg/kg，然后以 0.05～0.2mg/（kg·h）剂量维持（Okun，2007；Loveday 和 Sindt，2015；Quibell 等，2015）。如果疼痛缓解不充分且不良反应可以忍受，可以每隔数小时逐步增加给药速度。另一种方法是从 50～100mg/d 开始，不考虑体重，根据疗效每天增加 25%～50% 的剂量。口服氯胺酮从每次 10～25mg 开始，每天 3～4 次，逐渐增加剂量直到起效或出现不良反应；一项回顾性调查表明平均有效口服剂量为 2mg/kg（Marchetti 等，2015）。

氯胺酮可引起烦躁、精神分裂和幻觉。虽然使用亚麻醉药量可降低风险，但联合使用苯二氮䓬类药物（如劳拉西泮）或抗精神病药（如氟哌啶醇）可能会进一步降低风险（Okun，2007；Quibell 等，2015）。为了进一步降低风险，一些临床医生在开始治疗时先将阿片类药物的剂量减少 25%～50%。

其他 NMDA 受体拮抗药，如美金刚、金刚烷胺和右美沙芬，已被研究用于神经病理性疼痛，结果喜忧参半（Aiyer 等，2018）。它们很少被考虑用于治疗顽固性疼痛。

二、用于治疗神经病理性疼痛的药物

有些药物通常只用于治疗神经病理性疼痛，并收载于专业协会发布的循证指南中，包括 IASP 神经病理性疼痛特别兴趣小组（NeuPSIG）（Finnerup 等，2015）、欧洲神经病学学会联盟（Attal 等，2010）、英国国家健康与护理卓越研究所（National Institute for Health and Care Excellence，2013）和加拿大疼痛学会（Moulin 等，2014）（表 42-2）。这些指南都有局限性，尽管内容有重叠，但仍有实质性差异（表 42-2）（Cruccu 和 Truini，2017）。它们可否用于患有严重慢性疾病的人群尚不清楚。没有人讨论过糖皮质激素的使用，而它被认为是晚期癌症相关神经病理性疼痛的重要镇痛药；所有人都支持抗抑郁药和局部药物用于镇痛治疗，并且都肯定了加巴喷丁类药物的价值。

（一）加巴喷丁类药物

加巴喷丁和普瑞巴林有多种作用，其中包括与 N 型电压门控钙通道的 α-2δ 蛋白调控因子结合（Alles 和 Smith，2018）；这减少了钙内流和去极化的可能性，可能是它们对疼痛具有良好作用的主要原因。虽然在预防性镇痛（Rai 等，2017）、急性疼痛（Zhai 等，2016）和神经病理性疼痛（Moore 等，2009；Wiffen 等，2017）中的疗效表明它们是多用途的镇痛药，它们通常用于治疗慢性病患者的阿片类药物耐受的神经病理性疼痛。但后者尚无定论（Bennett 等，2013；Kane 等，2018）。

尽管如此，加巴喷丁和普瑞巴林现在与抗抑郁药和外用药均被视为治疗神经病理性疼痛的一线药物（Attal 等，2010；National Institute for Health and Care Excellence，2013；Moulin 等，2014；Finnerup 等，2015）。根据临床经验，在合并抑郁症或化疗相关的神经病理性疼痛时，首先尝试使用抗抑郁药物是合理的（Smith 等，2013）；在其他情况下，加巴喷丁类药物作为一线药物。推荐的其他药物列于表 42-2 中。

加巴喷丁类药物最常见的不良反应是嗜睡和精神障碍，水肿和体重增加有时也会出现。患有基础疾病的患者可能会出现严重的不良反应（Bennett，2011），所以应采用较低的起始剂量和剂量滴定。肾功能异常的患者也需要调整剂量并严密监测。这些药物不在肝脏中代谢，也没有已知的药物相互作用。

有限的研究表明，患者可能对加巴喷丁、普瑞巴林、两者都有反应或两者都无反应（Toth，2010）。一项针对癌症相关神经病理性疼痛患者的试验表明，普瑞巴林优于加巴喷丁（Mishra 等，2012），但这一发现尚未得到验证。然而，鉴于其药代动力学支持更简单和快速的滴定，普瑞巴林可能是首选（Bockbrader 等，2010）。对于体弱患者，普瑞巴林和加巴喷丁的起始剂量分别为 25～50mg/d 和 100～200mg/d。有效剂量各不相同，通常每隔几天增加 1 次剂量，直到起效或出现不良反应为止。普瑞巴林的有效剂量通常在 150～600mg/d，分 2 次给药，而加巴喷丁的有效剂量通常在 900～3600mg/d，

表 42-2　专业协会为神经病理性疼痛的管理制订的循证指南

	英国 NICE	IASP 神经病理性疼痛特别兴趣小组	加拿大疼痛学会	欧盟神经学会
一线治疗	阿米替林 度洛西汀 加巴喷丁 普瑞巴林 辣椒碱乳膏	加巴喷丁 缓释加巴喷丁 普瑞巴林 度洛西汀 文拉法辛 三环类抗抑郁药	加巴喷丁 普瑞巴林 度洛西汀 文拉法辛 TCA	度洛西汀（DN） 加巴喷丁（PHN） 加巴喷丁（DN） 普瑞巴林（PHN） 普瑞巴林（DN） TCA（PHN） TCA（DN） 利多卡因贴片（PHN） 文拉法辛
二线治疗	一线推荐中尚未试用过的药物	辣椒素贴片 利多卡因 曲马多	曲马多 强阿片类药物 利多卡因乳膏 利多卡因贴片	曲马多（DN） 强阿片类药物（PHN） 辣椒碱乳膏（PHN）
三线治疗	一线推荐中尚未试用过的药物	A 型肉毒毒素 强阿片类药物	大麻酚类	强阿片类药物（DN）
四线治疗			其他阿片类药物 拉考沙胺 拉莫三嗪 肉毒毒素 利多卡因乳膏 利多卡因贴片	

对最佳证据的解释存在重叠和差异，一些建议（如阿片类药物治疗的定位和糖皮质激素治疗的缺失）对严重慢性疾病人群的适用性不佳或不确定

DN. 糖尿病相关性神经病理性疼痛；ER. 缓释；IASP. 国际疼痛研究协会；PHN. 带状疱疹后神经痛

引自 Finnerup，N.B.et al.(2015).Pharmacotherapy for neuropathic pain in adults：a systematic review and meta-analysis.Lancet Neurol.14(2)：162-173.DOI：10.1016/S1474-4422(14)70251-0；Attal，N.et al.(2010).EFNS guidelines on the pharmacological treatment of neuropathic pain：2010 revision.Eur J Neurol.17(9):1113-e88.DOI：10.1111/j.1468-1331.2010.02999.x；National Institute for Health and Care Excellence(NICE).(2013).Neuropathic pain：the pharmacological management of neuropathic pain in adults in non-specialist settings.https://pathways.nice.org.uk/pathways/neuropathic-pain；and Moulin，D.et al.(2014).Pharmacological management of chronic neuropathic pain：revised consensus statement from the Canadian Pain Society.Pain Res Manag.19(6)：328-335.DOI：10.1155/2014/754693.

分 2～3 次给药。

（二）其他抗惊厥药物

尽管 Cochrane 综述没有发现高质量的证据表明其他抗惊厥药物对神经病理性疼痛有镇痛作用（Wiffen 等，2013a），但其他综述和试验及临床经验表明，当阿片类药物难治性神经病理性疼痛对抗抑郁药和加巴喷丁类药物的镇痛治疗没有反应时，应考虑使用几种抗惊厥药物。虽然卡马西平已被批准用于治疗三叉神经痛，且疗效证据有限（Wiffen 等，2014），但由于存在血液毒性等不良反应，它并不受欢迎。同样，苯妥英钠和丙戊酸钠的支持数据非常有限，不良反应比新药更严重。

有研究表明，奥卡西平对周围神经病理性疼痛具有镇痛作用（Demant 等，2014），拉考沙胺（一种新型钠通道调节药）和托吡酯对糖尿病相关性神经病理性疼痛的疗效证据有限（Hearn 等，2012；Wiffen 等，2013b）。拉莫三嗪对某些神经病理性疼痛有效，但对 CIPN 无效（Wiffen 等，2007）。有时也会考虑尝试使用这些药物治疗难治性疼痛。尚无证据表明其他抗惊厥药物（可用于治疗神经病理性疼痛），包括左乙拉西坦、唑尼沙胺和替加宾。

（三）GABA 激动药

苯二氮䓬类药物是 $GABA_A$ 激动药，通过增强 GABA 诱导的氯离子内流导致神经元超极化。病例报道表明，氯硝西泮可能具有镇痛作用（Hugel 等，2003）。这类药物不是治疗神经病理性疼痛的主要药

物，但有些医生喜欢用于疼痛伴有严重焦虑的患者。

巴氯芬是一种 $GABA_B$ 激动药，用于治疗痉挛。一项对照试验表明其对三叉神经痛有效（Fromm 等，1984），但总体证据很少。有趣的是，这种药物偶尔被用于治疗顽固性疼痛。部分患者可能以 5mg bid 的日起始剂量逐渐加量到超过 200mg/d。为了减少戒断反应的风险，应在停药前逐渐减量。

三、治疗骨痛的药物

辅助镇痛药通常用于治疗癌症相关的骨痛。骨靶向药物，尤其是破骨细胞抑制药，也可用于治疗其他疾病引起的疼痛同时促进骨骼修复。在转移性癌症患者中，疼痛管理是预防和治疗所谓骨相关事件（skeletal-related event，SRE）的更广泛方法的一部分，这些事件的定义各不相同，包括疼痛、病理性骨折、脊髓压迫、高钙血症、放射治疗突发性骨折的必要性及骨手术的必要性（Brodowicz 等，2017；Kimura，2018）。为了减少 SRE 的发生，除了常规的抗肿瘤治疗外，多发转移的患者可以考虑骨靶向药物治疗，同时补充钙和维生素 D（Gdowski 等，2017；Kimura，2018）。

当局灶性疼痛明显并与转移有关时，放射治疗是非常有效的。经皮介入性治疗，如射频消融、骨成形术（包括椎体成形术 / 椎体后凸成形术）和 MRI 引导超声聚焦，也可考虑用于治疗某些特定的病人（Chiras 等，2017；Lee 等，2017）。

对于有多发转移和多灶性疼痛的患者，非甾体抗炎药或阿片类药物通常首先辅以糖皮质激素和（或）骨靶向治疗，特别是破骨细胞抑制药。如果有可能，可以考虑使用放射性同位素药物。对于难治性疼痛，可能需要尝试同时使用多用途的镇痛药，通常是抗抑郁药，鉴于神经病变过程在骨痛病理生理学中的重要性（Falk 和 Dickenson，2014），一些临床医生还建议，当多种治疗方法均难以缓解疼痛时，尝试常规用于神经病理性疼痛的药物也是合适的。

（一）破骨细胞抑制药

虽然机制尚不明确，但通过抑制破骨细胞来抑制骨吸收的药物可能是治疗转移性骨痛的有效镇痛药物。最常使用的药物是双膦酸盐，包括唑来膦酸、阿仑膦酸、伊班膦酸、帕米膦酸、利塞膦酸、氯膦酸、奈利膦酸和奥帕膦酸。早期研究表明，唑来膦酸可减轻乳腺癌、前列腺癌、肺癌及多发性骨髓瘤引起的骨痛，伊班膦酸具有镇痛作用并可用于乳腺癌患者的疼痛（Body 等，2004；Vogel 等，2004；Wardley 等，2005）。最近对 13 项双膦酸盐相关研究的系统综述得出结论，这些药物可以减轻疼痛，起效迅速，并能缓解 1～3 个月；但对生活质量的积极影响尚未得到证实（Hendriks 等，2016）。

双膦酸盐最常见的不良反应是短暂的流感样综合征，口服治疗还会出现上消化道症状（Orozco 和 Maalouf，2012）。由于可能发生急性肾损害，双膦酸盐禁用于严重肾功能不全患者。眼部炎症和严重的肌肉骨骼疼痛很少见，应注意预防低钙血症的发生。经过数月或数年的治疗，可能会出现罕见但严重的不良事件，如下颌骨坏死和非典型股骨骨折。在癌症患者中，下颌骨病变的风险与累积剂量和治疗持续时间直接相关；诱因包括牙齿病变、糖尿病和长期糖皮质激素治疗（Orozco 和 Maalouf，2012）。

地舒单抗是一种人单克隆抗体，与主要由成骨细胞分泌的 RANKL 结合。RANKL 通过与其受体 RANK 结合激活破骨细胞，而地舒单抗可阻止这种激活并抑制骨吸收。地舒单抗对治疗骨痛是有效的，与双膦酸盐一样，被批准用于预防 SRE。最近的一项系统综述评估了 6 项对照试验，考虑到发生 SRE 的时间及对放疗的需求，这些研究更支持使用地舒单抗（Menshawy 等，2018）。地舒单抗更容易引起低钙血症，不大可能引起肾脏毒性，在生存率或疾病进展方面没有差异。

双膦酸盐或地舒单抗均可作为骨转移相关疼痛的辅助镇痛药。尽管考虑到成本和药物可及性，多数情况下倾向选择双膦酸盐，但最近在美国进行的一项经济分析表明，地舒单抗的疗效和不良事件情况对于多发性骨髓瘤的患者可能是更具性价比的选择（Raje 等，2018）。

降钙素可抑制破骨细胞的活性，长期以来被认为是一种潜在的骨痛辅助镇痛剂。然而，2006 年的一项系统综述只发现了 2 项试验，并得出结论，没有证据支持将这种药物主要用于治疗疼痛（Martinez 等，2006）。目前尚未开展后续的试验，鉴于有大量的证据支持使用其他类型的药物，降钙素不被推荐用于治疗骨痛。

（二）放射性同位素

几十年来，放射性同位素与靶向骨组织的磷酸盐结合起来的化合物一直用于治疗转移性骨病。许多化合物已经过研究，包括 ^{32}P、^{89}Sr、^{90}Y、^{117m}Sn、

^{153}Sm、^{166}Ho、^{170}Tm、^{177}Lu、^{186}Re、^{188}Re 和 ^{223}Ra（Lange 等，2016；Das 和 Banerjee，2017）。大多数研究都对 ^{153}Sm 或 ^{89}Sr 进行了评估。系统评价表明，这些药物可有效缓解约 75% 患者的疼痛，10%～25% 的患者疼痛可完全缓解（Roqué I Figuls 等，2011；Guerra Liberal 等，2016）。初始反应发生在 1～3 周内，峰值反应可能需要 1 个多月；持续时间因药物而异，至少可以持续几个月。主要的不良反应是治疗后短暂的疼痛发作和骨髓毒性。多达 1/3 的患者出现明显的白细胞减少或血小板减少，或者两者都有，这些影响可能持续数月。已有骨髓抑制和肾功能不全的患者发生毒性的风险增加。

放射性同位素作为辅助镇痛药的临床应用取决于化合物生产或采购的可行性，以及安全管理治疗所需的熟练人员和设施的可用性。考虑到治疗的成本和复杂性、起效过程及骨髓抑制和严重肾功能不全的相对禁忌，放射性同位素是骨转移患者的潜在治疗方法。目前没有足够的数据来比较这些药物和破骨细胞抑制药的有效性。

四、用于治疗肠梗阻的疼痛和其他症状的药物

恶性肠梗阻的治疗包括通过手术或支架植入术进行减压（如果可能的话）还应治疗腹胀、恶心、呕吐、脱水和疼痛。如果不能实现减压，控制症状是首要任务，可能包括多种药物治疗、肠外补液和（或）营养支持；某些患者可行经皮胃造瘘术（Laval 等，2014）。不赞成用鼻胃管抽吸，但如果症状严重或顽固，可能有必要。护理必须个体化，常需要跨学科的专业投入（O' Connor 和 Creedon，2011）（见第 85 章）。

当疼痛较重时，通常会使用阿片类药物，尽管有加重肠运动障碍的风险。观察结果表明，阿片类药物通常是可以耐受的，但极少数患者在使用阿片类药物后会出现绞痛、恶心或腹胀加剧的情况。在这些情况下，可以尝试阿片类药物轮换和非口服给药途径，并通过使用辅助镇痛药将阿片类药物的剂量降到最低。如果患者有不全肠梗阻，在使用阿片类药物时应考虑进行通便治疗。目前还没有研究可以指导实践，如果使用刺激性泻药，有些患者会出现肠道痉挛加重的情况。在严重梗阻的情况下，甲基纳曲酮和纳洛昔康等新型阿片类拮抗药因存在穿孔风险而禁用。滴定渗透性泻药（如聚乙二醇）可能是最合理的方法。

在晚期疾病的情况下，通常也会使用糖皮质激素，一般是低剂量的方案。有证据表明，这些药物可能是通过减少瘤周水肿来减轻梗阻（Feuer 和 Broadley，2000）。迟发性恶心可以通过给予止吐药来解决。甲氧氯普胺具有促动力作用，对不全梗阻可能有帮助，但在严重梗阻时会加重绞痛。替代药品包括各种多巴胺拮抗药（如氟哌啶醇），以及 5-HT_3 拮抗药（如昂丹司琼）。有发热和恶心的患者应考虑使用质子泵抑制药（如奥美拉唑）或 H_2 受体拮抗药（如雷尼替丁）进行治疗。对 7 项研究的系统回顾证实，这些药物可以减少胃液分泌量，也可能对症状缓解有好处（Clark 等，2009）。

持续性绞痛的患者可以试用抗胆碱能药物或生长抑素类似物。抗胆碱能药物可能通过抑制肠道分泌来减轻症状。尽管证据非常有限（Mercadante 等，2007b；O'Connor 和 Creedon，2011；Longford 等，2015），临床常用的药物有丁溴酸东莨菪碱、氢溴酸东莨菪碱和格隆溴铵。由于丁溴东莨菪碱和格隆溴铵对中枢神经系统的渗透性相对较低，与氢溴东莨菪碱相比，它们引起嗜睡和精神错乱的可能性较小。所有这些药物都可能产生抗胆碱能的不良反应，如心动过速、严重的口干或视力障碍，体弱患者在使用这些药物时，应从小剂量开始，仔细滴定以评估疗效。

生长抑素类似物奥曲肽和兰瑞肽可抑制胃、胰腺和肠道消化液的分泌，并减少胃肠道蠕动。最近的一项系统综述评估了 6 项奥曲肽的对照试验和 1 项兰瑞肽的试验，结果喜忧参半（Obita 等，2016）。2 项具有充分证据的研究显示，积极治疗和安慰剂之间没有差异；另有研究以丁溴酸东莨菪碱作为对照，得出奥曲肽对呕吐有效的结论。总的来说，获益证据级别较低。目前，多数医生仍支持在恶性肠梗阻中使用奥曲肽，并经常推荐其作为一线治疗方法（O'Connor 等，2011；Mercadante 和 Porzio，2012；Laval 等，2014；Longford 等，2015）。但根据上述研究结果，某些临床医生建议只有在其他疗法失败后再尝试使用奥曲肽（Campbell 等，2018）。

奥曲肽可以每天注射 2～3 次，也可以连续输注；长效制剂需要每月肌内注射 1 次。兰瑞肽的给药方式是每 2 周注射 1 次。奥曲肽的最佳剂量各不相同，大多数患者的起效剂量为 600～800μg/d。不良反应包括恶心、腹泻和脂肪泻及血糖波动。如果早期用药能够获益，并且治疗可能持续数月，可以用一种长效制剂替代短效的奥曲肽。

结论

尽管辅助镇痛药的应用仍主要以经验为指导，但临床试验已开始为许多疗法提供科学依据。未来的研究无疑将扩大证据基础，揭示其他获批药物的镇痛潜力，并产生具有镇痛作用的新药。尽管阿片类药物仍然是严重慢性病患者疼痛治疗的主要方法，但辅助镇痛药为大量无法在疼痛缓解和不良反应之间取得良好平衡的患者提供了改善疗效的机会。

第 43 章　慢性疼痛介入疗法

Interventional approaches for chronic pain

Robert A. Swarm　Menelaos Karanikolas　Lesley K. Rao　Rajiv K. Shah　著
许潇月　吴　楠　译　　杨　扬　彭　政　校

无法控制的重度疼痛在身患疾病或有生命危险的人中很常见。尽管大多数发达国家有口服阿片类药物治疗，但超过 50% 的晚期癌症患者报告有中－重度疼痛（van den Beuken-van Everdingen 等，2016）。当全身性镇痛药无效时，现有指南支持酌情考虑介入性疼痛疗法（Fallon 等，2018；Swarm 等，2019）。介入性疼痛疗法是多模式策略的一部分，多模式可能包括系统性的药物、非药物和社会心理治疗。

一般来说，介入性疼痛治疗的适应证包括：①使用全身性镇痛药后疼痛仍无法控制；②全身性镇痛药的不良反应无法耐受。在临床实践中，全身性阿片类药物的剂量通常会增加到疼痛得到控制或出现剂量限制性不良反应。因此，在不良反应明显时通常采用介入性疼痛治疗，其目的是改善疼痛和（或）减少阿片类药物的剂量。

限制全身性药物使用的疾病或个体因素可能增加了患者对介入性疼痛疗法的需求。某些类型的疼痛可能对阿片类药物反应较差，包括神经病理性疼痛、剧烈的躯体疼痛（皮肤疼痛、病理性骨折）及明显波动的疼痛。有些患者很容易出现全身性阿片类药物相关不良反应中的一种或多种，并迅速表现出无法耐受（Demarest 等，2015）。如果未来有研究证实是阿片类药物引起了免疫抑制（Khosrow-Khavar 等，2019）、病理性血管生成或肿瘤转移（Grandhi 等，2017）相关的不良临床结果，肿瘤进展可能成为限制某些癌症患者使用阿片类药物的另一个原因。当需要降低阿片类药物滥用风险时，也可以考虑早期介入治疗（Paice，2018；Dowell 等，2019）。最后，如果担心使用大剂量全身阿片类药物可能诱发痛觉过敏，可以考虑介入性疼痛疗法（Ossipov 等，2005；Angst 和 Clark，2006）。尽管阿片类药物引起痛觉过敏的临床意义还不确定，但它确实发生在人类身上（Chu 等，2008）并可能导致阿片类药物疗效不佳（De Conno 等，1991；Bruera 和 Pereira，1998）。

在临终关怀中，尽管使用了合适的系统性和介入性镇痛疗法，但仍有少数患者会遭受真正顽固的疼痛和折磨，可能需要姑息性镇静来实现合理的症状缓解。要想恰当地使用这些技术，临床医生区需要区分较难控制的症状（可以通过额外的干预或其他治疗来控制）和真正难治的症状（进一步的干预是徒劳的），以避免对症状控制不佳的患者进行不必要的镇静或无效的干预。

目前有许多介入性疼痛疗法。对于晚期疾病患者，这些技术可用于治疗急性疼痛、围术期疼痛、慢性疼痛急性加重、诊疗性操作导致的疼痛及慢性疼痛。

一、注射疗法

（一）外周注射治疗肌肉和关节炎疼痛

1. 扳机点注射　肌筋膜疼痛综合征涉及区域性肌肉疼痛，与绷紧的肌肉带中的扳机点有关。扳机点是骨骼肌中可触及的高应激性结节，压迫时有疼痛感，并可引起特征性的牵涉痛和（或）自主神经现象。肌筋膜疼痛综合征很常见，可以涉及任何肌肉，可以是原发的，也可以是其他病症的继发表现，如感染、椎间盘疾病、椎体压缩性骨折或骨转移（Simons 等，1999）。尽管证据非常有限，但肌筋膜疼痛综合征通常采用针对扳机点的方法进行治疗，包括局麻药注射、肉毒杆菌毒素注射（Soares 等，2014）、干针、射频治疗（radiofrequency，RF）、物理治疗（所谓的喷雾和拉伸、治疗性锻炼和按摩）、超声波和经皮神经电刺激。也可尝试针灸和某些药物，如非甾体抗炎药、肌肉松弛剂或用于镇痛的抗抑郁药。

2. 关节内注射　与关节有关的疼痛在晚期疾病的人群中很常见，可能与疾病有关，也可能是由于常见的肌肉骨骼损伤，如骨关节炎。在可能的情况下，关节内注射比全身用药更有优势，特别是存在合并症时（Wehling 等，2017）。皮质类固醇是最常用的，尽管比较各种药物的数据是有限的。关节内皮质类固醇的作用时间很短，潜在的并发症包括感染、出血、神经损伤或关节破坏。一些骨关节炎患者获益于关节内透明质酸，这种液体具有与关节内滑液相似的黏弹性。

3. 肉毒杆菌毒素注射　肉毒杆菌毒素是由肉毒杆菌产生的一种强效神经麻痹剂，它能不可逆地抑制神经肌肉接头处的乙酰胆碱释放，减少肌肉收缩和疼痛性肌肉痉挛；它还可能阻断外周敏化并间接减少中枢敏化（Aoki，2005）。肉毒杆菌毒素可用于治疗痉挛、运动障碍、偏头痛、幻肢痛、复杂性局部疼痛综合征和慢性肌筋膜疼痛（Soares 等，2014）。如果有效，起效时间是在注射后 1 周左右，持续时间通常是 3～4 个月。由于中和抗体的产生，重复给药可能导致疗效下降。为了避免这种情况，建议 2 次注射至少间隔 12 周，如果失去功效，可通过使用其他的肉毒杆菌毒素制剂来重新获益。

（二）调节神经传导剂的区域给药

周围神经阻滞和留置导管给药　区域性神经阻滞是利用局部麻醉阻断周围神经或神经丛的神经传导。周围神经阻滞广泛用于围术期，并越来越多地用于非手术镇痛，如在门诊或急诊科（Lin 等，2013）。几乎任何躯体神经都可以被阻断，超声技术提高了针头或导管放置的精确性（Hadzic and New York School of Regional Anesthesia，2017）。

对于慢性疼痛患者来说，周围神经阻滞既可用于诊断也可用于治疗。诊断性阻滞可确定患者的疼痛来源，但不能揭示病理过程。治疗性阻滞可以立刻缓解疼痛，但持续时间短。反复注射可以获得更持久的缓解，或者通过放置在周围神经附近的导管给予局麻药进行持续阻断。后一种方法可能因感染、局麻药毒性或导管移位 / 扭结而变得复杂。然而，如果护理得当并严格注意无菌，周围神经导管可以放置数周（Vranken 等，2001；Okell 和 Brooks，2009）。

（三）脊柱皮质类固醇注射技术

硬膜外类固醇注射及相关技术可为晚期疾病人群中合并脊柱疾病引起的颈部或背部疼痛提供显著但暂时的缓解（Bicket 等，2015）。脊神经根疼痛患者最有可能受益，尤其是经椎间孔注射。尽管这些益处可能无法持续，但这些注射可立即减轻疼痛并改善功能，并且严重并发症的风险较低（Kozlov 等，2015）。此外，这些注射已被用于预测手术结果，术后 1 年结果的阳性预测率高达 95%（Young 等，2007）。

二、神经毁损技术：毁损性神经阻滞

（一）酒精或苯酚的化学性神经毁损术

毁损性神经阻滞已被用于治疗顽固性重度癌痛。随着不损伤神经的疼痛介入疗法的不断发展，它们的使用已逐渐减少。当有需要时，可以使用苯酚或酒精来完成神经毁损（Burton 等，2009）。苯酚具有局部麻醉作用，其注射几乎无痛；术后神经痛的风险似乎相对较低，但药物过量或意外注入血管可引起抽搐、中枢神经系统抑制甚至心力衰竭。此外，由于苯酚溶液是黏稠的，注射可能很困难，而且有“飞溅”的风险。乙醇在注射时可能会引起疼痛，似乎有较高的神经病理性疼痛并发症的风险，但全身吸收的严重不良反应很少，而且更容易注射。很少有比较数据有助于选择苯酚还是酒精，一项回顾性研究没有发现它们之间的显著差异（Koyyalagunta 等，2016）。

（二）射频技术：射频消融和脉冲射频治疗

常规（热）射频通过电极（针）的交流电来产生精确的热损伤。热损伤可用于毁损导致疼痛的神经，如小关节、骶髂关节或退变的椎间盘。射频治疗腰痛的疗效证据有限（Maas 等，2015），研究表明射频对腰椎小关节和骶髂关节紊乱引起的疼痛有益，但对椎间盘源性背痛的疗效不一（Leggett 等，2014）。射频消融还可缓解特定关节的疼痛，如针对膝神经治疗膝盖疼痛（Iannaccone 等，2017）和针对闭孔 / 股神经分支治疗髋部疼痛（Bhatia 等，2018）。由于神经再生时存在发生神经病理性疼痛的风险，因此（射频消融）很少用于损伤支配皮肤的躯体神经。

与热射频相反，脉冲射频以短脉冲方式施加射频电流。脉冲之间的时间使热量得以消散，从而减少或避免神经损伤。脉冲射频缓解疼痛的机制还不完全清楚，但似乎涉及神经调节而不是神经毁损。虽然这使得它在治疗疼痛方面具有吸引力，但其作用仍不清楚（Chua 等，2011）。当常规射频的适应证不确定时，该技术可能是有用的，如在针对会阴部神经（Petrov-Kondratov 等，2017）或背根神经节（Cohen 等，2006）时。

（三）交感神经系统阻滞

用局麻药或神经毁损液阻断交感神经系统内的

结构，已被用于治疗各种慢性神经病理性、缺血性和内脏性疼痛综合征，以及几种急性病程引起的疼痛（如肾绞痛、雷诺病的缺血性危象或闭塞性动脉病）（Breivik 和 Cousins，2009）。局部麻醉阻滞也被用来预测对交感神经毁损的反应，但由于（全身）吸收的局麻药和（或）安慰剂效应的镇痛作用，必须谨慎解释阳性反应。注射肉毒杆菌毒素 A 也被用于交感神经阻滞，特别是在治疗复杂性局部疼痛综合征方面（Carroll 等，2009）；最近的一项研究表明，肉毒杆菌毒素 B 可能对这种病症更有效（Lee 等，2018）。

在晚期恶性肿瘤中，交感神经系统相关结构的神经毁损用于治疗内脏疼痛综合征；这些阻滞阻断了穿过这些结构的交感传出纤维和内脏传入伤害感受纤维。根据目标部位，阻滞可用于治疗腹部疼痛（腹腔神经丛阻滞）、盆腔疼痛（上腹下神经丛阻滞）或会阴疼痛（奇神经节阻滞）。这些手术通常利用透视或 CT 成像来引导针头的放置；超声引导也是一种选择（Bhatnagar 等，2012），MRI 引导的腹腔神经丛毁损术也有记载（Liu 等，2016）。躯体和内脏混合性疼痛的患者可能会缓解不完全，但仍有临床意义。

1. *腹腔神经丛 / 内脏神经阻滞* 神经毁损性腹腔神经丛阻滞（neurolytic coeliac plexus block，NCPB）和内脏神经阻滞用于治疗无法切除的胰腺或其他上腹部恶性肿瘤引起的上腹部疼痛（Burton 等，2009）。NCPB 在 85%～90% 的患者中产生良好至极好的疗效；70%～90% 的有效人群疼痛可持续缓解直到死亡（Eisenberg 等，1995），生活质量显著提高。一项 Cochrane 的综述表明，NCPB 减少了阿片类药物的消耗和不良反应（Arcidiacono 等，2011），最近一项对 507 名患者的回顾性研究报道称，NCPB 后疼痛评分和阿片类药物使用明显减少，时间长达 6 个月（Rahman 等，2018）。鉴于良好的风险收益比，NCPB 被广泛接受为全身用药疗效欠佳的上腹部恶性肿瘤疼痛的备选治疗方法。在一项研究中，NCPB 与术前疼痛明显的患者生存期更长有关（Staats 等，2002），但后续研究并未证实患者生存获益（Wong 等，2004；Oh 等，2017）。

NCPB 和内脏神经毁损都可以在 X 线、CT 或 MRI 引导下经皮穿刺完成，或通过内镜超声引导下经食管注射完成。现有数据不足以确定这些技术中的任何一种是否优于其他技术（Arcidiacono 等，2011）。在许多情况下，门诊治疗是可行的，但体弱或住得很远的患者最好留院观察。手术后，患者可能会出现腹泻和（或）体位性低血压，这通常是一过性的；少数情况下如果症状持续存在，患者可能需要口服麻黄素（30mg，每天 3 次）治疗体位性低血压，或口服阿片类药物治疗腹泻。极其严重的并发症很少见，一项对 2730 名患者的调查报道显示，有 4 例截瘫（发病率为 1∶683）（Davies，1993），可能是由于 Adamkiewicz 动脉损伤或痉挛导致的缺血性脊髓损伤（Koker 等，2017）。其他罕见的并发症包括主动脉夹层、全身性癫痫发作和心脏骤停（Burton 等，2009）。目前尚不清楚并发症风险是否受所用技术或成像的影响，经皮、开放（Abdalla 和 Schell，1999）和内镜（Koker 等，2017）下 NCPB 后都有瘫痪的报道。

2. *腰交感神经阻滞* 不能手术的外周血管疾病引起的顽固性下肢缺血性疼痛是腰交感神经毁损（neurolytic lumbar sympathetic block，NLSB）最常见的适应证。NLSB 可以增加皮肤血流量，减轻静息疼痛，并促进慢性缺血性溃疡的愈合（Breivik 和 Cousins，2009；Zechlinski 和 Hieb，2016；Datta 等，2018）。NLSB 还可用于下肢神经病理性疼痛，特别是复杂性局部疼痛综合征。不太常见的适应证是下腹部或盆腔的内脏疼痛，如肾脏疼痛、睾丸疼痛和里急后重。当使用放射影像引导时，NLSB 的严重并发症是罕见的，但酒精注射后永久性周围神经损伤（Pennekamp 等，2013）曾有报道。通过 NLSB 或手术完成的腰交感神经切除术具有相似的效果，大多数周围血管疾病患者静息时疼痛可部分或完全缓解，效果可持续约 6 个月。与外科交感神经切除术相比，NLSB 的创伤小，发病率、死亡率和成本低，而且可以重复进行（表 43-1）。

（四）神经轴索毁损术：脊神经毁损性注射技术

神经轴索毁损术的目的是进行化学性脊神经后根切断，阻断通过背根进入脊髓的疼痛信号的传输。虽然使用率在下降，但临床经验支持对那些晚期癌症伴顽固性疼痛的患者使用神经轴索毁损术。偶尔也会用于卧床、大小便失禁、对全身用药或巴氯芬鞘内给药无效的严重下肢痉挛患者（Jarrett 等，2002）。考虑到风险，神经轴索毁损术只能由经验丰富的临床医生进行，并且仅限于疼痛局限于几个皮区的患者，如结肠造瘘及尿路改道合并会阴痛的患者，以及那些单侧胸壁或躯干疼痛的患者（Burton 等，2009）。

神经毁损可以通过硬膜外或蛛网膜下腔注射小剂量的苯酚（高比重）或乙醇（低比重）来完成。

表 43-1　不同部位的毁损性交感神经阻滞的临床应用

部　位	临床应用	结　果
星状神经节阻滞[a]	• 心绞痛，无法手术的冠状动脉疾病 • 上肢疼痛 　– 复杂性局部疼痛综合征 　– 周围血管疾病 　– 雷诺病 　– 臂丛神经肿瘤侵犯 　– 带状疱疹 　– 幻肢疼痛	• 指征较少[b] • 当需要时，上胸（$T_{2\sim3}$）椎旁交感神经切除术（手术或射频消融术）是颈胸交感神经切除的更优选择
腹腔神经丛阻滞[b]	• 内脏疼痛 　– 胰腺癌 　– 其他上腹部肿瘤	• 90% 的 3 个月以上生存期患者的疼痛部分或完全缓解 • 结果可能因其他恶性肿瘤而异
腰交感神经阻滞[b]	• 肾痛（包括“幻肾痛”） • 顽固性下肢疼痛 　– 不能手术治疗的外周血管病变 　– 慢性疼痛性腿部溃疡 　– 复杂性局部疼痛综合征 　– 幻肢痛 　– 带状疱疹 　– 糖尿病神经病变 • 睾丸痛	• 结果不定，根据疼痛情况而变化 • 外周血管病变：50%～80% 的患者静息痛部分或完全缓解
上腹下丛阻滞[b]	• 妇科、结直肠或泌尿生殖系统癌症引起的盆腔内脏疼痛	• 70% 对诊断性阻滞有阳性反应的患者疼痛长期缓解
奇神经节阻滞[b]	• 难治性会阴痛	• 临床病例显示有效但数据很少

a. 星状神经节的神经毁损是有争议的，因为存在并发症的风险。在某些情况下，通过一系列局部麻醉阻滞可以实现持续缓解（Breivik 和 Cousins，2009）

b. 有些临床医生在进行神经毁损前进行局部麻醉阻滞，以评估神经毁损的效果

这种方法可以立即缓解疼痛，在资源有限的临床环境中非常有用，因为它不严格要求使用透视引导（Tariq 和 Green，2019）。疼痛缓解可能持续 6～12 个月，报道的并发症发生率在 1%～14%。

很少有人使用脊神经毁损术进行治疗性脊髓切断。对于因神经根或脊髓肿瘤受累而出现顽固性下体和（或）下肢疼痛的卧床不起的终末期患者，可以考虑在上腰椎或下胸椎节段进行经皮化学性脊髓切断术（Burton 等，2009）。

三、椎管内药物镇痛：硬膜外和蛛网膜下腔

通过硬膜外或蛛网膜下腔（鞘内）给药，在相关脊髓受体附近给药（图 43-1），对全身镇痛药不能控制疼痛的患者是有效的。与以往的治疗相比，该方法可以产生更好或相似的镇痛效果而不良反应更少。一项随机对照试验将植入性鞘内给药系统与晚期癌症患者的最佳医疗管理进行了比较，发现鞘内镇痛方法减少了疼痛和镇痛相关的不良反应，并可能延长了 6 个月生存期（Smith 等，2002）。椎管内药物镇痛已被广泛接受，用于治疗全身用药疗效不佳的癌痛（Fallon 等，2018；Swarm 等，2019）。

对于慢性疼痛，椎管内治疗一般从临时试验开始，以确定疗效和耐受性（Deer 等，2017a）。通常首先使用阿片类药物，一般是吗啡（有时是氢吗啡酮、芬太尼或其他）。如果无效，可以尝试药物组合，最常见的是阿片类药物与局麻药（布比卡因、罗哌卡因）和（或）可乐定相结合。在美国，吗啡（硬膜外和鞘内）、可乐定（硬膜外）、巴氯芬（鞘内）和齐考诺肽（鞘内）被批准可以长期椎管内给药，其他药物则是超说明书应用。由于担心复合“定制”制剂的安全性，在考虑非标准药物制剂、浓度、剂量或已获批准的镇痛药的多种药物组合时需要非常谨慎（Deer 等，2017b）。2016 年多药联合镇痛共识会议报告概述了

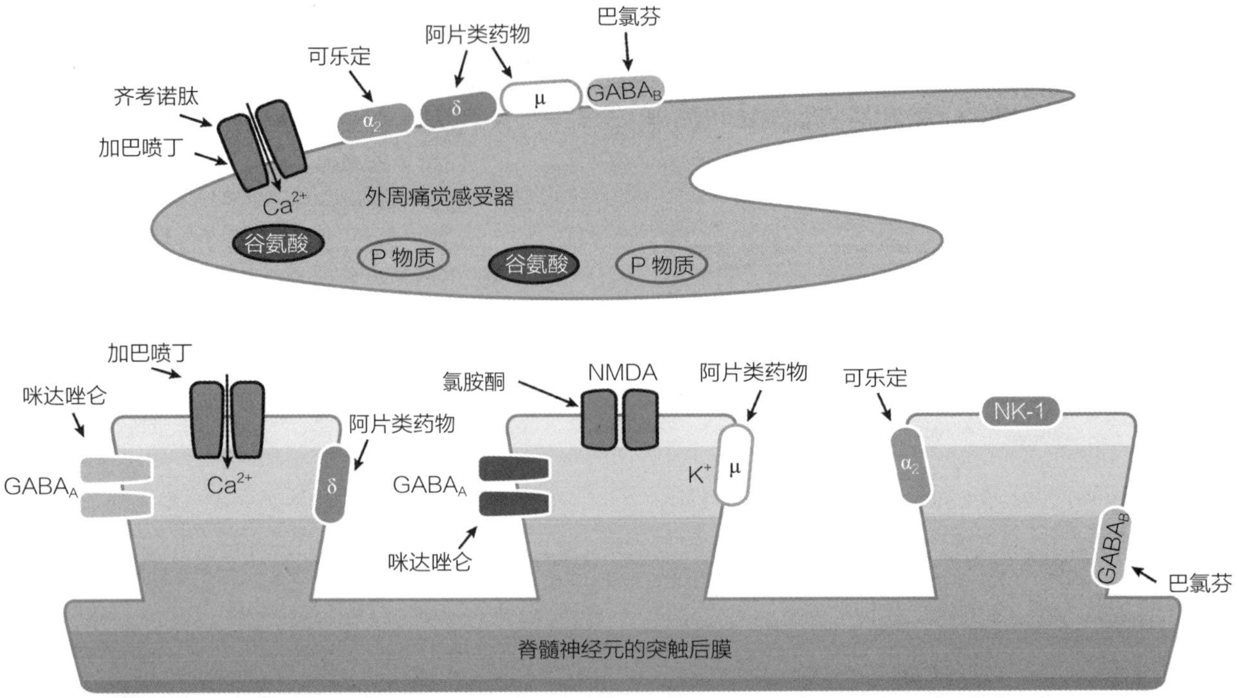

▲ 图 43-1 突触前初级传入神经元（外周伤害感受器）释放谷氨酸（Glu）和 P 物质（SP）等神经递质。这些神经递质刺激背角的次级神经元（脊髓神经元突触后膜），将疼痛信号发送到大脑。离子通道通透性的抑制减少神经递质的释放，并通过降低背角神经元的反应性而减少伤害刺激向大脑的传递。抑制性受体（μ 和 δ 阿片类受体、GABA 受体和 α_2 肾上腺素能受体）的激活也是一种调节疼痛传播的手段。所显示的药物减少了疼痛的传播，并被认为在所示的部位（箭）具有活性。一些药物在突触前发挥作用，其他药物作用于突触后受体，许多药物同时作用于两者

药物组合的最佳实践（Deer 等，2017b）。

（一）阿片类药物椎管内给药

椎管内给药将阿片类药物输送至脊髓灰质背角内的阿片受体附近，这些受体位于突触前（外周传入伤害感受器）和突触后（二级脊髓神经元）神经末梢。阿片类药物结合受体抑制初级传入伤害感受器和二级脊髓神经元之间的突触传递，并减少二级神经元的放电。椎管内给药后，脑脊液阿片类药物浓度远高于血浆浓度，镇痛的时间过程与脑脊液阿片类药物浓度而非血浆浓度相关（Carr 和 Cousins，2009）。

阿片类药物椎管内给药最常见的不良反应与一般给药途径的反应相同。由于先前阿片类药物治疗引起的耐受性，这些影响在晚期疾病患者中的发生率并不高。当发生不良反应时，它们通常是自限性的，或者可以通过调整剂量来较好地控制。在调整阿片类药物剂量时，由于阿片类药物过量导致的过度镇静可以用小剂量的纳洛酮来解救，通常不会减少阿片类药物的镇痛作用。在这种情况下，纳洛酮最好先予以静脉内 40μg 负荷剂量，然后静脉输注［1～5μg/(kg · h)］滴定直至生效。便秘是一个无法耐受的问题；因此，应该用适当的泻药来预防和治疗。

尽管阿片类药物椎管内给药引起的呼吸抑制并不常见，但在治疗开始或在随后的剂量调整中可能发生。偶尔也会出现延迟性呼吸抑制（3～20h 后发生），这可能是阿片类药物在脑脊液内向头侧迁移的结果（Carr 和 Cousins，2009）。这些风险要求谨慎地调整阿片类药物的剂量，并在开始或调整剂量后对患者进行适当的监测（American Society of Anesthesiologists Task Force on Neuraxial Opioids 等，2009；Deer 等，2017a）。

其他常见的不良反应，如内分泌异常、出汗和外周水肿，都与长期经全身和椎管内使用阿片类药物治疗有关（Demarest 等，2015）。在一项关于阿片类药物椎管内给药治疗非癌痛的研究中（Abs 等，2000），大多数男性和所有女性患者都出现了性腺功能减退，其他内分泌异常也很常见。阿片类药物长期椎管内给药出现的外周水肿，与阿片类药物的抗利尿作用有关，通常用利尿药处理，但可能需要阿片类药物轮换或改用非阿片类镇痛药（Deer 等，2017c）。

镇痛药耐受可能出现于长期经全身或椎管内使用阿片类药物治疗时，并引发了对相关痛觉过敏的担忧（Chu 等，2008；Weber 等，2017）。尽管阿片类药物引起的痛觉过敏的临床重要性尚不确定，但偶尔会有患者出现谵妄、肌阵挛和痛觉过敏，这些都与非常高剂量的全身或椎管内阿片类药物给药相关（De Conno 等，1991）。谨慎的剂量递增和使用非阿片类镇痛药及非药物疗法可降低这种情况的风险，更严重的阿片类药物毒性可通过阿片类药物轮换和剂量减少来处理。

（二）非阿片类药物椎管内镇痛

当椎管内阿片类药物镇痛疗效欠佳时，加入局麻药可以增强效果（Carr 和 Cousins，2009；Deer 等，2017b，2017c）。布比卡因是最常用的，而利多卡因和丁卡因由于担心神经毒性一般避免使用。局麻药既可以减少痛觉输入，也可以降低脊神经元的敏感性。阻断疼痛传递而不丧失感觉或运动功能通常是可能的，硬膜外比鞘内更容易实现。鞘内给予局麻药需要小剂量（布比卡因＜ 20～30mg/d），并谨慎调整。卧床临终患者的顽固性下体或下肢疼痛很少用高剂量的蛛网膜下腔局麻药（布比卡因＞ 48mg/d），这将产生伴有较重感觉和运动阻滞的脊髓麻醉。

可乐定是一种 α_2 肾上腺素受体激动药，也是一种被广泛接受的椎管内镇痛药，通常与阿片类药物和（或）局麻药一起使用（Deer 等，2017b）。在评估癌痛（Eisenach 等，1995）和脊髓损伤疼痛（Siddall 等，2000）的随机对照试验中，镇痛效果得以验证。不良反应包括剂量相关性低血压、心动过缓和镇静，一般都能控制。然而，一则鞘内可乐定 - 布比卡因给药 3 年后出现脊髓损伤的病例报道（Perren 等，2004）提醒我们，对于这种常规的复合椎管内镇痛液长期使用的安全数据很少。

对于巴氯芬口服无效或不耐受的严重痉挛患者，通过植入式泵进行慢性鞘内输注可能有效。作为联合镇痛剂，对于复杂性局部疼痛综合征、与痉挛有关的肌肉骨骼疼痛和神经病理性疼痛也可能有一定疗效（Deer 等，2017b）。巴氯芬鞘内给药的脑脊液浓度明显高于口服给药（尽管剂量低 100～1000 倍），一般来说耐受性良好，没有发现明显的神经毒性。

齐考诺肽是从圆锥形海蜗牛毒液中分离出的 ω- 芋螺毒素的合成类似物，通过阻断脊髓浅层背角的 N 型钙通道而产生镇痛作用。它可被添加到阿片类药物或药物组合中，以改善难治性癌症（Bruel 和 Burton，2016）或非癌症疼痛（Deer 等，2017b，2019）。鞘内用药试验从 0.5～1.5μg/d 开始，缓慢滴定到平均 7μg/d 的剂量。治疗窗口狭窄，由于可能出现严重的神经精神毒性，包括抑郁症（可能会增加自杀风险）、认知障碍、幻觉和意识淡漠，建议谨慎加量；罕见的不良反应包括肌酸激酶水平升高和脑膜炎（可能由于输液设备污染）。

（三）姑息治疗中椎管内药物镇痛的适应证

椎管内药物镇痛可用于治疗严重疾病患者的慢性疼痛（Bruel 和 Burton，2016；Deer 等，2017b）。有限的预期寿命不应阻止人们考虑这种方法，而是在选择椎管内给药系统时考虑的一个因素。阿片类药物椎管内给药最适用于持续性深部躯体疼痛，而其他类型的疼痛（如皮肤疼痛、间歇性躯体疼痛，如病理性骨折、肠梗阻引起的间歇性内脏痛、癌症和非癌症并存的疼痛）则反应不一。神经病理性疼痛可能有效，但往往需要联合用药。对阿片类药物极度耐受的患者也可能需要联合使用阿片类和非阿片类鞘内镇痛药。一般来说，在永久性椎管内输注系统置入前，建议通过临时导管进行椎管内镇痛试验（Deer 等，2017a）。

椎管内镇痛治疗的禁忌证与任何区域麻醉技术相似，但由于椎管内镇痛的长期性，还存在额外的问题。凝血功能障碍会增加风险，在开始治疗前应暂停抗凝治疗；建议因抗凝药和适应证而异，并在专业学会共识声明中进行了总结（Narouze 等，2018）。由于椎管内输注系统感染的风险，败血症是个重要禁忌证，如果不能为椎管内导管系统置入找到无感染的部位，那么局部感染也是禁忌证。免疫抑制通常是置入式装置的相对禁忌证，但正在进行的化疗或放疗并非禁忌。如果进行放射治疗，手术应注意避让放疗部位，可使用简单的经皮椎管内导管，直到放疗的效果明显；经皮椎管内导管经过合适的消毒技术可以长期使用（Aprili 等，2009）。脊髓转移也不是禁忌证，但为了避免因针头或导管置入狭窄椎管造成的肿瘤破碎或神经损伤，应在透视下将导管插入远离转移灶的部位。如果脑脊液循环可能因膨胀的肿瘤而受阻，则导管一般放置在病灶的头侧。

（四）椎管内给药的注意事项和并发症

椎管内给药系统从“低技术含量”的经皮导管到“高技术含量”的全置入式输注泵系统各不相同。没有一种系统适合所有情况，都可能导致并发症，如感染、导管移位或其他故障（Aprili 等，2009；

Carr 和 Cousins，2009）（表 43-2）。在开始长期椎管内镇痛之前，应确认足够的医疗、护理和社会支持。

“高技术含量”全置入式输注泵系统的电池使用寿命较长，需定期补充药物（一般为 1～2 个月），除了持续泵注外，还可以进行患者自控的冲击剂量给药（Brogan 和 Winter，2011）。由于启动成本高且需要手术置入泵，它们通常用于预期寿命至少还有几个月的患者。由于它们的药物储存器容量较小（20～50ml），所以使用市面上的（稀释）布比卡因和（或）可乐定制剂是不现实的，需要定制复方溶液（Deer 等，2017c）。与市售药物相比，定制的复合溶液可能会带来更大的污染和（或）感染风险。通过将针穿过皮肤放入泵再填充口来完成泵的再填充，通常在技术上是简单的，但需要医生或熟练的护理人员将高浓度再填充溶液无意中注射到泵周围的皮下组织（“袋式填充”）或鞘内导管注射口（允许直接进入脑脊液）而导致严重过量的风险降至最低。

“低技术含量”椎管内输注系统通常由一根简单的经皮硬膜外或蛛网膜下腔导管或其中一根连接到置入注射口或外化注射口的导管组成（Carr 和 Cousins，2009）。通过间歇性注射或外置泵进行椎管内镇痛给药。蛛网膜下腔镇痛比硬膜外镇痛的优势在于效价和效能，也可以说用更低的药物成本达到更好的镇痛效果。每一种疗法都需要经验丰富的护士和（或）医生随访，以及自我管理或家庭成员提供的护理。如果可以安排医生上门服务，就有可能在家里启动和长期使用经皮蛛网膜下腔导管（Mercadante，1994）。

虽然任何输注系统都可能发生感染（脑膜炎、硬膜外脓肿或脑炎），但“低技术含量”的椎管内输注系统更令人担忧。然而，如果在放置过程中采用无菌技术，并仔细维护和用药，经皮椎管内导管的感染风险很低。使用细菌过滤器（0.2μm）和无菌技术，严格减少更换外部输液泵储液器和管道，进一步降

表 43-2　脊柱导管并发症的评估和管理

导管系统	症　状	并发症	预　防	评　估	治　疗
硬膜外	• 背部疼痛 • 注射时的感觉异常 • 镇痛失效 • 无感染迹象	• 硬膜外纤维化	• 不详	• 硬膜外腔造影术	• 更换硬膜外导管或插入蛛网膜下腔导管
	• 背部和四肢疼痛 • 虚弱 • 感觉异常 • 发热，白细胞增多症	• 硬膜外感染或脓肿	• 无菌技术，细菌过滤器	• 导管抽吸物行革兰染色、培养；脊柱 MRI	• 导管抽吸减压 • 静脉注射抗生素 • 拔除导管
硬膜外或蛛网膜下腔	• 镇痛失效 • 阿片类药物戒断	• 导管脱出或断开	• 使用植入系统而非经皮系统；固定于筋膜的蛛网膜下腔导管	• X 线片经导管注射对比剂	• 修理或更换导管
		• 泵故障	• 泵的维护；使用低容量和低电量警报	• 泵的分析；厂家技术支持	• 重置或更换泵
	• 导管插入点或切口处红斑、压痛	• 置管部位感染	• 围术期抗生素无菌技术 • 导管护理	• 细菌培养：导管出口部位 • 导管抽吸	• 抗生素 • 局部护理 • 如无迅速改善，拔除导管系统
蛛网膜下腔	• 脑膜刺激 　– 严重的头痛 　– 颈椎强直 　– 畏光、发热	• 脑膜炎	• 无菌技术 • 用于泵再灌注或经皮导管的细菌过滤器	• 导管抽吸物（CSF）行细胞计数，革兰染色，葡萄糖测定，细菌培养	• 全身性（可能包括蛛网膜下腔）抗生素 • 如无迅速改善，则拔除导管系统
	• 脊髓压迫 　– 感觉异常 　– 虚弱	• 蛛网膜下导管尖端肉芽肿	• 避免过量和高浓度的脊髓阿片类药物	• 脊髓成像：MRI 或 CT 脊髓造影	• 停用脊髓镇痛药 • 如存在明显感觉或运动障碍，咨询外科

低了风险（Aprili 等，2009）。大多数感染发生在导管插入或植入部位的皮肤。任何引流物的培养都可以指导抗生素治疗。硬膜外脓肿和脑膜炎是罕见的并发症，但必须积极治疗。尽管硬膜外输注系统通常作为硬膜外脓肿治疗的一部分被移除，但导管可暂时用作硬膜外腔的引流导管。脑膜炎应采用静脉注射抗生素治疗，有时辅以蛛网膜下腔给药，如万古霉素。如果使用抗生素后感染没有迅速清除，则应移除蛛网膜下腔导管系统。对于终末期患者，尝试在不移除系统的情况下控制感染可能是合适的。

任何椎管内导管系统都可能发生故障。故障通常表现为疼痛突然或逐渐加重（可能难以与疾病进展相区分）或出现镇痛药戒断症状。输液装置的功能可以通过硬膜外造影或鞘内造影进行评估，以验证导管的位置和通畅性，并通过 X 线来确认椎管内系统的结构完整性。

硬膜外输注的疗效也可能因硬膜外纤维化而受到影响，即硬膜外腔隙内的导管周围形成瘢痕组织（Cherry 和 Gourlay，1992）。硬膜外纤维化是一个动态的过程，可能在硬膜外导管放置后 2 周就出现。它限制了镇痛药的扩散，导致注射时的疼痛和（或）镇痛无效，治疗需要重新定位硬膜外导管或更换为蛛网膜下腔导管。

导管尖端肉芽肿的形成可能会使鞘内给药变得复杂。这些病变很少见，可能在数周内缓慢发展，并可能表现为疼痛失控、感觉异常或无力发展至瘫痪。大多数肉芽肿发生在阿片类药物长期使用的过程中，可能与炎症细胞上阿片类药物受体的激活有关。当患者主诉疼痛加重，或新出现背痛、根性疼痛，或感觉、运动异常时，都应考虑评估导管尖端肉芽肿。脊髓 MRI 是首选的成像技术（椎管内泵患者可以接受 MRI 检查），但亦可选择 CT 椎管内造影。只有在出现明显的神经功能异常时才需要手术切除肉芽肿。否则，停用鞘内镇痛药后，肉芽肿可能会缩小，症状也会改善。需要仔细监测以确保症状改善（Deer 等，2012，2017c）。

因技术问题或并发症中断椎管内镇痛治疗而导致疼痛加重的患者往往需要全身镇痛药来缓解疼痛并防止阿片类药物的戒断反应。蛛网膜下腔吗啡的等效剂量约为硬膜外剂量的 10%，全身（肠外）剂量的 1%，但这些估算只是起点，必须谨慎用药，以防止剂量严重不足或过量。在调整阿片类药物剂量时，静脉给予利多卡因或氯胺酮等快速起效的辅助镇痛药可能有助于控制疼痛。

四、顽固性疼痛的神经外科干预：脑室内阿片类药物和神经毁损性干预

侧脑室给予阿片类药物已用于为高度选择的顽固性疼痛患者提供有效的疼痛控制（Adolph 等，2010；Raffa 和 Pergolizzi，2012）。对于无法进入硬膜外和蛛网膜下腔、已知椎管内脑脊液循环受阻和（或）难治性头颈部疼痛的患者，已经考虑采用这种方法。

随着全身和椎管内镇痛药的使用越来越多，使用毁损性神经外科手术来控制顽固性疼痛的情况也在减少。然而，这些技术在某些疼痛综合征的治疗中仍有潜在价值（Raslan 和 Burchiel，2010）。这些手术包括经皮脊髓切断术治疗单侧疼痛，脊髓后正中点状切开术治疗内脏疼痛，立体定向扣带回毁损术治疗弥漫性疼痛综合征。经皮脊髓切断术最适用于下半身（或至少低于颈部水平）的顽固性单侧躯体疼痛（Raslan 等，2011；Fonoff 等，2016）。脊髓后正中点状切开术（用于正中内脏疼痛）和背根入髓区毁损（用于局部神经病理性疼痛，如臂丛病）已经很少被考虑（Romanelli 等，2004）。神经外科手术也可以用来中断疼痛情绪处理涉及的通路（如扣带回切开术）。

五、控制疼痛的其他技术

（一）经皮椎体成形术和骨成形术

椎体压缩性骨折是严重疾病患者疼痛和发病的重要原因，可由转移性癌症、多发性骨髓瘤或放射治疗、内分泌治疗和类固醇治疗和整体医疗状况欠佳后的骨质流失（Aghayev 等，2011）。经皮椎体成形术和经皮椎体后凸成形术是相似的微创手术，其中通过大口径针头将聚甲基丙烯酸甲酯骨水泥注入椎体来稳定骨折的椎骨（Hariri 等，2017）。这两种手术可以对 80%～90% 骨质疏松引起的椎体压缩性骨折和 50%～60% 肿瘤性椎体骨折的疼痛提供良好到极好的治疗效果。在椎体成形术中，骨水泥通过针头注入椎体骨髓间隙。椎体后凸成形术包括在椎体内高压扩张球囊以形成空腔，随后用骨水泥填充空腔。球囊扩张可以部分恢复脊椎高度，但恢复的程度可能不大，意义尚不明确。这两种技术均能有效缓解骨质疏松性和病理性椎体压缩性骨折引起的疼痛。多项研究表明，该技术在疼痛、功能障碍、生活质量、减少镇痛药使用、发病率和死亡率等方面比非介入性的保守治疗更有效（Berenson 等，2011；Edidin 等，2015；Markmiller，2015）。

椎体成形术和椎体后凸成形术的患者评估通常需要脊柱成像（MRI 或 CT）来评估椎体解剖结构，注意骨碎片或肿瘤可能进入椎管内。急性椎体压缩性骨折通常建议行 MRI 检查，因为很容易识别出椎体骨髓水肿（表明新鲜活动性骨折）。手术绝对禁忌证为脊髓压迫伴脊髓症状、明显的脊柱不稳定（即半脱位）和骨髓炎。相对禁忌证包括椎体后部缺损、硬膜外肿瘤扩散和颈椎骨折。这些手术的总体并发症发生率较低，但骨水泥挤压到椎管内会导致神经损伤，而骨水泥进入静脉会导致肺栓塞（Markmiller，2015；Hariri 等，2017）。

（二）神经调控

尽管镇痛机制尚未完全阐明，但脊髓电刺激是一种公认的微创、可逆的治疗神经病理性和伤害感受性疼痛的方法。电极排列置于硬膜外腔中，覆盖脊髓背柱，电流由内部电池供电的脉冲发生器输送。刺激产生的感觉异常通常被认为是温暖和舒缓的感觉，可以缓解疼痛。使用临时导线进行试验，可在永久放置前帮助确定患者对该治疗的反应。

以往脊髓电刺激最常用于椎板切除术后综合征和复杂性局部疼痛综合征；然而，随着技术的进步，脊髓电刺激的适应证扩展到各种其他疼痛状况，包括心绞痛、肢体缺血和腰背痛（Peng 等，2015）。癌痛和慢性非癌痛发病机制的部分交叉表明，脊髓电刺激可能可以缓解姑息治疗人群中某些患者的疼痛。该技术的一些关键发展与 MRI 兼容性、电极配置、刺激参数和波形的变化有关。神经调控也已发展到脊髓以外的靶点，包括背根神经节和外周神经。

结论

用于控制严重疾病患者疼痛的疗法已取得重大进展。在发达国家，全身性阿片类药物和辅助镇痛药已被广泛使用，并且越来越成熟、有效，但成本和其他一些障碍仍限制了镇痛药的普及（Paice，2018）。不幸的是，镇痛药物的可及性不佳，往往剥夺了发展中国家人们获得疼痛治疗的基本人权（Brennan 等，2016）。在全球范围内，对医疗机构和医疗服务提供者的审查越来越严格，旨在鼓励提供以患者为中心的护理，有效地改善治疗效果，包括生活质量。除了保证全身性镇痛药的使用外，还应将提供特定的介入性疼痛治疗视为优化疼痛管理的一个目标。随着人们越来越认识到阿片类药物相关的风险，以及全身治疗可能疗效不佳，获得介入性疼痛疗法的必要性变得更加确定。当阿片类药物治疗并非最佳时，介入性疼痛治疗可能是一种解决方案，因此，这些疗法已成为姑息治疗的重要组成部分。其中一些疗法，特别是椎管内镇痛、NCPB 和经皮椎体成形术，已被纳入癌痛管理的最佳方法（Fallon 等，2018；Swarm 等，2019）。无法通过全身性阿片类药物缓解的慢性疼痛患者可能会受益于目前可得到的各种介入性疼痛疗法的协调一致的应用。

第 44 章　神经刺激镇痛治疗

Neurostimulation in pain management

Helena Knotkova　著

许潇月　吴　楠　译　　杨　扬　彭　政　校

一、疼痛治疗中的神经刺激概述

全世界大约有 15 亿人患有慢性疼痛（The Good Body，2017）。其中许多人患有晚期疾病或多种慢性病，当药物治疗风险与疾病相关器官功能障碍的风险叠加时，疼痛的治疗极具挑战，需要非药物治疗来优化镇痛效果。神经刺激是一种很有前景的方法，包括对外周神经、脊髓或大脑的侵入性和非侵入性刺激。侵入性神经刺激技术包括周围神经电刺激（peripheral nerve stimulation，PNS）、脊髓刺激（spinal cord stimulation，SCS）、运动皮层刺激（motor cortex stimulation，MCS）和深部脑刺激（deep brain stimulation，DBS），非侵入性方法包括经皮神经电刺激（transcutaneous electrical nerve stimulation，TENS）、经皮迷走神经刺激（transcutaneous vagus nerve stimulation，tVNS）、颅电刺激（cranial electrical stimulation，CES）、重复经颅磁刺激（repetitive transcranial magnetic stimulation，rTMS）和经颅直流电刺激（transcranial direct current stimulation，tDCS）。

二、侵入性神经刺激

（一）周围神经刺激

PNS 通常被定义为一种向周围神经传递电刺激的侵入性方法（Abejon 和 Perez-Cajaraville，2011），而非侵入性方法则被称之为 TENS。PNS 可通过邻近支配疼痛区域的神经的皮下导线或通过植入疼痛区域本身的导线进行传递（Levy，2011）。前者更适用于四肢疼痛，后者更适用于躯干疼痛（Slavin 等，2015）。PNS 的应用经验有限，临床很少使用。回顾性研究和系列病例表明，它可能对治疗慢性、难治的区域性神经痛有效，如枕神经痛、头痛，以及腹部、骨盆、腰椎和颈部等区域性疼痛（Hegarty 和 Goroszeniuk，2011；Findlay 和 Maxwell-Armstrong，2011；Skaribas 等，2011；Levin 等，2012；Petersen 和 Slavin，2014；其他）。

（二）脊髓刺激

SCS 通过置入硬膜外腔的电极向脊髓背柱传递电刺激（Gatzinsky 等，2015）。这种方法是美国最常用的侵入性神经调节技术，估计每年有 3 万名患者接受置入手术（Gatzinsky 等，2015）。它的作用机制不甚明了，可能涉及脊髓中非伤害性 A-β 纤维与伤害性 A-δ 和 C 纤维之间的相互作用［如门控理论（Melzack 和 Wall，1965）所描述］，交感神经系统的调节（Wu 等，2008），顺向脊髓上皮冲动激活下行抑制通路（El-Khoury 等，2002），以及各种神经递质和神经调质的上调和下调（Foreman 和 Linderoth，2012）。

SCS 已被用于治疗各种疼痛综合征，包括复杂性局部疼痛综合征、腰椎手术失败综合征、疼痛性缺血性疾病、神经根病和幻肢痛（Ubbink 和 Venneulen，2009；Kumar 等，2011；Kapural 等，2018）。所有这些综合征都被认为具有神经病变成分。针对各种情况，包括腰椎手术失败综合征、复杂性局部疼痛综合征和慢性严重缺血性疾病，随机对照试验（randomized controlled trials，RCT）已证实了 SCS 的疗效（Kapural 等，2018）。有慢性严重疾病和下半身存在神经病变的顽固性疼痛患者，可考虑行 SCS 试验。

（三）运动皮层刺激

MCS 是一种侵入性的神经刺激方法，通过手术将电极植入大脑硬膜外腔隙，使电流进入运动皮层（Rasche 等，2006）。虽然它的镇痛机制还不完全清楚，但神经生理学和神经影像学研究表明，神经刺激可以调节疼痛处理网络，包括同侧丘脑、前扣带回、岛叶和上脑干（Garcia-Larrea 等，1997，1999，2000）。起源于运动区的皮质丘脑通路有 80% 是 γ-氨基丁酸（gamma-aminobutyric acid，GABA）能通路，并且是由刺激引起的，GABA 介导的抑制可能会逆转在各种慢性疼痛综合征中报道的病理性去抑制（Flor 等，1998；Karl 等，2001）。MCS 的镇痛作用还可能涉及丘脑皮质连接的逆向激活、内源性阿片类药物的释放增加及脊髓背角的下行调节。最后，MCS 可能会触发一系列神经体液效应，从而调节大脑区域（如前额叶皮质）的活动，这些区域在处理疼痛的认知和情感成分方面发挥作用（Garcia-Larrea 等，2000；Cioni 等，2007；Pirotte 等，2007）。

病例系列研究表明，MCS 适用于慢性难治性神经病理性疼痛，如三叉神经痛、臂丛神经撕脱伤、复杂性局部疼痛综合征、卒中后疼痛和幻肢痛（Tsubokawa 等，1991；Hosomi 等，2008；Lefaucheur 等，2009；Nguyen 等，2011；Tronnier 和 Rasche，2013；其他）。一项研究指出，60 名慢性疼痛患者中有 36 人从 MCS 的初步试验中获益，并接受了神经刺激器的置入，26 名置入患者在平均 4.5 年的随访后仍然受益（Rasche 和 Tronnier，2015）。MCS 是一种很有前景的方法，但需行神经外科手术，并且很少考虑用于高度选择性的患者群体。

（四）深部脑刺激

DBS 涉及将电极立体定向置入皮层下区域，如下丘脑、丘脑核和邻近结构、丘脑下核、内囊、前扣带回皮质或脑室周围和中脑导水管周围的灰质区（Pool 等，1956；Hosobuchi 等，1973；Adams 等，1974；Hosobuchi 等，1975；Richardson 和 Akil，1977a，1977b；Marques 等，2013；Pereira 等，2013）。这些机制可能与部位有关。在动物模型中，丘脑外侧体感区 DBS 可以抑制脊髓丘脑背角的脊髓丘脑束神经元并减少疼痛行为（Gerhard 等，1981，1983；Gybels 等，1993），脑室周围或中脑导水管周围灰质的 DBS 涉及阿片类药物相关机制（Rinaldi 等，1991）。

据估计，全球有超过 10 万名患者置入了 DBS（Sugiyama 等，2015），但该技术需要立体定向手术方面的专业知识，支持其治疗疼痛的文献很少，而且该技术很少被考虑。它已被用于治疗顽固性头痛、周围和中枢神经病理性疼痛、背部手术失败的疼痛和癌症相关疼痛（Rasche 等，2006）。一项针对 11 名慢性丛集性头痛患者的 RCT 在双盲期内得到了阴性结果，但 6 名患者似乎对慢性刺激有反应（Fontaine 等，2010）。

三、非侵入性神经刺激

（一）经皮神经电刺激

TENS 是一种非侵入性周围神经刺激，一般通过放置在皮肤上的两个电极进行刺激（Abejon 和 Perez-Cajaraville，2011）。其镇痛机制尚不清楚，但有证据表明可能与脊髓和脊髓上通路有关。动物研究表明，高频 TENS 影响背角的 GABA（Hingne 和 Sluka，2007），并激活脊髓和脑干中的 δ 阿片受体，而低频 TENS 则激活脑干中的 μ 阿片受体（Sluka 等，1999，2002）。

TENS 的使用得到了许多实验性疼痛研究和临床研究（包括 RCT）的支持。在慢性幻肢痛、脊髓损伤引起的中枢性疼痛、颞下颌关节紊乱引起的疼痛和急性术后 / 操作后疼痛方面，TENS 均具有积极疗效（Bjerså 和 Andersson，2014；de Sousa 等，2014；Kayman-Kose 等，2014；Ozsaker 和 Diramali，2014；Engen 等，2015；Tucker 等，2015；Tao 等，2018；其他）。最近的一项 Meta 分析发现 TENS 对于急性疼痛有效（Johnson 等，2015），尽管总体证据不足。考虑到 TENS 的便捷性和安全性，可以考虑对许多类型的局部疼痛综合征进行 TENS 试验。

（二）经皮迷走神经刺激

使用植入电极刺激迷走神经已被视为治疗包括疼痛在内的多种疾病的一种方法。非侵入性 tVNS（即 nVNS）就是基于这一经验发展起来的。tVNS 由患者自行操作，患者在规定的强度和时间范围内操控刺激（Nesbitt 等，2013；Goadsby 等，2014；Ben-Menachem 等，2015）。

它在各种情况下都取得了很好的结果，包括难治性癫痫、抑郁症、心力衰竭和头痛。有限的经验表明，tVNS 在难治性丛集性头痛（Nesbitt 等，2013）、发作性偏头痛（Goadsby 等，2014，2018）和慢性偏头痛（Moscato 和 Moscato，2013；Straube 等，2015）的治疗中可能具有潜力。在扩大适应证之前仍需进一步研究。

（三）经颅磁刺激

经颅磁刺激是一种非侵入性技术，由位于头部附近的电磁线圈产生的强大磁场在大脑底部结构中产生电流。以重复脉冲序列（rTMS）的形式传递。刺激效果取决于线圈的类型和方向、解剖学目标、频率和刺激次数。

在大多数研究中，初级运动皮层（M_1）一直是解剖学目标，但其他部位（如背外侧前额叶皮层）也被研究过。对于神经病理性疼痛患者，M_1 的高频 rTMS（5～20Hz）比低频 rTMS（1Hz 或更低）镇痛效果更好，而且连续多日的刺激可产生累积和更持久的效果（Lefaucheur 等，2004，2006；André-Obadia 等，2006；Hosomi 等，2013；Onesti 等，2013）。国际指南对 M_1 的高频 rTMS 治疗神经病理性疼痛和纤维肌痛的推荐等级较低（Cruccu 等，2016）。尽管有报道称右背外侧前额叶皮层的低频（抑制性）rTMS 或左背外侧前额叶皮层的高频（兴奋性）rTMS 对疼痛有积极治疗作用（Sampson 等，2006，2011；Short 等，2011），但数据非常有限，国际指南提示证据尚不明确（Cruccu 等，2016）。然而，其他神经刺激方法的研究（如 tDCS）已表明其可能具有潜在疗效（Borckardt 等，2017）。

鉴于其安全性和近期的文献，rTMS 可考虑用于患有严重疾病且伴有顽固性慢性疼痛，特别是神经病理性疼痛的患者。需要做更多的工作来明确适应证、刺激参数和转归。

（四）颅电刺激疗法

颅电刺激疗法是一种向头部表面传输低强度交流电电流（通常为 0.1～16mA）的技术。现有设备在电极的数量、位置和刺激模式方面各不相同；频率范围在 0.5～15 000Hz，可能包括高频脉冲以克服颅骨的高阻抗（Mindes 等，2015）。虽然机制尚未阐明，但近期神经影像学研究表明，CES 会影响默认模式神经网络静息状态的功能连接（Feusner 等，2012），这与正常静息状态的大脑活动有关。此外，有证据表明，CES 可能影响内源性脑震荡（Schroeder 等，2001），并与神经递质相互作用，如 5-HT、GABA 和儿茶酚胺（Warner 等，1990，1994）、内啡肽（Kuzin 等，1984；Radman 等，2007）或激素（Shealy，1988）。它也可能对自主神经系统产生影响（Podzolkov 等，1992）。

CES 的临床应用包括治疗焦虑、抑郁、失眠、高血压、视神经损伤后视野缺损、药物滥用戒断和疼痛等症状。在疼痛治疗方面，CES 已被用于治疗头痛、术后疼痛和纤维肌痛（Lee 等，2013；Taylor 等，2013；Shekelle 等，2018）。尽管关于疼痛疗效的证据非常有限，但 CES 是一种患方容易接受的方法，具有良好的临床潜力。

（五）经颅直流电刺激

tDCS 采用电池供电设备，向头部表面传输低强度电刺激（1mA 或 2mA），通常使用两个大的（20～35cm^2）盐水浸泡海绵电极（Nitsche 和 Paulus，2000）。主要机制被认为涉及调节神经元兴奋性和其他神经可塑性变化。tDCS 与参与疼痛处理通路的神经递质相互作用，包括 GABA、血清素、多巴胺和乙酰胆碱，并可以上调和下调包含这些通路的网络功能连接（Nitsche 等，2004a，2004b，2004c，2006，2009）。过调节 NMDA 受体，至少（需要）几分钟的刺激来诱导谷氨酸钙依赖的神经可塑性（Antal 等，2010；Nitsche 等，2012）。在远处的皮质和皮质下区域可以检测到神经活动的变化（Polania 等，2011；DaSilva 等，2012；Stagg 等，2013）。如果在特定的参数范围内传递，所谓的阳极 tDCS 会增强兴奋性，而阴极 tDCS 具有抑制作用（Batsikadze 等，2013；Monte-Silva 等，2013）。慢性疼痛与各种大脑结构的神经兴奋性和神经可塑性的病理改变有关，通过调节神经可塑性，tDCS 可能能够使这些病理改变正常化（Birbaumer 等，1997；Karl 等，2001；Maihöfner 等，2004；Pleger 等，2005；Napadow 等，2006）。

从个案报道到小样本的Ⅱ期随机对照 RCT 均证实 tDCS 具有镇痛作用。迄今为止，已有 40 多项关于 tDCS 治疗疼痛的 RCT 研究，共涉及 1000 多名急性或慢性疼痛综合征患者，包括纤维肌痛、复合性局部疼痛综合征、幻肢痛、糖尿病痛性多发神经病变、三叉神经痛、头痛及术后疼痛（Fregni 等，2006a，2006b；Fenton 等，2009；Knotkova 等，2009，2013，2015，2018a；Antal 等，2008；Valle 等，2009；Mori 等，2010；Riberto 等，2011；Borckardt 等，2013；其他）。总体而言，结果令人鼓舞，但喜忧参半。国际临床神经生理学联合会对于左侧运动皮质的阳极 tDCS 治疗纤维肌痛给出了“可能有效”的 B 级推荐，对脊髓损伤引起的中枢性疼痛对侧运动皮质的阳极 tDCS 给出了“可能有效”的 C 级推荐（Lefaucheur 等，2017）。

tDCS 是一种风险最小的方法，随着进一步证据的出现，可能在慢性疼痛的治疗中发挥越来越重要的作用。最近开发了新的家用 tDCS 设备，使患者及其非正式护理人员能够在家庭环境中自行进行多次刺激，tDCS 人员提供远程医疗支持，以达到临床镇痛的目的（Knotkova 等，2018b；Riggs 等，2018）。

结论

侵入性和非侵入性的神经刺激方法都已被用于各种慢性疼痛的患者群体。侵入性神经刺激方法已被考虑用于治疗重度和难治性慢性疼痛。非侵入性神经刺激方法是一种低风险的治疗方法，可与常规治疗方法相结合，以优化镇痛效果。尽管支持神经刺激治疗疼痛有效的证据越来越多，但仍需要进一步的研究来明确其有效性并确定最佳刺激参数，以及可能影响临床转归或导致耐受性和镇痛反应个体间差异的机制和因素。

致谢

作者感谢 Ying Y. Chang 女士在稿件编写过程中提供的技术支持。

第 45 章 疼痛治疗的行为与社会心理干预

Behavioural and psychosocial interventions for pain management

Joseph G. Winger Carolyn E. Keeler Francis J. Keefe 著
许潇月 吴 楠 译 杨 扬 彭 政 校

许多晚期疾病患者表示疼痛是其最痛苦的症状之一。在这种情况下，有效的疼痛管理通常需要多学科治疗方法，不仅要解决生物医学因素，还要解决一系列导致疼痛持续和加剧的行为与社会心理因素。本章主要是概述晚期疾病患者疼痛治疗最常用的行为与社会心理方法。本章分为四个部分：第一部分描述了晚期疾病患者疼痛问题的范围；第二部分为行为与社会心理方法治疗疼痛提供了理论基础，强调从整体的角度来看待疼痛；第三部分描述了晚期疾病患者疼痛的行为与社会心理治疗方法；结论部分强调了这一新兴领域的几个重要临床问题和研究问题。

一、晚期疾病患者的疼痛

疼痛在许多晚期疾病患者中普遍存在，如晚期癌症、HIV/AIDS、晚期心力衰竭、慢性阻塞性肺疾病、终末期肾病和肌萎缩侧索硬化症。系统评价和 Meta 分析表明，半数以上的晚期疾病患者都有疼痛的经历，疼痛程度越严重，功能状况越差，抑郁症状越多，死亡率越高（Lee 等，2015；Merlin 等，2016；van den Beuken-van 等，2016；Chiò 等，2017）。

晚期疾病患者的疼痛治疗往往不够理想。有效的疼痛治疗常常障碍重重，包括与医疗保健提供者、患者和照护者等因素相关。对于医疗保健提供者来说，一个常见问题是将疼痛评估和治疗的重点局限在生物学因素范围内。由于未能考虑可能导致疼痛的多种因素，医疗保健提供者可能不会考虑、讨论和推荐患者其他治疗方案（Oliver 等，2008；Oldenmenger 等，2009）。患者障碍可能包括由于担心被认为是抱怨或寻求药物而不愿与医疗保健提供者讨论疼痛问题，以及担心疼痛可能意味着疾病进展（Johnson 等，2005；Oliver 等，2008；Oldenmenger 等，2009）。照护者障碍也对疼痛管理工作提出了挑战。由于担心加重患者的负担，照护者通常不愿与患者讨论疼痛（Porter 等，2005）。关于疼痛管理障碍的研究结果强调，在对待晚期疾病患者时，需要改进疼痛教育、评估和沟通。

二、疼痛的行为与社会心理干预基本原理

晚期疾病患者的持续疼痛是行为与社会心理干预的一个强适应证。临终关怀和姑息治疗的先驱 Cicely Saunders 女士（1967）犀利地将临终时的痛苦描述为彻底的疼痛，即一种可以影响患者生活各个方面的痛苦体验。Siddall 等（2015）近来扩展了这一概念：提出一种疼痛的生物心理社会 - 精神模型，表明不同因素如何随着时间的推移而相互作用来增加疼痛。我们已经将该模型用于晚期疾病患者，因为我们相信它对于理解这种情况下的疼痛特别有用。

从图 45-1 可以看出，晚期疾病患者的持续疼痛体验涉及多种相互依赖的因素的交互作用，包括生物因素（如伤害感受、神经病变）、心理因素（如焦虑、抑郁）、社会因素（如社会支持、沟通）和精神因素（如生命的意义和目的）（Siddall 等，2015）。其中任何一种因素的失调往往会影响到其他因素，并可能导

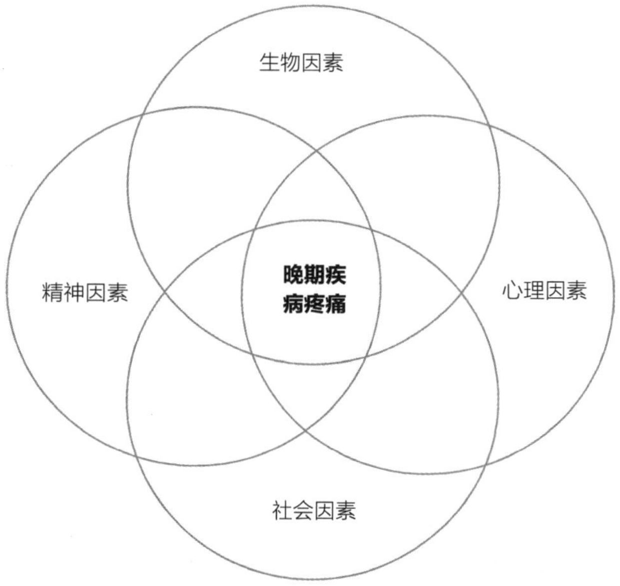

▲ 图 45-1 晚期疾病患者的疼痛生物心理社会 - 精神模型

致疼痛恶化。图45-1中的重叠圆圈是用来表示每个因素的独特及共同贡献。例如，精神和宗教应对努力可以被概念化为两个因素（即精神和心理）的组合。

假设一名患者因在多次放疗过程中发生组织损伤，导致吞咽时出现疼痛。患者因严重的炎症变化（生物因素）而导致吞咽特别困难，并且疼痛相当严重时，他会反复思考自己的不良预后，并感到焦虑和抑郁（心理因素）。患者不想让自己的负面情绪给妻子带来负担，避免谈论疼痛且不与妻子交流（社会因素），这样减少了患者获得妻子可以提供社会支持的机会。患者因疼痛而倾向于退缩和孤立自己，这妨碍了参与使他生活有意义的活动（如与家人互动、冥想）（一种精神因素）。对生活的积极性下降，一天中越来越多的时间在床上度过，很少能从疼痛中转移注意力。随着这种模式的根深蒂固，疼痛和苦恼的程度增加且似乎无法忍受。

这个例子说明了多种因素是如何相互作用并加剧疼痛的。行为与社会心理方法可用于改善患者的疼痛，通过解决其无益的思维模式（如沉思）和不适应的应对方式（如社交退缩），以帮助其重新建立对他最有意义的生活方面的连接。

（一）生物因素

晚期疾病患者的疼痛大致分为伤害感受性疼痛和神经病理性疼痛（Portenoy，2011；Harris，2014）。伤害感受性疼痛是指由于组织受损而产生的疼痛。神经病理性疼痛涉及由神经系统损伤引起的异常躯体感觉处理。晚期疾病患者的疼痛病因取决于疾病类型，通常包括疾病的直接影响（如转移）、治疗（如放射、手术、透析）与合并症（如关节炎）。

在传统的生物医学模式中，疼痛的治疗重点是解决组织损伤或伤害的根本原因（如切除导致疼痛的肿瘤）或使用药物来减轻疼痛。这些方法在许多晚期患者中并不能消除或明显减轻疼痛，如果出现不良反应可能还会增加患者的痛苦。镇痛药物的不良反应在晚期疾病患者中很常见（Syrjala等，2014）。

传统生物医学方法的局限性使人们对新的疼痛模型产生了兴趣，这些模型将疼痛视为包括生物、心理、社会和精神因素的多维体验。Melzack和Wall（1965）在他们的经典论文中提出了疼痛的闸门控制理论，认为疼痛是一种具有感觉、情感、动机和认知成分的复杂体验，来自外周的有害刺激可以通过疼痛相关大脑区域的活动来调节，经由从大脑到位于脊髓的门控系统的下行输入。该理论在1999年进行了更新，重点关注神经网络（即神经基质理论），假设负责疼痛感知的神经网络的输入是多种多样的，包括躯体感受器、感觉信息、情绪和认知信息及压力相关反应（Melzack，1999）。使用功能和结构MRI的最新研究增加了我们对神经疼痛回路和神经炎症作用的理解（Davis和Moayedi，2013）。总之，人们越来越认识到，晚期疾病中的持续疼痛体验涉及一系列复杂的神经元相互作用和结构变化，这些变化可能会受到心理、社会和精神因素的影响。

（二）心理因素

影响晚期疾病疼痛的心理因素包括认知因素（如过于消极的想法和信念）、情绪因素（如抑郁、焦虑、愤怒和内疚）和行为因素（如抑制疼痛交流、逃避社会交往）。在晚期疾病中，情绪障碍、抑郁症状和焦虑等心理变化很常见，并会增加疼痛的严重程度和影响（Gibson等，2006）。一项在姑息治疗情况下进行的诊断性访谈的Meta分析（n=4007）发现，29%的患者有可诊断的情绪障碍（如抑郁症、焦虑症、适应障碍）。疼痛和心理困扰往往是合并的，并可能相互加剧。在一项对晚期癌症患者的研究中（n=120），那些有较多抑郁和焦虑症状的患者报告的疼痛程度更高，并表明他们的疼痛经常干扰社会关系和一般功能（Mystakidou等，2006）。评估心理功能至关重要，因为控制不佳的疼痛干扰了功能，是终末期患者自杀的一个危险因素（Gibson等，2006）。

对于一些患者来说，疼痛是引起他们内心痛苦的最重要因素之一。患者可能会说，疼痛的发作或平时疼痛程度加重提示着疾病、失控或死亡（Gibson等，2006）。这些被赋予的疼痛意义会导致恐惧和孤独感。疼痛的意义在种族群体内部和族群之间可能有所不同。在一项对加勒比海黑种人和英国白种人晚期癌症患者（n=45）的定性研究中，两个群体的一些患者都将疼痛描述为需要克服的挑战（Koffman等，2008）。然而，在加勒比海黑种人患者中，有一些人将疼痛视为对信仰的考验或对不端行为的惩罚，这似乎与悲伤和内疚感的增加直接相关。

为了应对疼痛，晚期疾病患者通常依赖各种行为和认知的疼痛应对策略。这些策略包括改变日常活动，以及使用放松、祈祷、想象和其他转移注意力的方法（Zaza和Baine，2002）。晚期疾病患者对自己能否使用这些方法有效控制疼痛的看法各不相同（Keefe等，2005；Syrjala等，2014）。按照这些思路，把疼痛灾难化（即过度关注疼痛、放大疼痛感觉并且面对疼痛感到无助）的患者更有可能报告更剧烈的疼痛、更少的希望和更高水平的疼痛相关行为，如避免活动和扭曲的规避疼痛姿势（Keefe 等，2003b；Lai 等，2003）。

（三）社会因素

人际关系因素（如社会支持、交流）会影响疼痛及其管理。研究表明，社会支持度较高的疼痛患者常可得到更好的症状管理，改善与健康相关的生活质量（即情感、社会、身体和功能健康），并减少心理压力（Bradley 等，2018）。社会支持可以影响疼痛的途径包括接受实际支持（如增加家庭责任的帮助）、情感支持（如照护者愿意讨论严重疾病和疼痛的想法和感受）和信息支持（如关于疼痛管理策略的信息）（Uchino，2004）。

疼痛会破坏人际关系，导致社会孤立和人际冲突（Lloyd 等，2016）。晚期疾病患者由于担心他们的疼痛和疼痛相关情绪可能会给他们的亲人带来太大的负担，他们通常会退出社交活动。逃避社交场合可能在短期内减少痛苦，但随着时间的推移，通常会加剧痛苦和症状。社会支持感的减少和社会孤立感增加都与疼痛严重程度和疼痛干扰增加、抑郁症状加重、认知能力下降加重和死亡率增加有关（Holt-Lunstad 等，2015；Bradley 等，2018）。

当疼痛控制不佳时，往往会影响到患者最亲近的人。患有更严重疼痛的患者的照护者表明他们自身的倦怠、疲劳和心理痛苦程度更高，并且早期死亡的风险更高（Hudson 等，2010）。据报道，对帮助患者控制疼痛的能力缺乏信心的照护者也更可能出现情绪恶化和护理压力增加的情况（Keefe 等，2003a）。此外，照护者、患者和医疗保健提供者之间的沟通不畅也使疼痛评估和疼痛管理变得复杂（Porter 等，2005；Oldenmenger 等，2009）。

（四）精神因素

长期以来，人们一直认为晚期疾病背景下的疼痛的精神方面是很重要的，但往往不太受关注（Saunders，1967；Siddall 等，2015）。精神是指个人如何追求和表达人生的目的和意义，以及体验与当下、自我和他人及重要或神圣事物的联系（Puchalski 等，2009）。在定义精神时，将其与宗教区分开来是有帮助的，宗教信仰是指特定信仰的制度化活动和信念（Siddall 等，2015）。一些患者的精神可能与他们的宗教信仰密不可分，而另一些患者可能认同与特定信仰传统无关的高度精神健康（即意义感、目的感和连贯性）。因此，精神性是一个比宗教信仰更广泛的概念，与疾病晚期遭受疼痛的患者有关，无论他们是否有宗教信仰。许多精神评估工具已被开发用于姑息性诊疗工作（Balboni 等，2017）。医疗保健提供者可以提供简短的精神筛查和精神病史采集，以获得对患者精神特征和资源的基本了解，然后将其纳入疼痛管理策略（例如，增加日常精神实践，以转移疼痛的注意力并增强意义感）。

精神性可通过各种机制影响疼痛体验，如转移注意力、放松和社会支持（Siddall 等，2015）。在严重的疾病中，宗教和精神痛苦的应对策略可能涉及转向信仰（如相信来世没有痛苦）和精神实践（如祈祷、冥想）作为应对、最小化或处理疼痛的方式（Vallurupalli 等，2012）。

区分适合和不适合的宗教和精神痛苦应对方式很重要。频繁地使用不适合的应对策略，如将疼痛视为上帝或更高权力者的惩罚或抛弃与疼痛增加、心理痛苦和身体残疾相关（Rippentrop 等，2005）。相反，更多地使用合适的宗教和精神痛苦应对策略（如将生命视为更大的精神力量的一部分）与较少的疼痛、更积极的情绪、更少的日常负面情绪和更好的社会支持相关（Keefe 等，2001）。

在晚期疾病的情况下，疼痛控制不佳会对患者的精神健康产生重大影响。姑息治疗和临终关怀方面的研究表明，精神健康的降低与疼痛、痛苦和无望感的增加有关，在严重的情况下，患者强烈希望加速死亡并要求医生协助死亡（Rodin 等，2009；Breitbart 等，2010；Boston 等，2011）。鉴于晚期疾病和疼痛会扰乱精神的核心层面，包括生命有意义的感觉，这样的发现并不令人惊讶。对于晚期疾病患者来说，保持意义可能是精神最重要的方面。与此观念一致，一项对癌症患者的研究（n=32 000）的 Meta 分析发现，患者越觉得生活有意义，身体症状越少，不仅包括较少的疼痛，还包括较低的睡眠障碍、认知障碍和疲劳水平（Jim 等，2015）。

三、疼痛管理的行为与社会心理方法

在本部分中，我们概述了四种最常用的行为与社会心理干预方法，这些方法旨在解决导致晚期疾病患者疼痛的心理和社会因素：疼痛应对技能训练、正念冥想、接受和承诺疗法及催眠。鉴于越来越多的人对于将精神护理纳入这一人群的干预措施感兴趣，我们还介绍了一种以意义为中心的心理治疗干预方法，它可能有助于减少疼痛和与疼痛相关的情绪困扰。表 45-1 对这五种干预措施的关键概念进行了简要总结。

（一）疼痛应对技能训练

许多治疗疼痛的行为方法都是基于认知和行为疗法（cognitive and behavioural therapy，CBT）的框架（Keefe 等，2005），该框架认为患者的信念、想法、期望、感受和行为会影响对疼痛的适应和感知（Turk 等，1983）。大量研究支持基于 CBT 的干预措施对持续性疼痛的疗效。例如，对癌症患者的 37 项随机对照试验（*n*=4199）的 Meta 分析表明，行为与社会心理干预往往能在一定程度上减少疼痛和疼痛干扰（Sheinfeld Gorin 等，2012）。效果最优的干预措施包括放松和活动 - 休息周期循环等技能培训。

最广泛使用的基于 CBT 的方法之一是疼痛应对技能训练。这种方法已经在许多持续性疼痛患者中进行了研究，包括一些对终末期患者的研究（Keefe 等，2005；Syrjala 等，2014）。这些方案在时长如 3～12 节课、重点（如个人、团体、患者 - 照护者组合）和提供方式（如面对面、电话、视频会议、基于互联网）上都有所不同。疼痛应对技能的训练是基于这样的概念：学习有效地应对疼痛是一种技能。这种方法侧重于通过系统培训了解和增强患者对疼痛应对策略的使用。这种训练通常包括三个步骤。首先，为患者提供干预的理论依据，说明思想、情绪和行为如何影响疼痛。这可以包括对疼痛门控理论和（或）疼痛神经基质的简要解释（Melzack 和 Wall，1965；Melzack，1999）。其次，为患者提供各项技能的系统训练，以提高他们应对疼痛的能力（表 45-2）。再次，训练患者如何将学到的应对技能应用于具有挑战性的情况（如疼痛发作、特别痛苦的日常活动），以及如何克服疼痛应对困难。最终目标是提高患者管理疼痛和其他症状的自身能力。每项课程都遵循类似的结构，包括家庭练习作业的复习、新技能的学习、根据临床医生的反馈进行课内技能练习以及设定家庭练习目标。复习和强化家庭练习在治疗中起着关键作用，因为它对于掌握技能至关重要。

表 45-1　晚期疾病患者的常见行为与社会心理干预的关键概念

方　法	关键概念
疼痛应对技巧训练	应对疼痛是一种可以学习的技能
正念冥想	有意、客观、当下的意念可以减少压力并改善疼痛管理
接纳与承诺疗法	充分投入、不设防并从事与价值观一致的行为，可以减少症状的干扰
催眠	在专注的状态下使用建议，可以改变不想要的与疼痛有关的感觉、想法、情绪和行为
以意义为核心的心理治疗	即使在最困难的情况下，也总能体验到生命的意义感

放松训练是疼痛应对技能训练中的一项关键技能，通常使用渐进式肌肉放松法进行教学。渐进式肌肉放松可以减少肌肉紧张、自主神经兴奋和心理困扰，所有这些都会加剧疼痛。渐进式肌肉放松包括一系列的练习，在这些练习中，患者建立并释放主要肌肉群的张力。临床医生首先演示这些训练，并让患者逐一练习。对于晚期疾病患者来说，由于身体限制，其中一些练习可能需要调整（如被动放松疼痛部位而不是绷紧）。在演示之后，指导患者进行放松训练（即 12～20min）。在课程结束时，临床医生询问过程中发生的身体反应、动作、思想和情绪的变化。然后安排家庭练习，特别注意患者计划何时何地练习该技能。想法克服阻碍变成现实通常是有益的，而且更容易坚持下来。

一旦患者熟练掌握了渐进式肌肉放松法，就可以指导他们在日常活动中采用非常简单的放松方法。在短暂的放松过程中，指导患者被要求想象一股放松的浪潮从他们的头顶流向足部，释放可能存在的

表 45-2　在疼痛应对技巧训练中传授的技巧

技　巧	描　述
渐进式肌肉放松	在连续的肌肉群中建立和释放张力，以减少肌肉紧张、自主唤醒和心理上的痛苦
简短的放松练习	缩短版的渐进式肌肉放松（如 30s），患者想象一股放松的浪潮流过身体并释放任何张力
引导意象	利用所有五种感官来想象一个愉快和有意义的场景，以加强放松和转移对症状的注意力
为愉快的活动安排时间	为业余爱好和其他有价值的活动规划时间，特别注意确定适合患者功能水平的活动
设定目标	制订符合患者价值观的务实的具体目标
活动 - 休息周期	通过设定活动时间限制、配合休息时间来安排活动节奏，以达到活动而不过度劳累的目标
认知重塑	识别与疼痛相关的对患者不利的想法，发展更适合的替代想法

任何紧张情绪。鼓励患者在一天中经常进行简短的练习。为了实现这个目标，医生会提示他们使用内部信号（如疼痛或焦虑加剧）和外部信号（如吃饭、坐起与他人交谈）来提醒他们进行短暂的放松。指导患者从每天 5 次简短练习开始，逐渐增加到每天 20 次（即练习 10min）。根据我们的经验，当患者达到每天 20 次短暂的放松练习时，就会成为一种习惯，更容易保持。

疼痛应对技能训练中的第二个关键技能是想象。通常情况下，采用引导想象的方法，要求患者集中注意力在一个愉快和放松的场景中。临床医生可以鼓励患者想象一个对他们有特殊意义的场景，如他们感到平静或与生活特别相关的时刻。关于有意义的记忆的讨论是将精神主题融入想象训练的一种方式。一旦确定了场景，临床医生会指导患者进行练习。在练习过程中，临床医生要求患者首先关注他们在场景中可能看到的内容（如 1～2min），然后关注他们在场景中可能听到的内容（如接下来的 1～2min），以此类推，直到他们关注剩下的感官（即嗅觉、味觉和触觉）。在 10min 结束时，临床医生与患者进行交谈，询问他们想象场景的感觉，并探索可能发生的身体反应、想法或情绪的变化。引导想象对于卧床不起或无法活动的患者特别有益。根据我们的经验，许多终末期患者特别乐于使用引导性想象并从中获益。

教育患者愉快的活动安排和目标设定是疼痛应对技能训练的第三个组成部分。许多患有晚期疾病和疼痛的患者减少或完全停止参与愉快和有价值的活动。虽然由于健康状况的恶化，减少活动可能是必要的，但减少参与所有有价值的活动会大大增加心理痛苦。头脑风暴可以用来识别令人高兴、愉悦的有价值活动，如与爱人共度时光、进行精神练习（如冥想或祈祷）或享用喜爱的食物。患者通常会发现，即使没有身体活动（如观看日落而不是露营），他们也能享受他们所珍视的东西（如欣赏自然风景的乐趣）。医生还指导患者设定目标，重点是制订符合其个人价值观（如家庭关系、娱乐、精神）的现实目标。目标被视为实现理想价值的具体步骤。例如，观看孙辈的体育比赛的视频可能是某位患者的一个目标，他将保持亲密的家庭关系视为主要价值。因此，我们鼓励患者在一天中安排时间从事他们所重视的愉快活动，特别是注意他们在体验之前、期间和之后的感受。

活动 – 休息循环是一种应对技能，可用来帮助患者学会调整活动节奏，避免过度劳累。许多患有晚期疾病和疼痛的患者会描述一种过度活动的周期，他们倾向于强迫自己过于努力地完成一项任务，在此过程中经历剧烈疼痛，然后需要长时间的休息才能恢复。随着时间的推移，这种模式导致剧烈疼痛发作的频率更高，休息和恢复的时间也更长。建立一个活动 – 休息循环有三个步骤。第一，临床医生与患者一起明确他们通常过度的活动（如久坐）；第二，他们共同设定活动与休息的时间限制（例如，坐起 40min，然后躺下 10min）；第三，指导患者经常重复这个循环，并记录他们每天循环的次数。

认知重建通常是疼痛应对技能训练的最后一项。在认知重建中，患者将学习如何识别可能加剧疼痛或其他症状的想法。重点是那些可能对他们不利的想法。无益的想法通常是关于自我（如“我处理不了这个”）、他人（如“没有人再关心我了”）或未来（如“我永远无法做任何我喜欢做的事情”）（Keefe 等，2005）。让患者记录下他们的想法及这些想法与他们的感觉和行为之间的关系是很有用的。然后，指导患者如何挑战和反驳对他们不利的想法。可以通过问一些问题来挑战这些想法，如“这个想法是真的吗？”或“我是不是对自己太苛刻了？”。然后他们学会用更适合的想法来取代这些无益的想法，从而提高他们应对疼痛的能力。例如，一个经历过突发疼痛的患者产生一个令人痛苦的想法：“当我疼痛的时候，没有人愿意在我身边。”这种想法令她感到非常悲伤，并导致她取消了和朋友的计划。她可以学习重建自己的想法而变得更加有益，例如，“我的朋友想和我在一起，和他们在一起时，我就不太注意到自己的疼痛。”这种认知重建可以改善对困难情况的情绪反应（减少愤怒、恐惧、悲伤），减少症状干扰，并增加对有价值活动的参与。

（二）正念冥想

“正念”一词指的是非评判性的有意的当下意识（Kabat-Zinn 和 Hanh，2009）。正念冥想在哲学上源自东方佛教，但可以有效地用作世俗的实践。正念冥想的目标是以非评判的态度来提高对当下的意识（Kabat-Zinn 和 Hanh，2009）。正念冥想已在临床和研究环境中得到了广泛研究，有些应用于终末期患者（Ball 和 Vernon，2015；Gotink 等，2015）。来自 115 项随机对照试验（n=8683）的证据表明，这些方法可以改善压力管理，减少焦虑和抑郁症状，对于慢性疼痛患者还可以减少疼痛困扰和功能障碍

（Gotink 等，2015）。研究最深入的方法是正念减压法（mindfulness-based stress reduction，MBSR）。

MBSR 是一种高度体验性、多成分的干预措施，旨在通过放松训练和冥想来管理压力。它是一种针对慢性疼痛患者的压力管理措施，通常以小组形式进行，每周 8 节课，每节 150min，并在第 6 节和第 7 节之间进行全天静修（Kabat-Zinn 和 Hanh，2009；Santorelli，2014）。MBSR 包括各种冥想方法的正规训练，如身体扫描（如注意有紧张和其他感觉的身体区域）、瑜伽动作、呼吸意识和行走冥想。在课程之间，患者被要求进行日常正规的正念冥想及非正式的练习，即在日常活动中有意识地关注当下。

（三）接纳和承诺疗法

接纳和承诺疗法（acceptance and commitment therapy，ACT）认为痛苦是无处不在的，但可以通过心理调节来管理，心理调节被定义为完全现实、非防御性并与价值观一致的一种行为（Hayes 等，2006）。ACT 的核心目标是帮助患者提高对疾病和症状的接受程度，同时过上符合其价值观的生活（Hayes 等，2006），这使得这种方法对晚期疾病患者特别有用。多项针对慢性疼痛患者的大型随机对照试验表明，ACT 可以在疼痛强度、疼痛干扰、抑郁症状、焦虑和功能障碍方面产生显著而持续的改善（Veehof 等，2016）。近年来，一些研究将这种方法应用于生存期有限的患者，如癌症、HIV/AIDS、心脏病、多发性硬化症和脑瘫（Graham 等，2016）。

ACT 可以小组和个人的形式进行，通常包括每周 5～12 节，每节 30～60min 课程（Fashler 等，2017）。ACT 课程侧重于开放、意识和参与的概念，这些概念通过故事或隐喻和体验练习来教授。ACT 讨论的一个共同主题是当症状被回避时会恶化。因此，体验练习通常包括基于正念的意识冥想（如正念呼吸、身体扫描），让患者无须回避地体验症状。此外，患者通常要完成价值观评估，包括对多种价值（如人际关系、精神、爱好）的重要性进行评估，并考虑他们目前的行为是否与他们的价值观一致。例如，患者可能非常重视社交关系，但由于身体不适一直回避与他人相处。临床医生可以鼓励患者设定更符合这一价值观的活动目标（如鼓励朋友和家人多来拜访）。ACT 还试图帮助患者认清自己的想法，而不是被其困扰（即认知解离）。这个概念是，想法不一定代表现实，它们只是想法。有多种认知解离技术来解决令人痛苦的想法，如给想法贴上标签（如“这只是一个想法”）或将想法想象成漂浮在河上的文字（Hayes 等，2006）。

（四）催眠术

几个世纪以来，在不同的文化背景下，催眠被广泛应用于治疗急慢性疼痛（Jensen 和 Patterson，2014）。催眠是指在专注的意识状态下使用暗示来改变不想要的感觉、想法、情绪和（或）行为。随机对照试验支持催眠对持续疼痛患者的疗效（Jensen 和 Patterson，2014）。这种方法可以减少疼痛的严重程度和疼痛干扰，并改善情绪和身体健康。催眠与引导想象和其他放松技术有许多共同点。事实上，这些方法背后的机制可能非常相似。大脑成像研究表明，催眠可以影响一系列神经元网络，其在处理疼痛和其他令人厌恶的刺激过程中发挥核心作用（Jensen，2008）。

催眠通常分为三个不同的阶段：诱导、深化和催眠后暗示（Jensen 和 Patterson，2014；Ardigo 等，2016）。临床医生首先进行诱导，指导患者想象一个放松的场景，逐渐放松不同的肌群或从某个数字开始倒数。在深化阶段，临床医生提出建议，鼓励患者变得越来越放松（例如，“你正变得越来越放松，放下任何可能阻碍你的事情”）。一旦进入催眠状态，催眠后暗示就会直接针对已知会增加疼痛的因素（Jensen，2008）。常见的暗示包括整体平静感（即降低交感神经兴奋性），想象疼痛区域被全部麻醉（即减少外周神经感觉能力），或者改变疼痛的意义（即减少前额叶皮层激活）（Jensen，2008，催眠后暗示列表）。对于晚期疾病患者，催眠可以用来建议令人平静和安心的陈述，这些陈述不仅解决了疼痛管理问题，还包含了护理的重要精神方面内容（如有意义的短语或神圣文本的一部分）（Brugnoli，2016）。

（五）以意义为中心的心理治疗

基于存在主义哲学，以意义为中心的心理治疗帮助晚期疾病患者识别并发展在严重疾病背景下保持意义的方法（Breitbart 等，2015，2018）。针对晚期癌症患者的多项随机对照试验支持以团体（Breitbart 等，2015）或个人形式（Breitbart 等，2018）提供以意义为中心的心理治疗的有效性。研究表明，以意义为中心的心理治疗可以增加生命的意义和整体的精神健康，并减少抑郁症状、绝望和对加速死亡的渴望。虽然这种方法不能直接解决疼痛或其他症状，但它可以有效地减少与症状相关的痛苦。

在意义为中心的心理治疗中，临床医生结合了心理治疗技术（如积极倾听、探究问题）、患者教育和体验练习。这种方法通常是每周现场授课 7～8 次，每次 60min。在治疗过程中，患者接受关于生命意义四个主要来源的教育，包括：①历史意义（即从一个人的家族史、当前生活和将来留下的遗产中获得的意义）；②态度意义（即通过选择对痛苦的反应获得的意义）；③创造性意义（即通过成就、角色和工作获得的意义）；④体验意义（即通过人际关系和体验美丽、幽默和自然获得的意义）。体验式练习包括患者在疗程之间与临床医生一起处理具体问题。例如，医生要求患者思考自己在被诊断为晚期癌症之前和之后的身份，并考虑疾病如何影响他们对最有意义事物的感觉。患者通常会发现，面对晚期疾病并没有从根本上改变他们的身份，而是让他们重新考虑自己生活的优先顺序，以便专注于他们最重视的东西。然后，临床医生与患者一起确定哪些方面的意义（即历史性、态度性、创造性或体验性）可以在痛苦和悲伤时利用它们。并鼓励患者完成一个遗产计划，包含治疗过程中讨论的各种。比如给配偶写一封信，制作一个有意义时刻的相册，或者修复一段紧张的关系。

四、临床和研究问题

（一）临床问题

在本部分中，我们将讨论把行为与社会心理干预措施纳入到对晚期疾病患者的多学科疼痛管理方法中时经常出现的问题。

1. *如何处理那些不愿意诉说疼痛，而其照护者又对疼痛的严重程度和影响感到担忧的患者？* 在临床治疗中，患者对疼痛保持沉默或忍耐，只说疼痛是“可控的”，这种情况并不少见。然而，照护者可能持相反的观点，并表示患者实际上正遭受着疼痛折磨。在这种情况下，临床医生必须考虑患者是否真的对疼痛的报告不足。患者可能认为疼痛不是他们护理的重要部分，或者在回答有关疼痛的问题时简单地说一句客套话“好”或“不错”。另外，当遇到与疼痛相关的愤怒或沮丧时，工作人员可能会做出阻止患者完全表露出疼痛或其他症状的反应。

为了确保患者主诉疼痛的准确性，一种方法是要求患者填写疼痛评分量表（如 0～10 分），并在身体图中用阴影表示感到疼痛的位置。临床治疗可以从仔细回顾这些信息开始，这通常会引发与患者和照护者的重要交谈。带有同理心的仔细倾听有助于了解患者疼痛的性质，以及为什么向他人（如照护者或医疗保健提供者）传达这种疼痛是具有挑战性的。越来越多的人认识到晚期疾病患者与疼痛相关的沟通问题，并对行为方法（如沟通技能培训）产生兴趣，这些方法可增强患者和照护者更公开和直接地谈论疼痛及相关想法和感受的能力（Cano 等，2017）。

2. *如何向患者解释行为与社会心理疼痛治疗的必要性？* 准备一些用患者和照护者能理解的语言描述行为与社会心理疼痛治疗方法的小册子、传单或海报是很有用的。在制订治疗计划时，将行为与社会心理治疗作为持续性疼痛治疗方案（还有内科、外科、辅助治疗和物理治疗）的一部分是很有帮助的。这种方法有助于患者理解联合不同的选择通常是解决影响生活的疼痛的最佳途径。在住院或门诊环境中，一个共享物理空间的跨学科团队的存在也向患者及其照护者传达了一个明确的信息，即需要采取全面的方法来管理疼痛。

患者可能担心行为疗法会掩盖重要的疼痛信号，导致忽视了应该解决的问题。医疗保健提供者可以向患者保证，这些方法将帮助他们更好地理解身心联系，并使他们能够更清楚地区分熟悉且可控的疼痛信号以及性质和特征变化的疼痛信号（这需要提醒照护者）。因此，打破疼痛的循环可被视为治疗的重要组成部分，而不是隐藏或掩盖重要信息。

3. *药物治疗和行为治疗相结合的有效镇痛方法有哪些？* 药物治疗被认为是治疗晚期疾病患者疼痛的主要手段（Syrjala 等，2014）。药物治疗方案通常包括长效镇痛药、辅助药物和暴发痛时需服用的药物（Portenoy，2011）。制订一个时间表有助于白天减轻疼痛而不过度镇静，晚上使用镇静药物可能有利于日常活动和获得最佳睡眠。

根据患者希望的日常活动安排，可以将药物治疗和行为治疗结合起来，最大限度地提高患者的幸福感并确保实现他们的价值目标。例如，药物的给药计划可与行为治疗相结合。如果患者正在服用长效药物，并且正在为一个有价值但对身体要求很高的目标做准备（如家人更长时间的探视），他们可以结合有助于提高控制感的应对技能（如使用活动－休息周期来调整活动节奏），以及其他应对技能（如放松），以减少对可能发生疼痛的焦虑。

4. *医疗保健提供者可以做什么来支持患者使用行为与社会心理方法来治疗疼痛？* 行为与社会心

理方法要想有效地治疗疼痛，就必须长期学习和应用。医疗保健提供者可以利用动机访谈帮助患者克服对疼痛自我管理策略的矛盾心理（Jensen 等，2003）。由 Miller 和 Rollnick（2012）提出的动机性访谈包括共情倾听、识别行为和价值观之间的差异、避免争论，即使存在阻力也要保持融洽的关系，以及支持患者的自主性和自我效能。通过采用这种方法，医疗保健提供者不仅可以支持和指导患者和照护者应对疼痛，还有助于建立积极、富有成效和持久的治疗伙伴关系。

5. 如何让那些经济状况不佳的患者能负担得起这些治疗？ 由于费用问题，获得行为与社会心理治疗的机会可能有限。对于某些患者来说，由于保险覆盖范围有限、差旅费、专科自付费用、免赔金额和超出承保范围的治疗，导致自付费用累积过高。在制订多学科疼痛诊疗计划时，这是应当考虑的一个重要因素。坦率地承认这一点并制订一个可行的计划很重要。在同一天安排多个预约可以减少差旅费用。专业财务人员帮助患者了解医保系统是非常有用的，因为患者可能不大了解服务成本。

成本问题不仅限制了患者获得行为与社会心理疼痛的治疗的机会，还可能限制患者使用其他综合医疗服务的能力，包括针灸、按摩、营养咨询、整骨或脊柱按摩疗法及各种身心技术。重要的是与患者讨论降低成本的方案，如通过社区中心上课，将患者介绍到培训机构，在那里接受培训医生的治疗，团体就诊，并鼓励患者社区或网上寻找资源（如美国癌症协会）。

6. 行为与社会心理方法在管理医疗保健提供者所经历的压力方面是否有作用？ 由于晚期疾病的疼痛是持续的，而且疾病无法治愈或彻底“修复”，为疼痛患者提供诊疗对临床医生来说是有压力的。近年来，临床医生的倦怠问题备受关注，尤其是这可能对患者的诊疗产生不利影响（Swetz 等，2009；Kamal 等，2016）。在治疗有持续性疼痛的晚期疾病患者时，多种因素会导致倦怠，包括处理死亡和临终问题，以及患者和家属所经历的情感痛苦。繁重的工作量、应对疼痛危机以及缺乏时间掌控感，都是非常具有挑战性的。在这种情况下，管理压力和培养韧性的能力是防止临床医生倦怠的一项基本技能（Swetz 等，2009）。医疗保健提供者可以从患者接受培训的一些技能中受益，包括放松技巧、认知重建、基于价值观的目标设定和正念。这些技能加上定期锻炼、良好的睡眠及必要的心理治疗，可以预防并减少倦怠的影响。

（二）研究问题

我们已经确定了三个重要的研究问题，并讨论了这一新兴领域的未来方向。

1. 针对晚期疾病患者的随机对照试验很少 需要更多的随机对照试验来验证专门针对各种晚期疾病患者疼痛管理而制订的行为与社会心理干预措施的疗效。有证据支持前面提到的干预措施（以意义为中心的心理治疗除外）治疗慢性病患者的疼痛（如关节炎疼痛、腰痛、头痛）是有效的。但是目前还没有类似的经验支持这些方法用于治疗晚期疾病患者。目前有许多针对晚期癌症患者的小型随机探索性研究，但未来应该在资源充足的随机对照试验中验证这些干预措施的疗效。此外，迫切需要为癌症以外的晚期疾病患者开发和测试干预措施。行为与社会心理干预对晚期心力衰竭、终末期肾病、AIDS、慢性阻塞性肺疾病、肌萎缩侧索硬化症和其他严重疾病患者的疼痛管理具有潜在价值。

2. 对治疗媒介、调节措施和强度的了解有限 一些重要的问题还需要进一步研究。首先，行为与社会心理干预如何减少晚期疾病患者的疼痛？尽管确切的机制尚不清楚，但可能是交感神经兴奋性的降低、疼痛控制自我效能的提高及疼痛应对技能使用的增加起到了一定作用。

其次，哪些晚期疾病患者从行为与社会心理干预疼痛中获益最大？可能预测改善的因素包括人口统计学变量（如年龄、种族、性别）、心理因素（如原有的抑郁或焦虑），以及医疗和疾病相关特征（如症状严重程度、预后）。例如，Porter 等（2011）利用随机对照试验测试了针对肺癌患者及其照护者（n=233，患者 – 照护者二人组）的辅助应对技能培训方案。患者 – 照护者被分配进行应对技能干预或教育 / 支持干预，其中包括肺癌的信息，并鼓励讨论治疗方案和症状。在随后的 4 个月，无论二人组接受何种干预，患者和照护者的结局都有显著改善（如患者的疼痛、抑郁症状和控制症状的自我效能的改善，以及照护者焦虑和帮助患者控制症状的自我效能的改善）。研究分析显示，应对技能干预对较晚期疾病患者（Ⅱ期和Ⅲ期）– 照护者组合尤其有益，而教育 / 支持干预对早期疾病患者（Ⅰ期）– 照护者组合更有益。作者推测，应对技能训练与那些预后差、症状重的人最相关，而信息和支持与那些疾病处于早期的患者最相关。

最后，这些干预措施的最佳强度是多少，才能实现更具性价比的治疗？我们的团队目前正在对有疼痛的乳腺癌患者进行一项序贯多中心随机试验（Kelleher 等，2017）。研究旨在确定：①对初始强度的疼痛应对技能训练（即 1 次培训与 5 次培训）是否有不同的反应；②无反应者（即在初始强度后疼痛未减轻 30% 的人）能否从额外的培训中受益。强度的调节因素（如患者特征）和成本效益也将被研究。

3. *需要新的策略来增加干预机会*　研究需要测试增加行为与社会心理干预的途径。由于时间限制、距医疗中心较远及健康状况下降导致功能受限，患者无法参加传统的线下预约，移动医疗方法可能有助于传播有效的干预措施。这些障碍大多可通过移动医疗技术（如智能手机、平板电脑、视频会议）来解决。此外，虚拟现实为多感官干预提供了新的模式，可以分散患者对疼痛的注意力，减少与疼痛相关的情绪反应（Indovina 等，2018）。基于虚拟现实的干预措施已被证明有助于缓解医疗过程（如烧伤治疗、手术、化疗）中的痛苦和疼痛。未来的一个重要方向是探索将虚拟现实应用于无法活动的接受姑息治疗和临终关怀的患者。

第 46 章 疼痛治疗中的整合医学疗法

Integrative medicine therapies in pain management

Noah Samuels Eran Ben-Arye 著

顾亦凡 吴 楠 译 李金祥 王 剑 杨 扬 校

一、概述

整合医学需要传统和非传统的补充和替代医学（complementary and alternative medicine，CAM）模式的结合（Kaptchuk 和 Croucher，1986）。该术语已被修改为补充和整合医学（complementary and integrative medicine，CIM）以更好地区分“补充”和“替代”疗法。“补充”是指将非传统疗法（如针灸、触摸疗法、身心疗法、草药和膳食补充剂等）与传统医学疗法结合使用；“替代”疗法指的是在主流医学之外提供这些疗法，有时与主流医学相矛盾。“整合”医学描述了一种传统和非传统方法共享工作环境的模式。这种模式主要用于解决与生活质量相关的问题（如疼痛和功能），同时管理慢性疾病（National Center for Complementary and Integrative Health，2018）。在许多疼痛诊所（K. Kim 等，2018）和肿瘤中心（称为“整合肿瘤学”，见第 81 章）（White，2014）都有整合医学服务。

非传统疗法的整合在很大程度上受到 CAM 治疗缺乏循证医学的限制。一些非传统疗法被大量研究证明有效，以此推动了将它们纳入传统医疗环境的呼吁（Bondurant 和 Sox，2005）。同时，在这些疗法被视为“循证”之前，还有许多与研究相关的挑战需要解决。非传统模式总是个体化和以患者为导向，并解决患者的健康信念模式、期望和变化的症状负担。治疗方案的特点是患者之间的差异很大，每个疗程中每个患者的治疗计划经常发生变化。干预措施的治疗效果取决于医疗保健提供者和患者之间的独特关系，因此可能无法进行盲法随机对照试验。衡量这些治疗关系效果的临床研究必须考虑到医疗保健提供者作为干预不可或缺的一部分的作用。此外，实验设计必须保留 CAM 实践，因为它将在实践中使用（Bondurant 和 Sox，2005）。

为了应对这些挑战，那些研究非传统医学的人一直在非随机和非盲的实用框架内使用定量和定性方法。尽管实用性研究无法得出任何关于治疗效果的结论，但它们提供了关于其有效性的见解，即“在医疗实践的正常情况下提供干预是否利大于弊”（S.Y. Kim，2013）。同时，其中一些研究已经能够在对照、随机和盲法设置中采用说明形式。尽管如此，随着美国等国的投入资金增加，该领域的实用性研究数量仍在增加（Grants.gov，2018）。

许多患者求助于 CAM 来缓解症状，改善生活质量和功能，并将这些疗法视为分担治疗疾病责任的一种方式（Eaves 等，2015）。发达国家超过一半的慢性背痛患者报告至少使用了一种 CAM 模式（Chenot 等，2007；Tsang 等，2017）。疼痛在肿瘤患者中非常普遍（Neufeld 等，2017），多达 43% 的患者报告疼痛相关照护不足（Deandra 等，2008）。使用阿片类药物的传统疼痛治疗需要不断权衡益处与负担（Cherny，2000；Paice 和 Ferrell，2011），一些患者出现的不良反应可能会影响生活质量，甚至过于严重而无法继续治疗（Cherny 和 Portenoy，1994；McNicol 等，2003）。因此，需要其他在医学上适当、并与照护目标相一致的治疗方案（Cherny，2004）。整合医学在减轻疼痛方面安全有效，应作为一种选择。

（一）用于缓解疼痛的整合医学

大多数已发表的关于使用整合医学治疗疼痛和症状的研究都是在肿瘤学领域进行的。美国 NCCN 在其肿瘤临床实践指南中指出，“非药物综合干预（物理、认知和精神模式）的优化利用可能是药物干预的一个有价值的补充”。该指南还建议，这些疗法“在弱势群体（如体弱、老年、儿童）中可能尤为重要，因为这些人群对标准的药物干预可能耐受性较低或患者更偏向采取非药物干预”（Swarm 和 Dans，2018）。疼痛对非癌症相关慢性病（如心力衰竭、慢性阻塞性肺疾病或慢性肾病）的影响同样严重（Bekelman 等，2009；Fine 等，2013）。然而，很少有关于使用非传统疗法治疗疼痛的研究发表。在一项关于针灸治疗慢性肾病的系统综述中，纳入的研究（*n*=241 870）没有一项将疼痛作为主要研究结果（K.H. Kim 等，2016）。正如一项对 100 名严重心力衰竭患者进行太极锻炼的定性研究显示，疼痛总是被认为是次要结果。虽然干预与较低的疼痛评分相关，但这并不是一个预先明确的研究结果（Yeh 等，2016）。

美国整合肿瘤学会（Society for Integrative Oncology，SIO）在其乳腺癌治疗中和治疗后循证应用整合疗法的临床实践指南中建议使用针灸治疗术后疼痛和芳香化酶抑制药相关的肌肉骨骼症状，触摸疗法治疗化疗后疼痛，身心疗法（如催眠、音乐疗法）治疗术后疼痛。这些建议被视为“C 级”建议，表明应根据专业判断和患者偏好选择性使用（Greenlee 等，2017）。SIO 的建议得到了美国临床肿瘤学会（American Society for Clinical Oncology，ASCO）的认可，包括在疼痛管理方面（Lyman 等，2018）。

（二）针灸

针灸需要在沿着皮肤上存在的经络腧穴（“子午线”）的选定点插入超细针（0.20～0.30mm）。针灸是传统中医（traditional Chinese medicine，TCM）的一种主要形式，与草药、手工和运动形式（如推拿、太极、气功），以及饮食和身体活动有关的生活方式的改变一样。中医使用了“阴阳”和“五行”等概念，这些概念与自然，特别是人体相对应。中医认为针灸能刺激和协调身体的“气”，这是一种对健康和幸福至关重要的“生命力”。针灸可以通过电刺激（使用 9V 的电荷）来增强，对穴位施加压力（穴位按压）也有好处，尽管后者被认为不那么有效。

动物和人类研究都发现了许多可以解释针灸镇痛作用的外周和中枢机制（图 46-1）。针刺诱导微炎症过程，增加周围区域内（包裹针）的局部血流和细胞重塑，减少局部机械感受器的机械应力状态（Liddle 等，2018）。针灸还能激活 A-β、A-δ 和 C 传入纤维，这是一种通过电刺激增强的效应（Zhao 等，2008），并刺激大脑中的躯体自主反射和神经递质释放（Cheng，2014）。结果是区域背角的 ephrin B3 表达中的基因表达发生改变（Ju 等，2013），通过迷走神经和肾上腺释放的去甲肾上腺素和多巴胺增加（Torres-Rosas 等，2014），通过成纤维细胞信号传导释放腺苷（Goldman 等，2010；Langevin，2014），并且也在常见针灸穴位发现肥大细胞密度增加 55%，（Zhang 等，2008）。内啡肽、血清素、P 物质和脑啡肽释放产生的中枢效应（Ulett 等，1998；Zhao 等，2008；Lee 等，2009）可能激活下行抑制通路（Pomeranz 和 Chiu，1976；Han，2003）。神经影像学（fMRI、PET/CT）研究表明，针灸改变了参与疼痛调节的高

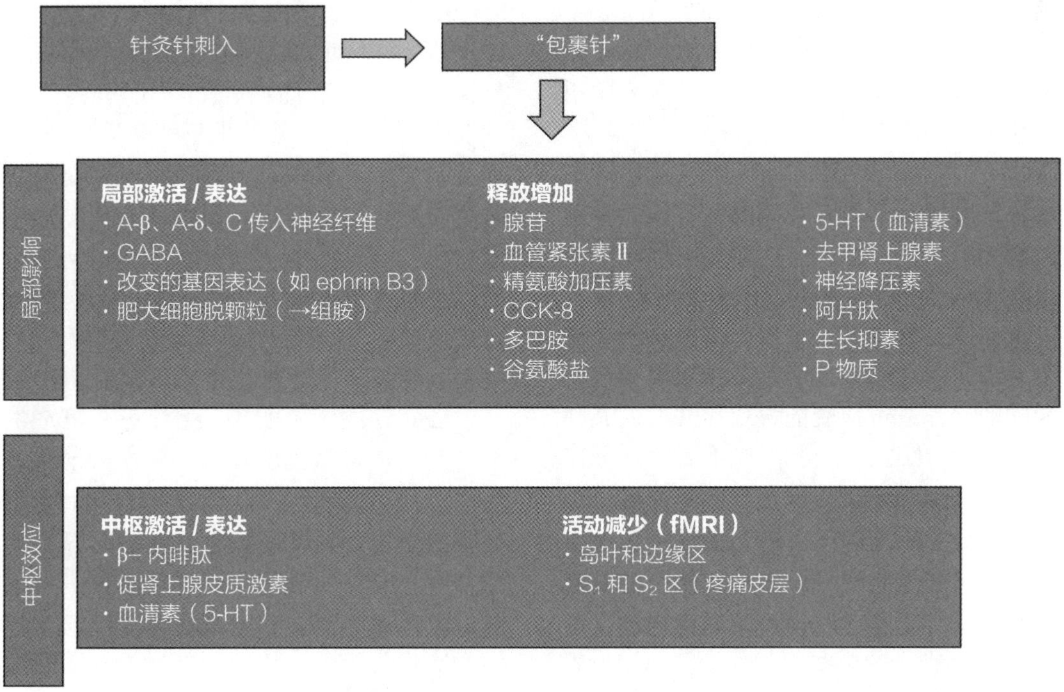

▲ 图 46-1　针刺镇痛的外周和中枢机制

fMRI. 功能磁共振成像

级大脑结构的活动和连接，包括岛叶和边缘区域，以及 S_1 和 S_2 等躯体感觉区域（Dhond 等，2007；Huang 等，2012）。

迄今为止，有超过 28 000 篇关于针灸的科学出版物（US National Library of Medicine and National Institutes of Health，2018），并认为由合格的针灸师在医疗监管下提供的治疗是安全的。在治疗免疫缺陷或凝血功能障碍的患者时需要格外小心。治疗肿瘤患者的针灸师需要额外的培训，鼓励标准化操作（Luand Rosenthal，2010）。在这种情况下，可以获得安全实践的临床实践指南（Filshie 和 Hester，2006；Deng 等，2009）。

研究针灸的效果存在许多挑战，主要是对照治疗的设计。许多研究采用假针灸，即根据中医学，对被认为不活跃的穴位进行针刺。其他人使用安慰剂或 Streitberger 针，将其放置在真实或虚假的穴位上，而不会穿透皮肤（Streitberger 和 Kleinhenz，1998）。既然仅仅根据传统中医来说假穴位是“无效的”，那么这些方法的使用是有问题的。假针和安慰剂针都能产生类似于真正针灸的生理效果。因此，对照治疗的疗效往往模棱两可，或者仅略低于真正的针灸治疗（Samuels，2009）。

针灸研究也可能受到与其他整合医学模式相同的因素的限制。其中包括反映患者与针灸师关系的非特异性效应、中医治疗中特别的既往史和在插入针之前使用触摸来感觉穴位，这些在肠易激综合征患者中显示出额外的影响（Kaptchuk 等，2008）。研究人员通常需要选择是使用一组固定的针炙穴位组合还是允许每个针灸师选择自己的穴位组合（Cherkin 等，2009）。

尽管存在这些挑战，已有足够的证据推荐针灸治疗疼痛和其他症状。1997 年，美国国家卫生研究院（National Institutes of Health，NIH）关于针灸的共识会议发现了“有希望”的证据，支持其用于治疗成人术后疼痛和牙痛及化疗引起的恶心和呕吐。针灸“作为辅助治疗或可接受的替代疗法”的其他适应证包括头痛、痛经、网球肘、纤维肌痛、肌筋膜痛、骨关节炎、腰痛和腕管综合征（National Institutes of Health，1998）。

使用对照试验的临床研究及对这些研究的系统回顾支持使用针灸治疗疼痛。在一项对照试验中，67 名患有芳香化酶抑制药引起的关节痛的绝经后乳腺癌女性被随机分配到电针组、假针灸组或候补对照组（Mao 等，2014）。在第 8 周和第 12 周，电针治疗组的疼痛减轻程度显著高于对照组；与对照组相比，电针组的疼痛相关功能干扰显著改善，这一发现在随后的研究中得到证实（Hershman 等，2018）。在一项对 56 名接受奥沙利铂和紫杉醇化疗的患者进行的随机试验中，与标准护理对照组相比，每天接受针灸治疗达 14 天的患者的腹痛显著减轻(Zhou 等，2017）。最后，一项针对 58 名颈部廓清术后慢性疼痛或功能障碍的肿瘤患者的随机对照试验显示，与常规护理组相比，每周针灸治疗 4 周后，疼痛程度显著降低（Pfister 等，2010）。

在系统综述中，针灸已被证明可以减少慢性颈部疼痛（Trinh 等，2016）和纤维肌痛相关的疼痛和僵硬（Deare 等，2013）。针灸和穴位按压都已被证明可以减轻分娩期间的疼痛并提高对疼痛管理的满意度（Smith 等，2011）。2011 年的一项 Cochrane 综述报道了支持针灸治疗子宫内膜异位症相关疼痛的有限证据（Zhu 等，2011），最近的一项 Meta 分析发现，与安慰剂相比，针灸具有显著益处（Mira 等，2018）。针灸试验协作组最近的一项系统综述发现，针灸对慢性肌肉骨骼痛、头痛和骨关节炎痛有效。这些影响持续存在，不能仅仅解释为安慰剂效应（Vickers 等，2018）。最后，一项关于针灸治疗全膝关节置换术后疼痛的 Meta 分析表明，疼痛缓解的“证据确定性较低”，针灸延迟阿片类药物的使用具有“中度确定性”（Tedesco 等，2017）。

研究人员还研究了针灸作为传统姑息治疗的附加治疗的应用。对 15 项随机试验的系统回顾显示，虽然针灸在缓解疼痛方面不如传统止痛药有效，但它比单纯药物治疗提供了更大的缓解效果（Choi 等，2012）。一项包含 104 名多发性骨髓瘤和硼替佐米诱发的周围神经病变患者的随机试验评估了在甲钴胺（维生素 B_{12} 的辅酶）基础上增加针灸治疗的效果，显示只有联合方案才能显著改善神经传导速度（Han 等，2017）。

（三）缓解疼痛的触摸疗法

触摸疗法（如推拿、足疗等）可产生类似针灸的生理效应，但强度较低。例如，推拿疗法具有缓解中枢压力（即皮质醇降低）和激活作用（血清素和多巴胺增加）(Field 等，2005)。患者 - 治疗师的相互配合可能是有强烈感情的，提供了创造有效的身心互动的机会，产生特定和非特定的治疗效果，因为它们与患者 - 治疗师的融洽关系有关。触摸疗法被认为是安全的（Boyd 等，2016），但在治疗转移性疾病患者时需要谨慎（Jane 等，2011）。

大多数关于疼痛和相关症状的触摸疗法的研究都是针对肿瘤学的。然而，美国内科医师学会的实践指南也建议推拿治疗急性 / 亚急性腰痛（Qaseem 等，2017）。肿瘤学背景中的触摸疗法被认为对疼痛和焦虑有效，SIO 指南对减轻压力和焦虑的推拿疗法给出了 B 级建议（Greenlee 等，2017）。焦虑水平与急、慢性疼痛相关（Kain 等，2000; van den Hout 等，2001），在医疗过程中，焦虑程度降低与疼痛减轻相关（Suls 和 Wan，1989; Dellemijn 和 Fields，1994）。

支持触摸疗法有益疗效的临床研究包括一项随机交叉研究，其中对 230 名接受化疗的患者进行了推拿或触摸疗法与标准护理的比较。推拿和触摸疗法可降低血压、呼吸和心率、疼痛评分和总情绪障碍评分。推拿降低了焦虑和非甾体抗炎药的使用率，并且触摸疗法减少了疲劳（Post-White 等，2003）。在一项随机对照试验中，380 名晚期癌症患者接受了为期 2 周的 6 次 30min 推拿和简单触摸治疗，结果疼痛评分降低，情绪得到改善。推拿在即时疼痛和抑郁情绪方面优于简单触摸，在持续疼痛、生活质量和镇痛使用方面则模棱两可（Kutner 等，2008）。

（四）缓解疼痛的身心疗法

身心疗法（如引导想象和催眠、冥想、瑜伽、太极拳和气功）和精神护理减轻疼痛的能力可能与其减轻焦虑和压力的能力有关。SIO 的建议包括针对这些症状的冥想（证据等级 A）、音乐疗法、压力管理和瑜伽（建议等级 B）（Greenlee 等，2017）。身心疗法也可能诱发生理效应，大脑 fMRI 显示，在催眠诱导的想象疼痛体验中，“疼痛皮层”的激活程度与真正的疼痛刺激诱导相似。研究结果表明，中枢催眠介导的效应与疼痛神经基质的效应之间存在联系（Derbyshire 等，2004）。

临床研究支持使用身心疗法治疗疼痛综合征，如腰痛（Chou 等，2017）。研究正念减压（一种基于冥想的干预）的随机试验表明，对急性和慢性腰痛都有积极作用（Cherkin 等，2016; Anheyer 等，2017），就像瑜伽（相对于物理治疗）一样（Saper 等，2017）。练习太极拳被证明与有氧运动一样对纤维肌痛有效（Wang 等，2018），与物理治疗相比，太极拳运动可以减少骨关节炎性膝关节疼痛（Wang 等，2016）。气功锻炼对慢性颈痛有显著益处（Rendant 等，2011），术前 15min 的催眠可减轻乳房切除活检后的疼痛（Montgomery 等，2007）。催眠可能会减轻癌症患儿的围术期疼痛和痛苦，但仍需进一步研究（Richardson 等，2006）。最后，脑电图神经反馈训练被证明在化疗后 4 个月内可缓解化疗引起的神经病理性疼痛和麻木（Prinsloo 等，2018）。

接受性和参与性音乐疗法也在疼痛对照试验中进行了研究（包括在严重疾病患者中）（Warth 等，2016）。一项小型随机试验表明，接受乳房切除术的女性是受益的，包括平均动脉压和焦虑的显著降低，以及疼痛的减轻（Binns-Turner 等，2011）。在一项试验中，200 名姑息治疗病房的患者（其中 87% 患有癌症）接受“附加”音乐治疗，其疼痛程度明显低于接受标准治疗的患者（Gutsgell 等，2013）。

二、姑息治疗中的整合医学与疼痛

与姑息治疗一样，整合医学以患者为中心，强调整体性，从生物社会心理精神的角度出发（World Health Organization，2006; American Cancer Society，2012; Greenlee 等，2017）。当作为传统姑息和支持治疗的“补充”提供时，整合医学的影响似乎最大。由于这两种方法共享一个共同的治疗“工具箱”，整合设置为患者提供了从“两全其美”中获益的机会（Ben-Arye，2017）。

然而，整合姑息治疗设置需要在具有传统姑息治疗专业知识的医务人员和整合医学从业者之间进行公开和有效的对话。整合医生在传统和非传统医学学科方面都有资格，因此非常适合促进传统和非传统医学从业者之间的协作过程，同时确保为患者提供有效和安全的环境。我们提供了一份个案报道，说明了姑息和整合医学如何相互沟通和协作，从而在治疗过程中产生协同效应（框 46–1）。整合医生应该是传统医疗环境的一部分，与姑息治疗团队双向合作，最终形成一个治疗疼痛和相关症状的综合模式。

当与姑息治疗从业者合作时，整合医生可以在评估患者需求和共同设计治疗计划方面提供指导。该计划应解决广泛的生活质量相关问题，特别是疼痛和焦虑，重点关注可提供缓解的循证整合医学干预措施（如针灸、触摸疗法、催眠、音乐疗法、冥想、瑜伽和音乐疗法）。在许多情况下，整合医生可能需要重新构建与非传统医学提供疾病“治愈”或“增强”免疫系统能力相关的不切实际的期望。需要澄清的是，整合医学的作用是作为一种管理症状、改善生活质量和功能的手段（Samuels 等，2017）。整合医生应允许患者讨论他们的健康信念护理模式，对于那些更喜欢“自然”健康信念方法而不是使用传统药物（如草药）的患者来说，这一点尤为重要。促

框 46-1　整合和姑息治疗：交流与合作

M. 是一名 66 岁的男性，由肿瘤科护士将他转介给肿瘤科的一名整合医生。患者在 2 年前接受了结直肠癌切除术，并完成了 FOLFOX 辅助治疗（亚叶酸、氟尿嘧啶和奥沙利铂）。化疗期间他的手指和足趾出现了持续的疼痛和感觉异常（“刺痛”），并伴有感觉丧失。他很难扣上衬衫、写字和在笔记本电脑上打字，也很难洗盘子（“盘子总是滑落和摔坏”）。他走路变得“不稳”，经常觉得自己是在“垫子上行走”。他的肿瘤医生开始用度洛西汀治疗他的神经病变，但几周后症状没有改善，药物使他感到“更加头晕”，并导致严重便秘。这使他晚上难以入睡，日常生活功能也受到影响。

在整合医生会诊期间，M. 被要求描述他的症状、与他的疾病和治疗相关的其他问题、对整合医学计划的期望，以及过去或现在任何对非传统医学的使用经验。他被要求完成调查问卷调查，以评估症状的严重程度。根据咨询设计了一个整合治疗方案，包括一系列单独的针灸和反射疗法及瑜伽和冥想的小组会议，以减轻压力并改善他的幸福感。整合医生将 M. 转介给姑息治疗服务中心的肿瘤心理学家以进一步评估和治疗焦虑和紧张，同时转介给肿瘤科的职业治疗师以帮助日常生活功能。咨询和整合治疗计划的摘要被输入到 M. 的电子患者档案中，并向姑息治疗服务部门发送电子邮件以提供计划的整合医学方案的最新信息。

进一种非评判性的讨论，以满足患者的叙述对非传统医学的期望，这也可以丰富照护的社会文化精神方面的跨文化了解。

与患者建立融洽的关系有助于整合医生与患者、患者家属、医疗和姑息护理人员进行开放和有效的沟通。整合医生可以帮助患者了解坚持传统医疗方案的重要性，同时强调针灸等整合疗法作为“附加”治疗比单独治疗效果更好（Choi 等，2012）。

结论

在治疗疼痛和相关症状方面，整合医学可以作为传统姑息治疗的辅助手段。这两个学科应该在一个统一的医疗环境中协同工作。需要进一步的研究来更好地理解整合医学在治疗疼痛和相关症状中的作用，该研究应侧重于将非传统疗法作为传统姑息治疗的辅助手段，而不是作为替代手段。同时，遭受疼痛和相关症状的患者需要了解整合治疗的风险和潜在益处，姑息治疗专业人员也是如此。为了促进这一过程，有必要将整合医生纳入姑息治疗团队。

第 47 章　骨痛的管理问题

Management issues in bone pain

Peter Hoskin　著

顾亦凡　吴　楠　译　　王　剑　杨　扬　朱向帜　校

骨转移是转移性癌症中常见的问题，它存在特定的治疗问题。其中包括：①双膦酸盐和地诺单抗的作用；②疼痛反跳；③反复发作的骨痛；③骨折风险和病理性骨折的处理；⑤骨孤立性转移和寡转移；⑥生命末期骨转移症状的处理。

一、双膦酸盐和地诺单抗的作用

（一）双膦酸盐

双膦酸盐是抑制破骨细胞的药物。这类药物中常用的是唑来膦酸和伊班膦酸盐。转移性骨痛的病理生理学与继发于肿瘤细胞释放或激发的许多化学破骨细胞活化因子的破骨细胞激活有关（Theriault 和 Theriault，2012）。这些包括 IL 家族的各种成员、甲状旁腺相关蛋白、前列腺素、巨噬细胞活化蛋白（MIF1）和胆钙化醇。另外还可以看到 T 细胞的活化。其中许多药物通过 RANKL 发挥作用。最终的影响是正常骨稳态的紊乱，伴有破骨细胞激活和不同的成骨细胞反应。肿瘤细胞通过一系列细胞因子机制刺激破骨细胞活化，在此过程中促进骨损伤，从而导致代偿性但低效能的成骨细胞反应。

多发性骨髓瘤和高危乳腺癌患者将常规给予双膦酸盐作为其主要治疗的一部分，以减少骨相关事件，包括新的骨转移、骨痛、病理性骨折、脊髓压迫和放射治疗的使用，在绝经后的女性中，有人认为她们甚至可能对生存产生较小影响（O Carrigan 等，2017）。它们也用于高钙血症的紧急情况。虽然有许多药物可用，但最常见的是唑来膦酸和伊班膦酸，后者可作为口服制剂获得。这些药物在很大程度上取代了较老的、效力较弱的药物帕米膦酸盐和氯膦酸盐。

它们在治疗转移性骨痛中的作用尚不明确。越来越多的证据表明，双膦酸盐类药物治疗前列腺癌骨转移是有效的。这些药物的主要作用方式是显著的抑制破骨细胞活性。在转移性环境中，口服氯屈膦酸盐可降低骨相关事件的发生率，甚至延长生存期（Dearnaley 等，2009）。然而，它们作为已确定的骨痛的镇痛药的用途更有争议，关于它们在这种情况下的疗效的数据有限（Ernst 等，1992；Purohit 等，1995；Robertson 等，1995）。伊班膦酸钠是新一代双膦酸盐类药物。在临床实践中，部分由于与放疗相比相对容易获得和给药，使用双膦酸盐缓解疼痛已变得普遍。与安慰剂相比，帕米膦酸盐的 2 项双盲试验的汇总分析显示，帕米膦酸盐的镇痛效果并不比安慰剂更好（Saad 等，2007）。然而，使用氯膦酸盐或唑来膦酸盐的其他研究表明，在定期给予双膦酸盐的情况下，镇痛效果温和而多变（Von Moos 等，2013）。伊班膦酸盐和唑来膦酸盐是第三代双膦酸盐，在抑制破骨细胞方面比前两代更有效，这可能是这些研究中观察到的更大镇痛效果的原因。

一项随机试验在 470 名前列腺癌相关转移性骨痛患者中比较了单剂量放疗和单次输注伊班膦酸钠（Hoskin 等，2015）。这表明放疗后 4 周的镇痛效果更好，但双臂的疼痛缓解总体相当。采用交叉设计，以便在 4 周时，对伊班膦酸钠或放疗无应答者能够进行交叉治疗。未观察到毒性或生活质量的差异。这项研究表明，双膦酸盐是对疼痛性转移进行放疗的有效替代，重要的是，患者可以从一种治疗换到另一种治疗而仍然有效。

使用双膦酸盐的一个重要但罕见的后果是，在接受常规双膦酸盐治疗的患者中，有 2%～3% 的患者报告了下颌骨坏死。因此，在这一患者群体中，初始和后续定期的牙科评估非常重要。

（二）地舒单抗

地舒单抗是一种靶向 RANKL 的单克隆抗体，RANKL 是破骨细胞活化途径的关键成分，其他破骨细胞激活细胞因子通过 RANKL 发挥作用。在英国，国家杰出健康和护理研究所（National Institute for Health and Care Excellence，NICE）建议，如果患者需要服用双膦酸盐，则可将地舒单抗作为一种可能的治疗方法，以防止癌症从实体肿瘤（前列腺癌除外）扩散至骨骼引起的并发症（National Institute for Health and Care Excellence，2012）。网络 Meta 分析结果在这方面进一步显示，与安慰剂相比，地诺单抗在研究中首次发生骨相关事件（HR=0.46，95%CI 0.29～0.72）、首次和后续骨相关事件的风险（RR=0.45，95%CI 0.28～0.72）和骨发病率（RR=0.47，95%CI 0.25～0.67）在统计上有显著改善，并且在首次骨相关事件的时间上优于帕米膦酸二钠（HR=0.73，95%CI 0.56～0.94）和唑来膦酸（HR=0.82，95%CI 0.71～0.95）。

地舒单抗与双膦酸盐治疗骨转移性疼痛方面也做了比较。它的主要作用是延迟疼痛的发作，而不是作为镇痛药。在一项比较地舒单抗与唑来膦酸的实体瘤联合分析中，它将中度或重度疼痛的复发额外推迟了 3 个月（Von Moos 等，2013）。一项系统综述已证实，地舒单抗的主要作用是延迟疼痛发作，而不是作为已确定疼痛的镇痛药（Porta-Sales 等，2017）。目前尚无比较数据来评估地舒单抗与放疗的疗效，后者仍是治疗局部骨痛的金标准。接受地舒单抗治疗的患者应在适当的情况下给予放射治疗，没有证据表明在这种情况下放疗疗效不如没有使用过地舒单抗的患者接受放疗的效果。

地舒单抗也与下颌骨坏死有关，因此，与双膦酸盐一样，在使用期间需要密切的牙科监测。

二、疼痛反跳

由于骨痛而接受放射治疗的患者中，有一部分会经历在开始时受照射部位的疼痛加剧，称为“疼痛反跳”。对包括 888 名患者在内的 11 项已发表研究的回顾发现，疼痛反跳在常规外照射治疗后的发生率为 2%～44%，立体定向全身放射治疗后的发生率为 10%～68%（McDonald 等，2014）。这些范围可能在一定程度上反映了对放疗后疼痛研究方法和定义的不同，最常见的是疼痛评分增加至少 2 分（0～10 级），以及镇痛需求稳定或增加。没有发现一致的诱发因素。通常情况下，疼痛在治疗后 1～4 天内加剧，并持续 6 天，平均时间为 3～4 天。

疼痛反跳的机制还不是很清楚。已经有人提出由于炎性细胞因子的释放，但没有一个好的动物模型，真正的病理生理学仍存疑。对于因转移性骨痛而接受放射治疗的患者，有人建议预防性使用类固醇以减少炎症反应。许多小型前瞻性研究表明这是有益的，一项前瞻性随机试验也已被报道（Chow 等，2015）。

一项双盲随机试验用 8mg 地塞米松或安慰剂对 298 名接受单剂量 8Gy 放疗的转移性骨痛患者进行治疗。在本研究中，疼痛反跳的定义为治疗部位的最严重疼痛评分增加 2 分而镇痛药的使用没有减少，或者镇痛药的摄入量增加 25% 或更多而疼痛评分稳定。安慰剂组疼痛反跳的发生率为 35%，地塞米松组为 26%，刚刚达到统计学意义（P=0.05）。

与疼痛反跳减少相关的其他因素是男性和体力状况分级（KPS 评分 70～80 与 40～60 比较）。两组患者的生活质量略有差异，地塞米松组在第 10 天的恶心和功能干扰较少、食欲改善，第 42 天的身体功能和失眠评分略好。虽然作者声称地塞米松在这种情况下显示出疗效，但仍有 1/4 的患者出现疼痛反跳。

荷兰报道了另一项安慰剂对照随机试验（van der Linden 等，2004）。在这项研究中，8Gy 单剂量放疗转移性骨痛后的 295 名患者被随机分为三组：安慰剂组；地塞米松 8mg 单次剂量加安慰剂组，为期 3 天；每天 1 次地塞米松 8mg，为期 4 天。以摘要形式呈现的意向治疗人群的结果仅报告了 55% 的安慰剂组、34% 的第 1 天地塞米松组和 44% 的第 1～4 天地塞米松组出现疼痛反跳。由于患者对疼痛表格的依从性有限，对缺失数据的敏感性分析显示三组的疼痛反跳发生率分别为 25%、16% 和 25%。这些发现没有统计学意义。总的来说，地塞米松在预防疼痛反跳方面的疗效证据不足，一般不被作为因转移性骨痛而接受放射治疗患者的标准辅助药物。

三、反复发作的骨痛

Meta 分析的一个一致发现是，单次剂量放疗后，需要再治疗的患者比例更高，在大多数试验中约占 25%。然而，这并不是延长放疗疗程的理由，因为单次治疗可以有效地用于再次治疗。荷兰骨转移研究组（van der Linden 等，2004）研究了再治疗对结果的影响，并证实即使考虑到再治疗的影响，单剂量放射治疗也相当于多分割治疗。在先前缓解良好后疼痛复发的情况下，应考虑再次照射，在最初缓解不令人满意的情况下也可能有价值。在历史数据中，再次治疗后出现缓解的概率约为 80%，与初次治疗后的概率相似，并且并不总是通过初次缓解来预测（Huisman 等，2012）。

一项前瞻性随机非劣效性试验比较了单次剂量再治疗和多次分割剂量再治疗（Chow 等，2014b）。

850 名患者被随机分为两组，一组接受 8Gy 单次剂量治疗，另一组接受 20Gy 多次剂量分割治疗。在意向治疗分析中，8Gy 治疗后 2 个月的缓解率为 28%，20Gy 治疗后为 32%。在符合方案分析中，两组的缓解率分别为 45% 和 51%。具有统计学意义的是，20Gy 组更有可能出现腹泻（31% vs. 23%）和食欲下降（66% vs. 56%）的急性毒性反应，但后期毒性总体没有增加，生活质量也没有差异。该试验被设计为非劣效性试验，预设裕度为 10%；意向治疗分析（9.2%）的 95%CI 低于此值，但符合方案分析（13.2%）的 95%CI 并不低。本研究得出的最重要结论是，再次照射治疗既往放疗后骨痛复发的患者可能仍然有效。不幸的是，剂量分割问题仍未得到解答，而 20Gy 的有限获益都必定与个体患者急性毒性的明显增加相抵消。

本研究的亚组分析包括 528 名可在 2 个月时评估对再治疗缓解的患者（这是主要终点），使用欧洲研究与治疗组织 QLQ-C30 和简明疼痛量表评估了放疗缓解与功能状态和生活质量之间的关系（Chow 等，2014a）。有意义应答患者，与无效者相比在以下 10 个方面来说有显著优势：在镇痛和疼痛评分、身体、角色、情绪、社会功能、整体生活质量、疲劳，疼痛和食欲。

总之，应为疼痛的骨转移患者提供再次照射治疗，约 1/3 的患者既能减轻疼痛，又能改善临床上重要的功能和生活质量。在大多数情况下，8Gy 的单次剂量是合适的。

四、骨折风险和病理性骨折的管理

骨转移部位的病理性骨折可能自发发生，也可能是轻微创伤的结果（特别是在承重骨中）。已经设计出几种工具来评估转移性疾病导致骨折的风险（Benca 等，2016）（见第 80 章）。最广泛使用的有效评分之一是 Mirels 评分（Mirels 等，1989）。

- 评分 1：上肢，轻度疼痛，成骨性病变，直径小于 1/3。
- 评分 2：下肢，中度疼痛，混合溶骨性 / 成骨性病变，直径 1/3～2/3。
- 评分 3：转子周围，剧烈疼痛，溶骨性病变，直径超过 2/3。

然后根据对部位、疼痛程度、放射学表现和大小的评估得出总分，范围为 4～12 分。9～12 分表示骨折风险高，应考虑对此类患者进行预防性治疗。荷兰骨转移研究（Dutch Bone Metastasis Study）对来自 1157 名股骨转移患者中的 102 名患者的病理性骨折进行了分析，这些患者中有 14 例骨折（van der Linden，2004）。他们发现轴向皮质受累大于 30mm 和环向皮质受累大于 50% 是骨折的预兆。在这一人群中，所有骨折患者的 Mirels 评分均为 9～12 分，但 84 名未骨折患者也获得了类似的评分。疼痛加剧被认为是高风险病变的一个特征，但并不能预测骨折。最近，已经描述了使用客观的逐像素密度测量来确定轴向刚度、弯曲刚度和扭转刚度的复杂 CT 分析（Leong 等，2010）。在预测股骨和脊柱病理性骨折方面，CT 结构刚度分析优于 Mirels 评分（Damron 等，2016）。

脊柱稳定性通常使用脊柱不稳定肿瘤评分（Spinal Instability Neoplastic Score，SINS）来评估，如表 47-1 所示（Fischer 等，2010）。在这个分数中，0～6 分是稳定的，7～12 分是潜在不稳定的，13～18 分是不稳定的。评分为 7 分或更高的患者应考虑固定治疗。最近一项针对 203 名存在 250 个脊柱转移瘤的患者的研究报道称，SINS 评分 0～6 分的患者骨折率为 14.4%，7～12 分的患者为 21.2%，13～18 分的患者为 50.0%（Shi 等，2018）。

手术内固定是稳定高风险病变的首选方法。然而，在不能手术的高风险的病变骨骼中，如骨盆、肋骨和肩胛骨，此时应考虑局部放疗。示例如图 47-1 所示。当治疗的目的仅仅是缓解疼痛时，8Gy 的单次剂量就足够了，大约 2/3 的病理性骨折患者在照射后将获得疼痛缓解。没有比较数据来确定病理性骨折后实现骨愈合的最佳剂量。据报道，在 4～5 周内给予 40～50Gy 的剂量后，1/3 的患者出现了骨质硬化，但也有传闻称，在 2 周内仅给予 20Gy 的剂量后也出现了骨质硬化。在实践中，大多数患者将接受总量 20～30Gy、分割为 5～10 次、疗程在 1～2 周的治疗。

使用椎体成形术或椎体后凸成形术进行椎体加固可以很好地治疗高风险的溶骨性椎体损伤或椎体塌陷。与手术稳定和固定相比，这些方法的侵入性更小，并且需要将针头经皮插入椎体，然后通常在 CT 引导下进行骨水泥固定。在注射骨水泥前，椎体后凸成形术使用球囊来恢复椎体高度。这两种方法都报道了疼痛强度的快速降低，以及随之而来的行动能力的改善，由此客观评估的生活质量更好（Health Quality Ontario，2016）。严重并发症少见，最常见的是骨水泥渗漏，多数无症状。与其他治疗方法的正式比较尚未进行，包括使用放射治疗或全身治疗来

表 47-1 预测脊柱不稳定性的 SINS 评分

受累节段	固定（$S_{2\sim5}$）	半固定（$T_{3\sim10}$）	活动性（$C_{3\sim6}$，$L_{2\sim4}$）	结合部位（枕骨 C_2，$C_7\sim T_2$，$T_{11}\sim L_1$，$L_5\sim S_1$）	
力学性疼痛	无痛	偶尔非力学	有		
骨病变	成骨性	混合性	溶骨性		
脊柱力线影像	正常	存在畸形			不全脱位 / 旋转
椎体塌陷	完全没有	没有塌陷	＜50% 塌陷	＞50% 塌陷	
脊柱后外侧受累	无	单边	双边		
得分	0	1	2	3	4

引自 Fisher，C.G.et al.(2010).A novel classification system for spinal instability in neoplastic disease：An evidence-based approach and expert consensus from the Spine Oncology Study Group.Spine(Phila Pa 1976).35(22):E1221-9.DOI：10.1097/BRS.0b013e3181e16ae2.

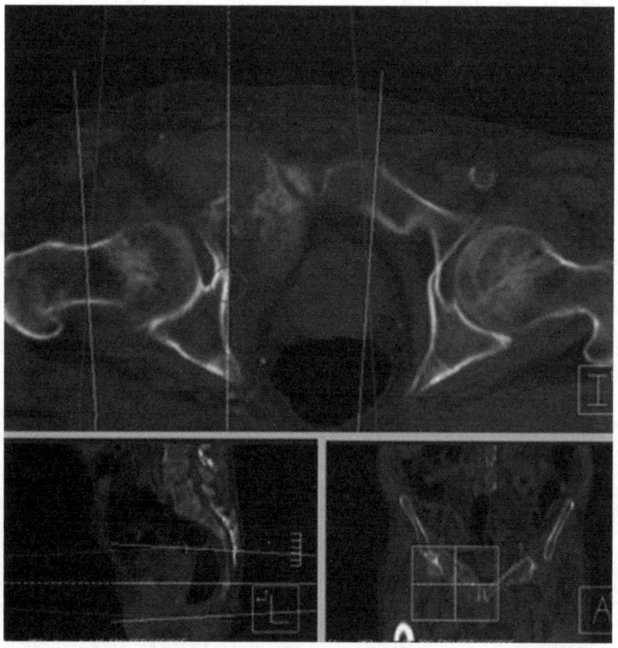

▲ 图 47-1 耻骨的溶骨性转移导致病理性骨折和剧烈疼痛（图示用于治疗的放射野）

控制潜在的肿瘤。

在可行的情况下，长骨骨折的最佳治疗方法是内固定，患者的状况和预后证明这种方法是合理的。在预防性治疗时会出现一些情况，包括脊椎塌陷、肋骨和带骨骨折，这些情况下手术是不行的，而放射治疗具有重要作用。如果患者有长骨骨折，但疾病晚期或体能状态不佳，手术也可能不合适。在这些情况下，局部照射仍然是一种有价值的姑息手段，既能缓解局部疼痛，又能促进骨愈合。

内固定术后也可进行放射治疗，以防止残余转移瘤的进一步发展，并使假体周围的骨愈合。传统上，由于手术过程中存在通过髓腔传播的风险，因此放疗使用覆盖髓内钉或髓内钉整个长度的区域（图 47-2）。然而，很少有公布的数据支持这一普遍做法。最近的一项系统综述在文献中只确定了两个回顾性系列。第一组包括 60 名患者 64 处骨折，第二组包括 116 名患者 152 处骨折。是否放疗取决于外科医生的选择。第一项研究表明，给予放射治疗后功能恢复更好，但第二项研究报道称放疗对活动度或疼痛没有显著影响，而术后并发症明显增加，主要与假体失效或疾病进展有关，尽管这在统计学上并不显著（Willeumier 等，2016）。术后疼痛得到控制的广泛转移性疾病和生存期有限的患者从术后放疗中获益甚微，除非出现局部疼痛，否则应推迟放疗。

五、孤立性骨转移

有少数患者出现孤立性骨转移或最多涉及三个部位的寡转移。消融这些寡转移瘤可能是可潜在治愈的。即使后来出现更广泛的疾病，抑制发病率或推

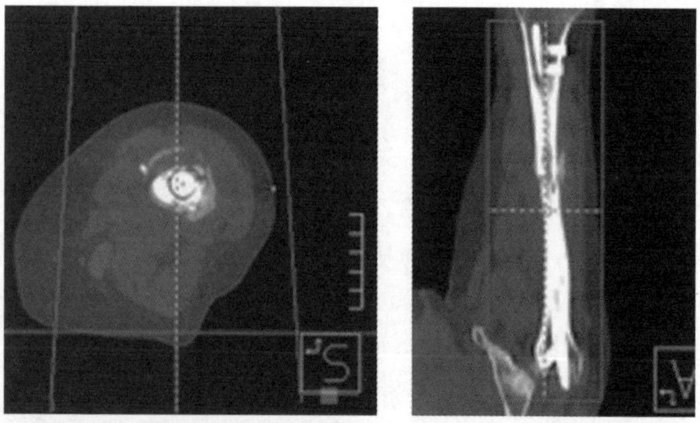

▲ 图 47-2 股骨髓内钉内固定术后放疗的数字重建影像。注意照射野长度覆盖整个假体

迟全身治疗的机会也被视为这种方法的另一个理由。

骨孤立转移或寡转移最常见于前列腺癌和乳腺癌，这些恶性肿瘤通常有很长的自然病史。在这种情况下，需要仔细注意分期诊断和患者选择。用氟脱氧葡萄糖（FDG）做 PET-CT 仔细评估原发部位以评估局部控制和系统分期，如果是前列腺癌，应使用胆碱或前列腺特异性膜抗原做 PET-CT 检查。另一种方法是全身 MRI。

最常见的表现是脊柱转移。已经提出了一种基于原发病诊断后的无病诊断间隔或 30 个月、KPS70 分和年龄 70 岁的简单预后评分，并将人群分为与预后相关的三组（Chao 等，2012）。图 47-3 所示的纪念斯隆 - 凯特琳癌症中心 NOMS 框架是一种更复杂的方法，基于四个方面：神经学、肿瘤学、机械稳定性和系统性（Laufer 等，2013）。

除非出现椎体塌陷或椎管压迫，这时手术是适应证，否则应使用高度聚焦立体定向放射治疗进行局部照射（Battacharya 和 Hoskin，2015）。如图 47-4 所示，这种方法可以将非常高的剂量集中在一个小目标上，同时保留周围组织。使用单次剂量为 16～18Gy、3 次总剂量为 21～27Gy（3×7Gy 或 3×9Gy）的低分割方案，或者使用 5 次总剂量为 20～30Gy 的分割方案。

文献中报道的大型研究很少，大多数是肾癌或黑色素瘤的脊柱转移。据报道，局部控制率为 70%～80%，疼痛控制率高。一项对 1388 名 1775 例转移患者的汇总分析报道，尽管随访时间不定且相对较短，但 90% 的患者得到了局部控制，79% 的患者得到疼痛控制（Hall 等，2011）。另一项来自美国 8 个中心的大型研究显示，2 年的局部控制率为 83.9%，中位生存期为 19.5 个月（Guckenberger 等，2014）。

放射线辐射的高度集中性意味着毒性发生率低、脊髓病罕见，据报道不超过 0.5%。一种特殊的并发症是以各种方式报道的椎体塌陷，高达 40% 的病例，腰椎比 T_{10} 以上的椎骨更可能发生（Battacharya 和 Hoskin，2015）。

已发表的非脊柱转移瘤的经验更为有限。总体而言，似乎与脊柱放疗的结果相当，但生存率可能较低，强调需要有效的病例选择工具，以避免更广泛但隐匿性转移的患者接受这种更集约的方法而没有明显的益处。

六、终末期患者骨转移症状的处理

骨转移患者的预期寿命预测已经由多个得出预后指数的小组进行了研究。大多数集中于原发性肿瘤类型、其他部位是否存在转移和体能状态。在许多患者中，定义为临终关怀需求的流程将取代骨转移的症状处理流程，因为行动能力变得更加有限，并且更高剂量的阿片类药物用于症状控制。然而，少数患者此时会经历疼痛或病理性骨折。一项研究观察了生命的最后 3 个月使用放射疗法治疗有症状的骨转移（Dennis 等，2011）。在 918 名因转移性骨痛而接受放射治疗的患者中，232 名患者在治疗后 3

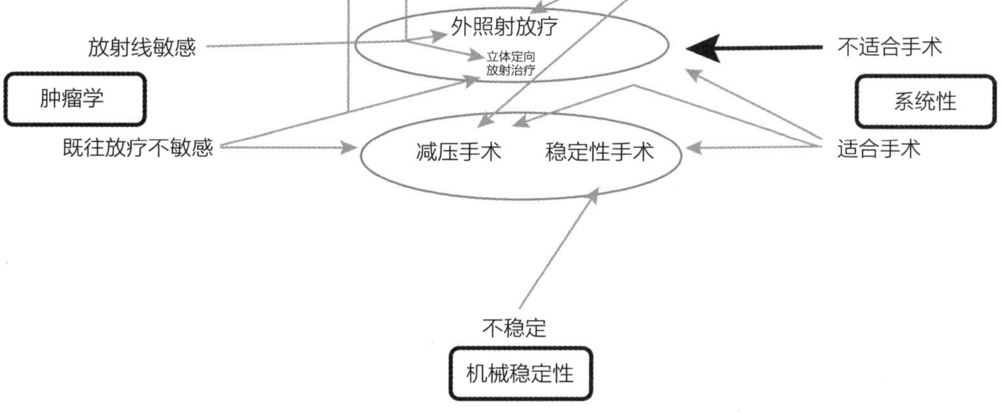

▲ 图 47-3 选择骨转移患者进行根治性放射治疗的 NOMS 框架

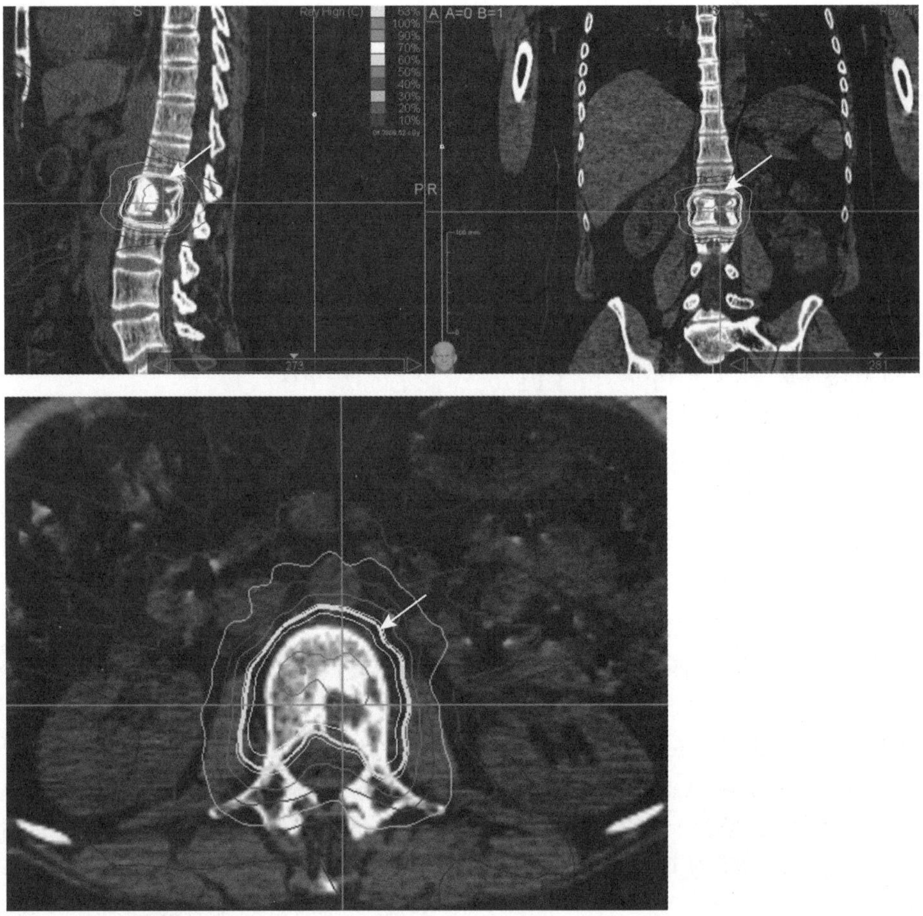

▲ 图 47-4 孤立性脊柱转移的立体定向放射治疗方案；注意粗白线（箭）所示的处方剂量是如何严格限制在椎骨上的，避开了重要的周围结构，如肾脏

个月内死亡。这个群体中有 1/3 的人患有肺癌，其次常见的原发部位为前列腺（18%）和胃肠道（14%）。Karnofsky 评分的中位数为 60。仅有 47% 的患者可以使用 ESAS 或简明疼痛量表进行正式的疼痛评估。该组的中位生存期为 60 天，而未完成评估的患者的中位生存期仅为 32 天。放疗后 1 个月时的总缓解率为 67%，2 个月时为 52%，但仅有 5% 的患者完全缓解。在主要的骨痛试验中，报道的疼痛缓解模式是，大约 50% 的患者在最初 4 周内有反应，另外 10%～20% 的患者在 6 周后有反应。

因此，如果给予放疗，预期寿命从放疗开始有 2 个月或更长的患者将有 2/3 概率骨痛得到改善。预估生存期较短的患者获益可能性较小，使用镇痛药滴定和辅助镇痛药（如抗炎药）可能是更好的治疗方法。

第 48 章　神经病理性疼痛的治疗问题

Management issues in neuropathic pain

Lise Ventzel　Nanna Brix Finnerup　著
顾亦凡　吴　楠　译　　王　剑　杨　扬　校

神经病理性疼痛是由周围或中枢躯体感觉神经系统的损伤或疾病导致的慢性疼痛综合征（Jensen 等，2011）。损伤可以是任何类型的，并且发生在感觉传递路径的任何位置。神经病理性疼痛通常分为周围性和中枢性，并根据解剖部位和疾病进一步分类（Treede 等，2015）（表 48-1）。

神经病理性疼痛在治疗上具有挑战性，并对生活质量、睡眠和情绪有重大影响。治疗不同于通常用于伤害感受性疼痛的干预措施。鉴于这些挑战，对各种神经病理性疼痛综合征的认识及对评估和治疗相关问题的理解可能会带来更好的认知和结果的改善。

一、临床特点

神经病理性疼痛可能在神经损伤或疾病后立即发生，或者作为晚期效应发生，通常在几个月后。疼痛可能是慢性的，其特征是在感觉异常区域感知到的自发和诱发性疼痛，无论是感觉减退还是感觉过敏，或者两者兼而有之。在某些情况下，神经病理性疼痛可能发展为急性可逆性疼痛，例如，在使用化疗药物奥沙利铂治疗后的冷诱发痛，该药物常用于治疗胃肠道癌症。

自发性疼痛可能是持续性的，具有稳定或波动的疼痛强度，或者短时间的突然发作伴有无痛间期或轻度背景疼痛。其他感觉，如感觉异常（既不痛苦也并非不愉快的异常感觉）和感觉障碍（不愉快的异常感觉）可能会自发或仅在刺激时诱发。痛觉超敏是一种由非伤害性刺激诱发的疼痛。最常见的类型是触摸诱发（或机械压力诱发）的异常性疼痛，轻度触摸会导致疼痛，患者可能无法忍受穿着衣服的轻度触摸，以及冷诱发痛，后者与寒冷接触时会导致疼痛。痛觉过敏是指对正常疼痛刺激的反应增强，也经常出现，但患者通常不会将其描述为症状。

表 48-1　神经病理性疼痛的分类

周围神经病理性疼痛	中枢神经病理性疼痛
• 三叉神经痛 • 周围神经损伤（如由创伤、手术或癌症引起） • 多发性神经病（如由糖尿病、化疗或 HIV 引起） • 带状疱疹后神经痛 • 痛性神经根病	• 中枢性脑卒中后痛 • 脊髓损伤 • 多发性硬化症 • 脑外伤 • 肿瘤

二、神经病理性疼痛的诊断

为了诊断神经病理性疼痛，必须努力证明神经系统病变、与之相关的疼痛发作，以及疼痛发生在神经解剖学上与病变一致的感觉障碍区域（Finnerup 等，2016）。诊断不能依赖于单一的疼痛描述，也不总是容易确认。当感觉丧失被痛觉过敏区域掩盖时，以及当疼痛的神经病理性和伤害感受性成分同时出现时，诊断可能特别具有挑战性。

采集病史是至关重要的，包括详细的疼痛病史和仔细的体格检查和神经系统检查（Haanpää 等，2011）。神经系统检查对于神经病理性疼痛的诊断很重要，应包括仔细的感觉检查，评估触摸、振动、针刺和热刺激的反应减弱或增强，以及绘制感觉障碍的分布图。有时，可能需要额外的诊断测试，如定量感觉测试、CT 或 MRI、肌电图和神经传导速度测试或神经活检。分级系统提出了神经病理性疼痛的三个确定级别（Finnerup 等，2016）。如果有神经损伤史（如手术）或足部逐渐麻木，并且疼痛位于神经解剖学上与损伤相符合的区域（如位于由穿过手术野的神经支配的区域，或者在多发性神经病的情况下位于足部），并且疼痛发作与损伤一致，则该疼痛可能是神经病理性疼痛。如果临床检查显示感觉丧失在神经解剖学上合理的区域，则该疼痛很可能是神经病理性疼痛。如果客观测试（如神经生理学或影像学测试）证实神经损伤，则该疼痛被确诊为神经病理性疼痛。有人提出了一种用于诊断癌症患者神经病理性疼痛的算法（Brunelli等，2014）。该算法与用来鉴别其他神经病理性疼痛综合征的算法非常相似（Finnerup等，2016），但其版本更简单，特别关注肿瘤病史及肿瘤或其治疗是否可能导致神经损伤。

在流行病学研究中，基于灼痛、冷痛、电击、针扎、刺痛、麻木和瘙痒等症状的问卷调查有助于识别神经病理性疼痛，但神经病理性疼痛的诊断不能仅仅根据这些工具，而应始终伴随临床检查（Haanpää等，2011；Mulvey等，2017）。

多年来，肿瘤学的临床实践指南和临床试验一直使用NCI的不良事件通用术语标准（Common Terminology Criteria for Adverse Events，CTCAE）来测量化疗引起的神经病变的程度。然而，这种粗略的尺度具有局限性，并且观察者之间的一致性较低。近年来，已经开发了几种问卷来评估化疗期间和化疗后的神经毒性。患者报告结果的工具，如欧洲癌症研究与治疗组织生命质量测定量表－化疗诱导周围神经病变二十项量表（QLQ-CIPN20），已被证明是比临床医生确定的CTCAE分级更好的神经病变测量方法。QLQ-CIPN20分为评估感觉、运动和自主神经功能的三个分量表（Le-Rademacher等，2017）。另一种评估化疗期间神经症状的有效问卷是癌症治疗功能评估/妇科肿瘤组－神经毒性（FACT/GOG-Ntx）量表，该工具主要用于评估铂类/紫杉醇诱导的神经病变（Huang等，2007）。

三、神经病理性疼痛综合征

神经病理性疼痛综合征已成为癌症患者日益严重的问题，影响高达40%的患者（Forman，2004；Reis-Pina等，2018）。在一项包括22项研究和13 683名活动性癌症和疼痛患者的系统评价中，19%（95%CI 9.4%～28.4%）患有神经病理性疼痛，当包括混合疼痛患者时，计算出39.1%（95%CI 28.9%～49.5%）的不完全确切的估计值（Bennett等，2012）。神经病理性疼痛可独立于癌症而持续存在，并且会影响癌症痊愈后幸存者的生活质量（Shah等，2018）。在那些活动性癌症的患者中，疼痛性单神经病变或神经丛病变通常是由癌症直接浸润周围神经引起的。神经病理性疼痛也是癌症手术（Haroutiunian等，2013）和放射治疗的常见并发症。多发性神经病可能与营养不良或副肿瘤综合征有关，并可能影响多达5%的患者（Forman，2004）。更重要的是疼痛的化疗引起的周围神经病变（chemotherapy-induced peripheral neuropathy，CIPN）（Seretny等，2014）。已知几种类型的化疗具有神经毒性，包括铂类（顺铂、卡铂和奥沙利铂）、紫杉类（多西他赛、紫杉醇和卡巴他赛）、长春碱类（长春新碱和长春碱）、蛋白酶体抑制药和用于治疗多发性骨髓瘤的药物（沙利度胺、来那度胺和泊马度胺）。病理生理学尚不完全了解，临床表现上存在重要差异。例如，基于铂的化疗以滑行现象为特征，这是指观察到铂诱导的神经病变在停止化疗后可能恶化数月（Staff等，2017）。在某些情况下，CIPN的首次出现甚至可能在治疗期结束后，在这种情况下，它可能会引起害怕癌症复发或肿瘤生长的患者的焦虑。CIPN通常是一种剂量依赖性累积不良反应，症状呈“手套和袜套”状分布。症状包括感觉丧失、感觉异常、感觉障碍和疼痛，有时伴有痉挛和肌无力。奥沙利铂诱导的神经病变是特征性的，它有一个急性期，特点是影响手和口周区域的寒冷性痛觉超敏和刺痛性感觉障碍，以及由冷饮或冷风引起的呼吸短促或吞咽困难的特征性咽喉感觉障碍（Ventzel等，2016）。这种急性神经毒性的发生率高达90%，是一过性的，在每次治疗后的几天或几周内几乎完全消失，并且可能与累积感觉长度依赖性多发性神经病的发生无关（Ventzel等，2016；Staff等，2017）。

较新的免疫检查点抑制药（如PD-1单克隆抗体帕博利珠单抗）出现神经并发症的发生率较低，但在不同类型的癌症中使用的频率越来越高（Kao等，2017）。

脑和脊髓肿瘤及脊髓压迫的肿瘤患者可能会出现中枢性疼痛。带状疱疹是由于水痘－带状疱疹病毒感染的再激活，最常见于高龄和免疫功能低下的患者，如白血病、淋巴瘤和化疗患者。最常见并致残的并发症是带状疱疹后神经痛，其特征是受影响皮节的持续性烧灼样和阵发性撕裂样疼痛，通常伴有痛觉超敏。

四、神经病理性疼痛的药物治疗

治疗神经病理性疼痛仍然是一个巨大的挑战。通常用于这些疾病的药物疗效有限，多数人群在可耐受的剂量下疼痛仅能部分减轻。神经病理性疼痛通常是对症治疗，但在某些情况下，如在使用皮质类固醇治疗脊髓或周围神经的压迫时，神经病理性疼痛的根本原因是可以治疗的。今天，超过220个随机对照试验支持做出决策，并为循证治疗算法奠定了基础（Finnerup等，2015）。在癌症疼痛的治疗中，推荐作为神经病理性疼痛一线治疗的镇痛药的可用证据质量较低（van den Beuken-van Everdingen 等，2017）。因此，在选择不同的镇痛药时，其他神经病理性疼痛综合征的研究结果就非常重要。目前没有理由认为癌症手术引起的神经病理性疼痛的治疗应该与其他手术后神经病理性疼痛的治疗不同，并且与糖尿病痛性多发性神经病变相比，疼痛性 CIPN 的治疗也是类似的。

（一）抗惊厥药

抗惊厥药物主要用于治疗癫痫。它们具有几种药理学作用，可以通过减少兴奋性或增加抑制性传递来干扰神经元过度兴奋的过程，从而发挥网络化的神经抑制作用。这些作用可能是其中一些药物在神经病理性疼痛状态下发挥镇痛作用的基础（见第 42 章）。

1. 加巴喷丁和普瑞巴林　加巴喷丁和普瑞巴林是结构相关的化合物。它们在神经病理性疼痛中的镇痛作用被认为是通过拮抗突触前电压依赖性钙通道的 α2δ 亚基介导的。加巴喷丁和普瑞巴林在带状疱疹后神经痛、糖尿病痛性神经病变和脊髓损伤疼痛中的作用已得到充分证实（Finnerup 等，2015）。这两种药物似乎同样有效，疼痛减轻 50% 所需的平均治疗数约为 7.5（见第 42 章）。

加巴喷丁和普瑞巴林通常耐受性良好。这两种药物都没有任何已知的药物相互作用。嗜睡和头晕是最常见的不良反应，可能出现周围水肿、体重增加、恶心、眩晕、乏力、口干和共济失调。不良反应可能会随着时间的推移而消失或随着剂量的减少而改善。加巴喷丁通常每天给药 3 次，开始给药后缓慢增加剂量。例如，第 1 天从 300mg 开始，每 1～7 天增加 300mg，最终的每天剂量在 1800～3600mg 之间，但不良反应可能会限制剂量的增加。普瑞巴林的初始剂量为每天 75mg 或 150mg，每 3～7 天增加 150mg，最多 600mg 分 2 次服用。加巴喷丁和普瑞巴林均通过肾脏排泄，肾功能损害需要调整剂量。

2. 其他抗惊厥药　卡马西平及其类似物奥卡西平的主要作用是阻断钠通道。卡马西平和奥卡西平是治疗三叉神经痛的一线药物，尽管一项表型分层研究表明，对热或机械刺激过敏并保留了细纤维功能（对冷和热的感觉正常）的患者亚组有效（Demant 等，2014），但治疗其他神经病理性疼痛的证据并不一致（Finnerup 等，2015）。除丙戊酸钠和左乙拉西坦外，其他抗惊厥药（如拉莫三嗪、乳糖酰胺和托吡酯）用于治疗三叉神经痛以外的神经病理性疼痛的证据也没有定论，因此不建议它们用于神经病理性疼痛（Finnerup 等，2015）（见第 42 章）。

（二）抗抑郁药

用于治疗神经病理性疼痛的抗抑郁药包括三环类抗抑郁药（如阿米替林和丙咪嗪）和选择性 5-HT 去甲肾上腺素再摄取抑制药（度洛西汀和文拉法辛）。选择性 5-HT 再摄取抑制药的镇痛效果不太确定（见第 42 章）。

1. 三环类抗抑郁药　几项小型随机对照试验证明了 TCA 在不同神经病理性疼痛条件下的作用，其综合 NNT 值为 3.6（3.0～4.4）（Finnerup 等，2015）。然而，由于大多数 TCA 试验是小型交叉试验，其结果不是基于意向治疗人群，并且安慰剂反应较低，因此 NNT 值不能直接与加巴喷丁、普瑞巴林和度洛西汀试验的 NNT 值进行比较。

抗胆碱能药物的不良反应在 TCA 治疗中很常见，包括口干、便秘、尿潴留、出汗和视物模糊。在开始治疗时可能会出现嗜睡和意识模糊的风险，老年患者和其他易出现此类不良反应的患者（包括同时使用中枢作用药物治疗的患者）的风险会增加。直立性低血压和步态障碍值得关注，尤其是在老年人中。TCA 禁用于心力衰竭和心脏传导阻滞患者，在开始治疗前需要进行心电图检查。阿米替林是临床试验中最常使用的 TCA，没有证据表明 TCA 对神经病理性疼痛的疗效较差，而因为镇静不良反应较小优选仲胺类（去甲替林、地昔帕明）或丙咪嗪。因为叔胺类 TCA（阿米替林、丙咪嗪、氯丙咪嗪）具有镇静和抗胆碱能作用及相关的跌倒风险，所以不建议给予65岁以上患者的剂量超过75mg/d（American Geriatrics Society，2012；Beers Criteria Update Expert Panel，2012）。

TCA 治疗的最好缓慢开始，从每天 25mg（老年人为 10mg）开始，缓慢增加（每 3～7 天 25mg）至每天 50～150mg。由于代谢这些药物的酶的遗传多态性，TCA 的代谢途径存在很大的药代动力学差异。因此，一些患者在正常剂量下可能达到高血清药浓度，而另一些患者在这种剂量下可能达不到治疗浓度，监测血清药物浓度可能有助于指导治疗。

2. 选择性 5-HT 去甲肾上腺素再摄取抑制药　最近的随机试验证明了文拉法辛和度洛西汀对糖尿病痛性多发性神经病变和 CIPN 的疗效（Finnerup 等，2015）。度洛西汀在 CIPN 的研究中也有效（Smith 等，

2013）。神经病理性疼痛的合并 NNT 为 6.4（5.2～8.4）。度洛西汀的作用从第 1 周开始，最有效、不良反应最少的剂量为每天 1 次 60mg。

最常见的不良反应是恶心。其他不良反应包括嗜睡、头晕、便秘、厌食和多汗症。据报道，SNRI 和 SSRI 与 5-HT 能作用相关的性功能障碍包括性欲减退、射精失败和勃起功能障碍。由于文拉法辛有血压升高的风险，建议在使用期间定期监测血压。肝功能不全患者不应使用度洛西汀，肾功能或肝功能不全患者应减少文拉法辛的剂量。度洛西汀的起始剂量为 30mg，每天 1 次，1 周后增加至 60mg，每天 1 次；文拉法辛的起始剂量为 37.5mg，每周增加 75mg，直至每天 150～225mg。

（三）局部用利多卡因和辣椒碱

5% 利多卡因贴剂被认为是治疗周围神经病理性疼痛的二线药物（Finnerup 等，2015）。每天 12h，最多可以在完整的皮肤上贴 3～4 个贴片。利多卡因贴剂的不良反应轻微，通常为皮肤刺激。没有全身不良反应是有利的，特别是在老年人和容易产生不良反应的患者中。由于不干扰全身治疗，它也可用作辅助疗法。虽然吸收很少，但不应用于口服 Ⅰ 类抗心律失常药物的患者。辣椒素被认为是通过消耗初级传入伤害感受器中的 P 物质起作用的。研究发现，在痛性多发性神经病变和带状疱疹后神经痛中应用单一高浓度辣椒素贴片后，至少可适度减轻 12 周的疼痛（Finnerup 等，2015）。辣椒素 8% 贴剂必须由医务人员帮助使用。最多可同时使用四个贴片，并应保持 30～60min。很小尺寸的辣椒素贴片就可起效，它的应用是痛苦的，需要事先应用局部麻醉药，但该治疗具有长期效果，并且没有或仅有有限的全身暴露和不良反应，这表明它可能是一种安全的治疗选择，并被推荐为周围神经病理性疼痛的二线治疗（Finnerup 等，2015）（见第 42 章）。

（四）阿片类药物

神经病理性疼痛对阿片类药物的反应与抗抑郁药和加巴喷丁 / 普瑞巴林的效应大小相似，但未证明各种阿片类之间存在差异（Finnerup 等，2015）。在神经病理性疼痛中，曲马多的联合 NNT 为 4.7（3.6～6.7），强效阿片类药物为 4.3（3.4～5.8）（Finnerup 等，2015）。在慢性非癌性疼痛中，包括癌症幸存者的疼痛，阿片类药物不是一线镇痛药，通常只有在其他合理疗法无法提供足够的疼痛缓解后，才会考虑长期治疗（International Association for the Study of Pain，2018）。

（五）其他药物制剂

1. *A 型肉毒杆菌毒素*　这已被发现具有抗痛觉过敏作用，因此可能在治疗慢性疼痛病症中具有潜在价值。在疼痛区域皮内注射 A 型肉毒素可缓解局部神经病理性疼痛。除了应用时的疼痛外，该治疗没有进一步的局部或全身不良反应。未来的研究需要确定长期效果是否一致，但它已被推荐为神经病理性疼痛的三线治疗（Finnerup 等，2015）。

2. *NMDA 受体拮抗药*　静脉输注可能会短期缓解疼痛，但口服 NMDA 拮抗药，如右美沙芬、利鲁唑和美金刚，由于有效率低和不利的治疗指标而不太令人信服（Finnerup 等，2015；Fallon 等，2018）。

3. *大麻素*　最近的神经病理性疼痛治疗指南对使用大麻素治疗神经病理性疼痛的建议较弱，因为除了急性疼痛的试用和对不良反应（包括头晕、嗜睡、精神运动功能受损和口干，尤其是在磨合期，以及其他精神作用，如焦虑症）的担忧之外，大麻素没有什么作用（Finnerup 等，2015；Stockings 等，2018）。大麻素的使用需关注与其相关的滥用和成瘾及法律和监管问题。

（六）联合治疗

如果单一药物治疗仅部分有效，可加用其他药物。在癌症晚期，3/4 的患者有疼痛，在决定增加其他镇痛药时，通常会使用阿片类药物治疗，但如果患者没有伤害感受性疼痛，建议使用抗抑郁药或加巴喷丁类药物。在癌症患者使用治疗伤害感受性癌痛的阿片类药物时，进一步添加治疗神经病理性疼痛的镇痛药也可以减少阿片类药物的剂量，但也存在额外不良反应的风险（Kane 等，2018）。有人建议，当开始使用治疗神经病理性疼痛的一线药物时就开始减少阿片类药物的剂量，然后根据反应对两种药物进行滴定，可能会获得更好的结果。

虽然一些药物组合可能会减少不良反应，但其他药物组合可能会导致无法忍受的不良反应。镇静、头晕、恶心和其他不良反应需要仔细监测，重要的是要意识到特定的不良反应，如曲马多与 5-HT 再摄取抑制药联合使用时可能发生的 5-HT 能综合征。由于可能存在额外的不良反应、药物过度使用的风险和依从性差，最好尽量减少多药治疗。因此，当需要联合治疗时，对于第一种或两种药物单独给药有部分反应的患者，建议进行序贯添加治疗，合理的方法是使用具有互补作用模式的药物。在疼痛治疗过程中，应监测疼痛的程度和性质及不良反应，并调整剂量。尽管联合治疗具有普遍的临床实践和基本原理，但我们仍然缺乏关于联合治疗的重要信息，包括联合使用哪些药物、最佳剂量和剂量滴定方法、非药物治疗的联合、有效者分析、长期效果和不良反应、治疗依从性和成本效益。

（七）类固醇

类固醇在与肿瘤相关神经压迫的疼痛的急性管理中的起着至关重要的作用，这是良好癌症护理的关键。在某些情况下，它们的使用不仅是控制疼痛的临时措施，也是控制其他症状（如脊髓压迫）的重要措施。在神经压迫时的一般给药方法是从高剂量开始，尽可能有效地向下滴定，并提前考虑可持续的中长期管理策略。

五、预先治疗

当使用微创技术时慢性术后疼痛的可能有限，也许与损伤主要神经的风险较小有关。在预防化疗诱导的神经病变方面，文拉法辛减少了奥沙利铂治疗后出现急性神经毒性的患者数量（Durand 等，2012）。神经保护药联合化疗方案可以在保持对恶性肿瘤控制的同时，保护周围神经免受化疗损伤（Forman，2004）；然而，没有任何药物在预防 CIPN 方面表现出有效性。所研究的药物包括矿物质、几种维生素（包括维生素 E）、草药、α- 硫辛酸、促肾上腺皮质激素类似物、抗惊厥药、抗抑郁药和其他被认为是化学保护剂的药物。一些研究已经显示了 ω-3 脂肪酸的有希望的结果，这应该在更大的试验中进行测试（Majithia 等，2016）。

六、非药物治疗

当慢性疼痛严重或伴有高度残疾时，通过多学科方法进行多种形式的治疗可能是首选。认知行为疗法包括多种方法，包括认知重建和应对策略、解决问题、放松训练、注意力转移技巧、自信训练、活动调整和直面恐惧（Turk 和 Flor，2006）。

物理疗法可能适用于某些神经病理性疼痛患者，以减轻与不能移动或神经疾病的其他影响有关的并发症。通过纠正不良姿势、肌张力障碍和挛缩、被动活动、伸展和按摩、主动锻炼等技术，可以减轻导致整体疼痛强度和功能障碍的伤害感受性疼痛。运动也被认为对神经病变和神经病理性疼痛有积极作用。使用不同的补充管理策略（如推拿、针灸、健身和身心技术）来优化癌症相关的神经病理性疼痛的疼痛管理证据已经被总结（Cassileth 和 Keefe，2010）。最近，一项研究发现，正念认知疗法对乳腺癌患者的疼痛强度和神经病理性疼痛有显著影响（Johannsen 等，2016）。其他非药物治疗，如交感神经阻滞、脊髓和运动皮层刺激及神经外科手术，可用于治疗严重的顽固性疼痛，但这取决于许多因素，如疼痛类型和预期寿命。

七、一般治疗原则

治疗慢性神经病理性疼痛的广泛方法至关重要。患者可能是老年人；可能有并发的医学问题和损伤、抑郁、睡眠障碍或社会心理问题；可能被伴随不想要的不良反应的多种药物治疗着。神经病理性疼痛综合征的诊断和假定的潜在机制是最重要的一步，需要进行彻底的评估。只要有可能，就应该治疗原发疾病。无论引起疼痛的潜在机制是否可以治疗，都应提供疼痛和相关功能障碍的对症治疗。应与患者讨论对治疗结果的切实期望，向其解释通常只能期望神经病理性疼痛的部分缓解。经历疼痛的癌症患者可能害怕复发或肿瘤长大（Lopez 等，2015）。关于疼痛原因的信息很重要，也许足以治疗。

治疗算法

尽管可以提出一般的治疗方案，但考虑到各种合并症和药物相互作用，每种治疗必须针对每个患者进行个体化。大多数随机对照试验是在糖尿病多发性神经病变和带状疱疹后神经痛患者中进行的，但在一种情况下证明的疗效很可能可以推及其他情况（Finnerup 等，2015）。

IASP 的神经病理性疼痛特别兴趣小组于 2015 年发布了神经病理性疼痛的药物治疗指南（Finnerup 等，2015）。一线药物具有高质量的证据和强有力的“分级”（建议评估、开发和评价的分级）使用建议。它们是 TCA、SNRI、加巴喷丁（包括加巴喷丁缓释剂和加巴喷丁酯）和普瑞巴林，用于治疗周围和中枢性神经病理性疼痛。局部使用 5% 利多卡因和 8% 辣椒素贴剂是治疗周围性神经病理性疼痛的二线药物，A 型肉毒素是治疗周围性神经病理性疼痛的三线药物。曲马多也被推荐为二线药物，强效阿片类药物被推荐为三线药物。在姑息治疗患者和癌症患者中，阿片类药物可用于早期治疗伤害感受性疼痛，除此之外，阿片类药物不应作为癌症患者或癌症幸存者神经病理性疼痛的一线或二线治疗药物（Caraceni 等，2012）。

八、未来方面

癌症患者和癌症幸存者中的慢性神经病理性疼痛是一个日益严重的问题，因为癌症患者活得更长且更多的患者从癌症中幸存下来。不幸的是，只有少数高质量的研究涉及癌症患者的神经病理性疼痛。疼痛 CIPN 研究中的一个常见问题是，疼痛不是纳入标准或主要结果之一，如果纳入标准包括麻木等非疼痛症状，则很可能失败（Gewandter 等，2017a）。未来在疼痛性 CIPN 和其他癌症相关的神经病理性疼痛试验中应使用有效的测量方法、明确的纳入标准和仔细选择的主要结果。不幸的是，治疗仍然是一个“试错”过程，但在未来，基于机制的治疗可能会改善癌症相关神经病理性疼痛的预防和治疗（Ma 等，2018）。将来可能会开发线粒体保护药物、抗氧化药、抗炎药和其他神经保护药，以防止或逆转癌症治疗的神经不适效应（Ma 等，2018）。

第 49 章　内脏疼痛的管理问题

Management issues in visceral pain

Victor T. Chang　著

顾亦凡　吴　楠　译　　王　剑　杨　扬　校

内脏疼痛是由内脏内部或周围产生的疼痛。本章简要概述内脏的伤害感受及疼痛的病理生理学、内脏疼痛综合征和治疗方法。

一、内脏伤害性感受

中枢神经系统通过与包括交感神经和副交感神经系统的传出自主神经平行的传入神经从内脏器官及其周围组织接收感觉信息。内脏神经主要是无髓鞘的 C 纤维和一些薄髓鞘的 A 纤维。

伴随副交感神经传出的传入神经位于较大的神经中，如迷走神经、盆腔神经和脊神经。迷走神经在胸部和腹部的内脏器官之间传递信息，抵到近端结肠的水平。迷走神经的感觉传入纤维的胞体位于结状神经节和颈静脉神经节，其近端分支终止于背侧延髓的孤束核。新出现的数据表明，迷走神经可能传递与黏膜炎症相关的伤害性信息（Kollarik 等，2010）。盆腔神经含有支配低位肠道和盆腔器官的副交感传出神经纤维。这些神经还携带支配相同结构的传入纤维。它们的胞体位于盆神经节，近端纤维在骶髓形成突触。

交感神经系统同样具有与传出交感神经平行的传入纤维。腹腔丛、腹下丛和骶丛中有来自腹部内脏的感觉纤维的细胞体，神经冲动从这些结构传至胸腰段脊髓背角。腹腔神经丛是最大的椎前神经节，通常位于膈肌脚和第一腰椎的前方。通常有两个腹腔神经节，但已记录的多达五个，神经节位置各不相同。腹腔神经丛传递来自上腹部器官的感觉信息。上、下腹下丛位于 L_4～S_1 腹膜后，并将内脏传入冲动从盆腔内脏和左结肠传递到脊髓背角。上腹下神经丛位于 L_5 前方，下腹下神经丛位于骶尾交界处。对于进一步的解剖学细节，读者可以参考 Bonica 和 Graney（2001）、Wesselman 等（1997）。

当来自这些传入神经的近端纤维穿过脊髓时，它们进入背角并在Ⅰ、Ⅱ、Ⅴ和Ⅹ层的二级神经元上形成突触。与来自躯体结构的输入相反，这种内脏输入在脊髓中具有广泛的分支；纤维延伸至其他节段和对侧脊髓。此外，与躯体通路不同的是，从内脏传递信息的二级神经元投射到其他相邻节段，并连接其他对侧束到大脑，如脊髓丘脑束、脊髓中脑束和脊髓臂旁束。同侧脊髓背柱通路中 X 层中的脊髓神经元通过薄束或楔束通路上行到对侧丘脑。

在大脑中，内脏伤害感受纤维投射到丘脑腹后外侧核和后内侧核，然后投射到躯体感觉皮层、前额叶皮层、前扣带皮层的膝状体周围区、杏仁核和横向投射到岛叶。内脏纤维投射到躯体感觉皮层的密度明显小于皮肤纤维。

内脏伤害感受系统的解剖结构与躯体感觉系统的解剖结构还有其他不同之处。其中最重要的是，内脏神经在外周的神经支配密度比躯体神经低得多。内脏感觉传入神经和躯体感觉传入神经均可汇聚于脊髓背角的相同二级神经元，但内脏感觉传入神经在脊髓内的投射层次比躯体感觉神经多，并且投射到对侧，一个内脏感觉神经元可支配两个不同的内脏器官，尤其是在骨盆。

绝大多数内脏感觉从未到达意识，意识体验和内脏伤害感受器活动之间的关系就像内脏神经功能的许多其他要素一样，仍待研究。在功能上，内脏伤害感受器被认为是多模态的，可能对伤害性和非伤害性刺激或不同种类的伤害性刺激都有反应，如肿胀、局部缺血和电刺激。这些伤害感受器只是内脏感觉系统的一个组成部分，内脏感觉系统还包含携带机械感觉、化学感觉和温度感受器信息的纤维。

一组机械感觉纤维对可能有害或无害的刺激做出反应。这些机械感觉伤害感受器有三种类型：对一系列扩张压力有反应的感受器，包括正常压力（张力）；对高水平扩张有反应的感受器（高阈值）；一般处于静止状态但有炎症时被激活的感受器。这些伤害感受器位于内脏器官壁和肌肉的不同层次中。化学感受器和温度感受器存在于黏膜和肌肉层。

内脏感觉系统不同组成部分的同时激活可能解释了通常伴随疼痛的症状。例如，与交感神经一起走行的传入神经输入急性伤害感受性信号，而在迷走神经通路中行进的传入神经的激活可能导致腹痛时经常发生恶心和腹胀。在小鼠中，发现结肠腰内脏神经和盆神经、膀胱内脏神经和盆神经之间了传入纤维组成存在差异。

内脏伤害感受系统与躯体感觉通路一样，具有复杂的神经化学。例如，在大鼠中，有特定的盆腔神经纤维传递疼痛，能够敏化，并对 κ 阿片样物质产生特异性反应（Gebhart，2000）。结状神经节中的细胞体对 TRPV1 和 CGRP 染色呈阳性，而对异凝集素 B4 染色呈阳性的可能性较小。其他内脏伤害感受器不会对这些或其他肽中的任何肽进行染色。在消化道中，大多数传入纤维可对 CGRP 和 TRPV 受体家族的成员染色。尽管可以根据这种神经化学染色来识别可能的伤害感受器，但对伤害刺激的功能反应仍然是识别内脏伤害感受器的最可靠方法。最近对人类肠道样本的研究显示了许多与动物研究的相似之处（McGuire 等，2017；Reed 和 Vanner，2017）。

在内脏伤害感受器中也发现了许多类型的离子和电压门控通道（Kannampalli 和 Sengupta，2017；Peiris 等，2017）。其中显得很重要的是 Nav1.9 钠通道（Hockley，2016）。

颅脑 fMRI 图像表明，当患者报告躯体疼痛时激活的区域也会在内脏疼痛时激活，但模式略有不同（Mayer 等，2015）。一项研究表明，普瑞巴林可能影响脑干对内脏疼痛的处理（Sikandar 和 Dickenson，2011）。蓝斑复合体、中脑导水管周围灰质区和延髓头端腹侧区激活下行通路，有证据表明，某些内脏疼痛状态下，下行脊髓通路对内脏伤害感受信息的中枢传递既有抑制作用，也有促进作用。这些信号由前和后 α_2 肾上腺素能受体和突触前 5-HT_3 受体介导（Sikandar 和 Dickenson，2012）。内脏伤害感受的其他潜在介导包括部分自主神经系统的特异性激活、下丘脑－垂体束的活动、雌激素等激素释放到体循环中（Sanoja 和 Cervero，2010）。

二、内脏疼痛的病理生理学

像躯体疼痛一样，内脏疼痛可能是由许多潜在机制启动或维持的传入信号输入的结果。三大类型需要区分：外周活化、外周敏化和中枢敏化。

（一）外周活化

内脏产生的刺激可激活内脏伤害感受器，包括肿胀、炎症、扭转和缺血。在实验室中，额外的刺激包括电流、各种炎症及有害物质，如盐酸、缓激肽和辣椒素。这些刺激与导致伤害感受器电信号转导激活的组织变化有关。虽然现存的大部分知识与内脏疼痛的动物模型有关，但对人体组织的研究通常支持这一发现。

导致内脏伤害感受器转导和激活的组织变化复杂多样，还不完全明了。例如，在心肌中，缺血导致氢离子浓度的变化，pH 下降，乳酸水平升高。ASIC3 被酸血症激活（Yagi 等，2006），并被乳酸敏化（Immke 和 McCleskey，2001）。缺血也可激活 TRPV 通道。

在肠道中，传入神经可被物理刺激激活，如高膨胀压力或挛缩，或激活受体的化合物的释放，如 P 物质、CGRP 和炎症细胞的产物。机械感觉转导可能由 TRPV 通道介导，而化学感觉传递可能由 5-HT 受体、TRPV 通道、抗河豚毒素性钠通道 Nav1.8 和 ASIC 通道介导。另一个相关机制是胰蛋白酶对 PAR 的裂解和激活。在胰腺癌中，胰腺癌细胞的炎性神经浸润激活伤害感受器，导致这些感觉神经的肥大和树状增长，这一过程也发生在慢性胰腺炎中（Robinson 和 Gebhart，2008）。在膀胱和其他盆腔器官中，扩张导致 ATP 释放，进而结合并激活传入神经上的嘌呤能受体 P2X2/3（Wang 等，2005）。

（二）外周敏化

外周敏化是指初级传入神经功能的变化，可能包括外周激活阈值降低、自发激活或激活后反应幅度增加。这种致敏可能伴随炎症或暴露于特定化合物，或者在周围神经损伤后发生。内脏传入神经可以被许多炎症或肾上腺素能化合物（如去甲肾上腺素）致敏，这可能在启动事件后持续很长时间（Bueno 和 Fioramonti，2002）。实验上，这是通过应用刺激剂或兴奋性化合物（如 ATP、缓激肽或辣椒素）来实现的。最近的研究表明，细胞因子和其他炎症介质可导致外周敏化。

这种现象可能与内脏痛觉过敏的概念有关。随着对 5-HT 受体、钠通道、一氧化氮和 TRPV 通道作用的兴趣，正在进行的工作旨在确定各种炎症产物的作用和不同器官及神经的候选受体所扮演的角色（Page 等，2009；Blackshaw 等，2010）。

（三）中枢敏化

中枢敏化被操作定义为中枢神经系统内神经信号的放大。与外周敏化一样，它是一种可导致自发疼痛体验、与非伤害性刺激相关的疼痛感知或对伤害性事件过敏的过程。可能与中枢敏化有关的内脏疼痛的例子是食管非心源性胸痛和慢性胰腺炎引起的疼痛。NMDA 受体对于内脏疼痛的中枢敏化很重要（Willert 等，2004）。

（四）其他机制

临床前期模型中越来越多的证据表明，肠道微生物群的产物可引起外周和中枢敏化，可能导致内脏疼痛感知的改变（O'Mahony 等，2017）。在与压力相关的内脏疼痛中，可能发生在杏仁核等离散区域的中枢神经系统变化会导致中枢敏化和内脏过敏（Greenwood-van Meerveld 和 Johnson，2017）。

三、内脏疼痛的临床方面

在美国，不明原因的腹痛是普通人群就医的最常见原因。在对癌痛患者的大规模调查中，16% 的患者有单纯内脏性疼痛，12% 的患者混合躯体性和内脏性疼痛，3% 的患者混合内脏和神经病理性疼痛。

内脏结构损伤相关的疼痛可能具有独特的临床特征。空腔脏器的阻塞或损伤有关的疼痛往往定位不佳，并被描述为隐痛、侵蚀痛或绞痛。随着内脏收缩，疼痛可能会间歇性地变得严重。相反，实质脏器或器官被膜或相关筋膜的损伤往往更容易定位，并被描述为锐痛或刺痛。所有类型的内脏疼痛都可能在特定的情况下出现，也可能与自主神经症状有关，如恶心和呕吐。内脏疼痛可能伴有高度厌恶的情绪反应。

在皮肤受热引起的疼痛与食管球囊扩张引起的疼痛的比较中，接受食管扩张的受试者描述词更多，包括更多的情感描述，并报告了更多的焦虑。患者在实验研究中使用的描述词包括恶心、窒息和严重。食管和膀胱疼痛被描述为烧灼样疼痛。

牵涉性疼痛

与内脏损伤相关的疼痛，通常涉及躯体部位。内脏躯体牵涉性疼痛可能是由于内脏和躯体传入纤维汇聚在脊髓的同一层上，导致大脑高级中枢"误解"损伤部位在受相关神经支配的躯体部位。牵涉的部位是特定的，在球囊扩张研究中，食管扩张导致胸部和背部疼痛，宫颈扩张导致下腹部和腰背部疼痛，膀胱扩张则为耻骨上区疼痛。随着时间的推移或内脏损伤的发展，牵涉性疼痛的面积会增加。刺激皮肤或轻轻触诊时，可能会在牵涉痛区域出现痛觉过敏和痛觉超敏。

已经确定了内脏牵涉痛的三种一般模式（图 49–1）。第一种是心脏或食管损伤引起的胸部疼痛；第二种是上腹部疼痛，可能来自上腹部器官（胃、胰腺和肝脏）；第三种是与盆腔器官损伤有关的下腹部疼痛，包括结肠、膀胱或子宫；肾脏疼痛也可能涉及这个部位。其他牵涉痛部位同样众所周知，例如，肝门区域的损伤可能涉及同侧肩胛骨区域的疼痛，而膈肌的损伤可能涉及同侧肩部的疼痛。

内脏疼痛也可能涉及其他内脏器官。这种现象最初被称为内脏 – 内脏牵涉；最近，它被称为跨器官敏感性。这种现象的潜在机制可能反映了内脏 – 躯体牵涉；来自不同内脏器官的传入可汇聚于脊髓、脑干或丘脑水平。例如，冠状动脉疾病和胆道系统疾病在 T_5 脊髓水平有一个共同的传入输入，来自肠道和骨盆的传入可能在 T_{10}～L_1 脊髓水平汇聚。尽管这种现象的临床意义仍有待确定，但它提出了一种可能性，即局限于一个器官的疼痛可能至少部分与影响另一个器官的疾病有关（Giamberardino 等，2010）。

内脏疾病可能导致的复杂疼痛主诉也反映在同样复杂的身体检查结果中。牵涉部位可能变得一触即痛并表现出皮肤过敏性，包括痛觉超敏、感觉过敏或痛觉过敏。一些患者在牵涉部位出现显著压痛。例如，在盆腔器官损伤的患者中，下腹部皮肤的痛觉超敏可能是初期最突出的表现。了解这些现象将降低对疼痛来源的评估误入歧途的风险。

四、内脏疼痛综合征

内脏疼痛综合征可按身体部位分类，以下综合征具有代表性。

（一）与胸部疾病有关的疼痛

许多严重的疾病会影响胸腔内脏，包括心脏、心脏的血供及大血管，肺、气道和胸膜或其他纵隔结构（如淋巴结）。所产生的疼痛综合征是高度变化的，并且由损伤内脏的位置、损伤的性质、疾病的过程、疼痛牵涉方式和其他因素决定。

持续性疼痛通常发生在患病的半侧胸同侧。纵隔损伤也可广泛分布于一侧或两侧胸部，或者可导

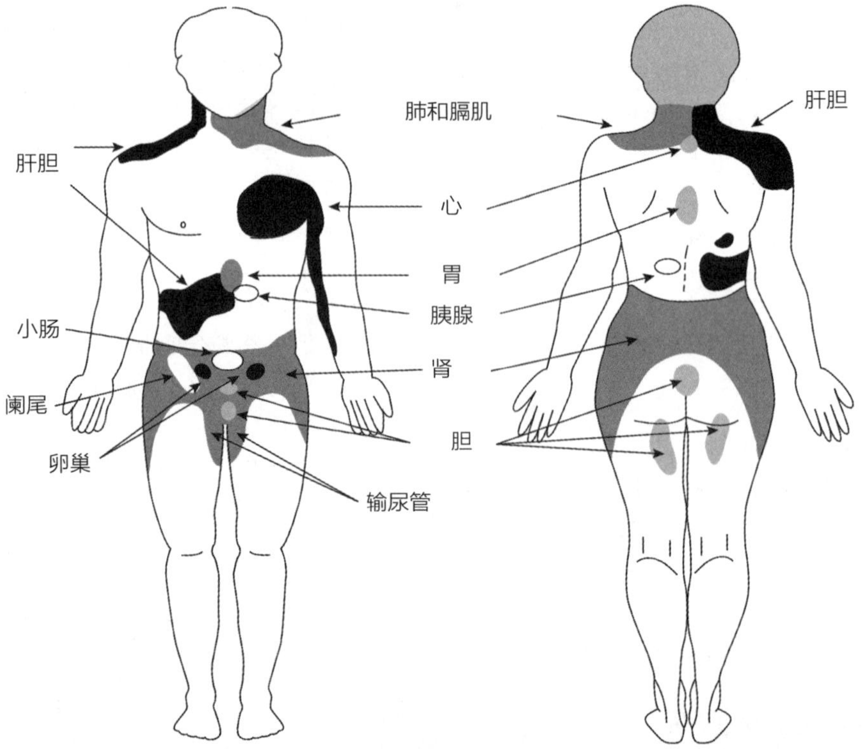

▲ 图 49-1 内脏器官的牵涉痛模式

经许可转载，引自 Johnson M.I.（2014）.Transcutaneous Electrical Nerve Stimulation（TENS）：Research to support clinical practice.Oxford，UK：Oxford University Press.

致疼痛更多的集中于胸椎、一侧或两侧肩部或胸骨下区域。

与胸部疾病相关的疼痛综合征通常有一个由潜在疾病的进展决定的时间过程。有些如顽固性心绞痛，可能有一个长期的波动过程。顽固性心绞痛可能使缺血性心脏病复杂化，并可能并发充血性心力衰竭。随着心脏病患者寿命的延长和人口的老龄化，这种疼痛综合征的患病率预计会增加（Giannopoulos 等，2016）。

（二）与腹腔疾病有关的疼痛

对于姑息医学专家来说，最可能遇到的与腹腔疾病相关的内脏疼痛障碍包括腹膜后中上部肿瘤（如胰腺）相关的疼痛、肠梗阻相关的弥漫性疼痛及特定结构损伤相关的疼痛（如包膜疼痛）。

疼痛可能由机械变形和与肿瘤生长和胰腺癌细胞侵袭神经周围有关的局部炎症引起。据报道，高达 75% 的晚期胰腺癌患者会出现疼痛。危险因素是肿瘤大小、前包膜侵犯和胰腺内神经侵犯（Okusaka 等，2001）。疼痛强度可能对可切除的胰腺癌患者具有预后意义（Ceyhan 等，2009）。患者抱怨上腹部令人厌烦的局部疼痛，可能会放射到背部。大多数患者最终都有一个向胸部正中的脊髓水平放射的疼痛，少数患者只有背痛而没有前方的腹痛。体格检查可显示腹部肿块，不能平躺。CT 和超声内镜有助于确定病变和腹腔神经丛的解剖结构。

肠梗阻的特征是阵发性腹痛、腹胀、反流或恶心呕吐，以及肠功能紊乱（范围从部分梗阻的梗阻后腹泻到完全性肠麻痹）。慢性梗阻最常见于原发部位为卵巢、宫颈或胃的患者。有时梗阻的主要部位可以被定位并考虑机械减压，如支架置入或手术减压。在晚期疾病的情况下，多个复杂病变的存在导致目标集中于症状缓解。疼痛通常是痉挛性的，白天可能会起伏不定。潜在机制包括由影响离子运输和炎症介质的因素引起的诱导扩张和诱导发炎的神经转导，导致内脏过敏和疼痛（Shi 等，2018）。与疼痛相关的痛苦可能是强烈的，由相关症状、无法进食、对渐进性疾病或即将死亡的担忧所驱动。

一些疼痛综合征与包膜损伤有因果关系。这些症状包括肝大综合征和肾上腺大肿块引起的疼痛。脾脏和淋巴结显著和（或）快速肿大也会导致疼痛。在肝大综合征中，患者主诉右上腹有持续的压迫感。

体格检查显示肝脏肿大，影像学检查显示肝脏病变。肿瘤引起肾上腺重度扩张的患者会抱怨侧腹不适，这种不适可能会放射到同侧腹股沟区域。

腹膜后淋巴结肿大可引起严重的背部疼痛，可为局灶性或弥漫性。这种疼痛综合征在淋巴瘤或生殖细胞肿瘤患者中最为常见。在一项对血液系统恶性肿瘤患者的研究中，淋巴结病变是内脏疼痛的最常见原因（Niscola 等，2007）。淋巴瘤患者饮酒后可能会出现与淋巴结肿大相关的疼痛发作（Atkinson 等，1976）。在长期骨髓增生性疾病和脾肿大的患者中，脾梗死可能会发展并导致左上腹疼痛，其特征通常是持续疼痛伴急性加重的刺痛。脾脏在检查时通常是凸出的，其大小可能会妨碍患者弯腰或坐着。

其他综合征较少见。据报道，骨髓移植受者因带状疱疹感染而出现腹痛，有时伴有抗利尿激素分泌不当综合征和皮疹（Koc 等，2000）。疱疹还会引起更典型的皮节神经病理性疼痛。一些疼痛综合征与抗肿瘤治疗有关。例如，持续性腹痛可能发生在涉及肝、肾、脾或子宫病变的肿瘤栓塞术后；在急性期，疼痛通常与发热、恶心、呕吐和白细胞增多有关（Brown 等，2009）。如果没有发现危险因素，症状通常在几天后通过支持性治疗缓解。放疗相关性疼痛综合征包括放射性肠炎（Muls，2014）、放射性直肠炎和放射性前列腺炎。最后，疼痛与食管支架的放置有关，有传闻表明，胆道或结肠支架的放置也可能伴随疼痛（Gianotti 等，2013）。支架的移位可导致与内脏穿孔相关的疼痛（Gould 等，1988）。

（三）与盆腔疾病有关的疼痛

以前曾注意到一些与盆腔内病变有关的疼痛综合征，如慢性肠梗阻。其他疼痛综合征也发生于该区域的疾病，特别是影响妇科结构、前列腺或直肠的局部晚期肿瘤。这些疾病可引起持续性会阴或盆腔深部疼痛，并可伴有里急后重或尿急或膀胱痉挛。应评估盆腔肿瘤手术后 1 年内的会阴疼痛是否复发，并与术后疼痛综合征区分开来，包括幻觉痛的可能性（Stillman，1990）。

五、内脏疼痛的治疗方法

内脏疼痛综合征的治疗方法在很大程度上与其他类型的慢性疼痛类似。然而，还是有所区别，总结如下。

阿片类药物治疗是治疗中度或重度慢性疼痛的主要方法。在啮齿类动物膀胱和结肠扩张的研究中，阿片 μ 和 κ 受体激动药抑制机械感受器反应，随后的研究指出内脏传入神经中存在一种 κ 样受体。吗啡还通过对大鼠延髓头端部的影响来调节内脏疼痛。尽管这些临床前期发现表明，κ 激动药类阿片类药物在内脏疼痛中可能更适合，但没有临床证据证实这一点。羟考酮作用于 κ 和 μ 受体，在胰腺癌患者中羟考酮与吗啡的小规模随机对照未见差异（Mercadante 等，2010）。然而，有一些具有启发性的人类实验数据。在具有不同类型疼痛的人体实验模型中，对于内脏痛患者羟考酮确实比吗啡提供了更好的疼痛缓解（Staahl 等，2006）。使用类似的实验设计，将羟考酮与 κ 受体激动药阿片类药物 KR665 进行比较，结果显示 KR665 能更好地缓解疼痛（Arendt-Nielsen 等，2009）。另一种 κ 受体特异性阿片类药物阿西马朵林在肠易激综合征患者中的研究显示阿西马朵林组有所改善（Mangel 等，2008）。需要更多的研究来确定是否存在与受体结合谱相关的选择性阿片类药物作用。κ 受体阿片类激动药的开发仍然是一个令人感兴趣的领域。

由于空腔脏器梗阻导致内脏痛的患者通常被考虑进行辅助镇痛药的试验，以减少平滑肌痉挛。大多数数据来自对食管痉挛、胆绞痛、肾绞痛、肠易激综合征和膀胱过度活动症的研究。对患有严重疾病的人群的研究很少，非阿片类和阿片类镇痛药的使用仍然受到重视。事实上，非甾体抗炎药已被推荐用于胆绞痛（Colli 等，2012）。主要基于既往经验，抗胆碱能药物用于治疗与空腔脏器梗阻相关的疼痛。丁溴酸东莨菪碱（东莨菪碱）、氢溴酸东莨菪素和格隆溴铵用于控制恶性肠梗阻的疼痛和其他症状（Tytgat，2008），双环胺用于肠易激综合征（Ruepert 等，2011），而膀胱痉挛患者已用奥昔布宁进行治疗（Kennelly，2010）。

随着相关神经递质的鉴定，人们对其他类别药物的兴趣也在增加（Holzer 和 Holzerpetesche，2009）。多年来，糖皮质激素一直用于治疗恶性肠梗阻和肝包膜扩张，尽管数据喜忧参半，但奥曲肽仍经常用于治疗肠梗阻（Currow 等，2015）。在新药物中，河豚毒素的试验很有前景（Hagen 等，2011），JAK-2 抑制药已在骨髓纤维化引起的症状性脾肿大患者中进行了研究（Mesa 等，2013），静脉注射酚妥拉明也在胰腺癌疼痛中进行了试用，而雷诺嗪则在心绞痛治疗中进行了评估（Stone 等，2006）。

一些内脏疼痛综合征可能最好通过特定的干预措施来处理。在这些情况下，挑战往往涉及平衡已告知的潜在益处与该方法的负担和疾病进展的风险。提供一种患者和家属的共同做出决定的策略似乎是最好的办法。支架越来越多地被用作缓解食管梗阻、肠梗阻（Nagula 等，2010）和胰腺癌相关导管狭窄性疼痛的非手术手段。手术干预包括上腹部疼痛（Krishna 等，2001）和顽固性心绞痛（Khogali 等，1999）的胸部内脏神经切除术及肠梗阻的手术减压（Kucukmetin 等，2010）。

所谓的疼痛介入手术包括椎管内镇痛和神经阻滞。椎管内镇痛包括放置鞘内或硬膜外导管，用于长期输注各种镇痛混合药物，包括阿片类药物、局麻药、可乐定等。有各种各样的技术，如果当地有专业人员对顽固性疼痛患者进行评估，考虑到该方法的灵活性及其相对于神经毁损术的低风险，这样做可能有优势。

神经阻滞可以是非毁损性或毁损性的，旨在阻断来自疼痛部位的传入信号的输入。腹腔神经丛阻滞通常用于阻断上腹部结构的疼痛传导。它有各种方法，最常见的包括 CT 引导的经皮注射（Edelstein 等，2017）和超声内镜引导的经食管注射（Yasuda 和 Wang，2017）。注射神经毁损溶液，如苯酚或酒精，成功病例的疼痛缓解通常会持续到患者死亡。一个重要但尚未解决的问题是与药物滴定（剂量和浓度）相关的阻滞时间。

双侧上腹部和下腹部阻滞可缓解腹腔和盆腔疼痛，但广泛的腹膜后疾病是疼痛控制不佳的危险因素。奇神经节阻滞、骶神经根阻滞和鞍区阻滞可能对会阴内脏痛患者有用（Mercadante 等，2015）。

很少采用神经外科手术治疗顽固性内脏疼痛。例如，T_{10} 脊髓切开术治疗盆腔内脏疼痛，可以通过手术切断背柱通路或在 CT 引导下进行。

其他在内脏疼痛中少见的疼痛疗法包括器材植入。对于慢性胰腺炎、顽固性心绞痛和睾丸疼痛，脊髓电刺激作为一种调节背柱和改善疼痛控制的方法已经在小规模患者中进行了研究。

最后，周围神经的射频消融已用于治疗复发性膀胱癌和直肠癌引起的内脏疼痛。它的前提是能够识别接近所涉及组织结构的周围神经解剖情况，当解剖结构因局部晚期疾病而变形时，这一任务可能是困难的。

对于癌症患者，抗肿瘤治疗可能会产生镇痛效果。放射疗法通常用于治疗疼痛，包括内脏痛。例如，放射治疗已用于缓解肝转移、胰腺癌、复发性妇科癌症、膀胱癌及骨髓增生性疾病中脾脏肿大引起的疼痛。

内脏疼痛与情绪反应有关。就像其他类型的疼痛一样，疼痛控制的心理方法应被视为药物治疗和干预的重要辅助手段。在心绞痛患者中，日常生活中的心绞痛，与胸痛有关的心理痛苦的相关性比与心肌缺血诱导的更多，而运动负荷试验中的胸痛与心肌缺血相关（Sullivan 等，2008）。在胃肠道癌症疼痛患者中，与护理者的沟通及表达情绪的矛盾心理是疼痛强度的重要决定因素，部分由（情绪）灾难性反应介导（Porter 等，2005）。相反，照顾者在与患者互动过程中的自我效能感与疼痛的减少有关。帮助患者和护理人员的干预措施可能对内脏痛患者有所帮助。

结论

内脏疼痛系统的不同特征已经在许多层面上进行了描述。对器官特异性和组织特异性伤害性信号传导及影响这些过程并在疾病环境中维持疼痛的病理生理变化正在进行研究，并在未来可能为这些疼痛综合征的具体治疗策略提供信息。就目前而言，有许多治疗方案可供选择，如果仔细考虑并适当实施，大多数患者都能获得令人满意的缓解。

第 50 章　慢性癌症治疗后疼痛的管理问题

Management issues in chronic pain following cancer therapy

Judith A. Paice　著

顾亦凡　吴　楠　译　　王　剑　杨　扬　校

我们对肿瘤生物学和遗传学的重大发现，推动了高效的癌症治疗方法的引入。由于这些进展，与癌共舞的人数正在戏剧性地增加。2012 年，全球新增 1410 万癌症病例，共有 3260 万人正罹患癌症（International Agency for Research on Cancer，2012）。虽然发达国家的癌症发病率较之发展中国家更高，但发展中国家的癌症死亡率较之发达国家也更高（International Agency for Research on Cancer，2012）。因此，那些更有可能经历持续疼痛的人将出现在存活率更高的地区。例如，大约有 1400 万的癌症幸存者生活在美国，2/3 的人在确诊后存活了 5 年或更长时间（Henley 等，2015）。加拿大、澳大利亚、新西兰、芬兰、冰岛、挪威和瑞典也有类似的生存率（Allemani 等，2018）。

尽管科学家、临床医生和患者都抱有很大的希望，但不幸的是，这些非凡的治疗方法及由此提高的生存率可能会伴随着严重的并发症。慢性疼痛只是有效癌症治疗的严重后果之一。据估计，癌症幸存者人群中疼痛的患病率超过 40%，并且严重影响生活质量（Jensen 等，2010；Davidsen 等，2011；Green 等，2011；van den Beuken-van Everdingen 等，2016；Huang 等，2017；Ilhan 等，2017）。在一项针对英国癌症幸存者的大规模人群调查中，65% 的人表示疼痛是个问题，而健康人群的这一比例为 44%（Elliott 等，2011）。了解可能发生的癌痛综合征的类型及治疗方案是至关重要的。尽管这些癌症疗法的应用率很高，并且慢性疼痛的发病率也很高，但少有研究阐明这些治疗如何引起疼痛综合征，遑论制订有效的治疗策略（Ripamonti 等，2014）。最近的指南推出了关于这一逐渐增多的人群的重要治疗原则（Paice 等，2016）。

一、慢性癌痛综合征的类型

尽管肿瘤本身可导致持续性疼痛，特别是骨病变，但癌症幸存者的慢性疼痛综合征通常是由肿瘤治疗引起的（Mantyh，2014；Kane 等，2015）。这些治疗包括手术、放疗、化疗、激素治疗及最近的免疫疗法（表 50-1）（Brown 等，2014；Glare 等，2014；Paice 等，2016；Brown 和 Farquhar-Smith，2017）。值得注意的是，因为癌症幸存者可能接受了多种治疗，所以发生慢性疼痛的风险也大大增加。

（一）外科手术

历史上，外科手术是第一种用于减轻恶性肿瘤的治疗方法（DeVita 和 Chu，2008；Mukherjee，2010）。术后疼痛综合征，如乳房切除术后痛、开胸术后痛和截肢后幻肢痛，已经被描述了很多年（Wildgaard 等，2012）。乳腺癌术后持续性疼痛是最常见的被研究类型。慢性疼痛在这一人群中很常见，估计有近 1/3 的乳房手术患者会受到慢性疼痛的影响，并且常伴有感觉异常、痛觉超敏和幻乳感。在一项对患有非转移性疾病女性的横断面研究中，74% 的人报告了慢性疼痛，84% 的人将这种疼痛描述为中度，97% 的人每周经历 1～3 天的疼痛（Hamood 等，2018）。在各种研究中评估的风险因素包括手术因素（乳腺手术的类型和范围，包括腋窝淋巴结清扫或前哨淋巴结活检）、其他癌症治疗（如放疗、化疗）和患者因素（包括年龄和情绪状态）。然而，关于这些危险因素对持续性疼痛的影响，很少存在一致性。例如，一项关于乳腺癌手术后约 2 年患者的回顾性研究发现，46.3% 的患者报告疼痛，接受腋窝淋巴结清扫和活检的患者之间的患病率相似（Moloney 等，2016）。相反，其他研究表明，与前哨淋巴结活检相比，腋窝淋巴结清扫是慢性疼痛的一个重要风险因素（Gartner 等，2009；De Oliveira 等，2014；Spivey 等，2018）。在这一人群中，虽然已经发现与慢性疼痛相关的患者特征包括年纪较轻、BMI 较高、既往疼痛合并症和社会心理因素，如焦虑、抑郁、睡眠障碍和灾难化思维，但是并非所有因素都始终如一地表现出风险增加（Gartner 等，2009；Belfer 等，2013；Schreiber 等，2013；Schou Bredal 等，2014）。应该

表 50-1 与癌症治疗相关的慢性疼痛综合征

化学疗法 • 关节痛 • 骨质疏松 • 骨坏死 • CIPN • 肌肉痉挛 • 肌痛 类固醇 • 腕管综合征 • 骨质疏松和骨坏死（缺血性坏死；通常发生在股骨头、膝盖、肱骨头） • 椎体压缩性骨折 双膦酸盐 • 颌骨坏死	造血干细胞移植（慢性移植物抗宿主病） • 腹部，胃肠道粘连 • 关节痛 / 肌痛 • 角膜溃疡 • 膀胱炎 • 导致胸骨后疼痛的食管结构和溃疡 • 纤维化 / 硬皮病伴痛性挛缩 • 感染 • 炎症 / 水肿 • 黏膜发炎、变薄、狭窄、溃疡（口腔、胃肠道、阴道） • 肌肉痉挛 • 关节骨坏死 • 骨质疏松和骨坏死（缺血性坏死；通常是股骨头、膝盖、肱骨头） • 周围神经病变
激素疗法 • 关节痛 / 肌痛 • 性交痛 • 男性乳房发育症 • 骨质疏松性压缩性骨折	免疫疗法 • 炎性关节炎 • 肌炎 • 周围神经病变 • 多肌痛样综合征
辐射 • 胸痛 / 胸闷 • 膀胱炎 • 肠炎 / 直肠炎 • 皮肤或肌筋膜纤维化 • 瘘管形成 • 脊髓病 • 放射性骨坏死 • 骨盆不全骨折 • 周围神经卡压 • 神经丛病变 • 放射区域内的胃肠道、腹部和其他部位粘连	手术 • 肋间神经痛 • 淋巴水肿 • 神经瘤疼痛 • 与乳房植入物 / 重建相关的疼痛 • 截肢后幻肢痛 • 乳房切除术后疼痛 • 颈淋巴结清扫术后疼痛 • 开胸术后疼痛

对大量患者进行更多的研究，以确定通过术前、术中和术后干预最终可能对变化做出反应的因素。

（二）放射疗法

放射治疗在20世纪初作为一种癌症治疗方法被引入，继而成为癌症治疗的重要组成部分，用于治愈和缓解目的。并发症通常发生得较晚，可影响任何器官系统，并且很难与其他治疗方法区分开来，因为大多数患者接受多种肿瘤治疗方法。在治疗肺部、头颈部、妇科和胃肠道恶性肿瘤后，臂丛或腰骶丛病变可产生显著疼痛（Fathers等，2002；Dropcho，2010；Chen等，2012；Delanian等，2012；Sood等，2018）。头颈部癌症的放射治疗可导致放射性纤维化综合征，如牙关紧闭和颈部肌张力障碍（Stubblefield，2011）。妇科恶性肿瘤盆腔放射治疗的并发症包括与生活质量下降有关的腰背部、臀部和大腿疼痛（Bye等，2000）。疼痛、血尿和尿失禁可能是前列腺癌放疗的迟发性不良反应（Schaake等，2018）。随着更加精准的放疗方法的使用，未来迟发性疼痛并发症的发生率显著下降大有希望。

（三）化学疗法

尽管在各种抗肿瘤方案中使用了其他药物，如皮质类固醇和双膦酸盐，可能会产生显著的不良反应（表50-1），但化疗的主要疼痛并发症是周围神经病变。CIPN通常以对称的手套和袜套样分布形式出现，表现为针刺样麻木，并与感觉减退、痛觉减退或痛觉过敏有关（Paice等，2017）。已知许多药物具有神经毒性（表50-2），并与CIPN的发展有关。患病率差异很大，据报道高达73%或更高（Simon等，2017）。一项系统综述发现，治疗后1个月、3个月和6个月的患病率分别为68%、60%和30%（Seretny等，2014）。与风险相关的因素包括使用的药物（如紫杉醇多于多西他赛）、年龄和合并糖尿病（Hershman

表 50-2 与周围神经病变相关的癌症治疗

埃博霉素	• 伊沙匹隆
铂类	• 卡铂 • 顺铂 • 奥沙利铂
紫杉烷	• 卡巴他赛 • 多西他赛 • 紫杉醇
免疫调节药	• 来那度胺 • 泊马度胺 • 沙利度胺
蛋白酶体抑制药	• 硼替佐米 • 卡非佐米
长春花生物碱	• 依托泊苷 • 长春碱 • 长春新碱 • 长春瑞滨

等，2016）。在接受紫杉类药物治疗的乳腺癌患者中，肥胖和低活动水平与 CIPN 有关（Greenlee 等，2017）。ASCO 临床实践指南发现，没有足够的证据表明任何干预措施可以预防 CIPN，并且仅度洛西汀被支持用于治疗现有的 CIPN（Smith 等，2013；Hershman 等，2014）。随后，Loprinzi 和 Smith 使用扰频器疗法进行了一项令人鼓舞的研究，提供了一种治疗选择（Loprinzi 等，2019）。

CIPN 可能会影响患者接受充分的抗癌治疗，剂量减少或疗程缩短可能会影响生存率（Bhatnagar 等，2014）。步态改变和平衡受损可导致跌倒（Tofthagen 等，2012；Kolb 等，2016；Monfort 等，2017；Winters-Stone 等，2017）。CIPN 相关的自主神经系统功能障碍可能会导致直立性低血压的发生（Adams 等，2015）。

（四）激素疗法

芳香化酶抑制药（包括阿那曲唑、依西美坦和来曲唑）在乳腺癌治疗中起着关键作用，建议在首次抗癌治疗后使用 5～10 年。然而，这种疗法导致的关节痛是痛苦的，降低了生活质量，并可能减少对这种可以挽救生命的疗法的依从性。关节痛通常发生在治疗开始后的 6 周内（Castel 等，2013）。与芳香化酶抑制药相关的关节痛的预测因素包括 BMI 升高、既往使用紫杉烷的化疗、Ⅲ期癌症和 5～10 年的绝经期（Beckwee 等，2017）。先前存在的关节症状也可能预示关节痛（Castel 等，2013）。对于患有前列腺癌的男性，抗雄激素治疗（包括比卡鲁胺或氟他胺）可导致多达 70% 的患者出现疼痛性乳房发育或乳腺痛（Fagerlund 等，2015）。

（五）造血干细胞移植

造血干细胞移植（haematopoietic stem cell transplant，HSCT）通常用于治疗白血病、淋巴瘤、多发性骨髓瘤和骨髓增生异常或骨髓增生性疾病，尽管该技术越来越多地用于其他综合征，如镰状细胞病和一些自身免疫性疾病。移植物抗宿主病（graft-versus-host disease，GVHD）是 HSCT 的常见并发症，尤其是在同种异体（供体）移植中。发生 GVHD 的危险因素包括宿主和供体之间人白细胞抗原的差异、性别不匹配、年龄较大和处理方案强度（消融与非清髓性）（Lazaryan 等，2016）。疼痛是慢性 GVHD 的显著后果，涉及大多数器官系统（Ma 等，2018）。这些器官包括皮肤、胃肠道、泌尿生殖系统、眼部、肌肉骨骼和神经系统。

HSCT 后出现的慢性疼痛综合征也可能与移植前后使用的化疗处理或免疫抑制药及 GVHD 有关。该人群中存在周围神经病变和肌肉痉挛的报道（Kraus 等，2012）。通常在 HSCT 之前、期间和之后使用皮质类固醇可导致缺血性坏死（Kraus 等，2012；Li 等，2014；Ma 等，2018）。常见的带状疱疹病毒再活化，是由 HSCT 的免疫抑制引起的。据报道，这些患者中有多达 35% 发生疱疹后神经病变（Onozawa 等，2009）。另一种不是由 GVHD 直接引起，而是由免疫抑制性钙调磷酸酶抑制药（如环孢素和他克莫司）引起的罕见综合征，表现为严重的下肢和足部疼痛（Noda 等，2008）。HSCT 后慢性疼痛的症状加重与抑郁、疲劳、功能下降和生活质量受损有关（Braamse 等，2016；Jim 等，2016）。

（六）免疫疗法

免疫治疗是肿瘤学中的一种新方法，其中治疗剂用于靶向免疫细胞而不是癌细胞。这些药物的使用改变了肿瘤学的前景，使以前预后不良的癌症的生存率增加。这些免疫疗法包括单克隆抗体、检查点抑制药（如纳武利尤单抗、帕博利珠单抗、阿替利珠单抗和伊匹木单抗）、CAR-T 和疫苗。单克隆抗体可能会产生神经病变，特别是与其他神经毒剂一起使用时（Hansel 等，2010）。检查点抑制药的免疫相关不良事件可能发生在治疗过程的早期，并且已经制订了针对急性发作的指南，其中一些急性发作可能是痛苦的（Brahmer 等，2018）。由于免疫调节药仅在过去 10 年才被引入的，缺乏长期经验，但有迹象表明幸存者可能存在疼痛。在一项系统综述中，超过 20% 的患者在使用检查点抑制药后出现关节痛和背痛，但是这些早期报道的结果在几个研究中存在不一致，并且该综合征的持续情况尚不明确（Baxi 等，2018）。在一项关于风湿病和肌肉骨骼不良事件的系统回顾中，1%～43% 的患者出现关节痛，2%～20% 的患者出现肌痛（Cappelli 等，2017）。

二、癌症幸存者的疼痛管理

癌症幸存者的疼痛管理需要对疼痛、功能和滥用阿片类药物或其他物质的风险因素进行全面评估。癌症幸存者可能有复发或继发恶性肿瘤的风险，因此，尽可能了解疼痛的病因至关重要。多模式干预应纳入治疗方案，包括药物、非药物、认知行为、介入和综合治疗（May 等，2009；Kwekkeboom

等，2010；Arcidiacono Paolo 等，2011；Cantarero-Villanueva 等，2012；Garcia 等，2013；S.H. Lee 等，2015；Paley 等，2015）。必须认真考虑使用阿片类药物的风险和益处，并采取措施减轻相关风险。为了解决癌症幸存者疼痛控制缺乏规范方案的问题，ASCO 发布了一份循证临床实践指南，详细列举了帮助临床医生治疗这些患者的建议（Paice 等，2016）。

阿片类药物的使用：降低风险

阿片类药物可缓解癌症患者的疼痛，但必须仔细考虑其风险和获益（Koyyalagunta 等，2012；Jongen 等，2013）。研究发现，长期使用阿片类药物会导致性腺功能减退、精神模糊、神经毒性和睡眠呼吸障碍，并可能与免疫功能受损有关，所有这些都可能对长期癌症幸存者造成伤害（M. Lee 等，2011；Dev 等，2014；Lennon 等，2014；Nguyen 等，2014；Correa 等，2015）。长期使用阿片类药物有关的另一个问题就是药物滥用的可能性。潜在滥用阿片类药物和其他物质的风险因素包括当前或过去的药物滥用史、家族史和创伤史，如性虐待（Boscarino 等，2010；Anghelescu 等，2013；Barclay 等，2014；Bennett 等，2017）。关于癌症患者（包括幸存者）的物质使用障碍风险的问题经常出现。由于物质使用障碍在这一人群中的患病率尚不清楚，而风险意识可以提高安全性，因此风险筛查至关重要。在病史采集过程中可以包括风险问题，或者使用各种工具来创建评估系统，包括 CAGE［减量（Cut Down，C），烦恼（Annoyed，A），负罪感（Guilty，G），晨起后做的第一件事情（Eye-opener，E）］、阿片类药物风险工具和 SOAPP-SF（Barclay 等，2014）。一项使用 CAGE 工具的研究发现，18% 的癌症患者有化学药物依赖，这使他们面临滥用的风险（Kwon 等，2015）。

通过药物筛查尿液中是否存在未经处方或非法的药物，以及通过现有的药物监测方案评估阿片类药物的使用情况，可以获得更多的评估信息（Manchikanti 等，2008；Gugelmann 和 Perrone，2011；Meghani 等，2015；Ali 等，2017；Rauenzahn 等，2017）。这些信息可以对风险进行分级，帮助临床医生决定开阿片类药物的处方是否适当和安全。

为了最大限度地降低那些决定处方阿片类药物的患者的风险，应优化非阿片类药物和辅助镇痛药及非药物、介入和综合疼痛策略。教育患者正确使用阿片类药物，禁止使用阿片类药物治疗失眠、抑郁或焦虑。如果这些问题值得关注，应将患者转诊接受心理健康咨询。

应持续监测药物相关行为，包括疗效（功能改善）、不良反应和对治疗计划的依从性。当出现异常行为时，应仔细评估这些行为是否属于滥用或其他因素。例如，当患者要求提前续药时，确定这是否与成瘾有关，或者药房未向他们提供完全的供应。

宣教至关重要。为避免药物流弊和对社区造成危害，必须告知患者及其家庭成员关于药物的安全储存和处置方法（Reddy 等，2014；de la Cruz 等，2017；Silvestre 等，2017）。

结论

疼痛是癌症治疗后幸存者常见的并发症，影响生活质量的方方面面。关于这些癌痛综合征的患病率和流行病学仍存在许多问题。同样未知的是可能阻止或限制这些令人痛苦的并发症发展的潜在预防措施。由于在癌症治疗过程中使用多种疗法和药物，评估是必要且复杂的。人们对于这些疗法与疼痛形成的潜在叠加作用知之甚少。一旦出现这些疼痛综合征，治疗策略就侧重于长期安全性和有效性，并关注复杂疼痛的生物、心理、社会性质的多模式治疗策略。

第51章　儿科疼痛控制

Paediatric pain control

Renee McCulloch　著

顾亦凡　吴　楠　译　　王　剑　杨　扬　校

疼痛在需要姑息治疗的儿童中很常见。它是最普遍也是最让人恐惧的症状之一（Wolfe 等，2000；Feudtner 等，2011；Friedrichsdorf 等，2016）。一个处于痛苦中的孩子对于本人、家庭和临床医生来说都是非常难过的。作为医务人员，我们有责任直接支持或给予适当的帮助。

接受姑息团队治疗的儿童疼痛通常是由多种病因而非单一原因引起的。疼痛是多维度的，涉及儿童在其发育和社会框架内的情绪和感官体验。在该领域工作的专业医护人员需要能够胜任急性疼痛、慢性疼痛、复发性疼痛、手术相关疼痛和临终疼痛的管理。疼痛通常是伤害感受性［内脏和（或）躯体］和神经病理性疼痛（neuropathic pain，NP）的结合。我们期望应用多学科团队的技能，通过具体的评估和治疗来规范地控制疼痛。成功的关键是在专业人员、父母/照护者和孩子之间发展有效的沟通和信任关系。需要透明和坦诚的交流，如果出现焦虑和误解的对话不去解决，可能会影响治疗的成功。儿童疼痛研究始于人们意识到在这一人群中疼痛没有得到充分治疗（Schechter，1989）。过去的25年里，人们在儿童疼痛的理解和管理方面取得了前所未有的进步。

我们知道以下事实。

- 婴儿可能会感到疼痛，如果不能减轻疼痛，会导致不良的生理后果和不必要的痛苦。
- 儿童可能经历许多不同类型的急性、复发性和持续性疼痛。
- 儿童可以描述他们的疼痛。
- 必须定期监测和评估儿童的疼痛。
- 由于疾病、创伤和心理因素，儿童可能遭受长期疼痛。
- 严重身体疼痛的儿童需要强效镇痛药来缓解疼痛。
- 儿童服用阿片类药物不会导致成瘾（McGrath，1998）。

许多研究都集中在急性疼痛的评估和管理及新生儿和婴儿疼痛的神经生理学基础上。虽然这很重要，但距离我们在儿科领域实施循证、有效的疼痛管理还有很长的路要走。资源匮乏和承担儿童研究的重大挑战阻碍了进展（Berde 等，2012）。这种缺乏证据的情况包括了儿童在姑息关怀阶段的疼痛，Cochrane 综述中证据的显著贫乏证明了这点（Beecham 等，2015）。

尽管疼痛是文献中备受关注的一个领域，但临床实践目前受到儿童急性疼痛研究和成人姑息治疗的证据外推法的影响。临床医生在推断不同人群的数据时必须谨慎。儿科患者代表了从早产儿到完全发育、性成熟的年轻人的一个可变、多样化的个体群体。解剖学、生理学、认知反应、疾病类型及社会、心理和环境因素都有所不同。尽管存在这些问题且缺乏"强有力的证据"，但通过全面评估和对疾病过程的进一步理解，用合理和循证的方法实现安全有效的治疗仍然是可行的。本章阐述了儿童姑息治疗中疼痛管理的一些背景和原则。就本章而言，术语"儿童"将包括所有婴儿、儿童和16岁以下的青少年。

一、WHO 关于改善儿童疼痛管理全球战略的指导方针

WHO 强调，儿童持续性疼痛是一种全球现象，将其定义为"疼痛持续时间超出急性损伤的预期"。该定义旨在涵盖与医学疾病相关的长期疼痛，并且没有明确的时间范围。WHO 关于患有内科疾病的儿童持续性疼痛药物治疗指南（WHO，2012）采用了现有的最佳证据来改进对儿童持续性疼痛的管理，取代了之前的儿童癌症疼痛和姑息治疗指南（WHO，1998）。目前指南的原则为无论潜在病因是否可以确定，药物和非药物技术均可应用于治疗儿童疼痛。

重要的是，WHO 认识到，临床建议的普遍应用和实施只有通过卫生系统的变革才能实现。落后的教育和僵化的医疗保健系统是对儿童进行有效疼痛

管理的重大障碍。

二、儿童、疼痛和姑息治疗

（一）为什么儿童不一样

毫无疑问，姑息治疗中疼痛管理的核心原则可以在成人和儿童专科之间共享，但有许多差异决定了截然不同的做法。

- 与成人姑息治疗相比，儿童疾病类型和疾病发展存在差异。接受姑息治疗小组护理的儿童中约有60%患有非恶性疾病（Fraser等，2012；Friedrichsdorf等，2017）。病程持续时间长且疾病进程不可预测，使得有必要将积极的疾病治疗与症状缓解相结合。

- 沟通方式的差异。沟通是有效疼痛管理的关键，也是儿童面临的一大挑战。理解和解释具有不同发育和认知能力的会说话与不会说话儿童的疼痛，需要不同的心理治疗方法。此外，在整个疾病过程中，儿童持续的认知和身体发育需要一个熟悉和可灵活应对的团队。

- 儿童伦理困境的多样性和复杂性给儿科姑息治疗团队带来特殊的挑战（McGrath，2005）。例如，虽然儿童在法律上不能表示同意，但他们的服从和“同意”是治疗的重要前提。儿童应尽可能多地参与决策过程（Bioethics Committee，Canadian Paediatric Society，2004）。医务人员和父母/照护者的过度保护可能会使儿童做出合理决定的能力被轻视（American Academy of Pediatrics，1995）。

- 儿童用药经常是超产品许可证条款的。虽然有一些与体重相关的镇痛药物剂量方案，但许多还没有进行长期给药的研究。可能影响处方的因素包括药代动力学和药效学，特殊的药物清除率、变化的身体尺寸与体表面积、给药方式和依从性。

- 情境和社会因素对实现儿童最佳疼痛控制有影响。婴儿和儿童是脆弱的，所以他们经常依赖成人的反应来减轻他们的疼痛。对代理人报告和症状解释的依赖受到儿童的家庭和社会结构及他们的文化和信仰的强烈影响。当儿童感到疼痛时，也会依赖医务人员，这些专业人员也有自己的社会基础来理解和解读儿童的疼痛。

- 当儿童病情恶化时，父母和家庭的作用是独特的，需要儿科姑息治疗团队提供特别的技能和方法。由于许多疾病是长期性的，父母往往背负着特别沉重的负担。这可能导致抑郁症和其他社会心理问题（如离婚、经济困难和失业）的发生率增加，并给兄弟姐妹带来额外负担。对祖父母、父母和兄弟姐妹组成的大家庭的支持是儿科姑息治疗团队提供的整体照护的重要组成部分。

（二）谬见和误解

在普通人群和临床同行中，澄清关于儿童疼痛的谬见和误解非常重要（表51-1）。

关于晚期疾病患儿疼痛的误解比比皆是。临床实践中最普遍的发现之一是儿童、家庭或其他专业人员质疑阿片类镇痛药物的使用。表51-1中列出的误解的任何组合都可能涉及形成这一障碍，必须小心探索和克服这些障碍。

（三）儿科姑息治疗中疼痛管理临床试验的核心结果领域

在任何儿科姑息治疗的疼痛管理临床试验中，对结果领域的考虑不能仅仅包括疼痛强度。例如，对治疗满意度的总体判断、症状和不良事件、身体和情绪及角色功能、睡眠及经济因素均是衡量结果的重要指标。目前，没有足够的研究来提出关于全面满意度的循证建议。然而，沿着这些思路提出的任何问题都必须包含达到要求的因素，如从身体功能、情感功能、不良反应等方面来考虑疼痛管理的满意度（McGrath等，2008）。对于患有慢性和持续性疼痛的儿童，建议将学校出勤率作为角色功能的衡量标准，这可能适合也可能不适合接受姑息治疗的儿童。

虽然没有专门针对镇痛不良反应的症状评估量表，但也有儿科肿瘤学的背景下创建的其他量表，这些量表可用作儿科姑息治疗镇痛研究的结果指标（Collins等，2000，2002）。疼痛日记通常用于评估儿童和青少年的疼痛症状和对治疗的反应，可能有助于姑息治疗。电子日记给未来的研究带来了希望。

（四）持续性疼痛对儿童的影响

儿童对疼痛的个人体验和反应是不同的，取决于多种因素的相互作用。疼痛行为是年龄、性别、发育水平、既往疼痛经历、家庭学识和文化背景的反映。这些特征塑造了孩子对痛苦的理解和体验。

很少有证据表明疼痛感知会受到文化或种族因素的影响，但儿童对疼痛的表达及照护者随后对疼痛的解释可能会受到患者或照护者的社会文化背景的影响（Finley等，2009）。因此，疼痛的含义可能由文化决定（Koffman等，2008）。

表 51-1　常见误解和科学证据

误　解		科学证据
1	新生儿没有成熟的神经系统，所以无法体会疼痛	到 26 周时，子宫内的胎儿能够感受到疼痛。疼痛通路及皮层和皮层下疼痛中枢已经发育良好。出生时，新生儿对疼痛高度敏感（Anand，1999）
		行为和生理学研究充分记录了婴儿对疼痛的反应，新生儿能够很好地感受到疼痛（Fitzgerald 等，1988；Fitzgerald 和 McIntosh，1989；Fitzgerald，1991）
2	儿童不会像成人那样感到疼痛	儿童可以感受到的疼痛与成人一样多，甚至可能更多（McGrath，2005）
3	儿童会习惯疼痛。如果一个年幼的儿童经历了疼痛，他们没有疼痛记忆，也不会造成持久的影响	持续性疼痛具有有害影响，并导致神经系统的长期变化（Schmelzle-Lubiecki 等，2007）。数据表明，早期的疼痛体验可能引起发育中的神经通路永久性重组，这反过来可能会对未来的疼痛体验产生负面影响（Anand 和 International Evidence-Based Group for Neonatal Pain，2001；Fitzgerald 和 Walker，2009）
4	儿童无法可靠地解释他们的疼痛	如果被问到，儿童在很小时（甚至在 20 月龄时）就能说出哪里疼、有多疼，以及什么能让疼痛减轻
		儿童可在 3 岁时说明疼痛强度
		4 岁的儿童不用知道自己身体部位的名称就可以在身体图表上指出疼痛部位（Craig 和 Korol，2008）
5	如果儿童可以分心，孩子就不疼	儿童将注意力分散和玩耍作为应对疼痛的机制（Kuttner，1996）
6	如果一个儿童说自己很疼，但没有表现出痛苦，那么这个儿童就不需要缓解疼痛	儿童是判断自己是否疼痛的权威。成人和医疗专业人员 • 持续且显著低估儿童的疼痛 • 经常担心儿童夸大疼痛，从而忽视疼痛 • 轻视疼痛和痛苦的严重性，因为疼痛可能难以治疗（Craig 等，1996；Pillai Riddell 等，2008）
7	睡着的儿童是舒服的	睡眠可能是由于疼痛引起的疲惫。睡眠模式紊乱很常见，但这并不意味着儿童从不睡觉（Long 等，2008）
8	阿片类镇痛药对儿童是危险的，可能会导致成瘾	阿片类镇痛药是一种强效的镇痛药物，对疼痛中的儿童来说非常有效。儿童并不比成人更容易产生心理依赖

经许可转载，引自 Kuttner L. (2004). A Child in Pain, How to Help, What to Do. Vancouver, Canada: Hartley and Marks Publishers.

其中一些特征是相对固定的，包括年龄、发展水平、家庭和文化背景。其他因素，如情绪、行为和认知因素可以动态变化，反映儿童经历疼痛时的特定情况（图 51-1）。这些“情境”因素体现了儿童经历疼痛时的背景，以及做出的个人反应之间的既个体化又具体化的交互作用（McGrath，1990）。

儿童们想什么、做什么及可能感觉到什么，都会影响他们的疼痛体验。情境因素（与疾病进展相关的身体功能恶化、睡眠不足、父母不安、感到担忧和恐惧）的组合会影响儿童疼痛体验的意义和背景，并影响身体的生理反应（Palermo 等，2006）。中枢神经系统的可塑性使其能够在意识和潜意识的内部和外部因素的影响下，以灵活多样的方式做出反应。疼痛可由行为和情绪因素发生、加剧、维持或减轻。哭泣、退缩或变得非常苦恼等行为会对疼痛体验产生负面影响。众所周知，情绪因素对疼痛、疼痛的持续性和疼痛的进一步发展有直接影响。儿童对疼痛的情绪反应取决于疼痛的性质及其对日常生活的影响程度。忧虑、恐惧、生气、悲伤或恼怒会影响行为，从而影响儿童应对疼痛的能力。通常，情绪困扰的加剧会导致更强烈的疼痛体验。

重要的是，要试着了解儿童对自己疾病的看法，他们对疼痛的理解是什么，他们对疼痛的特质和严重程度的期望是什么，以及过去尝试过哪些应对策略。能够提供准确、与年龄相适应的信息会增加儿童的控制感，并对他们的疼痛体验产生直接影响。向儿童提供合理的选项和选择（例如，“你想要药片还是药液？”“你想要热敷还是按摩？”），并解释治疗方法和预期效果（例如，“这种药可能会让你感到有点困，但这种感觉会在几天内好转”）也有助于这

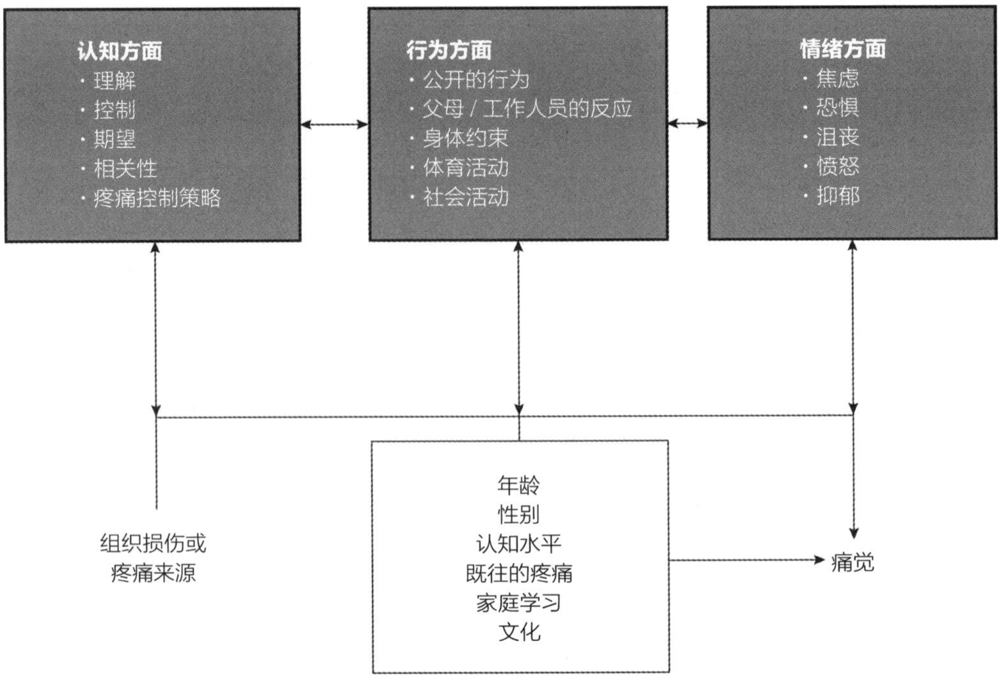

▲ 图 51-1　改变儿童疼痛感知的情境因素

经许可转载，引自 McGrath P.A.and Hillier L.M.（2002）. 'Modifying the Psychological Factors that Intensify Children's Pain and Prolong Disability' in Schechter N.L.et al.（Eds.）.Pain in Infants，Children and Adolescents，Second Edition.Lippincott，Williams，and Wilkins

一过程。了解孩子如何理解他们的疼痛，根据内部或外部原因的联系，使团队能够了解孩子是如何投射他们的疼痛，并通过减轻疼痛的策略做出适当的反应。在接受姑息治疗的儿童中，情绪和认知因素对疼痛的影响往往最为突出。

（五）儿童的痛苦对父母的影响

父母通常是自己孩子的专家。他们是医护人员观察、评估和报告疼痛的重要信息来源。父母通常是主要的照护者，也是控制疼痛的最重要资源。他们可能会引导和指导医护人员采取对他们的儿童有效的策略。

对疼痛的态度和行为模式通常是通过父母的角色示范习得的。孩子对疼痛的反应部分源于信仰体系和家庭对疼痛的态度。提高对这一问题的认识使医护人员能够发挥父母在制订新的及改进现有的应对策略时的作用。

向父母进行疼痛机制和疼痛管理的宣教非常重要，这不仅能确保他们理解和遵守疼痛管理计划，而且还能配备正确的信息与他们的孩子分享。让父母了解治疗的基本原理、疾病过程和情境因素如何影响疼痛、药物治疗的益处和不良反应及非药物疼痛治疗技术是至关重要的。父母已经描述了在孩子生命结束时"能够照顾"他们的需求，这对于应对孩子死亡带来的压力和不确定性至关重要（Price 等，2011）。

（六）评估儿童疼痛

疼痛评估是良好的儿童疼痛管理的基石。这一过程包括详细的疼痛病史、检查、病因诊断和随后的疼痛评定。需要确定疼痛对儿童活动和日常生活的影响。了解疼痛对行为、人际关系、发育水平、情绪状态、睡眠和身体功能的影响至关重要。

框 51-1 显示了与儿童疼痛评估相关的问题摘要（WHO，2012）。

（七）儿童对疼痛的认知发展与表达水平

如何感知和表达疼痛受到各种因素的影响，包括儿童的年龄和认知发展。在儿童发育过程中，可以观察到疼痛表达和交流方式的变化。

1. 婴儿　婴儿完全无助，依赖照护者 / 父母来识别疼痛行为。由于婴儿没有语言能力，面部表情和哭声的音调是用于评估疼痛的特征。此外，没有单一的行为表明疼痛；更多的是对正常行为的偏离，表明婴儿正在经历疼痛。大多数婴儿在经历疼痛时都会哭泣，或者试图从痛苦的经历中逃脱，或者"守护"或保护疼痛的肢体或部位。到 6 月龄时，如果婴儿

框 51-1　医护人员在临床评估时的问题摘要

- 儿童和家人用什么词来形容疼痛
- 儿童用什么语言和行为提示来表达疼痛
- 当儿童感到疼痛时，父母和（或）照护者会怎么做
- 什么对缓解疼痛最有效
- 疼痛的部位和特征是什么（部位、严重程度、儿童 / 家长描述的疼痛特征，如锐痛、烧灼痛、酸痛、刺痛、枪击痛、跳痛）
- 目前的疼痛是如何开始的（突然的 / 逐渐的）
- 疼痛在哪里（单个 / 多个部位）
- 疼痛是否干扰了儿童的睡眠 / 情绪状态
- 疼痛是否限制了儿童进行正常身体活动（坐、站、走、跑）的能力
- 疼痛是否限制了儿童与他人互动的能力 / 意愿以及玩耍的能力

经 STM agreement 许可转载，引自 World Health Organization(WHO).(2012).WHO guidelines on the pharmacological treatment of persisting pain in children with medical illnesses.Geneva，Switzerland：WHO.http://whqlibdoc.who.int/publications/2012/9789241548120_Guidelines.pdf.

以前在相同的情况下经历过疼痛，他们会对可能出现疼痛的情况感到恐惧（Lilley 等，1997）。

2. 幼儿　随着婴儿的成长和发育，它开始学习如何通过言语和肢体语言来表达不适。儿童在 12～30 个月会迅速发展出一种广泛的疼痛语言。如果儿童有正确的描述性语言，并使用一种表达方式来描述他们的疼痛（“痛”“哎哟”），那么他们通常可以指出他们身体的疼痛部位。这个年龄段的儿童对疼痛的情况表现出恐惧，如果他们经历痛苦，通常会表现出愤怒、不安和悲伤。

3. 学龄前儿童　2—5 岁的儿童可以理解积极和消极情绪的词汇（Azize 等，2011）。他们用具体的方式思考，随着年龄增长，开始区分疼痛的原因和后果，特别是如果他们对以前的痛苦经历有一些记忆的话。尽管他们可能觉得疼痛令人苦恼，但他们通常能够表达自己，并可能使用自己的特定词汇和专门用语来描述疼痛（Craig 等，2006）。在提示下，他们能够理解和学习有助于描述他们痛苦的词语。

这个年龄段的儿童有“魔法思维”，幻想和现实之间的界限模糊。他们为疼痛创造解释，并可能将疼痛视为一种惩罚或不相关事件或行为的后果。创意游戏可能有助于发现孩子对疼痛的理解和解释。患有慢性疼痛的学龄前儿童可能不再认为他们的疼痛是一种异常感知，不再表达疼痛，并变得“孤僻”。

4. 学龄儿童　6—12 岁的儿童更擅长抽象概念化。6 岁的儿童可以定义疼痛强度，7—10 岁的儿童可以解释疼痛的原因。他们能够更容易地将因果联系起来，并理解时间的概念。这个群体中的儿童能够更详细地了解他们的疼痛细节，对事实的解释可以帮助理解并减轻恐惧和误解。这个年龄段较小的儿童可能会认为他们的痛苦是一种惩罚。负面情绪和被迫害感可能会随着慢性疼痛和主观化而产生，导致退缩和“抑郁”的标签。

5. 青少年　青少年能够以抽象的方式思考疼痛。他们理解疼痛经历的心理因素及生理因素。他们有洞察力，能够以更系统和灵活的方式反思他们的痛苦经历，并用个人的应对策略来支持这个过程。大多数青少年在 15 岁左右从关注情绪转变为关注原因。

青春期是个人成长和独立的时期。疼痛，作为持续性或进行性疾病的后果，可以破坏这种自然进化。疼痛可能会让人感到不公和威胁。一些青少年可能会表现出应对疼痛的能力退化的迹象，特别是在长期接受疾病治疗的情况下，以前与疼痛相关的习得行为可能会出现。重要的是要在个体基础上对待青少年问题。如果在父母或同龄人面前被询问，他们往往会倾向于“淡化”或否认痛苦。青少年很容易接受疼痛管理应对策略的学习。

（八）有严重认知障碍的儿童

越来越多的人意识到认知障碍儿童的疼痛体验及他们的疼痛感知可能受到的影响（Friedrichsdorf 等，2017）。通常患有严重认知障碍的儿童的语言和行为线索可能并不可靠，所以理解他们的疼痛具有挑战性。这些儿童在日常生活中疼痛的发生率增加，但需依赖父母和照护者来认识这个问题（Breau 和 Burkitt，2009）。疼痛被视为日常生活中不可分割的一部分。父母和照护者养成了一套精细的技能，能够识别出孩子的个人情绪和行为线索，这些线索暗示着疼痛。

（九）营养不良的儿童

必须关注严重营养不良的儿童，因为可能由于刺激不足或相关慢性疾病的并发症，他们往往发育迟缓。这一群体表达疼痛的方式明显不同，缺乏面部表情和语言表达，身体反应有限。发育不全和无动于衷可能代替了呜咽或微弱的呻吟（Albertyn，2007）。

（十）疼痛评估措施

已经开发并验证了几种针对儿童的疼痛评估措施。没有一种工具适用于所有年龄或所有类型的疼

痛。量表的选择取决于发育年龄、认知能力和是否需要照护者报告。大多数疼痛量表都是针对急性疼痛开发和验证的。对于那些无法进行语言交流的儿童，已经发表了大量关于疼痛量表的研究。目前还没有专门针对接受姑息治疗的儿童的量表。

测量儿童疼痛有三种方法：自我报告法、观察或行为法和生理法。心率和呼吸频率等生理变化与疼痛事件仅有弱相关，并不能区分疼痛和焦虑。最常用的工具依赖于自我报告的疼痛强度的量化，并基于急性疼痛的疼痛强度的计数或“分级”。观察行为线索是评估 3 岁以下儿童及认知和语言能力受损儿童急性疼痛严重程度的有效方法。急性疼痛的观察性测量方法比评估持续性疼痛的方法更成熟。

如果疼痛长期存在，明显的疼痛症状趋向于消失。在不同的个体中，持续性慢性疼痛的表现也有很大的差异（von Baeyer 和 Spagrud，2007）。更复杂的行为变化可能在慢性疼痛状态中表现出来，如情绪低落、易怒加剧、睡眠障碍、具有攻击性和食欲变化，所有这些都需要了解儿童的基本性格。他们还可能表现出各种行为，包括孤僻、沉默和被动，并经常被贴上“抑郁”甚至“表现良好”的标签。其他有攻击性行为和情绪波动等情况的患儿可能被视为“难相处”。同样，如果这不是儿童的常态，则必须将其视为疼痛相关行为。患有慢性疼痛的儿童和年轻人可能有消极的想法或可能对疼痛产生灾难性后果的过度担忧，并经历疼痛强度和身体症状的增加。灾难性思维也会导致心理困扰和功能障碍（Vervoort 等，2006）。

当儿童将结果与负面影响联系起来时，如需要去医院就诊或住院、需要进行令人不快的干预（如注射）或给父母带来不安或担忧，他们可能会瞒报或少报疼痛信息。没有症状和报告并不等于没有疼痛。

由于严重疾病中的持续性疼痛会影响身体和社会功能，从而影响生活质量，因此纳入更广泛评估的措施可能比单一疼痛强度评估更适合姑息治疗患者（表 51-2）。

表 51-2　对疼痛的行为反应

急性疼痛的行为指标	慢性疼痛的行为指标
• 面部表情 • 身体运动和姿势 • 无法安抚 • 哭泣 • 呻吟	• 姿势异常 • 害怕被移动 • 缺乏面部表情 • 对周围环境失去兴趣 • 过分安静 • 易怒加剧 • 情绪低落 • 睡眠中断 • 愤怒 • 食欲的变化 • 学习成绩差

经 STM agreement 许可转载，引自 World Health Organization (WHO).(2012).WHO guidelines on the pharmacological treatment of persisting pain in children with medical illnesses. Geneva，Switzerland：WHO.http://whqlibdoc.who.int/publications/2012/9789241548120_Guidelines.pdf.

（十一）疼痛管理

儿童姑息治疗中的最佳疼痛缓解是通过对儿童的全面评估实现的。用于控制儿童疼痛的综合药物和非药物方法如图 51-2 所示。

（十二）儿童疼痛的药物治疗：WHO 的方法

2012 年，WHO 指南由一个专家工作组利用现有最佳证据制订，旨在涵盖患有医学疾病的儿童的持续性疼痛（WHO，2012）。必须强调的是，该指南是从事儿童工作的人员的工作框架和药理学参考点，并不试图解决疼痛的非药物治疗方法。这与儿科姑息治疗团队有关，因为儿童疼痛的管理始终包括“总体”疼痛的心理、情感和存在层面。

指南重申了儿童疼痛管理的关键原则。

1. 确保已进行详细评估。
2. 当疼痛持续时，定期给药镇痛（“按时钟”）。
3. 在暴发痛时确保药物可获得。
4. 使用最简单的给药途径（“通过适当的途径”）。
5. 个体化治疗（“由孩子”）。

（十三）使用两步策略

原 WHO 指南已经从“三阶梯镇痛”（轻度疼痛、中度疼痛和重度疼痛）改为“两阶梯镇痛”（轻度疼痛、中 - 重度疼痛）。

这是专家组的强烈建议，但证据质量很低，这一决策的做出主要考虑到更有效的儿童镇痛管理策略和对弱阿片类药物的各种担忧。基于曲马多和可待因在儿童中的安全性和有效性，这些药物已被排除在指南之外。目前尚无证据表明曲马多对于儿童的安全性和有效性。可待因在人群中的代谢不可预测，使其既可能无效又不安全（Tremlett 等，2010）。对儿童使用强效阿片类药物的担忧被弱效阿片类药物的疗效不佳和未知反应所抵消。实际上，弱阿片类药物不建议在儿科使用，并已被低剂量的第三阶

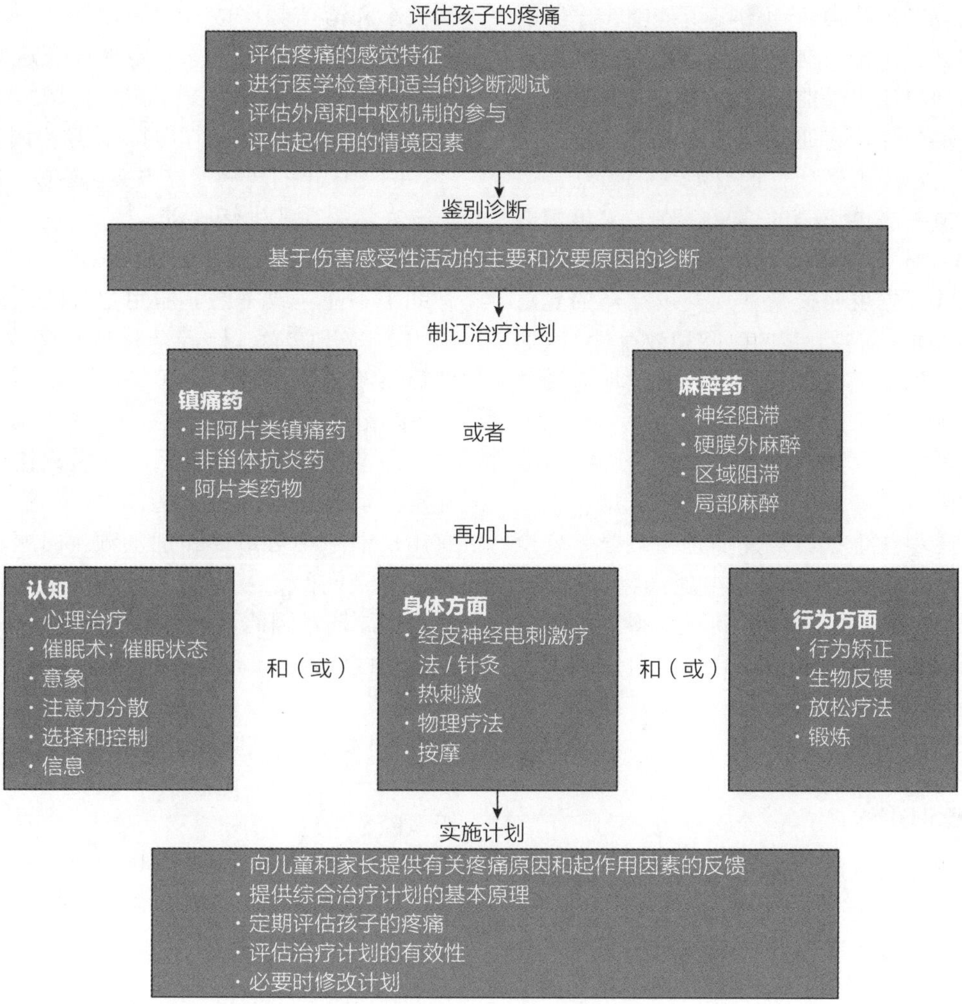

▲ 图 51–2　控制儿童疼痛的药物和非药物综合方法模型

改编自 McGrath P.A.（1992）.‘Pain Control in Children’，pp.32-43，in Weiner R.S.（Ed.）.Innovations in Pain Management：A Practical Guide for Clinicians.Florida，USA：Paul M.Deutsch Press.

梯或强阿片类药物所取代。止痛方法的级别由疼痛的严重程度决定。

1. 第一阶梯：轻度疼痛　扑热息痛（对乙酰氨基酚）和布洛芬是3个月以上轻度疼痛儿童的首选药物。

(1) 扑热息痛（对乙酰氨基酚）：扑热息痛（对乙酰氨基酚）可有效缓解轻度疼痛，广泛使用且耐受性良好。它也是少数可安全用于新生儿和 3 月龄以下儿童的镇痛药之一。有糖浆、片剂和肠外制剂可供选择，当以适当剂量使用时，不良反应较低。儿童和新生儿静脉注射扑热息痛的剂量应基于体重而非年龄。

肝毒性很少发生，但在治疗剂量下可出现在易感儿童中（Haun 等，2002）。增加毒性的危险因素是那些在儿科姑息治疗人群中经常出现的因素：肝脏或肾脏疾病、营养不良和各种药物（包括卡马西平、利福平和苯巴比妥等）引起的肝药酶诱导。尚无儿童长期服用扑热息痛的安全性数据。

(2) 布洛芬：布洛芬处方在儿科实践中很常见。儿童使用布洛芬是安全的，肾脏、胃肠道和心血管不良反应的风险较低，但对于脱水的儿童必须小心。布洛芬也必须谨慎用于患有癌症的儿童，因为它会增加血小板功能障碍和随后出血的风险。

2. 第二阶梯　中－重度疼痛评估为中－重度疼痛的儿童应给予阿片类镇痛药。第二阶梯建议使用低剂量阿片类药物治疗中度疼痛。儿童使用强效阿片类药物的风险可以通过有效的风险管理系统来抵消，重要的是儿童的疼痛管理教育。对儿童使用阿片类药物的恐惧和知识缺乏不应成为有效镇痛的障碍。

阿片类镇痛药：据估计，60%～80% 的死亡儿童（生前）需要阿片类药物镇痛（Zernikow 等，2009）。

姑息治疗医生应对阿片类药物的可用范围、作用的科学依据和不良反应情况有信心并熟悉。有时，可以从阿片类药物治疗中受益的儿童本人或其家人不愿意服用阿片类药物。这通常是基于对其使用的误解和阿片类药物标志着“死亡的开始”的看法。需要疏解这些恐惧并提供正确的信息。许多父母需要在帮助下理解身体依赖、耐受和成瘾之间的区别。没有实验或经验证据表明接受阿片类镇痛药的儿童有成瘾风险。这通常需要大量的时间和教育投入（通常是反复咨询）以减轻恐惧和误解，并确保对遵守疼痛管理计划有足够的了解。

在一些国家，阿片类药物种类繁多。吗啡是公认的儿童一线阿片类药物，因为它价格低廉、配方广泛。然而基于科学证据、疼痛病理生理学、安全性和可及性，可以考虑替代的强阿片类药物。

通过逐渐增加阿片类药物直到疼痛得到充分控制的方法，可以实现有效的镇痛。有时可能需要高剂量阿片类药物，但这应当会引发关于疼痛和其他治疗方面的讨论（Collins 等，1995）。

（十四）按时给药

当疼痛严重且持续时，必须定期进行阿片类镇痛，而不是“根据需要”。理论上，吗啡的剂量间隔比成年人短，因为与成年人相比，儿童的吗啡半衰期缩短（Zernikow 等，2009）。尽管如此，个体间的差异很大。在实践中，即释阿片类药物的 4h 给药方案效果良好。一些儿童可以从每 8 小时 1 次的长效阿片类药物制剂中受益，而不是标准的每 12 小时方案（Hunt 等，1999）。

这个规则的例外情况是阿片类药物的半衰期增加。这种情况发生在新生儿和 12 月龄以下的婴儿中，因为除了其他药代动力学差异外，这些婴儿对吗啡的肾清除能力降低。因此，新生儿和婴儿（小于 12 月龄）的阿片类药物起始剂量较低，间隔时间较长，如每 6 或 8 小时 1 次。

肾功能受损是谨慎使用阿片类药物的另一个指征。明智的做法是开始时使用速释阿片类药物，以 8h 或 12h 的给药方案使用，直到剂量调整到间隔的最佳时间为止。实际上，由于排泄延迟，速释阿片类药物具有更长的作用持续时间。

（十五）使用适当的给药途径：口服给药

侵入性最小的途径，即口服途径，通常更适用于儿童。因此，可口性、口服溶液的可及性、片剂的大小和给药频率成为保证依从性的因素，从而确保良好的症状管理。除非定期检查这些因素，否则儿童用药可能会成为一个主要问题，变成儿童与父母/照护者之间冲突的根源。计划不周、缺乏个体化考虑的无休止的药物治疗方案会造成“冲突和障碍”，影响人际关系和生活质量。

一些制造商已经开发了浓缩口服溶液，这可能有助于不能（或不愿）服用片剂的儿童。在儿科实践中，剥开胶囊、碾碎药片或将药物溶解成溶液，然后将粉末或溶液与更可口的食物和饮料混合也很常见。因此，这可能存在关于剂量准确性的问题。

许多患有复杂神经系统疾病或接受癌症治疗的儿童可能会进行原位胃造口术。尽管这些装置非常有用，消除了可口性和剂量频次问题，但由于药物和装置之间的相互作用，几种常用药物不能通过胃造口术给药，因此可能会出现其他问题。

一些情况下肠内途径可能不合适，必须寻找替代途径。

- 吸收不良：呕吐、胃肠动力紊乱。
- 无法遵从：无意识；严重恶心，吞咽困难；误吸风险，拒绝用药。
- 需要快速滴定阿片类药物的疼痛危象。

选择替代的给药途径应基于临床判断、可及性、可行性和患者偏好。

（十六）儿童的其他给药途径

镇痛的替代给药途径通常包括口腔、皮下、静脉或透皮途径。肌内注射途径在儿童中实际上已经淘汰。因为注射本身可引起疼痛，并可能导致疼痛的瞒报。

口腔黏膜，特别是颊和舌下部分，提供了可以避免首过代谢来实现快速有效药物递送的区域。因此，口腔提供了一种简单且方便的“无针”替代方案，通常父母和孩子更愿意使用。口腔黏膜的优势在于它是一个相对较大、更固定的表面区域，光滑且有丰富的血液供应，能够快速吸收进入体循环。医生必须对药物特性和经口腔黏膜途径给药的可行性有透彻的药理学知识。例如，咪达唑仑和芬太尼具有合适的理化性质，而吗啡没有（McCulloch，2017）。尽管替代阿片类药物可用于舌下、经黏膜和鼻腔使用，但在适当给药的实操性方面经常存在问题，特别是在年龄较小的儿童使用较低剂量的阿片类制剂经鼻腔、舌下或口腔给药来快速缓解症状时。

细径、留置、非金属针头系统的可用性强，使皮下途径在儿科治疗中非常普遍。易于插入、可接入多个部位及避免反复静脉置管，这些都具有明显的益处。通过这种途径可以有效地输送药物，必要时还可以输送液体。

经皮静脉留置导管或中心静脉通路装置经常用于需要长期治疗、反复输注血液制品和（或）肠外营养的儿童。在姑息治疗中，它们可以用于输注镇痛药和其他药物，特别是在需要较高剂量输注的情况下。必须根据静脉通路的益处和易用性来衡量败血症的风险及导管对儿童日常活动和生活质量的影响。已有临终儿童成功使用患者（或委托人）自控镇痛的报道（Anghelescu 等，2012；Mherekumombe 和 Collins，2015）。

透皮药物贴剂的开发对需要长期稳定阿片类药物的儿童特别有利。尽管使用阿片类药物所需的最低剂量可能会对较小的儿童造成障碍，但低剂量、骨架型贴剂的生产使更多的儿童能够从这一途径提供的明显优势中获益。

在某些情况下，通过直肠给药可能是有利的，但许多儿童不喜欢这种方式。对于婴儿和更小的儿童来说这是一条非常有用的途径，可以在短期内避免肠外途径。此外，一些即释和缓释阿片制剂可以容易地从直肠黏膜吸收。据报道，在特殊情况下，抗惊厥药也可通过这种途径给药。

（十七）个体化治疗：以患儿为中心

这一原则强调根据儿童的评估需求进行个性化治疗。为儿童找到合适的阿片类药物剂量包括三个阶段。

起始剂量：阿片类未耐受儿童的起始剂量通常按每千克体重计算（不超过 50kg 的最大剂量）。对于已经服用阿片类药物的儿童，应以阿片类药物的当前剂量作为计算基础。

滴定：镇痛剂量是在个人基础上滴定的。阿片类镇痛药必须根据儿童对药物的反应逐步增加，直到达到正确的剂量。阿片类药物的正确剂量是与儿童和护理人员合作确定的，直到达到尽可能好的止痛效果，并且不良反应最小。一般来说，阿片类已耐受患者的最大剂量增加约为之前阿片类药物总剂量的 50%，但在住院环境中，经过仔细监测和反复评估，经验丰富的从业者可能会更快地增加剂量。

维持：一旦达到充分缓解，疼痛的剂量就可以确定。如果可以的话，此时开始使用长效阿片类药物。对许多儿童来说，长效吗啡制剂（颗粒剂）方便且剂量灵活。在开始使用最低可用剂量的芬太尼 12μg 贴剂之前，需要每天口服吗啡的最低总剂量为 30～40mg，这可能会限制许多幼儿的使用。

在国际上，适用于儿童剂量的制剂的可及性往往非常有限，阻碍了最佳镇痛效果的达成。通过 WHO 儿童基本药物示范清单（WHO，2013）支持确保供应的努力。

（十八）阿片类药物轮换

对于有阿片类药物剂量限制性不良反应的儿童，应考虑阿片类药物轮换。建议将替换阿片类药物的等效镇痛剂量减少 25%～30%，以降低毒性并对抗可能出现的不完全交叉耐药性。

（十九）阿片类药物的不良反应

儿童可能不会主动报告不良反应，如便秘、恶心和瘙痒，因此在评估阿片类药物疗效时必须仔细注意这些问题。

镇静通常是阿片未耐受患者开始使用阿片类药物首先出现的不良反应之一，剂量显著增加时也会出现。嗜睡可能会持续几天，但通常会消退。提醒父母和护理人员避免对镇静产生任何不必要的担忧。

如果滴定阿片类药物适当，呼吸抑制是非常罕见的。在接受姑息治疗的患者中，当突然去除疼痛刺激时更有可能发生阿片类药物毒性，如为治疗转移性脊柱疾病而置入鞘内泵时。在这些情况下，恢复使用短效阿片类药物或阿片类输注有助于密切监测阿片类需求。肾衰竭的发作和无法排泄阿片类代谢物是呼吸功能受损的另一个潜在原因，而无意中服用了比处方剂量更高的阿片类药物，如摄入缓释药物代替短效阿片类药物，也会导致呼吸抑制的发生。

如果镇静持续存在，并且排除了肾脏、肝脏和中枢神经系统疾病，则应考虑阿片类药物转换。嗜睡可能是由吗啡的中枢作用代谢产物吗啡 -6- 葡糖醛酸的蓄积引起的，因此不同的阿片类药物（如芬太尼）可能具有更有利的镇痛与不良反应比率。服用阿片类药物的儿童很少出现反常烦躁。治疗方法是减少剂量或转换阿片类药物。

如果发生呼吸抑制，则可能需要小剂量、频繁使用纳洛酮（一种阿片类拮抗药），阿片类药物耐受患者的起始剂量为 1μg/kg，随时间滴定（如每 3 分钟）直到儿童自主呼吸。在阿片类药物的不良反应消退之前，可能需要低剂量输注纳洛酮。纳洛酮的使用必须谨慎，因为镇痛的逆转会导致极度疼痛和阿片戒断综合征。在这种情况下，姑息治疗患者可能需要辅助通气治疗呼吸抑制。

尽管一项综述指出缺乏可靠的数据，但哌甲酯等精神兴奋剂已在成年人中用于逆转阿片类药物诱导的镇静作用（Stone 和 Minton，2011）。在儿科姑息治疗中，恶心的发生率与成人医学相比似乎相对较少，大多数医生不会主动将止吐药与阿片类药物联合使用。然而，它在儿童中的发生率很可能被忽视，因为它不是一种儿童容易描述的症状。

便秘在服用阿片类药物的儿童中很常见。所有阿片类药物治疗都应同时规律地使用刺激性和软化性泻药。有证据表明，阿片类拮抗药纳洛酮和甲基纳曲酮对阿片类药物诱导的便秘有效，不会导致阿片类戒断反应（Portenoy 等，2008；Candy 等，2011）。据报道，芬太尼引起的便秘比其他阿片类药物少（Finkel 等，2005；Zernikow 等，2007）。瘙痒作为阿片类药物的一种不良反应，在婴儿和儿童中并不少见，经常发生在鼻子和面部周围。瘙痒的标准治疗可以尝试。但如果它持续存在，可能需要阿片类药物转换（Drake 等，2004）。

肌阵挛是一种不自主的肌肉收缩，由阿片类药物毒性或长期使用阿片类物质引起。它在儿童中并不少见，通常会促使紧急重新评估、生化检查及视具体的情况减少或更换阿片类药物。

尿潴留见于儿童，尤其是在快速剂量递增和脊髓或硬膜外给予阿片类药物后。有趣的是，儿童似乎经常出现泌尿系统症状（通常是排尿延迟）。可能需要膀胱外按摩 / 压迫、热敷、在温水浴中排尿，如有必要，还可能需要间歇地导尿或使用胆碱能药物。阿片类药物转换也是一种选择。

（二十）非恶性疼痛与阿片类药物使用

关于阿片类药物在非恶性疾病引起的严重疼痛儿童中的使用数据有限。针对慢性、严重非恶性疼痛的阿片类药物处方已在多学科儿科疼痛诊所开具，并进行了严密监测（Slater 等，2010；Garg，2016）。大多数患者在多学科疼痛诊所接受了处方短期阿片类药物，并被仔细监测和综合性疼痛治疗。需要更多的数据来了解这种治疗在长期基础上是否安全和有益。

三、辅助镇痛药

辅助镇痛药是一种除疼痛外具有主要适应证的药物，但在某些疼痛情况下具有镇痛作用。在儿科疼痛管理中使用辅助药的证据很少。2012 年，由于证据质量不高，WHO 无法对任何辅助药物提出基于证据的建议。不幸的是，除了病例系列，这种情况仍在继续。个案报道和系列报道已经发表，但由于儿科姑息医学实践中的科学、伦理和实践挑战，无法获得可靠的数据。迫切需要对儿童进行进一步的镇痛研究，以确定这些药物在儿科疼痛治疗中的作用。专家工作组提出了更可行的儿童镇痛研究设计，包括慢性疼痛和姑息治疗组的交叉试验和 N-of-1 试验（Berde 等，2012）。

然而实际上，当面对重病和垂死儿童的症状时，很多标准的辅助药物会进行试用，随着传闻对患者有益的报道。临床实践中，包括使用皮质类固醇治疗骨痛，通常为短短 5 天的“突击”治疗以防止不良反应的出现。此外，加巴喷丁类药物和三环类抗抑郁药经常用于儿童神经病理性疼痛的治疗。NMDA 拮抗药氯胺酮是许多儿科姑息治疗三级中心治疗癌症相关 NP 的标准药物，此外，α_2 肾上腺素能激动药可乐定和右美托咪定的使用也在增加。

（一）大麻素

尽管大麻素的治疗前景备受关注，但最近一项关于儿童和青少年医用大麻素的系统综述得出结论，没有足够的数据支持用于 NP（Wong 和 Wilens，2017）。由于一些家庭可能会自行使用大麻素产品进行自我治疗，临床医生应注意大麻素和阿片类药物之间存在药物相互作用的潜在毒性。

1. 儿科姑息治疗中具有挑战性的疼痛综合征　需要姑息治疗的儿童的疼痛病因往往多种多样，取决于潜在的诊断和持续的并发症。一项多中心前瞻性研究发现，在 3 个月内转诊至姑息治疗团队的 550 名儿童中，两种最常见的主要诊断是先天性疾病（49.7%）和神经肌肉疾病（39.2%）（Feudtner 等，2011）。其他大型西方儿科姑息治疗中心报告称，大约 2/3 的病例患有非恶性疾病（McCulloch 和 Collins，2006；Friedrichsdorf 等，2017）。然而这将取决于地理位置，因为 AIDS 相关疾病、癌症和感染在非洲占主导地位（Campbell，2011；Amery，2012）。

2. 肌痉挛　与肌痉挛有关的零星的偶发疼痛很常见。对于患有神经肌肉疾病和严重神经损伤的儿童来说，肌痉挛是一个重要的不适来源。治疗通常是多模式的，需要使用解痉药（如丹曲林和巴氯芬）及非药物策略。肌痉挛的诱因可能包括便秘、癫痫发作、胃食管反流和矫形支架引起的不适（Hauer，2010）。肉毒杆菌毒素、手术干预和鞘内给药等靶向治疗越来越普遍，可能会缓解药物的全身不良反应（Esquenazi 等，2010）。

对于一些患有继发于肌肉痉挛的严重慢性疼痛的儿童，可以考虑进行阿片类药物的试用。然而必须考虑到患有非恶性疾病、生命有限的儿童存活多年的可能性，须定期审查任何阿片类药物处方的有效性。虽然经验性的做法支持在非恶性疾病中使用阿片类药物处方，但短期阿片类药物只应被视为一种临时措施。

（二）骨痛

骨痛是接受姑息治疗的儿童的常见问题。它与恶性疾病的关联众所周知，但经常被忽视的是，对于许多非恶性疾病儿童来说它也是一个重要的问题。

慢性神经系统疾病如脑瘫或神经肌肉疾病，可能会出现与正常骨骼结构的继发性变形相关的骨痛，尤其是在生长期。研究表明，患有慢性神经系统疾病中不能走动的儿童骨密度低，发生非创伤性骨折或微小创伤骨折（如移动和搬动等引起的骨折）的风险增加。慢性神经系统疾病的相关影响因素包括行动不便、进食困难、抗惊厥药的使用和缺乏阳光。

骨痛也可能是全身性疾病、黏多糖病或原发性骨结构蛋白缺陷、成骨不全等累及骨骼的儿童遗传性代谢疾病的显著特征。正常骨骼结构继发性变形导致的骨量减少可能是系统治疗的结果，如在癌症中长期使用类固醇。

据报道，癌症引起的骨痛是恶性疾病最常见的单一症状。它与原发性骨肿瘤、转移性肿瘤和血液恶性肿瘤中的浸润性骨髓疾病有关。有效的骨痛管理取决于根据患者的病因和临床情况进行个体化的治疗。可能包括适当的骨科干预和药物治疗。双膦酸盐在儿科医学中经常用于各种适应证，包括原发性和继发性骨质疏松引起的疼痛和高钙血症。就镇痛效果和长期使用的安全性而言，在患有先天性和获得性骨质疏松症的儿童中使用的经验越来越多（Ozel 等，2016）。与骨质减少有关的生命有限的疾病，包括癌症和癌症相关治疗（如化疗诱导的骨质减少、大疱性表皮剥脱症），以及导致儿童不能活动的脑瘫和神经肌肉疾病。

癌症引起的骨痛的治疗可能需要多学科的方法，如姑息性放疗、全身治疗（化疗）和支持治疗（镇痛、双膦酸盐和综合治疗）。

（三）神经病理性疼痛

由于情境的多样性、诊断的不确定性和未知的发展轨迹，NP 在儿童中是一种特别具有挑战性的诊断（Walco 等，2010）。

如果可能，儿童自己的描述可能是 NP 最好的提示。儿童可能会描述感觉异常，如麻木、瘙痒、刺痛或烧灼感。“颤抖”“嘶嘶作响”“发痒”或“刺痛”等异常表达应引起临床医生的警觉。虽然成人临床中的评估和诊断越来越严格，但儿科临床在一定程度上落后了。儿童定量感觉测试的早期工作（在应用不同的机械和热刺激后检查感觉）正在建立一个儿科参考基础。这可能有助于未来根据潜在的疼痛机制识别对某些治疗方法有反应的患者（Voepel-Lewis 等，2008）。

诊断这种情况的分级系统需提供相关损伤的病史、疼痛在相应的身体部位具有明显的感觉分布、该区域内有阳性或阴性的感觉体征及通过诊断性测试确认了这个病变（Treede 等，2008）。不幸的是，许多可能被诊断的儿童和婴儿无法交流，这使得引发感觉变化变得非常困难。然而，如果感觉紊乱（如疼痛超敏或感觉障碍）持续存在，则这些是 NP 存在的有力指标。

对躯体感觉系统的任何损伤都有发生 NP 的潜在风险。损伤的范围可以从单一的神经受累到损害轴突运输的复杂性遗传疾病。临床医生在考虑儿童的 NP 诊断时，可能需要横向思考。例如，患有不稳定的脊柱后凸和脊椎不稳定损害脊髓和神经根的儿童，或者患有神经代谢疾病和白质异常的婴儿和儿童，可能会导致神经系统的病变或障碍。据报道，患有脑瘫的儿童在接受骨科手术后出现 NP（Lauder 和 White，2005），NP 也是癌症及其治疗的一种众所周知的并发症。

据报道，13%～34% 的 HIV/AIDS 患儿发生周围神经病变（Araújo 等，2000）。然而，在患有脑病和症状性 AIDS 的儿童中，周围神经病变的患病率较高（Mherekumombe 和 Collins，2014）。

（四）脑激惹症

脑激惹症是一个用来描述持续、不间断的烦躁和痛苦的临床表现的术语。在儿科姑息治疗环境中，它最常与患有严重神经损伤的不会说话的儿童相关，但也见于患有急性疾病的婴儿、患有进行性神经退行性疾病（肾上腺皮质营养不良、AIDS 脑病）的儿童，偶尔也见于患有恶性肿瘤儿童的生命末期。脑激惹症也可能与生命末期的激动性谵妄相混淆，而这一阶段的临床治疗非常相似。

目前，关于这一现象的公开信息很少。它描述了一系列特征，这些特征是不同过程的终点，表现为相似的临床症状和体征。这些过程可能是病理性的，或者像许多患有严重神经疾病的儿童一样，病因不明，尽管对这一特定患者群体的潜在病因有各种假设，如本章后文提到的中枢性 NP 和内脏过敏反应。

根据临床情况，脑激惹症表现多样，但烦躁和痛苦是关键。患有严重神经损伤的婴儿或不会说话的儿童的典型症状包括持续的尖叫声和其他疼痛相关行为，如肌张力增加（痉挛）和（或）癫痫发作、睡眠 - 觉醒周期中断、自主神经功能障碍（出汗、反常心动过缓）、分泌物增加、呕吐、干呕和“进食不耐受”。如果这些症状表现为急性变化，可能需要进行医院复查和适当的调查，以确定病因并排除可逆的原因。然而，在神经系统受损的儿童中，这种行为往往会随着病情的发展而演变，并成为一种慢性模式，给经常精疲力竭的父母和照护者带来沉重的负担（图 51-3）。

人们普遍认为，在没有病理学的情况下，神经系统受损儿童的大脑激惹症是由大脑的异常和神经处理的异常引起的（Klick 和 Hauer，2010）。在这种情况下，很难知道儿童是否也在经历疼痛。从道德和伦理角度来看，必须假设疼痛是这种情况的一个特征，除非证伪。这一点得到了这样一个事实的支持，即这些儿童中的大多数在没有疼痛时会有替代的基础行为，或者脑激惹症模仿了以前有真正原因的疼痛行为。

患有脑激惹症的儿童有他们自己的主诉、症状和体征。管理这种情况最重要的一步是记录孩子的详细病史和评估。在慢性脑激惹症的情况下，可能有必要要求提供症状日记，以确定时间因素并了解

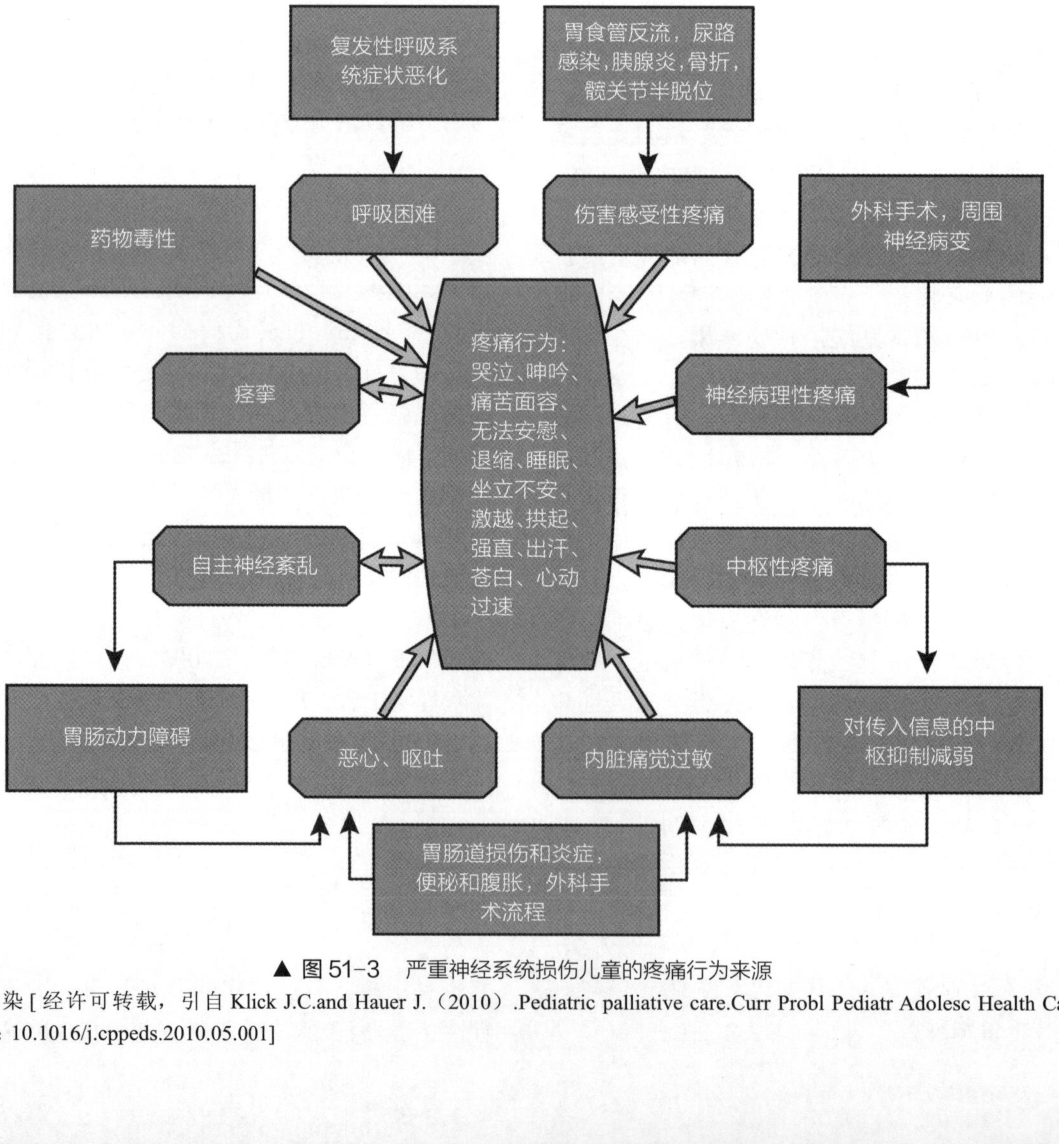

▲ 图 51-3　严重神经系统损伤儿童的疼痛行为来源

UTI. 尿路感染［经许可转载，引自 Klick J.C.and Hauer J.（2010）.Pediatric palliative care.Curr Probl Pediatr Adolesc Health Care.40（6）：120-51.DOI：10.1016/j.cppeds.2010.05.001］

对儿童和家庭的影响。必须排除所有其他导致疼痛和易激惹的原因，并进行相关调查。

（五）中枢性疼痛

中枢性疼痛是由中枢躯体感觉系统的任何部分的损伤引起的，即中枢神经系统中专门用于疼痛感知的部分。已知在成人中引起中枢NP的情况（如多发性硬化症和脑卒中），在儿童中是罕见的。然而，许多其他儿童生命限制性疾病都可能是中枢性疼痛的原因。神经退行性疾病和缺氧或创伤性脑损伤的后果对中枢神经系统造成一系列不同类型的损伤，包括结构紊乱、异常的神经元迁移和髓鞘形成和（或）正常神经系统在分子水平上的异常。在儿科姑息治疗中，一个常见的临床画面是持续的尖叫和痛苦，除了脑激惹症和内脏痛觉过敏外，考虑无法言语儿童特发性痛苦的原因时，中枢性疼痛是一个重要的鉴别诊断（Klick和Hauer，2010）。

（六）内脏痛觉过敏

假设内脏过敏可能是严重神经损伤儿童的脑激惹症的一个原因（Hauer，2010；Klick和Hauer，2010）。据报道，严重认知障碍儿童常伴有胃肠道疼痛。患有神经系统损伤的儿童的慢性脑激惹症通常在时间上与胃肠道症状和体征有关，包括疼痛、进食不耐受、胀气、干呕和呕吐。尽管便秘和胃食管反流得到了充分的治疗，但疼痛似乎局限于肠道、胃肠道和消化系统。

内脏过敏或痛觉过敏是对内脏刺激的一种变化反应，导致痛觉激活（Delgado-Aros和Camilleri，2005）。与其他慢性疼痛状态相比，内脏疼痛通常与肠道运动异常、过高的肠腔内压力及痛觉有关。肠壁中存在的伤害感受器可以在较低、通常无效的管腔内压力下被多种调节剂激活，这似乎是产生疼痛的一个重要因素。由胃肠道感觉输入异常引起的内脏过敏反应也可以解释这类儿童中的一些问题。

Hauer等还提出，内脏痛觉过敏可能表现为伴有神经易激惹症的进食不耐受（Hauer等，2007）。作者回顾性地确定了9名患有严重全面发育迟滞的儿童，他们经历了“对日常生活造成破坏的反复易怒”。所有的孩子每天都有持续至少1h的哭闹。父母报告的症状包括拱起身体、哭泣、进食不耐受和睡眠中断，主诉包括易怒、疼痛和烦躁。加巴喷丁治疗后，所有患者的病情均有明显改善。最终剂量为每天15～35mg/kg。

内脏过敏可能是异常但正在发育的大脑CNS可塑性的潜在影响，导致异常神经调控，从而形成病理性疼痛通路。这个领域仍存在许多十分重要的未知因素，需要继续研究。因此，内脏过敏可作为脑激惹症的鉴别诊断。

针对中枢NP和内脏过敏的药理学治疗研究甚少。药物治疗方法通常涉及试用辅助药物，包括三环类抗抑郁药、抗惊厥药（通常为加巴喷丁）和NMDA受体拮抗药（Hauer等，2007）。

苯二氮䓬类药物被用作二线抢救药物，用于治疗儿童在生命末期和慢性脑激惹症情况下的易怒和激越。咪达唑仑常用于治疗脑激惹症，因为它作用时间短，可以很容易地通过口腔途径给药。这种短期疗效可以促进“打破”大脑烦躁的痛苦循环，尤其是在患有严重神经系统疾病的儿童中。如果需要每天多次服用咪达唑仑，则应考虑使用长效苯二氮䓬类药物，如氯硝西泮。氯硝西泮还有一个额外的好处，即具有相对更多的抗惊厥活性，如果癫痫发作是大脑易激惹性增加的特征，这可能会有所帮助。由于长期使用任何苯二氮䓬类药物都会产生耐受性，因此它们最好在短时间内使用，或者仅在症状特别困难时作为“抢救”治疗。长期使用苯二氮䓬类药物后突然停药会引发令人不快的停药综合征，通常应逐渐减少治疗。

尽管阿片类药物已被证明可以改善某些中枢NP疾病的疼痛，但在这种情况下，阿片类药物并不是一线药物（Dworkin等，2007）。在引入其他药物并滴定至有效之前，它们可能适合作为急性NP的短期控制措施。然而，由于患有脑激惹症的儿童使用任何镇痛药物可能需要长时间，因此必须充分考虑使用该药物的潜在长期影响。在长期阿片类药物给药的情况下，耐受性或阿片类药物诱导的痛觉过敏的发展是一个值得关注的问题。尽管采取了这些措施，一些儿童仍会出现顽固性症状，可能需要额外的药物治疗，如苯二氮䓬类药物、苯巴比妥或左美丙嗪和氟哌啶醇等药物。

（七）癌症疼痛

癌症恶化通常会导致疾病负担加重，并出现大量复杂和棘手的症状，有证据表明，疼痛是患有这种疾病的儿童在生命末期的一种令人痛苦的普遍症状（Pritchard等，2010）。在一项对141名死于癌症儿童的父母的研究中，超过10%的人考量过加速他们孩子的死亡。如果他们的孩子处于疼痛中，这种情况更有可能发生（Dussel 等，2010）。对镇痛需求的预期和持续规划对于有效管理至关重要，特别是在许多国家推动在院外提供尽可能多的护理的情况下。

随着疾病的进展，护理目标转变为最大限度地提高生活质量、最大限度地减少侵入性治疗和手术。关于疼痛病因的诊断是基于对疾病病理学和临床体征的了解，通过很少的影像学检查，并且常常预估有疼痛或假设疼痛必然存在，尤其是对无法言语的儿童来说。

通常情况下，姑息性化疗可以减缓疾病进展和改善症状，但很少有证据表明它可以缓解疼痛。然而，有数据表明，局部晚期疾病的姑息性放疗可以减少镇痛需求，特别是当它与其他治疗方式联合使用时（Simeoni，2012）。

全身镇痛失败时使用麻醉或神经外科镇痛方式的经验越来越多，如硬膜外 / 鞘内输注或神经阻滞（Whyte 和 Lauder，2012）。即使有典型的禁忌证（血小板减少症、发热、脊柱转移、椎骨骨折），硬膜外和外周神经导管仍然可用，并且不妨碍患者在其偏好的情况下接受护理。

应避免在没有考虑撤药或疗效的情况下多重用药和不断增加药量。特别值得关注的是阿片诱导的痛觉过敏现象。因为在文献中对儿童的报道明显不足，这很可能还没有被人们认识到（Hallett 和 Chalkiadis，2012）。

（八）顽固性疼痛

临终关怀中的姑息镇静是一种公认但有争议的方法，可以缓解原本难以忍受的症状和痛苦。EAPC 将姑息性镇静定义为监测药物的使用，旨在诱导意识下降或缺失状态，以伦理上可接受的方式减轻原本难以解决的痛苦的负担（Cherny 等，2009）。在顽固性疼痛的情况下使用镇静是假设已经采用了所有可能的镇痛疗法，并且没有可接受的方法在不损害意识的情况下提供镇痛（Collins，2010）。

关于儿科姑息性镇静的信息很少，没有针对儿童的国际指南，对镇静实践的临床效果也知之甚少。针对儿科的回顾性研究为实践提供了一些见解，指出儿童镇静仍然存在争议，并受到教育、文化、法律、道德和卫生政策问题的影响。重要的是，它强调身体症状作为实践的指征，但在评估症状的难治性时也必须考虑存在的痛苦（Kiman 等，2011）。父母存在的痛苦也必须得到承认，因为他们的痛苦行为可能会影响患者的治疗（Dussell 等，2010）。

对于因顽固性疼痛而需要镇静的特殊人群，推荐的治疗方式包括阿片类药物、苯二氮䓬类药物、神经安定剂和丙泊酚等麻醉药（Anghelescu 等，2012）。

结论

在 21 世纪，垂死的儿童不该遭受过度的痛苦。虽然控制疼痛只是为儿童提供姑息治疗的一个方面，但因为疼痛是最常见的症状之一，所以这实际上是一项需要采取有效行动的核心任务。儿童的疼痛必须在疾病恶化、情绪困扰和家庭影响的更广泛背景下加以认识。治疗必须减轻致病因素和促成因素，应用多学科方法进行药物和非药物治疗，并不断进行评估和评价。

第八篇　胃肠道症状和疾病

Gastrointestinal symptoms and disorders

第 52 章　吞咽困难、消化不良和呃逆 / 424

第 53 章　恶心和呕吐 / 432

第 54 章　便秘和腹泻 / 441

第 55 章　黄疸、腹水和肝性脑病 / 450

第 56 章　厌食 - 恶病质综合征的病因、分类、评估和治疗 / 459

第 57 章　肠外营养 / 470

第 52 章　吞咽困难、消化不良和呃逆

Dysphagia, dyspepsia, and hiccups

Katherine Clark　著

丛明华　译　　周明飞　纪光伟　校

一、吞咽困难

（一）吞咽困难的定义

吞咽困难是指吞咽过程中，食物的下咽困难，与恐食症相反，它被定义为吞咽疼痛。吞咽困难分为两种主要类型：口咽型，主要表现为开始吞咽时困难；食管型，表现为食团难以通过食管上段。

吞咽困难是多种恶性和非恶性疾病的并发症，这意味着许多患者在接受姑息治疗时已经患有吞咽困难，或者将随着疾病的进展将会出现吞咽困难（Langmore 等，2009）。吞咽困难是困扰患者和家庭（Bogaardt 等，2015）的强烈情绪化的问题。最近，进行性吞咽困难已被认定为濒临死亡的标志（Matsuo 等，2016）。

（二）吞咽困难的病理生理

正常吞咽是一个复杂的过程。初始阶段（口腔阶段）是受自主控制的，接着是下一阶段（转移阶段），此时舌将固体或液体食团向后推送到咽部。一旦食团进入到达下咽部时，就会引起喉头抬高和食管上括约肌松弛，而引起不自主的吞咽反应。接下来出现食管道下括约肌松弛，并形成蠕动波，它既能清除咽喉部残留的食物，又能推动食团通过食管到达胃部。

当食团从口腔到咽，或者从咽到食管的运动受损时，会发生口咽的吞咽困难（框 52-1）。任何一个问题都可能导致反流、咳嗽或窒息等表现。口咽型吞咽困难是发生误吸和呼吸道并发症、营养不良、脱水的风险增高，因此，与没有吞咽困难的患者相比，此类患者的存活率更低。

当食物或液体通过声带时，会发生误吸，通常会导致肺炎。发生并发症的严重程度取决于误吸的量和类型，以及患者清理肺树的能力。误吸固体物可能导致致命的气道阻塞。根据误吸物的不同，可能会引起化学性肺炎，尤其是酸性吸入物。在口腔和咽部的分布的正常菌群可能导致细菌性肺炎。

食管型吞咽困难的发生是由于食管腔内变窄、运动功能受损或食管的感觉改变引起的，可能会导致固体或液体食团滞留在食管内（Cook，2009）。

（三）吞咽困难的原因

吞咽困难有多种原因，可细分为口咽部或食管部（框 52-1）。

（四）吞咽困难的流行病学

口咽的吞咽困难是老年人群的常见问题，在老

框 52-1　吞咽困难的病因

口咽部

- 结构性：恶性肿瘤、甲状腺肿大和 Zencker 憩室
- 神经系统：脑血管意外、肌萎缩侧索硬化症、脑干肿瘤、延髓脊髓灰质炎、多发性硬化、帕金森病、神经病变（糖尿病、酒精、恶病质）和痴呆
- 肌病：皮肤肌病、肌肉营养不良、多发性肌炎、重症肌无力和甲状腺疾病
- 医源性：导致肌病的药物（肉毒杆菌毒素、普鲁卡因胺、胺碘酮、他汀类药物、长春新碱）、抑制唾液的药物（阿片类药物、三环抗抑郁药、吩噻嗪类、阿托品、东莨菪碱）、头颈部的放射治疗和头颈部的外科手术
- 牙列不良
- 焦虑

食管部

- 神经肌肉：失弛缓症、食管痉挛、硬皮病、系统性红斑狼疮、类风湿关节炎和炎症性肠病
- 血管：缺血性食管病
- 结构因素：继发于反流所致的狭窄、憩室、恶性肿瘤（食管、胃）、良性肿瘤、外部血管压迫、纵隔肿块、异物、继发于感染所致的黏膜损伤（念珠菌病、巨细胞病毒、HIV）、继发于药物所致的黏膜损伤（非甾体抗炎药、阿仑膦酸盐、抗坏血酸、硫酸亚铁、抗生素、茶碱）、过敏性疾病（嗜酸性食管炎）、继发于皮肤疾病的黏膜损伤（寻常型天疱疮、类天疱疮、营养不良性大疱性表皮松解症）

引自 Cook，I.J.(2009).Oropharyngeal dysphagia.Gastroenterol Clin North Am.38(3):411-31.DOI：10.1016/j.gtc.2009.06.003.

年需要照护人群中的发生率为 40%～50%。虽然很常见，但它不属于健康老龄化的一部分，需要进行评估。脑卒中患者是一个非常高危的群体，25%～40% 的患者患有急性单侧脑卒中，会出现吞咽困难。这些患者中高达 60% 的可能死于吞咽障碍继发的营养和呼吸并发症。其他高危人群包括阿尔茨海默病患者，其中吞咽困难高达 80%，以及 50%～80% 帕金森病患者可能受到影响（Kumar，2010）。

随着食管癌发病率的增高，继发于食管癌的食管型吞咽困难呈上升趋势。超过 50% 的食管癌被诊断为晚期、不可治愈的疾病，其吞咽困难的发生率高达 70%。其他原因引起的吞咽困难包括药物的不良反应或炎症等（Pace 等，2009）。

在患者转介到姑息治疗时，吞咽困难的总体患病率尚无统计数据。而在姑息治疗服务中，有高达 12% 的患者被确诊为吞咽困难，其中一部分患者的表现为进行性衰弱。然而，最近的数据表明，这一问题的严重性被低估了（Kelly 等，2018）。

（五）吞咽困难的临床表现

口咽型吞咽困难表现为进食开始就出现吞咽困难，然后不得不反复吞咽，以清除口咽部的食物残渣。其他症状包括声音嘶哑、鼻咽反流或因误吸而引起呛咳。当试图吞咽稀薄的液体食物，而不是固体食物时，更容易出现问题。

不论何种原因，所有患有这一问题的患者都面临体重下降、营养不良、反复呼吸道感染和肺炎的风险。相比之下，食管型吞咽困难更有可能出现胸部症状，与进食流质相比，固体食物更容易出现症状。当潜在的问题涉及反流、结构异常导致的管腔狭窄或蠕动障碍时，吞咽时可能会伴随胸痛。

（六）吞咽困难的床边检查

床边评估包括当前的营养和体液平衡状态，寻找吞咽困难可能的病因，以及吞咽困难的病理部位。病史可能有助于辨别是急性吞咽困难，还是渐进式吞咽困难。体格检查包括与吞咽相关的神经肌肉结构，以及患者的认知和精神状态的评估。要求患者介绍自己的身份，注意声音的质量，因为发音困难和构音障碍是吞咽的口咽阶段相关结构运动功能障碍的标志。

口腔检查应包括牙齿的状态，因为牙列不良增加了吸入性肺炎的可能性。应评估第Ⅴ对脑神经和第Ⅶ～Ⅻ对脑神经。应评估面部的对称性和口唇的力量和感觉（三叉神经和面神经）。还应考虑舌咽神经、迷走神经和舌下神经的运动、感觉和自主神经功能，包括观察悬雍垂是否居中。咽反射的运动和感觉方面也需要测试。这种反射是通过用压舌板轻触咽部的黏膜激发的。必须注意的是，没有咽反射表现不一定表明患者能够安全的吞咽。在咽反射测试中，单侧的腭肌收缩表明对侧的腭肌无力，并提示单侧延髓病变。当舌停留在口底时，应检查舌头是否有萎缩或束颤。检查要求患者活动舌头，并进行咳嗽，以确认舌是否居中。

观察吞咽过程是床边检查的一个重要组成部分，要求患者在进食液体或固体食物时，要求他们张嘴或闭合，观察其是否能够清理口咽或是否有食物残留。这可能会随着疲劳而改变。流口水、吞咽延迟、咳嗽，或者声音变湿或嘶哑可能表明有问题。患者吞咽后，观察 1min 以上，看看是否存在延迟的咳嗽反应（Bours 等，2009）。

体检包括呼吸系统检查，寻找提示呼吸系统并发症的体征。当检查未见异常时，食管型吞咽困难就成为了可能的诊断。

（七）吞咽困难的检测

初步检测包括水合作用、营养的生化和血液检测指标（白蛋白、淋巴细胞计数、血红蛋白和红细胞压积）。如果是急性发病，则需要行颅脑 CT 或 MRI 检查。胸片可排除肺炎。口咽型吞咽困难的进一步检查包括吞咽造影、电视内镜吞咽功能检查和食管测压术。

钡餐透视是一种常用的定位吞咽困难病理部位的方法，使临床医生能够了解口腔、咽和食管的结构和功能。此项检测通常是由语言病理学家和放射技师合作完成的。在检查期间，要求患者能够保持坐直的姿势。众所周知，该检查的主要并发症是误吸。尽管存在风险，但这项检查的优势在于能看到吞咽的各个阶段。除了提供重要的诊断信息外，还可作为给患者推荐最合适食物的依据。对于预期寿命足够长的患者，可以帮助临床医生决定哪些患者需要肠外营养。

软式内镜评估吞咽功能，操作者可以直视咽喉部。这项检查不像钡餐造影那样能提供吞咽的全面信息，它的优点在于没有射线或误吸的风险，此外，它还可以在床边操作，但无法评估吞咽的口腔阶段是其主要缺点之一。

食管的腔内测压法用于量化咽部的吞咽强度，

并观察食管上括约肌能否合理地松弛。食管的腔内测压与之前的介绍的检查方法相结合的效果最好。

二、食管型吞咽困难

胃食管镜检查可以显示食管的黏膜，并可取活检。如果需要，还可以扩张食管和置入支架。它是一种耐受性良好的检查，可以在镇静状态下进行。主要并发症是在取活检、扩张或支架置入时，可导致食管穿孔。

食管的 pH 监测被认为是诊断食管反流病的最佳诊断手段。通过插入鼻 - 食管电极，来记录食管内 pH。

食管吞咽困难的治疗

吞咽困难的姑息治疗旨在最大化改善吞咽功能，既可以获取足够营养，也可以参与吃喝相关的社会活动。治疗策略的差异取决于病变是在口咽部，还是在食管；以及基础疾病的程度和总体预后。

当考虑为口咽型吞咽障碍时，对于能够参加结构化方案的患者，可以通过改变许多因素来改善吞咽功能，如浓汤饮食和增稠的液体是最合适于口咽部型吞咽障碍的患者，其他的行为建议包括增加对食物的咀嚼次数和吞咽次数。如何最好地维持营养和体液平衡，是营养支持需要考虑的一项重要内容。当患者营养不良时，有误吸风险的患者更有可能出现误吸的并发症，因为他们对感染的抵抗力差，而且咳嗽等防御机制也受到了损害。营养不良可能导致身体状态恶化、贫血、压疮的风险增加、伤口愈合不良和骨质疏松加速。患者处于失水状态增加了代谢并发症和误吸的风险，因为唾液量的减少，导致正常的口咽菌群被破坏，增加了肺部感染的风险。

确保良好的口腔卫生是避免发生误吸的重要补充手段。由于分泌物的残留、营养不良和脱水，会引起口咽部清除功能的下降而有导致定植细菌改变的风险。建议采取一些简单的措施，如定期漱口和人工唾液。应尽量减少抗胆碱能药物的应用。

关于日常锻炼是否有助于提高吞咽的安全性问题，语言病理学家能提供宝贵的建议。

当试图提高与吞咽相关的肌肉力量时，训练应针对不同的病理部位而定。例如，抿唇练习可以提高患者在吞咽时防止出现流口水的能力。舌头训练可以改善将食物推向食管上括约肌的能力，下颌训练可以改善咀嚼能力，声带内收训练可以改善声带的无力，从而减少误吸。在某些情况下，上述训练可以通过在颈部皮肤上放置电极，进行低电流电刺激来补充。

为了提高吞咽的安全性，可以让患者在进食的过程中保持直立的姿势，以改善口咽的清除功能和降低误吸的风险。存在声门关闭延迟的患者可以学习如何在吞咽前和吞咽过程中主动关闭声门。其他的方法包括建议患者将头偏向舌头力量强的一侧，以迫使食团朝向强壮侧。

在某些情况下，可以考虑手术治疗吞咽困难，但最重要的是要考虑患者的预期生存期。主要的手术方式有喉闭合或喉气管分离 - 分流术。喉闭合手术包括永久关闭声门，从而避免误吸的发生。通过气管切开术，可快速将喉与气管分离。

对一些患者来说，干预措施不充分或不适当，导致患者无法安全地维持营养或体液平衡。可以考虑行肠内或肠外营养。然而，这必须综合考虑多种因素，如吞咽障碍潜在的可逆性、基础疾病控制的程度、患者对于吞咽问题改善的意愿和潜在风险等。

对出现进行性衰竭的疾病，如痴呆、运动神经元疾病和癌症等，可以采用置入营养管的方法。尽管肠内营养的目的是维持营养和避免营养不良，但可能会伴随严重的并发症。

有不同类型的营养管可供选择，如何选择合适的营养管，要了解每种类型营养管的优缺点是很重要的。最简单的管饲方法是鼻胃管，其优点是侵入性最小，因为其插入时不需要镇静或手术。当肠内喂养需求很短期，或者作为一种更有效的治疗手段前的临时措施，这是推荐的。潜在的并发症包括出血、创伤、误入气管和食管穿孔等。如果鼻胃管需要长期留置，可能会出现鼻咽部明显不适、鼻溃疡、慢性鼻窦炎、胃食管反流或吸入性肺炎等。临时经口食管饲管是鼻胃管的一种类型，是仅仅在进食期间保留在消化道内的窄口径管。主要应用于咽反射消失的患者，但需要花费较多的时间来训练患者配合。

对于需要长期营养支持的患者，更常见是置入经皮胃造瘘管，可通过两种手术方式中的一种。第一种是手术胃造瘘术，需要全身麻醉；第二种是经皮内镜胃造瘘术，需要镇静。其主要的并发症包括出血、感染、腹膜炎或其他腹部脏器穿孔。观察性研究发现，10% 患者会出现其他并发症，包括感染、渗漏、造瘘管拔出、替换或滑脱移位、出血、胃黏膜增生或溃疡、代谢和生化并发症（如再喂养综合征）、胃肠道不良反应和食物污染。50%～60% 的肠内营养患者的生存期不足 12 个月。鉴于这些问题，预期生命有限是补充营养的绝对禁忌。在此情况下，需要与患者、正式和非正式的照护者，进行敏感和知识性的沟通。要意识到无法安全进食和饮水，对许多人来说可能是非常情绪化的话题。

食管吞咽困难的处理是根据导致吞咽障碍的病因而定。需要讨论的特殊局部干预措施包括良性和恶性病变的处理，是否置入了食管支架和药物处理。

食管狭窄是指食管结构、功能或食管外组织引起的食管管腔狭窄，从而影响食管的功能。食管狭窄最常见的病因是反流性疾病。虽然提倡对食管狭窄的病因进行治疗，但食管扩张和放置支架在内的局部干预性治疗，可以很好地缓解良恶性狭窄的症状。

当狭窄为单纯性（即＜2cm 长），无弯曲，内镜很容易穿过时，仅通过食管扩张就能取得最好的疗效。在这种情况下，大部分患者不需要多次扩张。复杂的狭窄通常较长、弯曲，内镜很难通过。患者需要至少 3 次扩张是很常见的。如果尝试次数超过 7 次，则该狭窄被认为是顽固性的。尽管患者通常对食管扩张的耐受较好，但仍有可能会发生穿孔、出血和菌血症等与扩张相关的并发症，其发生率小于 1%。由腐蚀性损伤造成的狭窄和狭窄段会发生弯曲，出现并发症的风险就会增高。

复杂的良性狭窄有时采用食管支架来处理。最近的观察表明，生物可降解的支架或短期使用的支架可以有效地缓解良性狭窄，尽管证据不如其应用于恶性疾病的充分。放置支架的主要并发症包括支架移位、取出困难、疼痛和组织过度生长。尽管关于良性病变支架置入的获益或支架在其他情况的观察数据较少，但发生穿孔的风险似乎低于恶性狭窄的患者（Siersema，2008；Vlavianos 和 Zabron，2012）。

恶性狭窄可通过扩张、支架置入，联合辅助放疗或近距离放射治疗等组合来缓解。具体方案的选择取决于患者的功能状态、肿瘤负担和预后的估计。当预期生存期很短时，可使用无支架的扩张术。当预计生存期小于 3 个月时，通常提供单独的支架置入。患有不可手术疾病的预期生命超过 3 个月的患者，通常采用近距离放射治疗，或者支架置入联合放疗。当狭窄部位位于食管中下端时，支架置入的主要并发症有支架移位、支架梗阻（继发于良性或恶性的增殖性疾病或食物堵塞），以及伴有吸入性肺炎而并发反流。虽然高达 40% 患者可能在支架置入 2 个月内出现并发症，但在此类患者中，90% 可成功地再次置入支架。大多数接受支架置入患者的吞咽困难能够得到了改善。食管近端狭窄的支架治疗被认为是更具有挑战性的，其食物堵塞、瘘管形成或误吸的风险更大。食管上括约肌的狭窄不推荐支架置入。远端的括约肌狭窄，支架置入可能是有效的。柔顺性越高的支架效果越好，因为其对食管壁压力较小。

单剂量近距离放射疗法是通过将放射源送入食管来进行的，主要并发症有食管瘘形成、狭窄形成和食管炎。对比支架置入和放疗的患者结果发现，支架置入的即时缓解效果更好，但放疗的长期疗效和生活质量更好。但研究证据表明，这些耐受性良好的缓解方法在临床上未获得广泛的使用（Schembre，2010；de Wijkersloth 等，2011；Fuccio 等，2017）。

诸如引起食管吞咽困难的感染或炎症等问题，需要有针对性地治疗来控制具体问题。例如，吸入性过敏原引起的嗜酸性粒细胞性食管炎需要检测过敏原，并根据症状的严重程度，选择吸入皮质类固醇或全身性皮质类固醇治疗（Moawad 等，2009）。其他问题，如食管痉挛，也可以应用平滑肌松弛药和钙通道阻滞药等药物治疗。PDE-5 抑制药西地那非的临床试验结果证明可有效缓解食管痉挛，但由于头痛和眩晕的不良反应，限制了其临床应用。肉毒杆菌毒素注射也被用于治疗食管痉挛（Roman 和 Kahrilas，2012）。

胃酸反流是导致食管吞咽困难的一个重要因素，它既是食管型吞咽困难的主要原因，也是促其进展的因素。疗效最好的药物可能是质子泵抑制药，而组胺 H_2 受体拮抗药的疗效比预期要差（van Pinxteren 等，2005；Rosemurgy 等，2011）。尽管有 PPI，仍有部分患者继续遭受着痛苦的症状，临床指南建议用其他方法补充 PPI。这包括一些建议，避免吃影响胃排空的食物，间歇性加重时加用抗酸药；使用甲氧氯普胺或多潘立酮进行间歇性促进胃动力治疗，以促进胃排空；使用硫糖铝保护胃黏膜，或者使用巴氯芬抑制反流（Armstrong 和 Sifrim，2010）（框 52-2 和框 52-3）。

三、消化不良

（一）消化不良的定义

消化不良需要具有以下四种特定症状中的一种或以上，即上腹痛、上腹部烧灼感、餐后饱腹感或早饱感。消化不良不同于烧心，烧心是胸骨后的烧灼感，而不是上腹部。烧心可能伴有消化不良，但

框 52-2　缓解口咽吞咽困难的管理策略总结

当预测患者的生命为数月或数年时，管理口咽吞咽困难的措施
- 饮食改变
  - 避免稀薄的液体，避免非常硬或难嚼的食物
  - 泥状饮食
  - 增稠液体
  - 营养支持
  - 充足的液体摄入，以维持体液平衡作用
- 吞咽行为的改变：取坐直体位，吞咽 3 次，用勺子中喝水，喝水时将头偏向一侧在吞咽，确保残留的食物从口腔中清除
- 口腔卫生
- 避免可能导致口干的药物
- 有针对性的训练
- 电刺激
- 代谢性技术
- 外科手术
- 肠外或肠内营养

当预计生存期为数周时，管理口咽吞咽困难的措施
- 饮食
- 体位
- 避免服用镇静药物
- 口腔照护能改善口干，而口干可能会增加吞咽困难
- 饭后认真的清理口腔，以降低误吸的风险

在生命最后阶段，管理口咽吞咽困难
- 口腔卫生
- 可耐受的饮食
- 家庭教育和安慰

引自 Armstrong,D.and Sifrim,D.(2010).New pharmacologic approaches in gastroesophageal reflux disease.Gastroenterol Clin North Am.39(3):398-418.DOI：https://doi.org/10.1016/j.gtc.2010.08.019.

框 52-3　缓解食管吞咽困难的管理策略总结

当预测患者的生命为数月或数年时，管理食管吞咽困难的措施
- 饮食
- 外科手术
- 支架置入
- 近距离放射治疗
- 放射治疗
- 药物：PPI、H_2 受体拮抗药、巴氯芬、甲氧氯普氨、多潘立酮和硫糖铝
- 肉毒杆菌毒素
- 肠内营养

当预计生命为数周时，管理食管吞咽困难的措施
- 饮食
- 药物
- 扩张
- 支架置入

在生命最后阶段，管理食管吞咽困难
- 饮食
- 药物：静脉应用 PPI 或 H_2 受体拮抗药、甲氧氯普氨

引自 Armstrong,D.and Sifrim,D.(2010).New pharmacologic approaches in gastroesophageal reflux disease.Gastroenterol Clin North Am.39(3):398-418.DOI：https://doi.org/10.1016/j.gtc.2010.08.019.

它是一个独立的症状。烧心是反流疾病诊断的重要依据（Oustamanolakis 和 Tack，2012）。

消化不良可能是一种功能性疾病，其原因不明，也可能是继发性问题。功能性消化不良的诊断是首先需要排除其他疾病，如胃食管反流病、消化性溃疡、胃炎或上消化道癌症。虽然在临床上很难鉴别，但患者可能继发于胃轻瘫，而引起的消化不良。无论何种原因，消化不良都可能会对生活质量产生显著的不利影响（Aro 等，2011）。

（二）消化不良的病理生理

胃的主要功能是促进固体食物的分解，并转化成食糜与不可消化的食物一起排入小肠。当吞咽时，迷走神经支配的胃近端舒张。当近端胃舒张时，远端胃收缩，促使食物被分解。液体由胃排入十二指肠需要全胃的协调性收缩，其排空速度受到幽门的控制。

消化不良是一种胃动力障碍，据估计，25%～50% 的消化不良患者会出现胃排空延迟，但其影响症状的具体机制尚不清楚。其基本理论是，胃的容积越大，导致的腹胀越明显，因此饱腹感出现就早。

在功能性消化不良患者中发现了其他变化，包括 40% 的患者出现近端胃调节功能受损，但机制不明。同样，胃窦运动功能减退也是十分常见的，但也不清楚其引起症状的机制（Aro 等，2011；Miwa 等，2011；Tack 等，2011）。

（三）消化不良的病因

消化不良的病因很多，包括功能性和继发性。功能性消化不良的定义为疼痛、烧灼感、早期饱腹感和餐后饱腹感等复杂症状，但没有明确的病因。相反，继发性消化不良或类似消化不良症状的发生是由明确的病因引起的，具体见框 52-4。

（四）消化不良的流行病学

据估计，有 10%～45% 的人群罹患有消化不良。上述的发病率可能被高估了，因为往往把烧心也归为消化不良，尽管它不属于为此病症。在姑息治疗患者中，消化不良的患病率尚不清楚，但与其他功能性疾病一样，可能部分患者曾经经历过。此外，这组患者中胃轻瘫很常见。

（五）消化不良的症状

消化不良的四种有诊断意义的症状，包括餐后饱胀感、早饱感、上腹疼痛和上腹烧灼感。其他的

框 52-4 消化不良的病因

功能性
继发性
- 胃食管反流
- 药物继发性食管炎
  - 补充铁剂、阿片类镇痛药、茶碱、地高辛、抗生素、钙通道阻滞药、硝酸盐、双膦酸盐、非甾体抗炎药和皮质类固醇
- 消化性溃疡
  - 幽门螺杆菌、非甾体抗炎药
- 恶性
  - 食管癌、胃癌
- 腹腔疾病

消化不良样症状
- 感染
  - 蓝氏贾第鞭毛虫、粪状圆线虫和结核菌
- 炎症
  - 腹腔瘘、克罗恩病、结节病、淋巴细胞性胃炎和嗜酸性胃肠炎
- 渗透性
  - 淋巴瘤、淀粉样蛋白和 Ménétrier 病
  - 复发性胃扭转
  - 慢性肠系膜或胃缺血
  - 原发性胃轻瘫
- 药物引起的胃轻瘫
  - 阿片类药物、具有抗胆碱能的药物
- 继发性胃轻瘫
  - 代谢性（糖尿病、高钙血症、肾衰竭和甲状腺功能减退）
  - 神经系统（自主性神经病变）
  - 渗透性（恶性、系统性硬化）
- 其他（特发性、术后、副肿瘤综合征）

伴随症状可能有腹胀、饱胀、呃逆、恶心和呕吐。

功能性消化不良常伴有肠易激疾病，其典型的表现为反复发作的腹痛或不适，通常排便后减轻。然而，在姑息治疗的患者中，便秘十分常见，目前尚不清楚，经常使用泻药是如何导致类肠易激综合征的机制。其他需要思考问题包括，进食后是否能缓解疼痛（如消化性溃疡），是否有用餐后的烧心（如反流性食管炎），目前的药物治疗，患者的体重减轻了多少，以及是否有食欲的变化。或者，当消化不良的症状继发于胃轻瘫时，患者也可能出现呕吐，呕吐物通常是饭后未消化的食物（Hasler，2011）。

（六）消化不良的检查

检查的目的是区分功能性，还是继发性，或者是由胃轻瘫引起，据此给予最合理的治疗。检查从全面地采集病史和进行体格检查开始，排除功能性消化不良，需要进行上消化道内镜检查，24h 食管 pH 监测和幽门螺杆菌检查。

（七）消化不良的管理

大多数情况下，功能性消化不良是不需要药物治疗的。患者可从安慰、病情的教育，以及改变饮食和生活方式中获益。饮食建议包括少食多餐，避免高脂肪的食物，避免诱发症状加重的食物。对于症状较为严重的患者，如果患者的主要症状是餐后饱胀和早饱，则有必要进行 PPI 试验或添加促动力剂，如多潘立酮或甲氧氯普胺。但此类药物的疗效还缺乏充足的证据。最近，一种毒蕈碱受体拮抗药和胆碱酯酶抑制药阿考替胺片已被证明为治疗功能性消化不良的有效药物。最后，抗焦虑药丁螺环酮能松弛胃底，已被证明可以减轻消化不良的症状。经过初步治疗，但仍存症状的患者，可以试用低剂量的三环类抗抑郁药物，最近的研究表明，米氮平可能会有效（Tack 和 Janssen，2011；Talley，2017）。

对于预期生存期较长的患者来说，如果其消化不良的器质性病因已经确定，治疗策略首先是消除潜在的病因，其次是缓解症状。当患者有上腹痛或烧灼感时，首选的药物是 PPI，或者是 H_2 受体拮抗药（Lloyd 和 McClellan，2011）（框 52-5）。

四、呃逆

（一）呃逆的定义

呃逆或称打嗝，是指患者经历了吸气肌群的强烈和无意识的收缩，导致突然的急剧地吸气和声门的关闭。当不自主的吸气肌群剧烈地收缩，而引起吸入气流冲击闭合的声门时，就会发出特殊的声音。呃逆的生理原因至今未明。

（二）呃逆的流行病学

在姑息治疗人群中，呃逆的发病率还没有精确的统计。临床经验表明，与普通人群相比，此类患者的长期呃逆风险更大。这一结果基于这样一个事实，即在任何时候，姑息治疗的患者可能同时有一个以上的危险因素。与通常只有一侧膈肌受影响的女性相比，呃逆更容易影响男性。

（三）呃逆的病理生理

尽管没有明确的病理生理意义，但呃逆的反射弧是传入神经、传出神经和中枢之间的一系列复杂的连接。传入神经在膈神经、迷走神经和交感神经

框 52-5 缓解消化不良的治疗措施

当预计生存期为数月或数年时，消化不良的缓解

识别和处理潜在的原因

- 口服 PPI 或 H_2 受体拮抗药治疗疼痛或烧灼感
- 饮食建议
- 定位
- 有早饱感时，可使用促动力药物治疗
- 抗抑郁药或支持性咨询

当预计生存期为数周时，消化不良的治疗

- 口服 PPI 或 H_2 受体拮抗药治疗疼痛或烧灼感
- 膳食建议
- 定位
- 促动力药物

在生命末期，消化不良的治疗

- 肠外应用 PPI、H_2 受体拮抗药
- 肠外应用甲氧氯普胺

引自 Loyd，R.A.and McClellan，D.A.(2011).Update on the evaluation and management of functional dyspepsia.Am Fam Physician.83(5):547-52; and Talley，N.J.(2017).Functional dyspepsia：Advances in diagnosis and therapy.Gut Liver.11(3):349-357.DOI：https://doi.org/10.5009/gnl16055.

框 52-6 呃逆的病因

中枢性

- 血管：脑动脉瘤、缺血性脑卒中和出血性脑卒中
- 占位性病变：脑肿瘤、脑脓肿
- 头部创伤
- 脑炎
- 神经退行性：多发性硬化、帕金森病

外周性

- 食管：食管扩张、贲门失弛缓症、食物堵塞和肿瘤
- 胃肠：胃胀、胃炎、反流、腹膜牵引、小肠梗阻和腹水
- 肝脏：肝转移、原发性肝癌、肝脓肿和胆囊炎
- 医源性：苯二氮䓬类药物、阿片类药物、糖皮质激素和化疗药物（如顺铂）
- 呼吸：膈肌刺激（肺炎、胸腔积液、恶性肿瘤）和膈下脓肿
- 毒性 / 代谢性：肾衰竭，酒精中毒，电解质紊乱和肾上腺素低下
- 感染性：带状疱疹、胃肠道念珠菌病
- 心血管病：心肌缺血
- 围术期：插管、全身麻醉和机械通气
- 心理：焦虑、痛苦

引自 Woelk，C.J.(2011).Managing hiccups.Can Fam Physician.57(6)：672-675.

链之间穿行。迷走神经的分布十分广泛，头颈部、胸部或腹内结构的异常均可引发呃逆。此外，传入神经可能受到下颌关节推力的刺激，这被认为是刺激了三叉神经传入到大脑网状结构的结果。

呃逆中枢的具体定位不是特别清楚，但可能涉及第四脑室、脑干的呼吸中枢、内侧的网状结构、下丘脑和膈神经核等部位。虽然可能有许多神经递质参与，但起主要作用的是多巴胺和 GABA。

传出神经支通过膈神经到达膈肌。此外，肋间外肌和前斜角肌神经引起肋间肌和斜角肌的收缩，最后，喉返神经使声门关闭。如前所述，由膈肌收缩产生的气流冲击关闭的声门，产生特殊的声音，此过程被命名为“呃逆”的原因。

（四）呃逆的病因

文献中报道了呃逆的多种原因，数据来自病例报道或病例系列（Woelk，2011）（框 52-6）。

（五）呃逆的临床表现

呃逆的频率为每分钟 4～60 次，对每个人而言，其频率相对恒定。动脉血中二氧化碳的水平增高会减缓呃逆的频率。

持续几分钟的呃逆被称为“发作性呃逆”，持续 48h 以上的被称为“持续性呃逆”。持续时间超过 1 个月的呃逆被认为是“顽固性呃逆”。短期内阵发性呃逆不需要特殊干预，但持续时间较长的呃逆，会导致严重并发症。尤其是对于危重病患，本身就存在有疲劳、厌食和体重减轻等症状。长期呃逆可能会导致睡眠障碍（Kvale 和 Shuster，2006）、白天嗜睡，有焦虑和抑郁等情绪障碍，以及认知功能障碍等。持续的呃逆也可能会通过不同的机制加重疲乏。持续的呃逆可能会导致骨骼肌的疲劳，同时影响患者进食和饮水。最糟糕的情况下，呃逆可能会导致呕吐。气管切开的患者出现持续性呃逆，可能会因过度通气而导致呼吸性碱中毒，甚至可能危及生命。最后，呃逆与误吸和肺炎有关。

除了身体上的影响外，有非正式报道表明，呃逆可能会给患者、家人和非正式照顾者带来严重的痛苦和焦虑。

（六）呃逆的诊查

呃逆是一种临床诊断，根据定义，短时间的呃逆是自限性的，因此不需要诊查。大部分持续性呃逆可能需要进一步检查。

在开始诊查之前，无论处在哪个阶段，都要提供导致呃逆的病史和进行体检。体检时重点关注呃逆的反射弧节点。基本调查的内容应包括筛查肾衰竭、尿毒症和电解质紊乱，特别是低钠血症、低钾血症和低钙血症。影像学的检查项目应该根据病史

和检验结果而定。

（七）呃逆的处理

治疗呃逆的主要问题是缺乏可靠研究的数据支撑。因此，有许多药物和干预措施被认为对呃逆有效，其中，大多数是基于个案报道。到目前为止，美国FDA批准的唯一药物是氯丙嗪。但由于不良反应，限制了临床应用，尤其是老年人群体。

如果找不到可逆性原因，建议采用药物和非药物干预措施（Jatoi 等，2009），具体治疗方案和原理见表 52-1 和表 52-2。

表 52-1　缓解呃逆的非药物方法的总结

干　预	干预的理由
使用神经刺激器刺激迷走神经	迷走神经刺激
针灸	呃逆的针灸穴位位于与呃逆的反射弧中涉及的传入 / 传出通路、次级突触或参与打嗝反射弧的神经结，这表明针灸可以调节呃逆反射
用棉签或导管刺激上腭或咽部	声门刺激
牵拉舌头	迷走神经刺激
用勺子刺激悬雍垂	迷走神经刺激
进行 Valsalva 动作	迷走神经刺激
口含或喝冰水	迷走神经刺激
突然惊吓	交感反应
屏住呼吸	增加 $PaCO_2$
纸袋呼吸法	增加 $PaCO_2$
直肠指压按摩	迷走神经刺激
0.9% 氯化钠雾化	声门刺激

引自 Jatoi，A.(2009).Palliating hiccups in cancer patients：moving beyond recommendations from Leonard the lion.J Support Oncol.7(4):122-7，130；Tegeler，M.L.and Baumrucker，S.J.(2003).Gabapentin for intractable hiccups in palliative care.Am J Hosp Palliat Care.25(1):52-4.DOI：10.1177/1049909107305657；Twycross，R.(2003).Baclofen for hiccups.Am J Hosp Palliat Care.20(4):262.DOI：10.1177/104990910302000406；and Marinella，M.(2009).Diagnosis and management of hiccups in patients with advanced cancer.J Support Oncol.7(4):122-7.

表 52-2　缓解呃逆的建议干预措施

干　预	举　例	原　理
多巴胺拮抗药	氯丙嗪、氟哌啶醇、甲氧氯普胺	多巴胺拮抗药
抗惊厥药	加巴喷丁	加巴喷丁改善呃逆的机制是通过抑制电压依赖性钙通道的 α2δ 亚基和增加 GABA 的释放，从而调节膈肌的兴奋性
	苯妥英钠、丙戊酸钠、卡马西平	阻断钠通道
解痉药	巴氯芬	平滑肌松弛药
抗心律失常药	硝苯地平	阻断钙通道
	利多卡因注射液	阻断钠通道
苯二氮䓬类	咪达唑仑	肌肉松弛药、抗焦虑药
局部麻醉药	利多卡因气雾剂	阻断感觉的传入神经
皮质类固醇	地塞米松	抗炎
神经兴奋剂	哌甲酯	抑制多巴胺和去甲肾上腺素（正肾上腺素）摄取

引自 Jatoi，A.(2009).Palliating hiccups in cancer patients：moving beyond recommendations from Leonard the lion.J Support Oncol.7(4):122-7，130；Tegeler，M.L.and Baumrucker，S.J.(2003).Gabapentin for intractable hiccups in palliative care.Am J Hosp Palliat Care.25(1):52-4.DOI：10.1177/1049909107305657；Twycross，R.(2003).Baclofen for hiccups.Am J Hosp Palliat Care.20(4):262.DOI：10.1177/104990910302000406；Marinella，M.(2009).Diagnosis and management of hiccups in patients with advanced cancer.J Support Oncol.7(4):122-7；Calsina-Berna，A.et al.(2012).Treatment of chronic hiccups in palliative care：A systematic review.J Palliat Med.15(10):1142-5.DOI：10.1089/jpm.2012.0087；and Jeon，Y.S.et al.(2018).Management of hiccups in palliative care patients.BMJ Support Palliat Care.8(1):1-6.DOI：10.1136/bmjspcare-2016-001264.

第 53 章 恶心和呕吐

Nausea and vomiting

Saskie Dorman 著
丛明华 译 周明飞 纪光伟 校

恶心和呕吐是非常令人不愉快的症状，这是为了保护我们免受伤害而进化出来的。它们不能或很少能给晚期患者带来益处，如果可能，应采取治疗缓解这一症状。

一、什么是恶心和呕吐

恶心是一种可能呕吐的感觉。它是“一种难以言表和简单定义的特殊感觉和症状”（Koch，2017a），其定义已经多达 33 个（Stern 等，2011）。除非我们特意去询问，否则它可能无法识别（Balaban 和 Yates，2017）。有许多词语被用来表达恶心的感觉，包括恶心、呕吐，胆汁质和晕船。“恶心”这个词本身来自希腊词“Naus”，意思是“船”（Liddell 和 Scott，1940）。

呕吐的行为更容易定义、观察、测量和研究。呕吐是“一种反射，是吸气肌和呼气肌产生的一组复杂动作导致的呕吐，使胃内容物经口排出”（Horn，2017）。

呕吐可分为三个阶段。

第一阶段：前驱症状，“巨大的逆行收缩”将肠道内容物挤入胃中。

第二阶段：干呕，发生呼吸肌的协调收缩，但胃内容物没有排出；使胸腔内压降低，腹腔内压增高。

第三阶段：呕吐，腹部肌肉和膈肌收缩，通过食管排出胃内容物（Horn，2017）。

干呕是指在没有呕吐的情况下发生，两者都应与反流（食管内容物被动逆行流入口腔）区分开。透明的泡沫状分泌物可能由食管癌引起，格隆溴铵片（Rashid 等，1997）或可溶性的泼尼松龙（S.R. Kirkham，个人交流，2018）可能对其有效。

二、恶心和呕吐的生理作用和演变

恶心可以作为对食用有毒物质或其他潜在危害的防御，呕吐可以帮助我们排出可能有害的物质。许多物种都能呕吐，包括一些鱼类、两栖动物、爬行动物、鸟类和一些哺乳动物，但有些物种显然不能呕吐的，如马、大鼠、小鼠、豚鼠和兔子。作为针对潜在致命威胁的保护系统，恶心和呕吐的激活阈值相对较低（Horn，2008）。

三、恶心呕吐的经历和症状

虽然我们在生活的某个时候都经历过恶心和呕吐，但令人惊讶的是，几乎没有从患者的角度发表过关于这种经历的研究。

“恶心”不仅仅是一种感觉，而是很多种感觉，这些感觉各有不同。恶心可以发生在身体的不同的部位；通常是上腹部，但也可能在下腹部或胸骨后（Koch，2017b）。恶心或呕吐可能伴有出汗、出“冷汗”、流涎、面色苍白、食欲不振、嗜睡、静止不动和戒断症状。恶心和呕吐会很痛苦（Balaban 和 Yates，2017），会对患者产生很大影响（Farrell 等，2013；Pirri 等，2013）。恶心和呕吐可能与以下因素有关。

- 食欲不振、饮食减少、液体和营养丢失增加。
- 营养不良和体重减轻。
- 脱水、电解质紊乱、肾损伤和药物毒性（如吗啡）。
- 活动能力下降、失用状态和住院。
- 无法服用口服药物。
- 戒断症状、嗜睡和社会孤立；情绪低落，焦虑。

个人对症状的描述会受到他们所处环境的影响（Balaban 和 Yates，2017）；慢性恶心常提示不治之症在进展。家属常对患者的呕吐发作感到无助。呕吐及相关的食欲不振可能会使家庭成员感到极其担忧和痛苦（Yee 等，2018）。人们很自然地希望他们爱的人能吃得好。

四、恶心和呕吐的病因

很大一部分晚期癌症（6%～68%）、AIDS（43%～49%）、心脏病（17%～48%）或肾脏疾病（30%～43%）

的患者会出现恶心的症状（Solano 等，2006）。

一些临床综合征可导致晚期患者的恶心和呕吐，如胃潴留、生化紊乱、颅内压增高、前庭神经紊乱和肠蠕动障碍（Glare 等，2008）。使用阿片类药物（Meuser 等，2001）、顺铂和其他方案化疗（Hesketh 等，2017），以及放射治疗，特别是腹部、胸部或头部的放疗（Rowbottom 等，2016），均可引发恶心和呕吐。

风险因素包括以下情况。

- 青年、女性和亚洲人种（Stern 等，2011）。
- 儿童保育责任、低收入、抑郁和睡眠不良（Singh 等，2018）。
- 既往有恶心和呕吐病史、有预期的恶心或呕吐，以及焦虑（Stern 等，2011）。
- 妇科肿瘤或胃癌（Vainio 和 Auvinen，1996）。

恐惧、恶心或血腥的场景或气味，期待和条件反射也会造成这种情况。相反，适应可以提高恶心的阈值（Stern 等，2011）。

五、恶心和呕吐的生理和病理生理

恶心和呕吐是不同的，仅有部分相关的生理过程（Horn，2008）。呕吐是由胃肠道和呼吸系统的协同作用实现的，通过脑干通路的介导完成，而不需要涉及更高级的通路（Stern 等，2011）。恶心是一种更复杂的感觉，或者是一组感觉，包括三个相互关联的成分，即对胃肠道的感知、患者的情绪和认知问题，它涉及更高级的皮层中枢（Napadow 等，2013）。

（一）孤束核

孤束核（nucleus of the solitary tract，NTS）作为一个枢纽，整合不同的刺激。它位于脑干的背侧髓质，连接心脏、呼吸和胃肠系统与大脑的高级神经中枢。NTS 有超过 40 种神经活性物质和受体，可以影响大脑的所有主要区域（Stern 等，2011）。它接收来自以下区域的神经信号输入，每个区域都可以引发恶心和呕吐。

- 口腔感觉和味觉的神经传入：面神经、舌咽神经和迷走神经（King，2007）。
- 胃肠道、内脏、心脏和胸部：通过迷走神经传入。
- 前庭系统：通过前庭核传入。
- 最后区包括化学感受器触发区：毗邻 NTS，在第四脑室底部，没有有效的血脑屏障。
- 前脑（Horn，2017）。

NTS 的信息处理受到下行输入（如来自下丘脑、前庭神经核和边缘系统）的影响（Stern 等，2011）。

（二）孤束核的传出

来自延髓的传出神经通过以下途径调节呕吐反射，包括自主反应、肌肉收缩和逆向蠕动。

- 迷走神经背侧运动核：胃肠道和胸部。
- 疑核：咽部、喉部和食管肌。
- 唾液核。
- 腹侧呼吸组（Stern 等，2011）。

恶心与自主神经系统的改变有关。

- 迷走副交感神经的活动减少。
- 交感神经系统活动增加：与出“冷汗”、面色苍白、血管收缩、出汗、心率加快和胃节律失常有关（Farmer 等，2015；Balaban 和 Yates，2017）。NTS 还投射到杏仁核、终纹床核和下丘脑外侧，它们涉及与恶心相关的内分泌变化（Stern 等，2011）。
- 加压素增加，尽管这并不一定会导致恶心（Balaban 和 Yates，2017）
- 伴随急性恶心和呕吐的皮质醇增加：皮质醇通过下丘脑 – 垂体 – 肾上腺轴对紧张做出的反应而释放。皮质醇在顺铂治疗后会急剧降低（Morrow，2002）。
- 胃的生长激素释放肽减少：与顺铂联合应用时，胃生长激素释放肽可增强食欲和胃排空，并减少与糖尿病胃轻瘫相关的恶心（Farmer 等，2015）。

NTS 还可以投射到脑桥的臂旁核，并通过丘脑投射到脑岛、躯体感觉皮质和味觉皮质，它也接收与食物有关的视觉信息（De Araujo 和 Simon，2009）。因此，来自肠道的机械感受器和其他刺激的信息传递到大脑的更高级中枢（Sterne 等，2011）。内在感受是人体有意识地了解身体内部的状态，在恶心中起着重要作用，包括情绪方面（Balaban 和 Yates，2017）和与恶心相关的不适。前脑岛在这方面显得很重要（Harrison 等，2010），前脑岛的活动与恶心有关（Napadow 等，2013）。

焦虑和期待能加剧恶心，明显的运动增加易恶心患者的焦虑（Farmer 等，2015）。恶心之前常伴有杏仁核，并伴有前扣带回皮质的活动，支持大脑边缘系统的参与（Napadow 等，2013）。眶额叶皮质被激活（Napadow 等，2013），似乎与决策和学习有关（Schoenbaum 等，2011）。还有与风险规避有关的额下回活动，与恶心的强度有关（Farmer 等，2015）。

（三）肠道的神经系统

有人认为，“大脑可以被认为是肠道组织的一个功能特化部分，它在肠道的消化末端进化为识别食物的工具”（Max，1992）。肠道有肠神经系统，与中枢神经系统相连。胃肠道中存在许多神经递质，包括血清素（5-HT）（已确定有 14 种受体亚型）、多巴胺、生长素释放肽、胆囊收缩素和 GABA（Mittal 等，2017）。钙依赖性信号传导与几种神经递质（包括多巴胺、血清素和 P 物质）的释放有关，并调解其作用的发挥。包括 NK_1、$5\text{-}HT_3$、D_2 受体、毒蕈碱、组胺（Zhong 等，2017）。

胃有一个常见节律性活动模式，大约每分钟收缩 3 次（Stern 等，2011）。胃节律失调可由运动、剧烈运动、吗啡或吐根[①] 引起，并与恶心有关（Stern 等，2011）。可能导致胃蠕动过快（>每分钟 4 次）或胃蠕动缓慢（<2 次 /min）：胃的肌电活动变得不规则，这与胃轻瘫有关（Stern 等，2011）。胃窦 Cajal 间质细胞是胃节律性蠕动的起搏细胞。而在胃轻瘫时（如由糖尿病引起的胃轻瘫），此类细胞成耗竭状态（Koch，2017b）。胃排空延迟可能在多种情况下出现，包括自主神经功能衰竭。

胃肠道的拉伸和扭曲会激活肠壁上的机械感受器。类似的受体存在于消化道黏膜和浆膜表面，通过迷走神经和内脏神经输入 NTS。

图 53-1 简要总结了恶心和呕吐所涉及的通路，以及所涉及的主要受体。

六、恶心和呕吐相关的临床症状

表 53-1 总结了与姑息治疗相关的恶心和呕吐相关的临床症状。

七、临床评估和管理

临床评估和管理包括以下方面。

- 了解症状对个人及其家庭的影响，包括他们的饮食、情绪、日常活动和社会交往。
- 了解个人主要症状、目标和期望。
- 识别触发因素、相关症状和环境。
- 尝试确定潜在原因，但通常是多因素。

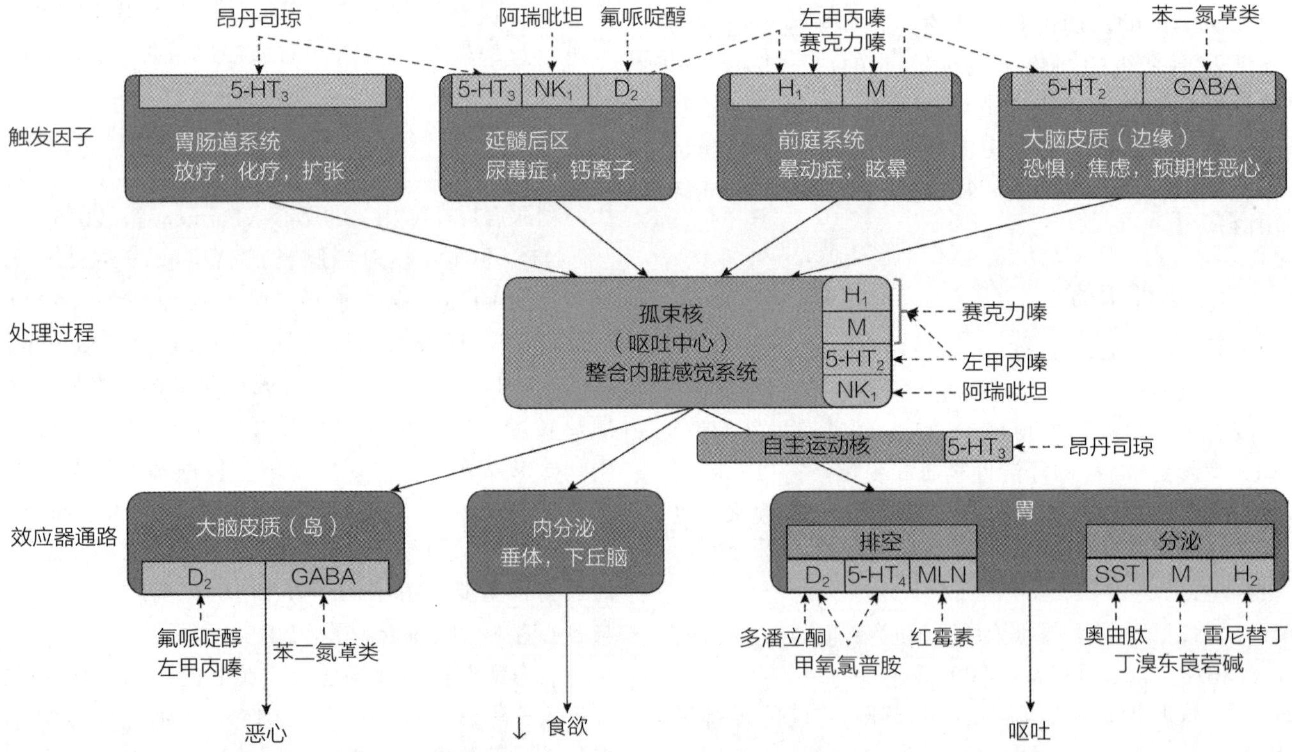

▲ 图 53-1　恶心和呕吐涉及通路的示意图，显示了特定止吐药物在外周和中枢作用部位
©palliativedrug.com Ltd 版权所有，经许可转载，引自 the Palliative Care Formulary，6th Edition

① 译者注：一种热带美洲灌木，也是一种药物。

表 53-1 需要姑息治疗的患者中与恶心和呕吐相关的常见综合征

综合征	触发 / 因素	关键特征	可能的机制	治疗的可能性
消化系统				
口咽刺激	黏痰念珠菌	喉咙不适 • 白斑（念珠菌）	通向 NTS 的舌咽神经	• 潜在病因的治疗 • 黏液溶解剂有助于祛痰 • 抗真菌药物
胃淤滞 / 动力障碍；胃轻瘫	• 抗胆碱能药物、阿片类药物 • 腹水 • 肝肿大 • 放射治疗 • 自主神经衰竭 • 糖尿病	• 上腹部疼痛、饱腹感、恶心、早饱、胀气、反酸、呃逆、呕吐（可能是大量）；被动反流可能发生在床上运动和翻身时 • 自主神经功能衰竭的其他特征	胃机械性感受器通过迷走神经到 NTS	• 治疗潜在的病因 • 促动力药 • 减少胃酸的分泌量，如雷尼替丁 • 帮助气体释放，如二甲基硅油
胃肠道牵拉和扭曲	便秘	排便习惯改变；恶心（很少呕吐）；腹胀；绞痛	肠道机械感受器通过迷走神经到达 NTS	病因治疗；积极的肠道管理（见第 54 章）
	肠梗阻	• 排便习惯的改变、恶心、腹胀、包括绞痛在内的疼痛、呕吐（可能是大量的，可能会有粪便） • 幽门梗阻可能呕吐未消化的食物，很少或没有恶心	• 肠道机械性感受器通过迷走神经传导至 NTS • 来自肠道的毒素，刺激肠壁	抗分泌药物，如雷尼替丁 / 丁溴酸东莨菪碱；广谱止吐药（见第 85 章）
	腹膜转移	可能与腹水、排便习惯改变有关		• 治疗潜在的原因 • 主动肠道管理 • 糖皮质激素可减轻与癌块相关的肿胀 • 广谱止吐药
浆膜的牵拉或刺激	• 肝转移 • 输尿管梗阻 • 腹膜后癌	潜在的情况；恶心，偶尔呕吐	从机械感受器到 NTS	• 如果肠麻痹的诊断可以确立，可使用丁溴酸东莨菪碱 • 糖皮质激素可减少与癌肿相关的肿胀 • 广谱止吐药
与治疗相关				
	阿片类药物	开始服用阿片类药物时，常会出现短暂性恶心；持续便秘	前庭系统的敏化：肠的机械感受器到 NTS；CTZ 后区域的检测	• 受基因多态性影响的恶心风险（Smith 等，2012） • 氟哌啶醇 • 主动的肠道管理
	其他药物（如地高辛、抗惊厥药、抗生素、补铁充剂、非甾体抗炎药和 5-HT 再摄取抑制药）		在 CTZ 后区域作包括胃肠道刺激在内的各项检查	回顾用药情况；考虑停止或减少相关药物
	细胞毒性化疗	常见的顺铂和其他致吐药；每次月经周期后恶心可能持续数周	• 早期：肠道释放血清素 • 晚期：P 物质（一种速激肽，与受体 NK_1 结合发挥作用） • 预期性恶心和焦虑也可能相关	咨询指南（Hesketh 等，2017），如预防性使用糖皮质激素、$5\text{-}HT_3$ 受体拮抗药、NK_1 受体拮抗药；广谱止吐药

（续表）

综合征	触发 / 因素	关键特征	可能的机制	治疗的可能性
	放疗	尤其在脑部、腹部或胸部治疗后		预防性使用糖皮质激素、5-HT_3拮抗药和广谱止吐药
代谢				
	尿毒症	恶心、呕吐；尿量减少；嗜睡、阿片类药物中毒	CTZ 后区域	• 适当治疗潜在的病因；补液 • 碳酸氢盐 • 氟哌啶醇 • 广谱止吐药
	高钙血症	• 持续恶心 ± 间歇性呕吐、便秘 • 可能出现进展性疾病的特征：脱水、嗜睡和意识模糊	后区 CTZ	• 适当治疗潜在的病因；再水化 • 双膦酸盐 • 氟哌啶醇
晕动病				
	前庭神经敏感：可能与阿片类药物有关	恶心 ± 运动时呕吐：与胃轻瘫不同，后者可能与胃内容物的被动反流有关	前庭系统经前庭核到 NTS	• 抗组胺 / 抗胆碱能止吐药 • 广谱止吐药
颅脑相关				
颅内压增高 / 脑膜炎	• 脑水肿 • 原发性脑肿瘤或脑转移瘤	• 头痛（可能是白天）、视盘状水肿 • 感到头昏眼花；倦怠、意识障碍；可能会出现肢体无力等局部症状和人格改变可能会出现呕吐，但很少出现恶心	直接刺激脑膜的机械感受器？	• 适当治疗潜在病因；使用糖皮质激素；赛克力嗪 • 广谱止吐药
	癌症的脑膜浸润	头痛和颈部疼痛，屈曲时加重可能没有畏光		
	颅骨转移	可能有疼痛和脑神经麻痹		
	颅内出血	通常是突然出现；头疼		
	脑部感染	占位性病变 ± 感染症状		• 适当治疗潜在病因，如抗生素；赛克力嗪 • 广谱止吐药
心理和认知				
焦虑	• 对自我的焦虑 • 对他人的焦虑 • 对疾病的焦虑 • 对症状的焦虑 • 对死亡和临终的焦虑	阵发性的恶心；提醒会引发恶心	皮质，边缘系统到 NTS	• 解决焦虑 • 心理和行为技术 • 苯二氮䓬类药物 / 抗焦虑药 / 广谱止吐药可能有用
预期	预期性的化疗相关恶心	恶心 ± 呕吐；任何提示都可能引发恶心（如与医院有关的场景或气味）	条件反射：大脑皮质	• 对 CINV 的有效治疗，可降低发生后续预期性恶心的风险 • 心理和行为技术 • 苯二氮䓬类 / 抗焦虑抗抑郁药 / 广谱止吐药可能有用

CINV. 化疗引起的恶心呕吐；CTZ. 化学感受器触发区；NTS. 孤束核

● 适当时进行调查，如血液化验检查是否有尿毒症或高钙血症。

● 与个人讨论备选方案并商定计划，包括适时复查。

在实践中，临床评估要根据个人的需要进行调整。严重呕吐的患者不可能参与详细讨论呕吐对情绪的影响，应该立即提供支持治疗。

恶心和呕吐的治疗包括缓解潜在病因，如便秘、高钙血症或脑水肿。非药物治疗和药物治疗策略将在后文中概述。同理心、支持性关怀，以及对个人及其家庭的关切是很重要的。

很多关于干预措施的研究都集中在与化疗或手术相关的恶心和呕吐上。与抗癌治疗无关的姑息治疗患者，我们获得的循证数据非常少，但在不断增加。

八、非药物治疗策略

应尽量减少对恶心的刺激，包括避免烹饪的气味，或者减少难闻的气味。尽量减少或停止引起恶心的药物。

（一）食物、饮料和饮食调整

味觉的改变是很常见的，所以以前可口的食物也会变得令人作呕。寒冷、愉悦的味道可能会掩盖令人作呕的刺激（Gonella 和 Dimonte，2016）。

碳酸氢钠似乎比水、盐或柠檬酸对慢性肾病相关的恶心更有效，有约 66% 患者能从中获益。然而，在这项研究中，有些人更喜欢所有的解决方案（Manley，2017）。

富含蛋白质的膳食可以抑制与化疗和晕动病相关的胃快速蠕动和恶心（Levine 等，2004，2008），推荐低脂、低纤维饮食（Singh 等，2016）。量小而精的饭菜可能更有食欲。

生姜的有效性已被系统地评估后，发现其报道的效果不一致（Ernst 和 Pittler，2000）。在一项随机对照试验中，对化疗引起的恶心和呕吐（CINV）的治疗中，没有发现其他治疗手段的疗效优于 5-HT_3 拮抗药和阿瑞吡坦（Zick 等，2009）。尽管如此，如果治疗无效时，可以考虑应用其他治疗手段（Lyman 等，2018）。

鱼油补充剂对晚期癌症患者的恶心没有获益（Bruera 等，2003）。

（二）针灸、按摩和电针疗法

有一些证据表明，针灸和穴位按摩对化疗相关的恶心有好处（Garcia 等，2013；Lyman 等，2018）。使用帕洛诺司琼进行经皮穴位电刺激时，未发现额外的获益（Xie 等，2017）。

（三）心理治疗

缓慢的深呼吸可以预防胃动过速和晕动病（Jokerst 等，1999），以及术后恶心（Cronin 等，2015）。

催眠疗法似乎可以降低 CINV（Richardson 等，2007）。渐进式肌肉放松和心理引导也会有帮助（Molassiotis 等，2002；Kapogiannis 等，2018）。在一项非对照性研究中，音乐疗法和视觉想象可降低 CINV 的严重程度和持续时间（Karagozoglu 等，2012）。认知疗法已被用于帮助缓解包括晚期癌症在内的慢性疾病引起的心理疾病（Sage 等，2008）。系统脱敏的行为疗法被推荐用于预期性恶心的管理（Hesketh 等，2017）。

（四）补充疗法

芳香疗法在术后（Hines 等，2018），或者儿童的 CINV 管理中，似乎并不比安慰剂更有效（Evans 等，2018）。一项对按摩的系统回顾发现，没有证据表明按摩可以让癌症和恶心患者获益（Shin 等，2016）。

九、如何选择止呕药

处理恶心和呕吐的两种主要方法：病因治疗和经验治疗。以病因学为基础的治疗方法包括确定恶心最可能的病因，从而确定相关的途径和受体，并选择对受体有疗效的药物。晚期患者恶心的原因往往是多因素或不清楚的，并涉及许多受体类型。经验性方法包括对症止吐，暂不考虑是什么原因。在最近的一项 RCT 中，对病因治疗和经验治疗进行了比较，结果显示几乎没有差异（Hardy 等，2018），但是基于病因的治疗可以更快地缓解恶心。

大多数止吐药可口服。对于一些患者，尤其是难治性呕吐或无法口服的患者，可采用持续皮下输注。

（一）常用止呕药物

表 53-2 总结了几种具有止吐作用的药物。药品的适应证和费用因不同国家而异。

1. 氟哌啶醇　最近的一项 RCT 比较了氟哌啶醇的经验用药和病因循证的止吐药疗效，发现两种方法的疗效相似，分别有 53% 和 49% 的参与者在 3 天内控制了恶心（意向性治疗分析）（Hardy 等，2018）。病因循证的研究组在 24h 内对恶心控制率

表 53-2　部分止吐药物和选择性受体活性

药　物	作用的受体（除非另有说明）	常用剂量及途径	部分不良反应（非全部）	说　明
吩噻嗪类				
左美丙嗪	• D_2++ • H_1+++ • 毒蕈碱 ++ • 5-HT_2+++ • 其他	睡前服用 6.25mg PO/SC，如有必要，逐步增加至 25mg/24h，有些从 2.5～5mg PO/SC 开始	• 嗜睡、体位性低血压、锥体外系和抗毒蕈碱作用[a] • QT 间期延长	嗜睡可能限制了药物剂量的增加
普鲁氯嗪	• D_2+++ • H_1++ • 毒蕈碱 + • 5-HT_2+/++	3～6mg BD；或者 5～10mg TDS～QDS PO；或者 12.5mg IM 立即；或者 10mg TDS～QDS PR	抗毒蕈碱作用很常见；光敏	• 口服的生物利用度低（6%） • 不应通过皮下途径使用
非典型的抗精神病药物				
奥氮平	• D_1～D_4++ • H_1+ • 毒蕈碱 ++ • 5-HT_2++ • 5-HT_3+ • 其他	2.5～5mg PO 立即和睡前，可增加到 10mg/24h，如果需要，也有报道使用 SC	嗜睡、体重增加、体位性低血压；锥体外系不良反应	如果打算长期使用，可以考虑每 3 个月监测 1 次体重和血糖
多巴胺受体拮抗药				
氟哌啶醇	• D_2+++ • 5-HT_3+/−	500μg- 睡前 1.5mg/24h，CSCI 或 PO/SC，每 2 小时按需 1 次；滴定至响应	锥体外系不良反应；低体温、镇静、低血压和 QT 间期延长	如果此剂量无效，检查病因并考虑改用循证病因治疗
甲氧氯普胺	• D_2++ • 5-HT_3+ 拮抗药 • 5-HT_4++ 激动药	10mg PO TDS，或者 30mg/24h CSCI 和 10mg PO/SC 按需，每 2 小时 1 次最大剂量为 20mg PO QDS，或者 100mg/24h CSCI（注意：很少需要此剂量）	锥体外系不良反应，包括急性静坐焦虑（烦躁不安）、迟发性运动障碍和帕金森症状	• 如果既往有锥体外系不良反应，应尽量避免长期服用 • 如果使用大剂量或长期使用，请密切监测
多潘立酮	D_2++（外周神经）	• 10mg PO BD；如有需要，可增加至 10mg PO TDS（授权最大剂量） • 使用了更高的剂量，如 20mg PO QDS	QT 间期延长	通常不会穿过血脑屏障，所以锥体外系影响的风险最小
抗组胺药和抗胆碱能药				
赛克力嗪	• H_1++ • 毒蕈碱 ++	50mg PO BD～TDS，通常最大日剂量为 200mg/24h	口干及其他抗毒蕈碱作用[a]	可用皮下注射，但有刺激性，增加注射器与皮肤接触部位的反应风险
氢溴酸东莨菪碱	毒蕈碱 +++	150～300μg PO/SL 立即；或者 1.5mg/72h 透皮贴剂	口干及其他抗毒蕈碱作用[a]	
血清素（5-HT_3）受体拮抗药				
昂丹司琼	5-HT_3 +++	4～8mg PO/SC BD～TDS（或 16～24mg/24h CSCI），持续 3 天	头痛、头晕、嗜睡、便秘和 QT 间期延长	用于 CINV
格拉司琼	5-HT_3+++	1～2mg PO/SC，每天 1 次，持续 3 天，或者 3.1mg/24h TD 贴剂（仅用于 PO 路径不可用时，价格昂贵）	（同上）	（同上）

（续表）

药 物	作用的受体（除非另有说明）	常用剂量及途径	部分不良反应（非全部）	说 明
NK_1 受体拮抗药				
阿瑞匹坦	NK_1+++	化疗前 125mg PO，然后每天 80mg，连续 2 天	疲劳、便秘、食欲不振、消化不良和呃逆	用于 CINV；在姑息治疗中的作用不明确
福沙匹坦	NK_1+++	化疗前，静脉注射 150mg		

a. 抗毒蕈碱作用包括嗜睡、认知障碍、谵妄、不安、激动、视物模糊、心律失常、口干、胃灼热、便秘、排尿困难和尿潴留、潮红和出汗减少（Twycross 等，2017）

BD. 每天 2 次；CSCI. 持续皮下输注；IM. 肌内注射；PO. 口服；PR. 经直肠；QDS. 每天 4 次；SC. 皮下注射；SL. 舌下；TD. 经皮；TDS. 每天 3 次

引自 Twycross，R.G.et al.(2017).Palliative Care Formulary，6th Edition(PCF6).London，UK：Pharmaceutical Press.www.palliativedrugs.com.

显著性增高。最近，在一项关于氟哌啶醇与左美丙嗪治疗癌症患者恶心症状的 RCT 研究显示，两者在 72h 内至少对 70% 的患者有效（Hardy 等，2017）。

2. *左旋舒必利* 左旋舒必利是一种具有促动力作用的多巴胺受体拮抗药，是一种抗精神病药物。在一项比较甲氧氯普胺和左旋舒必利对 30 例晚期癌症患者恶心治疗的随机、双盲、交叉研究中，左旋舒必利比甲氧氯普胺更有效，分别有 85% 和 42% 患者的恶心症状得到完全控制（Corli 等，1995）。

3. *甲氧氯普胺和多潘立酮* 多项研究表明，甲氧氯普胺对癌症患者有止吐作用（Bruera 等，2000），但其效果似乎不如其他止吐药。一项双盲随机对照试验比较了氟哌啶醇、甲氧氯普胺、丙氯哌嗪和安慰剂对成人急诊科患者的恶心症状。甲氧氯普胺并不比生理盐水（安慰剂）更有效（Braude 等，2006）。在急诊科进行的一项甲氧氯普胺、昂丹司琼或安慰剂的随机对照试验中，大多数参与者对治疗效果满意（安慰剂组为 60%，甲氧氯普胺组为 62%，昂丹司琼组为 54%）（Egerton-Warburton 等，2014）。

促动力药的不良反应有绞痛和食管痉挛。

4. *吩噻嗪类* 最近的一项随机对照试验证实，左美丙嗪在姑息治疗中对恶心和呕吐有效（Hardy 等，2017）。这取代了一项不是纳入随机对照试验的系统综述研究结果；而此前开放性研究表明，其有效性高达 85%（Cox 等，2015）。

丙氯哌嗪一直被认为是治疗晕动病的首选药物，但在预防阿片类药物引起的恶心和呕吐方面并不比安慰剂更有效（Tsukuura 等，2018）。氯丙嗪对预防晕动病无效（Yates 等，1998），其剂量受到镇静和低血压的限制（Mystakidou 等，1998）。

5. *奥氮平* 一项双盲的随机对照试验显示，与安慰剂相比，它是有效的（74% 的参与者没有化疗引起的恶心，而接受安慰剂的参与者有 45%）；所有参与者还接受了地塞米松、NK_1 受体拮抗药和 5-HT_3 受体拮抗药的治疗（Navari 等，2016）。奥氮平似乎比 NK_1 受体拮抗药更有效，并且成本更低（Bosnjak 等，2016）。在姑息治疗中，虽然有应用奥氮平治疗恶心和呕吐的非对照研究，但无 RCT 的研究（Kaneishi 等；2016；MacKintosh 等，2016）。在 RCT 中，它可能有很好的疗效。

6. *抗组胺药和抗胆碱能药* 抗组胺药和抗胆碱能药虽然广泛应用，但支持赛克力嗪疗效的证据非常少（Twycross，2017）。关于氢溴酸东莨菪碱的一项对 26 名接受姑息治疗的癌症患者进行的非对照研究表明，所有参与者的恶心症状在 1h 内都有所减轻；嗜睡是唯一报道的不良反应（Imai 等，2013）。氢溴酸东莨菪碱没有中枢止吐作用，因为它不能穿过血脑屏障，但它在肠道中，可以通过减少分泌物和绞痛来治疗肠梗阻。

7. *5-HT_3 受体拮抗药* ASCO 指南推荐，5-HT_3 拮抗药用于预防顺铂和其他高致吐性化疗药物相关的恶心和呕吐（Hesketh，2017）。它们是对化疗引起的急性呕吐有效，尽管对迟发性恶心的疗效差。有证据表明，5-HT_3 受体抑制药对放疗（Ganesh 等，2018）和晚期癌症患者（Mystakidou 等，1998）有效果。目前有几种 5-HT_3 受体拮抗药可用。它们在止吐活性和安全性等方面的表现相似，并有相似的不良反应。

8. *NK_1 受体拮抗药* 阿瑞匹坦和福沙匹坦被列入 CINV 的止吐指南（Hesketh，2017）。它们在姑息治疗环境中的作用还有待研究。

（二）其他类药物

1. 雷尼替丁　这种 H_2 受体拮抗药比质子泵抑制药更能有效地减少胃酸的分泌量（Clarke 等，2009），这对伴有反流或肠梗阻相关的恶心或呕吐患者是有益的（Twycross 等，2017）。

2. 奥曲肽　兰瑞肽生长抑素类似物常用于恶性肠梗阻（Obita 等，2016）。Obita 等（2016）完成的由三个随机对照试验组成的系统综述中显示，与安慰剂相比，无改善症状的优势。其中一项研究是奥曲肽与安慰剂对比的大型试验，其中两组均接受标准的输液、雷尼替丁和地塞米松治疗（Currow 等，2015）。

3. 皮质类固醇　一项系统性综述发现，有低质量的证据表明，皮质类固醇可能有助于缓解晚期癌症患者的恶心和呕吐，这与抗癌治疗无关（Vayne-Bossert 等，2017）。

4. 大麻类　一项针对大麻素治疗 CINV 的系统研究发现，有中等质量的证据证实大麻素优于安慰剂（Smith 等，2015）。在预防 CINV 方面，纳比隆似乎比多巴胺受体拮抗药更有效，但不良反应大，可能会限制其临床使用（Smith 等，2015）。

5. 苯二氮䓬类药物　苯二氮䓬类药物一直用于治疗和预防预期性恶心和 CINV（Mandala 等，2005）。当在有效剂量使用时，它们具有镇静作用，但有时会引起失忆，限制了临床应用。

6. 米氮平　这是一种具有一些 5-HT_3 受体拮抗药活性的抗抑郁药。它对恶心和呕吐的治疗有效，一项开放的非对照研究表明，它可能有助于治疗癌症相关的恶心（Kim 等，2008）。

7. 氨氯地平和硝苯地平　氨氯地平和硝苯地平是钙通道阻滞药，似乎具有止吐作用（Zhong 等，2017），并被证明可能有临床应用的价值。

（三）顽固性恶心和呕吐

恶心和呕吐通常是可以缓解和控制的，但少数患者的症状会持续存在。建议对患者及其家人的需求给予共情和关注，同时使用广谱的止吐药，如左美丙嗪或奥氮平。

在顽固性恶心和呕吐的姑息照护中，设定合理的目标。期望或承诺症状完全缓解是不现实的，特别是肠梗阻患者。对大多数患者来说，即使存在间歇性呕吐，但可以缓解恶心症状。例如，放置鼻胃管，考虑进行姑息性手术干预，如肠梗阻支架导管的置入、无功能性造口形成术或胃造口术等。

十、未来展望

随着我们对恶心呕吐的病理生理基础的理解不断深入，以及影像学的发展，如动态 fMRI，可能为阐明与各种临床表现相关恶心的潜在机制之间的相似性和差异提供了进一步的机会。

近年来，在姑息治疗中，缓解恶心和呕吐的循证依据有了非常显著的发展，随机对照试验支持使用氟哌啶醇或左美丙嗪作为传统病因治疗的替代方案。奥氮平似乎也是一种有效的止吐药，其在姑息治疗中的作用仍有待充分的探讨。

对个体患者及家属的诱因、相关症状和状况的关注可能有助于进一步完善整体的支持。进一步探讨对患者及其家属的体验和结果有什么影响，以及在临床实践中存在哪些障碍和促进因素，这些是十分有用的。

第54章 便秘和腹泻

Constipation and diarrhoea

Philip J. Larkin 著

丛明华 译 周明飞 纪光伟 校

便秘是姑息治疗患者的常见问题，其意义和影响往往会被临床医生低估。原因之一是因为便秘是患者的主观感受，对便秘的描述和客观指标对于明确的鉴别诊断来说是必不可少的。主观感受在影响、发病率和痛苦方面有很大的可变性（Laugsand等，2011）。便秘是一个令人尴尬的问题，人们可能不愿意详细讨论。便秘对生活质量的影响不应被忽视，因为它与一系列其他症状相关，既有躯体的，也有心理的（疼痛、恶心和呕吐、痛苦和社交孤立）（Larkin等，2008）。对于大多数姑息治疗的患者来说，阿片类镇痛药是导致便秘的最常见原因，因此常被描述为“阿片类药物引起的便秘”（opioid-induced constipation，OIC），或者后来的“阿片类药物引起的肠道功能障碍”（Staats等，2004），尽管便秘可能并不仅仅与阿片类药物有关。

腹泻在姑息治疗患者中不太常见，尤其是用阿片类药物镇痛的患者。这是许多癌症治疗的常见并发症（Bossi等，2018），也是HIV感染患者的常见症状。

大量文献研究了便秘及其药物治疗方法。在临床上，肠道管理的临床时间成本的影响因素也受到关注（Wee等，2010；Iskedjian等，2011）。本章将从便秘的病理生理学、病因、预防、临床检查（包括直肠指诊的应用）、药物和非药物治疗，以及护理管理等角度进行分析；参考了粪便堵塞的并发症及其治疗，包括口服和直肠途径来成功地治疗或处理这一问题；然后对腹泻进行回顾，讨论腹泻的原因，以及如何控制。癌症患者便秘管理的最新临床指南（Larkin等，2018）为便秘相关章节的内容提供了一个框架，尽管管理此症状的最佳实践原则与一系列慢性和限制生命的疾病相关。

一、便秘

（一）便秘的定义

便秘的定义是粪便通过大肠时移动缓慢，导致大肠的运动减慢，排便干燥和坚硬（Sykes，2004）。便秘是一种症状，不是疾病。虽然通常是暂时的，但它会严重影响生活质量。针对功能性胃肠疾病（如肠易激综合征）引起的慢性便秘而设计，目前的定义与罗马Ⅲ标准（Drossman，2006）有关，该标准假定在评估前12个月中，存在以下任何两种症状至少12周。

- 每周排便少于3次。
- 块状或坚硬的大便。
- 排便时费力。
- 有不完全排空的感觉、堵塞或梗阻。
- 需要用手将大便从直肠内抠出。

最近修订的罗马Ⅳ标准将OIC纳入肠道疾病部分，定义为“由阿片类镇痛药引发或加重的便秘”（Schmulson和Drossman，2017）。随着阿片类药物的使用量呈指数级增长，便秘的患病率很广泛（占所有姑息治疗患者的40%～90%）。由于肠蠕动的减慢和多重用药的影响，患病率随着年龄的增长而增加，在体弱老年人中的患病率高达55%（Teunissen等，2006；Bouras和Tangalos，2009；Genz等，2010；Van Lanckner等，2011）。由于便秘是一种主观性感觉。患者描述和临床检查可能有不同的结果和预期。即使临床检查无法支持诊断，患者也可能存在严重的便秘。因此，临床评估应始终包括主观和客观的指标，以确定便秘的真实程度，并选择合理的干预和治疗的方法。

（二）便秘的病理生理

便秘是对正常肠道功能机制的破坏，并使整个胃肠道产生系统性影响。便秘可能是由生理功能障碍和（或）疾病引起的，或者与药物治疗相关。形成便秘的危险因素包括正常肠道的能动性破坏，粪便过度干燥，直肠膨胀的感觉减弱，排便的欲望丧失，以及直肠括约肌的功能障碍。OIC发生在影响胃肠道阿片类受体的阿片类药物开始或增加剂量后

（Larkin 等，2018）。

在正常功能下，结肠接受液态食物残渣（每天约 1.5L，其中 400ml 以粪便的形式排出），并通过反复和周期性的蠕动收缩将废物运输到直肠，主要由血清素或 5-HT 介导。结肠内的液体平衡是维持正常肠功能状态的关键因素。5-HT、P 物质和 NK_1、NK_2 参与肠道的感觉反射，分别由黏膜隐窝细胞和绒毛细胞分泌和吸收（Cooke 等，1997）。

内容物被储存在直肠内，直到最后排便。钠通过主动转运通路被主动重吸收，水通过渗透作用被再吸收。结肠的分泌是通过氯离子通道介导的，并将电解质和水分净再吸收。与大肠的运动不同，小肠的运动是混合性的，而不是仅仅推进内容物。这有助于酶和细菌的发挥消化作用，随后吸收营养和水分。前向蠕动推进是由升结肠到左半结肠的高振幅收缩介导的。肠道内容物的移动在 24h 内有两个较大的峰值：一个是在醒来时，因此，大多数人会在早餐后排便；一个是在午餐时间（Bassotti 和 Gaburri，1988；Andrews 和 Storr，2011）。最终直肠扩张，产生排便冲动，并通过直肠括约肌进行相关的收缩。

结肠排空的平均时间为 20～72h，但也可能延长（Larkin 等，2018）。粪便在结肠内停留的时间越长，就会变得越发干燥，形成类似鹅卵石状的大便（这种情况称为粪石），因此促使肠道内容物沿结肠顺利移动对于降低便秘风险至关重要（Andrews 和 Storr，2011）。

肠道运动涉及结肠和中枢神经系统之间的神经和激素控制之间的复杂相互作用。有 7 种 5-HT 受体类型（其中，$5\text{-}HT_3$ 和 $5\text{-}HT_4$ 是最重要的）影响感觉和蠕动反应，因此，也是药物治疗的理论基础，如肠动力学和止吐疗法（Andrews 和 Storr，2011）。乙酰胆碱和血管活性肠肽是两种主要的神经递质，它们影响上升的收缩和下行的扩张；乙酰胆碱介导第一种活动，血管活性肠肽介导第二种活动（Skyes，2015）。

（三）便秘的影响和照护负担

便秘是一种令人不快的全身症状，会导致一系列后遗症，包括痔疮、肛裂、恶心和呕吐，以及潜在的肠梗阻（Thorpe，2001）。此外，需要护理干预和高住院风险给医疗保健系统的影响和负担是显著的。运用回顾性图表对英国一家姑息治疗专科医院便秘管理成本（Wee 等，2010）进行统计，每次住院费用为 29.10 英镑，其中 85% 的成本归因于工作人员的酬劳。因此，预防、系统筛查和早期干预可以降低影响和照护成本。

（四）便秘的原因和影响因素

表 54-1 所示为晚期疾病便秘的主要原因和影响因素。病因可以是器质性的，也可能是功能性的。迄今为止，阿片类镇痛药是晚期疾病患者最常见的病因，但一系列经常联合用药以控制复杂症状的其他药物也会导致这一问题，如长春花生物碱、$5\text{-}HT_3$ 受体拮抗药的止吐药、铁和抗抑郁药物（Larkin 等，2018）。其他影响便秘进展的因素包括腹部或盆腔肿块或放射性纤维化所致的结构问题、脱水、低钾血症、高钙血症和尿毒症导致的代谢变化，以及自主神经病变和肌病引起的神经肌肉功能障碍。疼痛是一个已知的因素。对晚期疾病相关的多种并发疾病，以及伴随的多重药物治疗，也有负面影响。功能因素需要与生理变化一起考虑，如年龄、虚弱、饮食不足、无法舒适地坐在马桶上，以及如厕时缺乏隐私（Dukas 等，2003；Winge 等，2003）。排便功能是一项极为私密的行为，而照护者或家庭成员在协助完成这一

表 54-1　导致便秘的器质性和功能性因素

器质性因素	
药　物	阿片类镇痛药、抗酸药、镇咳药、抗胆碱能药、抗抑郁药、止吐药、神经抑制药、铁、利尿药和化疗药物
代谢问题	脱水、高钙血症、低钾血症、尿毒症、糖尿病和甲状腺功能减退
疼　痛	癌痛、骨痛和肛肠疼痛
结构性问题	腹部或盆腔肿块、放射性纤维化、肛裂或狭窄、疝、憩室病、直肠膨出、直肠前壁黏膜脱垂、痔疮和结肠炎
神经系统疾病	自主神经功能障碍、脊髓或脑肿瘤和脊髓受累
神经肌肉疾病	肌病
功能性因素	
环　境	缺乏隐私保护、如厕时需要帮助和文化问题
饮　食	低纤维摄入、厌食症、食物和液体摄入不足
其他因素	不活动、年龄、抑郁和镇静

经许可转载，引自 Larkin，P.J.et al.(2018).Diagnosis，assessment and management of constipation in advanced cancer：ESMO Clinical Practice Guidelines.Ann Oncol.1：29(Supplement 4)：iv111-iv125. DOI：10.1093/annonc/mdy148.

功能时，可能会导致患者尽量减少或避免使用卫生间。因此，采取一种体贴且有尊严的管理方式至关重要，这样才能确保隐私得到维护。

阿片类药物引起的便秘 OIC 是姑息治疗患者中最常见的类型，因为该人群中阿片类药物的使用率很高。总体发生率保守估计为 60%，但根据阿片类药物的剂量和类型而有所不同。大多数医生认为，无论使用哪种阿片类药物，患者 100% 都会出现某种程度的便秘。有证据表明，通过 NMDA 受体介导的芬太尼透皮贴和美沙酮，相比其他阿片类药物，如吗啡（Radbruch 等，2000）、羟考酮（Ackerman 等，2004）和氢吗啡酮（Mancini 等，2000），是不容易发生便秘的。其他镇痛药，如曲马多、他喷他多和阿芬太尼也可能比吗啡更少出现便秘。

阿片类镇痛药物通过作用于胃肠道中广泛分布的 μ 受体，影响肠道液体调节，导致蠕动减弱、液体重吸收增加、括约肌紧张度增强（Larkin 等，2018）。现有证据并未表明仅减少阿片类药物用量就能相应减轻便秘症状，因此，一项重要的临床实践原则是，在开始使用阿片类药物时，应始终同时开具缓泻药处方。

阿片类药物的作用既可在大脑和脊髓局部显现，也可在中枢层面体现。在胃肠道广泛分布的阿片受体，在胃部及近端结肠处尤为集中，尤其是 μ 和 κ 阿片受体。外来性（外源性）和内生性（内源性）阿片对胃肠道的影响已在人类和动物模型中得到深入研究。阿片类物质可作用于平滑肌，影响其内在神经丛与外周神经支配。肠道和直肠胀满感的缺失可能导致粪便嵌塞，特别是在老年人群中，这种感觉可能已有所减弱。阿片类药物的使用会抑制来自胰腺和胆道的肠道分泌物，再加上液体重吸收作用，最终导致严重便秘，表现为干燥、坚硬且体积小的大便，难以排出体外。在表 54-1 所述疾病背景下使用阿片类药物会加剧原本就棘手的健康问题。引用的大多数药物都是姑息治疗中是常用的药物。鉴于众多功能性因素对肠道功能产生负面影响，医务人员应该教育患者和家属。仅通过调整饮食结构（如增加膳食纤维摄入）或单纯使用非处方药物，并不能有效管理阿片类药物引起的便秘。临床处理该问题还是需要医生处方缓泻药以实现最佳缓解效果。

（五）便秘的评估和诊断

便秘是整个胃肠道的症状，因此任何评估都需要考虑到整个消化道，而不是简单地关注结肠和直肠。注意对血钙水平和甲状腺功能进行评估，如有必要，应进行纠正，因为两者都会影响便秘。评估和完整的病史在确定病因和鉴别诊断方面十分必要。便秘可能是先于患者当前健康问题的一种慢性主诉。病史应了解对一段时间内肠道的情况，病情的变化，以及可能会导致或加剧问题的治疗开始和停止的影响（Larkin 等，2008）。由于大多数患者不习惯讨论和观察自己的排便规律，使用记录表可能有助于患者更准确地描述他们的大便情况及排便体验。当根据主观描述和临床情况，调整治疗方案时，应该对肠道状况进行持续评估，以发现患者症状的改善或恶化。临床评估应包括以下相关问题。

- 饮食习惯：厌食、早饱和吞咽困难。
- 体力活动水平：相对于疾病阶段的活动能力、自理如厕能力。
- 药物使用：包括医生的处方药和购买的非处方药。
- 已有的疾病：肠易激综合征或憩室病。
- 其他共病：如心力衰竭、慢性肺气道疾病。
- 环境因素：如缺乏隐私和如厕需要协助。

清晰详尽地记录所有药物信息至关重要。非处方购买的通便药可能干扰或加剧已开具处方的治疗效果，因此应避免使用。对排便声音感到尴尬、排泄物异味带来的不适（如厕时需要他人协助或使用公共卫生间）这些因素都会对排便能力产生负面影响。

1. *体能评估* 大便的黏稠度、排便的欲望和完全排空感（或其他）可能表明粪便的位置和（或）粪便的量，也可通过触诊和腹部听诊、肛周检查和 DRE 来观察。框 54-1 为评估的核心临床信息。

应根据临床实际情况灵活处理。腹部、结肠或直肠疾病的诊断，应决定进行体内检查的程度。肛周检查和 DRE 可能发现排便过程中存在的物理障碍。DRE 是一种简单的诊断方法，可用于鉴别诊断和决定口腔和直肠治疗方法之间的平衡（Clark 等，2010）。表 54-2 概述了体检的流程。

2. *便秘评估量表* 除姑息治疗症状评估量表中的便秘强度数值评分表（Groenvold 等，2006；Lau 等，2006；Ho 等，2008；Bausewein 等，2011；Hannon 等，2015；Stiel 等，2015；Hui 和 Bruera，2017）外，已经开发用于晚期疾病的特定便秘评估量表，特别是 Victoria 肠功能量表（Victoria Bowel Performance Scale，BPS）、便秘评估量表（Constipation Assessment Scale，CAS）、便秘症状患者评估（Patient Assessment of Constipation-Symptoms，PAC-SYM）、

框 54-1 便秘评估中的关键问题

- 排便的时间：早上 / 晚上 / 不定期
- 排便的次数（Schmulson 和 Drossman，2017）
- 有口臭、恶心、呕吐、肛门排气或尿失禁的表现
- 大便的性状：硬度、大小、鹅卵石状的、软的、水样的
- 近期排便习惯的改变：疼痛、痉挛、难闻的气味和大便次数的多少
- 是否有排便欲望
- 是否有排空感
- 是否有粪便堵塞的证据：松散的水样便绕过固体粪便块
- 是否有大便失禁：包括直肠渗漏
- 是否有出血、黏液或排便疼痛
- 是否有腹腔粘连或肠梗阻的风险
- 目前和以前是否使用泻药：包括非处方药物
- 是否需要影像学检查来协助诊断

经许可转载，引自 Larkin，P.J.et al.(2018).Diagnosis，assessment and management of constipation in advanced cancer：ESMO Clinical Practice Guidelines.Ann Oncol.1：29(Supplement 4)：iv111-iv125. DOI：10.1093/annonc/mdy148.

表 54-2 评估便秘的体格检查

腹部检查，包括听诊	肛周检查	直肠指诊
• 腹胀 • 腹部肿块 • 肝肿大 • 压痛 • 肠鸣音增强 / 减弱	• 皮赘 • 肛裂 • 脱垂 • 肛门疣 • 肛周溃疡	• 内痔 • 括约肌紧张度 • 压痛 • 梗阻或狭窄 • 粪便堵塞 • 完全无便 • 肿瘤团块出血

经许可转载，引自 Larkin，P.J.et al.(2018).Diagnosis，assessment and management of constipation in advanced cancer：ESMO Clinical Practice Guidelines.Ann Oncol.1：29(Supplement 4)：iv111-iv125. DOI：10.1093/annonc/mdy148.

粪便症状筛查（Stool Symptom Screener，SSS）和肠功能指数（Bowel Function Index，BFI），一系列心理测量验证（Downing 等，2007；Argoff 等，2015），以及使用图像的方法，如 Bristol 粪便形状量表，这些方法简化了体弱或无行为能力的患者应用的流程（Larkin 等，2008；Connolly 和 Larkin，2012）。没有实质性证据表明一种量表优于另一种量表（Argoff 等，2015），考虑到症状的主观性，任何量表都应包括患者的检测报告，作为整体临床评估的一部分（Chen 等，2013；Kane 等，2018）。关于评估 OIC 的最佳工具，美国疼痛医学学会的专家建议，鼓励在日常实践中设计简单的工具（Argoff 等，2015）。

虽然腹部 X 线作为一种诊断工具得到了专家支持（Clark 和 Currow，2011），但证据是有限的，尽管它可以确定粪便负荷或肠梗阻的可能，但也应该根据患者具体情况而定，如果照护的地点（如临终关怀或养老院）无相关设备，则患者必须被转移到有 X 线设施的地点。一项小型横断面研究试图比较使用 CAS 和腹部 X 线对患者便秘评估的相关性，由三位姑息治疗医生独立评估和评级。虽然没有得出一致的结果，但推荐使用放射学作为临床评估的补充，尽管其使用的证据不足（Nagaviroj 等，2011）。

（六）便秘的临床管理

便秘的管理中非药物和药物治疗起着同等重要的作用。预防和自我保健是生活方式的重要方面，并通过多学科团队指导来加强。主要的措施包括缓和的运动，如从床到椅子的活动、辅助行走等，还有正确的如厕姿势和保护隐私，建议根据患者的需要进行物理治疗、护理和专业治疗。

排便姿势在排便过程中很重要（Rao 等，2006）。前倾姿势使直肠扩张，小脚凳能使患者便于用力。也有一些证据的研究表明，腹部按摩对患者有益（Lämås 等，2009）。

获得营养专家的指导或饮食建议同样有用，如根据疾病的阶段和程度管理液体平衡和纤维摄入。在姑息治疗中，随着疾病的进展，改变生活方式的能力可能会变得越来越弱。采用团队协作的方式进行评估，并充分考虑照护目标可能的变化，这一点非常重要。

1. 口服泻药的使用、选择和基本原理　如前所述，仅调整饮食和生活方式不可能解决便秘问题。通常需要处方泻药来预防和缓解。目前支持一种泻药比另一种效果好的证据有限（Lee-Robichaud 等，2010；Gatti 和 Sabato，2012；Candy 等，2015；Boland 和 Boland，2017）。原则上，任何泻药方案都需要同时考虑推动力（一种促进粪便沿着结肠移动的兴奋剂）和轻泻剂（一种使正常大便性状重新构建的软化剂），以及避免过猛泻药，因为过多排便或粪便从直肠排出时十分痛苦。虽然首先选用软化剂，然后再用兴奋剂可能是有益的（Larkin 等，2008），但两者组合应用取决于临床检查和评估，并应根据治疗疗效进行相应的调整。患者的偏好和费用也是选择的重要依据。泻药可以分为两种类型，即渗透型和刺激型，两种泻药的作用机制有所不同。

渗透性泻药可将水分保持在肠腔内，从而减少脱水，在文献和系统综述中强烈推荐使用（Candy 等，2015）。

乳果糖在小肠中起有机渗透作用，据推测，其通过结肠菌群的作用，而增强肠道蠕动和分泌。作为一种糖，它可能会令人不快，并导致一些患者出现腹部膨隆和胀气。需要长达 3 天的时间才能达到最佳效果。

氢氧化镁（有时被称为“镁乳”）在整个肠道中发挥作用，它可以刺激肠道蠕动，有时是泻药。大剂量使用时，可导致高镁血症，有肾损害的患者应谨慎使用。

聚乙二醇可防止水分的重吸收，作为有效的口服治疗药物逐步被广泛应用。酚类化合物似乎不会影响钠和钾水平，而且耐受性良好。一些患者可能会发现溶解药物所需的液体量太多。

刺激性泻药由结肠细菌水解，具有刺激运动和感觉作用。泻药的风险很高，因此在姑息治疗中应谨慎使用。最常用的泻药（如番泻叶）是类蒽植物化合物，最好在晚上服用，目的是促进早晨的排便（模仿早晨肠道运动的高峰）。

有一些口服泻药在治疗晚期疾病的便秘方面价值有限。缓泻药（如甲基纤维素、车前草、欧车前）可增加粪便体积，补充纤维的摄入不足，对适用于轻度便秘。然而，对于体弱多病的患者，通常难以接受为避免阻塞所需要饮用大量的液体（每剂 200～300ml）。

粪便清洁剂，如多库酯钠（双辛酯琥珀酸），渗透溶解粪便。然而，使用多库酯钠的文献证据并不充分。加拿大的一项研究得出结论认为，现有证据不支持优于安慰剂，尽管它在普通医疗临床实践中被广泛使用（Canadian Agency for Drugs and Technologies in Health，2014）。液状石蜡同样缺乏证据，除了非常令人不快和潜在的有害不良反应外，还有肛门渗漏、肛周擦伤，以及有吸入后发生类脂性肺炎的风险，所以最好避免使用。口服泻药治疗成功的判断是基于对患者定期疗效随访（频率、感觉、排便的容易程度），并与排便的临床证据相匹配。Sykes（2015）认为，选用刺激性泻药作为首次单一用药，总体上对患者可能更有益，因为它们对水分的吸收和分泌有影响，必要时可添加软化剂。患者临床状况和便秘严重程度是决定更好治疗方案依据。

2. 经直肠的一些措施　肛门栓剂和灌肠是有效的治疗手段，特别是在直肠内有粪便积聚或粪便嵌塞时。在直肠内部，它们可以增加水分含量，并通过肛－结肠反射刺激蠕动以促进排便。然而，这些方法本质上具有侵入性，患者可能更倾向于先尝试口服药物治疗方案。

栓剂的作用可以是软化型（如甘油栓）或刺激型（如比沙可啶栓）。其效果通常为短期，但在癌症患者群体中使用栓剂的证据有限。正确施用栓剂的技术也很关键，以确保安全插入并让患者保持足够长时间以便发挥作用。

灌肠通常作为第三线治疗方法，在其他方法无效时采用，尽管在神经源性疾病情况下，直肠灌肠可能是唯一的选择。小容量灌肠可以由患者自行操作，但大容量灌肠应仅由经验丰富的医护人员执行，因为存在肠道穿孔和（或）直肠黏膜损伤的风险。如有直肠疾病、血小板减少症或其他凝血或出血风险的证据，则禁忌使用灌肠（Niv 等，2013；Rentea 和 Fehring，2017）。任何原因的肠梗阻、感染或结肠炎都是使用直肠治疗的禁忌。表 54-3 列出了常用的直肠灌肠的治疗方法、使用原理，以及不良反应或最佳临床实践建议。

3. 粪便堵塞的管理　粪便堵塞是慢性便秘的一种并发症，可能是由于生理原因（即因疾病存在而导致正常排便受阻）或未按医嘱正确使用缓泻药。粪便堵塞表现为直肠或近端结肠内有大量干燥、坚

表 54-3　灌肠在便秘治疗中的临床应用

灌肠类型	基本原理	风险 / 评论
生理盐水	滋润和软化粪便	对直肠黏膜刺激较小，但常会保留有大量水分
肥皂水灌肠	肥皂与水的比例为 1ml：200ml	需要很大的水量。可能刺激黏膜
渗透性灌肠	通常含有月桂基磺乙酸钠（润湿剂）和渗透剂，如枸橼酸钠甘油和山梨醇。既柔软又刺激，能穿透大便并软化	如果直肠充满了 DRE，效果最好，否则避免直肠痉挛的风险
高渗磷酸钠灌肠	既扩张又刺激直肠运动	一般无不良反应
保留灌肠	温油保留灌肠（花生油或橄榄油）润滑和软化大便	花生过敏者禁用花生油。患者需要保留灌肠至少 30min
比沙可啶灌肠	通过使水从血管进入肠腔来促进肠道运动	会引致腹部痉挛、腹痛等不适和腹泻

经许可转载，引自 Larkin，P.J.et al.(2018).Diagnosis，assessment and management of constipation in advanced cancer：ESMO Clinical Practice Guidelines.Ann Oncol.1：29(Supplement 4)：iv111-iv125. DOI：10.1093/annonc/mdy148.

硬的大便积聚，并常伴有水样便绕行渗漏，患者和医护人员往往误认为腹泻，从而停止或调整缓泻药用药方案。诊断粪便堵塞的确切依据通常是通过直肠指检（digital rectal examination，DRE），但在直肠近端或乙状结肠发生堵塞时，直肠可能为空虚状态。

在实际操作中，通常在确认诊断后先采用人工辅助排便，然后配合使用灌肠治疗（如水性或油性保留灌肠）或栓剂治疗。口服聚乙二醇可重新建立有效的治疗计划。对于近端结肠发生的粪便堵塞，采用含有电解质的聚乙二醇溶液进行结肠冲洗有助于排出堵塞的粪便。尽管并发症相对较少见，但仍有可能出现结肠穿孔、脱水、电解质失衡、粪便失禁、粪石性溃疡及直肠出血等问题（Hussein 等，2014；Serrano-Falcón 等，2016）。

除了前文提到的人工辅助排便方法外，目前没有足够的证据支持常规情况下对直肠进行全面人工清理粪块，除非在非常特殊的情况下（如神经源性疾病导致完全丧失反射或感觉能力），并且应尽量避免此类操作。

4. 外周作用的μ阿片类受体拮抗药　在外周起效的μ阿片类受体拮抗药作为一种新的靶向疗法，是对传统缓泻治疗无效的阿片类药物引起的便秘的有效管理补充。包括随机对照试验在内的越来越多的证据，支持其在晚期疾病和姑息治疗中的应用（Candy 等，2015）。研究表明，在使用 PAMORA（尤其是甲基纳曲酮、纳地美定和控释型羟考酮/纳洛酮）时，临床效果良好，并且不良反应轻微（Liue 和 Wittbrodt，2002；Chamberlain 等，2009；Slatkin 等，2009；Webster 等，2013；Bull 等，2015；Siemens 和 Becker，2016；Katakami 等，2017；Mori 等，2017；Sridhavan 和 Sivaramakrishnan，2018）。当前的建议是，只有在其他干预措施和治疗方案无效的情况下，才应考虑使用这类药物。

(1) 甲基纳曲酮：甲基纳曲酮是纳曲酮的季铵衍生物，它在人体内无法穿过血脑屏障，因此仅能拮抗外周分布的阿片受体，同时保留阿片类镇痛药物对中枢产生的镇痛效果。目前（经欧洲药品管理局批准），甲基纳曲酮被应用于晚期疾病/姑息治疗中，对于常规缓泻疗法反应较差的，由阿片类药物引起的便秘具有治疗作用。甲基纳曲酮通过皮下注射给药，大多数患者在给药后约 90min 内即可实现排便（Chamberlain 等，2009；Slatkin 等，2009）。通常每隔 1 天给药 1 次，如有需要可增加至每天 1 次。

(2) 纳洛塞醇：纳洛塞醇是另一种获批用于成人的口服 PAMORA 药物。基于包含姑息治疗中常见患者群体（如癌症患者）的高质量临床试验，推荐剂量为每天 1 次 25mg。若出现不良反应（如腹痛），可将剂量减至每天 12.5mg（Webster 等，2013；Chey 等，2014；Tack 等，2015）。

(3) 纳地美定：纳地美定已经通过Ⅱ期和Ⅲ期临床试验。研究表明，每天服用 1 次，每次 0.2mg 可以改善自发排便的可能性，并可减轻排便压力。在一项研究中，腹泻被认为是不良事件（Katakami 等，2017）。

总的来说，PAMORA 对通过其他方法治疗效果不好的便秘患者有积极的好处。传统的口服和直肠泻药应该是一线的治疗方法，这些新治疗方法只用于对其他干预措施无效的 OIC 病例。

二、腹泻

虽然在姑息治疗中，腹泻并不常见或直接危及生命，但在许多中低收入国家（如因霍乱等传染性疾病引起），腹泻是一个导致高死亡率和致残率的严重问题（Thiagarajah 等，2015）。对于癌症患者而言，腹泻是多种癌症疗法（如 Bossi 等，2018）中非常常见的并发症。在 HIV 感染者中，高达 28% 接受蛋白酶抑制药治疗的患者会出现多次稀便（Clay 和 Crutchley，2014）。腹泻也可能是慢性共病（如肠易激综合征、克罗恩病）的症状，而非当前疾病的症状。

腹泻易于察觉但临床定义较为困难。如果患者在排除明显感染等病因后持续 4 周以上出现软便，则可视为慢性腹泻（Schiller，2012）。患者通常报告的腹泻范围广泛，从完全液态的大便到含有固形物或硬颗粒且稠度随时间变化的松散大便都可能被描述为腹泻（Schiller，2012）。即使借助工具作为参考，患者在提供准确的排便习惯和粪便形态描述时仍常常不够详尽（Halmos 等，2018）。急性腹泻通常被认为是由感染引起的短期问题，若经过药物（如抗生素）治疗，以及必要时调整饮食和水分摄入，一般可在数日至 1 周内缓解。若超过 2 周不愈，可能需要调查原虫感染的可能性。对于正在服用阿片类药物的患者来说，腹泻是一种非常罕见的症状，粪便嵌塞是最可能的原因。癌症患者（包括接受化疗或放疗的患者）中绝对腹泻发生率较低，约为 10%，但在 HIV 阳性人群中显著升高（Rolston 等，1989；Gibson 和 Keefe，2006）。然而，在使用阿片类药物的情况下，由于多种潜在原因（如艰难梭菌感染），晚期疾病患者也可能出现腹泻，因此需要进行调查并采取适当的干预和治疗措施。

（一）腹泻的病理生理机制

过多的粪便水分是导致腹泻最常见的原因，其本身决定了粪便的稠度。水分分泌过剩或电解质吸收受损都会引发腹泻。液体吸收主要由被 Na^{+}、Cl^{-} 和葡萄糖离子控制，在肠内的不同水平上，具有不同的相互作用（Thiagarajah 等，2015）。由于进入小肠上部的来自小肠和大肠的 99% 水分被重新吸收，仅 1% 的吸收减少使吸收率降至 98% 就可能导致稀便，所以正常粪便与出现腹泻之间的阈值极小（Schiller，2012）。

腹泻可分为分泌性腹泻或渗透性腹泻，在实践中可能难以区分两者。空肠每天转运约 10L 液体，当大量水分丧失时，电解质也会随之丢失（因此需要补充）。临床表现类似于霍乱，尽管在这种疾病中水分丧失通常远低于预期，但由于病理生理机制相似，故被称为分泌性腹泻。渗透性腹泻通常由于使用了具有渗透活性但无法被有效吸收的物质而发生，如镁、硫酸盐及聚乙二醇（如大分子量聚乙二醇）等聚合物，它们在肠道内保持水分，有助于缓解便秘。鉴于之前提及的液体平衡状态，对缓泻疗法进行仔细监测至关重要，以避免出现相反但却同样令人困扰的腹泻问题。表 54-4 列举了晚期疾病患者中常见的腹泻原因。

表 54-4　腹泻的原因

原　因	举　例	
生理性	肿瘤	直肠或结肠肿瘤、胰腺肿瘤和类癌肿瘤
	吸收不良	胰腺癌、结肠切除术、胃切除术和回肠切除术
	梗阻	恶性肠梗阻和大便嵌塞
并发疾病	• 糖尿病 • 甲状腺功能减退症 • 慢性病 • 溃疡性结肠炎 • 憩室炎 • 肠易激综合征	
药物	• 泻药 • 抗生素 • 化疗 • 酪氨酸激酶抑制药 • 免疫疗法 • 非甾体抗炎药（特别是双氯芬酸）	
饮食	• 过多的纤维（麸皮） • 水果 • 酒精 • 调味品 • “无糖”产品中的山梨醇	
其他	• 放射性结肠炎 • 移植物抗宿主病	

在姑息关怀患者群体中，腹泻的主要原因往往是缓泻剂的滥用或管理不当。剂量增加可能导致腹泻发作和（或）大便失禁，特别是当患者不能及时到达厕所时发生。如前所述，粪便堵塞和不完全性肠梗阻也可能导致腹泻症状的出现。

腹泻是多种癌症治疗中常见的并发症，也包括姑息治疗中使用的药物和疗法。一些化疗药物，如氟尿嘧啶、卡培他滨，以及许多新型生物制剂和免疫疗法都可能引起中 - 重度的腹泻（Bossi 等，2018）。盆腔放疗本身也可引发腹泻，尤其是在治疗后第 2～3 周尤为明显，并且在治疗结束后持续存在。此外，放疗还可能损伤肠道黏膜，导致蠕动增强并产生腹泻，表现为大量稀便，即放射性肠炎。

大多数姑息关怀患者可能无法承受大量膳食纤维摄入，以至于直接导致腹泻。众所周知，含有山梨醇的“无糖”产品可能导致腹泻，因此应加以限制。任何对小肠和（或）大肠进行的手术干预，都可能根据手术部位及吸收不良风险的不同而引发腹泻。任何影响胰腺分泌的因素都可能导致脂肪泻，即脂肪吸收不良，进而产生稀薄、无色且有异味的大便。胃切除术后可能出现胆源性腹泻（通常为突发性腹泻）。回肠切除可能会由于不能有效吸收糖类而导致渗透性腹泻。胃部和（或）结肠肿瘤也可能引发腹泻。胰岛细胞瘤、肾上腺肿瘤及交感神经系统肿瘤可引起 WDHA 综合征（水样腹泻、低血钾和无胃酸），在 Zollinger-Ellison 综合征中也可能出现类似症状。

艰难梭菌（*C.difficile*）是一种厌氧、革兰阳性、医院获得性的肠道感染病原体。这种感染通常是由于肠道菌群失调，尤其是滥用抗生素后引起的，这会导致艰难梭菌增殖、毒素产生，并在虚弱衰弱的患者中引发大量腹泻，甚至可能致命。在医院和长期护理机构，包括临终关怀设施，需要采取全面而昂贵的控感措施来防止感染扩散（Kaiser 等，2012）。一线治疗方法是使用甲硝唑或万古霉素 10 天疗程，并结合保护措施以减少暴露。虽然积极的治疗通常预后良好，但对于姑息治疗和临终关怀的患者，虚弱可能会导致艰难梭菌难以控制。

（二）腹泻的临床评估

在便秘管理中提出的注重细节的临床评估方法，在此处同样适用。病史询问应包括以下方面。

- 排便频率。
- 大便的描述与性质，如硬度、异味、是否含有血液或黏液。
- 患者当前正在使用的药物及腹泻发生前对用药方案所做的任何调整。
- 明确的缓泻药治疗史及患者对该方案的依从性或变化情况。
- 近期进行的任何临床干预措施，如化疗或放疗。

这些信息有助于确定腹泻原因可能是由于粪便堵塞伴溢出、肛门失禁（1次或2次突发性腹泻）还是源于结肠（大量水样便）。有异味或颜色苍白的大便可能提示脂肪泻和（或）肠道吸收不良。可能需要重新评估并调整缓泻剂中软化剂和刺激剂的剂量平衡。虽然相对少见，但若癌症患者出现腹泻症状且伴有中性粒细胞减少，可能正发展为肠炎和败血症，这可能导致致命后果，因此需要紧急处理（Ullery等，2009）。

体格检查时应始终包含腹部和直肠检查。考虑到感染可能是致病因素，应注意任何发热的证据或病史。需排除细菌或病毒感染（通过血液化学检查和粪便培养），并根据需要调查一系列病原体，如志贺菌、弯曲杆菌或艰难梭菌（Kaiser等，2012），以指导治疗。Sykes（2015）建议，如果诊断具有挑战性且持续水样便经治疗未缓解，则应测量粪便渗透压及钠和钾浓度。他提出，若阳离子间隙（粪便渗透压与2倍阳离子浓度总和之间的差值）大于50mmol/L（表示渗透性腹泻），或者低于该数值（表示分泌性腹泻），则可以据此判断病因是渗透性还是分泌性的。

（三）腹泻的管理

有许多抗腹泻药物可供选择，包括非处方药。患者可以使用口服补液盐作为一线治疗或与抗动力疗法联合使用的支持性选项，这种溶液能刺激钠的吸收。在虚弱衰弱患者中，由于疾病动态的变化及照护目标的不同，某些药物可能效果不佳，因此关注患者的水分补充和再水合是确保其舒适度和生活质量的重要方面。

鉴于之前提到阿片类药物的止泻作用，在姑息关怀人群中，它们可能是首选治疗方案。洛哌丁胺是阿片依赖患者治疗腹泻的主要药物，因为它不穿过血脑屏障，并且相较于另一种常用药物可待因，不良反应更少。洛哌丁胺每天4mg的剂量在缓解腹泻方面的效果与可待因（每天200mg）相当（Twycross和Lack，1986），但正如Sykes（2015）所指出的，不同患者对药物的反应可能存在显著差异。有些患者可能对可待因的反应更好。

非特异性抗腹泻药物可分为吸附剂、吸附性制剂、黏膜前列腺素抑制药、阿片类药物和生长抑素衍生物等类别。益生菌的作用潜力也已得到考虑（Noble等，2002；Hickson，2011），尽管由于它们影响 Cl^- 分泌而显示有益效果，但证据仍有限，目前最好的定位可能是作为常规疗法的辅助治疗（Thiagarajah等，2015）。

如果腹泻病因是具有潜在传染性的病菌所致，如志贺菌或艰难梭菌引起，这些治疗方法可能会加重症状，因此必须详细地询问病史，特别是是否有便血或发热。

吸附剂通过吸收水分使粪便变得黏稠，从而增加粪便体积。甲基纤维素就是一个例子，果胶也是如此。一种有一定效果的非药物"家庭疗法"是使用苹果碎（苹果碎会释放苹果中的果胶）作为止泻药，这对有轻度腹泻症状的儿童可能更容易耐受（de la Motte等，1997）。

吸附性制剂（"黏土表面"）将水分或细菌吸附至其表面。其中最常见的就是高岭土。虽然目前临床不再使用，但在过去，高岭土和吗啡制成的酊剂是一种常见的制备物，但由于几乎没有证据支持其使用（并有可能被滥用），所以现在已经不再流行。其他吸附剂，如坡缕石和蒙脱石也被报道为备选方案，但在普通人群和姑息关怀人群中，关于它们的有效证据都相对有限（Lopez-Galindo等，2004）。

黏膜前列腺素抑制药，如铋剂和阿司匹林，已被用于治疗非特异性腹泻，以及用于放射性肠炎的管理，并被发现具有疗效（Sykes，2015）。这两种药物都能抑制肠道水分和电解质分泌。Crofelemer是一种原花青素低聚物，已获批用于HIV阳性患者慢性腹泻的管理（MacArthur等，2013）。尽管其作用机制尚不明确，但研究表明Crofelemer可能通过抑制肠道膜上的 Cl^- 通道发挥作用。

如前所述，由于阿片类药物具有止泻效果，通常作为疼痛管理的主要手段，能够减轻腹泻症状。选择治疗方法时应根据患者的具体情况进行个性化定制（Twycross 和 Lack，1986）。一项关于洛哌丁胺在姑息医学中应用的系统评价（Pastrana 和 Meißner，2013）未能找到足够高质量的研究以给出明确的推荐意见，因为试验结果存在矛盾。一种相对较新的选项是伊卢多啉，该药源自Ⅱ期和Ⅲ期临床试验。作为一种针对肠易激综合征腹泻管理的治疗药物，伊卢多啉兼具 μ 阿片受体激动药和 δ 阿片受体拮抗药的作用，具有抗动力和镇痛性质，可用于有效控制腹泻发作，同时避免加重便秘的风险（Dove 等，2013；Lacy，2016）。

生长抑素类似物奥曲肽模拟天然肠道激素活性，可抑制分泌和蠕动，已在一系列癌症和姑息关怀背景下显示出疗效（Smith 等，2010；Sun 和 Yang，2014），建议在严重、持续时间长的情况下使用高达 1500μg/24h 的剂量。特别是在化疗引起的腹泻管理和对洛哌丁胺等其他治疗无反应的症状时，奥曲肽特别有用。它越来越多地成为首选治疗方案，因为与姑息关怀症状管理中常需的其他皮下输注药物配合良好且起效迅速。

由抗癌治疗导致的腹泻管理指南常常涉及特定治疗措施，这些内容可在其他地方查阅（Bossi 等，2018）。

患者照护与管理

与便秘不同，需要在患者整个病程中进行持续管理，腹泻通常不会持续很长时间，除非是由潜在疾病或感染引起，否则应能解决。除了口服补液盐，还需要关注饮食（重点在于补充水分而非食物），以及摄入洁净液体、减少蛋白质和脂肪摄入（Noble 等，2002）。实际措施包括确保患者能够快速到达卫生间，排便后及时进行皮肤护理以避免擦伤和疼痛。对于隐私保护及控制噪声和异味的要求，在处理腹泻时同样适用，并需额外注意，如果床单或衣物被弄脏可能会给患者带来尴尬。

严重情况下可能需要静脉输液补水，特别是在有脱水症状的证据时。当出现感染迹象和（或）大量无法控制的腹泻（如艰难梭菌感染）时，必须采取感染控制措施，包括来访家属的手卫生及对提供照护过程中必要的隔离方法，以防止疾病传播。即使在临终的患者中，由于肌肉和括约肌变得更加松弛，腹泻仍可能需要持续的身体照护和关注。

腹泻管理的新进展较少，许多仍在广泛应用的治疗方法已沿用多年（Thiagarajah 等，2015）。对肠道内水分吸收生理机制的更深入理解和分子靶点的研究促使人们对临床前研究重新产生兴趣，包括使用 CFTR 抑制药、溶血磷脂酸及伊卢多啉等（Thiagarajah 等，2004；Murtazina 等，2011；Dove 等，2013；Lacy，2016）。然而，除伊卢多啉外，主要还是基于实验室的分子实验和（或）动物研究，临床中的应用潜力仍有待观察。

结论

在姑息治疗中管理便秘和腹泻是患者整体照护中的关键挑战。便秘是可以预见的，采取预防性治疗方法可减轻其影响。腹泻虽不常见，但同样令人痛苦。两种情况都需要通过多学科协作的系统方法，在尽可能的情况下管理和（或）缓解这些问题。对这两种症状的理解、准确评估和有效治疗策略对于提高姑息关怀质量至关重要，确保患者在疾病晚期能够享有最大程度的舒适度与尊严。

第 55 章　黄疸、腹水和肝性脑病
Jaundice, ascites, and encephalopathy

Alexandra Shingina　Anne M. Larson　著
丛明华　译　　周明飞　纪光伟　校

黄疸、腹水和肝性脑病是晚期恶性肿瘤或肝脏疾病患者常见的并发症。虽然对恶性肿瘤患者进行姑息照护介入已经是标准方案，但在终末期肝病中对姑息关怀的需求却常常被忽视或过晚介入而无法发挥效用。在美国，慢性肝病影响着 3000 万～3500 万人，在欧洲地区影响了 2900 万人，全球范围内受影响人数更多（Younossi 等，2011）。根据尸检数据报告，全球范围内肝硬化患病率高达 7.12 亿（Scaglione 等，2015）。2010 年，全世界所有死亡病例中有 2%（超过 100 万例）与肝炎、肝硬化和肝细胞癌有关。肝细胞癌是全球第二大致命癌症原因，每年导致约 78.8 万人死亡，总体相对 5 年生存率为 16%～18%（WHO，2018）。

一、黄疸

黄疸的发生通常意味着胆红素代谢出现了异常。在西方国家的住院患者中，最常见的黄疸原因依次为恶性肿瘤（占比高达 35%）、肝硬化和肝衰竭（占比高达 21%）及败血症（Whitehead 等，2001；Bjornsson 等，2003；Vuppalanchi 等，2007）。此外，其他可能的致病因素还包括胆石症（占 13%～16%）、药物影响（占 2.3%～6%）及病毒性肝炎（占 1.7%～8.8%）。

在姑息治疗的过程中，对黄疸的检查与处理应全面考虑所有潜在病因，部分病因可能是可逆的。值得注意的是，因黄疸而入院的患者总体死亡率较高，特别是在恶性肿瘤患者群体中（死亡率介于 24%～82%），以及患有肝硬化和肝衰竭的患者群中（死亡率为 17%～23%）。

（一）胆红素

胆红素是一种由网状内皮系统破坏衰老红细胞、其他血红蛋白（如肌红蛋白、细胞色素）及无效红细胞生成（红细胞发育异常）过程中产生的代谢废物。非结合型胆红素产品通过载体蛋白被转运至肝脏并被肝细胞摄取，然后在 UGT 的作用下进行结合。结合型胆红素主要通过 MRP2 主动分泌进入胆汁，并进一步排出体外进入粪便中。一小部分结合型产物会通过有机阴离子转运多肽返回血液循环。因此，血清中的胆红素是结合型和非结合型两种产物的组合。正常情况下，总胆红素浓度通常低于 17～20μmol/L（1.0～1.2mg/dl），其中超过 95% 为结合型胆红素。当血清胆红素水平超过 34～51μmol/L（2～3mg/dl）时，黄疸才在临床上变得明显。从临床角度来看，高胆红素血症根据其结合状态来进行分类。

（二）非结合型高胆红素血症

非结合型高胆红素血症是指血清总胆红素水平升高，其中以非结合型胆红素为主。导致血清中非结合型胆红素升高的情况可归因于胆红素过度产生、肝细胞摄取障碍或肝内胆红素结合功能受损（框 55-1）。

在溶血情况下，能够与血红素结合的结合珠蛋白会达到饱和状态。未结合的血红蛋白被转化为高铁血红蛋白，随后血红素转移到血红素结合蛋白或白蛋白（形成高铁血红蛋白白蛋白）。这些产物被肝细胞内化并降解为胆红素。剩余的游离高铁血红蛋白通过肾小球滤过，并由肾小管上皮细胞进一步降解，从而导致尿胆红素阳性（胆红素尿）。

肝脏胆红素结合功能障碍可能是先天遗传或后天获得的。Gilbert 综合征是最常见的遗传性胆红素结合障碍，其特征是在无明显肝脏疾病或溶血的情况下出现轻度慢性非结合型高胆红素血症。*UGT1A1*（胆红素 -UGT）基因突变导致该酶活性降低约 30%，这一突变在一般人群中约占 16%。

对于患有 Gilbert 综合征的恶性肿瘤人群，在治疗恶性肿瘤时，某些药物可能引起高胆红素血症（Ruiz-Arguelles 等，2005）。伊立替康的活性代谢产

框 55-1　非结合性高胆红素血症的常见原因

- 胆红素生成过多
  - 溶血：血管内和血管外
    - □ 自身免疫性溶血性贫血
    - □ 镰状细胞贫血
    - □ 遗传性球形红细胞增多症
    - □ 血栓性血小板减少性紫癜 / 溶血性：尿毒综合征
  - 无效的红细胞生成
    - □ 珠蛋白生成障碍性贫血
    - □ 巨幼红细胞性和铁粒幼红细胞性贫血
    - □ 红细胞生成性卟啉症
    - □ 红白血病
    - □ 严重缺铁性贫血
  - 多次输血
  - 血肿吸收
- 肝脏摄取或结合受损
  - 门体静脉分流
  - 充血性心力衰竭
  - 胆红素结合的遗传性疾病
    - □ Crigler-Najjar 综合征
    - □ Rotor 综合征

物 SN-38 需经过胆红素 -UGT 进行葡萄糖醛酸化，因此，Gilbert 综合征患者可能更容易发生毒性不良反应，特别是腹泻（Burchell 等，2000；Mandala 等，2004）。使用帕唑帕尼或多吉美也可能观察到高胆红素血症，但通常无须调整或中断治疗（Xu 等，2010；Motzer 等，2013）。长期静脉营养也与 Gilbert 综合征患者并发高胆红素血症有关。

（三）结合型高胆红素血症

结合型高胆红素血症是指血清总胆红素升高，其中以结合型胆红素为主。多种病症与结合型高胆红素血症相关，包括胆道梗阻、肝细胞疾病及胆汁管腔排泄障碍。

阻塞性黄疸　胆道梗阻可能发生在肝脏内部至 Vater 壶腹部的任何位置。结合型胆红素在肝细胞内积聚会导致葡萄糖醛酸化过程逆转，使得非结合型胆红素重新进入血液循环中。因此，血清中的结合型和非结合型胆红素均会升高。

胆石症是导致阻塞性黄疸的原因之一，占 16% 的比例，但胰头癌、胆管癌及转移至肝脏的疾病也常与此有关（Bjornsson 等，2003）。尽管恶性阻塞性黄疸有时可能是无痛的，但在许多病例中并非如此。其他非恶性原因包括胰腺炎、寄生虫感染、原发性硬化性胆管炎及侵入性手术后的狭窄。

（四）肝性黄疸

肝性黄疸包括任何干扰胆红素结合及排泄过程的情况，这些情况可由肝细胞损伤（肝细胞性黄疸）或胆汁排泄机制受损（胆汁淤积性黄疸）引起。

全球范围内，慢性病毒性肝炎是肝性黄疸的主要病因，有超过 5 亿人患有慢性乙肝或丙肝病毒感染（Zampino 等，2015）。慢性病毒性肝炎仍是肝细胞癌的主要风险因素。肝细胞癌发展的其他重要风险因素还包括酒精性肝病和非酒精性脂肪肝病（影响全世界 25% 的人口）（Younossi 等，2016）。

了解慢性肝病毒感染的存在及其特点至关重要，尤其是乙肝病毒，在考虑对任何需要进行免疫抑制治疗的个体时更是如此。急性肝衰竭是化疗、其他免疫抑制疗法（可能导致病毒重新激活和增殖）或更常见的是停用此类药物后（可能引发免疫及炎症反应反弹）的一种公认的并发症（Karvellas 等，2017；Khan 等，2018；Siyahian 等，2018）。此外，使用皮质类固醇也与乙肝感染的再激活有关联（Yeo 等，2004；Kusumoto 等，2011；Shouval 等，2013）。

目前建议在开始应用免疫抑制药或细胞毒性药物之前，对患者进行 HBsAg 和 HBcAb 的检测。对于 HBsAg 和 HBcAb 均为阳性的患者，应在开始这类治疗前启动抗乙肝预防性治疗，并在完成免疫抑制疗程后至少继续 6～12 个月。对于 HBsAg 阴性但 HBcAb 阳性的患者，可以选择监测（如 ALT、HBV DNA、HbsAg），一旦发现病毒再激活迹象，除非正在接受抗 CD-20 抗体治疗，此时应立即开始预防性治疗（Terrault 等，2018）。

长期感染乙肝和（或）丙肝病毒导致的肝衰竭如今已成为 HIV 感染者死亡的主要原因之一，其中高达 14.5% 的死亡病例由肝脏相关病因引起（Trickey 等，2016；Croxford 等，2017）。HIV 感染者还可能出现特有的黄疸症状，如与 HIV 本身相关的 AIDS 性胆管病，或者由于结核病、鸟分枝杆菌复合体等感染原因所造成的继发性黄疸。

另外，需要关注的是，阻塞性以外的胆汁淤积性黄疸是原发性胆汁性肝硬化和硬化性胆管炎等慢性肝病的经典特征。

1. 药物性肝损伤　药物性肝损伤（drug-induced liver injury，DILI）是一种全球性的健康问题，年发病率为每 10 万人群中 14～19 例（Sobhonslidsuk 等，2016；Hassan 和 Fontana，2019）。不同药物导致的 DILI 中，约有 30% 的患者除了血清酶水平升高外，还会出现黄疸症状，其中死亡率可高达 10%（Chalasani 等，2015；Hayashi 等，2017）。在美国，药物性肝损伤是急性肝衰竭的主要原因之一，超过 50% 的急性肝衰竭病例与之相关，其中大约 70% 的病例由对乙酰氨基酚过量使用或对其他药物的特异质反应引起（Larson 等，2005；Reuben 等，2010）。此外，草药和膳食补充剂作为日益重要的致病因素，在 DILI 病例中的占比为 4%～20%（Navarro 等，2014；Medina-Caliz 等，2018）。

在 DILI 患者中，黄疸可以表现为肝细胞型（血清氨基转移酶显著升高）、胆汁淤积型（碱性磷酸酶异常升高），或者是混合型。一旦停用可疑致伤药物，通常情况下肝酶水平会迅速恢复正常，一般规律是在停药后 2 周内降低 50%，并在 4 周内恢复到基线水平。然而，特别是在老年患者及胆汁淤积型 DILI 患者中，可能出现慢性肝损伤（Fontana 等，2015）。另外，还观察到类似于自身免疫性肝炎的反应（Sebode 等，2017）。对于此类患者，治疗方案如前所述，包括应用皮质类固醇以控制炎症反应，并立即停止可能引起肝损伤的药物。

近年来，免疫检查点抑制药（如伊匹木单抗、帕博利珠单抗、纳武利尤单抗等）在临床的广泛应用揭示了一种新型的自身免疫性肝损伤，即免疫介导性肝炎。这种肝炎可以表现为肝细胞型或胆汁淤积型，并且其严重程度可以从轻度异常的肝功能测试到急性肝衰竭不等。治疗方案通常包括应用皮质类固醇，以及停用致病药物（Suzman 等，2018；Lleo 等，2019）。

尽管如此，在既往存在肝脏疾病的个体中是否更容易发生与药物相关的肝毒性风险增加这一问题上，目前的研究证据并不充分（Teschke 等，2017）。然而，大多数镇痛药都是通过肝脏代谢的，随着肝病恶化，其代谢过程可能会受到影响。例如，在患有肝硬化的人群中，对乙酰氨基酚（扑热息痛）的半衰期是健康对照组的 2 倍左右，因此建议安全的日剂量不超过 2g（Chandok 和 Watt，2010）。

2. *败血症*　在败血症，尤其是细菌性败血症的情况下，肝胆功能障碍较为常见，甚至可能出现孤立性黄疸（Torous 等，2017）。在败血症过程中，由于低血压和肝脏血液灌注减少导致微循环衰竭，也可能引发胆汁淤积现象。在休克状态下，肝脏因供氧不足而无法满足自身需求，从而可能导致缺血 / 再灌注损伤（即所谓的缺氧性肝炎）（Woźnica，2018）。此外，用于治疗败血症的药物也可能对肝功能产生不良影响。

3. *心力衰竭与肝脏*　重症心力衰竭（充血性肝病）时，肝脏功能的异常很常见。右心压力升高会使得肝脏出现瘀血，进而损害胆小管结构（Lemmer 等，2018）。随着时间推移，充血性肝病可能会逐渐发展为桥接纤维化、肝硬化，甚至有发展成为肝细胞癌的风险（Lemmer 等，2018；Nandwana 等，2018）。由心肌梗死或严重的瓣膜疾病引起的严重低血压，可导致缺血或缺氧性肝炎，表现为转氨酶急剧上升和凝血酶原时间延长，这种情况可能导致急性肝衰竭乃至危及生命（Woźnica，2018）。

4. *静脉闭塞*　在非心脏疾病情况下，若出现肝大、腹水及肝衰竭，并伴有肝静脉流出道闭塞的现象，则称为 Budd-Chiari 综合征（Singh 和 Srinivas，2018）。其中，原发性 Budd-Chiari 综合征是最常见的一种类型，通常与高凝状态相关联。而继发性 Budd-Chiari 综合征则是由于肿瘤直接侵犯或外部压迫导致的肝静脉流出道受阻（van Wettere 等，2018）。恶性肿瘤明显通过促血栓形成倾向及瘤体对静脉系统局部造成的压迫作用，与 Budd-Chiari 综合征的发生有密切关联。对于未经治疗的急性 Budd-Chiari 综合征病例，需立即采取积极的治疗。例如，下腔静脉或肝静脉支架置入术及经颈静脉肝内门体分流术（transjugular intrahepatic portosystemic shunt，TIPS）等微创手术，在适当患者中能带来显著效果（Das 等，2018）。

化疗相关静脉闭塞性疾病，现称为肝窦阻塞综合征（sinusoidal obstruction syndrome，SOS），是由于化疗引起肝窦内皮细胞损伤，临床表现为腹部疼痛突然发作、水肿、腹水及肝大，并且在开始治疗后 1～3 周内会出现肝细胞型肝功能异常（Northup 等，2020）。

（五）黄疸的检查与诊断

在姑息治疗中，对至少 80% 的患者来说，详尽的病史询问、体格检查及生化肝功能测试已足够做出初步诊断。在这一阶段，病史还应详细记录原发疾病进程及黄疸与其他疾病指标相关的时间节点，并且必须收集患者的完整用药史（包括非处方药物）。

体格检查可发现慢性肝病、门静脉高压及腹腔内恶性肿瘤的相关迹象，同时也能为评估当前肝脏功能提供线索。对于是否存在伴发性肝性脑病的认知功能检测同样至关重要。无论何时，在所有病例中都必须排查胆道系统或腹腔（如有腹水时）内部感染的迹象，特别是在免疫抑制状态下的患者，感染性胆管炎会导致较高的死亡率。

1. 血液检查　通过测量非结合型和结合型胆红素的比例，可以区分不同来源的黄疸（肝前性和肝内原因）。血清胆红素水平若＞100μmol/L（＞5.85mg/dl），其对应恶性病因的敏感度和特异度分别为 71.9% 和 86.9%（Garcea 等，2011）。在药物性肝损伤的情况下，胆红素水平可能显著高于此值。此外，碱性磷酸酶、γ- 谷氨酰转移酶、天冬氨酸转氨酶和丙氨酸转氨酶等指标有助于判断肝脏的基础病理状况，而血清白蛋白水平和凝血酶原时间 / 国际标准化比值则部分反映了肝脏合成功能的状态。

2. 影像学检查　影像学检查能够帮助直观显示肝脏、胆道系统及血管结构，从而辅助确认或发现潜在病因，明确疾病的部位、程度及其可治疗性。

(1) 超声波检查：经皮超声多普勒检查是首选的初级影像学检查方法。该检查可在床旁进行，不涉及辐射风险，并且成本相对较低。超声检查对胆管扩张具有高灵敏度和特异度，检出率可达 95%～99%。尽管如此，腹部超声对于壶腹部癌的确诊相对较困难。相比之下，超声内镜（EUS）在检测胰腺和壶腹癌方面较常规超声、CT、MRI 或 ERCP 更为敏感。值得一提的是，EUS 引导下的病变组织活检取样也是可行的。

(2) CT：CT 的主要作用在于确定疾病的范围和进展阶段。采用静脉注射对比剂的 CT 能更精确地展现肝细胞性黄疸所导致的肝脏实质情况，但需要注意的是，静脉注射对比剂的风险可能会限制其在某些情况下的应用价值。

(3) 磁共振胆胰管造影：磁共振胆胰管造影（magnetic resonance cholan-giopancreatography，MRCP）无辐射，也不需要注射对比剂。一项关于 MRCP 诊断能力的 Meta 分析显示，在确定胆道梗阻水平方面的综合灵敏度为 95%，在区分良性与恶性病变时的灵敏度为 88%。将扩散加权 MRI 技术加入到 MRCP 中，可以显著提高其诊断准确性（Yoo 等，2014）。因此，MRCP 能如同直接胆道造影一样精确地展示梗阻位置，同时避免了胆道插管造影所带来的风险。结合常规 MRI 的 MRCP 还能实现腹部的同时扫描，以判断疾病的范围。

(4) 胆道造影：经内镜逆行性胰胆管造影（endoscopic retrograde cholangiopancreatography，ERCP）和经皮肝穿刺胆管造影（percutaneous transhepatic cholangiography，PTC）均可进行胆道系统的影像学检查、细胞学取样及姑息性引流。当胆道梗阻位于近端肝总管或因既往手术导致解剖结构扭曲，或者局部存在肿瘤使得无法进行 ERCP 时，通常会考虑采用经皮途径进入胆道系统（图 55-1）。

这两种有创检查均伴有潜在致命并发症的风险，包括细菌性胆管炎、出血和胆汁泄漏，其中急性胰腺炎是 ERCP 特有的并发症，约有 10% 的病例会出现此问题（Shanmugarajah 等，2017）。

（六）黄疸及其并发症的管理

针对敏感性恶性肿瘤进行抗肿瘤治疗可能至少暂时缓解由肿瘤引起的黄疸。即使在肿瘤广泛浸润导致肝衰竭初期，也可以考虑进行治疗。需要谨慎选择药物并调整剂量，但这样可以显著改善症状并提高生存率。

胆道引流术对于阻塞性黄疸患者通常能迅速且显著改善症状，特别是瘙痒、疼痛、恶心、厌食及总体生活质量（Larssen 等，2011；Barkay 等，2013）。在某些个体中，如果将胆道引流与术后抗肿瘤治疗相

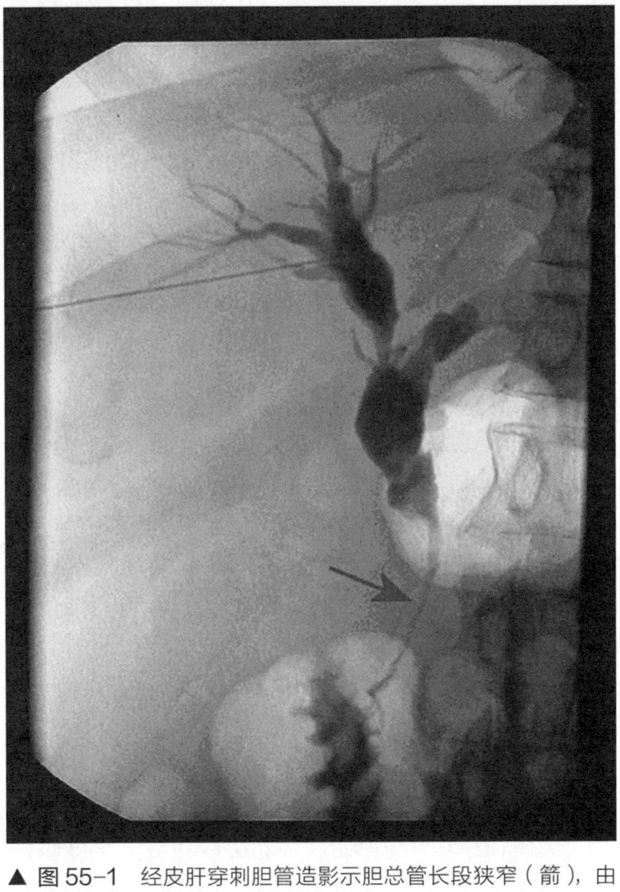

▲ 图 55-1　经皮肝穿刺胆管造影示胆总管长段狭窄（箭），由胆管细胞癌所致。经内镜胆管造影和胆管支架置入术被证明是不可能的，但通过经皮途径成功部署了支架

结合，可以实现症状控制的快速可预见改善，并可能延长生存期和支架通畅时间。

对于患有 AIDS 并发感染或恶性肿瘤导致的黄疸，如果能够耐受足够剂量的抗生素、抗病毒药、抗真菌药或细胞毒性化疗，针对特定病因的治疗往往能获得良好的效果。

胆道引流手术

在初次就诊时，70%～80% 的胰腺癌患者存在阻塞性黄疸，其中 85% 被认为不适合进行根治性切除手术。对无法手术切除的胰腺癌患者，可以考虑通过外科旁路手术（以实现胆汁引流）或经内镜或经皮途径置入胆道支架（Shanmugarajah 等，2017）。研究表明，内镜胆道引流后生活质量有所改善（Ullah 等，2017）。

对于高位胆管梗阻或十二指肠解剖结构扭曲的患者，可能需要采用经皮途径放置支架或允许外部引流胆汁以缓解症状，并扩大可供使用的系统性细胞毒化疗药物的选择范围。长期通过引流管丧失胆汁可能导致营养缺乏，若无法置入支架，则应尝试通过导丝操作放置内外引流管。该导管侧孔位于梗阻部位上方，尖端位于肠道内，使胆汁可以通过内部或外部方式排出（Covey 和 Brown，2006）。

(1) 胆汁淤积性瘙痒：瘙痒是与黄疸相关的最常见且令人痛苦的症状之一（Imam 等，2012；Huesmann 等，2013）。其程度从轻度到重度不等，可以局限于某一部位或全身泛发。瘙痒感可能先出现在手掌和足底，然后逐渐扩散至全身。瘙痒严重程度与血清胆红素水平并不直接相关。

瘙痒的发生机制被认为是由于某些致痒物质刺激皮肤内的外周瘙痒感受器，或者是由于神经递质如内源性阿片类、血清素和 GABA 等改变所引发的中枢神经系统机制。近年来发现，胆汁淤积性瘙痒患者的血清中溶血磷脂酸水平升高（Kremer 等，2010；Oude Elferink 等，2011）。同时，在瘙痒症患者血清中，一种名为自噬酶的溶磷脂酶活性明显增强，这种酶能将溶血磷脂酰胆碱转化为活性溶血磷脂酸（Oude Elferink 等，2011；Kremer 等，2012）。对常规瘙痒管理方法（如胆酸螯合剂、利福平、胆道引流）的反应已直接与降低血清自噬酶活性关联起来。

(2) 胆汁淤积性瘙痒的治疗。

非药物疗法：局部润肤剂和采取环境降温减少出汗等方法在缓解胆汁淤积性瘙痒中的作用并不明确，实践中也大多无效。

抗组胺药：临床实践显示，常规抗组胺药物通常对减轻胆汁淤积性瘙痒效果不佳。若患者感到有所改善，可能主要是由于这类药物具有镇静作用而改善了睡眠质量。

去除致痒物质：一些阴离子交换剂，如考来烯胺、考来替泊和考来维仑，被认为通过降低肠道对胆汁酸的重吸收，从而减少血浆中胆汁酸水平。对于完全胆道梗阻导致的瘙痒，这类药物可能帮助不大，但在胆汁淤积性瘙痒的病例中有一定的益处。考来烯胺口感较差，并且容易与多种药物结合影响其吸收；相比之下，考来替泊更易于被患者接受。一项小型研究发现考来维仑有助于缓解胆汁淤积性瘙痒，但较大规模的随机对照试验并未证实其优于安慰剂（Kuiper 等，2010）。

肝酶诱导药物：尽管其具体机制尚未明确，肝酶诱导药物（如氟马西尼、利福平及苯巴比妥）已被推荐用于治疗胆汁淤积性瘙痒。其中，利福平是这一类别中最常使用的药物。它可能通过改变肠道菌群、抑制肝细胞摄取胆汁酸、中枢阿片受体拮抗作用及降低循环中 Autotaxin 水平等多个途径发挥作用。

阿片受体拮抗药：已有研究报道指出，静脉滴注纳洛酮及口服阿片受体拮抗药纳曲酮和那美芬可以显著改善胆汁淤积性瘙痒的主观感受和客观症状。尽管如此，在未使用外源性阿片类药物的患者中也可能出现类似戒断反应的情况，为此已有专门的给药方案以减轻此类反应（Jones 等，2002；Cepeda 等，2004）。

5-HT 再摄取抑制药：若干个案例系列研究表明，选择性 5-HT 再摄取抑制药舍曲林或帕罗西汀可能对胆汁淤积性瘙痒具有一定疗效（Browning 等，2003；Zylicz 等，2003）。目前，美国肝病研究协会指南建议将舍曲林每天剂量 75～100mg 作为治疗原发性胆汁性肝硬化相关胆汁淤积性瘙痒的第四线用药选项，排在考来烯胺、利福平和纳曲酮之后（Imam 等，2012）。

二、腹水

腹水的出现预示着预后较差，并且与多种痛苦症状相关。在所有患者中，约 85% 的腹水由肝硬化引起，10% 源于恶性肿瘤，3% 与心力衰竭有关，2% 为结核病所致（Rosenberg，2006；Runyon，1994）。关于肝硬化患者腹水的发生机制及其管理的相关详细信息，读者可参考一些高质量已发表综述（Wong，2012；Runyon，2013）。关于恶性腹水的研究文献相对较少。

（一）发病率 / 患病率

与恶性腹水相关的并发症在姑息关怀病房中占到约 6% 的入院患者。恶性腹水中最常见的原因是卵巢癌。腹水通常作为疾病晚期的标志，在初次诊断时就有超过一半的患者可以检测到（Ayantunde 等，2007）。然而，相较于其他类型的恶性肿瘤，患有卵巢癌的患者自出现腹水起其平均生存期较长。癌症患者出现腹水也可能是潜在肝衰竭的表现。潜在的肝硬化、静脉流出道梗阻或肝脏明显的转移性疾病都可能是导致腹水的原因。

（二）腹水相关症状

症状与腹部内压升高有关，包括腹壁不适、腹部胀满感、呼吸困难、食欲减退、早期饱腹伴有体重下降和营养不良、恶心、呕吐、食管反流、活动受限、因全身不适导致的失眠、髋部及肋缘下疼痛，以及下肢或阴囊水肿。腹腔间隔室综合征并不常见。

（三）腹水的发生机制

肝硬化性门脉高压会导致腹水积聚及脾 – 肠循环扩张，进而造成钠和水分潴留，增加肠道毛细血管压力和通透性。恶性腹水可通过以下 6 种机制解释：①腹膜转移癌（53%）；②大量肝脏转移瘤引发门脉高压；③腹膜转移癌加大量肝脏转移瘤；④肝细胞癌合并肝硬化；⑤恶性病变引起的乳糜性腹水；⑥恶性肿瘤阻塞肝静脉引起的 Budd-Chiari 综合征。通过分析腹水成分和影像学检查有助于区分这些不同原因（Rosenberg，2006）。测量腹水蛋白和血清 – 腹水白蛋白梯度（serum to ascitic albumin gradient，SAAG）有助于区分肝源性和肝后性腹水的原因。血清蛋白＞2.5mg/dl 应怀疑肝后性病因。每种机制都会产生具有不同生化特性的腹水，并可能对不同的治疗方式有不同的反应。

1. 肝静脉压力增高，由肝脏转移瘤或单个大型（有时是良性的）肿瘤引起，可能导致 Budd-Chiari 综合征（Sebastian 等，2004）。来自肝窦的液体渗漏至腹膜腔，并通过血浆肾素浓度的增加导致水钠滞留。这种机制所产生的腹水与肝硬化腹水相似，具有渗出液的性质。

2. 由于血管通透性增加而产生高蛋白浓度的渗出液。此外，在恶性腹水和卵巢癌患者中还观察到了正常浆膜层的有新血管生成。

乳糜腹水［甘油三酯＞2.26μmol/L（＞200mg/dl）］往往是腹膜后肿瘤扩散或治疗的并发症，可能源自淋巴管损伤或通过淋巴结或胰腺对淋巴流动的阻塞而产生。自发性乳糜性腹水也在一小部分肝硬化患者中出现，病因尚不明确。另外，高达 19% 的肝硬化患者会出现出血性腹水，通常是自发性或在穿刺引流术后发生。

（四）腹水的诊断

诊断是否存在腹水主要依赖于相关临床病史和体格检查。超声扫描可以检测到 100ml 腹腔积液。在已知患有恶性肿瘤的患者中发现腹水并不能简单的归因于腹部肿瘤，还需排除肝硬化、充血性心力衰竭、Budd-Chiari 综合征、肾病综合征、结核病和胰腺炎等其他原因。

（五）腹水的管理

恶性腹水的管理仍然较为困难。主要问题是包括利尿治疗的作用、影像学的应用、分流术的实用性及穿刺引流方法等方案，在正式临床试验中均未得到充分的验证。这些难题同样在治疗肝硬化患者时存在。超过半数失代偿期肝硬化患者在确诊后的 10 年内会发展成腹水。一旦出现肝硬化性腹水，3 年的死亡率为 50%。对于难治性腹水患者，1 年生存率通常低于 50%。目前已有针对恶性腹水和肝硬化腹水的管理和治疗指南及治疗流程（Becker 等，2006；Runyon 等，2013；Pericleous 等，2016；Korpi 等，2018）。

1. *抗肿瘤治疗*　针对特定恶性腹水，应考虑个性化的抗肿瘤治疗，特别是对卵巢癌、乳腺癌或结直肠癌并发恶性腹水的患者。乳糜性腹水可能对化疗有一定反应。此外，使用全胃肠外营养和生长抑素治疗可能会减少淋巴漏出，从而降低乳糜性腹水的体积（Huang 等，2004）。

2. *利尿*　在非恶性腹水的治疗中占据核心地位，通过限制钠摄入与使用利尿药，约 90% 的患者对治疗有良好反应（Runyon，1994）。而在恶性腹水领域，利尿药的应用尚存争议。一项针对恶性腹水病患的小型研究揭示，在血浆肾素水平升高及具有显著高血清 – 腹水白蛋白梯度的患者中，醛固酮拮抗药螺内酯表现出较高的治疗响应率。因此，对于这类特定人群，尝试采用利尿药治疗是合理的选择（LeBlanc 和 Arnold，2010）。当选用螺内酯时，可以同时配合使用襻利尿药，如呋塞米，以加快临床改善速度。

一种被普遍接受的起始剂量配比方案是每天给予螺内酯 50mg，并辅以每天 20mg 的呋塞米，这一比例允许逐步调整剂量，同时保持两药之间的剂量平衡（最高可达螺内酯 400mg 联合呋塞米 160mg）。然而，尽管在恶性腹水初期利尿药疗法可能效果显著，但随着肿瘤病情的发展，其效用会逐渐降低（Cavazzoni 等，2013）。除了一般体弱患者中可能出现的常规利尿药不良反应外，尤其需要注意的是，对于肝功能严重受损的患者，应用利尿药有可能诱发肝性脑病（hepatic encephalopathy，HE）。

3. *腹腔穿刺引流* 腹腔引流能够迅速缓解症状。一项 Cochrane 综述发现，目前尚无证据支持特定的腹腔穿刺方案（Keen 等，2010）。该综述也未能回答关于留置导管时间长短、是否使用静脉补液、是否夹闭引流管及在引流过程中监测生命体征等问题。

对于是否需要经静脉补充液体的争议，源于对肝硬化腹水患者进行腹腔引流时可能出现血流动力学不稳定的经验。与肝硬化相关腹水不同，恶性腹水患者即使进行大量腹腔引流也能维持血流动力学稳定，特别是当血清 - 腹水白蛋白梯度小于 1.1 时。正是这一特性使得此类患者甚至可以在家中放置引流管自行引流（LeBlanc 和 Arnold，2010）。无须常规给予胶体或白蛋白静脉注射，并且相对快速地排出腹水是可接受的。

对于没有周围水肿或血清 - 腹水白蛋白梯度较高但对利尿药反应不佳的患者，可能特别容易出现低血容量。通过静脉输注胶体或血浆蛋白溶液可以补充血管内容量，但并非所有患者都需要在大量腹腔引流时常规补充白蛋白。

最明显的腹内压下降，一般发生在刚开始的几升液体排出时。此时症状往往可以通过短时间内排出相对少量腹水得以缓解，因此，尤其是对于身体非常虚弱且预后有限的患者，推荐在 30min 内排出 1～2L 液体，达到明显改善症状的目的。

越来越多的证据表明，植入式永久腹腔引流允许患者在家定期排出腹水，在安全性、耐受性和潜在经济效益方面具有显著效果，在英格兰和威尔士，英国国家卫生与临床优化研究所于 2012 年发布了一份报告，建议使用这些装置来缓解需要反复进行大量腹腔引流的恶性腹水患者的症状（National Institute for Health and Care Excellence，2012）。

腹水引流的并发症包括漏液、肠穿孔、腹膜炎及引流管周围局部蜂窝织炎。研究比较了腹腔引流术（涉及 67 名患者 /392 次手术）与 PleurX®（Denver Biomedical，Denver，CO，USA）腹腔导管（涉及 40 名患者 /40 个导管）在治疗恶性腹水时的并发症发生率（Rosenberg 等，2004）。总体来看，两组的并发症发生率相似（分别为 7.5% vs. 7.5%，其 95%CI 有重叠）。

4. *腹腔静脉分流术* Denver 分流术将腹水直接引流至中心静脉系统。该手术通过将分流管置于腹水中，随后经皮下隧道连接到体循环中的血管，通常为颈内静脉或股静脉。尽管此手术在 75%～100% 的病例中表现出“显著缓解效果”（White 等，2011；Yarmohammadi 和 Getrajdman，2017），但并发症相对普遍（Yarmohammadi 和 Getrajdman，2017）。并发症包括管腔堵塞，以及发生于 5%～10% 患者中的弥散性血管内凝血。较少见的并发症还包括术后液体过载伴肺水肿（0%～5%）、血栓栓塞事件（0%～5%）、腔静脉血栓、肝性脑病、腹膜炎及肿瘤细胞经由分流管种植至前腹壁皮下（Yarmohammadi 和 Getrajdman，2017）。转移瘤播散的发生率相对较低。

5. *经颈静脉肝内门体静脉分流术* 经颈静脉肝内门体静脉分流术（TIPS）在治疗肝硬化腹水方面已很大程度上替代了腹腔静脉分流术。与连续大量腹水引流相比，TIPS 对于控制腹水更有效，但可能会加重肝性脑病（Runyon，2013）。虽然 TIPS 可能无法完全消除对利尿药的需求，但它常常能将利尿药抵抗性腹水转变为对利尿药敏感的腹水。

TIPS 的禁忌证包括心脏功能差和难以管理的肝性脑病。心肌储备不足可能导致 TIPS 术后出现心力衰竭，降低生存率（Runyon，2013）。同时，有内在肾脏疾病背景的患者对于 TIPS 手术的反应可能不佳（Michl 等，2000）。

（六）其他腹水管理方法

关于恶性腹水患者应用人源化 VEGF 抗体贝伐单抗的研究显示出一定的前景，无论是全身给药还是腹腔内给药，尤其针对卵巢癌（Numnum 等，2006；Aghajanian 等，2012）和消化道癌症（Jordan 等，2016）引起的腹水。

奥曲肽是一种生长抑素类似物，曾被提议用于减少腹水体积，但小规模病例系列研究的结果并不一致（Jatoi 等，2012）。其作用机制尚不明确，尽管有些证据表明奥曲肽可能抑制 VEGF（Cascinu 等，2009）。

研究显示，每周给予 50g 白蛋白输注有助于改善难治性肝硬化腹水（Trotter 等，2005；Romanelli 等，2006）。此外，一项未设盲的随机对照试验还揭示，在接受为期 1 年、每周 25g 白蛋白输注的患者中，存活率有所提高（Romanelli 等，2006）。

三、肝性脑病

肝性脑病是一种复杂的神经精神障碍，是肝脏疾病最虚弱的表现之一。其严重程度从只能通过轻微的、需要心理测试发现的轻度异常，到严重的深度昏迷不等。神经运动损伤的体征因脑病的严重程度而异，包括反射亢进、强直、肌阵挛和扑翼样震颤。肝性脑病的存在，即使是在亚临床水平，也能使生活质量和医疗管理复杂化（Schomerus 和 Hamster，2001；Fuessl，2013）。虽然脑病通常与慢性肝病相关，但它也能使原发性或转移性肿瘤的大规模肝浸润复杂化（Alexopoulou 等，2006）。

（一）肝性脑病的发病机制

在 90% 以上的有肝性脑病临床症状的患者中发现有血氨水平增高。大多数研究未能证明血氨与肝性脑病严重程度之间的关系。除高氨血症外，可能还有其他因素参与发病。

氨在小肠中是由谷氨酰胺酶作用于谷氨酰胺产生的，在结肠中是由细菌尿素酶的活性产生的。肝功能正常的患者能够代谢 90% 以上进入门脉系统的氨（Mas，2006）。体循环中氨水平的增高主要是由于门体分流或肝脏处理能力的降低。肌肉质量下降和肾功能障碍进一步导致了高氨血症，因为这些器官也有分解氨的能力。

我们对脑病的发病机制还不完全清楚。最近的证据表明，在大脑中氨直接抑制兴奋性和抑制性突触后电位，破坏神经递质的合成，导致活性氧 / 活性氮的产生增加，并导致细胞内渗透压增加，而导致脑水肿（Upadhyay 等，2016）。肠道细菌产生潜在的中枢神经毒素，如苯二氮䓬类化合物、硫醇、酚类和短链和中链脂肪酸。所有这些在慢性肝病患者体内都有较高的水平，并可能导致肝性脑病。

慢性肝病急性肝性脑病发作可由多种因素自发或诱发（框 55-2）。

框 55-2　肝性脑病的常见诱发因素
• 感染 • 药物：苯二氮䓬类、阿片类、酒精和其他镇静药 • 胃肠道出血 • 便秘 • 脱水 • 尿毒症 • 低钾血症 • 低血糖 • 贫血 • 缺氧

（二）肝性脑病的诊断

在众多导致精神状态改变的可能原因中，必须考虑是否存在肝性脑病。出现扑翼样震颤和锥体外系体征有助于加强诊断。血氨水平升高可证实潜在的肝脏疾病及对脑病的易感性；然而，正常血氨水平并不能排除 HE 的存在。应考虑进行中枢神经系统影像学检查以排除解剖结构异常所造成的病因。此外，已有其他客观诊断手段被描述，包括视觉与听觉诱发电位检测、脑电图及活动度监测（Hourmand-Ollivier 等，2006）。

美国肝病研究学会与欧洲肝病研究学会依据临床表现严重程度提出了肝性脑病的分类标准（Vilstrup 等，2014）。

0 期：人格或行为无明显变化，记忆力、注意力、智力功能和协调能力仅有轻微改变，未见扑翼样震颤。

1 期：轻度意识减退，注意力持续时间缩短。此阶段典型的症状包括过度睡眠、失眠或睡眠模式颠倒。患者可能会诉说欣快、抑郁、烦躁和轻微混乱感。执行脑力任务的能力有所减慢，特别是加减运算。此时可能发现扑翼样震颤。

2 期：患者表现出倦怠、昏睡或冷漠状态。亲近者可能会报告患者有不当行为。言语含糊不清，完成脑力任务能力显著下降，个性改变明显，并且可能出现间歇性定向力障碍（尤其关于时间感知方面）。扑翼样震颤变得明显且自发出现。

3 期：患者处于嗜睡状态，但能被唤醒，无法完成脑力任务，对时间和地点有严重的定向力丧失，并伴有明显的混乱，伴发健忘、偶尔的暴怒发作和语言常常难以理解。体检时，原有的扑翼样震颤已被肌肉僵直、阵挛和反射亢进等现象取代。

4 期：这些患者处于昏迷状态，无论是否对疼痛刺激有反应。可能会观察到去大脑强直姿势。

0 期和 1 期的轻度肝性脑病通常被称为“隐匿型”，而 2～4 期则为“显性型”。可以采用特定的神经心理测试方法来评估隐匿型肝性脑病，其中包括重复神经心理状态评估量表（Repeated Battery for the

Assessment of Neuropsychological status，RBANS）（一项包含多个任务的简短测试）和门体系统脑病综合征测验（五个纸笔形式的任务）。另外，还研究了多种其他测试，如临界闪烁频率、连续反应时、抑制控制测试等（Vilstrup 等，2014）。其中一些测试，如 Stroop 颜色词干扰测验，甚至已经被整合到了软件中，作为移动手机和平板电脑上的应用程序提供给用户（Bajaj 等，2013，2015）。

（三）肝性脑病的管理

对于患有脑病的患者，护理方面与伴有谵妄的患者类似。对于可能出现定向力障碍和跌倒风险的患者来说，护理环境及医护人员采取的方法至关重要。患者的家属和其他照护者可能需要支持与培训，并应在尽可能的情况下被纳入护理流程。

一旦诊断为肝性脑病，应寻找潜在的诱因，特别是注意感染或上消化道出血的症状，以及近期使用精神药物的情况，包括处方药和娱乐性药物的使用。对于已达到严重程度的 HE 患者，应在重症监护室进行治疗，如存在呼吸道保护能力下降，则需考虑实施高级气道管理，包括气管插管。

大多数的治疗方案目的是减少氨的生成或通过饮食调整、非吸收性双糖及广谱抗生素增加氨的清除率。一般不推荐对肝性脑病进行初级预防，大多数患者在诊断出 HE 后需要开始接受药物治疗。

1. *一般措施*　维持循环血容量是关键，通过纠正脱水（通常由利尿药过度使用引起）来保持足够的肾排氨功能（Shawcross 和 Jalan，2005）。

2. *饮食建议*　以往认为高蛋白摄入可能会加重肝硬化患者出现 HE 的看法已被推翻。限制蛋白质摄入会加剧脑病症状，在这些患者常常存在的增强分解代谢状态下，可能导致骨骼肌质量减少，进而减弱解毒氨的能力。多个研究小组建议采用基于证据的饮食方案，即每天每千克体重摄入 1.2～1.5g 以植物为主的蛋白质，并在睡前添加复杂糖类零食，以尽量减少蛋白质代谢（Amodio 等，2013；Vilstrup 等，2014；Maharshi 等，2016）。

3. *双糖*　肝性脑病医疗管理的核心是非吸收性双糖的使用，如乳果糖。乳果糖无法被肠道酶分解，进入结肠后被细菌代谢为乙酸和乳酸。由于细菌优先摄取糖类而非蛋白质，乳果糖或其他饮食中的糖类将有可能降低细菌产生的氨量。细菌代谢导致肠道内容物酸化，使氨转化为不易扩散的铵离子，有助于排便并排除潜在毒素，还可能促使微生物群落从产尿酶菌转变为嗜酸性的非产尿酶菌。

建议每天给予 15～30ml 乳果糖，根据患者情况调整剂量以实现每天 2～4 次软便。对于病情严重的 HE 患者，可能需要插入鼻胃管以便于乳果糖的给药。如果口服给药不可行，也可使用乳果糖灌肠。尽管乳果糖等双糖作为肝性脑病一线药物广泛且被普遍接受，但 Cochrane 综述发现总体效果仅适度，并且在分析中仅包含高质量试验时并未发现显著益处（Als-Nielsen 等，2004b）。

4. *抗生素*　抗生素可用于减少肠道内产尿酶菌的数量。已经报道了新霉素、甲硝唑、氨苄西林及最近利福昔明的使用（Festi 等，2006）。关于新霉素和甲硝唑使用的证据有限，并且人们仍然对其长期使用带来的毒性风险存有担忧。利福昔明是一种广谱、吸收差的抗生素，其耐受性与安慰剂相似（Huang 和 DuPont，2005）。在服用乳果糖的患者中，为期 6 个月的研究结果显示，与安慰剂相比，添加利福昔明能显著降低因症状性 HE 导致的住院风险（HR=0.5，95%CI 0.28～0.64）。

5. *其他疗法*　氟马西尼在治疗因服用苯二氮䓬类药物而诱发的脑病方面可能有短期效果（Als-Nielsen 等，2004a）。LOLA 的使用得到了最近 Cochrane 综述和 Meta 分析的支持（Zhu 等，2015；Goh 等，2018）。一项涉及 16 项随机对照试验（827 名患者）的 Meta 分析显示，支链氨基酸可能对 HE 有益，但不影响死亡率或生活质量（Gluud 等，2017）。苯丁酸的给药提供了一种替代的氮排泄途径，通过与谷氨酰胺结合并经肾脏排出，过程中不会产生氨。早期研究结果令人鼓舞（Rockey 等，2014）。

第56章 厌食－恶病质综合征的病因、分类、评估和治疗

Aetiology, classification, assessment, and treatment of the anorexia-cachexia syndrome

Vickie Baracos　Sharon M. Watanabe　著
丛明华　译　　周明飞　纪光伟　校

厌食－恶病质是一种复杂的多维综合征，直到最近，还缺乏公认的分类系统或治疗指南（Evans等，2008；Fearon等，2011）。最近，我们对生物学深层次的理解和新的生物治疗靶点的开发取得了进展，这导致了一个充满希望的乐观新时代。本章的目的是为读者提供一些分类原则，一个患者评估的简单方法，一个基本的多模式治疗指南，以及一个药物干预证据的概述。

恶病质影响患有慢性疾病的患者，包括癌症、心力衰竭、慢性阻塞性肺疾病、终末期肾衰竭、类风湿关节炎和HIV。毫无疑问，以上这些疾病都有共同的消耗机制，但有许多独特的方面太复杂了，无法在一章中探讨。本章主要讨论癌症患者。希望所概述的原则将提供一个平台，在此平台的基础上为其他患者群体建立一种方法。为此，在药物治疗相关部分增加了关于特定药物干预的评论，这些药物干预已在患有非恶性疾病导致恶病质患者中进行了试验。

一、恶病质的基本病理生理

对恶病质病理生理学的深入理解，旨在阐明临床治疗背后的基石原理与逻辑框架。恶病质的核心特征表现为由于食物摄取减少及代谢异常的复杂相互作用导致的能量负平衡和负氮平衡状态。因此，对所有患者的食物摄入量及可能存在的代谢异常进行积极评估和管理显得至关重要。最初的观点认为恶病质是一种机体适应性反应，试图通过消耗体内能量和蛋白质储备以应对疾病压力。炎症过程被广泛认为是众多恶病质表现症状背后共有的驱动力，这些症状包括但不限于全身乏力、慢波睡眠增多、情绪变化、嗜睡、抑郁心境、厌食症状、发热、快感缺失、认知功能障碍、痛觉过敏及社交活动减少，并最终导致脂肪和肌肉组织的显著损耗。这一炎症反应由肿瘤本身及其局部微环境所引发，并通过骨骼肌、脂肪组织、免疫系统细胞及肝脏等多种宿主细胞类型向大脑发出信号。目前研究正逐步揭示癌症恶病质过程中炎症与神经内分泌介质的具体角色（Fearon等，2012a，2012b；Baracos等，2018）。

此外，认识到恶病质，尤其是肌肉萎缩现象，并非孤立事件同样具有重要意义。诸多其他因素可能加剧肌肉萎缩，如伴随的慢性疾病、老龄化（年龄相关性肌肉减少症）、身体功能减退、性腺功能低下、胰岛素抵抗、营养不良、药物作用及医疗干预措施（包括手术、放疗与化疗）。鉴于恶病质的临床表现之复杂多元性，专门设立多学科门诊来针对性地处理恶病质问题已成为一种趋势（Scott等，2016）。

二、分类

（一）恶病质概念分类框架

在恶病质进程中，非自主性体重减轻可能经历多个连续阶段（前恶病质、恶病质、难治性恶病质）（Fearon等，2011），最终导致严重的消瘦状况。整体体重及其蕴含的能量与蛋白质储备（脂肪组织和骨骼肌）均会出现显著减少。这种损耗与一系列健康风险紧密关联，包括功能减退（如身体功能障碍、免疫功能下降）、并发症增多（如跌倒损伤、感染风险上升）、医疗资源使用量增加及相关费用（如住院时间延长、急诊就诊频次提高），直至死亡率升高（图56-1）。恶病质的发展进程及其临床风险程度受制于患者初始体重（即潜在可动员的储存能量），以及这些成分丧失速度的动态变化。

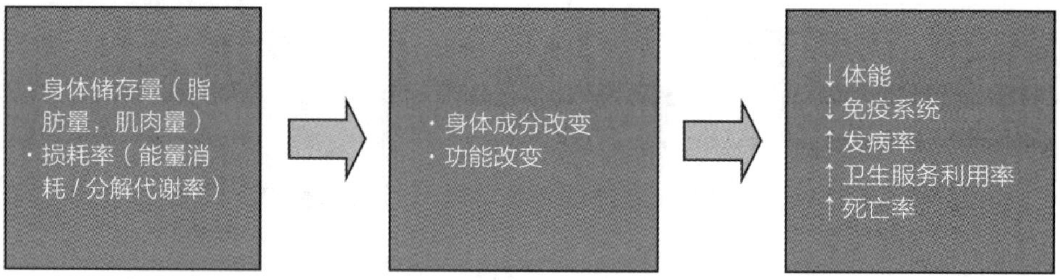

▲ 图 56-1　与恶病质相关临床风险出现的时间和大小，部分取决于初始身体储备的多少和损失的速度

（二）体重与体重减轻分类标准

“临床显著营养不良”这一诊断概念适用于机体能量与蛋白质储备低于关键阈值的情况。目前广泛应用的是 WHO 基于身高调整后的 BMI[体重（kg）/ 身高 ^{2}（m^2）] 分类系统，将异常体重分为重度营养不良、中度营养不良、轻度营养不良、正常体重、超重、肥胖Ⅰ级、肥胖Ⅱ级和肥胖Ⅲ级，对应的 BMI 值分别为<16kg/m²、16～17kg/m²、17～18.5kg/m²、18.5～25kg/m²、25～30kg/m²、30～35kg/m²、35～40kg/m² 及>40kg/m²（WHO，2000）。值得注意的是，BMI 达到 10～11kg/m² 时，患者已面临生命危险（Rigaud 等，2000）。此外，在老年人群（尤其是 65 岁以上者）中，通常采用更低的 BMI 临界值（20kg/m²）来判定营养不良状态。尽管个体在体重减轻过程中可能会穿过传统认知中的正常、健康或理想体重区间，但根据减轻的速度和程度，实际健康状况并不理想且不符合健康体重范围。

健康成年人的体重通常具备自我调节机制以维持稳定；非自主性体重减轻则反映出生理调控失常的基本特征，并作为诊断恶病质的关键指标。针对体重减轻现象，已开发出多种分类方案以适应不同目的，如美国国家癌症研究所制订的 CTCAE 中关于体重减轻的分级（National Cancer Institute，2017），以及用于筛查营养不良的工具，如患者主观整体评估（Patient-Generated Subjective Global Assessment，PG-SGA）（Ottery，1996）。分类系统的差异可能导致肿瘤科医生对何种程度的体重减轻具有临床意义产生混淆（Spiro 等，2006）。一项涉及超过 11 000 名晚期癌症国际样本的研究（Martin 等，2015）提出了一个基于 BMI 和体重减轻百分比的分级体系，并通过多变量分析探讨了 BMI、体重减轻与死亡率之间的关联，同时控制了年龄、性别、癌症部位、癌症分期及体能状态等因素的影响。该分级系统成功区分了生存期存在显著差别的患者群体（图 56-2）。此分级系统经过验证（Martin 等，2015；Vagnildhaug 等，2017），并被纳入国际临床实践指南（Arends 等，2017）。

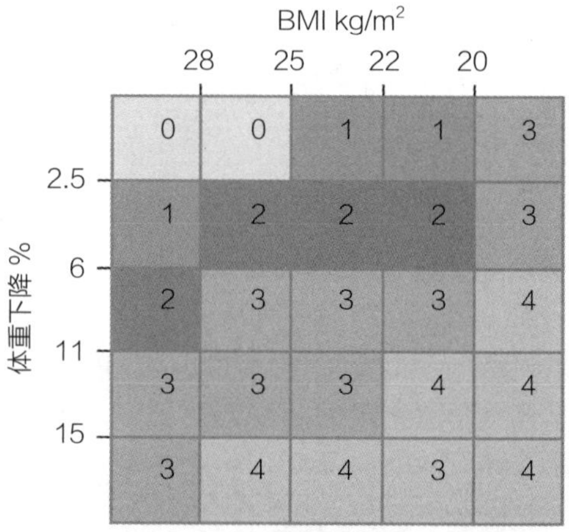

分级	0	1	2	3	4	P
结肠	28.3	22.8	21.6	17.3	7.3	0.002
食管	18.4	12.8	10.3	7.6	4.4	0.003
姑息照料	5.8	5.0	3.9	3.7	3.2	0.002
肺	11.3	9.9	8.2	5.6	4.2	0.001

▲ 图 56-2（BMI 调整）体重减轻等级，分级方案基于显示不同中位生存率的分组（周）（$P<0.001$，调整了年龄、性别、疾病部位、分期和表现状态）

经许可转载，引自 Martin，L.et al.（2015）.Diagnostic criteria for the classification of cancer-associated weight loss.J Clin Oncol.33（1）：90-9.DOI 10.1200/JCO.2014.56.1894.

（三）组织消耗量化测定

人体体重的主要构成部分，即脂肪组织与骨骼肌的变化应分别进行考量。在面对不同类型消耗性疾病时，拥有较大脂肪储备的个体在一定范围内预后相对较好。无论脂肪组织含量如何，骨骼肌质量的减少均与一系列健康风险密切相关，包括功能性损害（如运动功能障碍、平衡能力减弱）、发病率增长（如跌倒伤害、感染风险增大）、住院周期延长、医院内发生感染或非感染性并发症，甚至总体死亡率提高（Morley 等，2001；Roubenoff，2003；Kyle 等，2005；Cosqueric 等，2006）。

在普遍存在的肥胖问题背景下，骨骼肌消耗的问题可能容易被忽视。超重和肥胖患者在初次诊断时常已有持续性的肌肉流失。由于定义肌肉减少症和肥胖的具体阈值尚未统一，肌肉减少型肥胖的确切定义尚存争议。然而，研究数据显示，在晚期实体瘤患者群体中，肌肉减少型肥胖的平均患病率约为 9%（范围为 2.3%～14.6%），并且在 BMI≥30kg/m^2 的患者中，大约每 4 位就有至少 1 位属于肌肉减少型肥胖（Baracos 和 Arribas，2018）。肌肉减少型肥胖独立地与较高的死亡率和在全身治疗及手术治疗癌症期间的并发症发生率相关，这一结论在多种癌症类型和治疗方案中得到了证实。

精确评估肌肉消耗的重要性要求具备相应的临床技能来进行肌肉量测定。常用手段包括运用全身 CT 或 MRI 技术分析来确定全身肌肉质量，结果通常以与 BMI 相同的单位（kg/m^2）表示。双能 X 线吸收仪可用于量化上肢和下肢的肌肉量，其结果显示为总四肢去脂体重（kg/m^2）。基于图像的方法虽然精度较高，能够有效区分肌肉和脂肪组织，但需配备相应的仪器设备，投入资金和时间成本。

人体测量作为一种简易实用的估算方法，可通过测量臂围中部肌肉周长初步推算肌肉量。然而，尽管这种方法易于操作，但由于精确度相对有限，解读时须谨慎对待。上臂测量结果易受观察者间变异影响。细致的体格检查有助于评估肥胖和肌肉量，但这需要高度专业训练的医护人员确保标准化实施。臂围中部肌肉周长计算通常基于上臂呈理想圆柱形假设，但实际上并非如此。

对于临床上重要的骨骼肌消耗，依据不同的评估方法，已经设定了特定的严重肌肉消耗界限：通过人体测量法测定的上臂中部肌肉面积（男性＜32cm^2，女性＜18cm^2），通过双能 X 线吸收仪测定的四肢骨骼肌指数（男性＜7.26kg/m^2，女性＜5.45kg/m^2），由肿瘤专用 CT 数据得出的腰椎骨骼肌指数（男性＜52.4cm^2/m^2，女性＜39cm^2/m^2），以及借助生物电阻抗法测定的全身无骨脂肪自由质量指数（男性＜14.6kg/m^2，女性＜11.4kg/m^2）。这一系列评估选项不仅覆盖了具有临床实用价值的方法，同时也提供了适用于科研调查的相关途径。

（四）多因素分类系统

恶病质被定义为一种涉及非自主性体重减轻的复杂病症，其特征在于骨骼肌肉量（可能伴有或不伴有脂肪组织减损）持续流失，并且无法通过常规营养支持完全恢复，导致功能逐渐衰退（Fearon 等，2011）。减少的食物摄取量源于中枢神经系统的原发性厌食症，并可能因影响经口摄食功能的继发性障碍而加剧。同时存在的高代谢率、过度分解代谢及合成代谢低下状态进一步加重了相关体重下降，并由全身炎症反应和可能作用于外周及中枢神经系统的肿瘤坏死相关因子所触发。因此，恶病质是一个多维度的问题，单一的测量指标（如体重下降或骨骼肌肉质量减少）可能难以充分反映出患者生理变化及其承受的临床风险。

鉴于恶病质涵盖多个关键致病要素，曾提出一个基于体重减轻严重程度、饮食摄入受损情况及全身炎症状况的分类体系（Fearon 等，2006）。这些特性各自与生理功能损害和生存率降低有关：Martin 等（2015）阐述了体重减轻与死亡风险之间的关联；Quinten 等（2009）讨论了经口摄食减少与死亡风险的关系；Dolan 等（2017）综述了全身炎症反应在预测晚期癌症患者临床结局中的作用。尤为重要的是，在疾病早期阶段即出现上述症状的患者具有较高的早逝风险，故应作为优先干预的目标群体。当前国际共识分类标准（Fearon 等，2011）囊括了这三个基本方面，并扩展至评估领域，包括厌食 / 经口摄食、肌肉消耗、肿瘤源性分解驱动因素、功能障碍及心理社会功能障碍等方面。

三、临床评估和治疗策略

对于未接受特定培训的医护人员而言，面对需要进行营养评估的患者时可能会感到困扰，而且由于缺乏明确的评估与治疗之间关系的指导，使得评估目的显得模糊不清。本部分旨在提供一个清晰、逻辑严谨的患者评估框架，并将其与简洁的治疗流程相结合。

患者的体重减轻是由食物摄取减少、异常代谢活动或者两者共同作用引起的。体重减轻反映了患者能量负平衡［导致脂肪储备（主要能源）丧失］

和蛋白质负平衡［导致骨骼肌（主要蛋白质储备）丧失］。营养评估的目的（图 56-3）是确定：①体内储备耗竭的程度；②体重减轻中多少比例归因于经口摄食减少；③这些变化对患者功能表现的具体影响；④改善现状的可能性有多大。改善潜力在一定程度上取决于分解代谢驱动力的本质，如全身炎症反应和肿瘤进展等因素。

PG-SGA（Ottery，1996）是一种针对癌症患者专门设计并经过验证的筛查工具，得到了美国饮食协会肿瘤营养学实践小组和肿瘤护理学会的认可。该工具包含多个实用项目，如体重减轻史、经口摄食状况、13 项营养影响症状清单，以及功能能力评估部分。

（一）机体的储备（包括肌肉质量）

易于评估的主要变量是体重和体重减轻史。关键问题包括身高、当前体重（kg）、先前稳定体重、体重减轻持续时间及体重减轻分级计算。如前所述，在不久的将来，借助诊断性横断面影像技术，有可能在日常诊疗中直接测定肌肉萎缩的程度。

（二）摄食量

PG-SGA 包含了关于摄食类型和数量的基本问题，以及食欲减退、进食后易饱感及其他妨碍经口摄食的症状。这一级别的评估适用于非专业人员，有助于判断何时将患者转介给营养保健专业人员（如营养师或临床营养专家）。膳食回顾或饮食日记是一种专业的评估方法，通常由营养师实施，可用于估算总能量和宏量营养素的摄取量。关于营养评估和管理的具体内容，请参阅欧洲临床营养与新陈代谢协会最新发布的癌症患者营养指南（Arends 等，2017）。

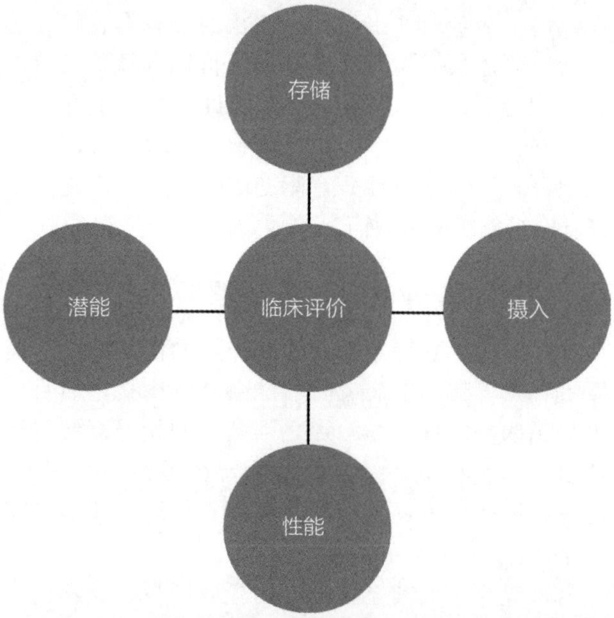

▲ 图 56-3　应对患者进行简要的评估，如果发现有营养风险，则应进行更详细的评估，并应以体能状态为指导进行全身治疗

（三）身体功能状况

每一位从事临床、内科或外科肿瘤学工作的医生都习惯于评估患者的体力状况。PG-SGA 包含了简易版 ECOG 体力状况评分；另外，也可选择使用 WHO 或 Karnofsky 体力状况评分。了解患者是否能够保持活力和活动自如至关重要，这不仅有助于判断恶病质对其生活质量的影响程度，也决定了应当采取何种性质的治疗方案。而对于卧床不起的患者来说，要改善其肌肉质量和功能是非常困难的。

（四）恶病质对患者及其家庭的心理社会影响

肌肉组织的丧失可能导致身体活动能力受限，疲劳使人精力下降、注意力不集中，情绪则常被倦怠和日渐冷漠所主导。患者可能会因为生理、心理及情感活动的减退而变得孤立。一些家庭竭尽全力试图对抗患者的明显体重减轻，尽管患者并无食欲仍鼓励其进食，最终却陷入挫败感、无助感与恐惧之中（Oberholzer 等，2013）。

（五）分解代谢驱动因素（逆转的可能性）

了解患者的肿瘤类型、疾病阶段及当前癌症治疗的目的，可以初步判断预后并确定营养干预的目标。系统性炎症的存在（如血清 CRP＞10mg/L）也可能帮助识别出急需早期营养 / 代谢支持的患者（Fearon 等，2006；Arends 等，2017）。对于疾病相对稳定的患者，预期生存期超过 2 个月时，规划营养干预是合理的。而对于病情快速进展、预期生存期不足 2～3 个月（难治性恶病质）的患者，采取症状性管理措施（如使用类固醇药物）或许更为适宜。同时，认真考虑患者对未来任何干预可能带来的益处的期望也很重要。干预措施的负担（如每天口服营养补充剂摄入、人工肠内或肠外营养）必须与患者在考虑到可能收益的前提下愿意接受的程度相匹配。

（六）干预策略概述

图 56-4 中概述了一个简单的治疗流程。对于那

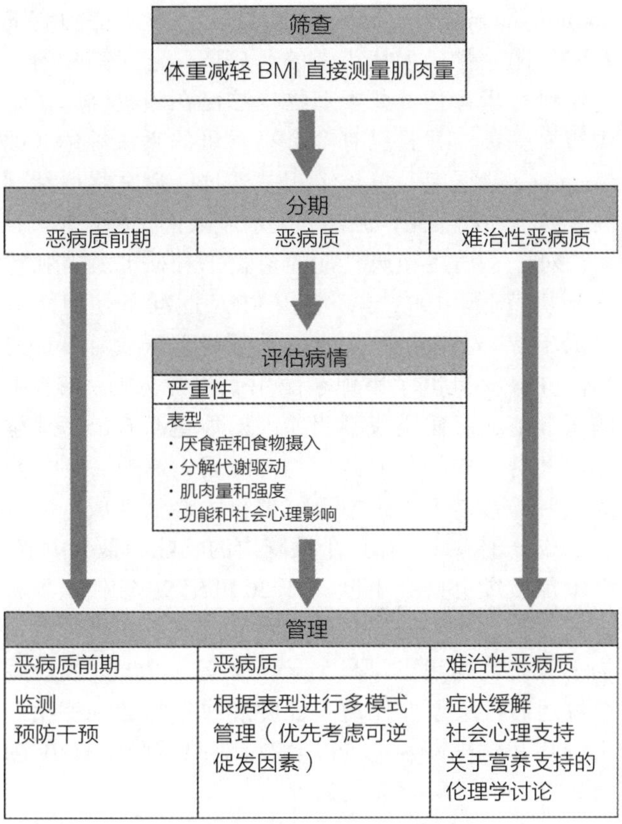

▲ 图 56-4　恶病质的干预策略

经许可转载，引自 Fearon，K.et al.（2011）.Definition and classification of cancer cachexia：an international consensus.Lancet Oncol.12（5）：489-95.DOI：10.1016/S1470-2045（10）70218-7.

些没有营养风险的患者（如体重稳定、肌肉和脂肪质量充足、食欲 / 摄食正常、体能状态良好、疾病稳定），只需定期复查，或者告知患者在体重下降时寻求进一步建议即可。对于体重减轻等级达到 2 级、3 级或 4 级，以及体内去脂体重耗损、食欲 / 摄食减少的患者，至关重要的是进行可逆性原因筛查，确保其基础原发性疾病及共病得到最佳控制。需要考虑的关键次生食物摄入减少原因包括以下方面。

- 心理因素：焦虑、抑郁、家庭困扰、精神压力。
- 疲劳：睡眠障碍、身体功能受限、动机缺失、认知疲劳。
- 口腔问题：假牙不适、口腔溃疡、鹅口疮、口干、吞咽困难、口腔或吞咽疼痛。
- 胃肠道问题：早饱、恶心和呕吐、梗阻、便秘、腹泻、腹痛、药物不良反应、吸收不良（如胰腺功能不全、瘘管）。
- 代谢问题：新发糖尿病或吸收不良（两者均常见于晚期胰腺癌患者），如果不通过胰岛素 / 胰酶补充治疗管理，将会导致持续性体重减轻，独立于任何营养干预之外。

评估的下一步涉及考虑患者的体能状态、预后和期望。对于进入生命终末阶段且主要症状为厌食的患者，考虑使用口服类固醇或醋酸甲地孕酮是合理的。对于预后较好（包括正在进行姑息性化疗 / 放疗）且非卧床不起的患者，则应考虑以下四个特定领域。

1. *癌症恶病质管理策略*　首先，通过筛查患者是否存在体重下降和经口摄食减少来识别风险群体。部分患者初次筛查结果可能为阴性，但针对那些预期内可能出现恶病质的癌症类型，仍需进行持续监测。对于出现持续体重减轻及经口摄食减少症状的患者，应评估其可能存在的食物摄入减少可逆原因，并提供包括营养支持、抑制分解代谢、维持肌肉质量和力量、心理社会因素在内的多模式管理方案。难治性恶病质定义为体能状态差（WHO 评分 3 级或 4 级）且由于肿瘤快速进展、对抗癌治疗无响应而导致预期寿命不足 3 个月的情况，在这种情况下，可以考虑使用皮质类固醇。

2. *经口摄食*　患者常会担忧自己的饮食习惯是否与癌症发生有关，或者是否会影响已确诊疾病的进程。此时需要强调保持均衡多样化饮食的重要性，并解释为何维持正常经口摄食对接受癌症治疗和提高生活质量至关重要。了解患者认为正常的饮食结构并识别每天膳食蛋白质的主要来源极为重要。通常，患者会从营养师提供的专业评估和建议中受益匪浅。在营养建议中有两个关键点：①体重减轻的癌症患者平均每天热量缺口在 250～400kcal；②为了稳定或恢复减弱的骨骼肌质量，确保高蛋白摄入量十分关键。一般推荐每千克体重摄入蛋白质 1～1.5g/d（Arends 等，2017）。要达到这一标准，患者通常需要每天食用富含蛋白质的食物，如肉类、鱼类、蛋类、牛奶或奶酪。另一种选择是使用能量和蛋白质密度较高的口服营养补充剂。近期一项关于化疗或放化疗期间口服营养干预的系统回顾和 Meta 分析（de van der Schueren 等，2018）表明，标准配方的 ONS 有助于维持患者的体重。

3. *运动锻炼*　晚期癌症患者就诊时，其体力活动水平往往降低了 40%～50%（Dahele 等，2007）。当前的肿瘤学临床营养实践指南（Arends 等，2017）已包含将运动与营养相结合的建议，即鼓励癌症患者维持或增加适宜的体力活动水平以支持肌肉质量和生理功能。向患者阐述日常适度锻炼对抗肌肉消耗的重要价值极其必要。对于部分患者，提出的运动建议可能是每天步行；而对于其他患者，则可能需要经过适当训练的专业人员指导的身体锻炼计划。

4. *抗炎疗法* 全身炎症被认为是大多数恶病质形成的核心问题。炎症介质既影响经口摄食减少，又激活分解代谢过程。目前尚无理想的抗炎策略被证明对恶病质具有明确益处。然而，两种常见方法是非甾体抗炎药（Preston 等，1995）和富含 ω-3 多不饱和脂肪酸 EPA 和 DHA 的鱼油补充剂。

关于使用 NSAID 治疗癌症恶病质的研究数量有限且存在争议。当前普遍观点是缺乏足够的临床证据支持 NSAID 能够有效改善恶病质引起的体重减轻（Arends 等，2017）。尽管如此，该领域仍需要更多的高质量研究，而 NSAID 已被纳入针对胰腺癌或非小细胞肺癌患者恶病质的Ⅲ期临床试验中作为多模式干预措施之一（ClinicalTrials.gov：NCT02330926）。

鱼油作为一种非药物替代 NSAID 的选择，可能受到一些患者青睐。欧洲临床营养与新陈代谢学会指南建议，在接受化疗的晚期癌症患者中，补充长链 ω-3 脂肪酸或鱼油，以期稳定或改善食欲、经口摄食、去脂体重和体重（Arends 等，2017）。推荐总剂量为每天 2.0～2.2g EPA 加上 DHA，可以通过服用胶囊（Wigmore 等，1996），也可以选择含有鱼油的口服营养补充剂（Fearon 等，2003；de van der Schueren 等，2018）。

这一领域仍有待进一步研究充实。2007 年的一项系统综述包含了 5 项涉及总计 587 名患者的试验，这些试验探讨了在 1 周～3 个月的时间内每天给予 1～6g EPA 或鱼油的效果。这些研究设计各有差异，作者指出现有数据不足以确定膳食鱼油相较于安慰剂是否更具优势（Dewey 等，2007）。随后发表的一项研究中，518 名晚期癌症患者被随机分配接受每天 2g 或 4g EPA，或者安慰剂治疗，疗程为 8 周；结果显示，接受每天 2g EPA 治疗的患者显示出体重和去脂体重有所改善的趋势（Fearon 等，2006）。最近一项针对正在接受积极治疗（化疗或放化疗）患者口服营养补充剂效果的 Meta 分析（de van der Schueren 等，2018）显示，相较于等热量对照组，采用高蛋白鱼油强化的口服营养补充剂能使患者体重显著增加（+1.89kg，95%CI 0.51～3.27，P=0.022）。

四、厌食症与恶病质的药物治疗

针对癌症、获得性免疫缺陷综合征（acquired immunodeficiency syndrome，AIDS）、慢性心力衰竭及慢性阻塞性肺疾病患者的恶病质，已对药物治疗方法进行了评估。此类药物疗法已在随机临床试验中得到评估，并且已有多个高质量的系统综述（如 Cochrane 数据库）总结了相关证据。后文将概括这些系统综述的结果，并加入随后发表的试验信息。

对于恶病质和厌食症的药物干预研究具有独特的历史背景。1992 年，美国 FDA 批准了使用屈大麻酚治疗与 AIDS 相关的体重减轻型厌食症。1993 年，FDA 又批准了甲地孕酮用于治疗 AIDS 患者中的厌食症、恶病质或不明原因的体重减轻。甲地孕酮是一种合成的孕酮衍生物。而屈大麻酚（δ-9- 四氢大麻酚）是一种模拟天然植物大麻活性成分的人工合成分子，通过作用于大脑内的呕吐和食欲中枢，而增加食欲并防止呕吐。在 20 世纪 90 年代，孕激素的促食欲作用同样是研究癌症恶病质和厌食症药物干预的主要焦点。在 Yavuzsen 等（2005）发表系统综述时，关于非血液恶性肿瘤成年患者癌症相关厌食症和体重减轻的 55 项随机对照试验中有 29 项（53%）涉及了孕激素的研究。

近 10～15 年，由于多种原因，厌食症与恶病质疗法的研究发生了巨大变化。随着针对 HIV 的抗逆转录病毒有效疗法的引入，AIDS 持续消瘦这一临床问题在很大程度上得到了解决，尽管在非洲受影响的 HIV 人群中，它仍然是一个重要的致病因素（Ford 等，2015）。因此，针对 AIDS 相关厌食 – 恶病质管理的新研究极少。这里简要概述了 AIDS 相关厌食 – 恶病质管理的证据。

至今尚未有针对癌症相关厌食症或恶病质的获批疗法。在 20 世纪 90 年代，干预措施主要集中在孕激素、皮质类固醇和屈大麻酚上；然而，此后研究者广泛探索了其他多种类型的药物，并且关注点已显著从食欲及总体体重转向肌肉和脂肪质量的具体测量。许多研究者正寻求通过改善身体功能、减少癌症治疗并发症与毒性反应、提升生活质量等形式来检测临床获益。

五、癌症相关恶病质

针对癌症相关恶病质，通过全面考察多种药物类别后，本部分试图按照证据 / 效益对这些药物进行分类汇总。值得注意的是，不同试验之间在结局指标、评估工具、治疗持续时间、评估时间和方式上存在显著异质性，并且总体的证据质量较低（Yavuzsen 等，2005；Arends 等，2017；de van der Scheuren 等，

2018）。我们重点关注采用随机设计并与安慰剂或标准疗法进行对比的研究。

（一）证据支持较为充分的方案

1. *孕激素类药物* 涉及孕激素的试验数量最多（共进行了 29 项研究，涵盖 4139 名患者）。其中大部分研究在 2000 年前完成，由 Yavuzsen 等（2005）进行了回顾。23 项试验在 3436 名患者中使用甲地孕酮(MA)，剂量为 160～1600mg/d，治疗时间为 2 周～2 年。结果显示，在增进食欲和体重增加方面，MA 相较于安慰剂具有优势。MA 与皮质类固醇效果相当，并且在刺激食欲方面明显优于屈大麻酚和氟氧甲基睾酮。确定的最佳剂量为 480～800mg/d。另外 6 项涉及 703 名患者的试验使用醋酸甲羟孕酮，剂量为 300～1200mg/d，疗程为 6～12 周。结果表明，醋酸甲羟孕酮在提高食欲、增加热量摄入、增加体重或减轻体重丢失方面较安慰剂有显著优势。Berenstein 和 Ortiz（2005）关于 MA 的 Cochrane 综述纳入了 34 项随机对照试验，涉及 4826 名患者，其中 26 项研究在癌症患者中进行，其余则在 AIDS、慢性阻塞性肺疾病、囊性纤维化及老年人群中开展。相较于安慰剂，癌症患者接受 MA 治疗后改善食欲的相对风险为 3.03（95%CI 1.83～5.01），体重增加的相对风险为 2.14（95%CI 1.41～3.24）。Ruiz Garcia 等（2018）对此综述进行了更新（共 36 项随机研究），当 MA 与安慰剂比较时，接受 MA 治疗的患者体重平均增加了 2.25kg（95%CI 1.19～3.3）。

然而，孕激素类药物的临床效用受到其他发现的影响。与 MA 治疗相关的体重增加主要由脂肪组织组成，并且 MA 也会引起肌肉的分解代谢损失（Lambert 等，2002）。孕激素对生活质量的影响缺乏或不一致（Berenstein 和 Ortiz，2005；Yavuzsen 等，2005；Ruiz Garcia 等，2018）。Ruiz Garcia 等（2018）发现在接受 MA 治疗的患者中，整体不良事件发生率高于安慰剂组（RR=1.46，95%CI 1.05～2.04）。在癌症厌食症研究中，相比地塞米松，MA 与深静脉血栓形成的发生率较高（5% vs. 1%，P=0.06）（Loprinzi 等，1999）；关于这一风险的 Meta 分析结果尚无定论（Berenstein 和 Ortiz，2005）。

2. *皮质类固醇* 在 Yavuzsen 等（2005）的综述中，共有 6 项研究（涉及 637 名患者）探讨了皮质类固醇的应用。其中 3 项涉及 402 名患者的研究通过口服或静脉途径给予甲泼尼龙，剂量为 32～125mg/d，疗程为 1～8 周。相比于安慰剂，虽然在食欲和生活质量方面观察到显著改善，但在体重方面并未见到显著变化。一项涉及 61 名患者的试验中，每天使用泼尼松 10mg，为期 6 周。与安慰剂相比，患者的食欲和健康状况得到显著改善。另外 2 项涉及 184 名患者的试验使用地塞米松 3～8mg/d，连续 4 天或直至死亡。相较于安慰剂，短暂改善了患者的食欲。

由于皮质类固醇已知的不良反应，尤其是长期使用时的问题，这类药物可能更适合预期寿命较短的患者，特别是那些可以通过此类药物缓解疼痛等其他症状的患者。

（二）新方案及证据支持有限的方案

生长激素释放肽 生长激素释放肽是一种由胃肠道细胞产生的肽类激素，在大脑中作为神经肽起作用，调控食欲和新陈代谢。目前已有口服活性的合成生长激素释放肽受体激动药。

早期研究包括一项针对 20 名患者的单中心、随机、双盲、安慰剂对照、双交叉试验。患者在第 1 天和第 8 天餐前接受静脉注射生长激素释放肽 2μg/kg 或 8μg/kg，第 4 天和第 11 天接受安慰剂，或者相反。患者主观喜好倾向于生长激素释放肽治疗，但在食物摄入量、症状、不良反应或耐受性方面并未观察到组间差异（Strasser 等，2008）。另一项研究中，31 名患有转移性胃肠道癌症的患者被随机分配至两组，分别接受每天皮下注射生长激素释放肽 0.5μg/kg 或 10μg/kg，疗程为 8 周。结果显示，高剂量组在改善食欲评分上显著优于低剂量组，但食物摄入量、生活质量或身体活动水平无明显差异（Lundholm 等，2010）。

现已有一些关于生长激素释放激素受体 1 激动药阿那莫林的研究结果。一项随机、双盲、安慰剂对照、交叉探索性研究中，参与者接受了为期 3 天的阿那莫林 50mg 或安慰剂每天给药，之后是 3～7 天的洗脱期，然后改为安慰剂治疗 3 天（Garcia 等，2013）。阿那莫林治疗与体重增加、食欲改善、总体症状和生活质量评分提升显著相关，并且耐受性良好。进一步的一项Ⅱ期研究中，181 名患者被随机分配至阿那莫林 50mg 或 100mg 组及安慰剂组；100mg 剂量组在体重增加、生活质量改善及握力增强等方面表现出显著优势（Takayama 等，2016）。另一项涉及 82 名患者的随机研究显示，服用阿那莫林 50mg 组的体重增加显著高于安慰剂组（Garcia 等，2015）。

ROMANA 研究是 2 项针对不可手术的Ⅲ期或

Ⅳ期非小细胞肺癌恶病质患者的双盲、安慰剂对照Ⅲ期临床试验，患者按2∶1的比例随机分配至每天1次口服阿那莫林100mg组或安慰剂组（Temel等，2016）。患者按照地理区域、癌症治疗状态和体重减轻情况进行分层；在ROMANA1研究中，323名患者分配至阿那莫林组，161名患者分配至安慰剂组；在ROMANA2研究中，330名患者分配至阿那莫林组，165名患者分配至安慰剂组。主要疗效终点是在12周内去脂体重和握力的中位变化。阿那莫林组与安慰剂组之间的治疗相关不良事件没有差异。阿那莫林组患者的去脂体重有所增加，而安慰剂组患者随着时间推移去脂体重减少。在ROMANA1研究中，去脂体重中位增长值为+0.99kg（95%CI 0.61～1.36）vs. −0.47kg（95%CI −1.00～+0.21），而在ROMANA2研究中，去脂体重中位增长值为+0.65kg（95%CI 0.38～0.91）vs. −0.98kg（95%CI −1.49～−0.41）。此外，阿那莫林组患者脂肪质量也有所增加，并且生活质量得到改善。

尽管阿那莫林显示出对保持或增加去脂体重和脂肪质量方面的潜力，但在ROMANA1和ROMANA2研究中，共同的主要终点（握力）均未发现组间差异。将握力和其他物理功能指标定义为临床获益证据尚存争议（Fearon等，2015），并且最近几项基于握力强度这一临床获益终点的随机Ⅲ期研究未能达到批准标准（Temel等，2016）及楼梯攀爬测试（Crawford等，2016）。替代这些终点的方法正在讨论之中，可能包括患者报告结局、医疗服务利用、成本和（或）生存率等。

（三）多模式疗法

多个研究发现，癌症恶病质的内在复杂性要求采取针对其多重方面的多模式方法，并且这可能是最优策略（Fearon等，2011，2012b；Maddocks等，2016；Baracos等，2018）。长期以来一直对非恶性疾病如慢性阻塞性肺疾病采用包括营养、运动及合成代谢剂在内的多模式方法进行管理（Garvey等，2016）。其原理在于食物摄入和运动的效果具有协同作用，同时需要抑制过度分解代谢。在正在进行的癌症恶病质治疗临床试验中（如ClinicalTrials.gov：NCT02330926），正式采用了多模式干预（包括营养疗法、抗炎干预及运动疗法）。然而，这样的多模式干预仍然是现有研究中的少数，最佳组合方案仍有待确定。

有一组研究人员进行了3项单中心的多模式方法研究：①一项对332名患者的随机、开放Ⅲ期临床试验，将患者随机分配至甲地孕酮320mg/d，EPA2.2g/d作为营养补充剂，*L*-肉碱4g/d，沙利度胺200mg/d，或者这四种治疗方法的联合应用（Mantovani等，2010）；②一项对144名晚期妇科恶性肿瘤患者的随机、开放Ⅲ期临床试验，给予联合治疗α-硫辛酸600mg，羧甲基半胱氨酸2.7g/d，*L*-肉碱4g/d，甲地孕酮320mg/d，或者单独使用甲地孕酮320mg/d（Macciò等，2012）；③一项对60名伴有炎症的晚期癌症患者的随机、开放Ⅲ期非劣效性研究，患者接受*L*-肉碱4g/d加塞来昔布，或者*L*-肉碱加塞来昔布加甲地孕酮320mg/d，疗程为4个月（Madeddu等，2012）。这些组合均未与显著毒性相关联。这些研究共同提供了一些证据，表明联合疗法可以改善去脂体重、功能和其他结果，但还需要进一步的研究以验证这些发现并确定这些多种元素中哪些是必要和至关重要的。目前，*L*-肉碱、塞来昔布、α-硫辛酸和羧甲基半胱氨酸尚未被单独研究作为恶病质治疗药物。

1. Enobosarm　Enobosarm是一种选择性雄激素调节剂，属于新型非甾体、组织特异性、合成代谢剂类别。在一个多中心、随机、双盲Ⅱ期试验中，159名体重减轻的Ⅱ～Ⅳ期各种类型癌症患者接受了Enobosarm 1mg、Enobosarm 3mg或安慰剂治疗，最长持续113天；其中100名患者符合疗效评估标准。两组Enobosarm治疗组相较于基线，在去脂体重和物理功能（即楼梯攀登速度和力量）方面显示出显著改善，而安慰剂组则没有改善。该药物似乎耐受性良好（Dobs等，2013）。已经用这种药物开展了Ⅲ期研究（ClinicalTrials.gov：NCT01355497）（Crawford等，2016），但尚未发表研究成果。

2. Espindolol　Espindolol是一种非选择性β受体拮抗药，具有中枢5-HT_{1a}型（5-HT_1）和部分β_2受体激动药效应。一项单中心、随机、双盲、安慰剂对照Ⅱ期多中心试验在87名患有晚期结直肠癌或非小细胞肺癌相关恶病质的患者中进行（Stewart Coats等，2016）。患者被随机分配至接受Espindolol 5mg/d或20mg/d，或者安慰剂。Espindolol在5mg剂量下无效，但20mg剂量下能够产生体重增加（+0.54kg/4周，95%CI 0.38～0.70），相比之下，安慰剂组则出现体重下降（−0.21kg/4周，95%CI −0.37～+0.05）。高剂量Espindolol还显著增加了去脂体重和握力（高剂量（−1.15±0.7）kg，安慰剂（−3.51±0.8）kg/4周变化，P=0.0134）。

（四）以下治疗方案被证明效果甚微或无明显益处，本部分将不再详细展开

包括雄性激素类药物、ATP、胰岛素、肌酸单磷酸盐、氨基酸混合物（HMB、谷氨酰胺和精氨酸）、褪黑素、依那西普、英夫利昔单抗、沙利度胺、奥氮平及米氮平。其中一些疗法仅在一项或少数试验中进行过研究，未显示出显著效果；另一些由于入组率不足而未能完成。对于其他一些治疗方法，证据质量低下，或者数据过于稀疏或异质性太大，无法进行有效整合。部分研究过的药物在过去 10～15 年间并未得到进一步研究，在临床研究中似乎已被放弃。

1. *沙利度胺* Reid 等（2012）的一项针对 3 项随机试验的系统综述（共涉及 406 名癌症患者）显示，目前证据不足以支持或反驳使用沙利度胺用于晚期癌症患者恶病质管理的有效性。随后发表的一项单中心研究中，31 名患者以双盲方式随机分配接受沙利度胺 100mg 或安慰剂治疗，疗程为 14 天。由于入组率低和高脱落率，该试验受到很大限制。两组在症状、身体组成、静息代谢率或细胞因子等方面均未观察到差异（Yennurajalingam 等，2012）。

2. *氨基酸补充* Arends 等（2017）得出结论，缺乏一致的临床数据支持在癌症患者中补充氨基酸或其代谢产物以改善瘦体质量。一种亮氨酸代谢产物 HMB 3g 与 *L*- 精氨酸 14g、*L*- 谷氨酰胺 14g 组成的混合物在 2 项双盲随机研究（总计 521 名患者）中进行了评估。对照组为氮含量匹配的非必需氨基酸混合物。氨基酸补充品口感不佳，这 2 项研究的极高脱落率（58%～81%）（May 等，2002；Berk 等，2008），导致结果难以解读。

3. *大麻素* 大麻具有明确的食欲刺激效应，并且具有独特的能力增强食物带来的愉悦感。这可能与大麻素对大脑中调节进食愉快感觉中枢的作用有关（Pisanti 和 Bifulco，2009）。大麻似乎被广泛应用于癌症患者（Martell 等，2018）。Mücke 等（2018）关于大麻素在姑息医学中应用的 Cochrane 综述和 Meta 分析认为，在随机、安慰剂对照设计的研究中比较大麻素与安慰剂的质量证据等级较低或非常低，原因在于间接性、不精确性和潜在报告偏倚。在一个包括 706 名癌症患者的 Meta 分析中，屈大麻酚与安慰剂相比，在提高热量摄入或增进食欲方面并无显著差异。继 Mücke 等（2018）的综述之后，有一项单中心、双盲、安慰剂对照试验报道指出，47 名患者被随机分配接受合成大麻素 Nabilone（首个 2 周 0.5mg/ 次，后续 6 周 1.0mg/ 次）或安慰剂（Turcotte 等，2018）。经过 8 周治疗后，接受 Nabilone 治疗的患者提高了他们的热量摄入（增加 342kcal），并且相较于安慰剂组，糖类摄入量显著增多（增加 64g，P=0.04）。

（五）正在进行研究实验的药物

当前正在进行的试验和新药研究可以在 http：//www.clinicaltrials.gov 找到。以“厌食症”为关键词搜索的研究涵盖了各种剂量和与其他疗法组合使用的孕激素类药物，以及适用于儿科患者的大麻素和多种传统中医中使用的补充 / 替代或草药制剂。以“恶病质”为关键词搜索的试验则包含了生长激素释放肽受体激动药、多模式治疗策略、肌肉特异性药物（选择性雄激素受体调节药、肌生成抑制素拮抗药）、针对 IL-1α 和 IL-6 的单克隆抗体等。

（六）非恶性疾病的恶病质

1. HIV 读者可参考有关 AIDS 患者厌食症和恶病质的系统性综述，包括甲地孕酮（Badowski 和 Perez，2016；Taylor 和 Pendleton，2016；Ruiz Garcia 等，2018）、屈大麻酚（Badowski 和 Yanful，2018）及雄激素类固醇（Johns 等，2005；Gullet 等，2010）。如前所述，随着抗逆转录病毒疗法的应用，该病症中持续消耗的临床问题已大部分得到解决。

2. *慢性心力衰竭* 尽管针对左心室功能障碍的有效治疗措施已经广泛应用，但随着心力衰竭病情进展，恶病质现象仍频繁出现。心脏恶病质的治疗是当前研究的一个新兴领域。有研究表明，慢性心力衰竭中的恶病质可能与交感神经系统激活有关，已有几项关于心力衰竭的研究探讨了 β- 肾上腺素能阻滞药对恶病质的影响（Clark 等，2017；Sze 等，2018）。在 COPERNICUS 试验中，Clark 等（2017）前瞻性评估了 2289 名心力衰竭患者的身体重量变化，这些患者在休息或轻微活动时出现呼吸困难，并且左心室射血分数低于 25%。患者被随机双盲分组，分别接受安慰剂（n=1133）或卡维地洛（n=1156）治疗，后者是一种具有非选择性 β 肾上腺素受体拮抗药（β_1、β_2）和 α_1 肾上腺素受体拮抗活性的药物。研究人员对患者进行了长达 29 个月的跟踪观察，以记录主要临床事件的发生情况。结果显示，卡维地洛组患者体重下降超过 6% 的可能性比安慰剂组低 33%（95%CI 14%～48%），并且体重增加≥5% 的可能性比安慰剂组高 37%（95%CI 12%～66%）。

3. 慢性阻塞性肺疾病　肺功能康复是慢性阻塞性肺疾病的参照治疗方法。在大多数情况下，慢性阻塞性肺疾病中的恶病质是在肺功能康复背景下进行研究的［肺功能康复包括运动（Garvey 等，2016），也可能包含营养支持］，从而构成了多模式管理方法。

4. 雄激素类固醇　一系列研究显示慢性阻塞性肺疾病患者普遍存在性腺功能减退症状后，多个研究团队调查了睾酮类似物诺龙或氧雄龙在治疗慢性阻塞性肺疾病恶病质方面的可能性。Samaras 等（2014）回顾了将雄激素作为单一药物（2 项研究）或与肺功能康复结合使用（包括或不包括营养补充）的 4 项研究。单用雄激素治疗可以改善慢性阻塞性肺疾病患者的肌肉质量，但单独应用不足以改善与肺功能相关的参数。雄激素与运动疗法联合应用可以改善肌肉质量，但并不能一致地改善肺功能。

有 2 项采用包含雄激素治疗、营养干预及运动方案的多模态干预研究（Schols 等，1995；Pison 等，2011）。一项单中心试验中，217 名入住肺功能康复病房的慢性阻塞性肺疾病患者被随机分为三组：每 2 周接受 4 次肌内注射安慰剂，接受肌内注射安慰剂加营养补充，每 2 周接受 4 次肌内注射诺龙（男性 50mg，女性 25mg）加营养补充。所有注射均采用双盲方式进行。两组接受营养补充的患者相较于安慰剂组患者均有显著的体重增加。然而，未接受诺龙治疗的患者增加了脂肪质量，而同时接受诺龙治疗的患者则增加了无脂肪质量。最大吸气压在 4 周时两组治疗均有显著改善，但仅在联合治疗组中在 8 周时得以维持（Schols 等，1995）。

另一项研究中，在一组慢性阻塞性肺疾病门诊患者中采用了多模态干预，包括耐力性物理锻炼、口服营养补充剂及口服十一酸睾酮（每天 2 次，每次 80mg 或 40mg）（Pison 等，2011）。这一三重干预方案应用于 60 名长期接受氧疗和（或）无创通气治疗的慢性呼吸衰竭患者，为期 90 天。对照组由 62 名患者组成。结果表明，多模态干预对肌肉质量、峰值工作负荷、股四头肌等长收缩力和耐力时间产生了积极影响。

5. 甲地孕酮　在一项多中心试验中，145 名患者被随机分配至每天服用甲地孕酮 800mg 或安慰剂的双盲试验组，疗程为 8 周。甲地孕酮组患者的体重增加显著高于安慰剂组，增重主要为脂肪质量，但身体形象和食欲评分明显优于安慰剂组（Weisberg 等，2002）。目前对于使用孕激素治疗慢性阻塞性肺疾病恶病质的研究较少，最近的一项系统综述作者指出，当前证据并不支持使用孕激素治疗慢性阻塞性肺疾病恶病质（Taylor 和 Pendleton，2016）。

6. 生长激素释放肽　关于生长激素释放肽在慢性阻塞性肺疾病患者中的初步研究结果已有报道。Miki 等（2012）进行了一项多中心、随机、双盲、安慰剂对照试验，共纳入 33 名患有恶病质的慢性阻塞性肺疾病患者，他们被随机分配到肺功能康复组并接受静脉注射生长激素释放肽（2μg/kg）或安慰剂，每天 2 次，连续 3 周住院治疗。在生长激素释放肽组中，从治疗前到第 3 周，6min 步行距离的平均变化有所改善（+40m；组内 P=0.033），并在第 7 周时得以维持（+47m；组内 P=0.017），尽管生长激素释放肽组与安慰剂组之间的差异并未达到显著水平。

7. 包含 ω-3 多不饱和脂肪酸的营养疗法　一项单中心、随机、双盲试验在 102 名稳定的慢性阻塞性肺疾病患者中开展，这些患者入住肺功能康复病房。他们每天接受安慰剂（脂质混合物）9g 或安慰剂，为期 8 周。所有营养不良的患者还接受了口服营养补充剂。接受 ω-3 多不饱和脂肪酸治疗的患者在峰值工作负荷和亚极限自行车测功计测试持续时间方面显示出显著大于安慰剂组的增加，但在身体成分、肌肉力量或肺功能方面并未发现明显差异（Broekhuizen 等，2005）。

一项多中心、随机、安慰剂对照研究在 81 名患有低肌肉量的慢性阻塞性肺疾病患者中开展，这些患者参加了门诊肺功能康复项目（van de Bool 等，2017）。参与者被随机分至两个组别，其中 NUTRITION 组额外接受富含亮氨酸、维生素 D 和 ω-3 脂肪酸的口服营养补充剂，而 PLACEBO 组则接受安慰剂，两组均辅以 4 个月的高强度监督运动训练。意向性治疗分析显示，4 个月后，NUTRITION 组在体重（平均差异 ± 标准误差）（+1.5±0.6kg，P=0.01）和每天步数（+24%，P=0.048）方面显示出显著优势。只有 NUTRITION 组的吸气肌力有所增强（+0.5±0.1kPa，P=0.001），而 PLACEBO 组的每天步数则下降（−18%，P=0.005）。

六、结论和未来展望

当前研究表明，对癌症恶病质采取积极的筛查、评估及早期干预策略具有坚实的理论与实践依据。临床中已有有效的评估手段，并且在一系列随机临床试验中已证实多种治疗手段的有效性。未来研究的重点将致力于进一步优化监测体系，特别是在开发更多适用于临床实践的身体成分评估方法方面，旨在尽早识别并量化骨骼肌损耗。目前，许多针对下丘脑食欲刺激机制及促进骨骼肌合成代谢的新药正处于Ⅰ～Ⅲ期临床试验阶段，这些药物为减轻甚至逆转恶病质患者的体重减轻和功能减退带来了新的希望。此外，对于恶病质患者独特的营养需求进行深入探究是必要的，这有助于指导制订针对性的营养建议或研发专门的营养支持产品。

第57章　肠外营养

Parenteral nutrition

Jann Arends　Florian Strasser　著
丛明华　译　　周明飞　纪光伟　校

营养指南建议所有癌症患者均应确保满足其能量和营养需求，除非他们已处于生命末期或临近死亡阶段。这意味着，在治疗过程中应逐步实施饮食咨询与营养补充方案。若此类措施仍不足以达到营养需求标准，则需考虑采用肠内管饲营养支持，并在必要时结合或单独使用全肠外营养（parenteral nutrition，PN）。

通常遵循递进式非口服营养支持策略，即先尝试口服营养补充，无效后再转为肠内管饲，最后考虑 PN（August 等，2009；Arends 等，2017）。这一循序渐进的推荐基于如下事实：PN 是最具侵入性的营养支持方式，它涉及最高程度的风险、技术要求及最为复杂的操作流程，并且目前成本相对较高。只有当经口摄入正常饮食及补充剂无法维持或改善患者的营养状况时，才需要启用 PN。

然而，患者通过口摄取常规食物和营养补充剂的能力可能会受到厌食、吞咽困难、口腔黏膜炎、恶心呕吐、腹部不适或疼痛、腹泻等症状的影响。只要下消化道功能保持正常，肠内管饲则被推荐作为优先选择。但需要注意的是，通过鼻胃管、胃造口术或肠造口进行肠内管饲也会带来一定的不适感与风险，如误吸风险增加等。尤其对于许多患者而言，接受管饲可能较为抵触或勉强（King 等，2019）。这种情况在已置入静脉通路装置的患者中尤为突出，他们往往更倾向于利用现有静脉通道获取营养，而不愿意再在胃肠道内插入额外的导管。因此，在临床实践中，通常会在充分尝试上述逐步营养补充方法后，才会慎重考虑使用 PN。

一、终末期：营养干预的徒劳

现有研究并未证实肠外营养能够改善终末期患者的生活质量或延长其生存期限。在生命最后阶段，确保患者的舒适照护应绝对优先于常规的固定营养需求（Arends 等，2017）。在生命的最后数小时、数天乃至数周内，营养护理工作应聚焦于缓解可能出现的饥饿与口渴症状。值得注意的是，饥饿感在终末期患者中并不常见（McCann 等，1994），而针对有症状的口干状况，采用温和细致的口腔护理方法相较于静脉输液更能有效地为患者带来舒适感（Scottish Palliative Care Guidelines，2020）。

无论提供预期效益不明确的营养支持，还是关注即将到来的生命终结阶段，都需要在医疗团队内部、与患者及其家属之间进行深入且明晰的沟通。

二、关于是否选择接受肠外营养

在晚期癌症患者中，营养不良现象非常普遍（Arends 等，2017），这总会引发一个疑问：是否应为患者提供营养护理，以及在其他治疗手段不足时，是否应考虑给予肠外营养。每个病例的答案都将取决于干预措施可能带来的预期净效益，而这一效益在疾病进程中可能会有所变化。

基本的共识是，始终应提供对症护理，而采用人工营养则需要对患者的生理、心理和社会环境进行全面评估。

肠外营养能够提供能量和营养素。因此，显而易见的是，首要且重要的考量因素便是食物摄入量。若实际摄入量与预估需求相比不足，则可通过管饲或肠外营养方式补充缺失的部分。除此之外，还需关注以下重要因素：①营养障碍的严重程度；②疾病的侵袭性和预计发展进程；③计划中的营养治疗潜在益处；④该干预措施相关的风险和负担；⑤患者及其照护者的个人意愿（框 57-1）。

平衡营养支持的益处与节制治疗的必要性是一项复杂任务，最佳的做法是由富有同情心的多学科团队共同协作，定期联合查房，并与患者及照护者保持紧密、开放和诚实的沟通交流。

（一）区分饥饿与恶病质

在没有其他代谢应激的情况下，若食物供应不

框 57-1　开始或调整营养疗法前需考虑的因素
• 营养障碍的程度 • 疾病预期的进一步发展情况 • 营养治疗的潜在效益 • 营养干预相关的风险和负担 • 患者及其照护者的意愿

框 57-2　影响身体的物质因素
• 能量和营养供应的充足性 　– 食物的摄入量 　– 口服和肠内食物的耐受性 • 代谢的充分性 　– 身体活动 　– 分解代谢 / 全身炎症的激活

足，将导致单纯性饥饿，并触发机体适应性的代谢反应以限制能量消耗并保存蛋白质（Cahill，2006）。例如，在肠道功能正常但因梗阻无法摄食的患者中可能出现纯粹的饥饿现象。对于饥饿问题，可通过补充足够的能量和营养素进行治疗，必要时采用肠外途径；这些营养物质会被有效利用，用于恢复和维护机体的储备。

而对于晚期癌症患者，常常伴随着严重的代谢失常，尤其是全身性炎症反应（Fearon 等，2013）。系统性炎症及伴随的分解代谢驱动力会打乱正常的代谢模式，促进分解过程，抑制合成反应，并在临床表现上引发厌食、疲劳及身体功能下降（Fearon 等，2013；Baracos 等，2018），这种情况被称为癌症恶病质。在这种特殊的代谢背景下，营养耗竭进程加快，而补充能量和营养的效果较饥饿状态下的改善程度有限。如果能通过抗炎或抗肿瘤治疗手段改善患者的代谢状况，则恶病质患者有可能从中受益。然而，无论何时，充分的营养支持都是恶病质治疗的基础，因为不提供营养就无法延缓或阻止营养损耗（Baracos 等，2018）。

（二）评估营养障碍严重程度需关注食物摄入与机体组织资源损失

机体的资源状况和代谢状态直接影响到生活质量及应对疾病的能力。

1. *体重减轻*　体重减轻是体内重要细胞质量流失的体现。当前体重反映了在基本生命功能受损前仍可消耗的组织量。对于晚期癌症患者而言，体重及其变化与总生存期密切相关，因此需要对其进行准确测定（Martin 等，2015）。

2. *食物供给*　机体资源的进展取决于食物的供应和个体的代谢状态（框 57-2）。食物供应可能受限于进食困难、吞咽障碍或消化吸收问题，而肌肉训练有助于增强合成代谢作用，但系统的炎症激活则会干扰合成代谢过程（Arends，2018）。肠外营养能够确保能量和营养素的稳定供给，然而其临床效果还取决于之前的损耗情况、现存的机体组成成分及代谢状态。食物摄入可以通过简单视觉模拟评分法或数值评定量表估算（Thibault 等，2009）；此外，还可以借助食物日记或餐前 / 餐后照片评估方法（Martin 等，2014）。为了得到准确且具有实际意义的评估结果，所使用的数据应能反映过去几天甚至几周的食物摄入趋势，并作为未来摄入量预测的可靠依据。

3. *身体组成分析*　通过人体测量学、双能 X 线吸收测定、生物电阻抗分析及 CT 等技术对身体组成进行评估，可以获取关于瘦体质量、身体细胞质量或骨骼肌质量的信息，从而提高对癌症患者预后的判断准确性（Fearon 等，2011）。

4. *体力活动*　体力活动是一个重要的合成代谢因素，与晚期疾病患者的生存率紧密相关（Jang 等，2014）。

5. *炎症反应*　最后，系统性炎症是晚期癌症患者普遍存在的代谢异常现象，它与体重减轻和总体生存率降低有关（McMillan，2013）。

关键在于，合成与分解代谢之间的平衡决定了营养干预所能带来的潜在益处。举例来说，一个卧床不起、肌肉活动减少且存在重度系统性炎症的患者，除非能够控制炎症并使其下床活动，否则仅仅依靠提供能量和营养素并不能显著改善病情。

（三）改善临床结局和患者自述结局的可能性

存在营养障碍的患者是否从营养干预中获益并非固定不变。干预措施的效果取决于该措施在多大程度上改善了患者的代谢状态和机体资源，并最终转化为临床上有意义的改善或患者自身感受到的改善。例如，静脉补液可能在几个小时内改善患者临床状况（Kang 等，2013），而调整代谢状态可能需要几天才能显现效果，而给予营养补充和启动运动训练通常需要数周才能见到明显成效（表 57-1）。这些时间范围尚未被深入研究，但基于生理原理得出。

为了合理估计营养干预产生有益影响的可能性，

表 57-1　达到临床获益所需的预期治疗持续时间

治　疗	持续时间
水化	数小时到数天
提供能量、蛋白质和其他营养物资	数周
改善身体活动	数周
调节代谢	数天到数周

我们需要考虑患者疾病进展的时间进程。例如，临近生命终点的患者往往受益可能性较低（图 57-1）。

另外，当疾病的进展速度超过营养干预所能产生的效应时，可能会质疑侵入性营养疗法的适用性。反之，若患者肿瘤学状况相对稳定但口服或肠内耐受度严重受损，此时使用肠外营养可能是合理的。

完全不能接受口服和肠内营养的患者，可以选择通过肠外途径满足所有营养需求，这称为全肠外营养，而在继续进行肠内喂养的同时提供肠外营养输注则称为补充肠外营养。显然，全肠外营养的效果相较于补充肠外营养更为显著。有报道指出，对于患有进展缓慢的晚期癌症同时伴有完全肠功能衰竭的患者，全肠外营养可实现意想不到的长期生存（Fan，2007），然而补充肠外营养的有效性验证目前尚无定论。

（四）营养作为基本人权与医疗指征疗法

将营养视为一种基本人权，意味着在任何情况下都应予以保障。对于无法正常进食的患者群体，一些权威认为肠外营养应该成为他们的一种基本权益（Bozzetti，2003）。

然而，伦理准则和医学协会指导原则强调，在临终阶段患者中，营养或液体输入并非必不可少的医疗手段（Bundesärztekammer，2011；Druml 等，2016）。在决定是否采取肠外营养之前，我们必须权衡其潜在的利益、负担和风险，并认识到临近生命的终点，患者对营养的需求逐渐减少，过度的营养和代谢负荷在此阶段甚至可能带来伤害（Arends 等，2017）。

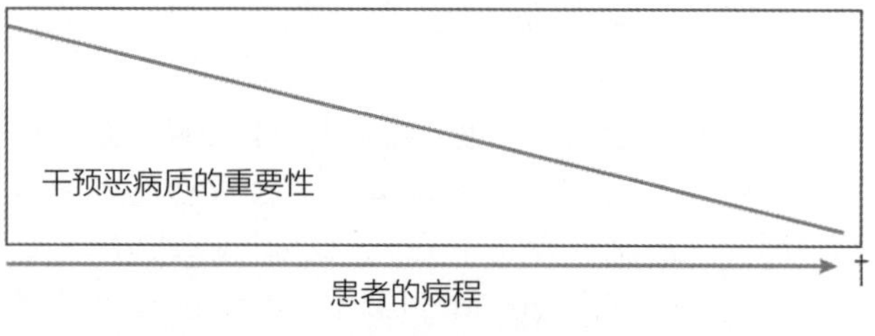

▲ 图 57-1　难治性疾病患者抗恶病质干预重要性的变化
经许可转载，引自 Arends，J.（2018）.Malnutrition and cachexia in cancer clinical case discussion.Presentation ESMO Clinical Practice Guidelines 2.Munich，Germany.https：//cslide.ctimeetingtech.com/esmo2018/public/download_uploaded_media/pdf/414

（五）肠外营养所带来的负担与风险

实施肠外营养需要长时间静脉输入高渗液体，不仅操作复杂，而且耗时较长。如果采用循环输注方式，患者可能需要连续 14～15h 连接喂养管和输液袋，这可能妨碍日常活动和社交互动。

静脉营养输入可能导致代谢紊乱（如电解质、葡萄糖、脂质失衡），导管堵塞，最重要的是，可能发生菌血症和败血症，这些都是危及生命的并发症。除此之外，还有较少见的并发症，如与导管相关的深静脉血栓形成或导管技术性缺陷。在主要针对良性疾病的大型专业中心，每 1000 导管日观察到的不良事件发生率为 0.5～10 次与导管相关的血液感染事件和 0.1 次导管阻塞事件（Pironi 等，2016）。在规模较小的医疗机构或专业知识水平较低的机构，以及晚期癌症患者中，此类并发症的发生率可能更高（Chow 等，2016）。

为了避免长期住院，那些需要长期肠外营养治疗的患者最好在门诊环境中接受治疗，并纳入家庭护理营养计划中。对于非恶性严重肠道病变的年轻人，通常会培训其自行管理和调整挽救生命的肠外营养，而晚期疾病患者往往更依赖训练有素、尽职尽责的家庭护理团队。来自亲属或其他看护者的精神支持和社会关怀也是保证此类治疗成功的关键要素。

在开始长期门诊肠外营养治疗前，必须评估能否安全地为患者提供肠外营养，即审查家庭环境是否具备空间、卫生条件及必要的看护者支持能力。鉴于肠外营养的成本较高，事先确定财务报销额度或其他形式的支持至关重要。

（六）患者知情同意与伦理问题

当在综合评估了营养和代谢状况，以及预期的营养整体效益（这可能因基础疾病进展程度及患者合成代谢能力的不同而有所差异）后，认为实施人工营养是必要的，则应与患者及其家属讨论相关的营养支持措施。这些讨论必须突出强调对获益可能性、潜在伤害风险及这种治疗方案的复杂性和护理需求进行现实评估。

以简洁明了的语言呈现并讨论这些复杂的考虑因素是一项挑战。这不是一个轻松的任务，应当认真对待。通常情况下，这样的讨论需要逐步展开，并且需要反复涵盖和阐述不同的方面。

三、活力观

一些患者及其家属认为营养是人文关怀的基本方面，而非带有相关风险的医疗干预措施。这一点常以人的生命神圣不可侵犯为表述，这是犹太教－基督教传统神学信仰的核心要素。

有些患者及其家庭坚持极端活力论观点，认为生命是一种绝对的价值，应当不惜一切代价维持。在活力论者看来，提供营养是非妥协的必要条件。而在对生命神圣性的更为温和看法中，人们认为生命具有内在价值（Sayers 等，2006），不同个体可能对生命价值的评估存在差异，并且“人的生命神圣性原则必须让位于自我决定原则”（Lord Goff，1993；Sayers 等，2006）。虽然了解持极端活力论宗教信仰体系的患者和家属可能对治疗期望产生影响很重要，但自主原则承认了个人有权并在合理治疗方案之间做出个人选择的能力（Druml 等，2016）。

肠内与肠外营养：依从性

根据癌症患者临床营养指南，如果患者口服食物耐受不足但肠功能尚存，在一般情况下应优先考虑管饲喂养而非静脉营养（August 等，2009；Arends 等，2017）。最近的研究比较肠内与肠外喂养发现两者在营养效果上相似，但肠外营养成本较高（Cotogni，2016），并且感染发生率增加（Chow 等，2016）。

对于晚期癌症患者，尤其是在接受抗肿瘤治疗时，腹膜转移癌、胃肠道梗阻或感染、药物引起的胃肠道黏膜炎等状况高发，这些都会限制肠功能，从而更倾向于采用肠外营养（Cotogni，2016）。

此外，患者的个人偏好也有可能合理地影响决策。Scolapio 等报道指出，当给予患者选择时，约 90% 的患者宁愿选择肠外营养而非肠内营养（Scolapio 等，2002）。同样，一项针对髋部骨折术后患者及照护者的访谈项目观察到一个复杂的决策过程，其中部分参与者表现出强烈的对管饲喂养的抵触情绪（King 等，2019）。因此，尽管依据指南来看肠内营养与肠外营养之间的选择看似简单，但在日常实践中，这些决策实际上复杂得多，需要个性化处理。

基于以上讨论，决定开始或停止肠外营养应基于多专业综合评估，不仅包括营养状况，还包括代谢状态、肿瘤背景、心理和社会环境（表 57-2）。

四、目标设定

由于疾病进程的不确定性及肠外营养在晚期疾病患者中的潜在影响，强烈建议就营养干预可实现的易于识别的目标进行讨论并达成共识。

此类目标的例子包括增强力量和耐力以提高日常活动能力、移动能力和（或）注意力集中与警觉度、改善生活质量，或者是允许进一步甚至更积极的抗肿瘤治疗，或者延长生命以便实现个人目标，如见证特殊事件或完成重要任务。

在后续跟进过程中，这些目标将为判断干预成功与否提供背景，并应定期回顾审查。事实上，若共同决定采用肠外营养，则该决定应始终被视为临时性的，并需要定期复审和重新评估（Druml 等，2016）。这些复审应不仅关注已取得的好处，还应仔细评估不良反应和负担的可耐受性，以及疾病进一步预计的发展情况。

五、结合肠外营养与运动

保持或提升身体资源需要同时供应营养和能量，并确保这些营养物质有效整合到机体结构中。因此，对抗分解代谢的治疗方法应成为营养护理的重要组成部分，特别是在存在系统性炎症导致胰岛素抵抗和“合成代谢抵抗”，即使提供了外源性蛋白质，蛋白质合成仍无法得到充足响应的情况下（Winter 等，2012；Morton 等，2018）。

目前尚未有可靠的合成代谢调节剂可用以支持体细胞质量的增长，但提供适量蛋白质和进行运动是支持合成代谢最有效的方式之一。蛋白质供给与运动相结合可以协同促进蛋白质合成（Atherton 和 Smith，2012）。体育活动对晚期疾病患者来说既安全又可良好耐受，在临终关怀中也被证实能带来心

表 57-2　比较胃肠外营养适应证的有效性

PN 的明确指征	PN 的可疑指征
• 严重的小肠功能障碍（如腹膜转移癌和短肠综合征） • 预期生存期为数周 • 患者强烈要求 PN • PN 安全可行	• 无小肠功能障碍的厌食症 • 部分慢性肠道功能障碍 • 上消化道功能障碍，小肠功能正常 • 严重的全身炎症 • 预期存活数天或数周

PN. 全肠外营养

理社会层面的益处（Malcolm 等，2016；Turner 等，2016）。这些益处包括提高患者自理能力和激励患者及其照护者。因此，建议将营养干预与适应个人情况和表现的锻炼及肌肉训练计划相结合，并由专业训练的专家指导和支持（Arends 等，2017；Bayly 等，2017）。

六、营养需求：营养液中应该包括那些营养

如决定通过肠外营养作为经口摄食的补充，目标应为满足每天的能量和营养需求（表 57–3）。静脉输注的量应计算得足以补充口服摄入量。能够通过经口摄取需求量 50% 的人应额外获得 50%，即通

表 57–3　每天需求量

水	ml/kg BW		30～40（外加额外损失量）
能　量[a]	kcal/kg BW		20～30
宏量营养素[a]	g/kg BW	氨基酸	1.2～1.5
		葡萄糖	3.0～3.5
		脂肪	0.7～1.4
电解质[b]	mmol/kg BW	钠	1～2
		钾	0.5～1.5
		钙	0.04～0.11
		镁	0.06～0.17
		磷酸盐	0.15～0.45
微量元素[c]	mg	铁	1.0～1.2
		锌	2.5～6.5
		铜	0.3～1.2
		锰	0.055～0.100
		钼	无相关推荐
		铬	0.010～0.015
		硒	0.02～0.10
		碘	0.07～0.15
维生素[c]	mg	维生素 A（视黄醇）	1
		维生素 D	0.005（200U）
		维生素 E	10
		维生素 K	个人
		维生素 B_1（硫胺）	3～6
		维生素 B_2（核黄）	3.6～5
		维生素 B_3（烟酸）	40～47
		维生素 B_5（泛酸）	15～17
		维生素 B_6（吡哆醇）	3～6
		生物素	0.06

（续表）

维生素[c]	mg	叶酸	0.4～0.6
		维生素 B_{12}（钴胺素）	0.005～0.006
		维生素 C（抗坏血酸）	110～200

BW. 体重；U. 国际单位

a. 引自 Arends，J.et al.(2017).ESPEN guidelines on nutrition in cancer patients.Clin Nutr.36(1):11-48 https://doi.org/10.1016/j.clnu.2016.07.015

b. 引自 Biesalski，H.K.et al.(2009).Water，electrolytes，vitamins and trace elements—Guidelines on Parenteral Nutrition，Chapter 7.Ger Med Sci.7：Doc21.https://doi.org/10.3205/000080.

c. 引 自 Blaauw R，et al.(2019).Parenteral Provision of Micronutrients to Adult Patients：An Expert Consensus Paper.JPEN J Parenter Enteral Nutr.43 Suppl 1:S5-S23.https://doi.org/10.1002/jpen.1525.

改编自 Arends，J.(2006). 'Parenteral nutrition therapy' in Link H et al.(Eds.).Supportive therapy for malignant diseases.Köln，Germany：Deutscher Ärzte-Verlag.

过肠外途径输入相近数量的能量和营养素。在推荐的能量需求范围内，男性、年轻患者、低 BMI 或更高体力活动水平的患者应选择更高的能量供给水平。表 57-3 所示的数量作为启动肠外营养的粗略估计值，短期内需根据水平衡及底物和电解质水平的影响进行调整，在长期营养支持阶段则需根据体重和身体组成的变化进行调整。

七、提供肠外营养的技术

复杂的输液溶液可以按照无菌操作程序由专业药房按需配制（Barnett 等，2009）；也可订购预混工业产品，从各种不同配方和容量的大量成品袋中选择。营养袋可能包含完整营养混合物的一个或多个成分。

为了减少因床旁处理多组输液溶液而导致感染的风险，通常建议使用预先混合的多室袋或一体化袋，其中包含所有或大部分营养成分。多室袋可以在 4℃条件下保存数日甚至几周，有时甚至可在室温下储存。然而，微量元素常常需要单独注入或在多室袋输注前短时间内添加。向最终输注液中添加额外成分（如电解质）需得到负责药师的批准。将药物加入输注液的做法应当避免，同样也需要药学部门的批准。

许多 PN 溶液具有高渗性，需要通过中心静脉输注，可通过中心静脉导管、外周中心静脉导管或植入式中心静脉输液港实现。输注可以通过泵控制的输液方式或重力驱动的滴注系统进行。鉴于目前轻便可靠的机械泵系统的广泛应用，大多数中心推荐使用输液泵（Ayers 等，2014）。

为了避免代谢并发症，营养输注必须遵循最大输注速率（每小时葡萄糖 0.25g/kg BW、脂肪 0.15g/kg BW、氨基酸 0.1g/kg BW）。通常情况下，完全满足每天需求需要 10～15h 的输注时间，因此可以选择循环输注以获取心理和社会方面的益处。夜间输注可使患者在白天活动时不受输注系统限制，而白天输注有助于改善夜晚睡眠质量。对于部分保留口服食物耐受能力且选择补充性 PN 的患者，输注次数可以少于每天 1 次，每周总剂量可以根据总量分成 2～5 天完成。对于中度口服食物耐受能力（如＞50% 需求量）的患者，可以考虑通过口服而非输注来补充微量元素。

为了避免再喂养综合征（定义为开始进食后 4 天内血磷水平下降至 0.5mmol/L 以下）及其相关潜在生命危险风险，在高风险患者（表 57-4）中，PN 应在初始阶段缓慢开始（首日＜10kcal/kg），并在 3～4 天内逐步增加到目标值（Hearing，2004；National Institute for Health and Care Excellence，2006）。 在高风险患者中，明智的做法是在 PN 开始时合并使用大剂量维生素 B_1（每天 200～300mg）持续 10 天，并补充 B 族维生素和微量营养素，同时补充钾［2～4mmol/（kg·d）］、磷［0.3～0.6mmol/（kg·d）］和镁［0.2mmol/（kg · d）］（Hearing，2004；National Institute for Health and Care Excellence，2006）。

八、支持与随访

在初次评估时应确立实施 PN 的理由及明确的目标。此后每次接触都应审查这些目标，以便有效监控并合理使用 PN（National Confidential Enquiry into Patient Outcome and Death，2010）。

开始 PN 后，建议每天进行复查，直到患者的电解质状况、营养供应和液体平衡稳定（National Institute for Health and Care Excellence，2006；Hartl 等，

表 57-4　再喂养综合征患者的高危因素

存在一个危险因素	存在两个危险因素
• BMI＜16kg/m² • 6 个月体重减轻＞15% • 过去 10 天内经口进食量很少 • 血钾、磷酸盐、镁水平降低	• BMI＜18.5kg/m² • 6 个月内体重减轻＞10% • 过去 5 天内少量口服 • 饮酒、酗酒 • 药物治疗：胰岛素、化疗、利尿药

BMI. 体重指数

引自 Hearing，S.D.(2004).Refeeding syndrome.BMJ.328(7445)：908-909.https://doi.org/10.1136/bmj.328.7445.908；and National Institute for Health and Care Excellence(NICE).(2006).Clinical guideline [CG32].Nutrition support for adults：oral nutrition support，enteral tube feeding and parenteral nutrition.https://www.nice.org.uk/Guidance/CG32.

2009）。实现稳定需要详尽及时的复查，并针对 PN 做出适当调整（British Association for Parenteral and Enteral Nutrition，2016）。稳定后，每天审查可以逐渐减少至每周 2 次或 3 次，之后减为每周 1 次，而对于在家病情稳定的患者，可以每 4～12 周复查 1 次。

对于晚期疾病和功能指标降低的患者，家庭中的 PN 管理需要一个适宜的环境，包括可靠看护者的存在，通常还需涉及专门的家庭护理服务，具备丰富的 PN 管理经验。所有参与护理过程的人员都需要理解 PN 相关的严重风险，特别是代谢并发症、液体失衡及导管相关感染等（Hartl 等，2009）。推荐患者或看护者每天记录口服摄入情况、身体状况、体温和尿量。

九、调整与终止肠外营养

如前所述，应对 PN 的适应证及患者继续使用 PN 的愿望在每次接触时重新考虑（Druml 等，2016）。若口服耐受性改善甚至恢复正常，则应逐步减少直至最终停止 PN。反之，出现并发症、未达成预先商定的目标或输注方案负担增加等情况，都可能导致患者主观接受度和客观可接受性降低。

在整个 PN 过程中，一个多学科的方法及与患者和照顾者之间反复坦诚的讨论，以及治疗团队内部的沟通，都是建立共情姑息照护的核心。

最后，在生命的最后几周和几天里，能量和营养需求将减少，接近可忽略不计的水平。在舒适关怀下度过生命最后时光的患者很少报告感到饥饿或口渴（McCann 等，1994）。实际上，过度注入能量和营养可能会超负荷并扰乱新陈代谢，导致额外的痛苦（Arends 等，2017）。

第九篇　心肺疾病症状和失调

Cardiorespiratory symptoms and disorders

第 58 章　姑息治疗中的呼吸困难和其他呼吸道症状　/ 478

第 59 章　咳嗽和其他肺部症状　/ 491

第58章 姑息治疗中的呼吸困难和其他呼吸道症状

Breathlessness and other respiratory symptoms in palliative care

Miriam J. Johnson David C. Currow 著
成文武 张 晶 译 马 克 叶 盛 校

一、姑息治疗中的呼吸困难概述

呼吸是生命的重要标志。当呼吸时，人会吸气；当死亡时，人就会停止呼吸。然而，呼吸的作用不仅仅是生理上的。一声叹息可以从内心传递出难以言表的信息。因此，呼吸可能充满了生理、心理和精神上的信号。

呼吸是一个人一生中经历数亿次的自主活动，大多是毫不费力的潜意识活动。急性呼吸困难可作为人体对代谢需求做出反应的警告信号。当呼吸系统受损时，每次呼吸都可能变得费力。每天，全世界有数百万人因呼吸困难和其他呼吸道症状而痛苦。在生命末期，呼吸道症状的控制仍然具有挑战性。

呼吸困难成为预测临终患者临终时生活意愿的一个重要因素（Chochinov 等，1999）。缓解与呼吸系统症状相关的痛苦是解决疾苦的关键之一。

二、呼吸困难的定义

美国胸科学会（ATS）将呼吸困难定义为“由不同强度不同性质的感觉组成的呼吸不适的主观体验”（ATS，1999）。这种体验来源于生理、心理、社会和环境因素之间的相互作用，并可能诱发继发性生理和行为反应。呼吸困难本身只能由经历它的人感知，这是主观的，一个人的感知是指导临床医生对症状做出反应所需要的。感知需要有意识地识别和解释感官刺激及其意义（Parshall 等，2012）。尽管对潜在疾病进行了最佳治疗，但仍持续存在的失能性呼吸困难被称为慢性呼吸困难综合征（Johnson 等，2017）。呼吸困难是用于这种症状的医学术语，但患者通常描述为“呼吸困难”或“气短”。因此，本章通篇使用术语“呼吸困难”。

三、呼吸困难的患病率、模式和轨迹

呼吸困难在晚期癌症和非癌症而生命有限疾病患者中很常见。呼吸困难的发生率因原发肿瘤的部位和疾病的阶段而异。在原发性肺癌患者中，呼吸困难报道的发生率在 75%～87%（Muers 和 Round，1993；Smith 等，2001）。在一项比较晚期癌症、AIDS、心脏病、慢性阻塞性肺疾病和肾病患者 11 种症状的患病率的系统回顾中，发现超过 50% 的患者出现呼吸困难（Moens 等，2014）。16%～77% 的癌症患者、56%～98% 的 COPD 患者、18%～88% 的心脏病患者、43%～62% 的 AIDS 患者和 11%～82% 的肾病患者普遍存在呼吸困难。这种差异很可能是由于症状定义、检测方法、样本量和数据收集时间点的不同。

只要呼吸足以费力，每个人都会出现呼吸困难。患有生命有限疾病的患者报告了两种类型的呼吸困难，即间歇性呼吸困难和持续性呼吸困难，其中一些的发作是特异性的，因为找不到诱发因素（Reddy 等，2009）。大多数阵发性呼吸困难的患者每天发作少于 5 次，其中大多数持续时间少于 10min。Simon 等（2013b）在患有慢性心力衰竭、COPD、肺癌和运动神经元疾病的患者中观察到两种类型的呼吸暂停：发生时间少于 24h（数秒、数分钟或数小时）的间歇性呼吸暂停，持续时间超过 24h（数天至数周、数月或数年）的持续性呼吸暂停。间歇性呼吸困难可能由用力、情绪、环境引发，也可能自发发生。发作可以独立发生，也可以在持续呼吸困难的基础上发生。然而，在 27 项研究中，只有 8 项报道了间歇性呼吸困难作为主要结果（Simon 等，2013a）。

几项纵向研究评估了生命有限疾病轨迹上的呼吸困难。Bausewein 等（2010）研究了癌症和 COPD 患者在基线和 6 个月以上的每月或直至死亡的个体和汇总的呼吸困难轨迹。在患有 COPD 的人中，呼吸困难随着时间的推移而增加，在 6 个月内平均增加一个 Borg 评分，而在患有癌症的人中，呼吸困难在生命的最后 1 个月和走向死亡时增加。已经确定了四种呼吸困难轨迹模式，包括波动、增加、稳定和减少，波动性呼吸困难在患有严重 COPD 和晚期癌症的人群中最为常见（Bausewein 等，2010）。

在 Currow 等对 5862 名姑息治疗患者进行的队列研究中，呼吸困难的患病率从死亡前 3 个月的约 50% 增加到死亡时的 65%，严重呼吸困难在两个时间点分别从不到 10% 增加到 26%。仅 11% 的患者在转诊和死亡之间没有呼吸困难（Currow 等，2010）。非癌症患者在所有三个时间点都有明显较高水平的呼吸困难，而癌症患者最初呼吸困难较少，但在死亡前第 10 天和第 3 天显著增加。另一个超过 10 000 名癌症患者的队列评估了生命最后 6 个月期间的表现状态和症状评分的轨迹（Seow 等，2011），随着生命末期的功能衰退，以及 Karnofsky 功能状态（Karnofsky Performance Status，KPS）评分降至 60 分以下，呼吸困难的强度逐渐增加，并在 KPS 评分 30 分降至 20 分之间达到峰值（Mercadante 等，2000）。然而，与 KPS 的关系似乎更加复杂。对一个大型姑息治疗队列的进一步检查表明，呼吸困难严重程度增加的模式在那些在死亡前表现状态相对较好（澳大利亚改良 KPS＞40）的人中最为明显（Currow 等，2018）。这就增加了这样一种可能性，即在这种情况下，呼吸困难的恶化可能预示着一种急性事件，如果有一定程度支持治疗，这种情况可能是可逆的。这与一项 74 岁或以上非残疾人的前瞻性纵向队列研究结果一致。对 548 名死者的分析表明，无论死因是什么，报道的限制性呼吸频率在死亡前 3 个月内都有所增加，包括是突然死亡或由于虚弱而死亡的死者（Johnson 等，2016）。

四、呼吸困难的性质和神经生理学

呼吸困难至少有三种不同的特征：空气不足或呼吸不畅，呼吸费力或窒息，以及胸闷（Lansing 等，2009；Parshall 等，2012）。这种分类取决于不同的感知质量和不同的传入来源。

1. *空气不足或呼吸不畅*　这是对呼吸冲动的有意识的感知。患者将其描述为“我无法获得足够的空气”“我的呼吸不能满足我”或“我渴望空气”。这种空气不足感通常由高碳酸血症、缺氧、运动或酸中毒引起，所有这些都会导致呼吸驱动力增加。该信号来自脑干呼吸中枢的运动中枢，并伴随放电传递到大脑皮质。当这与通过整个呼吸系统的传入受体的反馈的充分通气反应不匹配时，个体会感觉到空气不足或吸气不满意。从肺、气道和胸壁中的机械感受器获得关于肺通气的传入信息可以减轻或抑制空气不足感或吸气不畅。空气不足与自动驱动呼吸（即脑干运动活动）呈正相关，与通气量呈负相关。

2. *呼吸费力或窒息*　这是一种不舒服的呼吸费力或窒息的感觉。患者将此描述为“呼吸困难”或“我的呼吸需要更多的努力”。对费力或窒息的感知可能是通过呼吸肌传入和感知到的皮质运动指令或投射到感觉区域的“必然放电”的某些组合而产生的。费力或窒息的感觉通常由外部阻力或弹性负荷、意志性呼吸过度或呼吸肌的减弱而产生。

3. *胸闷*　胸闷似乎是支气管收缩所特有的。患者将此描述为“我的胸部感到紧张或收缩”。紧绷感是通过刺激气道感受器由肺传入产生的。

PET 和 fMRI 的神经成像被用来定位呼吸困难时的激活区。最一致和最强的激活区域在右前脑岛（Lansing 等，2009；Parshall 等，2012）。在左前脑岛、前扣带回、辅助运动区、前额叶皮质、小脑和杏仁核中可以看到其他激活（Parshall 等，2012）。呼吸困难与皮质边缘结构的激活有关，这种结构与疼痛时观察到的结构重叠（Lansing 等，2009；Parshall 等，2012）。正如 fMRI 所证明，呼吸困难的感受是在右侧脑岛和杏仁核中处理的（von Leupoldt 等，2008）。

与疼痛模型类似，假设呼吸困难由多个维度组成，包括感觉维度的独立成分（感觉强度和感觉质量）、触发即时行为的即时情感阶段，以及影响长期行为的认知评估和情感反应阶段（Lansing 等，2009）。针对传统的神经化学和神经肌肉模型，提出了神经基质门控模型，通过在受体水平识别来自传入的不同输入和来自大脑不同区域的输入来统一多个因素（Williams，2011）。

对呼吸困难的感觉似乎受到先前经验和期望的影响。呼吸困难是通过额叶联合皮质（包括恐惧和记忆）处理的；因此，患有慢性呼吸困难的人不会像那些急性或实验室引起的呼吸困难的人那样经历它（Herigstad 等，2015）。

五、呼吸困难的影响

在癌症和非癌症患者中，呼吸困难与较差的存活率相关。在一项对症状评估预测晚期癌症患者生存价值的系统回顾中，对 9155 名患者的 35 项研究（包括在 44 项研究中）进行了呼吸困难评估。在 22 项单变量分析研究和 10 项多变量分析研究中，呼吸困难与存活率相关。在包含 6806 名处于症状缓解阶段患者的 23 项研究中，有 30%～50% 多变量分析中呼吸困难也是生存的预测因素（Trajkovic-Vidakovic

等，2012）。在 COPD 患者中，呼吸困难与存活率的相关性比与肺功能测试的相关性更好（Nishimura 等，2002）。呼吸困难是用于预测姑息治疗患者 30 天存活率的姑息预后评分的六个参数之一（Pirovano 等，1999）。

呼吸困难使日常生活活动能力降低（Smith 等，2016），使初级护理服务（Currow 等，2013）、紧急护理服务（Hutchinson 等，2017；Kelly 等，2017）和住院（Parshall 等，1999；Hutchinson 等，2017）的使用增加有关。最近一项由救护车送往急诊科的连续观察队列患者显示，1/3 的患者患有慢性呼吸困难，1/5 的患者因慢性呼吸困难急性发作而当天治疗（Hutchinson 等，2017）。一旦住院，呼吸困难与不良事件和住院时间增加有关（Stevens 等，2016，2018）。

呼吸困难对日常生活也有重大影响。最近的一项系统回顾和定性综合汇集了 101 项定性研究，从患者、家属和医疗保健专业人员的角度探讨了呼吸困难的体验。这清楚地说明了无论基础诊断如何，呼吸困难的影响广泛，包括社会功能的丧失，导致依赖和角色丧失（Hutchinson 等，2018）。

呼吸困难通常会给患者带来恐慌、恐惧、焦虑、抑郁、绝望、失控感和即将到来的死亡（Gysels 等，2007）。呼吸困难与疲劳、疼痛和抑郁密切相关，干扰日常活动、情绪和生活（Reddy 等，2009）。对于癌症、COPD、心力衰竭和运动神经元疾病患者而言，呼吸困难的含义可能有所不同（Gysels 和 Higginson，2011）。对于癌症患者来说，尽管他们对治疗持乐观态度，呼吸困难除了是癌症的信号外，也是死亡的提醒。在患有 COPD 的人中，呼吸困难被认为是由自身吸烟引起的。人们对呼吸困难导致的虚弱感到震惊，由于其潜伏的性质，这通常发生在疾病的晚期。对于患有心力衰竭的人来说，呼吸困难与功能限制有关，并导致其他症状的负面影响。患有运动神经元疾病的人，呼吸困难使人们意识到疾病影响了生活的基本功能（Gysels 和 Higginson，2011）。

医护人员对呼吸困难的认识不足增加了人们的无助感。慢性呼吸困难的“隐匿性”（Gysels 等，2008），部分是由于呼吸困难与体力活动的密切关系，这意味着人们在诊所休息时可能会显得很舒服，这导致了人们对其认识不足。每个人都必须制订自己的应对策略（O'Driscoll 等，1999），那些能够使用参与式应对方法的人能够在呼吸困难的情况下最大限度地提高生活质量（Hutchinson 等，2018）。

六、呼吸困难的临床评估

呼吸困难的临床评估旨在识别呼吸困难的所有潜在原因，评估患者所经历的痛苦和影响，以便指导管理计划。评估的工具应包括详细的病史记录和体格检查，仔细选择的调查，以及使用适合临床背景的呼吸困难测量工具。

一项描述慢性呼吸困难对个体广泛影响的评估，患者处理的方式（参与 vs. 脱离）及他们寻求帮助的方法（自我管理 vs. 危机）可能会帮助临床医生定制一个管理方法。除了疾病管理外，临床医生对呼吸困难本身的特别关注对于帮助患者获得最大的“呼吸空间”，即获得慢性呼吸困难患者的最佳生活质量（Hutchinson 等，2018）（图 58-1）非常重要。

（一）病史记录

任何客观的检查都不能取代患者自己对症状及其经验的描述。除了有助于阐明呼吸困难的潜在原因的信息外，呼吸困难患者的良好病史应包括呼吸困难的质量、特征（偶发性或持续性）、强度、相关的痛苦或情感状态、对患者生活的影响、患者和护理人员的关注度。询问患者为了避免呼吸困难而不能再做的活动，或者已经减少的活动也很重要。如果临床医生不能做到这一点，只是要患者回答“你是否呼吸困难？”这样一个肤浅的问题，就会错过呼吸困难的症状。

（二）体格检查

体格检查对于评估临床情况的严重程度和可能的潜在病因很重要，因为许多人都有几种病因。严重呼吸困难的患者可能无法提供病史，表现为精疲力竭，在呼吸急促时必须坐起来。在这种情况下，

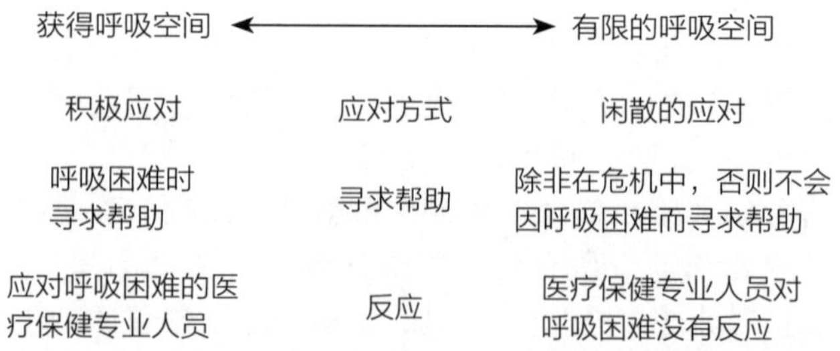

▲ 图 58-1　呼吸空间：最大限度地提高慢性呼吸困难患者的生活质量

最初的管理计划依赖于身体检查和初步床旁试验的结果。需要紧急复查的警告信号包括喘鸣、明显的呼吸急促（如呼吸频率＞30 次 / 分）、心动过速（如心率＞130 次 / 分）、明显的呼吸窘迫和意识水平改变。对于那些无法自我报告呼吸困难的患者，如正在进行通气或意识下降的患者，直接观察量表可能有助于评估呼吸困难的严重程度（Campbell 等，2010）。

（三）调查

仔细选择的调查有助于阐明呼吸困难的潜在原因，并指导不同疾病阶段患者的管理计划。调查的选择取决于其利益和负担的平衡、治疗目标和患者的偏好。一线检查包括血红蛋白水平、血氧饱和度，如果有必要，则需进行胸片检查。呼吸困难的强度与低氧血症程度（Bruera 等，2000）和肺功能参数（Heyse-Moore 等，2000）相关，因此这些测试不能代替患者自己报告的其正在经历的呼吸困难主观感觉。指导临床算法可选择性应用（Hopkinson 等，2017）。

在精心选择的患者中，专门的检查具有潜在的价值。很少有动脉血气指征。肺活量循环检查有助于发现上呼吸道阻塞。最大吸气压力或鼻吸气压力可检测吸气肌无力。超声心动图和多普勒超声可用于诊断（或引导引流）心包或胸腔积液、心力衰竭、深静脉血栓或肺栓塞。D- 二聚体在癌症中升高，除非阴性，否则对肺栓塞的诊断价值有限。

CT 可用于描述包括肺栓塞、主要呼吸道阻塞、上腔静脉阻塞和淋巴管炎癌病在内的各种情况。

（四）呼吸困难的测量

对于一种多维症状呼吸困难的综合评估，呼吸困难测量工具应该反映患者个体的主观感觉体验，提供对每个人呼吸困难影响的客观测量，并作为与医护人员沟通的有效手段。ATS 提出了呼吸困难测量的三个维度（Parshall 等，2012）。

1. *感觉 – 知觉体验* 包括症状强度、频率、持续时间和感觉质量的评分。呼吸困难的强度可以通过视觉模拟评分、Borg 评分、Likert 评级或疼痛数字评分量表（Numerical Rating Scale，NRS）进行评估。呼吸困难也是可以经过验证的多维症状评估工具评估的症状之一，如纪念症状评估量表和 ESAS。在感觉质量方面，Simon 等报道了 8 个组（快速、呼气、浅度、工作、窒息、饥饿、紧张和沉重）中呼吸急促患者使用的 15 种描述（Simon 等，1990）。Simon 等提出了呼吸困难描述与产生呼吸困难的特定条件之间可能存在的联系（Simon 等，1990），但 Wilcock 等（2002）的后续研究未能证明这些描述在用于癌症和心肺疾病患者辅助诊断时的可靠性。在常规临床诊疗中，主观呼吸困难的简单测量是可能的（Baker 等，2013，2017），强度的水平与重要的临床结果相关（Stevens 等，2016，2018）。

2. *情感上的痛苦* 这可能指的是直接的痛苦（如不愉快）或在对其意义或后果进行评估后的认知评估的痛苦。痛苦或不愉快可以被评为一个单独的项目，如在呼吸强度的情况下。多项目的量表，如癌症呼吸困难量表，评估包括焦虑在内的情绪反应（Tanaka 等，2000）。

3. *症状影响或负担* 包括呼吸困难对行为、功能、生活质量或健康状况的影响。医学研究理事会呼吸困难量表提供了残疾的单维评级（Mahler 和 Wells，1988），而慢性呼吸疾病问卷（Chronic Respiratory Disease Questionnaire，CRQ）是用于评估功能能力的多维量表（Guyatt 等，1987）。各种生活质量量表已被证实用于癌症尤其是肺癌和慢性肺病，包括 CRQ（Guyatt 等，1987）、EuroQol 5D（EuroQol Group,1990）、FACT-L（Cella 等，1995）、QLQ-C15-PAL（Groenvold 等，2006）和 QLQ-LC13（Bergman 等，1994）。

目前已有超过 50 种呼吸困难测量量表（Parshall 等，2012），涵盖了呼吸困难的各个领域和不同的潜在病因。然而，在姑息医疗环境中，仍缺乏一种统一的呼吸困难测量工具。人们可以考虑将呼吸困难强度分级与呼吸困难对患者生活质量影响的评估相结合（Bausewein 等，2008b）。NRS、改良 Borg 量表、CRQ 呼吸困难量表、运动神经元疾病评定量表（以 CRQ 为模型）和癌症呼吸困难量表似乎适合姑息治疗的设置（Dorman 等，2007）。最近，多维呼吸困难描述（Multidimensional Dyspnea Profile，MDP）（Banzett 等，2015）被开发为一种评估工具，呼吸困难 −12（Dyspnoea-12，D12）（Yorke 等，2010，2011）被开发为一种评估工具和患者报告的结果测量工具。

（五）阐明呼吸困难的根本原因

呼吸困难患者可能同时存在多种潜在原因。呼吸困难的原因可以分为恶性或非恶性原因、心肺原因或其他原因进行分类（表 58−1）。

七、呼吸困难的管理

管理呼吸困难的目标是减少恶化的频率和严重

表 58-1　呼吸困难的原因和潜在可治疗原因的管理

<table>
<tr><th>原　因</th><th>治　疗</th></tr>
<tr><td colspan="2">恶性原因</td></tr>
<tr><td>肺癌</td><td>在选定的患者中进行化疗。EGF 受体突变肺腺癌的分子靶向治疗</td></tr>
<tr><td>继发于肺</td><td>原发部位指导的系统治疗。高选择性患者的孤立性转移瘤切除术</td></tr>
<tr><td rowspan="4">胸腔积液</td><td>重复胸腔穿刺术</td></tr>
<tr><td>化学胸膜固定术：滑石粉 90% 有效</td></tr>
<tr><td>胸腔镜下胸膜固定术比内科胸膜固定术更有效（Shaw 和 Agarwal，2004）</td></tr>
<tr><td>留置胸膜导管（尤其是用于肺塌陷的）（Davies 等，2012）</td></tr>
<tr><td rowspan="3">上腔静脉阻塞</td><td>支架（95% 有缓解和更快）（Rowell 和 Gleeson，2001）</td></tr>
<tr><td>化疗和放射治疗（非小细胞肺癌中 60%）</td></tr>
<tr><td>类固醇、利尿药的试用</td></tr>
<tr><td>肺栓塞</td><td>低分子量肝素（比华法林更有效）</td></tr>
<tr><td>心包积液</td><td>心包穿刺，导管引流，心包窗，心包切开术</td></tr>
<tr><td>主要呼吸道阻塞</td><td>放射治疗，支气管支架，支气管内治疗 - 激光治疗，冷冻治疗，糖皮质激素试验</td></tr>
<tr><td>癌性淋巴管炎</td><td rowspan="3">糖皮质激素试用</td></tr>
<tr><td>放射性肺炎</td></tr>
<tr><td>药物性肺炎</td></tr>
<tr><td>胸部感染</td><td>根据药敏情况选择抗生素</td></tr>
<tr><td colspan="2">恶性肿瘤的非呼吸道表现</td></tr>
<tr><td>癌症恶病质</td><td>防止误吸</td></tr>
<tr><td>腹水</td><td>腹腔穿刺术</td></tr>
<tr><td>肝肿大</td><td>半卧位</td></tr>
<tr><td colspan="2">心肺原因</td></tr>
<tr><td rowspan="2">COPD</td><td>非药物疗法，呼吸练习</td></tr>
<tr><td>• 吸入短效支气管扩张药
• 吸入长效支气管扩张药（β_2 受体激动药、抗胆碱能药）
• 吸入类固醇</td></tr>
<tr><td>支气管扩张</td><td>呼吸道清除，感染加重的抗生素治疗</td></tr>
<tr><td rowspan="3">充血性心力衰竭</td><td>血管紧张素转换酶抑制药、β 受体拮抗药 / 肼丙嗪 + 硝酸盐</td></tr>
<tr><td>血管紧张素受体拮抗药、螺内酯</td></tr>
<tr><td>地高辛、利尿药</td></tr>
<tr><td>心律失常</td><td>抗心律失常药</td></tr>
<tr><td colspan="2">系统性原因</td></tr>
<tr><td>肌肉无力：运动神经元病、肌营养不良</td><td>无创通气</td></tr>
</table>

（续表）

原 因	治 疗
贫血	输血、促红细胞生成素
酸中毒	碳酸氢钠
肌肉失调	锻炼
呼吸惊恐发作	焦虑管理

引自 Davies，H.E.et al.(2012).Effect of an indwelling pleural catheter vs chest tube and talc pleurodesis for relieving dyspnea in patients with malignant pleural effusion：the TIME2 randomized controlled trial.JAMA.307(22):2383-9.DOI：10.1001/jama.2012.5535；and Rowell，N.P.and Gleeson，F.V.(2001).Steroids，radiotherapy，chemotherapy and stents for superior vena caval obstruction in carcinoma of the bronchus.Cochrane Database Syst Rev.(4):CD001316.

程度，最大限度地减少其心理和精神上的困扰，并最大限度地提高患者的功能和生活质量。为达到这些目标，需要查明造成呼吸困难的所有根本原因，使用具体或组合的管理方式可能包括以下方面。

- 针对潜在原因的特定疾病管理。
- 非药物干预。
- 药物治疗。
- 无创通气（non-invasive ventilation，NIV）。
- 姑息镇静。

特定疾病的管理

造成呼吸困难的基础疾病，如果是可逆或可改变的，应予以相应治疗（表 58-1）。在引起呼吸困难的多种原因中，有一些容易出现急性甚至危及生命的呼吸困难，包括张力性气胸、大量胸腔积液、哮喘发作、COPD 加重、暴发性胸部感染、急性肺水肿、新发心律失常、严重气道阻塞、肺栓塞、心脏压塞或代谢性酸中毒。临床医生可能面临两难境地，即必须在出现有限生命疾病的情况下决定针对疾病的治疗范围。诊断器官衰竭的患者生命结束可能特别困难，因为疾病轨迹可能会波动且难以预测。

尽管癌症和其他使人衰弱的慢性疾病具有渐进性，但改变疾病的治疗方法通常是适用的。化疗药物和靶向治疗（如酪氨酸激酶抑制药、单克隆抗体和血管生成抑制药）的出现已经改变了癌症姑息治疗的格局，为延长生命和良好的症状控制提供了机会。另外，有证据表明，对于转移性非小细胞肺癌患者，早期姑息治疗与标准的肿瘤治疗相结合可以改善生活质量（Temel 等，2010）。一项随机对照试验也表明，与接受标准肿瘤学治疗的患者相比，接受早期姑息治疗的转移性非小细胞肺癌患者有更好的生活质量、更少的抑郁症状、更长的中位生存期、接受更小强度的化疗，并且更有可能被纳入临终关怀肿瘤学治疗标准（Temel 等，2010；Greer 等，2012）。

还应该认识到非癌症疾病患者的疾病特异性需求。姑息治疗已经发展至为晚期 COPD、慢性心力衰竭、终末期肾衰竭和神经退行性疾病患者提供治疗服务。应考虑姑息治疗团队和其他相关专业团队的合作模式，以确保患者在需要时获得特定疾病的治疗。

在癌症和非癌症疾病中，姑息治疗阶段可能与疾病改善阶段齐头并进。随着疾病的进展，作为主要的治疗目标，缓解症状将比改变疾病更为重要。对晚期疾病患者的呼吸困难干预服务已被证明可以改善呼吸困难（Farquhar 等，2014；Higginson 等，2014；Johnson 等，2016），尽管此类服务的最佳组成部分尚未知（Bausewein 等，2018）。

八、非药物干预

“非药物干预”是一个宽泛的术语，指的是任何非药物治疗，其治疗呼吸困难的范围正在扩大。呼吸困难的非药物干预旨在改善症状体验，并满足综合评估确定的患者的多维需求（Booth 等，2011）。非药物干预可由专业健康管理团队包括护士、物理治疗师、职业治疗师、心理学家和社会工作者组成的多学科团队以单一或多种形式提供。

非药物干预的范围从低复杂度的干预（如定位）到复杂的心理干预。

两篇 Cochrane 综述报道了非药物干预对晚期恶性和非恶性疾病（主要是 COPD）患者（Bausewein 等，2008a）和肺癌患者（Rueda 等，2011）呼吸困难的有效性，2012 年发表了一篇关于非药物干预的六篇系统回顾的综述（Yates 和 Zhao，2012）。鉴于已发表文献的增长，Bausewein 综述将很快更新，被三篇综述取代，分别从非药物干预的各个方面进行综述，即身体干预、心理干预（Bolzani 等，2017a）和呼吸干预（Bolzani 等，2017b）。

此三个方面反映了近期呼吸困难管理的临床框架：呼吸、思维、功能（Spathis 等，2017）。该框架描述了在这三个方面（通风的有效性、认知方面和活动减少导致身体不适）形成恶化的三个恶性循环，加剧了呼吸困难。针对这些因素的干预措施可能有助于缓解呼吸困难（图 58-2）。

（一）有良好证据支持的干预措施

1. *呼吸训练*　由于浅呼吸和动态过度充气会增加呼吸困难，以下呼吸技巧可能会抵消这种机制，以提高呼吸效率，包括缩唇呼吸、横膈呼吸、随风吹气、定位和起搏技巧。2/3 的 COPD 患者研究显示了正性的结果。活动调搏和能量节约技术通常与呼吸训练一起教授，但这没有足够证据支持（Bausewein 等，2008a）。

2. *助行器*　滚轮助行器有助于缓解呼吸困难。对 COPD 患者的 7 项研究中有 4 项显示出阳性结果（Bausewein 等，2008a）。助行器可能通过增加患者的最大自主通气来影响患者的呼吸困难，当患者将手臂撑在助行器上，身体前倾，可为呼吸肌创造机械优势。

3. *神经肌肉电刺激*　肌肉失调和消瘦会导致呼吸困难（Bausewein 等，2008a）。这种模式对于虚弱到不能运动的患者特别有用。在研究中，3 项对 COPD 患者进行的试验报道了步行距离的增加和呼吸困难的减少，尽管治疗停止后益处迅速减少。

4. *胸壁振动*　胸壁振动通过激活肋间肌的肌梭来改变呼吸感觉（Bausewein 等，2008a）。在运动神经元疾病和 COPD 患者的对照研究中，有 4/5 的研究显示呼吸困难显著减少。

5. *运动*　运动已被证明能有效缓解 COPD 患者的呼吸困难，但对于晚期癌症的证据尚不清楚（Koelwyn 等，2012）。

（二）有一些证据支持的干预措施

1. *手持风扇*　冷空气已被证明可以减少正常受试者的呼吸困难感（Bausewein 等，2008a）。Galbraith 等（2010）在一项动力充足的随机对照交叉试验中证实了手持风扇的效果。Bausewein 等将风扇和手环进行了比较，但无法证明风扇的益处更大。50% 的患者在 2 个月后继续使用风扇，而使用

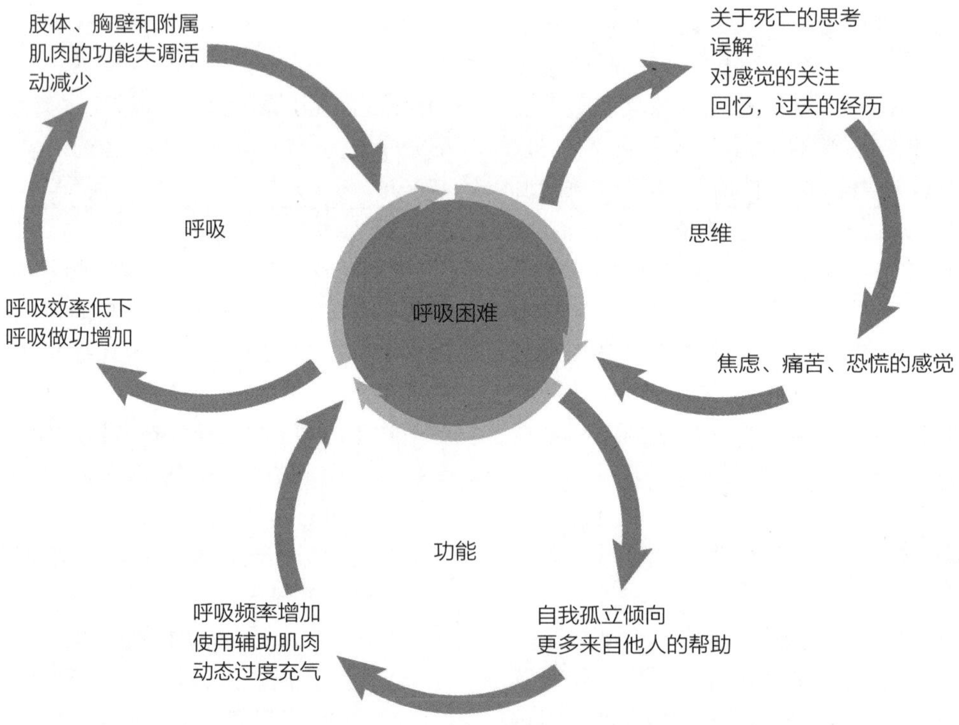

▲ 图 58-2 “呼吸、思维、功能”模型

经 Creative Commons Attribution 4.0 International Licence（CC BY 4.0）许可转载，引自 Spathis，A.et al.（2017）.The Breathing，Thinking，Functioning clinical model：A proposal to facilitate evidence-based breathlessness management in chronic respiratory disease.NPJ Prim Care Respir Med.27（1）：27.DOI：10.1038/s41533-017-0024-z

腕带的患者只有 20%。进一步的研究表明了风扇对空气流动的好处（台式风扇）（Wong 等，2017），并汇总了 133 名患有慢性呼吸困难的试验参与者的访谈数据，发现超过 80% 的人表示手持风扇对呼吸困难有一定或更多的好处（Luckett 等，2017）。一项多国、多地点混合方法可行性试验确定，患者使用手持风扇作为复杂干预的一部分（Johnson 等，2016）。由于没有不良事件的报道，而且手持风扇价格低廉，作者得出结论，后续Ⅲ期试验不会提供进一步的信息价值。

2. *护士随访计划* 三个关于护理干预的试验显示，在症状体验、情绪功能和表现状态方面有好处（Rueda 等，2011）。

3. *针灸 / 穴位按压* 在 COPD 患者中进行了 4 项研究，在癌症患者中进行了一项研究，在混合患者队列中进行了一项研究（Bausewein 等，2008a）。结果并不确定。

（三）需要更多证据的干预措施

各种干预措施包括放松、音乐、咨询、呼吸放松训练的咨询和支持、病例管理和心理治疗（Bausewein 等，2008a）经常被采用，但需要更多的研究来证实它们的有效性或确定哪些人群将从中受益。最近一项认知行为治疗 COPD 患者的试验表明，接受认知行为治疗的患者呼吸急促强度降低了 17%，而接受常规治疗的患者呼吸急促强度没有降低（Livermore 等，2015）。

2017 年一项关于 COPD 行为疗法的系统回顾包括了 47 项研究（4595 名参与者），并得出结论，有证据表明，自我管理、康复、瑜伽和认知行为疗法干预对焦虑和呼吸困难有短期益处，但总体而言，这些研究规模较小，不受控制（Yohannes 等，2017）。

九、药物治疗

疼痛有特定的疼痛感受器，疼痛控制治疗可以针对这些感受器，而与疼痛不同，呼吸困难的感觉是通过多种神经生理机制介导的。随着支持缓解呼吸困难的不同药理疗法的证据的出现，它们可以被分为四类。涉及多种治疗的联合治疗方法尚未被正式评估（Clemens 等，2012）。最佳的证据是常规的低剂量持续释放阿片类药物（Ekström 等，2018），几乎没有支持使用其他药物的证据（Barbetta 等，2017）。

- 有明确证据的治疗：氧气和阿片类药物。
- 有一些证据的治疗：抗焦虑药物、雾化呋塞米和 Heliox（氦氧混合剂）。
- 有有限证据的治疗：吩噻嗪、吲哚美辛和吸入局部麻醉药。
- 没有明显疗效的治疗：丁螺环酮和舍曲林。

（一）有明确证据的药物治疗

氧疗 缺氧通过刺激外周化学感受器触发空气饥渴感。然而，研究表明，终末期患者的呼吸困难与低氧血症的程度无关（Bruera 等，2000）。这可以用导致癌症患者呼吸困难的多种原因来解释。氧疗已被广泛应用于急性低氧血症，而长期用于慢性低氧血症的 COPD 以提高存活率的研究也得到了支持。在姑息治疗环境中，氧气主要用于缓解呼吸困难的症状，而不符合长期氧疗的标准，称为“姑息氧疗”。姑息氧疗在以下条件下进行了研究。

(1) 晚期癌症患者的姑息性氧气治疗：6 项随机对照试验对氧和空气进行了比较，分别对低氧患者、合并低氧患者、非低氧患者进行了 2 项试验（Ben-Aharon 等，2008）。然而，在对合并低氧血症和非低氧血症患者的随机对照试验的 Meta 分析中，氧气在缓解呼吸困难方面并不优于空气（Uronis 等，2008）。

(2) 对于不符合长期氧疗条件的 COPD 患者的姑息性氧疗：一项系统综述报道了 44 项研究（1195 名参与者），其中 33 项（901 名参与者）被纳入 Meta 分析（Ekström 等，2016）。与医疗空气（21% 的氧气以与氧气相同的方式输送）相比，氧气减少了锻炼或进行日常活动时的呼吸困难，标准平均差为 −0.34（95%CI −0.48～−0.21，I^2=37%；低质量证据）。这相当于在 0～10 的 NRS 中降低 0.7 个百分点，而 1 个百分点的变化代表了中度的临床重要差异（Johnson 等，2013）。在运动测试中，运动前短暂爆发性供氧没有任何益处，但确实能减少呼吸困难（25 项研究，442 名参与者；SMD=−0.34，95%CI −0.46～−0.22，I^2=29%；中等质量证据）。在日常生活中，氧并没有改善与健康相关的生活质量或呼吸急促。

(3) 混合诊断患者的姑息性氧气治疗：姑息性氧疗已经在一系列诊断的患者中进行了评估，但没有明确的益处被证明。对一项来自区域社区姑息治疗服务连续 4 年的队列研究进行了回顾，以评估家庭氧疗对呼吸困难的有效性（Currow 等，2009）。在

5862例患者研究人群中，1239例（21.1%）患者接受了处方氧疗，413例患者有可以评估的前后数据，其中大多数患者患有癌症（n=270）。家庭供氧1周和2周后的平均呼吸困难评分没有显著差异。在413名患者中，大约1/3的患者呼吸困难有显著改善（平均呼吸困难评分改善>20%），但人口因素、基线呼吸困难或呼吸困难的潜在原因未能预测这些应答者。

在Abernethy等报道的一项精心设计的随机对照试验中，对239名患有生命有限疾病的患者进行了姑息性氧疗与医用空气的比较。大多数患者为非低氧血症，诊断为COPD和其他肺部疾病（73.6%），以及原发性和继发性肺癌（15.9%）（Abernethy等，2010）。这些患者不是低氧血症，但患有慢性呼吸困难。在日常生活中评估呼吸困难和生活质量，而不是与任何协议定义的劳作或休息相关的评估，在基线和第6天每天2次，显示出双臂改善，但氧疗和医疗空气之间没有显著差异。作者得出结论，氧疗对缓解非低氧性疾病患者的慢性呼吸困难没有额外的症状益处。空气流动对减少呼吸困难的影响可能解释对照组的影响。

(4) 慢性心力衰竭患者的姑息性氧疗：3项交叉研究比较了稳定的慢性心力衰竭成人在运动测试中呼吸困难的管理中使用氧气和医用空气的情况（Cranston等，2008）。2008年进行的一项系统回顾未能证明氧气相比较医疗空气具有一致的有益作用（Cranston等，2008）。1/3的慢性心力衰竭患者有睡眠呼吸障碍伴夜间间歇性低氧血症，因此，与睡眠呼吸障碍相关的夜间低氧血症的氧值值得进一步评估。

随后的一项试验报道显示，一组有症状的晚期心力衰竭患者（NYHA Ⅲ级和Ⅳ级）的随机对照研究比较了长期氧疗与常规护理（Clark等，2015）。由于对试验干预依从性差，试验在114个随机分组后提前结束；只有11%的参与者按照规定使用氧疗。健康相关生活质量（明尼苏达州心力衰竭生活问卷）的主要结果组间无差异，尽管3个月时平均每天呼吸困难NRS评分有一些改善，但这并没有持续到6个月的随访。一项定性子研究表明，尽管在患者信息试验表中有解释（Clark等，2015），但总的来说，参与者只了解氧气使用与劳累诱发的呼吸困难有关。然而，鉴于睡眠呼吸障碍的问题，进行了一项睡眠子研究（n=70），定性研究中的一些参与者表示他们感觉自己的睡眠质量得到了改善（Clark等，2015）。

(5) 总结：氧气。对于不符合长期氧疗标准的生命有限疾病患者，氧气不应作为呼吸困难的缓解处方。例外情况是COPD患者在日常活动中运动或用力时使用氧气。鉴于夜间供氧对心力衰竭和睡眠呼吸障碍患者可能有好处，进一步的试验将有助于回答这个问题。

（二）治疗呼吸困难的阿片类药物

在一个研究内源性阿片类药物对呼吸困难感知的体内模型中，一项对17名COPD患者进行跑步机运动的研究检测了内源性阿片类药物的释放水平，证明了阿片类药物在调节呼吸困难中的作用（Mahler等，2009）。从休息到运动结束，血液中的β-内啡肽水平增加了3倍。在随后的实验中，患者接受盲法纳洛酮或生理盐水静脉注射，使用纳洛酮（无内源性阿片）时，呼吸困难的峰值评分和呼吸困难作为耗氧量函数的回归斜率明显高于使用生理盐水（有内源性阿片）。

阿片类药物在缓解癌症、COPD和慢性心力衰竭患者呼吸困难方面的有效性已被研究。总的来说，在有安慰剂对照随机试验中所有病因的Meta分析中，与安慰剂相比，系统性阿片类药物在临床上使用对呼吸困难有重要的缓解作用（Ekström等，2018）。

1. *阿片类药物治疗癌症患者呼吸困难*　有6项关于癌症患者使用阿片类药物的随机对照试验（Ben-Aharon等，2008）。Mazocatto等（1999）和Bruera等（1993）报道了2项研究，比较了皮下注射吗啡和安慰剂，发现皮下注射吗啡可改善呼吸困难。Davis等（1996）和Grimbert等（2004）报道的另外2项比较雾化吗啡和安慰剂的研究显示，雾化吗啡和安慰剂之间没有显著差异。Bruera等（1993）的一项研究比较了皮下注射吗啡和雾化吗啡，报道两种方式之间没有显著差异。最后，Allard等（1999）研究了吗啡剂量调整对此前接受阿片类药物治疗的患者呼吸困难控制的影响，发现突破性吗啡剂量增加25%或50%对呼吸困难没有显著影响。因此，从基本原理出发，在临床实践中建议使用较低的剂量。

2. *阿片类药物治疗COPD患者呼吸困难*　一项对16项研究（15项交叉研究，1项平行研究）的系统综述和Meta分析显示，与安慰剂相比，阿片类药物对271名参与者的呼吸困难强度有更大的改善，其中95%的参与者有严重COPD（Ekström等，2015）。总体而言，SMD = −0.35（95%CI −0.53～−0.17）。偏倚风险被分级为低或不明确。正如预期的那样，与非稳态试验（SMD=−0.28, 95%CI −0.56～0.00）相比，稳定状态下阿片类药物的 SMD 更大（SMD=−0.42, 95%CI −0.66～−0.17），在 NRS 上的差异大于 1，这是一个具有临床意义的改善。这支持了一个提供稳定状态阿片类药物的剂量计划，而不是一个“按需”的管理。

没有严重不良事件的报道，特别是没有呼吸抑制、阿片类药物相关住院或死亡的报告。

关于 COPD 患者运动能力的研究结果是不同的，在 13 项测量运动能力的研究中，总体上没有证据表明对运动诱发的呼吸困难有好处，但这些试验是小型研究，持续时间、剂量、药物和结果测量方法各不相同。需要经过精心设计的Ⅲ期临床试验，并进行足够长的随访，以解决稳态低剂量阿片类药物是否能增加任何原因引起的呼吸困难患者的日常活动、运动能力和体能状态。

一项关于雾化吸入吗啡剂量的有趣研究显示，在 10 名 COPD 患者中，雾化吸入吗啡可延长呼吸困难的症状缓解时间（参考）。该假说认为，通过控制药物滴的大小，大部分药物沉积的气道水平可以影响吗啡改变呼吸困难感觉的方式。这项研究需要在更大的全身性血液水平的人群中进行确认，以确认其影响仅限于气道。

3. 阿片类药物治疗慢性心力衰竭患者呼吸困难 有 3 项随机对照试验，其中 2 项结果为阳性结果，另一项近期研究结果为阴性。第一个双盲随机研究是在 11 名慢性心力衰竭的男性患者中进行的，他们分别单剂量服用二氢可待因或安慰剂（Chua 等，1997）。与安慰剂相比，给药 1h 后二氢可待因对低氧和高碳酸血症的化学敏感性显著降低，同时运动时间显著延长，呼吸困难减轻。

另一项双盲交叉随机对照试验对 10 例慢性心力衰竭患者（NYHA Ⅲ/Ⅳ级）（Johnson 等，2002）进行口服吗啡 5mg，每天 4 次，连续 4 天，随后进行 2 天的洗脱期，然后交叉进行。在随访中，有 5 名患者的呼吸困难明显减轻，并使用吗啡 1 年。

据报道，对 39 例慢性心力衰竭患者（NYHA Ⅲ/Ⅳ级）进行了充分动力的大范围随机对照试验（Oxberry 等，2011）。口服吗啡、口服羟考酮和安慰剂各给予 4 天，然后进行 3 天洗脱和交叉试验。三种干预措施均使呼吸困难的严重程度较基线降低，两种积极干预措施与安慰剂之间没有统计学上的显著差异（Johnson 等，2019）。最近的一项修正的释放吗啡和安慰剂的试验未能完成样本量，但显示没有额外的不良反应，而且除了“平均”外，所有呼吸急促的测量在吗啡组显示了更大的下降。

4. 用于其他情况下呼吸困难的阿片类药物 Cochrane 综述报道称，使用小剂量雾化吗啡（2.5mg 和 5.0mg）缓解严重间质性肺病患者的呼吸困难，没有得到一项针对 6 名患者的随机对照试验的支持（Polosa 等，2002）。最近的一项随机对照试验报道了雾化吗啡对芥子气暴露闭塞性细支气管炎呼吸困难的有效性（Shohrati 等，2012）。一组病例报道了 2.5mg 二氢吗啡对 11 例晚期特发性肺纤维化老年患者的阿片类药物疗效，口服二氢吗啡的后续治疗在减少呼吸困难方面仍然有效，没有患者出现呼吸抑制的迹象（Allen 等，2005）。

在一项针对 6 名晚期肌萎缩侧索硬化症患者的单臂研究中，吗啡被证明能有效减轻呼吸困难（Clemens 和 Klaschik，2008a）。在吗啡给药 120min 后，呼吸频率和呼吸困难强度均显著下降，而没有明显的呼吸抑制。

最近的一项双盲交叉研究显示，每天 1 次的缓释吗啡用于慢性呼吸困难和肺动脉高压患者，没有迹象表明症状好转。事实上，本研究中所有的测量方法都支持安慰剂组，这首次表明一些呼吸困难的病因可能对常规的低剂量吗啡没有反应（参考）。

5. 用于突发或偶发性呼吸困难的阿片类药物 一项对 16 项安慰剂对照随机试验的综述显示，阿片类药物治疗一系列疾病患者劳力性呼吸困难的结果喜忧参半（Johnson 等，2014）。然而，这些试验是小规模的可行性研究，并不是为了显示有效性来设计，而且在人群、药物、剂量、持续时间和运动方案方面存在异质性。目前还没有足够有力的试验来解决这个问题。此外，考虑到大多数患者在休息 10min 内就能迅速恢复，“根据需要”立即给予喘息发作的阿片类制剂的相关性也受到了质疑（Reddy 等，2009；Maddocks 等，2012）。一篇关于芬太尼经黏膜药代动力学概况的综述显示，即使是到达最大血浆浓度的最短时间也要 15min（鼻内）（Moore 等，2012）。

6. 长期使用阿片类药物的呼吸困难、阿片类药物的安全性及阿片类药物的接受度 Currow 等（2011）通过一项Ⅱ期剂量增加和药物警戒研究报道了阿片类药物的剂量及其长期使用情况。83 例阿片类药物首次使用患者每天服用 10mg 缓释吗啡，改良医学研究委员会呼吸困难量表得分为 3 或 4 分，无反应者每周增加 10mg 吗啡剂量至每天最多 30mg。

呼吸困难的主要潜在原因是 COPD（54%）、癌症（29%）和间质性肺病（12%）。62% 的参与者的呼吸困难评分比基线降低了 10% 以上。每 1.6 人开始使用吗啡治疗慢性呼吸困难，就有一人有反应。在每 4.6 名开始研究的人中，就有 1 人因不良反应而停止用药，而这些不良反应随着停止用药而逆转。70% 的受试者每天服用吗啡 10mg，33% 的患者在 3 个月时仍保持受益。使用低剂量口服缓释吗啡后，超过 90% 的患者呼吸困难得到改善，剂量为 20mg/d。没有因缓释吗啡而出现呼吸抑制或住院的情况。作者结论是对大多数人来说，每天 1 次口服缓释吗啡 10mg 是安全有效的。

最近一项关于阿片类药物用于治疗因多种原因引起的呼吸困难时的呼吸影响的系统回顾和 Meta 分析没有发现显著或临床相关的不良反应的证据。来自 67 项研究的 63 篇论文被纳入，其中 16 项为随机对照试验，包括 1064 名参与者。Meta 分析显示，二氧化碳分压升高在统计学上有显著增加（0.27kPa, 95%CI 0.08～0.45kPa），但在临床上无显著变化。而氧张力和氧饱和度无显著变化（$P>0.05$）。“呼吸抑制”的定义不同（$PaCO_2$ 增加＞0.5kPa 或至＞6.0kPa，呼吸率降低＞10% 或至＜10 次 / 分，SaO_2 降低＞5% 或至＜90%）或未定义，但 1064 例患者中只有 4 例报告了这种情况。只有一个报道的病例（单一病例研究）在一名癌症患者因呼吸困难而雾化吗啡后需要临时呼吸支持，该患者已经服用 30mg/d 缓释吗啡和 10mg“按需”的即时释放吗啡来缓解疼痛。很难找到一个理论基础来支持呼吸抑制发作和雾化吗啡剂量之间的因果关系。

一组接受长期氧依赖治疗的人群（反映了他们 COPD 的严重程度，也反映了人们可能导致慢性呼吸困难的时间长度）经过 4 年的随访，发现吗啡等量每天剂量为 30mg 或更少时，入院率和死亡率均未增加（Ekström 等，2014）。加拿大一项基于 COPD 人群的研究显示，在阿片类药物处方 30 天内，呼吸不良事件的绝对数量略有增加，但无法归因于因果关系，也没有关于为什么开始使用阿片类药物、疾病轨迹上开始使用阿片类药物的整体点、研究中人们的呼吸功能的临床信息（Vozoris 等，2016）。

在慢性呼吸困难中，患者的抗拒被认为是专业人员不开处方的一个原因（Janssen 等，2015），并且阿片类药物的恐惧是众所周知的，尤其是在癌症患者中（Reid 等，2008）。然而，在临床实践中，患者因呼吸困难而服用吗啡的经验支持似乎很好（Rocker 等，2012；Janssen 等，2015）。家庭护理人员认为，阿片类药物有助于患者更“正常”地呼吸，能够有效缓解患者的焦虑和抑郁，以及护理人员自身的压力，而且不良反应不是一个关键问题（Rocker 等，2012）。照顾者在患者因呼吸困难而坚持使用吗啡的过程中所起的作用尚未被记录在案，但临床经验表明这是一个重要的积极影响。虽然所有患者和家庭护理人员都倾向于继续使用阿片类药物，但大多数医生不愿意为慢性呼吸困难开具阿片类药物（Rocker 等，2012）。另一项研究发现，一些患者的担忧似乎是由他们的临床医生引起的（Oxberry 等，2012）。最近对初级医生的一项调查表明，他们更愿意开处方（Smallwood 等，2017）。

7. 阿片类药物的临床使用 有明确的随机对照试验证据支持短期使用系统性阿片类药物可减轻晚期癌症和 COPD 患者的呼吸困难，而不会引起过度的呼吸抑制。研究的阿片类药物包括吗啡、二乙酰吗啡和二氢可待因。此外，长期使用吗啡的药物警戒数据也支持其安全性。除了已经提到的 2 项研究（Shohrati 等，2012；Janowiak 等，2017），目前支持使用雾化阿片类药物控制呼吸困难的证据有限。使用阿片类药物控制慢性心力衰竭患者呼吸困难的证据尚不确定，需要进一步研究。使用阿片类药物治疗其他生命有限疾病（如间质性肺疾病和运动神经元疾病）中的呼吸困难，以及可能用于严重肾功能不全的其他药物（如丁丙诺啡）均基于轶事报道。

目前，控制呼吸困难的阿片类药物的起始剂量还没有得到普遍认可。需要考虑的因素包括肾功能、肝功能、既往存在的 2 型呼吸衰竭的严重程度、患者的虚弱程度、体型大小和护理监测的有效性。对每天 10mg 缓释吗啡进行了最系统的研究，稳态疗法似乎是最有益和最安全的。有一项研究通过比较增加 25% 和 50% 的阿片类药物剂量来解决因呼吸困难而服用阿片类药物的人剂量调整的问题（Allard 等，1999）。考虑到两组之间没有区别，从基本原则出发，应该使用较低的剂量。考虑到大多数发作的快速恢复，发作性呼吸困难最好通过非药物方法解决，如用手持风扇、认知措施和呼吸技巧。速效阿片类药物（如经黏膜 / 鼻内芬太尼）的使用需要进一步的研究，考虑到目前的推荐，这些制剂仅适用于吗啡等效剂量为 40～60mg/d 的患者。大多数因呼吸困难而不是疼痛而服用阿片类药物的患者需要少于 30mg/d，这种方法可能只适用于一小部分人群。与患者和家属就阿片类药物的适应证和不良影响进行沟通，对于作出知情的选择和消除误解和担忧非常重要。

（三）有一定证据的药理学治疗

阿片类药物并非对所有慢性呼吸困难患者都有效或耐受，因此需要其他选择。然而，到目前为止，与阿片类药物相比，证据基础还不够完善（Barbetta 等，2017）。

1. *抗焦虑药* Cochrane 对 7 项研究的综述和对 6 项研究的 Meta 分析（Simon 等，2010）并未支持常规使用苯二氮䓬类药物缓解晚期癌症和 COPD 患者的呼吸困难。2016 年更新的一篇综述包括了另一个随机对照试验，但结论保持不变（Simon 等，2016）。在一项有 63 名患者参与的研究中，参与者被随机分配口服吗啡（起始剂量 3mg）或口服咪达唑仑（起始剂量 2mg），并根据近期急性发作呼吸困难的临床初期水平逐步滴定，同时调查原因。在随后 5 天的门诊期，咪达唑仑在控制基线和爆发性呼吸困难方面优于吗啡（Navigante 等，2010）。在另一项对伴有焦虑的呼吸困难的癌症患者进行的前瞻性非随机研究中，吗啡和劳拉西泮的组合被证明可以有效地降低呼吸频率和呼吸困难强度，而不会引起呼吸抑制（Clemens 等，2008b）。苯二氮䓬类药物对急性呼吸困难可能有作用，这种急性呼吸困难似乎是由焦虑和恐慌引起的，并与之相关。无论如何，焦虑状态的患者使用抗焦虑药可能会得到更好的控制。

2. *选择性 5-HT 再摄取抑制药* 尽管 2011 年 Cochrane 的一篇综述未显示对呼吸困难使用选择性 5-HT 再摄取抑制药有益处，但仍有一些有希望的小型早期研究支持该疗法（Usmani 等，2011）。一项对 COPD 和抑郁症患者的随机对照试验显示，与常规护理相比，采用包括抗抑郁药物在内的复杂个性化干预治疗的患者呼吸困难相关疾病减少，对肺康复和抗抑郁药物的依从性提高（Alexopoulos 等，2014）。对 COPD 和抑郁症患者的进一步随机对照试验显示，除常规护理外，接受氟西汀治疗的患者呼吸困难评分有所改善（Momtaz 等，2015）。

最近发表了一项大型Ⅲ期随机对照试验，将舍曲林与安慰剂用于因各种病因导致的慢性呼吸困难患者（Watts 等，2016）（Currow 等，2019）。这项充分有力的研究表明，与安慰剂相比，活性组没有任何益处，根据基线数据，也没有哪个亚组更有可能做出反应。在这项研究中，对焦虑和抑郁进行了随机分层，这并没有表明患有任何一种合并症的人更有可能做出反应。

米氮平与安慰剂对照的Ⅱ期临床试验即将发布（欧洲新药联合试验计划编号 2015-004064-11），Ⅲ期临床试验将于 2019 年开始。

3. *吸入性速尿* 吸入速尿缓解呼吸困难的作用有多种机制，包括增强肺感受器活性、抑制肺刺激性活动（阻断支气管收缩）和血管扩张（Newton 等，2008）。吸入速尿缓解呼吸困难的作用已在健康受试者及哮喘、COPD 和晚期癌症患者中进行了研究。Newton 等的一项系统综述包括 42 项研究，其中 39 项为随机对照试验（34 项研究针对哮喘，8 项研究针对健康受试者，4 项研究同时招募了健康受试者和哮喘患者，1 项研究针对 COPD）（Newton 等，2008）。对癌症患者进行的研究包括一个开放的临床试验和一系列病例。最近，又有 2 项随机对照试验被报道，1 项针对 COPD（Jensen 等，2008），1 项针对晚期癌症患者（Wilcock 等，2008）。总的来说，有 3 项随机对照试验与姑息治疗相关：2 项在 COPD 中进行，1 项在晚期癌症中进行。Ong 等（2004）和 Jensen 等（2008）进行的 2 项 COPD 研究表明，与安慰剂相比，吸入呋塞米在减少呼吸困难方面有效（Jensen 等，2008；Newton 等，2008）。一项研究显示支气管明显扩张，另一项研究显示运动耐力增加。对于晚期癌症患者，Wilcock 等的研究显示，15 名患者在减少呼吸困难或等距手臂运动试验中没有差异（Wilcock 等，2008）。吸入速尿可能会对呼吸道产生影响，并有助于缓解因呼吸道疾病而导致的呼吸困难，但对涉及多种机制的癌症患者的呼吸困难没有好处。

4. *氦氧混合气* 当空气中的氮被氦取代时，氦的密度很低，并且有可能减少呼吸功和改善肺泡通气量。一项系统综述表明，氦氧混合气可以有效地改善肺癌和 COPD 患者的运动限制，减少呼吸功，并减少呼吸困难（Laude 和 Ahmedzai,2007）。在一项Ⅱ期双盲、随机、交叉对照研究中，比较了氦氧 28（72%He/28%O_2）和富氧空气（72%N_2/28%O_2）对肺癌患者呼吸困难的影响，发现氦氧 28 在提高氧饱和度、运动能力和呼吸困难评分方面比富氧空气更有效（Ahmedzai 等，2004）。由于患者对辅助吸氧的反应存在个体差异，在只对辅助吸氧有反应的患者中，吸入氦氧混合气辅助吸氧可能会带来额外的好处。然而，其成本和可获得性将继续限制其在临床实践中的使用。

（四）证据不足的药物治疗

吩噻嗪类药物，如氯丙嗪、异丙嗪和左旋甲丙嗪已在小型研究中被报道可缓解 COPD 患者的呼吸困难，但结果不一致（Parshall 等，2012）。同样，也没有足够的证据支持使用吲哚美辛和吸入局部麻醉药来缓解呼吸困难（Parshall 等，2012）。

（五）无效的药物治疗

丁螺环酮是一种不抑制呼吸的氮杂吡酮抗焦虑药。在Ⅲ期安慰剂随机对照试验中，Ⅱ期试验的初步早期前景在因癌症而呼吸困难的患者中未得到证实（Peoples 等，2016）。这些发现是否应该推广到其他情况，或者在 COPD 或心力衰竭中重复这样的试验，这是一个有争议的问题。

姑息性无创呼吸 作为一种姑息性通气支持的形式，NIV 的作用正在扩大。在伴有 2 型呼吸衰竭、低氧性心源性肺水肿、免疫受损宿主低氧性呼吸衰竭和晚期神经肌肉疾病的急性 COPD 患者中，使用 NIV 改善生存的适应证已得到充分证实（Elliott, 2004）。姑息性 NIV（Azoulay 等，2011）已用于非插管（do-not-intubate，DNI）患者，用于呼吸困难缓解，以及暂时延长绝症患者的生命，以满足患者的短期目标。对 38 例接受 NIV 的 DNI 患者进行了为期 2 年的 5 年随访，11 例患者在住院期间存活，4 例（10.5%）患者在 5 年后仍然存活（Bulow 和 Thorsager，2009）。无创通气被广泛应用于有 DNI 指征的呼吸衰竭患者。在一项关于 DNI 患者使用 NIV 的调查中，75% 的医生和呼吸治疗师报告 DNI 患者使用了 NIV，其中 COPD 或心力衰竭患者比癌症患者更多（Sinuff 等，2008）。

在临床实践中，越来越多的严重呼吸系统损伤患者接受 NIV 治疗。4 项随机对照研究报道了 NIV 在 COPD 急性加重期缓解呼吸困难的应用（Smith 等，2012）。1 项研究结果为阴性，其他 3 项研究显示 NIV 缓解了呼吸困难，但只有 2 项研究报道了统计学意义上的缓解（Smith 等，2012）。在一项随机对照试验中，在减少晚期癌症患者呼吸困难和减少吗啡剂量方面，NIV 比氧气更有效（Nava 等，2013）。一项对 42 例 COPD 患者进行运动训练或使用 NIV 进行运动训练的随机对照研究显示，NIV 改善了运动耐力，但尽管两组患者的呼吸困难有所改善（Borg 评分），但两者之间没有差异（Vitacca 等，2018）。

推荐将 NIV 作为一种标准治疗方案提供给伴有呼吸功能不全的运动神经元疾病患者。在一项对英国神经学家进行的无创通气治疗运动神经元疾病实践的调查中，612 例患者在 12 个月内接受了无创通气治疗，其中 72.5% 的患者成功接受了 NIV（O'Neill 等，2012）。3/4 的受访神经科医生在患者临终前接受了姑息治疗。呼吸系统团队和姑息治疗团队之间的合作是至关重要的。NIV 是一种劳动密集型手术，需要熟练的呼吸护理，对患者及其家属来说可能是一种负担。在与患者及其家人的高级护理计划过程中，患者的关切、目标和整体生活质量可以以一种整体的方式解决。治疗的目标，以及 NIV 的好处和负担，应该不断地进行评估，特别是在生命即将结束时选择退出 NIV。

新型持续气道正压设备的最新发展可能提供更多的选择。到目前为止，它们已被用于在重度 COPD 患者过度动态气道塌陷和目标呼气流速受限的患者中维持中心气道通畅（D'Cruz 等，2018）。

第 59 章　咳嗽和其他肺部症状

Cough and other pulmonary symptoms

Doris Tse　Kin-Sang Chan　著
成文武　张　晶　译　　马　克　校

在安宁疗护患者中，呼吸困难以外的呼吸系统症状很常见，尤其是在肺癌患者和慢性肺病晚期患者中，如慢性阻塞性肺疾病、慢性支气管炎、支气管扩张和囊性纤维化（cystic fibrosis，CF）。

一、姑息治疗中的咳嗽

（一）咳嗽的患病率及其影响因素

在不同阶段的癌症患者中有 35.1%～42.9% 出现咳嗽（Molassiotis 等，2010），在晚期肺癌患者中有 70.3% 出现咳嗽，咳嗽被列为呼吸困难、咳嗽、胸闷和呼吸急促中第二严重的呼吸道症状（Lou 等，2017）。据报道，70% 的 COPD 患者出现咳嗽，而且咳嗽强度往往很大（Chung，2017）。

慢性咳嗽会导致身体和心理上的疾病，包括胸壁疼痛、肋骨骨折、大小便失禁、疲惫、睡眠障碍、社交尴尬和生活质量下降。COPD 的慢性咳嗽和黏液高分泌与疾病进展和肺功能加速下降有关(Yan 等，2017)。

咳嗽、黏液分泌和纤毛清除是通过清除吸入的物质、累积的呼吸道分泌物和痰来保护呼吸道的先天机制。咳嗽反射的有效性需要呼吸肌的协调运动，声门的打开和关闭，以及呼吸道的动态压缩。咳嗽反射的保护功能可被各种情况破坏（表 59-1）。

表 59-1　癌症患者无效咳嗽的原因

肌肉因素	全身虚弱	贫血，虚弱，意识水平受损
	呼吸肌无力	恶病质综合征，类固醇性肌病
	神经系统问题	脑肿瘤，脊髓压迫
	呼吸肌的无效使用	腹肌无力，明显腹水，肝大
呼吸道因素	声带问题	瘫痪，头颈部癌症
	不可压缩的呼吸道	肿瘤，支架置入术
黏膜纤毛的清除	由于黏度和黏附性增加或纤毛运动障碍，或者两者兼有	脱水黏液，吸烟，哮喘，慢性阻塞性气道疾病，慢性支气管炎，支气管扩张，囊性纤维化

引自 Chan，K.et al.(2016). ‘Dyspnoea and other respiratory symptoms in palliative care’ in Cherny，N.I.et al.(Eds.) Oxford Textbook of Palliative Medicine，Fifth Edition.Oxford，UK：Oxford University Press.

（二）咳嗽的调节

咳嗽反射受迷走神经感觉神经纤维、无髓 C 纤维和有髓 A-δ 纤维的调节。C 纤维是化学敏感的，由热、冷、辣椒素、缓激肽、质子（酸性 pH）和炎症介质触发，而有髓 A-δ 纤维对机械敏感。越来越多的证据表明，感觉神经末梢上表达的离子通道（transient receptor potential，TRP），包括 TRPV1（香草样物质）、TRPV4、TRPA1（锚蛋白）、TRPM8（美司他丁）和嘌呤能通道（P2X2/3）在咳嗽产生和咳嗽过敏中的增敏作用。TRP 通道不仅成为抑制咳嗽的新靶点，而且在慢性肺部疾病的病理生理学中也成为新的靶点（Bonvini 和 Belvisi，2017；Chung，2017）。

（三）咳嗽的原因

普通人群咳嗽的最常见原因可能在安宁疗护患者中共存，包括哮喘、胃食管反流病和以鼻后滴漏、鼻炎和鼻部疾病为特征的上呼吸道咳嗽综合征。在没有明显原因的患者中发现的咳嗽过敏综合征是由神经炎症机制介导的（Chung,2017）。

在晚期癌症患者中，咳嗽可能是由于肿瘤直接累及纵隔的结构和器官引起（表 59-2）。呼吸道－消化系统瘘可发生在食管癌和肺癌中，或者作为癌症治疗的并发症。食管－气管瘘是最常见的类型（52%～57%），其次是食管－支气管瘘（37%～40%）（Carter 和 Erasmus，2015）。放疗和化疗均可引起早期或晚期肺损伤，具体取决于剂量、既往存在的肺部疾病及同时使用类固醇（Abid 等，2001）。头部和

表 59-2　安宁疗护中咳嗽的原因

恶性肿瘤相关	非恶性原因
• 主要呼吸道或支气管内病变 • 肺实质浸润 • 胸腔积液、间皮瘤 • 心包积液 • 纵隔受累 • 淋巴管炎 • 吸入性肺炎和化学性肺炎 • 恶性呼吸道 - 消化系统瘘 • 放化疗所致纤维化和肺部毒性 • 支气管炎 • 微栓塞症	• 上呼吸道咳嗽综合征 • 哮喘 • 胃 - 食管反流 • 感染后 • 血管紧张素转换酶抑制物 • 慢性阻塞性呼吸道疾病 • 慢性支气管炎 • 支气管扩张症 • 囊性纤维化 • 非喘息性嗜酸性支气管炎 • 慢性间质性肺病 • 心力衰竭

经许可转载，改编自 Chan，K.et al.(2016). 'Dyspnoea and other respiratory symptoms in palliative care' in Cherny，N.I.et al.(Eds.) Oxford Textbook of Palliative Medicine，Fifth Edition.Oxford，UK：Oxford University Press.

颈部癌症患者的意识水平低下、咳嗽反射受损和吞咽障碍使患者容易吸入，导致吸入性肺炎、化学性肺炎和其他肺损伤（Waybright 等，2013）。

（四）咳嗽的临床探讨

根据病史，应明确咳嗽的特征，包括咳痰、吸烟、刺激物、药物、进食、姿势等诱发因素，以及与一天中时间的关系。

肺活量测定法和吞水试验是用于评估 COPD 和疑似误吸的床边试验。通过水吞咽试验，当患者能够耐受连续大容量的啜饮而没有气道和声音变化时，基本可以排除误吸（Brodsky 等，2016）。

肺炎、胸腔积液、肺肿瘤和心脏肿大的胸部 X 线表现可能更具特异性。对于肺炎，浸润性病变发生在肺的依附区域。例如，对于半卧位患者，常在肺上叶后段和下叶上段（Waybright 等，2013）。然而，胸部 X 线对于放射或化疗引起的损伤可能是非特异性的，或者仅限于确定无明显气管移位的呼吸道阻塞。胸部 X 线正常或呼吸道阻塞的病例可进行胸部 CT 或支气管镜检查。

有多种工具可用于评估咳嗽的严重性、频率和影响，但没有一个是金标准。咳嗽严重程度可以通过视觉模拟标尺或数字分级标尺、咳嗽严重程度评分和咳嗽严重程度日记进行主观测量。然而，缺乏关于它们的有效性和临床上最小的重要差异的数据（Spinou 和 Birring，2014）。咳嗽监测仪可以是对发生情况的客观测量，但不能用于评估严重程度（Boulet 等，2015）。据报道，Leicester 自动咳嗽监测仪在咳嗽检测中具有良好的敏感性和特异性。咳嗽特有的生活质量问卷和 Leicester 咳嗽问卷对于评估慢性咳嗽的影响都是有效和可靠的（Boulet 等，2015）。这些客观工具在安宁疗护中的应用可能因其对患者的负担而受到限制。

（五）姑息治疗中咳嗽的管理

姑息治疗中咳嗽和肺癌的药物治疗方法是基于专家共识和新出现的证据而制订的（Wee 等，2012；Molassiotis 等，2017）。咳嗽刺激物和血管紧张素转换酶抑制药应该被移除或停用。如果可以识别和可行，则应治疗潜在原因。应促进肺炎、COPD、慢性支气管炎、支气管扩张症、哮喘和 CF 患者气道清除，咳嗽无力但感到痛苦时则使用镇咳药。

（六）潜在原因的治疗

在适当的情况下，应考虑肿瘤靶向治疗。如果由于局部的支气管腔内病变，传统的癌症治疗方法不适用于咳嗽，可以考虑支气管腔内放射治疗（Molassiotis 等，2017）。

在适当的情况下，应考虑对最常见的咳嗽原因，即哮喘、胃食管反流病和上呼吸道咳嗽综合征，分别进行支气管扩张药、质子泵抑制药和第一代抗组胺药或减充血剂进行经验性治疗（Wee 等，2012）。类固醇可用于治疗失控哮喘、嗜酸性支气管炎、慢性间质性肺病和淋巴管炎癌病。

抗生素的使用可能是经验性的，稍后由药敏试验指导，并适用于肺炎导致的 COPD 加重。吸入性肺炎的细菌学已经随着越来越多的反对厌氧覆盖必要性的证据而演变。较新的研究报道持续涉及革兰阳性（肺炎链球菌、金黄色葡萄球菌）和革兰阴性菌（肺炎克雷伯菌、流感嗜血杆菌、大肠埃希菌）。皮质类固醇在化学性肺炎中无效，可能与革兰阴性肺炎的发展有关（Waybright 等，2013）。对于恶性食管 - 呼吸道瘘，可在特定病例中使用自膨式涂层支架。

（七）咳嗽的对症治疗

根据现有的最佳证据，已经提出了分别在姑息治疗和肺癌中控制咳嗽的循序渐进的方法，这两种方法都是从单纯咳嗽或咳嗽止咳的初步试验开始（Wee 等，2012；Molassiotis 等，2017）。如果对单纯咳嗽没有反应，建议改用中枢作用的阿片类镇咳药或在改用色甘酸钠后再进行试验（Wee 等，2012）。其次，如果咳嗽是阿片类药物耐药的话，则用外周镇咳药。如果仍然无效，可以考虑局部麻醉药。如果所有这些都失败了，可以考虑加巴喷丁（Molassiotis 等，2017）。

镇咳药可以是中枢作用的，也可以是外周作用的。中枢性镇咳药包括作用于 μ 阿片受体的阿片衍生物、右美沙芬，以及咳嗽反射的神经调节药，包括阿米替林、加巴喷丁和普瑞巴林。可待因和右美沙芬都是非处方药咳嗽糖浆的常见成分。可待因以前被认为是控制咳嗽的金标准药物，但几乎没有支持的证据，而且可能会产生嗜睡、恶心和便秘的不良反应。右美沙芬是一种非阿片类镇咳药，作用于 NMDA 受体，可能是患者的首选药物（Wee 等，2012）。它通过细胞色素 P450 亚型 CYP2D6 在肝脏中代谢，因此应注意潜在的药物相互作用。

包括色甘酸钠、左羟丙哌嗪和局部麻醉药在内的外周作用镇咳药作用于感觉神经传入（Chung，2017；Ryan 等，2018）。

大多数关于镇咳药的随机、双盲、安慰剂对照研究涉及没有明显肺部疾病的慢性稳定咳嗽患者或非癌症患者（Ryan 等，2018）。在这些随机对照试验中被证明比安慰剂更有效的药物包括每天 2 次 5mg 硫酸吗啡（*n*=27）（Morice 等，2007），维持 4 周；加巴喷丁每天最大剂量 1800mg，连续 10 周（*n*=62 名患者）（Ryan 等，2012）；普瑞加巴林 300mg 和语言疗法，维持 14 周（*n*=40）（Vertigan 等，2016）；红霉素 250mg，连续 12 周（*n*=30）（Yousaf 等，2010）；阿奇霉素 500mg/d，连续 3 天，然后 250mg，每天 3 次，连续 8 周（*n*=44）（Hodgson 等，2016）。

关于晚期癌症患者使用镇咳药的证据较少。在一项对 20 名肺癌患者进行的随机对照试验中，色甘酸钠被证明是安全的，比安慰剂更有效地降低咳嗽严重程度。氢可酮，每天 2 次，每次 5mg，每天最多滴定 60mg，在 20 名晚期癌症患者中，有 19 名患者至少有 50% 的改善。在一项对 140 名肺癌患者进行的更大规模的非对照研究中，左羟丙哌嗪每天 3 次服用 75mg，与双氢可待因每天 3 次服用 10mg 相当，但嗜睡较少。据报道，局部麻醉药苯甲酸盐 100mg，每天 2 次，与雾化利多卡因，在癌症病例研究中很有用（Wee 等，2012；Molassiotis 等，2017；Ryan 等，2018）。

针对离子通道的新型药物试验在涉及慢性咳嗽和慢性肺部疾病患者的 RCT 中显示了良好的结果，包括 P2X3 拮抗药（AF-219）和吸入型 PA101（一种新型色甘酸钠制剂）（Chung，2017；Ryan 等，2018）。

关于咳嗽的非药物治疗的研究，如患者教育、呼吸锻炼和咨询，应谨慎解读，因为缺乏有效的工具（Chamberlain 等，2014）。言语疗法单独或与普瑞巴林联合治疗已被证明是有用的。

二、呼吸道分泌物

由于过度分泌和黏液纤毛清除不良而导致的分泌物堆积可导致气流阻塞、感染、咳嗽和呼吸困难。黏液分泌包括通过 EGF 和刺激胆碱能神经对炎症或氧化应激做出反应。黏液黏弹性、表面张力和黏附性的改变、纤毛运动受损在吸烟者、脱水、COPD、慢性肺病和其他慢性肺部疾病中很常见。

在可能的情况下，可以通过治疗基础疾病、减少接触刺激物、使用黏液活性物质和非药物的呼吸道清除技术来管理呼吸道高分泌，所有这些都旨在减少呼吸道阻塞。

（一）黏液活性物质

黏液活性物质通过改变黏蛋白和痰的数量和性质来改善它们的排痰。黏液活性物质可分为黏液溶解剂、祛痰药、黏液动力和黏液调节剂，但许多都有重叠的作用（表 59-3）（Rubin，2014；Tarant 等，2017）。这些药物在个别患者身上的有效性可能很难评估。患者感觉到的改善可能与肺活量、肺功能和痰容量的变化无关。

（二）黏液溶解剂

Dornaseα（α- 链球 DNA 药酶）对痰中的 DNA 聚合物具有特异性，仅对慢性支气管炎有效，但对支气管扩张有害（Tarrant 等，2017）。N- 乙酰半胱氨酸和厄多司坦是治疗 COPD 的常用药物，两者都具有抗炎和抗氧化的特性。Cochrane 回顾在 2015 年的一项审查得出结论，在慢性支气管炎或 COPD 中使用黏液溶解药物可能会适度减少急性加重和改善总体生活质量（Poole 等，2015）。最近的一项系统评价不支持在 COPD 中使用 N- 乙酰半胱氨酸来缓解症状，因为报道的症状缓解和肺活量测定的效果不一致（Tarrant 等，2017）。然而，抗氧化和抗炎在预防 COPD 急性加重中的重要性已经被认识到。N- 乙酰半胱氨酸和厄多司坦都得到了专家的一致推荐（Yan 等，2017）。最近的 RESTORE 研究表明，与安

表59-3 黏膜活性物质和作用

分组	化合物	作用
黏液溶解剂	N-乙酰半胱氨酸	• 降解黏蛋白聚合物 • 抗炎 • 抗氧化剂
	多糖酶α	DNA聚合物中DNA-肌动蛋白键的特异性
祛痰药	高渗盐水	刺激水和黏液分泌
	甘露醇	
黏液动力学	氨溴索	刺激表面活性物质的产生
	溴己新	提高纤毛清洁度
黏液调节剂	羧甲司坦	调节黏液分泌
	厄多司坦	• 抗炎药 • 抗氧化剂
	抗胆碱能类	减少胆碱能介导的分泌物
	EGF受体抑制药	减少分泌性肺腺癌分泌
	大环内酯物抗生素	减少炎症引起的分泌物

经许可转载，改编自Chan，K.et al.(2016).‘Dyspnoea and other respiratory symptoms in palliative care’ in Cherny，N.I.et al.(Eds.) Oxford Textbook of Palliative Medicine，Fifth Edition.Oxford，UK：Oxford University Press.

引自Morice，A.H.et al.(2007).Opiate therapy in chronic cough.Am J Respir Crit Care Med.175(4):312-5.DOI：10.1164/rccm.200607-892OC.

慰剂相比，厄多司坦降低了COPD恶化的比率和持续时间（Dal Negro等，2017）。

（三）祛痰药

吸入高渗盐水（7%）和以干粉雾化形式的甘露醇用于治疗慢性支气管炎和非慢性支气管扩张症。由于咳嗽和支气管痉挛，高渗盐水在某些患者中的使用可能受到限制（Rubin，2014；Tarrant等，2017）。

（四）黏液动力学

氨溴索刺激表面活性物质的产生，还具有抗氧化和抗炎特性，已被用于COPD、慢性支气管炎和喉咙痛。溴己新改善纤毛清洁，还可能对痰的质量和数量及抗生素渗透产生影响（Rubin，2014）。

（五）黏液调节剂

碳半胱氨酸对COPD患者有效且安全（Yan等，2017）。抗胆碱能药物是支气管扩张药，可减少毒蕈碱驱动的过度分泌。据报道，局部氧化托溴铵对慢性支气管炎有用。有报道称红霉素和克拉霉素对支气管绒毛膜有用，而低剂量长期使用阿奇霉素现在是慢性支气管炎的标准治疗方法（Rubin,2014）。

（六）非药物性呼吸道清除技术

辅助或非辅助的呼吸道清除技术通过控制肺容量、肺压力和气流，将痰从呼吸道中截断。手动辅助呼吸道清除技术包括手动辅助咳嗽、体位引流、敲击、振动和抖动胸壁，适用于咳嗽无效的虚弱患者。无辅助的呼吸道清除技术，包括用力呼气技术和呼气、呼吸技术的活动周期、自体引流和使用产生高频胸壁振荡（振荡呼气正压）的设备。尽管普遍应用了呼吸道清除技术，但缺乏证明其有效性的证据。COPD的2项随机对照试验中，一个比较呼吸技巧的活动周期，并在呼吸技巧的活动周期中添加敲击和振动，另一个比较呼气正压与无呼气正压，结果无差异（Osadnik等，2013）。

（七）支气管炎

支气管炎的定义是每天产生超过100ml的水样痰，远远高于25ml的平均水平。支气管肺泡癌、肺转移癌、慢性支气管炎、哮喘和支气管扩张症可能会造成严重支气管炎症（Remi等，2016）。

关于支气管炎治疗的研究仅限于病例报道或病例系列。吲哚美辛75～150mg/d雾化吸入有效，但起效较慢，起效时间为5天，1个月达高峰。据报道，红霉素600mg/d在10周内有效。类固醇的使用形式有注射（甲泼尼龙100mg/d）、口服（泼尼松龙60mg/d），以及作为吸入剂单独使用或与克拉霉素联合使用。奥曲肽是一种生长抑素类似物，每天的剂量在300～500mg，或者与化疗联合使用。酪氨酸激酶抑制药吉非替尼和埃洛替尼已被用于治疗与分泌性肺癌相关的支气管炎（Remi等，2016）。

三、恶性胸腔积液

恶性胸腔积液（malignant pleural effusion，MPE）患者可能出现呼吸困难和咳嗽，这可能在仰卧位时发生。

MPE的治疗选择取决于几个关键因素：患者的症状和表现状态、原发肿瘤的类型及其对系统治疗的反应，以及胸腔积液排空后肺重新扩张的程度（Roberts等，2010）。MPE的预测预后可以通过Lent

评分来评估，该评分由四个参数组成：乳酸脱氢酶、ECOG 的表现评分、中性粒细胞 / 淋巴细胞比率和肿瘤类型（Clive 等，2014）。

影像引导下小于 1.5L 的胸膜吸引术应该是首次出现在 MPE 的治疗方法（Roberts 等，2010）。由于呼吸困难的原因可能是多方面的，吸引的有效性应该被记录下来。应注意肺压迫的特征，如吸引时的负压。在大多数患者中，排出少量胸腔积液不太可能对症状有好处。

对于预期寿命小于 1 个月的患者，应选择反复胸膜吸引治疗（Roberts 等，2010）。对于估计存活 1 个月以上并且有记录的可扩张肺的患者，推荐使用小口径肋间导管（10～14F），然后使用分级滑石粉进行化学胸膜固定术（Roberts 等，2010），或使用留置 / 隧腔式胸膜导管（Ford 等，2013）。

对三个随机对照试验的 Meta 分析显示，隧腔式胸膜导管和化学胸膜固定术都是治疗复发性 MPE 的有效方法，成功率相似，隧腔式胸膜导管的并发症发生率较高，但不明显（Kheir 等，2016）。大量的随机对照试验显示，与胸腔置管和滑石粉胸膜固定术相比，留置胸膜导管的患者住院时间更短（Thomas 等，2017）。选择取决于技能的可获得性和当地的成本效益分析。对于有症状的复发性 MPE 伴肺不张，建议使用隧腔式胸膜导管来缓解症状（Ford 等，2013）。

滑石灌注只能在使用医用胸腔镜或视频辅助胸腔镜手术的患者中进行。3 项随机对照试验未能显示电视胸腔镜手术滑石粉灌洗术优于床边滑石粉胸膜固定术的益处，但 2016 年 Cochrane 关于胸腔积液管理的综述报道，滑石粉灌洗术是 MPE 中比其他药物更有效的胸膜固定方法（Clive 等，2016）。

四、咯血

咯血对患者及其家人来说是令人担忧的。咯血的程度从轻微到大量都有，可能会导致窒息。评估咯血的严重程度对于合适的治疗至关重要，其中包括：①咯血量；②患者的合并症；③咯血的机制和原因；④所需的呼吸和血流动力学影响及干预措施（Fartoukh 等，2016）。在定义“大咯血”、“较多咯血”或“严重咯血”时，没有统一的出血量，范围在 100～1000ml/24h（Ittrich 等，2017）。由于在 150～200ml 的解剖无效腔中收集的血液可能会阻碍气体交换（Ittrich 等，2017），因此可以将大量的更具功能性的定义为足以导致危及生命的情况。

（一）咯血的原因

大约 90% 的咯血起源于支气管动脉，5% 起源于肺动脉，5% 起源于非支气管系统动脉（Ittrich 等，2017）。慢性炎症和肺部感染导致新生血管形成，形成脆弱和弯曲的支气管动脉，并增加支气管 – 肺吻合。当这些支气管动脉破裂进入呼吸道时，就会发生呼吸道出血，并表现为咯血（Ittrich 等，2017）。

表 59-4 列出了安宁疗护中咯血的原因。在癌症中，肺癌是导致咯血的主要原因。在非癌症方面，结核病、晚期支气管扩张和感染是主要原因（Fartoukh 等，2016）。在 HIV 患者中，胸部感染是咯血的主要原因（Nelson 等，1996），与 AIDS 相关的 Kaposi 肉瘤也可能导致肺部出血。

（二）临床路径

根据咯血的严重程度和患者的生命体征，在进行详细评估之前，可能需要患者的初步稳定。措施包括呼吸道清除、液体救治、低氧血症时吸氧，以及在侧卧位朝向出血部位。

询问病史有助于确认和分清咯血的原因。出血部位和来源的定位可以确定止血的最佳治疗方法。

表 59-4　安宁疗护环境中咯血的原因

恶　性	• 肺癌 • 支气管瘤、类癌、乳腺癌、结肠癌和肾癌的支气管腔内转移 • 气管肿瘤 • 血液系统恶性肿瘤
副肿瘤	• 血小板减少 • 血小板功能障碍 • 弥散性血管内凝血 • 肺栓塞 • 贝伐珠单抗治疗
非恶性	• 支气管扩张、囊性纤维化 • 肺结核（活动性和后遗症） • 肺脓肿 • 真菌瘤 • 肺炎、钩端螺旋体病 • 肺血管疾病、肺动脉高压、动静脉畸形 • 心血管原因、心力衰竭、主支气管瘘 • 弥漫性肺泡出血 • 药物：抗血小板药物，包括华法林在内的抗凝血药、低分子量肝素和直接口服抗凝血药

引自 Chan K.et al.(2016). ‘Dyspnoea and other respiratory symptoms in palliative care’ in Cherny N.I.et al.(Eds.) Oxford Textbook of Palliative Medicine，Fifth Edition.Oxford，UK：Oxford University Press.

在 50%～80% 的患者中，体格检查和胸部 X 线检查可以对咯血部位进行定侧或定位（Fartoukh 等，2016）。初步的血液检查包括全血细胞计数、肾功能和肝功能检查、凝血试验（凝血酶原时间和活化的部分凝血酶活性时间）。

整体治疗计划的制订取决于出血的严重程度、呼吸道保护的紧迫性、患者的长期预后、治疗目标、获得专业知识的机会、患者或家属的偏好。进一步的工作旨在确定血管系统和确定出血来源，为患者进行更具侵涉性的干预做好准备，其决策值得安宁疗护患者仔细考虑。多层螺旋 CT 血管成像是定位咯血血管来源的首选无创性检查方法（Farturkh 等，2016；Ittrich 等，2017）。如果出现大咯血或多层螺旋 CT 血管成像未能显示出血部位，支气管镜检查可能有助于定位和实施特定的支气管腔内治疗。

在可能的情况下，治疗应针对咯血的根本原因，如肿瘤治疗、抗菌治疗和潜在的凝血功能障碍。

（三）咯血的特殊治疗

1. *药物治疗*　氨甲环酸是一种抗纤溶药，在各种临床条件下广泛用于止血。3 项随机对照试验对氨甲环酸用于咯血进行了评估。一项对早期 2 项随机对照试验的系统回顾得出结论，汇总结果表明，与安慰剂相比，氨甲环酸显著缩短了出血时间，但在治疗 7 天后对出血缓解没有影响（Prutsky 等，2016）。最近的第 3 项随机对照研究对亚大量咯血患者静脉输注氨甲环酸与安慰剂进行了比较，结果显示，在咯血量和住院时间方面，氨甲环酸对亚大量咯血患者有利，但没有达到统计学意义（Bellam 等，2016）。虽然还不能强烈推荐在咯血中标准使用氨甲环酸，但目前最佳的证据表明，氨甲环酸可以减少咯血中的出血量和出血时间，血栓栓塞事件的风险较低。雾化氨甲环酸已用于癌症相关咯血，但没有 RCT 检验其疗效（Segrelles 等，2016）。

据报道，全身血管收缩药在小型研究中是有用的，包括雾化后叶加压素。然而，在与严重钩端螺旋体病相关的肺部受累患者中，比较去氨加压素、地塞米松和对照组的开放 RCT 报道的死亡率没有显著差异（Niwattayakul 等，2010）。据报道，重组因子Ⅶa 可用于治疗慢性支气管炎患者的大咯血（Lau 等，2009）。

2. *侵涉性介入治疗大咯血*　大量咯血无特征性治疗，预后差。如果考虑进行侵涉性干预，则应讨论利弊。

支气管动脉栓塞术是一种微创治疗，是不适合手术的患者快速控制出血的首选方法。在一项对癌症患者占研究人群 5% 的系统回顾中，支气管动脉栓塞术（24h 内止血）的即时成功率为 70%～90%，尽管复发也很常见，特别是在肺癌、结核病、支气管扩张和曲菌球中（Panda 等，2017）。其主要并发症可忽略不计，中位数为 0.1%（0%～6.6%）。据报道，支气管动脉栓塞术在一小部分癌症患者中是有效和安全的，1 个月和 6 个月的累积咯血控制率分别为 0.90 和 0.65（Garcia-Olivé 等，2014）。

当其他措施无效时，支气管镜和内镜治疗咯血仍然是安宁疗护患者最后考虑的治疗方法。内镜下使用冷盐水、肾上腺素、氨甲环酸、特利加压素、纤维蛋白原 – 凝血酶、氧化纤维素和氰基丙烯酸正丁酯胶已被作为轶事报道（Gagnon 等，2017）。气管和近端支气管处可见的支气管内肿瘤可用激光光凝法或氩等离子凝固法治疗（Gagnon 等，2017）。

3. *致命性咯血的处理*　晚期癌症患者大量咯血的死亡率很高。大咯血倾向需要在发生前与患者及其家属进行讨论时保持敏感性，以便做好心理准备。如果患者即将死亡，我们的目标是通过适当的镇静和抑制咳嗽给患者提供最大程度的安慰。在这种紧急情况下，咪达唑仑和吗啡应静脉注射，而地西泮可直肠注射。用黑色的毛巾盖住患者，用黑色的盆收集血液有助于减少视觉冲击。在病区设置“急救箱”，配备必要的药品和毛巾，便于及时应对突发事件。这将对目睹事件的工作人员和家属产生重大影响，因此需要后续的支持。

第十篇　皮肤、口腔症状和疾病

Skin and oral symptoms and disorders

第 60 章　姑息医学中的皮肤问题 / 498
第 61 章　伤口与造口的姑息护理 / 505
第 62 章　淋巴水肿及晚期疾病所致的水肿 / 527
第 63 章　口腔护理 / 534

第 60 章　姑息医学中的皮肤问题

Skin problems in palliative care

Sebastian Probst　Georgina Gethin　著
王　剑　译　　成　远　胡建军　校

接受姑息治疗的晚期疾病患者中普遍存在皮肤问题，包括皮肤破裂、伤口及相关症状，良好的皮肤护理可以增加患者舒适程度和维护患者尊严，提高患者和家庭的生活质量。姑息性伤口护理是对皮肤的屏障功能受损的患者的护理，以及对晚期和难治性疾病和病症造成的皮肤伤口的处理。

一、姑息性伤口护理实践范畴

姑息性伤口护理认为创口对患者本人、家人和朋友、临床医生造成生理、心理和社会影响。以患者和家庭为目标，结合下述三部分的伤口护理内容，可以减轻伤口产生的不良影响。

- 伤口原因的缓解。
- 伤口症状的处理。
- 伤口和伤口周围皮肤的护理。

本章将结合皮肤护理、压疮和恶性蕈样伤口，阐述上述各部分的护理。

二、姑息患者的伤口护理

我们所说的姑息性伤口护理，实质上可以视为患者护理的组成部分，是治疗性伤口护理的补充。在我们看来，治愈性和姑息性伤口护理的区别不是使用不同的临床干预措施，而是目标和结果设定的不同。姑息性伤口护理的目标包括管理气味、渗出液、出血、疼痛和维持敷料系统的完整，这些是伤口愈合目的中的重要组成（Dealey，2005）。已有证据说明了Ⅱ级及以上压疮、皮肤撕裂、糖尿病和静脉溃疡的痊愈能力；但深部压疮、动脉伤口和恶性伤口还没有充分的证据报道（Maida 等，2012）。

三、患者与伤口共存的生活经历

患者认为生活在一个不可信任的身体或一个不断变化的身体中，他们有一种无法承受的脆弱感（Piggin 和 Jones，2009）。他们在伤口发生时因难以启齿和自责等很多因素，忌讳求医耽误了时机，导致他们的伤口情况变得无法控制（Lund-Nielsen 等，2011）。

无法控制的伤口对患者和家庭来说是痛苦和负担（Probst 等，2012），并且与较差生活质量相关（Lo 等，2012）。无法控制的伤口渗出物和气味导致自信心的丧失和社会孤立。对于一些人来说，甚至不愿告诉家人伤口的情况（Probst 等，2012，2013a，2013b）。研究人员使用“没有界限的身体”的概念来描述患有无法控制伤口患者，身体边界完整性遭受的侵蚀和精神丧失（Lawton，2000；Probst 等，2013a）。

Lawton（2000）观察到，通过局部伤口管理和大小便控制的干预，可以恢复身体的完整边界，个体可以重新获得控制感和幸福感。Probst 等（2012，2013）的研究包括了作为照护者的家庭成员，结果表明目前可用的医疗产品无法有效控制晚期恶性伤口，同时缺乏关于伤口护理的共识和专业建议指导。

大疱性表皮松解症（epidermolysis bullosa，EB），是需要姑息治疗的一个例子。Grocott 等（2013）描述了该疾病患者及其照顾者在皮肤和伤口护理过程所承受的负担。蕈样伤口和 EB 之间类似的问题是它们的大小和形状多样，标准尺寸和形状的敷料用在这两类患者的护理时，需要根据不同大小和形状的伤口进行拼裁剪拼接，导致了伤口敷料包扎不完整和不牢固。

一项全球范围关于伤口臭味管理的调查研究表明，相当多的干预措施是无效的（Gethin 等，2014）。相关原因可能是伤口的大小和范围、臭味问题及市面上缺少控制臭味的特效产品等。临床上医生们经常使用一些自制、经验性的材料来控制臭味，例如，将甲硝唑片剂碾碎成水凝胶填充大的坏死腔，或者使用剃须泡沫和猫砂来吸收和掩盖气味。这些都是不得已而为之的措施，也是绝望的表现。

四、临床评估、决策和评价

现有循证支持缺乏的情况下，姑息性伤口护理的临床评估、常规记录和评价显得尤为重要。关于姑息性伤口的评估，常用的有五个评估量表。

1. 多伦多伤口症状评估系统（Maida 等，2009）。

2. Schulz 恶性蕈样伤口评估工具（Schulz 等，2009）。

3. 伤口症状自我评估表（WOSSAC）（Naylor，2002）。

4. TELER 系统（Grocott 等，2011）。

5. Hopkins 伤口评估工具（Haisfield-Wolfe 和 Baxendale-Cox，1999）。

这些量表都涉及了五个“核心”症状：气味、疼痛、渗出、瘙痒和出血。其中 WOSSAC 和 TELER 评估额外包括了心理、社会及伤口对日常生活的影响。这些量表在评估项目的数量、测量的方式及应用模式上有些差异。

五、皮肤屏障功能受损的患者：良好的皮肤护理

晚期疾病中的皮肤问题在很大程度可以归因于慢性病和衰老、患者的身体状况、多病共存情况及医源性影响（如全身糖皮质激素的使用）（Maida 等，2012）。考虑到上述因素，接受姑息治疗的患者更容易发生皮肤问题。对这些因素的全面理解，对减轻皮肤问题造成的影响很有帮助。护理显然无法避免和根本上解决晚期疾病的所有问题，如运动障碍和厌食。但专门的干预措施，可以降低和减少压疮溃疡、皮肤撕裂和皮肤干燥相关症状的发病率。

良好的皮肤护理基本内容是通过清洁、补水、保湿和保护来维持和补充皮肤屏障功能。因此要保持患者的皮肤完好无损，避免痛苦，需要具备选择和使用皮肤清洁膏剂和屏障保护产品方面的知识和技能，并实施专业和持续的护理（Voegeli，2012）。

（一）皮肤清洁

使用肥皂和水清洁皮肤，用纸和布毛巾擦干皮肤，会去除皮肤的天然油脂。肥皂的高碱性含量会改变皮肤的 pH 和酸性保护层，破坏正常皮肤菌群的平衡，降低皮肤对致病细菌的防御能力，致病菌通过皮肤破损处侵入身体（Voegeli，2012）。

（二）保湿和补水

保湿产品，如润肤剂，通过将水分固定在润肤剂自身提供的屏障来维持或增加皮肤的水分含量。选择乳液还是药膏取决于患者的喜好。皮肤吸收药膏需要一定时间，会留下油腻的感觉，而乳液吸收较快。药膏也可能会影响用于失禁患者一次性垫片的作用。

（三）皮肤保护

屏障产品，如屏障霜，对皮肤的补水和保湿有一定作用，但其主要功能是在皮肤表面形成一层薄膜，以保护皮肤免受排出的体液影响，并减少皮肤破裂和出血（Bergevin，2014）。需要注意的是，每当清洁皮肤时都需要补充这些产品。

六、压疮和潮湿损伤

压疮是晚期疾病患者最常见的伤口（Dale 和 Emmons，2014）。患者长时间卧床或坐着，活动减少、缺氧和维持正常皮肤功能的生理功能减弱，是压疮发生的条件。这种伤口常发生在患者生命的最后阶段（Ripley 和 Collier，2017；Young，2017）。大量文献和临床指南探讨了压疮的预防和管理，提出了相关管理策略。大家都认识到行动受限和失禁患者的局部潮湿、浸泡和糜烂会导致皮肤破损（European Pressure Ulcer Advisory Panel，National Pressure Injury Advisory Panel and Pan Pacific Pressure Injury Alliance，2019）。如所有风险因素均未获得很好的预防管理，压疮往往与潮湿相关皮肤损伤并存。

本部分的重点是将减压、预防和管理潮湿和糜烂性皮肤损伤、压疮管理的一般原则纳入姑息性伤口护理的范畴。

预防压疮与治疗密不可分。当发生压力性损伤时，需要立即减压，同时采取其他措施来管理皮肤破损和伤口。

- 去除压力，处理任何摩擦力或剪切力。
- 良好的皮肤护理。
- 伤口处理。
- 失禁和瘘管管理。

（一）压力性损伤的预防

Maida 等（2012）在晚期患者的前瞻性病例系列中证明，282 名患者有 823 处伤口，其中 61.5%（n=506）为压疮，强调了综合评估和预防策略的必要性。风险评估工具的使用需要与临床判断和患者的偏好相结合。Hunters Hill Marie Curie 中心风险评估工具是专门为姑息治疗患者开发的，这些患者面临着相当高的压疮风险（Chaplin，2000）。患者需要定期在减

压设备上更换姿势（床垫、座椅）。变更体位可以帮助患者保持关节的活动，帮助预防挛缩和因静息产生的疼痛，改善心理。体位改变的频率要依据风险评估、患者的一般情况和所使用的设备。

皮肤状况是判断改变体位时机的最佳指标。通过轻轻按压患者翻身前所躺的皮肤区域来评估。皮肤受按压后应先变苍白，然后恢复正常颜色。恢复正常所需的时间不应超过按压时间的 2 倍。压力解除后 20min 内仍未消退的固定红斑提示发生了压力损伤、组织活力丧失，以及预示可能发生不同程度的皮肤破裂和压疮（National Pressure Ulcer Advisory Panel，2014）。

没有压力损伤症状的患者只需要进行良好的皮肤护理和持续观察。但有时即使进行了严格的评估和观察，并在床和椅子上使用了防压装置，仍可能发生压疮。

压疮发生对患者、家庭和临床医生来说都是痛苦的事件。一旦压疮形成，护理和管理将围绕减压、局部伤口管理（包括湿疹管理）和症状管理展开。

损伤的性质和分期决定了治疗干预及治愈或姑息的目标。表 60-1 使用创面床准备（wound bed preparation，WBP）的概念，分别列出了治愈和姑息的局部伤口管理和症状控制策略。

（二）预防皮肤潮湿损伤

由于发生位置类似，潮湿性损伤往往被误认为

表 60-1　TIME（组织、感染 / 炎症、潮湿、边缘）、伤口床准备、护理干预措施、方法和姑息性伤口护理的常用产品

TIME	伤口床准备：姑息护理干预	姑息性伤口护理的方法和通用产品
组织坏死	清除坏死组织	• 自溶性清创：水凝胶、水凝胶胶质、蜂蜜、海藻酸盐、水纤维敷料 • 生物学清创：蛆疗法 • 机械清创：超声波和冲洗装置 • 外科手术和锐性清创：经过培训和熟练掌握这些操作的临床医生使用手术刀、剪刀、镊子进行清创 • 化学和酶清创 　– 酶清创：胶原酶剂
	在以下情况下，考虑促进结痂和保持干痂 • 预期寿命短 • 全身有多处伤口 • 头颈部有伤口	涂抹收敛防腐剂：高锰酸钾
肉芽	促进和保护脆弱的肉芽组织	使用半封闭、非纱布材质敷料：伤口接触层低黏附性的泡沫敷料
上皮化	保护上皮化组织	使用低黏附性保湿基本敷料：软硅材质的无创敷料
感染		• 参考组织坏死清创 • 全面的患者评估确定治疗计划，包括以下部分或全部：全身抗生素、清创术、使用抗菌敷料
炎症	应用抗菌溶液和敷料以减少细菌负荷	抗菌敷料选择：奥替尼啶二盐酸盐（OCT）、聚六亚甲基二胍（PHMB）、次氯酸钠 / 次氯酸（NaOCl 或 NaOCl/HOCl）、碘伏（PVP-I）（Kramer 等，2018）、蜂蜜、浸渍敷料、银敷料或“超级芯”敷料
潮湿	• 应选择完整的覆盖伤口、吸收渗出物和减少气味的敷料 • 根据渗出物的流量和气味，每天更换 1～2 次辅料	• 高吸水性敷料 • 泡沫敷料 • 双层敷料系统：低黏性基本敷料和二级吸水或高吸水性垫
边缘	伤口边缘上皮化以覆盖肉芽组织	观察上述方法的结果，以达到最佳状态
	创口边缘坏死组织和不愈性创口中的碎屑	保护伤口周围区域，避免渗出物

引自 Leaper，D.J.et al.(2012).Extending the TIME concept：what have we learned in the past 10 years? Int Wound J.Suppl 2:1-19.DOI：10.1111/j.1742- 481X.2012.01097.x；Ford-Dunn，S.(2006).Use of vacuum assisted closure therapy in the palliation of a malignant wound.Palliat Med.20(4):477-8.https://doi.org/10.1191/0269216306pm1117cr；and Gottrup，F.et al.(Ed.)(2013) EWMA Document：Antimicrobials and Non-healing Wounds—Evidence，controversies and suggestions.J Wound Care.22(5 Suppl):S1-89.https://doi.org/10.12968/jowc.2013.22.Sup5.S1.

是骶骨压疮。皮肤潮湿损伤与体液（尿液、粪便、汗液）有关，属于非压力和剪切力相关损伤（Bianchi，2012）。当患者同时伴有压疮时，如未进行有效的局部创面干预处理时，伤口的渗出液会加剧潮湿性损伤。除了良好的皮肤护理外，预防和管理潮湿性损伤的干预措施还包括使用以下部分描述的医疗器械进行大小便失禁的管理（National Pressure Ulcer Advisory Panel，2014）。

1. *一次性护垫和贴身内裤或自密封尿布* 护垫是一体化的液体处理包，含有超吸收凝胶材料，并带有疏水皮肤接触层，可以吸收皮肤上的尿液，并将其吸附在内部的垫子上。但粪便还是会停留在垫子的皮肤侧。关键是要及时更换脏护垫，以维护患者尊严和皮肤完整性。

2. *尿管* 尿管可以用于临时导尿，也可以长期留置将尿液收集到引流袋中。患者可能会觉得导尿比使用垫子更好。具体选择应由患者自行决定。

3. *肛袋或造口袋* 有各种类型的袋子用于收集粪便和瘘管液。如何选择使用，很大程度上取决于肛门、造口或瘘管的位置、排泄物的数量和黏稠度，以及对密封性的要求。需要密闭性良好，否则泄漏物会引起患者的难堪和进一步的皮肤损伤。

4. *粪便管理系统* 基于闭合系统的原理，通过将柔软的导管插入肛门，将粪便引流到收集袋中。使用大便导管需要依据患者的个人决定，并由有经验的人员进行监督操作。还需要考虑患者的体位，避免引流管的阻塞。在粪便排出量大和交叉感染风险较高的情况下（见第 54 章和第 61 章），粪便管理系统被证明是有作用的。

七、恶性蕈样伤口

恶性蕈样伤口是由肿瘤浸润皮肤及其血管和淋巴管，肿瘤生长、局部血供丧失、组织失活和局部感染等综合因素导致的伤口。坏死组织被厌氧和需氧菌群感染，这些菌群促进了恶臭、渗出和进一步的组织损伤。肿瘤可以是局部晚期侵犯、转移性、新生或复发性的。单一或联合抗癌治疗进行治疗无效时，可造成更大范围的皮肤损伤。

肿瘤组织呈增生性生长，当该区域的血液供应中断时，往往进展为溃疡。这些伤口可以表现为全层的损伤，也可延展到邻近的组织结构，尤其是肌肉。

诊断主要依据组织学，治疗原则是控制肿瘤生长、控制出血，并在可能的条件下促进创面愈合。肿瘤治疗有效的恶性蕈样伤口可以获得控制。但遗憾的是，恶性蕈样伤口往往是复发的肿瘤伴真菌感染。如果不进行治疗，恶性蕈样伤口可能呈现灾难性地生长和扩展，并伴有明显的并发症（Grocott 等，2013a）。当原发疾病没有治疗方案时，伤口敷料和局部药物可以改善症状和生活质量。常见的治疗方法包括手术、放射治疗、光动力疗法、免疫治疗和全身性原发性肿瘤的化疗（见第 78 章）。这些治疗在一定程度上可能有效，但其对患者的负担可能相当大。蕈样伤口愈合的可能性较低。一项针对 25 名乳腺癌皮肤转移，并且无法接受手术或放射治疗的患者的临床试验表明，6% 的米氟酸盐溶液（每 10 平方厘米皮肤面积 2 滴）的局部应用可以延缓肿瘤进展（Clive 等，1999）。

姑息医学的进步为处理皮肤和皮下转移肿瘤提供了可行的方法，如电化学法，属于一种物理性药物递送方法，使用电穿孔将低剂量的不可渗透或渗透性差的化疗药物（博来霉素和顺铂）直接输送到肿瘤组织细胞中，被证明在症状控制方面有效。电化学治疗的标准操作程序也得到了证据支持（Marty 等，2006）。较多的证据表明，患者的反馈是正面和有效的；其治疗的不良反应小，仅为治疗部位轻度的局部红斑，并且持续时间较短；患者的接受度较高；可多次重复。使用电化学治疗进行症状管理（出血、渗出物、气味）也有相关报道（Matthiessen 等，2012；Teissie 等，2012）。

如果没有进行临床治疗或姑息性治疗，蕈样溃疡会不断发展。这些伤口的护理管理非常复杂的，需要一系列专业技能，如造口护理、排泄护理、淋巴水肿管理、营养和肠外营养、症状控制和局部创伤管理（见第 57 章、第 61 章和第 62 章）。

八、局部创面管理

创面敷料和器械与症状管理相结合可以显著缓解身体和心理社会问题，以及缓解创伤的整体影响。然而，目前广泛用于姑息性创面护理的敷料，性能上还存在不足。

局部创面管理取决于伤口的位置、大小、形状及出现的问题。目前的创面护理实践，包括研制创面敷料的关注点，都是基于湿创面愈合理论（Winter，1962）。该理论强调限制创面表面水分的蒸发对创面上皮化作用的影响。但它与晚期渗出性伤口的处理不一致（Grocott，2000）。

缺氧导致死亡组织、渗出物和恶臭，压疮和蕈样伤口中的组织缺氧是局部伤口管理的一个要点。

恶臭的发生和大量渗出与厌氧菌和需氧菌的活性密切有关。渗出物是由于细菌酶（蛋白酶）对组织的分解和组织自溶液化，加上局部水肿和淋巴水肿（Ford-Dunn，2006）。臭味、疼痛和渗出物管理是患者和照护员最常报告的症状（Gethin 等，2014）。WBP 是一个指导和构建局部伤口管理策略的框架，该策略与缩写词 TIME 一起在临床护理中被越来越多地采用（Leaper 等，2012）。TIME 总结了 WBP 的四个组成部分，并要求评估和监测以下内容。

- 组织管理。
- 感染和炎症管理。
- 潮湿平衡。
- 伤口边缘，向内延伸覆盖破损区。

表 60-1 说明了 WBP 和 TIME 应用于姑息性伤口护理的组成，以及各种可用的局部创面管理策略，如清创术或保护 / 促进干痂皮。这些策略的应用应基于个性化需求的评估。

WBP 的基本原理是，目标是愈合，需要消除可能影响愈合的细菌和有害酶；目标是姑息，则通过清除坏死组织和减少细菌负荷，达到减少气味、渗出物和对创面周围皮肤的损害的目的。

纠正细胞功能障碍和失衡涉及许多因素，包括细胞衰老和蛋白酶过度表达。专业的创面产品，如局部蛋白酶调节药，可以纠正酶失衡。但在实际和可衡量的方式上解决细胞的功能障碍相当困难，这些昂贵药物的有效性仍然不确定。

WBP 重视清创（除非需要保留自然痂皮）和减少渗出物和气味。

（一）坏死组织清创术

坏死组织难看，并且是细菌的培养基。细菌会在坏死组织中生长代谢，代谢的副产物会散发出难闻的气味。是一种自溶过程，可采用多种方法进行清创，包括手术、蛆虫、酶和机械法（Strohal 等，2013）（表 60-1）。

慢性伤口需要进行反复清创。选择合适方法很重要，原则是不良反应尽可能小，患者接受度高。还需对患者的临床获益进行严格评估。例如，生命预期短，有痂皮的大创面的患者，清创术可能产生大量渗出物，患者无法从清创术中获益，在此情况下，保持伤口干燥是主要目标。

有报道使用含医用蜂蜜的敷料对蕈样伤口等复杂的伤口进行清创和除臭（Molan，2005）。蜂蜜在伤口内的液体和组织上会产生高渗透压，部分患者感到疼痛，但一般疼痛持续时间不长。对于某些患者来说，是无法忍受的，此时需要改用水凝胶或碘制剂等。由于蜂蜜自溶作用，促进了坏死组织液化，需要用敷料控制渗出液，否则患者会更加不适或伤口问题进一步恶化（Adderley 和 Holt，2014）。

（二）渗出液

渗出液泄漏、污染、频繁更换敷料或再填塞、创面周围皮肤浸泡及臭味会加剧伤口对患者的躯体和心理影响。有效的渗出液控制，可以极大程度上减少伤口管理的问题，患者也可在一定程度上恢复独立性和日常生活。

某些情况下，保持干燥的痂皮对患者可能是最好的选择。如果完整的痂皮无法维持，可保持伤口表面干燥，减缓渗出的速度，令患者免遭潮湿伤口所产生的痛苦和尴尬（McManus，2007）。处理渗出液可选择电化学治疗、皮肤屏障、水胶体（Ripley 和 Collier，2017）、双层通透性通风敷料、引流袋或负压（Bergevin，2014）。

九、伤口相关症状的处理

伤口的症状管理措施包括全身性和局部性。本章重点介绍局部伤口管理。晚期伤口的管理是复杂的，需要跨学科的方法。应将患者转介给专业的姑息治疗团队，他们具有症状控制的科学和艺术方面的专业知识，是伤口管理方面的专家。

（一）疼痛

疼痛是患者报告的最常见症状之一（Gethin 等，2014）。疼痛的原因可能是多种多样的，包括情感因素。与压疮和蕈样伤口相关的疼痛通常是多种病因导致的。患者可能会感到刺痛、灼热、胀痛和剧烈疼痛，这取决于伤口的大小、位置和性质。有些患者没有疼痛，有些患者只在换药时才有，而有些则持续发生疼痛。疼痛管理需要仔细评估、联合用药、观察疼痛程度和给予情感支持（见第七篇）。

可全身和（或）局部给予镇痛。对于换药时的疼痛，可以给予速效镇痛药，并在换药时间长时重复使用。

Metcalfe（2015）提出了一种三阶梯治疗方案，用于管理姑息患者的慢性伤口疼痛。首先，使用非甾体消炎药，如阿司匹林、布洛芬或局麻药。其次，可以使用可待因这样的弱阿片类药物缓解疼痛。最后，可以用吗啡类强效阿片类药物代替弱阿片类药物（Metcalfe，2016）。

对局部阿片类药物使用的证据进行 2 次调查，结论是还没有明确的、详细的临床实践建议（LeBon 等，2009；Graham 等，2013）。在伤口的适应证、阿片类药物的选择、剂型、起始剂量、滴定或给药间隔方面都缺乏证据（LeBon 等，2009）。Ribeiro 等（2004）进行的一项小型实验研究可能减轻了大家对阿片类药物全身吸收的担忧。该研究发现，当局部应用于溃疡时，除非溃疡具有较大的表面积，否则吗啡不会被吸收。他们得出结论，局部使用的阿片药物镇痛作用可能是通过局部介导的，而非全身性的（Ribeiro 等，2004）。

目前有关局部阿片类药物的处方和使用的证据仅是基于个案病例报道和涉及各种疼痛性伤口的患者的小型随机对照试验。Graham 等（2013）建议在 8g 水凝胶中加入 10mg 吗啡。我们观察到，伤口环境的潮湿程度可能导致凝胶从伤口上滑落。因此，换药和更换凝胶的频率必须相应增加。Maida 和 Corba（2017）建议局部施用 0.5～1.0ml 大麻油（9-四氢大麻酚 7mg/ml 和大麻酚 9mg/ml），每天使用 2 次，并用不粘的敷料覆盖。

一种名为 RGN107 的新治疗方案显示，疼痛、气味（P=0.04）和渗出物（P=0.00003）减少方面有显著的统计学差异（Kelechi 等，2017）。这种产品是一种天然粉末提取物，由有效成分金盏花和山茱萸、非活性成分薄荷和檀香组成。用于填充和覆盖伤口，防止暴露于污染物和空气中，并减少换药的频率（Kelechi 等，2017）。

（二）皮肤浸泡和糜烂引起的疼痛和刺激

如前所述，渗出液和体液明确会引起皮肤可避免的损害，如炎症、瘙痒和逐渐恶化的组织损伤。前文提到的干预措施适用于预防和治疗与压疮和蕈样伤口相关的浸泡和糜烂。为了保持皮肤完整性，需要将辅料覆盖到易受损的皮肤区域，在更换敷料和垫子时重复该过程。

（三）皮肤瘙痒刺激

与浸泡引起的刺激截然不同。皮肤瘙痒刺激是一种缓慢而强烈的瘙痒感，可归因于许多疾病和病症，如胆汁淤积性肝病和肿瘤。炎性乳腺病是一个例子。瘙痒可影响行动且难以治疗。抗组胺药物通常无效。需要考虑非药物干预措施。使用经皮神经电刺激可减轻瘙痒症状的强度。根据皮肤中的感受位点调整电刺激，有一定程度的尝试性和错误。专家在治疗中不要引起患者过高的期望（见第 44 章）。此外，借鉴对瘙痒性皮肤病管理的研究，吸湿和排汗的个人衣物和床上用品可以帮助缓解症状（Senti 等，2006）

（四）恶臭

恶臭性伤口对患者、护理人员和照护者的影响很大（Gethin，2011）。强烈的环境气味与压力和负面情绪的增加有关（Horton 等，2009）。伤口气味常被形容为“令人厌恶”“臭死了”“腐烂的”。有些患者在缺乏治疗方案支持的情况下，自行采取减少液体摄入等措施来解决问题（Lo 等，2012；Probst 等，2012, 2013b）。

恶臭的病原体包括需氧和厌氧细菌，他们共同产生了挥发性混合物。蛋白水解细菌代谢过程产生的胺和二胺，如尸胺和腐胺（Thomas 等，1998）。三硫化二甲基（一种蔬菜和某些微生物释放的化合物）也是蕈样伤口气味的来源（Shirasu 等，2009）。有报道用甲硝唑、木炭、芦荟和蜂蜜等可减轻臭味，但还没有相关的共识或指南。

一项全球研究，调查了临床医生目前用来评估和管理恶臭性伤口的状况，说明了恶臭管理的重要性（Gethin 等，2014）。调查结果显示，临床医生缺乏评估和管理恶臭的策略。接受调查的人员中，有 83% 的人认为伤口恶臭是患者和护理人员面临的主要问题，但只有 12% 的人进行气味评估。以下是最常用的处理恶臭的系统性和局部性方法。

（五）全身使用抗生素

全身使用抗生素可减少细菌寄生，达到控制挥发性代谢产物的难闻气味的目的。全身使用抗生素的问题之一是抗生素的耐药性增加。另一问题是产生虚弱等不良反应。此外，全身抗生素有效的前提是伤口血液循环充足。

（六）局部抗菌药物

甲硝唑凝胶和含银敷料等局部药物，是全身用药的替代方案（Strohal 等，2013）。使用局部药物和敷料可以提高药剂活性成分的浓度，达到去除异味的目的。创口的位置会限制局部凝胶的功效，敷料和棉垫会吸收部分凝胶。会阴创面就属于困难创面一种。虽然局部甲硝唑被广泛使用（Gethin 等，2014），但在仍缺乏指南或共识。一项系统综述纳入了对包括甲硝唑在内的用于控制蕈样伤口气味的外用药物的 10 项研究，其中只有 2 项是对照研究（da Costa Santos 等，2010）。但样本量较小（*n*=11）且局部使用的方法不同。该综述认为还需要进一步的研究，以确定蕈样伤口气味控制的最佳方法和效果。

（七）炭敷料吸附挥发性恶臭化学物质

活性炭敷料可作为过滤器，吸附伤口中的挥发性的恶臭化学物质。根据临床医生的经验，炭似乎比银更有效（Gethin 等，2014）。敷料要密闭包扎，防止挥发性恶臭化学物质泄漏散发到空气中。伤口范围大或位于难以包扎敷料的屈曲部位时，可用密封的炭衣。炭布变湿时会失去活性，需进行更换（Hampton，2008）。炭敷料是处理恶臭的替代产品（Bergevin，2014），但还需要更多的研究来证明效果和推荐等级（da Costa Santos 等，2010）。

（八）感染

与姑息性伤口护理中的其他干预措施一样，目的是为患者提供最大的舒适和最小的痛苦。如果患者的一半情况较好，但伤口一直没有显示出改善的迹象和愈合，需要考虑细菌定植和感染原因。如皮肤出现发红、热等局部感染的迹象，应该考虑伤口感染，可以使用局部抗菌敷料产品。

当局部组织发生细菌感染时，建议进行细菌培养药敏检测，指导抗感染用药。同时局部用药可以减少伤口上的微生物负荷，有助于减少渗出物和气味。如果患者的预计生存时间短暂，尤其是无法口服抗生素，则不需要或不适用细菌培养。

伤口敷料在感染伤口中的作用有三个方面。

- 控制感染，防止伤口污染。
- 保持抗菌药与伤口接触。
- 吸收渗出物和控制气味。

一些先进的敷料，如含银的产品，采用缓释抗菌剂的设计，可以在维持数天。使用这些产品时，可以咨询制造商，了解和决定辅料更换的频次。但主要还是依据个体渗出情况决定更换频率（Strohal 等，2013）。

（九）出血

出血被患者视为严重问题（Probst 等，2013b）。偶尔，肿瘤会侵蚀主要血管，导致致命性出血。这些情况是极其令人痛心的，需要进行管理。死亡通常会在几分钟内迅速发生，患者在死亡前一段时间内失去意识。

注意以下事项可以减少换药时轻微出血的发生率。

- 敷料的使用和去除技术。
- 维持创面 / 敷料界面的湿度。
- 清洁技术。

对于蕈样伤口，如果表面可见毛细血管，使用纤维材料（如海藻酸盐）可能会导致机械损伤和出血。替代的非纤维产品有带敷料垫的硅胶伤口接触敷料或凝胶片。此外，放射治疗可用于缓解因血管受侵蚀导致的自发性出血。Gehl 和 Geertsen（2006）发现了电化学疗法对出血性肿瘤的血管抑制和止血作用，可快速起效。因此可以转诊肿瘤中心，进行有效出血控制。

还可以采用局部止血措施，如肾上腺素 1：1000。外科止血海绵是控制快速毛细血管出血的一种实用的紧急措施。姑息治疗专家也主张将使用硫糖铝悬液作为一种非处方、经济实惠的替代品。

为了预防出血和止血，可以使用压力和冰敷及碱式硫酸铁溶液、局部止血剂、带有肾上腺素的纱布、氧化纤维素、胶原和藻酸钙敷料。非黏性吸收性敷料也可以减少出血和疼痛。

结论

姑息性伤口护理可能很复杂，需要多学科团队来共同解决。姑息性伤口管理的关键点是尽可能治疗病因、进行局部伤口管理和症状控制。这些对患者和家属的身心健康至关重要。目前在支持姑息性伤口护理干预措施方面的工作仍然不足。用于姑息性伤口护理的医疗产品的设计还需要考虑到晚期疾病所导致的大范围的皮肤损伤和伤口。

第 61 章　伤口与造口的姑息护理

Palliative wound and ostomy care

Charles P. Tilley　Mei R. Fu　Janet H. Van Cleave　Allison R. Most　Christopher Comfort　著
王　剑　译　　成　远　胡建军　校

姑息医疗和临终关怀领域中，尚缺乏伤口、造口和排便问题发生率的统计数据。1999 年全美曾对有记录的临终关怀患者的调查，报告显示约有 80 万次的与尿管、造口或大便失禁相关事件的发生（United States Department of Health and Human Services 等，1996；National Hospice and Palliative Care Organization，2017）。对 593 例晚期患者的研究发现，53% 的癌症患者和 67% 的非癌症患者身上存在各种创口；创口有 43 种类型之多，2/3 是压伤（Maida 等，2008）。

随着人口老龄化，接受姑息治疗的患者数量不断增加，创口和造口问题也不断增加（United States Department of Commerce 等，2014），创口和造口都需求大量的专业护理支持（National Quality Forum，2016；Centers for Medicare & Medicaid Services，2017）。姑息医学中的伤口护理，是一个以患者和家庭为中心的动态过程，通过多学科交叉，依据循证的护理原则，提供专业症状管理，达到保持或恢复患者功能，改善心理健康和提高生活质量的目标。自 20 世纪 80 年代首次出现姑息性伤口护理概念以来，相关循证文献逐渐增多（Ferris 等，2007；Emmons 和 Lachman，2010）。姑息性伤口护理研究侧重于关注晚期疾病人群，重视专科伤口和造口护理护士的作用，提出优先处理症状和可愈合伤口的观点（Emmons 和 Lachman，2010；Tilley，2012；McKinney 和 Feeser，2013；Tilley 等，2016；Wound，Ostomy, and Continence Nurses Society,2018a,2018b）。专业姑息性伤口和造口护理的目的是通过提供以下措施来达到减少患者痛苦，提高患者生命质量的目标：①专家指导；②多学科交叉；③照顾患者及其照顾者；④预防并发症、缓解症状和保持功能的护理；⑤个体化护理、尊重患者等原则（Alvarez 等，2007；Emmons 和 Lachman，2010；Tilley，2012；McKinney 和 Feeser，2013；Tilley 等，2016）。

一、晚期疾病患者的皮肤变化

在过去 10 年中，专家们一直关注临终患者皮肤的病理变化，他们也在尝试在将这些皮肤的变化给出一系列的命名。对晚期患者皮肤变化的定义命名，常包括多个描述性术语，有些描述命名相互重叠，常见的命名包括“临终皮肤变化”（skin changes at life's end，SCALE）、皮肤衰竭（skin failure）、Trombley-Brennan 晚期组织损伤（Trombley-Brennan terminal tissue injury，TB-TTI）、Kennedy 临终溃疡（Kennedy terminal ulcers，KTU）、难免性压力性损伤（unavoidable pressure injury，Levine，2016）。

（一）临终皮肤变化与皮肤衰竭

临终皮肤变化是指在死亡过程中皮肤和软组织的变化，表现为皮肤颜色、张力或完整性的改变，或者伴有局部疼痛。2009 年，一个专家小组利用改进的德尔菲法，对 SCALE 的病因、风险因素、表现和管理的十项声明达成共识（表 61-1）（Sibbald 等，2010）。

皮肤衰竭定义为“组织耐受性受到严重损害的状态，损伤区的组织细胞因损伤继发的改变而无法存活，如缺氧、局部机械应力、营养物质输送受损和有毒代谢副产物累积”（Levine，2016）。皮肤衰竭可分为急性期、慢性期或终末期（Langemo 和 Brown，2006）。急性皮肤衰竭发生在血流动力学不稳定，皮肤灌注不足的患者中（Langemo 和 Brown，2006）。一项对 549 名危重患者的研究发现，5 个因素与皮肤衰竭显著且独立相关：外周动脉疾病、呼吸衰竭、机械通气、肝衰竭和严重脓毒症 / 脓毒症休克（Delmore 等，2015）。慢性皮肤衰竭与长期的组织灌注不足及一些慢性疾病相关（如外周动脉疾病、肾病、糖尿病或神经退行性疾病）（Langemo 和 Brown，2006）。“终末期皮肤衰竭”是指皮肤衰竭的症状与死亡的其他症状同时出现（图 61-1）（Langemo 和 Brown，2006）。

表 61-1 量表共识声明

声明 1	由于死亡过程而产生的生理变化可能会影响皮肤和软组织，并可表现为皮肤颜色、肿胀或完整性的客观变化，或者表现为局部疼痛等主观症状
声明 2	护理计划和患者反应应清楚记录并反映在整个医疗记录中
声明 3	应解决以患者为中心的问题，包括疼痛和日常生活活动
声明 4	临终皮肤面积改变（软组织灌注减少，对外部损伤的耐受性降低，代谢废物清除受损）
声明 5	应在多学科团队成员和患者护理团队就临终皮肤变化、皮肤破裂、压力性损伤的可能性传达关于患者的期望
声明 6	与临终皮肤变化相关的危险因素、症状和体征尚未完全阐明，但可能包括虚弱、进行性静止、营养不良、组织灌注减少、免疫功能受损和皮肤完整性丧失
声明 7	应定期进行全面皮肤评估，并根据患者意愿和情况记录所有需要关注的区域
声明 8	对于与疼痛加剧、感染迹象、皮肤破裂相关的任何皮肤变化，以及患者的护理团队表示严重关注时，建议咨询合格的专业医疗人员
声明 9	应确定可能的病因和护理目标。建议使用 5P 来确定策略：预防、处方、保护、缓解和偏好
声明 10	患者和相关个人应接受有关临终皮肤变化和护理的教育

经许可转载，引自 Tilley，C.P.et al.(2019).Palliative Wound，Ostomy，and Continence Care.In Ferrell，B.R.and Paice，J.A.(Eds.).Oxford Textbook of Palliative Nursing，Fifth Edition.New York，USA：Oxford University Press.
引自 Sibbald，R.G.et al.(2010).SCALE：Skin changes at life's end：Final consensus statement：October 1，2009.Adv Skin Wound Care. 23(5):225-36.DOI：10.1097/01.ASW.0000363537.75328.36.

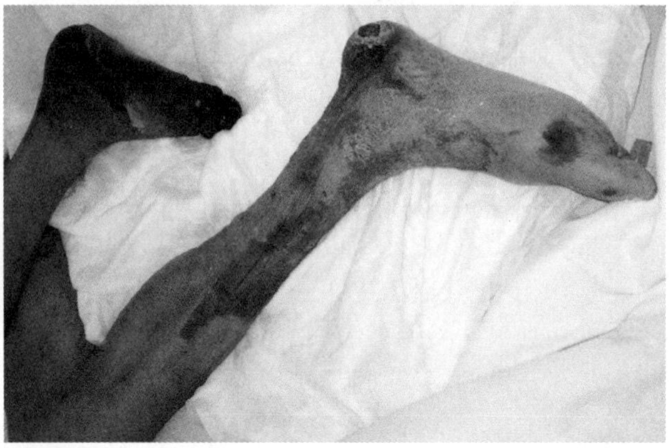

▲ 图 61-1 死亡前几天患有广泛心肺疾病的晚期患者的终末期皮肤衰竭和坏疽
图片由 Charles P.Tilley，Palliative Care Nurse Practitioner；and Assistant Director of Graduate Simulation，New York University，Rory Meyers College of Nursing，USA. 提供

（二）Kennedy 临终溃疡、Trombley-Brennan 晚期组织损伤、可避免与难免性压力性损伤

1877 年，Charlcot 首次描述了临终患者快速进展的骶骨区皮肤溃疡，他将此类创口称为“厄运压力性损伤”（decubitus ominosus）（Levine，2005）。最近，对终末期创伤的描述定义主要分为可避免和难免性压伤的属性上，主要分为两种：骨骼突出部位上的压力性损伤（如 Kennedy 临终溃疡）和较少受压部位的压力性损伤（如 Trombley-Brennan 晚期组织损伤）（Kennedy，1989；Trombley 等，2012；Schmitt 等，2017）。

Kennedy 临终溃疡一词，自 1989 年开始提出并使用，用于描述死亡前 8 周至24h 出现的伤口，是患者预后不佳的表现。KTU 经常迅速进展为全层伤口，可能与终末期皮肤衰竭时出现的低灌注相关（Kennedy，1989；Lutz 和 Schank，2099；Sarabia Cobo，2017）。这些溃疡有五个基本特征：①位于骶尾部；②蝴蝶形或梨形；③紫色、红色、蓝色或黑色（经常为杂色）；④突然发作；⑤边界不规则（Kennedy，1989；Lutz 和 Schank，2099；Sarabia Cobo，2017）。

Trombley-Brennan 晚期组织损伤，是一种自发的皮肤改变，在几乎没有受压的区域（如大腿）出现皮肤损伤，并迅速进展和扩大（Schmitt 等，2017）。对侧肢体也可出现镜像病变。一项对 80 例结核患者的研究观察了 TTI 的形态变异性和躯干及四肢好发的 7 个位置，除 1 例外，所有的患者直至死亡时，皮肤病变都保持稳定。TTI 确诊后到患者死亡的中位时间为 36h；大多数患者有肾脏（19%）或神经系统（19%）疾病、原发性心脏病（42%）等疾病（Schmitt

等，2017）。

KTU 和 TB-TTI 属于难免性皮肤溃疡，不能因为这两种压力性损伤的出现，而判断患者生命末期护理的质量差（Krasner 和 Stewart，2015）。2016 年，WOCN 协会发表了一份文件，认为有些压力性损伤可能无法预防。根据美国医疗保险和医疗补助服务中心（US Centers for Medicare & Medicaid Services，2016a，2016b）制订的定义，国家压力性损伤咨询小组（National Pressure Ulcer Advisory Panel，NPUAP）（Black 等，2011）做出了补充说明，指出如果满足以下任意一种情况，伤口将被视为“可避免的压力性损伤”：未对患者的临床情况和压力伤害风险因素进行评估，未制订和实施符合个体需求、个体目标和共识标准的干预措施，未监测和评估干预措施的影响，或者干预措施未作适当调整。如果已经完成上述提及内容的要求，压力性损伤仍然出现，则因被定义为“难免性压力性损伤”。

Levine 等对 20 例难免性压力性损伤患者进行回顾性研究，研究结果显示，常见的 10 个合并症包括：低蛋白血症，严重贫血，呼吸衰竭而接受气管插管，镇静或药物引起的低氧血症，低血压，感染或脓毒症，恶性肿瘤，糖尿病，肾衰竭，心功能衰竭。其他导致难免性压力性损伤进展的因素有：高龄，营养不良，脱水，肥胖，皮质类固醇或血管加压素治疗，以及重症监护室住院（Levine 等，2009；Lyder，2012；McIntyre 等，2012；Cox 和 Roche，2015；Cox 和 Schallom，2017）。

框 61-1　系统性伤口评估

1. 皮肤损伤的病因 / 类型
2. 位置
3. 分期（仅限压力性损伤）
4. 尺寸：长度（头到足），宽度，深度（使用棉签），高度
5. 侵袭 / 窦道（仅限Ⅲ或Ⅳ期压力性损伤）
   - 顺时针测量侵袭，然后测量侵袭最深部
   - 测量窦道的深度，并根据时钟法给出方向
6. 创面基底描述
   - 肉芽组织：粉红色或肉红色，有光泽，潮湿，颗粒状
   - 坏死组织：灰色至黑色，湿润
   - 疣：灰色至黑色，干 / 皮革状
   - 渗出物：黄色至白色，可能呈疏松细丝状或出现在黏附在创面基底上
   - 上皮组织：新生或粉红色有光泽的组织
   - 混合物，以百分比为近似值描述
7. 引流
   - 量：少量、适量或大量
   - 颜色 / 一致性：浆液性、浆液性红色、化脓性或其他
8. 气味：有或没有
9. 创口围皮肤
10. 疼痛
    - 与取下创面敷料、清洁、去除坏死组织或敷料应用有关
11. 感染
    - 是或否，并描述体征或症状

经许可转载，引自 Tilley，C.P.et al.(2019).Palliative Wound，Ostomy，and Continence Care.In Ferrell，B.R.and Paice，J.A.(Eds.).Oxford Textbook of Palliative Nursing，Fifth Edition.New York，USA：Oxford University Press.

引自 Tilley，C.et al.(2016).Palliative Wound Care for Malignant Fungating Wounds：Holistic Considerations at End-of-Life.Nurs Clin North Am.51(3):513-531.DOI：10.1016/j.cnur.2016.05.006.

二、复杂和难愈性伤口的症状和体征

压力性损伤或其他伤口的患者常因敷料过多而感到疼痛、不适、瘙痒、恶臭、出现渗出物或出血，局部感染或淋巴水肿又会加重以上症状（Langemo 等，2015；Woo 等，2015；Tilley 等，2016）。伤口的管理始于全面评估，应每周或在任何病情变化时再次进行评估。建议使用全面评估工具（框 61-1）。伤口护理计划包括使用常规和特殊的敷料、清创、常规药物治疗、心理治疗和整合医学方法。

（一）疼痛

皮肤具有介导与机械、热或化学损伤相关的疼痛感知的神经末梢（Probst 等，2009；Sussman 和 Bates-Jensen，2012）。大多数压力性损伤患者主诉休息时和换药都有疼痛（Sussman 和 Bates-Jensen，2012）。1/3～3/4 的恶性伤口，特别是恶性蕈样伤口的癌症患者的疼痛明显影响生活质量（Alvarez 等，2007；Maida，2009；Tamai 等，2016；Tilley 等，2016）。一项对乳腺癌伤口的研究表明，疼痛与伤口状态（形态、类型、大小）相关，属于躯体痛与神经病理性疼痛的混合型疼痛（Tamai 等，2016）。几项定性和定量研究表明，下肢溃疡相关的最严重的症状是疼痛（Adeyi 等，2009）。患者常因冲洗、擦拭创面，频繁的敷料更换，或者辅料粘在创面上这些与治疗有关的操作而诱发疼痛（Alvarez 等，2007；Woo 等，2008；Sussman 和 Bates-Jensen，2012；Tilley 等，2016）。

评估与伤口相关的疼痛需要全面了解疼痛病因，是急性还是慢性。评估内容应包括疼痛性质，采用有效可靠的疼痛强度评估工具。综合考虑身体、心理、社会和精神方面相关的问题（Mehta 和 Chan，2008；Woo 等，2008）。缓解疼痛的护理计划有临时和持

续的疼痛的治疗计划，考虑到更换敷料导致的疼痛、夜间发生的疼痛和静息时的疼痛。护理计划作为疼痛病因和症状控制的基本干预措施（框 61−2 和图 61−2）（Woo 等，2008）。

（二）瘙痒

伤口瘙痒的病理生理学机制较多。一般认为，基本过程是皮肤的病变激活瘙痒敏感的初级传入神经元。神经病理性瘙痒也可能由于皮肤深处的神经受损而发生（Parnell，2018）。瘙痒可能是伤口正常愈合时的表现，也可能是慢性炎症或神经再生的症状。瘙痒可能由敷料或紧身衣物等治疗方法引起，也可能由某些病理改变引起，如干燥、渗出物或湿疹（周围伤口与水分相关的皮炎），湿疹是由于伤口渗出物引起的炎症和皮肤受侵蚀而产生（Tamai 等，2003；Paul，2013）。

伤口相关的瘙痒的治疗原则是尽可能针对病因治疗，并进行对症治疗。采用全身药物治疗加局部治疗的方案（表 61−2）（Colwell 等，2011）。

框 61-2　伤口疼痛干预措施
• 长效阿片类药物、速效阿片类药物治疗暴发痛、辅助药物和执业护士或临终关怀主管医生实施的非药物干预措施
• 轻柔冲洗、拍打或擦拭伤口周围
• 使用保湿敷料，减少更换次数
• 去除敷料前先使用生理盐水或温水浸泡
• 采用非黏性的敷料：泡沫、矿脂基、硅胶
• 局部阿片类药物（含 10mg 吗啡的水凝胶）
• 局部麻醉（伤口护理前 3～5min 使用 2% 利多卡因凝胶）
• 抗菌敷料和（或）全身使用抗生素
• 使用烧伤网或弹性衣服，如外科胸带、弹力紧身衣或纸尿裤，用以固定敷料并维持体型（图 61-2）
• 如果需要使用粘合剂，请使用皮肤保护剂和纸质条带。

经许可转载，改编自 Tilley，C.P.et al.(2019).Palliative Wound, Ostomy, and Continence Care.In Ferrell，B.R.and Paice，J.A.(Eds.).Oxford Textbook of Palliative Nursing，Fifth Edition.New York，USA：Oxford University Press.

引自 Walsh，A.et al.(2014).Management of fungating tumors and pressure ulcers in a patient with stage IV cutaneous malignant melanoma.J Hosp Palliat Nurs.16(4):208-14.DOI：10.1097/WON.0b013e3182308f50.

（三）臭味和渗出

伤口感染会影响愈合，产生异味、渗出和疼痛（Langemo 和 Brown，2006）。伤口中坏死组织促进微生物生长，产生恶臭和渗出物，并影响愈合（Beitz，2005）。控制感染并清除坏死组织是处理创口的四个关键组成部分中的两个（框 61−3）（Barrett，2017）。

是否需要积极清除坏死组织、控制感染，取决于患者对治疗的期望目标，如果患者处于无决策能力状态，需要依据患者的预先指示。在晚期疾病中，伤口感染一般不需要进行细菌培养（Han 和 Ceilley，2017）；创口表面的细菌培养作用还存在争议，也很少进行深部感染组织的细菌培养（Han 和 Ceilley，2017）。可通过口服或肠外抗生素进行经验性治疗感染，同时可使用局部抗生素。

伤口清创方法的选择要全面考虑各种因素，包括组织坏死碎片的量、组织类型、伤口深度、是否存在出血或感染、疼痛程度、预后和治疗意愿、成本、护理条件和临床医生技能水平（Beitz，2005）。

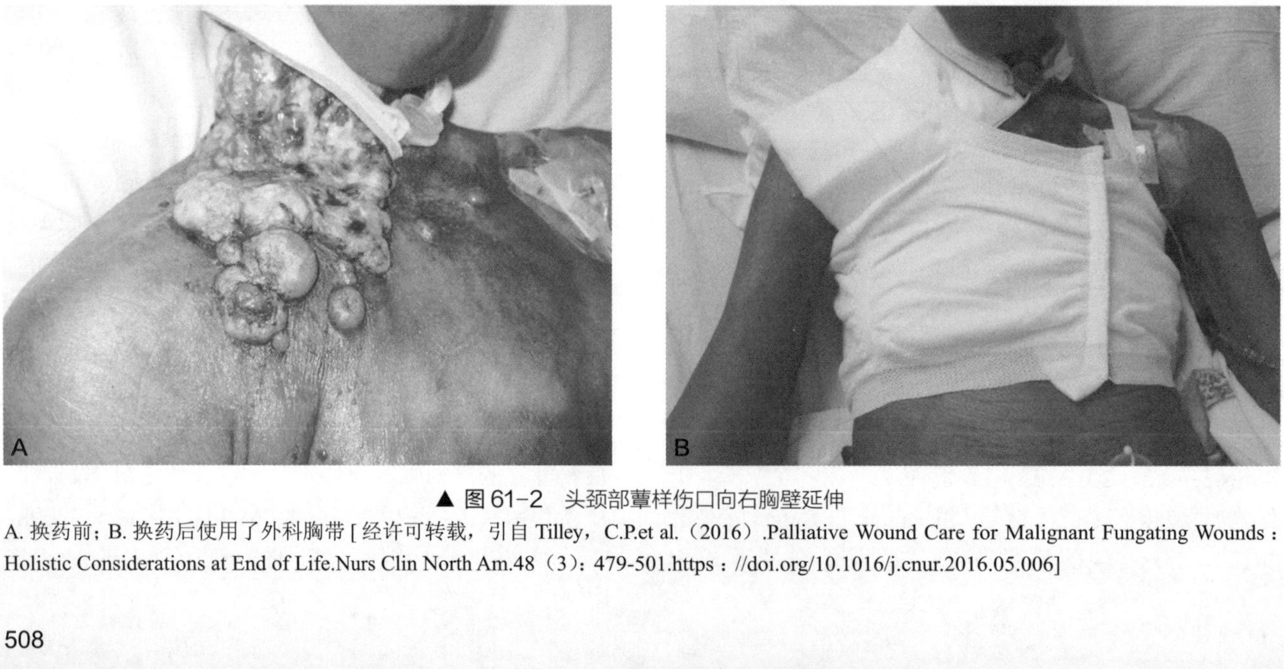

▲ 图 61−2　头颈部蕈样伤口向右胸壁延伸

A. 换药前；B. 换药后使用了外科胸带［经许可转载，引自 Tilley，C.P.et al.（2016）.Palliative Wound Care for Malignant Fungating Wounds：Holistic Considerations at End of Life.Nurs Clin North Am.48（3）：479-501.https：//doi.org/10.1016/j.cnur.2016.05.006］

表 61-2 伤口周围皮肤管理

皮肤保护剂	描 述	注意事项	示 例
液体聚合物丙烯酸酯	含有溶剂的液体聚合物，蒸发后形成保护膜	• 伤口周围防水 • 用于引流管、导管、造口，以及黏性敷料周围的皮肤	• Cavilon（3M） • No-sting Skin Prep（Smith & Nephew）
二甲硅油	硅基油	• 中等防水 • 皮肤保湿 • 各种伤口的周围皮肤保护	• Remedy Olivamine • Dimethicone Moisture Barrier（Medline)
氧化锌皮肤保护剂	白色粉末混合在膏霜基质中	• 伤口周围皮肤保护 • 大小便失禁周围皮肤保护 • 补救措施：橄榄胺 Calazime 含有薄荷醇，冷却受刺激的皮肤 • 较差的保湿作用，不能防水 • 较难清理 • 影响敷料黏附和吸收	• Remedy Phytoplex Z-Guard Skin Protectant Paste（Medline) • Remedy Olivamine Calazime Skin Protectant Paste（Medline) • Critic-Aid Thick Moisture Barrier Skin Paste（Coloplast)
凡士林皮肤保护剂	蓖麻籽油与氢化蓖麻油的配制	• 伤口周围皮肤刺激和浸润 • 一定的保湿 • 大小便失禁周围皮肤 • 较难清理 • 影响敷料黏附和吸收	• ConvaTec Sensi-Care Protective Barrier（ConvaTec) • Remedy Phytoplex Z-Guard Skin Protectant Paste（Medline)

经 the STM agreement 许可转载，引自 Tilley，C.et al.(2016).Palliative wound care for malignant fungating wounds：Holistic considerations at end of life.Nurs Clin North Am.51(3):513-31.DOI：10.1016/j.cnur.2016.05.006.
引 自 Colwell，J.et al.(2011).MASD part 3：Peristomal moisture-associated dermatitis and periwound moistureassociated dermatitis，a consensus.J Wound Ostomy Continence Nurs.38(5):541-53.DOI：10.1097/WON.0b013e31822acd95.

框 61-3 创口处理的四个关键组成部分：TIME
• 清除坏死组织（Tissue that is nonviable must be debrided） • 控制感染（或炎症）(Infection（or inflammation) must be reduced and managed） • 水分均衡，控制渗出，避免渗出浸泡（Moisture imbalance or exudate control must be addressed to avoid desiccation or maceration） • 伤口表皮边缘无粘连（Epidermal margins of the wound must be examined for nonadherence）

经许可转载，引自 Tilley，C.P.et al.(2019).Palliative Wound，Ostomy，and Continence Care.In Ferrell，B.R.and Paice，J.A.(Eds.).Oxford Textbook of Palliative Nursing，Fifth Edition.New York，USA：Oxford University Press.

表 61-3 总结了常见清创的方法。对于晚期疾病的患者，不推荐使用机械型清创。机械性清创（从湿到干）费时费力，患者感觉较为疼痛，选择性差。

臭味是慢性伤口相关的最令人痛苦的症状之一（Langemo 和 Black，2010）。超过 10% 的恶性蕈样伤口患者会受到臭味的困扰（Maida 等，2009）。患者、家庭成员和照顾者（包括护士）对臭味的描述是“垃圾”“腐烂的肉”“腐烂的”和“发霉的”（Lund Nielsen 等，2005；Lo 等，2008；Alexander，2010；Probst 等，2013a，2013b）。一名受试者将这种气味比作“尸体”（Probst 等，2013a，2013b），甚至在几十年后，照护者还可能会对这种气味有清晰的记忆（Alexander，2010）。恶臭对形象、自信、人际关系、性和女性气质产生负面的影响（Lund-Nielsen 等，2005；Lo 等，2008；Piggins 和 Jones，2009；Alexander，2010；Lund-Nielsen 等，2011）。臭味会导致羞耻、尴尬和焦虑，并出现社会孤立（Lund Nielsen 等，2005；Lo 等，2008；Lund-Nielsen 等，2011；Probst 等，2013a，2013b）和生活质量下降（Lo 等，2008；Han 和 Ceilley，2017）。

恶臭味的来源可能与潮湿的坏死组织、微生物的数量和类型、感染、未及时更换的敷料、饱和吸收渗出液的敷料、未正确处理使用过的敷料有关（Probst 等，2013a，2013b）。恶臭味常伴随渗出物，渗出物使近 15% 的恶性蕈样伤口更加严重（Maida 等，2009），促使伤口周围相关皮炎的发生（Probst 等，2013a，2013b），对心理社会功能产生负面影响（Lund-Nielsen 等，2005；Lo 等，2008；Lund-Nielsen 等，2011；Probst 等，2013b）。渗出性伤口被

表 61-3　姑息治疗中常用清创方法

方法 / 定义	优　点	缺　点	禁忌证
化学法（非选择性） • 次氯酸盐（如达金液） • 聚维酮碘 • 卡地姆碘（碘凝胶垫 Iodoflex、碘软膏 Iodosorb）	• 帮助慢慢清除坏死组织 • 降低微生物数量 • 便宜易得 • 广谱抗菌药 • 可能促进表面坏死组织干燥，便于清创 • 缓慢释放 • 细胞安全 • 吸收渗出物 • 有助于自溶清创	• 对愈合的组织不利 • 伤口周围皮肤有刺激 • 组织上产生污渍 • 对成纤维细胞安全 • 甲状腺疾病患者慎用	• 清洁、非感染伤口 • 碘过敏
溶酶法（选择性） • 通过消化和溶解坏死组织来清除坏死组织的酶	• 适用于拒绝锐性清创或手术，使用抗凝血药或居家护理的患者 • 不会伤害正常组织 • 可用于感染伤口，有时与抗生素一起局部使用 • 合理使用时，成本效益高	• 对晚期纤维性伤口无效 • 需要处方医嘱 • 价格贵 • 不能与其他常见伤口护理产品，如金属离子（如银）或局部防腐剂（如达金）一起使用 • 采用焦痂交叉勾线法时推荐使用	• 清洁、肉芽化伤口 • 过敏
自溶法（选择性） • 使用身体自身的伤口液酶液化坏死组织；全封闭或半封闭保湿法 • 水凝胶、海藻酸钠、泡沫、氢纤维、胶片	• 水凝胶、海藻酸钠、泡沫和氢纤维会吸收一些伤口渗液 • 保持伤口湿润治疗 • 易于在任何护理条件下执行 • 舒适 • 锐性清创术不适合时可选择	• 与其他方法相比起效缓慢 • 需要持续监测感染情况 • 水胶体敷料气味常被误认为感染 • 持续使用吸水性敷料可造成伤口干硬	干性伤口不适合使用吸收性敷料
保守性外科清创（选择性） • 使用器械清除伤口床上的坏死组织	• 快速有效 • 可在床边进行 • 如果需要紧急清创（脓毒症），首选 • 可由受过专门教育的护士、治疗师和内科医生执行	• 术前镇痛 • 需要区分活组织和非活组织 • 潜在菌血症 • 需要特殊培训和（或）许可证	• 出血性疾病 • 严重免疫损害 • 缺血肢体

经许可转载，引自 Tilley，C.P.et al.(2019).Palliative Wound，Ostomy，and Continence Care.In Ferrell，B.R.and Paice，J.A.(Eds.).Oxford Textbook of Palliative Nursing，Fifth Edition.New York，USA：Oxford University Press.
引自 Beitz，J.(2005).Wound debridement：Therapeutic options and care considerations Nurs Clin North Am.40(2):233-49.DOI：10.1016/j.cnur.2004.09.004.

描述为“像流脓鼻涕一样的溃烂”（Piggins 和 Jones，2009），患者会因频繁更换敷料和清洗污浊衣服而感到羞耻和疲惫（Piggins 和 Jones，2009；Probst 等，2013a，2013b），导致患者选择“远离伤害他们身份认同的批评和负面评价”的自我孤立状态（Probst 等，2013b）。

臭味和渗出物的管理非常困难，需要伤口和造口专科护士的支持。局部使用抗菌药，使用吸水性敷料，结合清洁创口和消除异味的措施，是处理臭味和渗出物的主要方法（表 61-4）。

（四）出血

创面的浅表、孤立的微血管破裂的微小出血，或者恶性蕈样伤口的大血管受侵蚀导致大量出血，都属于伤口出血。对出血的预知和准备等因素与出血导致的痛苦程度有关（Lund-Nielsen 等，2011；Probst 等，2013a，2013b）。

表 61-5 概述了出血的干预措施。在晚期疾病的情况下，如何处理出血取决于整体的治疗目的。对于接近临终期的患者，可能仅需要加压压迫、使用维生素 K 和加强局部治疗；对于其他患者，可能需要使用血制品或栓塞治疗。制订目标的讨论，包括预立医疗照护计划，可以决定是否对原发病和伴发病进行治疗，如对于心房颤动患者的伤口出血，是否要停止正在使用的抗凝药物。这些讨论对于靠近大血管的恶性浸润性创口患者尤其重要，涉及如何应对可能的出血。谨慎的了解患者对大出血的治疗意愿，是选择留在家中，还是转到医院（图 61-3）。

表 61-4　抑制臭味和吸水性的敷料和抗菌药

敷料和抗菌药：示例	常见产品	优点与注意事项	成　本
泡沫	Allevyn（Smith and Nephew） Aquacel Foam（Convatec） Tegaderm Foam（3M） Mepilex（Monlynlycke Health Care）	促进湿润伤口环境，不黏附组织。有多种形状和尺寸，可以贴合难以穿戴的部位（如足跟），舒适度高	5×5 箱 =$$ 5×5 箱 =$$ 6×6 箱 =$$ 6×6 箱 =$$
海藻酸钙	Algicell（Derma Sciences） Algisite M（Smith & Nephew） Tegaderm High Gelling（3M）	可用于覆盖或填充创面床。吸收引流，湿润伤口床。可作为止血药	4×4 箱 =$ 4×4 箱 =$ 4×4 箱 =$
蜂蜜	Activon Tulle（Avancis） Medihoney（Medihoney）	高渗透压的过饱和糖溶液。杀菌，湿润伤口，清除坏死组织。降低伤口 pH，促进愈合	4×4 箱 =$ 4×4 箱 =$
银	Aquacel Ag hydrofiber（Convatec） Acticoat 3（Smith & Nephew） Optifoam Ag（Medline）	逐渐释放达到持续的广谱杀菌效果	8×12 箱 =$$$ 4×4 箱 =$$$ 4×4 箱 =$$
木炭	CarboFlex（Convatec）	吸收气体分子和细菌孢子。用作主导或辅助敷料	4×4 箱 =$$
达金溶液	0.25% 浓度	广谱杀菌效果，促进坏死组织溶解。可能需要每天更换 2 次敷料	1 16 盎司瓶 =$
甲硝唑	1%Flagyl 喷雾 5%Flagyl 粉 粉碎颗粒 0.71%Flagyl 凝胶	杀菌，对厌氧菌有效	100ml=$ 57g=$ 14 片 =$ 71% 凝胶（1 管，45g）=$$

价格：$.＜$100；$$.＞$100；$$$.＞$200

经 the STM agreement 许可转载，引自 Tilley，C.et al.(2016).Palliative wound care for malignant fungating wounds：Holistic considerations at end of life.Nurs Clin North Am.51(3):513-31.DOI：10.1016/j.cnur.2016.05.006.Source：data from Tilley，C.et al.2016；Alvarez，O.et al.2007；Woo，K.Y.et al.2015；Langemo，D.et al.2015；and prices from Wound Care Shop.Available at：http://www.woundcareshop.com.Accessed October 12，2017.

表 61-5　伤口相关出血的干预措施

出血类别	干预措施	注意事项
预防措施	选择敷料与伤口清洁	• 建议使用非黏附性接触层的敷料（硅胶、泡沫或矿脂基纱布） • 轻柔清洁冲洗 • 移除敷料时先润湿敷料，防止敷料黏附在伤口上
轻微出血（可在床边处置）	直接加压 硝酸银 肾上腺素浸润 海藻酸钙	• 用干净纱布局部加压 • 见图 61-3 • 用 1mg 肾上腺素和 1ml 生理盐水（1：1 比例）浸泡纱布 10min，直接加压，促进局部血管收缩（Tilley 等，2016）
大出血（需要有创性或积极干预）	血管介入治疗	如果用作止血药，可能嵌入伤口，难以取出
终末期出血事件	舒适性措施	• 应随时准备好深色毛巾，用于控制和吸收失血 • 用苯二氮䓬镇静，用阿片类药物止痛 • 用毯子盖住，因为失血可能导致体温过低，并导致发冷或僵直

经 the STM agreement 许可转载，引自 Tilley，C.et al.(2016).Palliative wound care for malignant fungating wounds：Holistic considerations at end of life.Nurs Clin North Am.51(3):513-31.DOI：10.1016/j.cnur.2016.05.006.

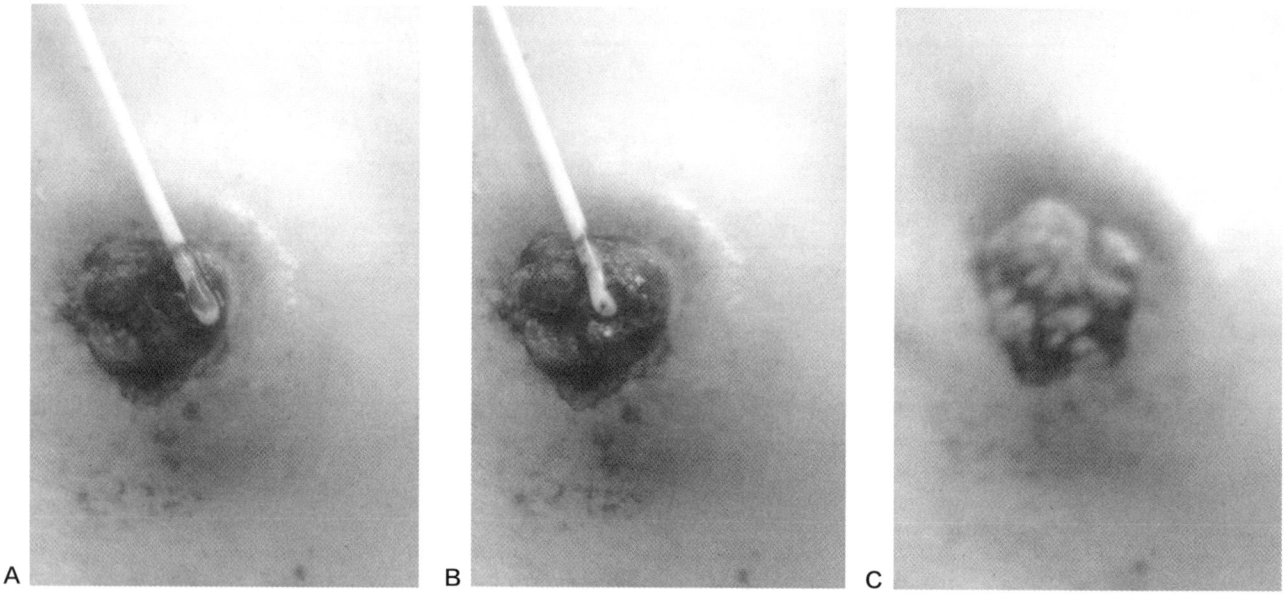

▲ 图 61-3　硝酸银棒对出血性腹部恶性病变进行杀菌

注意：银棒在出血点上滚动，会使组织呈珍珠灰色。可以在床边每次换药时重复使用，相对便宜，易于学习。观察是否有刺痛或灼伤，如果不舒服，考虑替代方案 [经许可转载，引自 Tilley，C.P.et al.（2016）.Palliative Wound Care for Malignant Fungating Wounds：Holistic Considerations at End of Life.Nurs Clin North Am.48（3）：479-501.https：//doi.org/10.1016/j.cnur.2016.05.006]

（五）淋巴水肿

淋巴水肿可能与伤口有关，严重影响患者心理和社交（Fu 等，2013）。同时处理患肢的淋巴水肿可改善预后。

（六）伤口和敷料的体积效应

伤口敷料和绷带的体积和轮廓等，会影响衣着选择，限制活动，导致额外症状，如不适或瘙痒感（Probst 等，2013a，2013b）。使用外科胸带和特定的吸水内衣来固定敷料可以帮助减少体积效应。

（七）伤口周围湿疹

伤口周围湿疹属于潮湿相关皮肤损伤（moisture associated skin damage，MASD），是姑息性创口护理的重要部分。创口严重的渗出可导致周围皮肤被渗出液浸泡，导致皮肤溃烂、感染、疼痛或瘙痒（Haisfield-Wolfe 和 Baxendale-Cox，1999）。浸渍是指伤口附近（伤口周围 4cm 边界内）皮肤的刺激和损伤。皮肤呈现苍白、白色或灰色，起皱或肿胀，或者出现炎症，有时出现红斑；患者常主诉疼痛或瘙痒（Haisfield-Wolfe 和 Baxendale-Cox，1999；Carville，2017）。

MASD 的风险因素与渗出的量和渗出成分密切相关（Colwell 等，2011）。一项针对女性乳腺蕈样创口的研究发现，病变损害区腐胺和腐肉碱水平高的患者，创口周围更容易出现瘙痒和皮肤刺激（Tamai 等，2003）。

选择合适的吸水性敷料和清洁伤口是治疗 MASD 相关瘙痒的主要手段。要注意保护伤口周围的皮肤，表 61-2 列出了一些方案和产品。常见产品包括凡士林、氧化锌皮肤保护剂。液态丙烯酸酯，不影响敷料或造口袋的黏附，减少医用黏合剂相关皮肤损伤的发生（McNichol 等，2013），预防或治疗 MASD（Colwell 等，2011）。一项 Meta 分析评估了非恶性伤口的研究，发现薄膜类屏障优于安慰剂；但与氧化锌或矿脂类产品相比差异无统计学意义（Schuren 等，2005）。

在目前缺乏数据支持的情况下，选择皮肤保护剂时，要考虑多种因素。包括伤口位置、过敏和护理支持的可及性。液态聚合物丙烯酸酯不影响敷料的黏合性，适用于上半身、头部和面部伤口（图 61-4）（Tilley 等，2016）。氧化锌或凡士林类的皮肤保护剂，特别适合对于存在大小便失禁的生殖器或腹股沟区的伤口（图 61-5）（Tilley 等，2016）。

三、伤口类型及相关病变

（一）压力性损伤

为清晰定义接触性皮肤损伤，2016 年，NPUAP

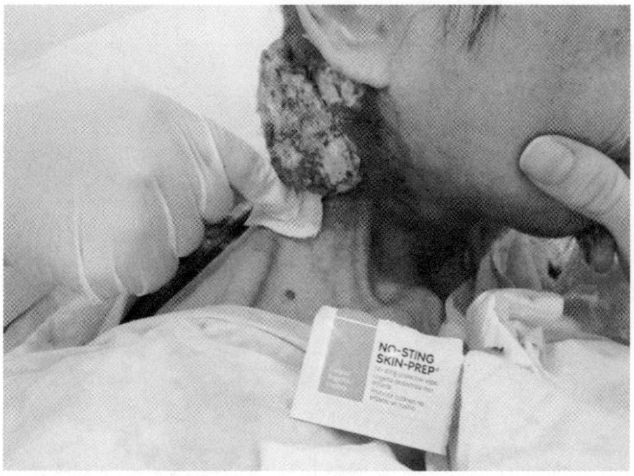

▲ 图 61-4　在头部和颈部的恶性蕈样伤口周围涂抹液体形成的丙烯酸酯屏障，以保护伤口周围皮肤
引自 Charles P.Tilley，Palliative Care Nurse Practitioner；and Assistant Director of Graduate Simulation，New York University，Rory Meyers College of Nursing，USA.

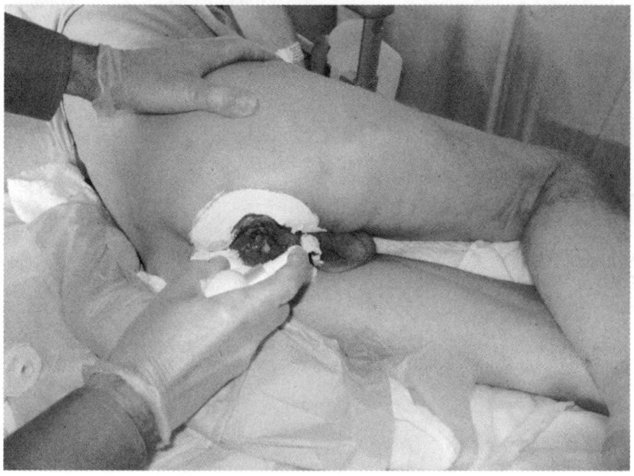

▲ 图 61-5　应用氧化锌屏障保护肛周恶性蕈样伤口周围的皮肤，并伴有间歇性大便失禁
引自 Charles P.Tilley，Palliative Care Nurse Practitioner；and Assistant Director of Graduate Simulation，New York University，Rory Meyers College of Nursing，USA.

将“压疮”（pressure ulcer）一词更改为“压力性损伤”（pressure injury）（NPUAP，2016）。压力性损伤通常出现在骨凸起区域上，或者与一些医疗装置有关的局部皮肤和（或）软组织损伤（NPUAP，2016）。使用了诊断或治疗目的器械造成的压力性损伤称为“医疗器械相关压力性损伤”（NPUAP，2016）。分期见表 61-6（NPUAP，2016）。

黏膜受一些设备器械长时间压迫发生的损伤，不适用于分期。这些损伤上可见到导致损伤的设备形状印痕（NPUAP，2016）。

1. *高危因素、风险评估和风险控制*　在患有晚期疾病的人群中，压力性损伤的高危因素包括年龄增长、蛋白质 - 热量营养不良、制动和不活动、剪切力、摩擦、湿度、失禁和感知异常（Langemo 和 Black，2010；WOCN，2017）。筛查量表可以识别具有风险的患者。NPUAP 建议在重疾患者入院时进行风险评估，并定期评估，病情变化时再次进行评估；建议使用经过验证的风险评估工具（Langemo 和 Black，2010；WOCN，2017）。

压力性损伤风险的评估工具较多。最广泛使用的两种是 Norton 量表（Norton，1989）和 Braden 量表（Bergstrom 等，1987），但在重疾患者人群中的相关验证数据很少。Hunters Hill Marie Curie 中心风险评估工具（The Hunters Hill Marie Curie Center Risk Assessment Tool，Chaplin，2000）和临终关怀压力性溃疡风险评估量表（Hospice Pressure Ulcer Risk Assessment Scale，Henoch 和 Gustafsson，1994）是经过验证的临终关怀患者专用量表。这四种量表的比较如表 61-7 所示。

降低风险的干预措施包括平衡受压、皮肤护理、失禁护理、增加营养和补充水分（表 61-8）（Langemo 和 Black，2010；WOCN，2017）。避免使用泡沫环、泡沫切口或圆圈型产品，这些产品会导致压力集中在周围组织上（WOCN，2017）。对临终的患者，必须尊重患者和家属对临终护理的意愿与偏好，可以采取或不采取相关措施，但需要将相关情况记录在病历和护理档案中。

2. *护理注意事项*　尽管没有治疗晚期疾病患者压力性损伤的循证方案（Nenna，2011），但最佳实践包括预防伤口发展和（或）恶化，病因治疗，控制相关症状，依据患者自我评估，提供心理社会支持，改善生活质量，提高自我照料能力（表 61-9）（Naylor，2005）。护理计划要根据患者和家属的愿望和偏好来改进。最重要的是舒适度，对临终或某些原因导致单一被动体位的患者，患者的舒适度优先于护理方案（Langemo 和 Black，2010）。

（二）失禁性皮炎

失禁性皮炎是由皮肤长期暴露于尿液或液态粪便引发的一种刺激性皮炎（Black 等，2011）。敷料遮盖的皮肤和暴露于尿液和粪便的皮肤尤其容易受到损伤（Black 等，2011）。粪便中的细菌会将尿液中的氨转化为铵，从而使皮肤的 pH 升高至碱性（Gray 等，2012），皮肤正常的“酸性外层”被破坏，导致

表 61-6 NPUAP 压力性损伤分级

压力性损伤的定义
压力性损伤是皮肤和底层软组织的局部损伤，通常位于骨突起上方或与医疗或其他设备相关。损伤部位皮肤可以是完整的，也可能出现开放性溃疡，有时伴有疼痛，是强烈和（或）长时间的压力或压力合并剪切力作用而造成的伤害。软组织对压力和剪切力的耐受性也可能受到微气候、营养、灌注、并发症和软组织状况的影响

分　期	定义和临床表现	示意图
1 期：皮肤完整，红色斑块	皮肤完整，其中有一个局部不消退的红斑，在深色皮肤中可能表现不同。在红斑变白之前，可能会出现感觉、温度或硬度的变化。颜色呈紫色或栗色变化，这表明可能有深部组织受损伤	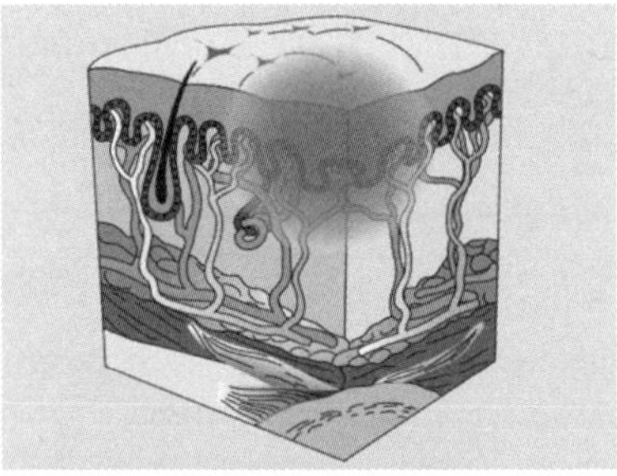
2 期：部分皮肤缺损，真皮外露	局部皮肤脱落，真皮外露。创口床未坏死，呈粉红色或红色，湿润，也可表现为完整皮肤或水疱。脂肪和深层组织不可见。肉芽组织、蜕皮和焦痂不存在。这些损伤通常由不佳的局部环境和骨盆上方和足跟部位皮肤的剪切力引起。此阶段要与潮湿相关皮肤损伤区分，包括失禁相关皮炎（incontinence associated dermatitis，IAD）、硬组织间皮炎（intertriginous dermatitis，ITD）、医用胶布相关皮肤损伤（medical adhesive related skin injury，MARSI）或外伤（皮肤撕裂、烧伤、擦伤）	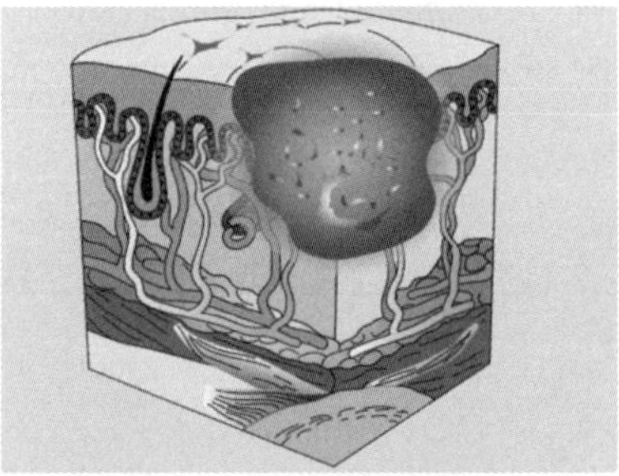
3 期：全层皮肤缺损	皮肤全层脱落，溃疡和肉芽组织中可见脂肪和伤口边缘卷曲。可以看到蜕皮和（或）焦痂。组织损伤的深度因解剖位置而异；脂肪堆积的区域可能会产生深部伤口。可能发生窦道。筋膜、肌肉、肌腱、韧带、软骨和（或）骨不外露。如果蜕皮或焦痂掩盖了组织损伤的程度，则属于不可分期的压力性损伤	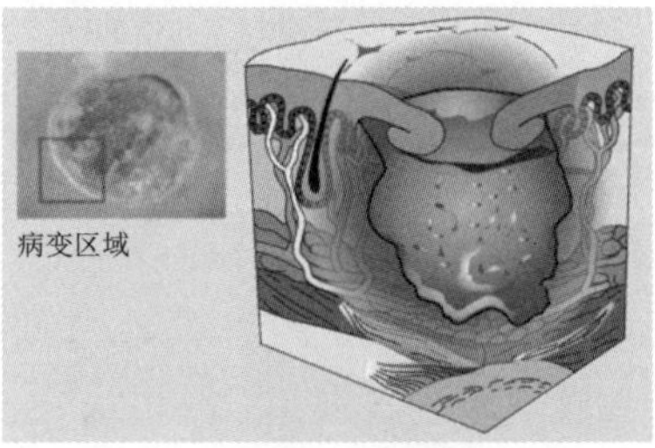
4 期：全层皮肤和组织缺损	全层皮肤和组织缺损，暴露或可直接触及溃疡内的筋膜、肌肉、肌腱、韧带、软骨或骨。可以看到蜕皮和（或）焦痂。经常会发生外包（滚边）、深部组织破坏 * 程度和（或）隧道 ** 深度因解剖位置而异。如果蜕皮或焦痂掩盖了组织损伤的程度，则属于不可分期的压力性损伤	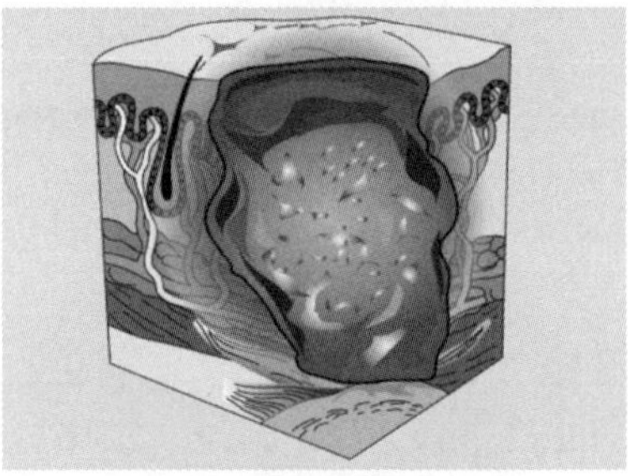
不可分期：全层皮肤和组织缺损	全层皮肤和组织损失，蜕皮或焦痂遮挡，溃疡内的组织损伤程度无法确认。去除蜕皮或焦痂，往往显示 3 级或 4 级压力损伤。足跟或缺血肢体上的稳定焦痂（即干燥、黏附、完整无红斑或波动）不需要进行软化或去除	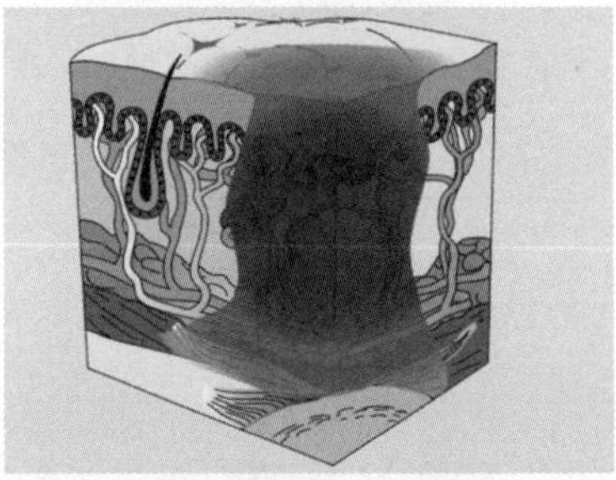

（续表）

分　期	定义和临床表现	示意图
深部组织压力性损伤：持续不可变白的深红色、褐红色、紫色变	完整或不完整的皮肤，局部持续不可变白的深红色、褐红色、紫色变或表皮分离，显示黑色伤口床或充满血水疱。疼痛和体温变化通常先于肤色变化。色素沉着的皮肤可能会出现不同的变色。这种损伤是由骨骼 – 肌肉界面处的强烈和（或）长期压力和剪切力引起的。伤口可能迅速进展，表现为实际的组织损伤程度，或可能在不发生组织坏死的情况下愈合。如果可见坏死组织、皮下组织、肉芽组织、筋膜、肌肉或其他底层结构，则表示全层压力损伤（属于不可分期，3 期或 4 期）。不适合使用 DTPI 描述血管、创伤、神经病变或皮肤病状况	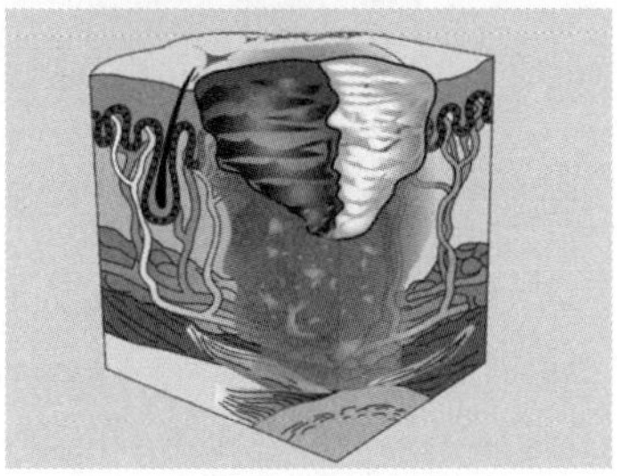
医疗相关的压力性损伤	与医疗器械相关的压力性损伤是由于使用设计和应用于诊断或治疗目的的器械造成的。产生的压力损伤通常与器械的模式或形状相符合。应使用分级系统对损伤进行分级	
黏膜压伤	黏膜压力性损伤是指有医疗器械使用史的黏膜损伤部位。由于组织的解剖结构，一般不再进行分期	

*. 损伤：伤口边缘周围深层组织（皮下脂肪和肌肉）的损伤

**. 穿孔：在皮肤表面下方形成的隧道，不涉及深层组织

经许可转载，引自 National Pressure Injury Advisory Panel(NPIAP).Copyright 2020 NPIAP.

经许可转载，改编自 Tilley，C.P.et al.(2019).Palliative Wound，Ostomy，and Continence Care.In Ferrell，B.R.and Paice，J.A.(Eds.).Oxford Textbook of Palliative Nursing，Fifth Edition.New York，USA：Oxford University Press.

表 61-7　压力性损伤风险评估工具

压力伤害风险评估工具	开发年份	子量表	临终关怀和姑息照护人群的验证
Norton 量表	1958	身体状况、精神状态、活动度、活动能力、失禁	在临终关怀患者中应用验证信息少（Norton，1989）
Braden 量表	1983	感官感知、潮湿、活动度、营养、摩擦 / 剪切力、活动能力	• 临终关怀患者中验证信息少（Bergstrom 等，1987） • Braden 评分与 Karnofsky 评分和姑息性行为量表评分高度相关
Hunters Hill Marie Curie 中心风险评估工具	2000	感觉、活动能力、潮湿、床上的活动、营养 / 体重变化、皮肤状况、摩擦 / 剪切力	专为姑息医学而开发，并在临终关怀患者中得到验证（Chaplin，2000）
临终关怀压力性损伤风险评估量表	2003	体力活动、活动能力、年龄	专为姑息医学而开发，并在临终关怀患者中得到验证（Henoch 和 Gustafsson，1994）

经许可转载，引自 Tilley，C.P.et al.(2019).Palliative Wound，Ostomy，and Continence Care.In Ferrell，B.R.and Paice，J.A.(Eds.).Oxford Textbook of Palliative Nursing，Fifth Edition.New York，USA：Oxford University Press.

表 61-8　姑息治疗中压力性损伤的风险因素及降低风险干预策略

风险因素	降低风险干预	姑息性考虑
受压且不活动	• 减少或避免医疗器械的压迫 • 为卧床和坐在椅子上的患者安排定期重新定位和旋转 • 对高危患者使用脚跟悬吊装置和防护敷料 • 利用床和椅子上的支撑面重新分配压力 • 将高危患者放置在压力再分配表面 • 对患者和护理人员进行 PI 发生的原因和风险因素的教育，以及将风险降至最低的方法	• 使用 BiPA 面罩和输氧管时，在鼻梁或耳朵部位垫上保护性水胶体 • 护理前 20～30min 评估和预先用药，症状不受控制的患者可能无法忍受重新定位 • 介绍由于皮肤衰竭而不可避免的压力性损伤的可能性，确保家庭不会因为护理不善而压力性损伤

（续表）

风险因素	降低风险干预	姑息性考虑
摩擦 / 剪切力	• 床头高度不超过 30° • 30° 侧卧姿势	颅内压升高、腹水、终末期肺病、心脏病或正压通气的患者可能无法耐受 可促进分泌物排出
尿失禁	使用皮肤保护剂，并保持皮肤完整	对于不能忍受频繁皮肤护理的呼吸困难或疼痛患者，考虑留置尿管
营养	有营养性和压力性溃疡风险的患者，至少给予 30～35kcal/（kg BW·d）、蛋白质 1.25～1.5g/（kg BW · d）和液体摄入量 1ml/（kcal · d）	晚期疾病患者或生命末期患者可能无法实际耐受这些营养。吞咽困难、吞咽困难、厌食－恶病质综合征、晚期症状或自愿停止进食和饮水，要考虑个性化的护理

经许可转载，引自 Tilley，C.P.et al.(2019).Palliative Wound，Ostomy，and Continence Care.In Ferrell，B.R.and Paice，J.A.(Eds.).Oxford Textbook of Palliative Nursing，Fifth Edition.New York，USA：Oxford University Press.
引自 Wound，Ostomy and Continence Nurses Society-Wound Guidelines Task Force.(2017).WOCN 2016 guideline for prevention and management of pressure injuries(ulcers).J Wound Ostomy Continence Nurs.44(3):241-246.DOI：10.1097/WON.0000000000000321.

表 61-9 姑息性压力性损伤治疗中的注意事项

	治疗方法		姑息性考虑
1	使用枕头（适用于Ⅰ或Ⅱ期压力性损伤）或足跟悬吊装置（适用于Ⅲ或Ⅳ期压力性损伤）将足跟完全浮离地面	1	在足跟悬吊前评估患者的未控症状，特别是疼痛，必要时提前 20～30min 服用药。生命末期的患者可能无法忍受足跟悬吊，请遵循个人偏好
2	定期、频繁地翻身，并改变体位	2	评估患者未控症状，尤其是在翻身前的疼痛和呼吸困难，必要时提前 20～30min 服用药物。生命末期的患者可能无法忍受频繁的体位改变，要具体情况灵活实施和遵循个人偏好，尊重他们的舒适位置
3	结合患者的个人需求和护理计划，为有压力性损伤的患者提供各种支撑面（坐位和卧位）	3	考虑调整支撑面以改善压力均衡和舒适性
4	对失禁患者实施个体化肠道 / 膀胱护理计划	4	对于因晚期症状（疼痛、呼吸困难）而不能耐受如厕的患者，可首选导尿管管理尿失禁
5	每次换药时用洁净水、蒸馏水、伤口清洁剂或生理盐水清洗伤口和伤口周围	5	小心去除失活组织，减少伤口气味
6	对于不愈合、清洁的压力性损伤，考虑使用 2 周局部抗生素	6	查看患者的预先指示，以确定他们是否愿意使用抗生素
7	考虑对不愈性伤口使用局部抗菌药，这里仅针对预期无法愈合的伤口，或者严重转移性的伤口	7	达金溶液可能会刺痛伤口并刺激呼吸系统
8	在出现菌血症、败血症、晚期蜂窝织炎或骨髓炎时使用全身抗生素	8	查看患者的预先指示，以确定他们是否愿意使用抗生素
9	清除压力性损伤的坏死组织	9	查看患者的预先指示和护理目标。避免对易出血的脆弱组织进行清创
10	实施适当的压力性损伤治疗促进创口愈合，需要认知到某些创口不能完全愈合	10	使用长效敷料，提高舒适度
11	对营养性和压力性溃疡风险的患者提供至少 30～35kcal/（kg BW · d）、1.25～1.5g 蛋白质 /（kg BW · d）和 1ml 液体摄入量 /（kcal · d）	11	允许患者摄入所选的液体和食物。每天提供几顿小餐。当患者不能或拒绝进食时，营养必然缺乏

经许可转载，引自 Tilley, C.P. et al. (2019). Palliative Wound, Ostomy, and Continence Care. In Ferrell, B.R. and Paice, J.A. (Eds.). Oxford Textbook of Palliative Nursing, Fifth Edition. New York, USA: Oxford University Press. Source: data from Langemo, D.K., and Black, J. (2010). Pressure ulcers in individuals receiving palliative care: A national Pressure Ulcer Advisory Panel white paper. Adv Skin Wound Care. 23(2):59–72. DOI: 10.1097/01.ASW.0000363502.84737.c8.

皮炎的发生。

预防和管理　通常采用非侵入性产品来预防失禁性皮炎的发生，如吸水性产品、造口袋、避孕套导尿器和女性小便器。如导尿管和粪便管理系统等需要侵入性操作的方案，可根据具体情况采用。对尿失禁者，在每次遗尿后实施护理，每天使用无须冲洗的中性清洁剂（Black 等，2011）。应注意仔细检查皮肤皱褶，不要用力擦洗皮肤。清洁后应使用含有保湿和润肤功效的皮肤保湿剂，并使用皮肤屏障剂保护皮肤（表 61-2）（Black 等，2011）。

这些预防措施也适用于脱皮或皮肤发炎。发生念珠球菌感染时，应积极治疗。症状严重时，需要考虑尿液或粪便改道（Gray 等，2012）。

（三）皮肤撕裂与医用胶布相关皮肤损伤

皮肤撕裂是由剪切、摩擦或钝性外伤导致皮肤层分离而产生的伤口（Serra 等，2016；Stephen-Haynes 和 Deeth，2016）。有两种类型的皮肤撕裂：部分撕裂（即表皮与真皮分离）和全层撕裂（即表皮和真皮与下方结构分离）（Serra 等，2017）。有三种不同的分类方法：第一种是 1993 年 Payne-Martin 分类工具（Payne 和 Martin，1993），另外有 2007 年的皮肤撕裂审计研究（Skin Tear Audit Research，STAR）分类系统（Carville 等，2007），以及 2013 年的国际皮肤撕裂咨询小组皮肤撕裂分类系统（图 61-6）（Leblanc 等，2013）

患有晚期疾病的人群中皮肤撕裂的发生率尚不明确。长期的护理研究显示发生率在 2.2%～92%（Strazzieri-Pulido 等，2017）。2017 年一项系统综述发现急症护理中皮肤撕裂的发生率在 3.3%～22%，社区护理中的发生率则在 5.5%～19.5%（Strazzieri-Pulido 等，2017）。皮肤撕裂可能会增加患者的发病率和死亡率，但数据量有限（Leblanc 等，2013；Serra 等，2016；Stephen-Haynes 和 Deeth，2016）。

McNichol 等（2013）把皮肤撕裂归属于医用胶布相关皮肤损伤范畴。MARSI 是指撕掉有黏性的医疗产品后发生的皮肤异常改变，如红斑、水疱、疱疹、侵蚀或撕裂，持续超过 30min（Farris 等，2015）。MARSI 可以以不同形式出现，如表皮剥离、张力损伤、水疱、刺激性皮炎、过敏性接触性皮炎、湿疹或毛囊炎（Farris 等，2015）。在患有晚期疾病的人群中，MARSI 的发病率仍不清楚，少量的研究显示医院内的发病率为 3.4%～25%（Farris 等，2015），长期护理的累积发生率为 15.5%（Konya 等，2010）。在一项对 2820 名新生儿重症监护患者的调查中发现，MARSI 是皮肤破损的主要原因（Nist 等，2016）。

1. *风险因素及预防*　晚期疾病患者，包括临终患者，发生皮肤撕裂和其他类型的 MARSI 风险增高。风险增加的因素有内在因素和外在因素。内在因素包括年龄、种族 / 民族、皮肤病（湿疹、皮炎）、基础疾病（如糖尿病、感染、免疫抑制）、营养不良和脱水（McNichol 等，2013；Serra 等，2017）。外部因素包括反复贴胶带、胶带 / 敷料 / 移除、光照损伤、放射治疗、浸泡、某些药物（长期皮质类固醇、抗凝血药）、使用粗糙的皮肤清洁剂或过多沐浴导致的皮肤干燥（McNichol 等，2013；Serra 等，2017）。跌倒、皮肤撕裂的既往史、水肿及护理过程中的操作，也是导致皮肤撕裂的风险因素（McNichol 等，2013；Serra 等，2017）。

可通过特定的干预（表 61-10）和预防跌倒（Leblanc 等，2013）来预防皮肤撕裂和擦伤。在患有多种共病、多器官衰竭或伴进行性加重痴呆的高风险患者中，可能无法预防。上述提及的高风险患者中，出现皮肤撕裂和擦伤，不能说明护理质量不好（McNichol 等，2013）。表 61-10 显示了防止皮肤撕裂和 MARSI 的干预措施。

2. *治疗方法*　皮肤撕裂伤和其他 MARSI 最好的处理方法是预防。已经发生创伤时，处理方式包括：

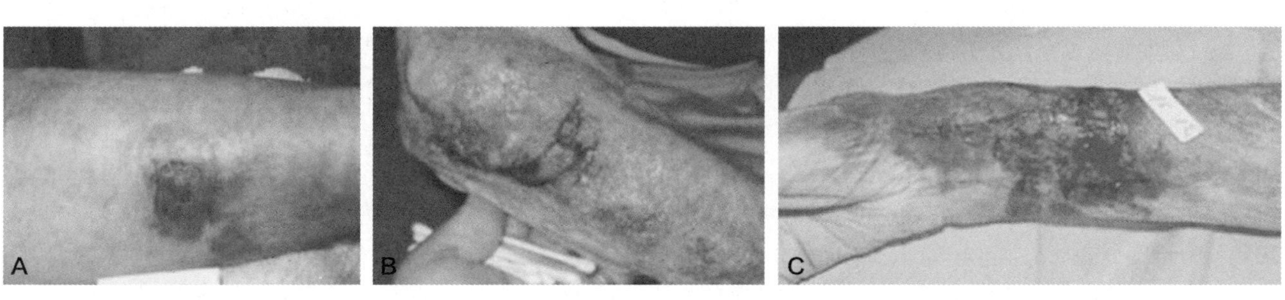

▲ 图 61-6　国际皮肤撕裂咨询小组皮肤撕裂分类系统

经许可转载，引自 Tilley，C.P.et al.（2019）.Palliative Wound，Ostomy，and Continence Care.In Ferrell，B.R.and Paice，J.A.（Eds.）.Oxford Textbook of Palliative Nursing，Fifth Edition.New York，USA：Oxford University Press.

表 61-10 防止皮肤撕裂和 MARSI

皮肤撕裂		MARSI	
1	在接受医疗保健服务时以及在个人情况发生变化时评估风险	1	使用含胶粘剂产品 • 确保区域清洁干燥 • 剪掉多余的头发 • 涂抹皮肤屏障 • 保持皮肤充分干燥 • 在无张力、不拉伸的情况下使用胶布 • 粘贴平整 • 如果预计会出现水肿 / 移动，请使用温和、有弹性的产品 • 需要压迫的情况下，可将胶带在敷料上拉伸，确保皮肤部分无张力
2	实施全面预防方案		
3	存在高危因素的患者穿长袖、长裤 / 长裤和（或）膝袜		
4	为反复出现皮肤撕裂的患者提供护腿		
5	确保处理技术和设备 / 环境的安全		
6	让个人和家庭参与预防策略	2	去除含胶黏剂产品 • 黏合产品的边缘松开 • 用另一只手的手指将皮肤向下推离 • 沿毛发生长方向缓慢去除 • 使用拉、松的方法去除透明薄膜 • 慢慢地将胶带从两侧朝着伤口取出 • 使用医用黏合剂去除剂
7	教育已登记和未登记的工作人员和照护人员在不造成皮肤撕裂的情况下提供适当的护理技术		
8	咨询营养师以确保充足的营养和水分		
9	每天至少使用 2 次低致敏性保湿霜保持皮肤润滑		
10	保护高危患者在常规护理期间免受创伤和自身伤害		

经许可转载，引自 Tilley，C.P.et al.(2019).Palliative Wound，Ostomy，and Continence Care.In Ferrell，B.R.and Paice，J.A.(Eds.).Oxford Textbook of Palliative Nursing，Fifth Edition.New York，USA：Oxford University Press.

引自 LeBlanc，K.et al.(2018).Best practice recommendations for the prevention and management of skin tears.Foundations of Best Practice for Skin and Wound Management.Wounds Canada；McNichol，L.et al.(2013).Medical adhesives and patient safety：State of the science：Consensus statements for the assessment，prevention，and treatment of adhesive-related skin injuries.J Wound Ostomy Continence Nurs.40(4):365-80.DOI：10.1097/WON.0b013e3182995516.

①用无毒性溶液（如生理盐水）清洁；②尽可能地接近皮瓣；③控制出血并清除血块；④在伤口周围涂上皮肤保护剂；⑤使用水凝胶、海藻酸盐、泡沫、软硅胶或非粘着敷料进行覆盖（Baranoski 等，2016；LeBlanc 等，2018）。不推荐使用胶带、羟基胶体和常规薄膜贴，使用烧伤网兜、袜套类的产品或棉纱绷带固定敷料料。禁止使用胶布固定敷料。

（四）慢性重症性肢体缺血合并坏疽

当动脉闭塞疾病表现为静息痛、溃疡或坏疽时，预示着慢性重症肢体缺血的发生（Neschis 和 Golden，2018）。如无法进行有创血管治疗的话，意味着创面也无法愈合。坏疽是由于循环阻塞或细菌感染导致的局部组织死亡和崩解，可分为干性或湿性（Williams，2009）。干性坏疽发展缓慢，健康组织和坏疽组织之间有分界（图 61-1）。早期会表现出疼痛，随着病变的进展而缓解（Black 和 Black，2015），一般不会产生臭味。治疗简单，每 48 小时涂搽碘伏，包裹干纱布敷料即可。一项小型回顾性研究表明，碘海藻酸钙可能有一定作用（Williams，2009）。

湿性坏疽提示出现细菌感染。患者通常会感到疼痛，可伴有发热（Black 和 Black，2015）。组织会变色、松软、起水疱、产生臭味。产气荚膜梭菌是导致坏疽的常见细菌，在坏死组织中产生气体，受感染的肢体出现皮下气体（Black 和 Black，2015）。建议使用 1/4～1/2 浓度的达金溶液，每天 1～2 次。达金溶液可以杀死产气荚膜梭菌、厌氧菌、生物被膜和多重耐药菌（Armstrong 等，2015），还可以使伤口干燥，减少分泌物。

（五）恶性蕈样伤口

恶性蕈样伤口是由于肿瘤细胞的侵袭性增殖，浸润皮肤、血液和淋巴而导致的不愈合伤口（Grocott，2000）。往往形态多样，常伴随感染，严重的可致毁容（图 61-7 和图 61-8）。来源可以是原发性皮肤新生物、肿瘤的局部进展或发生的皮肤转移（Alexander，2009）。总体发病率为 5%～14.5%（Probst 等，2009），较容易发生皮肤恶性转移或侵犯的恶性肿瘤包括乳腺癌、头颈癌、肺癌、胃肠道癌和皮肤癌（Thomas，1992；Seaman，2006）。

恶性皮肤伤口的出现预示着较差的预后

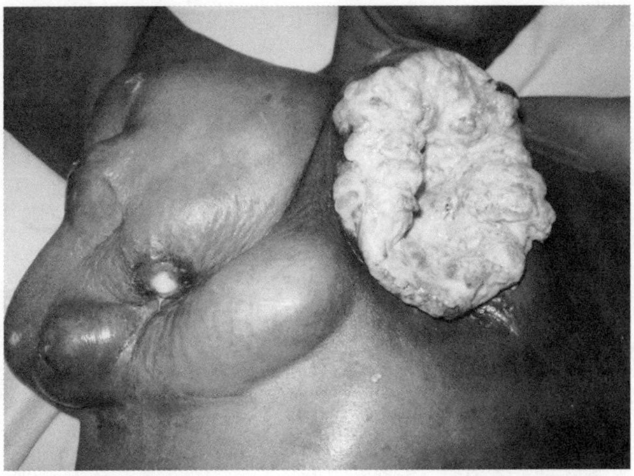

▲ 图 61-7　49 岁女性，患有转移性乳腺癌和乳腺恶性蕈样伤口
经许可转载，引自 Tilley，C.P.et al.（2016）.Palliative Wound Care for Malignant Fungating Wounds：Holistic Considerations at End of Life.Nurs Clin North Am.48（3）：479-501.https：//doi.org/10.1016/j.cnur.2016.05.006

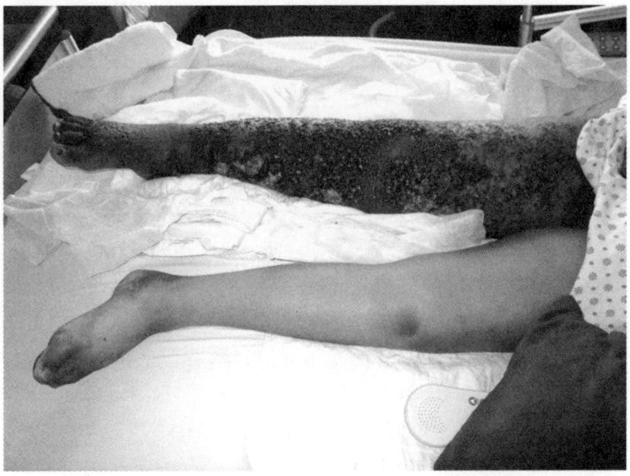

▲ 图 61-8　转移性结肠癌伴淋巴水肿的整个右腿恶性真菌伤
经许可转载，引自 Tilley，C.P.et al.（2019）.Palliative Wound，Ostomy，and Continence Care.In Ferrell，B.R.and Paice，J.A.（Eds.）.Oxford Textbook of Palliative Nursing，Fifth Edition. New York，USA：Oxford University Press

（Lookingbill 等，1993；Grocott 等，2013）。半数以上的患者在 24 周内死亡（Alexander，2009）。泌尿生殖道肿瘤、肺癌、宫颈癌或食管癌（Fyrmpas 等，2006）和多发皮肤转移属于预后较差的恶性肿瘤（Saeed 等，2004）。

恶性蕈样伤口最初表现为炎症、橘皮样外观、平滑、大小不等的隆起结节伴有色素沉着、红斑或斑块、片状脱发或紫色丘疹（Seaman，2006）。继而进展为菜花状病变（增生性）或溃疡变（侵蚀性），有时形成瘘管或窦道（Seaman，2006）。易于出血、感染和渗出伴有恶臭（Carville，2017）。

1. *评估*　患有恶性伤口的患者需要进行彻底的评估，跟踪他们的疾病进展，并评估疼痛、气味和情感困扰等症状。这些患者可能会经历剧烈的痛苦。Lawton 在一项为期 10 个月的观察性研究中，引入了“没有界限的身体”的概念来表达垂死的患者经历边缘化、孤立，“破碎、腐烂的身体”导致的自我和社会身份的丧失（Lawton，1998）。她的研究主要包括头颈部、腹股沟和生殖器及乳腺实体瘤的患者。恶性伤口的存在有时会比癌症本身引起更强烈的心理痛苦（Lawton，1998）。

恶性伤口对身体形象的影响可能是深远的。对乳腺癌患者的研究报道显示，被恶性伤口严重影响的女性可能会感到“残缺”，对自己的伤口感到厌恶（Young，2005）。因此，她们可能会避免亲密接触，并远离他人（Young，2005；Gibson 和 Green，2013）。

恶性蕈样伤口的发展可能与临床抑郁或焦虑的发生有关，可引起患者对即将到来的死亡的关注（Alexander，2010）。肉眼可见的肿瘤会引起恐惧，患者会认为它反映了身体内的情况，感受到肿瘤对生命的威胁。伤口不断生长、出现新的病变或出现新的症状时，可能会导致患者产生绝望感（Lo 等，2008；Alexander，2010；Probst 等，2013a，2013b）。

依据心理和精神问题的持续评估，可制订更有效的护理计划。此时精神筛查是必要，可使用的筛查工具有患者健康问卷 2（Pfizer，2017）和广泛性焦虑症量表 7(Pfizer,2017)。由于恶性伤口非常复杂，需要进行多学科评估，才能为临终前积极姑息治疗的计划提供有效指导。

2. *治疗方法*　局部抗菌敷料对恶性蕈样伤口的微生物耐药性、生物被膜和微生物组学特征的作用尚不清楚，系统评价（Adderly 和 Smith，2007）仅认可了一项随机试验（Kalemikerakis，2012），但该试验也仅提供了较弱的证据，证明银离子泡沫敷料可减少异味。

（六）Marjolin 溃疡

Marjolin 溃疡是一种罕见的恶性肿瘤，最常见于慢性炎症或损伤部位（框 61-4）。恶变过程可达数年至数十年（Bowers 和 Young，1960；Tobin 和 Sanger，2014；Choa 等，2015）。病理类型以鳞状细胞癌为主，也有基底细胞癌、黑色素瘤（Tobin 和 Sanger，2014）。最常见于下肢，也可出现在任何地方（Bowers 和 Young，1960）。

框 61-4　导致 Marjolin 溃疡的皮肤病理

• 烧伤瘢痕	• 狼疮疹
• 外伤性伤口	• 尿瘘
• 静脉溃疡	• 受放射的皮肤部位
• 压力性损伤	• 疫苗接种部位
• 骨髓炎	• 植皮供区
• 冻伤组织	• 盘状红斑狼疮
• 蛇咬	• 枕骨脓肿
• 麻风溃疡	• 化脓性汗腺炎

经许可转载，引自 Tilley，C.P.et al.(2019).Palliative Wound，Ostomy，and Continence Care.In Ferrell，B.R.and Paice，J.A.(Eds.).Oxford Textbook of Palliative Nursing，Fifth Edition.New York，USA：Oxford University Press.S

引自 Bowers，R.F.and Young，J.M.(1960).Carcinoma arising in scars，osteomyelitis，and fistulae.Arch Surg.80:564-570.

依据病史和体格检查提示 Marjolin 溃疡，经组织活检病理可确诊。典型临床表现为结节形成、硬结和溃疡三联症（Bazaliński 等，2017）。其他临床症状可能包括超过 3 个月的慢性溃疡、卷曲的伤口边缘、不规则的基底或边缘、较多肉芽组织、结痂及治疗后继续扩大（Bowers 和 Young，1960；Bazaliński 等，2017）。

如果有治愈的可能，Marjolin 溃疡的主要治疗方案是手术切除、术中快速病理、皮瓣移植（Tobin 和 Sanger，2014）。如果无法手术，治疗重点转为症状控制：接触性出血、恶臭、化脓性渗出物、疼痛、瘙痒和体积效应等（Tobin 和 Sanger，2014；Bazaliński 等，2017）。

（七）皮肤钙沉着症与钙化防御

皮肤钙质沉着症的特征是皮肤中不溶性钙盐异常沉积（Netsch，2018）。病因可能是特发性的（钙水平正常），或者转移癌、慢性肾病、甲状旁腺功能亢进或结节病引起的高钙血症（Netsch，2018）。伤口通常出现在下肢，但可以位于任何地方。钙化防御是一种与终末期肾病密切相关的疾病，特征是皮肤和皮下组织小血管钙化，导致局部缺血和组织损伤（Dusilova 和 Valek，2010）。病变可以发生在身体的任何地方，可影响多个部位，包括手指和足趾，造口周围皮肤也可受影响（Famorca 等，2017）。躯干或大腿近端病变的预后比远端病变差（Dusilova 和 Valek，2010）。

治疗以护理为主。在原发病治疗基础，积极纠正电解质紊乱，制订局部伤口护理方案（Goldberg 和 McGinn-Byer，2006）。建议的六个原则：①清除伤口异物（钙沉积和脱落的皮肤）；②保持伤口适当的水分；③预防和治疗感染；④减轻水肿；⑤治疗静脉功能不全；⑥保护伤口周围皮肤（Goldberg 和 McGinn-Byer，2006）。

（八）放射性皮炎

辐射会损伤表皮的分裂细胞（基底层、棘层）和皮肤附件，如毛囊、皮脂腺和指甲（Bauer，2016；Erwin-Toth，2007）。皮肤受辐射后损伤的不良反应较常见，但通常是短暂和轻微的。这些反应被称为放射性皮炎、辐射烧伤、辐射损伤或辐射诱发的皮肤反应（Singh 等，2016）。

放射性皮炎可以急性发病，也可表现为迟发性。早期反应表现为红斑、干性脱皮或湿性脱皮（图 61-9 和图 61-10）（Singh 等，2016）。同步化疗或靶向治疗会增加皮肤毒性的风险（Bauer，2016），由于累积效应，较大剂量和较高总剂量的辐射也增加皮肤毒性反应风险（Goldberg 和 McGinn-Byer，2006）。迟发或慢性反应可在放疗完成数月甚至数年后发生，通常进展为慢性皮炎和（或）皮肤纤维化（Erwin-Toth，2007；Singh 等，2016）。

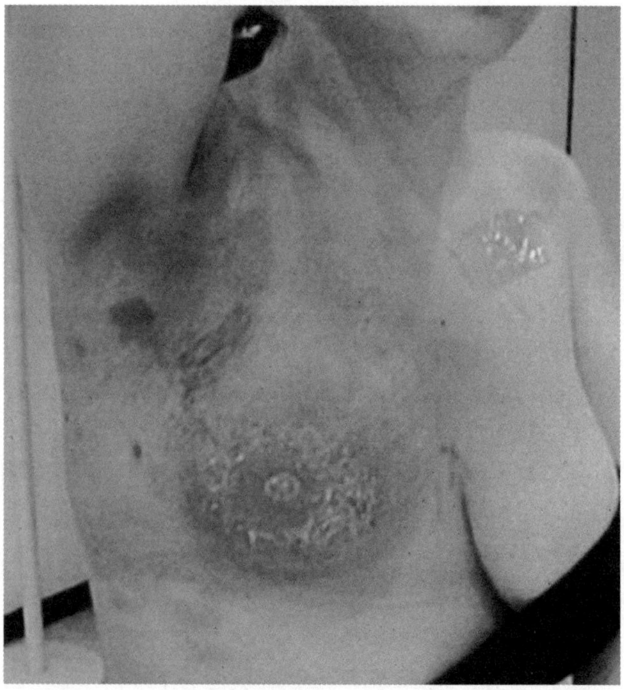

▲ 图 61-9　接受放射治疗的乳腺癌患者的干燥脱皮和中度红斑
经许可转载，引自 Tilley，C.P.et al.（2019）.Palliative Wound，Ostomy，and Continence Care.In Ferrell，B.R.and Paice，J.A.（Eds.）.Oxford Textbook of Palliative Nursing，Fifth Edition. New York，USA：Oxford University Press

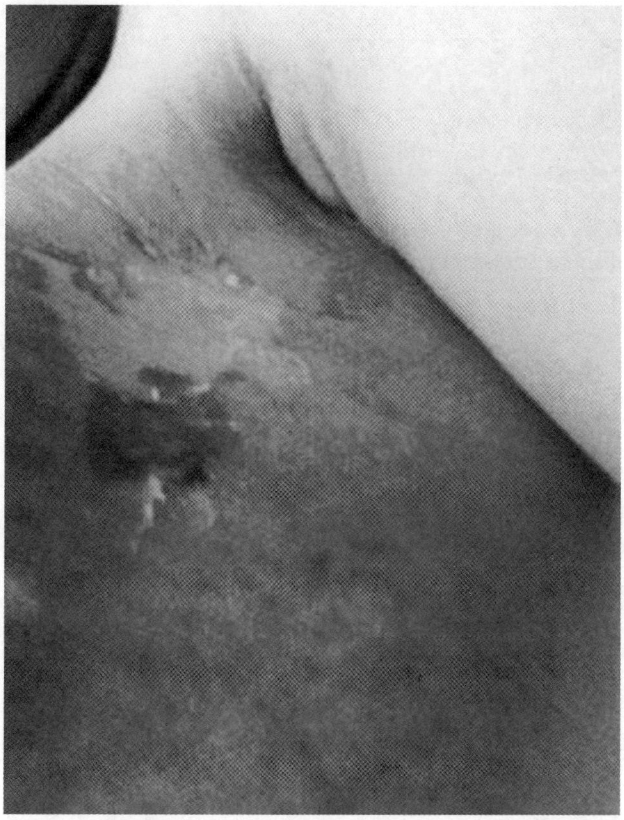

▲ 图 61-10 接受放射治疗的乳腺癌患者的湿性脱皮和严重红斑
经许可转载，引自 Tilley，C.P.et al.（2019）.Palliative Wound，Ostomy，and Continence Care.In Ferrell，B.R.and Paice，J.A.（Eds.）.Oxford Textbook of Palliative Nursing，Fifth Edition. New York，USA：Oxford University Press

在开始放疗前应进行皮肤评估，之后可定期进行评估。评估内容包括红斑、水肿、皮肤破裂、疼痛、皮肤敏感和紧绷。对于干性脱皮患者，还应评估干燥、瘙痒和鳞屑情况（Bauer，2016；Singh 等，2016）。湿性脱皮患者皮肤应检查脱皮的潮湿程度、压痛、结痂，以及是否存在浆液性渗出物和严重的感染（Singh 等，2016）。放射性皮炎程度分级标准有多种，最常用的是美国国家癌症研究所 CTCAE（表 61-11）（Chen 等，2012；Bauer，2016）。CTCAE 将急性反应定义为治疗后 86 天内发生的反应（Bauer，2016）。

急性和慢性放射性皮炎治疗方案（Singh 等，2016）尚无很好证据支持。放射治疗期间的一般皮肤护理包括使用温和的肥皂和除臭剂，在受辐射区穿着宽松的衣服，避免阳光照射和抓伤，补充充足的营养（Bauer，2016；Singh 等，2016）。预防性使用类固醇和磺胺嘧啶银可缓解急性放射性皮炎的症状（Singh 等，2016）。金盏花和磺胺嘧啶银在急性反应中的有效性证据还不充分（Bauer，2016）。在

表 61-11 常见不良事件量表毒性标准：放射性皮炎

反应等级	定义和特征
1 级	轻微红斑或干性脱皮。在治疗的前 2～4 周内出现，反应为皮肤发红、发热和皮疹样外观。患者可能会主诉皮肤紧绷感或敏感
2 级	轻 - 中度红斑；斑片状湿性脱皮，通常局限于皮褶或折痕。也可能出现中度水肿、干燥、瘙痒和皮肤层剥落（干燥脱皮）
3 级	除皱纹和皮褶以外的其他部位出现湿性脱皮。轻微的创伤（如磨损）即可导致出血
4 级	危及生命的后果，如全层皮肤溃疡、坏死和自发性出血
5 级	死亡

经许可转载，引自 Tilley，C.P.et al.(2019).Palliative Wound，Ostomy，and Continence Care.In Ferrell，B.R.and Paice，J.A.(Eds.).Oxford Textbook of Palliative Nursing，Fifth Edition.New York，USA：Oxford University Press.
引自 Chen，A.P.et al.(2012).Grading dermatologic adverse events of cancer treatments：The Common Toxicity Criteria for Adverse Events Version 4.0.J Am Acad Dermatol.67(5):1025-39.DOI：10.1016/j.jaad.2012.02.010.

对一例 57 岁男性颈部放射性损伤病例研究报道中，描述了缓释银纤维敷料在改善愈合、减少换药频率和缓解疼痛方面的有效性（Maki 和 Clarey-Sanford，2007）。另外一例研究描述了使用胰蛋白酶、秘鲁香脂和氢化蓖麻油软膏治愈一名 51 岁女性乳腺癌患者在乳腺切除术、化疗和放疗后发生的湿性脱皮（Kole 等，2017）。己酮可可碱也成功应用于慢性放射性毛细血管扩张和纤维化患者的治疗（Patel 和 McGurk，2017）。

四、尿液或粪便造口

造口术是一种通过手术建立的造瘘，用于永久性或暂时性的排出尿液或粪便（表 61-12）（WOCN，2018a，2018b）。在终末期疾病的人群中，造口率尚不清楚，很少有研究从造口相关结果或管理方法方面进行评估（Tilley，2012）。大多数造口需要使用造口袋，造口袋有完整的密封，保护造口周围的皮肤。选择造口袋时，考虑以下因素：造口形状、类型和位置、腹部轮廓、生活方式、个人偏好、视力和个人能力（Colwell，2004；WOCN，2014，2018a，2018b）。造口袋更换过程和造口护理的其他方面，如订购、装袋处理和泄漏故障处理，对重症患者来说可能非常具有挑战性。

表 61-12　常见造口类型

改道分类	失禁情况	描　述
回肠造口术	失禁（大便）	通过将回肠末端或回肠襻带到皮肤表面，通过外科开口形成的造口。使用一件或两件式造口袋收集流出物
结肠造口术	失禁（大便）	通过外科手术在前腹壁上做一切口，将结肠的健侧拉出到皮肤表面构建一个造口。使用一件或两件式造口袋收集流出物。远端造口患者可选择结肠造口冲洗和造口帽
自制回肠造口术（Koch 袋）	非失禁（大便）	小肠与回肠部分形成的内部 S 形贮液器相连。通过一个单向阀，每天插入 4～8 次 Medena 导管（30F），以排出粪便流出物
尿道造口术（回肠导管）	失禁（尿）	输尿管膀胱手术切除后，将尿液转流到分离的回肠部分，回肠末端通过腹壁上的一个造口引出，回肠残端与回肠重新吻合。将装有腰带的造口袋紧贴在腹部造口上方以收集尿液
输尿管造口术	失禁（尿）	一侧或双侧输尿管与膀胱离断，穿过腹壁形成造口。然后，将装有腰带的收集袋紧贴腹部，套在"输尿管造口端"或造口上，收集尿液
永久膀胱异位术（Indiana 袋）	非失禁（尿）	在膀胱切除术后，一段回肠或盲肠被用来形成一个贮液器。输尿管与其相连。通过一个单向导管每天插入 4～6 次，以及睡前排出尿液
原位膀胱术（新膀胱）	非失禁（尿）	根治原发病的术式选择。膀胱切除术后，用回肠的一部分作为贮尿，置于骨盆中，并与患者的尿道相连。通过患者自己的括约肌控制排尿

经许可转载，引自 Tilley，C.P.et al.(2019).Palliative Wound，Ostomy，and Continence Care.In Ferrell，B.R.and Paice，J.A.(Eds.).Oxford Textbook of Palliative Nursing，Fifth Edition.New York，USA：Oxford University Press.
引自 Colwell，J.C.et al.(2011).MASD part 3：Peristomal Moisture-associated dermatitis and periwound moisture-associated dermatitis.J Wound Ostomy Continence Nurs.38(5):541-53.DOI：10.1097/WON.0b013e31822acd95；Wound，Ostomy Continence Nurses Society.(2014).Stoma complications：Best practice for clinicians.Mt Laurel，NJ：WOCN National Office；Wound Ostomy and Continence Nursing Society(2018). WOCN Society clinical guideline：Management of the adult patient with a fecal or urinary ostomy—an executive summary.J Wound Ostomy Continence Nurs.45(1):50-58.DOI：10.1097/WON.0000000000000396；and Wound，Ostomy，and Continence Nurses Society.(2018).Scope and Standards of Practice，Second edition.Mt Laurel，NJ：WOCN National Office.

（一）造口并发症

造口周围皮肤评估指南旨在帮助临床医生识别和治疗造口周围皮肤并发症（WOCN，n.d.）。涉及最常见的并发症，包括腹壁变化、黏膜皮肤的分隔、造口周围静脉曲张和造口周围医疗相关的皮肤损伤。

1. 腹壁变化　造口区的范围是从造口底向外延伸约 10cm×10cm（WOCN，2014）的区域，包括了造口袋固定胶下的表面积。选择皮肤保护贴类型时，要观察患者处于卧位、坐位和站立位时的腹壁（Colwell，2004）。评估造口周围的皮肤是否有支撑力，是否存在皮下肿瘤、手术瘢痕、伤口或创伤，是否存在蕈样伤口，有无腹水引起腹壁膨隆等因素（Tilley，2012）。当疾病进展、腹部肿瘤增长或腹水增加、体重减轻或发生恶性肠梗阻时，造口袋的类型需要不断更换（Tilley，2012）。

皮肤保护底盘需要适合造口周围腹壁皮肤的形态（Tilley，2012）。如果造口周边腹部突出或造口周围有折痕、皱纹（如体重减轻时所见）或瘢痕，考虑采用凸面底盘造口袋（WOCN，2017）。凸面底盘造口袋也可适用于因肿瘤导致腹壁不均匀凸起的患者，不均匀凸起区域可用隔离膏填充。对于腹部肿瘤较大且伴有疼痛的患者，可选择将皮肤保护盘扩大，可 7 天维护 1 次，在更换前使用速效阿片类药物。每次更换时都要检查皮肤保护盘的背面，确定有效部分的完整性，并评估皮肤是否存在刺激性皮炎（WOCN，2018）。

2. 黏膜皮肤剥脱　黏膜皮肤剥脱是指造口与周围皮肤完全或部分脱离（图 61-11）。危险因素包括肿瘤局部进展、造口坏死、炎性肠病、营养不良、感染、化疗、腹腔感染、肠病、放疗、使用糖皮质激素、糖尿病和吸烟（WOCN，2014）。

在晚期疾病中，黏膜皮肤剥脱通常无法纠正，首选保守治疗（Tilley，2012）。黏膜皮肤剥脱产生的伤口应使用生理盐水或洁净清水冲洗，填充吸水性材料，如护肤粉、护肤膏、氢纤维或海藻酸钙，用以吸收引流液，防止尿液或粪便污染（WOCN，2014）。经过造口护理后，安装造口袋。两件式造口

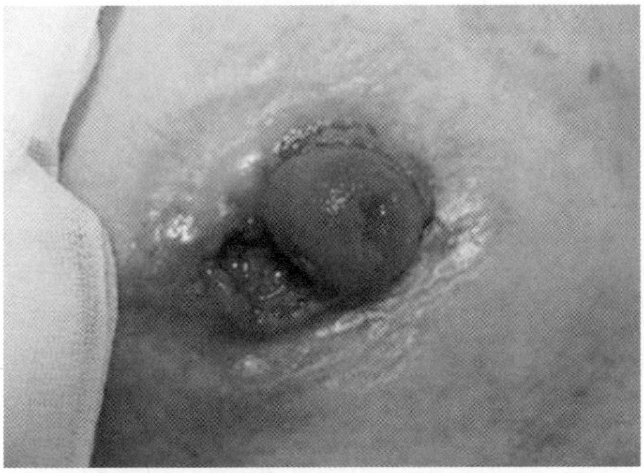

▲ 图 61-11　局部黏膜皮肤分离

经许可转载，引自 Tilley，C.P.et al.（2019）.Palliative Wound，Ostomy，and Continence Care.In Ferrell，B.R.and Paice，J.A.（Eds.）.Oxford Textbook of Palliative Nursing，Fifth Edition. New York，USA：Oxford University Press

袋在更换或取掉造口袋时，患者舒适度会更好；在黏膜皮肤发生剥脱时，为减少加重剥脱，应避免使用凸面底盘造口袋。

（二）造口周围静脉曲张（美杜莎头）

伴有门静脉高压的患者，常见造口周围静脉曲张，常被称为"美杜莎头"。静脉曲张出血中，造口周围静脉曲张出血占比为 1%～5%（Strauss 等，2014）。造口周围静脉曲张可见紫色的黏膜皮肤血管扩张区围绕着造口，一旦该区域受到侵蚀或创伤，可发生大出血（图 61-12）。出血时处理方案有：压迫止血，使用硝酸银、肾上腺素浸泡纱布或凝胶泡沫，以及缝合结扎止血（Tilley，2012；WOCN，2014）。教育护理人员使用易更换的皮肤保护盘，更换造口袋时，尽可能使用粘胶去除剂，使用柔性造口袋；应避免使用刚性造口袋和凸面底盘造口袋（WOCN，2014）。

（三）造口周围潮湿相关性皮炎

造口周围潮湿相关皮炎是指潮湿引起的皮肤炎症和侵蚀，从造口 / 皮肤连接处开始向外延伸（Colwell 等，2011）。潮湿的因素包括尿液或粪便泄漏、出汗、外部来源（游泳，洗澡）、伤口自身或瘘管引流（Colwell 等，2011）。根据病因来选择治疗方案和造口袋。理想的方案是选择密闭性好的造口袋，并防止皮肤保护盘下的渗漏（WOCN，2014）。使用皮肤保护膜和造口粉可以在裸露的皮肤上形成保护屏障，也可达

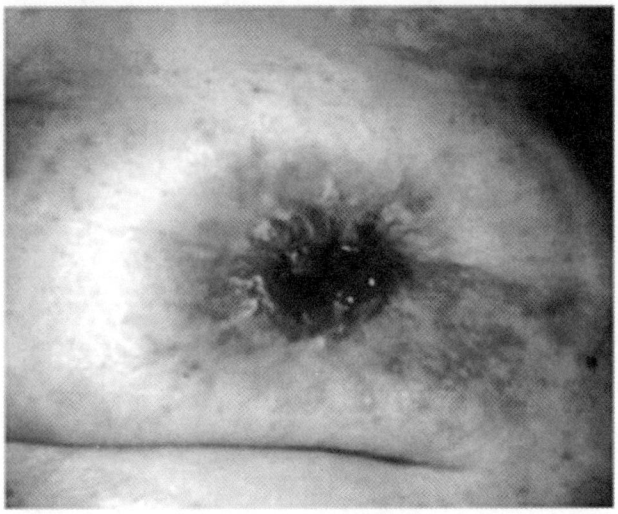

▲ 图 61-12　造口周围静脉曲张

经许可转载，引自 Tilley，C.P.et al.（2019）.Palliative Wound，Ostomy，and Continence Care.In Ferrell，B.R.and Paice，J.A.（Eds.）.Oxford Textbook of Palliative Nursing，Fifth Edition. New York，USA：Oxford University Press

到密闭保护的作用。

五、瘘管

瘘管是指两个或多个身体器官或空间之间的病理性通道。瘘管是以沟通的结构或空间命名的，或者以受累的器官命名（表 61-13）（Bryant，2004）。大多数瘘管来自胃肠道或泌尿生殖系统，常与疾病或治疗（如手术或放疗）有关。在重病人群中，晚期癌症患者受影响最大。瘘管发生率约为 1%，其中胃肠道肿瘤患者和接受盆腔放射治疗的患者的风险最高（Toth 等，2004；Shecter 等，2009；Willcutts 等，2015）。由手术粘连、缝合线旁异物、缝合线张力、肠吻合口破裂和血管供应受损等因素，接受手术的患者均有可能发生术后瘘管（Toth 等，2004）。高危因素包括感染、营养不良、类固醇治疗、内分泌和代谢紊乱（Toth 等，2004）。

瘘管有多种分类方式，姑息医学常用的分类依据引流量为标准。低流量瘘管产生的引流物少于 200ml/d，此时瘘管如能够上皮化，则大多数会自愈，中流量瘘管产生的引流为 200～467ml/d，高流量的瘘管产生大于 467ml/d 的引流，此时需要手术治疗（Haack 等，2014）。低或中等流量瘘管的闭合可能受到多种因素影响，如肠道完整性被破坏、远端梗阻、瘘管内异物、瘘管上皮化、存在恶性肿瘤、既往放疗史和克罗恩病（框 61-5）（Toth 等，2004；Shecter

表 61–13　瘘管术语

名　称	来　自	到　达
肠道空气瘘	肠道	开放性伤口基底
小肠结肠瘘	肠道	结肠
肠道皮肤瘘	肠道	皮肤
肠道膀胱瘘	肠道	膀胱
肠道阴道瘘	肠道	阴道
结肠皮肤瘘	结肠	皮肤
结肠膀胱瘘	结肠	膀胱
胰腺皮肤瘘	胰腺	皮肤
直肠阴道瘘	直肠	阴道
食管瘘（食管造口术）	食管	皮肤
膀胱皮肤瘘	膀胱	皮肤
膀胱阴道瘘	膀胱	阴道

经许可转载，引自 Tilley，C.P.et al.(2019).Palliative Wound，Ostomy，and Continence Care.In Ferrell，B.R.and Paice，J.A.(Eds.).Oxford Textbook of Palliative Nursing，Fifth Edition.New York，USA：Oxford University Press.

引自 Toth，P.E.et al.(2004).Fistula management.In：Colwell，J.C.et al.(Eds).Fecal and Urinary Diversions：Management Principles. St.Louis，USA：Mosby.

框 61–5　持续性瘘管的评估要点

A. 脓肿，感染（Abscess，infection）
B. 肠易激综合征（Irritable bowel disease）
C. 肿瘤，克罗恩病（Cancer，Crohn's）
D. 远端梗阻（Distal obstruction）
E. 肠道上皮化（Epithelialization of tract）
F. 异物（Foreign body）
G. 伽马射线（Gamma）（XRT）

经许可转载，引自 Tilley，C.P.et al.(2019).Palliative Wound，Ostomy，and Continence Care.In Ferrell，B.R.and Paice，J.A.(Eds.).Oxford Textbook of Palliative Nursing，Fifth Edition.New York，USA：Oxford University Press.

引自 Shecter，W.P.et al.(2009).Enteric fistulas：Principles of management.J Am Coll Surg.209(4):484-91.DOI：10.1016/j.jamcollsurg.2009.05.025.

等，2009；Haack 等，2014）。

瘘管患者的死亡率与液体和电解质失衡、营养不良、手术治疗失败、胆汁淤积性肝衰竭和脓毒血症有关（Haack 等，2014）。肠外瘘患者的死亡率可能高达 10%～30%（Wainstein 等，2011；Haack 等，2014）。框 61–6 列出了与瘘管相关的常见并发症，其中一部分可能危及生命（Wainstein 等，2011；Haack 等，2014）。

（一）评估

对瘘管进行全面评估，明确是否可以针对病因治疗；同时考虑患者当前的一些伴发症状，包括营养不良、脱水或其他因素相关的代谢紊乱、疼痛等；患者的体质状况、心理和精神问题引起的痛苦。检查瘘管周围皮肤的完整性，并根据引流量及其气味、颜色、黏稠度和 pH 评估瘘管性质（Toth 等，2004）。表 61–14 显示了最常见类型的瘘管引流液的特征（Bryant，2004；Hollister Education，2016）。

对瘘管进行病因治疗前，需进行瘘管造影。向瘘管内注射水溶性对比剂后，进行 X 线（Toth 等，2004）。还需根据不同症状，进行上消化道检查、钡灌肠、CT、膀胱镜检查或静脉肾盂造影等检查。

（二）姑息性瘘管的处理

在终末期患者中，皮肤清洁、皮肤保护、不规整皮肤表面的管理、敷料或瘘袋的选择、引流物的控制和减轻异味是管理瘘管的关键组成部分（Toth 等，2004；Haack 等，2014）。表 61–15 提供了基于瘘管引流量、瘘管数量和位置的管理注意事项。

瘘管袋要根据瘘管位置和漏出物的性质进行选择（Toth 等，2004；Tilley 等，2019）。漏出物浓稠，则选择具有开口和夹子的瘘袋；稀薄的漏出物则可用带引流管的瘘袋。由于头颈部的解剖结构特殊性，位于头颈部的瘘管，如唾液瘘可以用新生儿或儿科袋。瘘袋须定时排空，引流物占到瘘袋容量 1/3～1/2 时需要排空袋子。由于中大流量的瘘管理比较复杂，

框 61–6　瘘管相关的常见并发症

- 脓毒症
- 营养不良
- 液体和电解质紊乱
- 贫血
- 酸碱失衡
- 组织破坏
- 疼痛
- 谵妄

经许可转载，引自 Tilley，C.P.et al.(2019).Palliative Wound，Ostomy，and Continence Care.In Ferrell，B.R.and Paice，J.A.(Eds.).Oxford Textbook of Palliative Nursing，Fifth Edition.New York，USA：Oxford University Press.

表61-14 瘘管出水特性

瘘管类型	引流颜色	每天流量	pH	组 分
结肠皮肤瘘	棕色、棕褐色	1～1.5L/d	6.8～7.8	水、黏液、钠、钾和碳酸氢盐
小肠皮肤瘘	胆汁、棕褐色、米色	7～8L/d	6.5～7.5	水、黏液、钾和碳酸氢盐
胰腺皮肤瘘	无色	670～1000ml/d	8.3	水、碳酸氢盐、钠和钾
食管瘘（食管造口术）	清亮或与摄入液体一致	1～1.5L/d	7.1～7.5	水、黏液、淀粉酶

经许可转载，引自 Tilley，C.P.et al.(2019).Palliative Wound，Ostomy，and Continence Care.In Ferrell，B.R.and Paice，J.A.(Eds.).Oxford Textbook of Palliative Nursing，Fifth Edition.New York，USA：Oxford University Press.

引自 Bryant，R.A.(2004).Anatomy and physiology of the gastrointestinal tract.In：Colwell，J.C.et al.(Eds).Fecal and Urinary Diversions：Management Principles.St.Louis，USA：Mosby.

表61-15 姑息性瘘管管理

瘘管分类	推荐 WOCN 咨询	密封 / 瘘口袋	异味控制
低流量	不，除非气味无法控制	• 皮肤保护 / 皮肤缺损管理 • 纱布敷料 • 泡沫敷料 • 儿童瘘袋 • 结肠造口帽（小型封闭袋）	• 木炭纱布敷料 • 银离子泡沫 • 密闭瘘袋 • 在通风良好的房间内更换瘘袋
中流量	是	• 皮肤保护 / 皮肤缺损管理 • 带有阀门的瘘袋 • 瘘袋安装困难的位置，使用儿童袋 • 多发性瘘管可采用鞍式连接 * • 肠道空气瘘可通过槽式 ** 或桥接法 ***	• 瘘袋 • 在通风良好的房间内更换瘘袋 • 内体除臭剂：铋、木炭、薄荷油
高流量	是	• 带有阀门的瘘袋 • 高流量瘘袋 • 瘘袋安装困难的位置，使用儿童袋 • 多发性瘘管可采用鞍式 * 连接 • 肠道空气瘘可通过填塞 ** 或桥接法 *** • 可考虑负压治疗（NPWT）	• 瘘袋 • 在通风良好的房间内更换瘘袋 • 内体除臭剂：铋、木炭、薄荷油

* 鞍式：在两个或多个可剪切造口袋的背面，离中心位置开口。用温水清洁皮肤，涂上皮肤保护剂，并用造口膏填充缺陷。将造口袋重叠地黏合在一起，呈“马鞍”状

** 槽式：用皮肤隔离胶垫对伤口和瘘管周围的皮肤进行衬垫，并用造口膏密封伤口的边缘。在造口前方贴上薄膜敷料，一直延伸到瘘管口和伤口的后方。然后在敷料中打孔，放入合适的造口袋以覆盖瘘管口

*** 桥接（防止瘘管排出物污染伤口）：将多个小的皮肤隔离胶垫连续叠放，直至与伤口深度相同，形成“桥”。使用隔离膏将皮肤隔离“楔形块”粘贴在靠近瘘管开口的伤口底部。使用“桥”将造口袋黏附在瘘管周围。在伤口前方进行敷料包扎

经许可转载，引自 Tilley，C.P.et al.(2019).Palliative Wound，Ostomy，and Continence Care.In Ferrell，B.R.and Paice，J.A.(Eds.).Oxford Textbook of Palliative Nursing，Fifth Edition.New York，USA：Oxford University Press.

引自 Hollister Education.(2016).Ostomy care tips：Fistula management.https://www.hollister.ca/-/media/files/pdfs-for-download/ostomy-care/hol_os_fistula-management-care-tips_na_910398-708.ashx；and Seaman，S.and Bates-Jensen，B.M.(2010).Skin disorders：Malignant wounds，fistulas，and stomas.In Ferrell，B.R.and Paice，J.A.(Eds.).Oxford Textbook of Palliative Nursing，Fourth Edition.New York，USA：Oxford University Press.

包括减少引流液的治疗方案、培训工作人员和照护员、长期护理计划的实施。中大流量的瘘管，最好有伤口和造口护理师参与管理瘘管。有条件的情况下，可使用负压系统进行负压治疗，可以促进瘘管和伤口的闭合，具体操作需要有专业人士进行指导。

减少胃肠道分泌或肠蠕动的药物可以减少相关瘘管引流量（Willcutts 等，2015）。抑制肠道分泌和蠕动可以减少瘘管引流排出物的量，有利于保持瘘袋系统的完整和保护瘘管周围皮肤。要尽量实施肠内营养支持（Toth 等，2004；Willcutts 等，2015）。H_2 受

体拮抗药或质子泵抑制药可用于降低胃液的酸度和减少胃液，但循证证据数量有限（Stevens 等，2013）。洛哌丁胺、盐酸二苯氧酯、抗胆碱药（如硫酸阿托品）、阿片类药物（如可卡因或阿片酊）及生长抑素类似物（如奥曲肽）可用于减少瘘管引流量和减缓胃肠运动（Willcutts 等，2015）。使用生长抑素类药促进肠外瘘和胰瘘闭合的证据尚不明确（Stevens 等，2013），目前也仅有少量的报道奥曲肽用于减少中、高量引流物的瘘管的引流量（Stevens 等，2013）。

瘘管管理的护理，主要是营养支持和干预、维持液体和电解质平衡。尽量实施肠内营养支持，必要时可使用静脉补液、肠外电解质替代，或者全肠外营养。有报道记载可使用 14F 导管通过瘘管灌注（fistuloclysis）半要素营养配方（部分消化）进行营养支持（Willcutts 等，2015）。建议采用瘘管营养或肠外营养治疗时需要咨询营养师。

其他瘘管管理的内容与前面描述的伤口护理类似。医疗资源允许的情况下，伤口和造口专科护士要参与多学科团队，以提供整体护理支持。

结论

在患有晚期疾病的患者中，出现各种类型的伤口、造口和瘘管是非常普遍的，这些情况引发了非常具有挑战性的临床问题；这些问题会增添患者的痛苦，导致生活质量下降。正如 Lawton 所观察到的，对患有这些疾病的人进行合适的管理可以“包扎”身体，减轻患者和家属的痛苦（Lawton，1998）。应基于姑息治疗的原则来解决这些问题，专科姑息团队应该有伤口和造口专科护士的参与。用循证的姑息干预实践，结合专家的意见，提供高质量姑息治疗。

第 62 章　淋巴水肿及晚期疾病所致的水肿

Lymphoedema and oedema of advanced disease

Vaughan Keeley　著

王　剑　译　　成　远　胡建军　校

一、淋巴水肿概述

淋巴水肿是由于淋巴系统无法将组织中的液体或其他物质（如蛋白质）排出，而导致的慢性肿胀。通常影响四肢，但也可累及身体的其他部位。

在绝大多数情况下，尚无解决淋巴水肿的手术或其他治疗方法，因此，针对淋巴水肿的处理大多为姑息性。

本章将重点讨论在生命的终末期出现的水肿，这些水肿通常在癌症或其他疾病晚期发生。尽管关于这个专题的文献很少（Beck 等，2012），但已经得到越来越多的关注（Towers 等，2010）。一个旨在改善全球淋巴水肿及相关疾病管理的慈善机构，即国际淋巴水肿框架组织（International Lymphoedema Framework，ILF）已发布了一份关于“晚期癌症淋巴水肿及生命末期水肿的管理”的意见书（ILF，2010）。

二、慢性水肿的生理学

（一）组织液的生成

组织中的液体量取决于毛细血管过滤和淋巴引流之间的平衡。在正常情况下，两者平衡且无水肿。当毛细血管的过滤超过淋巴的引流，则会出现水肿（Levick 和 McHale，2003）。

（二）毛细血管过滤和淋巴引流

毛细血管滤过量取决于毛细血管壁上的 Starling 力。

- 毛细血管壁上的静水压力梯度，倾向于将液体从毛细血管中排出。
- 血浆的蛋白形成胶体的渗透压力，倾向于将液体吸回毛细血管。

以上两种相互对抗压力的净效应及毛细血管壁的通透性，决定了毛细血管流出的速率。以此类似，组织（间质）空间的液体取决于流入淋巴管及流出淋巴管的压力差。

以往对毛细血管过滤和重吸收的观点，如 Starling 所描述，从毛细血管的动脉末端滤过的液体，90% 在静脉末端重吸收。现在认为，在大多数毛细血管床的稳态下，这种观点不再成立（Levick 和 Michel，2010）。在新的“糖皮质”（glycocalyx）模型认为，在大多数毛细血管床中，一旦液体进入间质，只通过淋巴管排出，静脉末端的毛细血管不再进行重吸收。该观点强调了淋巴管在维持组织液平衡和水肿形成中的核心作用。尽管以往的模型存在于大多数医学教材中，但新观念已越来越受到认同。

淋巴管内流动取决于以下因素。

- 较大淋巴管壁内平滑肌的内在“泵送”效应，流动方向由瓣膜决定。
- 骨骼肌活动对淋巴管的外部压力，类似于增强静脉压的作用。

（三）水肿的形成

当毛细血管过滤超过淋巴引流时，会发生水肿。这可能发生在以下情况。

1. 淋巴引流失败（淋巴水肿）

- 淋巴管发育不良（原发性淋巴水肿）。
- 手术、放疗、感染、创伤和癌症对淋巴管的损害（继发性淋巴水肿）。
- 不动的状况下使骨骼肌减少了外部压迫，导致淋巴管功能受损，如截瘫。不动状态会引起混合性淋巴水肿和静脉水肿。此外，导致水肿的原因还包括静脉引流减少导致的毛细血管滤过增加。

2. 静脉压增加（导致毛细血管静水压和毛细血管过滤速率增加）

- 深静脉血栓（deep vein thrombosis，DVT）及血栓形成后综合征。
- 由于静脉曲张引起慢性静脉高压。
- 心力衰竭。
- 长期不动。

3. 低白蛋白血症（由于血浆胶体渗透压降低，导致毛细血管滤过增加）

- 晚期癌症。
- 晚期肝病。
- 肾病综合征。

（四）晚期癌症的水肿

据估计，19%的晚期癌症患者出现水肿（Teunissen等，2007），并且与预后不良相关，为姑息治疗预后指标的一个因素，如姑息治疗预后量表（Prognosis in Palliative care Scale，PiPS）（Gwilliam等，2011）。晚期癌症的水肿可以有特别复杂的原因，可能包括以下方面。

- 淋巴损伤：治疗导致或恶性淋巴结病导致。
- 静脉阻塞，包括大静脉（如上腔静脉或下腔静脉）的阻塞：由肿瘤的外在静脉压迫或血栓形成或肿瘤的内在阻塞引起。
- 低白蛋白血症。
- 淋巴管和（或）静脉功能障碍：不动状态（依赖性水肿）导致。
- 一般的水肿是由于药物，如皮质类固醇等。

三、临床特征

（一）慢性水肿的一般特征

淋巴水肿的早期，水肿的硬度较低，并且容易凹陷。随着时间的推移，由于脂肪组织的积累和纤维化，慢性炎症形成，逐渐变得坚硬且不易凹陷（Brorson和Svensson，1998；Daroczy等，2003）。

相比之下，慢性静脉水肿的脂肪皮肤硬化及溃疡更为常见。皮下组织减少，纤维化通常使腿部形状扭曲，呈现出“倒香槟瓶”的外观（Mortimer和Burnand，2004）。在混合原因下，皮肤及皮下组织的变化也可能是混合的。

1. *淋巴水肿的皮肤改变* 淋巴水肿的特征性改变，更典型地出现在长期慢性淋巴水肿中，由于发展的阶段不同，通常不会出现在晚期癌症相关的水肿中。然而，在之前已经发展为癌症治疗相关的淋巴水肿或因疾病晚期而长期不动的患者，可能会出现这些改变。

最初皮肤看起来正常或紧绷，但随着时间的推移，皮肤会发生各种变化。淋巴水肿典型的皮肤改变包括以下情况。

- 皮肤增厚。
- 角化过度：皮肤角质层的增厚。
- 淋巴管扩张：在皮肤表面出现类似小水疱的扩张淋巴管，一旦受损会流出淋巴液（淋巴流出）。
- 乳头状瘤：皮损类似于淋巴管扩张，因含有纤维组织而更坚实；通常成簇出现，使皮肤呈现出鹅卵石状外观。
- 皮肤皱褶增多：在严重的淋巴水肿中皮肤皱褶会变得非常深，特别是关节周围的肿胀会导致肢体畸形。
- 慢性炎症：导致皮肤发红，与静脉病中见到的慢性脂肪皮肤硬化类似。
- Stemmer征（通常为阳性）：腿部淋巴水肿，导致无法在第二趾近端趾骨上捏起皮肤皱褶的现象，反映了上述描述的皮肤和皮下组织变化。正常足趾的Stemmer征为阴性，即可以在趾根部捏起皮肤皱褶。

以上皮肤改变在腿部淋巴水肿中比在手臂中更明显，但也可能出现在身体任何部位（图62-1）。

2. *疼痛* 肢体通常感觉沉重，皮肤拉紧或紧绷。患者可能会感到疼痛，患者经常感觉肢体沉重，皮肤紧绷。患者可能出现疼痛，这种疼痛通常被描述为一种酸痛、紧绷或沉重感，而不是严重或剧烈的疼痛（Badger等，1998）。通常情况下，当肿胀加剧时，疼痛会加重。例如，患有下肢淋巴水肿的患者活动后，傍晚疼痛会加剧。此外，肢体的重量可导致疼痛，上肢水肿的患者会出现肩膀疼痛。

3. *肢体活动能力/使用受损* 淋巴水肿影响肢体的使用，肿胀的重量使肢体移动困难，或者关节周围肿胀导致肢体僵硬，在足踝关节僵硬尤为明显，使小腿肌肉收缩受限，进而影响正常的静脉和淋巴流动，这反过来也加重了肿胀。

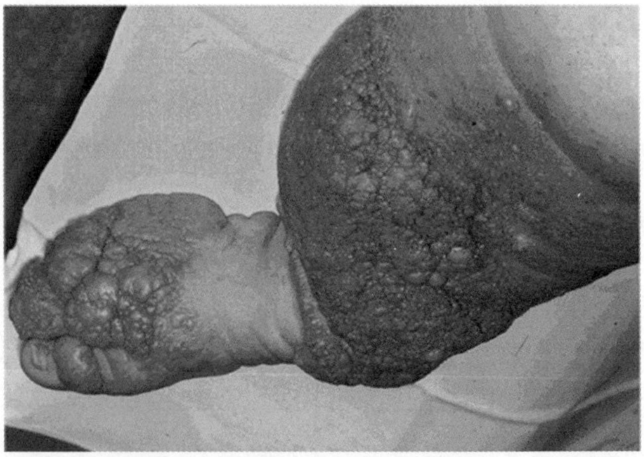

▲ 图62-1 腿部淋巴水肿的严重皮肤改变

4. 心理　由于淋巴水肿，许多患者经历了巨大的痛苦（Woods，2000），包括身体形象的改变、丧失独立性、失去或改变工作、获取适合的衣物或鞋的困难。

Frid 等（2006）认为，由于绝望，厌恶和社会孤立加剧了癌症晚期患者的水肿。

（二）特殊情况

1. 晚期乳腺癌　晚期乳腺癌的水肿令人特别痛苦。它可能由腋窝复发病变引起。也可能与臂丛病变有关，使手臂瘫痪并加重肿胀。

此外，转移性癌症可以累及胸壁（皮革样癌）和上臂皮肤，阻塞皮肤淋巴管，可能导致手臂的严重水肿，皮肤的紧绷、拉伸及脆弱，肢体的失能、沉重和疼痛，手指及手掌因变形而像一只“拳击手套”。皮肤可能破裂，导致严重的淋巴流出，易感染和溃疡。

在这种情况下，水肿的严重程度可能是由于手术、放疗、肿瘤对深层淋巴管的损害，以及肿瘤对皮肤浅层淋巴管的损害所致。目前认为，当深层淋巴管受损时，浅层淋巴管可发挥侧支引流功能，利用这一功能，通过加压或按摩技术治疗淋巴水肿。当肿瘤阻塞浅层淋巴管，阻断了侧支通路，从而会发展为严重的水肿。可能还有其他因素，如腋静脉的外压，会导致肿胀加剧。

2. 晚期盆腔和腹部癌症　患有晚期盆腔和腹部癌症的患者可能会出现腿部、生殖器和腹部的严重水肿。临床特征可能包括以下方面。

- 呈软质、凹陷或坚实的腿部水肿。
- 紧绷、发亮或脆弱的皮肤。
- 肿大的淋巴结。
- 溃疡。
- 生殖器水肿：阴囊和阴茎或外阴。
- 腹壁凹陷性水肿。
- 腹水。
- 下腔静脉阻塞时扩张的腹壁静脉。
- Stemmer 征可能为阴性。

重度水肿极度限制患者的行动能力。患者可能无法行走、爬楼梯、从椅子上站起来，或者将自己的腿抬到床上，这可能会加剧晚期癌症引起的肌无力。

患者难以面对自己的四肢和生殖器的外观。阴茎水肿会导致男性的排尿和性功能问题。当经尿道插入导尿管困难时，可行耻骨上导尿。

水肿可以作为“盆腔综合征”的一部分，该综合征还包括神经性疼痛、膀胱痉挛、瘘管、出血和恶臭分泌物等其他症状（Sanz 和 del Valle，2007）。

3. 晚期头颈癌中的面部水肿　头颈癌的放疗和颈部清扫术导致的淋巴水肿，通常发生在颌下区。然而，在复发性疾病中，可发展为累及整个面部和眼睑的凹陷性水肿，导致睁眼困难，清晨尤为明显；由于重力效应，夜间平躺加剧了水肿，甚至影响言语和吞咽功能。

4. 终末期心力衰竭　周围水肿是慢性心力衰竭的常见特征，严重病例累及全身，并伴有腹水。行动困难加重水肿。随着心力衰竭的加剧，如果出现低血压的情形，可轻微的改善水肿（因为毛细血管滤过减少），但与心脏恶病质相关的低白蛋白血症可加剧水肿。

5. 终末期肾病　“液体超载”是终末期肾病的特征，即使在透析时也可能出现。当估计肾小球滤过率低于约 15ml/（min·1.73m^2）时，可能会出现水肿。蛋白尿导致的低白蛋白血症可加重水肿，同样，不动也可加重水肿。

6. 终末期呼吸系统疾病　在这种情况下，右心衰竭（肺心病）、不动及由厌食 / 恶病质引起的低白蛋白血症可能导致水肿形成。由于呼吸困难而晚上睡椅子的患者，特别容易出现依赖性腿部水肿。

7. 终末期肝脏疾病　由于醛固酮过多和门静脉高压引起的液体潴留、腹水、低白蛋白血症和行动不便导致晚期肝病中的水肿。

8. 终末期神经系统疾病　行动困难是晚期神经系统疾病的主要影响因素。随着神经系统疾病的进展，水肿会因行动能力恶化而加剧。

四、检查

在姑息治疗中，通常淋巴水肿的诊断是明确的，但需考虑导致水肿临床表现可能的因素，如并存的心力衰竭。对于晚期癌症患者，检查可能有助于选择姑息治疗的方案，如化疗 / 放疗，或者确定预后，从而指导治疗管理（表 62–1）。

检查的选择都取决于最初的临床评估。

其他必要的检查，如多普勒检查或动脉超声检查，用于发现可能的周围血管疾病，以确认加压治疗是否安全。

五、治疗

（一）一般原则

目前对淋巴水肿和其他慢性水肿的治疗主要基

表 62-1　姑息治疗中的水肿评估

检　查	意　义
血液检查	
全血细胞计数	贫血
尿素及电解质	肾脏功能
肝功能	肝脏疾病
血浆蛋白	低白蛋白血症
脑钠素	心力衰竭
超声检查	
静脉系统	静脉疾病、功能障碍或血栓
腹部	腹腔内疾病
腋窝 / 乳房	腋窝疾病 / 乳腺癌复发
CT/MRI	恶性肿瘤程度

于一系列物理技术的组合：①加压；②按摩；③运动；④护肤。

治疗方法包括减容淋巴水肿治疗和联合减容治疗。中 – 重度慢性水肿的处理，在初始阶段需要给予密集的加压绷带治疗，以减少水肿。而维持阶段，主要使用弹性压缩服来保持已减轻的水肿状态。

尽管有证据表明，以上技术可以有效减少慢性淋巴水肿的肢体水肿体积和蜂窝织炎的发生率（Ko 等，1998），但单个技术有效性的报道鲜见（Badger 等，2004；Ezzo 等，2015）。淋巴水肿管理最佳实践（ILF，2006）中提供了共识性指南。

（二）加压

加压是管理水肿的关键组成部分。加压治疗的方法很多，包括绷带、弹性压缩服、尼龙扣压缩包和间歇性气动压缩泵。

1. *多层绷带加压*　该技术将一系列弹力绷带加压在肿胀的肢体上，从肢体的远端到近端形成递减的压力。

弹力绷带需要由熟练、经过培训的从业者应用，如果使用不当，可能会对患者皮肤和皮下组织造成损伤。

弹力绷带在水肿的初期管理具有重要的作用，用以减轻肿胀和改善肢体形状。在皮肤破裂、溃烂或脆弱，以及控制淋巴流出时，也可使用弹力绷带。水肿减轻后，可使用弹性压缩服或其他加压装备，维持水肿减轻的状态。

对于晚期癌症和淋巴流出的水肿患者，改良的减压“姑息绷带”有利于减轻肢体沉重和淋巴渗漏症状（Crooks 等，2007）。

2. *弹力服*　梯度弹力服用于淋巴水肿和其他慢性水肿的长期管理，目前有不同的弹力服材料和压力等级可供选择。但对于存在严重水肿的晚期疾病患者，特别是皮肤脆弱或生活在炎热、潮湿气候的患者，弹力服可能并不合适。

3. *魔术贴加压带*　作为弹力绷带和弹力服的替代品，在姑息治疗中相当实用。在穿 / 脱传统的弹力服时产生的剪切力可能会损伤脆弱的皮肤。魔术贴加压具有可自行或由护理人员协助穿戴的便利性，使其成为弹力绷带重要的替代品。

4. *间歇气动压缩泵*　随着压缩泵技术的革新，间歇气动压缩泵重新得到重视。据称，按次序充气的多腔装置可以模仿手动淋巴引流（manual lymphatic drainage，MLD）提供肢体自远及近的按摩。上述装置可用于各种类型的水肿，包括淋巴水肿和慢性静脉瘘患者。

（三）按摩技术

1. *手动淋巴引流*　MLD 是一种温和的皮肤浅层按摩术，可改善淋巴的引流。由受过训练的专业人员操作，作为治疗方案的一部分，通常与其他治疗方式相结合，特别是压迫。

MLD 对乳房、躯干、生殖器、头颈部水肿及肢体根部等中线水肿有效，这些部位使用弹性压力服或装置效果欠佳。

MLD 禁用于局部的癌症和转移性肿瘤的患者（Badger 等，2004）。对于后者，理论上认为 MLD 可能会促进转移扩散（Godetter 等，2006）。而对于晚期癌症的水肿，MLD 有助于缓解症状（Pinell 等，2008）。当 MLD 的获益大于风险，并且获得患者的知情同意，那么采用 MLD 似乎是合理的。

2. *简单淋巴引流*　简单淋巴引流是一种基于 MLD 的技术，可以教患者和护理人员自行应用。许多患者认为该技术很有帮助，但其有效性的证据很少。需要每天应用，因此鼓励患者或照护者坚持使用。

（四）皮肤护理

皮肤护理的目标是保持皮肤的完整性，减少感染的风险。建议所有患者定期使用保湿剂，如果皮肤特别干燥或对简单的制剂（如水乳剂）效果欠佳，可使用较油的制剂。

湿疹和癣等其他皮肤疾病，一经诊断需立即治疗。

（五）锻炼

众所周知，肌肉活动可改善淋巴和静脉的引流。但对于晚期疾病患者来说，运动的机会有限。

（六）疗效评估

肢体淋巴水肿治疗常规的衡量标准是肢体体积的改善。肢体体积可通过卷尺或光电设备来测量，常用的光电设备包括渗透测量仪 Perometer®（Pero-System GmbH，Wuppertal，Germany）。前者沿着肢体测量一系列的周长，将周长转换为计算的体积。

而晚期癌症患者，水肿治疗的目的通常不在于减少体积，因此其他改善症状的措施，如缓解疼痛、改善活动能力和生活质量可能更有意义。

（七）其他治疗方法

药物在治疗淋巴水肿方面，疗效欠佳。呋塞米等利尿药对淋巴水肿效果一般，但对药物引起的水肿或心力衰竭并发水肿可能有用。

胶贴（如筋膜运动贴）在淋巴水肿治疗中的应用越来越广泛，特别对中线水肿。人们认为，这种胶贴通过皮肤与其摩擦促进淋巴流动。然而，至今对其使用研究的证据很少。

（八）晚期癌症水肿的治疗

姑息治疗的症状管理原则可应用于晚期疾病的水肿。

- 确定潜在原因。
- 考虑潜在的可逆因素，包括心理社会问题。
- 制订治疗方案，考虑可能的预后。
- 确保治疗的负担不超过治疗的益处。
- 让患者及其照顾者做出明智的决策。

潜在可逆因素及处理见表 62-2。

表 62-2 晚期癌症水肿潜在的可逆因素及处理

因　素	措　施
贫血	输血
腹水	腹腔穿刺
使液体潴留的药物	可能的话停用，或者考虑使用利尿药
上腔静脉梗阻	金属支架、皮质类固醇和放疗、化疗
下腔静脉梗阻	皮质类固醇、支架置入术
心力衰竭	利尿药、地高辛、血管紧张素转换酶抑制药、β 受体拮抗药
淋巴结病病变	皮质类固醇，考虑抗癌治疗

在本书的其他部分或内科学教材中可找到这些方法的具体措施，但如低蛋白血症等因素，在疾病晚期中是不可逆转的。

皮质类固醇激素对缓解淋巴和浅静脉阻塞有帮助。通常会尝试大剂量类固醇的试验，如地塞米松 6mg，每天 2 次，持续 1 周，再评估效果。如果无效，则停药；或者逐渐减量至最小的有效剂量，以平衡益处和不良反应。

如果无可逆因素，或者治疗的不良反应超过获益，则采取单纯的对症治疗。

- 镇痛。
- 皮肤护理。
- 改良的支持性绷带或魔术贴压缩绷带缓解症状或减少淋巴漏出。
- 成型管状绷带，如 Tubigrip，应用于不能耐受绷带压缩的患者。
- 支持和定位，如 Lancaster 吊带支持因腋窝神经丛病变而麻痹肿胀的手臂。
- 被动运动以帮助减轻僵硬。
- 轻柔的按摩技巧（MLD，简单的淋巴引流）。
- 行动和功能的辅助工具。

对传统减压性淋巴水肿治疗 / 联合减压治疗的修改细节可参见 ILF（2010）和 Crooks 等（2007）。

根据临床经验，晚期癌症患者的广泛水肿，尤其低蛋白血症的患者，应谨慎使用加压绷带，加压会导致水肿转移到其他部位，如从腿部转移到躯干 / 生殖器。

生殖器水肿处理困难，但可尝试各种压力服和加压绷带（Whitaker，2010）。与腹水相关的腿部和生殖器水肿穿刺后可改善。

晚期乳腺癌患者，可合并溃疡病变。当手臂的水肿采用加压绷带，同侧乳腺溃疡处的分泌物增多，增加患者的痛苦，处理时必须注意这种并发症。

ILF 的立场文件有晚期疾病水肿合并真菌及其他伤口管理的内容（ILF，2010）。

1. 针刺引流水肿　近年来，人们对晚期癌症的水肿物理引流重新产生了兴趣。据报道，对 8 名严重水肿患者，使用皮下针头引流至封闭袋系统，症状获得较好缓解，患者均未发生感染，但中位生存期仅为 2 周（Clein 和 Pugachev，2004）。最近的病例队列研究，16 名生存期较长的患者（其中 4 名在 12 个月时仍然存活），功能和外观的改善得到了证实，但手术后 19% 的患者出现蜂窝织炎（Landers 和 Thomson，2017）。作者建议，手术过程中预防性使用抗生素，以降低后续感染的风险。总之，针刺引流适用于严重的症状性水肿，以及对其他常规方法无反应的晚期癌症患者。

2. *非癌症晚期疾病 / 终末期的水肿* 心、肾、呼吸系统、肝及脑等疾病终末期水肿的处理，文献很少。先前阐述的原则适用，但需考虑器官的特殊性，如在心力衰竭中使用利尿药（见第 91 章）。

3. *姑息治疗的循证基础* 一项癌症相关淋巴水肿姑息治疗的系统回顾证实了大型、设计良好研究的匮乏，各种治疗方式的病例研究，包括针刺引流、MLD、淋巴水肿减压，加压或动力学贴片，均无随机对照试验，被认为“有效性未确定”（Beck 等，2012）。

六、淋巴水肿的并发症及其治疗

（一）蜂窝织炎

临床特征

淋巴水肿累及的肢体易于发生蜂窝织炎（Mortimer 和 O’Donnell，2003）。

典型的临床表现为流感样的症状，可能包括乏力、发热、肌痛、恶心、呕吐和头痛。通常受累的肢体在出现以上症状之前，可能出现疼痛、发红和肿胀加剧。检查时，患者肢体或部分肢体可出现淋巴管炎、淋巴结炎而发红、温热或触痛。严重时皮肤出现起疱和脱屑。在非常严重的情况下，可发展为坏死性筋膜炎。

然而，典型的表现并不常见，受累的肢体多出现不同的皮疹，伴有不同的全身症状。

证据表明，有可能是破口的感染，如抓伤或割伤、昆虫叮咬、足癣引起的皮肤开裂、趾甲嵌入、皮炎等。多数情况下没有明确的来源。在某些情况下，感染来源于远隔部位，如扁桃体炎。大多感染被认为是 β- 溶血性链球菌，但通过拭子或血培养来证实这一点并不容易。并非所有病例为感染性，但感染性病例的症状通常会迅速加重，导致住院接受静脉抗生素治疗，因此目前通常的做法是将其视为感染性处理。

鉴别诊断包括急性深静脉血栓形成、急性皮肤炎症，如湿疹，以及由于急性增加的静脉压力引起的急性脂肪皮肤硬化症。感染的发生发展与水肿肢体的局部免疫功能减弱有关，因为正常的淋巴系统是局部免疫应答对抗感染的重要组成部分（Mallon 等，1997）。

（二）治疗

抗生素治疗针对的是 β- 溶血性链球菌。早期就诊的患者可口服抗生素和在家休息治疗，但重症蜂窝织炎患者需住院接受静脉注射抗生素，尽管及时就诊或使用合适的口服抗生素，病情仍可能恶化。

目前尚无研究表明哪种抗生素治疗最佳，但英国的临床医生制订了一份共识指南（British Lymphology Society and the Lymphoedema Support Network，2017）。

推荐的抗生素如下。

1. *居家治疗*

- 阿莫西林 500mg，每 8 小时 1 次（如对青霉素过敏，则红霉素 500mg，每 6 小时 1 次）。
- 克林霉素 300mg，每 6 小时 1 次（如果 48h 内对阿莫西林的反应欠佳）。
- 氟氯西林 500mg，每 6 小时 1 次，针对怀疑葡萄球菌感染，如毛囊炎、结痂性皮炎。
- 抗生素应持续使用至少 14 天，或者直到炎症消退。

2. *住院治疗*

- 当地医院的抗生素指南决定了治疗方案的选择。

体温正常 48h 且炎症明显缓解，可改为口服抗生素。

对破损皮肤区域进行细菌培养是有价值的，但结果可能无法提供帮助。血液检查（白细胞计数、红细胞沉降率和 CRP）可能有助于监测病情进展，同时也可以标记和记录皮疹 / 红斑的边缘。

卧床休息有利于康复。如果不舒服，用于控制淋巴水肿的压缩衣可暂时取下，但尽可能缩短时间。急性发作期，应避免按摩。

在晚期疾病 / 终末期，应考虑使用口服或静脉注射抗生素来缓解症状的适用性。血液检查在监测病情方面价值不大，因为血液检查结果可因疾病的晚期而异常。

（三）淋巴漏

淋巴漏是指淋巴从水肿肢体通过皮肤渗漏出来。这可能是由直接外伤引起的，如割伤和擦伤，或者是由皮肤淋巴管扩张或乳头状瘤破裂引起的。

淋巴漏给患者带来巨大的痛苦。皮肤的任何损伤可增加感染的风险，应立即治疗淋巴漏。

淋巴漏的最佳治疗方法是使用带有吸收性敷料的压缩绷带，但对于皮肤脆弱的患者，如晚期癌症，可能需要减轻所使用的压力（Anderson，2003）。由于“渗透”现象，一开始需要每天更换多次绷带，通常几天内就可以封住渗漏。但在严重水肿和皮肤破损的情况下，渗漏可能持续不断，需要长时间的包扎。

结论

水肿 / 淋巴水肿是癌症晚期和其他疾病终末期的特征。目前，淋巴水肿的标准治疗通常涉及一系列物理治疗（疏通淋巴水肿治疗，也称为复合疏通疗法）。在疾病晚期，这种治疗方法往往需要调整，适应现实的治疗目标，并确保治疗负担不超过其带来的益处。如同其他症状的管理，传统的整体姑息治疗方法在此方面也非常重要。

第 63 章　口腔护理

Oral care

Andrew N. Davies　著
王　剑　译　　成　远　胡建军　校

一、口腔护理概述

（一）流行病学

晚期癌症患者中口腔症状很常见（表 63-1）（Davies 和 Epstein，2010; Davies 等，2016）。大多数患者至少有一种症状，有些患者甚至出现多种症状。口腔症状是晚期癌症患者的常见症状（Davies 和 Epstein，2010）。口干则是最常见的五种口腔症状之一。

目前的研究证据表明，口腔症状没有得到重视。研究表明，在晚期癌症患者中，统计的口腔症状的发病率与真实的发病率之间存在差异（Shah 和 Davies，2001）。原因可能有医疗流程相关因素（如口腔评估程序不充分）、医护相关因素（如认为这些症状不重要）和患者相关因素（如认为其他症状更重要）有关。

口腔症状在其他的晚期疾病患者群体中也很常见（在慢性病患者中也是如此）（Davies 和 Finlay，2005）。例如，帕金森病患者口腔症状的发病率如下：口干症 55%，义齿松动 31%，牙龈痛 23%，溃疡 17%，牙龈出血 12%，烧灼感 10%，牙齿松动 8%，牙痛 5%（Clifford 和 Finnerty，1995）。多发性硬化症患者口腔症状的发病率如下：口面部感觉异常 37%，口面部疼痛 30%，味觉障碍 23%，口面部肌肉痉挛 / 麻痹 17%，咀嚼困难 8%（Fabiano，1983）。

（二）病因

口腔症状可能与以下因素相关。

- 原发病直接相关（如口腔肿瘤引起的疼痛）。
- 原发病间接相关。
- 原发病的治疗［如化疗和（或）放疗引起的口腔黏膜炎］。
- 伴发病的直接 / 间接相关（如抑郁症引起的口干）。
- 伴发病的治疗相关（如抗抑郁药引起的口干症）。

表 63-1　接受专科姑息治疗的晚期癌症患者口腔症状的患病率

症　状	发病率（n=250）
口干	209（83.6%）
味觉障碍	139（55.6%）
舌苔	117（46.8%）
嘴唇不适	96（38.4%）
口腔异味	87（34.8%）
吞咽困难	86（34.4%）
嘴唇皲裂	85（34.0%）
口腔不适	76（30.4%）
说话困难	68（27.2%）
嘴角开裂	56（22.4%）
咀嚼困难	56（22.4%）
牙齿敏感	52（20.8%）
口腔溃疡	42（16.8%）
口臭	41（16.4%）
锯状齿 / 尖齿	41（16.4%）
口腔感觉改变	27（10.8%）
义齿问题	26（10.4%）
牙痛	25（10.0%）
口腔灼烧感	24（9.6%）
口腔出血	19（7.6%）

引自 Davies，A.et al.(2016).An observational study of the frequency of oral symptoms in patients with advanced cancer.Support Care Cancer.24(Suppl 1)：S149.https://doi.org/10.1007/s00520-016-3209-z.

- 以上部分因素的协同作用。

口腔疾病最重要的原因之一是原发疾病的间接（生理）影响。例如，患者由于身体状态（如疲劳）的原因，减少或忽略口腔卫生。很多时候，患者的心理变化（如抑郁）也影响了他们进行口腔清洁的能力 / 动力（Friedlander 和 Mahler，2001）。

（三）并发症

口腔症状是姑息患者病情显著恶化的直接原因。表 63-2 列举了晚期癌症患者一些口腔症状引起的痛苦程度（Davies，2000a）。此外，口腔症状可能导致患者身体状态和心理状态更全面的恶化（Rydholm 和 Strang，2002）。口腔症状也是接受姑息照护患者死亡的间接原因（口腔微生物定植 / 感染导致全身感染）（Mandel，2004）。口腔卫生不良会增加肿瘤治疗相关并发症的发生率（例如，放射治疗引起的口腔黏膜炎，双膦酸盐引起的颌骨坏死）。

（四）口腔症状的评估

对口腔问题的评估基本上类似于对其他医疗问题的评估，它包括病史采集、检查，以及使用特定评估工具（Birnbaum 和 Dunne，2000）。但目前，还没有经过验证的姑息医学专用的口腔评估工具。

临床医学中，针对口腔症状的检查方法很多（Birnbaum 和 Dunne，2000），但往往只有少部分检查适用于晚期癌症患者（如微生物学检测）。在姑息医学中，是否进行检查，取决于问题的性质（重要或不重要）、检查的性质（侵入性或非侵入性）、检查的可能结果（是否改变治疗方案）、患者的病情 / 预后（Davies，2005）。

需要重点关注准备进行头颈部放疗或骨髓移植的患者，以及开始使用双膦酸盐或地舒单抗的患者，需要口腔专家在开始治疗前进行全面的评估（如有必要，先处理当前的口腔症状）。

（五）口腔症状的管理：一般原则

良好的口腔症状管理包括全面的评估、适当的治疗和再评估。评估的目的是确定问题的病因，以及可能影响治疗选择的因素：不充分的评估，可能会导致无效或错误的干预措施。再评估的目的是确定干预的效果（有效性、对治疗的耐受性），不充分的重新评估可能导致继续使用无效或不适当的干预措施（以及口腔症状持续产生）。

治疗目的有三个选项：涉及针对病因的治疗（“治愈”），针对症状的控制（“缓解”），对病因的管理和（或）对并发症的处理。

虽然在临床常规实践中可能较多的选择，但针对晚期癌症患者的选择可能较少。进行治疗的决策取决于以下因素，包括口腔症状的影响、治疗的性质、治疗的可行性、患者的一般情况，还有特别是尊重患者的意愿。

在某些情况下，对于晚期癌症患者来说，最合适的治疗方法与早期癌症患者（或没有癌症的人）的治疗方法是相同的。此时对口腔问题进行根治性治疗通常会获得最佳的缓解效果，以患者患有晚期癌症为理由而停止治疗是不合理的。然而，在另一些情况下，需要改变治疗方案。例如，义齿不合适的标准处理是重新制作和安装义齿，但在病情较差的患者中，对义齿的加固可能是更合适的方案（Walls，2005）。

（六）口腔症状的管理：多学科协作

口腔症状管理应是姑息医学多学科团队所有成员关注的问题，尤其是护士。口腔专家是姑息治疗 MDT（即牙医、牙科卫生员）的重要成员。口腔专

表 63-2　晚期癌症患者口腔症状引起的痛苦

症状（*n*=120）	一点也不	有一点	有　点	相当多	非　常
口干（*n*=93）	16%	21%	23%	26%	14%
口腔不适（*n*=55）	16%	31%	18%	26%	9%
味觉改变（*n*=53）	17%	32%	23%	21%	7%
说话困难（*n*=37）	3%	32%	24%	22%	19%
吞咽困难（*n*=28）	11%	28%	36%	14%	11%
咀嚼困难（*n*=27）	11%	44%	15%	30%	0%
口腔溃疡（*n*=17）	18%	35%	18%	29%	0%

经许可转载，引自 Davies, A.N. (2000). An investigation into the relationship between salivary gland hypofunction and oral health problems in patients with advanced cancer. [Dissertation]. London, UK: Kings College, University of London.

家在团队中的作用包括培训 MDT 的其他成员、管理特殊的口腔症状（如龋齿）和管理复杂的口腔症状（与 MDT 的其他成员一起）。许多牙科手术可以在家庭或临终关怀机构进行，但这种“家庭牙科”需要专业技能和相关设备（Walls，2005）。

此外，MDT 团队的其他成员也要在管理某些口腔症状方面发挥重要作用（如发音和语言治疗师、营养师）。

（七）口腔症状的管理：循证实践

姑息治疗医学中的口腔管理通常还是基于传统的治疗模式，很少循证依据。因此，许多患者还在接受可能相对无效的口腔症状治疗（如对于口干症的治疗采用冰块），还有些患者接受了完全错误的口腔症状治疗（如对口腔异味的患者治疗采用维生素 C 片剂）（Adkinson 等，2014）。鉴于现在已经有了大量关于姑息治疗患者口腔护理的证据基础，应该将循证资料作为治疗策略和实践的依据（Davies 和 Finlay，2005；Davies 和 Epstein，2010）。

二、口腔卫生

对于癌症和其他晚期疾病患者来说，保持良好的口腔卫生是保证生活质量非常重要的因素（Sweeney 和 Davies，2010）。患者有行为能力时，自我护理是最好的方式，但对于非常虚弱的患者，需要护理人员和（或）专业人员进行协助管理。口腔卫生情况非常严重的情况下，还需要牙科专业人员的介入。

（一）牙齿护理

1. *刷牙*　刷牙是最重要的措施，每天至少刷牙 2 次（Sweeney 和 Davies，2010）。

牙刷建议使用质地柔软至中等的小头毛刷。疼痛的患者可使用超软牙刷。超软牙刷包括婴儿牙刷和特殊牙刷（如 TePe Special Care® 牙刷）。电动牙刷与手动牙刷相比，牙刷的旋转振荡可能更有效地去除牙菌斑（Robinson 等，2005）。

牙刷的建议寿命约为 3 个月，但如果牙刷的细丝变软和（或）变形，应尽早更换（在这个阶段，牙刷不再能有效地去除牙菌斑）。如果患者正在接受免疫抑制药物或化疗药物治疗，更换牙刷的周期要更短。如果出现口腔感染，应立即更换牙刷。

应使用含有至少 1000ppm 氟化物的牙膏。牙膏内的发泡剂可能会对吞咽困难 / 有误吸风险的患者造成风险。这类患者应使用无泡沫牙膏（如 Biotene® 牙膏或氯己定凝胶）。如果使用牙膏加重了患者的不适，可以仅用清水刷牙。

2. *牙缝清洁*　原则上，每天都应进行牙缝清洁（Sweeney 和 Davies，2010），但对一些患者来说，往往很难做到。牙线、牙科胶带、木棒等辅助工具可以用于去除牙刷无法触及的牙菌斑。

3. *化学药剂控制牙菌斑*　对于一些患者，由于虚弱和（或）口腔疾病的原因，采用物理方法控制牙菌斑非常困难。在这种情况下，可考虑使用一些化学药剂，以维持口腔卫生（Sweeney 和 Davies，2010）。

目前最有效的祛斑剂是氯己定（Jones，1997）。氯己定分子两端带正电荷，易与牙釉质膜、黏膜细胞和细菌细胞上带负电荷的部位结合，并覆盖在牙齿表面缓慢释放，保持其抗菌活性（一种称为物质性的性质）。

氯己定漱口水（浓度 0.12%～0.2%，10～15ml，每天 2 次）是常见的剂型，一些国家也有 1% 浓度的凝胶和 0.2% 浓度的喷雾剂。每天使用氯己定超过 2 次，我们没有观察到明显的问题。然而，要明确的是，氯己定不会消除已形成的牙菌斑，对已形成的牙菌斑还是需要由牙医或牙科护理师进行物理清除。

长期使用氯己定最常见的不良反应是牙齿和舌背表面染色。牙齿染色可以由牙医清除；其他的问题包括漱口水的味道、漱口水的酒精含量等（这可能会导致黏膜不适），可以用等量的水稀释漱口水来解决（Axelsson 和 Lindhe，1987）。

（二）义齿的护理

义齿卫生应纳入日常口腔护理流程，定期进行（Sweeney 和 Davies，2010）。每天至少做 1 次（最好在晚上）。义齿须在口外清洁，口腔软组织单独进行清洁。

首先将取下的义齿放在流动水下冲洗，清除碎屑，然后用大牙刷、义齿刷或指甲刷彻底刷洗，以清除残留的碎屑或菌斑。也有一些专用的产品可用于清洁义齿，但一般来说，肥皂、清洁剂甚至仅仅使用清水就足够了。不要使用普通牙膏进行义齿清洁，牙膏有一定的研磨性，可能会损坏义齿的表面抛光层。放回患者口腔前，还应进行一次彻底冲洗。

原则上每次进餐后，义齿都要在流动水下进行冲洗，在装回口腔前也要检查是否有食物碎屑。发现义齿上有牙结石，也要立即进行专业清除。结石会刺激 / 损害接触义齿面的口腔黏膜。

夜间要将义齿取出，不建议义齿留在口腔内过夜。塑料材料的义齿取出后，可以浸泡在次氯酸钠稀释溶液（1份Milton®消毒液兑80份水）中进行消毒，减少义齿导致口腔炎的发生率。带有金属材料的义齿则使用氯己定（0.12%～0.2%溶液）浸泡，因为次氯酸钠可能会损坏金属部件。

（三）口腔黏膜的护理

口腔黏膜每天清洁3～4次，最好在每餐后进行清洁（Sweeney和Davies，2010）。有自我照护能力的患者，用清水漱口。对于不能冲洗的患者，可以使用湿纱布清洁黏膜。

三、口臭

口臭被定义为“口腔或空腔（如鼻子、鼻窦和咽部）发出的令人不快的气味”（Nachnani和Clark，1997）。

口臭是一个常见的症状。一般人群口臭的发生率约为31.1%（Silva等，2018），而姑息照护的患者，报道的发生率为16.4%～48.0%（Gordon等，1985；Davies等，2016）。

口臭分类（Yaegaki和Coil，2000）具体如下。

1. 真性口臭：有恶臭。

(1) 生理性口臭：没有潜在疾病。

(2) 病理性口臭：存在潜在疾病。

包括口腔原因，以及口腔外的原因：①上呼吸道疾病；②下呼吸道疾病；③消化道疾病；④全身代谢问题（如肾损害、肝损害、营养不良和糖尿病酮症酸中毒）。

2. 假性口臭：无恶臭。

3. 口臭恐惧症。

生理性口臭是一般人群中最常见的类型，也是姑息医学中最常见的口臭类型。生理性口臭患者并没有引起口腔异味的潜在疾病（Yaegaki和Coil，2000），生理性口臭的原因多是口腔内食物残渣、脱落的上皮细胞、口腔内的血细胞和唾液的细菌发生腐坏（Ayers和Colquhoun，1998；Loesche和Kazor，2000）导致。蛋白质、多肽和氨基酸在腐坏过程中转化为挥发性含硫化合物（如硫化氢、甲硫醇）和挥发性非含硫化合物（如二胺、挥发性脂肪酸）（Ayers和Colquhoun，1998）。许多细菌种类与此有关，但主要是厌氧的革兰阴性菌（Loesche和Kazor，2000）。腐烂的过程可以发生在口腔内的任何地方，但主要发生在舌背后部。

病理性口臭患者患有引起口腔异味的疾病（Yaegaki和Coil，2000）。感染、炎症或恶性肿瘤都可以作为基础疾病产生口臭。在大多数（约90%）情况中，口腔的疾病是主要口臭来源。其他来源也包括上呼吸道（鼻、鼻窦）、下呼吸道、胃肠道疾病或全身代谢疾病。假性口臭和口臭恐惧症属于非器质性疾病。患有这些疾病的患者认为他们有口腔异味，但又没有证据证明口臭的存在（Yaegaki和Coil，2000）。然而，口臭恐惧症的患者不会对教育干预有反应，需要接受正式的心理/精神交叉治疗（Yaegaki和Coil，2000）。口臭恐惧症可独立发生，也可与其他心理/精神问题合并存在（Ayers和Colquhoun，1998）。

无论是普通人群（Oghli等，2017）还是姑息治疗患者（Davies等，2016），口臭的发生都很普遍。本人可能意识到，也可能意识不到自己患有口臭：可能由于嗅觉障碍（Bosy，1997）或对口臭产生了耐受性（习惯化）（Rosenberg等，1995），而不知道自己患有口臭。有些患者会主诉味觉障碍（“口感不好”），还有些患者主诉与口臭的潜在原因有关的症状（Bosy，1997）。

口臭对心理和社交都会产生影响（Bosy，1997）。患者可能因为口臭而感到尴尬，避免与家人和朋友亲密接触。同样，家人和朋友可能难以忍受患者的口臭，避开与患者接触。医疗专业人员也可能因此减少与患者的交流，导致患者与他们的护理者之间产生障碍，影响了患者日常生活/护理的方方面面。患者可能会因为照护人员对口臭的反应而感到失落，照护人员也可能因为他们自身对患者口臭的反应感到烦恼。

对口臭患者的评估包括记录病史、进行检查和进行适当的调查（以确定口臭的病因）。通常可以通过闻从鼻子和嘴巴呼出的空气来区分异味的来源。例如，如果从鼻子呼出的气息比从嘴巴呼出的气息味道更重，那么这表明异味的来源是鼻子/鼻窦，而不是嘴巴（反之亦然）（Ayers和Colquhoun，1998）。如果从鼻子呼出的气与从嘴巴呼出的气一样令人反感，则表明恶臭的来源是下呼吸道、胃肠道或全身代谢问题（Ayers和Colquhoun，1998）。姑息患者一般不需要对口臭进行具体的理化分析（如硫化物监测、气相色谱法）。

一般依据口臭的病因来进行口臭症状的管理（Yaegaki和Coil，2000）。例如，病理性口臭患者需要对潜在的疾病过程进行治疗。同样，假性口臭患者需要教育干预，而口臭恐惧症患者需要心理/精神干预。

对生理性口臭患者（Quirynen 等，2002），应避免食用辛辣食品（如大蒜、洋葱）、禁酒、戒烟、控制口腔细菌和减少腐坏基质、将挥发性含硫化合物转化为非挥发性化合物，以及使用一些消除和掩盖臭味的产品。

保持口腔卫生对改善口臭至关重要：牙齿清洁、牙缝清洁和口腔冲洗都可以通过减少细菌数量和腐坏基质的数量来减轻口腔异味（Quirynen 等，2002）。一些牙膏含有抗菌物质和（或）其他相关药物。例如，小苏打（碳酸氢钠）具有抗菌作用，并且还可以将挥发性含硫化合物转化为非挥发性化合物。牙周治疗也可以减少牙周细菌数量，减轻口臭。

如前所述，腐坏主要发生在舌背后部。舌的清洁可以改善口臭（Yaegaki 和 Coil，2000；Quirynen 等，2002）。可使用普通牙刷、儿童牙刷、舌刷或“刮舌器”清洁舌头。清洁的目的是去除舌苔，但不要损伤舌黏膜，应非常轻柔地进行清洁。重要的是要尽可能早地清洁，因为腐坏主要发生在舌背的后部，所以每天（睡前）清洁 1 次，重点在舌背的后部。

减少细菌数量的化学方法可以作为物理清洁方法的辅助补充（Quirynen 等，2002）。常用的化学药剂有氯已定，效果较好，但长期使用会伴有不良反应。还有一些抗菌物质，如氯化十六烷基吡啶、精油（Listerine®）、过氧化氢、三氯生、锌等。一些常见的“双相”漱口水、牙膏和口香糖中也已加入这些抗菌物质，漱口水通常每天使用 2～3 次（双相漱口水由含有抗菌物质的水性成分和作为细菌黏附剂的油性成分组成）。

此外治疗口臭的方法还有将挥发性含硫化合物转化为非挥发性（无气味）化合物（Quirynen 等，2002）。锌盐、锡盐、小苏打和二氧化氯都有功效。一些漱口水，牙膏和口香糖含有氯化锌。

在大多数情况下，控制口臭需要联合使用多种方案（物理机械的方法、化学方法）。研究表明，漱口液比牙膏更有效（Loesche 和 Kazor，2000），含有多种功能制剂的产品比单一制剂的产品更有效（Quirynen 等，2002）。

市面上还有一些除味剂可以消除异味，包括薄荷糖、口香糖和除臭剂型漱口水 / 喷雾剂。然而，这些产品仅有臭味掩盖作用，没有治疗功效，作用时间往往很短。

四、唾液腺功能障碍

唾液腺功能障碍的定义是“唾液分泌量增加（功能亢进）或减少（功能减退）引起的唾液的量和性质的改变”（Davies，2010a）。与口干症相比，唾液腺功能减退是“全部和（或）单个腺体分泌的实际的减少”（Davies，2010a），口干则是“口腔干燥的主观感觉”。

（一）流行病学

口干症的患病率为 22%～26%（Davies，2010a），在晚期癌症患者中，口干症的患病率为 78%～82%（Davies 等，2001；Tranmer 等，2003）。晚期癌症患者唾液腺功能减退的患病率为 82%～83%（Chaushu 等，2000；Davies 等，2002）。唾液腺功能障碍在晚期疾病和慢性疾病患者中也相当常见（Davies 和 Finlay，2006）。

（二）病因

在肿瘤患者中，导致唾液腺功能障碍的原因很多，但最常见的原因是药物（Davies 等，2001）。唾液腺功能障碍是许多药物常见的不良反应，许多支持和姑息治疗的药物也有此不良反应（如镇痛药、止吐药）（Sreebny 和 Schwartz，1997）。导致唾液腺功能障碍的其他原因还有恶性肿瘤相关（如肿瘤浸润、副肿瘤综合征）；与肿瘤治疗相关（如放疗、移植物抗宿主）；一些其他原因，如脱水、营养不良、焦虑和抑郁（Davies，2010a）。

口干症通常是唾液分泌量减少（即唾液腺功能减退）的结果。然而，口干症也可能由唾液分泌成分的改变引起。

（三）临床表现及并发症

唾液腺功能障碍的临床表现往往与许多口腔症状相关，对生活质量有较严重的负相关（Rydholm 和 Strang，2002）。

- 一般问题：口腔不适、嘴唇干裂。
- 饮食相关问题：厌食、味觉障碍、咀嚼困难、吞咽困难和营养摄入减少。
- 讲话相关问题：讲话困难。
- 口腔卫生不良，口臭。
- 口腔感染：口腔念珠菌病、龋齿、牙周病和唾液腺感染。
- 继发于口腔感染的全身感染（如肺炎、败血症）。
- 牙齿 / 义齿问题：牙齿损伤（导致牙齿敏感 / 口腔黏膜损伤）和义齿佩戴问题。

- 心理社会问题：难堪、焦虑、抑郁和社会孤立。
- 其他问题：睡眠障碍，无法使用经黏膜吸收的药物（即舌下 / 口腔药物），食管炎和尿频（继发于液体摄入增加）。

这里需要注意的是，患者自身的主观感受与医护人员检查的体征之间可能存在差异。唾液腺功能减退的典型症状包括口腔黏膜干燥、嘴唇干燥、口底无唾液、口腔黏膜（尤其是舌）裂痕及嘴唇皲裂。而口干症患者及部分唾液腺功能减退患者检查时可能临床症状不明显。

（四）评估

有很多检查和测试可以用于唾液腺功能障碍的评估（Davies，2010a）。如唾液分泌流量测量可用于诊断，自身抗体检测用于了解唾液腺功能障碍的原因。但很多检查对姑息患者的唾液腺功能障碍评估不具备可行性和效用，唾液腺功能障碍的诊断可以通过记录的病史和常规临床观察即可（Navazesh 等，1992）。

（五）唾液腺功能障碍的管理

由于唾液腺功能障碍的原因和表现症状差异很大，因此需要个性化管理（Davies，2010a）。唾液腺功能障碍要全面考虑各种因素，包括病因 / 病理生理学、临床特征、患者的一般情况、患者的牙齿状况、患者的治疗倾向、干预措施的可行性及患者对干预措施是否耐受等。

唾液腺功能障碍的治疗包括：病因治疗、对症治疗及并发症的治疗。

口干症的对症治疗包括使用促进唾液分泌的唾液刺激剂和唾液替代物（Davies，2010a）。唾液分泌刺激剂可增加“正常”唾液的分泌，从而改善口干症和其他临床特征。相比之下，唾液替代物，通常只改善口干的症状。在将唾液分泌刺激剂与唾液替代品进行比较的研究发现，患者更倾向使用唾液分泌刺激剂（Björnstrom 等，1990；Stewart 等，1998）。当一些患者对唾液分泌刺激剂治疗无效时，还需要使用唾液替代物治疗（如一些放射性唾液腺功能障碍患者）。

（六）唾液分泌刺激剂

1. 口香糖　嚼口香糖通过两种机制增加唾液量；大约 85% 的增加与刺激口腔内的化学感受器（即味觉效应）有关，而大约 15% 的增加与刺激口腔内和周围的机械感受器（即咀嚼效应）有关。

据报道，咀嚼口香糖对包括药物相关的晚期癌症患者的口干症治疗均有效（Davies，2000b）。口香糖比有机酸和人工唾液更有效（Björnstrom 等，1990；Stewart 等，1998）。一般认为唾液腺功能障碍患者应使用“无糖”口香糖，有义齿的患者应使用“低黏性”口香糖。

嚼口香糖也有不良反应，这些不良反应与以下因素相关：咀嚼（如下腭不适、头痛）、误吞咽（如呼吸道阻塞、胃肠道阻塞）、对口香糖添加剂的一般反应（如口腔不适、肠胃胀气）和过敏（如口腔炎、口周皮炎）等。总的来说，咀嚼口香糖仍是大多数患者（包括老年患者）可以接受的治疗方式（Davies，2000b）。

2. 有机酸　许多有机酸常常被用作唾液分泌刺激剂，如抗坏血酸（维生素 C）、柠檬酸（柑橘类水果中的酸）和苹果酸（苹果和梨中的酸）。有机酸通过刺激口腔内的化学感受器增加唾液分泌量。

据报道，抗坏血酸在一项涉及唾液腺功能障碍混合组患者的研究中相对无效（Björnstrom 等，1990）。因此，只有 33% 的患者将抗坏血酸评为“好”或“非常好”，只有 23% 的患者希望在研究结束后继续服用抗坏血酸。

研究表明，柠檬酸能改善某些唾液腺功能障碍患者的症状，但不能改善放射性唾液腺功能障碍患者的症状。在 Stewart 等的研究中，只有 24% 的患者表示更喜欢柠檬酸产品，而喜欢咀嚼口香糖和使用人工唾液的患者比例分别为 46% 和 30%（Stewart 等，1998）。

在一项涉及唾液腺功能障碍混合患者的研究中发现，苹果酸效果更好（Björnstrom 等，1990），51% 的患者将苹果酸评为“好”或“非常好”，44% 的患者希望在研究结束后继续服用。

有机酸会引起口腔不适。因此，有机酸不建议应用于黏膜干燥、黏膜破裂、口腔炎和（或）黏膜炎患者。此外，使用有机酸可能导致 pH 相关的并发症（即牙齿脱矿、龋齿和口腔念珠菌病）。有义齿的患者谨慎使用有机酸。

3. 拟副交感神经药物　拟副交感神经的药物刺激自主神经系统中负责从唾液腺分泌唾液的部分。拟副交感神经药物包括具有直接作用的胆碱酯（如毛果芸香碱、西维米林）和通过抑制内源性乙酰胆碱代谢而具有间接作用的胆碱酯酶抑制药（如新斯的明、吡斯的明）。

据报道，毛果芸香碱对唾液腺疾病，如干燥综合征、药物（Davies等，1998）、放疗（Davies和Thompson，2015）和移植物抗宿主病所致的唾液腺功能障碍有效。据报道，在治疗继发于药物治疗（Davies等，1998）和放疗（Davies和Singer，1994）的唾液腺功能障碍方面，它比人工唾液更有效。

毛果芸香碱的不良反应通常与全身副交感神经兴奋相关，主要有出汗、头痛、尿频和血管扩张。不良反应发生率与剂量有关，剂量越高，不良反应发生率越高。一项系统回顾表明，放疗相关的唾液腺功能障碍患者，使用标准剂量为5mg毛果芸香碱，每天3次，很少（6%）停药（Davies和Thompson，2015）。

临床常用的胆碱酯药物包括贝胆碱、乙酰胆碱和西维米林（Davies，2010a）。贝胆碱在治疗药物和放疗相关的唾液腺功能障碍方面是有效的。西维米林在治疗干燥综合征、放疗相关的唾液腺功能障碍和移植物抗宿主病方面也有报道。临床中常见的胆碱酯酶抑制药包括新斯的明、吡斯的明（Davies，2010a）。

4. 针灸疗法　据报道，针灸可用于治疗继发于良性唾液腺疾病、药物治疗和放疗的唾液腺功能障碍，然而，一项系统性综述得出的结论是，关于针灸与安慰剂的比较，针灸在口干症疗效方面是否与安慰剂有差异的证据质量较低（Furness等，2013）。

（七）唾液替代品

1. 水　患者一般使用水来处理口干。在一项研究中，患者报告说，改善口腔干燥的平均持续时间仅为12min（范围为4～29min）（Olsson和Axell，1991）。在研究中，患者还报告水的效果不如“人工唾液”。

尽管如此，大多数患者还是选择使用水。原因包括熟悉程度、疗效（中等）、耐受性、可用性和可承受性。用水没有不良反应，但较多的饮水会导致多尿（夜尿症）。

此外，没有任何科学依据和研究证明使用冰水或冷冻水（即冰片或冰块）可以更好地改善口干。

2. 人工唾液　临床上，医护人员经常会开具“人工唾液”，用来治疗唾液腺功能障碍。已经有许多人工唾液的产品上市，这些产品在配方（如喷雾、凝胶和药片）、润滑剂成分（如羧甲基纤维素、羟乙基纤维素和黏蛋白）和添加剂（如香料、氟化物和抗菌因子）方面各有不同。

“理想”的人工唾液应有以下特点：便捷、舒适、有效且耐受性良好（Davies，2010a）。此外，它应该pH中性（防止牙齿脱矿），含有氟化物（增强牙齿再矿化）。要注意一些商业产品的pH，酸性pH的产品绝对不应该针对牙齿损伤患者，也不能在任何唾液腺功能障碍患者中使用。

目前大多数人工唾液产品，还没有治疗唾液腺功能障碍患者的正式结论。有研究文献报道，对晚期癌症患者使用基于黏蛋白的人工唾液有临床效果（Sweeney等，1997；Davies等，1998；Davies，2000）。

人工唾液通常耐受性良好，也有患者认为有一些如口腔刺激、味觉障碍的问题，一些患者甚至发生全身性的问题（如恶心、腹泻）。人工唾液的作用持续时间比较短，每天需要重复使用，事实上，效果持续时间短是患者不继续使用人工唾液的主要原因之一。为解决效果持续时间短的问题，研究人员已经研制出口腔内人工唾液贮液器。贮液器可以集成到新的（专门制作的）假牙中，也可以集成到现有的假牙中。贮液器还可以集成到咬合保护器中，全天或仅在晚上佩戴。

五、多涎症和涎漏

多涎症定义为“唾液分泌过多”（Davies，2010b）。多涎症患者也会出现涎漏，但涎漏并不是多涎症的同义词。

涎漏定义为“唾液从口腔异常溢出到嘴唇、下巴和衣服上”（Davies，2010b）。涎漏通常与多涎症无关，患者难以将唾液保留在口腔内（常继发于面部肌肉无力/畸形）和（或）从口腔排出唾液（继发于吞咽困难）。涎漏的患者往往是唾液腺功能减退，而不是多涎症。

多涎症和涎漏的症状管理措施包括使用抗胆碱能药物（如口服或雾化吸入格隆溴铵、经皮或雾化吸入羟溴酸东莨菪碱）、肉毒杆菌毒素A、进行副交感神经消融和唾液腺导管移位术（Davies，2010b）。

六、唾液黏稠

唾液黏稠的管理策略主要包括唾液腺功能障碍的治疗、湿化、口腔冲洗（如苏打水、碳酸氢钠）和饮食管理（如避免牛奶、避免咖啡因）（British Columbia Cancer Agency，n.d.）。对非恶性疾病患者有效的方案还有饮用果汁（如黑葡萄、菠萝）（Anonymous，2000），以及使用β受体拮抗药治疗

（Newall 等，1996）。

七、味觉障碍

味觉障碍是由味觉减退、味觉丧失或正常味觉异常引起的（Ripamonti 和 Fulfaro，2010）。晚期癌症患者味觉障碍的患病率为 44%～50%（Shorthose 和 Davies，2003；Tranmer 等，2003）。味觉障碍在头颈部癌症患者中较为常见，在接受头颈部放疗的患者中更为多见。

癌症患者的味觉障碍有多种不同的原因（Ripamonti 和 Fulfaro，2010）：与癌症本身相关（如味蕾、脑神经或中枢神经系统受损）；与癌症治疗相关（如局部手术、局部放疗或全身化疗）；口腔症状（如唾液腺功能障碍、口腔卫生不良或口腔感染）；神经系统问题（如脑神经或中枢神经系统受损）；代谢问题（如营养不良、缺锌或肾功能不全）；还有其他原因（如衰老、更年期或药物相关）。

患者可以主诉为统一的味觉问题（如所有食物的味觉减退），或不同的味觉问题（如某些食物的味觉减退，其他食物的味觉障碍）。在一项涉及晚期癌症味觉障碍患者的研究中，40% 的患者有味觉丧失，31% 的患者报告有味觉减退，53% 的患者报告有味觉异常（Davies 和 Kaur，1998）。味觉障碍患者可能会主诉各种不同的感觉，他们的共同点是食物味道不好。味觉障碍可导致其他生理、心理和社会问题，进而导致生活质量进一步恶化（Rydholm 和 Strang，2002；Hutton 等，2007）。味觉障碍与厌食、营养摄入减少和体重减轻有关。

味觉障碍的评估包括回顾病史、进行检查和进行适当的检测。通常不需要对味觉障碍进行客观评估（如测量味觉灵敏度）。味觉障碍的管理包括以下内容：潜在病因的治疗、饮食干预、锌治疗和（或）其他（偏方）治疗（Ripamonti 和 Fulfaro，2010）。在某些情况下，可以治疗味觉障碍的根本原因（如唾液腺功能障碍），但大多情况下，无法明确和（或）治疗味觉障碍的根本原因。有研究表明，唾液分泌刺激剂可以改善口干症和相关的味觉障碍（Davies 和 Singer，1994）。

饮食干预包括使用患者觉得味道“好”的食物，避免吃味道“不好”的食物，提高食物的味道（使用盐、糖和其他调味品），以及食品的外观、气味、稠度和温度（Twycross 和 Lack，1986；Komurcu 等，2001）。营养师可以干预患者的饮食，筛选个性化的营养方案。多个关于锌治疗味觉障碍的研究，其结果相互矛盾（Ripamonti 和 Fulfaro，2010），说明锌可能对部分原因导致的味觉障碍有效。口服锌剂一般耐受性良好，偶尔也会诱发消化不良和腹痛。目前看来，尝试给味觉障碍患者口服补锌（在没有其他治疗选择的情况下）似乎是合理的。

八、口腔感染

口腔感染在晚期癌症患者中很常见。较多的研究评估了晚期癌症患者的口腔念珠菌感染，结果显示口腔念珠菌感染与患者的状态，预后之间似乎存在关联（Davies 等，2006，2008）。但很少有研究评估晚期癌症患者的其他类型口腔感染。研究也报道了口腔感染的晚期癌症患者中 20%～51% 的患者患有龋齿（Aldred 等，1991；Jobbins 等，1992；Wilberg 等，2012），11%～36% 的患者患有牙龈炎（Gordon 等，1985；Wilberg 等，2012）。另外也有研究报道口腔单纯疱疹病毒感染在晚期癌症患者中也比较常见（Sweeney 和 Bagg，2000）。

九、口腔念珠菌病

很多真菌都可引起口腔感染，但临床上，口腔真菌感染几乎都是由念珠菌引起。因此本章仅讨论念珠菌及其相关种属引起的感染，即口腔念珠菌病。

（一）流行病学

某些念珠菌种属被认为是口腔内的共生生物。人群中口腔酵母菌携带率中位数为 34%。晚期癌症患者中口腔酵母菌携带者非常常见，报道患病率在 47%～87%（Davies 等，2002）。在晚期癌症患者中口腔念珠菌病也非常常见，住院患者的患病率为 30%～34%（Davies 等，2006；Wilberg 等，2012），门诊患者的患病率为 15%（Davies 等，2008）。一些小样本的研究也报道了住院患者中更高的患病率（高达 83%）（Clarke 等，1987）。

（二）病原学

口腔中可以检测到各种真菌，如光滑念珠菌和都柏林念珠菌（Finlay 和 Davies，2005），最常见的是白念珠菌。白念珠菌检出率高的主要原因可能是抗真菌药物使用，导致它耐药性不断增高。

念珠菌是相对非致病性生物。口腔念珠菌病的发生，往往是由于宿主和（或）口腔内因素发生改变而致病。口腔念珠菌病在免疫功能低下患者中非常常见。现在认为，全身性糖皮质激素的使用会增加口腔念珠菌病发生的风险。但涉及晚期癌症患者的大多数相关研究并没有确定两者有关联（Finlay 和 Davies，2005）。还有一种普遍认同的观点是，全身性抗生素的使用也会增加口腔念珠菌病发生的风险。同样，没有相关的研究能确定其中的关联（Finlay 和 Davies，2005）。口腔念珠菌病在唾液腺功能障碍患者中非常常见，在装有义齿的患者中也很常见，尤其是上颌义齿患者（Finlay 和 Davies，2005）。

（三）临床表现

口腔念珠菌病可以有不同的临床表现，有时在同一个患者身上出现几种症状。口腔念珠菌病患者也可以没有任何口腔症状。此外，这些症状可能是由于感染，或者感染的潜在原因（如唾液腺功能障碍）导致。经过念珠菌病治疗后的患者，也可能仍然有口腔症状（Finlay，1986）。

假膜性口腔念珠菌病是最常见的口腔念珠菌病（Finlay 和 Davies，2005）。一般无症状。该病的特征是口腔黏膜或其他部位出现灰白色斑点 / 斑块，病变较容易清除。红斑型念珠菌病也比较常见。患者常主诉局部的疼痛和不适感。红斑型念珠菌病通常累及舌或颊黏膜，表现为黏膜发炎（发红）。

义齿口腔炎是义齿患者口腔念珠菌病的一种常见类型（Finlay 和 Davies，2005）。通常是无症状的，有些患者主诉硬腭不适。义齿口腔炎的主要特征是硬腭不同程度的炎症。病变包括斑片状炎症、融合型炎症和（或）局部增生。唇角炎的发生比较常见，患者主诉为局部不适，病灶有渗出液或出血。唇角炎通常累及两个嘴角，表现为黏膜和皮肤开裂 / 发炎（病变可能被痂块 / 血凝块覆盖）。

其他类型的口腔念珠菌病相对少见（如正中菱形舌炎）（Finlay 和 Davies，2005）。食管念珠菌病是口腔念珠菌病的常见并发症之一（Samonis 等，1998）。食管念珠菌病的临床特点包括吞咽疼痛和吞咽困难。可通过食管镜检查或吞咽钡剂诊断。钡剂吞咽的表现是典型的，沿食管长度有“蓬松”的孔隙病变。口腔念珠菌病导致的念珠菌血症 / 全身性念珠菌病则比较罕见。

（四）评估

口腔念珠菌病的诊断应结合临床特征和微生物检测（Finlay 和 Davies，2005）。

口腔念珠菌病的临床特征相对非特异性。口腔黏膜上的白色斑块（如假膜性口腔念珠菌病）也可发生在细菌感染中（Tyldesley 等，1977）。口腔黏膜上的红斑（如红斑性念珠菌病）也可发生在许多其他情况下（如化疗引起或辐射引起的黏膜炎）。

患者口腔中经常可以检测出真菌，只有当微生物拭子培养出大量的目标菌种生长时，才能诊断为口腔念珠菌病（轻度生长表明口腔念珠菌携带，而不是口腔念珠菌病）。如果患者患有持续 / 复发的口腔念珠菌病，还应进行其他微生物检测（如菌种分型、药敏测试）。

（五）管理

口腔念珠菌病的管理包括：①治疗感染；②病因治疗；③症状控制。

治疗口腔念珠菌病分为局部和全身治疗（表 63-3 和表 63-4）（Pappas 等，2009；Joint Formulary Committee，2018）。Cochrane 文献回顾得出结论，经胃肠道吸收的药物比非胃肠道吸收的药物更有效（Worthington 等，2010）。但对癌症患者的抗真菌药物个体治疗有效性证据尚不足（Worthington 等，2010）。

治疗方法的选择受多因素的影响（Finlay 和 Davies，2005）。

1. 病变范围：局部用药适合治疗局限性疾病，全身用药更适合治疗多发性 / 全身性疾病。

2. 免疫力：全身用药比局部用药更适合治疗免疫抑制患者。

3. 耐药性：三唑类药物的耐药性越来越高，多烯类药物的耐药性还不常见。

4. 伴发病：由于三唑类药物有较多的相对 / 绝对禁忌证，导致应用受限制。

5. 联合用药：三唑类药物与许多药物有相互作用，限制了应用。

6. 患者个人的用药偏好。

7. 患者依从性：与全身用药相比，患者对局部用药药物的依从性更好。

8. 治疗的可行性 / 耐受性。

鉴于抗真菌药物耐药性的问题，建议：抗真菌药物，特别是三唑类药物，应仅用于微生物检验证实的口腔念珠菌病病例；抗真菌药物应短期服用，长期用药可能增加耐药性（White 等，1998）；与阴道念珠菌病治疗不同，单次剂量治疗法在口腔念珠菌病的治疗中是无效的；低剂量可能增加耐药性，建议提高剂量（White 等，1998）。

许多口腔念珠菌病患者会反复发作，可能是由

表 63-3　管理口腔念珠菌病的局部抗真菌药物（非免疫抑制性患者的局部感染）

分　类	药品名	推荐用法	说　明
多烯类	制霉菌素	• 1～5ml 混悬液（100 000U/ml），每天 4 次 或 • 1～2 颗（200 000U/ 片），每天 4 次 • 1 个疗程 7～14 天：病灶消退后继续用药 48h	• 药物需要与病损保持接触（弥漫性病变时可增加剂量），适用于治疗假膜性念珠菌病 • 氯已定可能降低制霉菌素功效。建议不要在使用制霉菌素之前 / 之后立即使用氯已定 • 少见耐药性
	两性霉素 B	• 每天 4 次，每次 1 片（10mg） 或 • 1ml 混悬液（100mg/ml），每天 4 次 • 1 个疗程 10～15 天	• 药物需要与病损保持接触 • 少见耐药性 • 限制性使用
咪唑 / 唑类	咪康唑	• 5～10ml 口服凝胶（20mg/g），每天 4 次 或 • 1 片口腔黏膜片（50mg），每天 1 次 • 1 个疗程 7～14 天：病灶消退后继续用药 48h	• 药物需要与病损部位保持接触 • 有全身作用（少量的凝胶可用于局部病变），适用于治疗假膜性念珠菌病、义齿口腔炎和唇角炎 • 咪康唑对某些角唇炎患者合并的葡萄球菌感染也有效
	克霉唑	• 1 粒含片（10mg），每天 5 次 • 1 个疗程 7～14 天	药物需要与病变部位保持接触。有全身作用。适用于治疗假膜性念珠菌病
其他外用药物	氯已定		作辅助治疗用
	甲紫		成功用于治疗 HIV 阳性患者口腔念珠菌病
	茶树油		成功用于治疗 HIV 阳性患者口腔念珠菌病

引自 Joint Formulary Committee.(2018).BNF 74(British National Formulary) September 2017-March 2018.London，UK：Pharmaceutical Press；and Davies，A.and Finlay，I.(Eds.)(2005).Oral Care in Advanced Disease.Oxford，UK：Oxford University Press.

表 63-4　用于治疗口腔念珠菌病的全身抗真菌药物（非免疫抑制患者的全身性感染、持续 / 复发性感染和免疫抑制性患者的感染）

分　类	药品名	推荐用法	说　明
唑类（三唑类）	氟康唑	• 50～200mg，每天 1 次（胶囊 / 口服混悬液） • 1 个疗程，7～14 天	• 建议为一线用药 • 抑制细胞色素 P450 与某些药物有相互作用 • 耐药性是主要问题
	伊曲康唑	• 100～200mg/d（胶囊 / 口服液） • 1 个疗程，7～14 天	• 适用于氟康唑耐药 / 顽固性感染 • 不建议用于心力衰竭 / 有心力衰竭风险的患者 • 胶囊剂型的吸收依赖于较低的胃内 pH • 抑制细胞色素 P450 与某些药物有相互作用 • 耐药性是主要问题
	泊沙康唑		可用于顽固性感染
	伏立康唑		可用于顽固性感染

资料来源 Joint Formulary Committee.(2018).BNF 74(British National Formulary) September 2017-March 2018.London，UK：Pharmaceutical Press；and Davies，A.and Finlay，I.(Eds.)(2005).Oral Care in Advanced Disease.Oxford，UK：Oxford University Press.

于感染的根本原因没有得到治疗。例如，抗真菌药物治疗通常对继发于唾液腺功能障碍的口腔念珠菌病有效，但在停药后又复发。研究表明，唾液腺功能障碍治疗可显著降低口腔念珠菌病的发病率（Rhodus 等，1998）。

义齿口腔炎和（或）唇角炎的治疗，取决于抗真菌药物治疗和义齿消毒的同步进行（Finlay 和 Davies，2005）。保持义齿的卫生对预防感染复发至关重要。

十、口腔病毒感染

很多病毒都会导致口腔感染（Bagg，2005）。最常见的是疱疹病毒（尤其是单纯疱疹病毒）。

口腔病毒感染可引起局部症状（如口腔不适）和全身症状（如周身不适）。口腔感染可播撒至全身，这也是患者死亡的一个重要原因。口腔的病毒感染往往与一些口腔疾病相关（如 EB 病毒和口腔毛状白斑），也与一些口腔恶性肿瘤相关（如人乳头瘤病毒和口腔癌）。

单纯疱疹病毒感染

原发性单纯疱疹病毒感染（原发性疱疹性牙龈炎）是口腔最常见的病毒感染。它通常由 1 型单纯疱疹病毒引起，少数病例是由 2 型单纯疱疹病毒引起。幼儿的口腔病毒感染常无明显症状，儿童和成人的感染通常伴有临床症状。临床常见表现为发热，伴随口腔内疼痛和颈部淋巴结肿大。口腔黏膜，特别是牙龈、舌和颊黏膜上出现水疱，水疱较快破裂，形成浅表溃疡，基底呈灰黄色，边缘伴有红斑。有的患者出现嘴唇肿胀，出血，形成血痂。原发性单纯疱疹病毒感染的诊断通常依赖临床表现（而不是实验室检查）。治疗以对症治疗，控制症状为主。一般无须使用抗病毒药物治疗。

疱疹病毒具有潜伏感染力，例如，单纯疱疹病毒常常潜伏在三叉神经节内。

所有的单纯疱疹病毒都有能力形成潜伏感染，其中单纯疱疹病毒会在三叉神经节中处于休眠状态。即使在免疫正常的人群中，这些病毒也可能被重新激活，而在免疫功能低下的患者中，病毒的重新激活问题尤为严重。据估计，大约有 1/3 的原发性单纯疱疹病毒感染患者，最终可能会发展成继发性感染。

在免疫功能正常的患者中，病毒被激活后感染的症状是出现唇疱疹。初期患者有持续 24h 的烧灼感，随后在嘴唇的黏膜与皮肤交界处或鼻孔附近的皮肤上出现水疱。水疱破裂后结痂，并在 10～14 天内自愈。免疫功能正常者很少发生口腔内的症状。通常可通过临床症状诊断，治疗以局部抗病毒药物为主（表 63-5）。

在免疫抑制患者中，临床表现通常不典型（不同于单纯疱疹），口腔内病变很常见，常伴有剧烈疼痛，出现小面积溃疡，或者是更为明显的症状。通常需要进行实验室检查以确认诊断，通过电子显微镜、免疫组织化学染色、原位杂交检、聚合酶链反应技术来明确鉴定病毒（Jalouli 等，2015）（表 63-5）。

十一、义齿相关问题

晚期癌症患者中义齿相关的症状较常见。相关研究认为，主观感受的症状占比为 45%～86%（Gordon 等，1985；Aldred 等，1991；Jobbins 等，1992），实际客观症状占比为 57%～83%（Gordon 等，1985；Aldred 等，1991；Jobbins 等，1992）。大多数症状都表现为不适，如口腔不适、口腔溃疡或食物卡在义齿上。与义齿相关的真菌感染在晚期癌症患者中也相对常见，如义齿口腔炎、唇角炎等。报道的义齿口腔炎发生率为 12.5%，唇角炎发生率为 5%，合并义齿口腔炎和唇角炎发生率为 3.5%（Davies 等，2006）。

十二、口腔黏膜炎

口腔黏膜炎通常特指继发于抗肿瘤治疗时发生的黏膜炎症，口腔炎则是指由其他原因（如感染、创伤）引起的黏膜炎症。

口腔黏膜炎是抗肿瘤治疗中常见的急性并发症。20%～40% 接受全身化疗的患者，80% 左右接受大剂量化疗（如骨髓移植）的患者，以及几乎所有接受头颈部放疗的患者都会出现口腔黏膜炎（Lalla 等，2014）。

表 63-5　部分病毒感染的推荐治疗方案

病毒感染	推荐治疗方案	说　明
继发性单纯疱疹感染（唇疱疹）	5% 阿昔洛韦乳膏，每天 5 次，连用 5～10 天	• 有感染症状时就要开始使用乳膏 • 免疫功能低下患者考虑口服治疗
免疫功能低下患者继发单纯疱疹病毒感染	• 阿昔洛韦 400mg 口服，每天 5 次，连用 5 天 • 阿昔洛韦 5mg/kg 静脉滴注，每天 3 次，连用 5 天	• 在治疗过程中出现新的病变，或者超过 5 天未愈合，则延长疗程 • 严重感染 / 严重免疫抑制患者静脉注射抗病毒药物 • 也可选择伐昔洛韦和泛昔洛韦

经许可转载，改编自 the Joint Formulary Committee.*British National Formulary*.80 ed.London：BMJ Group and Pharmaceutical Press；2020.

口腔黏膜炎是一种非常复杂的疾病，在黏膜和黏膜下层发生一系列变化（Sonis，2007；Al-Dasooqi 等，2013）。口腔黏膜炎很难预防，也难以管理。由于黏膜下层的炎症及黏膜溃疡常常导致疼痛。

口腔的所有部位，包括嘴唇、脸颊、口底、舌下和软腭的黏膜都会发生病损。病变初期黏膜呈红色，随后转变为白色（黏膜脱落），最后形成溃疡（有时形成渗出性假黏膜）。

口腔黏膜炎患者最常见的症状是疼痛。疼痛呈持续性，在漱口、刷牙、进食、饮酒时疼痛加重。疼痛的严重程度与黏膜炎的严重程度相关。接受大剂量化疗或根治性放疗的口腔黏膜炎常需要使用阿片类镇痛药来控制疼痛。

口腔黏膜炎的并发症有脱水、营养不良、局部感染、全身感染、局部出血和影响肿瘤治疗。影响肿瘤治疗尤其重要，因为延迟完成治疗，或所给予的治疗量的减少，可能会影响治疗的最终结果。

口腔黏膜炎是一种自限性疾病，化疗后约 2 周恢复，放疗后 3～4 周恢复。但一些患者会转归为慢性症状。

癌症支持疗法多国学会（Multinational Association of Supportive Care in Cancer，MASCC）制订了预防和管理口腔黏膜炎的循证指南（Lalla 等，2014）。

目前尚无有效预防口腔黏膜炎的标准方案。有一些证据支持采用“基本口腔护理”，如刷牙、使用牙线和漱口（使用温和的溶液）（Lalla 等，2014）。

指南推荐的预防性措施有氟尿嘧啶化疗、美法仑等化疗药物引起的口腔黏膜炎，可使用口腔冷冻治疗；头颈部放疗引起的可使用苯乙胺漱口液、补充锌剂及低能量激光治疗；骨髓移植治疗诱发的口腔黏膜炎，可使用重组细胞生长因子和低能量的激光治疗（Lalla 等，2014）。

同样，目前尚无有效的治疗方案。治疗的原则是保持口腔湿润，增强营养，口腔卫生，处理疼痛和其他并发症。

保持口腔卫生很重要，但由于口腔疼痛，患者仅愿意用温和的漱口液（如生理盐水、碳酸氢钠）漱口。

疼痛控制：有证据支持使用局部阿片类药物、经皮阿片类药物和肠外阿片类药物（Lalla 等，2014）镇痛；温和的漱口水也有缓解疼痛的作用；也有证据支持局部使用多塞平（Lalla 等，2014）。

表麻药和涂膏治疗口腔黏膜炎疼痛的证据不充分。有证据反对硫糖铝漱口液应用于治疗或预防口腔黏膜炎（Lalla 等，2014）。

十三、终末期口腔护理

在终末期，口腔护理有重要的作用。口腔护理被认为是综合护理路径（如临终关怀路径）的主要组成部分，但还缺少相关循证依据，甚至结果有些令人失望（Fowell 等，2002）。

临终患者通常用口呼吸，导致嘴唇和口腔黏膜干燥。有作者建议每 1～2 小时对临终患者进行口腔护理（匿名，1996）。但这对于患者（和家庭）来说非常麻烦，也耗费医护人员大量时间。部分患者可能需要这频次的护理，但大多患者需要较低频次的护理。口腔护理的频次应视个体情况而定，而不是基于某些个人经验。

通常由其家属来负责临终患者的口腔护理。有些家庭成员愿意承担这项任务，而有些可能会觉得很困难和（或）痛苦。在临终关怀过程中，给予家庭提供口腔护理的机会很重要，但注意不要强迫家庭提供口腔护理。医护人员要教患者家属如何进行操作，同时要提供持续的支持和协助。

口腔黏膜干燥是临终患者常见的症状。对于失去意识的患者来说，口腔黏膜干燥可能不是导致不舒服的原因，但家属和医护人员常认为这是原因。家属和医护人员都认为定时给患者口腔涂水可以减轻口腔黏膜干燥，但这种方法是无效的，因为水会随着吞咽和（或）蒸发而迅速丢失。有效的干预措施是定期涂抹保湿凝胶（如 K-Y® 凝胶、口腔平衡® 凝胶）。

终末期护理的原则是让患者舒适（Sweeney，2003）。对意识清醒的患者，医护人员应经常询问患者的感受，如口腔护理是否让他们感觉更好，以及口腔护理是否会导致任何不适。但要确定无意识患者的口腔护理是给患者带来好处则有点困难。不论如何，一旦干预措施对患者造成或似乎造成困扰，则应立即停止。

第十一篇　泌尿生殖系统症状和疾病

Genitourinary symptoms and disorders

第 64 章　排尿困难、尿频和膀胱痉挛　/ 547

第 65 章　梗阻性泌尿系统疾病　/ 551

第64章　排尿困难、尿频和膀胱痉挛

Dysuria, frequency, and bladder spasm

Jennifer G. Rothschild　Noah E. Canvasser　Frederick J. Meyers　Christopher P. Evans　著
纪光伟　译　　杨　扬　校

随着姑息患者的疾病进展，延长生命的治疗选择越来越少，而缓解身体痛苦和症状管理变得越来越重要。刺激性排尿症状是令人烦恼的综合症状，包括尿频、尿急、尿失禁、排尿困难（排尿疼痛）和膀胱痉挛。导致刺激性排尿症状的常见原因包括累及前列腺或膀胱的晚期和转移性恶性肿瘤、慢性疾病、神经退行性疾病、既往有放疗史、便秘、化疗、使用了其他药物（如阿片类药物）或手术。本章将重点讨论排尿困难、尿频和膀胱痉挛的诊断和治疗。

一般来说，泌尿系统疾病的诊断应从全面的病史和包括尿液分析在内的体检开始。这将指导医生是否需要做尿培养，以排除尿路感染或统计排尿后的残余尿，以排除尿潴留。此外，用“膀胱日记”跟踪下尿路症状1～3天，有助于了解患者的具体膀胱症状。

关于治疗问题的沟通应从患者教育开始，包括了解正常的尿道功能，以及治疗的获益和风险。一旦确定了治疗目标，就应该对患者的行为进行评估。如果没有达到目标，那么就应该考虑额外的药物或手术方案。患者症状的严重程度、虚弱程度和预计的生存期都应考虑在内。

一、排尿困难

排尿困难是一种痛苦的感觉，表现为与排尿有关的尿道和尿道口烧灼感、麻刺感或针刺样痛。排尿困难是尿路感染和膀胱炎的一个突出症状，常伴有尿频、尿急，偶尔伴有耻骨上疼痛。虽然诊断结果常提示为细菌性膀胱炎，但这些症状也可能与尿道、前列腺或阴道的感染有关，或者与非感染性疾病有关，如留置导尿管、间质性膀胱炎、放射性膀胱炎、膀胱癌或结石。

当细菌的毒力增加和（或）宿主的防御功能降低时，就可能会发生尿路感染。对于有症状的患者，应考虑做尿液分析和尿培养。如果细菌培养为阳性，应根据培养结果选择敏感的抗生素和常规用量治疗。大多数患者对短期抗菌治疗的反应迅速，如果需要使用缓解膀胱疼痛或排尿困难的药物，常用盐酸非那吡啶。盐酸非那吡啶随尿液排出，对尿道黏膜具有局部镇痛作用，可缓解疼痛、烧灼感、尿急和尿频。但确切的作用机制尚不清楚。应告诉患者盐酸非那吡啶会使尿液呈红橙色，并可能污染衣物。也有报道会使隐形眼镜染色。本品禁用于肾功能不全或葡萄糖-6-磷酸脱氢酶缺乏症的患者。患者可在餐前或餐后口服，每次最多服用200mg，每天最多3次，持续最多2天，每天不超过600mg（Prescribers’Digital Reference, n.d.）。

二、尿频和膀胱痉挛

尿频和膀胱痉挛会使患者极度痛苦，并影响患者、照顾者和家属的生活质量。在膀胱过度活动症（overactive bladder，OAB）或尿急-尿频综合征的范围内，国际尿控协会（International Continence Society，ICS）将尿频、尿急和OAB定义为患者认为自己白天排尿过于频繁，突然迫切地想要排尿，并且难以延迟，尿急，常伴有尿频和夜尿增多，伴有或不伴有尿失禁（Wein和Rovner，2002；Abrams等，2002）。症状还包括耻骨上压力增高、尿失禁、夜尿增多、腹胀或盆腔疼痛。

以下章节回顾了非神经源性尿频、尿急、膀胱痉挛或OAB的诊断和治疗管理。病因和症状的严重程度通常会影响治疗的方法。干预措施和评估应不断改进，以适应患者的整体姑息状态。

（一）临床评估

评估从详细的病史和体检开始。虽然尿路感染和尿潴留的评估包括在初始的评估中，但不建议对无并发症患者的刺激性排尿症状进行肾脏超声、膀胱镜检查和（或）尿动力学评估（Gormley等，

2015）。

对于长期留置导尿管或间歇性导尿的患者，应区分是无症状性菌尿，还是症状性尿路感染。无尿路感染症状或体征的患者尿液中存在细菌，称为无症状性菌尿，并且在小于 60 岁的女性、糖尿病患者和老年人中更为常见。美国预防服务工作组不建议对男性和非孕妇进行无症状性菌尿的筛查，因为没有证据表明筛查能改善临床结果。这种筛查潜在的危害包括抗生素的不良反应和产生细菌的耐药性（Lin 和 Fajardo，2008）。

在评估患者的尿急、尿频、膀胱痉挛和尿失禁时，应及时识别尿潴留。膀胱排空不全是根据膀胱排空后的残余尿量进行诊断的，可通过膀胱超声扫描或使用单腔直导尿管测得残余尿量。没有固定的尿潴留量或已知可接受的异常排空后的残留量，因为这个标准很难确定。大多数泌尿科医生认为，在膀胱排空后，有 50～100ml 的残余尿量属于正常范围内，尤其是在患者无症状的情况下。然而，较多的残余尿量在高风险患者（老年人、糖尿病患者和脊髓损伤患者）中会增加尿路感染的风险。此外，排尿后大于 300ml 的残余尿量可能会增加上尿路扩张和肾功能不全的风险（Kelly，2004）。

当评估膀胱排空不全时，回顾患者的药物清单是有益的。许多用于姑息治疗的药物通常具有包括尿潴留在内的不良反应。这些药物包括阿片类药物、抗多巴胺能药物、苯二氮䓬类药物、抗抑郁药、钙通道阻滞药、抗组胺药，以及任何具有抗胆碱能特性的药物，如抗精神病药、三环类抗抑郁药、抗帕金森药物和阿托品（Bergstra 等，2017）。然而，有人提出，尿潴留是生理性的，是死亡过程所固有的，除了流动性下降之外，潜在的影响因素是膀胱结构和功能的变化（Bergstra 等，2017）。

治疗尿潴留的治疗选择包括双重排尿、间歇导尿，使用尿道或耻骨上留置导尿。然而，对于没有频繁尿路感染或肾脏情况恶化的舒适患者，观察是一个合理的选择。

（二）治疗

应与患者和相关护理人员就治疗目标、改善指标和各种治疗方案的缺点进行深度讨论。例如，感觉不到症状改善的患者可能不需要常规如厕和（或）换尿布以外的治疗，因为药物或手术干预的风险可能大于获益。

（三）保守治疗

美国泌尿外科协会和欧洲泌尿外科协会的指南都推荐行为教育和改变作为伴或不伴有急性尿失禁的 OAB 的初始治疗（Lucas 等，2012；Gormley 等，2015）。这可以包括定时排尿（根据设定的时间表，每 4～6 小时排尿 1 次），双重排尿（连续排尿 2 次），抑制排尿（尽量憋尿直到排尿的冲动消失），液体摄入管理，适当时结合盆底肌肉训练。膀胱和行为改变疗法已被证明与抗胆碱能药物在治疗急性尿失禁方面同样有效（Subak 等，2002）。

刺激性排尿症状保守治疗的另一个关键因素是便秘的评估和治疗。姑息治疗患者由于不活动、住院、营养不良和脱水，特别容易发生便秘。此外，姑息治疗的药物通常具有包括便秘在内的不良反应，并且缓解便秘可以显著改善下尿路症状（Charach 等，2001）。

（四）药物

对于频发膀胱痉挛的患者，保守治疗不能改善，可以考虑药物治疗。有几种药物可用于治疗尿急和尿频，这些药物可分为抗胆碱能药和 β_3 肾上腺素受体激动药（表 64-1）。关于如何优先使用或联合使用这些药物的建议主要是基于其不良反应的情况。

抗胆碱能药物通常是尿急或尿频，伴或不伴尿失禁的一线治疗药物。这些药物阻断膀胱上毒蕈碱受体的乙酰胆碱，从而降低不自主逼尿肌收缩的频率和强度。抗胆碱能药物有可能与全身的五种毒蕈碱受体结合，包括中枢神经系统、眼睛、唾液腺和平滑肌中的受体，从而导致口干、便秘、干眼、视物模糊、消化不良、尿路感染、尿潴留和认知功能障碍等不良反应（Gormley 等，2015）。所有这些不良反应都会增加姑息治疗患者的负担，应该在开始药物治疗前进行讨论。

为了控制令人烦恼的不良反应，可以给患者开具其他剂型抗胆碱能药物的处方，如选择缓释剂型，而不是即释剂型。例如，在急性尿失禁的患者中，缓释的奥昔布宁在改善症状方面与即释的奥昔布宁一样有效，由于每天只给药 1 次，以及较少报告发生口干症状，患者的依从性得到改善（Barkin 等，2004）。或者经皮给药，无论是贴剂还是凝胶，都完全避免了胃肠道和肝脏的代谢，从而减少了全身的不良反应，同时仍保持类似的功效（Davila 等，2001）。尽管透皮给药具有更少的不良反应，但给药

表 64-1 按字母顺序列出的膀胱过度活动症药物

抗胆碱能药物		
达非那新	7.5mg 口服，每天 1 次，可增加至每天 15mg	如果同时服用 CYP3A4 抑制药，请勿增加剂量
非索罗定	4mg 口服，每天 1 次，可增加至每天 8mg	严重肾功能损害，每天不超过 4mg
奥昔布宁	5mg 口服，每天 1 次，可增加至每天 20mg	请勿用于患有闭角型青光眼、胃肠动力障碍或尿潴留的患者
奥昔布宁凝胶	• 3%：3 个泵（84mg/d），每天 1 次，用于腹部、上臂 / 肩膀或大腿的清洁、干燥、完整的皮肤 • 10%：每天 1 次，将一小袋的药物涂抹在腹部、上臂 / 肩部或大腿干燥、完整的皮肤上	初始剂量后立即应用；使用的部位可以更换，以降低局部反应的可能性
奥昔布宁透皮贴剂	3.9mg/d，用于腹部、臀部或臀部干燥、完整的皮肤，每周 2 次（每 3 或 4 天更换 1 次）	每次使用时，应选择新的部位使用，以避免 7 天内再次在同一部位使用
索利那新	5mg 口服，每天 1 次，可增加至每天 10mg	5mg 可与米拉贝隆 25mg，每天口服，联合使用
托特罗定	2mg 口服，每天 1 次，可增加至每天 4mg	不得用于严重的肾脏或肝脏损伤
曲司氯胺	20mg 口服，每天 2 次；缓释剂 60mg，每天 1 次	根据耐受性，每天可滴定至即释片 20mg
β_3 肾上腺素受体激动药		
米拉贝隆	每天口服 25mg，可增加至每天 50mg	可用作联合方案：每天口服 25mg，外加每天口服 5mg 索利那新

引自 Gormley，E.A.et al.(2015).Diagnosis and treatment of overactive bladder(non-neurogenic) in adults：AUA/SUFU guideline amendment.J Urol.193(5):1572-80.DOI：10.1016/j.juro.2015.01.087.

部位皮肤的瘙痒可能是令人烦恼的。

抗胆碱能药物不能用于闭角型青光眼患者，有胃排空障碍或有尿潴留病史的患者应慎用。由于抗胆碱能药物可能导致胃排空延迟，这些药物也应禁用于口服氯化钾片剂的患者，因为这种延迟可能会增加钾的吸收（Gormley 等，2015）。

潜在不恰当的药物被定义为“对患者造成的风险超过益处的药物”。潜在不恰当的药物不仅会增加医疗费用，而且还会导致药物的不良反应、住院率和死亡率的增加（Pasina 等，2014；American Geriatrics Society，2015；Beers Criteria Update Expert Panel，2015）。美国老年医学会制订了评估老年人潜在不恰当药物使用的 Beers 标准（Campanelli，2012；American Geriatrics Society，2015；Beers Criteria Update Expert Panel，2015）。这个标准认为使用抗胆碱能药物治疗 OAB 是潜在不恰当的。抗胆碱能药物与抗胆碱能药物之间的相互作用与老年患者的不良预后密切相关，由于相互作用会增加认知障碍的风险，因此被列为应极力避免的药物。有趣的是，Beers 标准适用于所有老年人，但不包括接受姑息治疗和临终关怀的老年人。因此，临床医生应该意识到多重药物治疗和潜在的不恰当药物治疗的风险，姑息治疗患者的益处可能确实大于多重药物治疗的潜在风险，因为它可以显著减少身体的痛苦，并改善他们的生活质量。

米拉贝隆是一种 β_3 肾上腺素受体激动药，通过抑制膀胱传入神经来松弛逼尿肌。其不良反应与先前讨论的抗胆碱能疗法不同。米拉贝隆最严重的不良反应是潜在的血压升高、心律失常、尿潴留和血管性水肿（Chapple 等，2013）。其他常见的不良反应包括感冒症状、尿路感染、口干、头晕和便秘（Nitti 等，2013；Gormley 等，2015）。25mg 口服，每天 1 次的剂量应在 8 周内起效；然而，根据患者的疗效和耐受性，口服的剂量可能会增加到 50mg，每天 1 次（Herschorn 等，2017）。

另一种经常被忽视，但对痉挛或留置导尿管引起的中 – 重度膀胱不适有效的选择是颠茄和阿片（“B&O”）。颠茄含有毒蕈碱受体拮抗药阿托品和东莨菪碱，可诱导膀胱平滑肌松弛。阿片通过提高痛阈发挥麻醉镇痛药的作用（Lee 等，2017），可作为栓剂局部作用于包括膀胱在内的直肠周围结构。

（五）手术疗法

对于在保守或药物治疗后几乎没有改善的患者，可能需要转诊到泌尿外科进行更具侵入性的治疗。对于持续性 OAB 的症状，可供的选择包括逼尿肌内注射肉毒杆菌毒素、经皮胫神经刺激和骶神经调控术治疗（Gormley 等，2015）。然而，这些疗法的疗效必须考虑与潜在的风险相平衡。

在经过仔细选择和充分沟通的患者中，膀胱镜检查和尿道内注射肉毒杆菌毒素是一种长期预防膀胱过度活动的有效方法。可以在门诊使用利多卡因局部麻醉或在手术室镇静状态下进行，每 6～9 个月重复注射 1 次。治疗后需要密切随访，因为 5%～9% 的患者在注射后 1～2 个月内可出现尿潴留，需要间歇性导尿或留置导尿（Dmochowski 等，2010）。

经皮胫神经刺激是一种替代选择，通常可以在门诊进行。将细针电极放在踝关节内侧，并连接到外部脉冲发生器，它可发出温和的电脉冲。这种低风险的治疗可能改善膀胱的紧张度和尿频。该操作的主要问题是患者需要频繁地到医院治疗，大多数患者在 3 个月内每周需要治疗 30min，后续需要每月治疗 1 次，以维持有效时间（Levin 等，2012；Gormley 等，2015）。

骶神经调控术是 OAB 微创治疗的最后选择。骶神经调控的理论基础是，通过影响大脑的上行神经冲动来调节膀胱的冲动感觉（Siegel 等，2000）。该治疗分两个阶段进行：第一阶段在第三骶神经附近置入电极，经过几周的体验测试成功后，置入永久电极。虽然这一操作是在手术室进行的，但可以在门诊进行测试，以筛选合适的患者。可充电和条件 MRI 安全设备在欧洲和美国都是可用的。

对于某些症状明显且上述治疗没有改善的患者，可以进行手术尿流改道，尽管这在姑息治疗中很少见。通常包括建立回肠尿道通道，切除或不切除膀胱。虽然手术的并发症发生率高，可能需要长时间住院，还有麻醉的风险，但它可能为特殊的姑息患者提供很大的帮助。

结论

下尿路症状，如尿急、尿频、排尿困难和膀胱痉挛，并不是一种疾病，而是一种症候群，通常不会危及生命。但这些症状会严重影响患者的生活质量，尤其是在姑息治疗中。选择范围从保守管理到药物治疗，再到更具侵入性的选择，其目标是以最小的侵入性手段来最大限度地减轻痛苦。因此，对下尿路症状的管理策略需要根据每个患者的临床表现和社会情况量身定制。我们建议，随着患者的临床或社会情况的改变，患者和家庭的目标和愿望也可以发生变化。

第 65 章　梗阻性泌尿系统疾病

Obstructive urinary disorders

Noah E. Canvasser　Jennifer G. Rothschild　Frederick J. Meyers　Christopher P. Evans　著

纪光伟　译　　杨　扬　校

尿路梗阻是泌尿外科和非泌尿外科姑息治疗的常见情况。通常与晚期或转移性恶性肿瘤、慢性疾病和（或）神经系统疾病有关。虽然管理目标应集中在提高患者的舒适度、改善生活质量和减少并发症上，但治疗应基于疾病的严重程度、患者的临床表现和预计的生存期进行个体化治疗。本章着重于姑息患者的病理生理学、评估和管理策略。

一、下尿路梗阻

下尿路梗阻，与膀胱、前列腺和尿道有关，由此引起的尿潴留，可能是由梗阻或膀胱收缩力受损所致，或者两者兼而有之。有许多情况包括泌尿系统和非泌尿系统因素会导致尿潴留，了解尿潴留背后的病理生理学变化是优化治疗的关键。

（一）病理生理学

为了使下尿路能顺利地排空尿液，必须同时具备两个条件：①膀胱必须在压力下能发生收缩；②尿液的流动没有功能性的障碍。这两者中的任何一种异常都可能导致尿潴留。

膀胱收缩需要完整的神经网络才能正常运作（Wein，2011）。位于脑干的脑桥排尿中枢组织了一个适当的协调的排泄。脊髓传递着往返于膀胱的信号，排泄的最终刺激信号通过骶髓从盆腔副交感神经的传出神经传出至膀胱。此外，与其他皮质神经元的沟通也会改变排泄信号。因此，任何神经系统疾病，包括创伤性脑损伤、脑卒中、帕金森病、脱髓鞘疾病和盆腔神经损伤，都可以阻止膀胱的正常排空。

机械性尿路梗阻有多种原因，包括泌尿系统和非泌尿系统因素，良性和恶性疾病因素。男性中最常见的病因是良性前列腺增生（benign prostatic hyperplasia，BPH），但是发生在尿道任何部位的尿道狭窄也会导致梗阻。另外，任何盆腔恶性肿瘤，包括前列腺、膀胱、卵巢、子宫或直肠，都可能导致尿路梗阻。罕见的是，严重的便秘可能导致功能性尿路梗阻。

（二）评估

详细地询问病史和仔细地体格检查对于确定是否存在泌尿系统异常是必要的。症状和体征包括梗阻性和刺激性症状，如尿流缓慢、不完全排空感、排尿踌躇、尿急、尿频、夜尿增多、排尿困难和血尿。在某些情况下，也会出现非特异性症状，如疼痛、焦虑或痛苦。最新发现表明这是一个长期的过程，包括复发性尿路感染（urinary tract infections，UTI）、膀胱结石和肾损伤。

既往病史可提示已知的泌尿系统或神经系统疾病，或者已知的恶性肿瘤，而既往的手术史可提示既往泌尿系统和非泌尿系统的盆腔侵入性干预治疗。检查 α 受体拮抗药和 5α- 还原酶抑制药药物史可能提示前列腺增生，而阿片类药物和抗胆碱能药物可能与药物引起的尿潴留有关。

检查时，触诊膀胱区和肋脊角有压痛，分别提示可能为尿潴留和双侧膀胱输尿管反流。对于男性，直肠指检可用于评估尿潴留，并可能提示是否有前列腺肥大。然而，这不是诊断尿路梗阻的准确依据（D'Silva 等，2014），直肠指检更重要的意义是怀疑晚期前列腺癌或其他盆腔恶性肿瘤的可能性。同样，女性的盆腔检查应该用于评估尿道 / 膀胱异常，或盆腔肿块。

怀疑有尿潴留的患者应进行影像学评估。一种简单的便携式超声设备，称为膀胱扫描仪，是一种方便的工具，可以准确地测量膀胱容量（D'Silva 等，2014）。然而，对结果的准确解释是至关重要的。虽然排尿后残余尿量少于 150ml 可能是正常的，但腹水患者在扫描仪检查腹腔内有液体时，腹水量通常会超过 1L。在任何对结果有疑问的情况下，完善准确的膀胱超声检查或通过导尿管的引流量通常可确立诊断。

当一些患者一直没有症状时，CT 或 MR 通常是诊断下尿路梗阻和尿潴留的首选方法。增大的膀胱伴有膀胱结石和双侧肾积水应高度怀疑尿潴留。然而，在这种情况下可不需要做断层成像。

对于怀疑有梗阻的患者而言，虽然膀胱镜检查和尿流动力学评估不是必须的，但可对尿道和膀胱进行直接观察，并让我们更好地了解膀胱的充盈和收缩能力。做这些检查需要请泌尿外科会诊，在梗阻的病因不明的情况下会有帮助。

（三）处理

根据尿潴留的严重程度，对下尿路梗阻和尿潴留患者采取不同的管理方法（图 65-1）。最保守的管理方法是观察。治疗前需要考虑的重要因素包括患者的意愿、患者的舒适度、活动性 UTI 或梗阻性肾损伤。另外，尿毒症导致的昏迷是相对无痛的生命终结事件，患者和医生应该意识到这一点。因此，对护理目标的共同理解对正确决策至关重要。

1. *急性尿潴留的管理*　在急诊情况下，完全性尿潴留的患者应首先放置导尿管，可以立即解除梗阻。长期尿潴留的患者可能会出现双侧肾积水或发生肾损伤，或者两者兼而有之。在这种情况下，观察梗阻后尿量（尿量＞200ml/h，至少 4h）非常重要。这是由液体负荷过重问题的解决和肾脏浓缩能力的丧失所致。对于能够摄入液体的患者，自由饮水和观察血清电解质的变化是必要的。对于不能摄入液体的患者，应缓慢输入 0.45% 生理盐水，并持续测定血清电解质。

对于放置尿管失败的患者，应请泌尿外科会诊，要么通过膀胱镜放置尿管，要么进行紧急的耻骨上置管（suprapubic tube，SPT）[①]。一旦患者的急性尿潴留解除，随后的任何选择都要进行个体化的治疗。

2. *药物疗法*　对于患有前列腺增生和有令人烦恼的下尿路症状的男性，可使用 α 受体拮抗药和（或）5α- 还原酶抑制药治疗。可以通过膀胱超声测量排尿后残余尿量、进行连续尿培养检查和（或）让患者完成美国泌尿协会症状指数来监测治疗的反应（Barry 等，1992）。

3. *α 受体拮抗药*　α 受体拮抗药是通过松弛前列

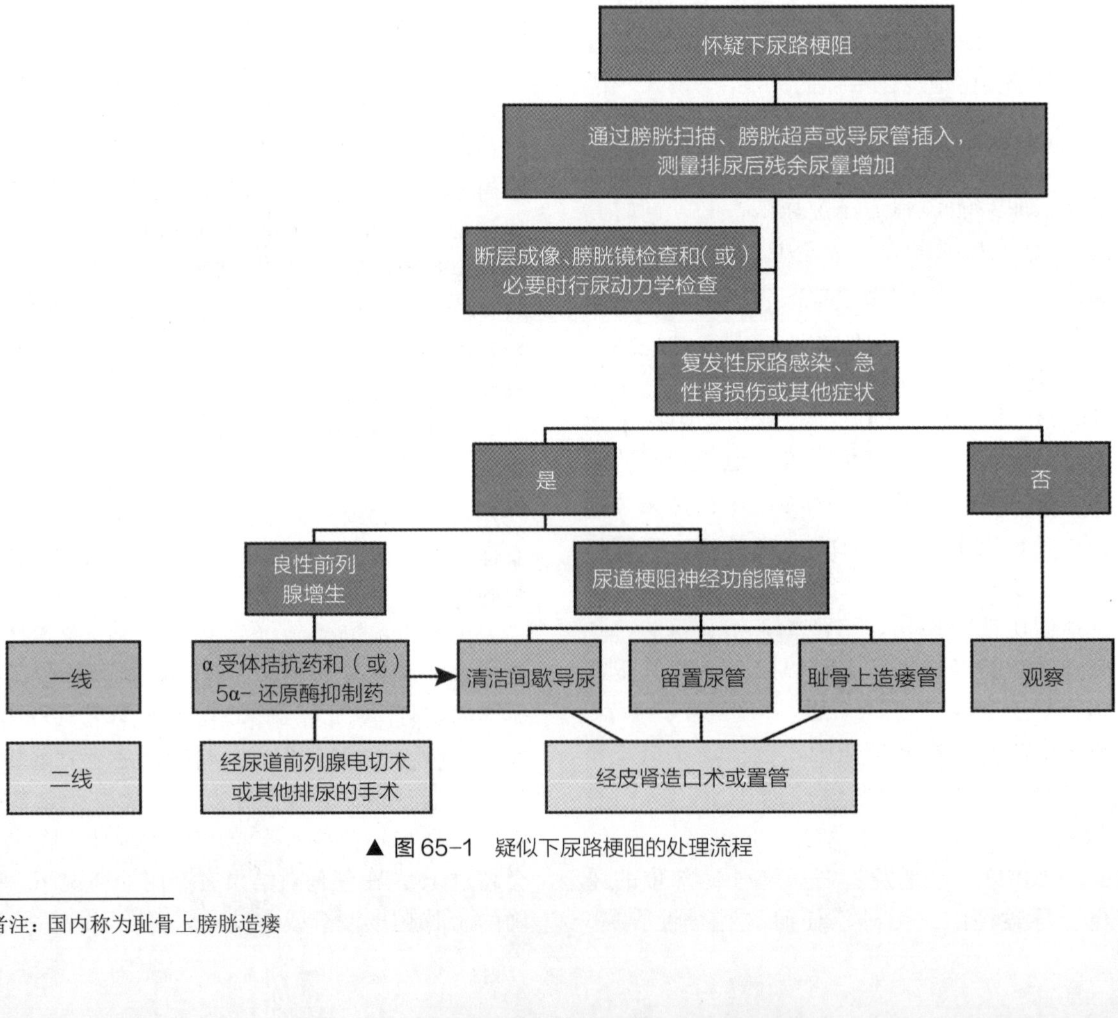

▲ 图 65-1　疑似下尿路梗阻的处理流程

① 译者注：国内称为耻骨上膀胱造瘘

腺平滑肌和降低流出阻力而发挥作用的，需要 1～2 周才能达到最好的效果（Lepor 等，1993）。较新的药物（如坦索罗辛和西洛多辛）对 α_{1a} 受体（前列腺和膀胱出口中的主要为 α_1 受体）具有特异性，因此，不良反应较少，不会出现直立性低血压。坦索罗辛每天的剂量为 0.4mg，但如果治疗 2～4 周后没有改善，则可增加到 0.8mg。西洛多辛的剂量为每天 8mg，对有肾功能损害的患者应减量或禁用，肾小球滤过率为 30～50ml/min 时，每天可使用 4mg；如果肾小球滤过率低于 30ml/min，应禁用西洛多辛。α 受体拮抗药已证明对女性也有效，可考虑用于非梗阻性尿潴留，尽管这一适应证的研究较少（Reitz 等，2004）。

4. *5α- 还原酶抑制药* 两种 5α- 还原酶抑制药是非那雄胺和度他雄胺。这些药物通过抑制生长因子的产生，阻止睾酮转化为二氢睾酮，从而让前列腺的体积缩小，大约需要 3 个月时间才能达到最好的效果（Gormley 等，1992）。非那雄胺每天剂量为 5mg，度他雄胺每天剂量为 0.5mg，有肾功能损害的患者不需要进行剂量调整。这些药物在治疗女性尿潴留方面没有已知的作用。

5. *清洁间歇导尿* 对于不适合药物治疗或药物治疗无效的患者，应考虑清洁间歇导管插入术（clean intermittent catheterization，CIC）（Lapides 等，1972）。虽然这项操作不是无菌的，但间歇性排空膀胱可防止暂时性膀胱缺血和增加膀胱炎的风险。虽然规范要求每天进行 4～6 次 CIC，但应根据获得的尿量、UTI 复发和尿失禁进行调整，有可能需要增加 CIC 次数。

虽然从膀胱健康的角度来看，CIC 更为理想，但是如果患者需要日常照顾，无法自行导尿；坐轮椅的患者，尤其是女性，由于体位的原因，常常不能置管。因此，当患者能够移动到一个有效的置管体位时，CIC 是最佳的。此外，一些患者有与导管放置相关的不适，可能更喜欢每月更换导管，而不是每天多次更换。

6. *留置导尿管* 由于导尿最容易缓解症状，在最开始的治疗常采用导尿管放置。因此，了解各种导尿管的类型非常重要。标准乳胶导尿管是热敏性的，可能更舒适。硅胶导尿管可用于对乳胶过敏或长期使用的患者，以降低导尿管的结痂率。弯头导尿管（Coudé tip 导尿管）的远端向上弯曲，有助于男性或尿道弯曲的患者通过前列腺的尿道段。如果这些导尿管不起作用，建议请泌尿外科会诊。

虽然导尿管可以提高患者的舒适度，但也增加了风险。最值得注意的是，留置导尿管在膀胱内定植；留置导尿患者菌尿的发生率按每天 3%～10% 递增，因此大多数患者在留置 30 天后出现感染（Warren，1997）。无 UTI 症状（如耻骨上压痛和发热）的患者不应接受治疗。然而，许多患者最终发展为导尿管相关尿路感染（catheter-associated urinary tract infections，CAUTI）。2006 年美国国家医疗保健安全网络的数据显示，CAUTI 平均发生率为 3.1～7.5 例 / 1000 导管日（Edwards 等，2007）。

支持导尿管更换频率、预防性使用抗生素、不同管理技术及其他策略，以降低长期导管插入患者的感染发生率（Cooper 等，2016）的数据不多。尽管抗菌涂层导尿管在短期导尿管置入的患者中表现出细菌感染率的降低，但在长期导尿患者中，并未表现出可降低有症状的感染率或菌尿率（Drekonja 等，2008；Pickard 等，2012）。

留置导尿的另一个重要并发症是损伤，可能与导尿管的更换或意外拔除有关。此外，长期导尿会使尿道口变形，导致男性损伤性尿道下裂，或女性膀胱颈和括约肌的损害，两者都是破坏性和不可逆转的畸形。因此，虽然导尿管在短期内是合理的治疗方法，但应考虑替代的长期选择。

7. *耻骨上置管* 对于需要长期置管的患者，SPT 通常是首选。与导尿术相比，SPT 的主要优点是降低了尿道损伤的风险，并且易于更换导管（Hunter 等，2013）。此外，与导尿管相比，SPT 患者通常更为舒适。然而，发生 CAUTI 的比例是相似的。

SPT 通常在手术室内进行，放置在耻骨联合上方 1～2cm 处。4 周后，大多数耻骨上的造瘘通道被上皮化，因此，更换尿管可以在门诊或在家中进行。就像导尿管一样，相同类型的导管可以用于 SPT。

Foley 导尿管和 SPT 均可行重力引流或关闭，允许在常规导尿的基础上间歇引流以排空膀胱。这可能是一个折中的选择，以提高可行动患者的生活质量，而不是限制他们携带引流袋。

8. *经皮肾引流* 虽然将在后文进行讨论，但经皮肾引流可被认为是治疗下尿路梗阻的一种转移膀胱尿液的方法。使用双侧肾造口置管时，一些尿液会沿着输尿管排出，使得患者不得不排尿，尽管这种情况并不常见。如果至少在一侧放置经皮肾输尿管支架，膀胱的尿液通常会通过支架逆行排泄，而不会进行正常排尿。

9. *外科处理* 在经过适当选择的患者中，如果他们希望进行更明确的手术而不需要长期插导尿管，那么就有明确的手术指征。对于患有前列腺增生所致下尿路梗阻的男性，经尿道前列腺电切术（transurethral resection of the prostate，TURP）等出口手术可以大大改善生活质量（Foster 等，2018）。对于局部晚期的前列腺癌患者，如果不适合额外的药物治疗，也可以选择经尿道前列腺电切术，即将阻塞的癌组织从尿道中刮出（Mazur 和 Thompson，1991），但这些操作术后的恢复通常需要短期插导尿管。

这种手术的复发率较高，也可以考虑做更广泛的手术，如肠尿流改道。

三、上尿路梗阻

上尿路梗阻与输尿管和（或）肾脏的阻塞有关。虽然临床上这可能比下尿路梗阻更成问题，但处理措施比较少，因此，决策树通常不太复杂。无论如何，是否进行任何干预都是基于患者症状、感染的情况、肾功能的变化和主要的治疗目标。

（一）病理生理学

在单侧上尿路梗阻中，血流在梗阻后 3～5h 内就可发生生理变化，转移到对侧正常肾脏。此外，对侧肾脏上调了电解质转运蛋白，以维持更正常的血清钠、钾和碳酸氢盐的水平（Singh 等，2011）。相反，在双侧输尿管梗阻中，这种转移是不可能的，可以看到液体超负荷，肾衰竭伴电解质失衡的状态。因此，如前所述，一旦双侧尿路梗阻被暂时性引流逆转，就会出现明显的梗阻后利尿，需要密切观察。

上尿路梗阻的病因可以是泌尿系统（内在）和非泌尿系统（外在）的疾病，而且任何一种疾病都可能导致单侧或双侧梗阻。泌尿系统的原因可能很常见，如肾结石；但有的病因也可能不太常见，如肾盂－输尿管连接部的梗阻、输尿管的狭窄或尿路上皮癌。非泌尿系的原因包括局部晚期的腹部或盆腔恶性肿瘤，或者转移引起的外源性输尿管压迫，或者良性原因，如腹膜后纤维化。最后，下尿路梗阻可导致双侧上尿路梗阻，应引起注意。

（二）评估

初始病史和体格检查通常可以提供梗阻来源的线索，尤其是患者有复发性肾结石或晚期恶性肿瘤的病史。

梗阻的症状包括腰部疼痛、恶心、呕吐、血尿和发热。体格检查时，肋脊角压痛是一个标志性的体征，尽管下背部疼痛经常被混淆为侧腹部的不适，通常需要做进一步的影像学检查。一些患者表现出肾衰竭的特征，包括厌食、恶心、瘙痒、意识模糊或其组合。

四、影像学检查

肾盂积水是上尿路梗阻的标志。虽然超声波检查是诊断梗阻的良好方法，但它常不提供准确的梗阻病因或位置的细节。相反，CT 或 MRI 检查常可提供梗阻的位置和病因。对于有症状的梗阻和通过解剖成像确诊的患者，无须任何进一步的检查就可进行治疗。然而，对于无症状的肾积水患者，可以考虑进行功能检查。

最常用的功能检查是使用 MAG3 示踪剂的核医学肾脏扫描，因其 90% 在肾小管中排泄，所以它可以在肾功能不全的患者中进行。判断是否有梗阻的存在，由核示踪剂排出一半所需的时间（$t_{1/2}$，min）来确定，通常在使用呋塞米之后，正常的排泄时间少于 10min，有梗阻的排泄时间可超过 20min，排泄时间在 10～20min 时不能确定是否有梗阻的存在。这项检查对肾盂－输尿管连接处或近端输尿管梗阻最有效，但对远端输尿管梗阻的准确性可能较低。

一些患者的影像学表现可能会被误诊为肾盂积水伴肾引流不畅，包括肾盂外积水或巨大的肾真菌病。因此，影像学发现应结合梗阻相关的临床症状或体征，包括腰痛、感染或肾功能不良。

治疗

上尿路梗阻的治疗要基于患者的生存期、症状、是否有感染存在和肾功能的急性变化而定（图 65-2）。虽然输尿管支架或肾造口置管是两种常见的治疗方法，但都有明显的不良反应；无症状性肾积水或肾功能代偿期的患者可行临床观察和密切监测。双侧梗阻也可以选择只治疗一侧。如果一个肾脏出现萎缩，没有疼痛或感染的临床表现，可以考虑这种选择。在治疗有症状的一侧后，再行重新评估，以确定是否需要做对侧的引流。

在某些情况下，可逆的上尿路梗阻是可以明确控制的。例如，肾结石引起的梗阻可以用冲击波碎石术或内镜手术成功的治疗，并且并发症发生率相当低。在更复杂的情况下，包括输尿管狭窄或肾盂－输尿管连接部梗阻，尽管重建手术的恢复时间可能会延长，并且需要考虑潜在的不良反应和并发症，但仍可考虑进行根治性治疗。对于不能耐受这一治

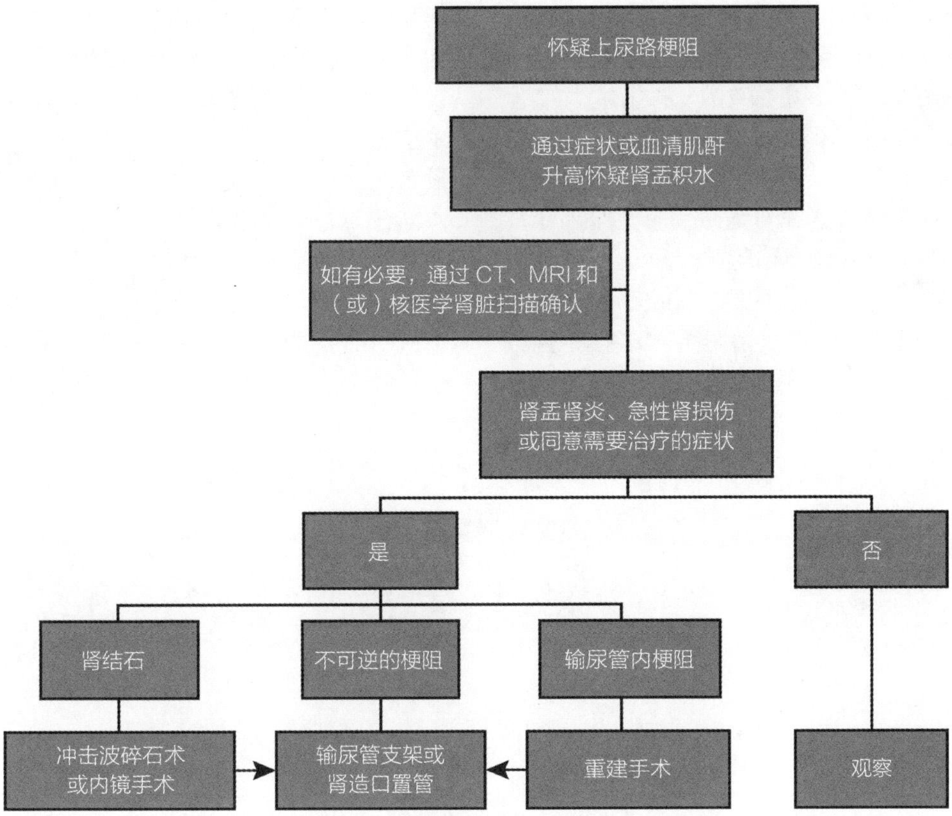

▲ 图 65-2　疑似上尿路梗阻的处理流程

CT. 计算机断层扫描；MRI. 磁共振成像

疗的患者，应考虑以下任一选择。

1. *留置输尿管支架*　留置输尿管支架是一种从肾脏到膀胱的临时聚合物基管，作为梗阻的旁路，是输尿管梗阻的一线治疗方法。支架可以在全身麻醉下通过膀胱逆行放置，或者通过介入放射方法顺行放置。逆行放置输尿管支架没有绝对的禁忌证；服用抗凝药物的患者可以放置支架，尽管他们可能会出现更频繁的血尿。

输尿管支架置入的不良反应通常与膀胱不适有关，包括尿急、尿频、排尿困难、血尿和尿失禁。由于排尿时尿液反流、Valsalva 动作或任何腹内压增加，患者会出现侧腹部疼痛。此外，带支架的尿液反流解释了为什么支架置入后会持续出现肾积水。虽然症状往往会随着时间的推移而改善，但一些患者有明显的不适，需要药物缓解。α 受体拮抗药有明显的效果，并且耐受性良好（Dellis 等，2017）。抗胆碱能药物也有效，但有口干、眼干、便秘和谵妄等不良反应，老年人应慎用。

输尿管支架必须每 3～6 个月更换 1 次。第 1 次更换通常在 3 个月时进行，随后的较长留置时间取决于支架结痂的情况。需要密切随访，因为随着时间的推移，支架可能会由于疾病发展的外部压力而失效。在严重梗阻的情况下，可以考虑使用金属支架，与标准的聚合物支架相比，金属支架的通畅时间可长达 1 年（Pavlovic 等，2016）。

2. *经皮肾引流*　对于输尿管支架置入失败或不适合置入的患者，经皮肾引流是最佳的选择。由于需要外接引流袋，经皮肾造口置管常被列为第二选择，因为它完全避免了外源性输尿管压迫的可能性。该操作可以在镇静药或全身麻醉下进行，以后每 3 个月在使用镇静药后，进行换管。因为该操作是经皮的，所以抗凝治疗可以继续使用，也可以暂停使用。

经皮肾引流的缺点有需要管理引流袋、皮肤破损、管道结壳和复发性尿路感染（Pavlovic 等，2016）。由于肾造口管有较多的尿液排出和需要定期换药，其周围的渗漏经常会导致皮肤损害的发生。只要肾造口管本身引流通畅，并且肾功能稳定，这就不是紧急的问题。可在以后的换管中，可以使用更粗的肾造口管。当管道结壳阻碍引流时，就需要通过介入放射的方法进行更换。随着结垢的反复出现，常需要频繁的更换造口管，并且可以使用更粗的管子。由于这些造口管的外形是固定的，因此，尿路定植菌是常见的。只有当患者出现症状时，才应治疗 UTI。初始治疗采用 7～10 天的抗生素疗程是合适的，由于担心致命性的定植菌，对反复发生感染者通常需要换管。

虽然肾造口管仅放置在肾盂并有移位的风险，而肾－输尿管支架一直延伸至膀胱，被认为是更安全的入口，这对于病态肥胖的患者，或者容易意外拔管的患者是有用的。在许多情况下，这些导管可以封闭，仅作为内引流；如果梗阻复发，可以选择重新开放。

3. *肠尿流改道* 对于希望做手术治疗的患者来说，可以有多种选择。然而，这些手术有很高的并发症发生率，通常不用于姑息治疗。回肠通道术是最常见的尿流改道方式。因为手术需要行肠吻合术，住院患者的恢复时间最短 3～5 天，最长可到几周，但并发症的发生率和再入院率较高，容易发生电解质异常，需要长期的密切监测（Anderson 和 McKiernan，2018）。然而，对于预期生存期较长的患者来说，本手术对生活质量的改善是明显的。

第十二篇　全身症状和相关症状

Constitutional symptoms and related disorders

第 66 章　癌性疲乏　/ 558

第 67 章　姑息关怀中的性关系　/ 569

第 68 章　睡眠障碍　/ 578

第 69 章　血栓性并发症的评估和处理　/ 586

第 70 章　内科疾病出血并发症的评估和管理　/ 596

第 66 章　癌性疲乏

Fatigue

Sriram Yennurajalingam　Eduardo Bruera　著
成文武　张晨月　译　　丛明华　顾　彤　校

与早期肿瘤和肿瘤幸存者相比，疲乏是晚期肿瘤患者最常见和最令人虚弱的症状，各种研究表明，癌性疲乏的发生率为 60%～90%（de Raaf 等，2012）。在安宁疗护的临床工作中，其发生率在 48%～78%（Teunissen 等，2007）。癌性疲乏会对生活质量、身体功能和心理均产生不利影响，导致无法进行日常活动，并影响情绪、社会关系和工作（Kirshbaum 等，2013）。此外，疲乏还可能会影响患者对未来治疗的决策能力，并导致患者拒绝相关治疗，影响患者治愈的可能性。

癌性疲乏包括以下三个主要特征。

- 容易疲乏，维持能力的降低。
- 全身虚弱，定义为在开始某项活动时对困难的预期感觉。
- 精神疲乏，定义为存在精神集中受损、记忆丧失和情绪不稳定。

NCCN 对肿瘤相关性疲乏的定义如下："肿瘤相关性疲乏与肿瘤或肿瘤治疗密切相关，是一种身体、情绪和（或）认知疲乏或疲惫的持续、主观、令人苦恼的感觉，与近期从事活动不成比例，并干扰正常的功能"（Berger 等，2015）。在这种情况下，应与抑郁症、谵妄、嗜睡和虚弱相鉴别。谵妄通常表现为意识水平波动，虚弱是用于表示身体、肌肉或运动力量不足的术语。

在肿瘤患者中，疲乏是疾病及其治疗的结果。疲乏的发作可能先于诊断，也可能发生在病程中的任何阶段。它可能在化疗、放疗、靶向治疗、免疫疗法或手术后发生或加重，并可能在这些治疗后持续较长时间。在晚期肿瘤患者中，疲乏通常与许多其他症状共存，包括疼痛、厌食、恶心、呕吐、呼吸困难、睡眠障碍、焦虑和抑郁（Yennurajalingam 等，2008）。

近年来，随着对其他症状（如疼痛、呼吸困难和恶心）的处理有所改善，人们越来越意识到将疲乏视为一种症状的重要性。此外，与疼痛等许多常见症状不同，疲乏的治疗受到有限研究和循证治疗方案的混淆（Yennurajalingam 和 Bruera，2014a）。

本章的目的是强调在安宁疗护中处理疲乏的重要性，并讨论安宁疗护中疲乏症状的病理生理、评估和处理。本章中提供的大多数证据来源于对肿瘤患者的相关研究。然而，类似的原理也可应用于患有其他终末期疾病（如终末期 AIDS 和心脏疾病）的患者的疲乏。

一、病理生理学

对大多数晚期肿瘤患者而言，疲乏的病因尚不清楚。对疲乏的病理生理学了解不多，大多数患者存在疲乏的几种可能潜在原因。偶尔，一种主要异常是症状的主要原因；然而，在大多数情况下，几种异常和其他症状共同导致了疲乏的发生。

在肿瘤患者中，肿瘤和宿主之间发生复杂的相互作用。这些相互作用未得到很好的解释，可能会以几种方式导致疲乏。表 66-1 概述了晚期肿瘤患者中肿瘤可能直接或间接产生疲乏的机制。图 66-1 总结了导致肿瘤患者疲乏的因素。

（一）肿瘤、宿主相关因子和细胞因子

肿瘤可分泌各种因子，包括脂肪分解、蛋白水解因子和能够干扰宿主代谢并导致疲乏的细胞因子（Santos 和 Pyter，2018），这些因子可能在肿瘤相关恶病质的发生中发挥作用（Sadeghi 等，2018）。本章稍后将讨论疲乏与恶病质之间的关系。

越来越多的文献支持当前的观点，即肿瘤和（或）肿瘤相关治疗，如放疗和（或）化疗，可诱导促炎细胞因子，如 TNF-α、IL-1 和 IL-6（Renner 和 Saligan，2016）。此外，这些细胞因子通过作用于人体的各个系统，包括脑［下丘脑－垂体－肾上腺（hypothalamic-pituitary-adrenal，HPA）轴、睡眠、心理和多巴胺能改变］、肌肉（质量和力量的再输送）、

表 66-1　肿瘤直接或间接引起疲乏的机制

直接影响	诱导宿主的因子	伴随因素
• 脂解因子 • 蛋白水解因子 • 肿瘤降解产物 • 通过肿瘤或转移侵入脑或垂体	• IL-6 • IL-1 • TNF	• 心理问题 • 贫血 • 肿瘤相关症状：疼痛、睡眠障碍、呼吸困难、嗜睡 • 恶病质、缺氧和感染；代谢紊乱；脱水；神经障碍；内分泌失调；副肿瘤综合征

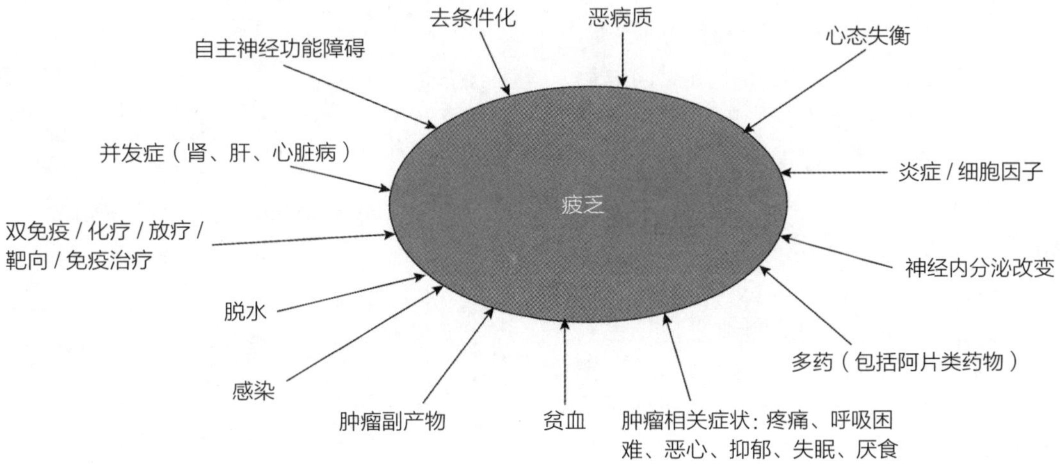

▲ 图 66-1　疲乏的成因

免疫系统（细胞体液变化）和代谢，而与疲乏的病理生理学有关（Saligan 等，2015）。

促炎细胞因子进一步受遗传因子等宿主相关因子调节。然而，对肿瘤相关疲乏（表型）的定义缺乏共识，用于检测这些细胞因子的方法存在挑战，因缺乏用于检测这些细胞因子的标准方法，以及使用动物模型进行的肿瘤相关性疲乏的研究数量有限，以上都限制了我们对炎症和肿瘤相关疲乏之间联系的深入了解（Wolff 等，2017）。

（二）肌肉异常

肌肉功能受损可能是疲乏的主要潜在机制之一（Neefjes 等，2013）。疲乏导致肌肉异常的部分原因可能与细胞因子的产生有关，是基于肿瘤或宿主会产生其他疲乏诱导因子。

大家都知晓肿瘤患者会出现肌肉改变。恶病质会导致肌肉和脂肪的损失，这可能会部分解释了恶病质和疲乏之间的关系（Fearon 等，2012）。来自荷瘤动物的无瘤肌肉显示出各种酶的活性、同工酶的分布、肌原纤维蛋白和肌浆蛋白的合成和分解发生变化（Fearon 等，2012）。我们组发现最大力量受损，松弛速度降低，并且与正常对照组相比，乳腺癌患者经尺神经电刺激后，拇展后肌疲乏增加（Bruera 等，1988）。

肿瘤患者服用的药物也可能导致肌肉异常。皮质类固醇可导致肌肉质量损失，环孢素已被认为是线粒体肌病的重要原因之一。

有趣的是，一项对 10 名晚期肿瘤患者和 12 名健康志愿者进行比较，以确定肌肉疲乏与整体疲乏之间的关系。初步研究发现，晚期肿瘤患者的肌肉收缩特性没有改变；因此，该研究认为，肿瘤相关疲乏中的早期运动能力的丧失主要是由于中枢神经机制所致（Kisiel-Sajewicz 等，2012）。

然而，需要进一步研究证实。近期针对涉及肌肉的疲乏机制的研究发现，肌肉改变与疲乏之间没有关联。这些研究包括对 ATP（Beijer 等，2008）和左旋肉碱（Cruciani 等，2009）进行相关的补充。

（三）去条件化

长期卧床休息和不活动会导致肌肉质量消耗和心输出量的减少。去条件化导致运动耐力和日常生活活动能力下降，并可能与肿瘤患者的其他肌肉异常有关。研究发现，耐力运动训练可减少正在接受化疗的肿瘤患者、肿瘤幸存者和接受骨髓或自体干细胞移植的患者的疼痛，并改善其身体功能（Cramp 和 Byron-Daniel，2012）。

（四）中枢神经系统异常

我们对中枢神经系统感知或诱发疲乏的机制了解甚少。累及中枢神经系统并导致脑组织（特别是垂体，导致内分泌异常）侵入的原发性或继发性肿瘤似乎是肿瘤患者疲乏的可能原因。认知功能障碍可能由疲乏引起，也可能导致疲乏。

脑肿瘤可引起认知功能障碍，其他肿瘤（如小细胞肺癌）可通过产生激素或神经递质影响脑功能。化疗和放疗等抗肿瘤治疗、阿片类和皮质类固醇等用于治疗肿瘤并发症的药物也可能影响中枢神经系统。最近的研究发现表明，炎性细胞因子在精神相关性疲乏中起重要作用。

已经提出的其他中枢神经系统机制包括：①由于肿瘤或肿瘤治疗导致的脑中血清素和（或）其受体的失调；②昼夜节律紊乱，对觉醒和睡眠模式产生负面影响（先前的研究表明，疲乏与日间活动减少和夜间不安分睡眠呈正相关）；③下丘脑－垂体轴的失调（Bower 等，2005）。

（五）疲乏与恶病质的关系

在绝大多数晚期肿瘤患者中，疲乏和恶病质并存，营养不良很可能是疲乏的主要原因。进行性恶病质导致的肌肉质量耗损可导致深度无力和疲乏。如前所述，在肿瘤患者中经常发现肌肉结构和生化的异常（Tisdale，2009）。类似的非正常化常被用于解释与慢性心脏和呼吸系统疾病相关的疲乏。

然而，重要的是要认识到，在没有体重减轻的情况下也可能存在疲乏。疲乏常见于恶病质患病率较低的乳腺癌和淋巴瘤患者。在慢性疲乏综合征和抑郁症等非恶性疾病中，深度疲乏通常与营养不良无关。我们组在乳腺癌患者人群中未发现疲乏与营养状态或体重之间的相关性（Bruera 等，1989）。然而，在神经性厌食症患者和一些实体瘤患者中可观察到无疲乏的严重营养不良。图 66-2 说明了恶病质与疲乏之间的潜在关系。

有人提出，厌食和疲乏可能是肿瘤患者发生的主要代谢异常的表现，而不仅仅是营养不良本身的表现（Seruga 等，2008）。这种情况类似于因病毒感染或术后早期出现分解代谢状态，此时患者会出现厌食和疲乏，这些症状是代谢异常的继发性症状，而不是这些异常的原因。

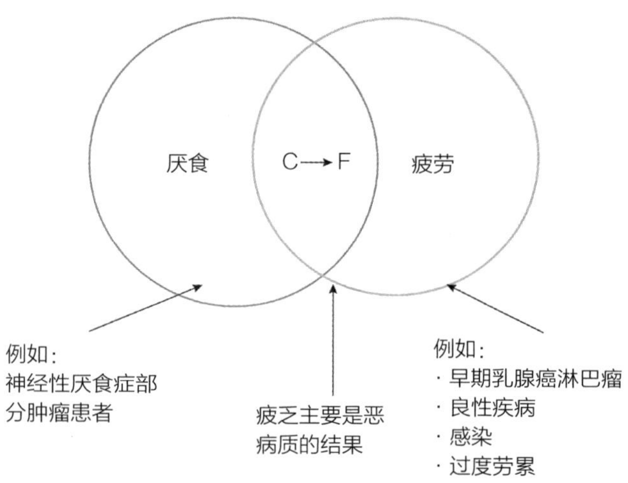

▲ 图 66-2　恶病质与疲乏可能存在的关系

（六）感染

疲乏常与感染有关，尤其是复发性或迁延性感染。疲乏可能作为前驱症状出现，并且其持续时间可能比感染长数周甚至数月。慢性感染和肿瘤诱导恶病质的因子相同，包括炎性细胞因子（Seruga 等，2008），它们也可能具有相似的介导疲乏的因子。

（七）贫血

贫血在肿瘤患者中很普遍。肿瘤患者贫血的常见原因是化疗药物引起的骨髓抑制、缺铁、出血、溶血、营养不良和慢性疾病引起的贫血。已知严重贫血（血红蛋白<8g/dl）是深度疲乏的原因之一。在接受化疗的患者中，治疗轻－中度贫血已被证明可改善能量水平、活动水平和生活质量。在一项对 2342 名接受化疗的贫血患者进行的促红细胞生成素 α 的前瞻性、开放标签研究中，发现平均能量水平、活动水平和生活质量随着平均血红蛋白水平从约 9g/dl 升高至 11g/dl 而改善（Demetri 等，1998）。这些改善与肿瘤反应无关，却与血红蛋白水平增加相关。尽管这些数据表明贫血与疲乏之间存在关联，但仅有有限的研究专门评估了晚期肿瘤人群中存在此关系。

（八）自主神经功能障碍

自主神经功能障碍是晚期肿瘤的常见并发症。该综合征包括营养不良、胃排空延迟、慢性恶心、厌食和体力状况不佳（Bruera 等，1986）。已有研究表明，特定类型的严重慢性疲乏综合征患者存在体位性低血压。尚未在肿瘤患者中发现疲乏与自主神经功能障碍之间存在联系，应在未来的研究中进行相关研究（Strasser 等，2006）。

（九）心理问题

焦虑、抑郁和心理困扰可能会导致疲乏（Yennurajalingam 等，2008）。然而，这些关系尚不清楚。晚期肿瘤患者的重度抑郁发作很难诊断，因为患者经常会出现神经植物症状和躯体症状，这些症状是疾病本身的一部分（见第 72 章）。

然而，表现为适应障碍或重度抑郁障碍的肿瘤患者可将疲乏作为普遍症状之一。因此，焦虑、抑郁等心理因素在肿瘤患者疲乏发展中的作用需要进一步研究。

（十）代谢和内分泌障碍

内分泌紊乱（如糖尿病和甲状腺功能减退症）和电解质紊乱（如低钠血症、低钾血症和高钙血症）是疲乏的可能原因。在许多情况下治疗方法相对简单有效。

睾酮缺乏会导致肌肉质量损失、疲乏、性欲降低和血红蛋白降低（Basaria 等，2001）。肿瘤患者的雄激素不足可能由厌食 - 恶病质综合征引起（Burney 等，2012）。此外，化疗和放疗也可能导致性腺功能减退。已发现激素消融治疗可显著增加前列腺癌患者的疲乏发生率。在睾酮不足的患者中，已发现使用包括睾酮及其衍生物在内的促雄激素合成类固醇治疗可增加肌肉质量，改善患者体能和性欲（Snyder 等，2000），并上调血红蛋白水平（Snyder 等，2000）。促雄激素合成代谢类固醇常用于治疗 HIV 感染男性的性腺功能的减退。

与促肾上腺皮质激素释放因子相关的 HPA 轴异常被认为是另一个可能的内分泌相关疲乏原因。促肾上腺皮质激素释放因子水平在身体或情绪紧张的情况下增加，因此可能导致疲乏（Miller 等，2008）。促炎细胞因子 IL-1、IL-6 和 TNF-α 是炎性过程的中枢介质，可导致 HPA 轴调节失调和介质分泌，从而诱发疼痛、水肿、焦虑和抑郁等症状，导致生活质量下降（Bower 等，2005）。

（十一）副肿瘤性神经综合征

副肿瘤性神经系统综合征很罕见，并且很难识别，因为许多综合征可能先于恶性肿瘤的临床表现。对于肿瘤的初次治疗，它们可能是部分可逆的。表 66-2 总结了与疲乏相关的一些副肿瘤性神经系统综合征。

（十二）肿瘤相关其他症状

各种相关研究表明，疲乏与疼痛、焦虑抑郁、呼吸困难、睡眠障碍、厌食、便秘等心理症状有关（Yennu 等，2012）。然而，给定患者的个体症状强度可能决定症状对疲乏的最终影响（Respini 等，2003）。

表 66-2　与疲乏相关的副肿瘤性神经综合征

症　状	特　征
进行性多灶性白质脑病	白血病和淋巴瘤是这种综合征最常见的肿瘤
副肿瘤性脑脊髓炎	70% 的病例发生在肺癌患者中，30% 发生在其他肿瘤患者中
肌萎缩（脊髓）侧索硬化症	
亚急性运动神经病	近端或远端，通常不对称（如淋巴瘤放射治疗后）
亚急性坏死性脊髓病	主要见于肺癌患者
外周副肿瘤性神经系统综合征	通常先于原发肿瘤的诊断，类似于 Guillain-Barré 综合征
上行性急性多发性神经病（Guillain-Barré 综合征）	主要见于淋巴瘤患者
神经肌肉副肿瘤综合征	
皮肌炎、多发性肌炎	约 50% 的病例与恶性肿瘤相关（1 年内发病）
Eaton-Lambert 综合征	与小细胞肺癌密切相关，可以比肿瘤的检测早几个月，通过成功治疗改善
重症肌无力	30% 的病例发生于胸腺瘤患者，而其余大部分发生于淋巴瘤患者

引自 Warenius，H.M.(1989).Paraneoplastic neurological syndromes.In Tallis，R.(Ed.) The Clinical Neurology of Old Age，pp.323-34.New York，USA：John Wiley and Sons Ltd.

（十三）肿瘤治疗的不良反应

肿瘤治疗及肿瘤引起的症状和状况都可能导致或加重疲乏。疲劳疲乏恶化在化疗和放疗期间很常见（Wang 等，2010）。放疗可导致贫血、腹泻、食欲不振和体重减轻，而化疗通常会导致厌食、恶心、呕吐和贫血；所有这些事件都可能与疲乏有关。此外，这些治疗有可能引起或加重疲乏的继发性效应；例如，疲乏可以是由放疗或化疗诱导的免疫抑制引起的慢性疼痛的结果，该免疫抑制使患者易于感染。此影响可能在治疗完成后持续数月至数年。

生物反应调节药也与疲乏有关；例如，IFN-α 显示在 70% 的患者中引起疲乏。事实上，在接受肿瘤生物反应调节治疗的患者中，疲乏是最常见的剂量限制性不良反应。在晚期肿瘤患者中使用 PD-1 检查点抑制药和靶向药物的研究数据发现，肿瘤相关疲乏显著增加，尤其是在治疗的前几个月（Naidoo 等，2015；Nagasaka 等，2018）。然而，应排除内分泌疾病（与治疗相结合）是这些患者肿瘤相关疲乏的原因（Nagasaka 等，2018）。

吗啡等阿片类药物对网状系统有显著影响，可导致部分患者出现镇静、认知改变和疲乏。框 66-1 概述了经常导致肿瘤患者疲乏的肿瘤疗法和药物。

二、基因与癌因性疲乏

有初步研究表明，促炎细胞因子基因的各种单核苷酸多态性（影响基因表达水平）与癌性肿瘤相关（Bower 等，2011）。此前研究发现，疲乏肿瘤幸存者中 IL1B-511 CC 等位基因的比例过高（Jim 等，2012）。另一项近期研究发现，TNF-α 和 IL-6 基因多态性与疲乏之间存在显著关联（Wright 等，2017）。

总之，研究清楚地表明，疲乏是一种复杂、主观、多层面的综合征，可归因于多种原因。特别重要的是要注意，不仅肿瘤，肿瘤治疗、肿瘤相关症状、代谢异常原因、内分泌功能障碍、细胞因子调节异常和神经肌肉功能障碍也可能是这些原因，因此进行全面评估至关重要。

框 66-1　常见会导致疲劳的肿瘤治疗和药物

- 细胞毒性药物
- 放射治疗
- 生物反应调节药（如 IFN）
- 靶向治疗（酪氨酸激酶抑制药）
- 免疫疗法（PD-1 抑制药）
- 阿片类药物
- 多种药物：安眠药 / 抗焦虑药、抗胆碱能药、抗癫痫药、安定药、阿片类药物、α 肾上腺素能拮抗药、利尿药、选择性 5-HT 再摄取抑制药、三环类抗抑郁药及苯二氮䓬类药物

三、评价

由于对疲乏的定义缺乏共识，对确切的致病机制了解有限，因此对疲乏的评估可能很有挑战性。因此，不存在评估疲乏的“黄金标准”工具。其多面性增加了评估的复杂性。疲乏评估通常应包括评估疲乏的严重程度，其发作、持续时间及对日常生活的干扰程度，相关的心理或社会问题，以及可能的潜在原因。表 66-3 列出了一些疲乏评估工具，其他几个也存在。

通常认为疲乏的主观测量在临床实践和临床试验中最为相关。视觉分析量表、数字量表、肿瘤治疗功能评估 - 疲乏（Functional Assessment of Cancer Therapy-Fatigue，FACT-F）（Cella 等，1993）、Piper 疲乏量表（Piper 等，1998）和简明疲乏量表（Mendoza 等，1999）均经过验证，可用于药物生态学和非药理学研究。

在最常用的生活质量问卷中有通过验证的疲乏功能评估，如欧洲肿瘤研究与治疗组织 QLQ-C30 和肿瘤治疗功能评估 - 总则（Cella 等，1993）。然而，有研究表明，这些文书中的低维度有一定的局限性。单维量表可用于临床实践中疲乏严重程度的常规评估，但这些工具可能仅主要评估疲乏对身体的影响，而非精神和情感层面。

多维工具帮助我们理解疲乏的各个维度，除了身体维度之外，还包括认知和情感维度。多维度的工具通常比非多维度的工具更受欢迎，因为它们提供了问题的更广泛图景，并且可以强调可能有益于

表 66-3　疲乏评定方法

功能能力 • 跑步训练（速度、持续时间） • 错误发生数量（飞行员、驾驶员） • 6min 行走试验 • 30s 坐椅实验	任务相关疲劳 • 视觉模拟 / 数字评分量表 • Pearson 和 Byars 疲乏感觉检查表
体能状态 • Karnofsky 体能状态量表 • 欧洲肿瘤合作组织标准 • Edmonton 功能性评估工具	主观评估工具 • 视觉模拟 / 数字量表 • 对抗肿瘤治疗的功能评估 • 疲乏 • Piper 疲乏量表 • 简明疲乏量表

特定患者的一般和特定管理方法。然而，需要更多时间来管理调查问卷。用于评估疲乏的多维工具包括疲乏问卷和多维疲乏量表（见第 125 章）。

功能能力测试试图客观地确定患者执行标准任务的能力，如在跑步机上行走、骑自行车或长时间驾驶(在模拟器中)。然而,这些检查的价值非常有限,因为晚期疾病患者很难进行这些检查。

一种合适的替代方法是通过活动描记法测量日常体力活动和疲乏（Berger 等，2007）。活动图也可以用来记录和评估睡眠的数量和质量，日间活动水平和午睡。任务相关疲乏试验试图评估标准任务诱发的疲乏。例如，6min 步行试验和 30s 连续坐椅实验常用于评估身体功能（ATS Committee on Proficiency Standards for Clinical Pulmonary Function Laboratories，2002）。

体能状态是肿瘤学中最常用的患者身体状况衡量标准。Karnofsky 体能状态评分和欧洲肿瘤合作小组评分这两个常用工具依赖于医生在常规医疗咨询后对患者功能能力的评分。疲乏评估还包括对可能的根本原因的评估,包括图 66-1 所示的因素。因此,全面评估包括仔细的系统审查和心理评估、详细的体格检查及验血,以检测贫血、电解质或内分泌异常。所有患者均应怀疑多种原因，并根据其严重程度权衡各种因素可能产生的影响。

疲乏筛查

在临床实践中，使用单项筛查肿瘤相关疲乏的常规疲乏筛查已变得更加常见，因为患者很少报告疲乏，以避免分散治疗医生对疾病管理的注意力。美国国家综合肿瘤网络疲乏实践指南小组的指南建议，在医生初次接触患者时，应对患者进行疲乏存在和严重程度筛查，并进行持续评估。指南建议使用筛选数据将疲乏指定为轻度、中度或重度（采用 0～10 的数值评分量表，1～3 分为轻度，4～6 分为中度，7～10 分为重度）。诊断为轻度疲乏的患者将持续接受重新评估，而诊断为中度或重度疲乏的患者将接受更有针对性的评估和干预。最近的一项研究发现，疲乏评分至少为 5 分（满分 10 分）才表明存在临床意义上的疲乏（Butt 等，2008）。

四、治疗

因为疲乏是复杂、多因素和多层面的，所以使用适当的治疗方法来识别不同的潜在因素并确定其优先级是至关重要的（Yennurajalingam 和 Bruera，2007）。随着时间的推移，疲乏的改变可能与特定因素有关（例如，随着肿瘤大小的增加、药物治疗的改变或血红蛋白浓度的降低，疲乏可能增加）。这种时间模式强调了持续评估和监测症状和体征的重要性,即使在姑息医学中也是如此。在规划治疗方案时,回答以下问题十分重要。

- 疲乏是否是该患者主要关心的症状？
- 主要可能的原因是什么？
- 是否有成本效益比合理的治疗措施？

干预的目的可能是降低疲乏强度，使患者达到最大功能水平和稳定的疲乏水平，或者两者兼而有之。即使是微小的改善也足以将疲乏从患者的优先事项列表中下移。

在已知患者中，通常无法确定已识别的问题是否是疲乏的主要原因或只是与疲乏共存。因此，在治疗任何疑似致病因素之前和之后，测量疲乏强度和患者的体能状况非常重要。例如，应在纠正高钙血症或治疗贫血前后测量疲乏程度。如果在纠正潜在异常后疲乏水平没有改善，则很明显，对该异常的进一步治疗在未来不会改善疲乏。

图 66-3 概述了一些可能有助于肿瘤患者疲乏的一般和具体应对措施。在许多患者中，无法确定可逆原因。然而，几种药物学和非药物学方法可能对这些患者有效，包括那些降低能量消耗或疲乏水平的方法。特定治疗也可能用于解决被认为有助于个体患者疲乏的潜在异常。

（一）非药物方法

在各种治疗策略中，锻炼对早期肿瘤患者和肿瘤幸存者的精神支持最强，最近的几项 Meta 分析得出结论，体育活动对肿瘤相关疲乏有中度有益影响（Mustian 等，2017）。心理干预也有一定的支持，Meta 分析显示有小至中度的有益作用（SMD 为 0.10～0.30）（Yennurajalingam 等，2008）。少数明确关注疲乏、提供疲乏教育及自我护理、应对技术和活动管理指导的试验比非特异性干预更有效（Jacobsen 等，2007）。

1. *体育运动或锻炼* 一项 Cochrane 综述证实了运动在治疗肿瘤相关疲乏中的有益作用（Cramp 和 Byron-Daniel，2012）。在总共 56 项研究中，1461 名受试者接受了运动干预，1187 名对照受试者认为运动在统计学上比对照干预更有效（SMD=−0.27，95%CI −0.37～0.17）。有氧运动和阻力运动，如快走、骑自行车、游泳和举重都有帮助；已经显示每天

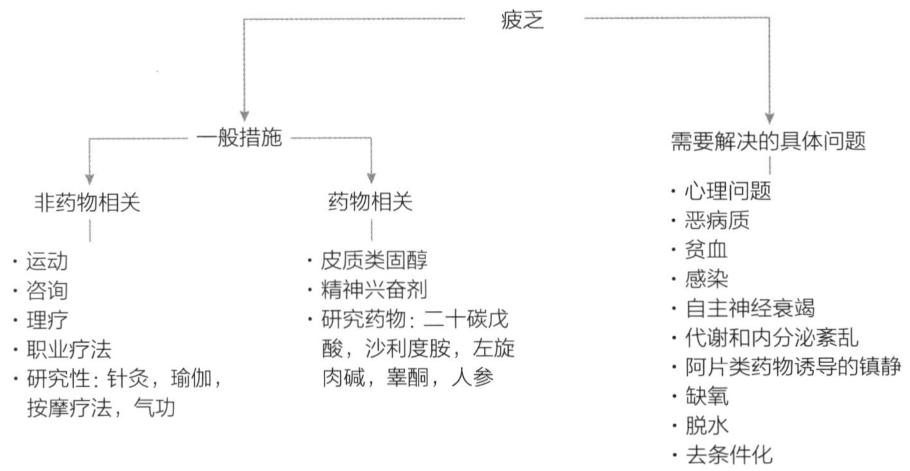

▲ 图 66-3　治疗疲乏的治疗方法

至少 1 次 30min 的发作（每周至少 150min）可降低疲乏水平。此外，他们发现有氧运动能显著减少疲乏，而耐力训练则不能。

在日常护理患者中，锻炼有益效果的证据有限（Ligibel 等，2016）。在一项针对晚期肿瘤患者的随机对照研究中，121 名患者接受了运动治疗，110 名患者接受了常规护理。经过 8 周的标准化 60min、每周 2 次干预后，通过疲乏问卷评估的身体疲乏主要结果未发现显著差异。在体能测试中观察到具有统计学意义的结果，包括穿梭行走测试和握力测试；然而，本研究的依从率相对较低（69%），退出率较高（36%）（Oldervoll 等，2011）。有必要进行进一步研究，以确定安宁疗护患者中最有效的运动类型（有氧与阻力）、频率、持续时间和强度。

一般来说，如果合适，应为晚期肿瘤患者开具运动处方，因为运动可能有利于维持肌肉质量和体力，而肌肉质量和体力通常受到与进行性肿瘤相关的恶病质的影响（Oldervoll 等，2011）。增加体育活动可能进一步有利于改善结果，包括维持依赖、自我报告的身体功能、健康状态、自尊和能量（Segal 等，2009）。

在解除病症的情况下，理疗师可以建议患者进行适当的锻炼，鼓励患者增加活动，这可能从身体和心理社会角度对患者都有好处。此外，如果患者行动不便，理疗师可以进行被动运动，帮助患者保持灵活性，减少疼痛的肌腱回缩。职业治疗师可以通过一系列措施，让患者保持安全并同时增加在家的活动，如提供坡道、轮椅和助行器等资源，架高便器、浴室安全装置和病床。此外，这些治疗师还可向患者及其家人提供有用的技巧，以增强活动能力，帮助防止进一步的肌肉萎缩、肌腱回缩和压疮。

2. 咨询　发现患者教育和认知行为治疗可改善晚期肿瘤患者的疲乏（Mustian 等，2017）。患者经常低估肿瘤治疗开始时的不良反应负担。在一项研究中，只有 8% 的患者预期会感到疲倦，但 86% 的患者会感到疲倦（Kirsh 等，2001）。这一结果表明，许多患者在接受治疗时，没有足够的信息对治疗内容产生现实的期望。

关于疲乏的可能原因和可用治疗方案类型的咨询可使患者有机会产生现实的期望，这种期望可能需要随着疾病的进展而改变。

应通过接收正确和完整的信息并接受咨询来增强患者的权能。他们可以通过以下方式对抗疲乏。

(1) 通过减少他们做的家务或寻求他人的帮助来适应他们的日常生活。

(2) 花更多的时间在床上，或者做更多的运动（如果认为放松是疲乏的一个因素，则做后者）。

(3) 根据他们的疲乏模式，重新安排一天中的日程。

(4) 要求更换被视为导致能量损失的药物。

(5) 避免把精力花在不必要的活动上。

3. 针灸　已经进行了几项使用针灸作为肿瘤相关疲乏的干预措施的研究（见第 46 章）（Garcia 等，2013）。其中，Malossitis 等（2012）对乳腺癌患者的研究显示了最大的希望。本研究将 75 例患者随机分为常规护理组和 227 例针刺加常规护理组。由针灸中医生每周 1 次，连续 6 周，通过针刺 3 对穴位，连续 6 周进行治疗。常规护理组收到了一本介绍疲乏及其管理的小册子。接受干预者与未接受干预者之间多维疲乏量表（主要结果）的平均一般疲乏评

分差异为 −3.11（95%CI −3.97～−2.25，P<0.001）。干预还改善了所有其他疲乏方面，包括身体疲乏和精神疲乏、焦虑和抑郁症（Berger 等，2015）及生活质量。本研究的作者得出结论，针灸是管理癌因性疲乏和改善患者生活质量的有效干预措施（Zhang 等，2018）。

最近的研究还表明，按摩疗法、气功 / 太极和瑜伽等综合干预措施有利于治疗肿瘤患者的疲乏（Hilfiker 等，2018）。需要对晚期肿瘤患者进行进一步研究。

（二）潜在因素的治疗 / 管理

如前所述，疲乏通常是多因素引起的，可能是其他疾病的结果，如恶病质、感染或贫血（Yennurajalingam 和 Bruera，2007）。任何能够逆转潜在因素的干预措施都应能缓解疲乏。因此，有必要考虑任何给定患者中可能导致疲乏的所有因素，以确定和治疗可逆原因。同样重要的是，要记住，脱水、代谢紊乱或严重贫血等可逆原因可能与不可逆原因并存。

1. *感染*　由于感染可能引起疲乏，应适当治疗。在可能的情况下，应解决导致反复感染的因素。

2. *贫血*　对于贫血患者，确定根本原因很重要，因为它可能影响治疗选择。治疗也可能受到贫血发展速度的影响。严重贫血（血红蛋白<8g/dl）通常采用输血治疗。一项针对在伙伴护理单位接受护理的患者的前瞻性研究显示，血红蛋白水平低于 8g/dl 的患者输血可改善患者的贫血、呼吸困难和健康状况 15 天（Mercadante 等，2009；Preston 等，2012）。如前所述，有证据表明，患有不太严重贫血的患者也受益于化疗时使用促红细胞生成剂导致的血红蛋白水平升高（Demetri 等，1998）（见第 78 章）。

在一项对 4382 名接受化疗的贫血肿瘤患者的研究中，用促红细胞生成素治疗后血红蛋白改善至少 2g/dl 与疲乏改善显著相关，当患者血红蛋白水平改善至 12g/dl 时获益最大（Crawford 等，2002）。

促红细胞生成剂的主要缺点包括其费用、血栓形成事件增加、肿瘤生长、存活时间缩短（Fishbane 和 Jhaveri，2012），以及 4～8 周后才出现血红蛋白浓度增加 1～2g/dl，从而导致症状改善。这些缺陷与安宁疗护患者的预期寿命短存在相关性。

尽管贫血治疗已显示可降低接受化疗患者的贫血，但发现晚期肿瘤患者在生命末期纠正贫血对疲乏强度的影响有限（Stone 等，2000；Munch 等，2005）。这可能是由于多种因素导致这些患者出现疲乏，包括恶病质、抑郁、疼痛和缓解状况。

3. *自主神经衰竭*　糖尿病和神经疾病患者的自主神经功能衰竭已被米多君（一种特异性 α_1 拟交感神经药）有效控制（Low 等，1997；Singer 等，2006）。可考虑用于治疗此类患者的其他措施包括：①调整导致疲乏的药物剂量或停止多药治疗，以减少药物相互作用；②让患者锻炼；③增加患者的盐摄入量或考虑盐皮质激素（氟氢化可的松）（如有说明）；④使患者避免自主神经功能不全的触发，如大量的早餐、加热（包括淋浴）、酒精摄入和静态站立。

4. *心理因素*　应考虑为适应障碍、抑郁、焦虑和应对困难的患者提供咨询。各种随机临床试验表明，支持性干预（团体和个人），如教育和压力管理小组、应对策略培训和认知行为干预，可以帮助肿瘤患者管理他们的疲乏（Homsi 等，2001；Jacobsen 等，2007；Mustian 等，2017）。重度抑郁症患者应接受抗抑郁药物治疗。与一般人群一样，晚期肿瘤患者抗抑郁药的选择将取决于其他患者因素。然而，尚未发现使用抗抑郁药对治疗肿瘤相关疲乏有效（Morrow 等，2003）。另一种方法是考虑使用精神兴奋剂，如哌甲酯，来治疗抑郁症。已发现精神兴奋药是有效的抗抑郁药，也可用于治疗阿片类药物诱导的镇静（Parker 和 Brotchie，2010）。精神兴奋剂的一个优势是具有快速的抗抑郁作用，通常在几天内就会显现出来。

5. *睡眠障碍*　据报道，日间嗜睡和睡眠障碍会影响肿瘤相关的疲乏（Berger 和 Mitchell，2008；Liu 等，2012）。因此，治疗睡眠障碍的干预措施可以改善疲乏。在一项针对 96 例慢性失眠肿瘤患者的四臂研究中，研究者发现失眠的认知行为疗法或失眠的认知行为疗法联合阿莫达非尼与疲乏评分的降低更大相关（Heckler 等，2016）。

6. *代谢性疾病*　代谢性疾病，如高钙血症、低钠血症、低镁血症和低钾血症，应在可能的情况下予以纠正。内分泌缺陷，如甲状腺功能减退和 Addison 病，需要用激素治疗。对于性腺功能减退患者，可考虑采用睾酮替代治疗。对 29 例可评估的性腺功能减退晚期肿瘤患者（水平为 70～270ng/dl）进行的初步安慰剂对照研究显示，使用肌内睾酮治疗 4 周后，疲乏评分有改善趋势（Del Fabbro 等，2013）。需要进行更大规模的前瞻性研究，以观察睾酮替代治疗对肿瘤疲乏患者的影响，并确定哪些患者最有可能从治疗中获益。

应酌情处理脱水和缺氧，并且优化基础心脏或呼吸系统疾病的治疗。

7. 药物所致　应定期监测处方药清单，以确保疲乏不是医源性影响。疲乏是肿瘤特异性治疗（包括细胞毒性治疗）的常见并发症，包括放射治疗、激素治疗、外科手术、免疫治疗和靶向治疗，并且这种不良作用可能与剂量相关。

8. 营养不良　研究发现，晚期肿瘤患者的微量营养素肉碱经常缺乏，使用递增剂量（250～3000mg/d）肉碱强化的初步研究显示疲乏改善。然而，一项针对376名肿瘤患者的疲乏治疗的随机对照研究显示，与安慰剂相比，L-肉碱每天2g并未显著改善疲乏（Cruciani等，2012）。

9. 营养补充剂　在肿瘤患者中研究了各种营养补充剂，如西洋参、人参（高丽参）、泡利尼亚茶（瓜拉纳）、辅酶Q_{10}、褪黑素、槲寄生、黄芪和L-肉碱，以治疗疲乏，取得了不同程度的成功。

在一项随机对照研究中，Barton等发现，与安慰剂相比，在8周时间内每天服用2000mg西洋参显著改善了肿瘤疲乏（Barton等，2013）。364名参与者来自美国的40家机构。第4周（P=0.07），人参组多维疲乏症状量表（简表）一般分量表和基线比较的变化为14.4（SD=27.1），安慰剂组为8.2（SD=24.8）。第8周时观察到具有统计学意义的差异，人参组和安慰剂组为10.3（SD=26.1，P=0.003）。据报道，接受积极肿瘤治疗的患者比完成治疗的患者获益更大。

根据自我报告和CTCAE分级得出的毒性在各组之间没有显著的统计学差异。相比之下，研究韩国人参作用的研究报道的结果喜忧参半。在一项对112例晚期肿瘤患者每天服用亚洲人参800mg与安慰剂的随机对照研究中，治疗4周后，亚洲人参并未显著优于安慰剂（Yennurajalingam等，2017）。另一项在438名接受联合化疗的结直肠癌患者中检测高丽参（每天2000mg）作用的研究（Kim等，2020）发现，接受高丽参治疗的患者在第16周时疲乏评分显著改善，并且无与治疗相关的可辨别毒性。基于这些发现，人参是一种有前途的治疗肿瘤相关疲乏的营养药物。需要进一步研究以确定给药持续时间和对哪些患者最有益。

在de Oliveira Campos等的一项研究中，对第一个化疗周期后出现进行性疲乏的患者进行了随机分配，每天2次口服瓜拉纳50mg（32名患者）或安慰剂（43名患者）21天（de Oliveira Campos等，2011）。经过7天的洗脱期后，将患者转移至对照实验组。在第1、21和49天对所有患者进行了评估。与安慰剂相比，瓜拉纳在第21天和第49天显著改善了慢性疾病治疗功能评估-疲乏（Functional Assessment of Chronic Illness Therapy—Fatigue，FACIT-F）评分（$P<0.01$）。瓜拉纳未产生任何毒性。Lesser等发现，与安慰剂相比，每天补充300mg辅酶Q_{10}没有显著相关性。治疗24周后，通过FACIT-F评分测量的疲乏改善（Lesser等，2013）。然而，需要在安宁疗护人群中进行进一步研究，以确定在接受安宁疗护患者中使用标准化营养补充剂的有效性和安全性。

10. 营养支持［肠内和（或）胃肠外］　对晚期肿瘤患者的研究表明，只有有限的证据表明人工营养能够改善患者的生存率、工作状态、生活质量、治疗毒性或心理健康状况。需要进一步研究以确定哪一类姑息性患者将受益于营养支持，从而改善疲乏和生活质量（Chermesh等，2011；Dev等，2012）。

（三）药物治疗

对于来源不明的疲乏患者和无法获得特定治疗的患者，已经提出了几种非特定的药物生态学干预措施。皮质类固醇、醋酸甲地孕酮、其他抗恶病质药物和精神兴奋剂药物是这些干预措施中研究最多的。不幸的是，除了使用皮质类固醇进行非常短期的治疗之外，缺乏令人信服的数据来支持这些方法中的任何一种。

1. 皮质甾类　研究表明，皮质类固醇可减轻晚期肿瘤患者的疲乏（Peuckmann等，2010）。皮质类固醇抗疲乏的作用机制尚不清楚。抑制促炎细胞因子、肿瘤或肿瘤诱导物质、中枢欣快效应是潜在的机制（Yennurajalingam等，2013）。这些药物的作用可能不是由于它们所表现出的轻微刺激，因为皮质类固醇不会导致营养状况的显著改善。疲乏改善的一个潜在机制通常是通过改善与肿瘤和治疗相关的身体症状，如疼痛、恶心、厌食、呼吸困难和嗜睡（Bruera等，1985；Yennurajalingam等，2012）。

在一项针对31例晚期肿瘤患者的初步随机、对照、双盲交叉试验研究中，发现与接受安慰剂的患者相比，甲泼尼龙每天32mg能显著改善治疗后疲乏（$P<0.01$）、疼痛（$P<0.01$）和食欲（$P<0.05$），而甲泼尼龙组和安慰剂组之间的不良反应无显著差异（Bruera等，1985）。本研究未能检测到对第33天的持续反应，可能是由于类固醇的剂量和类型较低，并且缺乏经过验证的工具来检测变化。在一项针对

84 例晚期肿瘤患者的随机、双盲、安慰剂对照研究（Yennurajalingam 等，2012）中，发现口服 8mg/d 剂量的地塞米松 14 天在缓解肿瘤相关疲乏方面比安慰剂更有效。地塞米松组第 15 天 FACT-F 分量表的平均值改善显著高于安慰剂组［9（10.3）vs. 3.1（9.59），P=0.008］。然而，第 15 天地塞米松组和安慰剂组之间 3 级和更高不良作用的次数没有显著差异（17/62 vs. 11/58，P=0.14）。在另一项由 Paulsen 等进行的评估甲泼尼龙（32mg）治疗 1 周效果的研究中在 47 名患有疼痛、疲乏和食欲减退的肿瘤患者中，发现甲泼尼龙确实改善了疲乏、食欲减退，但未改善肿瘤疼痛（Paulsen 等，2014）。

皮质类固醇作用通常仅持续 2～4 周。此外，皮质类固醇可导致代谢异常和严重的长期毒性作用，包括骨质疏松症、肌病和感染风险增加（Yennurajalingam 和 Bruera，2014b）。因此，通常应避免使用皮质类固醇进行长期治疗。此外，作为疲乏治疗的皮质类固醇的最佳类型和剂量尚未确定。大多数研究使用的剂量相当于约 40mg/d 的泼尼松。

2. *促孕剂*　与接受安慰剂治疗的患者相比，在接受 160～480mg/d 甲地孕酮治疗的患者中，涉及终末期疾病患者的初步研究显示疲乏和一般健康状况迅速（在 10 天内）改善，并且营养状况无任何显著变化（Bruera 等，1998）。然而，4 项孕激素临床研究的 Meta 分析显示，与安慰剂相比，孕激素在治疗肿瘤相关疲乏方面没有任何益处（Minton 等，2008）（见第 56 章）。

3. *在恶病质治疗中具有潜在益处的其他药物*　其他在恶病质治疗中有潜在益处的药理学药物，如沙利度胺和 ω-3 脂肪酸，也可能对疲乏产生有益作用。在一项对 28 例晚期 HIV 和恶病质患者进行的随机、双盲、安慰剂对照研究中，发现沙利度胺可保持体能状态（Reyes-Terán 等，1996）。在 37 名可评估的恶病质肿瘤患者中进行的沙利度胺（100mg/d）试点研究发现，患者的幸福感在治疗 10 天后有所改善（Bruera 等，1999）。在一项评估富含 EPA（一种在鱼油中发现的 ω-3 脂肪酸）的口服营养补充剂对减肥肿瘤患者的影响的研究中，治疗 3 周后，患者的表现状况得到了显著改善（Giacosa 和 Rondanelli，2008）。需要进一步研究这些药物对肿瘤患者疲乏的潜在有益作用（Alfano 等，2012）。

阿司匹林和其他非甾体抗炎药已被研究用于治疗恶病质（Madeddu 等，2012）。这些药物与炎症标志物减少、功能改善和生活质量相关（Madeddu 等，2012）。然而，需要进一步研究以确定这些药物的治疗是否能在临床上有效改善疲乏（见第 56 章）。

4. *精神兴奋剂*　肿瘤患者的临床经验表明，精神兴奋剂可促进幸福感，降低焦虑，缓解抑郁。哌甲酯是一种突触前去甲肾上腺素和多巴胺再摄取抑制药，是研究最多的精神兴奋剂，用于治疗晚期肿瘤患者的疲乏和其他症状，如抑郁和镇静（Minton 等，2008）。

哌甲酯已用于在安宁疗护环境中管理阿片类药物诱导的镇静和抑郁症（Bruera 等，1992；Minton 等，2011）。一项精神兴奋药的 Meta 分析（Minton 等，2011）得出结论，基于对治疗疲乏有益的趋势的发现，以及哌甲酯与安慰剂之间在不良反应方面缺乏显著差异，哌甲酯可能对疲乏有效。他们观察到，由于样本量小而导致研究效能差可能导致哌甲酯和安慰剂之间缺乏具有统计学意义的差异。

然而，使用长效哌甲酯（Moraska 等，2010）和短效哌甲酯治疗疲乏（Bruera 等，2013）的大型研究发现，与安慰剂相比，哌甲酯没有具有统计学意义的益处。基于这些发现和显示其在疲乏抑郁症或焦虑症患者中获益的一些趋势的初步数据，作者得出结论，未来的研究需要探索精神兴奋药在以抑郁情绪或镇静为主的疲乏患者分组中的益处（Bruera 等，2013）。

莫达非尼和阿莫达非尼（其作用机制被认为是通过增强儿茶酚胺能信号传导和减少 GABA 释放，主要是在下丘脑前部）也被证明对治疗严重疲乏（Jean-Pierre 等，2007）和认知障碍（提高注意力和精神运动速度）（Lundorff 等，2009）患者有益处。

莫达非尼及其 R- 对映异构体阿莫达非尼适用于治疗嗜睡和帕金森病及阻塞性睡眠呼吸暂停等疾病患者的过度日间嗜睡（Cooper 等，2009）。一项针对 631 例接受化疗的肿瘤患者的Ⅲ期随机、安慰剂对照双盲研究显示，在 0～10 量表评分为至少 7/10 的肿瘤重度疲乏患者分组中，莫达非尼治疗获益显著（Jean-Pierre 等，2007）。然而，在非小细胞癌患者中进行的随机对照试验发现，与安慰剂相比，无显著益处（Spathis 等，2014）。

（四）多模式和个性化治疗

在因疲乏的多维性而患有晚期肿瘤的患者中，单一干预不太可能有效治疗疲乏。应根据给定患者的主要病理生理机制，考虑同时采用药物和非药物治疗相结合的多模式方法（Bruera 和 Yennurajalingam，2010）。

例如，有明显身体疲乏成分的患者可通过联合服用短期地塞米松和根据患者需要进行身体活动获益；相反，患有焦虑 / 抑郁或困倦的疲乏患者可受益于干预，如哌甲酯，以及有或没有身体活动的咨询。同样，对晚期肿瘤患者的疲乏表现出初步有益效果的各种治疗组合，应根据具体情况进行考虑。这些干预措施可能包括认知行为治疗、教育干预、抗炎药物和锻炼等。然而，需要进一步精心设计的研究来探讨多模式方法在疲乏患者中的疗效。

进一步的研究还应考虑通过针对可逆和非可逆两种情况来研究个性化疲乏管理带来的益处，如通过对可逆原因（如低钾血症）和症状性治疗（如使用类固醇或哌甲酯）的综合治疗的目标及不可逆因素。

结论

在接受安宁疗护的患者中，疲乏是一种常见、复杂且令人虚弱的症状。为了改进治疗，我们必须更好地了解疲乏的许多方面。这包括对具有临床意义的疲乏患者的（认知、情感和身体）严重程度和各种临床综合征的常规评估。相关治疗应包括可逆转因素的治疗和非药物干预，如体育活动和咨询。皮质类固醇和精神兴奋剂等常用药物的作用需要我们进行更加彻底的研究。最后，需要明确多模式或联合干预措施的作用，如使用增强体能的药物或接受安宁疗护患者的咨询。

第 67 章　姑息关怀中的性关系

Sexuality in palliative care Discussing patient sexuality and intimacy in palliative care

Lauren Kadwell　Jane Ussher　Emilee Gilbert　Janette Perz　Amanda Hordern　著
成文武　张晨月　译　　丛明华　顾　彤　校

一、性功能障碍概述

经历一场有限生命的疾病有可能从根本上改变一个人生活的方方面面，包括他们对自己、自己的身体及亲密关系和性关系中的自我感觉。对许多患有有限生命疾病的人来说，亲密和性的时刻是他们生活中至关重要的方面，提供了一种联系感，帮助他们探索并找到生活和死亡的意义（Kadwell，2016）。进入任何疾病的缓解期通常会导致对生活优先级和关系进行重新评估。这可能会影响一个人内心最深处与一个有意义的他人联系的方式，而此时慢性和衰弱性疾病可能会引发对亲密接触和交流的渴望。在一生中，尤其是在生命末期，性表达提供了一种重要的沟通、安慰、理解和自我确认的方式，以应对健康改变所导致的脆弱性（Lemieux 等，2004；Shell，2008）。然而，有证据表明，很少有医疗专业人员将他们所护理的患者视为有性的存在，如果是这样，他们很难知道在他们的临床角色中，是什么及如何提出性行为和亲密关系的话题（Hordern 和 Street，2007a，2007b；Gianotten 和 Hordern，2011；Ussher 等，2013a）。本章将从以下方面进行阐述。

- 在安宁疗护背景下定义患者的性行为和亲密度。
- 探索肿瘤和慢性病治疗的影响。
- 介绍开放式沟通，并提出切实可行的策略，通过亲密接触和性改变来支持患者。

二、什么是性和亲密性

性行为和亲密行为是生活经历，对不同的人来说，在他们生活的不同阶段意味着不同的事情。最近的肿瘤和安宁疗护的研究发生了转变，即从传统、医学化和功能性的对患者性行为的关注转向更以人为本的性行为的定义。在这种定义中，对男性插入和性高潮、勃起强度、性欲和绝经状态的重视得到了认可，性行为和性认同的心理方面及非性交性行为得到了认可（Manne 等，2010；Cleary 和 Hegarty，2011；Ussher 等，2013b）。对性的一个特别切题的定义是，它是“给予和重新接受性快乐的过程，与一种存在感密切相关”“性是一种归属感，一种被他人接受的感觉，一种我们有资格生活和享受生活的信念”（Shell,2008）。亲密关系被定义为“身份共享、亲密关系和互惠融洽”（Mercadante 等，2010），其中亲密关系通常基于情感亲密和亲密交流，而非性功能。在这种情况下，在每个有限生命的疾病的阶段，患者的性行为和亲密度有可能被重新定义。

三、性和亲密表达的益处

性行为和亲密行为可减少情绪困扰、焦虑、压力和抑郁（Redelman，2010），并可改善肿瘤诊断患者的心理社会反应（Sadovsky 等，2010）。正如 Gianotten 和 Hordern（2011）所表明，性行为和亲密行为的好处包括在愉快的性表达后减轻疼痛，以及分散患者及其伴侣对日常挑战的注意力。还有证据支持性表达和亲密表达后疼痛阈值升高。性刺激和性高潮后的肌肉放松可以使肌肉紧张持续数小时，对诱导睡眠有积极作用。此外，皮肤接触、身体按摩和性交后催产素的释放与夫妻间信任和亲密度的增加、焦虑和抑郁症状的减少有相关性。

四、一种有限生命的疾病对性和亲密世界的影响

尽管对肿瘤和肿瘤幸存者的相关文献越来越强调肿瘤患者性行为，但安宁疗护背景下的肿瘤患者的性行为直到最近才开始受到关注（Hordern，2008；Anderson，2009；Gianotten 和 Hordern，2011）。少数针对安宁疗护或晚期肿瘤患者的性行为的研究发现，与早期疾病患者相比，这些人群的性健康受到

的破坏更大。例如，Ananth 等（2003）发现，与早期肿瘤患者相比，晚期肿瘤患者的生活质量更低，受情绪困扰更严重，性功能障碍程度更高。同样，Vitrano 等（2011）发现，许多晚期肿瘤患者的性活动显著减少，性满意度和性活动有效性均低于确诊肿瘤前。这项研究还表明，非性交性行为和情感亲密可能对处于姑息期的一些患者更为重要，几项研究报道称，夫妇已将这些形式的性表达和情感联系重新置于优先地位（Lemieux 等，2004；Vitrano 等，2011；Taylor，2014）。正如 Lemieux 等（2004）在探索安宁疗护患者对性行为的看法的研究中所强调的，性行为通常在患者生命的最后几周和最后几天仍是其生活的一个重要方面。在 Lemieux 等研究的 10 名受访者中，有 9 名表示有机会与健康专家讨论亲密关系和性变化的重要性，但只有 1 名参与者获得了这样的机会。事实上，当姑息关怀患者和其伴侣试图在临床环境中继续从事性活动时，通常会面临一系列障碍，包括缺乏隐私、仅提供单人床及恶心、疼痛、疲乏和毁容等身体症状和变化的物质影响。这些都是医疗专业人员可以帮助减少的障碍，这将在本章后半部分进行讨论。

综合而言，这些研究的结果表明性表达对许多姑息患者仍然很重要。这些发现也支持以下观点，即医疗专业人员可以帮助姑息患者及其伴侣重新定位他们的性关系，并减轻疾病和治疗所带来的负面影响。

五、合作伙伴的视角

在很大程度上，经历临终的人的伴侣的观点很少在姑息关怀文献中讨论。然而，当将合作伙伴的观点纳入此类研究时，研究结果具有指导性。在一项针对一系列肿瘤类型、分期和年龄组的肿瘤患者伴侣的澳大利亚定性研究中，Gilbert 等（2010a）发现，所有伴侣均表示性表达水平和性交频率下降。对一些伴侣来说，这导致了所有形式的性行为和亲密行为的停止，当男性无法再进行插入时，他们就无法协商其他形式的亲密行为。然而，其他合作伙伴成功“重新协商”了他们的性，借鉴并优先考虑相互手淫、自慰、手动刺激、口交，以及使用按摩和振动器作为性表达的替代形式，并最终拉近夫妇之间的距离（Gilbert 等，2010a）。研究发现，夫妻交流是塑造性表达的一个核心和重要问题，较差的交流既与关系和性满意度下降有关（Gilbert 等，2010a），也与性功能下降有关（Perz 等，2014）。事实上，当夫妇们发现很难交流他们自己的性需求和问题时，伴侣和患者之间就会出现一个距离不断增加的循环，引起疏远、恐惧和痛苦。此外，其他研究（Gilbert 等，2009；Taylor，2014；Kadwell，2016）发现，由于失去身体控制（如大便失禁、造瘘口或导尿管渗漏），以及姑息性疾病可能导致的依赖性增加（这些问题通常与成人性关系的社会理想背道而驰），性伴侣可能会将患者重新定位为“无性”或“孩子般”。

专门针对姑息关怀合作伙伴和医疗专业人士的研究发现，“预期性悲伤”的经历也可能会破坏夫妇之间的性关系和亲密关系。例如，有证据表明，一些伴侣可能会在被提醒即将失去伴侣时退出与姑息关怀患者的性行为和亲密行为，并认为这种退出可能有助于他们更好地应对伴侣死亡后的未来悲痛（Taylor，2014；Kadwell，2016）。此外，对他们的关系采取“治疗焦点”的伴侣可能不会提供更深层次亲密联系的空间，将这种联系定位为“放弃希望”并招致他们的伴侣英年早逝。然而，对于患者而言，其伴侣远离性行为和亲密行为的经历会导致失落感和排斥感（Kadwell，2016）。

六、在临床诊疗中讨论患者性行为的障碍和挑战

尽管人类性行为和亲密行为在一个人的一生中起着不可或缺的作用，但患者的性行为和亲密需求很少在临床护理中被提及，更不用说在肿瘤和姑息关怀中（Manne 等，2010；Gilbert 等，2010a，2010b；Ussher 等，2013a）。在整个姑息性肿瘤文献中，都讨论了“不知道从哪里开始”的医疗保健专业人员在提出患者性行为这一主题时面临的挑战。Hordern 和 Street（2007b，2007d）的多方法研究从患者和医疗专业人员的角度探索了肿瘤和姑息关怀中的评估和性行为问题，发现大多数医疗专业人员并未将患者视为有性行为的人，他们回避了性行为这一话题，容易受到患者和同事反应的影响，很少冒险进入患者护理中的禁忌话题。如果这些医疗专业人员确实向患者提出了性行为问题，据报道，这是从生物医学的估值和合法论述中提出的。这意味着卫生专业人员关于性行为的交流被减少到集中于测量勃起功能、更年期状态或性欲水平（Hordern 和 Street,2007b）。此外，Hordern 和 Street（2007c）表明一些保健专业人员对患者的性行为作出假设，是基于患者年龄、性别、疾病阶段、文化身份和伙伴关系状态的假设。同样，Kadwell（2016）发现，医

疗专业人员经常将肿瘤患者定位为“太不舒服”“太疲倦”“太恶心”或“太痛”而不能进行性行为，因此避免了由此引发的性问题。据 Kadwell（2016）称，一些卫生专业人员还报道称，他们的一些同事并不总是认为医院内的性表达是适当的，因此不鼓励在医院内进行性表达。这些卫生专业人员报道说，一些患者及其伴侣曾假设，如果他们在医院环境中进行亲密行为（包括一些人认为不宜与其伴侣躺在床上或搂抱在一起），将会受到医院工作人员的评判或警告，这导致许多亲密行为的停止。然而，2 项研究（Kadwell，2016；Benoot 等，2018）发现，据报道，一些医疗专业人员通过允许夫妇一起躺在病床上，就如何安全使用医疗设备提供建议，并提供充分和双方同意的隐私规范，帮助患者及其伴侣在医院环境中继续进行性和亲密表达时感到舒适。

尽管研究表明很少提及性行为这一话题，但大多数姑息关怀患者及其伴侣一直报告说，他们希望与医疗专业人员讨论性行为问题。Hordern 和 Street（2007c）采访了 50 名不同年龄、肿瘤类型和分期的患者，结果显示患者希望在决策中发挥积极作用。特别是，关于如何生活和管理治疗不良反应、其他人如何应对及他们可以做出哪些选择来恢复性自信直至生命终结。患者需要的信息和支持。同样，McClelland（2016）发现，晚期肿瘤患者报告希望从医疗专业人员处获得关于如何在性生活中安全管理身体以减轻疼痛和享受愉快性生活的信息。

Hordern 和 Street（2007b,2007d）认为，患者和卫生专业人员之间的这些“不匹配的期望”可以克服的是，通过卫生专业人员反思和认识到个人和专业知识对患者的影响，塑造患者性行为的理念，在护理过程中进行检测。事实上，Kadwell（2016）概述了当健康专家提供讨论性和亲密变化的机会时，患者和伴侣的一系列积极结果，包括促进患者和伴侣之间重新协商性接触的次数和类型，以及提供移情倾听和承认痛苦。在一方或双方对自己的需求保持沉默或回避另一方的情况下，一些卫生专业人员也成功促进了夫妇间的沟通。这使得夫妇能够就疾病和死亡对他们关系的影响进行重要的对话，并为进一步的夫妇亲密和舒适创造了机会。

七、谁来提出这个话题

尽管在的临床实践指南中已将患者的性行为视为影响生活质量的一个重要方面。肿瘤患者的心理社会护理（国家肿瘤研究所 / 国家乳腺癌和卵巢癌中心）和国家优质姑息关怀共识项目（2004）中，很少就临床护理中讨论患者性行为和亲密关系的最佳实践方法提供指导。有人建议，多学科团队应委派一名团队成员处理亲密关系和性行为问题，在确保以患者为中心的性行为讨论得以进行，以及在转诊途径可用方面发挥倡导作用（de Vocht 等，2011）。这些作者建议，所有团队成员都有责任作为“观察者”来识别姑息关怀环境中的性行为和亲密问题，并且团队中指定的“熟练同伴”在这些问题出现时采取更深入的宣传和协调的沟通方法。只要沟通是以患者为中心，有充分的记录，并且患者支持这些信息和实施策略，那么提供这种沟通水平的卫生专业人员的类型就是不相关的（Hordern 和 Street，2007a；Hawkins 等，2009；Gilbert 等，2016）。卫生专业人员不要求在性方面进行专业培训以实现以患者为中心的结果，患者希望与他们的常规团队联系，而不是与单独的性顾问联系（Cort 等，2004）。Hordern 等（2009）提出，临床医生的简单沟通技能培训模式有可能减少感知障碍，增加临床环境中讨论性话题的信心和频率。医疗保健专业人员了解肿瘤和肿瘤治疗对性行为的影响也很重要。

八、肿瘤治疗和慢性病对性行为的影响

面对晚期肿瘤，长期患有慢性且使人虚弱的疾病，并进入疾病的缓解期，不可避免地会给人、伴侣和家人带来一系列身体和情感反应。人们经常说他们“在情感和身体上坐过山车”，因为他们面临的变化有可能改变他们作为男性还是女性对自己的看法。许多疾病，如肿瘤、高血压和低血压、糖尿病、肾衰竭、慢性阻塞性肺疾病、心力衰竭、抑郁症、脑卒中、多发性硬化和帕金森病，都与男性和女性的性功能变化有关（Wylie 和 Kenney，2010）。无论年龄或伴侣关系状况如何，慢性病、疲乏、抑郁、焦虑、手术、生活不确定或只是感觉不适都会促使人们以不同的方式看待自己的身体，并使他们对伴侣、其他家庭成员和朋友的反应更加敏感。当这些问题与疲乏、呼吸困难、失禁、毁容、疼痛、恶心和呕吐、体重变化、液体潴留、口腔干燥和其他形式的身体形象改变相结合时，对一个人的整体身体形象和信心的影响之大再怎么强调也不为过（Hordern，2012）。

了解既往肿瘤治疗对一个人的性行为的影响，可以更深入地了解和洞察姑息关怀环境中，与一个人改变的性行为和亲密度相关的复杂丧失、改变和

悲伤。尤其当一个人身体的非生殖器或非性区域受到手术或疾病的影响时，一个人的亲密和性世界有可能被改变。导管、结肠造瘘袋、皮下药物、注射器驱动器、静脉注射杆和肠内饲管可能会干扰亲密时刻，如握手、拥抱和亲吻（Taylor，2014；Kadwell，2016）。有关各种肿瘤类型和治疗的性影响的高度详细信息，请参见 Sadovsky 等（2010）。

九、肿瘤治疗对性行为的影响

化疗、放疗和激素治疗可能导致治疗诱导的不育（Stovall 和 McGee，2010）。化疗对生殖能力的影响取决于年龄、性别和化疗方案（治疗剂量、周期和治疗间隔时间）。放射治疗对生育力的影响由辐射场的位置和大小、总剂量和剂量强度决定。因此，治疗对男性和女性生殖能力的残留效应是复杂的，并且是单独确定的，从影响很小或没有影响到长期和永久性不育（Otkay 和 Meirow，2007）。

女性经常焦虑，并寻求管理治疗引发的更年期症状的实用建议，如阴道干燥、萎缩、性欲减退和潮热（Wiggens 和 Dizon，2008；Ussher 等，2012）。在绝经前期，阴道黏膜将保持薄而脆弱，因此很容易被性交刺激，导致性交困难。性交困难加上治疗引发的阴道干燥不可避免地导致异性恋女性避免任何类型的亲密性行为，因为担心这会导致性交疼痛和中－重度阴道不适（Stovall 和 McGee，2010）。这也有可能影响日常活动中女性的生活质量，如穿牛仔裤、长时间穿裤子和接受常规体检。长时间出现这些阴道症状会使女性变得虚弱，与年龄、疾病或关系状况无关（Ussher 等，2015b）。化疗也可以减少循环雄激素。在男性和月经女性中，雄激素在体内发挥作用，促进性欲和觉醒（Hickey 等，2008），因此男性和女性可能会因其治疗而经历情绪、能量和性欲的变化。激素操作，特别是在转移性前列腺癌和乳腺癌的治疗中，也可以减少循环雄激素（Couper，2007；Hickey 等，2008）。患者声称，这些身体和心理症状在治疗完成后可能会持续数月或数年，但关于人们可能经历性欲和觉醒下降的时间长度及管理这些治疗不良反应的循证方法（Ochsenkuhn 等，2011）的文献很少。

十、接受化疗期间的安全性行为

化疗期间，细胞毒性废物可通过任何血液和体液排出，因此需要在化疗结束后的 48h 内保护合作伙伴（Cancer Council Victoria,2012a）。令人惊讶的是，几乎没有做什么研究。在细胞毒性治疗后的伴侣保护这一领域；但是，可以向正在接受化疗（包括口服疗法）的人提供一般建议，要求他们在性交时佩戴避孕套或在口交时使用阻隔膜（Kelvin 等，2014）。可从成人用品商店和药房购买阻隔膜，阻隔膜可保护性伴侣的口腔免受性传播感染和细胞毒性刺激。同样，应使用避孕套或口腔保护膜覆盖每次使用后都需要清洗的性工具（振动器和假阴茎等）。

此外，Kadwell（2016）的研究发现强调了姑息性患者在接受化疗等治疗时，获得与尝试妊娠相关的任何风险信息的重要性，以及对可能的替代性更安全治疗方案的讨论。一些医疗专业人员报告称，姑息关怀患者在接受化疗治疗时妊娠，然后由于化疗和妊娠相关的风险，建议其中止妊娠。卫生专业人员解释说，由于未经检查的假设认为患者似乎“太不健康”无法进行性交，因此未向患者或其伴侣解释化疗期间妊娠的风险。

十一、放射治疗的不良反应

放疗也可能影响性生活，治疗的不良反应包括疲乏、恶心、腹泻和皮肤反应。所有这些都有可能影响人们对自己的感觉。骨盆和腔内放射可导致阴道组织变薄、溃疡和瘢痕，使性交非常疼痛。骨盆或阴道区域的血管损伤会导致该区域的血流量减少，通常会导致阴道润滑不良和扩张不良（Quinn，2007）。在严重情况下，瘢痕和阴道萎缩可能非常明显，以至于阴道缩短和宽度收缩，使女性难以或不可能进行性交。在治疗过程中，可鼓励女性进行性交，或者每周使用阴道扩张器或扩张器 3～4 次，以减少阴道萎缩的机会（Quinn，2007）。

作为干细胞移植的一部分，对男性睾丸进行放射治疗和全身照射也可能导致男性长期不育（Stovall 和 McGee，2010）。骨盆或睾丸照射引起的血管功能不全可能导致勃起功能障碍（Shell 和 Smith，1994）。脊髓损伤可能会影响控制勃起功能的神经中心，而根治性盆腔手术期间前列腺神经丛的损伤可诱发神经系统勃起功能障碍。前列腺癌放疗和手术（包括机器人手术）后的勃起功能障碍发生率相似，尽管认为某些前列腺治疗比其他治疗更成功（Barry 等，2012；Cooperberg 等，2012）。

神秘和误解

关于放疗后的“放射性”存在许多神秘和误解。夫妇害怕在放疗期间性交，因为害怕将辐射从一个人传递给另一个人。一旦临时植入物被移除，性接触和估计接触被认为对伴侣安全。建议长期植入（使用较低辐射）的人避免近距离接触在放射最活跃的前几天与人接触，然后在手术后几天使用避孕套（American Cancer Society，2011；Cancer Council Victoria，2012b）。

十二、在姑息关怀中满足特殊人群的性和亲密需求

（一）异性恋规范

有证据表明，生活中无本能异性恋规范的人，以及青少年、单身者和老年人，在卫生专业人员避免或未能在姑息关怀背景下讨论患者的性行为时，会受到各种形式的歧视（Rondahl 等，2006；Kadwell，2016；Rose 等，2017；Ussher 等，2017）。被同性吸引、双性恋、性别多样化、变性和跨性别人群进入一个医疗保健系统，该系统不仅没有将患者视为有性生物，而且没有鼓励公开和诚实地讨论有限生命的诊断可能对少数群体产生的影响，在一个同性恋恐惧症和异性恋盛行的系统中，这些少数群体经常被隐藏在视线之外，感到太脆弱而没有发言权（Rondahl 等，2006；Hyde，2007）。此外，任何试图探究肿瘤诊断或慢性病对亲密关系和性关系的影响的尝试，几乎总是通过异性恋健康系统的视角来考虑和讨论的（Hordern 和 Street，2007b，2007c；Kadwell，2016），其中占主导地位的异性恋假设阻碍了所有少数群体自由表达性行为（Redelman，2010；Ussher 等，2017）。非异性恋关系与异性恋关系在沟通、冲突协商和联系形式上可能不同（Gilbert 等，2009），因此对非异性恋性群体的歧视可能导致身份的严重丧失和孤立（Hordern 和 Currow，2003；Ussher 等，2007）。由此产生的悲伤、痛苦和苦难会变成深深的悲伤，尤其是在面临一种有限生命的疾病时（Redelman，2010）。卫生专业人员不仅要认识到他们在实践中所做的假设，还要认识到可能对一个人接受评估和性行为的能力产生积极或消极影响的结构和影响，在这方面发挥着至关重要的作用。无论临床医生的性取向如何，这都必须成为实践的一部分，以便将性行为视为“实现亲密和人类接触的肯定生活的方式”（Gilbert 等，2009）。

（二）青少年

面临生命终结问题的青少年和年轻人的独特性和亲密需求在很大程度上被忽视了（Zebrack，2011）。当一个人经历肿瘤诊断作为一个青少年或年轻的成年人，它有直接的影响，他们的能力，以发展积极的自尊、身体形象、性身份、再生产能力、与同龄人的沟通和进入约会世界的信心。父母和医疗机构的依赖，在这么小的年龄就面临死亡，以及经历正在进行的姑息关怀问题，使这成为卫生专业人员提高对患者性行为和亲密关系的理解和沟通意愿的另一个优先领域（Schover，1997；Thaler-DeMers，2001）。

（三）面临慢性病的单身人士

作为一个单身者经历一场有限生命的疾病对那些进入新关系的人的影响，无论预后有多差，是临终关怀领域需要关注的另一个领域。对于处于疾病缓解期的患者来说，寻求或建立新的性关系的愿望等问题具有挑战性。身体形象的变化、瘢痕、漏孔和气味（Lawton,2000）、对被拒绝的恐惧及缺乏不间断的时间和精力（Shell,2008）会加剧缺乏自信。然而值得注意的是，研究结果表明，大多数从事姑息关怀临床医生能够生动地回忆起与临终关怀床周围的婚礼仪式有正式关系的患者，或者参与象征性仪式的患者，这些仪式认可并验证了涉及晚期疾病患者及其（相对新的）伴侣的重要关系。

（四）年龄歧视假设

临床医生通常报告类似的缺乏洞察力的情况，这种情况发生在老年人身上，他们的性身份一旦变老就会被抹掉或被忽视（Hordern 和 Street，2007b，2007d；Shell，2008）。然而，值得肯定地注意的是，研究人员，特别是姑息关怀这一领域的研究人员，一直在抓住机会探索人们如何以多种形式的性行为作为亲密表达和交流的一种形式，特别是在应对与老龄化相关的认知、身体和生命限制变化时（Mercadante 等，2010）。在一种有限生命的疾病晚期讨论性行为可能会被认为是令人厌恶的，一种持久的禁忌，或者违反社会规范。然而，性表达也可以是对生活的肯定，是痛苦和苦难的解毒剂，并提供与他人的深刻联系。这对于大多数人来说很重要，不管他们的年龄、性身份或能力如何（Gianotten 和 Hordern，2011）。当疾病无法治愈时，有关于什么是“可接受”的社会规则和规范，每个人都有独特的机会在性关系和亲密关系中寻求安慰或避免（Ussher 等，2012；Benoot 等，2018）。

同样，在伴侣死亡后，关于生活和新关系的开放式交流值得作为常规姑息关怀随访的一部分进行讨论（Cort 等，2004）。在伴侣去世后，复杂多变的情绪会陷入失落和悲伤的阶段，虽然有些人可能会避免新的关系，但有些人会从新的亲密关系中寻求性释放和身体接触的安慰（Gianotten，2007）。在追求新的亲密经历和性经历之前，社交礼仪和文化“规则”在伴侣死亡后所需的时间长度上有所不同（Cort 等，2004）。然而，重要的是，一项针对丧偶男性的研究发现，在妻子因肿瘤死亡后，与没有与妻子进行过此类讨论的男性相比，在妻子因肿瘤死亡后6个月内更频繁地沟通男性将如何在身体和情感上应对的夫妇产生的内疚更少，并且潜在的心理健康状况更好（Jonasson 等，2011）。人们可以推测，减少负罪感和更好的心理健康将更有利于伴侣死亡和丧失亲人后更好的性健康和亲密健康。

十三、对性行为进行开放式交流

谈论性是肿瘤诊断后继续性评估的最强预测因素之一，包括在交配期（Perz 等，2014）。如果将性行为和亲密行为作为临终关怀环境下患者评估的一个重要且有效的部分，那么可以为患者及其伴侣提供许多问题的实际解决方案，从而实现有意义的亲密关系，直至死亡。除非健康专家提出这个话题，否则随着性关系和亲密关系的减少，人们可能会默默忍受（Benoot 等，2018）。事实上，提供讨论危及生命疾病的亲密关系和性影响的机会表明，健康专家认为这是一个合法且重要的话题，可以在整个疾病轨迹中进行讨论（Katz，2009；Sadovsky 等，2010）。

十四、了解医务工作者对性行为交流的障碍和假设

研究表明，阻碍卫生专业人士就患者评估和性行为进行对话的一些关键态度和障碍包括认为患者病情太重或对性不感兴趣；认为毁容的身体没有性吸引力，害怕打开“潘多拉的盒子”，害怕跨越医学法律的界限，缺乏隐私（Sundquist 和 Yee，2003；Ussher 等，2013b；Kadwell，2016）。

在肿瘤的背景下，讨论患者性行为的障碍也可能出现，因为卫生专业人员认为他们的讨论可能被患者理解为不尊重和不适当，其中性别、年龄、疾病、伙伴关系状态、文化、社会经济因素和宗教都有助于卫生专业人员避免该话题（Sundquist 和 Yee，2003；Hordern 和 Street，2007d；Kadwell，2016）。

卫生专业人员经常报告，如果他们在临床环境中提出性行为和亲密行为的话题，他们会担心患者或同事会怎么想，尤其是当他们自己几乎没有性经验，或者在个人生活中很难就此类困难话题进行交流时（Hordern 和 Street，2007a，2007b，2007c，2007d）。然而，反思个人对性和亲密度的定义，并在提出患者性行为的话题时考虑这些定义可能如何影响不适、尴尬或尴尬的感觉，是一个适当的起点。事实上，Ussher 等最近的研究（2013a）发现，许多医疗专业人员拒绝接受性行为和亲密关系过于私人化而无法与患者讨论的观点，而是积极将其定位为完全是他们的责任。事实上，能够识别自己的舒适性对于有效、开放和以患者为中心的沟通至关重要。确认话题的重要性，确保保密性，恰当地安排谈话（从不太敏感的话题转移到更敏感的话题）都是公开交流性行为的重要因素。研究表明，除非护理他们的医疗专业人员允许，将性话题作为常规健康评估的一部分提出，否则很少有患者真正提出或提起性话题。

作为一个有用的指南，健康专家可以利用以下短语开始关于性和亲密关系的对话。

- 许多接受过这种治疗的人告诉我，他们经历了性或亲密的变化。你觉得怎么样？
- 从那以后，你的性信心 / 性关系发生了什么变化？（疾病已进展 / 终末期诊断 / 住院 / 病床已带进你的家中？）
- 所有这些让你对自己作为一个男人 / 女人的感觉如何？
- 你认为这种治疗对你对自己或对与伴侣的关系的感觉有何影响？
- 现在让我们关注从现在开始以来你可能经历过的更亲密的变化。
- 对我来说，通过设定管理计划来支持你也很重要。让我们花点时间探索一下你可能遇到的一些性和亲密问题。
- 有时，一个人的身体形象会因这种疾病而改变。

对于与患者讨论性行为仍感到不舒服的医疗专业人员，应在患者允许的情况下，安排转诊至另一医疗专业人员，并将其记录在患者病史中。通过充分的信息、支持和培训，医疗专业人员可以了解他们的观点和障碍，并提高他们与所护理患者讨论性行为和亲密关系的信心和频率（Hordern 等，2009）。

十五、帮助患者进行性行为和亲密行为的策略

越来越多的人认识到，患者希望采用切实可行的策略和方法来进行感性的身体接触，与他们的伴侣更公开地交流有关性的信息，这将导致情感表达的增加，以及评估中更感性的方面（Canada 等，2005）。在姑息关怀的背景下验证性行为和亲密关系使以下观点合法化：性行为可能受到限制生命的疾病的影响，但不会被其摧毁，并认识到人们需要获得许可才能将注意力和精力转移到他们的身体形象上，而不仅仅是关注疾病（Shell，2008）。讨论广泛的阴道保湿剂和润滑剂及可用的性辅助工具，是通过管理自然衰老过程的不良反应和减少药物治疗的不良反应来支持男性和女性的一个有用方法。

阴道保湿剂、润滑剂、局部雌激素和性辅助药物

区分润滑剂与阴道保湿剂和局部雌激素是开始讨论的好地方，因为它们的配方和使用说明存在重要差异（Wiggens 和 Dizon，2008）。阴道保湿剂是优化阴道黏膜水合作用和缓解一些萎缩相关症状的有效方法，但在这方面鲜有临床研究发表。Replens（http：//www.replens.com.au/）是含有纯化水、甘油、矿物油、氢化棕榈油和山梨酸的阴道润滑剂，并且在两个小的研究中已经显示提供用于管理阴道干燥和刺激的非激素改变原生物，以及当每周或每天使用 3 次时提供阴道舒适性（Wiggens 和 Dizon，2008；Carter 等，2011）。

润滑剂还可防止生殖器刺激、擦伤和阴道撕裂（Carter 等，2011）。不含雌激素（用于雌激素依赖性肿瘤）且不含香料或色素的水基或硅基润滑剂可在药房购买，适合许多人。硅基和水基润滑剂都可以用温肥皂水分解，通常硅基润滑剂使用时间更长，但可能更昂贵。然而，一些水基润滑剂确实含有甘油，增加了酵母感染（如白念珠菌）的风险，油基润滑剂也是如此。

由于自然衰老或治疗诱导的绝经导致的雌激素水平降低与阴道疼痛和干燥有关，这可能会对性功能和享受产生负面影响（Carter 等，2011）。局部或全身雌激素治疗是治疗阴道症状的有效疗法；然而，激素替代疗法的整个问题是复杂和有争议的。Carter 等（2011）、Biehl 等（2019）、Hickey 等（2008）对迄今为止的益处、风险和知识进行了全面综述。

肿瘤治疗后男性的性康复通常侧重于恢复勃起功能，以提高性满意度和阴茎健康（Walker 等，2015）。勃起功能障碍和（或）阴茎康复的常见生物医学干预措施包括 PDE-5 抑制药（如 Cialis、Viagra、Spedra 和 Levitra）、阴茎注射治疗、阴茎植入（即外科假体）和真空泵勃起装置（Wassersug 和 Wibowo，2017）。虽然许多男性认为这些方法有效，但不满率也很高，许多男性相继尝试一系列辅助方法，或者停止使用，并专注于非性交性快感（Ussher 等，2018）。

十六、处理一系列常见治疗所致的不良反应

许多姑息关怀患者会出现呼吸困难、疼痛、进行性肌无力、疲乏、恶心、呕吐、失禁和口腔干燥，所有这些症状都有可能对性功能和信心产生负面影响。表 67-1 提供了一些处理这些症状的实用方法，以增强性和亲密表达（Shell，2008）。

十七、对现实存在期待

当人们的身心健康发生巨大变化时，他们通常会害怕任何形式的亲密会令人痛苦，或者“会让事情变得更糟”。患者经常想：“我的伴侣还对我有吸引力吗？”“一切都会像以前一样运转吗？”“我怎么忍心看着我的身体？”“其他人如何应对这些变化？”“我还会对性感兴趣吗？”“在经历了这么多之后，我还能找到新的伴侣吗？”（Ussher 等，2015a）。重新学习去爱一个改变了的身体，拥有性的自信，探索适合疾病阶段的新的亲密技巧和表达方式需要改变表达亲密的方式、过去的前戏模式或性姿势，这需要时间。建议患者和他们的伴侣，第 1 次尝试可能令人失望，但随着时间和耐心，人们可以重新学习性快感和亲密关系的感觉，直到他们死去。

十八、应对身体缺陷

尽管身体有缺陷，有些人还是很乐意和他们的伴侣一起裸体，其他人则不然。一些女性穿着柔软的蕾丝吊带背心或睡衣来掩盖手术瘢痕。另一些人则利用幻想的力量，将自己想象成一个“完整”的人，有两个乳房，或者没有注射器驱动程序或结肠造瘘袋。许多男性表示，他们有信心花时间打扮起来做爱，用背心和围巾来掩盖瘢痕和变形的身体部位。允许患者探索这些方案通常是沟通过程中最关键的一步，

表 67-1　处理影响性功能的身体问题的方法

疼　痛	疼痛管理，因为疼痛会对性欲和性行为产生负面影响
	因放疗、化疗或激素治疗引起的阴道干燥导致的性交困难。阴道保温霜 Replens®（http://www.replens.com.au/），润滑产品如 Pjur® 水基 / 硅基产品（http://www.pjur.com/）和 SYLK®（http:// www.sylk.co.uk/）可能有所帮助
气　促	呼吸困难的医学评估和治疗
	实际措施包括通风良好的房间，配有风扇和舒适的床（考虑水床）
	鼓励患者探索与伴侣的温柔亲密关系（温柔拥抱、牵手、温柔爱抚，或者用油或面霜轻轻按摩）。使用水床节省力气
	做爱时，用紧抿嘴唇的呼吸控制呼吸急促。从床上取下额外的枕头和被子，营造一种开放的感觉。避免长时间亲吻嘴巴，以消除对“空气不足”的恐惧。避免限制呼吸或对胸部施压的姿势（Shell，2008）
疲乏和虚弱	留出一天中患者感觉精力最充沛的时间，鼓励他们布置场景；手机切换到静音模式，先打个盹，确保隐私，点上蜡烛，播放音乐，烧点熏油，与自己或伴侣营造亲密的氛围
	探索不同的位置以节约能源。一起洗个热水澡，侧卧，为自己和（或）伴侣探索口交和相互手淫的选择
	避免极端温度、大餐和酒精
恶心和呕吐	医疗评估和止吐方案避免使用油、香水和除臭剂
	探索温柔的感官享受，如上所示
口干症	定期口腔卫生教育
	人工唾液，考虑 Moi-Stir®(http://www.kingswood-labs.com/)，Optimoist® 喷剂 , Saliva Substitute® 液体和 Xero-Lube® 人工唾液无钠喷雾剂
	• 唾液刺激剂，非处方药唾液刺激剂包括耐趣 Natrol 口干缓解锭剂，可溶于口中，每天 3 次 • 毛果芸香碱片：Salagen 刺激唾液腺产生唾液
失　禁	鼓励使用浴室和淋浴作为前戏和性交后放松的场所
	使用淋浴椅、残疾人专用浴缸、覆盖在大小便失禁床单上的蓬松毛巾进行亲密前戏和性接触

引自 Shell，J.A.(2008).Sexual issues in the palliative care population.Semin Oncol Nurs.24(2):131-4.DOI：https://doi.org/10.1016/j.soncn.2008.02.007

作为住院患者进入私人房间在承认姑息关怀中的亲密和性需求方面迈出了显著的一步。

十九、设置场景

鼓励患者与自己和（或）伴侣“约会”证明了在护理的各个阶段促进亲密和性行为的重要性。创造一个轻松舒适的环境来探索感官和亲密的时刻，可以通过鼓励患者在一天中消耗能量时停下来，关掉手机，用蜡烛、柔和的灯光和喜爱的音乐来设置场景。鼓励患者穿上让他们感觉更有自信的衣服，单独或与伴侣一起洗澡或淋浴，在床上用品上使用柔软蓬松的毛巾来吸收任何尿失禁，探索他们的身体以发现什么感觉令人满意，这些都是患者经常寻求的实用策略。消除性交压力，鼓励人们重建亲密和感官享受需要时间、实践和尝试新事物的意愿（Ussher 等，2013b）。

二十、盆底肌肉控制与自我刺激

越来越多的证据表明，在男性和女性中，教授肌肉意识和控制可增强性功能，增加流向阴蒂和阴茎区域的血流，并增强性唤起（Carter 等，2011）。使用自慰的自我刺激不仅被性治疗师视为一种正常活动，它还被用作大多数由以下原因引起的性变化的一种治疗形式，如慢性病和重大生活变化。通过向人们暗示他们可能喜欢“试试你自己”，让这个话题成为一个“好的”话题，可以为疾病引起的身体和情感变化后不受干扰的性探索和亲密探索创造条件。如果个体不再知道他们喜欢被触摸什么和如何被触摸，他们就很难将这一点传达给伴侣，而这种感官自我探索可能会让他们有信心回顾并潜在地改变先前的性模式和习惯（Ussher 等，2013b）。随着盆底意识的提高，自我刺激（使用润滑配合数字模式或口腔探查，使用或不使用振动器）可提高性反应率，增强唤醒和信心，并具有更广泛的健康益处（Gianotten 和 Hordern，2011）。

结论

总之，你对自己的性行为感觉越舒服，就越有可能回应和解决与你所护理的患者的性和亲密世界相关的问题。如果你允许患者与你讨论他们的性行为，他们很可能会在觉得准备好解决问题时提出问题。每个人都有不同的舒适区，认识到临床实践中的障碍和假设是一个开始的好地方。提出这一主题，在姑息关怀背景下验证性和亲密行为的变化，并提供切实可行的策略，有可能使亲密行为和性表达合法化，直至死亡时刻。

第68章 睡眠障碍

Sleep disorders

Kyriaki Mystakidou Efi Parpa Eleni Tsilika 著
成文武 张晨月 译 丛明华 顾 彤 校

睡眠障碍可以单独出现，也可以与其他医学和（或）精神疾病（如慢性疼痛和抑郁症）同时出现。失眠是最常见的睡眠障碍，对于患有严重疾病或危及生命的患者而言，失眠可能成为一个持续存在的问题。慢性睡眠障碍给患者、护理人员和医疗服务提供者带来沉重负担，可影响身体、心理、职业和经济福祉（Morin 和 Benca，2012）。在治疗慢性病患者时，有必要对睡眠障碍进行评估和管理。

一、睡眠生理学

睡眠是一个复杂的生理和行为过程。它由两种不同的状态组成：非快速眼动（non-rapid eye movement，NREM）（1～3 期）和快速眼动（rapid eye movement，REM）睡眠。每种状态都有其独有的特征，在生命周期中通常会发生变化。例如，与年轻人相比，老年人的慢波睡眠（NREM 3 期）较少，而 REM 期会导致更轻、更零碎的睡眠（Luyster 等，2015）。

正常睡眠结构的主要特征包括表征从困倦向轻睡眠过渡的脑电图活动的普遍减慢（NREM 1 期），伴随更深睡眠发作的睡眠纺锤波和 K- 复合波形的出现（2 期），以及慢波睡眠（slow-wave sleep，SWS）的去同步慢（δ）波（NREM 3 期，其先前被分成 3 期和 4 期）（Kryger 等，2000；Iber 等，2007）。在平均夜间，个体经历 5 个周期的 NREM 和 REM 睡眠，每个周期持续 70～90min。睡眠通常从 NREM 睡眠的 1 期到 3 期进展缓慢。NREM 睡眠时间约占总睡眠时间的 80%，NREM 睡眠时间在 SWS 期间达到最大深度。在 SWS 一段时间后，个体进入 REM 睡眠发作，随后通过 NREM 睡眠的 1～3 期重新进展（Kryger 等，2000；Iber 等，2007）。

睡眠是由两个相反的过程产生的，这两个过程相互作用以加强睡眠：睡眠的稳态驱动力和调节觉醒的循环系统（Borbely 和 Achermann,1999）。睡眠的稳态驱动力随着个体清醒的时间长度而增加。它涉及睡眠和觉醒促进系统之间的相互抑制性相互作用。

昼夜节律系统在控制睡眠开始时间、睡眠偏移时间和 REM 睡眠分布中起重要作用。与昼夜节律同相睡眠的人（即倒班工人、倒时差飞行员和空姐）相比，睡眠与其昼夜节律同相的人获得更好的睡眠质量，入睡时间最短，醒来次数更少。昼夜节律系统用于所有生理过程（包括调节睡眠和觉醒）的中枢起搏器位于下丘脑视交叉上核。视网膜光输入通过直接的视网膜下丘脑束使起搏器与外部光暗循环同步。一条复杂的神经通路将视交叉上核与松果体连接起来，松果体中褪黑素以昼夜节律的方式分泌。分泌在傍晚开始，峰值出现在半夜，白天褪黑素水平很低或不存在。在哺乳动物的昼夜节律系统中，褪黑素充当昼夜节律起搏因子的化学信使。中枢褪黑素受体主要集中在视交叉上核，褪黑素在该核中以反馈环的形式发挥作用（Borbely 和 Achermann，1999）。

二、睡眠障碍发生率

报道的睡眠障碍患病率取决于所用定义和潜在病理。约 30% 的报道成人有一种或多种失眠症状：难以开始睡眠、难以维持睡眠、醒得太早，以及在某些情况下出现非恢复性或睡眠质量差（Roth，2007）。在参加常规医疗实践的人员中，失眠伴相关日间功能障碍的发生率为 10%～34%（Sateia 和 Nowell，2004）。除慢性失眠的高患病率外，另有 25%～35% 的人经历短暂或偶发性失眠（Sateia 和 Nowell，2004；Morin 和 Benca，2012）。据估计，6%～10% 的成年人符合失眠症的标准（Sateia 和 Nowell，2004；Morin 和 Benca，2012）。

三、睡眠障碍分类

睡眠障碍根据美国睡眠障碍协会的睡眠障碍国际分类（Freedom，2011）进行分类。有两大类：原发性睡眠障碍，如睡眠障碍和副睡眠障碍（Morin 和

Benca，2012），以及由医疗或精神疾病引起的继发性睡眠障碍（Borbely 和 Achermann,1999）。

原发性失眠和嗜睡、发作性睡病、呼吸相关睡眠障碍（如睡眠呼吸暂停）和昼夜节律睡眠障碍均属于睡眠障碍类别。这些疾病可能会扰乱睡眠质量、数量或夜间睡眠时间，或者可能导致白天过度嗜睡。睡眠不足是在睡眠期间发生的不寻常的经历或行为；它们包括睡眠恐怖障碍和梦游，以及梦魇障碍（Freedom，2011）。

这种分类在很大程度上基于现象学，诊断现在主要依赖于患者报告。这可能会对诊断造成挑战，特别是考虑到医学疾病人群中存在的异质性。这些挑战以一些更常见的疾病为例，如失眠、白天过度嗜睡和昼夜节律睡眠障碍。

四、常见睡眠障碍类型

严重疾病患者报告的最常见睡眠相关症状是失眠、日间过度嗜睡和常规睡眠时间表紊乱。

（一）失眠

在临床实践中，失眠可被定义为尽管有足够的睡眠机会和环境，但患者仍难以开始或维持睡眠的客观报告。主诉的症状是对睡眠质量或数量不满意。额外的组成部分可能包括早醒和间歇性或非恢复性睡眠，以及噩梦（Sateia 和 Nowell,2004；Roth,2007；Morin 和 Benca,2012）。日间疲乏或功能不良，疲乏或不适，白天小憩，注意力、记忆和情绪的紊乱，紧张性头痛，或者胃肠道症状及生活质量的损害，代表了诊断急性和慢性失眠的附加标准（Morin 和 Benca，2012）。

急性或调整性失眠通常与生活事件或计划外睡眠变化有关，通常在极端事件消退时缓解，持续时间不超过 3 个月。慢性失眠可能是原发性的，也可能是继发于医学和（或）精神疾病的，其标准包括每周至少 3 夜的睡眠障碍，持续 3 个月以上，尽管睡眠中的夜与夜之间的可变性经常被报告，并且可能偶尔有良好的夜间睡眠，伴有睡眠中断期（Sateia 和 Nowell，2004；Morin 和 Benca，2012）。

（二）白天过度嗜睡

白天过度嗜睡是常见症状，尤其是在患有严重疾病的患者中。患有原发性或继发性失眠的患者可能会遇到这种问题，这通常被患者或其家属报告为主要在久坐状态下出现的困倦或不自觉打瞌睡的反复发作（Sateia 和 Nowell，2004）。日间过度嗜睡可能继发于疾病本身引起的神经功能障碍、疾病改善或对症治疗，或者与疾病或其治疗无关的因素。例如，过度的日间嗜睡可能由脑或软脑膜的肿瘤受累引起，或者由化疗或颅放疗引起（Davidson 等，2002；Phillips 等，2012）。由于嗜睡会让患者“更平静”，护理人员（包括医务人员）并不总是将嗜睡视为一个问题。虽然白天一定程度的镇静可能对终末期患者有益，但过度嗜睡可能会造成相当大的残疾，损害患者的身体功能和社会交往，甚至在生命的最后几周也可能极其重要（Regestein，1977）。

原发性或继发性失眠的患者可能会出现过度的日间嗜睡。在这种情况下，患者或其家人可能会报告嗜睡或非自愿打瞌睡的反复发作，主要发生在久坐的情况下（Sateia 和 Nowell，2004）。这种现象在接受姑息治疗的患者中非常常见，不应与疲乏或疲倦相联系。矛盾的是，一些原发性失眠患者报告了过度的日间嗜睡，但强调了日间警觉性正常甚至增加的发现（Bonnet 和 Arand，1996）。因此，患有严重失眠的受试者，如果另外表现出令人信服的过度日间嗜睡证据，则应评估是否有其他潜在的嗜睡原因，如睡眠呼吸暂停或周期性肢体活动（Regestein，1977）。

（三）昼夜节律睡眠障碍

正常睡眠模式的维持取决于对既定睡眠和觉醒时间表的遵守情况。患有严重疾病的患者尤其容易扰乱睡眠 - 觉醒时间表。当晚上睡眠不好时，人们会倾向于推迟起床时间和（或）在白天小睡一会儿。昼夜睡眠节律紊乱，如正常睡眠模式完全消失、延迟睡眠和晚期睡眠期综合征，均可发生在这些患者中（Dagan，2002）。

延迟睡眠期综合征由有问题的睡眠发作组成，进一步延迟上升和增加午睡。由于难以入睡直至清晨时分，因此可能会一直睡到下午早些时候，这进一步促进了就寝时间有问题的睡眠发作的恶性循环（Dagan，2002）。在其他情况下，与重大疾病相关的疲乏和镇静可能导致正常睡眠 - 觉醒时间表提前，导致清晨醒来（晚期睡眠期综合征）。正常昼夜节律的消失导致多个较短睡眠期的模式，在整个 24h 周期中穿插着觉醒（Dagan，2002）。

五、原发性睡眠障碍的原因

原发性睡眠障碍可能是由各种神经系统疾病引

起的，鉴于表现的差异，很可能是启动或维持这些紊乱的多个病理生理过程。对睡眠障碍的易感性增加与失眠的阳性家族史有关，也可能与遗传因素有关，如血清素转运体基因短等位基因的存在（Morin 和 Benca，2012）。

致死性失眠症是一种常染色体显性遗传疾病，特征为严重睡眠障碍、自主神经异常、运动体征和异常行为（Llorens 等，2017）。

一些原发性睡眠障碍被认为是一种高觉醒障碍。这种情况可能会在一整天内发生，表现为白天过度警觉，晚上难以进入和维持睡眠（Roth，2007）。已通过测量全身代谢率、心率变异性、神经内分泌测量结果和功能性神经影像学检查证实了这种状态。例如，原发性睡眠障碍患者的高觉醒模式表现为体温升高、24h 代谢率、心率和肌电活动增加（Bonnet 和 Arand，2012）。下丘脑－垂体－肾上腺轴功能障碍已通过血浆和尿中去甲肾上腺素、皮质醇和促肾上腺皮质激素的测定得到证实，所有这些在原发性睡眠障碍受试者中的水平似乎都较高（Bonnet 和 Arand，2012）。

使用定量脑电图分析，还显示原发性睡眠障碍受试者在睡眠开始时和 NREM 睡眠期间的 β 和 γ 频率增加。这些被认为与认知活动增加、清醒和 NREM 睡眠状态下大脑葡萄糖代谢增强有关（Nofzinger 等，2004）。

六、继发性睡眠障碍及其影响因素

睡眠障碍与许多潜在原因有关。其中一种或多种可能是睡眠障碍的主要原因，也可能是另一个主要原因。患有严重疾病的患者通常不止一个。在晚期肿瘤患者中，睡眠障碍可能与中枢神经系统肿瘤受累、肿瘤治疗或疼痛、恶心或便秘等症状有关（Regestein,1977；Katz 和 McHorney,1998；Davidson 等，2002；Roth,2007；Phillips 等，2012）。

许多特定疾病，如慢性疼痛、高血压、肺部和（或）心脏疾病及前列腺炎，都与睡眠障碍有关。谵妄在终末期患者中尤为常见（Regestein，1977；Katz 和 McHorney，1998），并且与扭曲的睡眠－觉醒周期有关（Dagan，2002）。睡眠剥夺本身也可能易于发生谵妄。由于多种因素，痴呆常与睡眠中断有关。除了大脑的神经退行性改变外，并存的医疗条件和环境因素都可能很重要（Cipriani 等，2015）。

睡眠呼吸障碍是睡眠障碍的一个特别常见的原因，也是有限生命疾病人群的一个重要合并症。中枢性睡眠呼吸暂停是指超过 10s 没有气流，并且没有进行换气。阻塞性睡眠呼吸暂停与持续通气状态有关（Luyster 等，2015）。阻塞性睡眠呼吸暂停主要与打鼾和白天过度嗜睡有关，尽管一些患者报告夜间频繁觉醒、早晨头痛、窒息或喘息、夜尿症和疲乏（Regestein，1977；Morin 和 Benca，2012）。该综合征与肥胖、男性、老年、短颈和多余咽组织有关。

患有严重疾病的患者也可在睡眠中出现周期性肢体运动（Regestein，1977；Katz 和 McHorney，1998）。这种疾病由重复的定型腿和（或）手臂运动组成，每隔 20～40s 发生 1 次，通常在整个晚上成簇出现。继发于镇静－催眠停药、三环类药物治疗、贫血、尿毒症、低钾血症、糖尿病或周围神经病变。在某些情况下，也可能与不宁腿综合征有关（Regestein，1977；Katz 和 McHorney，1998），这会干扰睡眠发作（Morin 和 Benca，2012）。

环境因素和（或）不良的睡眠卫生条件，如不利于睡眠的睡眠环境、打鼾和（或）缺乏睡眠的同床伙伴，也包括在诱发失眠或易患失眠的心理生理条件中（Katz 和 McHorney，1998）。更常见的主诉包括难以入睡、频繁醒来、嗜睡和睡眠质量差（Katz 和 McHorney，1998）。

在患有肿瘤以外疾病的慢性病患者中，年龄和性别是与失眠相关的最明确的人口统计学因素，在老年人和女性中患病率增加（Roth，2007；Morin 和 Benca，2012）。相反，在肿瘤人群中，年龄越小，睡眠障碍的风险越大。

七、常见精神障碍与睡眠障碍

许多与危及生命疾病的发作和持续有关的心理社会和精神疾病可能导致睡眠障碍（Du-Quiton 等，2010；Ewertz 和 Jensen，2011）。疾病及其治疗的不确定性、对死亡的恐惧及对疾病进展和生活质量下降的担忧可能是原因之一（Bailey 等，2007；Mishel 等，2009）。

中－重度抑郁症在医学疾病中很常见，25%～50% 的肿瘤患者会出现这种情况，失眠可被视为抑郁症的一个重要诊断标志（Palliative Care Notes，2000）。实际上，肿瘤患者失眠的最强相关性是抑郁情绪，90% 或更多的抑郁患者经历异常睡眠模式（Davidson 等，2002）。

然而，失眠和抑郁之间的关系并不简单。在确定抑郁症的诊断时，使用睡眠等躯体症状存在不确定性，因为此类症状可能是疾病的结果。也没有关于抗抑郁药物治疗终末期抑郁症相关失眠疗效的具体证据。

睡眠障碍也与焦虑有关。在一项研究中，63% 的肿瘤焦虑患者有失眠，其多因素原因包括噩梦（Palliative Care Notes，2000）。对于临终患者，睡眠相关的焦虑可能与死亡恐惧有关。

焦虑的主观体验可能与应激反应系统的过度激活有关，尤其是下丘脑 - 垂体 - 肾上腺轴；这种现象与失眠有关（Roth，2007）。有人认为，这些生理系统的慢性激活可能解释了为什么失眠是冠心病等疾病的独立危险因素（Mallon 等，2002）。

八、慢性疼痛与睡眠障碍

慢性疼痛也与睡眠障碍密切相关，这是一种相互关联的关系（Kundermann 和 Lautenbachter，2007；Cheatle 和 Martin，2016）。正如控制不好的疼痛会扰乱睡眠一样，慢性睡眠剥夺可能会增加疼痛（Smith 和 Perlis，2004；Lavigne 等，2005）。

据估计，50%～90% 的慢性疼痛患者表明存在睡眠质量差（Menefee 等，2000；Lavigne 等，2005；Breivik 等，2006）。可能伴随疼痛的睡眠障碍包括难以入睡和保持睡眠、缺乏宁静的睡眠、频繁觉醒和日间嗜睡（Menefee 等，2000；Okura 等，2008）。已发现肌肉骨骼疾病引起的慢性疼痛会影响睡眠结构（Branco 等，1994）；具体地说，在纤维肌痛患者中发现了 REM 睡眠结构异常，SWS 降低和 α 睡眠变化增加与纤维肌痛和类风湿关节炎均有关（Branco 等，1994）。

有人认为，疼痛与睡眠障碍之间的关系如此密切，以至于即使是健康受试者也可能因睡眠剥夺而出现痛觉过敏（Kundermann 和 Lautenbachter，2007）。如果不治疗，这两个过程的结合会产生严重的后果。高疼痛强度和失眠的组合已被证明会增加慢性疼痛患者 1 倍的自杀风险（Smith 和 Perlis，2004）。

九、阿片类药物治疗与睡眠障碍

阿片类药物对睡眠有多种影响，甚至在没有疼痛的情况下也可能导致睡眠紊乱（Lydic 和 Baghdoyan，2007）。研究表明，白天阿片类药物的增加可能是第 2 天晚上睡眠不佳的一个重要预测因素，一夜睡眠不佳之后，第 2 天阿片类药物的摄入量会更高（Mystakidou 等，2011）。这些现象与这些药物的镇静作用没有直接联系，通常会产生耐受性（Benyamin 等，2008）。然而，如果镇静是严重或持续的，它会扰乱白天的觉醒并继发导致睡眠问题。通过减少阿片类药物剂量、阿片类药物轮换或使用精神兴奋剂，可控制阿片类药物诱导的日间嗜睡（Mystakidou 等，2011）。

阿片类药物也与睡眠呼吸障碍有关（Lydic 和 Baghdoyan，2007）。中枢性和阻塞性睡眠呼吸暂停均与慢性阿片类药物治疗有关（Walker 和 Farney，2009；Mystakidou 等，2011）。

十、肿瘤人群中的睡眠障碍

如前所述，肿瘤患者可能会因肿瘤的直接影响而出现睡眠障碍；作为肿瘤手术、化疗和（或）放射治疗的结果（Davidson 等，2002；Phillips 等，2012）；或者作为疼痛或其他症状、相关病症（如谵妄）、用阿片类药物或其他药物治疗或各种心理或精神状况的相关性（Davidson 等，2002）。乳腺癌和肺癌患者的睡眠障碍发生率最高，年轻患者更容易出现失眠症状（Davidson 等，2002）。Phillips 等（2012）报道称，教育程度低、医学合并症多、既往接受过放射治疗可预测肿瘤患者的总体睡眠较差，而抑郁症和疲劳疲乏与睡眠问题有显著相关性。最近的研究还表明，失眠也是肿瘤幸存者，包括儿童和青少年中的一个严重关切问题（Kaleyias 等，2012）。

少数记录了睡眠障碍肿瘤患者客观数据的研究表明，主观事件与神经过程之间存在复杂关系。例如，睡眠持续时间和潜伏期的自我报告与多导睡眠图或活动图睡眠数据相关性较差（Roscoe 等，2011），活动图研究中未证实自我报告的睡眠障碍与肿瘤相关疲乏之间的关系（Roscoe 等，2011）。

十一、其他慢性病中的睡眠障碍

睡眠障碍是常见的其他严重或危及生命的疾病。在 HIV/AIDS 人群中，疲乏、日间失眠及开始和维持睡眠困难已有报道（Norman 等，1990）。抑郁症、焦虑症和脑受累的存在，特别是在 HIV 痴呆综合征（Norman 等，1990）中，可能对这些患者的睡眠有重大影响。睡眠障碍可能代表与感染相关的中枢神经系统的早期变化，或者支持免疫反应的适应（Norman 等，1990）。研究表明，无症状 HIV 感染男性的睡眠改变包括夜间下半部分的 SWS 增加，而相反，在诊断为脑疾病的患者中报告的 SWS 百分比下降（Norman 等，1990）。

传统上，慢性阻塞性肺疾病患者被报告为睡眠质量差。严重的日间缺氧和（或）高碳酸血症及呼吸困难、慢性咳嗽和悲伤/焦虑可能在睡眠障碍患病率增加中起重要作用（Budhiraja 等，2012；McSharry 等，2012）。失眠、睡眠时间缩短、伴有多次觉醒的轻度睡眠增加、睡眠效率降低和日间嗜睡增加均有报告（Budhiraja 等，2012；McSharry 等，2012）。

肝病也与睡眠障碍有关（De Cruz 等，2012）。即使没有肝性脑病，肝硬化患者的失眠、日间嗜睡、日间午睡和夜间觉醒的发生率也相对较高。睡眠模式紊乱包括昼夜节律紊乱、不宁腿综合征和总觉醒时间进行性减少，总 SWS 和 REM 睡眠增加（De Cruz 等，2012）。

丙型肝炎的睡眠中断主要是由于神经系统疾病（累及周围和中枢神经系统）、共病精神障碍（心境障碍和精神病）和 IFN 治疗引起的疲乏（De Cruz 等，2012）。Wilson 病患者可出现 REM 睡眠障碍、总睡眠时间缩短和睡眠过度，已报道了数例 REM 相关障碍（猝倒和睡眠瘫痪）显著增加的病例（De Cruz 等，2012）。此外，在一项针对 9 个国家患者的研究中（Koyanagi 等，2014），心绞痛、关节炎、哮喘、慢性肺病、抑郁症、糖尿病、高血压、肥胖和脑卒中与睡眠障碍显著相关，这也与其他研究类似（Budhiraja 等，2011；Grandner 等，2012；Ohayon，2014；Sivertsen 等，2014）。

十二、睡眠障碍的诊断和评估

（一）临床评估

睡眠障碍的诊断需要全面的病史（Morin 和 Benca，2012）。鉴于安宁疗护中的高相关性和高发病率，应常规评估患者的睡眠问题，如下所示。

- 通过评估开始/维持睡眠的困难、早醒、非恢复性睡眠和日间后果，确定主要主诉（睡眠障碍、半睡眠状态）。
- 通过评估发病、严重程度、病程和持续时间（如逐渐或突然、频率、强度）对其进行表征。
- 记录睡眠－觉醒周期，记录睡眠时间表、午睡、活动、药物、睡前活动、醒来时间、下床时间及时间表的规律性。
- 记录认知，包括负面预期、扭曲和灾难化。
- 评估日间功能和患者的睡眠要求；患者可能是短/平均/长睡眠者，没有日间后果表明临床意义不大或睡眠时间短。
- 确定诱因、持续因素和致病因素，并记录改善或恶化因素，包括药物使用（药物、酒精或其他药物、咖啡因和尼古丁）。
- 确定医疗和神经精神病史（个人/家庭）及其他睡眠相关症状。
- 评估以前的治疗反应和态度。
- 如果可能，用睡眠日志或日记中的数据补充病史信息；这应该涵盖至少 2 周。

体格检查和实验室数据对于确定可能导致或归因于睡眠障碍的因素的重要性也可能很重要。客观的睡眠研究，包括多导睡眠图或活动图，可能有所帮助。多导睡眠图被认为是“黄金标准”，通常不用于失眠的常规评估（Morin 和 Benca，2012）；在疑似睡眠呼吸暂停或睡眠相关运动障碍的病例中，或当患者对治疗有耐药性时，它可能提供明确的信息（Littner 等，2003）。活动描记法是对睡眠－觉醒周期的间接测量，它是通过运动记录来推断的。临床实践中未提及（Littner 等，2003）。

（二）问卷

睡眠质量包括定量方面（如睡眠时间、睡眠潜伏期和觉醒次数）和主观方面（如睡眠的“深度”或“宁静度”）（Beck 等，2004）。已开发了自我报告措施，包括睡眠日记、睡眠日志和问答，以帮助评估这些特征（Mollayeva 等，2013）。

每天睡眠日记可以记录入睡和起床的时间、睡眠开始的潜伏期、醒来的次数和持续时间、午睡的时间和持续时间、催眠药物的使用、感觉休息和睡眠质量的总体评分（Natale 等，2015）。

还开发了其他类型的自我报告问卷。匹兹堡睡眠质量指数（Pittsburgh Sleep Quality Index，PSQI）是最有用的指数之一（Mystakidou 等，2007，2009）。它可用作一种简单的筛查措施，以识别病例和对照，或者“好”和“坏”睡眠者。全球睡眠质量指数（Global Sleep Quality Index，GSQI）测量主观睡眠质量、睡眠潜伏期、睡眠持续时间（夜间实际睡眠时间）、习惯性睡眠效率、睡眠障碍、睡眠药物使用和日间功能障碍（Beck 等，2004）。其他自我报告工具包括失眠严重程度指数（Savard 等，2005）和 Epworth 嗜睡量表（Epworth Sleepiness Scale，ESS）（Johns，1991）。ESS 治疗应用广泛，是对日间嗜睡的一种主观测量。它简短、自我管理，要求受试者在日常生活中常见的 8 种特定情况下对其睡眠可能性进行评估。结果代表了受试者在这些日常生活情况下的平均睡眠倾向。分数越高表示越嗜睡（分数：2～10

为“正常”，＞10 为病理性嗜睡）（Johns，1991）。

另一个重要的工具是医疗结果研究（Medical Outcomes Study，MOS）睡眠量表（Sprintzer 和 Hays，2003）。MOS 睡眠量表采用 12 个问题，通过睡眠的几个单独维度评估睡眠问题的影响，包括睡眠障碍、打鼾、睡眠充足、头痛、嗜睡和伴有睡眠的呼吸损伤，并允许计算“全球睡眠问题指数”。分数为 0～100 分。对于睡眠充足性，高评分表示睡眠更好（更充足）；对于其余参数，高评分表示更多病理学改变（Sprintzer 和 Hays，2003）。

十三、睡眠障碍的治疗

当睡眠障碍继发于医疗和（或）精神疾病或因这些因素而加重时，应尽可能针对病因进行治疗。可能需要同时进行对症药物治疗，通常与镇静－催眠或抗抑郁药物联合使用。影响药物选择的因素可能包括失眠症状的性质、患者的医疗和心理状态、年龄、对先前治疗的反应。一旦开始治疗，就需要进行持续的重新评估，以确定疗效和并发症，并相应调整药物剂量或类型（Schuman 和 Attarian，2012）。

根据最近的指南，失眠的治疗应使用短效或中效苯二氮䓬类受体激动药或拉美通，除非患者患有抑郁症，在这种情况下应使用镇静性抗抑郁药（Morin 和 Benca，2012；Schuman 和 Attarian，2012）（表 68-1）。如果一线药物无效，还应考虑抗抑郁药。如果催眠药的作用持续时间不够，可选择半衰期较长的苯二氮䓬类药物。尽管缺乏对睡眠障碍有效的证据，但在难治性病例中或在识别出特定障碍时，可考虑使用其他药物。

十四、苯二氮䓬受体激动药

唑吡坦、扎莱普隆和佐匹克隆目前是治疗短期或短暂性失眠和各种类型慢性失眠的首选药物（Sateia 和 Nowell，2004）。这些药物可降低睡眠潜伏期，缩短睡眠开始后的苏醒时间。不良反应通常很小。滥用、依赖和耐受的可能性极小，长期使用后未观察到戒断或反跳性失眠（Schuman 和 Attarian，2012）。

在患有晚期疾病的人群中使用苯二氮䓬受体激动药时必须谨慎。在医学疾病和老年患者中，药物代谢速率可能显著较慢，易导致更大的药物累积和日间结转效应。可能最常见的不良作用是日间镇静、夜间意识错乱和性能下降（Sateia 和 Nowell，2004）。

十五、其他睡眠药物

镇静抗抑郁药物在慢性失眠和非恢复性睡眠的治疗中也发挥了重要作用（Sateia 和 Nowell，2004）。三环化合物阿米替林和多塞平的给药剂量可以低于治疗重性抑郁症通常所需的剂量（Schuman 和 Attarian，2012）。尽管谨慎给药通常是安全的，但必须认识到与过度镇静、直立性低血压、心脏毒性和抗胆碱能作用（包括中枢作用所致谵妄）相关的毒性风险（Sateia 和 Nowell，2004）。

褪黑素是由松果体产生的一种激素，有助于加强昼夜节律和季节节律（Morin 和 Benca，2012）。最近的证据表明，它可以用于老年患者，因为褪黑激素通常作为衰老的一部分而减少。拉美通是一种褪黑激素受体激动药，可降低睡眠潜伏期，但不会增加总睡眠时间；它可能有助于促进较低剂量的昼夜节律夹带（Morin 和 Benca，2012；Schuman 和 Attarian，2012）。

用作睡眠诱导剂的抗组胺药包括苯海拉明（Lie 等，2015）。一种草药制剂缬草已被证明可与 $GABA_A$ 受体结合，并可改善睡眠质量的主观改善，而不会改善定量测量（Morin 和 Benca，2012；Oxman 等，2007）。已报告普瑞巴林可降低伴有全身性焦虑和失眠的患者的睡眠和焦虑（Montgomery 等，2009），并可降低纤维肌痛患者的失眠和疼痛（Russell 等，2009）。最后，非典型抗精神病药物，特别是喹硫平和奥氮平，偶尔用于失眠，特别是在有器质性相关体征的情况下（Morin 和 Benca，2012）。由于担心如日间镇静、头晕、认知障碍和跌倒这些情况，所有这些药物在医疗疾病中必须非常谨慎地使用（Morin 和 Benca，2012）。

十六、非药物性干预

医学疾病中睡眠障碍的管理应旨在改善睡眠质量和数量，减轻促成共病障碍的影响，并提高生活质量（National Cancer Institute,2010；Liu 等，2015）。因此，认知和行为疗法是失眠的一线建议（CBT-I）（Smith 等，2005；Galbiati 等，2015；Hwang 等，2016；Lallukka 等，2017）。使用的其他非药物干预措施包括补充和替代药物、运动（Mishra 等，2012）和表达疗法（Classen 等，2001）。

CBT 是认知治疗和行为矫正技术的结合（20 世纪 50 年代；Skinner、Pavlov 和 Wolpe）。已证明其可有效治疗和预防失眠复发（CBT-I）（Okajima 等，

表 68-1 睡眠障碍的药物治疗

药物名称	剂量（mg）[老年和安宁疗护患者推荐剂量（mg）]	代 谢	半衰期（h）和峰值血浆浓度（给药后时间 /h）	不良反应
苯二氮䓬安眠药（苯二氮䓬受体激动药）				
阿普唑仑	0.5～1	通过 CYP3A4 经肝代谢	11.2	协调异常、抑郁、嗜睡
安定	5～10	通过肝脏	20～50	激越、健忘、焦虑、共济失调、意识模糊、抑郁、嗜睡、头晕
艾司唑仑	1～2（0.5）	通过肝脏	10～24，2	同安定
氟拉西泮	15～30（15）	通过肝脏	47～100，2	同艾司唑仑
夸西泮	7.5～15（7.5）	通过肝脏	25～41，1.5	同艾司唑仑
替马西泮	7.5～30（7.5）	通过肝脏	6～16，1	同艾司唑仑
三唑仑	0.25～0.50（0.125～0.250）	通过肝脏	1.5～5.5，2	同艾司唑仑
氯硝西泮	0.25～0.50（0.25）	通过肝脏	30～40，1～4	嗜睡、头晕、共济失调、神经过敏
非苯二氮䓬安眠药				
扎莱普隆	10～20（5～10）	广泛，主要通过醛氧化酶	1，1	胸痛、外周水肿、健忘、焦虑、人格解体、抑郁、胃肠道症状
唑吡坦	5～10（5）	肝脏，主要通过 CY3A4	2.5～2.8，1.6	头晕、头痛、嗜睡
佐匹克隆	3.75～7.5（7.5）	广泛肝性	5～7，>2	心悸、激越、顺行性遗忘、乏力、胃肠道症状
抗抑郁药				
阿米替林	25～100（20）	肝转去甲替林（活性）	9～27，4～8	坐立不安、头晕、失眠、镇静、疲乏、焦虑、认知功能受损、视物模糊、口干、心律失常、直立性低血压
米氮平	15～45（7.5～15）	通过 CYP1A2、CYP2C9、CYP2D6、CYP3A4 和经肝去甲基化和羟基化	20～40，2	嗜睡、便秘、口干、食欲增加、体重增加
多虑平	75～100（25～50）	通过肝脏	8～24，2～3	同阿米替林
曲唑酮	150～400（150）	通过肝脏	7，1	同阿米替林
非处方药				
褪黑素	0.5～6	—		无已知毒性或严重不良反应
缬草	600	—	—	无已知毒性或严重不良反应
抗组胺药				
多塞平（低剂量）	3～6	通过肝脏	15.3	嗜睡、恶心、上呼吸道感染
非传统替代药				
雷美尔通	8（睡前 30min）	广泛的首过效应；氧化代谢主要通过 CYP1A2，其次通过 CYP2C 和 CYP3A4		中枢神经系统抑郁症、生殖激素调节障碍

（续表）

药物名称	剂量（mg）[老年和安宁疗护患者推荐剂量（mg）]	代　谢	半衰期（h）和峰值血浆浓度（给药后时间 /h）	不良反应
抗惊厥药				
加巴喷丁	300～600（300）	肝、肾	5～7，2～4	嗜睡、头晕、共济失调、震颤、复视、眼球震颤、肌痛、外周水肿
普瑞巴林	300～600	肝、肾	6，3	头晕、嗜睡
噻加宾	4～8（4）	通过肝脏	7～9，0～75	困倦、头晕、共济失调、震颤、无癫痫、乏力、胃肠功能紊乱患者的新发癫痫
抗精神病药				
奥氮平	5～10，5	通过肝脏	21～54，6	嗜睡、头晕、共济失调、震颤、锥体外系症状、新发糖尿病
喹硫平	25～200，25	通过肝脏	6，15	同奥氮平

引自 Morin，C.M.and Benca，R.(2012).Chronic insomnia.Lancet.379(9821)：1129-41.DOI：https://doi.org/10.1016/S0140-6736(11)60750-2.

2010）。随着时间的推移，伴有较高程度疼痛和失眠的患者最有可能从 CBT 干预中获得益处（Susan 等，2014）。

CBT 以目标为导向，需要患者的积极参与（Reeve 和 Bailes，2010）。其基础是将失眠理解为一种已从急性发展为慢性的问题，除其他外，其原因包括与医疗或精神原因无关的适应不良代偿策略和行为偶发事件（Harvey 等，2014）。为了解决这些问题，可以教导患者具体的认知和行为策略，以改善睡眠，纠正对睡眠的误解，并处理症状和苦恼（Smith 等，2005）。

在 CBT-I 中，患者可学习特定技术，如放松训练（McCurry 等，2007）。在睡前进行放松训练被认为可以预防引发和持续失眠，被美国睡眠医学学会推荐为失眠的标准治疗方法（Morgenthaler 等，2006）。

研究表明，CBT-I 可改善入睡时间和夜间醒来时间，以及诱导其他益处，如改善疼痛管理和减少焦虑（Espie 等，2008）。对 CBT-I 治疗原发性失眠的研究表明，CBT-I 对多种睡眠参数有很大影响。短暂 CBT-I 的益处，包括改善睡眠参数和减少药物使用，在治疗完成后的随访期内一直持续到 2 年（Smith 等，2005）。在患病人群中进行的 CBT-I 研究显示了类似的益处（Woodward，2011）。

十七、未来研究方向

在医学疾病人群中表征和治疗睡眠障碍方面仍存在许多挑战。未来的研究必须扩展我们对这些疾病的生物学层面及行为学方面的知识。应提高对睡眠障碍的准确诊断及使用药物和非药物方法的有效治疗策略的认识。

第 69 章　血栓性并发症的评估和处理

Assessment and management of thrombotic complications

Simon Noble　Nicola Pease　Nicolas Chinn-Yee　著
成文武　张晨月　译　　丛明华　顾　彤　校

一、血栓性并发症概述

肿瘤与静脉血栓栓塞（venous thromboembolism，VTE）之间的关联已被认识近 160 年。它的第 1 次描述归功于巴黎的医生 Armand Trousseau，他在 19 世纪 60 年代发表了一系列的演讲，包括他的著名著作 *Clinique Medale de l'Hotel-Dieu*。在本研究中，他讨论了一个病例系列，其中 3 名患者（1 名是他的教授同事）表现为“白细胞增多症”作为内脏不适的表现。这种现象，现在被称为 Trousseau 综合征，具有讽刺意味的是，它的同名是作者自己死亡的先兆。1867 年 1 月 1 日，他诊断自己的左臂有深静脉血栓形成，并告诉他的一位同事“我迷路了，我毫不怀疑我的疾病的性质”。他不久后死于胃癌。

直到最近，VTE 一直被认为与姑息治疗团队的相关性有限。医生调查表明，对晚期肿瘤患者的患病率估计过低，并且发生时的症状负担可忽略不计。通常与肺栓塞（pulmonary embolus，PE）或 DVT 相关的症状更容易归因于晚期肿瘤中观察到的其他病理，尽管这些情况可能很容易共存。

在过去 20 年里，肿瘤治疗取得了如此大的进步，以至于对于许多原发性肿瘤来说，恶性疾病的自然史发生了巨大的变化。对于许多转移性乳腺癌、结肠直肠癌和前列腺癌患者来说，他们的疾病将呈慢性疾病轨迹，接受安宁疗护数年。许多人将与安宁疗护团队共同管理，甚至在开始进一步的抗癌治疗之前，为了稳定症状而入住专科安宁疗护病房（specialist palliative care unit，SPCU）或临终关怀机构。由于化疗（一种主要的血栓形成风险因素）在转移性疾病患者中使用的时间更长，临床医生观察到与肿瘤相关的 VTE 发生率平行增加。

除了肿瘤管理方面的进展之外，过去 20 年来，在可用于治疗 VTE 病的抗凝血药的选择方面也取得了重大进展。维生素 K 拮抗药（如华法林）已不再是唯一可用的抗凝血药，低分子量肝素（low-molecular-weight heparins，LMWH）被确定为肿瘤相关血栓形成（cancer-associated thrombosis，CAT）的一线抗凝血药。最近，直接口服抗凝血药（direct-acting oral anticoagulants，DOAC）在 VTE 治疗本身中已证明非劣于华法林，同时也为肿瘤患者提供了有利的数据。

本章将回顾当前管理 CAT 的证据，特别强调晚期或亚稳态肿瘤患者。它将考虑在安宁疗护和临终关怀团队中工作的临床医生面临的特殊挑战，但也将为参与转移性患者支持性护理的团队提供疾病指导。

二、生活质量和患者体验

虽然对流行病学、病理生理学和管理有很好的了解，但仅进行了有限的研究来了解 CAT 的患者经验。几项定性研究表明，患者认为 DVT 或 PE 的经历比最初的肿瘤诊断本身更令人痛苦（Seaman 等，2014）。这通常是因为他们将其视为威胁生命疾病的进一步并发症，或者由于 VTE 自身的症状性负担。与更全面的初始肿瘤诊断和治疗方法相比，这也可能反映出患者在被诊断出患有 VTE（对生命的潜在威胁）时缺乏信息或获得的支持。

定性研究和临床研究表明，不应将 LMWH 的每天注射量要求视为过于繁重；当选择抗凝血药时，患者重视具有不干扰其肿瘤治疗的药物，其是有效和安全的。虽然片剂比注射剂的便利性已得到认可，但在肿瘤情况下，患者并不会将疗效 / 安全性放在首位（Noble 等，2015）。即使在临终关怀 /SPCU 环境中，患者仍认为 LMWH 在其疾病背景下是可接受的，无论是用于 VTE 治疗还是初级血栓预防。所有此类研究的主要信息是，患者强烈希望参与决策过程，但他们也非常信任临床医生的建议。

三、肿瘤相关性血栓形成的病理生理学

Virchow 三联症（血流淤滞、血管内皮损伤和高

凝状态）涵盖了与 VTE 病发展相关的所有风险因素。对于非肿瘤患者，VTE 通常跟随暴露于一种或多种风险因素的暂时增加，之后激发因素消退，持续的血栓形成倾向减弱。

然而，在整个肿瘤过程中，肿瘤患者经常面临一系列不同的风险因素，从而暴露于血栓形成的消长背景中。因此，从长远来看，活动性肿瘤患者可能仍是 VTE 的高风险人群。

图 69-1 显示了与 CAT 相关的各种风险因素。肿瘤本身通过直接或间接释放促凝血物质（即组织因子）和炎症介质（如 IL-1）而诱导出高凝状态。然而，并非所有肿瘤都是相同的，VTE 风险根据原发肿瘤类型和组织学而有所不同。这种高凝状态在肺、卵巢、脑和上消化道肿瘤中最高，在乳腺和前列腺恶性肿瘤中最低。即使在后两种肿瘤中，CAT 事件也并不罕见；2% 的Ⅰ/Ⅱ期乳腺癌患者在辅助化疗期间会发生 CAT，8% 的Ⅳ期患者在姑息化疗期间会发生 CAT。VTE 风险也随着疾病进展而增加，远处转移的存在使 VTE 率增加了 19 倍。

四、肿瘤相关血管形成表现与诊断

（一）临床特征

可归因于 VTE 的症状取决于血栓的大小和位置。小的非闭塞性血栓（无论位于手臂、腿部或肺部）可能无症状，而大容量闭塞性 DVT 或 PE 可能带来显著的症状负担。

DVT 的典型表现为受累腿疼痛、红斑和肿胀，而 PE 可能表现为呼吸困难、胸痛、咯血和晕厥的任意组合症状。

（二）调查

DVT 和 PE 的金标准检查分别是多普勒超声和 CT 肺血管造影，无论患者是否患有肿瘤。然而，在晚期肿瘤背景下考虑 VTE 时，承认几个差异很重要。

（三）诊断学中的易混淆因素

首先，当血栓栓塞事件可以用其他病理来解释时，通常被忽视为症状的原因；呼吸困难更可能归因于贫血、肺炎、胸腔积液、心力衰竭或肺转移。在

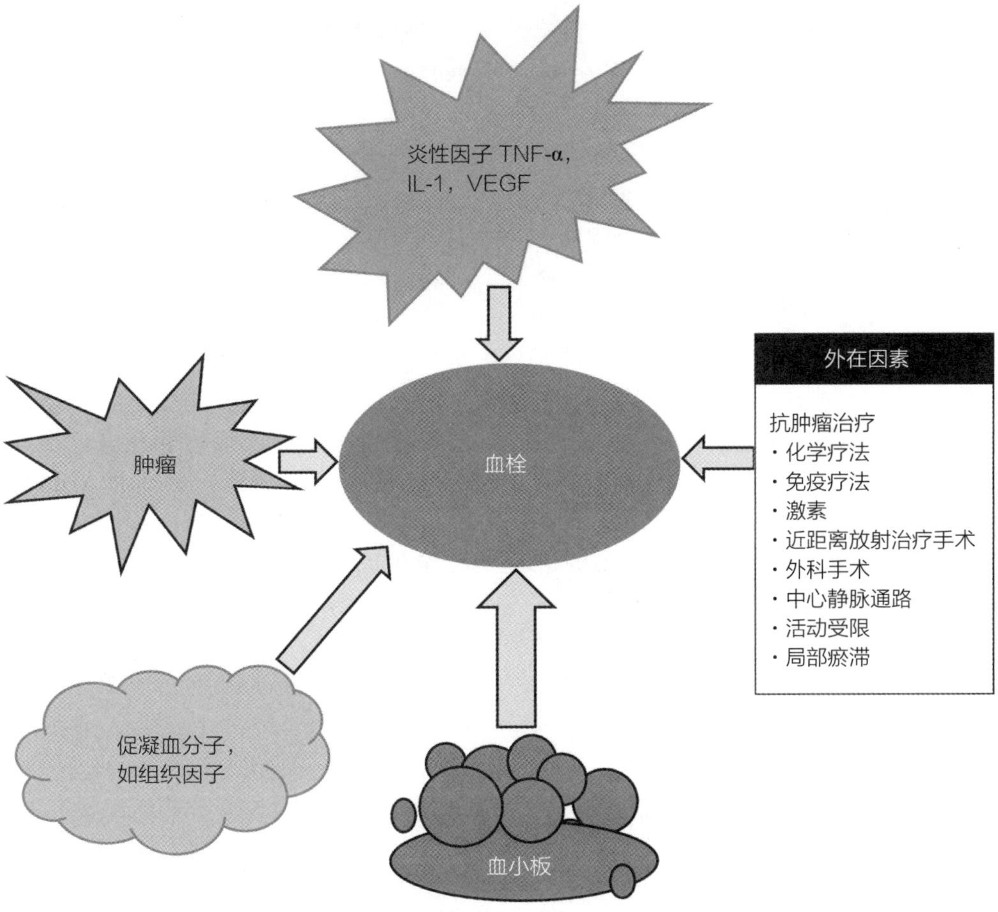

▲ 图 69-1　肿瘤相关性血栓形成的危险因素

考虑 PE 之前。同样，腿部肿胀可视为蜂窝织炎、低白蛋白血症或淋巴水肿，而非 DVT。此外，此类诊断常见于肿瘤学，如果同时发生，可能会掩盖 VTE 症状。

其次，临床实践中用于评估疑似 VTE 的工具和研究可能对肿瘤没有帮助。Wells 评分是一种常用的 DVT 或 PE 临床预测工具，在肿瘤患者中的实用性有限。由于存在活动期肿瘤（通过 6 个月内治疗或姑息性治疗确定）导致 1 分，仅需要增加 1 分即可支持 28% 的 VTE 概率。因此，作为一种排他性预测模型，它不太可能有所帮助（Wells 等，1997）。

D- 二聚体是纤维蛋白降解产物，当血凝块发生纤维蛋白溶解时，会存在于血液中。同样，由于肿瘤转移进展和纤维蛋白活性之间的复杂关系，细胞活化的 D- 二聚体水平在肿瘤中很常见；因此，D- 二聚体仅用作排除试验。在疑似 CAT 的常规检查中，不建议进行这些检查。

安宁疗护团队在管理社区内的患者或作为独立临终安养院或 SPU 的住院患者时，还存在另一个挑战。在这些护理环境中，由于需要将患者转运（尽管是暂时的）到合适的诊断机构，因此是否对疑似 VTE 病进行调查的决定较为复杂（Sheard 等，2013）。对于生命即将结束的患者或无法移动的患者，此类检查可能被视为不适当的负担。一些 SPCU 现在有现场多普勒超声仪，经过适当培训的工作人员可以使用。虽然不太可能检测出膝盖以下的小血栓，但三点压迫超声检查作为床边诊断工具在英国的医疗单位中使用得越来越多。

除了对疑似 VTE 病的调查之外，在 CT 中识别用于指示的 PE 是一个日益严重的临床问题。最常见于分期扫描或评估抗癌治疗反应的扫描中，3.1% 的肿瘤患者出现口腔内 PE。将它们描述为“无症状 PE”通常是不正确的，因为仔细的病史通常会发现以前没有观察到的症状。目前的指南建议采用与治疗有症状的肿瘤相关 PE 相同的抗凝类型和持续时间，尤其是那些远至肺血管系统节段性分支的 PE（Farge 等，2013）。然而，关于亚段 PE 在肿瘤学环境中的意义的数据尚不清楚；目前，存活数据表明抗凝治疗孤立偶发亚节段性 PE 没有优势。因此，在没有腿部 DVT 任何放射学证据的情况下，许多临床医生选择不抗凝治疗。

五、血栓形成的目标性护理

VTE 治疗包括给予抗凝血药以防止血栓进一步发展，从而使身体的纤溶系统稳定并再吸收急性凝块。抗凝治疗有几个目标，包括预防血凝块复发、扩展和栓塞，同时将出血风险降至最低。

在一般人群中，如果不治疗，有症状的 DVT 有 50% 的 PE 风险。未经治疗的 PE 死亡率为 30%，通常是由于复发性栓塞所致。

虽然安宁疗护的目的不是延长生命，但也不是缩短生命。有些人认为“较大的 PE 可能是一个不错的离世选择”，这意味着 PE 导致的无症状猝死可能比进行性肿瘤导致的长期下降更少痛苦或负担。然而，致命性 PE 无症状的概念是错误的。对 PE 被确认为死亡原因的患者进行的尸检研究表明，仅 10% 的患者发生无症状猝死。大多数患者有持续平均 2h 的长期症状性死亡，以呼吸困难、心动过速和精神紧张为主（Havig，1977）。

六、肿瘤相关血管形成的治疗：全球化视觉

虽然本章提供了最新和最可靠的数据来指导和指导临床实践，但也必须以一定程度的务实态度对待 VTE 问题。与安宁疗护中通常推荐的其他药物一样，黄金标准研究或治疗并不总是在某些临床环境中可用。

（一）华法林

50 多年来，华法林一直是抗凝治疗的主要药物，在全球范围内，华法林仍然是 CAT 最常用的处方抗凝药物。这并不是因为疗效或安全性更好，而是成本节约和可用性的体现。

然而，值得注意的是，除了存在显著的药物间相互作用风险外，肿瘤患者华法林化与复发性血栓形成和出血风险增加相关。在一项针对 VTE 842 名接受华法林治疗患者的前瞻性观察性研究中，肿瘤患者（n=181）12 个月的复发血栓栓塞累积发生率为 20.7%（95%CI 15.6%～25.8%），而非肿瘤患者（n=661）的复发血栓栓塞累积发生率为 6.8%（95%CI 3.9%～9.7%），风险比为 3.2（95%CI 1.9～5.4）。肿瘤患者 12 个月累积大出血发生率为 12.4%（95%CI 6.5%～18.2%），非肿瘤患者为 4.9%（95%CI 2.5%～7.4%），危险比为 2.2（95%CI 1.2～4.1）（Prandoni 等，2002）。在本研究和未来的研究中，大出血的定义是颅内或腹膜后出血，或者直接导致死亡、住院或输血的出血。

VTE 复发和出血均与肿瘤严重程度相关，但与

抗凝过度或不足无关。这些数据与在英国一家临终关怀机构进行的小型审计一致。在为 VTE 而战的 17 名患者中，有 15 名出现出血。从每 6 天到每 2.4 天对国际标准化比值进行更严格的监测，使 18 名患者的出血量略微改善至 11 次。随后的数据表明，控制华法林治疗所需的监测频率对生活质量和安宁疗护 / 临终环境有负面影响，欢迎使用华法林的替代方案。

（二）低分子量肝素和特异性直接口服抗凝血药

基于对复发性血栓形成的更好疗效，低分子量肝素（如替地肝素、依诺肝素和丁扎肝素）已优于华法林作为治疗 CAT 的首选药物。然而，在低分子量肝素可轻易获得的国家，如美国，许多保险机构将不支付 LMWH 的费用，因此临床医生将使用华法林。

最近，有数据支持对某些 CAT 患者使用特定的 DOAC。然而，尽管来自非恶性环境的数据支持 DOAC，从第 1 次 DAOC 会议开始 8 年后证明在非瓣膜性心房颤动的脑卒中预防方面非劣于华法林，在 VTE 的治疗方面非劣于华法林 9 年后，华法林仍然是最常用的口服抗凝血药。

（三）初始治疗

1. 总则　比较华法林与 LMWH 治疗 CAT 的随机对照试验数据表明，LMWH 在预防 VTE 复发而不增加出血风险方面优于华法林。因此，临床指南建议对 CAT 进行 3～6 个月的体重调整 LMWH 治疗（Farge 等，2013）。

最近，DOAC 证明了华法林治疗 VTE 的非劣效性和在大出血方面的优越安全性。DOAC 不需要监测或剂量调整，并且药物间相互作用显著减少，是当前标准做法的一种有吸引力的替代方案。

VTE 肿瘤患者的管理应被视为一个独立的实体，治疗策略应尽可能基于代表性人群的研究。特定的已知挑战包括以下情况。

- 与非肿瘤相比，特别是与华法林相比，VTE 复发增加。
- 与非肿瘤患者相比，出血增加，12 个月时最高为 19.8%。
- 由于化疗和手术等外在因素或疾病进展或消退等内在因素导致的持续和变化的 VTE 风险。
- 接受持续的抗癌治疗，包括化疗、靶向治疗和激素治疗在内的抗癌治疗将增加血栓形成风险。化疗诱导的血小板减少症可能会使抗凝在血细胞减少最低点时变得危险。

2. 使用低分子量肝素的初始治疗　非肿瘤人群的 VTE 治疗主要包括 5 天的体重调整 LMWH 治疗，然后用维生素 K 拮抗药（即华法林）进行 3～6 个月的抗凝治疗。比较华法林与 LMWH 治疗 CAT 的 RCT 数据表明，在预防 VTE 复发而不增加出血风险方面，LMWH 优于华法林。因此，临床指南建议将 3～6 个月的体重调整 LMWH 用于 CAT 的一线治疗（Farge 等，2013）。

此外，由于药物间的相互作用导致国际标准化比值不稳定，因此在许多接受化疗的患者中使用华法林尤其困难。相反，LMWH 的药物间相互作用较少，很少需要监测。表 69-1 中列出了给药方案。不同药物的可得性因国家而异，应注意的是，在一些国家，依诺肝素被许可以 1mg/kg 的剂量每天 2 次给药。这可能对长期使用的耐受性有影响。

尽管这些研究仅评估了 3～6 个月的抗凝治疗，但国际血栓形成和止血学会（International Society of Thrombosis and Hemostasis，ISTH）发布的 CAT 指南支持在复发事件高风险的晚期或转移性肿瘤患者中使用治疗剂量的 LMWH（无限期）（Farge 等，2013）。推动这些进展的是随机试验，这些试验确定，就降低 VTE 复发率而言，LMWH 比华法林更有效，并且出血风险相似或更低。值得注意的是，在 CAT 中评估华法林与 LMWH 的试验排除了预期寿命小于 3 个月、体能状态差、出血风险增加、肾功能损害、体重＜40kg、血小板减少和姑息性患者常见的其他合并症的患者。在这些随机试验中，转移性疾病（一种可能的姑息性指征）的患病率在 40%～70%（Noble 和 Sui，2016）。除了 RCT 数据之外，安宁疗护团队护理下的几个患者病例系列支持体能状态或预后较

表 69-1　不同低分子量肝素在 CAT 治疗和二级预防中的给药方案

低分子量肝素	给药的第 1 个月	给药第 2～6 个月
达肝素	200U/kg 悬浮剂，每天 1 次	150U 悬浮剂，每天 1 次
亭扎肝素	175U/kg 悬浮剂，每天 1 次	175U 悬浮剂，每天 1 次
依诺肝素	1.5mg/kg 悬浮剂，每天 1 次	1.5mg/kg 悬浮剂，每天 1 次

引自 Farge，D.et al.(2013).International clinical practice guidelines for the treatment and prophylaxis of venous thromboembolism in patients with cancer.J Thromb Haemost.11(1):56-70.DOI：10.1111/jth.12070.

差的较晚期肿瘤人群中使用 LMWH。

如前所述，关于这种给药形式可能对患者生活质量产生负面影响的担忧没有得到定性研究的支持，而定性研究表明，患者认为 LMWH 在他们的肿瘤病程背景下是可接受的，并且能够快速适应每天的自我常规注射（Benelhaj 等，2018）。然而，这取决于患者是否理解药物的用途并接受注射技术建议。

在为患者提供咨询时，应警告患者及其护理人员注意擦伤和皮下纤维化。除非提出警告，否则患者通常担心肿块是转移性扩散的指征，而预先警告将防止过度的痛苦。

尽管 LMWH 得到了普遍接受，但不可避免地会有患者无法耐受。这在低体脂、因造口或瘢痕导致的可注射表面受限的患者、因长期使用而出现广泛皮下纤维化的患者中尤为常见。因此，人们对（相对）新的口服药物越来越感兴趣。

3. 使用直接口服抗凝血药的初始治疗　口服因子Ⅱa 抑制药达比加群和因子Ⅹa 抑制药利伐沙班、阿哌沙班和依度沙班的上市为 VTE 的管理提供了新的选择。这些 DOAC 已证明与华法林相比在常规 VTE 治疗中的非劣效性，一些 DOAC 在大出血方面显示出更好的安全性。与华法林相比，DOAC 不需要监测或剂量调整，并且药物间相互作用明显更少，因此可能为当前实践提供一种有吸引力的替代方案（Gomez-Outes 等，2014）。

最近报道了两起 RCT，比较了 DOAC 和 LMWH 治疗 CAT 的疗效。SELECT-D 试点研究比较了利伐沙班和达肝素治疗 CAT（Young 等，2018）。招募了 400 多名患者。服用达肝素的患者 6 个月时的 VTE 复发率为 11%（95%CI 7%～17%），服用利伐沙班的患者为 4%（95%CI 2%～9%）。在达肝素组中，与各试验组的出血相似［6 名患者发生 6 次出血（3%；95%CI 1%～6%）；8 名患者 9 次出血（4%；利伐沙班组为 95%CI 2%～8%）］。利伐沙班组有更多临床相关的非主要出血，达肝素组 5 名患者 5 次出血（2%；95%CI 1%～6%），利伐沙班组 27 例患者 28 次出血（13%；95%CI 9%～19%）。与利伐沙班组 34 例患者（17%；95%CI 12%～22%）相比，达肝素组 11 例患者（5%；95%CI 3%～9%）出现分类为重大出血或临床相关非重大出血。

HOKUSAI VTE 肿瘤研究比较了 LMWH 治疗 5 天，随后依度沙班 60mg 每天 1 次与 200U/kg 剂量的达肝素治疗 1 个月，之后 VTE 肿瘤患者接受达肝素 150U/kg 治疗（Raskob 等，2018）；共纳入 1046 例患者。主要结果是 VTE 复发和大出血的综合结果。在依度沙班组的 522 名患者中，67 名（12.8%）患者与达肝素组的 524 名患者中的 71 名（13.5%）患者中，依度沙班与达肝素相比表现出非劣效性，有主要结果论断（HR=0.97，95%CI 0.70～1.36；非劣效性 *P*=0.006，*P*=0.87 表示优势）。由此看来，依度沙班导致复发的 VTE 事件更少，但代价是更严重的出血事件。依度沙班组中 41 例患者（7.9%）发生 VTE 病复发，达肝素组中 59 例患者（11.3%）发生该病复发（风险差异 −3.4%；95%CI −7.0～0.2）。依度沙班组中 36 名患者（6.9%）发生大出血，而达肝素组中 21 名患者（4.0%）发生大出血（风险差异 2.9%，95%CI 0.1～5.6）。胃肠道（13.1%）和尿路上皮（7.9%）肿瘤的大出血发生率较高，在此类肿瘤中使用 DOAC 管理 CAT 似乎不合理。这种方法反映在美国纽约纪念斯隆 – 凯特琳肿瘤中心的临床实践中。该政策似乎是安全的，大出血率低得多（2%）（Mantha 等，2017）。

在安宁疗护环境中考虑 DOAC 时，建议对身体虚弱、有潜在肝功能障碍和肾功能受损的老年人慎用（肌酐清除率＜30ml/min 的患者应完全避免 DOAC）。

虽然存在特定的逆转剂和抗凝作用监测试验，但它们价格昂贵，目前在急性护理环境之外无法广泛使用。另一个重要考虑因素是与这些药物存在多种药物相互作用，从而导致 DOAC 血浆水平升高或降低。虽然与华法林相比，DOAC 的相互作用更少，但它们对抑制 P- 糖蛋白或 CYP3A4 的药物特别敏感（Lee 和 Peterson，2013）。其中包括肿瘤学中常用的化疗和支持性护理药物，如化疗剂和免疫抑制药、激素疗法、酪氨酸激酶抑制药和地塞米松（表 69–2）。然而，如果患者无法进行 LMWH 超声检查，DOAC 可能是比华法林更好的选择，但在与临床医生共同做出决定时，应使患者意识到数据的局限性和可能的风险。

在撰写本报告时，鉴于 SELECT-D 和 HOKUSAI 的结果，尚未有已发表的临床指南更新其建议。然而，国际血栓形成和止血学会科学小组委员会（International Society for Thrombosis and Hemostasis Scientific Sub Committee，ISTH SSC）恶性肿瘤已发布指南，汇总见框 69–1（Khorana 等，2018）。对于“兼职临床医生”，指导相对简单：只要患者出血风险低且没有任何显著的药物间相互作用，就可以使用选定的 DOAC。

表 69-2　与直接作用的口服抗凝血药常见药物间相互作用

	达比加群	利伐沙班	阿哌沙班片	依度沙班
相互影响	P- 糖蛋白	P- 糖蛋白 CYP3A4	P- 糖蛋白 CYP3A4	P- 糖蛋白
提高 DOAC 血浆水平 [a]	• 环孢素 • 他克莫司 • 三苯氧胺 • 拉帕替尼 • 尼罗替尼 • 舒尼替尼	• 环孢素 • 他克莫司 • 三苯氧胺 • 拉帕替尼 • 尼罗替尼 • 舒尼替尼 • 伊马替尼	• 环孢素 • 他克莫司 • 三苯氧胺 • 拉帕替尼 • 尼罗替尼 • 舒尼替尼 • 伊马替尼	• 环孢素 • 他克莫司 • 三苯氧胺 • 拉帕替尼 • 尼罗替尼 • 舒尼替尼
降低 DOAC 血浆水平 [b]	• 地塞米松 • 多柔比星 • 长春碱	• 地塞米松 • 多柔比星 • 长春碱	• 地塞米松 • 多柔比星 • 长春碱	• 地塞米松 • 多柔比星 • 长春碱

a. 抑制 P- 糖蛋白或 CYP3A4 的药物可增加 DOAC 水平
b. 诱导 P- 糖蛋白或 CYP3A4 的药物可降低 DOAC 水平
经许可转载，改编自 Lee，A.Y.and Peterson，E.A.(2013).Treatment of cancer-associated thrombosis.Blood.122(14)：2310- 7.https://doi.org/10.1182/blood-2013-04-460162.

框 69-1　使用直接口服抗凝血药在治疗肿瘤相关性血栓中的指南

1. 在与患者共同决策后，我们建议个体化治疗方案
2. 我们建议对急性诊断为 VTE、出血风险低且与当前全身治疗无药物间相互作用的肿瘤患者使用特异性 DOAC。低分子量肝素是一种可接受的替代品
3. 我们建议对急性诊断为 VTE 和出血风险高的肿瘤患者使用 LMWH，包括原发灶完整的腔内胃肠癌患者、有泌尿生殖道、膀胱出血风险的肿瘤患者，或者肾造口管，或者患有活动性胃肠黏膜异常，如十二指肠溃疡、胃炎、食管炎或结肠炎的患者

经许可转载，引自 Khorana，A.A.et al.(2018).Role of direct oral anticoagulants in the treatment of cancer-associated venous thromboembolism：guidance from the SSC of the ISTH.J Thromb Haemost.16(9)：1891-1894.DOI：10.1111/jth.14219.

（四）长期抗凝

尽管采用体重调整 LMWH 法对 CAT 进行 3～6 个月的标准治疗是基于多个 RCT 的数据，但基本上没有证据支持超过 6 个月的治疗。迄今为止，仅发表了少数在异质性人群中进行的观察性研究。在考虑长期抗凝治疗时，需要做出两个决定：①是否应继续抗凝治疗；②应使用哪种抗凝血药。

对于仍有活动期肿瘤的 CAT 患者，血栓形成风险可以说是持续存在的，直觉上，无限期抗凝似乎是合理的。然而，有或无持续抗凝治疗的 VTE 复发数据有限，无法准确告知患者 VTE 复发的风险是否超过持续抗凝治疗的出血风险，尤其是在考虑高度异质性人群时。

ISTH 指南（Farge 等，2013）建议对每位患者进行单独评估，在决定继续抗凝治疗时应权衡以下因素。

1. 感知出血风险

● 抗凝治疗超过 6 个月，每月持续风险为 0.7% 重大出血风险，但这在众多血管肿瘤中会更高。

● 出现血小板减少症 / 骨髓衰竭 / 肝衰竭时风险增加。

2. 持续血栓形成风险

● 上消化道肿瘤、妇科肿瘤和肺癌的风险更大。

● 存在远处转移时风险增加。

3. 患者意愿

● 诊断时具有令人苦恼的 VTE 症状的患者通常希望继续抗凝治疗。

● 症状负担轻的患者通常不希望继续抗凝治疗。

需要开发正式的临床决策工具来辅助这一具有挑战性但常见的临床场景。抗凝血药的选择似乎相对直接：在考虑复发性 VTE 病时，没有数据表明任何药物优于另一种药物。在这种情况下，临床医生可以证明他们选择的任何抗凝血药都是合理的。

（五）生命终末期的抗凝治疗

CAT 指南建议对进行中的活动期肿瘤患者进行无限期抗凝治疗，但没有一项指南涉及随着死亡临近的抗凝治疗。毫无疑问，肿瘤患者在生命末期具有高度血栓形成性，最可能的原因是疾病进展、不动、脱水和可能的感染。高达 50% 的肿瘤患者在死后会

出现 PE，尽管尚不清楚这些 PE 是导致死亡的原因，还是仅仅是死亡过程的一部分。

除了观察数据之外，没有什么证据可以为最佳实践提供信息。在最近的一个 2 年间死亡的 214 例 CAT 患者病例系列中，50% 的患者继续接受 LMWH 治疗直至死亡，11% 的患者在死亡前 7 天仍继续接受治疗。

在较早停止抗凝治疗的患者中，没有报道可归因于 VTE 复发的症状。在继续 LMWH 治疗的患者中，有 7% 在死亡后 7 天内或死亡时发生了重大出血或临床相关的非重大出血（Noble 等，2018）。

在这些作者看来，出血的风险似乎高于复发性、症状性 VTE 的风险，在生命末期，可归因于 VTE 的任何症状均可使用标准生命末期药物缓解。

在可能的情况下，停止抗凝治疗的决定应由患者及其家人参与。虽然有些人可能欢迎有机会合理用药或停止注射，但有些人可能担心停止他们认为已使其康复的治疗。这在经历有症状的大血凝块负荷或创伤性诊断过程的患者中最为明显。

七、微妙和有争议的问题

（一）归纳相关研究发现和理论基础

如前所述，所有 CAT 临床试验均有排除标准，包括体能状态差、预期寿命小于 3 个月、血小板减少、出血风险增加、肾功能损害和体重小于 40kg 的患者。这些患者通常由专业安宁疗护团队负责诊治，接受 LMWH 治疗的患者中高达 9% 出现 VTE 复发，因此需要调整其抗凝治疗。复发性 VTE 最常见于患有晚期疾病的患者，尤其是肺癌、卵巢癌、脑癌和胰腺癌患者。

（二）剂量减少

高达 21% 的 CAT 患者在经过体重调整的 LMWH 标准治疗方案之外接受治疗。这些患者包括复发性 VTE，尽管有抗凝、血小板减少和出血并发症。ISTH 恶性肿瘤和止血科学委员会发布了关于管理此类挑战性病例的指南（Carrier 等，2014）（框 69-2）。

（三）血小板减少

本指南对血小板减少症的治疗提出了具体建议。他们建议，对于血小板计数超过 50×10^9/L 的患者，不必减少 LMWH 剂量，可给予全治疗剂量。血小板计数低于 50×10^9/L 的患者的管理将取决于血栓形成的急性程度。在急性情况下，临床医生的目标是尽可能实现完全抗凝，因为此时新鲜血凝块最不稳定，最有可能扩散和栓塞。治疗性抗凝通过防止新血凝块的形成并使溶解不间断地进行，有助于优化血凝块的稳定和再吸收。

因此，对于急性 CAT 和血小板计数低于 50×10^9/L 的患者，他们建议使用血小板进行完全抗凝和支持治疗输血以维持血小板计数高于 50×10^9/L。在不可能输注血小板的情况下，无论出于何种原因，只要计划在血小板计数恢复正常后拆除过滤器，就可以考虑使用可回收的下腔静脉（inferior vena cava，IVC）过滤器。对于亚急性或慢性 CAT 及血小板计

框 69-2 肿瘤相关血栓形成中具有挑战性病例的处理

无论是否抗凝治疗的复发性 VTE
1. 如果使用华法林，切换至治疗性 LMWH
2. 如果已经在 LMWH 接受治疗，则将剂量增加 25%，如果正在接受非治疗性给药，则增加回至治疗性体重调整剂量
3. 如果症状没有改善，则使用峰值抗Xa 水平来估计下一次的上升

血小板减少中的 CAT 处理
1. 对于血小板计数大于 50×10^9/L 的患者，给予全治疗剂量的 LMWH
2. 对于急性 CAT 和血小板计数低于 50×10^9/L 的患者，给予以下处理
(1) 通过输注血小板进行完全抗凝，以维持血小板计数大于 50×10^9/L
(2) 如果无法输注血小板，考虑使用可回收 IVC 过滤器，用于亚急性或慢性 CAT 和血小板减少症(血小板计数＜50×10^9/L)：①血小板计数为（25～50）×10^9/L 时，将治疗剂量减少 50% 或使用预防剂量；②如果血小板计数低于 25×10^9/L，则省略 LMWH

抗凝合并出血
1. 评估每个出血事件，以确定出血来源、严重程度、影响和可逆性
2. 提供止血的支持措施，包括必要时的输血
3. 对于严重或危及生命的出血事件，停止抗凝治疗
(1) 考虑在出现严重或危及生命的出血发作的急性或亚急性 CAT 患者中插入 IVC 滤波器
(2) 对于慢性 CAT 患者，不要考虑插入 IVC 过滤器
(3) 一旦出血消退：移除可回收过滤器（如果已插入）并恢复 / 开始抗凝治疗

引自 Carrier，M.et al.(2013).Management of challenging cases of patients with cancer associated thrombosis including recurrent thrombosis and bleeding：guidance from the SSC of the ISTH.J Thromb Haemost.11(9)：1760-5.https://doi.org/10.1111/jth.12338; and Carrier，M.et al.(2014).Management of challenging cases of patients with cancer-associated thrombosis including recurrent thrombosis and bleeding：guidance from the SSC of the ISTH：a reply to a rebuttal.J Thromb Haemost.12(1)：116-7.https://doi.org/10.1111/jth.12444.

数为（25～50）×10^9/L 的患者，他们建议将 LMWH 治疗剂量降低 50% 或使用预防性剂量。血小板计数低于 25×10^9/L 的患者应忽略 LMWH。

（四）每天 2 次给药

在复发性 VTE 的管理中，由于支持数据很少，指南仅简短提及使用 LMWH 每天 2 次给药。大多数 LMWH 的半衰期为 5h，因此每天 2 次方案有其优点，因为它确保了更平稳的抗凝概况，并且潜在地减少了亚治疗时间。

值得肯定的是，在一项针对 900 名 VTE 患者的研究中，对 149 名肿瘤患者进行了分组分析，这些患者被随机分配接受 1.5mg/kg 依诺肝素皮下注射（subcutaneously，SC）每天 1 次或 1mg/kg 依诺肝素 SC 每天 2 次治疗。研究显示，与每天 2 次给予依诺肝素 1mg/kg SC 的患者（47 名患者中有 3 名，6.4%）相比，每天 1 次给予依诺肝素 1.5mg/kg SC 的肿瘤患者（6/49 例患者，12.2%）的 VTE 复发率较高，但无统计学意义（Diaz 等，2012）。有趣的是，亚组分析还发现，在研究期间，每天 1 次组的 49 名患者（0%）均未死亡，而每天 2 次组的 47 名患者中有 4 名（8.5%）死亡。

（五）下腔静脉滤器

关于 IVC 滤波器的使用存在实质性争议和分歧，这反映在临床指南不同，建议不同，并且没有明确的共识（Farge 等，2013；Lyman 等，2013；Girard 和 Meyer，2017）。

自 1973 年 Lars Greenfield 首次迭代设计以来，IVC 滤波器已经使用了 40 多年。适应证被描述为绝对和相对适应证，尽管这些适应证主要是为了延长生存期。

1. IVC 滤波器的“绝对”指示

- 抗凝禁忌证。
- 抗凝并发症。
- 无法达到或维持治疗性抗凝。
- 接受治疗范围抗凝治疗时 VTE 复发。

2. 相对适应证

- 大块 PE。
- 有限心肺储备。
- 自由漂浮 IVC 血栓。
- 抗凝治疗依从性差。

使用 IVC 过滤器的主要障碍是并发症发生率高，除此之外，还有各种证据表明它们可预防致死性 PE。对 IVC 过滤器使用 21 年的一项数据库监测记录了 29% 的符合率，包括过滤器解剖位置不当（7%）、迁移（2%～3%）、过滤器角度（2%）、腔静脉狭窄或过滤器变窄（2%）、腔静脉闭塞（2%～9%）、空气栓塞（1%）、腔静脉壁穿透（1%）和下肢水肿（13%～26%）（Stein 等，2004）。

晚期肿瘤人群的数据仅限于病例报道，以及除了仔细筛选过的患者推荐的系列病例之外，几乎没有其他结论。预计安宁疗护团队可以合理考虑使用 IVC 滤波器的临床情况很少。从实际角度来看，安宁疗护专业人员需要清楚他们希望通过插入 IVC 过滤器实现什么，并在可能的情况下确保使用的过滤器是可回收的。一旦栓塞的急性风险或抗凝禁忌证降低，应制订移除过滤器的计划。显然，如果患者处于生命的最后几天 / 最后几周，则无须移除过滤器。

与关于血小板减少症的阐述一样，安宁疗护专业人员了解其治疗的是急性还是亚急性 / 慢性血凝块也很重要。在存在新鲜血凝块的情况下，DVT 栓塞至肺部的风险最高，正是在这一急性期，IVC 滤波器可能是合理的，特别是如果存在将来可能重新开始抗凝的类似情况。虽然过滤器适用于有抗凝禁忌证的 DVT 患者，但需要注意的是，过滤器的目的是防止大体积 PE 栓塞。对可能进一步传播的有症状的 DVT 无影响。在高凝状态下，过滤器本身可提供一个表面，在该表面上可在远端形成新鲜凝块，存在 PE 甚至 IVC 闭塞的风险。

IVC 滤波器的使用仍然存在争议，临床决策有时很复杂。指导他们在安宁疗护环境中使用的最重要因素是，他们将以何种方式帮助改善症状 / 提高生活质量。

（六）中心静脉导管

中心插入式静脉导管或外周插入式中心导管常用于长期化疗，可能并发导管相关血栓形成，多见于上肢。目前的实践建议不要进行常规血栓预防，因为对 13 个 RCT 的 Meta 分析虽然倾向于降低 DVT，但未显示出统计学意义（Akl 等，2011）。据报道，DVT 发生率在 1%～5%，但无症状事件可能高达 50%。这些数据反映了研究设计、导管类型、诊断试验和研究人群之间的差异。然而，导管相关 DVT 的危险因素包括中心静脉导管类型、尖端位置、放置侧、VTE 病史和是否存在转移。

ISTH 指南建议，只要导管具有功能且仍是必需的，就应将其保留在原位（Farge 等，2013）。指南建议进行 3～6 个月的抗凝治疗，无论是否拔除导管，只要导管仍然存在，就建议继续治疗。然而，如果导管不再起作用或在大多数感染情况下，应将其取出。在可能的情况下，应在移除前接受 3～5 天的抗凝治疗后进行。建议抗凝治疗至少 3 个月，并应持续到导管留置期。

（七）心房颤动的抗凝治疗

约 4% 的肿瘤患者有非瓣膜性心房颤动，需要抗凝治疗以预防栓塞性脑卒中。其中 1/3 可能接受化疗，这将进一步增加出血和血栓形成的风险。此外，许多化疗剂与常用的抗凝血药会影响其安全性和疗效。当因非瓣膜性心房颤动而接受抗凝治疗的患者需要化疗时，会出现常见的临床挑战，尤其是对于支持性护理医生而言。由于缺乏数据，没有关于这一重要主题的指南。最近，ISTH 恶性肿瘤和止血科学委员会发布了一份指导性文件，该文件自行承认这是基于从其他人群中推断出来的微弱证据和主要数据（Delluc 等，2019）。

华法林和所有获得许可的 DOAC 均已被批准用于脑卒中预防，并且有可能在其中一种药物上确定有该问题的患者使用。如果患者的抗凝治疗得到了很好的控制，就没有必要仅仅因为他们患上了肿瘤而改变抗凝治疗。同样，如果他们要开始肿瘤修饰治疗，这与他们的抗凝血药没有已知的相互作用，没有必要改变。

如果患者的抗凝作用不稳定或与肿瘤改善治疗存在相互作用，则应考虑改用替代抗凝血药（华法林转 DOAC 或 DOAC 转华法林）。值得注意的是，除了围术期桥接外，没有数据支持 LMWH 用于脑卒中预防。然而，桥接通常只需几天，并不能表明长期疗效。LMWH 用于无法口服或抗凝已成为第二治疗方法的患者。此外，此类决定需要与患者合作做出，根据患者的偏好和价值观权衡潜在的风险和益处。

八、一级血栓预防

血栓预防和医院获得性血栓形成的预防已成为许多国家的医疗优先事项，但在 SPCU 和临终关怀机构中仍不明确且存在争议。目前，治疗方案分为药物治疗（如抗血栓形成或抗血小板药物）或机械治疗（防血栓长袜或足泵）。

（一）机械预防

机械血栓预防最常用的形式是穿上防血栓长袜。虽然有令人信服的证据表明其可用于已接受手术的患者，但尚无数据支持其用于医疗患者。在安宁疗护人群中，抗血栓长袜会恶化生活质量并伴有不适（Noble 等，2006）。此外，在里程碑式的 CLOTS-1 试验中，全长和抗血栓长袜在预防 VTE 方面并不比不穿长袜更好，但与包括皮肤坏死、溃疡和水疱在内的伤害增加 5 倍相关（Clots in Legs or Stockings after Stroke Trial Collaboration，2010）。唯一被证明对体弱内科患者有效的机械预防方法是间歇性气动加压装置，该方法已被证明可将超声诊断的 DVT 压迫事件从 12.1% 降至 8.5%，绝对降低风险 3.6%（95%CI 1.4%～5.8%）（Dennis 等，2015）。间歇性气动加压现在是许多脑卒中单元的标准预防措施，在这些脑卒中单元中，药学措施有出血的风险。出血性脑卒中中的脑梗死变化或出血增加。间歇性气压加压是否在安宁疗护中有作用仍有待评估。

（二）药物预防

临床指南建议，在无禁忌证的情况下，对于急性疾病住院医疗患者，包括患有潜在肿瘤的患者，建议采用初级血栓预防。尽管在过去 15 年中实践发生了一些变化，但很少有 SPU 有医院获得性血栓预防政策，预防性 LMWH 很少在入院时开始或继续。不遵守这些指南的理由来自于 VTE 不是一个特殊问题的观点，以及为预防提供信息的研究是在没有代表性的人群中进行的，采用的结果测量在以下临终关怀或 SPCU 方面的效用有限（Noble 等，2008）。

调查安宁疗护环境中 LMWH 血栓预防的单个随机研究仅招募了 20 名参与者，因此不足以检测任何临床差异或得出关于 LMWH 效用的任何可靠结论（Weber 等，2008）。

一些研究人员试图通过以 VTE 高危人群为目标，在安宁疗护人群中平衡血栓预防的风险和益处。VTE 风险评估是围绕血栓预防决策的一个重要因素，然而风险评估工具尚未在临终关怀和相关护理单位人群中得到很好的研究。一项针对 1164 名临终关怀患者的研究采用了血栓栓塞风险因素共识组标准和与 VTE 风险暂时升高相关的因素，结果显示 VTE 风险增加，较高的评分可预测 21% 的患者出现 VTE 症状。然而，VTE 未得到放射学确认，因此无法得出任何关于血栓预防必要性或疗效的结论。可以说，本研究得出的最重要数据是，55% 的研究人群有抗凝的禁忌证（Johnson 等，2014）。

最近一项针对 22 家临终关怀医院 /SPCU 收治

的 1199 名患者（其中 90% 被诊断为肿瘤）的多中心观察性研究显示，VTE 病的发病率较低，但临床相关出血的发病率较高（9.8%）。多变量分析确定出血与血栓预防有关（HR=1.48，95%CI 1.02～2.15，*P*=0.04），表明 VTE 预防的出血风险可能超过该人群的获益（Tardy 等，2017）。

临终关怀住院患者深静脉血栓检测（Hospice Inpatient Deep vein thrombosis Detection，HIDDen）研究最近发表，将进一步挑战药物血栓预防的预期益处。在这项针对英格兰、威尔士和北爱尔兰五个 SPU 的前瞻性、纵向、观察性研究中，343 名肿瘤患者在入院时和每周 1 次接受双侧股静脉超声检查，直至死亡或出院（最多 3 周）。数据是根据体能状态、归因症状和已知与 VTE 相关的变量收集的。如果患者接受了临终关怀（估计预后＜5 天），则排除患者。患者的平均澳大利亚改良 Karnofsky 性能评分为 49，生存期为 14 天，表明队列高度依赖且预后差。在 28% 症状轻微的受试者中观察到股深静脉血栓，患有或未患有 DVT 的患者存活差异无统计学意义。有趣的是，在筛选过的 1390 名患者中，有 397 名不合格，因为预计他们将在 5 天内死亡，这再次表明，即使有疗效证据，临终关怀 /SPCU 人群中的很大一部分也不适合用于血栓预防。

基于所有数据（其中大多数出现在过去 5 年中），积累的证据表明，很大一部分（高达 55%）安宁疗护患者有血栓预防禁忌，与症状或生存获益的有限证据相比，其余患者出血风险增加。尽管血栓预防在选定的体能状态良好且血栓形成风险因素暂时升高的患者中的作用仍有待明确，但似乎大多数临终关怀 /SPCU 入院患者不会受益。

结论

在安宁疗护团队的护理下，CAT 仍将是患者面临的一个问题。随着转移性疾病患者寿命延长并接受姑息性抗癌治疗，我们在 VTE 观察到接受抗癌治疗的患者平行增加。尽管进一步研究显示了选择性 DOAC 的新适应证，但在有出血风险、肝肾功能障碍或存在药物间相互作用的患者中建议谨慎。

血栓预防在临终关怀 /SPCU 的效用目前受到挑战，至少在体能状态不佳（澳大利亚改良 Karnofsky 体能状态评分＜50）的患者中有用，但这是否能转化到通过急性期入院的晚期肿瘤患者仍有待阐明。关于抗凝的最佳持续时间、所选药物和所需剂量，仍存在许多不确定性。然而，一个不变的因素仍然存在，即患者本人，我们应该尽可能让他们参与决策过程，尤其是在缺乏证据的情况下。通过理解患者的价值观和关注点，我们将能够规划最符合其优先事项并满足其持续需求的护理。

第 70 章　内科疾病出血并发症的评估和管理

Assessment and management of bleeding complications in the medically ill

Bill Hulme　Sarah Wilcox　Paul Ashwood　Laura Deacon　Hazel Gilkes　Victoria Montgomery　著

成文武　张晨月　译　　丛明华　顾　彤　校

一、出血处理的一般原则

出血对患者、护理人员和医疗专业人员来说是一种非常痛苦的症状。其表现形式多种多样，从数周至数月内导致贫血的隐匿性出血，到特定解剖部位的明显外部出血。晚期肿瘤患者显著出血发生率的估计值在 6%～14%（Harris 和 Noble，2009）。最常报道的部位是颈动脉、股动脉和肺间血管（Pereira 和 Phan，2004）。

二、识别有出血风险的患者

安宁疗护患者出血风险增加可归因于多种原因。

（一）局部原因

在肿瘤患者中，出血风险随着肿瘤进展和转移而增加，因此，如果临床上合适，应调查出血频率或严重程度的增加。在主要血管附近可能有肿瘤的解剖或影像学证据，直接浸润可能导致突然的灾难性出血。

恶性伤口可见搏动或疼痛突然加重等警告信号应提示重新评估患者。伤口愈合不良或肿瘤腔内感染也会增加出血风险，应考虑抗生素治疗。

（二）治疗相关原因

化疗和放疗的骨髓抑制效应可导致血小板减少和出血倾向增加。使用舒尼替尼、帕唑帕尼和索拉非尼等 VEGF 酪氨酸激酶抑制药与出血和伤口裂开风险增加有关（Schutz 等，2012）。此外，抗 VEGF 单克隆抗体药物，如贝伐珠单抗，已被公认为术后肠穿孔和延迟愈合（Ranpura 等，2011）。手术或放疗部位周围的局部炎症导致出血风险增加，而根治性颈淋巴结清扫术本身会增加出血风险（Ubogagu 等，2012）。

（三）系统性原因

肝脏合成凝血因子，其中维生素 K 是生成因子Ⅱ、Ⅶ、Ⅸ和Ⅹ所必需的。肝病、胆道梗阻或小肠切除导致的吸收不良可导致凝血因子缺乏和出血倾向增加。

一些患者可能因疾病本身（如肝脏或骨髓受累）或其治疗而患有潜在的凝血病。弥散性血管内凝血（disseminated intravascular coagulation，DIC）见于多种形式的肿瘤中，慢性（低度）DIC 通常无症状（Pereira 和 Phan，2004）。这可能导致急性 DIC，同时出现血栓和出血症状。血小板减少症和血小板功能障碍也常见于血液恶性肿瘤和血栓性血小板减少性紫癜和肾衰竭等疾病。

有许多药物会干扰血小板功能或凝血途径，如阿司匹林、非甾体抗炎药、选择性 5-HT 再摄取抑制药、丙戊酸钠、华法林、低分子量肝素和直接口服抗凝血药。应仔细审查对这些药物的持续需求，并根据单个患者评估风险 - 获益比。

三、安宁疗护患者出血处理的一般方法

以下步骤是评估出现出血的安宁疗护患者的建议算法（表 70-1）。

1. 出血部位在哪里？

● 对于外部出血：使用敷料施压，保护伤口免受创伤和感染。

2. 出血量有多大？请考虑以下事项。

● 脉搏、卧位和站立位血压（体位性血压下降通常是失血的第一体征）。

● 全血细胞计数、交叉配血 / 分组和保存、凝血、尿素和电解质（检查是否脱水和尿素异常高可能提示胃肠道出血源）。考虑在这一点上确保静脉通道的安全。

表 70-1 与出血风险增加相关的因素

一般风险因素	肿瘤相关
• 血小板减少 • 凝血病 • 糖尿病 • 年龄超过 50 岁 • 体重减轻 10%～50% • 抗凝血药 • 既往出血	• 放射治疗 • 靠近大血管的肿瘤部位 • 头颈部肿瘤 • 较大的肿瘤 • 血液恶性肿瘤 • 真菌性肿瘤 • 胃肠道肿瘤既往发生出血 • 出现瘘管的肿瘤 • 外科手术干预

引自 McGrath，P.and Leahy，M.(2008).Catastrophic bleeds during end-of life care in haematology：controversies from Australian research.Support Care Cancer.17(5):527-537.DOI：10.1007/s00520-008-0506-1；and Ubogagu，E.and Harris，D.G.(2012). Guideline for the management of terminal haemorrhage in palliative care patients with advanced cancer discharged home for end of life care.BMJ Support Palliat Care.2(4):294-300.DOI：10.1136/bmjspcare-2012-000253

● 液体复苏维持血压和重要器官灌注。

● 对于严重的灾难性出血，参见本章关于终末期出血的相关内容。

3. 是否存在可逆的局部或全身原因？

● 审查药物治疗并考虑停用可能严重影响凝血的药物：对于因既往静脉血栓栓塞而服用抗凝药物的患者，需要对继续治疗的可能风险与益处进行总体评估。

● 如果出血似乎来自多个不同部位，则应考虑潜在的凝血病，以及是否应纠正这种情况。

● 如果涉及感染，考虑用伤口拭子和培养物进行病原体和抗微生物敏感性的微生物鉴定。

4. 是否有任何可以立即使用的局部措施？

5. 确定现在和进一步恶化时最适合患者的护理地点。

6. 确保记录出血管理计划并明确传达给所有员工。

四、目标和治疗限制

确定患者和家庭的治疗目标为所有管理决策提供信息。对于被确定为出血事件风险增加的患者，应考虑为患者、其亲属和环境做好准备。警告患者和家属担心出血的可能性可能会引起焦虑，但允许他们做好准备，并可能减少目睹此类事件的一些创伤（McGrath 和 Leahy，2008）。

了解延长生命治疗或症状管理的偏好有助于指导关于调查范围的决定，以及治疗干预在护理地点的可能作用，因为环境决定了可用的干预水平。

在许多情况下，这些决定并不容易。决定留在家庭或临终关怀环境中需要了解这些环境的局限性和影响。医院转送也需要考虑基于医院的干预措施可能取得的成功。

一旦完成了这些关于护理目标（在某些情况下还有护理限制）的困难对话和决定，重要的是将其完全记录在临床记录中。

五、介入治疗

（一）血管放射学

颗粒（如聚乙烯醇）、机械设备（如弹簧圈）或液体（如胶水、酒精）栓塞可用于控制出血、疼痛、减少肿瘤体积及降低激素分泌性肿瘤中的激素生成（Maire 等，2012）。栓塞治疗已成功用于治疗全身多个肿瘤部位的出血（Hague 和 Tippett,2010）。

1. 限制因素

● 肿瘤浸润的部位和程度。

● 不能选择性地导管插入肿瘤脉管系统。

● 可能造成终末器官损害。

由于临床表现往往较为复杂，因此仔细选择患者很重要，应征求血管介入放射科医生的建议，以权衡任何拟议干预的风险和益处。

2. 先决条件

● 由血管介入放射科医生审查的横断面成像。

● 术前实验室检查应包括肾功能和凝血评估，以及任何纠正的异常。患者需要在手术过程中（1～2h）及随后的一段恢复期（2～4h）能够平卧。

3. 风险和潜在不良反应

● 穿刺点相关并发症包括擦伤 / 血管瘤、出血、假性动脉瘤或血管闭塞。

● 栓塞后综合征，表现为栓塞部位不同程度的疼痛、恶心、呕吐和流感样症状。这些与组织缺血 / 坏死有关，可能在手术后持续数天。因此，应评估镇痛需求。

● 治疗部位处或附近器官的意外严重缺血。

● 与拟定栓塞部位相关的特定风险。

（二）放射疗法

使用外照射和内照射治疗肿瘤患者出血非常有效。应答率为 45%～100%，取决于肿瘤部位和组织学（Cihoric 等，2012）。当治疗旨在缓解病情时，分割治疗方案应保持较短，以尽量减少对患者的干扰，并使用中等剂量，以确保治疗相关毒性的负担大于潜在益处。

放射治疗的局限性包括解剖部位（一些区域不太容易受到放射治疗不良反应的影响）、肿瘤的放射反应性、以前在受影响部位接受过放射治疗（这限制了最大放射治疗剂量）及放射治疗服务对患者的就近性。

（三）外科手术

切除出血组织或对其供血血管进行手术结扎，是控制出血的一项早已确立的技术。由于肿瘤的异常解剖结构，外科手术在技术上通常很困难，并且会给患病患者带来全身感觉异常的相关风险。由于涉及风险，手术应保留给处于疾病早期阶段的患者，或者已用尽其他方案（如药物治疗、放射治疗）或无法进行血管介入放射治疗的患者。

表 70-2 操作过程中推荐的血小板水平

操　作	血小板输注
骨髓穿刺或环钻活检外周插入中心导管牵引拔除管道中心静脉导管白内障手术	不建议常规输血
静脉中心线（管道式和非管道式），由经验丰富的工作人员使用超声引导技术插入	＞20×10⁹/L
腰椎穿刺术	≥40×10⁹/L
硬膜外导管插入 / 取出	≥80×10⁹/L
大手术	＞50×10⁹/L
涉及眼后段的神经外科或眼科手术	＞100×10⁹/L

经许可转载，引自 Estcourt，L.J.et al.(2017).Guidelines for the use of platelet transfusions on behalf of the British Committee for Standards in Haematology.Br J Haematol.176(3)：365-394.https://doi.org/10.1111/bjh.14423.

六、出血性疾病的治疗

（一）血液和血浆制品

1. *血小板* Meta 分析显示，对于无活动性出血的患者，与较高的血小板计数相比，10×10^9/L 的血小板计数与出血增加无关（Estcourt 等，2011）；超过该阈值时，无症状慢性骨髓衰竭患者不建议输注血小板。然而，对于脓毒症患者，临床医生可考虑 20×10^9/L 的较高血小板阈值。

然而，当存在任何严重程度的出血时，血小板支持的阈值不同。对于未被视为严重出血的患者，再次建议将血小板计数维持在 30×10^9/L。严重出血时应保持血小板计数高于 50×10^9/L。多发伤、外伤性脑损伤或自发性脑出血时，应采用大于 100×10^9/L 的较高计数（Estcourt 等，2017）。

有些程序还要求较高的血小板计数，见表 70-2。

血小板输注在血栓性血小板减少性紫癜患者中也相对禁用，因为有引发血栓的风险（Estcourt 等，2017）。对于血小板破坏增加的患者，如自身免疫性或药物相关性免疫性血小板减少症，不建议进行预防性输血。如果出现以下情况，他们可能从血小板输注中获益，诸如出血，但由于免疫介导的因素，其血小板计数可能不会如预期的那样增加（Estcourt 等，2017）。

在决定使用血小板时，应考虑患者的个体因素、疾病阶段、血小板的短寿命及重复输血的负担。

2. *新鲜冷冻血浆* 新鲜冷冻血浆含有所有可溶性血浆蛋白和凝血因子，适用于严重出血的纠正或当国际标准化比值显著升高（＞2.0）或多种凝血因子缺乏（如肝病、DIC）时的侵入性手术准备。新鲜冷冻血浆产生次优的华法林逆转，应仅在凝血酶原复合物浓缩物不可用时使用（Keeling 等，2011）。

3. *冷凝蛋白质* 冷沉淀是一种浓缩血液成分，除了含有大量的血管性血友病因子（促进血小板黏附）、因子ⅩⅢ和纤维连接蛋白外，还含有因子Ⅷ（稳定纤维蛋白）和纤维蛋白原。

由于可获得特定的凝血因子浓缩物、纤维蛋白原浓缩物和（或）重组因子产品，冷沉淀的使用有所减少。这些其他产品出现病毒感染、过敏性输血反应和输血相关急性肺损伤等并发症的风险较低（Yang 等，2012）。

对于主要因获得性功能障碍或纤维蛋白原缺乏而出血的患者，仍可考虑冷沉淀，目标是达到并维持 100mg/dl 的纤维蛋白原浓度（Callum 等，2009）。如果患者对其他治疗无反应，也可用于尿毒症，如透析和去氨加压素（Keeling 等，2011）。

（二）凝血因子管理

1. *维生素 K* 维生素 K 适用于口服维生素 K 拮抗药、肝病和 DIC 继发出血的治疗。

当需要快速完全逆转（大出血或急诊手术）时，需要静脉注射 5～10mg 维生素 K 与凝血酶原浓缩物复合物。对于非严重出血的抗凝逆转，应使用 1～3mg 静脉注射维生素 K 进行治疗（Keeling 等，2011）。

2. *凝血酶原复合物浓缩物* 未活化的凝血酶原复合物浓缩物含有维生素 K 依赖性凝血因子。因此，凝血酶原复合物浓缩物（如 Beriplex 或 Octaplex）适用于严重出血或头部损伤伴疑似脑出血情况下的华法林逆转。

3. 重组凝血因子（Ⅶa、Ⅷ和Ⅸ）　目前有几种重组因子可供选择，包括 rFⅧ、rFⅨ和 rFⅦa。目前已批准 rFⅦa 用于使用抑制药的血友病患者、获得性血友病患者和先天性Ⅶ因子缺陷患者。rFⅦa 已在多种其他情况下被擅自使用，包括外伤和肝病引起的大出血（Roberts 等，2004；Dutton 等，2011），但其在这些环境中的作用存在争议。2011 年的一项系统综述包括，没有证据表明在颅内出血和心脏手术队列中观察到的血栓栓塞风险增加会改变总体生存率（Yank 等，2011）。

随后的一项 Cochrane 综述得出结论，rFⅦa 作为一种更通用的止血药物（无论是预防性还是治疗性）的有效性仍未得到证实（Simpson 等，2012）。

4. 逆转直接口服抗凝血药　目前有两类 DOAC 已获得临床使用许可：直接凝血酶抑制药（达比加群）和直接Ⅹa 抑制药（阿哌沙班、依度沙班和利伐沙班）。专家意见认为，使用这些药物的患者出血通常可以通过控制 DOAC 并提供支持性护理（如液体复苏和血液制品输注）来控制（Shih 和 Crowther，2016）。

对于危及生命的出血，也可使用用于逆转达比加群的较新药剂艾达司珠单抗和用于逆转直接Ⅹa 抑制药的 α- 安得塞奈（Pollack 等，2015）。

5. 其他影响凝血和止血的药物

(1) 抗纤溶药物：氨甲环酸和氨基己酸是合成的抗纤溶药物，通过抑制纤溶酶原向纤溶酶的转化来防止血凝块破裂。这些药物可用于治疗许多肿瘤部位的出血（Geist 等，2017），也可口服、静脉注射或局部应用于表面出血。理论上血栓形成的风险增加，一般应避免在 DIC 中使用（McCormack，2012）。与氨基己酸相比，氨甲环酸的作用持续时间更长，引起的不良胃肠道作用更少（Dean 和 Tuffin，1997）。

这两种药物通常以负荷剂量给药，然后进行口服或静脉维持治疗。一般应在出血停止后继续治疗 7 天。相反，如果给药 3 天后继续出血，则可增加剂量（Twycross 等，2017）。

(2) 酚磺乙胺：甲氨蝶呤通过其对前列腺素的作用增加血小板黏附性和毛细血管壁阻力。这会导致血小板活化和聚集增强，但不会导致血管收缩。因此，其在血小板减少症患者中的使用受到限制。尽管已证明甲磺酸他莫司对低出生体重婴儿的功能失调性子宫出血和室周出血有效（Garay 等，2006），但在安宁疗护环境中减少出血获益的证据仅限于病例报道。

七、特定解剖部位出血

（一）血尿

尿路出血有多种可能的病因，包括感染和结石，以及肾脏、膀胱和前列腺的恶性肿瘤。在膀胱癌血尿的背景下，医源性原因（包括放射性膀胱炎和化疗诱导的出血性膀胱炎）是有充分记录的死亡和发病原因。

1. 口服药物　抗纤溶药物可增加凝块形成导致输尿管梗阻或尿潴留的风险，尤其是在上尿路出血时。因此，只有在出血严重时才应考虑这些药物，并在仔细监测的情况下谨慎使用（Schultz 和 van der Lelie，1995）。

5α- 还原酶抑制药是治疗良性前列腺肥大性血尿的有效药物。虽然没有试验评估这些药物对前列腺癌出血的影响，但轶事证据和出血病因的可能重叠表明了这种情况下的可能作用（Barrass 等，2006）。

2. 膀胱内冲洗 / 灌注　表 70-3 总结了处理血尿的不同膀胱灌注和留置方法。

3. 放射疗法　放疗能有效降低膀胱癌患者的血尿，并且发病率可接受。在前列腺癌中，研究更多地集中于尿道内近距离放射治疗，这种治疗可用于先前接受过外部放射治疗的患者，以及那些被认为不适合经尿道前列腺切除术的患者（Thurairaja 等，2004）。

4. 介入放射学　动脉栓塞法的有效率可高达 90%。肾动脉栓塞也可用于不可手术的肾脏恶性肿瘤，以缓解复发性血尿（Muller 和 Rouvière，2015）。

5. 外科手术　经尿道前列腺切除术可用于控制前列腺癌中的血尿，但其疗效尚未得到充分记录。前列腺癌患者经尿道前列腺切除术后出血的再定性比良性前列腺增大患者更常见（Crain 等，2004）。

不进行膀胱切除术的尿流改道已被建议作为膀胱肿瘤出血继发顽固性血尿的一种治疗选择，因为它可将膀胱排除出尿路（Ghahestani 和 Shakhssalim，2009）。该手术还可使膀胱易于接受其他治疗方案，如福尔马林滴注，从而降低风险。姑息性膀胱切除术治疗血尿是一种根治性选择，但在技术上比根治性膀胱切除术更容易、更快（Abt 等，2013）。

6. 专科治疗　静水压膀胱压力获益的证据有限，

表 70-3　膀胱灌注

治　疗	处理过程	评　判
0.9% 盐水（首线 + 三通导管）	持续冲洗，直至尿液清澈	无不良作用，但对重症无效
明矾 1%（如果盐水失效）	以 250～300ml/h 的速度持续冲洗，直至尿液变清	不需要麻醉。可能引起膀胱痉挛。出血复发常见。铝毒性罕见（更可能出现在肾功能损害中）。价格昂贵
前列腺素（如果同时存在肾功能损害）	50ml 4～8mg/L 卡前列素氨丁三醇，1h。膀胱排空，再滴入 50ml，保持 1h。第 2 次排空后，用生理盐水冲洗膀胱。这可以在 24h 内重复 4 次	疗效和不良反应与明矾相似。肾功能损害更安全。价格昂贵、可用性有限且难以存储
福尔马林 1%～3%（极少需要）	最低百分比的滴注。接触时间＜15min：如果需要，可以以更高的百分比重复	需要全身麻醉。如果它回流到输尿管中，通常是成功的，但发病率显著，包括输尿管狭窄和梗阻

经许可转载，改编自 Twycross，R.et al.(Eds.) Palliative Care Formulary.6 ed.London，UK：Pharmaceutical Press；2019.
引自 Abt，D.et al.(2013).Therapeutic options for intractable haematuria in advanced bladder cancer.J Urol.20(7):651-60.DOI：10.1111/iju.12113.

需要麻醉支持，这限制了其在安宁疗护环境中的价值。高压氧在出血性膀胱炎患者中显示出良好的缓解率，但同样，获得高压氧的实际困难和延长疗程的需要使其用途有限（Abt 等，2013）。

（二）上消化道出血

上消化道出血是一种危及生命的急症，在安宁疗护人群中比一般人群更常见（Mercadante 等，2000）。

1. 消化道出血评估　经验证的评分（如 Rockall 评分）可与临床判断一起用于预测胃肠道出血的可能死亡率（Rockall 等，1996）。

安宁疗护人群中用于治疗消化道出血的证据有限，恶性肿瘤患者通常被排除在试验之外。有一些病例系列和报道，但大多数证据是从其他人群中推断出来的。

2. 消化道出血的医疗处理

(1) 质子泵抑制药：血块在酸性环境中的稳定性较低，因此通过抑制胃酸，质子泵抑制药（PPI）可以优化血块形成并降低再出血风险。在消化性溃疡疾病中，PPI 减少了再出血和手术需要，但未显示出对总体死亡率的益处（Leontiadis 等，2007）。研究表明，质子泵抑制药与 H_2 受体拮抗药和米索前列醇相比，可预防非甾体抗炎药诱导的溃疡形成。H_2 受体拮抗药仅在双倍剂量时与 PPI 一样有效，米索前列醇耐受性差（Leontiadis 等，2007）。

(2) 抗纤溶药物：对氨甲环酸治疗上消化道出血的 Cochrane 综述发现，其对死亡率有一定的有益作用，但其结论受到高脱落率的限制。对照组患者与服用氨甲环酸的患者之间血栓栓塞事件的风险没有差异（Bennett 等，2014）。HALT-IT 随机对照试验（8000 名参与者）旨在明确确定氨甲环酸是否能改善消化道出血的临床重要结局（Roberts 等，2014）。

一项由 100 名患者参加的随机对照试验探讨了口服氨甲环酸在下消化道出血中的作用，结果表明，与安慰剂相比，失血量没有减少，临床结局没有改善，但其中排除了已知恶性肿瘤的患者（Smith 等，2018）。

(3) 生长抑素和奥曲肽：生长抑素及其类似物奥曲肽可降低肠系膜动脉血流，抑制胃酸和胃蛋白酶分泌，激活血小板聚集。这些药物已被证明可减少静脉曲张出血时的输血需求，但不能减少死亡率（Gøtzsche 和 Hróbjartsson，2008）。在非静脉曲张出血中，持续出血的风险和手术的必要性似乎降低，尤其是在消化性溃疡疾病中（Imperiale 和 Birgisson，1997）。有病例报道显示，安宁疗护患者因恶性和非恶性原因继发出血可持续获益，并且不良反应最小。

(4) 加压素：加压素会导致肾脏积液和血管收缩。一种类似物，即特利加压素，可降低静脉曲张出血的全因死亡率（Ioannou 等，2003），并且有一个病例报道表明居家使用静脉血管加压素可实现持续出血控制，提示其在安宁疗护中的潜在作用（Davis 等，1997）。

(5) 沙利度胺：沙利度胺可降低 VEGF 和 TNF-α 的水平。有证据表明，其对血管发育不良继发出血有益（McFarlane 等，2018）。在安宁疗护中，有成功用于上消化道出血和放射性直肠炎的病例报道

（Craanen 等，2006；Lambert 和 Ward，2009）。使用受限于不良反应，并且已显示出血在停药后会复发。

(6) 消化道出血的介入治疗：内镜治疗与降低的输血、手术、住院时间和死亡率相关（Hwang 等，2012）。内镜下止血的成功率较高，但由于组织脆弱和再出血，实现肿瘤止血可能比较困难。用于实现凝血的内镜技术包括注射硬化剂、热凝固、内镜夹和结扎带。技术的选择与出血的类型和位置及内镜下入路有关。姑息性患者接受内镜检查的决定需要仔细讨论，并清楚了解潜在的风险和益处。

(7) 放射性直肠炎：放射性直肠炎是下消化道出血的一个特殊原因，表现为盆腔放疗后黏膜溃疡不愈合。高达 30% 的患者在接受放射治疗数月至数年后出现慢性放射性直肠炎（Weiner 等，2016）。黏膜保护剂（如硫糖铝）可与组织蛋白结合，在受损表面形成物理屏障，促进上皮愈合，其 Cochrane 证据的确定性低至中等，表明其可用于治疗急性放射性直肠出血（Lawrie 等，2018）。直肠硫糖铝、甲硝唑、消炎药、皮质类固醇灌肠剂和高压氧治疗等干预措施在治疗慢性直肠炎方面似乎很有前景，但尚不清楚预防性给药是否能预防直肠出血（Van de Wetering 等，2016）。

（三）咯血

咯血是一种与下呼吸道疾病相关的令人不安的症状，包括肿瘤、支气管扩张（包括囊性纤维化）、晚期肺结核和曲霉病、血管病变（如肺栓塞）和全身凝血病。1/3 的肺癌患者在患病期间会发生咯血，有时会作为一种症状出现，3% 的患者会出现致命性出血，并且通常没有任何征兆（Prommer，2005）。大咯血最有可能与鳞状细胞癌有关，通常与瘤床内血管的空泡和坏死有关。肺转移瘤也可能出血，最常见的是乳腺、结肠直肠、肾脏或黑色素瘤原发性肿瘤。肺出血也是公认的抗血管生成剂贝伐单抗的应用相关（Reck 等，2012）。

1. *支持性治疗*

- 确保适当的气道、氧合和容量复苏。
- 将患者置于侧卧位，使出血侧（如已知）向下，以防止血液进入未受累的肺（Theodore 和 Pierre，2009）。

2. *抗纤溶药物* 氨甲环酸和氨基己酸在病例系列和 2 项随机对照试验的 Cochrane 综述中都被认为对咯血有效（Prutsky 等，2016）。雾化氨甲环酸对少数患者也有帮助（Solomonov 等，2009；Hankerson 等，2015）。

3. *加压素* 雾化加压素和鸟氨酸已成功用于治疗轻－中度复发性咯血（Anwar 等，2005）。

4. *介入治疗* 放射治疗对治疗肺癌出血非常有效。在 1250 例非小细胞肺癌患者的病例系列中，报道有效率为 68%（Reinfuss 等，2011）。没有足够的证据建议采用支气管内放疗而不是外照射放疗（Reveiz 等，2012）。

在急性情况下，可考虑进行治疗性支气管镜检查。支气管镜技术可通过气囊填塞、冰盐水灌洗、局部用药、激光治疗和电灼术控制肺出血。

当咯血持续存在，尽管任何凝血病均已纠正，并且支气管镜检查后，通常考虑介入放射学技术，如动脉栓塞术（Poyanli 等，2007；Revel-Mouroz 等，2015）。

（四）头颈部出血

1. *局部治疗* 头部和颈部皮肤的表面伤口处理，如同其他表面伤口一样。

2. *鼻咽* 治疗儿童复发性鼻出血的可选药物包括硝酸银、凡士林和 0.5% 新霉素加 0.1% 氯己定乳膏。在系统回顾中，除了 75% 硝酸银比 95% 硝酸银能在短期内更好地控制出血和减轻疼痛之外，这些治疗方案之间没有具有统计学意义的差异（Qureishi 和 Burton，2012）。

电烙术是另一种治疗前部出血的方法，在这种情况下可以看到可能的出血点。

与后部出血一样，前部出血也可能需要用带状纱布、鼻塞、气囊或充气袋填塞（Joseph 等，2010）。将浸有氨甲环酸 500mg/5ml 的棉拭子 / 纱布插入鼻孔 10min 治疗特发性前鼻出血的随机对照试验优于单纯鼻腔填塞（Zahed 等，2013）。

对于后鼻出血的短期治疗，拟交感神经血管收缩药可用于恶性伤口的鼻内或局部治疗（Twycross 等，2017）。

3. *口咽* 氨甲环酸漱口水已显示可减少口腔手术后更多的术后出血（McCormack，2012）。硫糖铝也可用作漱口水（Twycross 等，2017）。雾化肾上腺素（5ml 1∶1000 与 5ml 0.9% 生理盐水）也可用于继发于鳞状细胞癌的扁桃体出血（Rowlands 等，2002）。

4. *介入放射学* 栓塞和支架移植都是治疗出血的选择。一项病例系列和观察性研究的系统回顾得出结论，栓塞和支架移植是治疗急性颈动脉爆裂综合征的安全选择（Wong 等，2018）。

（五）阴道出血

妇科盆腔恶性肿瘤的阴道出血可能由未治疗的疾病或治疗后疾病的复发引起。宫颈癌肿瘤通常易碎，容易出血，反复出血很常见。出血也可并发宫颈癌及其治疗引起的生殖器瘘。由于实施了子宫颈筛查方案，大出血的发病率正在下降，随之而来的是大肿瘤的发病率也在下降。

对于肿瘤患者阴道出血的任何局部或口服干预，几乎没有循证实践。最近的一项 Cochrane 综述仅确定了宫颈癌女性患者姑息性控制阴道出血的观察数据（Eleje 等，2019）。

体外和腔内放射治疗对阴道出血均有效，阴道出血通常在治疗后 12～48h 内停止。浸润性肿瘤可能需要更长时间才能止血，因为它们对放疗的反应较低，因此放疗的失败率较高。大剂量大分割治疗方案被认为优于常规放射治疗用于止血目的。并发症包括腹泻（轻度）、膀胱炎和直肠炎。一个病例系列报道了在虚弱的老年子宫内膜癌患者中，联合使用释放孕激素的子宫内装置和姑息性放射治疗，出血缓解率高且毒性低（Macchia 等，2016）。

大血管盆腔出血可通过盆腔动脉结扎进行手术治疗。较小的血管出血可由传统放射科医生通过血管造影栓塞盆腔动脉进行治疗（Matylevich 等，2018）。

处理阴道出血的实用方法是尝试简单的局部措施，如阴道填塞和常用口服止血药（如氨甲环酸或甲磺酸酯），然后再考虑更多的介入方法，如放射治疗或介入放射学（如临床情况下合适）。

八、出血性的恶性伤口

恶性伤口最常见的部位为乳腺、胸壁和头颈部。它们通常发生在晚期疾病中，是预后不良的体征。出血的发生率很难确定，但据认为约为 9%（Schwartz，1995）。

由于组织的脆弱性、毛细血管渗出、愈合不良和快速进展的可能性，出血性恶性伤口的处理可构成显著的挑战（Goldberg 和 McGinn-Byer，2000）。皮肤伤口会不断提醒疾病的进展，这会增加心理负担。如果伤口经常或大量出血，患者也可能需要输血，这会增加焦虑和痛苦（Schiech，2002）。

九、出血伤口的处理

（一）物理方法

压迫出血伤口是第一步，然后应用硝酸银棒等硬化剂（Goldberg 和 McGinn-Byer，2000）。

止血和藻酸盐敷料可以帮助止血和伤口愈合（Williams，1999）。盐水浸泡可以降低伤口粘连的风险（Mallett 等，1999）。有一些证据表明，这些止血敷料可能通过对容易破裂的伤口表面可见毛细血管结构造成反复机械损伤而使出血恶化（Grocott，1999）。

新型敷料，包括促凝血药、凝血因子浓缩药和黏膜黏附剂，已被证明对创伤和战场医学有效。其中一些化合物也可制成颗粒剂，用于难以用敷料覆盖的复杂伤口（Khoshmohabat 等，2016）。

清洁伤口时，最好仅使用 0.9% 生理盐水或水，并且应该对伤口进行淋浴而不是擦拭，因为这样可以减少创伤（Wilson，2005）。如果多个毛细血管出血，冰块不太可能有用（Schiech，2002）。

根据患者个体因素，可考虑采用手术、透热、冷冻、栓塞或氩离子凝固等方法（Recka，2012）。

（二）药学方法

用肾上腺素 1∶1000（1mg/ml）浸泡的纱布可用于减少出血，因为它会引起血管收缩。这种方法只能谨慎使用，因为它可能潜在地导致缺血 / 坏死和反弹性血管舒张（Schwartz，1995）。

有证据表明，硫糖铝局部应用可减少凝血，但真菌性病变的证据有限（McMurray，2006）。

在特定情况下，也可考虑化疗或激素治疗。

十、终末期出血

终末期出血事件可定义为“由于循环血容量的快速内部或外部损失，在短至几分钟的时间内导致死亡的严重出血”（Harris 和 Noble，2009）。出血开始时，并不总是能够知道该事件是否为终末期出血，在终末期出血的管理方面的研究也很有限。

（一）支持策略

- 确保在出血发作期间，医护人员始终与患者在一起（McGrath 和 Leahy，2008；Harris 等，2011）。
- 环境准备，确保所有必要设备可用，包括个人防护设备、塑料布或失禁垫、临床垃圾袋（Harris 和 Noble，2009）。使用深色毛巾有助于掩盖失血的程度。

（二）药理措施

- 可给予镇静药物以减轻痛苦。苯二氮䓬类药物、强效阿片类药物和氯胺酮已被确定为此适应证的可选药物，应通过快速吸收途径（口腔、皮下、

肌内或静脉内）给药（Harris 和 Noble，2009）

- 由于咪达唑仑起效迅速且可引起逆行性遗忘，专家意见通常建议非肠道使用咪达唑仑 5～10mg。

使用“危机药物”存在挑战，包括快速获取和服用受管制药物的实用性，以及由于患者病情迅速恶化而感觉缺乏益处（Harris 等，2011）。

目睹晚期出血对亲属和医疗专业人员来说都是痛苦的，因此需要支持和汇报。

第十三篇　精神和心理症状及障碍

Psychiatric and psychological symptoms and disorders

第 71 章　姑息治疗中的应对方式与心理弹性　/ 605

第 72 章　抑郁、意志消沉和自杀　/ 612

第 73 章　姑息治疗中的恐惧、焦虑和适应障碍　/ 620

第 74 章　谵妄　/ 626

第 75 章　丧亲之痛　/ 633

第 71 章　姑息治疗中的应对方式与心理弹性

Coping and resilience in palliative medicine

Tzeela Cohen　Simon Wein　著

杨海龙　黄　翠　译　　方拥军　侯　莉　校

一、姑息医学中的应对和心理弹性的概述

应对和心理弹性是两个概念，旨在定义个人处理生活中的压力和逆境的方式。大多数人都会同意，良好的应对结果会维持生活质量，将痛苦降到最低，并转化为心理弹性。应对是指暴露于压力事件后的想法和行为，而心理弹性是指这种暴露的结果。需要姑息治疗的患者会经历强烈的压力，包括身体、情感和精神，因此面临着应对和心理弹性的挑战。本章将描述一些用于研究应对和复原力的概念、模型和方法，重点是对姑息治疗患者的研究。

二、应对的定义

在科学文献中，应对被定义为“人们用来管理被评估为有压力的情况的内部和外部需求的想法和行为”（Folkman 和 Lazarus，1980）。20 世纪 70 年代的一个范式变化导致应对的概念被描述为一个认知过程，而不是无意识的。Lazarus 关于压力和应对的情境方法（Lazarus，1966）使其易于通过对认知行为的干预进行研究和临床操作（Somerfield，2000）。

三、应对的认知模型

应对的认知模型旨在阐明普通人如何处理日常生活中的压力，它基于几个概念：①个人和环境形成一个影响事件的进程的动态单元；②应对作为一个过程应该在不同的时间和不同的背景下进行测量；③应对过程包括判断个人是否面临损失、威胁或挑战的初级评估，以及判断事件可控性的二级评估（Lazarus 和 Folkman，1987）。

在 Folkman 和 Geer 的模型中，评估和应对随着时间的推移相互作用。一个压力事件会触发一个初级的评估。该事件是被评价为威胁、损失还是挑战，这与该事件的个人意义、个人信仰、目标、承诺和资源有关。二级评估将随之而来。这些评价的总和将影响随后选择的应对策略。

可控性的评估与更高水平的以问题为中心的应对方式有关，如解决问题的直接行动。低可控性与回避和疏远等以情绪为中心的应对策略有关。对这一事件的有利解决将产生积极的情绪。持续的压力源或不利的解决方案将触发基于意义的应对，使个人能够调整其目标和期望以适应新的现实，这反过来将产生积极的情绪并维持应对过程（Folkman 和 Geer，2000）。

Roberts 等（2018）对 Folkman 和 Geer 模型提出质疑，并在 26 名晚期癌症患者中测试其适用性。相隔 4～12 周进行了访谈，检查了应对策略和它们的评估价值。作者指出，该模型的线性结构及其单一的积极结果不能包含多个同时发生的事件、渐进式恶化和波动的症状。他们观察到，患者发展出了“环绕”和“与事件共存”的方法，并倾向于反复重温和重塑他们的应对策略，有些人从未取得过积极的结果。从这些观察中得出的应对过程勾勒出一个非线性、循环、评估和应对的理论模型（Roberts 等，2018）。

自我调节的“常识模型”（Cameron 和 Jago，2008）描述了应对与疾病相关的痛苦的情绪调节策略。疾病的表现受到情绪的影响，因此情绪影响了旨在控制疾病的行动。这种方法为情绪调节治疗干预开辟了一条途径。

在一项对 20 名处于疾病早期或晚期缓解期的癌症患者的定性研究中，展示了一个更直观的模型来理解如何应对晚期疾病。参与者制订了一种策略，象征着认知和情感的钟摆，在与生死相关的因素之间摇摆。应对策略，如寻求社会支持、希望、想象和幻想，都达到了用生命的象征性表现来平衡死亡的目的（Sand 等，2009）。

四、应对策略

应对的过程表现为众多的应对策略，代表了

一系列的行为、思想、情感和互动（Skinner 等，2003）。表 71-1 列出了一些应对策略。某些可能会影响生存应对策略在很多年前就被否定了（Petticrew 等，2002）。

Folkman 和 Lazarus 提出了两种不同的基于理论的应对功能：以问题为中心的应对策略，包括诸如计划和解决引起苦恼的问题的策略；以情绪为中心的应对策略，旨在减轻来源于问题的负面情绪（Folkman 和 Lazarus，1980）。同样，Billings 和 Moos 提出了一个应对策略的三因素概念化：积极的认知（发现事物积极的一面）、积极的行为（与朋友交谈）和回避（忙于避免思考问题）（Billings 和 Moos，1981）。

Pearlin 和 Schooler 使用访谈数据，确定了 17 种应对策略，代表了应对行为的 3 种不同的保护功能：改变导致压力的现状（以问题为中心的应对），在压力出现后控制压力本身（以情绪为中心的应对方式），以及控制压力体验的意义（以意义为中心的应对）（Pearlin 和 Schooler，1978）。

五、意义聚焦型应对和积极情绪

当应对策略没有导致压力事件的有利解决时，意义聚焦型应对就会发生。这是一个评估过程，通过这个过程，个人利用其价值观、信仰（无论是宗教、精神还是世俗的）和存在主义目标来激励和维持面对坏结果时的应对和幸福（Park 和 Folkman，1997）。以意义为中心的应对方式是阿尔茨海默病患者的照顾者中最常报道的应对策略（Gottlieb 和 Gignac，1996）

利益发现、适应性目标过程和重新安排优先事项是以意义为中心的应对方式的例子，这可以培养积极的情绪（Folkman，2008）。根据 Fredrickson 的拓宽和建立模型，积极的情绪可以触发拓宽的思想 - 行动重构。这些拓宽的思维方式具有间接和长期的适应性，能够建立超越短暂的情绪状态的持久的个人资源，从而有助于心理弹性（Fredricksons，2001）。

表 71-1　选择应对策略

以问题为中心的应对	以情绪为中心的应对	以意义为中心的应对
寻求信息	愤怒	利益发现
行为参与	抑郁	重新归因
斗志	罪恶感	改变全局信念
问题解决	否认	制订新目标
设置优先次序	积极重评	回忆之前发现的益处

在一项纵向研究中，对 110 名癌症患者（其中一半人患有转移性疾病）进行了诊断后即刻和 1 年后的“积极性”检测，即以积极的态度看待自己、自己的生活和自己的未来的倾向。在诊断和随访评估中，积极性都与较少的功能损伤有关。积极性水平较高的参与者报告了较少的焦虑和绝望，并倾向于保持他们惯常的人际关系和社会角色（Caprara 等，2016）。

六、应对方式的测量工具

经过近半个世纪的研究和数以千计的出版物，对于哪种方法是衡量应对能力的最佳方法仍没有达成一致。

定量方法允许参与者从一系列多维的特定情境应对策略中进行选择，这些策略代表了管理压力的最佳方式。参与者可能会被要求回顾性地报告一个压力事件，或者他们可能会被要求预测他们将如何应对一个假设的场景。问卷调查的主要局限性是它们的追溯性质和回忆问题。不管怎样，Stone 等认为，回顾性叙述可能更好地预测结果，因为它们呈现了参与者经历的意义寻求过程的概念化过程（Stone 等，1998）。

Kato（2015）使用应对清单研究了 2000 篇论文。最常用的是 COPE 量表（Carver 等，1989）、简明 COPE 及其修订版。应对策略问卷（Rosenstiel 和 Keefe，1983）是衡量健康相关问题引起的压力最常用的应对量表，其次是应对和应对方式（Folkman 和 Lazarus，1988；Kato，2015）。

在定性叙事研究中，人们被采访并被要求谈论压力事件，给出事件的主观报告，并描述他们在整个事件中经历的事情。这种方法的好处是可以识别出压力的意外来源和应对策略，这些都是应对问卷所没有的（Gottlieb 和 Gignac，1996）。从访谈中获得的信息可以进一步整合到问卷中（Folkman 和 Moskowitz，2004）。

七、积极应对

积极应对是人们预先采用的一种策略，目的是预防或减少预期压力的影响。Aspinwall 和 Taylor（1997）描述了积极应对的五个阶段的动态性质：资源积累，潜在应激源的识别，初步评估，初步应对努力，引发和使用关于初步努力的反馈。根据这一模式，积极应对需要个人和社会资源，并必须与具体行动相结合（Aspinwall 和 Taylor，1997）。

积极应对问卷是一种旨在评估积极应对的工具（Greenglass 等，1999）。在一项对 120 名成年人的研究中，他们预计到自己所爱的人将因绝症而死亡，积极应对对个人成长具有预测能力。社会支持是这种影响的重要中介。这些结果表明，加强积极应对的干预措施可能有利于减少预期的悲伤（Rogalla，2018）。一项针对老年人的研究得出结论认为，积极应对是可以教授的，并可用作促进老年人面向未来的自我调节的工具（Bode 等，2007）。

八、应对灵活性

应对是一个动态的过程，一个人的应对策略会根据情况的需要而改变，也被称为“应对灵活性”（Lester 等，1994）。灵活性也可以在事件的评估阶段得到重视，尽管它不一定会导致应对策略的灵活选择（Cheng 等，2000）。用于评估应对灵活性的五个主要衡量标准分别是广泛技能、平衡特征、跨情境可变性、策略－情境匹配和感知能力（Cheng 等，2014）。

九、应对癌症的自我效能感

根据自我效能理论，对自己执行行动过程（如应对行为）的能力有更大信心的人，有更大的机会实现目标，如保持生活质量和限制压力。应对癌症的自我效能是指个体在癌症过程中的行为。癌症行为量表针对七种具体的应对策略，这些策略显示出与适应癌症的积极结果密切相关：保持活动和独立性、寻求和理解医疗信息、压力管理、应对治疗相关的不良反应、接受癌症 / 保持积极的态度、情感调节和寻求支持（Merluzzi 等，2001）。

在对使用癌症行为量表评估应对癌症的自我效能的研究进行的 Meta 分析中，Chirico 等发现应对癌症的自我效能与痛苦之间存在反向关系，而与生活质量存在正向关系（Chirico 等，2017）。在所有的研究中，包括晚期癌症患者的研究，都发现应对癌症的自我效能和生活质量之间存在显著的正相关。尽管这种密切的关系可能是由量表的特殊性造成的，但这一事实并没有削弱这一发现的重要性。

十、适应不良的应对方式

适应不良的应对方式被认为是那些阻碍适应应激源的方式。癌症心理调整量表（Mini-MAC）是一种经常用于评估不适应应对的工具，如焦虑、宿命、无助和绝望（Watson 等，1994）。绝望，即一种以对未来的负面看法、失去控制感、信心和实现个人目标的能力为特征的状态，可能是压力大的健康事件造成的最糟糕的后果。绝望感预示着晚期疾病患者的自杀意念（Chochinov 等，1998）和加速死亡的愿望（Breitbart 等，2000）。

不适应的应对方式会影响我们帮助患者的能力。Meggiolaro 等（2016）研究了癌症患者的情绪困扰、应对和医患互动。一半的参与者患有转移性疾病。1/3 的患者经受中度到高度的情绪困扰，大约 1/4 的患者有临床上明显的适应不良的应对方式。痛苦和绝望的患者倾向于认为他们的医生既不敬业，也不太支持他们（Meggiolaro 等，2016）。

Parle 等（1996）提出了一个模型，解释了不适应的应对如何导致情感障碍。在“适应不良的应对循环”中，癌症的诊断对患者提出了更高的要求。适应能力差的人倾向于将情况评估为威胁（初级评估），对此医生无能为力（二级评估）。这反过来会使患者感到自己没有能力应对，这将导致需求增加。随之而来的适应不良的模式会促进情感障碍（Parle 等，1996）。

十一、应对、希望和虚假的希望

希望被定义为“通往理想目标的感知能力，并通过代理思维来激励自己使用这些途径”（Snyder，2002）。对许多人来说，希望等同于信仰，是由宗教和灵魂滋养的。

心理压力和希望往往相伴而行。在不确定时期，希望是一种有效的应对策略。俗语“最好的希望，最坏的预期”象征着一个人如何接受两种极端的情景，并同时采取以问题为中心和以情绪为中心的应对策略（Folkman，2010）。高水平的希望与低抑郁、高水平的幸福和积极的情绪有关（Tamres 等，2002）。

一篇在姑息治疗背景下研究希望的综合综述中，Kylmä 等描述了患者希望的两个首要主题：“带着希望生活”，这是一个有希望的存在；以及“希望有所作为”，意思是希望的行动是面向未来和目标的。这两个主题是截然不同的，同时也可以交织在一起（Kylmä 等，2009）

“虚假的希望”被认为是从基于幻想的期望演变而来的，这种幻想可能导致追求不适当的目标、适应不良和浪费资源。在这个治疗方案不断增加的时代，我们面临着许多患者在生命的最后几天一直在进行积极的肿瘤治疗，付出了巨大的身体和经济代价。

我们可以说，这些患者在接受公认机构的专家治疗时，受到了幻想的折磨并抱有“虚假的希望”吗？

Hak 等研究了无法治愈的小细胞肺癌患者，他们得出结论说，“医生和患者串通的行为助长了对康复的虚假乐观”（Hak 等，2000）。换句话说，医生没有说患者不想听的话。

另外，Koedoot 等研究了姑息化疗是治疗选择的转移性癌症患者，发现患者的选择被他们会诊前的治疗偏好最强烈地预测，并且主要受到延长他们生命的希望的驱动（Koedoot 等，2003）。在接受姑息化疗、参加Ⅰ期临床试验、同时接受化疗和姑息治疗或仅接受姑息治疗的患者中，探索了姑息环境中希望的意义。患者倾向于利用一种可能性，即有关患者群体的数据对他们个人来说并不总是正确的。新疗法取得积极结果的不确定性和可能性为Ⅰ期试验的参与者带来了希望，即使在之前的疗法取得进展之后也是如此。

对高质量生活的希望是接受的标志，但仍然不与对奇迹的希望相矛盾（Nierop-van Baalen 等，2016）。

今天，我们承认更高的希望（在希望理论中被概念化）似乎始终与适应性生活结果有关（Snyder 等，2002）。那些认为自己可以亲自控制疾病进展的患者，无论是乳腺癌患者还是 HIV 患者，在心理上得到了更好的调整（Taylor 和 Armor，1996）。

十二、处理希望得到姑息治疗的患者

如果“希望”对我们的姑息患者来说是至关重要的，那么为什么我们对他们个人的选择感到如此不安，他们执着于微小的可能性，而不是完全投入到我们的努力中，带领他们走向“美好的死亡”？会不会是他们的坚持威胁了我们的专业感？

Nierop-van Baalen 等（2018）在荷兰卫生专业人员中领导了焦点小组讨论，测验他们对姑息治疗患者的希望的反应和解释。对于参与者来说，似乎与医学事实不相容的“希望”威胁到了他们的规范性想法，如需要说出真相，挑战否认，保护患者免受不必要的痛苦。不切实际的“希望”提出了一个需要干预和解决的问题（Nierop-van Baalen 等，2018）。

Garrard 和 Wrigley 探讨了姑息治疗实践中的维持希望的愿望与尊重自主治疗和避免欺骗的需要之间的紧张的伦理关系。作者建议将姑息状态下的希望视为“绝对的”（无条件的）。绝对的希望有三个核心方面是用来对抗绝望的：“希望超越了命运的必然性，并在命运面前保持着完整性”“希望包含了一种开放的时间观，充满了体验的可能性”“希望不会把内心变成孤岛：它有一个群体的方面，这涉及对他人的希望”（Garrard 和 Wrigley，2009）。在他们看来，采取这种态度将允许维持一种希望，即不依赖于维持生命本身的愿望，从而来减少伦理困境。

十三、宗教信仰与精神应对

宗教式参与并不等同于宗教式的应对方式。然而，宗教观念对应对过程可能是重要的，因为它们影响对事件的评估（Park 和 Cohen，1993）和对逆境的反应（Holland 等，1999）。重要的是要记住，尽管精神通常是宗教信仰的一部分，但精神并不完全等同于宗教信仰。

Pargament 等的研究（1988）描述了宗教信仰式的应对方式：①一种自我导向的方法，在这种方法中，人们依靠上帝赐予的资源来应对，这种方法强调个人能力；②不同的方法与较低的能力水平相关，其中人们被动地将解决问题的责任推给上帝；③一个协作的方法，保持个人的能力（Pargament 等，1988）。消极的宗教相关的应对方式反映了精神上的斗争，包括对神明的惩罚的担忧，对上帝的愤怒，以及与灵魂归属的脱离。

多年来，评估宗教式的应对方式的工具从单一的“我祈祷”扩展到广泛、专门的清单。基于叙事分析，RCOPE（Pargament 等，2000）旨在评估宗教式的应对方法，这些方法有助于寻找意义、获得控制、获得安慰和亲近上帝、获得与他人的亲密关系、接近上帝和实现生活转变。

患者重视精神灵魂的作用，并希望其他人也重视它。在一项对接受姑息放射治疗的晚期癌症患者的调查中，84% 的参与者表示依赖宗教 / 精神信仰来应对癌症，大多数患者重视医疗队对精神方面的关注。精神和宗教式的应对方式与生活质量的提高有关（Vallurupalli 等，2012）。

宗教信仰 / 精神相关的应对策略对晚期疾病患者的影响可以是多种多样的，主要取决于现行的应对策略。一项对 179 名癌症患者（其中 45% 患有转移性疾病）的研究表明，内在的宗教信仰与身体、功能和社交健康之间存在正相关。这种联系完全是由积极的宗教服从（主动与上帝分享控制权）和应对癌症的自我效能所调节的。另外，被动的宗教延迟

（“等待上帝控制局面”）与幸福的所有方面都是负相关的。向上帝祈求奇迹或神的干预与情绪健康负相关（Pérez 和 Smith，2015）。

一些研究强调宗教式的应对方法的重要性，因为它对预后和生活质量有积极影响。一项对 177 名 HIV 阳性患者进行了长达 17 年的纵向研究，考察了“精神应对”与生存的关系。控制其他因素，总体上积极的精神应对显著预测了 17 年后更大的存活率。即使在控制了健康行为和社会支持之后也是如此。预测更长寿命的特定精神应对策略包括精神实践、精神重建、克服精神内疚、精神感恩和精神赋权（Ironson 等，2016）。

但宗教式的应对方法可能会产生其他后果。在患有晚期癌症（预期寿命不超过 6 个月）的成年人中，消极的宗教式的应对方式（即精神斗争、对上帝愤怒或将疾病视为神的惩罚）与自杀想法有关（Balboni 等，2014）。一项对 170 名晚期癌症患者的研究发现，更多地使用消极的宗教式的应对方式与较差的总体生活质量和较低的生存和心理生活质量维度得分有关（Tarakeshwar 等，2006）。

精神应对的作用似乎是普遍的。马来西亚的一项研究调查了 200 名癌症患者的宗教信仰和宗教式的应对方式之间的关系，其中大多数是穆斯林（54.5%），其次是佛教和基督徒。抑郁和焦虑在内在信仰水平较低的患者和有非组织（私人）宗教活动的患者中更为常见（Ng 等，2017）。

十四、宗教式的应对方式与临终决定

一项对 345 名晚期癌症患者进行的纵向前瞻性研究发现，即使在对精神需求的支持和高级护理计划等其他因素进行调整后，基线水平的高水平的积极的宗教式的应对方式也与接受延长生命的强化护理显著相关（Phelps 等，2009）。一项研究评估了牧师主导的短暂的干预对姑息癌症患者的效果，发现干预后的斗志和适应性的应对能力显著提高（Kestenbaum 等，2017）。

这 2 项研究可能会给人一种印象，即宗教式的应对与高级护理计划相矛盾，可能是因为宗教鼓励不惜一切代价维持生命。一项调查了来自八个基督教背景和六个非基督教背景的宗教领袖对高级护理计划的态度的研究发现，“大多数领袖对高级护理计划有一定的理解，一旦完全理解，大多数人对高级护理计划持积极态度”。他们的结论是，当提出高级护理计划的问题时，医疗保健专业人员应该对患者的宗教信仰和价值观具有敏感性，但应该避免假设（Pereira 等，2017）。

十五、心理弹性

心理弹性（Resilience）一词源于拉丁语中的“Resilire”（向后跳跃）。坚韧不拔的人是指有能力从困难中迅速恢复的人，有韧性的人（Oxford English Dictionary，2019）。

十六、心理弹性的概念

对的心理弹性的研究在 20 世纪 70 年代开始蓬勃发展，当时人们对忍受恶劣的生活环境的儿童进行了研究（Garmezy 和 Streitman，1974），并已扩展到几乎所有生活领域（Masten，2001）。20 世纪 80 年代中期开始出现评估身体疾病复原力的研究（Keltikangas-Jarvinen 等，1984）。

Windle（2011）将心理弹性定义为“有效协商、适应或管理重大压力源或创伤的过程”。这一过程本质上是动态的，可能会在整个生命过程中发生变化，它不是一种固定的人格特征。一个人的复原力，即面对逆境时的适应和“反弹”的能力，受到一个人的内部和外部资源的影响，包括心理、身体、社会和环境（Windle，2011）。

Deshields 等（2016）为研究癌症患者的心理弹性提出了一个独特的概念模型。将心理弹性定义为既是动态过程，也是一个结果，心理弹性力对一个人来说可能仅仅是恢复到基线功能，而对另一个人来说可能是超过基线功能的成长。在提出的模型中，病前或基线属性可能是保护性的，也可能是有害的。这些属性包括个性特征、认知设置、既往生活经历、人口统计因素和可得到的社会支持。在“癌症相关事件”之后，个人反应 / 应对被激活，导致“心理弹性 – 痛苦连续体”；在这个阶段，干预或重大生活事件可能会影响应对方式，导致更多（或更少）适应性反应。在建议的模型中，个体根据他们的理解和经验对他们的个人反应 / 应对进行持续的调整（“重新校准”），这反过来会影响他们在心理弹性 – 痛苦连续体中的位置（Deshields 等，2016）。

十七、心理弹性的测量

在疾病背景下研究心理弹性的定义和研究方法的系统综述只有 12 篇中等质量的文章（Johnston 等，2015）。在 6 项研究中使用了基于问卷的心理弹性量表和评分系统。这些量表的结果存在很大差异，我们衡量心理弹性的能力尚未解决（Windle 等，2011）。在其他研究中，弹性群体被定义为“那些在经历了逆境后，表现出的随时间变化不大的高度心理功能的人”。在根据结果评估心理弹性的研究中，确定了两种方法：身体疾病作为厄运来影响复原力，或者作为改变逆境和复原力之间关系的变量（Bonanno，2012）

目前还没有专门针对癌症患者的工具来衡量心理弹性。Connor-Davidson 心理弹性量表用于癌症患者，但最初是为患有焦虑症的人开发的（Connor 和 Davidson，2003）。在最近的研究中，Ye 等（2018）提出了癌症特有的多维度心理弹性量表（resilience scale specific to cancer，RS-SC）。RS-SC 的最终版本是为讲中文的患者编制的，由 25 个条目组成，包含一般要素、利益发现、支持和应对、对未来的希望以及存在的意义。RC-SC 在 470 名癌症患者中进行了测试，其中一半是Ⅲ～Ⅳ期。心理测量学特性表明内部一致性良好（Ye 等，2018）。

十八、疾病和姑息状态下的心理弹性

Stewart 和 Yuen（2011）在一项系统综述中，搜寻在包括癌症、HIV/AIDS 等身体疾病的背景下，可以预测、促进或与身体疾病的心理弹性相关的慢性病。心理弹性与一系列心理因素（效能、自尊、内部控制点、乐观、掌控、耐劳、希望、自强、接受疾病和决心）、应对策略（以问题为中心和以情感为中心）和强大的社会支持有关。心理弹性对自我护理、坚持治疗、与健康相关的生活质量、疾病感知、疼痛感知、运动坚持和身体结果都有积极的影响（Stewart 和 Yuen，2011）。

在一项对转移性结直肠癌患者的研究中，心理弹性和希望之间存在很强的相关性。在根据年龄、性别和抑郁症的存在进行调整后，这种相关性保持稳定（Solano 等，2016）。Somasundaram 和 Devamani（2016）调查了 60 名癌症患者的心理弹性、社会支持和绝望之间的关系：30 名接受根治性治疗，30 名接受姑息治疗。尽管与姑息治疗组相比，接受根治性治疗的患者在心理弹性和社会支持因子上获得了更高的分数，而在绝望方面的得分更低，但在两组患者中，心理弹性与更少的绝望和更高的社会支持水平显著相关（Somasundaram 和 Devamani，2016）。Min 等（2013）研究了 152 名韩国癌症患者的心理弹性和情绪困扰之间的关系。这项研究表明，较高的心理弹性和较低的情绪困扰之间存在线性关系。在控制了社会支持和其他人口统计学和临床混杂因素后，这种关系仍然是显著的。对转移性癌症患者的亚组分析显示，韧性和情绪压力之间存在类似的关系（Min 等，2013）。

十九、增强复原力

心理弹性可以被认为是实现心理弹性的过程，心理弹性培养计划是旨在增强个人或群体心理弹性的干预措施。这类计划可能包括小组会议、心理教育、培训和放松，它们可以是基于网络形式的。一个项目可能持续几个小时、几周或几个月。

一项研究心理弹性培养方案有效性的 Meta 分析显示，心理弹性培养方案在改善各种各样的成年人群心理健康和能力方面增强心理弹性的效果适中（Leppin 等，2014）。在这项研究中包括的 25 项随机试验中，只有 3 项涉及患有身体疾病的患者。在最近的一项研究中，中国的转移性乳腺癌患者随机参加了一项基于指导和支持性表达的计划，旨在增强心理弹性，而不是不干预。干预对心理弹性、生活质量和情绪困扰产生了积极影响，但对癌症患者的存活率没有影响（Ye 等，2017）。

二十、心理弹性和临终

濒临死亡不是一个人可以“跳回来”的逆境。对于癌症患者来说，过渡到姑息治疗会引起焦虑和恐惧。MacArtney 等（2015）利用深度访谈研究了专科姑息治疗病房住院患者从治愈到姑息治疗的转变。作者指出，在这一转变中，两种护理伦理的相互作用：需要为了忍受疾病和治疗的“心理弹性”，以及治愈治疗被摒弃时的“接受”。对于一些参与者来说，心理弹性的崩溃（这是他们在持续追求延长生存周期所必需的）是必然的，因为当目标变为仅提高生活质量时，这是适得其反的，甚至是“有害的”（MacArtney 等，2015）。

但是，心理弹性真的是“有害”的吗？或者是常说的，心理弹性是斗争精神和“不放弃”的体现吗？回到定义和想要的结果，复原力应该能够适应和减少痛苦；因此，接受生命即将终结是心理弹性的一个例子。Tang 等研究了患有进行性转移疾病的患者。与不知道自己预后或知道自己的预后但难以接受的患者相比，知道并高度接受自己预后的患者出现严重焦虑症状的可能性明显更低（Tang 等，2016）。

结论

多年来，应对方式和心理弹性的研究引发了许多所涉及的认知过程的见解，并开辟了增强应对方式和心理弹性的理论途径。在对这些概念进行了几十年的放大后，看起来我们可以后退几步，合并像素来查看大图。只要个人设法找到意义、希望和积极性，好的结果就会随之而来。作为照顾者，我们应该培养自我效能和自尊。我们应该尊重并小心翼翼地接近精神灵魂和信仰；避免践踏希望，哪怕是不切实际的希望；欢迎患者接受，但不强迫患者接受；最大限度地获得社会支持。

第72章 抑郁、意志消沉和自杀

Depression, demoralization, and suicidality

David W. Kissane 著

杨海龙 黄 翠 译 方拥军 侯 莉 校

任何快乐、士气或希望的丧失都会对患者的姑息治疗之旅产生重大影响。虽然认识不足，但抑郁症通常可以通过循证策略和被有资质的临床医生熟悉的药物得到很好的管理。恢复被疾病、痛苦和损失撕裂的生活的连贯性，可能需要不同的技能和更大的智慧。意志消沉可能导致加速死亡的欲望，这是临床医生可能面临的最大的挑战之一，然而成功的治疗可以帮助患者在疾病和虚弱允许的范围内最大程度地生活。每个人生命的重要性、尊严、价值和意义是姑息治疗的核心关注点。在这一章中，我们研究和比较了晚期和临终疾病背景下的抑郁、意志消沉和自杀的本质、诊断和管理。

一、抑郁

内科疾病患者的抑郁症不仅与生活质量下降有关，还与治疗依从性下降、住院时间增加、自杀念头和生存率下降有关（Pinquart 和 Duberstein，2010；Mausbach 等，2015）。与抑郁症相关的强烈的悲伤或弥漫的内疚感会干扰信息的整合，降低对严重疾病的症状或病耻感的耐受性，并导致社交退缩和舍弃以前珍视的事物，破坏患者剩下的生活。

（一）抑郁症的本质

精神病学家将抑郁症定义为失去兴趣或快乐，一种无快感状态，可能涉及情绪低落或悲伤，通常在一天的大部分时间和大多数日子出现，伴有许多其他症状，并包括多种躯体症状。当这种情况发生时，临床抑郁症就出现了会持续至少 2 周的特定的症状组合，但是对于大多数患者来说，抑郁症表现为一系列的不快乐。“抑郁”一词在社区中被广泛用于描述极度绝望和悲伤的情绪，无论多么短暂，这使该词的使用变得复杂，模糊了“抑郁”和对丧失或悲伤的适当反应之间的界限。

（二）在姑息治疗中对抑郁症的诊断

严重疾病及其治疗可能导致一些躯体症状，这些症状容易被认为是抑郁症的躯体症状，包括食欲、体重、注意力、睡眠、精力和疲劳的变化。在诊断内科疾病患者的抑郁症时，是否包含或排除这些症状存在争议，但抑郁的躯体症状与其他症状高度相关，并增加了诊断的准确性。Endicott 采用了另一种方法，提出了内科疾病中躯体症状的替代方案：抑郁的举止或外表；社交退缩或不再健谈；忧思、自怜或悲观；反应能力的丧失（Endicott，1984）。无论采用何种方法，普遍的快感缺失或持续的情绪低落是诊断重度抑郁发作的核心。抑郁症与悲观主义和无价值感，或者悲观主义、失去兴趣和想到死亡的组合高度相关，这些因素通常可以很容易地在患有身体疾病的患者中识别或排除。

由另一种疾病引起的抑郁症（DSM-5，American Psychiatric Association，2013）是一种相关的诊断，被理解为甲状腺功能减退、慢性尿毒症、癌症诱导的细胞因子的存在或类固醇、IFN-α 或化疗药的药物作用等疾病的直接生理结果（Miller 和 Massie，2010）。DSM-5 为短暂抑郁发作或具有混合焦虑抑郁症状保留了一个诊断类别“在其他地方未分类的抑郁症”。DSM-5 还允许诊断重度抑郁发作，即使症状是由丧亲引起的（American Psychiatric Association，2013）。

（三）抑郁症的患病率

肿瘤患者中重度抑郁症的患病率可能高达 38%，而抑郁症谱系障碍的患病率已被发现高达 58%；姑息治疗中的比率也很高（Massie 等，2012）。对 94 项肿瘤患者和姑息治疗的研究的 Meta 分析表明，抑郁障碍的患病率可能为 38%，与普通姑息治疗环境中患者的患病率相当（Mitchell 等，2011）。一项大型的德国流行病学研究发现，精神障碍的 4 周患病率为 32%（Mehnert 等，2014）。抑郁症与更大的身体、社会和生存的痛苦相关，并与可量化的生活质量的下降相关。

癌症的诊断可能会直接通过使用具有精神不良反应的治疗药，或者间接通过抛出耗尽患者物质和心理资源的情感和后勤挑战，而加速或增加患抑郁症的风险。

（四）抑郁作为癌症的一个原因

抑郁在引发癌症中所起的作用（如果有的话）不太直观，也不太直接。抑郁症与一般社区中癌症发病率的增加没有直接关系（Sihvo 等，2010）。此外，诸如丧亲之类的生活事件不会导致癌症，压力也不再被认为是导致癌症的原因。然而，抑郁症似乎增加了女性肥胖的风险，反过来，通过雌激素机制增加了子宫内膜癌和乳腺癌。抑郁症、肥胖症和癌症之间的关系在男性中不太一致。抑郁症还与吸烟和酗酒有关，这两种行为都会增加癌症的发病率。与抑郁症相关的共病包括肥胖、吸烟、缺乏运动和饮酒确实会增加恶性肿瘤的风险。

（五）癌症或晚期疾病中抑郁症的后果

未经治疗的抑郁症与医疗结果恶化有关。无助、绝望、抑郁、社会疏离和社会剥夺的患者生存期较短（Pinquart 和 Duberstein，2010）。宿命论和坚忍的态度也可能阻碍生存。心理肿瘤学在促进合理应对、治疗抑郁症和帮助患者获得支持方面发挥着作用。小组治疗是否能提高存活率仍有争议，但在晚期癌症背景下，它确实能防止抑郁症的进展（Kissane 等，2007）。

未经治疗的抑郁症影响治疗依从性一项 Meta 分析发现，抑郁症患者非依从性的可能性是非抑郁症患者的 3 倍（DiMatteo 和 Haskard-Zolnierek，2011）。抑郁症通过认知、动机和资源相关途径干扰治疗依从性（框 72-1）。心理肿瘤干预的目标是治疗抑郁症，促进应对和社会支持，从而改善生活质量和结果。

（六）姑息疗法患者抑郁的促成因素

雌激素受体在大脑的情绪调节边缘回路中起着重要作用，女性是抑郁症最重要的风险因素之一。在患有乳腺癌的女性中，发现患者的抑郁率是一般社区女性的 2 倍。相反，前列腺癌等男性癌症与抑郁症的发病率非常接近于普通人群。患有前列腺癌的男性的妻子患抑郁症的比率可能接近普通女性人群的 2 倍。对癌症患者丈夫的研究更为有限，但似乎表明丈夫之间的比率没有升高，或者升高的程度低于对患者妻子的研究。

框 72-1 抑郁症与治疗依从性之间的关联

1. 理解能力下降
2. 关于姑息治疗的矛盾决策
3. 对护理和健康行为的动机下降
4. 对结果和获益的悲观态度
5. 对不良反应的耐受性较差
6. 家庭支持较差且更加孤立
7. 对社区资源利用减少

其他促成因素（框 72-2）包括年龄较轻、晚期疾病伴疼痛且症状控制不佳、共病神经障碍及一系列其他代谢和内分泌障碍。对姑息关怀目标的预后意识与更多的抑郁有关，除非利用积极的重构（例如，尽管生病也能发现益处）或积极的应对策略（例如，采取行动使情况变得更好）（Nipp 等，2017）。许多药物对抑郁症或其治疗有直接作用，包括 IFN、IL-2、类固醇、某些化疗药物（长春新碱、长春碱、丙卡巴嗪、*L*- 天冬酰胺酶、长春瑞滨、紫杉醇、多西他赛）、激素类药物（他莫昔芬、环丙孕酮、亮丙瑞林）、抗癫痫药（左乙拉西坦）、抗高血压药（普萘洛尔、利血平、甲基多巴）和抗生素（两性霉素）。与抑郁症有关的特定癌症包括胰腺癌，像淋巴瘤和肺癌一样，胰腺癌可能会增加促炎细胞因子（IL-1、IL-6、TNF-α），许多其他癌症也会引起情绪障碍，这可能与副肿瘤综合征有关。包括帕金森病在内的神经退行性疾病、包括库欣病和甲状腺功能减退在内的内分泌疾病、包括高钙血症在内的代谢疾病、诸如糙皮病之类的营养缺乏症都可能由于另一种躯体状况而导致抑郁症（DSM-5）。

（七）识别抑郁症的障碍

医学症状的潜在混杂效应只是姑息医学中识别

框 72-2 临终医学中抑郁症的风险因素

1. 女性
2. 年龄较小
3. 既往有抑郁症病史及家族病史
4. 社会支持不足，包括家庭功能障碍
5. 疼痛和症状控制不佳
6. 疾病和与治疗相关的因素，包括药物治疗
7. 对预后的预期不佳
8. 功能状况下降
9. 未解决的存在问题

抑郁症的几个障碍之一。精神疾病带来的病耻感可能会导致患者隐瞒数据。对于家庭和医务人员来说，承认抑郁症似乎是否认了患者痛苦的现实，或者似乎是对患者应对方式的批评。这难道不正常吗？或者，你不会沮丧吗？这些能观察到的发声既反映了苦难，又表达了的愤慨。事实上，出于对这种复杂情绪的反应，或者出于文化信仰的考虑，家庭成员可能会有意或无意地隐瞒他们亲属的痛苦。然而，识别抑郁症的最基本障碍可能是临床医生的时间有限。医生可能被训练关注身体症状，并可能避免打开人们担心的充满无法解决的问题的潘多拉魔盒。

（八）抑郁症筛查

为了帮助临床医生识别抑郁症，NCCN痛苦管理小组建议对所有患者进行定期筛查。简短的自我报告工具是最实用的，尽管它们会比结构化的精神病学访谈有更多的假阳性。对筛选量表的系统综述表明，Beck抑郁量表（Beck Depression Inventory，BDI）、一般健康问卷-28（General Health Questionnaire-28，GHQ-28）和流行病学研究中心抑郁量表（Center for Epidemiological Studies-Depression Scale，CES-D）是可靠和有效的（Vodermaier等，2009）。患者健康问卷-9（Patient Health Questionnaire-9，PHQ-9）比这些方法都简单，可免费获得，高度可靠，并被广泛使用。压力温度计是一种可靠性较低的单一测量方法，但它快速而简单。甚至问一个简单的问题“你抑郁吗？”，就能够识别出需要进一步评估的大多数患者。

（九）意志消沉

意志消沉是一种士气低落和应对不力的状态，表现为绝望、无助和无意义，从中可以产生死亡的欲望（Kissane，2014）。一项系统综述显示，在晚期癌症或进展性疾病患者中，临床相关意志消沉的患病率在13%～18%（Robinson等，2015）。

（十）意志消沉的本质

患者会开始觉得他们无法应付压力大的情况，感到无助、绝望，甚至羞愧，直到他们的处境引起沮丧和绝望。通常，当疾病似乎摧毁了眼前的希望时，对生命的价值和意义的强烈的普遍希望将保留其意义。同样，强大的自尊将维持自我价值，对抗疾病的虚弱。当这些机制崩溃时，意志消沉随之而来。

士气的丧失跨越了一系列的精神状态，从气馁（轻度丧失信心），到沮丧（开始失去希望和目标感），到绝望（失去所有希望），以及意志消沉（失去意义和目标）。精神疾病的是指在这个谱系的更严重的一端，无意义、无谓和绝望会导致自杀的想法。事实上，自杀可能不是直接源于快感缺失，即无法享受当下的快乐，而是源于对无价值、绝望或生活无意义的反思，坚信未来不会有满足感。意志消沉的一个显著特征是预期快乐的丧失（丧失希望和意义），尽管完满的快乐仍然是可能的。相比之下，抑郁症包括失去此时此地可获得和预期的快乐。

（十一）意志消沉的诊断

DSM-5将适应障碍定义为不符合其他主要精神病学诊断标准的损伤和症状，它们是对已确定的应激源的反应。临床医生在确定焦虑或抑郁情绪或行为变化是否达到失调的“调节”的阈值时做出的判断，使其成为一个难以应用于医学疾病的诊断类别。

相比之下，关注无意义、绝望和失去目标的现象学，将存在主义维度推向前台，这可能会使从事姑息治疗的临床医生认识到患者的生活体验。更直接地反映经历存在性痛苦的患者实际使用的语言，制订意志消沉的诊断类别可能有助于识别一种重要形式的痛苦，而不需要目前识别适应障碍所必需的关于适应性的复杂判断（框72-3）。

DSM-5确实利用说明符（如焦虑）来定义指导干预的关键特征。临床医生在一项调查中指出，对于适应障碍，增加一个“意志消沉”的说明符在指导治疗和沟通意志消沉状态方面具有很高的实用性（Kissane等，2017）。

（十二）意志消沉的测量

引入包括24项意志消沉量表（Demoralization Scale，DS）（Kissane等，2004）在内的定量测量，并随后将其细化为16项DS-Ⅱ（Robinson等，2016），这使得对该结构的系统研究成为可能。DS

框72-3　减压综合征的诊断标准

1. 生活意义或目的的丧失
2. 对有价值未来的希望丧失
3. 被困感或悲观
4. 想放弃
5. 无法应对困境
6. 社会孤立或疏远
7. 有自杀倾向
8. 该现象持续2周以上，可能是共病或不同于抑郁症已经过多种语言的验证。Bologna 小组制订了心身疾病的诊断标准，并识别出医学疾病中的意志消沉。例如，报告乳腺癌患者中意志消沉的概率为 29%（Grassi 等，2004）。在肌萎缩侧索硬化症患者中，意志消沉和自杀倾向的发生率更高；而在晚期癌症患者中，则发现快感缺失的发生率更高（Clarke 等，2005a）

意志消沉与年龄较小、女性、独居、家庭功能障碍、高身体疾病负担、使用听之任之的应对方式和回避型应对方式及情绪、精神和实际问题有关（Robinson 等，2015）。相反，保护性因素包括已婚、已业、信仰宗教和拥有良好的生活质量（Robinson 等，2015）。医生告知预后不佳或姑息治疗目标可能会导致急性的意志消沉。

（十三）意志消沉、焦虑和抑郁之间的相关性

特质焦虑预测意志消沉和抑郁的发展（Clarke 等，2005b），焦虑与意志消沉的相关性（$r = 0.71$）高于抑郁（$r = 0.61$）。无助感和存在的不确定感有助于解释焦虑和意志消沉之间的联系。

在几项研究中也显示了意志消沉和临床抑郁症之间的高度相关性。当意志消沉为中度时，大多数情况下不会发展为抑郁，而一旦意志消沉变得严重，临床抑郁的可能性就变得更大（Grassi 等，2017）。随着临床状况的恶化，抑郁、焦虑和意志消沉的共病状态都变得更有可能（Vehling 等，2017）。

（十四）意志消沉的实证研究

对疾病患者的潜在的精神病理学分析表明，意志消沉、快感缺失、焦虑、悲伤和躯体化是不同的，实证支持意志消沉的离散性（Clarke 等，2000）。潜在类别分析进一步证实，中度意志消沉占据了一个功能受损的离散集群，正如在适应障碍中发现的那样（Bobevski 等，2018）。

二、自杀倾向

（一）想要加速死亡的本质

强烈而持久的死亡欲望产生于对生命毫无价值、毫无意义或毫无希望的感觉。这种生命意义和价值的丧失会导致一个人认为死了可能会更好，如果这个过程继续下去，会导致加速死亡计划的发展。失去目标的感觉越糟糕，就会产生越多的焦虑和绝望，这些计划就会变得越活跃，越耗力。当有致命手段时，危险可能是严重的。对于自杀活跃的患者，需要入院、密切观察和积极治疗抑郁、绝望和意志消沉。

精神病学医生经常会接到一些患者的“自杀倾向”咨询，这些患者并不想死，但却接受了自己的死亡。这种接受是基于对疾病进展、虚弱和死亡不可避免的认识。一些濒临死亡的患者会出现适应性的保守 – 退缩综合征，在这种情况下，他们会退缩，因为他们接受了生命即将结束的事实。保守 – 退缩需要与抑郁区分开来。其他患者会产生短暂、消极的自杀想法，与那些有目的地制订积极计划的人形成对比。

姑息治疗中对加速死亡的渴望的另一种变体是要求医生协助自杀或安乐死。当在临床上需要有很强的鉴别力，以区分这种请求是基于对控制死亡过程的哲学信念，还是源于对生命的无价值、无希望和无意义的消沉和沮丧的主题，即使在有可能继续生存数月的情况下。许多患者把关于加速死亡的问题作为一种“呼救”来应对和处理具有挑战性的疾病经历。对这些患者的最佳心理治疗支持可能会因为医生愿意加速他们的死亡而受到阻碍（Kelly 等，2004）。

（二）自杀倾向和自杀倾向的患病率

自杀和自杀行为通常被认为在内科疾病患者中更高，这种现象在癌症人群中似乎更为显著。在一般的姑息护理环境中，短暂的死亡愿望是常见的。尽管近一半的姑息治疗患者在某个阶段会有短暂的死亡愿望，但不到 1/10 的患者会有更持久的愿望。研究表明，癌症患者的自杀死亡率增加，尤其是老年男性（Hem 等，2004）

（三）自杀的风险因素

图 72–1 总结了一些导致加速死亡欲望的复杂因素。一般来说，自杀的风险包括抑郁、意志消沉、疼痛和症状控制不佳，其他重要因素包括虚弱、丧失自我价值和控制力、社会孤立、谵妄、酒精或其他物质滥用及精神障碍的既往史。肺癌、头颈癌等癌症与更高的身体疾病发病率相关，因此自杀率也更高。

荷兰的研究表明，抑郁症患者要求安乐死的可能性是非抑郁症患者的 4 倍（van der Lee 等，2005）。当抑郁症得到积极治疗时，可以看到患者对维持生命治疗的兴趣发生了变化。抑郁症患者倾向于在 14 种潜在的药物疗法中只选择 6 种（如使用氧

气、输血或用抗生素治疗），而当抑郁症得到成功治疗时，他们平均会选择 14 种疗法中的 10 种。与抑郁相比，意志消沉与自杀想法的关联更强（Fang 等，2014；Robinson 等，2017；Vehling 等，2017）。

（四）对自杀患者的评估

每当患者表达死亡的愿望时，临床医生需要评估这是在死亡到来时准备好接受死亡还是主动的自杀想法。评估抑郁或意志消沉的存在是最重要的，评估无意义、无目标、无望 – 无助的思维或无价值作为自杀思维的途径（图 72–1）。询问关于自杀方式的想法（包括开枪、上吊、跳楼、车祸或药物），并询问明确的行动计划。如果患者表现出绝望、焦虑和强烈的行动决心，危险就很严重，需要紧急处理。

三、抑郁症、意志消沉和自杀倾向的治疗

在抑郁症的治疗中，将药理学和心理治疗相结合。虽然更新的以意义为中心的疗法和维护尊严的疗法是相关的，但是对意志消沉的经验性指导较少。对于那些自杀意念活跃的人来说，创造一个安全的环境是至关重要的。

（一）抑郁症的药物治疗

在常见的抗抑郁药物中仅发现了适度或微不足道的疗效差异，并且如同在普通精神病学环境中一样，在姑息治疗中抗抑郁药物的选择很大程度上取决于潜在的不良反应特征，这可以被较好地利用。然而，患病患者确实需要额外的护理，以避免药物相互作用和生活质量下降（表 72–1）。

选择性 5-HT 再摄取抑制药是抑郁症的一线治疗。SSRI 和选择性去甲肾上腺素（去甲肾上腺素）再摄取抑制药已被证明对癌症、冠状动脉疾病和一般医学疾病背景下的抑郁症有效（Rayner 等，2010）。一些病例报道或较小规模的研究确实支持标准药物的特定姑息治疗适应证（如帕罗西汀和舍曲林用于预防和治疗 IFN 的抑郁作用），或者内科疾病的非标准治疗适应证，如氯胺酮（Irwin 和 Iglewicz，2010）。电休克疗法对一些内科疾病患者也有效。

应避免使用单胺氧化酶抑制药（monoamine oxidase inhibitors，MAOI），因为存在药物相互作用的风险，尤其是与阿片类药物或其他 5-HT 能药物的相互作用。三环类药物、米氮平、曲唑酮和 SSRI（包括氟西汀和舍曲林）很少会加重中性粒细胞减少症。抗抑郁药的抗胆碱能不良反应可加重阿片类药物的便秘作用，或者使疼痛性黏膜炎复杂化，或者加剧谵妄。对于有脑损伤或其他原因导致癫痫发作风险的患者，应避免使用安非他酮和精神兴奋剂，米氮平也可能造成风险；在大多数普通人群研究中，西酞普兰的治疗剂量不会增加癫痫发作的风险，甚至与风险降低有关，尽管缺乏对癌症人群的研究。

哌甲酯或其他兴奋剂可能有利于抑郁症的辅助治疗和晚期患者的疲劳。莫达非尼的耐受性可能更好，但其使用可能会受到成本的限制（Breitbart 和 Alici，2010）。所有刺激物都可能加速或加剧谵妄。

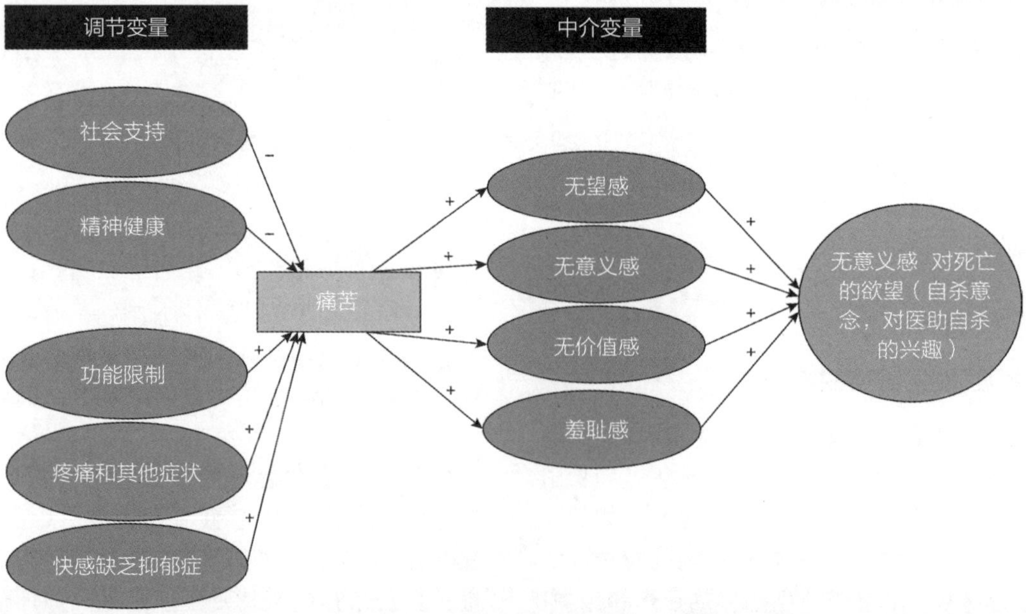

▲ 图 72–1　与对加速死亡的渴望有关的因素，包括医生辅助自杀

表 72-1　姑息性医学中抗抑郁药的使用情况

类　别	作用机制	有益作用或不良反应	有害的不良反应	用于姑息治疗	每天剂量范围（可能有 ER 形式）
三环类，如阿米替林	抑制 5-HT 和 NA 的再摄取，具有抗胆碱能作用，具有抗组胺作用，具有 α_1 受体拮抗作用	• 辅助镇痛 • 镇静	• 便秘 • 口干 • 尿潴留 • 低血压 • 晕厥	• 疼痛 • 失眠 • 抑郁	阿米替林 25～150mg
选择性 5-HT 再摄取抑制药，如西酞普兰、氟西汀、帕罗西汀、舍曲林、艾司西酞普兰	抑制 5-HT 再摄取	西酞普兰与他莫昔芬联用安全	• 性功能障碍（5-HT_{2A}） • GI- 恶心、呕吐、腹泻（5-HT_3） • 更高剂量时 QTc 延长	• 抑郁 • 焦虑 • 强迫症 • 创伤后应激障碍	• 西酞普兰 10～60mg • 氟西汀 10～80mg • 帕罗西汀 10～60mg • 舍曲林 25～200mg • 艾司西酞普兰 5～20mg
选择性血清素和去甲肾上腺素再摄取抑制，如文拉法辛、地文拉法辛、度洛西汀、米纳西普兰	抑制 5-HT 和 NA 的再摄取	辅助镇痛	高剂量时高血压恶心，胃肠道	• 重度抑郁 • 焦虑	• 文拉法辛 37.5～450mg 降文拉法辛 50～200mg（治疗肝肾功能不全） • 度洛西汀 15～60mg • 米纳西普兰 50～200mg
选择性多巴胺和 NA 再摄取抑制药，如安非他酮	抑制多巴胺和 NA 的再摄取	• 提高注意力和注意力 • 减少疲劳 • 对性功能的影响最低	• 焦虑 • 癫痫发作 • 躁动	• 抑郁 • 疲劳	安非他酮 150～450mg
去甲肾上腺素能和特异性血清素能抗抑郁药，如米氮平	增加 5-HT 和 NA 活性，抗组胺类药物	• 刺激食欲 • 有助于睡眠	• 口干 • 嗜睡 • 罕见中性粒细胞减少	• 抑郁 • 焦虑 • 食欲和体重增加 • 失眠	米氮平 15～60mg
血清素拮抗药和再摄取抑制药，如曲唑酮	增加 5-HT 活性，抗胆碱能	有助于睡眠	• 口干 • 便秘 • 尿潴留 • 嗜睡	• 睡眠 • 抑郁	曲唑酮 50～300mg
精神兴奋剂，如哌甲酯、莫达非尼、右旋安非他明	增加多巴胺活性	• 抗阿片类药物的镇静作用 • 警醒状态 • 抗疲劳 • 快速起效	• 躁动 • 失眠 • 厌食症 • 癫痫发作 • 幻觉 • 精神病 • 心律不齐 • 噩梦	• 抑郁 • 阿片类药物镇静	• 哌甲酯 5～60mg • 莫达非尼 100～400mg • 右旋安非他明 5～60mg

5-HT.5- 羟色胺；GI. 胃肠道；NA. 去甲肾上腺素

安非他酮也可以减轻疲劳。

米氮平或三环类药物可能有助于失眠，还有改善食欲（米氮平）或治疗疼痛（三环类药物）的额外益处。文拉法辛和度洛西汀也可能有助于与阿片类药物一起辅助治疗疼痛。文献支持在接受激素治疗的男性和女性中使用文拉法辛和米氮平治疗热潮红，但如果不能耐受该药物，其他抗抑郁药物也可能有帮助。氟哌啶醇和奥氮平已用于治疗恶心，非典型抗精神病药物也可能对内科疾病患者的焦虑或睡眠有效。当标准治疗无效或有治疗禁忌时，帕罗西汀或米氮平可能对各种原因引起的瘙痒有反应。

最后，一项提升情绪和整体幸福感的类固醇试验可能会用于预期寿命非常短的患者。使用甲泼尼龙 30mg/d 或地塞米松 4mg/d，并适当注意不良反应，因为类固醇可能会导致某些患者出现烦躁情绪。地塞米松由 CPY3A4 酶代谢，可能与文拉法辛相互作用，地塞米松与血浆蛋白结合较少，因此在脑脊液中的浓度较高。

（二）他莫昔芬 / 阿比特龙与细胞色素 P450 的相互作用

他莫昔芬是一种选择性雌激素受体调节药，用于减少雌激素受体阳性患者的复发或治疗转移性乳腺癌，而阿比特龙降低前列腺癌患者的睾酮。大多数常见的抗抑郁药物被认为对 CYP2D6（催化三苯氧胺或阿比特龙转化为其活性形式的酶）产生一定程度的抑制，使用更有效的 CYP2D6 酶抑制药氟西汀、帕罗西汀和舍曲林与复发和死亡率增加有关（Juurlink，2016）。西酞普兰和艾司西酞普兰是效力较弱的 CYP2D6 抑制药，在回顾性研究中，它们似乎与癌症风险增加无关（Cronin-Fenton 等，2010）。文拉法辛和米氮平被认为是较弱的 CYP2D6 抑制药，通常被认为是安全的。

（三）伊立替康和选择性 5-HT 再摄取抑制药

伊立替康是一种结肠癌药物，也需要通过 CYP 系统转化为其活性形式。SSRI 类药物和三环类药物可能通过 CYP 相互作用增加活性药物的水平，并且该组合会罕见通过不明的机制引起横纹肌溶解。在伊立替康治疗中，应谨慎使用抗抑郁药。

（四）5-HT 综合征

5-HT 综合征是一种罕见但潜在致命的自主神经调节障碍，由过量的 5-HT 引起。表现通常较轻，但可能会变得严重，从颤抖、出汗和恶心发展到心动过速、瞳孔散大、肌阵挛和反射亢进，最后发展到精神运动性激越和定向障碍、高热、高血压、代谢性酸中毒和肾衰竭，导致可能的癫痫发作、弥散性血管内凝血、昏迷，甚至死亡（Kim 和 Fisch，2006）。治疗包括停药和支持性管理。利奈唑胺是一种具有 MAOI 样性质的噁唑烷酮抗生素，当与抗抑郁药联合使用时，可能引发 5-HT 综合征；如果可能的话，应避免在服用抗抑郁药的 2 周内给药。抗抑郁药物通常在接受化疗药物丙卡巴嗪的患者中禁用，丙卡巴嗪被充分证明有 MAOI 样的作用。在极少数情况下，包括阿片类药物（尤其是哌替啶）、昂丹司琼和格拉司琼在内的许多常用药物可能会加重与抗抑郁药合用时的血清素毒性（Takeshita 和 Litzinger，2009）。

（五）抑郁症的心理治疗

对癌症患者心理治疗的 Meta 分析记录了明确的益处，通过心理教育沟通具体的知识最容易得到证明（Faller 等，2013）。个人和团体的心理治疗干预似乎与治疗师的经验和技能及干预的时间长短成正比。

（六）行为激活策略

抑郁症很容易通过社交退缩和行为回避得以维持。已经发现，诸如时间安排、自我监控、评估每天的快乐和成就感水平及在治疗过程中通过排练探索替代角色等策略有助于缓解抑郁症

（七）夫妻治疗

提倡夫妇积极应对，减少了女性的抑郁症状。当身体形象改变时（如乳房切除术、结肠造口术、回肠导管术和截肢），当性行为受到影响时（如前列腺癌后的勃起功能障碍和妇科癌症后的性交困难），或者当羞耻、内疚、怀疑、绝望或抑郁问题出现时，伴侣是支持的主要来源，夫妻治疗有助于适应。

在与夫妻合作促进有效的相互支持时，重要的是要保持对需求 / 退缩模式的认识，这种模式可能代表对疾病负担的抗议，并导致脱离和安全性降低。识别存在性恐惧并支持面对死亡时的亲密关系的夫妻疗法已被证明有利于增强心理弹性和防止意志消沉和抑郁。

（八）团体治疗

在认知 – 存在主义的团体治疗中，目标是促进一个支持性的环境，减少多重损失的悲伤，改变适应不良的认知模式，提高解决问题的应对方式和应对技能，培养一种掌控感，并鼓励重新审视生活方式的优先事项。在支持 – 表达团体治疗中，目标是建立纽带、表达情感、消除死亡、重新定义生活的优先事项、巩固家庭和朋友、加强医患关系、改善应对能力。支持 – 表达型团体治疗通过强调将存在性矛盾转化为创造性生活，并促进坚持抗癌治疗，已被证明可以预防抑郁症（Kissane 等，2007）。

（九）家庭治疗

在一项针对“高危”姑息治疗家庭的随机对照试验中，以家庭为中心的哀伤治疗已被证明可以防止延迟哀伤反应或难处理的哀伤（Kissane 等，2016）。以家庭为中心的哀伤治疗的目标是通过促进有效的沟通、增强凝聚力和适应性解决冲突来优化家庭关系功能。关系障碍越明显，在丧亲阶段需要的家庭会话次数就越多。一般有轻度沟通障碍的家庭可以接受 4～6 次治疗，而对于严重的家庭功能障碍，最好接受 10 次治疗。对死亡和濒死的讨论持开放态度，早期遏制冲突被证明是有益的，直到改善沟通和亲密关系有助于家庭成员容忍意见分歧。治疗师利用循环问题来揭示家庭动态，并提供定期总结，以帮助家庭整合理解他们与丧失和变化相关和应对模式。在癌症患者仍然活着的情况下开始治疗，有助于建立了一种预防性、有效的家庭护理模式，在丧亲之时也能得到有效的支持。

（十）意志消沉的药物治疗

当存在严重抑郁症和意志消沉的共病时，需要使用药物治疗抑郁症。当意志消沉没有共病抑郁症时，主要的治疗是心理治疗，当前没有研究证据来指导抗抑郁药或其他药物的使用。

（十一）意志消沉的心理治疗

新的治疗模式包括尊严和以意义为中心的治疗，允许更多地关注意志消沉和其他存在或精神痛苦的状态。

（十二）尊严疗法

尊严疗法是在生命即将结束时进行的一种短暂的重点干预，旨在解决心理社会和存在性痛苦（Chochinov 等，2011）。它的目标是维持自我的再生性和连续性，保持自尊心和希望，保留患者所珍视的角色，减轻对成为他人负担的担忧，并且如果需要，留下总结患者的成就和人生价值的遗产文件。尊严疗法寻求赞美生命，肯定每个人的价值，解决意志消沉的关键问题，丰富生活。

（十三）以意义为中心的疗法

基于 Frankl 的存在分析疗法模型，以意义为中心的疗法已被用于团体和个人（Breitbart 等，2018）。其目标是回顾心理学意义和价值的概念和来源，以及姑息治疗的影响，并承认生命的有限性，从而强调其意义和价值。这种疗法通常包括创造力和善行，对自然、艺术和幽默的欣赏，以及对维持有价值生活的意义深度的关注。以个人意义为中心的疗法改善了精神健康、个人意义和生活质量（Breitbart 等，2018）。

另一个模型 CALM 在 3 个月和 6 个月时都减少了抑郁症状，同时增加了临终准备（Rodin 等，2018）。当中度死亡焦虑出现在基线时，CALM 可以显著改善意志消沉、广泛性焦虑、依恋安全性和精神健康。

心理动力学的人生回顾是一种叙事方法，在确定关键成就和个人优势的同时也确定了脆弱性，以便在持续的人生故事中把疾病危机框定为成长的机会。由治疗师主动产生的支持的包容框架旨在维持适应性防御，并提醒注意继续生活的价值和意义。意义和目的治疗是另一种简单、个体化的模式，它关注患者获得意义的意图和能力。

（十四）自杀倾向的治疗

许多完成自杀的人否认近期存在自杀意念，并且否认之前尝试过自杀（Busch 等，2003）。紧急发生的自杀企图的警告信号不同于意志消沉、抑郁和前面讨论的其他风险因素，包括激动和日益增加的焦虑、绝望和容易进入死亡模式。

这是紧急医疗事件。需要立即入院，一对一观察，仔细评估，积极治疗抑郁和意志消沉是保护这些患者免受自我伤害的关键。当患者在临终关怀或姑息治疗中表达了加速死亡的愿望时，治疗性沟通是核心，包括移情反应、积极倾听、管理现实预期、允许讨论心理痛苦，以及必要时的精神病转诊。

结论

抑郁和意志消沉是相互关联的经历，对癌症患者的生活和病程有可测量的影响。渴望加速死亡甚至自杀可以从严重的意志消沉或抑郁中发展出来。包括药物和心理治疗在内的对患者及其家人的治疗已被证明在减轻痛苦和提高癌症治疗和医疗护理质量方面是有效的。

第73章 姑息治疗中的恐惧、焦虑和适应障碍

Fear, anxiety, and adjustment disorder in palliative care

Kerry A. Sherman　Christopher J. Kilby 著

杨海龙　黄　翠 译　　方拥军　侯　莉 校

一、患者 - 临床医生沟通和苦恼

> 自从医生告诉我他们已经决定停止我的化疗并把我转移到姑息治疗中心已经1周了。从那以后，我的头脑一直很混乱。这意味着什么——姑息治疗？他们放弃我了吗？我现在要死了吗？被告知这件事既是一种诅咒，也是一种祝福。不再有可怕的化疗，相反，我被告知重点是让我感觉舒适和减轻我的痛苦……这是件好事。但同时，我也很害怕。知道医生不再试图治愈我的癌症，很难不感到害怕和悲伤。我试着和我的家人，我的丈夫和孩子谈论这件事，但是还没有说出来。希望我能学会如何大声说出这些想法。现在，这些想法困在我的脑袋里，每天都在打转；等我早上醒来时，他们就在那里（Greg，68岁，肠癌）。

正如肠癌患者Greg的例子所示，从积极护理到姑息护理的转变标志着患者生活的急剧变化，从积极治疗和个人对抗疾病到接受疾病或身体状况无法治愈（Schofield和Peter，2006）。

开始姑息治疗的决定最初可能会受到患者和家人的抵制（Biskup等，2017），他们会发现这个决定比最初诊断时更令人不安（Bekelman等，2011；Evangelista 等，2012，2014；Wilson 和 McMillan，2013；Biskup等，2017）。尽管姑息治疗具有与生命终结相关的负面含义，但已被证明可以提高患者的生活质量，特别是在肿瘤学背景下，早期采用姑息治疗正在获得支持（Costantini等，2018）。

此时护理过渡的主要挑战是有效的沟通，患者、家庭成员和临床团队（Beck等，2011；Broom等，2013；Costantini等，2018）。不幸的是，临床医生经常报告，他们没有做好准备来促进关于姑息治疗的有效讨论，以及随之而来的患者及其家属的情绪反应（Vanderhaeghen等，2018）。这导致一些临床医生在建议姑息治疗时，或者通过使用文件（如临终护理路径计划）来指示患者即将死亡时，或者依赖他人通知患者、家属和其他医护人员（Bloomer等，2018）。这种培训不足的情况与患者和家庭成员对姑息治疗目的的误解有关（Wallerstedt等，2019）。

在这种情况下，患者及其家属一致反映，他们需要从临床团队获得更多信息，以做出有效的决策，缺乏了解导致患者感到沮丧（Cagle等，2017），并可能有被孤立感和被抛弃感（Brännström等，2006；Ross和Austin，2015）。这种对信息的需求包括希望被告知其疾病的真实状态，关于预期新症状的可能轨迹，以及疼痛和症状缓解的计划（Cortis和Williams，2007；Browne等，2014；Ross和Austin，2015）。缺乏与患者和家属的公开沟通可能会导致忽视患者的文化价值观和具体的愿望，例如，更犹豫地讨论有关要不要复苏的指令的问题（Dalal等，2017；Halfaufderheide等，2019）和让患者死亡的决定（Kirby等，2018；Vanderhaeghen等，2018）。缺乏对患者及其家人的特定价值的认识意味着医疗信息的提供可能对患者来说是没有帮助和不可接受的（Dalal等，2017；Halfaufderheide等，2019）。因此，重要的是，临床医生要积极主动地建立有效、文化上敏感的沟通，并给患者机会讨论他们自己的恐惧、疑虑、需求和担忧（Murray等，2007；Kirby等，2018；Vanderhaeghen等，2018）。

有效沟通这一问题的挑战在文化和语言多样化的人群中被放大了，如澳大利亚、加拿大、德国、英国和美国等许多国家所常见。这是因为卫生专业人员和患者及家属之间的谈话可能存在误解和对文化不敏感。认识到这些沟通挑战后，澳大利亚开发了一种解决方案来促进对未来医疗保健需求的讨论，这就是开放式网络干预ACP Talk（http：//www.acptalk.com.au/），旨在在宗教和文化多元化的人群中，促进卫生专业人员与患者及家属的敏感沟

通（Pereira-Salgado 等，2017，2018）。该网站在一系列文化和宗教信仰（如印度教、伊斯兰教和犹太教）的背景下，为患者和卫生专业人员提供关于预立医疗照护计划的医疗、法律和社会方面的高质量信息（如考虑重要的宗教庆典或节日）。除了标准护理之外，改善沟通的另一个途径是系统地采用特定的姑息护理咨询，咨询姑息护理医生或具有姑息护理专业知识的高级实践护士（Evangelista 等，2012）。

有证据表明，与姑息治疗专家进行的咨询越多，患者的社会心理幸福感改善就越大（Sidebottom 等，2015）。然而，如果临床团队没有向患者充分陈述和沟通关于向姑息治疗的过渡，患者可能会开始经历一系列心理社会健康的缺陷，包括抑郁和焦虑的感觉，这些感觉通常与意识到自己的死亡有关，包括一系列相关的社会和精神需求（Cagle 等，2017）。本章概述了常见的心理社会挑战，以及患者和家属对过渡到姑息治疗的反应，还为旨在解决这些问题的实际干预措施提出了建议。

二、姑息治疗中患者的心理社会需求

> 几周前，我住进了姑息治疗病房，这里的工作人员非常友好和体贴。但我无法摆脱这样的想法：这就是，这就是我的最后一站了；尽管在我的生活中我经历了很多，我实现了很多目标，获得了很多技能，但这就是一切的方向。我现在卧床不起，失去了大部分的独立性，也失去了大部分的尊严。“为什么这种病不快点好呢？”（Jill，74 岁，终末期肾病）。

（一）存在性威胁（对死亡的恐惧）

正如今年 74 岁最近接受了住院姑息治疗的 Jill 痛苦的思想所表明的那样，姑息治疗虽然旨在最大限度地减少身体痛苦，但往往与加剧的心理痛苦有关。接受姑息治疗的患者必须接受身体功能的变化（如丧失活动能力），以及失去控制和体验到不再能够认识或信任自己的局限性（Karlsson 等，2014）。

这些经历被统称为存在性威胁、存在性痛苦、存在性苦恼、意志消沉、死亡焦虑或死亡恐惧（Kissane，2000；Robinson 等，2016；Wang 等，2017；Grossman 等，2018）。存在性威胁通常会导致焦虑和抑郁的感觉，并伴有加速死亡的愿望和自杀的想法（Grossman 等，2018）。据估计，姑息治疗中高达 80% 的患者经历了存在性威胁（Grossman 等，2018）；因此，WHO 认为这是姑息治疗的一个主要症状（Wang 等，2017）。

（二）存在性威胁的治疗方法

1. *社交互动*　一种容易获得且相对容易实施的干预方法是通过社交互动来处理存在性威胁的感觉。与他人的友谊和感觉自己对他人有价值已被证明有助于消除存在性威胁的想法（Karlsson 等，2014）。

2. *活在当下*　活在当下，而不是活在未来，已被证明有助于姑息治疗中的减少个人对生活的不确定感，让一些有意义的事情来占据他们的时间（Guerrero-Torrelles 等，2017；Wang 等，2017）。在这种情况下，由于疾病的不可预测性，患者认为推迟某项活动（如电话、旅行和家庭聚会）会危及该活动永远不会发生的可能性。

3. *保持日常活动*　尽可能正常地在身体限制范围内维持日常生活可以使人消除疑虑，帮助患者从存在的不确定性走向存在的确定性。

4. *音乐疗法*　另一种简单的干预方法是在姑息治疗环境中使用音乐疗法。初步研究表明，与同等时间的陪伴相比，聆听音乐治疗（即仅听音乐）、主动音乐治疗（即通过演奏乐器或唱歌来创作音乐）及接受想象放松训练（在听音乐的同时想象放松的场景）的组合中，短暂（约 30min）的音乐治疗可能更有效地改善姑息治疗患者的积极情绪，并减少疲劳、焦虑和呼吸问题（Ramirez 等，2018）。

5. CALM 干预　另一种针对预后超过 1 年的患者的更强化的方法是 CALM 干预，该方法已被证明可降低肿瘤患者的死亡焦虑（Wang 等，2017；Rodin 等，2018）。这种简短的半结构化一对一心理治疗干预旨在治疗和预防晚期癌症患者在 3～6 个月内的抑郁和存在性威胁（最多 6 次 1h 的治疗）。CALM 干预借鉴了支持性表达疗法、认知存在性疗法和以意义为中心疗法的技术。CALM 方法的一个优点是，它可以由一系列训练有素的心理肿瘤临床医生和癌症护理提供者提供（Hales 等，2015）。直接适用于姑息治疗环境的几个领域包括：①症状控制和与健康专业人员的沟通；②自我概念和与他人的关系；③精神幸福和生活意义；④对未来的准备，保持希望感，面对死亡（Wang 等，2017）。这种灵活的干预措施可以根据患者的个体需要进行调整，为患者提供一个“安全的地方”，帮助他们“以祥和的方式处理死亡”（Nissim 等，2012）。到目前为止，CALM 干预只在肿瘤学环境中试验过；然而，鉴于它解决了姑息治疗环境中所有个体共有的一系列问题，这种干预的改进版本可能适用于更广泛的姑息治疗环境，值得研究人员和姑息治疗保健专业人员的关注。

（三）抑郁、焦虑、适应障碍和绝望

如果任其发展，存在性威胁会导致抑郁、焦虑、担忧和绝望的感觉（Bekelman 等，2011；Evangelista 等，2012，2014；Wilson 和 McMillan，2013），所有这些都可能比身体状况本身的潜在症状更令人不安（Cagle 等，2017）。

多达30%的姑息治疗患者报告有抑郁情绪，10%的患者出现焦虑症状（Mitchell 等，2011）。此外，大约1/7接受姑息照护的人符合适应障碍的标准，其特征是短期（即长达6个月的时间）的焦虑和（或）抑郁症状，可能伴有功能或行为问题，作为应对困难的一种反应（Mitchell 等，2011）。

与普通人群相比，姑息治疗人群的抑郁和适应障碍的症状可能有所不同。对于抑郁症，姑息治疗人群的诊断应侧重于烦躁情绪、失去兴趣或快乐及沉思、自怜或悲观的变化（Huey 等，2018），而对于适应障碍，社会功能的下降是患病率的关键预测因素（Kirsh 等，2004；Thekkumpurath 等，2009）。使问题更加复杂的是，在姑息治疗人群中，使用标准诊断标准往往很难确定适应障碍和抑郁症之间的区别，因为这些人群通常经历较短的症状持续时间，症状的强度因其身体状况的变化而波动（Caruso 等，2017）。因此，目前这些人群中抑郁症和适应障碍的患病率可能被低估了。

三、风险因素

抑郁、焦虑和适应障碍都与较年轻的患者年龄、较低的身体功能、担心成为护理者的负担及对社会支持的满意度较低有关（Akechi 等，2004；Fischer 和 Wedel，2012）。如 Greg 和 Jill 的案例所示，焦虑可能源于对晚期疾病生活的不确定性、未来可能的疼痛及对死亡过程的恐惧（Monforte-Royo 等，2012）。一项定性研究报道称，绝望和无力感的根源在于对身体症状和身体功能变化、一个人的社会生活和身份、濒临死亡的失控感（Sand 等，2008），以及对改变现状的无能为力的感觉（Monforte-Royo 等，2012）。

四、抑郁、焦虑、适应障碍和绝望的治疗方法

尽管在姑息治疗人群中解决心理问题似乎存在限制和挑战，但心理社会干预非常适合管理抑郁、焦虑、适应障碍和绝望的感觉。

在这些人群中，基于认知行为的疗法、基于正念的干预和基于意义的干预都显示出减少抑郁和焦虑症状的潜力（von Blanckenburg 和 Leppin，2018），通常越多的会谈证明干预的效果越好。然而，这些心理功能的改善似乎只有在心理治疗由受过训练的心理健康提供者而不是普通的医疗保健提供者进行的情况下才能实现（Fulton 等，2018）。

对疾病进展的恐惧

由于疾病进展而导致的身体功能减退与自理能力下降和个人身份丧失有关（Kissane，2000；Lo 等，2010；Karlsson 等，2014；Parker 等，2016；Wang 等，2017）。对疾病进展的恐惧不限于一种特定的身体状况，这种现象在不同的人群中得到确认（Zimmermann 等，2011），包括癌症（Herschbach 和 Dinkel，2014）、多发性硬化（Ghojazadeh 等，2014）和慢性阻塞性肺疾病（Reijnders 等，2019）。此外，对疾病进展的恐惧延伸到受疾病影响的个人的伴侣和家庭成员身上（Hodges 和 Humphris，2009；Fidika 等，2015），同样与抑郁和焦虑增加有关。很大程度上，患者身体功能的这些变化导致了对一个人死亡的相应思考（Cherny 等，1994；Lo 等，2010）。意识到身体功能减退的可能后果，患者可能开始对这些进展表现出合理的恐惧，称为对疾病进展的恐惧。这种恐惧是对疾病轨迹认识的理性反应，并不总是被认为是功能障碍（Herschbach 和 Dinkel，2014）。

五、对疾病进展恐惧的治疗方法

对疾病进展的高度恐惧会导致抑郁和焦虑的风险增加。在这些情况下，有某些治疗方法是可行的。然而，我们必须注意，对疾病进展的恐惧是相当理性的，因此针对焦虑的治疗方法可能是不合适的（因为这些方法挑战了非理性的恐惧）。在这种程度上，对于担心疾病的进展，已经开发了替代疗法（Herschbach 和 Dinkel，2014）。

（一）慕尼黑方法

这种高度结构化的方法包括基于认知行为疗法的四阶段的小组干预，利用认知重构和焦虑暴露，旨在对抗患者对疾病进展的恐惧，并制订应对策略来管理疾病引发的恐惧。这种干预也试图帮助患者识别疾病的哪些方面引发了恐惧，以及他们的身体

如何应对这种恐惧（Herschbach 等，2010；Dinkel 和 Herschbach，2018）。其他的聚焦于专门管理癌症患者对疾病复发的恐惧，基于时间（如跨多个月的 2h/次）、资源密集型身心和认知行为治疗的方法，也被证明是有效的（Hall 等，2018）。

（二）希望加速死亡

在姑息治疗中，普遍表达的一种个人感觉是希望加速死亡，Jill 的评论简洁地说明了这一点："为什么这种疾病不快点呢？"这种欲望与死亡焦虑和其他未解决的心理问题（包括抑郁、焦虑和存在性威胁）密切相关（Vehling 和 Kissane，2018）。

尽管想活下去，这种加速死亡的愿望通常是对痛苦（无论是身体、心理、社会还是精神上的痛苦）和恐惧、绝望和意志消沉的反应。它可能是由失去尊严或控制的感觉、感知到生存的限制及失去个性或生活意义而促成的。渴望死亡也可能是试图对自己的生活施加某种控制（Monforte-Royo 等，2012；Rodríguez-Prat 等，2017）。

结束痛苦的愿望也延伸到希望受影响的个人结束亲近的人的痛苦和负担。研究表明，患者表达加速死亡的愿望可能是作为交流感情、想法或欲望的一种方式，也是在走向死亡的过程中进行某种控制的一种方式（Monforte-Royo 等，2012；Rodríguez-Prat 等，2017）。

六、死亡欲望加速的治疗方法

面对生命末期个体所面临的多方面挑战，人们可能倾向于认为没有足够的时间进行心理社会干预。然而，已经开发了几种有效的干预措施来解决生命终结的问题。

（一）基于意义的治疗

生命意义干预是治疗师主导的方法，旨在帮助个人在生平经历中找到意义，确定生活优先事项，并鼓励感恩意识（Mok 等，2012）。从少至 30min 及最少 2 次的会话，这些干预措施需要患者和治疗师之间的动态交谈，旨在培养与当下、自我和他人的联系感，以找到患者生活的意义和目的。他们证明了包括患者的生活质量、精神福祉和身体症状困扰在内的幸福感的改善（Guerrero-Torrelles 等，2017；Wang 等，2017）。

（二）尊严疗法

另一种被证明可以提高自我整合（面对即将到来的死亡时，感觉与他人相连、一体和凝聚力的观点）和减少绝望感的干预方法是通过尊严疗法或生命回顾疗法和记忆特异性训练（Life Review Therapy and Memory Specificity Training，LRT-MST）。这种方法需要讲述具体的积极记忆，重新评估生活事件，并重建患者的人生故事，包括危及生命的疾病（Wang 等，2017）。在一项研究中，被诊断为不可治愈癌症的个人经过 4 次家庭 LRT-MST 会话后，与接受标准护理的患者相比，报道了更高的自我完整性和更少的绝望感（Kleign 等，2018）。这些干预措施旨在解决过去的冲突，促进平和的感觉。这种疗法需要回顾患者的生活故事，用来确认他们的自我认同，并承认他们的人生成就。这种疗法的一个关键方面是减轻过去困难经历的负担和促进希望，如通过年轻家庭成员的未来成长（Wang 等，2017）。

七、家庭姑息治疗

到目前为止，姑息治疗的心理社会方面的讨论一直集中在住院患者的经验。然而，越来越多的患者要求他们的最后几天在家里度过，而不是在医院度过（Escobar Pinzon 等，2011）。在这种程度上，已经开发了一系列家庭姑息治疗方案，有证据表明它们可以改善患者的生活质量（Jocham 等，2009；Bainbridge 等，2016）。

然而，心理痛苦在家庭护理的患者中也非常普遍，一项研究指出，几乎 80% 的家庭姑息护理接受者都有心理痛苦。事实上，其患病率甚至高于临终关怀患者报告的抑郁水平（Küttner 等，2017）。

此外，照顾临终患者的重大负担和责任会对照顾者造成伤害，他们往往对此角色准备不足，并经历负面的身体、经济和心理社会后果（Hudson 等，2008）。回到本章早些时候讨论的一个共同主题，加强医疗保健提供者与患者及其家人之间的沟通对于促进高质量的家庭姑息治疗是必要的（Krug 等，2018）。一项研究表明，在家中死亡前的 30 天内举行高质量的临终讨论，可以显著降低患者在生命最后 30 天内需要化疗、急诊护理或入住重症监护病房的机会，这些都是高质量死亡的迹象（Mack 等，2012）。

八、适用于家庭护理的治疗方法

（一）患者的心理社会需求

适用于家庭护理的治疗方法满足了患者的心理社会需求，同时提供了在家接受姑息治疗的舒适和保证，但它也为如何最好地为在家患者提供适当的心理社会护理提出了挑战。幸运的是，许多管理死亡恐惧或存在性威胁的有效干预方法，包括社会互动、活在当下、维持日常生活和音乐治疗，都可以容易地转化为以家庭为基础的安宁疗护。然而，尽管需要解决接受基于家庭的姑息疗护的个体的焦虑和相关障碍，目前缺乏合适的干预措施。大多数目前可用的干预措施是为基于诊所或医院的方式而设计的，并且要求患者足够健康以参加这样的会话。一种提供家庭心理社会护理的最新方法是应用循证认知行为疗法和心理教育来管理慢性阻塞性肺疾病患者的焦虑（Bove 等，2016）。这种干预是专门为那些在家的患者设计的，他们正经历着高度的症状负担和有限的活动能力。由护士实施，干预大约需要 1h，并且可以在没有护理人员在场的情况下实施。这种干预在一项随机对照试验中得到证明，旨在帮助慢性阻塞性肺疾病患者重组负面思想，改变无益的行为模式，以降低焦虑，提高对疾病症状的掌控感（Bove 等，2017，2016）。鉴于这些有希望的发现，接下来的步骤应该是考虑这种干预是否可以推广到为患有其他慢性和生存受限的疾病个体提供益处。然而，另一项最近开发的针对冠心病患者的 4 周的自助家庭心理教育干预未发现对焦虑、抑郁或生活质量的有益影响（Wang 等，2018）。这种干预比 Bove 等（2016）的干预更耗时，并且专门针对心脏病。尚不清楚的是，这种干预的失败是由于干预的持续时间更长、负担更重，还是由于不同的疾病背景。显然，为接受姑息治疗的患者开发基于证据的有效心理社会支持干预措施还有许多工作要做，但 Bove 等（2016）的研究结果确实表明，家庭护士提供的最低限度方法在解决接受家庭护理的个体的心理社会需求方面是可行和有效的。

（二）照顾者和家庭的心理社会需求

显然，姑息治疗的心理社会影响不仅影响接受姑息治疗的患者，也影响照顾者和其他家庭成员。通常，患者的配偶承担照顾者的角色，反映了对患者的同情心和责任感（Schulz 等，2003；Brandstätter 等，2014）。不幸的是，这给护理者带来了巨大的身体和情绪负担，因为他们同时护理患者并管理自己的情绪反应和预期的悲伤（Haley 等，2003；Brandstätter 等，2014；Coelho 和 Barbosa，2017）。患者和照顾者之间的心理健康往往是同步的，因此患者的高度痛苦会反映在照顾者的加重的痛苦中（Murray 等，2007）。

照料者经常变得社会隔离，感觉陷入绝境，无法从照料中解脱出来，导致照料者感知到的负担很重（Cagle 等，2017）。与医疗保健团队沟通不畅也可能使护理人员和其他家庭成员感到被排除在姑息护理决策过程之外，这进一步增加了护理人员的隔绝感和痛苦感（Laryionava 等，2018）。因此，重要的是照顾者的身体和心理健康与患者的健康同等重要，甚至包括丧亲之痛（McNamara 和 Rosenwax，2010；Brandstätter 等，2014；Cagle 等，2017；Coelho 和 Barbosa，2017）。

九、适用于护理者和家庭心理教育的治疗方法

（一）心理教育

护理者痛苦的一个潜在因素是他们认为缺乏技能或不能胜任新的护理角色。解决这个问题的一个积极方法是在开始这个新角色时进行心理教育（Hudson 等，2013）。一种这样的干预需要 3 次会话，可以由支持性护理团队的成员提供，包括医生、护士，甚至社会工作者或宗教长老。在手册的指导下，干预措施旨在提供有关护理角色的信息，建立对护理者的信心，并鼓励在这一角色中保持灵活和适应性的能力，包括为生命终结的挑战做好准备。这种干预措施主要由护士以小组形式提供给护理人员，试验表明，护理人员对护理角色有了更好的理解，增强了他们能够管理患者情绪的感觉，以及他们实际管理护理情况的能力（Holm 等，2016）。

（二）家庭会议

在患者去世前，家庭会议有助于患者及其家人讨论死亡和临终问题，也有助于家人悲伤（Keeley，2016）。尽早开始这种讨论可以让家人在患者去世前开始悲伤，并确保家人有充分的机会在患者去世前相互说出他们想说的一切（Keeley，2016）。这些讨论有助于减轻家属和患者的焦虑感，并确保患者的任何愿望都传达给家属，并因此得到尊重（Keeley，2016）。这些讨论可以通过遵循护士或护理人员促成的关于死亡的结构化程序来进一步促进，该程序被称为家庭会议（Glajchen 和 Goehring，2017），包括会前准备、会话本身及后续会话。

（三）基于正念的干预

另一种解决护理的负面心理社会影响的有效方

法是通过基于正念的干预。这种方法通常指在 6～8 周的时间里，在训练有素的主持人的指导下，每周进行冥想练习，目的是增加对当下的意识，而不是停留在过去或未来。此外，每天的正念练习是正式课堂活动的重要辅助。这些基于正念的干预对照顾者的益处包括减少抑郁和减少感知到的照顾者的负担，并提高照顾者的生活质量。鉴于照顾者的心理和情绪健康也可以反映在患者身上，这些针对照顾者的正念干预也可能为患者的健康提供一些间接的好处（Jaffray 等，2016）。

结论

姑息治疗为晚期或终末期疾病患者提供了许多益处，然而患者及其家属经历从姑息治疗开始到生命结束的一系列心理社会问题。鉴于姑息治疗的目的是最大限度地减少痛苦，这一点至关重要。患者和家庭成员经常对开始姑息治疗感到焦虑和犹豫，因为这是对生命即将结束的隐式的承认。

在姑息治疗期间，隔绝感和信息不足是常见的体验，这可能伴随甚至导致焦虑、抑郁、适应障碍和绝望感。除此之外，患者可能会感到存在性威胁，或者希望加速死亡。

在姑息治疗中，家庭成员不会被排除在心理社会问题之外，因为主要护理者的心理、社会和精神健康与患者的心理、社会和精神健康错综复杂地交织在一起。从最简单的提供陪伴和音乐治疗，到更密集的一对一心理治疗的生活回顾和生命意义干预，一系列心理社会干预措施已被证明能有效解决姑息治疗中的心理社会问题。

最后，同样重要的是，最大限度地减少患者和家庭成员的心理社会负担的首要需求和行之有效的方法是与姑息护理人员及受过心理治疗培训的现有工作人员保持开放和频繁的沟通，以便在需要时提供有针对性的心理援助。

第74章　谵妄

Delirium

Meera Agar　Yesne Alici　Augusto Caraceni　William Breitbart　著
杨海龙　黄　翠　译　　方拥军　侯　莉　校

谵妄，源自拉丁语 delirare（走出犁沟）（Lipowski，1990），是晚期疾病患者中最常见的神经精神障碍。其特征是注意力和意识障碍、认知变化（如定向障碍、记忆缺陷、语言、视觉空间能力或感知觉）、精神运动行为、情绪和睡眠－觉醒周期改变（American Psychiatric Association，2013）。急性发作和症状波动是关键特征。虽然概念化为可逆的过程，但在晚期疾病的背景下，它可能是不可逆的，甚至可能是即将死亡的先兆（Breitbart 和 Alici，2008；Agar 等，2016）。

谵妄与显著的发病率、因长期住院导致的费用增加、长期认知能力下降相关（Breitbart 和 Alici，2008）。它困扰着家庭和工作人员（Breitbart 等，2002），并能干扰识别和控制其他身体症状，如疼痛。

谵妄往往被低估（de la Cruz 等，2015a）和治疗不充分。姑息治疗专家必须能够筛查谵妄，准确诊断，对病因进行适当评估，并熟悉药物和非药物治疗方案的风险和益处。

一、晚期疾病谵妄的流行病学

入住姑息治疗病房或临终关怀医院时谵妄的患病率为13.3%～42.3%，入院后的发生率为3%～45%（Hosie 等，2013）。死亡前期间的中值（范围）患病率为75%（58%～88%）（Lawlor 等，2000a；Hosie 等，2013，Watt，2019）。2项研究显示，社区环境中的谵妄时点患病率为4%～12%（Watt，2019）。目前尚不清楚谵妄的发生有多频繁地导致住院患者发作。

二、谵妄的病理生理学

谵妄有多方面的病理生理学。神经递质异常、氧化机制不充分、下丘脑－垂体－肾上腺轴或昼夜节律失调都与此有关（MacLullich 等，2008；Maldonado，2018）。功能连接障碍，感觉和运动信息的复杂整合失败，也被认为是至关重要的（Maldonado，2018）。神经元老化还可能通过压力调节相关神经递质的变化、血流和血管密度受损、神经元损失和信号转导的变化来减少生理储备（Maldonado，2018）。神经炎症假说表明，全身炎症事件触发中枢神经炎症反应，这可以扩大对全身炎症信号的反应（MacLullich 等，2008；Maldonado，2018）。

病理生理学可能因病因而异。例如，药物诱导的谵妄可能损害中枢谷氨酸能、GABA 能、多巴胺能和胆碱能通路（Gaudreau 和 Gagnon，2005）；或者，大脑可能因全身和局部能量缺乏（如缺氧、低血糖或缺血）或代谢异常（如低钠血症或高钙血症）而受损（MacLullich 等，2008）。有人提出，一个模型应该能够解释异质性、神经生理学、临床表型和症状，以及促进健康认知的生物心理社会因素，而不是"单一生物模型"（Maldonado，2018；Oldham 等，2018）。

三、谵妄的评估：临床特征和现象学

谵妄诊断的金标准是临床医生利用权威的诊断标准进行的评估，最常见的是 DSM-5，或者 WHO ICD-11（American Psychiatric Association，2013；WHO，2018）。DSM-5 分类的主要组成部分是注意力和意识障碍（表现为与基线相比的变化）、认知变化、短暂和波动的症状及潜在医学状况的存在；这些变化不会发生在觉醒水平严重降低的情况下，如昏迷。ICD-11 分类描述了注意力和意识障碍这种症状会在短时间内出现，并且往往会出现波动，与其他认知障碍相关，在某些情况下还会出现睡眠－觉醒周期紊乱。

谵妄的表现可以包括广泛的认知和非认知神经精神症状，包括运动行为、睡眠－觉醒周期、情感表达、感知觉和思维的变化（框 74–1）（Meagher，2009；Bush 等，2018）。关于如何优化谵妄的定义和标准化方法来分类或测量谵妄，以及这些症状的频

框 74-1　谵妄的临床特征
认知障碍 • 注意力和意识受损 • 觉醒水平紊乱 • 对时间、地点和人的适应性 • 短时记忆、言语记忆、视觉记忆和长时记忆 • 执行功能 知觉干扰 • 错觉 • 幻觉，尤其是视觉上的幻觉 • 变形 妄想 • 偏执妄想，形成不良 思想障碍 • 词不达意 • 病理性赘述 • 联想松散 睡眠障碍 • 碎片化睡眠 • 正常睡眠－觉醒周期颠倒 • 失眠 • 噩梦 • 其他谵妄症状在夜间加重 • 白天过度嗜睡 语言障碍 • 唤词困难 • 语言错乱 • 举名困难 • 书写困难 • 严重谵妄可模仿感觉性 / 表达性失语症 情感改变 • 情绪与语境不协调 • 愤怒 • 易激惹 • 情感淡漠或退缩 • 欣欢或抑郁 • 情绪不稳定 • 恐惧和焦虑 运动行为 • 活动增加或减少 • 动作和（或）说话速度的增加或减少 • 活动失控 • 徘徊 • 坐立不安 • 好斗 • 情感淡漠、精神萎靡、嗜睡 • 惊吓反应增加 神经系统异常 • 扑翼样震颤 • 战栗 • 肌阵挛 • 结构性失用症 • 额部释放信号

引自 Trzepacz，P.T.and Meagher，D.J.，'Neuropsychiatric aspects of delirium' in Yudofsky，S.C.and Hales，R.E.(Eds.)(2002).The American Psychiatric Publishing Textbook of Neuropsychiatry and Behavioural Neurosciences，Washington DC，USA：American Psychiatric Publishing;Meagher，D.(2009).Motor subtypes of delirium：past，present and future，Int Rev Psychiatry.21(1):59-73. DOI：10.1080/09540260802675460; and Bush，S.H. 等 (2018). Delirium in adult cancer patients：ESMO Clinical Practice Guidelines. Ann Oncol.29(4)：iv143-iv165.DOI：10.1093/annonc/mdy147.

率和特异性，仍然存在争议。

建议对高危患者进行常规谵妄筛查和严重程度监测，以提高检出率并提供及时的诊断；阳性筛查需要后续临床评估才能做出明确诊断（Bush 等，2018）。风险因素包括视力和听力障碍、年龄大于 65 岁、预先存在的认知障碍、脱水、行动不便、使用多种药物和共病（National Institute for Health and Care Excellence，2010）。少数探索癌症风险因素的研究涉及精神活性药物、低白蛋白血症、代谢障碍和骨、肝和脑转移（Bush 等，2018）。

有经过验证的量表可用于谵妄筛查（De 和 Wand，2015）。在接受姑息治疗的人群中进行的研究包括混乱评估方法（Ryan 等，2009）、护理的谵妄评估量表（Gaudreau 等，2005）、探索 4AT 的初步工作（Baird 和 Spiller，2017）。筛选方法的选择应考虑量表的心理测量学、保持量表最佳性能所需的培训、患者参与程度 / 负担及促进一致性的地方政策建议。

在癌症或晚期疾病人群中研究的其他工具是记忆性谵妄评估量表（Breitbart，1997）和谵妄评定量表－修订版 98（Trzepacz 等，2001；Leonard 等，2008b）。这些量表帮助临床医生实施 DSM-5 标准并监测严重程度。

四、谵妄亚型

虽然没有包括在 DSM-5 诊断标准中，但根据精神运动特征和觉醒水平，已经确定了三种谵妄亚型。亚综合征表现也是可以识别的，从无症状到完全谵妄（Cole 等，2013）。一项研究表明，谵妄亚型一旦确定，会随着时间的推移保持稳定（Meagher 等，2012b）。

低活动亚型患者表现为嗜睡和困倦，对问题反应缓慢，不主动运动，对周围环境的意识降低（Breitbart 和 Alici，2012）。在接受专科姑息治疗的患者和晚期癌症或血液恶性肿瘤患者中，其患病率为 40%～78%（Lawlor 等，2000b；Fann 等，2005；Gaudreau 等，2005；Spiller 和 Keen，2006）。这种表现可能被误认为疲劳或抑郁（Meagher，2000）。相比之下，"过度活跃亚型"患者有躁动、激越和精神运动过度活动，知觉障碍和妄想的发生率较高（Boettger，2011）。这种亚型可能类似焦虑或精神病。

改善分型的努力包括精神运动活动的定量测量（加速度计）、评定激越行为的有效量表（非谵妄专用）和测量谵妄运动亚型的量表，但测量之间的一致性仍然较差（Meagher 等，2008；Godfrey 等，

2010）。亚型和谵妄病因学和结果之间的关系很复杂（Gupta 等，2008），但在临床实践中仍有有效的应用（Maldonado，2018）。证据表明，低活动亚型预后较差（Meagher 等，2011），包括更多的压力损伤和医院获得性感染；比过度活跃亚型的预后下降更多（O'Keeffe，1999）。

五、诊断性检查

需要详细的病史和检查来确定谵妄的病因，并确定它们是否可逆。大多数发作平均有三个诱因，共同的病因包括感染、物质戒断（酒精和尼古丁）、代谢异常（如高钙血症）、缺氧和精神药物（皮质类固醇、阿片类药物、抗胆碱能药和苯二氮䓬类药物）（Lawlor 等，2000a；Breitbart 等，2008；Leonard 等，2008；Bush 等，2018）。诱发因素包括年龄较大、身体虚弱、多种疾病并存、痴呆、因感染或脱水住院、听力和（或）视力障碍、多重用药物、肾功能障碍和营养不良（Inouye，2006；Bush 等，2018）。在癌症患者中，还需要考虑大脑或软脑膜的原发性或继发性受累、抗癌治疗的认知功能影响及副肿瘤综合征（Bush 等，2018）。

谵妄的评估可能需要实验室检查、影像学检查，以及不常见的脑电图或腰椎穿刺检查。评估的范围应根据患者的护理目标和选择、既往功能和疾病轨迹、病因潜在可逆性及治疗方案的潜在不利影响而定（Leonard 等，2008a；Bush 等，2018）。

六、谵妄的鉴别诊断

谵妄必须与精神疾病相区别，包括抑郁症、躁狂症、精神错乱和痴呆（Breitbart 和 Alici，2008）。低活动亚型通常最初被误诊为抑郁症。在区分谵妄和抑郁时，特别是在疾病晚期，评估抑郁和认知症状的发作和时序特别有帮助。谵妄的认知障碍程度比抑郁症严重得多，通常发作更突然。此外，作为谵妄特征的警觉性水平紊乱不是抑郁症的特征（Breitbart，2008）。

躁狂发作可能与过度活跃亚型的谵妄或混合型谵妄有一些共同特征。症状的短暂发作和病程、警觉性水平紊乱的存在及医学病因的确定有助于诊断（Breitbart，2008）。

谵妄也必须与各种精神障碍相区别。在谵妄中，精神病性症状出现在晚期医学疾病的背景下，其特征为警觉水平障碍和注意力广度受损，以及记忆障碍和定向障碍（Breitbart 和 Alici，2008）。

区分谵妄和痴呆或者诊断在已存在的痴呆上叠加的谵妄可能具有挑战性。在一项对100名癌症患者进行的研究中，比较了合并痴呆的谵妄患者和无痴呆的谵妄患者，前者的特点是认知症状更严重，对治疗的反应更差，消退率更低（Boettger 等，2011）。临床上，即使在晚期痴呆中，觉醒也通常得以保留（Morandi 等，2017）。痴呆症状的暂时发作更多是亚急性和慢性进行性的。谵妄的评估需要考虑患者基线认知功能的急性变化，因此治疗也可能改善症状（Breitbart，2008）。由于注意力不集中是谵妄诊断的核心，因此需要更多地了解谵妄和痴呆中注意力缺陷的性质（Morandi 等，2017）。评估注意力的集中和维持的简单的认知功能测试，而不是那些需要操纵信息或测试记忆的测试，可能对区分谵妄和痴呆特别有用（Morandi 等，2017）。

七、谵妄的处理

谵妄的处理遵循几个原则。首先，谵妄的解决通常需要纠正潜在的原因（Breitbart 和 Alici，2012；Bush 等，2018）。其次，应努力评估决策能力，识别可能出现的清醒期，期间与患者讨论护理（Bush 等，2018），并了解适用于临终护理计划和代理决策（Bush 等，2018）。最后，应考虑患者的偏好，注意一些患者在生命末期对精神意识的排名高于他们各自的临床医生（Steinhauser 等，2000）。

跨学科护理计划的关键要素涉及患者和患者周围人员（其他患者、家人、工作人员）的安全，最佳护理位置（如要求入院的相对利弊），信息和教育，以及支持谵妄恢复、减少痛苦和解决症状的干预措施。在对病因进行诊断性评估之前，或者与之同时，考虑这些因素。期望且通常可实现的结果是患者清醒、警觉、冷静、舒适、认知完整、无精神病、无疼痛，并能与家人和工作人员进行连贯的交流（Breitbart 和 Alici，2008）。对于在生命的最后几天出现谵妄的绝症患者（“晚期”谵妄），管理可能会出现许多困境，并且期望的临床结果可能会因死亡过程而显著改变。

（一）非药物干预

除了治疗潜在病因外，非药物和支持疗法也很重要（框 74-2）。这些措施可能包括维持液体和电解质平衡和营养，减少焦虑和定向障碍支持睡眠，促进与家庭成员的互动。一个安静、光线充足的房间，有熟悉的物品，一个看得见的时钟或日历，家人的存在可能有助于减少焦虑和定向障碍。应避免

框 74-2 预防和治疗谵妄的非药物干预总结
• 减少复合用药 • 控制疼痛 • 保持睡眠周期 • 改善水分摄入 • 改善营养（如用餐时鼓励和协助） • 尽量减少感官缺陷（使用视觉辅助工具和适应性设备，便携放大设备和特殊通信设备） • 鼓励提早活动（尽量减少使用固定导尿管、静脉导管和体肢约束） • 改善肠道和膀胱功能 • 保持患者适应 • 在患者的房间内放置定向板、时钟或熟悉物品 • 增加认知刺激活动

引自 Breitbart，W.and Alici，Y.(2008).Agitation and delirium at the end of life：'We couldn't manage him'.JAMA.300(24):2898-910.DOI:10.1001/jama.2008.885；and Hshieh，T.T. 等 (2015) Effectiveness of multicomponent nonpharmacological delirium interventions：a meta-analysis.JAMA Intern Med.175(4):512-20. DOI:10.1001/jamainternmed.2014.7779.

身体约束（Breitbart 和 Alici，2008）。在不使用任何约束的情况下保持患者的安全时，一对一的观察可能是必要的。这些非药物干预导致谵妄的更快改善和认知的更慢恶化，但对死亡率或健康相关的生活质量没有有益的影响（Milisen 等，2005；Pitkälä 等，2006；Flaherty 等，2010）。

（二）药物干预

尽管谵妄预防和治疗研究的数量不断增加，但美国 FDA 或国际上同等机构尚未批准任何药物用于预防或治疗谵妄。已经在随机对照试验中评估了抗精神病药、胆碱酯酶抑制药、α_2 受体激动药和苯二氮䓬类药物，其中一些是安慰剂对照的；这些研究已在不同人群中进行，并考虑了一系列主要的不同终点，包括随时间推移的谵妄严重程度、无谵妄和无昏迷天数、特定症状和谵妄消退时间。值得注意的是，最近的 Cochrane 综述发现，关于常规实践中对患者、家庭和临床团队重要的结果的数据有限（Burry 等，2018）。一个名为 Del- COrS［预防和（或）治疗谵妄的干预措施有效性试验核心结果集的开发］的项目旨在从利益相关者（包括经历过谵妄的人及其家人）那里达成共识，以解决这一差距（Rose 等，2017）。

在进一步的证据出现之前，实践应符合美国国家健康和护理卓越研究所（2010）和欧洲医学肿瘤学会（Bush 等，2018）制订的指南中所述的原则。这些原则表明，抗精神病药物应限于其他非药物策略无效的情况，谵妄患者感到痛苦或被认为对自己或他人有危险。建议的靶症状是感知障碍和躁动（Bush 等，2018）。该药物应以最低的临床适当剂量开始，并谨慎滴定；计划短期使用，并与患者或代理决策者进行适当讨论。重要的是要记住，治疗决定往往发生在夜间，决策过程和随之而来的讨论可能是复杂的。因此，经常需要高级临床医生的意见来最大限度地降低不适当给药的风险。定性文献表明，在这种情况下，家人可能对药物使用的意图感到矛盾（Wright 等，2013），当没有适当解释益处和风险时，矛盾心理可能会加剧。对于病理生理学仍知之甚少且多因素病因的复杂医学状况，药物治疗不应被视为"快速解决方案"（Meagher 等，2017）。

（三）抗精神病药

抗精神病药物治疗谵妄的文献包括开放性试验、随机对照试验和最近的安慰剂对照试验（Breitbart 等，1996；Han 和 Kim，2004；Hu 等，2004；Devlin 等，2010；Girard 等，2010，2018；Tahir 等，2010；Grover 等，2011；Agar 等，2017；Hui 等，2017）。研究人群主要包括内科疾病患者、术后患者和重症监护病房的患者，少数研究侧重于姑息治疗。

一项 2018 年使用抗精神病药物治疗住院非重症监护病房患者的谵妄的 Cochrane 综述，包括招募 72 名参与者的 9 项试验，其中只有一项试验在所有领域的偏倚风险较低（Burry 等，2018）。9 项试验中的 4 项包括抗精神病药物与非抗精神病药物或安慰剂的比较，7 项包括典型与非典型抗精神病药物的比较（Burry 等，2018）。这些人群包括住院的内科患者、外科患者和姑息治疗患者。综述发现，与非抗精神病药物相比，低质量证据显示抗精神病药物未能降低谵妄严重程度的（SMD=−1.08，95%CI −2.55～0.39）；典型和非典型抗精神病药物之间也没有差异（SMD=−0.17，95%CI −0.37～0.02）（Burry 等，2018）。没有证据表明，与非抗精神病药或非典型抗精神病药相比，抗精神病药能缓解谵妄症状。尽管来自随机对照试验的证据水平被降级，因为在一些纳入的试验中发现了偏倚、不一致和不精确的风险问题。

最近的研究包括在接受专业的姑息治疗的患者中进行的 2 项随机安慰剂对照试验（Agar 等，2017；Hui 等，2017）和在危重病中进行的具有里程碑意义的多中心试验（Girard 等，2018）。后一项试验涉及 566 名呼吸衰竭或休克及低活动亚型或高活跃亚型谵妄的患者，他们被随机分配到静脉注射大剂量氟哌啶醇（最大剂量 20mg/d）、齐拉西酮（最大剂量 40mg/d）或安慰剂组。根据是否出现谵妄，每隔 12 小时滴定一次剂量。结果显示，氟哌啶醇和齐拉西酮都不能缩短谵妄或昏迷的持续时间和存活时间，三组的重症监护病房和住院时间相似（Girard 等，2018）。

Hui 等（2017）在一个姑息治疗病房进行了一项双盲安慰剂对照试验。58 例晚期癌症和激越型谵妄患者，即使使用了预先安排的氟哌啶醇，在进一步的激动发作开始时，除了静脉注射氟哌啶醇 2mg，随机接受单剂量劳拉西泮 3mg 或安慰剂静脉注射。干预后 8h 评估的 RASS 评分显示，接受劳拉西泮治疗的患者焦虑程度明显降低（−4.3 vs. −2.3，平均差异 −1.9 分，$P<0.001$）

一项澳大利亚的研究（Agar 等，2017）是双盲、安慰剂对照、三组研究（n=247），比较了 11 个临终关怀或医院姑息护理服务中剂量滴定和年龄调整的口服利培酮、口服氟哌啶醇和安慰剂。该研究评估了 72h 特定靶症状的严重程度（不适当的交流、行为或知觉障碍），并发现利培酮和氟哌啶醇组的谵妄症状严重程度高于安慰剂组。

应考虑抗精神病药物治疗的潜在风险，包括锥体外系效应、镇静、抗胆碱能不良反应、心律失常和可能的药物相互作用。根据 Schneider 等对 17 项涉及痴呆患者的安慰剂对照试验进行的 Meta 分析，美国 FDA 警告患有痴呆相关行为障碍的老年患者服用抗精神病药物会增加死亡风险（Schneider 等，2005）。接受非典型抗精神病药物治疗的患者的死亡风险是接受安慰剂的患者的 1.6～1.7 倍。大多数死亡与心血管疾病或感染有关。另一项对近 23 000 名老年患者的回顾性研究发现，无论患者是否患有痴呆，典型抗精神病药物的死亡率均高于非典型抗精神病药物（Wang 等，2005）。这一发现导致 FDA 对包括氟哌啶醇在内的典型抗精神病药物发出警告。从那以后，其他研究已经得出了抗精神病药物治疗期间死亡率过高的风险，结果喜忧参半。

如果决定继续开药，针对知觉障碍或严重激动的特定症状，则推荐短期、低剂量使用抗精神病药物。作为处理严重躁动和痛苦危机的药物，或者当商定的治疗目标是镇静时，苯二氮䓬类药物可用于苯二氮䓬类药物或酒精戒断（Bush 等，2018）。当苯二氮䓬类药物与抗精神病药物合用时，需要格外小心。特别是在患有多种内科合并症的老年患者中，密切监测可能的不良反应至关重要（表 74-1）（Breitbart 和 Alici，2008，2012；Bush 等，2018）。

（四）精神兴奋剂

使用精神兴奋剂治疗低活动亚型的谵妄已被一项病例报道和一项开放性研究所推荐（Keen 和 Brown，2004；Gagnon 等，2005）。然而，这些药物可加重激越和精神病症状，因此在姑息治疗中应谨慎使用。

（五）胆碱酯酶抑制药

胆碱能功能损害被认为是谵妄发病机制中的最终共同途径之一（MacLullich 等，2008）。尽管有多奈哌齐和卡巴拉汀有益作用的病例报道，但 2018 年的 Cochrane 综述得出结论，没有足够的对照试验证据支持使用胆碱酯酶抑制药预防（Siddiqi 等，2016）或治疗非重症监护病房环境中的谵妄（Yu 等，2018）。值得注意的是，在危重患者中进行的一项与安慰剂对照的大规模卡巴拉汀试验因担心卡巴拉汀组死亡率较高而提前停止（van Eijk 等，2010）。在此基础上，胆碱酯酶抑制药不能被推荐用于姑息治疗中的谵妄治疗。

（六）右美托咪定

右美托咪定是一种选择性 α_2 肾上腺素能受体激动药，具有镇静和止痛作用，在美国用于重症监护环境中机械通气的成年患者和手术前和（或）手术期间非插管的成年患者的镇静。最近探索右美托咪定在重症监护病房中的作用的 Meta 分析指出，在人群、给药剂量和持续时间、镇静方案和测量的结果方面，各试验之间存在显著差异，但得出的结论是，与安慰剂、标准镇静药或阿片类药物相比，该药物降低了谵妄的发生率（Flukiger 等，2018；Ng 等，2018）。数据过于有限，无法确定其对谵妄治疗的疗效（Flukiger 等，2018；Ng 等，2018）。最重要的不良反应是低血压和心动过缓。

（七）谵妄的预防

制订有效的策略来预防谵妄应该是姑息治疗的重中之重。随机试验表明，多组分非药物策略，包括重新定位、早期活动、治疗活动、优化口服水化和营养、睡眠策略及最大化听力和视力功能，可有效降低住院老年人的谵妄发生率；这些试验采用了 2～13 种不同的组合，表明谵妄的发生率可能降低了

表 74-1 用于治疗谵妄的药物

药物名称	剂量范围（计划剂量）	剂量范围	给药途径	备 注
典型（第一代）抗精神病药物				
氟哌啶醇	0.25～2mg，每 8～12 小时	每 1～2 小时，按需	PO，IV，IM，SC	• 高剂量时可能出现锥体外系不良反应 • 帕金森病和路易体痴呆患者禁用
氯丙嗪	12.5～50mg，每 6～12 小时	立即	PO，IV，IM，SC，PR	• 与氟哌啶醇相比，具有更强的镇静和抗胆碱能作用 • 可能导致直立性低血压、QTc 延长和 EPSE • 注意肾脏和肝脏损害
甲氧异丁嗪（左美丙嗪）	5～12.5mg，每 8～12 小时	每 2 小时，按需	PO，SC，IM	• 镇静，抗胆碱能作用，EPSE，矛盾性躁动 • 老年患者剂量较低
非典型（第二代）抗精神病药物				
奥氮平	2.5～5mg，每 12～24 小时	立即	PO，IM，口服崩解片	• 嗜睡，体位性低血压 • 长期使用的代谢影响（如体重增加） • 老年患者和肝损害患者减少剂量
利培酮	0.25～1mg，每 12～24 小时	立即	PO，口服崩解片	• EPSE 可在剂量＞6mg/d 时发生 • 可引起直立性低血压和镇静 • 老年患者和严重肾 / 肝损害患者减少剂量
喹硫平	12.5～100mg，每 12～24 小时	立即	PO	• 镇静，直立性低血压 • EPSE 发病率较低
阿立哌唑	10～40mg，每 12～24 小时	立即	PO，IM	• 长时间的 QTc • 镇静、头痛、头晕 • 可能导致 EPSE
第三代抗精神病药物				
阿立哌唑	5～30mg，每 24 小时	立即	PO，IM，口服崩解片	• 会引起头痛、嗜睡、头晕、焦虑躁动和失眠 • 不太可能引起 EPSE • CYP2D6 和 CYP3A4 药物 – 药物相互作用
苯二氮䓬类				
咪达唑仑	0.5～5mg，每 4 小时	每 1 小时，按需	SC，IM，IV	• 镇静，头晕，精神错乱，矛盾性躁动，呼吸抑制，跌倒 • 老年患者和呼吸道疾病患者使用较低剂量
劳拉西泮	0.25～1mg，每 8 小时	每 1 小时，按需	PO，SC，IV，SL	• 镇静，头晕，精神错乱，矛盾性躁动，呼吸抑制，跌倒 • 老年患者和呼吸道疾病患者使用较低剂量

注：没有任何药物在国际上注册为谵妄适应证

PO. 口服；IM. 肌内注射；IV. 静脉注射；SC. 皮下注射；PR. 直肠给药；SL. 舌下含服。不同国家的配方和剂量各不相同

引自 Bush，S.H.et al.(2018).Delirium in adult cancer patients：ESMO Clinical Practice Guidelines.Ann Oncol.29(Supplement 4)：iv143-iv165.DOI：10.1093/annonc/mdy147；Breitbart，W.and Alici，Y.(2012).Evidence-based treatment of delirium in patients with cancer.J Clin Oncol.30(11)：1206-14.DOI：10.1200/JCO.2011.39.8784；and Breitbart，W.and Alici，Y.(2008).Agitation and delirium at the end of life：'We couldn't manage him'.JAMA.300(24)：2898-910.DOI：10.1001/jama.2008.885.

44%（Hshieh 等，2015；Siddiqi 等，2016）。一项非随机研究测试了专科姑息治疗病房中的简单多组分预防性干预，并报道谵妄发生率、谵妄首次发作持续时间、严重性或无谵妄生存率无差异（Gagnon 等，2012）。干预措施包括医生告知谵妄的危险因素，提示考虑改变药物治疗，以及护士引导的重新定位和对患者及其家属的信息。需要进一步的研究以充分了解这些干预措施的哪些要素（以及强度）可以应

用于姑息治疗，特别是对于那些晚期疾病患者。

考虑了多种药物干预来预防谵妄。抗精神病药物、胆碱酯酶抑制药、褪黑素和右美托咪定已在不同环境下进行的随机对照研究中进行了评估（Siddiqi等，2016）。2016年的一项Cochrane综述得出结论认为，干预措施预防谵妄的有效性证据很少，无法提出建议（Neufeld等，2016；Siddiqi等，2016）。

（八）对晚期谵妄的处理存在争议

处于临终患者的谵妄被称为晚期谵妄。在谵妄发作时病程可能难以预测，但如果谵妄难以治疗，通过观察，即将死亡的可能性变得明显（Bush等，2018）。晚期谵妄的管理是有争议的，一项研究表明，不同学科的医生对其管理不同（Agar等，2012）（见第104章）。

有些人从哲学角度认为，抗精神病药物或苯二氮䓬类药物的药物干预不适用于濒死患者，因为谵妄是濒死过程的自然部分，不应改变。然而，临床经验表明，谵妄对患者和家属来说是非常痛苦的，在某些情况下抗精神病药物的个体化使用，主要用于控制激越、偏执或幻觉（Breitbart，2008）。对于那些被认为濒临死亡的患者，药物治疗的使用应个体化，在不使用药物干预的“等待和观察”方法与对患者意外变得激越的风险的准备之间取得平衡。应定期评估药物管理，并始终伴随着非药物策略和信息，以及对患者和家庭的支持（Bush等，2018）。

最具挑战性的临床问题是对患有对标准抗精神病药物无反应的“晚期”谵妄的垂死患者的管理，其症状只能通过镇静控制到意识水平显著下降的程度。无法清除感官和提高认知能力可能会使生命的最后几天变得复杂。在这种情况下，合理的选择是使用小心滴定的镇静药，如苯二氮䓬类（如咪达唑仑、劳拉西泮）。事实上，谵妄已被确定为使用姑息性镇静的主要适应证（Maltoni等，2012）（见第104章）。

在给患者注射镇静药以使其平静和舒适之前，临床医生必须首先采取几个步骤。临床医生必须与家属（和患者，如果有清醒的时刻）进行讨论，引发他们对护理类型的关注和希望，以最好地满足他们在死亡过程中提供舒适和症状控制的愿望。临床医生应该描述目前存在的可达到的最佳治疗目标。应该告知家属镇静的目的是提供舒适和症状控制，而不是加速死亡。临床医生应了解痛苦的原因，以及患者和（或）家属对症状和体征的解释，因为在某些情况下，躁动并不像潜在的失去清醒时刻的那样令人痛苦。这类患者的镇静作用并不总是完全或不可逆的；尽管有镇静作用，一些患者仍有清醒的时期，许多临床医生会定期减轻镇静作用以重新评估患者的状况。最终，临床医生必须始终牢记护理目标，并将这些目标传达给工作人员、患者和家属。临床医生必须权衡每个决定，努力维护和尊重个人和家庭的尊严和价值（Breitbart和Alici，2008）。

（九）晚期疾病谵妄的预后意义

谵妄是晚期疾病患者死亡率的独立预测因素，晚期癌症的预后工具包括谵妄作为独立变量（Bush等，2018）。鉴于谵妄的预后意义，谵妄发生本身应促使与患者本人和代理决策者进行公开讨论，包括对预后的影响及治疗选择（Agar等，2016）。

结论

姑息治疗临床医生经常遇到谵妄作为一个主要的神经精神并发症的终末期疾病。通过系统的筛查方法，早期发现是可能的。工作人员对谵妄的知识是必要的，以促进无懈可击的临床评估和诊断。与患者及其家人的谈话中应该告知个体化管理计划。其目的是提高患者、家庭和医疗保健专业人员的生活质量，并在姑息治疗环境中最大限度地降低发病率。

第75章　丧亲之痛

Bereavement

David W. Kissane　著

杨海龙　黄　翠　译　　方拥军　侯　莉　校

丧亲之痛是对不可避免的失去体验的一种必要的适应性反应，是对投资于生活乐趣的债务的偿还。熟悉和应对悲伤的信心是所有从事姑息医学的临床医生的必要条件，包括区分健康和适应不良的调整能力。当患者和他们的家人经历疾病进展到死亡的阶段时，会经历许多丧失。因此，相关的悲伤是当前的，也是对未来丧失的预期。对患者及其照顾者的悲伤过程的支持显然始于姑息治疗，并使心理社会临床医生处于一个理想的位置，以维持这种治疗持续到丧亲之痛。

以家庭为中心的护理是这一支持过程的组成部分，因为家庭对疾病及其治疗的理解会影响他们以后的调整。治疗团队所说的每一句话，相关的语气和表现出的敏感性都会带来死者家属的体验，他们通常需要了解死亡的过程，并讨论任何值得关注的特征。姑息治疗团队理想地定位于识别那些预后不良的风险更大的人，并提供预防性护理，以防止延迟哀伤反应的发病率。

虽然悲伤、哀悼和丧亲之痛等词通常可以互换使用，但以下定义表明了它们在本章中的用法。

- 丧亲是死亡导致的丧失状态。
- 悲伤是与丧失相关的情绪反应。
- 哀悼是一个适应过程，包括伴随而来文化和社会仪式。
- 预期悲伤先于死亡，源于对死亡事件的预期。
- 病理性悲伤代表涉及心理、社会或身体疾病的异常结果。复杂的悲伤和慢性或长期的悲伤是变种。
- 被剥夺权利的悲伤代表了被边缘化的人隐藏的悲伤，在这种情况下，社会不允许表达多方面的丧失。

在这一章中，解释丧亲之痛的现象和哀悼过程的理论模型被认为是产生对悲伤的临床特征理解。为了提供预防性干预，必须认识到那些面临复杂结果风险的患者（Guldin 等，2011）。模型的后续工作和管理复杂的悲伤是充分探讨的，因为是跨生命周期的变化和污名化死亡的影响。丧亲之痛的精神层面凸显了世界主要宗教在支持丧亲者方面的贡献。最后，总结一下，认识到个人成长是一个共同的结果，失去的悲伤提醒我们，创造力往往是因为哀悼过程的解决而出现的。

一、丧亲现象的理论模型

可以追溯到达尔文对猴子因悲伤而“哭泣”的观察，动物行为学已经指出群居鸟类和哺乳动物确实会悲伤。这种悲伤的普遍性表明，它被印入了物种的生物过程中，似乎与各地的人对死亡都很难的经历相一致。然而，社会建构论者提醒我们，悲伤的形式和内容是由文化决定的。它因地点、时间和社会群体的不同而显著不同，在愤怒的表达、情绪化、自伤、仪式及公共与私人悲伤方面有显著差异（Rosenblatt，2001）。

阐明丧亲现象的概念框架有助于我们的临床理解（表75-1）。著名的解释模型包括依恋、心理动力学、社会学和认知行为理论。依恋理论认为，与特定的他人发展亲密的感情纽带会产生安全感和生存潜力。在一个安全依恋的基础上，好奇心的能力出现，在自主的成人生活中产生创造力。父母，尤其是母亲，通常是初级依恋的主体，但这些行为贯穿整个成年生活。因此，家庭构成了主要连接。通过研究亲子关系，Mary Ainsworth 区分了安全依恋和不安全依恋，后者表现为焦虑型、回避型或混乱 / 敌对型。父母的依恋类型和儿童的依恋类型之间存在明显的代际影响，家庭可以将不安全的关系模式代代相传。当这些连接被改变时，依恋的本质影响了丧失带来的冲击。

心理动力学模型更加强调人的发展，包括他们童年的影响，他们的自我意识、自信和强大自尊带来的心理弹性，以及学会哀悼的能力。早期关系的图示构建了一个模板，奠定了指导人际关系情感体验的操作原则。一旦婴儿对他们的母亲产生了关心的感觉，当母亲不在时，他们早期的渴望就会很明显。

表 75-1 解释丧亲现象的理论模型

模型名称	主要贡献者	主要特征
依恋理论	Bowlby，Ainsworth，Parkes，Weiss	丧失导致亲密关系的纽带被切断
心理动力学理论	Freud，Klein，Horowitz，Kohut	早期关系为未来关系提供了模板
人际关系模型	Sullivan, Bonnano, Horowitz, Benjamin	人际关系的影响在悲伤结果中占主导地位
心理社会转变	Parkes，Janoff-Bulman	改变了假设的世界观
社会学模型	Rosenblatt，Klass，Walter	文化塑造悲伤的形态和过程
家庭系统理论	Walsh，McGoldrick，Kissane，Shapiro	家庭是主要的支持来源，家庭功能决定结果
认知压力应对理论	Stroebe，Kavanagh	条件或习得模式变得根深蒂固
创伤模型	Horowitz，Pynoos，Prigerson，Jacobs	侵入性的创伤问题占主导地位
行为学	Darwin，Lorenz	生物和生理过程是跨物种现象的基础
意义中心模型	Neimeyer，Lichtenthal	叙事方法指导在丧失后意义的重建

因此，哀悼被认为是一种应对失去的终身适应机制。

人际关系理论补充了心理动力学模型。周期的关系模式被认为是当前关系选择的结果，基于它们与过去的共鸣，常常证实以前的期望。“自我是谁”的图式是通过关系互动来构建的，以建立与这些关系相关的人的角色。可以通过压力反应模型来利用这些心理模式。例如，对死者的矛盾心理会导致更大的痛苦，但在治疗中重建“矛盾”模式是可能的。

Parkes 首先提出，改变一个人对环境（他们假设的世界）的想法和信念是适应的核心。接受变化的发展隐含在这种转变中。意义创造和连续纽带的重建有助于重构假设的世界（Neimeyer，2011）。

社会学的观点强调失去亲人的孤独，以及包括家庭在内的群体或社会网络在对抗社会孤立方面的价值。社会化模式因文化而异，但支持网络对适应有着至关重要的影响。一个家庭悲伤的方式及其成员之间的关系对结果至关重要。由冲突、凝聚力降低和沟通不畅造成的家庭难以相互支持，在功能失调的家庭中，社会心理发病率很高（Schuler 等，2017）。

哀悼可以由意外的生活事件、自然灾害和创伤引发，这些事件扰乱了个人，并带来了一种被描述为“令人震惊”的不受欢迎的经历。创伤性悲伤抓住了创伤的独特之处，并以任何由此产生的痛苦记忆的侵入挑战丧亲之人。最后，行为模型通过对慢性悲伤的挑战为丧亲理论做出了贡献，在慢性悲伤中，丧亲者陷入了根深蒂固的痛苦状态。社交回避、通过保存遗物作为神龛来“纪念”死者、一提到死者的名字就长期哭泣等模式都说明了这些行为。

Stroebe 和 Schut（2001）指出，虽然这些悲伤的一般理论解释了观察到的广泛现象，但它们并没有描述具体的应对途径。他们提出了一个丧亲之痛特定的应对双过程模型，其中振荡发生在损失取向（专注于损失）和恢复取向（专注于生活）之间。对悲伤的积极体验及对悲伤的回避处于一种动态平衡中。个人需要从痛苦中抽身出来，休息一会儿。恢复思路是通过一些积极的重新评价和对事件意义的建构来对抗负面情绪。这促进了积极的效果、新的目标和未来的计划。丧亲者通过在基于情绪的应对中调整消极和积极情绪表达之间的平衡来应对，同时结合适当程度的问题解决和意义生成来引导他们的目的感和控制感。他们需要维持生活中的正常运转和功能，同时也为已经发生的不可挽回的损失感到悲伤。

二、正常悲伤的本质

悲伤通过情感、认知、身体和行为特征来表达。Lindemann 在 1944 年波士顿 Cocoanut Grove 夜总会火灾后观察到，麻木的躯体痛苦，对死者悲伤记忆的专注、内疚、愤怒，常规行为模式的丧失，以及对死者症状的认同构成了 Lindemann 在死者家属中观察到的关键维度。

情绪困扰一波一波地出现，每次持续几分钟，包括不可避免的哭泣，在全神贯注地想着逝者时注意力不集中和目标不明确，以及一系列相关的影响，包括悲伤、愤怒、绝望、焦虑和内疚。认知过程被记忆所主导，反映在讲故事、回忆和关于死者的对话中。身体反应包括麻木、不安、紧张、颤抖、睡眠障碍、厌食、体重减轻、疲劳和各种疼痛。最后，行为方面涉及社交退缩、游荡、思索、寻找同伴和安慰。

在神经内分泌功能（如地塞米松抑制试验等挑战性研究）、免疫指标（如自然杀伤细胞功能）和睡眠效率方面已经发现了一些生理变化。这些生理变化表明，悲伤和抑郁存在于一个生物连续体中，并解释了在丧亲中发现的躯体和心理社会的发病率。

三、悲伤的临床表现

随着家庭经历姑息治疗，临床阶段从预期的悲伤进展到死亡的即时消息，到急性悲伤的阶段，对一些人来说可能是丧失亲人的并发症。

（一）预期的悲伤

当疾病进展的消息传到患者和家人那里时，悲伤就开始了，因为他们预期最终会死亡。然而，并不是所有的悲伤都与最终的丧失有关，因为随着疾病及其治疗，许多变化都会发生。失去健康可能伴随着失去工作、休闲活动、经济保障、独立性、对生活的确定感和进一步的身体损伤。临床医生面临的挑战是理解损失对每个人的意义，并在其中评估他们的悲伤反应。

得知疾病的消息和建议的治疗方法时，预期的悲伤通常会使支持的家庭进入相互安慰和更亲密的状态。在一段时间内，这种干扰有利于患者的护理，直到日常生活的压力将家庭拉回到他们以前的轨道。当悲伤的时期穿插着满足和快乐的时期时，这种情绪就会来回变化。当家人参与照顾他们生病的成员时，他们的凝聚力可能会增加，因为他们分享他们的恐惧、希望、喜悦和痛苦。

相比之下，其他家庭会出现困难，他们通过保护性回避、否认威胁的严重性、愤怒或逃避参与而表现出应对能力受损。有时，家庭功能失调如此明显，以至于临床医生很快被卷入其中。然而，更常见的是，随着个体努力适应不受欢迎的变化，阈下障碍或轻度抑郁或焦虑障碍会逐渐发展。虽然预期悲伤在历史上被认为可以减少死后的悲伤，但强烈的悲伤现在被公认为是复杂悲伤的风险标志。

在这个预期悲伤阶段，临床医生可以通过鼓励他们公开分享自己的感受来帮助家人，因为他们关注他们垂死的家人或朋友的物质需求。告别需要被认为是一个随着时间推移而演变的过程，有机会回忆，庆祝生命和临终者的贡献，表达感谢，并完成任何未完成的事情。这些任务有可能在所有人悲伤时产生有意义和积极的情绪方面。

（二）家人和朋友聚集在逝者床边的悲痛

当亲戚或密友聚集在垂死的人床边守望时，他们不仅支持患者，而且还有助于他们自己随后的调整。通过这一经历分享的团结将这些照顾者结合成相互支持的关系。当工作人员开始护理患者时，他们需要与患者的家人保持融洽的关系。临床医生可以对死亡过程进行有益的评论，解释呼吸模式、分泌物、患者反应和舒适度（Kissane 等，2012a）。无论何时出现问题，这种经历都需要从情感上正常化，并让家人放心。关于疼痛、用药原因和事件的熟练预测的讨论将减轻忧虑，并建立一种护理垂死者的合作方法。

宗教仪式需要积极协助，包括适当通知宗教牧师或教牧护理人员。一旦死亡发生，对身体的尊重仍然是最重要的。家人总是会感激与死者共度的时光，而尊重遗体摆放的文化方式是必不可少的。失去亲人的人通常会感到困惑，并从下一步该做什么的指导中受益，联系殡葬者就是一个明显的例子。

当亲属在死亡时不在场时，邀请他们出席往往是基于患者状况的恶化。到达后，在陪同他们去见死者之前，可以传达这个消息。为了帮助家属理解所发生的一切，临床医生应该解释导致死亡的医疗事件的先后顺序。

有时，死因仍不确定，可能需要进行尸检。高级临床医生应该概述相关的问题，强调将要收集的信息的积极方面。除非法律要求验尸官进行尸检，否则需要充分尊重家属对尸检的意见。

有时员工会担心死者家属的情绪反应。如果对其文化适宜性有不确定性，咨询一个知情的文化中介可能会有所帮助。短效苯二氮䓬类药物的处方将有助于一些人，而另一些人则倾向于不用药。第 2 天的跟进电话有助于检查应对情况，并确定是否需要继续支持。

在悲伤可能被边缘化的情况下，我们需要谨慎，年龄歧视就是一个很好的例子。如果因为死亡与生命周期一致而将其正常化，那么家庭成员得到的支持就会减少，表达其损失的许多方面的许可也会减少。一些死亡原因（如自杀、他杀和安乐死）可能会剥夺丧失亲人的人获得支持的权利。

（三）丧亲之痛的时间进程

丧亲者随时间推移所经历的顺序或阶段从来不是严格划分的，而是逐渐融合在一起的。它们有助于临床医生识别正常演变的异常。从最初的麻木和不真实感，到痛苦的浪潮开始出现，因为失去亲人的人遭受强烈思念和渴望。对逝者的回忆引发了这些剧烈的悲痛。然后，随着分离的痛苦增加，由于失去亲人而产生的孤独感，出现了一个混乱的阶段。焦躁不安、注意力不集中、悲伤和绝望及社交退缩的时期会持续几个月。最终，随着怀旧取代悲伤，士气提高，世界观改变，重组和恢复阶段开始了构建。当新的创造力被表达出来时，个人成长就会出现。

哀悼的时间进程与对失去的人的依恋强度成正比，并随着文化表达而变化，悲伤没有明确定义的终点。正如婴儿猝死综合征后母亲的悲伤比新生儿死亡后的悲伤持续时间更长，失去成年人后的悲伤也一样，多年婚姻后的哀悼通常比短暂恋情关系更长。年长的寡妇和鳏夫可能会持续数年表现出他们的悲伤。临床任务是区分那些仍在正常范围内的人和那些跨过复杂悲伤门槛的人。

（四）病理性悲伤

对丧亲的正常和异常反应跨越了一个谱系，其中反应强度、悲伤相关行为和时间过程决定了差异。伴随悲伤的精神疾病包括临床抑郁症、焦虑症、酒精滥用或其他物质滥用和依赖、精神障碍和创伤后应激障碍（post-traumatic stress disorder，PTSD）。当明显的精神障碍使丧亲之痛变得复杂时，他们的识别和处理是直截了当的；阈下状态呈现出更大的临床挑战，因为对丧亲者的研究表明，在这些群体中，强烈的悲伤症状与正常的悲伤轨迹不同。美国精神病学协会 DSM-5 建议对其提出的所谓“持续性复杂丧亲障碍”的标准进行进一步研究（American Psychiatric Association，2013）。在死亡后的至少 12 个月内，对死者的持续思念或向往将伴随着强烈的悲伤和严重的社交障碍。对病理性悲伤的识别需要有经验的临床判断，而不是将悲伤正常化为必然可理解的。在实践中，根据一套标准，这些患者可以被确定为高风险，并且提供预防性丧亲护理是可取的。

1. 抑制悲伤　虽然使用回避的方式可能作为一种临时的应对机制，但它的持久性有时与糟糕的应对有关。然而，在有些情况下，损失发生后没有立即出现重大的痛苦和损害可能是可以理解的，也是恢复能力的表现。Bonnano 发现了一个健全个体的亚组，这些个体在失去亲人后表现出很少的痛苦或对正常功能的破坏，在事件发生后的 2 年内具有相对稳定、健康的功能（Bonnano，2004）。Bonnano 不认为他们是悲伤中的延迟者或逃避者，而是将这一群体称为弹性人群。相比之下，在那些表现出复杂悲伤症状的人中，避免让人想起失去亲人的活动或情况是很常见的，可能确实需要有针对性的干预。

2. 复杂悲伤　大量令人印象深刻的实证工作支持复杂悲伤作为一种临床实体的有效性，它不同于正常的悲伤反应和相关的病理状态（如重度抑郁）。ICD-11 采用了基于经验的诊断慢性悲伤障碍的标准（Prigerson 等，2009；Luciano，2015），而进一步的分析证实了其与 DSM-5 的持久性复杂丧亲障碍（Maciejewski 等，2016）的等效性。在至亲或好友去世后超过 6 个月的时间里，个体经历了对死者强烈的思念或渴望，强烈的悲伤，并在更多的日子里专注于死者。这种反应必须与丧亲者的文化不成比例，并在社会、职业或其他重要功能领域造成重大损害。更重要的精神障碍（如重度抑郁症、PTSD）可以共病，并指导治疗。各种其他现象可能伴随着长期的悲伤障碍，包括不接受死亡，强烈的愤怒，自我意识的减弱，生活空虚的感觉，以及对未来的犹豫不决，无论是活动还是关系。这种长期的悲伤与一系列健康问题的风险独立相关，包括心脏不适、高血压、酒精和香烟消费量增加及自杀意念。

谁最容易产生复杂的悲伤情绪？依恋过程在预测这种悲伤反应中起着核心作用，在失去“增强安全感的依恋纽带”后，分离痛苦被最强烈地激活（Neimeyer，2005—2006）。对于那些有童年被忽视或虐待史的人来说，失去一个亲密和稳定的依恋对象可能是特别痛苦的。遭受创伤或意外损失、与死者有亲密关系及在死亡后很少得到支持的丧失亲人的人也处于复杂悲伤的高风险中。

慢性悲伤尤其与过度依赖的关系有关，在这种关系中，通过纪念死者和维持联系来使关系永久化，从而避免被抛弃的感觉。一种停滞的情况出现了，在这种情况下，任何对死者的回忆都引起眼泪，而对丧失亲人的人的世界观没有任何认知的转变。社交退缩和抑郁很常见。与死者团聚的幻想会使自杀成为一个越来越有吸引力的选择。

3. 创伤性哀伤　当死亡出乎意料或其性质令人震惊（创伤性、暴力性、污名化或被认为不体面）时，创伤性悲伤的整合和接受可能会受到记忆引发的唤醒和增加的痛苦的干扰。包括闪回、噩梦和反复出现的侵入性记忆在内的强烈回忆会导致过度觉醒、怀疑、失眠、易怒和注意力不集中，从而扭曲正常的悲伤（Nakajima 等，2012）。死亡的冲击会导致不信任、愤怒、冷漠和不愿接受现实。这些阈下水平的反应与 PTSD 的全部特征相融合，但据观察，阈下状态持续多年，并导致大量发病。

4. 抑郁障碍　丧亲者在丧亲的前 2 年中，重性抑郁的发生率约为 15%（Prigerson 等，2007）。丧亲后任何严重抑郁发作的特征都类似于生命周期其他阶段的严重抑郁。有慢性化的趋势，相当大的社会发病率和不充分治疗的风险。

5. 焦虑障碍　表现为适应障碍、广泛性焦虑症和恐惧状态，在 30% 的丧亲者中发生（Shear 和 Skritskaya，2012）。患者通常向全科医生提出一系列躯体问题。高度的分离焦虑可以与一般的焦虑症状区分开来。

6. 酒精和物质滥用 / 依赖　通常，有酒精滥用倾向或对苯二氮䓬类等其他物质依赖倾向的个体在丧亲期间会复发。其他家庭成员经常发出警报。

7. 创伤后应激障碍　虽然与非自然死亡、涉及身体表面深度破裂的死亡、头颈癌导致的严重毁容或亲属认为疾病导致尊严丧失的其他原因明显相关，可能会在丧失亲人的人中产生创伤记忆。创伤后应激障碍与对告别的感知不足有关。

8. 精神病　丧亲是精神病复发的一个常见诱因，如易患躁郁症或精神分裂症的个体；偶尔，躁狂症第 1 次出现在这样的背景下。

9. 家庭的悲伤　为临终过程做准备的机会使家庭能够争取一个“善终”，并因此改变随后悲伤发生的条件。悲伤的延伸性质，因为它发生在一个家庭患病的旅程中，强调了从诊断到死亡以家庭为中心的护理的重要性。

当运作最佳时，家庭通过直接和公开表达悲伤、共同举行仪式或在失去前和失去后的非正式纪念机会，为成员提供相互支持。悲痛的家庭面临着在失去成员的情况下重建其关键角色和功能的任务（如养育子女和维持重要的传统）。分担悲伤会带来加强幸存成员之间关系的机会，并能促进成长和恢复能力（Zaider 和 Kissane，2007）。

治疗师很早就认识到家庭过程对哀悼的重要性及其对结果的系统性影响。对家庭功能和个体成员丧亲发病率之间的相互作用的探索强调了功能失调的关系模式预测丧亲者心理社会发病率增加的方式。在家庭悲伤研究中，使用聚类分析建立了姑息治疗和丧亲期间的家庭功能类型（Schuler 等，2014）。家庭环境量表中的凝聚力、表达力和冲突维度决定了五类家庭（表 75-2）。虽然接受姑息治疗的家庭中有一半以上通过其家庭功能表现出适应力，并且不需要特殊的心理援助来实现对丧亲的适应结果，但其余的家庭具有可识别的特征，可以预测更高的病态结果风险，并且可以通过家庭护理的预防性模型具体针对（Kissane 和 Bloch，2002）。

在早期丧亲期间，有风险的家庭表现出功能恶化，失去凝聚力，沟通中断，冲突增加。一部分缺乏沟通的家庭变得更加矛盾。重要的是，这些功能失调的家庭占据了在丧亲期间观察到的大部分社会心理疾病，从而突出了家庭干预形式的潜在好处。通过使用经过验证的家庭关系指数对接受姑息治疗的家庭进行筛选，为识别那些在丧亲期间有更大病态风险的家庭提供了一种理想的方法。

表 75-2　姑息治疗与丧亲家庭类型

类别：家庭类型	发生率（%）	特　点
功能良好型		
支持型	32	具有很强凝聚力的家庭会适应悲伤
冲突解决型	20	凝聚力和有效沟通使家庭成员能够容忍不同意见
功能失调型		
冲突型	6～12	凝聚力差，冲突高，沟通无效，关系破裂；当家人同意聚在一起时，治疗可以防止长期的悲伤障碍
疏远型	6～12	压抑的愤怒导致最高水平的抑郁；家庭成员拒绝帮助，宁愿保持距离作为他们的行为方式
低沟通型	20～33	中等水平的沟通、凝聚力和冲突使这些家庭在生活事件的压力下有恶化的风险；家庭会议非常有帮助

引自 Schuler，TA.et al.(2014).Typology of perceived family functioning in an American sample of advanced cancer patients.J Pain Symptom Manage.48(2)281-8.DOI：10.1016/j.jpainsymman.2013.09.013；and Kissane，D.and Bloch，S.(2002).Family Focused Grief Therapy：A Model of Family-Centered Care during Palliative Care and Bereavement.Buckingham，UK：Open University Press.

四、认识到那些处于复杂的丧亲结果风险中的人

丧亲护理计划不是在死后开始，而是在进入姑息护理服务时开始。由此产生的支持性护理的连续性建立了一个强大的治疗联盟，这将更有可能从对死亡的矛盾心理中幸存下来，而不是丧亲顾问试图在死后开始。回避阻碍了许多在死者去世后让死者家属参与进来的尝试。

在资源稀缺和经济理性主义的时代，医疗机构面临着将临床人员引导到适当的需求领域的压力。当亲属表现恢复能力和良好的支持，临床医生可以明智地尊重他们的适应失去亲人的能力。适应性结果的最佳预测因素包括从适度而非过度的初始水平开始逐渐解决情绪困扰的轨迹，与他人开放的沟通，良好的支持，强大的自尊，以及在日常工作中通常追求的个人能力的证据。此外，经验证据证实，当预防性干预措施针对有风险的人时，益处随之而来，而当它们广泛地提供给失去亲人的人群时，无论风险如何，都没有这种益处。与利用吊唁卡和邀请参加追悼会的广泛支持性丧亲后续方案相比，认应针对风险增加的人采取认真的预防性干预措施。

病理性悲伤可以通过存在更大程度的分离痛苦、情绪麻木和分离、情绪症状、受损的社会功能和适应不良的应对方式来识别。回避或否认，过度愤怒、绝望、内疚、理想化或躯体化造成的扭曲，最终会导致长期的痛苦。

表 75-3 总结了有助于识别复杂悲伤高风险人群的风险因素。应在开始服务时对这些指标进行评估，并在姑息治疗阶段进行升级，包括在死亡后不久进行修订。家族基因图的完成提供了一个理想的时间进行评估，如关系、以前的损失和应对考虑。一些姑息治疗服务已经基于这些风险因素开发了检查表，以生成风险的数字度量。在这个阶段还没有对这些量表进行充分的验证，但是表 75-3 中任何一个因素的存在都意味着更大的风险。只要这种担忧存在，继续观察悲伤随时间演变的模式是适当的。

表 75-3　病理性悲伤结局的风险因素

类　别	情况范围
死亡的性质	生命周期内过早（如儿童死亡）
	突发和意外（如化疗期间因感染性中性粒细胞减少死亡）
	创伤性（如严重恶病质和虚弱）
	被污名化（如 AIDS 或自杀）
照顾者 / 丧亲者的优势和弱点	精神障碍病史（如抑郁症）
	个性和应对方式（如焦虑、自卑）
	累积的丧失经历
与逝者的关系	过度依赖（如依附、共生）
	矛盾（如愤怒和不安全感、酗酒、不忠、赌博）
家庭和支持网络	不正常的家庭（如凝聚力和沟通差、冲突高）
	孤立的（如移民、新居搬迁）
	疏离（如觉得支持不足）

五、丧亲之痛的健康后果

超过 15 项关于痛失亲人后死亡率的研究提供了证据，证明 45—75 岁年龄组的死亡率增加，这些死亡发生在痛失亲人后的第 1 年，特别是急性心血管疾病引起的前 6 个月。研究显示，在调整了年龄、教育和其他死亡率预测因素后，女性和男性的死亡率都有所增加。死亡原因包括心血管事件、事故、自杀、酗酒和滥用药物及肝硬化，而大量流行病学研究表明，死亡率上升与社会隔离和疏远也有关联。

最近失去亲人的人越来越多地使用保健服务，包括更多的咨询和住院，心理压力、身体健康疾病、残疾天数和对药物治疗的依赖增加。20%～25% 的人被发现患有抑郁障碍和复杂的悲伤，焦虑障碍的发病率增加，包括创伤背景下的 PTSD。解释包括行为和生活方式的改变，包括饮食、吸烟和饮酒。研究还强调了对心血管、神经内分泌和免疫系统的影响，几项研究表明，丧失亲人后心肌梗死的发生率增加；孩子死于白血病后，父母的皮质醇水平发生了变化；淋巴细胞对有丝分裂原的反应改变和自然杀伤细胞活性降低也见于丧偶。鉴于一系列大型流行病学研究未能显示丧亲者癌症发病率增加，丧亲中描述的免疫学变化的临床相关性尚不确定。

六、治疗团队对丧亲之痛的随访

一旦患者死亡，姑息治疗团队应在下一次多学科团队会议上定期审查死亡和丧亲相关的风险因素。死亡是否被认为对主要家庭成员有重大影响？应该采取什么水平的丧亲随访？

采用了两种广泛的后续措施。第一种方式是通过电话、慰问卡、护士或全科医生的探视、工作人员参加葬礼及随后家属邀请参加姑息治疗团队安排的定期纪念活动来表达哀悼。这种模式提供了鼓励和支持，同时使亲属表达的悲伤正常化，并尊重他们的哀悼过程，而没有不当的干扰。如果出现更大的担忧，就有机会进行适当的干预。团队明智地选择了与家庭关系最密切的工作人员来接受这种后续观察模式，因为这为他们提供了一种逐渐告别的方式。然而，它们的正式识别和记录对于确保随着时间的推移完成该过程是重要的。最后联系往往是 1 周年后不久。

第二种随访模式是针对那些被判断为风险较大并被认为可能从预防性干预中获益的个人或家庭。研究表明，这种预防有效地降低了 20% 的人的发病率，否则他们可能会发展成复杂的悲伤。根据员工的可用性，团队在这方面的追求各不相同；在其他情况下，全科医生提供积极的个人支持。个人、团体或家庭方法都是有效的，并根据个人需要进行选择。从姑息治疗到丧亲之痛，咨询师的持续参与是可能的，直接了解死者是有利的，与丧亲者的持续关系也是有利的。只在死亡之后才建立丧亲咨询的做法，会遇到很高的防御性回避，阻碍这种形式的支持。在社交隔离值得注意的地方，来自团体方法的额外支持使联系最大化。其他人会寻求个人治疗的个人支持。

对许多人来说，当筛查显示家庭功能的本质不正常时，家庭方法在帮助几个处于风险中的人方面具有成本效益。以家庭为中心的悲伤疗法（family-focused grief therapy，FFGT）提供了从姑息治疗到丧亲之痛的连续性，并在促进家庭功能方面，促进了家庭作为持续支持的自然和可持续来源的作用（Kissane 和 Bloch，2002）。让痛苦的家庭参与支持性会议可能具有挑战性，特别是对于成员希望避免痛苦话题的保护性家庭，或者缺乏情感安全是公开交流障碍的冲突性家庭。在合作形成的议程的指导下，灵活而集中的家庭支持模式有助于临床医生建立现实的护理参数，并防止解决更复杂、长期存在的问题（如先前的婚姻事务）。FFGT 也很容易适应西班牙裔和亚裔家庭，对他们来说，促进家庭亲密度和优先照顾角色的文化价值观非常适合整个家庭参与的护理模式（Mondia 等，2012；Del Gaudio 等，2013）。

忙于紧急患者护理的工作人员可能会忽视失去亲人的人，尽管他们是出于好意。团队领导需要积极监控丧亲后续计划，以确保其遵守预定的协议，并启动适当交叉转介较大的风险。

七、悲伤的治疗方法

（一）适应证

对大多数人来说，虽然丧失亲人是痛苦的，但他们的个人适应能力将确保他们正常适应。因此，没有理由进行常规干预，因为悲伤不是一种疾病。那些被认为有适应不良后果风险的人应该预防性治疗，那些后来发展为复杂的丧亲需要积极治疗。

（二）一般注意事项

干预的范围包括个体、群体和家庭导向的治疗，并包括适当的药物治疗。任何模型的采用都是基于临床问题和出现的相关困境。临床医生通常计划在几个月内进行 6～8 次干预，并在开始时做好规划。从这个意义上说，悲伤疗法是有针对性和时间限制的，但多模式治疗是常见的。因此，团体和个人疗法能更好地支持孤独者，这样社会化就能补充个人之间的任何内在变化。

（三）一般支持性帮助

任何形式的悲伤咨询的基本帮助包括使用唤起而不是敏感的语言来帮助表达感情，分享相册和爱人的特殊信件，写下任何未完成的事情以结束它，以及优化文化或宗教仪式的出席以支持哀悼的过程。可以鼓励孩子们制作一本关于已故父母的“碎片”或纪念册，作为他们适应性哀悼的辅助工具（Muriel，2014）。艺术和音乐疗法等辅助疗法也能起到很好的控制作用。

（四）支持性表达疗法

最基本的模式是支持性表达干预，在这种干预中，患者被邀请向健康专家分享他们对丧失的感受，健康专家将以安慰的方式倾听并试图理解对方的痛苦。这种引导式哀悼产生了“悲伤作用”，促进了对故事的叙述性回顾，积极鼓励对死者的重复回忆，以重温并最终修改所经历的关系，最终重新定义自我和处境的现实。在这个过程中，Worden 强调了哀悼的四个基本任务的完成：接受失去的现实，度过悲伤的痛苦，适应没有所爱的人的新环境，建立一个积极和有用的死者记忆的集合以供未来参考。

现实测试和对分离的适应导致了 Parkes 所说的一个改变的假设世界，在这个世界中，关于自我和世界的想法、态度和信念都发生了根本性的改变。固有的认知变化对未来的平静至关重要。即使文化规定了与祖先某种程度的持续联系，创造力和再生力也会从哀悼过程的解决中产生。指导的悲伤疗法包括“危机”干预的维度，强调动员支持来帮助和安慰丧失亲人的人。

（五）人际心理治疗

人际心理治疗强调丧失亲人的人与死者的关系。对童年时期的关系模式的任何心理动力学理解都会在成年生活中重复，这将为这些人际交往方式提供信息。支撑矛盾关系的复杂感觉需要表达和理解，而过去对不安全和过度依赖的关系模式的影响有助于考虑未来的需求。与死者团聚的愿望值得积极讨论，因为自杀的愿望很容易从这种想法的持续中产生。当依赖的失去亲人的人哀叹他们的丧失并寻求重新建立联系时，团聚的幻想可能会有危险的拉力。自杀风险的增加也发生在被社会孤立的人，年老的鳏夫，酗酒的人，以及那些现在或过去有抑郁症病史的人。

1. *认知行为疗法* 认知行为疗法为慢性悲伤提供了特殊的贡献（Shear 等，2005；Boelen 等，2007）。在这里，与死者的持续联系可能是有价值的，促进了一些纪念活动，作为阻止生命中其他进步的“僵化”。在这种情况下，反复暴露于导致悲伤的线索可能会加深抑郁症。行为方法调节这些线索的暴露，通过活动安排优化社会化，调节不适当的药物和酒精使用，并促进逐步参与新的角色和体验。对不公平和绝望等负面想法的相关认知重构会朝着建设性的适应方向发展。

2. *复杂悲伤治疗* 这种形式的治疗是由 Shear 等（2005）针对复杂悲伤的症状开发和评估的。它借鉴了适应性应对的双过程模型（Stroebe 和 Schut，2001），从而同时侧重于讨论适应功能的丧失和恢复。为了解决复杂悲伤中出现的创伤样症状（例如，侵入性的死亡想法，避免死亡提醒），基于暴露的练习改编自 PTSD 的认知行为疗法。为了解决与丧失相关的症状（如对死者的思念和渴望）并鼓励修正的联系，丧亲者被邀请与死者进行想象的对话，并产生一系列积极的记忆。一项随机对照试验比较了标准人际心理治疗和复杂悲伤治疗对符合复杂悲伤标准的男性和女性的影响（Shear 等，2005）。接受复杂悲伤治疗的参与者中有 51% 有明显的治疗反应，相比之下，接受人际心理治疗的参与者中只有 28% 有明显的治疗反应。对复杂悲伤治疗的反应因丧失类型而异，失去配偶、朋友或亲戚比失去孩子对复杂悲伤治疗的反应更高。在他们的试验中，Boelen 等发现暴露比认知重构更有效；暴露在治疗的早期非常重要（Boelen 等，2007）。

当过度依赖的关系形成了复杂悲伤反应的基础时，丧亲者的自我形象会从“被重视和照顾”变成现在的“孤独和无用”。被抛弃的模式可能会从早期的关系中重现。治疗需要以增强自尊、自信和安全感为目标。团体治疗和个体治疗的结合具有特殊的优点，因为团体治疗促进了个体的社会化，否则会有被孤立的危险。短暂的团体心理治疗可以通过创造性的活动来加强，如“散步和咖啡小组”或结合集体和艺术治疗。

3. *以家庭为中心的悲伤治疗* 这是一种简单、手册化的治疗模式（Kissane 和 Bloch，2002），旨在改善家庭沟通，同时也支持悲伤的表达，可以预防性地应用于那些通过筛查被判断为处于病态后果高风险中的家庭（Kissane 等，2006，2016）。来自 FFGT 的 2 项随机对照试验的证据证实，它可以使高度痛苦的家庭受益，易于被不同学科和培训背景的临床医生应用，并且可以在门诊、医院床边或家中提供。FFGT 通过培养家庭内部的安全依恋来预防长期悲伤障碍（Kissane 等，2016）。与痛苦家庭合作面临多重挑战，包括如何保持系统的观点，对家庭冲突保持中立，制订现实的目标，以及注意界限，特别是在家中工作时。在进行 FFGT 时，以监督小组形式为临床医生提供的同行支持是一种非常宝贵的资源（Del Gaudio 等，2012）。

因此，从姑息治疗期间开始，并将患病成员纳入家庭工作，FFGT 持续贯穿丧亲之痛的早期阶段，直到确信发病率已得到预防或适当治疗为止。这种方法要求家庭确定并同意致力于他们认为值得关注的家庭生活的各个方面。通过增强凝聚力，促进思想和感情的公开交流，以及教授有效解决问题的方法来减少冲突和优化不同意见的容忍度，家庭可以适应性地哀悼。护理的连续性和治疗师对临终家庭成员的个人了解使家庭变得更加成熟，不仅作为护理者，也作为死者的安慰者。家庭治疗可以极大地帮助失去父母的孩子（Sandler 等，2010）。

4. *伴随悲伤疗法的药物治疗* 药物疗法被广泛用于支持丧亲者，明智的处方仍然很重要。苯二氮䓬类药物可减轻焦虑并有助于睡眠，但间歇使用时应注意避免快速耐受和依赖。每当丧亲之痛因抑郁障碍、惊恐发作和中－重度适应障碍的发展而变得复杂时，就需要使用抗抑郁药。如果失眠突出，米氮平是有益的；否则，应使用选择性5-HT再摄取抑制药［如舍曲林、帕罗西汀、（艾司）西酞普兰或氟西汀］或联合去甲肾上腺素能和5-HT再摄取抑制药（如文拉法辛、去甲文拉法辛或度洛西汀）。偶尔，抗精神病药物（奥氮平、利培酮或喹硫平）需要作为辅助治疗，用于轻度躁狂、激越或其他形式的精神病。

治疗复杂悲伤的综合方法包括药理学（如抗抑郁药或抗焦虑药）、个体心理治疗和通过家庭或小组工作的社会化的平衡组合。苯二氮䓬类药物在减少PTSD中的自主觉醒、减轻侵入性症状和减轻焦虑中起作用，从而使回避反应最小化。治疗小组在逝者去世后的几周内让死者家属回来，回顾对事件的总体了解，并报告任何尸检的结果，从而进一步提供帮助。每当验尸官在死亡后进行调查时，鼓励死者家属参加，以增加他们对这类事件的理解。

恢复的概念是重要的，并通过在讨论死者时恢复平静而得到识别。社会转型的过程已经完成。新的兴趣或角色被接受，新的友谊出现。最终，失去亲人的人用重新排序和改变的世界观来看待他们的未来。

5. 特殊类型的损伤　丧失亲人的儿童、老人及因AIDS死亡等原因而蒙受耻辱的人会有特殊的需求。生命周期内这种死亡的时间可以解释产生的一些特殊考虑。

6. 儿童和丧亲　与儿童公开交流癌症或严重疾病、其性质和意义、治疗方法和死亡前景的一般原则很重要（见第97章）。需要以适合年龄的方式提出概念，认识到死亡的终结只有在7—10岁才能得到更全面的理解。年龄较小的孩子相信死亡是可逆的；5岁以后，对分离的理解更多了，逐渐认识到它的不可逆性。家庭可以教育儿童对生命周期有一个健康的理解，并通过对现有、幸存的成年人的认同和保证来支持儿童，这些成年人承诺在未来继续参与儿童的生活。儿童表现出各种丧亲症状，包括悲伤、恐惧、内疚、不安全感和行为问题。人们发现，指导父母如何说和做以帮助孩子的项目是有帮助的（Moore和Rauch，2010）。

父母或兄弟姐妹中的任何一个去世都是一件重大而令人悲伤的事情，这促使许多孩子问这样的问题：“为什么？是我引起的吗？谁会照顾我？”仔细讨论死亡的原因是值得的，以避免儿童的任何误解。在晚期癌症的情况下，当可以预见死亡时，通过参与护理活动和公开讨论现实情况让孩子做好准备有助于接受和适应。随后，儿童参与葬礼和周年纪念仪式使失去的经历正常化，并促进家庭成为持续的支持性环境。

童年丧亲的长期影响还不完全清楚，因为研究受限于回顾性研究，但研究表明，在12岁之前失去母亲预示着成年后患抑郁症的风险增加。然而，与随后的护理提供者的关系质量可能比父母的丧失更能决定结果。然而，如果这些孩子在成年后患上癌症，他们对死去父母的记忆和相关的认同会对他们的整体适应产生强大的影响。

癌症是儿童死亡的第二大原因，仅次于意外事故。这个家庭通常关注垂死的孩子，而相对忽视其他孩子的风险。反过来，他们可能试图取代死去的孩子，并体验幸存者的内疚感。关于疾病和死亡的所有方面的家庭公开交流是促进正常悲伤的最佳方式，家庭会议尤其可作为典范。父母的悲伤与孩子的悲伤都需要得到支持，让父母有能力照顾孩子的悲伤，而不是让孩子成为父母的支持者。父母可能会对他们幸存的孩子的健康过度警惕，如果过多关注身体症状和对癌症的恐惧，就会在以后的生活中不知不觉地促进疑病症。对家庭功能的关注为识别那些面临更大风险、更差结果的人提供了最有用的模式。阻碍讨论、抑制情感分享、刻板地专注于具体事件的家庭，比那些用同理心和团队合作来安慰彼此的家庭表现得更糟糕。

7. 老年人和丧亲之痛　当夫妇结婚多年时，他们依恋的长度和深度可能会使他们容易陷入深深的悲痛，如果他们的许多朋友和支持者已经去世，他们会经历严重的孤独，这使他们变得更加复杂。在这种情况下，失去亲人的老年男性会有特殊的需求。此外，尽管有来自家庭内部的明显支持，失去亲人的配偶可能会承受特别痛苦的孤独感，而这种孤独感可以通过团体或志愿者项目得到帮助。

8. 成年期的丧亲之痛　尽管在研究中，失去配偶最受关注，但在成年生活中失去父母或兄弟姐妹是一个常见的事件，会产生与死者情感亲近程度成比例的痛苦。这种丧失的一个潜在后果是到期日的延长。

当比较配偶、父母或孩子的死亡时，最强烈的丧亲反应出现在孩子死亡之后，这一事件显然与生命周期的预期不一致。父母对他们的孩子有着强大的投入，因此他们的早逝从根本上动摇了成年人的人格。尽管其意义在整个生命周期中不断变化，它的影响是终身的，虽然痛苦随着时间的推移慢慢减少，但它最终达到持续影响的稳定状态（Lichtenthal等，2015）。对许多人来说，这是一种破坏性和摧毁生活的经历，需要持续终身的适应，但这在一定程度上受到孩子死亡前的关系质量及与其他幸存儿童关系的影响（Dyregrov和Dyregrov，2008）。

意识到这种内在的挑战，姑息治疗团队很好地让父母参与到对患绝症儿童（包括成年子女）的护理中，促进对死亡感受的公开交流，并寻求他们对人生哲学的看法。尽管死亡本身就不公平，如果父母能在孩子的生活中找到一些意义和目标，他们对死亡的接受程度可能会更高。当一个中年人濒临死亡和老年父母去世前，将父母纳入以家庭为中心的护理模式仍然很重要；姑息治疗团队通常关注核心家庭，支持配偶和孩子，而忽略了父母的悲痛。

临终儿童收容所允许对家庭给予特殊照顾，包括这种照顾持续到丧亲之痛。积极讨论选择在家还是在临终关怀医院死亡是很重要的，以家庭为中心的护理模式通常将考虑对三代家庭成员的潜在影响。运转良好的家庭被认为能更好地应对家中的死亡，而暂缓入院可以缓解那些因照顾垂死孩子的情感需求而压力更大的家庭。

9. *丧亲和耻辱*　与HIV感染或自杀相关的耻辱会妨碍适应，并增加复杂悲伤的风险因素。男性AIDS患者的护理伴侣经历了几种压力源，这些压力源会导致角色冲突和负担。当一个家庭成员自杀时，这个家庭也会表现出复杂的动态。矛盾和愤怒心理需要在治疗中得到关注，因为家庭的信任系统可能已经受到损害（Sands和North，2014）。死亡原因可能在不确定的损失中仍然不确定，导致无法解决的悲伤和团聚的神奇希望（Boss和Dahl，2014）。失踪、移民、上瘾、突然昏迷和意外死亡都有可能造成不确定的悲伤。

10. *精神和丧亲之痛*　存在主义者寻求理解生命的意义，努力理解每个人的独特性和特殊贡献。这种精神取向影响着对死亡和丧亲之痛的适应。临床医生很好地询问他们的患者和家人的精神层面和人生哲学。对一些人来说，这将通过他们宗教信仰的语言来表达；对其他人来说，文化习俗和传统会影响他们的价值观和哲学。用这些价值观来理解死者的生活有助于评估他们的成就、价值和他们生命的意义。当失去亲人的人对此达成共识时，这有助于他们接受死亡。从精神上理解一个人的生活可能有助于接受姑息治疗的局限性，或者接受死者生命中任何未完成的事情。从哲学上讲，这可能类似于放弃理想，接受一种足够美好的生活（Kissane等，2012b）。

仪式是宗教和文化传统的一个重要组成部分，因为它为丧亲之人开辟了一条行之有效的道路，让失去亲人的人走过。几个世纪以来的智慧经常被融入这样的仪式中，作为帮助死者哀悼的一种方式。尊重这种仪式很重要，临床医生通过认可其价值来帮助逝者。在姑息治疗中，熟悉不同的民族传统是值得的。尽管如此，如果临床医生遇到一个不熟悉的民族，他们应该从他们亲属那里寻求对传统的理解，并努力以文化敏感的方式与他们合作。

11. *积极的结果和个人成长*　在很大程度上，痛失亲人后的适应与个人成长相关。尽管这种个人成长在经历了极度的悲痛之后表现得最为明显，但在丧亲的各个阶段都是可以识别的。重新认识意义、自我意识、同理心的增强、对家庭和人际关系的重视、独立性、目标和价值观的重新排序、精神的深化和利他主义的增强，这些都是来自积极的重新评价、寻求帮助和增强的社会资源的结果。

临床医生可以让失去亲人的人相信这些有益的结果，尤其是在艰难时。提供有关哀悼过程的纵向过程的信息，包括这种个人成长的前景，创造了一个通过认知评估和积极应对来培养适应性恢复的反馈回路。

结论

丧亲关怀是安宁疗护的一个组成部分，因为临床医生在协助其已故患者的家人或照顾者时保持了护理的连续性。评估悲伤的知识和能力对于识别20%陷入困境并需要额外帮助的丧亲者至关重要。对丧失亲人的复杂悲伤的风险因素进行常规评估提供了一种负责任的方法，治疗团队通过这种方法可以进行预防性或早期干预，以减少不必要的发病率。有效的治疗方法可用于协助管理复杂的悲伤，姑息治疗从业者应熟练应用这些方法或了解在适当情况下转介进一步的专家帮助。悲伤是我们人性中不可避免的一面，是一个适应性的调整过程，在支持下可以勇敢面对。分担悲伤可以治愈悲伤。

第十四篇　癌症的姑息治疗

Palliative care in cancer

第 76 章　肿瘤学家在输送姑息关怀中的角色　/ 644
第 77 章　晚期癌症的疾病改善治疗　/ 655
第 78 章　症状管理中的放射治疗　/ 663
第 79 章　普外科在癌症患者姑息关怀中的作用　/ 682
第 80 章　癌症姑息治疗中的矫形外科　/ 690
第 81 章　姑息医学中的整合肿瘤学　/ 698
第 82 章　癌症姑息治疗中的介入放射学　/ 707
第 83 章　晚期癌症的神经病学的问题　/ 715
第 84 章　晚期癌症的内分泌和代谢性并发症　/ 732
第 85 章　恶性肠梗阻　/ 744
第 86 章　头颈部肿瘤姑息治疗问题　/ 756
第 87 章　血液系统恶性肿瘤群体中的姑息关怀问题　/ 763
第 88 章　姑息医学中的贫血、嗜中性粒细胞减少症和血栓形成　/ 772

第 76 章　肿瘤学家在输送姑息关怀中的角色

The oncologist's role in delivering palliative care

Nathan I. Cherny　Stein Kaasa　著
沙慧子　译　　华海清　姜子瑜　校

对进展期肿瘤患者，将肿瘤的治疗区分为最初的抗肿瘤治疗和之后的临终关怀或姑息关怀，这种做法是不合适的（WHO，1990）。内科肿瘤学的目标包含生活质量的维度，也具有一种需求，无论意图是治愈、延长生命或者缓解症状为目的连续性的关怀需求。肿瘤学家通常负责提供和协调肿瘤治疗，这是一项极具挑战性的任务（框 76-1），要求具备广泛的临床能力、认知和人际交流技能、姑息治疗干预的知识，并易于与包括姑息关怀在内其他专家的协同工作。尽管某些肿瘤，如生殖细胞肿瘤、淋巴瘤、早期乳腺癌和结直肠癌及白血病的生存率已经取得了显著改善，但总体治愈率仍低于 60%，超过 25% 的成人死亡是由肿瘤造成的。任何癌症患者在任何时间点都可能需要进行姑息关怀的干预，并应根据患者的临床情况进行综合考虑。在晚期疾病的全程，对姑息关怀干预措施的需求会增加，对于那些逼近生命末期的人来说，提供这种关怀的能力尤其重要。

框 76-1　肿瘤内科医生的临床作用

肿瘤预防
- 辅助劝导
  - 饮食
  - 戒烟
  - 戒酒
  - 保持舒适环境
- 筛查

诊断评估
- 初步评估带有提示性临床表现的患者
- 癌症分期
- 生理阶段
- 与患者肿瘤类型、分期和患者生理阶段相符的合理措施

沟通
- 充分或部分告知
- 治疗辅导
- 预后咨询
- 引出预先提示
- 患者及家属支持
- 心理咨询
- 预先提示

抗肿瘤治疗
- 适应证
- 最佳治疗方案的选择
- 安全给药
- 不良效果的预防和管理

控制症状
- 躯体症状
- 心理症状
- 癌症并发症
- 治疗并发症

社会的
- 最大化社会支持

濒死患者的关怀
- 身体症状
- 心理症状

一、姑息医学与内科肿瘤学的整合

WHO 的一个专家委员会（1990）和 *Lancet* 委员会（Kaasa 等，2018）最近强调，迫切需要进行一项旨在维护癌症患者生活质量的整合工作。这些报告强调，引起患者痛苦的因素从诊断时就存在，并且需要同时进行支持治疗和姑息性干预，以努力控制实际存在肿瘤。对于进行根治性治疗、延长生命的治疗和姑息性抗癌治疗的患者来说有着同等的重要。此方法已得到国家和专业机构的认可（NIH 和 Care Excellence，2004；Smith 等，2012；Greer 等，2013；Ferrell 等，2017；NCCN，2017；Jordan 等，2018）并有循证的支持，现已通过几项学术调查所证明。

（一）马萨诸塞州总医院的经验

Temel 等将 151 例转移性非小细胞肺癌患者随机分为常规治疗和常规治疗加上姑息关怀干预两组，后者包括每月姑息关怀医生或高级执业护士的随访（Temel 等，2010）。随访包括对社会心理的症状进行严格评估，建立关怀的目标，帮助制订相关治疗的决策，并根据患者的个体化需求协调关怀等。与接

受常规治疗的患者相比，接受姑息关怀干预的患者平均生活质量更好（FACT-L 量表的平均得分为 98.0 vs. 91.5，*P*=0.03），抑郁症状更少（16% vs. 38%，*P*=0.01），侵袭性生命末期关怀较少（33% vs. 54%，*P*=0.05），中位生存时间较长（11.6 个月 vs. 8.9 个月，*P*=0.02）。电子健康记录的内容分析表明，在姑息关怀期间特别强调发现症状和处理症状（Yoong 等，2013）。最初的随访注重与患者及其家属建立融洽的关系，以及让患者对疾病有所了解，包括对预后的认识。大多数关于生命末期关怀优先的讨论发生于较后的随访期间，在关键时间点，肿瘤学家关注的是癌症治疗和内科并发症的处理，姑息关怀临床医生关注的是心理社会因素，包括如何来处理它们。

一项后续研究（Temel 等，2017）将新诊断为无法治愈的肺癌或非结直肠、胃肠道肿瘤患者随机分为两组，一组接受常规治疗（*n*=175），一组接受常规治疗加早期整合姑息关怀（*n*=175）。接受姑息关怀干预的患者每月至少与姑息关怀医生会面 1 次，直至死亡，而那些接受常规治疗的患者只有在其肿瘤医生的要求下才会咨询姑息关怀医生。在 6 个月时，而不是在 3 个月时，姑息关怀干预组患者的生存质量和抑郁程度比接受常规治疗的患者状况具有更大的改善。

（二）玛格丽特公主医院的经验

在一项群集随机验证中（即随机临床而非个体化的患者），Zimmerman 等对 461 名晚期癌症患者进行早期姑息关怀，他们的预计生存期为≤2 年（Zimmermann 等，2012）。这项研究在加拿大多伦多玛格丽特公主医院附属的 24 个肿瘤学诊所（8 个胃肠道肿瘤、6 个乳腺癌、4 个肺癌、4 个泌尿生殖系统肿瘤和 2 个妇科肿瘤）进行。干预包括每月由姑息关怀医生和护士的门诊随访，以关注症状、心理痛苦、社会支持和居家服务；对照组的患者可以转介到姑息关怀，但仅接受非正式的干预。虽然主要结果分析［比较各组在 3 个月时慢性病治疗功能评估（Functional Assessment of Chronic Illness Therapy，FACIT）评分的变化］不显著，但在 4 个月时生活质量、症状严重程度和关怀的满意度方面出现显著差异。作者的结论是早期姑息关怀可能使各种的晚期实体肿瘤患者受益。

（三）项目 ENABLE Ⅰ～Ⅲ

ENABLE 项目（教育、培养、咨询、生命终结前）是在美国进行的 3 项由慈善资金资助的多中心研究，它评估了对患者和照护者的支持性干预措施。这些研究采用电信技术为手段对偏远农村社区的患者/照护人员配对。在 1998 年开展的初步 ENABLE 试验（Bakitas 等，2004）确定了可行性之后，一项对照的 ENABLEⅡ研究（Bakitas 等，2009a，2009b；Maloney 等，2013）将 322 名罕布什尔州和佛蒙特州农村地区的晚期癌症（胃肠道、肺、泌尿生殖系统和乳腺肿瘤）患者随机分为常规护理组或干预组，即每周 4 次教育课程（关注躯体痛苦、心理需求和关怀协调），由护士通过电话管理，每月进行随访，直至死亡。结果显示，干预组生活质量方面有显著改善，抑郁情绪病例较少（本研究的主要终点），但在症状严重性评分和重症监护病室治疗减少天数方面没有获益。尽管存在接受干预组有受益的趋势（中位生存时间为 14 个月 vs. 8.5 个月），但是生存层面没有差异。其后的 ENABLEⅢ试验（Bakitas 等，2015）评估了 ENABLE 关怀模式的时间安排，并包括一个平行干预部分，包括为家庭照护者提供护士电话辅导课程。共有 207 名晚期癌症患者被随机分配到接受现场姑息治疗咨询和结构化姑息护理远程健康护士培训课程（每周 1 次，共 6 次），并在入组后早期或 3 个月后开始每月随访。除接受早期随访的患者生存率高 15% 之外，各组间的结果没有差异（*P*=0.038）。在参与研究的 122 名家庭照护者中，那些随机接受早期随访的人在 3 个月时抑郁得分较低，压力负担也较轻。

二、支持或姑息治疗：定义术语

由于对姑息关怀和支持关怀的定义和实践的混淆，将姑息关怀整合进入肿瘤学的实践可能会变得复杂（Hui 等，2013）（见第 5 章）。根据 ESMO 制订的一套实用定义（Cherny 等，2003），支持关怀旨在优化癌症疾病各个阶段患者及其家人的舒适度、功能和社会支持，而姑息关怀则旨在肿瘤无法治愈时优化患者及其家庭的舒适度、功能和社会支持。尽管这些定义意味着目标人群和核心原则的重叠，但正是在不可治愈的背景下，以及其对患者和家属的所有影响，才使姑息关怀成为一个特殊的学科存在。每个患者都需要持续的支持关怀；姑息关怀，特别是由专家输送的姑息关怀，聚焦在那些无法治愈或治愈可能性较低患者的特殊需求。濒临死亡时的“生命末期关怀”或“临终关怀”属于姑息关怀的一个方面，专家认识到死亡临近时一些问题存在明显的严重性，包括躯体、心理、生存、心灵和家庭的问题。

尽管有 ESMO 的定义，各国的专家使用支持关怀和姑息关怀的术语仍然不一致（Cherny，2009）。尽管 ESMO 最近发布了一份新的政策声明，建议使用“以患者为中心的关怀”这个术语（Jordan 等，2018），采用统一的术语仍不太可能。仍然需要重新完善和协调各种定义，并且不应掩盖一个基本现实，即癌症患者及其家人在疾病过程中的任何时候都可能表现出并未得到满足的躯体、社会心理或心灵的需求。应对这些需求，要采取特定的干预措施，以减少痛苦、提高应对能力，或者以其他方式改善个体化的生活质量（Cherny，2009）。

三、肿瘤学家在姑息治疗中的作用

ASCO（Smith 和 Schnipper，1998；Ferris 等，2009；Smith 等，2012；Ferrell 等，2017） 和 ESMO（Jordan 等，2018）都在政策声明中概述了内科肿瘤学家在肿瘤学和姑息关怀的整合中的责任。ASCO 指出，肿瘤学家有责任从诊断开始，在整个疾病过程中提供连续的关怀。除了适当的抗癌治疗，内科肿瘤学家还要在疾病全程给予症状控制和社会心理的支持，包括生命的最后阶段的关怀。

（一）晚期癌症的肿瘤学处理

改善病情的治疗有望延长生存期，改善舒适度和躯体功能。随着新的靶向疗法、免疫治疗和生物个体化治疗的出现，治疗选择变得更加多样化、复杂和昂贵（Kolata，2018），平衡受益和负担变得越来越具有挑战性。决策必须考虑到关怀的目标、受益的可能性、伤害可能性，以及患者和家属的愿望、信仰和理解。肿瘤学家必须熟悉患者利益、生活质量和风险 / 受益分析等关键概念。当抗癌治疗的治疗指数减少且治疗的风险或负担超过了受益的可能性时，肿瘤医生必须帮助引导患者和家属把关怀焦点转移到症状处理，并用其他努力减少痛苦，帮助应对问题，维护生活质量，为生命末期做准备（Ferrell 等，2017；Jordan 等，2018；Kaasa 等，2018）。

（二）与患者和家属的交流

鉴于关怀目标的复杂性、患者和家属的期望、治疗选择的范围，与患者和家属的交流是肿瘤医生在关怀不可治愈癌症患者中的一个关键要素。交流是具有挑战性的，需要耐心和完善的人际关系和咨询技巧，以促进有效、做知情的决定。在病程中，肿瘤学家必须能够反复解释诊断、预后和治疗方案的变化。这最终涉及讨论治疗的潜在风险和受益，姑息关怀的作用，以及在适当时停止抗肿瘤治疗的必要性。在实施这些任务时，肿瘤学家需要有应对患者和家属的技术，这些患者可能带有强烈的情绪、严重的痛苦，家属可能带有恐惧、愤怒和可预期的悲痛。

（三）癌症并发症的处理

肿瘤学家必须是评估和管理癌症并发症和抗癌治疗的专家。一些常见的并发症见框 76-2。

（四）躯体的、社会心理的和心灵的障碍的评估和管理

肿瘤学家必须具备识别、评估和管理常见痛苦或负担的能力。可能需要治疗多种躯体症状，如疼痛、呼吸困难和咳嗽、乏力、恶心和呕吐、便秘、腹泻、失眠、瘙痒等，以及常见的心理、社会心理和精神病问题，如焦虑、抑郁、谵妄、死亡的愿望、死亡焦虑和预期的悲伤（Rhondali 等，2012；Dittrich 等，2017；Jordan 等，2018）。心灵或生存痛苦的来源也可能需要被识别和管理。

癌症患者的信息和情感的需求通常被低估，尤其是抑郁症，往往未被发现或未被治疗（Rhondali 等，2012；Moghaddam 等，2016）。由于很多原因，出现心理痛苦的患者可能不会自发地透露他们的担忧；他们可能相信“好患者”不要抱怨，或者抱怨会给家庭带来负担，其实负面情绪是癌症的“正常”反应。矛盾的是，最痛苦的患者可能最不可能承认或讨论他们的情绪（Ryan 等，2005）。肿瘤学家应与精神卫生医生密切合作，以帮助关注所出现的问题（Dittrich 等，2017；Jordan 等，2018），而且他们应熟悉抗焦虑和抗抑郁药物治疗。

（五）确保关怀的连续性

关怀的放弃和停止是癌症患者遭受极大痛苦的一个原因（Back 等，2009）。正如许多发达国家的典型模式，如果肿瘤学家只负责患者主要医疗问题初级关怀，之后他们应该确保患者有一个持续和合适的关怀计划，特别是随着抗肿瘤治疗的作用减弱和患者靠近生命末期时。

（六）多学科癌症关怀

晚期癌症患者的需求太复杂了，无法由任何一个人单独关怀。在晚期癌症的关怀环境中，肿瘤学

框 76-2 癌症并发症状

神经性
- 肿瘤浸润
  - 周围神经
  - 中枢神经
  - 神经丛
  - 脊索
  - 软脑膜
  - 大脑
- 副癌综合征

肺部
- 气道阻塞
- 胸腔积液
- 上腔静脉压迫
- 弥漫性肺转移
- 咯血

肌肉骨骼
- 骨痛
- 病理性骨折

胃肠道
- 梗阻
  - 口咽
  - 食管
  - 胃出口
  - 小肠
  - 大肠
  - 胰管
- 出血
- 腹水

肝胆管
- 阻塞
- 浸润

泌尿生殖
- 阻塞
  - 输尿管
  - 膀胱出口
- 出血

代谢性
- 高钙血症
- 低钠血症
- 恶病质
- 全身水肿

血管
- 梗阻
  - 静脉
  - 淋巴
- 血栓形成
- 局部贫血
- 出血

家最好应该有一个多学科的团队，围绕患者和家属的需求制订一个关怀计划（Ferrell 等，2017；Jordan 等，2018；Kaasa 等，2018）。此外，对于其他肿瘤学和医学亚专科的医生来说，多学科的癌症关怀往往将涉及与社会工作者、精神卫生执业人员、牧师、物理治疗师、职业治疗师、语言治疗师、姑息关怀临床医生和其他人的协调工作。

（七）确保良好的道德实践

晚期和不能治愈的患者处于弱势位置，在他们的关怀中还出现了多种伦理问题（Tepper，2017）。内科肿瘤学家必须熟悉常见的伦理问题（框 76-3）相关的伦理学原则，以有助于解决这些问题。

四、将肿瘤患者转介到姑息关怀机构

肿瘤学家的角色中最具挑战性的一个方面，是帮助患者及其家人处理这种关怀的转换，即越来越注重姑息关怀而非疾病治疗。与患者和家属谈论生命终末期关怀并不容易，特别是当患者和（或）家属希望继续积极治疗时（Matsuyama 等，2006；Otani 等，2011）。这种向姑息关怀的转介充满压力；对许多患者来说，这意味着逼近死亡，它经常诱发无助和被医疗界遗弃的恐惧。

在疾病发展轨迹的早期阶段，将姑息关怀引入作为一个合法和重要的治疗重点，同时努力改善疾病的自然史，可以减少这种过渡带来的创伤。这种方法认为，随着疾病的进展，治疗目标会随着时间的推移而变化，而且关怀的焦点必须与当前的关怀的目标相一致。

（一）提出问题的时机

如前所述，姑息关怀应作为晚期癌症患者综合治疗策略的一部分早期开始。本章前面所描述的随机验证（Temel 等，2010，2017；Zimmermann 等，

框 76-3 晚期癌症患者关怀的常见伦理问题

- 关于告知诊断和预后的伦理问题
- 关于决策中的伦理问题：家长主义、自主权、知情同意
- 关于利益冲突的伦理问题
- 关于患者拒绝或要求治疗时的伦理问题
- 充分缓解躯体和心理症状的权利及其影响
- 同意：知情，未知情
- 生命末期的伦理问题
  - 难治症状的镇静治疗
  - 生命末期的水合作用和营养支持
  - 拒绝急救命令
  - 使用有创性姑息治疗方法（如肾造口术或透析）
  - 放弃治疗
  - 安乐死，帮助自杀

2012；Bakitas 等，2015）、专家意见（Hui 等，2014，2015a，2015b；Kaasa 等，2018），以及来自患者及其家庭成员的数据（Hagerty 等，2004，2005）有力地支持了这一方法。

在疾病进展的医疗场所，随着抗癌治疗进一步获益的可能性降低，必须加强对生命质量问题的关注，并开始重视与生命末期关怀计划相关的问题。这种讨论必须重视患者的信息需求和愿望的认知。

（二）评估患者的信息需求

患者和家属对信息需求的极大差异增加了肿瘤学家在提供理解和所决定所需的信息的挑战及无意参与“真情伤害”之间找到适当平衡的挑战（Clayton 等，2005c；Parker 等，2007）。随着时间的推移，反复评估这些信息的需求是很重要的。开放式的问题可以用来询问患者对其疾病的理解，过去治疗的目标和效果，以及未来其他治疗的可能性。其他问题可以评估患者怎样应对躯体和情感等方面的信息。

一些患者不需要详细的信息（Sapir 等，2000；Hagerty 等，2004；Clayton 等，2005c）。这可能是由文化决定或者与社会心理或认知因素有关。一项对 126 名转移性癌症患者的调查（Hagerty 等，2004）发现，当首次被告知癌症已经扩散时，33% 的人希望讨论“濒死和姑息关怀服务”，19% 的人说在接下来的几次咨询中讨论，33% 的人之后会根据（他们的）要求讨论，11% 的人从来没有讨论，10% 的人不确定。几乎一半的人希望肿瘤医生来发起这方面的讨论，20% 的人希望肿瘤医生首先确认一下患者是否想知晓，24% 的人希望肿瘤医生在患者提问的情况下才讨论这个问题。对于一些患者，存在着一种“必要的密谋”，这些问题不会被直接解决，而是随着时间的推移和疾病的演变而解决（Groopman，2005；Helft，2005；El-Jawahri 等，2014）。

（三）谈论有关预后

与姑息关怀的作用相关的讨论经常会引发关于预后的问题（Tariman 等，2014），进行这些咨询的动机可能并不清楚。许多患者想要了解他们预期的信息，以便他们能够做出相应的计划，其他一些患者在寻求，事情并没有那么严重或无望的保障。重要的是要试图了解患者寻求这些信息的动机（见第 29 章、第 30 章和第 102 章）。

在讨论预后时，临床医生经常描述中位生存期或 5 年生存率的数据。中位生存信息可能特别具有误导性，因为它描述的是一个时间点，并不描述个体间巨大的差异。同样，5 年生存数据可能无法提供关于真正预期生存期的充分信息。如果确实需要预后信息，以下原则是有用的（密歇根社区卫生部，2001；Clayton 等，2005a）。

1. *实话实说*　如果你不知道怎么说，那就如此说出来。描述最坏情况和最佳情况可能会很有用。

2. *使用平均值*　“1/3 的人 1 年后仍能表现良好，一半的人能活到 6 个月左右。然而，你是独一无二的，我不知道具体这种疾病会产生什么病程。”

3. *强调预测的局限性*　“没有人能真正确定这对你个人意味着什么。我们不能够预测意外，既要为最好的情况制订计划，也要在事情进展不顺利时考虑各种选择。”

4. *承诺不放弃*　让患者放心，无论发生什么事，你都会继续照顾他们。

5. *提醒患者和他们的家人可能会发生意外的事件*　建议他们理顺各式各样的事情，这样如果有意外的事情发生，他们就不会完全没有准备。“让我们希望并努力做到最好，但同时做好准备，以防情况不像我们希望的那样好”。

6. *避免虚无主义*　决不要告诉患者“没有什么事你不能够去”，或者“你去做你所想做的所有事”，总有一些事情要去做。虽然化疗给身体带来的伤害比帮助具有更高的可能性，但仍有很多事情必须去做，有助于仍然活着的生命。讨论可以做些什么来让生命变得更好（以及做什么可能会让生命变得更糟）。

7. *启动生命末期计划*　敏感地提出预先关怀计划这个重要的主题。

最近的研究表明，晚期癌症患者的预后认知可能与生命质量的降低和焦虑程度增加有关（El-Jawahri 等，2014）。这强调了在披露有关预后信息时，需要提供心理支持，有时还需要治疗焦虑、抑郁或情绪的低落。

（四）当治愈不再可能时讨论抗肿瘤治疗

要告诉患者和他们的家人，在没有好的方法能治愈肿瘤的情况下要治愈肿瘤是很困难的（Otani 等，2011）。尽管在某些情况下，非治愈性的抗肿瘤治疗取得了一些进展，但在许多疾病中，治疗的潜在的受益很小，即使获得受益，其持续时间也可能很短。在这种情况下，有时许多患者会对潜在的治疗受益期望过高而接受了治疗。

在咨询这类患者时，重要的是要提出治疗方案，包括那些不会涉及繁重负担的抗肿瘤治疗方案。当提出抗癌治疗方案时，应该讨论受益的可能性、可能预期的受益的范围和受伤害的可能性，这些伤害包括不良反应、住院时间、远离家庭的时间和经济负担（Chino 等，2017）。

不可能治愈的情况是多种多样的。对某些情况，如转移性乳腺癌、结直肠癌、卵巢癌或小细胞肺癌，可能有中度到高度延长生存期的可能性。自引入靶向治疗和免疫治疗以来，非小细胞肺癌和恶性黑色素瘤患者的生存模式发生了戏剧性的变化，大大增加了大多数患者较长生存期的可能性，甚至可能为一些患者提供治愈的机会。其他情况，如胃癌或胰腺癌和大多数软组织肉瘤，明显延长生存期的可能性较小。后一种情况，知情同意需要患者了解受益的可能性有限，需要让患者选择姑息关怀联合或不联合抗癌治疗，或者选择参与临床试验治疗（如果有的话）。

（五）持续的姑息关怀作为一种积极的关怀方法

当不可能治愈时，肿瘤学家应强调姑息关怀作为一种积极的治疗方法是至关重要的，以帮助在当前情况下维持患者及其家属的尽可能好生活质量。事实上，与抗癌治疗一道积极引入姑息关怀应该是现代肿瘤治疗的规则（Ferrell 等，2017；Jordan 等，2018；Kaasa 等，2018）。

（六）维持希望

被告知癌症不可能治愈对大多数人来说是毁灭性的灾难。患者和家属可能会表达一种深刻的矛盾心理：他们想要他们的医生帮助他们维持希望，同时也希望提供关于他们疾病的真实信息（Clayton 等，2005b）。如果这种矛盾心理不能够克服，患者或家属可能会避免讨论预后，因为担心讨论可能会破坏或毁灭希望（见第 71 章）。

希望被定义为对未来将会有一个积极结果的期望（Nunn，1996）。奇妙思维和对奇迹的希望是一种跨文化现象，在预后不良的背景下，患者可能会继续期待治愈，即使希望渺茫（Salander，2000；Paiva，2013）。在某些情况下，这种对治愈的希望反映了不现实的期望，而这种不切实际的期望可能受癌症治疗最近进展所产生“炒作”影响（Geynisman，2017）。

来自健康执业者关于希望的信息应该聚焦在更现实的事件，如长期缓解、对治疗的反应和良好的症状控制。促进让患者有希望的策略可能对情感的安康有重要贡献，而在不可能治愈时故意培养治愈的虚假希望可能会阻碍患者及其家人做出适当的治疗和生活方式的决定，以及充分利用他们在一起的剩余时间。

在一项对 156 名晚期疾病患者的调查中（Hagerty 等，2005）描述，给患者增加希望的医生行为包括提供最新的治疗进展（90%），显示对患者癌症全面的了解（87%），并告知疼痛将得到控制（87%）。当出现以下情况时，希望基本难以实现，如当医生出现紧张或不舒服（91%），首先给家属说明预后（87%），或使用委婉语气（82%）。在一项定性研究中（Clayton 等，2005b；Reynolds，2008），增强希望的主题包括：①强调能够做什么（特别是躯体症状控制、情感支持、关爱、尊严和具有的支持）；②探索现实目标；③讨论与日常生活相关的问题；④关注重要关系中的意义。

在一项评估利用交流来增强希望的系统性回顾的研究中（Clayton 等，2008），强调了同理心的重要性，并提出了 6 项建议。

1. 在确定个体化对信息的优先后，在预后讨论中保持坦诚和开放的态度，不要直言不讳或提供太多详细或真实的信息。

2. 确保患者 / 照护者将在整个疾病过程中得到支持，强调有效的支持，对其提供保障。

3. 强调可以做些什么（特别是针对疾病的特异性治疗不再有效时）。

4. 适用的情况下，确保控制疼痛和其他症状的许多治疗是可及的。

5. 确认可以加强控制的各层面（如预先关怀计划）。

6. 识别甚至面对终末期疾病也可能出现各式各样的希望。

（七）促进共情的结盟与治疗的关系

共情交流是有效讨论预后和转向姑息治疗的基础之一。在这种情况下，有几种策略可以支持共情。首先，愿望陈述，如“我希望事情有所不同”（Quill 等，2001）是表达同理心的有力工具，温和地强调治愈不太可能发生，同时避免表达虚假的希望。我们注意到医生的愿望，以及患者和家属的愿望一致能够增强治疗关系，并有助于促进关于当前情况和未来希望的更深层次的对话。第二，共情的交流可能是基于一个建议，即患者、家人和医生都可以“抱以最好的希望，做最坏的准备”（Back 等，2003）。这种双相的准备也有助于医生与患者和家属的结盟，并为讨论姑息关怀和生命末期关怀的需求性打开了大门。

五、提供肿瘤学姑息关怀

（一）肿瘤学、安宁疗护和姑息医学的劳动分工

抗肿瘤治疗和姑息关怀的整合需要熟悉一系列的治疗选择、适当的患者评估，以及与患者和多学科关怀团队其他成员建立合作治疗关系（Ferrell 等，2017；Jordan 等，2018）。根据癌症自然病程的五个阶段，可以进行关怀计划和目标设定（框 76-4）。在这一连续过程中，患者不断变化的病情影响了姑息性干预措施的协调和实施（见第 6 章）。

在检查诊断、尝试治愈性的治疗和延长生命的抗癌治疗三个阶段中，如果在抗癌治疗期间和（或）结束后在门诊中整合了姑息性关怀，那么肿瘤学家几乎总是要协调健康关怀的提供者。社区基础的护理和医疗服务提供者往往被引入，并在预期流动性减少的情况下提供医院护理之外的额外服务。绝大多数癌症患者在发病过程中的大部分时间里都住在家里，将姑息关怀服务扩展到家属的方案已非常普遍。肿瘤学家应该熟悉现有的方案，适当地转介患者，并提供连续的关怀服务。在美国，以家属为基础的生命末期关怀通常是由一个经过认证的安宁疗护项目提供的。在美国版的安宁疗护中，肿瘤学家可以选择在整个生命末期关怀期间一直担任记录医生，也可以成为一名顾问。

在第四阶段，当患者患有晚期疾病，可能无法行走时，以及在第五阶段，即生命末期关怀期间，通常需要对患者和家属的关怀场所和患者所需的帮助程度做出新的决定。患者可以在家中、养老院、住院姑息关怀机构（如安宁疗养院），如果有必要，可以在急症关怀医院接受治疗。有关关怀场所的决定主要受到当前临床问题的性质和严重程度、家庭医疗和护理资源的范围、社区设施的可及性、关怀的目标和患者优先选择的影响（Cohen 等，2015；O’Dowd 等，2016；Pivodic 等，2016）。

框 76-4　癌症自然发展的五个阶段
1. 诊断：门诊或住院
2. 治愈初级治疗
3. 门诊姑息治疗
4. 持久性姑息治疗：相互协同工作
5. 持久性姑息治疗：无合作

在所有这些阶段，肿瘤学家都应该能够适当地转介患者在家居提供支持。在一些国家，专业化的社区姑息关怀项目对晚期疾病，或预后较短的患者提供服务是可及的。美国政府支持的安宁疗护福利就是一个例子，它为不再接受抗肿瘤药物治疗、预期存活时间<6 个月的患者在家居提供多学科和整体的关怀。后一种关怀模式如果有愿望，允许肿瘤学家成为治疗团队的成员。

肿瘤学家作为晚期疾病姑息关怀的基本提供者，参与程度在各国之间和国家内部都存在很大差异。肿瘤学家如果将关怀工作“移交”给另一个服务机构，那么他们可能会或不会继续作为支持性人物参与其中（Ferrell 等，2017；Jordan 等，2018）。一些参与可能是有益的，可以确保癌症相关问题得到充分解决，并消除和减轻对放弃治疗的担忧，后者可能加剧患者和家人的痛苦（Back 等，2009；Epner 等，2011；Ferrell 等，2017；Jordan 等，2018）。

（二）关怀的模式

肿瘤学家和专业化姑息关怀服务专家一道协调工作尚无最佳的方法。然而，已经建成了许多不同的模式（Greer 等，2013）。

1. 连续的协同关怀模式　在这种模式中，只要在疾病的改善治疗中有潜在受益的可能，患者就会得到肿瘤服务的关怀。当患者从这种治疗中明确不再受益时，患者的持续关怀的责任就转介到姑息关怀服务机构。当然，当患者接受初级肿瘤治疗时，可以更早地咨询姑息关怀服务。同样，当患者主要接受姑息关怀服务时，如果需要抗肿瘤干预（如姑息性放射治疗），也可以提供专家肿瘤咨询。在这种关怀模式中，生命末期关怀是由姑息治疗服务机构进行协调。

这种关怀模式的优点在于能明确地划分责任。它使肿瘤学家能够专注于专业的主要方面，并能够履行其提供姑息关怀和持续性照护的义务。这一模式的成功实施需要肿瘤科和姑息关怀部门之间的密切合作，良好的沟通以尽量减少患者被遗弃的感觉，并及时转诊患者。

2. 肿瘤学家为基础的姑息关怀　在这种模式中，肿瘤学家承担了协调关怀的任务，同时提供抗癌和姑息关怀服务的角色，因此，照护患者从诊断到死亡的全过程（Cherny，2003）。这种方式强调了肿瘤

医生－患者关系的重要性，以及连续关怀不放弃的理念。应用这种方法的肿瘤学家需要具有姑息关怀和多学科治疗方面高度熟练的技能，包括与姑息关怀支持团队的互动。甚至是在姑息关怀方面非常熟练的肿瘤学家有时也可能从专家的投入中受益，当出现困难问题时，也应该寻求其他专家的帮助。

这种方法的主要优点是它强调关怀的连续性。这种模式的成功取决于姑息关怀的技能水平和肿瘤学家的经验程度，以及肿瘤学家平衡相互竞争的智慧和实际利益的能力。这种方法通过与关怀团队和在困难情况下提供支持的姑息医学专家的争论，建立牢固的关系而得到成功。

3. *共同照护*　在这个模式中，晚期癌症患者由肿瘤科和姑息医学科的专家共同照护，其方式与传统的内科、外科和放射肿瘤学家一起合作的方法类似（Meyers 等，2004）。肿瘤科或姑息医学科的相关职责是由所存在的问题决定的。事实上，病例管理职责可以由任何一方处理，通常由患者的病情决定。

这种模式强调晚期癌症关怀的双重性，以及在疾病的改善治疗和姑息关怀方面持续关怀的需求。这种方法的成功实施需要肿瘤医生和姑息医学医生之间的密切合作和开放沟通。此方法获得了改善患者预后数据的有力支持（Jordhoy 等，2001；Brumley 等，2007；Gade 等，2008；Bakitas 等，2009b；Temel 等，2010；Zimmermann 等，2012）。

（三）主要癌症中心的姑息关怀的输送服务

在许多国家，开展姑息关怀服务所需的资源存在主要的癌症中心，这些中心可能选择也可能不会选择优先考虑关怀模式。姑息关怀服务的发展需要适当的资源配置，包括人员配置、物理空间和必要的支持等。我们应该考虑制订一些程序，如召开联席会议，以促进肿瘤学和姑息关怀服务之间的良好整合。针对晚期癌症患者的肿瘤委员会、放射学会议和多学科心理社会会议讨论具有挑战性的病例，为建立协作工作关系和平衡讨论提供了极好的机会。提供高质量整合服务的能力需要机构领导层的支持。

一项对美国 142 个癌症中心的调查发现，大多数中心都有姑息关怀服务，但许多中心的治疗范围非常有限（Hui 等，2010）。加拿大、欧洲和澳大利亚也反映了这种情况。相比之下，姑息关怀和肿瘤学的整合在世界其他大多数地区是一个例外。

ESMO 制订了一项奖励计划，以表彰那些在肿瘤学和姑息关怀之间取得高度整合的中心（Cherny 等，2010；Hui 等，2017）。要获得“指定中心”的资格认证，必须符合 13 项标准（框 76-5）。截至 2020 年，横跨欧洲、北美、亚洲和中东地区的 229 个中心已经达到了这种关怀水平。一个共识小组还制订了癌症中心的肿瘤学和姑息关怀综合指征的标准（Hui 等，2015a，2015b）。

（四）在癌症中心提供癌症姑息关怀

理想情况下，癌症中心的姑息关怀服务应同时面向门诊患者和住院患者。大多数晚期癌症患者在门诊或放射治疗中心接受抗肿瘤治疗，同时具有姑息关怀项目（具有可及的咨询或单独的现场实践）可以评估姑息干预的需要，并满足身体或社会心理需求。肿瘤科住院病房越来越多地被需要控制症状或临终关怀的患者所占用（Salminen 等，2008），而由姑息关怀咨询服务提供的同步关怀可以成为治疗计划的主要组成部分。

姑息关怀咨询服务应类似于癌症中心的其他类型的咨询服务（DiMartino 等，2018；Yang 等，2018）。咨询师可以在疑难病例的管理方面提供专业支持，包括咨询意见、直接参与管理，或有时参与案例管理的转介。姑息关怀咨询可能对肿瘤学家的内科医生教育和实践产生重大影响。

如果有可及专门的急症住院姑息治疗病房，可

框 76-5　癌症中心的 13 个最佳支持性和姑息治疗标准

1. 该中心提供紧密结合的肿瘤学和姑息治疗临床服务
2. 该中心致力于持续关怀和绝不放弃的服务理念
3. 该中心提供有专家支持的高水平家居关怀及原发性癌症临床医生配合治疗
4. 该中心包括家庭成员支持项目
5. 该中心为患者提供常规的身心健康状况评估和社会支持，并拥有一个可以及时采取适当的干预措施的基础设施
6. 该中心在评估和缓解疼痛及其他躯体症状方面提供专家医疗和护理服务
7. 该中心在评价和缓解心理及生存的痛苦方面纳入了专家治疗
8. 该中心为未得到充分身心症状缓解的患者提供紧急治疗
9. 该中心为住院患者症状的稳定提供设施及专家治疗
10. 该中心为无法在家或家庭疲劳的非固定性患者提供临时护理
11. 该中心为生命末期关怀住院患者提供设施和专家治疗并致力于减轻濒死患者的痛苦
12. 该中心参与与癌症患者的生活质量有关的基础或临床研究
13. 该中心参与临床医生教育，以促进肿瘤和姑息治疗的整合

经许可转载，引自 Cherny，N.et al.(2010).European Society for Medical Oncology(ESMO) Program for the integration of oncology and Palliative Care：A 5-year review of the Designated Centers' incentive program.Ann Oncol.21(2):362-9.DOI:10.1093/annonc/mdp318.

以提供高水平的姑息治疗干预措施，如症状控制和整体的生命末期关怀（Lagman 等，2007；Elsayem 等，2010；Albanese 等，2013；Eti 等，2014）。肿瘤学家可以将患者送往医院的急性姑息治疗病房进行症状评估和处理、短期休养、并发症处理或临终关怀。

六、肿瘤学和姑息关怀之间协同工作的障碍

（一）不同的关怀文化

不同的关怀文化可能是姑息关怀和肿瘤学整合的障碍（McKenzie，1998）。姑息关怀源于生命末期关怀，它倾向于满足患者及其家人的躯体和情感需求，而不是关注疾病本身，而肿瘤学是由专业生物医学模式发展而来的，强调延长生命或治愈的治疗。这种差异有许多含义，其中一个例子是多学科关怀的作用。尽管多学科关怀是姑息关怀所固有的，但“患者关怀团队”的概念尚未在肿瘤学中被普遍采用，尽管多学科诊所和肿瘤委员会日益盛行。

（二）姑息关怀咨询转介的延迟

姑息关怀的转介延迟是它与肿瘤学整合过程中的一个障碍。通常患者仅在出现严重症状或接近死亡时才被转诊（Cheng 等，2005；Ferrell，2005；Morita 等，2005；Humphreys 和 Harman，2014）。在一项对癌症患者遗属的调查中（Morita 等，2005），一半的受访者认为转诊时间较晚或很晚；中位准入时间小于 1 个月（22 天），约 20% 的患者在 1 周内死亡。

延迟转介到姑息关怀服务的原因很复杂。这些问题可能包括：坚持认为姑息治疗的关怀理念与癌症治疗不兼容；缺乏对当地可及服务的认知；肿瘤医生和患者不愿面对不治之症的问题；乐观地认为三线或四线治疗将延长生存期或提高生命质量；担心转入姑息治疗会破坏希望或缩短患者的生命（Morita 等，2005；Schenker 等，2013）。肿瘤学家有时表示不愿意进行姑息关怀转诊，因为担心抗肿瘤治疗策略会受到挑战（通常由姑息治疗临床医生来完成，他们对肿瘤治疗策略了解有限），或者患者会被“偷走”（Cherny 和 Catane，2003；Ferrell，2005；Schenker 等，2013；Von Roenn 等，2013）。

延迟转诊的另一个原因是肿瘤学家未能识别到患者的临床病程的恶化。有数据表明，肿瘤学家普遍过于乐观和严重高估生存率（Christakis 和 Lamont，2000；Taniyama 等，2014），特别是与姑息关怀临床医生相比（Urahama 等，2018）。事实上，对 13 项现有研究的 Meta 分析显示，肿瘤医生倾向于高估至少 30% 的预后（Glare 等，2003）。此外，当患者要求提供有关预后的信息时，许多医生有意识地夸大了预后，甚至超出了他们自己（夸大）的估计（Lamont 和 Christakis，2001）。

（三）放弃

不幸的是，当患者的疾病到达晚期，症状控制变得更加必要时，因为放疗和化疗并不能带来受益，一些肿瘤学家放弃了他们对患者照护中的职责（Dias 等，2003；Srivastava，2017）。可悲的是，听到患者提及肿瘤学家说“没有什么可做的了”的情况并非不罕见。在许多情况下，患者不仅没有关怀的连续性，而且在很多情况下，也没有提供姑息关怀的选择。对于一些患者来说，这样的情况破坏了希望和对生活的渴望（Kissane 等，1998；Srivastava，2017）。

（四）地域性

有一种说法是，照顾癌症患者的各个学科的专业人员可能永远不会彼此见面，肿瘤学家、家庭医生和姑息关怀专家往往不了解其他医生面临的挑战（McKenzie，1995，1998）。对欧洲肿瘤学家的调查揭示，许多肿瘤学家认为姑息关怀的同事对癌症治疗的理解不足以提供明智的建议，一小部分肿瘤医生认为姑息治疗医生会“偷走”患者（Cherny 和 Catane，2003）。

七、对肿瘤医生的姑息关怀教育

（一）当前对肿瘤学家教育的不足

1998 年，ASCO 对美国肿瘤学家进行了一项大规模调查以了解他们在提供姑息关怀方面的经验（Emanuel 等，2000；Hilden 等，2001）。调查问卷包括 118 个问题，共有 3227 名肿瘤医生做出了回应。临床、放射、外科或儿科肿瘤学家在 ASCO 中所占的百分比例没有显著差异。结果显示，姑息关怀教育最常见的来源是临床实践中的试验和错误（90%），临床实践中的同事（73%），肿瘤研究员培训期间的榜样（71%），以及来自患者的创伤经历。ASCO 的调查发现，肿瘤学家没有从他们的同事和榜样那里获得足够的信息，尽管他们报告这些人是最常见的教育资源：81% 的人说他们在如何讨论不良预后方面没有受到过指导或训练，65% 的人说他们得到的关

于症状控制方面的信息不足，不到 10% 的人认为他们在医学院、实习、住院医生和研究员期间接受的正式培训“非常有帮助”。

在一项关于 ESMO 成员参与姑息治疗的调查中，42% 的受访者表示，他们在住院医生期间没有接受过足够的姑息关怀培训。这一发现与先前发表的关于肿瘤医生在癌性疼痛管理（Larue 等，1995；Gerrard 等，1999；Sapir 等，1999）、沟通技巧（Baile 等，1997；Fallowfield 和 Jenkins，1999）和姑息关怀（Gerrard 等，1999；Gilewski，2001）方面接受培训的数据一致。对于“我认识的大多数临床肿瘤学家都是晚期癌症躯体和心理症状的处理专家”这一说法，受访者中持不同意态度的人数（41.8%）多于同意（37.5%）。这一发现表明，大多数肿瘤学家对他们的同事在管理晚期癌症的躯体和心理症状方面的评价较低，这种看法与有关培训的发现是一致的。

在美国，2 项 ASCO 调查对肿瘤学的受训学员进行了评估。在 2004 年的调查中，受训学员对生命末期教育的评价低于他们的一般住院医师阶段的培训。学员认为作为带教老师的主治医生在非生命末期关怀方面比在临终关怀方面更专业。在那些进行过骨髓活检的学员中，对这项技术的反馈比关于生命末期讨论的反馈更可能出现（73% vs. 56%，P=0.0006）。在疼痛控制方面，94% 的研究人员认为已准备好应对濒死患者的疼痛；75% 的人评估过最近死亡患者的疼痛；41% 的人被明确教导何时轮换阿片类药物；只有 30% 的人正确进行了阿片类药物转换。有趣的是，只有 55% 的人被教导去讨论停止抗肿瘤治疗并专注于姑息关怀，23% 的人被教导在照顾濒死患者时用何策略处理自己的痛苦（Buss 等，2011）。

2013 年的调查包括了来自 138 个肿瘤学奖学金项目中的 93 个项目的答复（Thomas 等，2015）。同样，受访者报告，在姑息关怀方面的培训不如他们的整体培训那么强大。45% 的受训者在培训期间进行了姑息治疗轮转，那些轮转过的学员比那些没有轮转过的学员在临终关怀方面的受教效果更好。超过 25% 的人报告，从未被教授过核心的姑息关怀技能，例如，如何进行预后的评估、当患者要求停止化疗时如何应对、何时将患者转到生命末期关怀机构，或者如何召开家庭会议讨论治疗方案。这些数据表明，在美国培训方面的重大缺陷仍然存在，但与过去相比，更多的培训人员接受了姑息关怀教育（Thomas 等，2015）。

（二）ASCO 和 ESMO 的课程要求

人们普遍认识到有必要为所有肿瘤学家提供姑息关怀方面的培训。这已被纳入 ASCO 和 ESMO 开发的全球临床肿瘤学核心课程（2004），并在 2016 年进行了更新（Dittrich 等，2016）。肿瘤学的全球核心课程详细介绍了与支持治疗、姑息关怀和生命末期关怀、心理社会护理和交流技能相关的意识、知识和技能的要求。日志详细说明了课程要求，并提供了一个记录实现教育目标情况的框架。

（三）提高肿瘤学家对姑息关怀的理解和参与度的举措

1. *肿瘤学会议*　有一个令人鼓舞的趋势，即在重要的肿瘤学会议中，已更多地纳入姑息关怀内容。此外，许多国际和国家肿瘤学组织现在都在组织关于姑息关怀和支持性治疗问题的会议和研讨会。

2. *将姑息关怀问题纳入主流肿瘤学期刊*　主流肿瘤学期刊的内容在一定程度上反映了专业的重点。尽管所有的主流肿瘤期刊在一定程度上涵盖了姑息关怀问题，但在大多数期刊中仍然处于边缘化。在主要的肿瘤学期刊中，最突出的例外是 *Journal of Clinical Oncology*。除了发表了 1000 多份姑息关怀和生命质量领域的临床试验报道外，自 2001 年以来，该杂志还开设了一个名为 *The Art of Oncology：When the Tumor Is Not the Target* 的特别章节。这部分侧重于晚期癌症管理中的患者 – 医生交流、伦理决策和症状控制。

八、面向未来的工作

随着临床肿瘤学家对姑息医学的认知、知识、实践和研究的进步，作为癌症治疗的一个目标，姑息医学的优先权应当得到提升。反过来，这将需要反映在资源分配、计划制订和临床实践中。

（一）姑息医学作为一个肿瘤学的亚专科学科

具有接受过姑息医学高级培训的肿瘤学家的需求。需要这种专业服务的患者的普遍性表明，每个科室都将受益于至少一名具有姑息医学专业知识的肿瘤学家。对于临床肿瘤学家来说，对姑息医学的进一步熟悉可以扩大临床医生的治疗范围，减轻照顾患有不治之症患者的压力，改善患者的预后，并为临床研究和奖项提供新的分支（Epstein 和 Morrison，2012）。在被 ESMO 指定中心项目认可的肿瘤学和姑息关怀整合水平高的癌症中心中，超过一半的中心至少有一名医生在肿瘤和姑息关怀方面获得双证书；至少有一名具有这一专业知识的医生预测符合13项主要指征，以评估肿瘤学和姑息关怀之间的整合水平（Hui等，2018）。自2015年以来，中国香港引入了临床肿瘤学和姑息医学的联合双重培训（Yeung等，2015）。

（二）提高姑息治疗的优先

这一过程需要在癌症医学基础设施的所有层面上进行范式转变。鉴于目前的职业发展基础设施和医学肿瘤学临床和研究方案的资源分配，需要采取诸如ASCO和ESMO所采取的举措来提高姑息医学的优先。

（三）临床项目的制订

必须鼓励个体化的机构发展专家服务，以提供临床服务和示范，并在癌症患者的姑息关怀中开展临床和基础研究。服务应结合临床资源，以解决与躯体和心理症状相关的问题。

（四）研究

姑息医学开启了一系列可能的研究问题。症状姑息、伦理学、沟通、应对需求、情感和心灵关怀及初级抗肿瘤治疗的姑息关怀作用，都是肿瘤学家合理的研究方向。目前在肿瘤学领域的临床试验专业知识应当用于解决具体的症状控制问题（如呼吸困难、恶心或谵妄）或癌症并发症（如肿瘤性神经丛病或肠梗阻）。

（五）个体化的临床医生

每个肿瘤学专家都可以把他们的注意力集中在他们自己患者的姑息性需求上。实践指南、期刊、顾问和其他资源可以帮助解决这些问题。医生可以提醒他们自己、他们的同事和学生，在疾病的各个阶段考虑躯体和心理症状的控制和患者的支持，而不仅仅是在终末期。肿瘤学家可以与当地的安宁疗护组织建立联系，以确保密切合作和顺利转诊，并为转诊至安宁疗护的患者提供连续性护理。那些参与教学的人可以强调对躯体和心理症状的评估和管理、交流技巧、态度和对濒死患者的护理。

结论

姑息医学和内科肿瘤学在实践和教育中的整合，可以提供更好的患者关怀标准，减少肿瘤学家职业负担的风险，并增加患者、家属和医生满意度的可能性。这些学科之间不应该有鸿沟，只有它们在一起才能代表真正全面的癌症治疗。这种融合的实现需要将临床个体化医生、项目主管、癌症中心的决策者、专业组织和医疗监管机构的参与。这是内科肿瘤学发展过程中合乎逻辑的下一步。

第 77 章　晚期癌症的疾病改善治疗

Disease-modifying therapies in advanced cancer medical treatment

Olav Dajani　Karin Jordan　著
沙慧子　译　　华海清　姜子瑜　校

一、晚期癌症内科治疗概述

当照护的目标是延长生命时，癌症的最佳治疗要求采用多学科团队的方法，其中姑息治疗医生和外科学、放射学和内科肿瘤学专家发挥重要作用。在疾病的过程任何时间，患者可能随时出现躯体、情感、心理和心灵的痛苦。从诊断开始就应有姑息关怀医生的参与，以确保患者在需要时转诊到姑息关怀，这是很有必要的。当姑息关怀被整合进入主流肿瘤学时，姑息关怀医生需要了解这些规则，以及如何在多学科团队中与肿瘤学家合作。为了实现最佳的合作，姑息关怀医生需要掌握有关抗癌治疗、疗效和不良反应的基本知识。

二、治疗的目的

晚期癌症的内科治疗可以通过几种具有不良反应的药物组合达到治疗目的，这可能令人难以容忍，如对白血病、淋巴瘤和生殖细胞肿瘤的治疗。有时，细胞毒药物和激素治疗会和放射治疗联合以增强效果（同时进行），或者辅助治疗的尝试中在外科治疗后应用上述的改善治疗方案（框 77-1）。

框 77-1　晚期癌症治愈性的抗癌治疗（内科举例）
单独内科治疗 • 生殖细胞瘤 • 急性淋巴细胞性白血病 • 霍奇金淋巴瘤 • 高级别非霍奇金淋巴瘤 联合外科治疗 • 乳腺癌 • 结直肠癌 • 肺癌 • 骨肉瘤 联合放疗的治疗 • 肛门癌 • 宫颈癌 • 头颈部癌症 • 肺癌

在大多数病例中（框 77-2），晚期癌症的内科治疗具有非治愈性（延长生命）的意图。在这些情况下，权衡不良反应与预期可能的受益是至关重要的，这些受益会体现在对生存、预防或症状控制和功能改善等方面。患者参与治疗决策的过程是很重要的。治疗决定必须基于药物的预期受益和药物的风险之间的平衡考虑，每个患者的个体化情况各不相同（Jordan 等，2018）。2016 年的一项综述显示，化疗可以改善胰腺癌患者的生活质量，改善疼痛控制（Kristensen 等，2016）。躯体情况、合并疾病、血液检测结果、年龄和行为能力状态可能会影响治疗肿瘤的决策、药物的选择和剂量调整。在某些情况下，癌症引起的体重减轻可能很严重（>10%），并影响抗癌治疗。因此，在治疗开始前关注能够改善患者病情的因素（如营养策略）可以改善患者的表现状态，并产生更好的结果（Baracos 等，2018）。

在开始抗癌治疗之前，基本的目的应该明确：它是为了治愈，是延长生命，还是缓解症状是基本的目的？此外，在开始治疗时应向患者明确停止治疗的标准。这包括治疗期间进行评估和控制的时间和类型，要求定期评估以记录症状、毒性，并在规定的时间间隔内评估肿瘤反应；例如，通过 CT 或 MRI 扫描。如果可以的话，还需要评估血清肿瘤标志物。如果有病情进展的证据或毒性超过治疗的受益，抗癌治疗应该停止。如果毒性很小，并且在抗癌治疗期间患者的病情有所改善，那么继续治疗可能是合理的，直到有证据表明疾病进展。

必须特别注意老年癌症患者。衰老与生理变化有关，它改变了药物的吸收、分布、代谢和消除。经历化疗的损害和感染之后，骨髓的功能和免疫系

框 77-2　通过内科性抗癌治疗可能延长生命和可能改善生活质量的晚期癌症

- 乳腺癌
- 结直肠癌
- 食管癌
- 胃癌
- 胰腺癌
- 黑色素瘤
- 前列腺癌
- 间皮瘤
- 胶质瘤

统的反应能力会受到损害。除非仔细考虑到这些因素，否则毒性的风险将会很高。以前，化疗很少用于 75 岁以上的患者。由于现在许多老年人通常更健康，健康程度往往评分为 0 或 1（东部肿瘤合作组织 ECOG 评分），所以应该更多强调健康的程度，而不是绝对的实际年龄。

晚期癌症的化疗存在很多问题，这些问题的答案并不总是明确的，如细胞毒性药物的最佳组合和最佳计划、治疗时机和持续时间，以获得最佳疗效和最低毒性反应。

三、姑息关怀中对癌症的内科治疗

（一）癌症生物学

癌细胞和正常细胞之间的根本区别是癌细胞对生理控制机制的自主性发展。这是与细胞周期和细胞信号通路相关基因突变的结果，这些基因控制着细胞的复制和细胞的死亡。这些缺陷可能遗传，可能偶然发生，也可以是后天获得的，如通过接触某些病毒或致癌物使得细胞发生变化。癌细胞的变化可能导致其进行性生长、邻近组织的破坏和侵袭转移。有人对癌症表型的一些基本因素进行了评估（Hanahan 和 Weinberg，2011），包括在没有外部生长因子的情况下增殖的能力，缺乏对生长抑制药的反应，凋亡的避免，无限复制的能力，克服免疫系统，诱导炎症，刺激微血管血液供应（血管生成），以及侵袭和扩散到身体的其他部位（转移性扩散）的能力。了解调节癌症表型的机制，将是改善当前和发展新的癌症疗法的基础。

（二）肿瘤基质和癌症发展的调控

尽管导致癌症转化的关键突变是潜在的驱动因素，但也很明确的是，如果没有与微环境相互作用，癌症不会发展（Bissell 和 Radisky，2001）。这种相互作用可能涉及细胞间的接触，但主要是由于微环境中的细胞和癌细胞生成的分子。此外，激素和其他活性物质也可以来自循环生成肿瘤。矛盾的是，阻碍癌症发展的防御机制实际上可以被癌细胞利用，如炎症介质前列腺素和细胞因子（Wang 和 Dubois，2006；Seruga 等，2008）。

（三）细胞增殖和肿瘤生长

在正常组织中，细胞的分裂、分化或破坏是受严格控制的。原则上，同样的方法也适用于癌细胞，尽管它们经常变得扭曲或失控。细胞按照有序的顺序分裂，称为细胞周期，在此期间 DNA 合成（S 期）之后是有丝分裂（M 期），这两个事件之间有间隙（G_1 和 G_2），在此期间 DNA 复制缺陷被识别和纠正，或细胞程序性死亡（凋亡）。细胞可以离开细胞周期，并保持在静止阶段（G_0），直到它们在适当的刺激下重新进入细胞周期（Massague，2004）。

（四）细胞毒性药物

细胞毒性药物是用于治疗癌症的最古老的药物，其历史可以追溯到第二次世界大战，当时用于化学战的芥子气被意外发现可以抑制骨髓，并在 1943 年对一名淋巴瘤患者显示出效果。由于战争毒气项目的保密性，这些研究结果于 1946 年首次发表（Goodman 等，1946）。这让人们乐观地认为癌症可以通过药物治愈，并开发了数千种不同的化学物质，用于治疗癌症。细胞毒性药物的治疗是基于非选择性的有毒化学品，这些化学品并不总是有效的，而且可能有严重的不良反应。然而，需要强调的是，常规的化疗与细胞毒性药物仍然是许多癌症治疗的基础。

细胞毒性药物会干扰细胞周期过程，主要通过靶向 DNA 或抑制细胞分裂发挥作用。有些药物只在细胞周期的增殖阶段杀死细胞（周期特异性药物），而另一些药物则可以杀死周期中各个阶段的细胞（周期非特异性药物）。在选择联合方案的药物时，区分周期特异性药物和周期非特异性药物是很重要的。细胞毒性药物也可以根据其对细胞周期中发生的生物事件的药理作用进行分类。我们将简要介绍最常用的抗癌治疗药物。

1. 抗代谢药物　抗代谢药物干扰核酸碱基并入 DNA 分子。它们的活性在细胞周期的 S 期最明显，如氟尿嘧啶、卡培他滨、氟达拉滨、甲氨蝶呤、培美曲塞和吉西他滨。

2. *烷化剂药物* 烷化剂药物通常在 DNA 链之间形成连接，这阻止了它们在细胞周期的 M 期分离，但它们也有其他的生化效应，并且是周期特异性的，而不是阶段特异性的，如环磷酰胺、异环磷酰胺、氯霉素和美法仑。其他具有烷基化活性的药物包括铂类化合物，如顺铂、卡铂和奥沙利铂。

3. *抗肿瘤抗生素* 抗肿瘤抗生素通过多种不同的机制发挥作用，但典型的干扰是碱基对分子的结合，并防止在细胞周期的 M 期发生 DNA 链的分离。一些药物是阶段特异性的，如博来霉素，其他药物是周期特异性的，如多柔比星和表柔比星。

4. *植物生物碱* 植物生物碱来自于自然资源。它们是阶段特异性的，要么是有丝分裂纺锤体抑制药，如长春新碱、长春碱、紫杉烷、紫杉醇和多西他赛，要么是拓扑异构酶抑制药，如拓扑替康、伊立替康和依托泊苷。

细胞毒性药物会影响血细胞、胃肠道、皮肤等正常细胞分裂的组织，对正常组织的毒性程度是细胞毒性药物治疗的限制因素。不同毒性特征和作用部位的细胞毒性药物的组合，促进了更有效、毒性更小的治疗方案的发展，也导致了有效的支持性药物的发展，以减轻毒性。一些癌症在治疗开始时对细胞毒性药物没有反应（原发性耐药），但另一些癌症由于选择了对细胞毒性药物不敏感的癌细胞（继发性耐药）而失去了治疗效果。在这种情况下，如果患者情况允许，可以尝试其他细胞毒性药物进行二线治疗。

（五）细胞毒性药物的毒性

毒性可能是细胞毒性药物使用的剂量限制因素，在抵消毒性作用方面更好的支持性药物导致了更有效的化疗方案的治疗。最常见的毒性来自于处于不断再生状态的组织，如骨髓、胃肠道和皮肤（表 77-1）。

1. *骨髓* 红细胞、中性粒细胞和血小板是由骨髓中的造血干细胞产生的，而分裂的干细胞很容易受到细胞毒性药物的影响。由于成熟中性粒细胞的寿命约为 10h，血小板为 10 天，红细胞为 120 天，因此化疗后循环血细胞数量减少需要几天时间才出现。低水平的红细胞（贫血）和血小板（血小板减少症）可通过输血和促红细胞生成素（贫血）来纠正。根据治疗方案的不同，血小板输注极少有必要。然而，输血通常被用来缓解贫血的症状，如疲劳。促红细胞生成素已上市，是纠正化疗所致贫血输血的一种有效替代品。最近的 Cochrane 综述研究显示，当开始使用促红细胞生成素时，基线血红蛋白浓度大于 12g/dl 的患者的死亡率数据具有统计学意义，尽管当一项目标范围高于标记指导的数据被排除在分析之外时，就失去了统计学意义（Aapro 等，2018）。未

表 77-1 常用细胞毒性药物的常见毒性概况

药 物	毒 性			
	骨 髓	脱 发	呕 吐	其 他
抗代谢药物				
氟尿嘧啶	++		+	M，D
甲氨蝶呤	++			N，M
吉西他滨	+	+	+	L
培美曲塞	++		++	M
烷基化药物				
环磷酰胺	+++	+++	++	L，B，M
美法仑	++	+	+	
顺铂	++	+	+++	N，K，HL
卡铂	+++		+	
奥沙利铂	+++		++	N，K
抗肿瘤抗生素				
多柔比星	+++	+++	++	H，D
表柔比星	+++	+++	++	
博来霉素		++		L，M
植物生物碱				
长春新碱	+	++		N，C
长春碱	+++	++		N
紫杉醇	++	+++	+	N，H
多西他赛	++	+++	+	N
白蛋白结合性紫杉醇	++	+++	+	N
伊立替康	++	+	++	D
拓扑替康	+++	++	+	
依托泊苷	++	+	+	N

+. 轻度；++. 中度；+++. 重度
B. 膀胱（出血性膀胱炎）；D. 腹泻；H. 心脏；HL. 听力损失；K. 肾脏；L. 肺；M. 黏膜炎；N. 神经病

接受化疗的患者，不推荐使用促红细胞生成素类的药物。

虽然贫血可能不会威胁生命，但低水平的中性粒细胞（粒细胞缺乏）会使患者暴露于严重甚至致命的感染风险。因此，在任何化疗中，必须有明确能够识别感染症状和体征的指标，以便确定中性粒细胞计数低下合并发热时可以立即开展治疗。对于发热伴粒细胞缺乏，必须开始静脉注射广谱强效抗生素，并持续使用，直到发热消退，体温恢复正常至少48h。粒细胞集落刺激因子（granulocyte colony-stimulating factor, G-CSF）使用的目的是不管患者的年龄如何确保化疗的实施。预防性G-CSF可以为老年患者提供接受治疗剂量化疗的机会，从而潜在地提高生存率。此外，应考虑到使用G-CSF后，适当的生长因子预防性使用有助于化疗的实施，化疗有可能延长患者生命。其主要目的是降低发热伴粒细胞缺乏的发生率。在一定化疗方案下，如果发生发热伴粒细胞缺乏的风险大于20%，则建议预防性使用G-CSF。当个别方案导致的发热伴粒细胞缺乏风险低于20%时，如果患者相关的其他因素提示发热伴粒细胞缺乏发病率和死亡率风险很高，则使用G-CSF治疗也很合适（框77-3）。

2. *胃肠道的毒性*　胃肠道毒性包括恶心、呕吐、黏膜炎和腹泻。这些症状的严重程度在个体之间和不同的细胞毒性药物之间有相当大的差异。恶心和呕吐的症状可急性出现（化疗后24h内）或延迟出现（从24h后开始）。出于经典的条件反射的缘故这些症状可能有心理因素，化疗开始时使用的足量的止吐药物可以最大限度地减轻这种作用。在高致吐性化疗中，最有效的止吐方案包括在化疗前联合应用5-HT_3和NK1拮抗药与地塞米松，并在化疗前及化疗后几天内口服奥氮平（Hesketh等，2017）。短效苯二氮䓬类药物是焦虑患者止吐治疗有用的辅助药物。对于一些引起呕吐的可能性很低的细胞毒性药物，不需要特别的预防性治疗，不过在化疗前服用口服止吐药（如甲氧氯普胺）是一种明智的预防措施。

框77-3　与高风险的发热性中性粒细胞减少症相关的发病率和死亡率患者因素
• 既往发热性中性粒细胞减少症的发作 • 晚期疾病 • 年龄较大的患者 • 接受过大量治疗的患者 • 由于骨髓受累导致的细胞减少 • 营养不良 • 伴发感染 • 肝脏或肾脏功能不全 • 多种并发症 • 身体状况不佳

作为化疗引起的毒性作用腹泻很少会特别严重（伊立替康引起的腹泻除外），而且通常是自限性的，尽管也有例外。例如，伊立替康引起的腹泻可能非常严重，甚至导致严重脱水的可能性很大。尽管有大量的临床试验评估化疗引起腹泻的治疗或预防措施，但目前的指南中只推荐三种药物：洛哌丁胺、脱臭阿片酊和奥曲肽。目前还没有任何预防性治疗的方法（Bossi等，2018）。

黏膜炎是指口腔、舌头、咽黏膜的炎症，有时还延伸到食管。它可以表现为从轻微的红肿到严重的溃疡，从而使人无法进食或饮水。黏膜炎合并粒细胞缺乏时是危险的，因为发炎的黏膜可以成为细菌进入体循环的入口。黏膜炎经过一段时间可以好转，通过漱口水或喷雾等局部麻醉药不适感能够缓解，必要时，还可以采用阿片类药物。0.5%多西平漱口水可能对治疗口腔黏膜炎引起的疼痛有效。

3. *皮疹*　虽然化疗药物使用后可能会出现光敏、荨麻疹、色素沉着和皮炎，但出现皮疹并不常见。最常见的皮肤毒性是头发稀疏或完全脱发以及指甲的变化。例如，伴有手掌和足底皲裂的疼痛、红斑脱屑（手/足综合征）与5-FU有关，口服前体卡培他滨更明显（Lacouture,2021）。

4. *神经毒性*　CIPN是一种常见且使人虚弱的不良反应，与多种化疗药物相关。目前，包括长春碱、静脉注射硼替佐米和沙利度胺在内的化疗药物引起的CIPN，还缺乏经过充分证明、有效的治疗干预措施。除了由于CIPN导致的生活质量下降外，还必须考虑到在老年癌症患者中出现功能的下降和跌倒。它也可能导致化疗周期错过或化疗剂量减少，从而限制了这些治疗的疗效。目前还没有预防CIPN的治疗方法。治疗CIPN有多种潜在的治疗策略，然而，其中大多数几乎没有明确的证据。鉴于已发表的验证，度洛西汀是CIPN患者的一种较好的治疗选择，而类似的药物文拉法辛是另一种替代方案（Jordan，2020）。

（六）激素治疗

有些癌症是激素依赖的，这些癌症可以通过激素治疗来改善。这种疗法要么阻断激素与受体的结合，要么降低激素在循环和细胞中的浓度。最容易接受这种方法的癌症是乳腺癌和前列腺癌。

激素依赖性乳腺癌细胞在雌激素的影响下增殖。雌激素主要由绝经前女性的卵巢产生，而绝经后女性的雌激素由雄激素转化而来，雄激素主要来自肾上腺。通过手术干预、卵巢放射或促性腺激素释放激素类似物可以减少雌激素的产生，所有这些对绝经前女性都有相同的效果。芳香化酶抑制药用于绝经后女性，可以降低血液循环雌激素水平到几乎无法检测的程度。常见的芳香化酶抑制药不良反应包括潮热和盗汗、关节和肌肉疼痛、骨密度下降（可能导致骨质疏松或骨折）、性欲丧失、阴道干燥或瘙痒。抗雌激素与雌激素受体结合，对绝经前和绝经后的女性一样有效。它的不良反应包括潮热、出汗、骨质疏松症、性欲丧失、阴道不适和血栓栓塞事件。

激素依赖性前列腺癌受到雄激素的影响，而大部分的活性来自睾酮。睾丸激素的产生可以通过睾丸切除术（去势）或抑制黄体生成素分泌的药物来减少，约 80% 的患者可以从这种治疗中获益。促黄体生成素释放激素激动药最初促进血清睾酮浓度的升高，然后下降到去势水平。这种上升会导致症状的暂时恶化，这可以被外周抗雄激素药物部分阻断。这种激素疗法可能产生的不良反应包括性欲减少或性欲缺失、勃起功能障碍、潮热、骨质疏松症、贫血、智力下降、肌肉萎缩、体重增加、疲劳、胆固醇水平升高和抑郁。与促黄体生成素释放激素激动药相比，去势的优点是效果迅速、成本效益高，并且消除了依从性的问题。与其他治疗方法不同的是，它是永久性的，许多男性难以接受睾丸切除。不良反应包括功能丧失和潮热，骨质疏松症伴骨折，以及心血管疾病。

（七）新治疗方法

通过了解癌症表型特征的分子变化及癌细胞对其周围环境和免疫的反应，人们已经努力开发出治疗癌症的新药。在许多情况下，这种治疗不仅针对癌细胞，而且还针对与肿瘤和宿主环境相关的机制。重要的是要意识到，这些新疗法有它们自己的不同于细胞毒性药物的不良反应。

（八）靶向药物

靶向治疗的药物从对调节肿瘤生物学的信号机制的理解中发展出来。大量靶向机制的存在导致了各种作用于特定信号机制药物的发展，这些药物通常被称为信号抑制药物。任何编码参与这些过程的蛋白质的基因都可能在癌细胞中异常表达（致癌基因），并可能导致细胞持续增殖或逃避凋亡。此外，微环境影响癌症的生长特征及其转移扩散的潜力。这些发现通过抑制微环境中的因素，如血管生成和结缔组织的重组，提供了许多可能性。

现在有许多信号转导机制抑制药物的例子已经促成了新的治疗方法，其中在慢性髓系白血病中抑制 BCR-ABL 激酶是最好的例子（表 77-2）。目前正在投入大量的精力和资源来开发新的靶向治疗药物。不幸的是，在大多数情况下（酪氨酸激酶抑制药代表的经典例子除外），由于对这些药物产生耐药性，临床效果只能持续几个月。此外，肿瘤中的分子异质性使得基于分子诊断的个体化治疗难以开展（Christoffersen 等，2009）。

1. 不良反应　信号抑制性药物有时被认为是有针对性的，因此可以在很大程度上规避不良反应。然而，尽管这些药物通常比经典的细胞毒性药物耐

表 77-2　用于治疗恶性疾病的靶向药物

通用名	分子靶点
单克隆抗体	
贝伐珠单抗	VEGF
西妥昔单抗	EGFR
帕尼单抗	EGFR
帕妥珠单抗	HER2
曲妥珠单抗	HER2
小分子化合物	
阿法替尼	EGFR
厄洛替尼	EGFR
依维莫司	mTOR
吉非替尼	EGFR
伊马替尼	BCR ABL，KIT，PDGF
拉帕替尼	HER2 和 EGFR
索拉非尼	VEGF，KIT，PDGF，RET 和 Raf
舒尼替尼	VEGF，KIT，PDGF，RET，FLT3
坦罗莫司	mTOR

引自 Christoffersen，T.et al.(2009).Cancer therapy targeted at cellular signal transduction mechanisms：strategies，clinical results，and unresolved issues.Eur J Pharmacol.625(1-3):6-22.DOI：10.1016/j.ejphar.2009.10.009.

受性更好，但临床经验已经清楚地表明，它们并非没有慢性毒性作用。这并不令人意外，因为信号抑制药物通常不止作用于一个靶点，而且最重要的是，靶点分子几乎总是在正常细胞中起重要作用。一般来说，信号抑制药的毒性不同于经典的细胞毒性药物的不良反应。相对常见的不良反应是疲劳、皮肤毒性（包括手足综合征）、胃肠道不良反应，以及各种药物选择性器官毒性。其中一些毒性是基于机制的类似效应，因此很难避免，但必须通过对症治疗来缓解。例如，由EGF受体抑制药诱导的皮疹，以及与抗血管生成治疗相关的高血压。然而，通常在停止给药后，不良反应是可接受或可逆的。

2. *单克隆抗体* 一组靶向治疗是针对生长因子或细胞表面受体的单克隆抗体，而其他则是进入细胞并干扰各种细胞内信号传导通路的小分子物质。许多细胞内机制都是潜在的靶点，但大多数的信号抑制药物都通过阻断各种蛋白激酶的催化活性来发挥作用。有几种药物已经投入临床使用，目前有大量药物正在引入这一领域。在这里，我们将给出几个在临床中使用药物的例子；我们没有打算全面介绍靶向治疗，为此读者可以参考综述文章（Christoffersen等，2009；Levitzki和Klein，2010）。

西妥昔单抗和帕尼单抗是一种单克隆抗体，它们与EGF受体的胞外结构域具有高亲和力，从而竞争性地阻断下游信号传导和细胞激活。这些药物可单独使用或与细胞毒性药物联合用于结直肠癌治疗。西妥昔单抗和帕尼单抗联合放疗和（或）细胞毒性药物治疗头颈部癌症。这些药物通常耐受性良好，但像许多靶向EGFR的药物一样，患者经常在面部和躯干出现痤疮样皮疹，可以通过全身使用四环素和类固醇激素治疗具有一定程度的预防作用。对于对四环素或类固醇无反应的广泛皮疹，可能需要减少剂量或停止治疗，尽管皮疹的严重程度似乎与临床效果相关。

曲妥珠单抗和帕妥珠单抗是针对HER2的单克隆抗体，在肿瘤细胞过表达HER2的乳腺癌的治疗中起着重要作用。阻断HER2信号通路会导致细胞增殖和迁移减少，而细胞凋亡增加。这些药物通常耐受性良好，最可怕的不良反应是心脏毒性，这种不良反应虽然少见，但心脏功能应该定期监测。此外，它们不应与具有心脏毒性的细胞毒性药物，如蒽环类药物联合使用。

贝伐珠单抗是一种单克隆抗体，可与VEGF具有高亲和力，阻止其与受体相互作用。VEGF在调节血管内皮细胞中发挥着重要作用，因此参与了肿瘤血管系统的生长（血管生成），这是肿瘤为生长、侵袭和转移提供氧气和营养所必需的。贝伐珠单抗的抗血管生成作用已在实验模型中得到了明确的证明，临床反应也已被证实，特别是在结直肠癌、乳腺癌、肺癌和妇科肿瘤中。尽管在大多数情况下，贝伐珠单抗对生存的影响不大。一个问题是，尽管贝伐单抗被广泛使用了数年，但最佳剂量和时间安排尚未确定。虽然其一般耐受性良好，但报道的严重不良反应有出血、高血压、血栓栓塞事件、蛋白尿、胃肠出血和导致伤口愈合延长。

3. *抑制蛋白激酶的小分子类* 吉非替尼是首个进入临床的酪氨酸激酶抑制药，厄洛替尼是第一代阻断EGF受体激酶活性的化合物。厄洛替尼和吉非替尼都是选择性很强的抑制药，对除EGF受体外的其他激酶影响相对较小。它们对肺癌中具有活化突变的EGF受体特别有效，肺癌是吉非替尼和厄洛替尼在临床上效果最好的癌种。阿法替尼是第二代EGF受体抑制药，与厄洛替尼和吉非替尼相反，它具有不可逆的抑制作用。拉帕替尼在结构上与吉非替尼和厄洛替尼相似，但与这两者不同，它不仅抑制EGF受体而且抑制HER2。其皮肤毒性和胃肠道不良反应是相对常见的。在严重的情况下，皮肤毒性可以用四环素治疗。拉帕替尼可能有心脏毒性作用，与其他HER2抑制药一样，应常规监测心脏功能。

一些具有多靶标特异性的蛋白激酶抑制药已经被开发出来，如索拉非尼和舒尼替尼。总的来说，这些药物被称为多靶点蛋白激酶抑制药。有一些论点支持用一种药物靶向多个靶点，并且有充分的理由进一步探索联合不同分子信号靶向治疗的潜力。然而，使用不同的药物还是单一药物多靶点以达到最佳效果，这一问题的答案仍然不详。索拉非尼已被证明在肾细胞癌和肝细胞癌中具有抗肿瘤作用。舒尼替尼在肾细胞癌中已显示出显著的活性。其不良反应通常是轻微和可逆性的，如常见的反应，包括疲劳、腹泻和皮肤反应，皮肤反应表现在特征性的手足皮肤反应。高血压也很常见，可以用抗高血压药物来治疗。

替西罗莫司和依维莫司是mTOR抑制药，该靶点通常与癌症有关。mTOR控制多种细胞功能，如蛋白质合成、细胞生长、凋亡和血管生成因子的释放。它在肾细胞癌、乳腺癌和神经内分泌肿瘤中被报道具有临床活性，不良反应包括口腔炎、皮肤反应和高糖血症。许多患者会出现腹泻和疲劳。对伴有贫血的血细胞，白细胞减少和血小板减少的影响也是常见的不良反应。

（九）免疫系统调节药物

免疫疗法领域的新进展已经指引了一个新方向，这可以被描述为治疗癌症的范式转变方向（Borcherding 等，2018）。这是通过激活细胞毒性 T 细胞抗体来实现的。长期以来，人们已经知道免疫系统可以识别并摧毁癌细胞。

细胞毒性 T 细胞抑制的重要机制是由 T 淋巴细胞上的检查点受体调控的，如 CTLA-4 和 PD-1。近年来，针对 CTLA-4（伊匹木单抗）和 PD-1（纳武利尤单抗和帕博利珠单抗）的抗体已被用于临床（Borcherding 等，2018），继黑色素瘤之后，在其他癌症（如肺癌、肾癌）中也取得了良好的结果。CTLA-4 似乎也在淋巴结 T 细胞激活的早期发挥主要作用，而 PD-1 通过激活癌细胞上表达的 PD-1 配体来抑制 T 细胞。这导致了抗 CTLA-4 联合抗 PD-1 疗法治疗的成功。

从使用免疫检查点抑制药的经验来看，它与细胞毒性药物和靶向疗法的反应不同，因为其反应往往出现得较晚，需要很长时间来起效，但在一部分患者中可以持续多年，并带来治愈的希望。在 CT 和 MRI 扫描评估时，肿瘤可能显示假性进展，因为肿瘤体积的增加可能是由于免疫反应，6～8 周后的 CT 和 MRI 扫描显示肿瘤缩小。

通过增加免疫系统的活性，免疫检查点阻断可以产生炎症性不良反应，称为免疫相关不良事件，与细胞毒性药物的不良反应（如恶心、疲劳和厌食症）不同，在特征和治疗上类似于自身免疫性疾病。尽管任何器官系统都可能受到影响，但免疫相关的不良事件最常见于胃肠道、内分泌腺体、皮肤和肝脏（框 77-4）（Haanen，2018）。在抗 CTLA-4 治疗中更常见的不良反应是结肠炎和垂体炎，而在抗 PD-1 治疗更常见的是肺炎和甲状腺炎。免疫相关不良事件通常在治疗开始后的最初几周至几个月内发生。一些研究表明，皮肤毒性发生在早期，然后是结肠炎，随后是肝炎和内分泌疾病，这些事件在 24 周后很少发生，并且与细胞毒性药物不同，其似乎没有累积毒性效应（Brahmer 等，2018）。免疫相关不良事件导致对正常器官过度免疫，因此大多数不良事件可通过延迟使用免疫检查点抑制药或在更严重的情况下通过诱导免疫抑制来缓解，如使用糖皮质激素或附加免疫抑制药（Khoja 等，2017；Brahmer 等，2018）。对于近期患有或持续存在自身免疫性疾病的患者，特别是任何类型的炎症性肠病或其他潜在的危及生命的疾病，如重症肌无力，使用免疫检查点抑制药应格外谨慎。此外，细胞因子可能参与了免疫相关不良事件的发生。例如，一项研究显示 IL-17 水平升高，这提示使用细胞因子阻滞药或可治疗免疫检查点抑制药的不良反应。

框 77-4 免疫检查点抑制药相关的免疫性不良事件

- 结肠炎
- 肝炎
- 垂体炎
- 甲状腺炎
- 白癜风
- 肺炎
- 肾炎
- 神经病变
- 胰腺炎
- 黏膜炎

四、摘要

在本章中，我们讨论了不同类型的抗癌药物，可以根据作用类型进行分类。最古老的一类是细胞毒性药物，它们主要通过靶向 DNA 或抑制细胞分裂，从而影响参与细胞分裂的不同机制。由于细胞毒性药物的作用是非选择性的，它们对体内的正常细胞也有毒性作用，如对血液、头发和胃肠道。激素疗法用于治疗可能对激素敏感的癌症，如乳腺癌和前列腺癌，并通过阻止激素与受体的结合或降低激素浓度的药物发挥作用。抗激素类药物因不良反应小、给药方便而优于细胞毒性药物。新的疗法已经被开发出来，包括靶向药物和免疫调节药物。这些靶向药物作用于调节肿瘤生物学的信号机制，不仅直接针对癌细胞，而且还作用于涉及肿瘤环境的相关机制。虽然靶向药物通常比细胞毒性药物的耐受性更好，但临床经验表明，它们并非没有不良反应，这通常取决于被抑制的信号通路。免疫调节药物的目的是利用患者的免疫系统来实现肿瘤控制和潜在地治愈肿瘤。这可以通过使用调节 T 细胞通路（检查点受体）的抗体来实现，这种抗体可以调节 T 细胞，并有可能激活抗肿瘤免疫反应。检查点抑制药显示出不同于细胞毒性药物的反应，因为反应通常需要时间来产生，但随后在一部分患者中可以持续多年，并带来治愈的希望。与细胞毒性药物相比，检查点抑制药通常耐受性良好，尽管一些患者会出现类似于自身免疫性疾病的不良反应，如肺炎、结肠炎和垂体炎。处理这些不良反应，可以采用延迟给药，对于严重的病例可使用免疫抑制药物。

结论

在肿瘤学领域中，许多新的治疗方法已经问世，改变了晚期疾病患者惨淡和短暂的预后。然而，患者的选择是最重要的，为了实现最佳的管理，患者必须充分参与决策过程。当癌症患者在诊断时就发现是晚期，通常不可能治愈，因此从诊断开始就应考虑姑息关怀。最近的研究表明，早期支持 / 姑息关怀干预的整合产生了多种积极效果（Zimmermann 等，2016；Jordan 等，2018；Kaasa 等，2018）。与抗癌治疗一起，内科肿瘤学应从诊断之日起，在疾病的所有阶段提供支持性和姑息性干预，包括以患者为中心的关怀。许多新的抗癌药物价格昂贵，有时对幸存仅只有很小的改善，并要承担不良反应的风险。

第 78 章 症状管理中的放射治疗

Radiotherapy in symptom management

Peter Hoskin 著

沙慧子 译 华海清 姜子瑜 校

大多数癌症患者，特别是那些患有肺癌、乳腺癌、前列腺癌等常见肿瘤的患者，在他们的疾病过程中的某个阶段需要进行放射治疗，许多人需要多次讨论放疗。放射治疗在症状控制中起重要作用，超过40% 的放射治疗是为了控制局部症状而进行的姑息性治疗（Williams 和 Drinkwater，2009）。

一、放射治疗的总体原则

（一）放射生物学

放射疗法使用电离辐射对 DNA 造成损伤。在临床实践中，最常用的电离辐射形式是由 X 线机或直线加速器产生的 X 线和由放射源产生的伽马射线。从生物学上讲，它们都有相同的效果。粒子辐射有时也被使用，特别是被用来治疗浅表肿瘤的电子、全身给药 ^{89}Sr 产生的 β 粒子和全身给药 ^{223}Ra 产生的 α 粒子。质子治疗在某些情况下有优势，如颅底肿瘤，但不适用于姑息治疗。

放射线穿过活细胞，就会对细胞的 DNA 造成直接和间接损伤。直接损伤导致碱基缺失和 DNA 的单链及双链断裂。间接损伤是辐射效应的主要组成部分，是放射线与细胞内水分子相互作用释放有毒自由基的结果导致 DNA 损伤。正常细胞有很大的能力修复大部分的"亚致死"辐射损伤，但是这在恶性细胞中效率较低。修复能力的差异部分解释了放射敏感性的差异。

细胞对放射线的反应还受到其他因素的影响，包括氧合（缺氧的细胞相对耐辐射），处于分裂活跃期的细胞数量（细胞周期的某些阶段的细胞比其他阶段更敏感，非循环细胞相对耐辐射），以及肿瘤内的再生率。在临床实践中，通过利用正常细胞和恶性细胞在这些特性上的差异，放射治疗可以最大化地杀死肿瘤细胞，同时对正常组织的损伤降到最低。

（二）姑息性放疗与根治性放疗的比较

根治性放射治疗的目的是在治疗靶区内完全杀灭肿瘤细胞，必须包括肿瘤的全部范围，同时最小化相关的长期正常组织损伤。相比之下，姑息性放疗的目的是控制症状和尽量减少相关的急性放射反应。

这两个截然不同的目标导致了辐射治疗的不同理念。为了尽量减少正常组织的损伤，辐射剂量是通过连续几周每天进行治疗来累积的。传统的治疗方案是每天提供单剂量的辐射，通常被称为次数、每天、从周一到周五。通过这种方式，可以给予接近或超过正常组织周围所能耐受的高剂量辐射。通过加速治疗来产生更大的肿瘤破坏，以减少肿瘤再生的机会。这是通过在相对较短的时间内给予放射治疗来实现的。进度可以加快的程度受限于可见的急性正常组织反应加重。为了在保留正常组织的情况下提供更高的剂量，可以采用超分割，即总剂量以增加的分量提供，但通过将每天剂量分成 2 个或 3 个较小的剂量，在与每天治疗相同的时间内给予；通过这种方式，每天提供的总剂量比每天提供的单一剂量更大。在以治愈为目标的情况下，患者在时间上的大量投入是合理的，但对于存活时间只有几周或几个月的患者，6～8 周的治疗期将占其剩余寿命的很大一部分。因此，在姑息治疗场所中，更简单、更实用的治疗方案是更合适的，前提是能有效地达到局部症状控制的目的。一般来说，症状控制并不要求完全根除肿瘤，甚至在某些情况下；例如，转移性骨痛，症状反应似乎与肿瘤的萎缩无关。

大多数姑息性治疗可以在 1 次或 2 次治疗中进行，很少有必要将疗程延长到 1～2 周以上。短程输送放疗，相对低剂量的外照射放射治疗的类型计划将产生较少的急性反应，并且在患者预期寿命内对正常组织的晚期损伤的风险最小。

（三）临床放射治疗

在临床实践中，放射治疗的目的是准确地提供有效剂量的辐射和最小的不良反应。放射治疗主要有三种类型：①外照射治疗；②近距离放射治疗；③全身放射性同位素治疗。

最常见的放射治疗类型是外照射。外照射的不同模式见表 78-1。在一家现代的放射治疗科室，大多数治疗将使用产生高能 X 线束的线性加速器或对浅表病变使用电子束。图 78-1 显示了一个患者正在准备用现代直线加速器进行治疗。在低收入国家及电力供应可能不稳定的地方，钴机可能是比现代线性加速器更好的替代治疗方法。近距离放射疗法是将放射源直接放置在待治疗区域上或区域内，从而使辐射直接进入肿瘤。表 78-2 给出了这样的例子。全身放射性同位素用于可靶向特定组织或病理生理的情况，例如，放射性碘用于甲状腺癌，Sr 用于骨转移。

放射治疗对正常组织是有害的，因此必须确保它尽可能准确地照射到需要治疗的区域，同时尽量减少治疗区域内敏感正常组织的数量。准确确定治疗量和最佳治疗技术的过程被称为“制订计划”。治疗计划中的步骤如下。

- 制动：固定患者不动很必要，特别是在治疗微小的移动可能导致放射线穿过关键结构的区域时，如眼睛周围。患者将被某种技术固定住，如使用沙袋，或者对于更复杂的治疗，可能需要使用个性化的塑料外壳面膜。
- 治疗靶区定位：肉眼可见或可触摸的浅表病变在临床检查中很容易确定，但深部肿瘤需要 X 线定位。这通常需要在患者接受治疗的位置进行 CT。对解剖区域的精确三维复制不仅能确保治疗靶区的清晰可见，还能确保周围正常组织的清晰明确。
- 剂量学计划：一旦确定了靶区，就确定了治疗方法。对于简单的治疗，如骨转移瘤，只需要一束或两束相对的光束来治疗一块组织就可以了。对于内部体积更复杂，三野或四野的安排可能是最佳的。在某些情况下，如靠近脊髓的肿瘤部位，靠近关键器官的再放疗，以及考虑高剂量时的寡转移灶（少于 3 个转移瘤）的治疗，将需要更复杂的计划，并可能需要使用调强或立体定向技术。
- 验证：在治疗机上使用兆伏级治疗束或在现代线性加速器上整合千伏级 CT 成像进行验证。如果是简单的浅表野，临床测量和观察就足够了。准确记录光束位置，并在患者的皮肤上进行难以清除的定位点标记，将有助于此，并且在放射治疗不只 1 次时，可以确保每天都能够精准重现。

线性加速器以每分钟约 1Gy 的速度产生高能辐射，这意味着大多数治疗，即使在姑息治疗中使用单次大剂量照射，也只能持续几分钟。如果患者在一开始感到舒适，则在辐射暴露期间没有伴随症状。重要的是要督促患者遵守程序，以确保他们可以在所需的位置保持静止。不幸的是，精确放射治疗的一些限制可能会影响到这一点。例如，需要将患者固定在固定位置，使用坚硬的木制平板沙发，以及工作人员需要在放射治疗过程中将患者隔离。对于有明显疼痛或其他症状的患者，应考虑在治疗前使用镇痛或抗焦虑药。

二、放射治疗的不良反应

根据其相对于辐射暴露的时间放射治疗的不良反应被分为两组。急性作用将在治疗期间看到，并可能在放疗后持续数周。后续作用很少出现在治疗后 9 个月前，但随后会有持续数十年的风险。这是两个具有不同疾病原因的不同事件。急性和后续作用放射不良反应的常见临床表现见表 78-3。

急性毒性是由于浅表皮细胞的受损失去，导致皮肤红斑或脱屑性黏膜炎、食管炎、膀胱炎或胃肠道刺激。一旦治疗完成，如果潜在的干细胞群没有

表 78-1　外照射放射治疗的类型

类　型	能　量	来　源	穿透深度	临床应用
浅表 X 线	50～150kV	X 线管	5～10mm	浅表皮肤肿瘤
X 射电子	250～500kV	X 线管	15～30mm	浅表肿瘤，浅表骨骼，如肋骨、骶骨
正电压	4～20MeV	线性加速度	15～70mm	浅表肿瘤、浅表骨，如肋骨、骶骨、淋巴结
高压 X 线	4～25MV	线性加速器	3～20cm	以上部位以外的主要辐射源
伽马射线	2.5MV	钴源	5～10cm	除皮肤浅表以外的所有部位

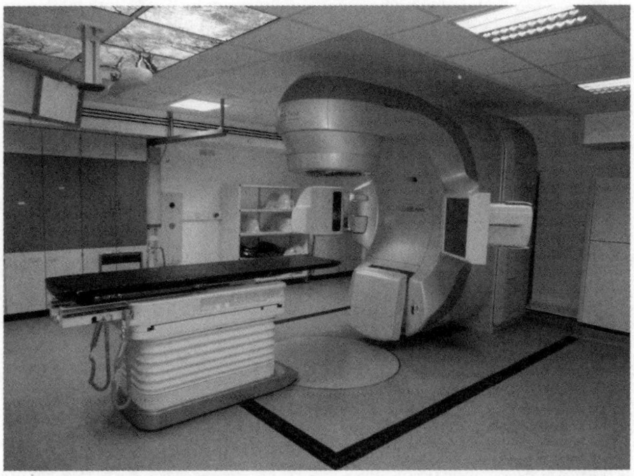

▲ 图 78-1 现代直线加速器

后墙上的架子上装有为每位需要这个的患者定制的固定外壳，同时注意天花板上用以改善患者治疗环境的壁画（图片由 Peter Hoskin，Consultant Clinical Oncologist，Mount Vernon Cancer Centre，UK 提供）

表 78-2 同位素在近程放射治疗中的使用

技 术	同位素	位 置
腔内	• 铱（^{194}Ir） • 钴（^{60}Co）	• 宫内 • 阴道内 • 食管内 • 支气管内 • 直肠内
间质	• 铱（^{194}Ir） • 钴（^{60}Co） • 碘（^{125}I） • 铯（^{131}Cs）	• 前列腺 • 乳房 • 头颈 • 肛管 • 外阴 / 阴道
浅表（模具）	• 铱（^{194}Ir） • 钴（^{60}Co）	• 皮肤 • 阴茎

被永久破坏，新的上皮细胞就会修复脱落的表面。恢复通常发生在几天或几周内。然而，在极少数情况下，可能会出现持续性损伤，称为“继发”，特别是在背部或小腿等脆弱部位，那里的皮肤愈合效率较低。放疗后，在有继发性感染或创伤的地方也可能出现愈合不良，正是这些事件容易导致罕见放射性坏死的发生。

后续放射损伤是患者接受根治性放疗相关功能丧失甚至死亡的主要原因。它是由于血管损伤，伴有和进行性闭塞性动脉内膜炎的病理改变所导致的进行性小血管闭塞。这种症状的临床表现可能相对较轻，如在皮肤和黏膜表面出现常见的皮肤萎缩或

表 78-3 放疗的急性和后续作用

位 置	急性作用	后续作用 *
皮肤	红斑脱屑	• 萎缩 • 纤维化毛细血管扩张 • 坏死
胃肠道	• 恶心 • 厌食 • 呕吐 • 腹泻	• 狭窄性 • 毛细血管扩张，出血 • 穿孔 • 吸收不良 • 慢性肠炎，结肠炎，直肠炎
膀胱	无菌性膀胱炎	• 减小容量 • 毛细血管扩张，出血 • 尿道或输尿管狭窄 • 瘘管
口腔	黏膜炎	• 黏膜萎缩
咽部	• 口干 • 味觉丧失	• 毛细血管扩张，出血 • 龋齿 • 下颌坏死
肺	局限性肺炎	• 纤维化
中枢神经系统	短暂性脱髓鞘（Lhermitte 征）	• 脊髓炎 • 坏死 • 局部水肿
眼部	角膜炎	• 白内障 • 内翻或外翻 • 眼部干燥

*. 在大多数患者中，只有轻微的后续作用。通过将治疗区域的敏感结构的辐射剂量减少到已知的安全“耐受”剂量，可以将这些作用降至最低。在姑息性放疗后，预计不会出现后续的作用

毛细血管扩张。可能偶尔会看到由于组织破坏带来的更严重后果。常见的部位是在骨盆内，肠或膀胱可能受损，导致膀胱、肠或阴道之间的纤维化和肠穿孔或瘘管形成。在中枢神经系统，由于其修复损伤的能力非常有限，如果超过剂量限制，就会发生灾难性的坏死。对于每个组织，都定义了一个“耐受剂量”，直到“正常”人群中预计不会出现正常组织的晚期损伤。为放射治疗演变出复杂计划系统的原因之一，是在向邻近目标输送有效剂量时，需要付出艰苦的努力，以避免超过耐受剂量。此外，不幸的是，有些人在遗传上易受辐射损伤，即使是常规耐受剂量也可能导致后续损伤。

放射治疗不良反应的管理

即使经过相对低剂量的姑息性放疗，急性不良反应仍然可能发生。不良反应治疗只需要缓解症状，

同时让受影响的区域修复。轻度的皮肤反应不需要积极的治疗。通常最好避免使用局部治疗。在姑息性剂量照射后，皮肤脱屑很少出现。不鼓励使用甲紫等外用制剂，在治疗过程中应尤其注意避免使用滑石粉和含有金属盐的专用乳霜，因为这些会增强不良反应。专用婴儿粉中的淀粉，可能有助于保持周围的皮肤干燥和舒适。

腹部或骨盆照射期间的恶心通常对简单的止吐治疗有反应，使用甲氧氯普胺每 6～8 小时 10mg，或者当有更严重的恶心时，使用昂丹司琼 8mg 每天 2 次 .，或者格拉司琼每天 2mg。如果止吐药无效，每天服用小剂量的类固醇，如泼尼松龙每天 10～30mg 可能有帮助。针对腰椎和骨盆骨痛的单次放射剂量对腹部会有放射出口剂量，在治疗前 30min 使用地塞米松 8mg 和昂丹司琼 8mg，或者格拉司琼 2mg 等预防性止吐药物可有效避免严重的消化道症状。

处理放疗引起的急性腹泻可以采用低渣饮食，避免水果和其他含纤维的食物，如有需要，每次稀便时服用洛哌丁胺，或者定时服用磷酸可待因每天 4 次是有帮助的。

放射性膀胱炎是较难处理的不良反应。在出现严重的膀胱痉挛时，使用 α 受体拮抗药（如坦索罗辛）可能有效。柠檬酸钾或蔓越莓汁是一种古老的疗法，它们可能具有支持性价值，但没有客观证据证明其疗效。如果有明显的排尿困难或狭窄，则全身镇痛药也有价值，并且要总是注意排除继发性感染。

口咽黏膜炎发生在头颈部放疗。保持口腔卫生是很重要的，定期使用氯已定漱口水和预防性抗念珠菌制剂，包括制霉菌素混悬液或克霉唑凝胶。使用可溶性阿司匹林或苄达明漱口水可局部缓解疼痛。如果症状严重且营养摄入不足，可能需要使用鼻胃管进行肠内营养，或者使用更常见的经皮胃造瘘术。对口腔的根治性大剂量放疗，特别是唾液腺包含在靶区中，会导致令人烦恼的口腔干燥和味觉丧失。它还容易导致龋齿和颌骨放射性骨坏死。因此，在放疗期间和放疗后对这些患者进行正式的牙科评估、预处理和使用氟化牙胶进行细致的卫生处理是很重要的。然而，如果要给予简单的低剂量姑息性治疗，如对下颌骨的转移，则不需要这样的措施。在整个口腔和咽部，吸烟或饮酒患者的症状会恶化，在可能的情况下，在治疗期间应戒烟戒酒。

即使在对肺部进行姑息性治疗，也可能出现肺炎。在治疗后 4 个月内患者会出现干咳和呼吸困难，胸部 X 线表现见图 78-2，有符合照射野几何形状的斑片状阴影。继发性感染推荐 2～3 周的全身类固醇联合抗生素治疗，但持续的症状和晚期放射性纤维化可能会随之而来。

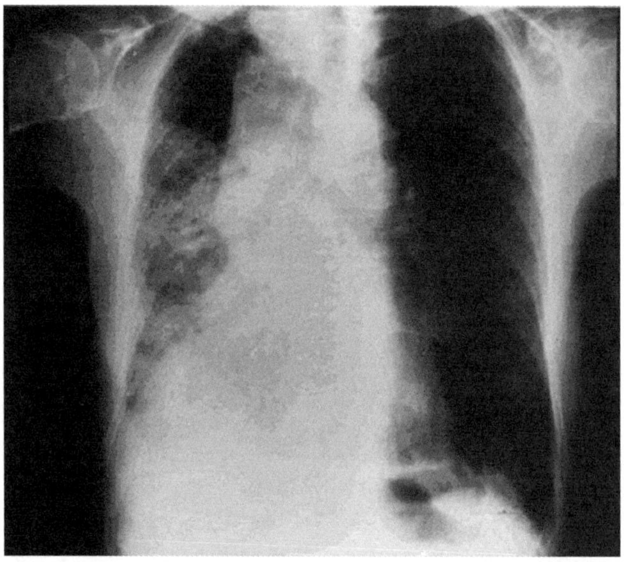

▲ 图 78-2　支气管癌姑息性放疗后胸片上右肺中下带间质性肺炎

预测可能出现的急性不良反应，向患者解释，并鼓励预防性使用止吐药、止泻药和漱口水总是很重要的。患者也应相信，这些都是暂时的情况，很多问题将在放疗完成后缓解。

三、联合模式治疗

越来越多的人使用联合治疗方式，即在根治性放疗过程中给予化疗以增强疗效。有大量的 I 级证据表明，包括食管、宫颈、肛管、肺和头颈部在内的许多部位都可以从化疗联合根治性放疗中受益。在其他情况下，在放疗前（新辅助）或更常见的放疗后（辅助）进行系统性治疗，以在早期对微转移灶进行控制，而放疗主要起到对较大的原发病灶进行局部控制的作用。在乳腺癌、膀胱癌、小细胞肺癌、结直肠癌和淋巴瘤的治疗中可以看到这样的例子。然而，在这些治疗方法中，几乎没有任何一种可以轻易地归入姑息医学的范畴。

四、放射治疗和症状控制

放疗对许多与癌症相关的症状都是有效的，特别是那些由于肿瘤压迫或浸润而引起的症状。表 78-4 显示了一个简单的分类和例子。

（一）骨转移

由于骨痛、病理性骨折或神经压迫，这些作为

表 78-4 放疗指征

症 状	原 因
疼痛	
骨痛	骨转移
内脏疼痛	软组织转移
神经病理性疼痛	• 骨转移 • 软组织原发性或转移瘤 • 神经组织内固有肿瘤
局部压迫	
椎管压迫	• 硬膜外转移 • 骨转移
脑神经麻痹	• 颅底骨转移 • 脑膜转移 • 颅内肿瘤
阻塞	
支气管	• 内源性支气管肿瘤 • 外源性淋巴结病
食管	• 内源性食管肿瘤 • 外源性淋巴结病
上腔静脉	• 原发性纵隔肿瘤 • 原发性肺或食管肿瘤 • 转移性纵隔淋巴结病
脑积水	• 恶性脑膜炎 • 原发性或转移性脑瘤
肢体肿胀	转移性淋巴结病
出血	
咯血	• 原发性支气管肿瘤 • 转移性支气管或肺肿瘤
血尿	肾输尿管、膀胱、前列腺原发性肿瘤
阴道出血	• 阴道、子宫颈或子宫原发性肿瘤 • 阴道内转移
直肠出血	原发性肛门或结直肠肿瘤

骨转移的指征可能需要放射治疗。虽然大多数骨转移患者仍然存活不到 1 年，但改善的系统性治疗意味着越来越多的患者将能存活更长的时间。放射治疗将对大多数患者实现持久的疼痛控制，对长期幸存者的再治疗也很有效。对于大多数预期生存期较短的患者，简单的短期治疗方案是最合适的。

（二）骨痛

放射治疗是治疗局部转移性骨痛的一种非常有效的方法，在过去十多年或更长的时间里，在随机临床验证中进行了广泛的研究。一项超过 3000 名患者的 Meta 分析，其结论如图 78-3 所示，长疗程的分次放疗与提供 8Gy 剂量的单次放疗相比没有优势（McQuay 等，1997；Sze 等，2003；Wu 等，2003；Chow 等，2012）。英国一项大型随机试验的结果如图 78-4 所示，放射治疗后疼痛控制可以维持 12 个月，有效率约为 80%（Bone Pain Trial Working Party，1999）。某些中心倾向于让患者接受更长时间的分次治疗，在 1～2 周内剂量达到 20～30Gy，特别是在担心可能的骨折或神经压迫的情况下。美国放射肿瘤学会指南现在认可，对于无并发症的骨痛，单剂量 8Gy 与更长时间的分次照射计划一样有效（Lutz 等，2011）。

从治疗开始的几周内，可以看到疼痛缓解率不断增加，而大约一半的患者在前 2～4 周内实现了疼痛缓解，其他患者可能在治疗后 6～8 周后实现疼痛改善（图 78-4）。

骨转移的治疗技术通常很简单。浅表骨骼，如锁骨、肋骨和骶骨，可以用正电压 X 线或电子场直接治疗，其他部位可以用直线加速器进行治疗。CT 模拟是目前确定照射野的标准方法。仔细记录放射野的边缘尤为重要，因为大多数患者会有多个转移部位，并且如果后续放射野有重叠，可能需要进一步的治疗。这在脊柱中尤其值得关注，在多个层面的脊柱转移可能需要序贯治疗。脊柱区域的放射野重叠可导致脊髓受量过大，在治疗后 6～9 个月内有发生放射性脊髓炎和不可逆的神经恶化的风险。对于预后较短的患者，这可能并不相关，在患者充分了解知情的情况下，如果认为短期治疗的好处超过任何后期脊髓炎的理论风险，那就可以做出接受放射野重叠的决定；然而，在其他预期预后大于 6 个月的情况下，以上风险需要谨慎考虑。

许多患者有多个病灶的疼痛，往往不是局限于某处，而是表现为影响多个部位弥漫性症状。这类患者应考虑进行广野放疗或放射性同位素治疗。广野放射治疗可对包括多达半个身体的区域进行治疗，上半身的剂量为 6Gy（肺部限制较高剂量），下半身的剂量为 8Gy。同样，尽管一项大型随机试验建议 8Gy 做 2 次作为最佳剂量（Salazar 等，2001），但仍未发现高剂量的优势。

不可避免的是，广野放疗比局部野放疗的毒性更大，约 2/3 的患者出现恶心、呕吐或腹泻的胃肠道症状。在治疗后，他们也会有一段时间的骨髓抑制。

研究小组	单分数 事件	单分数 总数	多分数 事件	多分数 总数	比重	风险比 M-H，随机，95%CI
Price	29	140	34	148	0.7%	0.90 [0.58, 1.40]
Cole	12	16	9	13	0.7%	1.08 [0.68, 1.72]
Kagei	12	13	12	14	2.0%	1.08 [0.83, 1.40]
Gaze	108	151	99	144	6.2%	1.04 [0.90, 1.21]
Nielsen	52	122	56	119	1.8%	0.91 [0.68, 1.20]
Foro*	19	25	21	25	1.8%	0.90 [0.68, 1.20]
Foro	19	25	22	25	2.0%	0.86 [0.66, 1.12]
Koswig	41	52	45	55	3.9%	0.96 [0.80, 1.16]
BPTWP	274	383	257	378	15.8%	1.05 [0.96, 1.16]
Kirkbride	101	200	95	198	3.5%	1.05 [0.86, 1.29]
Ozsaran*	27	36	29	35	2.4%	0.91 [0.71, 1.15]
Ozsaran	27	36	28	38	1.9%	1.02 [0.78, 1.33]
Sarkar	13	35	16	38	0.4%	0.88 [0.50, 1.56]
Altundag*	13	17	12	14	1.2%	0.89 [0.64, 1.25]
Altundag	13	18	12	14	1.1%	0.84 [0.59, 1.20]
Badzio	53	72	52	74	3.4%	1.05 [0.86, 1.28]
van der Linden	395	579	396	578	22.5%	1.00 [0.92, 1.08]
Roos	73	137	83	135	3.3%	0.87 [0.71, 1.06]
Hartsell	187	455	188	443	5.8%	0.97 [0.83, 1.13]
El Shenshawy*	39	50	40	50	3.4%	0.97 [0.80, 1.19]
El Shenshawy	39	50	39	50	3.2%	1.00 [0.81, 1.23]
Hamouda	42	52	46	55	4.4%	0.97 [0.81, 1.15]
Safwat*	14	20	14	20	0.8%	1.00 [0.67, 1.50]
Safwat	14	20	15	20	0.9%	0.93 [0.64, 1.37]
Amouzegar-Hashemi	21	36	20	34	0.9%	0.99 [0.67, 1.47]
Foro Amalot	59	78	71	82	6.0%	0.87 [0.75, 1.02]
总计 (95% CI)		**2818**		**2799**	**100.0%**	**0.98 [0.95, 1.02]**
总事件：1696		1711				

异质性：$Tau^2 = 0.00$; $Chi^2 = 11.55$, df = 25 (P= 0.99); I^2=0%
总体效应检验：Z= 0.91 (P= 0.36)

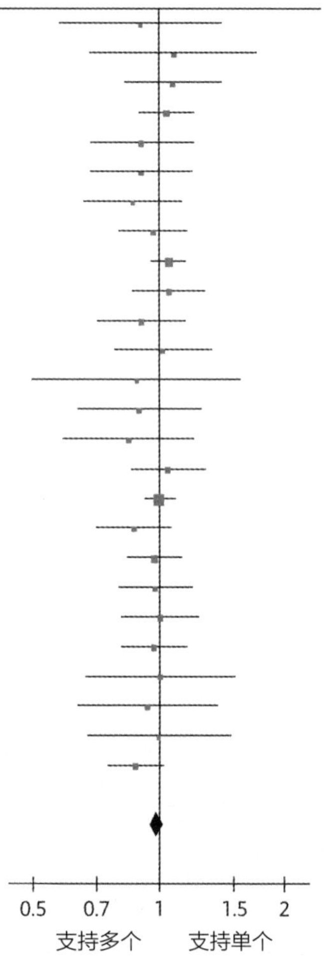

▲ 图 78-3 转移性骨痛分级研究的 Meta 分析结果

*. 三臂验证 [引自 Chow，E.et al.（2012）.Update on the Systematic Review of Palliative Radiotherapy Trials for Bone.Clin Oncol（R Coll Radiol）.24（2）：112-24.DOI：10.1016/j.clon.2011.11.004]

这可能导致一些患者需要输血，但很少严重到引起临床相关的中性粒细胞减少或血小板减少。自发恢复是在预料之内的，事实上，由于骨髓恢复有 4～6 周的间隔，对身体的上、下半部分进行顺序治疗是可能的。上半身照射最严重的后果是发生放射性肺炎，可通过将肺部剂量限制在 6Gy 以下来避免这种情况。半身照射是治疗广泛性骨痛的一种有价值的方法，大多数患者的有效率始终保持在 80% 左右，直至他们死亡（Salazar 等，1986）。

放射性同位素是将放射线投递到多个骨转移部位的一种替代方法。在这种情况下，理想的同位素将通过释放只有几毫米短距离的 β 粒子来传递辐射剂量，从而将剂量集中在直接吸收的区域内。低能量的伽马释放也是可取的，因为这样可以用伽马相机成像同位素分布。

^{223}Ra 是一种集中在成骨细胞反应部位的纯 α 放射性同位素。它已成为去势抵抗性转移性前列腺癌的有效治疗方法，可改善骨痛，减少骨骼并发症，延长生存期（Sartor 等，2014）。它通常采用每 4 周间隔注射 6 次为 1 个疗程的治疗疗程。在临床实践中，它已经在很大程度上取代了 Sr 或 Sm 的使用，通常具有更好的耐受性和更少的辐射保护问题。

如果患者治疗前血细胞计数正常，可能会在治疗后观察到短暂性骨髓抑制，但这很少有临床意义。Ra 是通过肠道的粪便排出体外，因此在使用这种同位素后，小心处理粪便物质以避免污染是很重要的。

Sr 和 Sm 通过肾脏排泄清除；因此，患者必须能够控制排尿，以防止放射性尿液污染，或者在放射性尿液排出期间准备好导管。肾脏损害也是一个相对禁忌证，因为长时间的辐射暴露导致肾脏清除率

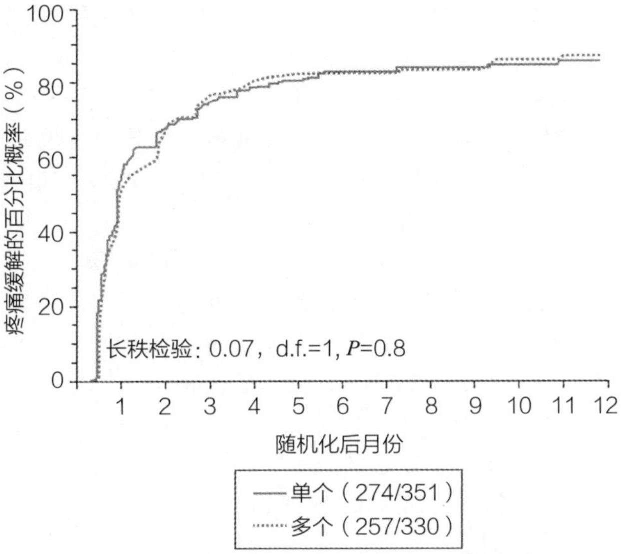

▲ 图 78-4　转移性骨痛局部放疗后疼痛缓解的概率

经许可转载，引自 Yarnold，J.R.（1999）.8 Gy single fraction radiotherapy for the treatment of metastatic skeletal pain：randomised comparison with a multifraction schedule over 12 months of patient follow-up.Radiother Oncol.52（2）：111-21.DOI：https：//doi.org/10.1016/S0167-8140（99）00097-3.

降低，有可能加重骨髓毒性。

在另一种极端情况下，少数患者会表现为单发或只有一个或两个骨转移（寡转移）。越来越多的这类患者接受高剂量的治疗，目的不仅是缓解疼痛，而且是为了控制局部肿瘤。这是立体定向放射治疗的一个特殊适应证，它能在小范围内给予非常高剂量的照射。这在第 47 章中进一步讨论。放射治疗控制疼痛的机制尚不清楚。毫无疑问，在类似于缓解疼痛的小剂量、单次的照射后，肿瘤团块中相当大比例的恶性细胞会被杀死，但在这些剂量下，通常不会观察到肿瘤迅速萎缩。进一步的证据表明，肿瘤缩小本身可能并非必要，其中的观察结果包括，在治疗后 24h 内可能出现迅速的疼痛缓解，尤其是在半身放射疗法后，而且疼痛缓解的反应与不同组织学类型的肿瘤无关，这与放射敏感性的差异和 8Gy 以上的剂量 - 反应效应的清晰关系没有显示出来。因此，在调节与骨转移病理生理学相关的机制中，可能还有其他因素起重要作用。骨转移疾病中，骨吸收细胞的活化是建立转移性骨病的基本和普遍步骤，因此双膦酸盐药物是一种有效的破骨细胞抑制药。在转移性骨痛中，已经证实破骨细胞活性的生化标志物发生变化，并且这些变化可以预测治疗的反应（Hoskin 等，2000）。

五、神经系统症状

（一）脊髓和马尾神经受压迫

脊髓或马尾神经受压迫，导致四肢功能的丧失和括约肌控制的丧失是灾难性的。它的发生是由于肿瘤压迫椎管内的神经组织。最初的表现主要是血管性静脉充血和水肿，随后是机械性压迫，最终对神经组织造成不可逆的损伤。脊髓压迫的 MRI 显示，这些病例中约有 1/4 是由椎体中产生肿瘤直接侵犯椎管引起的，其余可归因于血源性硬膜外或硬膜内转移（图 78-5）。大约 70% 的病例累及胸髓，20% 累及腰骶区，10% 累及颈髓（见第 83 章）。

在这种情况下，早期诊断是必要的，也是独立于治疗结果的主要决定因素。对于任何出现四肢感觉或运动改变或泌尿系统症状的患者，特别是伴有背痛或已知椎体转移的患者，都应考虑并排除该疾病。采用 MRI 方法进行紧急椎管成像是必须的。对于偶尔因金属植入物或心脏起搏器而出现 MRI 禁忌证的患者，应使用 CT 成像。如果 MRI 结果为阴性且图像显示病变累及马尾丛，应在排除颅内压升高后进行腰椎穿刺，以检查癌性脑膜炎。图 78-5 显示了硬膜外肿瘤转移和骨转移直接侵袭造成的脊髓压迫。在明确的治疗开始之前，组织学诊断是必要的。在许多患者中，已经有了转移性恶性肿瘤的潜在诊断。脊髓压迫最常见的原发部位是乳腺、肺和前列腺，各约占脊髓患者的 20%。大多数其他原发部位肿瘤也与椎管受累有关，其次最常见的两个病种是肾脏肿瘤和淋巴瘤。如果已知恶性肿瘤患者出现脊髓受

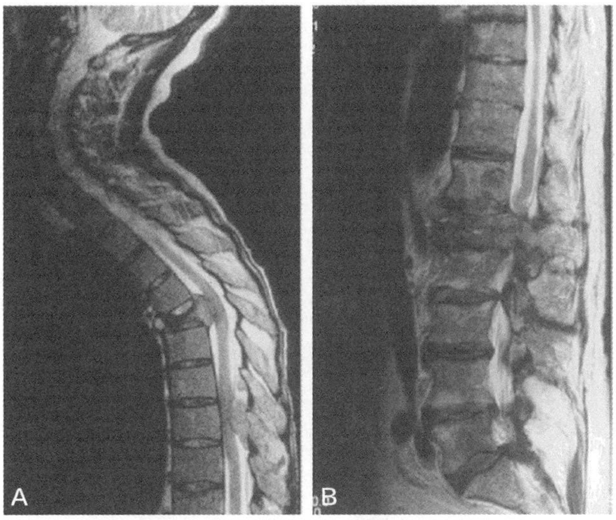

▲ 图 78-5　脊髓压迫的磁共振成像

A. 硬膜外和椎体塌陷，伴有相邻部位的压迫；B. 脊柱骨转移直接侵入椎管

压，通常有理由认为这是相同的肿瘤引起，除非有非典型特征提示第二原发灶。如果在治疗前无法进行组织学诊断，应考虑 CT 引导下的细针穿刺细胞学标本或活检。

初始治疗应包括大剂量类固醇激素（地塞米松 4mg，每 6 小时 1 次）和对脊柱部位的局部照射。某些组织学类型的肿瘤应考虑进行初始化疗，包括淋巴瘤和小细胞肺癌。

放疗和减压手术在脊髓压迫的初始治疗中都是有效的。对于广泛的椎体塌陷并侵入椎管的患者，放疗对重建神经功能方面价值不大。在这组患者中，手术的主要应用包括切除和脊柱稳定的脊柱前路手术。这是一种比放疗更有创伤性的治疗方式，手术并发症显著，但对于一些特定患者，结果优于椎板切除术或单独放疗，62%～83% 的患者在前路手术后能够行走，71% 的患者获得疼痛缓解（Moore 等，1989；Patchell 等，2005）。

一项随机试验比较了放疗与减压手术联合术后放疗，结果显示，无论是在功能状态和生存方面，接受初始手术的患者都具有显著优势。本试验的人群选择的是那些行为状态评分尚好、预期生存期至少为 3 个月、脊髓受压程度单一的群体；这类患者应首先手术，然后进行术后放疗（Patchell 等，2005）。然而，大多数患者不符合这些标准，并将接受初始放疗。在大多数情况下，放射技术是简单的，使用一个单一的后野来覆盖椎体水平和合适的边界。通过 MRI 的精确定位，照射范围在一个椎体或脊髓压迫区域上下 3cm 就足够了。如果有多个压迫部位，就可能会出现问题，特别是在解剖距离上较远的地方，在一些患者中可能需要多个放射野来覆盖，如偏高的胸椎和腰椎部位。如果有较大的椎旁肿块，可能需要进行更复杂的规划，以确保完全覆盖。这可能需要 2 个或 3 个角度的放射野来覆盖肿瘤体积，以注意避开敏感的椎旁结构，特别是下胸椎和上腰椎区域的肾脏。

术后放疗的作用尚未得到证实，但一项非随机比较表明，放疗后或术后给予放疗的患者可以得到更好的疼痛缓解（Findlay，1984）。

截瘫超过 24h 后的恢复是很困难的。对于这些患者，通常给予 8～10Gy 的单次剂量来缓解疼痛，而不期望任何神经系统的恢复。在其他特定的病例中，特别是那些患有局部、有可能治愈肿瘤的病例，如孤立性浆细胞瘤，可在 5 周内给予高达 40Gy 或 50Gy 的更高剂量。

2 项随机试验表明，对于转移性脊柱椎管压迫患者，单剂量 8Gy 是有效的，并且与 16Gy/2 次（Maranzano 等，2009）或 20Gy/5 次的治疗方式（Hoskin 等，2019）没有差异。尽管一些行为状态评分良好且被认为预后较好的患者将接受 5～10 次 20～30Gy 的分割治疗。

治疗的效果主要取决于及时诊断的速度和治疗开始时的神经系统状态。当患者可行走时，79% 的患者在放疗后仍可行走，相比之下，截瘫的患者只有 42% 能行走，20%～25% 的患者在单纯放疗期间会出现明显的神经功能恶化。如果缓解疼痛是治疗的目标，放疗将在超过 3/4 的患者中实现这一目标，而椎板切除术后只有 1/3 的患者实现这一目标。组织学可能会影响疗效，骨髓瘤和淋巴瘤患者的疗效优于乳腺癌患者，而乳腺癌患者的反应又优于肺或肾原发肿瘤患者。

由于早期诊断的治疗效果最好，因此预测那些有脊髓压迫风险的患者并对其进行预防性治疗将具有明显的优势。在疾病发展的早期阶段，当对椎管有轻微侵犯时，使用 MRI 可以检测到椎体的转移，这通常是临床无症状的，并且在 X 线上无法检测到。小细胞肺癌中椎管压迫的其他预测因素是与骨扫描阳性相关的局部背痛。在这些情况下，脊髓受压的概率分别为 36% 和 25%（Goldman 等，1989）。有一些证据表明，使用双膦酸盐对亚临床骨转移进行预防性治疗可以减少脊柱并发症，并且在前列腺癌中早期使用抗雄激素治疗也有类似的观察结果。在一些中心，在此基础上有一种预防性照射脊柱转移的积极策略。

脊髓受压管理中最重要的问题仍然是对这种情况的高度认识和调查相对较轻症状的低阈值，特别是在已知有椎体转移或神经系统疾病的患者中。

（二）颅脑转移

高达 10% 的所有癌症会转移到颅脑，最常见的原发部位是肺和乳房；其中大约 1/3 是孤立的转移灶。脑转移引起的残疾与肿瘤的体积不成比例，极小的运动皮质层沉积物也会给患者带来灾难性的后果，而类似大小的沉积在肺或肝脏几乎没有什么影响。因此，在许多患者中，颅脑转移将表现为明显的神经功能缺损和不良的体力状态。恶性细胞通过血液扩散到大脑；孤立的脑转移是相对罕见的，典型的情况是更广泛的转移性疾病。因此，仔细评估和选择那些可能受益于积极治疗的患者是必要的，要认识到对于一部分人来说，这将预示着晚期恶性肿瘤的终末期，局部治疗对其几乎不会受益（见第 83 章）。

初始治疗需要通过 CT 或 MRI 扫描来确认诊断。类固醇的引入将有助于控制颅内压的升高，以及确定哪里的症状是由于水肿而不是肿瘤浸润引起的，神经功能缺损情况经常出现一些初步改善。然而，也有证据表明，在这种情况下，高剂量类固醇对发病率有显著影响，而每天总剂量为 4～8mg 地塞米松可能就足够了。与其他任何有症状的转移性疾病一样，有一个潜在的组织学诊断是很重要的。一般来说，虽然最好是对大脑以外的部位进行活检，但如果它是真正的孤立转移，并作为恶性肿瘤的第一表现，那么可能没有其他选择。

进一步的治疗将取决于患者的一般情况、潜在的原发部位和脑转移灶的分布。一个简单的流程如图 78-6 所示。

孤立性转移通常代表更好的预后，对于没有检测到系统性疾病的患者，手术切除孤立转移灶可以

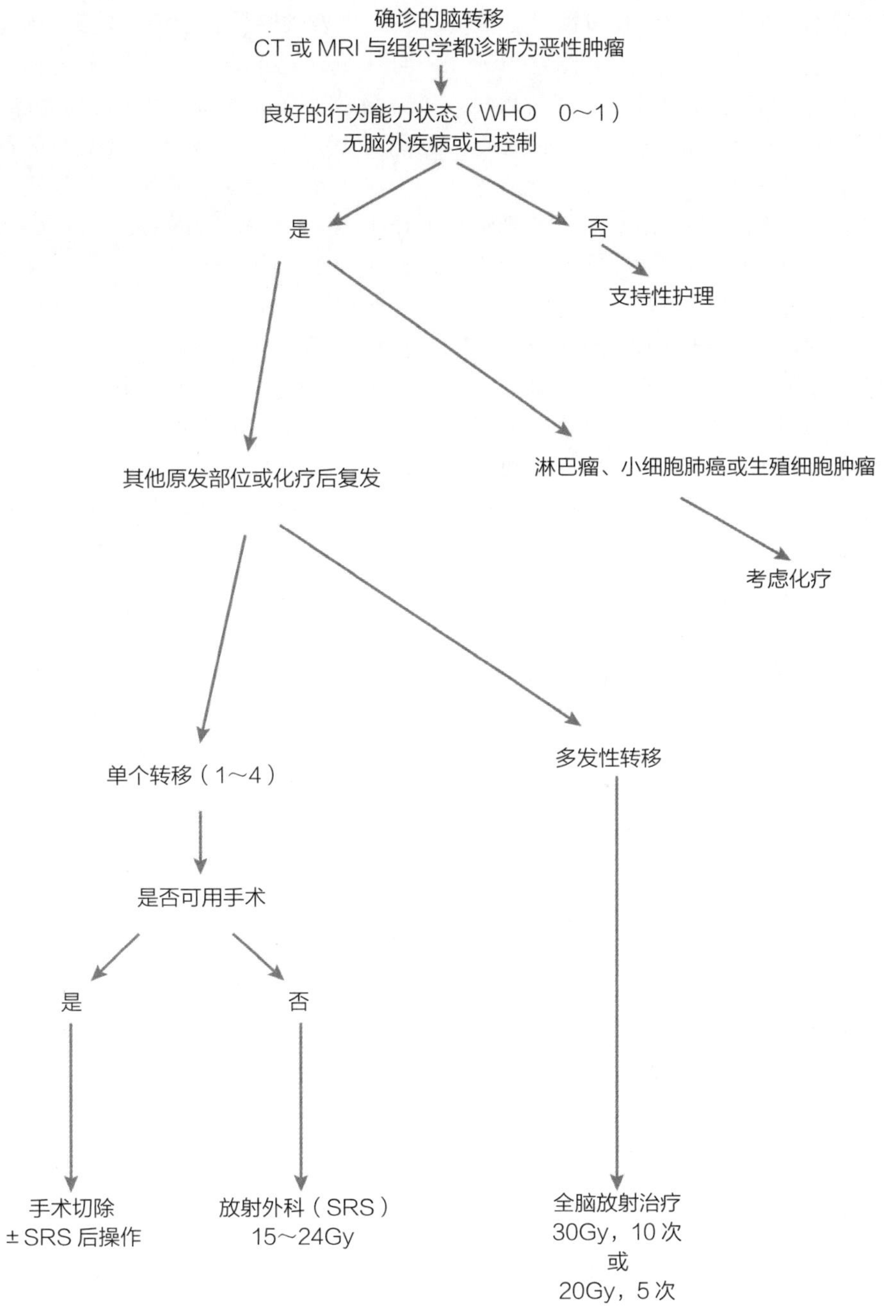

▲ 图 78-6　脑转移瘤的处理流程

SRS. 立体定向放射治疗

带来持久的局部和长期控制。术后放疗的建议通常基于 2 项随机试验的结果。这些结果显示，术后放疗后，脑复发率在统计学上有显著降低，但由于进行性系统疾病的高死亡率，对总体生存率没有影响。第三个规模更大的试验未能证实术后放疗的这一优势（Tsao 等，2012）。鉴于全脑照射在这一人群中公认的对神经认知的毒性，对肿瘤床的立体定向放射治疗比全脑放射治疗更常用。

局部高剂量放射治疗是手术切除的替代方法。这两者之间还没有正式的比较，但当手术受到转移部位和接近关键功能结构的限制时，它可能被认为是一种替代疗法。这使用了一个专用的多源钴单元（伽马刀）或一个立体定向高能 X 线单元。放射外科手术通常是以 15～24Gy 的单次剂量进行。除立体定向放射治疗外，全脑放射治疗可以降低初始治疗部位以外复发的可能性，但没有生存受益，并且经常导致神经认知功能受损（Chang 等，2009）。因为这个原因，建议只对肿瘤床进行立体定向放疗，如果不手术，建议只对肿瘤块进行立体定向放疗。不幸的是，尽管手术或放射治疗实现了局部控制，但大多数患者最终仍会死于远处转移，在已发表的系列性研究中，这些患者的 1 年生存率在 30%～50%。因此，在开始这种类型的积极局部治疗之前，需要进行仔细的选择和筛选。

全脑放射治疗是治疗多发性脑转移瘤有效的姑息治疗。总体而言，约 80% 的患者治疗后出现头痛、运动和感觉丧失，以及精神错乱等不良反应，其完全缓解率在 35%～55%（Borgelt 等，1982）。然而，脑转移照射后的中位生存期不到 6 个月，反映了脑转移往往预示着广泛的晚期转移性疾病的事实，大多数患者死于远处转移的联合作用，而不是单纯死于脑进展疾病。因脑转移而接受放疗的患者中有 20% 未能完成放疗疗程，这突出表明在确定哪些患者可能受益于放疗时需要仔细选择。特别是那些在中枢神经系统外有多发性转移的患者，以及那些体能状态评分不佳且疾病进展迅速的患者，最有可能在治疗期内死亡。影响放疗后生存率的因素见表 78-5。

一项针对非小细胞肺癌脑转移患者的大型随机临床试验分为全脑放疗和最佳支持性治疗。两组之间在生活质量或生存率方面没有观察到差异（Mulvenna 等，2016）。这些数据有力地支持了这样一种观点，即对于体能状态评分不佳、原发肿瘤无法控制和存在其他部位转移的患者，应该考虑进行

表 78-5　影响脑转移瘤放疗后生存的预后因素

增加生存率	降低生存率
• 脑部为首次复发部位 • 脑部为唯一复发部位 • 脑复发前长时间的无病生存时间 • 脑部原发灶 • 体能状态评分 0/1 • 年龄＜60 岁	• 多脑叶受累 • ＞3 处转移 • 脑膜疾病

支持性治疗而不是放疗。

多发性脑转移的治疗技术简单，使用两侧的横向野（平行对置野）覆盖整个全脑。最新的 Cochrane 对脑转移放疗的综述中描述，虽然没有证据表明在每天 10 次疗程中大于 30Gy 的剂量更有优势，但低于这个剂量会导致总生存率较低（HR=1.21，95%CI 1.04～1.4）和神经功能较差（HR=1.74，95%CI 1.06～2.84）（Tsao 等，2018）。

对于多发性脑转移，全脑放疗的短期姑息性疗程通常几乎没有急性毒性，但一个不幸且不可避免的不良反应是完全性脱发。头发恢复生长将在 2～3 个月内发生，但对许多患者来说，这是一个特别痛苦的，有时是一个不可接受的治疗代价。轻度的头皮红斑也可能发生，特别是在外耳廓周围，大多数患者将继续使用类固醇激素治疗以控制颅内压。重要的是，在完成全脑放疗后，要减少并在可以的情况下停止使用类固醇激素，以减少其长期的不良反应，前提是这样做时没有神经系统的恶化。从长远来看，全脑放疗后治疗 3 个月内会出现神经认知功能的恶化，这是长期幸存者要考虑的重要因素。试图保留海马体的放射治疗新技术正在评估中。虽然它们可能会减轻神经认知方面的不良反应，但有一种建议认为复发率可能会略高（Gondi 等，2014）。大多数有多发性脑转移的患者将会死于中枢神经系统外的广泛转移性疾病，但大约 1/4 的患者将会被持续性或复发的症状性脑转移的病痛折磨。类固醇激素可短期控制症状，但可能会出现显著的不良反应。20～30Gy 剂量后的再放疗对大脑有放射损伤的风险，对于复发的疾病往往不再考虑再放疗。然而，如果不进行治疗，病情继续进展，患者最终可能因脑转移而死亡，并且放射损伤造成的神经后遗症可能需要数月甚至数年才能显现。因此，在此基础上，低剂量再放疗（在 2～3 周内再给予 20～30Gy）可能会使那些对治疗有良好初始反应的患者受益。孤立部位的肿瘤复发可作为立体定向再放疗的指征。

这种技术使高剂量的放射线到达复发的肿瘤，同时避开周围的大脑和其他关键器官。

（三）原发性脑肿瘤

原发性脑肿瘤包括低级别（Ⅰ级或Ⅱ级）星形细胞瘤、少突胶质细胞瘤、室管膜瘤和脑膜瘤，在大多数情况下可以通过手术、放疗或两者同时治疗。然而，高级别星形细胞瘤（Ⅲ或Ⅳ级）是一种极其恶性的不可治愈的肿瘤，如果不治疗，几个月就会死亡。在这种情况下，对某些行为能力状态评分尚好的患者，放疗可能是有价值的，而在 60 岁以下无神经功能损害和出现痉挛的患者中效果最好。与单独放疗相比，给予 60Gy/30 次的高剂量治疗，配合辅助和联合替莫唑胺，可使患者的中位生存期从 12.1 个月提高到 14.6 个月，2 年生存期从 10.4% 提高到 26.5%（Stupp 等，2005）。在行为能力状态评分良好的老年患者中，使用 40Gy/15 次或 36Gy/6 次的治疗方案效果较好（Almadani 等，2018）。然而，在行为能力状态评分不佳、有明显神经功能缺陷和年龄较大的患者中，高剂量治疗方案很少能显著受益，在这些患者中，应考虑在 1～3 周内提供 20～30Gy 的短期实用治疗方案。

肿瘤弥漫性脑膜浸润通常是一种严重威胁生命的事件，如果不治疗，中位生存期仅为几周。它通常表现为多发性脊髓根症状和体征及多发性脑神经麻痹。颅内压升高可导致头痛和其他症状。与恶性脑膜炎相关的常见原发肿瘤是乳腺癌和肺癌。白血病的中枢神经系统复发也通常表现为恶性脑膜炎。诊断可通过 MRI 扫描和细胞学检查证实，一旦排除高颅内压，可通过腰椎穿刺脑脊液取样。

当患有可治疗的恶性肿瘤时，可进行强化治疗。在急性白血病和淋巴瘤的病例中，可通过使用甲氨蝶呤和阿糖胞苷的鞘内化疗，或者高剂量静脉注射甲氨蝶呤，有时联合全脑全脊髓照射（全脑和脊髓放疗）或单独全脑照射来实现持续缓解。这种治疗时要谨慎，可能会产生由放疗引起的骨髓抑制、恶心、呕吐和脱发。在儿童中，也分别存在脊柱和大脑放疗后脊柱生长和智力发育受损的相关问题。此外，不幸的是，尽管最初病情可以缓解，淋巴瘤或白血病的中枢神经系统复发通常与整体预后不良相关，随后的复发和死亡通常在几个月内发生。

然而，由实体肿瘤引起的癌性脑膜炎的预后甚至更差；未经治疗时，中位生存期只有几周，即使经过鞘内化疗和全脑全脊髓放疗的强化治疗，生存期的延长也不超过几个月，其中大部分可能会与治疗联合使用。在此基础上，对引起症状的特定部位进行局部照射是一种更务实的方法，不仅是有效的姑息放疗，同时最大限度地减少普遍致命疾病的发病率和治疗时间。例如，累及脑神经时照射颅底，累及神经根症状有关的脊髓段时给予 20Gy/5 次照射剂量。

（四）脑神经麻痹

由转移性癌症引起的脑神经症状和体征可能是由脑干和中脑的内在转移、软脑膜的浸润、硬脑膜外沉积物的压迫或颅底骨受累引起。前文已讨论过内在转移和软脑膜转移的处理方法；全脑放疗治疗脑转移性脑神经缺损的结果显示，总有效率为 78%，完全缓解率为 42%（Vikram 和 Chu，1979）。当骨骼受累导致脑神经受压时，颅底局部照射是有价值的，据报道，高达 81% 的患者症状改善，10% 的患者完全缓解，其中约 80% 的患者持续到死亡（Dröge 等，2014）。用于颅底转移的放射野示例见图 78-7。

（五）周围神经症状

周围神经症状通常会导致神经根疼痛和该神经分布中运动功能的丧失。这个可能是由于肿瘤在从

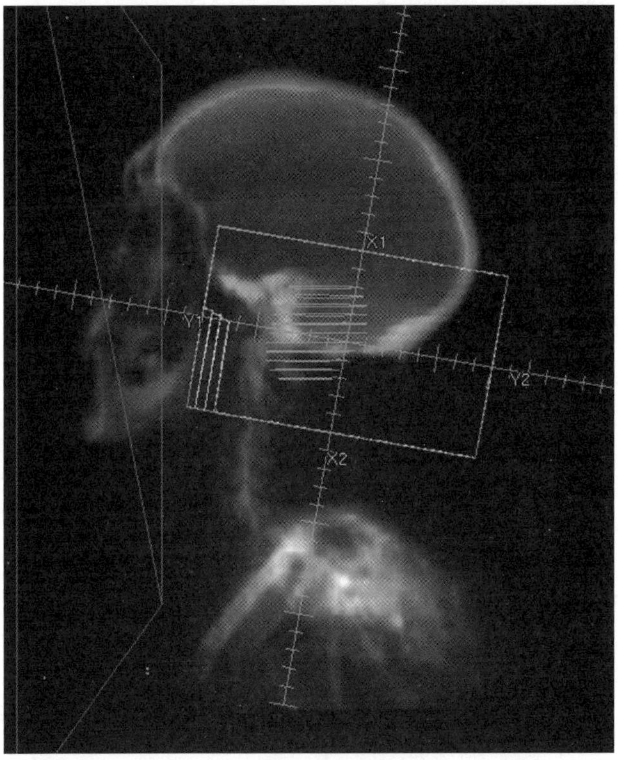

▲ 图 78-7　数字重建 X 线图像显示治疗前列腺癌颅底转移的放射野

椎根管到其外周受体的任何一点上对神经的压迫。一项大型随机试验评估了局部放疗对神经性疼痛的疗效，报道的总缓解率为 57%，其中 26% 在治疗后 3 个月获得完全缓解（Roos 等，2005）。与无并发症骨转移的经验一致，单次 8Gy 剂量的放疗疗效并不次于更长时间的分次剂量。椎管肿瘤引起的马尾压迫在前文已经讨论过。椎管外症状可能是由于肿瘤的直接压迫和浸润，特别是来自肺尖肿瘤或转移淋巴结的臂丛，以及来自肠、膀胱、卵巢或子宫盆腔肿瘤的腰骶丛。据报道，腰骶神经痛对姑息性剂量的放疗剂量有反应，85%～100% 的患者在 1 个月内疼痛完全缓解（Russi 等，1993）。盆腔照射缓解复发性结直肠癌疼痛的成功率高达 80%，45Gy 的 3 周疗程和 10Gy 的单次剂量治疗在疗效上无差异（James 等，1983）。据报道，使用 20～30Gy 的典型剂量治疗由臂丛神经病变引起上肢疼痛的肺尖癌或乳腺癌腋窝复发患者时，高达 77% 是成功的（Ampil 等，1985）。

（六）脉络膜和眼眶转移

转移到眼睛比较罕见，这可能引起眼球突出、疼痛和视力障碍等令人痛苦症状。最常见的眼内转移部位是脉络膜，超过 50% 的转移来自原发性乳腺癌，30% 来自肺癌，约 25% 是双侧脉络膜转移。诊断依赖眼底镜检查或裂隙灯检查。如果不及时治疗，视力会逐渐恶化，最终丧失。据报道，在 2～4 周内给予 30～40Gy 剂量的局部放射治疗可使多达 86% 的患者的视力达到稳定和改善（Wiegel 等，2002；Hahn 等，2017）。无症状病变也应进行治疗，以防止视力丧失。据报道，98% 接受治疗的患者都能得到局部肿瘤控制。

其他眶内部位的转移不太常见，转移途径可能是血源性继发转移，也可能是头颈部其他部位的直接侵犯，特别是鼻咽、鼻腔和鼻窦。姑息性局部照射对预防和缓解压迫和浸润引起的局部症状同样有价值。

对眼睛和眼眶的放射治疗在技巧上要特别当心，尽可能避免直接照射角膜，从而导致疼痛性角膜炎。仅对晶状体给予 5～10Gy 照射就可能会引起放射性白内障，因此在可能的情况下，也应该避开晶状体。然而，在姑息治疗的背景下，要谨记放射性白内障可能需要多年的时间发展，这不应被认为是避免对指定眼眶进行照射的理由。

（七）脑淋巴瘤

原发性中枢神经系统淋巴瘤是一种罕见的非霍奇金淋巴瘤的结外部位，但近年来由于其与 HIV 感染相关，发病率显著增加，通常是晚期疾病的表现。它可能引起头痛、痉挛、脑神经麻痹或其他局灶性神经体征。最初使用类固醇治疗通常会获得良好的症状缓解和肿瘤部分退缩。当代治疗合适患者的主要方法是化疗，通常使用含有大剂量甲氨蝶呤的化疗免疫治疗方案，这可使患者存活数年（Ferreri 等，2016）。在根治性治疗中，除化疗外的全脑放疗的作用一直受到质疑，特别是考虑到对幸存者认知功能的后期影响，目前正在对此进行研究。然而，全脑放疗在不能耐受高强度化疗的老年患者的初级治疗中起着重要作用。45Gy 分次剂量经常被使用（Hoskin 等，2016），但神经认知功能的晚期变化很常见。对于化疗后复发的晚期病例，或者行为能力状态评分不佳或有明显的合并症的患者，在 2 周内给予 30Gy/10 次的短期治疗将是有价值的。

六、梗阻性症状

纵隔压迫和上腔静脉梗阻

上腔静脉梗阻（superior vena cava obstruction，SVCO）综合征可能是由外部压迫、腔内血栓形成或直接侵犯血管壁引起的。大多数病例是由于纵隔内的恶性肿瘤，但其他少见应排除的罕见原因包括主动脉瘤、慢性纵隔炎、创伤或中心静脉置管后的血栓形成。大约 3% 的支气管癌患者和 8% 的淋巴瘤患者会发展为 SVCO；在出现该综合征的患者中，75% 患有原发性支气管癌（其中 40% 为小细胞肺癌），15% 患有纵隔淋巴瘤。

其临床表现是由于梗阻部位上方静脉压力的增加产生的。产生这种症状的程度将取决于可能绕过梗阻的侧支血管（特别是乳腺内血管、肺静脉和胸椎静脉丛）的效率。因此，奇静脉以上的阻塞比奇静脉以下的阻塞影响小。出现症状包括头痛、嗜睡和头晕，以及纵隔内水肿和压力引起吞咽困难、呼吸困难、咳嗽或声音嘶哑；更罕见的是，可能由于脑内高压引起的惊厥。查体可发现手臂和颈部静脉固定充盈，可见皮肤浅表皮肤静脉扩张、发绀和面部水肿。

为了缓解梗阻，治疗不仅需要减轻症状，还需要缩小胸内肿瘤。SVCO 很少需要紧急治疗，更重要的是对潜在疾病进行全面和准确的评估，并进行组织学诊断，以便进行正确有效的治疗。对于适当的患者，如纵隔霍奇金淋巴瘤，出现 SVCO 并不是根治性治疗的禁忌证。重要的是，不要因不适当的紧急治疗而影响对这些患者的管理。有些延迟治疗直至最终组织诊断才开始进行。一项对 1986 例 SVCO 患者的大规模调查结果显示，只有 1 例死亡直接归因于静脉阻塞引起的鼻出血误吸（Ahman,1984）。尽管在静脉压升高的区域内进行活检会引起对出血风险的担忧，但在实践中，支气管镜检查、纵隔镜检查或淋巴结活检没有重大并发症，除非存在危及生命的大气道阻塞，否则应进行活检。

如果出现明显症状，建议首先转诊进行支架手术（Warner 和 Uberoi，2007）。支气管镜检查和支气管支架置入术治疗相关的气道阻塞也可以被考虑。尽管没有良好的客观数据支持这种做法，在研究中，急性期的患者经常使用高剂量类固醇，如使用地塞米松每天 12～16mg。根据组织学诊断，那些患有化疗敏感的肿瘤，特别是小细胞肺癌、霍奇金淋巴瘤、非霍奇金淋巴瘤和生殖细胞肿瘤的患者，可以被识别出来并接受初始化疗。对于其余的患者，其中大多数患有非小细胞肺癌，建议在适当的情况下对覆盖肿瘤块的纵隔和邻近淋巴结区域进行放射治疗。在姑息治疗的情况下，通常在 1～2 周内给予 20～30Gy 剂量，但如果原发肿瘤是局部的，并且需要根治性治疗，则不应拒绝患者进行根治性放疗或放化疗。

据报道，在治疗的前 2 周内，50%～95% 的 SVCO 患者接受放射治疗后症状缓解。除了需要紧急治疗的相对罕见的大气道阻塞或脑水肿，SVCO 患者的生存率取决于他们的基础疾病，而不是综合征本身。有数据表明，持续存在上腔静脉血流阻塞的患者，约 3/4 治疗效果甚微。这意味着要达到可观的临床改善，最重要的是侧支循环的发展，而不是从上腔静脉释放压迫（Fairchild 等，2009）。

七、继发于支气管梗阻的肺塌陷

完全的支气管闭塞会导致该部位远端肺的塌陷。最常见的原因是原发性支气管癌。支气管或其他上皮性癌或继发于纵隔淋巴结的淋巴瘤引起外源性压迫也可能发生梗阻。当梗阻迅速发生时，由继发性肺塌陷引起的急性呼吸困难伴咳嗽是其主要的临床表现。治疗的目的是恢复支气管通畅。对于内在肿瘤，冷冻疗法或激光治疗可能是有效的。对于外源性肿瘤，需要进行放疗或化疗。与 SVCO 一样，出现支气管梗阻的表现并不是对那些合适患者的根治性治疗的禁忌，如淋巴瘤、局限期小细胞肺癌或局限性非小细胞肺癌。淋巴瘤和小细胞肺癌的最佳治疗方法是初始化疗。局部非小细胞肺癌将受益于根治性剂量的放疗，可以采用快速的治疗模式，如连续超分割加速放疗（continuous hyperfractionated accelerated radiotherapy，CHART）或在同步放化的模式。对 10 项随机试验进行的 Cochrane 综述指出，对于行为能力状态评分不佳的患者，没有证据表明何种放疗剂量、分次模式有优势，尽管高剂量与改善生存率相关，但这一证据不足（Stevens 等，2015）。在行为能力状态评分不佳的患者中，通常使用 17Gy/2 次的模式，对于行为能力状态评分良好的患者，使用 20Gy/5 次或 39Gy/13 次的模式，可获得约 2 个月的生存优势。在这种情况下，放疗可以在姑息性化疗之前或之后进行，这也将在症状控制和改善生活质量有重要作用（Goldstraw 等，2011）。

支气管腔内放疗的另一种方法是支气管内放疗。这是一个需要纤维支气管镜引导放置近距离治疗导管到支气管肿瘤区域的日间病例。该区域使用高剂量率的后载机照射，该机通过放射源 ^{192}Ir，沿导管停留在需要治疗的肿瘤区域内。标准剂量为 15Gy，1cm。该技术可与激光治疗或冷冻疗法相结合，以恢复有完全支气管阻塞的管腔。在一项随机对照试验中，我们将支气管内近距离放射治疗与外束放射治疗进行了比较(Stout 等,2000)。生存率或咳嗽、咯血、呼吸短促或声音嘶哑等症状控制评分无差异，但外束放射治疗为被发现对胸痛、厌食、疲劳和恶心等症状控制更有优势。相比之下，接受支气管内近距离放射治疗的患者较少出现吞咽困难。由于没有显示出比外束放射治疗更大的优势，它通常被保留用于治疗复发性肿瘤。

八、吞咽困难

疼痛和吞咽困难是纵隔内晚期癌症患者的常见症状。这可能是来自食管壁、下咽壁（梨状窝、环后区和咽后壁）和胃的固有肿瘤引起的。另外，也可能有来自纵隔淋巴结或胸腺、甲状腺或邻近支气管的肿瘤的外源性压迫。尸检数据显示，约 80% 的吞咽困难患者在食管内存在内在肿瘤，在一项研究中，近 1/4 的患者出现了多级别的梗阻（Sykes 等，1998）。局部症状可通过镇痛和抗胆碱能药物减少分泌来缓解，而营养可通过经皮胃造口术来维持。如果行为能力状态评分不佳的患者存在广泛的转移性疾病，更积极的治疗可能是不适当且难以成功的。然而，在那些行为能力状态评分良好、疾病局限的特定患者中，应考虑手术干预，包括根治性切除，或者在不合适的情况下，采用激光切除或支架置入术，如果成功，则其具有快速缓解症状的优势。然而，与这些方法相关的不良反应发生率和手术相关的死亡率很高，在大多数情况下，无论是对于内源性肿瘤梗阻还是外源性压迫，放疗被认为是一种缓解吞咽困难的方法（Dai 等，2014）。其中一个典型的辐射野如图 78-8 所示，在 1～2 周内对该区域给予通常剂量为 20～30Gy 的照射，约 80% 以上的患者恢复吞咽功能，并且平均持续时间为 5 个月（Suzuki 等，2017）。然而，在这种情况下，放疗的缺点是缓解作用不是立竿见影的，可能需要几周的时间才能显现，而且由于急性食管炎，最初可能有一段时间会因急性食管炎而加重吞咽困难。这应该通过简单的局部药物（如可溶性阿司匹林）来治疗。

对于行为能力状态评分良好且病情局限的患者（采用较长时间根治性治疗），同步放化疗是标准治疗，在放疗过程中同时使用顺铂和氟尿嘧啶。

另一种技术是食管内近距离放射治疗，它类似于支气管内近距离放射治疗。如图 78-8B 所示，导管通过食管狭窄区，放射源沿着导管穿过。小直径、高剂量率的后载荷源可以很容易地通过一根适合鼻胃管内的细导管，该过程可以在门诊为患者进行，需要在局部麻醉下通过导管，然后进行 CT 检查验证其位置并提供治疗，治疗过程通常只需要几分钟。单独使用时，54% 的患者吞咽情况得到持续改善（Brewster 等，1995）。该技术也被用于与外部放射治疗相结合，获得局部的高剂量达到根治的目的。2 项随机试验表明，与使用支架相比，该方法治疗吞咽困难的控制时间更长，并可能具有生存优势（Homs 等，2004；Shenfine 等，2005）。除了急性

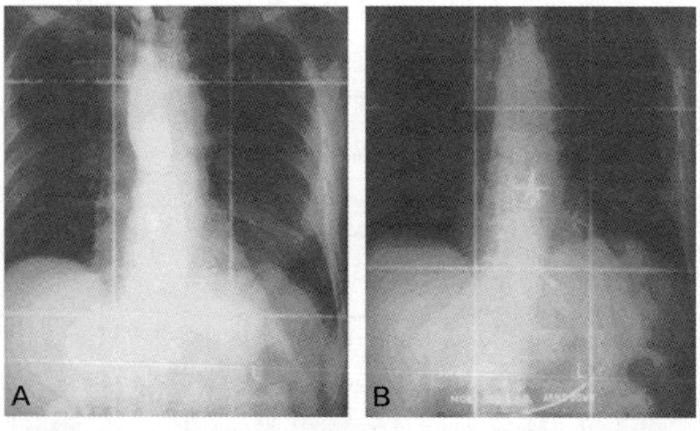

▲ 图 78-8 计划使用外束场（A）和支气管近距离放射治疗（B）的非手术性的食管癌吞咽困难的姑息性放疗，显示治疗导管在原位

毒性外，可能会在晚期疾病患者的生命周期内发生远期影响。其中，食管狭窄是最麻烦的，但很罕见。据报道，在没有复发的肿瘤患者中，只有不到 5% 的概率（Shenfine 等，2005）。

（一）尿路梗阻

尿路梗阻可因肾盂、输尿管、膀胱或尿道的任何部位梗阻而引起。这可能是由于良性和恶性的原因，最令人满意的重建肾引流术的方法是绕过梗阻，可以使用肾造口术、输尿管支架或导尿管。放射治疗在缓解尿路感染方面的作用仅限于那些在技术上不可能或不合适手术的患者。常见的临床情况包括局部晚期的宫颈癌、膀胱癌或前列腺癌，或者结直肠癌复发。确定肿瘤的原发部位是很重要的，当存在主动脉旁淋巴结时，需要获得组织学证实，因为在某些情况下，如淋巴瘤和生殖细胞瘤，以治疗为目的的初级化疗是更合适的。

对潜在肿瘤的放射治疗应基于肿瘤的特点和患者的行为能力状态评分。在特定的病例中，可以选择根治性治疗。传统上，在没有淋巴结或远处转移的情况下，宫颈、前列腺或膀胱原发性肿瘤引起的尿路梗阻将采用高剂量的放射治疗，以实现肿瘤退缩和恢复尿路通畅，并期望一部分患者的疾病能得到长期控制甚至治愈。宫颈癌将通过根治性放化疗联合宫内近距离放疗来进行治疗。膀胱癌需要达到 55Gy/20 次或（60～66）Gy/（30～33）次的剂量。前列腺癌将采用 60Gy/20 次或 78Gy/39 次的治疗模式。对于晚期或无法治愈的疾病，可以选择较短、较低剂量的方案。晚期前列腺癌患者将首先接受雄激素剥夺治疗，这可能会实现良好的肿瘤早期消退，然后可以与放疗结合，这两者的联合使用比单独使用任何一种方式都更好（Brundage 等，2014）。

在某些情况下，腔内或间质近距离放射治疗可能在尿路梗阻中起作用，一个具体的例子是子宫内膜癌的尿道下转移。这是一种公认的从阴道黏膜下淋巴浸润到尿道入口的转移模式。间质植入将使高剂量的局部治疗得以实施。

（二）肢体水肿

晚期癌症患者的肢体水肿可能是由于静脉阻塞、淋巴管阻塞或两者兼有。这可能是因全身虚弱、行动不便和营养不良伴随的低白蛋白血症而加重。在一部分患者中，特别是因乳腺癌引起上肢水肿的患者，放疗后的改变可能导致淋巴梗阻；在接受腋窝手

术和腋窝放疗的乳腺癌患者中，30% 以上的患者出现同侧手臂水肿。

局部放射治疗在腋窝、腹股沟或盆腔肿大的恶性淋巴结梗阻引起的肢体水肿的治疗中可能有价值。早期治疗可获得最佳效果，此时循环的梗阻可以逆转，在 1～2 周内使用相对低剂量的 20～30Gy，尽可能保留未照射的皮肤和软组织通道，尽管放射后发生变化，但仍可通过这些通道维持淋巴引流。

（三）脑积水

梗阻性脑积水可由原发性或继发性肿瘤引起，这些肿瘤阻塞脑脊液在脑室系统的任何部位。通常情况下，当中脑或颅后窝的肿瘤阻塞导水管或第四脑室时会发生；它也可能继发于恶性脑膜炎。根据肿瘤的位置，患者表现为颅内压升高和局灶性神经系统症状。脑积水的迅速缓解可以通过脑室内分流来实现，而晚期患者可能不需要进一步的治疗来实现暂时的症状控制。在手术不可行或存在多个脑内病变的情况下，姑息性放疗应采用前文讨论的脑转移的治疗方法。

中脑和颅后窝的晚期原发性中枢神经系统肿瘤也可以通过放射治疗，通常给予持续 6～7 周的 50～55Gy 剂量照射。

九、出血

（一）咯血

咯血是支气管癌的常见症状，约 50% 的患者在发病时出现。它有可能伴有肺转移，虽然很少有血流动力学意义，但咯血对患者来说是痛苦的。只有当主要静脉或支气管动脉被侵蚀，并且所有治疗都无效时，它才会危及生命。咯血是局部放疗的指征，据报道，使用如前所述的外照射治疗或支气管内近距离放射治疗的姑息性剂量的控制率高达 80%。随机试验表明，单次剂量 10Gy 的外照射与其他更长时间的治疗方案一样有效，急性不良反应的发病率更低（Stevens 等，2015）。

咯血可能是支气管癌的一种临床表现，对于局部病变的患者，它本身并不是根治性治疗的禁忌证，可以采用根治性切除或大剂量放射治疗的方式进行治疗。在进行姑息性照射之前，应始终对根治性治疗的可能性进行筛查。患有非小细胞肺癌Ⅰ期或Ⅱ期（即未累及纵隔淋巴结）的患者，均应考虑采用立体定向放疗的高剂量放疗模式；如果是外周肿瘤或较大肿瘤，则采用放化疗联合。行为能力状态评分良好的Ⅲ期疾病患者（即纵隔淋巴结受累者）也可在特定病例中受益于高剂量放化疗。小细胞肺癌患者将接受联合化疗、纵隔放疗和预防性头部照射。在广泛的疾病中，使用与非小细胞肺癌相同的技术，对咯血等症状的姑息性放疗是非常有效的。肺转移引起的咯血的治疗比较困难。局部照射仅在可以确定出血的特定部位或只有孤立转移的情况下才有价值，此时需要进行根治性治疗，如切除、射频消融或立体定向放疗。当有多发转移时，不建议进行任意照射，尽管在过去曾使用低剂量全肺照射，剂量为 25Gy/20 次，持续 4 周，用于广泛的放疗敏感转移肿瘤，如尤因肉瘤或肾母细胞瘤。然而，一般来说，化疗或激素治疗是这种情况下的首选治疗方法，只有当这些治疗失败时，才应探索姑息性放疗。

对于不能手术的无症状肺癌患者的治疗，目前还没有证据表明在生存率方面有优势，但有证据表明，直径大于 10cm 的肿瘤，无论是原发性还是转移性，都有显著的出血风险，因此建议对这类疾病进行预防性治疗。

（二）血尿

血尿可能与肾盂至尿道沿线任何部位的原发性或转移性疾病出血有关。因此，在开始姑息治疗之前，需要仔细定位出血部位，包括行 CT 尿路造影。晚期癌症患者的血尿通常由膀胱肿瘤出血引起，膀胱肿瘤可能是原发性或继发于晚期直肠或子宫癌的局部浸润、晚期肾细胞癌或前列腺癌的尿道浸润。其他可能与癌症患者相关的原因是感染性膀胱炎，与某些化疗药物（如环磷酰胺或异环磷酰胺）相关的化学性膀胱炎，膀胱（或邻近盆腔器官）接受高剂量放疗后出现晚期变化引起膀胱毛细血管扩张，或者罕见的血小板减少症或凝血缺陷表现。

在这种情况下，放疗的主要作用是实现不能手术患者或复发肿瘤患者的止血。血尿可通过保守措施来解决，如膀胱冲洗、使用抗纤溶药物（如氨甲环酸）和膀胱镜透热疗法。如果前述方法失败，对包含出血部位周围的小体积进行适度剂量的放射往往有效。

在晚期肌肉浸润性膀胱癌中，一项大型随机试验比较了 35Gy/10 次治疗模式和 21Gy/3 次 1 周内隔天治疗模式，较短的 21Gy 方案对膀胱相关症状的改善效果与前一种相当，并且没有额外毒性（Duchesne 等，2000）。50% 的患者在治疗结束后血尿状况得到改善，63%的患者在治疗后3个月血尿症状得到改善。利用CT计划对膀胱肿瘤进行精确定位很重要。同样的剂量和技术可用于前列腺癌引起尿道或膀胱基底浸润的出血。在行为能力状态评分不佳的患者中，单次剂量8～10Gy可能同样有效，17Gy/2次也被认为是有用的治疗方案，它对血尿的反应率为59%（Srinivasan等，1994）。

与其他部位一样，血尿可能是潜在可治愈的原发性膀胱癌或前列腺癌的临床表现，在决定姑息治疗之前，对患者肿瘤和一般情况进行全面评估是重要的。对于晚期膀胱肿瘤，根治性放疗是合适的，4周内给予55Gy剂量，6～6.5周内给予60～65Gy剂量。前列腺根治性放射治疗的剂量为60Gy/20次或78Gy/39次。在特定的局限性前列腺癌病例中，近距离放射治疗将单独使用或作为外照射治疗后的强化治疗。

局部晚期不能手术的肾癌引起的血尿也可以在无法进行肾切除术的情况下从局部放射治疗中获益。正常肾脏对辐射的耐受性很低，即使使用轻度的姑息性剂量，也可以预期到携带肿瘤的肾脏会受到损害，导致功能丧失。因此，在治疗前确保对侧肾脏的肾功能良好是很重要的。在这种情况下，均使用了10Gy单次剂量、21Gy分3次剂量超过1周或20～30Gy超过1～2周的剂量；关于疗效的发表数据很少。针对肾脏优化肾保留的立体定向放射治疗正在评估中。

针对膀胱或前列腺的放疗可能导致腹泻，因为治疗靶区中不可避免地包含一些直肠。在医学研究委员会对膀胱癌姑息性放疗的随机试验中，不需要药物治疗的轻度腹泻发生率为5%，需要药物治疗以进行控制的中度腹泻发生率为2%（Duchesne等，2000）。肾脏的治疗可能累及胃或小肠，导致恶心、呕吐和腹泻。对这些不良反应进行仔细分析和鉴定，并及时提供抗腹泻药和止吐药，是管理的一个重要部分。

（三）子宫和阴道出血

子宫肿瘤，包括子宫内膜癌、宫颈癌、子宫肉瘤，经常表现为异常的阴道出血。这很少会出现过度治疗，一般在开始治疗之前，进行保守处理。大出血偶尔是子宫肿瘤的临床表现，在紧急治疗前需要进行复苏和阴道填塞。晚期和转移性癌症患者的出血可能是由于复发或局部晚期宫颈或子宫肿瘤，或者晚期膀胱癌或直肠癌的局部浸润，或者沿阴道壁的转移性黏膜沉积，这一般是典型的子宫内膜癌扩散模式。出血性黏膜沉积物也是外阴或阴道黑色素瘤的一个特殊特征。

放射治疗对控制出血是有价值的，应当适当使用外照射或腔内近距离放射治疗。如果阴道出血是晚期宫颈癌的主要表现，那么根治性放化疗通常是合适的，在顺铂治疗的5周内给予约45Gy的外照射治疗，然后对宫颈和宫颈旁组织进行腔内近距离放射治疗。同样，如果局部晚期的膀胱、直肠或子宫肿瘤是病因，以前没有进行过放疗，姑息性骨盆放射是有效的，使用21Gy/3次或20～30Gy，持续1～2周。当之前进行过放疗时，应考虑8Gy单剂量或20Gy/5次的再放疗，尽管这可能存在与此相关的额外晚期肠道损伤的风险。这些决定必须考虑到症状的严重程度和患者的预期寿命。图78-9所示为治疗晚期子宫癌引起严重阴道出血的放射治疗方案。

如果出血是由较小部位的疾病引起，如阴道穹窿或沿阴道黏膜的结节，腔内近距离放射治疗可能是最佳选择。阴道源以卵泡或阴道管的形式可以直接引入阴道并用于携带辐射源，通常是Ir，当放置在涂抹器内时，将沿着阴道壁传递局部辐射到其表面（图78-10）。以这种方式使用腔内近距离放射治疗可以使黏膜获得高表面剂量，但随着远离源的地方剂量迅速下降，从而使膀胱和直肠等关键结构相对免受辐射剂量的影响。这可能对以前接受过骨盆放疗的患者有价值，对未接受治疗的患者也非常有

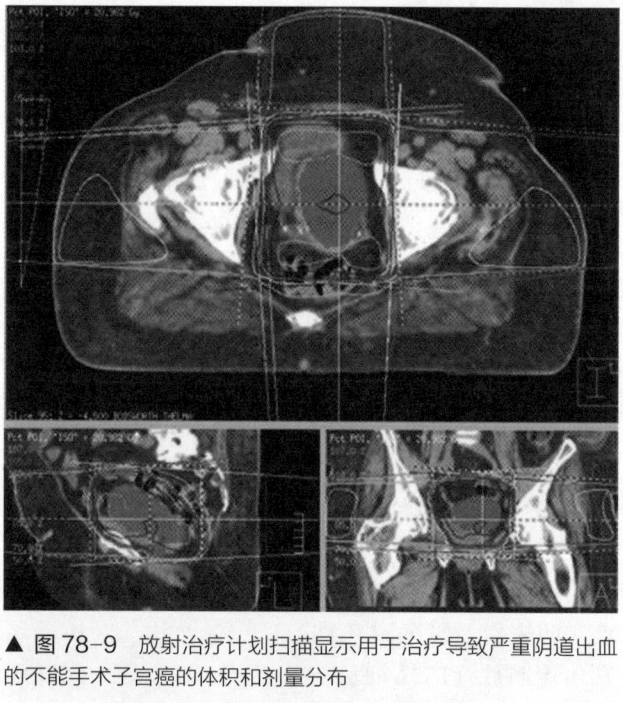

▲ 图78-9　放射治疗计划扫描显示用于治疗导致严重阴道出血的不能手术子宫癌的体积和剂量分布

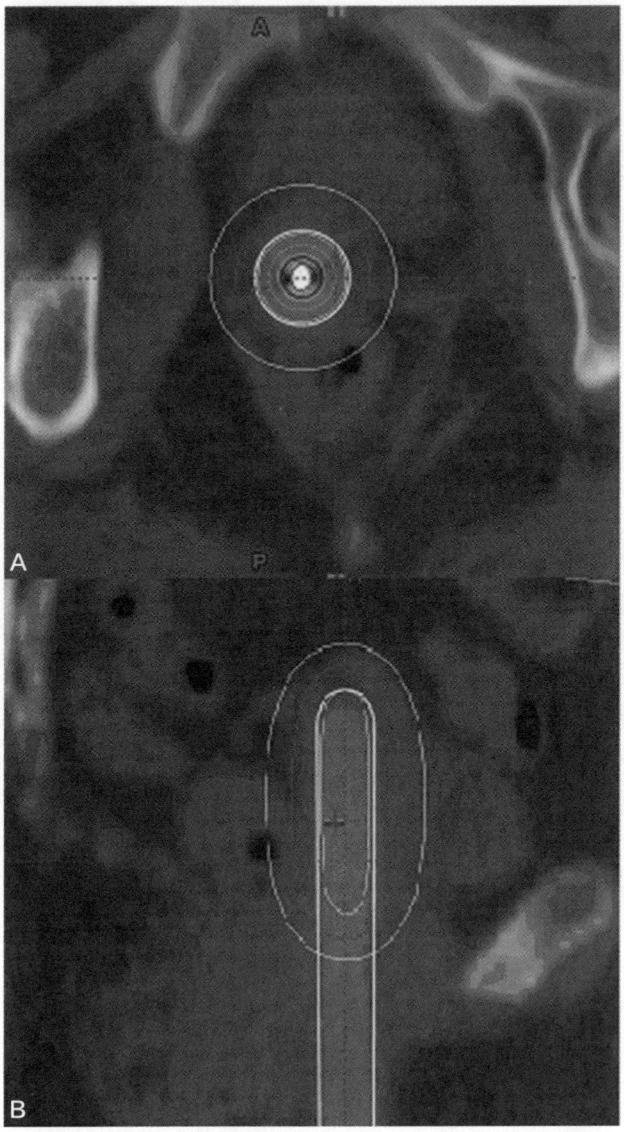

▲ 图 78-10 用于治疗有症状性复发性阴道肿瘤的阴道内涂抹器的 CT 计划片

A. 轴位；B. 矢状位。红线表示处方等剂量，注意对肠道、膀胱和直肠的周围剂量较低

效。其限制点是处理深度只有 5～10mm。对于外阴和阴道周围及尿道周围组织中较大的复发性肿瘤，可能需要进行间质植入。虽然对患者要求更高，需要全身麻醉，并在肿瘤区域放置放射性管，但它对即使之前骨盆进行过放疗的地方也能进行高剂量治疗，并可以提供高效的缓解，避免外阴 - 阴道组织的肿瘤进展。

（四）胃肠出血

有症状的胃肠道出血可由上消化道或下消化道引起，从而导致呕血、黑便或直肠出血。潜在的肿瘤可能是胃肠道内的原发性肿瘤，最常见的来自胃、大肠或直肠，或者是邻近结构（如子宫、膀胱或前列腺）的局部晚期肿瘤直接侵犯直肠的结果。血源性肠道转移是罕见的，但转移性恶性黑色素瘤是公认的小肠壁内出血沉积的原因，与 HIV 感染相关的卡波西肉瘤也可能会引起类似的问题。

与其他部位一样，对肠内出血部位进行适度剂量的局部放疗通常可以实现有效和持久的出血控制。在下段肠道，直肠和结肠的肿瘤通常很容易识别，并定位在一个治疗靶区内。胃的治疗可能更困难，因为它是一个相对移动的器官，也因为周围组织的敏感性，特别是肝脏、小肠和肾脏，限制了耐受性和可以安全治疗的剂量。小肠内肿瘤的定位可能是困难的，因为它的移动性及对胃和小肠的辐射可能与恶心、呕吐和腹泻等相当多症状的发病率有关。

最常见的情况是直肠或乙状结肠的复发性肿瘤，特别是在先前切除原发肿瘤的吻合口部位。复发性结直肠癌出血的体外放射治疗总有效率为 65%～75%，剂量约为 30Gy，中位持续时间为 9～12 个月（Taylor 等，1987）。另一种方法是使用腔内近距离放射治疗，类似于治疗阴道出血的技术，将一根管子插入直肠，通过放置放射源向直肠黏膜和相关肿瘤区域输送高表面剂量。这种方法的优点是，当使用高剂量率近距离放射治疗时，它可作为单一的门诊手术进行，实际技术与乙状结肠镜检查几乎没有什么不同。64% 的患者实现了出血控制（Corner 等，2010）。然而，它仅限于下乙状结肠下段、直肠和肛管可触及的肿瘤。

（五）胸壁和其他皮肤损伤

局部区域复发在乳腺癌患者中仍然是一个重大的问题，这发生在 7%～10% 的早期疾病患者和高达 40% 的局部晚期疾病患者中。术后初次治疗时的照射显著降低了局部复发的可能性，但尽管如此，许多复发性转移性乳腺癌患者的胸壁也会出现进行性的局部肿瘤，导致出现真菌和出血。如果全乳房切除术是可行的，手术清除胸壁复发性肿瘤可能是最佳方法。然而，在许多病例中，肿瘤是固定的，胸部有多个卫星结节无法手术，通常累及对侧乳房或越过腋中线延伸到背部。一般来说，全身治疗将是最合适的初始治疗，但这种疾病往往会复发，并不会保持化疗敏感性。如果以前没有接受过放疗，也没有远处转移的证据，在 6 周内给予高达 60Gy 的高剂量局部照射可能是合适的。对于有远处转移且预后较差的患者，10Gy/1次或20～30Gy，持续1～2周的治疗可能更合适。在这种情况下，靶区包括临床可检测疾病的全部范围是不可能的，只能针对那些引起最严重症状的病灶进行放疗。

如果之前放疗过但出现复发，则有可能对有症状疾病的有限区域进行进一步放疗，因为与皮肤内进展性真菌瘤的影响相比，皮肤坏死的风险可以忽略不计。浅表X线治疗或低能电子治疗真菌性或出血性胸壁结节通常是非常有效的，常用单次剂量8～10Gy或20～30Gy持续1～2周。更复杂的技术也可以考虑使用，如使用表面模具，将放射源放置在受检区域表面，或用放射性针或后加载的应用管植入大肿瘤块的间质进行近距离放射治疗。

皮肤结节也可能是其他部位原发肿瘤的一种表现，一旦形成，可能会滋生真菌并造成出血。根据定义，这些结节反映了血源性转移，因此根治性治疗通常是不合适的，但对有症状的结节进行局部治疗是有价值的。其将采用与前文讨论的复发性乳腺癌相似的技术和剂量。

原发性皮肤肿瘤也可以表现为局部晚期无法手术的疾病。出血和真菌感染很可能成为这些患者管理的主要问题，局部放疗对其控制是有价值的。在基底细胞癌没有转移的情况下，可以考虑使用适当的技术，用适当能量的电子治疗到肿瘤的深度，或用切向X线束覆盖肿瘤体积。根据患者的一般体力状况，对大肿瘤给予6周内60Gy或同等剂量的照射。对于行为能力状态评分不佳或有转移性疾病的患者，可以考虑在1～2周内提供20～30Gy的短疗程治疗，将有效地实现生长延迟和止血。黑色素瘤的特征表现为出血性肿瘤，在更晚期的病例中可能导致多发皮肤结节。局部放射治疗的剂量为30Gy/（5～6）次，每周2次，效果良好（Vuong等，2017）。

十、其他局部肿瘤效应

（一）真菌

表面肿瘤肿块的真菌感染是局部晚期癌症的一个令人痛苦的特征。最常见于乳腺癌后的胸壁复发和颈部或腹股沟转移性淋巴结。在覆盖皮肤完好的情况下，局部照射对预防真菌感染最有价值。在1～2周内持续提供20～30Gy的姑息性治疗剂量通常会延缓肿瘤的生长，足以防止真菌生长。在某些情况下，局部肿块是恶性肿瘤的唯一表现，更高的放射剂量可能比较合适。这种类型最常见的情况是来自头颈部鳞状细胞癌的颈部淋巴结或来自会阴区鳞状细胞癌的腹股沟淋巴结。偶尔会出现较大的淋巴结可能没有找到明显的潜在原发肿瘤的情况。在这种情况下，对颈部未知原发灶的恶性淋巴结进行根治性放射治疗可以实现长期控制，在特定的研究中，总的5年生存率为20%～30%（Fletcher，1990）。

一旦真菌感染发生，治疗更加困难，但随着护理和止痛药及抗生素的使用，局部照射仍有利于缩小肿瘤体积、阻止表面出血、促进表面开始愈合后的局部干燥。这将使护理更简单，并减轻患者局部出血的痛苦。

（二）肝转移

在大多数情况下，肝转移的存在预示着晚期癌症的终末期。临床症状包括厌食、不适和体重减轻，以及因肝肿大和肝包膜牵拉而引起的局部疼痛和不适。当肝脏肿瘤迅速扩张或转移灶出血时，疼痛可能是急性的。

有研究报道，一个亚组的患者被确认患有肝脏寡转移瘤，只有1～3个病灶，在原发灶可控或无原发灶的情况下，没有其他转移部位。这些患者可从根治性治疗中获益。在技术可行的情况下可以进行手术切除（见第82章）。在不能手术的寡转移瘤中，立体定向放射治疗可用于提供消融剂量的放疗。一系列剂量分割计划被报道，从14～26Gy的单剂量到3～5次的30～55Gy都有研究。对于最佳剂量方案仍未达成共识，但在队列研究中报道了56%～100%的高局部控制率，并且几乎没有急性或晚期毒性（Aitken和Hawkins,2015）。

局部放射治疗在多发性肝转移的情况下也可能有价值，特别是对那些行为能力状态评分良好、胆红素正常、原发部位不在胃或胰腺的患者。尽管姑息性低剂量放射治疗可能对症状有宝贵的缓解作用，但仍很少使用，大多数患者接受全身治疗。肝脏对辐射的耐受性有限，因此非立体定向肝放疗可能会导致相关不良反应，当给予剂量大于30Gy时，有诱发放射性肝炎的风险。放疗的毒性不仅与剂量有关，还与治疗量中所包含的肝脏体积有关。除非整个器官有弥漫性浸润，否则未受累的肝脏应被排除在辐射靶区之外。在2～3周内给予30Gy的剂量时，有报道指出存在相对轻微的自限性毒性，其中嗜睡和恶心是主要症状。

（三）脾肿大

恶性疾病引起的症状性脾肿大通常与血液系统恶性肿瘤有关，特别是慢性粒细胞性白血病和某些类型的非霍奇金淋巴瘤。这也是骨髓增生异常的一个特征。手术切除脾脏是首选的治疗方法，但对于晚期疾病或行为能力状态评分不佳的患者，这可能是不合适的，而局部照射是一种有效的缓解手段。局部肿块引起的症状（引起疼痛和不适）和脾功能亢进（导致红细胞和血小板的消耗）可以从治疗中受益。据报道，超过 90% 的患者可缓解疼痛，60% 的患者可有持久的脾脏体积缩小（Zaorsky 等，2017）。治疗脾功能亢进需要很谨慎，因为高剂量照射可能导致全血细胞减少症。建议每隔 1 周给予 1Gy 或更少的单次剂量，总剂量为 3～10Gy，并在每次治疗前每周评估 1 次，以评估其对外周血计数和脾脏收缩程度的影响。含淋巴瘤或白血病的脾脏通常对辐射极为敏感，虽然需要（20～30）Gy/（10～15）次的标准剂量，但应采取预防措施，防止肿瘤快速溶解的影响，要确保患者充足的水化，并给予别嘌呤醇以防止高尿酸血症。

结论

局部照射是缓解局部症状的一种有价值的治疗方法，在缓解和控制骨痛、神经系统症状、梗阻症状和出血等方面具有稳定的高反应率。短期治疗和简单的技术可以最大限度地减少对晚期癌症患者的干扰和急性不良反应的发病率，同时能够有效地控制症状。

第 79 章　普外科在癌症患者姑息关怀中的作用

The role of general surgery in the palliative care of patients with cancer

Robert Krouse　Brian Badgwell　著

沙慧子　译　　华海清　姜子瑜　校

一、外科医生在癌症患者的姑息关怀中的作用

姑息关怀是普外科医生治疗癌症患者的一个重要组成部分。来自三级癌症中心的研究表明，12.5% 的病例是出于姑息关怀的目的进行的，而 40% 的住院手术会诊符合姑息性评估的标准（Krouse 等，2001；Badgwell 等，2009）。此外，在一项对癌症外科医生的调查中，估计有 21% 癌症患者的外科手术是为了缓解症状（McCahill 等，2002）。改善晚期癌症患者生活质量的多种手术指征包括恶性液体再积聚、梗阻、肿瘤出血或其他局部并发症和疼痛。这可能是由于多种不同的原发性或转移性癌症产生的。外科医生也可能被要求评估晚期癌症患者的紧急治疗效果，如肠穿孔或中性粒细胞减少性小肠结肠炎。

二、手术的目标

（一）成功的定义

外科手术的好处和风险始终是至关重要的，并在晚期癌症患者中得到了明确的体现。姑息性手术的好处应该始终集中在生活质量、症状控制和症状预防上，这些都是外科文献中很少提及的观察终点。事实上，外科文献对部分患者的决策指导往往很差。

在检查这方面缺陷的一篇较早的文献中，从 1990—1996 年，在外科文献中，只有 17% 的姑息性手术报道中包含了生命质量评估，只有 12% 的患者检察了疼痛（Miner 等，1999）。这与较常见的生理学反应（69%）、生存率（64%）、发病率和死亡率（61%）的结果评估形成了对比。虽然了解这些结果是必要的，但它们不应该是姑息治疗的主要重点。

有针对性的措施是基于有手术干预的指征和患者存在希望改善的症状。患者报告的结果，包括一份评估症状的开放式问卷，已经确定了全球生命质量调查所不能关注到的严重症状（Badgwell 等，2014），并且在这些情况下是重要的。事实上，姑息性外科手术可能对整生活质量调查没有影响，如 SF-36 或癌症治疗功能评估（Functional Assessment of Cancer Therapy-General，FACT-G）（Ware 和 Sherbourne，1992；Cella 等，1993）。

对于考虑姑息性外科手术的患者，首先的决策因素已被证明是未控制的症状对躯体的影响。次要因素包括症状的社会影响和维持希望（Ferrell 等，2003）。同样，一项针对恶性胃幽门梗阻患者的研究要求患者列出影响他们选择姑息性干预的因素并进行排序（Schmidt 等，2009）。患者将医生的建议和正常饮食的愿望列为影响他们决定的最重要的因素。这些研究可能最终确定针对姑息性外科手术评估的最佳患者报告结果（Badgwell 等，2012）。

（二）优先应用外科性姑息治疗

姑息性外科手术通常被认为是在活动性症状明显的情况下实施。在姑息性领域中症状的预防也可能是姑息性手术的一个目标。已知许多与肿瘤相关的症状可能会发生，但症状是否或何时会发生尚不清楚。因此，治疗方法何时或是否有用并不清楚。在可预期的肿瘤相关的发病率的情况下，应酌情考虑优先应用姑息性治疗措施。与以往一样，手术的固有风险必须被考虑在内，当最终的受益未知时，评估风险就更加困难了。

适当优先应用的姑息性手术必须考虑与特殊症状相关的预后，以及患者的生存期。例如，在发生胆道梗阻的情况下，如果试图进行手术分流，则必须考虑进行胃分流，以减轻患者在死亡前发生胃出口梗阻的风险。另一个例子可能是在阳性前哨淋巴结映射背景下的节点解剖，特别是如果发现远处疾病。淋巴结清扫对长期生存率影响不大（Faries 等，2017），但该手术可能减轻淋巴结复发的风险和可能

造成的痛苦。

（三）手术风险

每个手术成功的目标都基于对风险的了解。虽然所有的癌症治疗都有风险，但在外科手术中风险更大。对于晚期癌症患者更是如此。术前有多个考虑因素，以确保姑息性手术成功和有限的术后并发症的发病率和死亡率。决策工具包括营养状况，以及白蛋白水平。我们必须评估患者的整体医疗状况。此外，在影像学上发现的转移性疾病部位的数量与症状改善和生存相关（Badgwell 等，2009）。

美国外科医师学会开发了一种基于国家手术质量改进数据的手术风险计算器，用户可以在其中输入术前信息，以提供术后并发症的估计数（https：//riskcalculator.facs.org/RiskCalculator）。虽然没有一个变量表明手术的姑息性意图，但有一个用于播散性癌症的项目，以说明转移性疾病患者的风险增加。

即使是最精细的手术，并发症也会发生，特别是当患者因癌症或潜在疾病而衰弱时。手术并发症的发生可能包括与手术部位无关的并发症，如肺炎、深静脉血栓形成、肠梗阻和心力衰竭。只要小心谨慎，这些往往是可以避免的。与手术本身相关，疼痛是发生在围术期的一个主要问题，并可能持续贯穿患者的整个过程。硬膜外镇痛、患者自控镇痛和局部麻醉泵可改善疼痛控制和最终结果。特别是在我们目前对阿片类药物滥用的意识提高的情况下，对于疾病晚期 / 生命终结的患者，绝不能停用止痛药（Kata 等，2018）。

与手术部位相关的伤口并发症也必须考虑在内。例如，淋巴结清扫术可能有较高的伤口问题发生率（腋窝淋巴结清扫术为 47%，腹股沟淋巴结清扫术为 71%）（Serpell 等，2003）。像血肿和感染这样的问题可能是长期的问题，需要几周到几个月才能痊愈。淋巴管渗漏可能需要频繁的引流或导管放置。晚期癌症患者的伤口也有可能永远无法愈合。术后感染和未愈合的伤口也会延迟或阻碍其他治疗方案的执行。这些问题必须在手术前进行详细讨论。

重大缺陷的出现和生活方式的改变在术后即刻就会显现出来。例如，永久性造口的冲击对许多患者来说可能难以接受。虽然与造口手术相关的生活质量问题可能会随着时间的推移而减少（Persson 等，2005），但这对于面临生命结束的患者可能是不能接受的。

手术效果差是指手术后症状更严重。这也可能导致更长的住院时间。重要的是侵袭性手术可能会加速死亡，这是最糟糕的结果。

三、癌症患者的外科姑息性治疗问题：指征、选择和效果

（一）恶性肠梗阻

1. 恶性肠梗阻的指征　恶性肠梗阻（malignant bowel obstruction，MBO）是姑息性手术会诊中最常见的指征（Badgwell 等，2009）（见第 85 章）。它最常发生在卵巢癌和结直肠癌，但也发生于其他腹部恶性肿瘤，偶尔发生于非腹部恶性肿瘤。MBO 可能与肿瘤、其治疗（如放射性肠炎）或良性病因（如粘连或内疝）有关。在一项对 334 例肠梗阻和晚期恶性肿瘤患者的回顾性研究中，梗阻与肿瘤相关的占 68%，与粘连相关的占 20%，病因不明的占 12%（Pujara 等，2017）（见第 85 章）。

MBO 可以为鉴别患者和效果提供框架的一个可接受的定义是：①肠梗阻的临床证据，通过病史、体格检查或影像学检查明确诊断；② Treitz 韧带以外的肠梗阻；③不可治愈的腹内原发癌症；④非腹腔内原发癌伴明显腹膜病变（Anthony 等，2007）。治疗的目标包括缓解恶心和呕吐，允许口服，减轻疼痛，并允许患者返回到他们选择的关怀场所。面对保守治疗（通常是鼻胃管减压、水化和肠道休息）的持续性梗阻或完全梗阻的证据表明应考虑手术治疗。MBO 患者的手术决策是困难的，可能不适合一种计算方法。通常，类似于图 79-1 所示的多层面方法是合适的。这将患者和疾病变量纳入了关怀目标和外科医生对风险和受益的评估中。

2. 恶性肠梗阻的选择　在手术室里可能会遇到无数的情况；通常情况下，在探查腹部之前一切都是未知的。最佳的方法是最快、最安全、最有效的缓解梗阻。

由于粘连引起的梗阻，粘连松解术可能是最佳的手术方法。肠切除术可能获得最佳结局（Aranha 等，1981；Legendre 等，2001），当由于肿瘤负担而无法切除或由于手术风险而被认为不安全时，建立旁路可能是更好的选择。在癌变的情况下，放置胃造瘘管进行间歇性营养输入可能是最佳选择。切除肠管或充分绕过梗死后可能需要肠造瘘手术。

我们可以尝试腹腔镜手术，尽管由于粘连、癌变或肠扩张，这种方法可能很困难。细胞减少术（切除腹腔内肿瘤）通常有较高的并发症发生率，通常

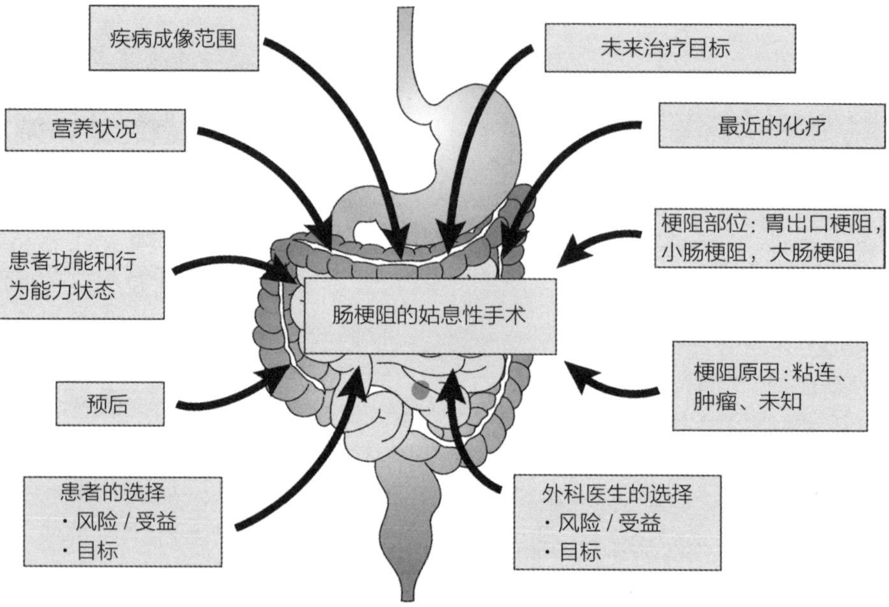

▲ 图 79-1　手术决策的多层面方法

图片由 The University of Texas MD Anderson Cancer Center.Copyright © 2017 The University of Texas MD Anderson Cancer Center 提供

只考虑非常低级别的肿瘤，如腹膜假性黏液瘤。

许多患者被认为是不能手术的（6.2%～50%）（Feuer 等，1999）。这可能是由于较高的手术风险或手术禁忌证。不良手术风险的评估必须根据合并症（如心脏和肺功能）、转移性疾病的数量和位置（如严重转移到肝脏）、当前功能状态。无法治愈的癌症和 MBO 患者的潜在手术禁忌证包括腹水、癌广泛性转移（癌病），特别是腹水和癌变的合并、多发性梗阻或可触及的腹腔内肿块（Ripamonti，1994；Blair 等，2001）。

3. *恶性肠梗阻的内镜治疗方法*　内镜手术适用于那些不适合手术或拒绝开放手术干预的患者。主要的方法包括支架置入和经皮内镜下胃造口管置入。

内镜下放置支架可以避免进行肠造瘘。虽然缓解梗阻时间较短，但它们往往更符合患者的关怀目标。支架置入可能包括最初的管腔插管（如激光或球囊扩张）。

经皮内镜胃造瘘通常是耐受良好的“通气”程序，可以缓解上消化道梗阻的顽固性呕吐和恶心症状，并允许出院回家，通常是接受生命末期关怀（Campagnutta 和 Cannizzaro，2000；Zucchi 等，2016）。美国得克萨斯州 MD 安德森癌症中心的一项研究发现，23% 的晚期恶性肿瘤的小肠梗阻患者使用经皮胃造瘘来缓解小肠梗阻（Badgwell 等，2011）。与其他医学技术相结合，开放和经皮胃造瘘术提供了间歇性口服液体摄入的可能性。

4. *恶性肠梗阻的结果*　尽管人们认识到术后生活质量的改善是可变的（42%～85%）（Feuer 等，1999；Miner 等，2002），但仍没有一致的参数用于确定该临床效果；手术可能提供提高生存率的优势。手术前必须仔细考虑手术风险，因为高并发症发生率（42%）（Makela 等，1991）和死亡率（5%～32%）是常见的（Makela 等，1991；Feuer 等，1999；Legendre 等，2001），并且再梗阻率很高（10%～50%）（Feuer 等，1999；Miner 等，2003）。

对于完全性和不完全性结直肠梗阻（Harris 等，2001），以及超过 70% 的上消化道恶性梗阻（包括胃出口、十二指肠和空肠梗阻），腔内管壁支架具有较高的缓解症状的成功率（64%～100%）（Soetikno 和 Carr-Locke，1999）。虽然风险包括穿孔（0%～15%）、支架移位（0%～40%）或再闭塞（0%～33%），但支架通常可以在很长一段时间内带来合适的姑息性缓解（Harris 等，2001）。肿瘤生长引起的支架闭塞有时可以采用另一种内镜干预措施。

与减压经皮内镜胃造口术相关的并发症很少见，特别是在晚期恶性肿瘤中使用时间相对较短时（Campagnutta 和 Cannizzaro，2000）。可以通过介入放射学程序经皮放置胃造瘘管。尽管有 10% 的主要并发症，经皮胃造瘘管仍可以用于腹水患者，并且需要通过穿刺或腹腔内放置导管等腹水管理措施（Shaw 等，2013）。

基于大型的回顾性研究，接受手术治疗的患者显然具有最长的生存期，但这不应被解释为手术优于内科治疗或程序管理的证据（Pujara 等，2017）。这一发现很可能反映了行为能力状态评分较好、疾病进展较轻的患者适合接受手术。

（二）胃出口梗阻

1. 胃出口梗阻的指征　关于何时对胃出口梗阻进行外科手术，存在一些争议。通常在持续恶心、呕吐、嗳气和早饱的情况下，会考虑这些方法。当影像学或内镜评估有十二指肠压迫的证据时，也可以考虑进行手术。胃出口梗阻支架治疗相当成功（约 90%），并发症罕见（Kim 等，2001；Kaw 等，2003）。如果支架因肿瘤生长或迁移而失效（约 10%），偶尔可以放置另一个支架（Kim 等，2001；Kaw 等，2003）。医疗机构的专业技术是决定姑息性支架治疗成功的一个重要因素。

在计划进行胆道分流术的情况下，对于是否对无症状患者进行提前的胃分流术（胃空肠吻合术）存在一些争议。9%～23% 的患者会发生晚期胃梗阻（Holbrook 等，1990；Huguier 等，1993；Coene 等，1994），这必须在胆道分流术时加以考虑。如果患者行为能力状态评分尚好，疾病比较局限（无或有极少转移）则可能需要提前进行手术。

2. 胃出口梗阻的选择　胃出口梗阻的手术选择是旁路手术（胃空肠吻合术）或切除术（术前切除或胰十二指肠切除术），如果没有减轻梗阻的选择，则简单地放置胃造瘘管。

胃空肠造瘘术有几种技术上的变化，但结果是相似的。这可以通过开放手术或腹腔镜技术来实现（Choi，2002）。一个远端胃肿瘤也可以因姑息的目的被切除。决定是否同时放置伴随的喂养管也很重要，术前应与患者进行讨论。通过内镜放置或通过介入放射学进行经皮胃造瘘术也是一种选择，一些中心报告该方式在近 1/4 的胃出口梗阻和晚期恶性肿瘤患者中被使用（Miner 等，2002；Badgwell 等，2011）。

3. 胃出口梗阻的效果　如果内镜技术可用，支架植入术通常更适合胃梗阻，特别是对于预计生存期有限的患者。如果内镜下支架置入术因胃出口堵塞而失败或不可用，则需要开放或腹腔镜旁路手术。由于比较手术和支架置入术的研究结果都是相对短程的，预测生存期较长的患者可能会选择更持久的手术。在罕见的情况下，患者尝试切除但被认为无法切除，绕过梗阻是合理的。

研究表明，有症状的患者（术前呕吐）经胃旁路治疗后通常预后不佳（约 90% 的患者症状没有缓解）。相比之下，如果患者没有症状，但有即将发生梗阻的证据，只有约 40% 的患者预后不佳（Weaver 等，1987）。其中一个原因是，有症状的患者可能病情更严重，肿瘤负荷更大。

胃出口梗阻已通过腹腔镜胃空肠吻合术进行了安全的治疗。事实上，对于不可切除的胃癌，该技术已被证明对免疫功能的抑制更小，疼痛更少，住院时间更短，术后并发症发病率更低，排便恢复更早（Choi，2002）。在胃出口梗阻的情况下，支持胃空肠吻合术的预切除证据有限，简单的旁路手术可能更合理。

（三）伤口 / 瘘管

1. 伤口 / 瘘管的指征　与晚期癌症相关的各种类型的伤口可能需要普通外科医生的参与，伤口问题约占所有姑息性手术会诊的 10%（Badgwell 等，2009）。这些都可能与肿瘤、治疗方法，如外科手术、放射治疗或功能状态直接相关。肿瘤相关伤口可见于原发肿瘤、复发肿瘤或淋巴结病变的表现。

经常导致伤口问题的原发性癌症包括乳腺癌、皮肤癌、软组织肉瘤或其他癌症的软组织表现（如肺癌）。必须特别考虑到原发性肿瘤的类型。由于治疗方法通常是多学科参与制订的，外科医生邀请其他专家，包括肿瘤内科学专家和放射肿瘤学家，共同做决策是很重要的。

手术相关的伤口可能是由于淋巴结清扫、局部切除术或简单的切口造成的。放射治疗可能导致切除部位的溃疡无法愈合。最后，由于身体虚弱，患者可能会有压疮，这使他们的整个病程复杂化，并导致痛苦。在虚弱的患者中，压疮更容易发生。虽然小手术可能有帮助，但这种并发症不太可能有大手术指征。

瘘管和伤口问题一样，可能会发生在那些因各种原因而面临生命终结的患者身上。瘘管是一组不同种类的问题。瘘管是一种结构与另一种结构的交通，包括肠到肠、肠到皮肤、肠到膀胱或胰腺到皮肤。瘘管可能是手术的并发症，如胰腺切除术后瘘管，或者由于其他治疗，如放射治疗导致肠皮瘘管。这些问题可能极其难以治愈，特别是在濒临死亡的情况下。手术选择的适应证是很少见的。

2. 伤口 / 瘘管的选择　伤口预防是最重要的。例如，切除淋巴结或软组织转移可以避免潜在的伤口问题，而如果忽视的话，问题将随之而来。另一个预防性考虑与压力伤口有关。这需要确保患者不会长时间不动。一旦压疮开始发作，就可能很难或不可能愈合。

虽然大多数晚期癌症的伤口不需要手术治疗，但38%的患者需要手术干预，通常是切开、引流和清创等（Badgwell等，2009）。负压伤口治疗也可能会受益（Riot等，2015）。

许多伤口，特别是与辐射损伤或严重营养不良有关的伤口，可能无法愈合。因此，治疗通常注重于控制疼痛、气味和脏乱。伤口护理是最重要的。这可能包括局部清创，以保持伤口尽可能的清洁。虽然伤口的手术选择有限，据报道，但38%的患者接受了手术干预，主要包括切口和引流或清创（Badgwell等，2009）。只有少数患者能够接受对导致伤口问题的肿瘤进行广泛的切除和闭合。

需要多学科处理的慢性伤口问题的例子是乳腺肿瘤的胸壁并发症。虽然局部伤口护理是治疗的主要内容，但其他选择，如化疗，特别是如果患者是初次化疗，或者放疗，虽然对一个非常大的肿瘤不太可能有很大的效果，但都是可以考虑使用的。当然，手术切除是另一种选择。术语“toilet”乳房切除术是用于治疗不可治愈的乳腺癌，目的是为了控制伤口而切除肿瘤。了解以前采用的治疗方法对更好地了解可能的成功至关重要。这也将有助于确定最佳的重建方案及可能的切除范围。外科文献对指导切除的范围没有很大帮助，这必须基于外科医生的判断。

晚期恶性肿瘤的伤口重建选择包括初次闭合、皮肤移植、带皮肤移植的网膜瓣、肌皮瓣或游离皮瓣移植。必须考虑的主要手术并发症包括感染、开放性伤口和皮瓣丢失。

根据肿瘤的位置和患者的医疗状况，还可以有其他的疾病治疗选择。这些手术可能包括截肢、肢体灌注和主要的头颈部切除手术。虽然这些选择在姑息治疗中似乎相当激进，但根据症状和假定患者能够承受大型手术的情况下，它们可能是合理的解决方案。

虽然晚期癌症患者的瘘管治疗方案可能与那些没有面临生命终结的患者没有显著差异，但在这一人群中有许多问题需要特别考虑。与非晚期癌症患者一样，控制瘘管是最重要的治疗方法。对于皮肤瘘管，可以通过使用造口袋、引流管或积极的伤口护理来处理。对于内瘘管，如肠与肠或膀胱的相通，通道的具体解剖结构对决定手术选择是否合理是最重要的。一些有特定类型的盆腔瘘管，如辐射诱导的直肠阴道瘘，由于在辐射场中伤口愈合受损，需要独特的治疗和手术风险评估。在姑息性治疗中，尽管没有具体的指导方针作为治疗的基础，但由晚期肿瘤引起的直肠阴道瘘或结肠阴道瘘通常采用分流结肠造瘘治疗。

3. 伤口/瘘管的结果　重建姑息关怀可以改善晚期疾病患者的生活质量（Rankin等，2015）。控制气味和渗液已被证明可以减少孤独感，提高舒适度和增强社会心理健康（Lund-Nielsen等，2004）。对于许多面临生命末期的患者来说，对某些伤口的直接治疗方法将会带来最好的结果。

许多报道都聚焦于乳腺癌胸壁切除术的结果上。这些要么与复发性疾病有关，要么与真菌性乳腺肿瘤的初始表现有关。许多不同的重建技术已被证明是有效的，包括肌皮瓣或大网膜皮瓣移植。在这种情况下复发率可能很高，虽然通常其概率很低，而且只需要局部切除或观察。局部伤口的发病率是可变的，而且大多数非常轻微，如植皮局部皮肤坏死，这不会对患者的生活有很大的影响。重要的是，如果有严重的局部伤口发病率，这可能会对患者的余生产生深远的影响。

许多个与截肢相关的小型报道确实表明有良好到极好的姑息效果（Paz，2004）。它的并发症可能超过50%，包括皮瓣坏死、感染和死亡。并发症的发生率将取决于截肢的程度。除了截肢，在一些黑色素瘤或肉瘤复发的中心，最常用的是联合或不联合TNF-α的肢体灌注。完全缓解率为45%～72%，如果联合TNF-α，其缓解率通常会更高（Noorda等，2006）。重要的是，已经证明接受治疗的患者生活质量可以很好，具有合理的长期功能。

对于瘘管，几乎没有针对生命末期患者的具体证据。因此，非手术治疗通常是最佳选择。我们可以参考非姑息性文献作为指导，但对于生存期有限的患者，这不太能作为一个充分的指导。对于放射相关的直肠阴道瘘，大多数患者只能进行结肠造瘘进行引流（Zelga等，2017）。造口术可以控制症状，但很少能治愈。虽然直肠阴道瘘和结肠瘘通常出现在晚期不可治愈的恶性肿瘤，通常治疗还是只有引流。引流将显著减少瘘管的排出量，但应建议患者最好持续的小容量引流并经常引流。

（四）胆道梗阻

1. 胆道梗阻的指征　引起肝外胆管梗阻的肿瘤

也可能沿整个胆道发生，最有可能发生在 Vatar 壶腹（见第 55 章）。梗阻必须及时治疗，因为这将导致高胆红素血症，这可能导致瘙痒、出血倾向和肝衰竭等症状。

目前手术通常在内镜逆行胰胆管造影支架置入术失败后进行，也有可能在手术探查时发现具有治疗目的的假定切除术根本无法进行。有多项研究对治疗方法进行了比较，特别是支架置入术和手术。内镜支架置入术已被证明有与手术相似的成功率，但术后并发症发生率较低。然而，接受内镜下支架置入的患者死亡前胆道梗阻复发的风险更高。有研究认为对预期寿命短、复发性梗阻可能性低的患者进行内镜支架置入，对肿瘤侵袭性较低、预期寿命较长、对内镜专业技术接触有限的复发性梗阻患者进行手术治疗。与塑料支架相比，金属支架可能有更好的通畅性，但目前还没有足够的证据将金属支架与手术进行比较。如果通过内镜逆行胰胆管造影进入胆管，但无法放置支架，由于潜在的胆管炎风险，可能需要进行相对紧急的手术。如果由于患者的合并症、整体状态或手术室的使用而导致紧急手术不能实现，则需要由介入放射科医生放置经肝引流管。

如果首次对潜在可切除的肿块进行腹腔镜探查并发现了转移性病变，则有理由终止手术，选择完成相对安全的内镜下支架置入术。此外，如果内镜支架置入失败或不可用，则需要开放手术或腹腔镜旁路术。如果在开放探查尝试切除时发现患者是无法切除的，则应继续进行手术干预。

2. 胆道梗阻的选择　有多种可以绕过胆道系统的手术选择。其中包括胆囊空肠吻合术、胆总管空肠吻合术或胆总管十二指肠吻合术。此外，旁路手术也可以沿肝管（胆囊管上方）进行。虽然这些手术可以通过腹腔镜进行，但很少有外科医生具备该手术的技术技能（Krouse，2004）。重要的是，在合适的手术候选方案中，胰十二指肠切除术（Whipple 手术）是一种选择。虽然如果有明显的转移到肝脏或其他器官或主要血管结构被侵犯的迹象，外科医生不应该进行 Whipple 手术，但如果局部淋巴结病病变有限，许多外科医生会完成手术。

3. 胆道梗阻的结果　研究主要集中在比较胆道梗阻的支架置入术与手术治疗层面（Bartlett 等，2014；Glazer 等，2014）。虽然手术比内镜手术的术后并发症发病率更高，但其复发率可能较低。手术搭桥的术后并发症总发病率接近 20%，复发率为 0%～15%（Bornman 等，1986；Shepherd 等，1988；Andersen 等，1989；Dowsett 等，1989；Smith 等，1994）。已有研究表明，胆总管十二指肠吻合术的并发症最少，仅为 3%（Potts 等，1990）。使用预后评分可以有助于确定哪些患者的手术风险太高（Ikuta 等，2014）。当然，并不是所有患者都有可能移动十二指肠。

有一些关于腹腔镜胆道搭桥术治疗恶性胆道梗阻的报道，主要通过胆囊空肠吻合术，尽管也可能进行肝管空肠吻合术（Gentileschi 等，2002），但只有少数中心能提供这样的专业知识。姑息性胰十二指肠切除术很少进行，而且可能是手术的禁忌风险，尽管几乎没有数据可以作为此类决定的基础。

（五）出血

1. 出血的指征　肿瘤相关出血往往难以治疗，特别是对于可能有与疾病或治疗相关的凝血功能障碍的患者。在主要癌症中心的住院会诊中，因出血而进行姑息性外科手术的只占少数（8%）（Badgwell 等，2009）。

出血可能与浅表肿瘤有关，如复发性乳腺癌、头颈部肿瘤或肉瘤。与深层器官相关的症状包括咯血、呕血、黑便或便血、阴道出血或血尿。

在姑息性手术评估中，胃肠道出血很少需要手术干预（14%），最常见的是肠切除术（Miner 等，2002）。手术适应证与肿瘤的位置及其他方法是否具有更小的并发症发生率和是否有合理的成功机会有关。非手术选择包括放射治疗、动脉栓塞、内镜手术和支气管镜技术。

2. 出血的选择　出血的原因有多种，导致患者群体非常多样化，最佳的手术选择主要取决于出血的位置和原因。例如，如果有浅表肿瘤出血，可能会直接缝合。但必须考虑到，出血可能是弥漫性的，而单纯的缝合可能并不有效。因此，可能需要进行手术切除。

对于较深部的肿瘤，如结肠肿瘤，切除可能是最好的选择。直肠肿瘤需要更大、更复杂的手术，可能还需要肠造口，最好先进行非手术治疗（如放射治疗或介入放射栓塞）。一般来说，与非进展期恶性肿瘤患者相比，晚期恶性肿瘤患者更常使用重复内镜甚至栓塞术来治疗胃肠道出血。替代办法的成功与否将取决于每个机构的可用性和专业能力。

3. 出血的结果　出血的治疗结果具体取决于治疗方法和出血的病因。切除出血的肿瘤通常能止血，但与在非紧急情况下进行手术相比，可能会增加手术的并发症发生率和死亡率。

其他可以暂时延缓病情或试图减轻手术需要的选择，如栓塞手术，可能会有更大的出血复发风险，但通常不会比大手术更严重。当然，这可能是可变的，并取决于肿瘤的位置。

（六）恶性腹水

1. 恶性腹水的指征　腹水可能是由巨大的肝转移、肝硬化疾病或癌变引起的（见第55章）。它可能是一个困难的管理问题，治疗可能取决于腹水的程度、患者的状况或病因。如果腹水很少，则不需要治疗。而大量的腹水会导致不适、腹胀或影响呼吸，就需要进行相应的治疗。

如果利尿药不再有帮助或经皮穿刺变得痛苦和频繁，应考虑手术选择。除了提高患者的舒适度外，手术干预的一个合理指征是减轻护理负担。如果患者病情已发展到晚期，那么应该采取更简单的治疗方法。如果患者的预期寿命较长，则可以考虑使用更具侵袭性的技术。

2. 恶性腹水的选择　可能最简单的手术技术是插入永久性的腹腔内引流管。这将允许由患者或其照护进行连续的液体引流。导管可以通过手术置入，也可以由介入放射学团队置入。多种类型的导管被使用，包括中心静脉导管、猪尾导管、腹膜透析导管（如Tenkoff导管）、胸膜腔导管（如Pleurx®导管）和开窗端口导管（Richard等，2001；Rosenblum等，2001；Barnett 和 Rubins，2002；Iyengar 和 Herzog,2002；Narayanan 等，2014；Gu 等，2016）。当患者出现症状时，可以训练患者和（或）护理人员引流出多余的腹水。

一种不再常见的恶性腹水治疗手术是腹膜静脉分流术，通常采用LeVeen或Denver®分流术。应用这种方法，由于腹膜压力升高，腹腔液体从腹膜腔进入静脉循环。由于以往的灾难性并发症，包括脓毒症、弥散性血管内凝血、心力衰竭和导致快速死亡的肺栓塞，外科医生通常对实施该手术感到担忧。此外，由于患者一般状况不佳，通常在手术后1个月内死亡（Smith等，1989）。

无细胞减灭的腹腔内热疗是一种公认的缓解恶性腹水的方法，早期数据良好。此外，该手术可以通过腹腔镜进行，以尽可能减少并发症（Valle等，2009）。一种更具侵入性的手术技术，包括对肿瘤进行主要的减积，然后偶尔使用腹膜腔内热化疗来缓解症状。这会引起较高的术后并发症，只在专门机构中提供（Facchiano等，2012）。

3. 恶性腹水的结果　永久性腹腔内导管保留有功能且持续有效至患者死亡的成功率相当高（90%）（Narayanan等，2014；Gu等，2016），而且可能比重复穿刺更具成本效益（Holbrook等，1990）。手术并发症发生率较低。主要并发症为梗阻和感染，约为17%（O'Neill 等，2001；Barnett 和 Rubins，2002），尽管有报道导管称脓毒症发生率为35%（Lee等，2000）。为了避免感染，必须有细致的插入技术，密切的患者随访，以及自由使用抗生素（O'Neill等，2001）。事实上，许多与导管相关的感染都可以用抗生素来治疗（Kirk等，1993）。有时，由于导管周围的感染、闭塞或渗漏，可能需要拔除导管。据报道，通过持续引流（Barnett和Rubins，2002）或在引流管周围缝合（Lee等，2000）可以减轻渗漏。

虽然腹膜静脉分流术主要并发症的发生率可能比以前报道的要少，但总体并发症发生率可能相当高（14%～51%）（Smith 等，1989；Bieligk 等，2001；Zanon等，2002）。可能导致分流管中断或移除的风险包括弥散性血管内凝血（5%～10%）、心脏充血、分流管闭塞和感染。Denver®分流管已被证明具有相当高的功能（96%），直至死亡（Zanon等，2002），重要的是，症状的缓解率可高达87.5%（Zanon等，2002）。因此，腹膜静脉分流术可能在适当的患者中是一个极好的选择。

在肿瘤患者中，细胞减灭术和腹腔内化疗可对腹水有显著影响。在一份报道中，79%的患者在其余生中没有复发（中位生存期为7.6个月）（Loggie等，2000）。该研究小组还表明，这一过程可以导致可接受的生活质量和功能状态的恢复（McQuellon等，2007）。无细胞减灭的腹腔镜下腹腔内热化疗是一种技术要求较低的手术，住院时间较短，手术并发症的风险较低。多份报道已经证明了在这种情况下的安全性和有效性（Bieligk等，2001；Garofalo等，2006；Knutsen 等，2006；Facchiano 等，2008；Valle等，2009）。该方法可能在腹水对于较温和治疗无效的情况下发挥最佳作用（Ong等，2012；Cavazzoni等，2013）。

四、未来方向

（一）技术

肿瘤外科治疗技术的进步，将对姑息关怀产生影响。例如，使用射频消融技术或化疗栓塞治疗原发性肝癌和转移性结直肠癌也对不太常见的症状性内分泌转移有作用。许多其他技术，包括微创技术，可以以较低的并发症发生率有效地治疗与肿瘤或其护理相关的并发症。

（二）教育

虽然对外科医生在姑息关怀方面的教育一直缺乏，但其重要性正日益得到认识。在外科住院医生项目中缺乏对晚期癌症患者关怀的关注，其原因是多方面的，包括基于外科医生的文化和他们所面临的临床困境。许多外科医生可能对这些问题感到不适或难以胜任。这在一定程度上是由于在外科手术文化中普遍存在的“切而治之”的心态。多年来，医学生一直被外科手术所吸引，因为他们想“解决”这个问题。在晚期癌症患者中，治愈是不可能的，那么生命质量必须作为被“解决”问题的重点。

虽然所有的医学专业在姑息关怀的教学中都很欠缺，普外科尤其不足。美国外科医师学会已经认识到增加姑息性外科教育的必要性，并创建了一种教育工具，以帮助住院医生和外科医生改善外科患者及其家属的姑息关怀（American College of Surgeons，2009）。此外，美国外科医师学会外科姑息治疗委员会是其教育部门的一部分，以满足促进卓越生命末期关怀国家计划办公室的优先事项，开发工具来帮助外科医生在姑息治疗中变得更有效。

（三）研究

有无数的姑息治疗外科问题需要更多的研究关注。这些研究包括：①定义对患者重要的结果；②沟通和决策；③术前预先关怀计划；④术后并发症或危重疾病后的决策；⑤向外科患者提供姑息关怀（Lilley 等，2017）。在外科文献中缺乏前瞻性姑息关怀研究（Miner 等，1999），并且没有明显改善的证据。这也因为很多原因，包括外科姑息治疗研究中的伦理考虑（Krouse 等，2003）。一些患者的脆弱性或作为研究人员的临床医生等问题，并不是姑息性研究所特有的，但它们在晚期癌症场所中尤其突出。姑息治疗研究的独特问题在于缺乏明确的风险 – 受益关系。另一个令人担忧的问题是随机化和考虑手术治疗和可能的非手术治疗之间的平衡。最后，手术的侵袭性使这些姑息性干预变得独特。一旦手术完成，就很难或不可能逆转，而不像在化疗试验中，药物可以随时停止。

外科研究的其他障碍包括外科医生和步骤的可变性、患者和家属一致同意参与试验、同意过程（特别是如果有精神状态变化或没有家属）、由于转诊医生的偏见而无法接触到患者或患者正接受生命末期关怀，以及与姑息性手术干预相关的高流失率。在一项对接受姑息性手术会诊的患者进行的前瞻性观察研究中，40% 的患者在研究完成前 3 个月死亡（Badgwell 等，2013）。

对晚期癌症患者的研究，对于改善与治疗方案相关的患者照护和提高手术团队的医疗和护理能力至关重要。在一项评估肢体肉瘤临床试验中患者的生活质量时，我们观察到，试图确定生活质量对人们意味着什么的行为似乎对调查团队产生了人性化的影响（Sugarbaker 等，1982）。因此，通过研究对姑息治疗给予额外的重视可能会导致外科医生更重视生命质量问题。

重要的是，由于标准的研究方法可能不适用或不可能适用于姑息性手术场所，研究人员必须考虑替代方法来评估最佳关怀问题。这可能意味着使用一些比较有效性技术来替代结果指标（而不是生存率、死亡率和发病率），以及新的统计方法来评估手术的获益。此外，还应评估实际手术结局之外的问题，如费用、沟通问题和症状的预防。

结论

姑息治疗方法是关怀癌症患者的普外科医生实践的一个重要组成部分。了解为每个患者提供的手术和非手术选择是非常必要的。如果考虑到一个外科手术过程，患者、家属和治疗团队必须对以生活质量为重点的现实的成功目标有一个坚定的理解。此外，还必须了解实现这些目标的机会。最后，必须明确说明该手术的风险，包括症状恶化和死亡。只要满足这些标准，就可以在晚期癌症的情况下进行外科手术。重要的是，如果可能的话，即使没有进行外科手术，外科医生也应该继续跟踪他们的患者，特别是如果已经建立了某种关系的情况下。如果外科医生不能提供卓越的姑息治疗，就有责任与在这一领域拥有专业知识的同事共事。

第 80 章　癌症姑息治疗中的矫形外科

Orthopaedic surgery in the palliation of cancer

Mohamed Yakoub　John Healey　著

辛　恺　译　　华海清　姜子瑜　校

矫形外科是缓解癌症骨转移患者疼痛和残疾的有力工具，能够维持患者生命质量，有时还能延长患者生命。即使在疾病晚期阶段，矫形外科也在癌症关怀中也发挥着重要作用，并且可能是缓解疼痛、维持患者独立性及协助末期关怀的确定性方法。

关怀这些患者所需的复杂决策取决于对转移性骨病的广泛理解和对适当手术技术的具体认知。本章提供了评估转移性骨病患者的内容，并为常见疾病模式提供了管理指南。

骨转移的发生率与肿瘤的组织学类型和病程密切相关。一项 10 年的随访数据显示，骨转移的发生率从结直肠癌的 2.4%，到前列腺癌的 29.2% 不等（Hernandez 等，2018）。每年估计有大约 400 000 名患者发生转移性骨转移（Yu 等，2012）。疾病分期与骨转移及其发病率高度相关。75%～85% 的晚期前列腺癌或乳腺癌患者、40% 的肺癌患者和约 25% 的肾癌患者在疾病发展过程中发生骨转移（Kuchuk 等，2013）。得益于更新的治疗方法，晚期患者的存活时间变得更长。在某些情况下，手术干预可以比现有的医疗干预更好或更迅速地缓解疼痛；因此，为转移性疾病患者缓解疼痛是骨科医生在癌症姑息治疗中发挥的常见作用。

一、患者介绍

尽管骨转移患者可能是没有症状的，但病变部位的损伤通常会产生骨痛、病理性骨折、高钙血症、脊柱不稳定和脊髓受压，并且所有这些症状都会降低患者生活质量和体能状态。

骨转移引起的疼痛可由生物或机械原因引起。肿瘤细胞刺激骨膜和骨髓管内丰富的初级感觉传入神经，从而引起疼痛（Goblirsch 等，2005）。

骨转移最常发生在轴向骨骼内。其他常见部位是盆骨、肋骨和头骨（Wang 等，2015）。附肢骨骼的转移最常见于股骨和肱骨（Harrington 等，1997），而在更远端区域骨转移的发生率较低。

二、疼痛的特征

中轴骨骼的疼痛多为弥漫性的，而在附肢骨骼中疼痛通常较局限。在这两种情况下，传入神经纤维的异常刺激会导致夜间痛或静息痛，并且抗炎镇痛药物无法充分缓解。如果骨痛随着功能性活动或负重而恶化，则可能存在一种机械成分随后刺激骨膜受体，因为功能性疼痛经常表明骨骼变脆弱并具有骨折高风险（Milgrom 等，2017）。

临床医生必须识别和区分由骨骼本身或周围肌肉收缩引起的中轴或附肢骨骼内的局部疼痛，以及由于神经元侵犯或肿瘤压迫导致的从脊柱放射性的神经根性疼痛（Shaiova,2006）。

因脊神经根附近转移而引起的神经根性疼痛患者常主诉为腿部或手臂刺痛，并可能有椎管狭窄或椎管受损的症状，通常向前弯腰时疼痛有所改善。体格检查时，下肢直腿抬高试验或 Spurling 试验阳性可再现上述症状。深肌腱反射和病理反射必须仔细检查，以排除脊髓病变。因为患有广泛下脊柱肿瘤转移的患者可能会出现马尾综合征，因此肠道和膀胱功能的评估也很重要。另外，脊柱运动引起的疼痛通常是椎体机械故障的结果，并且可能预示着骨折和脊柱不稳定（Spratt 等，2017；Barzilai 等，2018）。

三、骨病变患者的评估

详细的病史采集和彻底的体格检查对于确定转移性骨病的来源至关重要。患者通常会出现以下情况：①已知的广泛骨转移；②已知的原发性和新的骨病变；③未知的原发性和骨病变。必须以不同的方式处理每种情况。

四、骨转移患者的影像学检查

（一）X 线片

X 线片是骨痛的标准初筛检查，至少包括两个受影响区域，但该方法对骨转移检测的敏感性较低。30%～50% 的骨骼被破坏在 X 线上才会有阳性发现。但在居家关怀和安宁疗护环境下，X 线片是一种经济实用的方法，可用于初步评估新的骨痛或功能丧失。

X 线对于评估骨骼的整体结构完整性和确定病变的位置和范围非常有效。X 线上可见的骨破坏模式（通常以虫蚀、渗透或地区性为特征）有助于指导治疗。多发性骨髓瘤通常会出现虫蚀外观，表明其侵袭性稍强。最具侵袭性的骨破坏表现为渗透性模式，而地区性模式可能表明肿瘤生长缓慢。另一方面，骨转移可以在 X 线上表现为硬化性骨形成病变，特别是以前列腺癌或乳腺癌作为原发肿瘤时。

（二）放射性核素骨成像

放射性核素骨成像在检测整个骨骼的骨病变方面非常有用。然而，不涉及新骨沉积的高度侵袭性病变如肺癌或黑色素瘤转移，可能无法通过此方法检测到。骨扫描检测骨转移的灵敏度、特异度和准确度分别为 83%、98% 和 93%（Chang 等，2016）。

（三）CT 检查

CT 对于评估骨骼结构非常有用，并且有助于术前计划，特别是对于骨盆和脊柱病变。CT 在检测骨转移情况下的隐匿性骨折方面优于 MRI。

（四）MRI 检查

MRI 可在正常骨髓和肿瘤浸润骨髓间隙之间提供良好对比，是研究骨转移性病变的解剖特征和识别骨髓浸润的有价值的工具。使用矢状图像对整个脊柱进行 MRI 扫描是对伴或不伴神经源性或涉及神经根性疼痛的疑似脊柱转移患者进行全面评估的最有效方法（Chiewvit 等，2009）。对于此类患者，MRI 灵敏度高达 94%，并且能显示小至 2mm 的病灶。

（五）PET/CT 检查

PET 是一项利用放射性氟化物（^{18}F）标记的示踪分子的核素研究，最常见的示踪剂是葡萄糖类似物 FDG。较新的放射性示踪剂可以是肿瘤特异性的，如前列腺特异性膜抗原配体，用于转移性前列腺癌患者。由于肿瘤细胞的高代谢活性，示踪剂的摄取更高，并且在视觉上能将它们与具有正常或低代谢活性的细胞区分开来。

然而，现在很少单独进行 PET 扫描。PET 和 CT 的综合使用可以融合各自的图像并赋予架构评估的优势，从而提高诊断准确性（Even-Sapir 等，2004）。

骨骼病变中的高代谢活动与骨折有关，高标准化摄取值和总糖酵解指数可能有助于识别即将发生的骨折（Ulaner 等，2017）。

五、转移性骨病患者的治疗思考

转移性骨病是一种使人衰弱的疾病，由于疼痛、病理性骨折和限制身体和社会功能的神经并发症，会大大降低患者的生活质量。任何相关的抑郁都会影响心理健康并进一步降低其生活质量（Coleman，2006）。

临床和手术管理的目标是通过改善活动能力和功能、减少肿瘤负担和疼痛来提高患者余生的生命质量。在整个过程中，需要多学科会诊来规划治疗和管理疼痛；该管理团队应包括骨科医生、神经外科医生、内科、放射肿瘤科医生以及康复治疗师，同时必须适当协调多种治疗方式，如全身性双膦酸盐治疗、局部和全身放射治疗、激素治疗、化学疗法和免疫治疗。

转移性癌症的生物疗法需要重新考虑如何最好地将手术整合到整体治疗计划中。靶向酪氨酸激酶抑制药和抗血管生成疗法在大约 1/3 的肾细胞癌患者及具有特定突变的非小细胞肺癌患者中具有良好抗肿瘤作用，并且能够显著延长治疗敏感患者的生存期。有趣且重要的是，骨病变对抗肿瘤治疗的反应通常不同于全身内脏转移的反应。这种不一致延长了患者的生存期，同时使手术治疗的骨转移部位面临局部疾病进展和转移性疾病重建失败的风险。对生物疗法的反应性会影响患者的生存期，应鼓励外科医生使用更持久的重建技术（Gutowski 等，2019）。

疼痛管理始终是改善患者功能和生活质量的首要任务。骨痛可能是由于肿瘤本身引起的局部环境变化，导致传入神经纤维异常刺激，也可能与骨骼的机械性减弱有关。因此，手术干预可以通过骨转移部位的机械稳定或减少特定部位的肿瘤负荷来减轻疼痛。

一些与原发性乳腺癌或淋巴瘤相关的骨转移对全身治疗有反应。在进行全身治疗时，应始终考虑监测骨损伤和保护性负重。几乎所有对骨转移患者进行骨科干预的最终目标是在耐受的情况下尽早负重以尽快恢复正常功能。

六、手术指征

转移性骨病变患者骨科手术干预的最常见适应证是治疗即将发生或已有的病理性骨折，这有利于有效的疼痛控制、机械稳定和早期活动及随后的功能恢复（Kinnane，2007）。由于病理性骨折愈合率低，手术固定对于提供该区域的长期稳定性至关重要（图 80-1）。在极少数情况下，切除孤立转移灶是可以被治愈的（Lin 等，2007）。

病理性骨折和骨质疏松性骨折必须加以区分，以确定在特定人群中最有效的治疗策略。例如，在一项基于人群的研究中，接受促黄体激素释放激素激动药治疗的前列腺癌患者的非病理性骨折发生率为 19%，而病理性骨折的发生率仅 6%（Krupski 等，2004）。

七、病重不能手术的患者

一小部分即将发生或已经存在病理性骨折的患者因病情危重无法接受手术，或者因预期寿命太短而无法从手术干预中受益。在这种具有挑战性的情况下，是否手术取决于患者的预计生存期。Katagiri 评分（Katagiri 等，2014）和 PATHFx（Forsberg 等，2012；Piccioli 等，2015）两大评分系统常用于预计患者生存期。一般情况下，如果患者的预计生存时

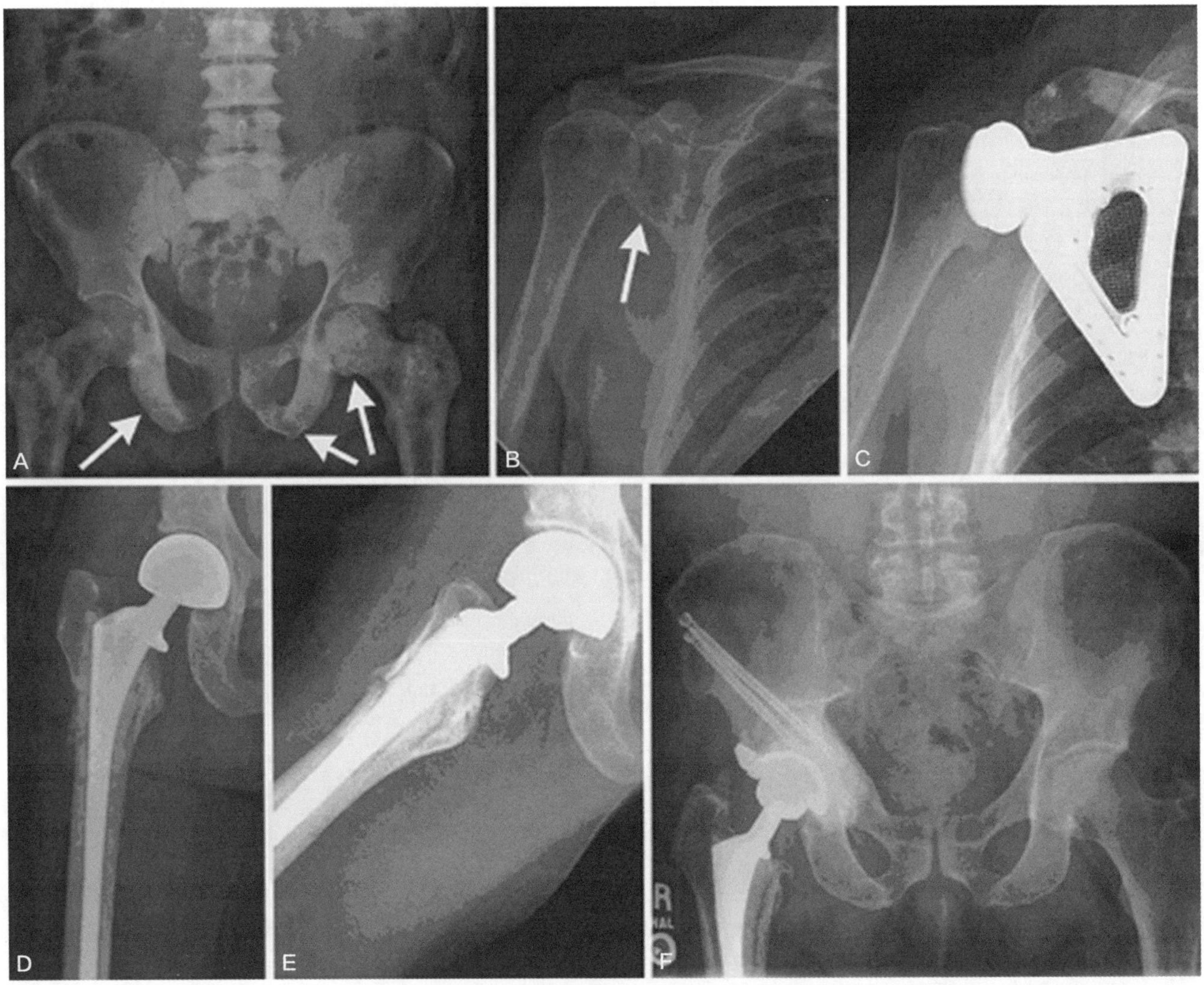

▲ 图 80-1 转移性骨病变和手术固定技术示例

A. 一名转移性前列腺癌患者，其骨盆和股骨近端出现多处成骨细胞病变。B. 右侧肩胛骨转移性肾癌，累及关节盂和整个肩胛骨。C. 在切除肩胛骨后，使用钛肩胛骨替代物重建该区域。D 和 E. 对一名 40 岁伴有股骨近端转移病灶的乳腺癌女性进行了半关节置换术。使用了胶结的长杆组件；需要注意的是，只有关节的一侧被替换为与原有髋臼相连的大头。F. 一名累及股骨近端和髋臼的转移性乳腺癌患者行全髋关节置换术，包括髋臼的 Harrington 重建。大针和周围的水泥为关节置换术的杯状部件提供支撑（图片由 John H.Healey，Memorial Sloan Lettering Cancer Center—Surgery，New York，USA. 提供）

间短于手术恢复时间，则不建议进行手术。

在这些患者中，对受累区域进行石膏或夹板固定可以缓解机械性疼痛，但通常不能改善功能。石膏或夹板应该具有很好的均匀填充作用，并且没有任何可能增加压力的地方以防止皮肤破裂和溃疡。应避免对患有淋巴水肿的肢体进行石膏固定以防组织损伤或筋膜室综合征。髋部骨折患者的治疗尤其困难，这可能需要增加麻醉药物剂量、细心的护理支持和安宁疗护需求思考。远端骨折，如股骨远端或胫骨骨折，可以使用铰链支架来稳定。脊柱病变可以使用项圈或支架保守稳定。

八、即将发生的病理性骨折的分类和特征

通常，治疗病理性骨折低风险的转移性病变的最佳方法是采用非手术全身干预和放射治疗。非手术方法可以减少病理性骨折的发病率且具有相同或者更好的疼痛控制水平。在转移患者的治疗中，区分这两组患者是必不可少的。

有几个研究小组试图开发一种算法用于即将发生的骨折的诊断并指导治疗。使用的变量包括临床和放射学参数：骨转移病灶的位置、骨受累程度、疼痛程度及病变是溶骨性或成骨性的。CT 是量化骨密度并通过刚度分析计算骨对轴向、扭转和弯曲载荷的抵抗程度很好的预测工具（Nazarian 等，2015）。FDG-PET/CT 也可以预测乳腺癌或肺癌患者的骨折风险（Ulaner 等，2017）。

Mirels（1989）开发了另一个预测转移性骨病病理性骨折可能性的评分系统。他在放射评估前和 6 个月随访时对 38 名患有不同恶性肿瘤患者的 78 处转移病灶分别进行分析，其中得分为 7 分的患者骨折概率仅为 4%，得分为 6 分或更低的人在研究期间未发生骨折。得分为 8 分的患者骨折概率为 15%，假阳性率为 6%；得分为 9 分的患者骨折概率为 33%，假阳性率为 0%。因此，所有评分至少为 9 分的患者都应该接受受累骨骼的预防性稳定，而评分为 7 分或以下的患者可进行放射治疗和后续监测。对于评分为 8 分的患者，他建议进行进一步的影像学检查，以更好地分析病变范围，以评估预防性手术的可能带来的好处。

不幸的是，Mirels 评级系统不包括被认为对评估病理性骨折风险很重要的几个因素。在位于纽约市的纪念斯隆凯特琳癌症中心，手术治疗适用于任何骨内皮层破坏超过 50%、放疗后出现功能性疼痛或皮质缺损大于 2.5cm 或骨直径的患者。

九、骨生物学和生物力学

转移性疾病导致骨折常见于两种机制。首先，皮质中较小的溶骨性缺损会导致应力上升，将力量集中在弱骨部位。病变直径与骨直径比仅为 0.2 时，骨骼弯曲强度降低 62%（McBroom 等，1988）。对于较小的损伤，扭转强度比压缩或弯曲强度降低更多。骨骼的扭转负荷最常发生在正常的日常活动中，包括从站立位置转动或扭转。从椅子上站起来转移身体等活动也会导致高扭转负荷。骨折的另一种机制是由于较大的转移性病灶在骨中产生大于骨直径的缺损而形成的开放截面缺损。

骨转移的位置与骨折风险密切相关。上肢承受的应力负荷一般比下肢低；因此，下肢病变更容易骨折。股骨近端也是主要的干骺端区域，其中皮质骨很薄，松质骨构成了骨结构完整性的大部分。因此，股骨近端是附肢骨骼中最常见的病理性骨折部位。

转移性病变不仅会影响骨骼的强度，还会影响其愈合能力。其他影响骨转移骨愈合的因素有该区域的辐射暴露，特别是对于大的骨病变，因为辐射会抑制软骨形成（Akhtari 等，2008）。全身化疗、手术固定方式和病变的组织病理学也会影响骨愈合。在病理性骨折的情况下，其他影响骨愈合的因素包括营养状况、激素治疗和先前存在的骨质疏松症。在一项针对 129 例病理性骨折的经典研究中，所有癌症类型的总体骨折愈合率为 35%，并与患者生存期呈正相关。多发性骨髓瘤的治愈率最高（67%），其次是肾癌（44%）和乳腺癌（37%）（Gainor 和 Buchert，1983），所有肺癌患者均在骨愈合前死亡。此项研究中提示，内固定结合放射治疗骨愈合率最高（Gainor 和 Buchert，1983）。

正确的预期寿命评估对于选择最佳治疗计划是必要的（框 80–1）。然而，因没有可靠的客观标准，生存预测充满了不确定性。Katagiri 等（2014）已经确定了 6 个重要的生存预后因素：原发灶类型、内脏或脑转移、异常的实验室检查结果、较差的体能状态、既往化疗和多发性骨转移。最近的研究表明，患者的自我评估可能有助于准确预测，并且 Bayesian 分析也展示了跨不同文化的最佳预测值（Ogura 等，2017）。

十、矫形外科干预的类型

（一）肿瘤切除

合适的肿瘤切除类型通常是在彻底的诊断检查、

框80-1　预测生命预期的因素
• 多处骨骼受累 • 实质器官受累 • 中性粒细胞绝对计数低 • 低白蛋白血症 • 贫血 • 高钙血症

引自 Katagiri，H.et al.(2014).New prognostic factors and scoring system for patients with skeletal metastasis.Cancer Med.3(5):1359-1367.https://doi.org/10.1002/cam4.292.

原发疾病分期、评估患者的一般状况和估计生存率之后确定的。对于少数患有寡转移性疾病的患者（Hellman和Weichselbaum，1995），可采用包括广泛切除肿瘤在内的根治性手术治疗。在肾细胞癌中，孤立性转移最常见于肺（57%）和骨（19%）（Ratasvuori等，2014）。孤立性病变的完整或整块转移灶切除术与肾细胞癌的总体生存率正相关，在原发性乳腺癌和甲状腺癌患者中也具有正向结果（Ratasvuori等，2014）。降低局部复发风险可减少进一步手术的需要并改善长期疼痛控制（Althausen等，1997）。

相反，在没有广泛切除指征的情况下，病灶内切除可显著减轻疼痛，并与更低的固定失败和受累部位肿瘤进展风险相关，而边缘切除通常与关节置换术联合进行。

（二）人工关节置换术（关节置换术）

累及关节骨骺面的骨折或股骨头颈或股骨粗隆间区域广泛病变的骨折愈合极差，这些病变可能占据干骺区和（或）关节面。在这种情况下，可以通过切除病变和人工假体关节置换来达到最佳的长期效果。

（三）钢板固定

钢板固定可以为骨骼提供临时的承重稳定性，直至骨折愈合。在钢板固定之前，肿瘤减灭和缺损处骨水泥增强及钢板和螺钉固定可以提供更多的机械稳定性（Motzkin等，1994）。多达95%的钢板螺钉固定患者可以实现疼痛缓解并恢复日常活动（Gregory等，2011）。

在骨皮质质量欠佳患者中，锁定钢板的稳定性优于非锁定钢板（Gregory等，2011）。这种稳定性固定方式的缺点是反复的负重应力对钢板的影响会导致螺钉和钢板断裂。如果肿瘤进展发生在钢板部位，那么用于固定钢板的螺钉可能会因固定不牢而从骨上脱落。钢板最适用于无法容纳髓内装置的骨骼，如严重硬化的髓腔或用于辅助增强其他类型的固定。

（四）髓内固定

髓内装置是负荷分担装置，部分承受通过骨传递的重量。由于该装置位于骨骼中心，大部分力都指向该处，因此与钢板固定相比，该装置受到的弯曲力更小，从而能够更直接地承受重量。髓内装置尤其适用于骨干骨折，有助于在骨折部位建立扭转控制。在股骨受累的情况下，使用头髓钉可以保护股骨颈，但其相对于关节置换术的优势仍有争议（Moon等，2015）。

置入装置的水泥增强可以提供额外的扭转稳定性并防止在疾病进展的情况下失败。与骨水泥假体一样，髓质扩孔和骨水泥应用也可能会发生肺栓塞并发症。然而，在置钉前用钻孔器－冲洗器－吸引器清除髓内内容物有助于减少热量和栓塞（Cipriano等，2012）。

（五）骨水泥

骨水泥是骨折部位有用的辅助稳定剂。在轮廓清晰的病灶中，骨水泥在切除和刮除后填充缺损。骨水泥具有很强的抗压性，可与上述任何一种装置配合使用，以提高固定物的抗扭和抗压强度。在骨水泥中使用钡对比剂也有助于平片监测骨水泥放置部位的疾病进展或复发。另一个好处是当骨水泥在骨中凝固时会释放大量热量，从而破坏肿瘤细胞并进一步减轻肿瘤负荷。

骨水泥的应用可以在传统的开放刮除后进行，也可以通过图像引导经皮应用（通常在脊柱和骨盆中进行），该过程常称为骨水泥成形术。最常用的骨水泥是聚甲基丙烯酸甲酯在80～120℃下聚合（Katsanos等，2010）。用于脊柱病理性骨折的椎体成形术有助于恢复椎体结构并减少机械性疼痛。

（六）截肢

姑息性截肢在治疗转移性疾病患者中的作用非常有限。它适用于因广泛疾病受累而无法重建肢体的晚期病例，或者与截肢相比，保留肢体会导致更多的疼痛和更少的功能。

截肢的其他适应证包括严重并发症，如无法用抗生素控制的真菌性肿块和复发性感染，或者任何姑息性肢体保留方案。在这些情况下，截肢通常可以提供持久的疼痛缓解和良好的功能预后。手和足的转移最常见于肺癌、肾癌和食管癌（Healey 等，1986）。

十一、解剖学考虑

用于稳定骨折或转移部位的最合适的固定类型取决于骨骼受累的具体部位。

（一）骨骺骨折

骨骺骨折发生在长骨末端，靠近或累及关节面，愈合率非常差，并且在恶性肿瘤的情况下不易稳定。他们通常需要牺牲相邻的关节并使用骨水泥假体，以提供稳定、无痛的关节，并允许患者立即承受负重。使用半关节置换术还是全关节置换术取决于转移性疾病是否延伸到关节表面的两端。

（二）干骺端骨折

干骺端骨折的髓内固定很困难，因为骨折关节侧的骨量不足以提供足够的扭转或平移稳定性，剩下的选择通常是钢板固定或关节成形术。内固定的失败率更高（22%～42%）（Steensma 等，2012；Wedin 等，2012）。并发症包括骨不连和置入失败。钢板更适合放疗敏感的肿瘤患者，因为它们可在骨折愈合期间提供出色的机械稳定性。而广泛干骺端病变的内置假体重建可提供良好的长期功能结果和较低的并发症发生率（Steensma 等，2012）。

（三）骨干骨折

有完全骨折风险的骨干病变通常通过采用预防性髓内钉固定治疗。虽然对于肿瘤刮除与髓内钉固定的结合尚无强烈共识，但刮除后骨水泥强化可能有助于减轻肿瘤负担并防止进一步的疾病传播。在避免额外切口进行刮除的情况下，封闭式髓内钉固定辅助放射治疗是一种选择。

骨干和骨骺或干骺端均受累的骨骼需要仔细评估。关节周围受累时应进行关节置换术，并应用骨水泥长杆装置绕过任何远端病变。

（四）上肢

大约 20% 的骨转移发生在上肢。肱骨是长骨中第二常见的骨骼转移部位（Ratasvuori 等，2013）。尽管上肢通常承受较少的负重，但在许多情况下，患者在转移过程中和使用助行器时必须使用上肢负重。上肢病理性病变的治疗目标是：①提供机械稳定性；②在日常基本活动中能够使用肢体；③减轻疼痛。

与有压力的负重相比，肱骨的病理性骨折在扭转时更常见。因此，扭转稳定性是一个基本目标。累及肱骨近端干骺端的骨折需要通过钢板和螺钉固定或手术切除和关节置换术。涉及肩袖附件或需要切除的肿瘤可能会严重影响肩外展超过 90°，这种情况下，手臂相对无痛，肘部和手部功能足以应付大多数日常生活活动，但手臂超过头部的运动可能是不可能的。使用合成材料［如网状物或聚对苯二甲酸乙二醇酯（Dacron®）］重新连接肩袖的尝试取得了不同程度的成功。

肱骨远端病变可以通过正交钢板或肘关节置换术治疗。对于肱骨骨干病变，骨水泥髓内装置取得了最大的成功。在一组包含 59 名采用骨水泥髓内钉或假体置换治疗肱骨病理性骨折的患者研究中，结果表明所有患者的疼痛缓解效果都很好，但接受骨水泥增强髓内固定治疗的患者具有最佳的功能预后（Bickels 等，2005）。

由于手术方法困难且发病率高，转移性肩胛骨病变的管理具有挑战性。大多数病变可以用放射治疗和多模式疼痛管理来治疗，尽管肺和其他重要器官更高剂量的照射可能是一个问题。对放射治疗无反应的病灶，可能需要切除和（或）重建。在保肢失败或辐射引起的淋巴水肿或血管肉瘤后，可能需要前肢截肢。锁骨算是可牺牲的骨骼，通常可以切除而没有严重功能性后遗症。

（五）下肢

股骨是第三大最常见的骨转移部位。股骨骨折占所有病理性长骨骨折的 2/3。大约 50% 的股骨转移性灶位于股骨颈，20% 位于转子周围区域，30% 位于转子下区域（Coung 等，2011）。在特定活动下股骨近端内的力可高达 8N，这可以解释为什么该区域的骨折如此频繁（Jacofsky 和 Haidukewych，2004）。而对该区域的任何重建也必须能够支持巨大的负荷。

累及股骨颈的股骨近端转移性病变应采用关节置换术治疗。与完全骨折后的固定相比，对即将发生的骨折进行预防性稳定可获得更好的功能结果和更长的生存期（Mavrogenis 等，2012）。与全关节置换术相比，半髋关节置换术的优点是手术时间短、失血少、术后脱位风险小。然而，当有髋臼内疾病的证据时，应考虑全髋关节置换术。转子周围病变也可以通过关节置换术进行治疗。小转子以下的病变应像股骨干骨折一样采用髓内钉固定治疗。股骨远端靠近膝关节的病变应采用骨水泥全膝关节置换术治疗，如果病变控制良好且不累及骨骺区域，则可用刮除术、骨水泥和钢板固定治疗。

胫骨病变约占骨骼转移的 4.5%（Kelly 等，2003）。在一项对 25 例即将发生病理性胫骨骨折患者的回顾性研究中，23 例为近端或骨干骨折，2 例为远端损伤。未累及骨骺的干骺端病变采用刮除术、骨水泥和钢板固定治疗，而骨干病变采用髓内钉和骨水泥增强治疗。2 名患有侵袭性干骺端病变延伸至骨骺的患者接受了内假体置换术。所有患者都经历了良好的疼痛缓解，并且在这一系列患者中只有 4% 的失败率（Kelly 等，2003）。

（六）骨盆和髋臼

骨盆和髋臼的转移性疾病是癌症患者疼痛和机械不稳定的常见原因。盆腔病变通常在体积相对增大和附近关键结构受损后才出现症状。手术干预具有挑战性，当需要修复的一侧髋臼骨量不足时，传统的全髋关节置换术可能会失败。在这种情况下，患者的临床状况和生活质量会显著恶化，预期生存率也会降低。必须通过骨盆和髋臼的 CT 来评估骨量，以确定适当的治疗方案。只有在疾病有限且上、中、前、后皮质完整的情况下，才能进行传统的全髋关节置换术，并用骨水泥固定杯形部件。当骨缺损时，髋臼重建通常需要使用突出环进行保护，并用针和水泥结构将力转移到缺损骨（Marco 等，2000）。

骨盆受损伤的部位决定了治疗的首选方案。

1. Ⅰ型损伤位于髂骨，通常需要切除，无须进一步重建。

2. Ⅱ型损伤位于髋臼周围，可能表现为最困难的情况：髋臼完全破坏，内壁、上穹窿、前柱和后柱明显受累。对于此类患者，要么需要完全切除并进行置换，要么必须在髋臼周围提供辅助固定。重建方法包括同种异体移植、假体柄杯或鞍形假体；每一种都有相对较高的局部并发症风险，包括感染、脱位、无菌性松动和高翻修率（Hillmann 等，2003；Aljassir 等，2005）。使用针和水泥进行的重建效果良好，失败率仅为 9.6%。

3. Ⅲ型损伤位于耻骨，通常需要刮除或切除，无须重建。

4. Ⅳ型损伤累及骶髂关节，治疗难度大，如果超过 50% 的关节受累，往往需要重建；选项包括脊柱骨盆固定、固定杆和骨水泥。

后躯截肢仅限于涉及三个重要骨盆结构中的两个的广泛转移性病变（如坐骨神经、股骨神经血管束和髋关节），因为在这种情况下保肢手术后的下肢功能非常差。

（七）椎骨

椎体转移瘤的处理在脊髓压迫相关章节中介绍（见第 83 章）。

十二、微创和辅助治疗选择

（一）脊柱后凸成形术和椎体成形术

椎体成形术和后凸成形术都用于治疗由于骨质疏松症或恶性肿瘤引起的疼痛性脊柱压缩性骨折。椎体成形术和后凸成形术都是微创的经皮技术。两者都涉及通过椎弓根将骨水泥从后部注射到椎体中。骨水泥可以稳定骨折的椎体，防止进一步塌陷并减少骨折部位产生的机械性疼痛。在水泥固化过程中，肿瘤细胞也会发生热坏死。

在椎体后凸成形术中，将球囊通过椎弓根插入椎体，然后膨胀以重新扩张塌陷的椎骨并为骨水泥注入椎体创造空间。后凸成形术的一个优点是恢复了部分椎体的高度，改善了脊柱生物力学并防止了相邻椎骨体的塌陷。另一个优点是降低了骨水泥挤压入椎管的风险，因为球囊创造的空间允许较低压力的骨水泥注射（Masala 等，2003）。这两种技术都可以显著缓解脊柱转移患者的疼痛和对其他治疗无反应的疼痛（Masala 等，2003）。一项多中心随机对照研究比较了病理性椎体压缩患者的后凸成形术与非手术治疗的结果，后凸成形术表现出卓越的生活质量提高和活动改善，并可早期下床活动（Berenson 等，2011）。

这些技术适用于那些没有证据表明肿瘤累及骨髓的患者，以及那些除了疼痛外，其他神经系统检查正常的患者。尽管这些技术是微创的，但它们与骨水泥迁移到椎管、脂肪栓塞和对骨水泥单体的异常心血管反应等风险均相关。

（二）冷冻疗法

在冷冻手术中，液氮用于实现快速冷冻，然后缓慢解冻，从而导致细胞内蛋白质变性、水结晶、细胞膜不稳定，并最终导致细胞死亡。冷冻疗法可以作为病变的主要治疗方法或作为其他手术技术的辅助手段。疼痛控制，被认为是神经纤维消融的结果，也可以通过冷冻疗法来实现。

较新的经皮穿刺技术，其中使用探针将液氮引入病灶受累区域（Simon 和 Dupuy，2005）已成功用于软组织转移。由于探头难以插入骨骼中，该技术在骨转移瘤中的用处不大。由于探头仅覆盖小范围的受累区域，其不能用于治疗较大的病灶。经皮冷冻手术不能与骨水泥一起使用来稳定该区域，因此该技术不适合用于需要考虑骨折的区域。

（三）射频消融

射频消融使用无线电波频率范围（460～480kHz）内的交流电（Simon 和 Dupuy，2005）。放置在目标组织附近或直接放置在目标组织的小电极发出低电压、高频电流，在组织内产生离子振动，使局部温度升高至100℃并诱导热坏死。在一项多中心研究中，射频消融减少了 95% 患者的疼痛和阿片类药物消耗（Goetz 等，2004）。

病灶大小影响射频消融效果。这种技术可以充分治疗大于 5cm 的肿瘤（Simon 和 Dupuy，2005），对于孤立的小而疼痛的肢体病变，它是手术固定的一个很好的替代方法。然而，对于合并病理性骨折的较大病变，单独的射频消融是不够的。与射频消融相关的最常见并发症包括皮肤坏死、意外组织损伤和受累部位骨折（Simon 和 Dupuy，2005）。

（四）栓塞

栓塞术用于减少流向肿瘤的血流量。该技术通常由介入放射科医生执行，包括将小颗粒或不锈钢线圈注射到血管蒂中，最终导致流向病灶的血流减少和局部组织坏死。富血供肿瘤对该技术最敏感。肾癌和甲状腺癌是最常见的两种转移到骨的富血供肿瘤，手术中断时会发生严重出血。

栓塞可用作低骨折风险区域病变的主要治疗方法，也可在进一步手术稳定和肿瘤切除前 24～72h 进行。几项研究表明，术前栓塞技术可显著减少术中失血和输血需求（Chatziioannou 等，2000；Pazionis 等，2014）。

结论

矫形外科的干预在减轻转移性骨病患者的疼痛和改善功能方面非常成功，特别是与其他治疗方式相结合时。所有接受手术治疗的骨转移患者都应考虑接受术后放射治疗及双膦酸盐全身治疗、激素治疗和（或）化疗（Hillner 等，2000；Saad 等，2006）。这需要整合所有肿瘤关怀模式并协调所有护理团队。在治疗转移性骨病患者时，医生的目标是治愈部分患者、帮助大部分患者并为所有患者提供舒服。正确的骨折治疗是实现这一目标的基本要素。

第81章　姑息医学中的整合肿瘤学
Integrative oncology in palliative medicine

Eran Ben-Arye　Noah Samuels　著
辛　恺　译　　华海清　姜子瑜　校

一、姑息医学中的整合肿瘤学概述

癌症患者经常会报告与疾病或其治疗相关的症状，这些症状可能很严重且使人衰弱。肿瘤治疗方案带来的不良反应可能需要减少剂量，改变方案以使用毒性较小的二线药物，甚至停止治疗直至患者康复。许多患者会寻找非常规的治疗方案来治疗他们的症状，通常希望这些能“治愈”他们的癌症或“增强”他们的免疫系统。

作为癌症治疗多学科方法的一部分，非传统医学疗法越来越多地在传统姑息治疗和支持治疗环境中提供。然而，在许多情况下，这些治疗是在主流肿瘤学之外提供的，并且可能与公认的医疗实践相冲突（Hyodo 等，2005；Molassiotis 等，2005）。

最常用于描述非常规医疗实践的术语“补充和替代医学”，包括作为传统治疗的替代方案或与主流医学并行提供的疗法。当发生在传统癌症环境中时，术语“整合医学”或“整合肿瘤学”（integrative oncology，IO）被描述为“在以前严格的传统医疗环境中为癌症患者提供的一系列治疗选择中增加补充和替代医学方法的概念和实践”（White，2014）。

在疾病的早期、晚期及生命末期关怀中，IO 计划日益成为支持性和姑息性癌症治疗的一部分（Ben-Arye 等，2013）。与传统医学之外的替代医学治疗不同，IO 服务在地理位置和概念上都位于传统肿瘤学和姑息治疗及支持性护理环境中。IO 服务提供广泛的补充和整合医学模式，包括受过 CIM 培训的综合医生（integrative physicians, IP）组成的多学科团队管理、受过 CIM 培训的护士和接受过癌症支持治疗培训的辅助医疗治疗师和非医学 CIM 执业者（如针灸师，身心、手法 / 运动和艺术治疗师）（Ben-Arye 等，2018b）。

整合肿瘤学关怀范式

IO 关怀范式在许多方面与姑息医学相似。两者都以患者为中心，具有整体的生物心理社会 – 精神视角（WHO，2006；American Cancer Society，2012；Greenlee 等，2017）。IO 治疗的最终目标是提供个体化的 CIM 治疗计划，这将有助于减少痛苦并提高生活质量（Greenlee 等，2017）。IO 和姑息医学服务之间的关系因肿瘤中心而异，有些中心单独提供每个领域服务，很少或没有互动，而有些则在合作过程中提供。在后者中，CIM 和姑息治疗执业者共享一个治疗“工具箱”，使患者能够从“两全其美”中受益（Ben-Arye 等，2017）。

有大量证据支持 CIM 在缓解症状和改善生活质量方面的有效性和安全性。在 IP 的指导下，IO 服务以辅助身份与姑息关怀健康执业者（healthcare professionals，HCP）合作。这对于那些常规护理不足或者太困难的患者尤其重要。IO 服务丰富了新辅助 / 辅助环境中和整个生存期的支持性护理，帮助转移性癌症患者或进行临终关怀。对姑息治疗反应不佳或依从性差的患者，CIM 治疗可以“填补空白”。

不愿坚持传统支持和姑息药物治疗或心理肿瘤学干预的患者可能更愿意探索 IO 服务所提供的内容。对于许多患者来说，这些疗法在他们的健康信念模式中发挥着不可或缺的作用，并且他们通常对非常规医学有过积极的体验。姑息治疗专家应该在更广泛的背景下看待 IO。在这种背景下，患者对护理的生物心理社会 – 精神方面的看法与他们认为的“自然”和“整体”护理方法密切相关。

IO 服务不应被视为替代品，而应视为支持性和姑息性关怀中可以促进信任和开放式沟通关系的一个开口。IO 服务采用文化敏感的方法，推进所提供的跨文化支持和姑息治疗。这包括提高患者对精神健康信念模式的认识，并解决诸如生与死等重要问题。这被认为是传统中医和人智医学等 IO 模式的核心要素。

本章回顾了传统肿瘤学环境中提供的 IO 服务的现状，并提出了可以进行整合的方法。将介绍有关姑息关怀相关 CIM 模式的最近进展，并提出在传统的姑息性肿瘤环境中实施基于算法的 IO 方法。本章介绍的方法反映了 ASCO 认可的整合肿瘤学会循证指南（Greenlee 等，2017）（Lyman 等，2018）。

二、关于替代与补充关怀内容的观点

使用非常规医学治疗的肿瘤患者多为更年轻、受教育程度更高、社会经济地位更高的女性，并且这些患者具有在关怀中更强烈的兴趣及发挥积极作用的能力。尽管非传统医学有时似乎与传统医学的范式和护理实践相矛盾，但这些治疗可以赋予患者权力并让他们有一种控制感，包括他们参与决策过程和治疗选择的实施。

（一）CAM 在癌症治疗中的流行率

肿瘤患者 CAM 流行率因地区而异，癌症类型和分期为 10%～70% 以上（例如，在被诊断为Ⅰ～ⅢA 期乳腺癌的美国患者为 60%）（Molassiotis 等，2005；Neuhouser 等，2016）。这种多样性反映了对于“补充医学”解释和定义的差异，无论是替代医学、整合医学还是传统医学的一部分。我们将使用术语 CAM 来描述患者主动使用的补充医学，而 CIM 则用于描述在综合护理环境下提供的基于研究的实践。

CAM 的使用在不同国家和社会之间差异很大，每个国家和社会对传统医学、自愈实践、草药和其他膳食补充剂的使用都有自己的倾向性。例如，在美国，膳食补充剂的使用率很高；在中欧，人智医学和顺势疗法很流行；在亚洲和中东，传统中草药占主导地位（Laengler 等，2008；Ben-Arye 等，2016；Sweet 等，2016）。这种可变性也反映了文化因素，并且可用于预测其使用情况。例如，美国的非白种人患者使用非传统药物的可能性低于白种人患者（Bauml 等，2015）。疾病晚期（即转移或临终关怀）或生活质量更差的患者也更有可能使用这些做法（Klafke 等，2012；Yun 等，2013）。

传统医学在中东和东亚国家非常流行，包括草药和精神宗教实践。在这种情况下，草药的使用在难民和移民人口中很普遍，并且逐渐从发展中国家和地区迁移到对其使用不太熟悉的西方国家（Ben-Arye 等，2018a）。原籍国更多是农村地区，社会经济地位较低，常对精神追求表现出高度兴趣，并期望传统医学能够“治愈”他们的疾病，而不仅仅是解决与生活质量相关的问题（Ali-Shtayeh 等，2016）。这些患者在未咨询专业的草药医生的情况下使用其原始形式的草药或输注使用。在西方国家，补充剂是经过加工或包装的，并且患者经常寻求草药医生、自然疗法医生或其他 CAM 医生的指导。

（二）与不受监控的 CAM 使用相关的挑战和风险

患者通常不愿向传统 HCP 透露非传统药物的使用情况。不受监控地使用草药和其他膳食补充剂可能会影响患者的关怀情况（Davis 等，2012）。透露信息的概率为 20%～77%，这涉及这些产品的有效性和安全性问题。患者可能不愿意与他们的 HCP 谈论非常规药物，有些是害怕负面的回应；有些只是因为没有被问到相关问题（Roberts 等，2005）。

（三）安全相关的问题

肿瘤患者使用非常规药物会引起许多安全相关问题。首先也是最重要的是，患者可能在一个声称可以替代传统关怀的环境中接受这些治疗。替代疗法，尤其是“天然抗癌”和“免疫调节”草药产品，被认为可以提高生存率、防止复发，并“加强”因“有毒”肿瘤治疗而受损的免疫系统。患者还可能采取极端的饮食改变来“清除”体内的肿瘤药物，“平衡”导致癌症进化的酸度，并“饿死”以加工过的糖类为食的癌细胞。对于许多患者而言，替代治疗会产生费用，这可能导致债务，加剧他们对常规肿瘤机构及其疾病的失望。

使用替代医学最具挑战性的方面之一是人们普遍认为“天然”非传统医学方法是安全且没有风险的。在 IO 环境中，指导患者更现实地了解有效结果的可能性，同时更好地了解安全相关的挑战，以及预防对常规肿瘤治疗方案产生任何负面影响的必要性。

这些担忧说明了自主原则、真实的知情同意和家长式作风之间可能出现的紧张关系，而家长作风往往是患者与传统医疗 HCP 之间紧张关系的基础。尊重患者的自主权非常重要，包括他们希望寻找治疗癌症的“替代”治疗方案的愿望。还需要更好地理解患者在健康信念模式背景下的决定，而不是针对特定的草药或干预措施。最后，重要的是要了解在传统肿瘤学环境之外或之内寻找“替代”而不是“综合”治疗方法的期望和目标。IO 服务可以帮助患者根据循证方法及与肿瘤科和姑息治疗 HCP 进行开放式沟通后做出决定。

对整合医学的期望应该集中在减轻症状和改善

生活质量上，而不是“治愈癌症”（Ben-Arye 等，2015）。需要将患者和照顾者引导至那些有助于恢复体力并使他们能够控制自己的生活的治疗和活动中，并使他们自己朝着这一目标迈进（Paul 等，2013）。

（四）与患者就 CAM 的使用进行交流

与患者的有效沟通是任何治疗过程的关键，对于在“替代”护理环境中寻求非常规治疗的患者来说具有更重要的意义。对这些疗法的对立态度可能会被患者解释为对他们的自主权和健康信念模式的不尊重。如果被指示避免任何以及避免所有替代疗法，一些患者可能会觉得他们需要在常规治疗或替代治疗之间进行选择。这可能会产生严重后果，尤其在延迟或拒绝能够治愈的常规治疗时（Greenlee 等，2016）。

尽管就非常规药物的使用进行有效的医患沟通很重要，但 ASCO 进行的一项调查发现，仅有不到一半的接受调查的肿瘤学家报告，他们曾就非传统药物（如草药和其他膳食补充剂）的应用与患者进行了讨论。许多接受质疑的肿瘤学家认为，缺乏非传统医学知识是此类讨论的主要障碍（Lee 等，2014）。在一项针对肿瘤科护士的研究中，大多数受访者承认他们不知道他们的患者在使用非常规药物的同时接受常规癌症治疗（Parker 等，2013）。澳大利亚临床肿瘤学会发表了一份声明，鼓励 HCP 与其患者就这种做法展开公开讨论（Braun 等，2014）。

有许多步骤可以帮助 HCP 与患者就非传统药物（尤其是草药和其他膳食补充剂）的使用展开非评判性的讨论（表 81-1）。这些应该是通过尊重和非评判性的讨论促进信任的过程的一部分，强调患者有做出自己决定的权利，并承认他们可能对医疗保健有不同的理念。即使 HCP 不熟悉所使用的方式，关于使用非常规药物的问题也应在初次会诊时和随后的就诊中定期询问。

建议 HCP 积极与患者对论非传统医疗实践，而不是被动地聆听。讨论应该贯穿整个治疗过程，以及患者癌症的每个阶段。当 HCP 直接询问具体的治疗方式（如针灸、冥想或草药）或草本植物，或者询问草药是如何制备和使用（如茶、胶囊或从花园里采摘的草药）时，患者可能更容易透露他们使用的非传统疗法（Ben-Arye 等，2014）。正在使用或考虑使用的特定非传统方式或草药补充剂应记录在患者的医疗档案中。如果患者或 HCP 希望获得更深入的信息和指导，则应在 IO 背景下咨询 IP。

三、支持和姑息关怀中的整合肿瘤学

大量已发表的研究强烈支持使用循证、非侵袭性和可负担的非常规医学模式，并将其作为支持和姑息性癌症治疗的一部分。这些包括针灸、指压、手法和运动疗法（如反射疗法和气功）、音乐和艺术疗法、健身 / 身体活动、营养及身心和精神方法（如引导图像、冥想和瑜伽）。这项研究还包括对草药的有效性和安全性的研究（包括单个草药和草药配方）。这些研究通常涉及草药使用的背景，根据远东的中医、印度的阿育吠陀医学和欧洲的人智学医学等系统学派。

许多结构化、可参考、全面、基于证据的指南提供了有关非传统医学对癌症治疗影响的最新信息，这些信息来自整合肿瘤学协会和 ACCP 等（Cassileth 等，2007; Deng 等，2009，Greenlee 等，2017）。为了审查非传统医学在主流护理中的整合，其他咨询和监督机构已经成立。这方面的一个例子是整合医学与健康学术联盟，该组织有 72 个机构成员，其既定目标是通过学术机构和医疗保健系统推进整合医学和健康。

对 IO 兴趣的增加伴随着研究经费的显著增长，这有助于推进基于证据的非常规实践，同时反驳或质疑其他此类实践。这项研究在美国的资金（每年约 1.2 亿美元）由美国 NIH 国家补充和综合健康中心、国家癌症研究所癌症补充和替代医学办公室分配，这两个部门都是美国 NIH 的部门。

（一）整合肿瘤学服务的目标

IO 服务使患者能够接受非常规医学治疗，作为姑息治疗和支持治疗的一部分，减轻那些严重、使人衰弱的症状负担并改善生活质量。与肿瘤治疗相关的毒性（如化疗引起的恶心和呕吐）及与恶性肿瘤进展相关的症状（如晚期癌症中的呼吸困难）是很重要的。IO 的目标是解决患者及其照护者未满足的需求，通常包括疼痛、疲劳、各种胃肠道问题、失眠、焦虑和抑郁、应对疾病的困难、与精神有关的问题、维持日常活动所面临的挑战。IO 配置了一个可以认真倾听患者及其护理人员的意见的环境，了解他们的现实和非现实、与他们的健康信念模式相关的期望（如对传统和草药的强烈亲和力）。IO 服务的其他重要目标包括以下这些。

1. 通过相对剂量强度计算，提高患者对计划的常规肿瘤治疗方案的依从性（Shalom-Sharabi 等，

表 81-1　癌症关怀期间减量应用以患者为中心的补充 / 替代医学的讨论阶梯方法

步骤 / 阶梯	示　例
1. 建立信任	
发起讨论	• “我想讨论化疗 / 放疗期间 CAM 的使用。” • “这个主题对我很重要。”
使用中性定义	“补充”而非“替代”医学
识别患者自主权和健康信念模式的重要性（受益与危害）	“我将提供尊重你的信念模式的建议，同时向你展示我对这些产品的潜在受益和风险的最佳认知。”
2. 讨论目前 CAM 的使用（披露）	
定义 CAM 的使用，尤其是关于补充剂的使用	使用维生素、草药、天然药丸等术语
讨论 CAM 的当前使用和补充	• “你是否使用 / 正在考虑使用 CAM、草药和膳食补充剂？” • “你愿意向我展示你正在使用 / 有兴趣使用的产品吗？” • “谁建议你使用这些产品？”
3. 探询患者的期望和担忧	
考察总体、具体 / 非具体的期望	• “你对 CAM 和补充剂使用的期望是什么？” • “你希望 CAM 和补充剂能改善你的一般状况吗？” • “你希望这些产品能解决治疗的特定症状或不良反应吗？”
注意患者的担忧与你对结果的评估	“你认为什么是‘合理’或‘有利’的回应？”
4. 讨论与 CAM 和补充使用相关的安全问题	
了解患者关于“风险”和“安全”的意识	“你对 CAM 和补充剂使用的安全性有任何顾虑吗？”
考虑“安全”是否是与患者的健康信念 / 前景相关的适当关键问题	“你认为 CAM 和草药 / 其他补充剂的有害影响是什么？”
探索 HCP 和 CIM 顾问的角色	“你是否期望任何医疗团队成员（如肿瘤学家、护士、心理肿瘤学家、外科医生、家庭医生）就 CAM 的使用向你提供建议？”
探索患者是否希望你是一个被动 / 移情的倾听者，还是一个积极的咨询者（“用”与“不用”CAM 和补充剂）	• “你希望我就 CAM 和草药的使用向你咨询吗？” • “你是希望我仅仅记录你的 CAM 和草药使用情况，或者就这一做法提出建议？”
检查将患者转介给整合医学主任医生的可能性	“你愿意让 CIM 主任医生参与这个问题吗？”

2017）。

2. 作为“知情守门人”提供 IP 的专业知识，最大限度地减少草药不良反应的可能性（Ben-Arye 等，2016）。

3. 减少对症药物治疗相关的需求和成本，如非阿片类镇痛药物（Shalom-Sharabi 等，2017）。

（二）患者转介至整合肿瘤学

IO 服务的患者要么是自行转诊，要么由其肿瘤科或其他 HCP 转出，同时要提供转诊的具体适应证（Ben-Arye 等，2013）。在一些中心，在进行初始 IP 咨询之前，需要肿瘤 HCP 的转诊，并且需要明确患者对整合医学过程的关注和期望。HCP 到 IP 转介应被视为整合进程的标志，并强调肿瘤学、姑息治疗和整合医学服务之间有效沟通的必要性。

HCP 转介中列出的常见临床适应证包括疼痛、癌症相关疲劳（cancer-related fatigue，CRF）、胃肠道相关症状（如口炎、口干、味觉改变、CINV、腹痛、便秘 / 腹泻和食欲改变）、失眠、抑郁、焦虑、呼吸困难、潮热和 CIPN（Shalom-Sharabi 等，2017）。除了为患者提供 CIM 治疗外，许多 IO 中心还开展研究（临床前和临床），检验这些疗法对癌症治疗的影响，并参与学术框架内的整合医学教学。

（三）整合肿瘤学咨询

IO 服务的初始 IP 咨询需要评估生活质量相关的结果，并应包括患者报告的结果评估。为此目的，IO 可以采用许多患者报告的结果指标，通过经过验证和可靠的工具。其中包括 ESAS、EORTC-QLQ-C30 及衡量你自己的担忧和幸福感测试（Measure Yourself Concerns and Wellbeing，MYCAW）。MYCAW 包括定量和定性结果测试，后者源自随访时患者简短的书面叙述（Keshet 等，2015）。

作为 IO 治疗过程的一部分，IP 咨询服务有许多重要目的。

1. IP 可以识别并解决患者与 QOL 相关的需求和担忧，特别是那些 CIM 可以提供的有效和安全的治疗。

2. 然后，IP 可以识别、记录并提供关于患者已经开始使用或正在考虑使用的非常规医疗实践的指导，如草药和其他膳食补充剂。

3. IP 可以与患者讨论医疗保健理念，解决他们对 CIM 治疗计划的叙述和期望。患者是否愿意尝试不熟悉的 CIM 模式，是否有非传统医学的经验，是否与传统医学和其他社会 / 文化 / 精神方面的护理有特殊关联等问题都需要解决。

4. IP 可以与患者及其肿瘤 HCP 和姑息治疗专业人员合作，设计一个整体的 CIM 治疗计划。治疗计划应针对特定症状，因为它们与更广泛的其他问题相关（如伴有抑郁、食欲下降和失眠症状的 CRF）。它还应解决症状与护理的生物 – 心理 – 社会和精神背景之间的关系（如护理人员的作用及其关注点、日常生活活动受损及对就业的影响）。

5. 最后，IP 可以解决患者与其肿瘤 HCP 之间任何现有或潜在的沟通差距，其目标是促进多学科协作的护理过程。

（四）重视 CIM 的不切实际的期望

在关注所有患者的担忧和期望时，IP 面临着许多挑战，因为它们与非传统医学有关。许多肿瘤患者采用“替代”治疗方法，不切实际地期望草药和其他产品可以“治愈”他们的癌症（Lopez 等，2017）。重要的是，IP 以非评判的方式倾听患者的意见，促进诚实和开放的沟通。IP 可能需要重新构建不切实际的期望，这是因为 CIM 为患者提供“治愈”或“加强”免疫系统的能力。这将使患者从基于证据的 CIM 疗法中受益。这些疗法已被发现在减少症状负担和改善生活质量和功能方面有效又安全（Samuels 等，2017）。

为了促进 IP 与患者间开放又有效的对话，应采取以下步骤。

1. 与患者建立融洽的关系，共同定义 CIM 治疗计划的目标（方式、治疗频率等）。

2. 邀请患者的 HCP（肿瘤科医生、姑息治疗专家、家庭医生、外科医生、护士、心理肿瘤科医生等）参与 CIM 治疗结果的设计和监测。

3. 展示支持特定 CIM 模式对 QOL 相关问题的有效性的研究结果，同时述及模式的安全 / 风险概况，特别是关于草药的使用（Schiff 等，2018）。这应包括对患者当前正在使用的产品及正在考虑使用的产品的讨论。

4. 在肿瘤学环境，与支持和姑息治疗团队合作，为患者提供“两全其美”的服务。

（五）定制 CIM 治疗方案

在初步咨询结束时，为实现患者、其照护者和转诊 HCP 的目标，IP 和患者共同设计 CIM 治疗计划。在最初的磋商中，讨论了草药和其他膳食补充剂的使用（或计划使用），以及其他 CIM 模式，如针灸、手法 – 运动、身心 – 精神和其他基于证据的方式。

CIM 治疗通常每周进行 1 次，每次治疗都会重新评估患者的症状和生活质量相关问题，并进行相应调整。该过程由 IP 全程监测，不断更新患者的 HCP 和姑息治疗专业人员的情况，并要求他们提供反馈。IP 后续评估要进行定期安排，通常在初次咨询后 6～12 周开始。

四、整合肿瘤学中有效的补充和整合医学模式

有大量证据支持用 CIM 来缓解症状和改善 IO 环境中与生活质量相关的结果。许多随机对照试验显示了这些疗法对生活质量相关目标的影响（表 81–2）。这些 CIM 疗法可以作为支持和姑息治疗的辅助手段，并且可对患者的健康产生附加甚至协同的影响。

（一）草药和膳食补充的应用

草药使用率从美国的 17%、英国的 19% 到中国和其他对传统医学具有高度亲和力的地区的 53% 不等（Maggiore 等，2012；Xu 等，2017）。草药可用于更现代的环境中，在这种环境中，患者将获得特定的制剂（如胶囊、酊剂或注射用安瓿），并考虑到特

表 81-2　生活质量相关问题的整合肿瘤治疗

生活质量相关问题	潜在有效的 IO 模式	参考文献
焦虑和抑郁 / 情绪障碍	冥想、放松、瑜伽、按摩和音乐治疗气功	Greenlee 等，2017；Liu 等，2017
	芳香疗法按摩	Wilkinson 等，2007
	针灸	Minchom 等，2016
呼吸困难	反射疗法	Wyatt 等，2012
疲劳 / 乏力	草药：西洋参、黄芪、槲寄生	Barton 等，2013；Chen 等，2012；Tröger 等，2013
	• 身心：催眠 • 正念减压疗法 • 瑜伽 • 太极	Montgomery 等，2014；Johns 等，2016；Kiecolt-Glaser 等，2014；Zhou 等，2018
	针灸	Molassiotis 等，2012
	按摩	Zick 等，2016
潮热	针灸	Lesi 等，2016
	身心：催眠瑜伽	Elkins 等，2008；Cramer 等，2015
失眠 / 睡眠质量	草本：缬草	Barton 等，2011
	• 身心：正念减压法 • 瑜伽 • 气功 / 太极	Lengacher 等，2015；Chaoul 等，2018；McQuade 等，2017
	按摩	Zick 等，2016
恶心和呕吐	草药：姜	Bossi 等，2017
	针灸	Rithirangsriroj 等，2015
口腔黏膜炎	草药：角豆科植物	Levinzon 等，2008
	• 草药漱口水：洋甘菊和薄荷 • 姜黄	Tavakoli 等，2016；Miranzadeh 等，2015；Rao 等，2014
	蜂蜜	Xu 等，2016
疼痛	身心：按摩	Jane 等，2011
	针刺	Chen 等，2017
口腔干燥	芳香疗法	Nakayama 等，2016
	针刺	Simcock 等，2013

定的结果；或者在更广泛的传统医学背景下，将草药作为一组治疗方式的一部分提供，并具有许多治疗目标。前者更能反映西方的 CIM 的背景；后者则是东方特点，如中医、印度阿育吠陀医学、希腊 – 阿拉伯和中东的穆斯林医学中所见。

HCP 最好能意识到关于这些草药产品的可用信息是有限的。与安全相关的问题包括对“治愈”（或其他与疾病相关的结果）的毫无根据的说法，以及缺乏确保每种产品的成分和活性的适当标签的立法。

（二）安全相关问题

对于肿瘤学家，在积极的癌症治疗过程中，与使用草药相关的最重要的安全问题是活性草药成分与常规肿瘤药物之间潜在的相互作用。许多植物药已被证明可通过诱导或抑制细胞色素 P450 系统中的药物代谢酶或转运蛋白（如 P- 糖蛋白）显著改变常规药物的药效学（Frye 等，2004；Zhou 等，2004）。草药 – 药物相互作用不仅会影响治疗过程，还可能对这些患者使用的其他药物，如镇痛药和抗凝血药，产生负面影响，从而影响其疗效和安全性（Andersen 等，2015）。草药补充剂还可能通过增加出血风险和与麻醉药物相互作用等妨碍肿瘤手术的安全性（Andersen 等，2015）。

生物活性物质在不受监控下使用可能对其安全性（即毒性作用和草药 – 药物相互作用）（Levy 等，2017）和癌症治疗结果产生影响（即改变药效学和抑制抗癌作用）。许多患者说，他们将草药产品与化学疗法、放射疗法和其他常规肿瘤治疗相结合，以及在围术期、姑息治疗和临终关怀中使用。在大多数情况下，患者的医疗档案中没有提到草药的使用。肿瘤患者使用草药通常很难识别，尤其是当患者不认为他们正在服用的“自然”疗法是“药物”时。

尽管潜在（相对于实际）的草药 – 药物相互作用的影响通常不清楚，但许多肿瘤学 HCP 建议他们的患者避免使用任何及所有膳食补充剂，特别是在积极的抗肿瘤治疗期间。虽然这种方法符合“安全比后悔更好”的格言，但它使患者无法从那些已被证明可有效缓解症状且不会产生负面影响的草药产品中获益，并且这些草药并不会与化学疗法或其他肿瘤疗法相互作用。轻蔑的态度可能被视为对患者的替代健康信念的不尊重，并可能进一步阻止患者向其肿瘤 HCP 透露这种做法，使草药产品在不受监督的情况下长期使用。

（三）CIM 的潜在用途

IP 咨询包括关于安全有效地使用植物药解决生活质量相关问题的循证指南（Ben-Arye 等，2016）。通过这种方式，患者可以从多种已被研究并证明有助于减轻与癌症和肿瘤治疗相关的症状负担的草药中受益（表 81–2）。

1. CINV　生姜已被证明可以缓解 CINV，可作为接受顺铂治疗的头颈部肿瘤患者标准止吐预防治疗的辅助手段（Bossi 等，2017）。

2. *口腔黏膜炎*　许多随机对照研究表明，角豆树糖浆在预防和缓解造血干细胞移植患者口腔溃疡方面的益处（Levinzon 等，2008）。此外，洋甘菊和薄荷漱口水被发现对这种化疗并发症有效（Tavakoli 等，2016）。同时还有用于放疗 / 化疗引起的黏膜炎的蜂蜜疗法（Xu 等，2016）；用于化疗引起的口腔黏膜炎的蓍草漱口水（Miranzadeh 等，2015），以及用于治疗辐射诱发的口腔炎的姜黄（Rao 等，2014）。

3. CRF　人参已被证明可降低局部和晚期癌症患者及癌症幸存者的 CRF（Barton 等，2013）。

4. *血液学毒性*　植物化合物 LCS101 被证明可降低早期乳腺癌患者化疗引起的血液学毒性（贫血和白细胞减少 / 中性粒细胞减少）的发生率（Yaal-Hahoshen 等，2011）。

5. *焦虑和失眠*　在一项Ⅲ期随机、双盲、安慰剂对照试验中，接受癌症治疗的患者在接受基于缬草的药物治疗时，与安慰剂治疗的对照组相比，睡眠相关症状及嗜睡和疲劳的发生率较低（Barton 等，2011）。

特定的草药产品，如欧洲半寄生植物槲寄生已被证明是有益的。槲寄生在人智学医学中发挥着重要作用，皮下注射这种草药提取物可减轻局部晚期或转移性胰腺癌患者的疼痛、疲劳、失眠和食欲不振（Tröger 等，2014）。当给予接受含卡铂方案治疗晚期非小细胞肺癌的患者时，槲寄生注射液与降低 3～4 级非血液学毒性和住院治疗的发生率及因这些毒性而导致的剂量减少的频率相关（Bar-Sela 等，2013）。黄芪是一种传统的中草药，已被证明在接受长春瑞滨和顺铂治疗的晚期非小细胞肺癌患者皮下给药时可减少 CRF 和疼痛（Chen 等，2012）。

（四）身心疗法

大量证据支持用身心疗法来改善患者的安康感。这些疗法在支持和姑息性癌症治疗中也发挥着重要作用，包括来自西方（如引导意象、呼吸和放松技术）和东方（如冥想、瑜伽）医疗保健文化的模式。身心疗法可以显著减少情绪和精神上的痛苦，并为许多与生活质量相关的问题（如失眠、疼痛）提供额外的缓解。

对 37 项符合条件的研究进行系统回顾发现，肿瘤患者的疼痛严重程度存在中等程度的影响（Sheinfeld Gorin 等，2012）。其他关于冥想、生物反馈和瑜伽等方式的研究发现，它们可以有效地减轻该患者群体的压力和其他与生理相关的问题（Deng 和 Cassileth，2005）。

在乳腺癌患者的支持性关怀中使用 CIM 的临床实践指南推荐使用冥想等方式来减轻焦虑，特别是正念减压（A 级证据），以及针对抑郁症和其他情绪障碍的放松疗法（Greenlee 等，2017）。瑜伽在治疗焦虑和抑郁症状方面都得到了 B 级证据推荐。随机对照试验表明，MBSR 可能有助于缓解乳腺癌幸存者的压力和焦虑，减轻疲劳和改善睡眠质量，同时减少结直肠癌幸存者的疲劳并增加活力（Lengacher 等，2015；Johns 等，2016；Zhang 等，2017）。

催眠（催眠疗法或催眠暗示）是一种恍惚状态，通常由训练有素的治疗师指导，在这种状态下，患者能够达到更高水平的注意力和专注力。催眠疗法已被证明可以缓解肿瘤患者的恶心和呕吐等症状，以及围术期的焦虑和疼痛（Gellert 等，1993；Montgomery 等，2010）。在一项评价催眠干预对乳腺癌幸存者潮热发病率和严重程度影响的随机对照试验中，结果显示，干预组的患者症状严重程度下降幅度更大，并且自我报告的焦虑、抑郁、潮热对日常活动和睡眠的干扰也有显著改善（Elkins 等，2008）。当与认知行为疗法相结合时，催眠被证明可以降低接受放疗的乳腺癌患者的 CRF（Montgomery 等，2014）。

在解释性（RCT）方法的框架内研究的其他潜在有效的身心疗法包括可视化和渐进式放松，这些方法也被证明可以减轻疼痛和促进幸福感（Walker 等，1999）；图像引导对乳腺癌幸存者的身体形象相关问题表现出有益的影响（Esplen 等，2018）。2017 年，Cochrane 的一项综述发现有“中等质量的证据”支持瑜伽作为支持性护理的辅助干预措施以减少与生活质量相关的问题（如疲劳、睡眠障碍、抑郁和焦虑）（Cramer 等，2017）。其他研究表明，瑜伽对改善接受化疗的乳腺癌患者的睡眠质量有益（Chaoul 等，2018），并改善乳腺癌幸存者的疲劳（Kiecolt-Glaser 等，2014）。而与冥想相结合，可以减少乳腺癌幸存者的更年期症状（Cramer 等，2015）。

芳香疗法是一种使用植物精油提取物进行治疗的方法，已被证明可以减轻癌症患者的焦虑和抑郁，干预后效果可持续长达 2 周（Wilkinson 等，2007）。芳香疗法也被证明可以缓解接受放射性碘治疗的患者与唾液腺功能和分泌相关的症状（Nakayama 等，2016）。

最后，与运动相关的气功疗法和太极拳是中医不可分割的一部分，通常与运动和呼吸练习的冥想练习相结合。这些方式已被证明可以改善中国乳腺癌女性的情绪健康并减少焦虑（Liu 等，2017），并增加前列腺癌患者放射治疗期间的睡眠时间（McQuade 等，2017），降低鼻咽癌放化疗患者的 CRF 发生率（Zhou 等，2018），减少乳腺癌放疗女性的抑郁症状和疲劳（Chen 等，2013）。

（五）按摩和触摸疗法

按摩和其他触摸疗法反映了 CIM 护理的另一个方面，可作为支持和姑息性护理的辅助手段。治疗性按摩已被证明可以减少肿瘤患者的焦虑、疼痛（Cassileth 和 Vickers，2004）、抑郁（Krohn 等，2011）和身体不适，并改善情绪（Listing 等，2009）。在一项针对 380 名晚期癌症患者的随机对照试验中，为期 2 周的 6 次 30min 按摩和简单的触摸被证明可以减轻疼痛并改善情绪。按摩在改善即时疼痛和情绪方面明显优于简单触摸，尽管对于持续疼痛、生活质量和止痛药使用方面的疗效尚不明确（Kutner 等，2008）。在一项评价治疗性按摩对中国台湾转移性骨痛患者效果的随机对照试验中，按摩与疼痛程度减轻、情绪改善、肌肉放松和睡眠质量改善有关。这些影响在干预后持续 16～18h（Jane 等，2011）。在另一项中国台湾的随机对照试验中，对恶性腹水患者进行 15min 的轻柔腹部按摩，每天 2 次，持续 3 天，发现可以减轻抑郁、焦虑、不良的幸福感和腹胀感（Wang 等，2015）。

其他与触摸相关的疗法已被证明在肿瘤学环境中也有益。反射疗法需要对足、手和耳朵的特定区域施加定向压力，这些区域被认为与身体的器官和系统相对应。反射疗法已被证明在改善晚期乳腺癌患者的身体功能和减少呼吸困难方面既安全又有效（Wyatt 等，2012）。灵气疗法是一种来自日本的使用轻微或稍远距离触摸的方法，在非门诊和门诊环境中可能也有所帮助（Coakley 和 Barron，2012）。在接受化学疗法治疗的患者中，与单独的标准护理相比，真正的灵气疗法和假灵气疗法都能增强患者的舒适度和幸福感（Catlin 等，2011）。

（六）针灸和传统的中医

针灸治疗包括在身体上沿理论线（“经络”）的选定点插入和刺激超细针（通常直径为 0.20～0.30mm）以达到治疗效果。针灸在中医中起着不可或缺的作用。这种哲学涉及平衡和不平衡的概念，在“阴”和“阳”两极之间，以及与自然，特别是人体相对应的“五行”。中医教导说，针灸可以刺激并影响能量的流动，这是一种被称为“气”的“生命力”。其他方式，如在针灸“穴位”（穴位按摩）上施加局部和集中压力也可能是有益的，尽管它被认为不如针插入有效。

针灸已被证明可诱导多种生理效应，包括局部

（如内啡肽和细胞因子释放）和中枢（如内啡肽、促肾上腺皮质激素和血清素释放）。针灸的镇痛作用在第 46 章描述。针灸治疗在由训练有素的从业者执行时被认为是安全的，并且在 IO 环境中由 IP 和传统肿瘤学 HCP 监督，这对于有相对禁忌证（如严重的血小板减少症或中性粒细胞减少症）的患者来说很重要（Lu 和 Rosenthal，2010）。

有大量临床研究支持针灸对与癌症及其治疗相关的各种症状的有益作用。针灸已被证明在降低即刻发作的 CINV（小于 24h）发生率方面与昂丹司琼一样有效，并且在迟发性 CINV（4～5 天）方面优于药物，不良反应包括便秘和失眠的发生率低于药物（Rithirangsriroj 等，2015）。针灸已被证明可以减轻乳腺癌患者的 CRF（Molassiotis 等，2012）、芳香酶抑制药引起的关节疼痛和僵硬（Pfister 等，2010；Chen 等，2017）、乳腺癌女性潮热（Lesi 等，2016）及乳房切除术后女性的术后疼痛、恶心和焦虑（Quinlan-Woodward 等，2016）。针灸也被证明可有效缓解焦虑，对晚期非小细胞肺癌和间皮瘤患者具有节省阿片类药物的作用（Minchom 等，2016）。最后，针灸已被证明可以减轻乳腺癌患者的手臂淋巴水肿（Cassileth 等，2011），缓解头颈部肿瘤患者的吞咽困难（Lu 等，2010），并缓解头颈部肿瘤治疗后的口干症（Simcock 等，2013）。

穴位按摩、电刺激或激光针灸和局部加热（艾灸）都已被证明具有与针灸相似的积极效果。一项评估各种中医方式有效性的 Meta 分析显示，针灸和推拿（一种结合穴位按摩和手法治疗的方式）对晚期癌症患者的生活质量有协同作用（Tao 等，2016）。穴位按摩已被证明有助于减少持续性疲劳和改善乳腺癌幸存者自我管理的睡眠质量（Zick 等，2016），并改善结直肠癌患者的术后胃肠功能（Chao 等，2013）。

（七）音乐和艺术疗法

音乐疗法旨在帮助患者在治疗关系中实现个体化目标，并由经过认证和培训的专业人员管理。音乐疗法既可以是接受性的，也可以是参与性的，并被认为在姑息治疗环境中特别有效（Warth 等，2016）。2016 年，Cochrane 系统评价得出结论，音乐治疗干预可能对癌症患者的焦虑、疼痛、疲劳和生活质量产生有益影响（Bradt 等，2016）。一些随机对照试验表明，音乐疗法在围术期 / 手术环境中是有效的，并且可以减轻自体干细胞移植患者的焦虑和抑郁（Cassileth 等，2003）。它还可能缩短乳腺癌手术后的恢复时间，降低因乳腺癌接受乳房切除术的女性的平均动脉压、焦虑和疼痛，并减少患者的镇静、焦虑和手术时间（Binns-Turner 等，2011）。

艺术疗法帮助患者利用创造性的过程，以改善身体、心理和情感健康为目标。一项对 10 项临床试验（*n*=488）的系统回顾研究了创造性心理干预对成年癌症患者的有效性。作者得出的结论是，这些发现支持了这些干预措施可以使患有焦虑和抑郁的患者受益，并改善生活质量、应对能力、压力、愤怒和情绪（Archer 等，2015）。

五、研究

IO 在姑息治疗环境中的作用需要进行研究。此类研究应通过使用单一模式疗法的随机临床试验进行，或者使用务实的研究方法进行，其中特定和非特定结果都要评估。务实的方法更能反映 IO 设置的“实时”影响，它是多目标、动态、为患者量身定制的，并在每次治疗期间重新设计。务实的研究模式可确保在最佳的支持性癌症护理的背景下提供最佳的患者定制的 IO 治疗计划。在解决与生活质量相关的问题（如疲劳、疼痛、焦虑、失眠和食欲不振）时，这种合作即使不能产生协同效应也可以产生附加效应（Shalom-Sharabi 等，2017；Kerner 等，2020；Ben-Arye 等，2021）。

结论

作为传统姑息治疗和支持治疗的辅助手段，IO 可以提供很多帮助。两者都可以并经常性在共同的肿瘤学环境中发挥作用，尽管并不总是一起或以合作的方式。IP 可以为安全有效地使用非常规医疗实践提供循证指导，以此来减轻症状负担并改善与生活质量相关的结果。同时，IP 可以将患者的期望从通常不切实际的“自然”疗法提供“治愈”能力的目标转变为与症状缓解和改善生活质量相关的更现实的目标。与患者及其照护者建立开放和非评判性的对话可以促进肿瘤学和姑息治疗 HCP 与其患者之间的有效沟通。创建一个多学科的环境，在该环境中，患者被转介到 IP 并返回到传统的肿瘤 HCP，这对于共同设计针对特定患者的治疗方案具有重要意义。这种方法确实可以确保患者从“两全其美”中受益。

第 82 章　癌症姑息治疗中的介入放射学

Interventional radiology in the palliation of cancer

Tarun Sabharwal　Nicos I. Fotiadis　Andy Adam　著

辛　恺　译　　华海清　姜子瑜　校

在过去 40 年里，放射科医生开发了各种侵袭性诊断和治疗程序。术语“介入放射学”指的是在影像引导下进行的治疗程序（Adam，1998）。导管及仪器的设计和制造、成像系统和放射学专业知识方面的巨大技术进步使这一专业的出现成为可能。介入性放射手术实际上已经取代了几种更具侵入性和危险性的手术方案。其他介入技术也提供了全新的治疗选择。

一些诊断性放射学程序之后经常进行治疗性操作。例如，经皮顺行肾盂造影用于描绘肾梗阻的部位和性质，通常随后立即放置肾造口引流导管。纯粹的诊断程序，如经皮活检，将不作详细讨论，因为它们在很大程度上不适合接受姑息治疗的已知肿瘤患者。

所有介入操作都有一定的风险，这与潜在的疾病、操作的性质和放射科医生的经验有关。因此，对于接受姑息治疗的晚期恶性疾病患者来说，重要的是只考虑那些能够缓解症状且潜在益处大于风险的操作（Buss，2017）。

介入放射学在无法切除的恶性肿瘤患者的姑息治疗具有重要的作用，因为许多手术可以缓解症状而无须全身麻醉、长时间住院或存在外科手术后恢复带来的不适。绝大多数手术是在局部麻醉和轻度镇静下进行。本章的重点是适应证、禁忌证和可能的结果，而不是详细的技术描述。

一、治疗性介入放射学

表 82-1 列出了可能对接受姑息治疗的患者有用的手术流程摘要。

二、经皮穿刺和引流术

利用 X 线、超声、CT 或 MRI 引导，可以对阻塞的肾脏和胆道系统、囊肿、脓肿和积液进行成像和引流。

表 82-1　介入放射学的手术

操作步骤	适应证
引流	肾和胆道恶性梗阻、胸腔积液、腹水
支架术	恶性胃肠道、胆道、输尿管和气道阻塞，上、下腔静脉阻塞等
喂食	静脉通路：自外周插入 Hickman 线的中心导管
	经皮胃造口术
拔出	取回或重新定位静脉导管 胃造瘘术
输注	局部选择性输注化疗药物
栓塞	分泌激素的转移、原发性肝细胞癌、骨骼转移、出血性肿瘤等
神经松解症	胰腺癌中腹腔干阻滞
椎体成形术	椎体转移、多发性骨髓瘤、骨质疏松症
肿瘤消融	肝、肺、肾、肾上腺、骨和软组织肿瘤

（一）肾脏及泌尿道

顺行肾盂造影和经皮肾造瘘术有很多适应证，包括恶性尿路梗阻、继发于化疗的出血性膀胱炎（需要将尿液转移，从而使膀胱“休息”）、由盆腔恶性肿瘤引起的直肠阴道瘘或直肠膀胱瘘。尿液分流可能有助于瘘管的愈合，缓解护理问题，并使患者变得“干燥”。

最初在超声引导下用细针穿刺肾盂肾盏的系统，通过该针注入放射对比剂以显示解剖结构并确定阻塞程度，可以抽吸尿液进行微生物学和细胞学检查。经皮肾造瘘术需要将具有多个大侧孔的猪尾导管插入收集系统。如果引流时间很短，则使用外部引流袋即可；但是，如果需要长期引流并可以穿过阻塞区域，则首选内部支架（Pingoud 等，1980），因为它可以让患者摆脱“袋子”。值得注意的是，在大多数情况下，可以将导管穿过完全阻塞的区域。虽然造影检查可能显示完全梗阻，但亲水性导丝通常可以通过“梗阻”推进，因为它可以找到（非常狭窄的）管腔并跟随它。球囊导管可以在导丝上推进，以在置入支架之前扩张狭窄并恢复通畅。

在患有盆腔恶性肿瘤和会阴部瘘的患者中，可能有必要将肾造瘘术与输尿管栓塞术相结合，使用钢圈或明胶海绵段，以防止任何尿液到达会阴部皮肤。可以将导管插入输尿管，并且可以注射栓塞材料（如钢圈和无菌海绵）以阻塞输尿管（Gaylord 和 Johnsrude，1989）。

（二）胆道

因不可切除的恶性胆道狭窄而导致梗阻性黄疸的患者可以通过置入人工胆道（支架）来缓解（图 82–1）。对于累及低位胆总管的病变，可通过内镜下置入支架；在肝门处的病变或内镜下逆行胰胆管造影未能解除梗阻时，可经皮置入支架。在大多数情况下，单侧引流通常足以缓解黄疸和瘙痒。该过程通常在透视和超声引导下进行。自膨胀金属支架现在已被广泛使用，并且通常优于传统的塑料支架。此类支架可以使用小的引入导管（直径 5～7F）置入，但当它们穿过阻塞病变释放时，它们会达到较大的内径（10mm）。

这些装置的大口径，能够确保闭塞率低于塑料支架。塑料支架的整体失败率在 30%～40%，而金属支架的失败率为 10%～15%。塑料支架患者的胆管炎发生率约为 30%，而金属支架患者的发生率约为 10%（Morgan 和 Adam，2001）。可以使用各种内镜或经皮技术更换闭塞的塑料支架。闭塞的金属支架无法移除，但可以在第一个内同轴插入第二个装置来恢复其通畅性。除非预期寿命很短，否则值得考虑恢复闭塞支架的通畅性，因为这可以大大提高患者的生活质量（Davids 等，1992）。

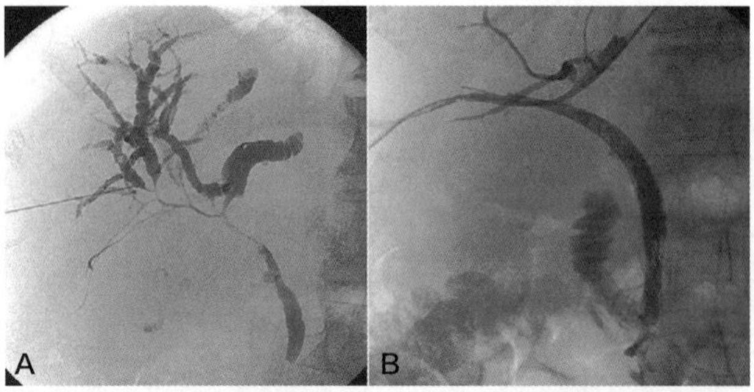

▲ 图 82–1　经皮胆道引流

A. 经皮胆管造影显示由于胆管癌（Klatskin 肿瘤）和肝内胆管扩张导致中央胆管和近端胆总管狭窄；B. 使用双金属支架进行胆道引流（图片由 Tarun Sabharwal，Guy’s and St Thomas’ NHS Foundation Trust，UK and Nicos I.Fotiadis，The Royal Marsden NHS Foundation Trust，London，UK. 提供）

（三）恶性胸膜腔积液

恶性胸膜腔积液可导致晚期恶性肿瘤患者出现严重的呼吸道症状并降低生活质量。出现恶性胸膜腔积液的患者首先应进行诊断性和治疗性胸腔穿刺术。这可以在超声引导下完成。评估症状改善和肺重新扩张的能力很重要。几乎所有患者的液体都会再次积聚，此时需要进行局部治疗。尽管滑石粉胸膜固定术几十年来一直是恶性胸腔积液的主要长期治疗方法，但越来越多的证据支持使用隧道式长期留置胸膜导管（Thomas 等，2017）。

这些导管由柔软的硅胶聚酯袖带制成，可促进皮下组织的纤维化，并带有多个侧孔以增强引流。只有当扩张器通过时，其中心的瓣膜才会打开，这可以防止空气意外进入或流体泄漏。引流系统由一个带有预连接管的真空瓶组成，该管的末端有一个扩张器用来通入导管的中心。引流通常不会超过 15min，并且应至少每隔 1 天进行 1 次。在门诊环境中，这可以由来访的护士、家庭成员或患者来完成。

（四）恶性腹水

大量腹水积聚是腹腔内肿瘤播散患者的常见情况。这些患者预后不良，是晚期癌症患者再入院的最常见原因之一。由于液体的占位效应，患者经常出现腹压产生的症状，包括呼吸短促、恶心、早饱和活动受限等。症状管理是姑息性的，使用的方法包括经皮引流、利尿药、分流术和腹膜内药物治疗。腹腔穿刺术不仅是医生最常用的治疗方法，也是缓解症状最有效的方法（Becker 等，2006）。不幸的是，通过穿刺治疗复发性腹水需要经常去医院，并且多针穿刺腹部相关的并发症风险更大。越来越多的已发表的报道表明，15.5F 隧道式引流 PleurX® 导管可提供有效的缓解，其并发症发生率与大容量穿刺术相似，同时避免了频繁前往医院进行重复经皮引流的需要（Qu 等，2016）。

三、扩张 / 支架技术

这些技术被用于多个系统的各种恶性狭窄和闭塞的治疗，包括胃肠道、呼吸系统及肾脏和胆道。

胃肠道

1. 食管 对不能手术的食管癌患者进行姑息治疗的目的是以最低的并发症发生率和死亡率缓解吞咽困难，从而提高生活质量。使用自膨胀金属支架是缓解此类患者吞咽困难的一种行之有效的方法（Sabharwal 等，2005）。支架的放置可以在透视下（图 82–2）或内镜引导下完成，或者两者兼而有之。该操作相对简单，死亡率低，并发症发生率低。食管支架放射学放置的优势包括以下方面。

- X 线引导下的精确定位。
- 能够穿越狭窄或闭塞部位。
- 能够使用小口径导管和导丝，将穿孔和出血的风险降至最低。

食管支架技术的新进展包括更小的引入装置、更灵活的支架、可用作手术桥梁的可回收支架、可生物降解支架、用于跨胃食管连接处支架置入的带有抗反流阀的支架（Katsanos 等，2010）。

覆膜金属支架在恶性食管瘘的治疗中也非常有用。与良性疾病相关的瘘管可以通过保守治疗治愈不同，恶性病变相关的瘘管不会自发愈合。如果没有明确的治疗，大多数患者会在数周内死于营养不良和胸部脓毒症。在放射引导下置入覆膜金属支架，可以立即封闭瘘管，患者可以在手术后几个小时喝液体，第 2 天恢复正常饮食（Morgan 等，1997）。

2. 胃十二指肠和结肠直肠 自膨式金属支架在治疗胃十二指肠梗阻和急性结肠梗阻中发挥着越来越重要的作用（Katsanos 等，2011）。患有这些疾病的患者通常年老体弱，伴有脱水和电解质失衡。自膨式支架提供了一种非手术治疗的替代方案，可快速解除梗阻并改善其临床状况，成功率高，并发症发生率低（图 82–3）。这可能是允许在确定性手术

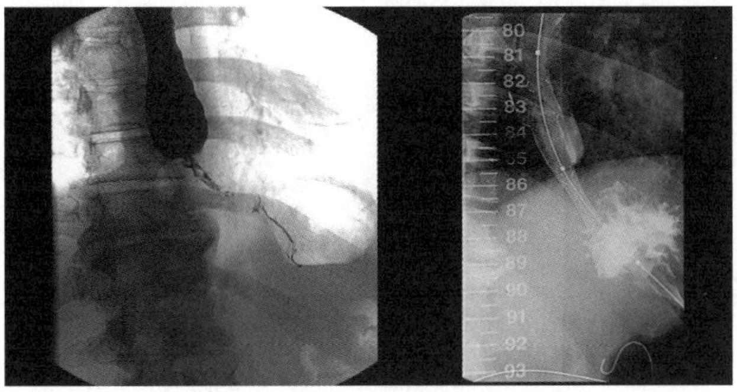

▲ 图 82–2 食管支架

图片由 Tarun Sabharwal，Guy's and St Thomas' NHS Foundation Trust，UK and Nicos I.Fotiadis，The Royal Marsden NHS Foundation Trust，London，UK 提供

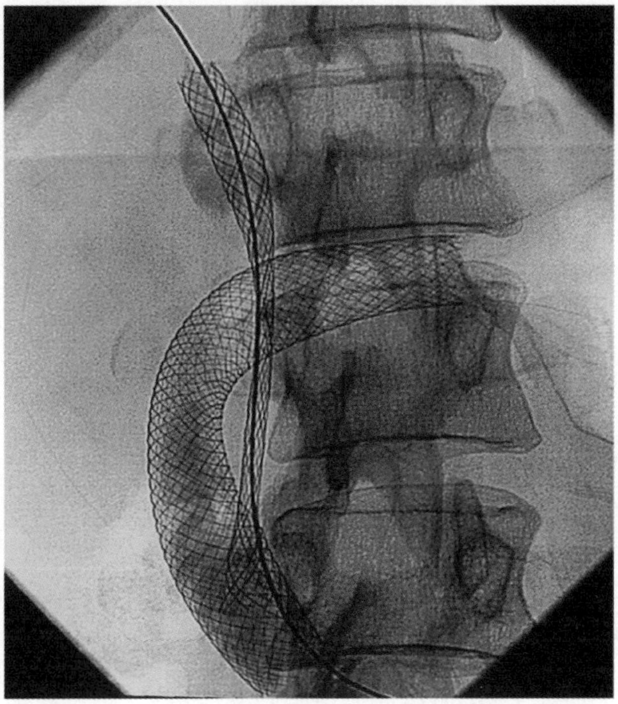

▲ 图 82–3 在不能手术的胰腺癌患者中同时进行经皮胆道（Wallstent®）和胃十二指肠（肠内）支架治疗

图片由 Tarun Sabharwal，Guy's and St Thomas' NHS Foundation Trust，UK and Nicos I.Fotiadis，The Royal Marsden NHS Foundation Trust，London，UK 提供

之前稳定患者的临时措施，对于不适合手术的患者，支架可以提供足够的缓解（Sebastian 等，2004）。

3. 气管支气管 恶性气道阻塞会给患者带来相当大的痛苦。当无法进行手术切除时，自膨式金属支架可提供良好的缓解。该手术最好在全身麻醉下进行，由介入放射科医生和支气管镜医生共同完成。可视化支气管镜用于确定狭窄的位置，其界限可以通过不透射线的标记物来进行标记，然后在透视引导下扩张狭窄。扩张后，再次在透视引导下，将一个自膨式金属支架穿过狭窄部释放。这可以显著改善症状并防止塌陷和（或）感染和阻塞性病变之外的脓肿形成（Inchingolo 等，2013）。将塑料覆盖的金属支架置入气管是一种有效的治疗那些不适合用覆膜食管支架的气管食管瘘的方法（Morgan 等，1997）。

4. 静脉阻塞 上腔静脉综合征在胸部恶性肿瘤患者中通常表现为一种非常痛苦的临终前事件。它最常与纵隔肿瘤有关，尤其是原发性或继发性的肺癌或淋巴瘤。梗阻可能是部分或完全的，可以由肿瘤对腔静脉的压迫和（或）侵犯引起，并且经常并发静脉血栓形成。

上腔静脉造影术可以描绘梗阻的位置和范围。如果存在广泛的血栓形成，可以在局部麻醉下通过放置在血栓内的导管进行选择性静脉内溶栓。经皮经股静脉扩张狭窄的上腔静脉，然后置入自膨胀金属内支架。血流立即恢复，提供出色且立即的症状缓解（Lanciego 等，2009）。这种程序可以在治疗前、治疗中或治疗后进行，包括放疗或化疗。它还可以与气道支架置入同时进行（图 82-4）。下腔静脉的恶性侵犯也可以以类似的方式进行管理。所有患有恶性上腔或下腔静脉梗阻的患者都应考虑这种相对简单且通常成功的程序，这可以迅速改善他们的生活质量。

经皮插入下腔静脉过滤器可能适用于复发性难治肺栓塞或不适合抗凝治疗的患者，以及下腔静脉内有自由漂浮血栓的患者（Hammond 等，2009）。

四、喂饲技术

（一）静脉通路

对于一些终末期疾病患者，中心静脉通路对于喂养和给药、姑息性化疗或镇痛可能是必不可少的。各种长期静脉通路系统（如隧道式中心静脉导管、外周插入的中心导管和静脉端口）已经被开发用于在透视和超声引导下置入。该操作现在通常是放射科在局部麻醉和严格无菌条件下进行（Adam，1995）。与外科静脉切开技术相比，其主要优点是在透视引导下进行手术，可确保导管尖端始终处于正确位置，并且无须在以后重新定位导管。该过程快速、患者耐受性好、成功率高、并发症发生率低。根据我们的经验，几乎总是可以使用介入放射学方法获得静脉通路。使用锁骨下入路时气胸的发生率约为 1%。而当通过颈内静脉进入时，这种并发症非常罕见。导管阻塞和感染的长期并发症与使用静脉通路手术方法时观察到的并发症没有显著差异（Adam，1995）。

（二）经皮胃造瘘术

终末期疾病患者可能需要营养支持。这有时会引发一些棘手的尤其是与肠外营养有关的问题。肠内营养通常是一种更简单的选择，可以通过插入胃造瘘管来完成。在透视（图 82-5）或内镜引导和局部麻醉下置入胃造瘘管可以显著改善患者的幸福感且易于管理。这也可以避免鼻胃管和静脉导管引发的心理痛苦。胃造瘘管可以很容易地在家庭环境中由患者的家人和护理人员管理（Lowe 等，2012）。

当存在胃出口梗阻或胃食管反流时，宜采用胃空肠造瘘管。

拔除技术：取出血管内异物

静脉营养疗法和监测技术的发展导致留置静脉插管和导管的数量大幅增加。不幸的是，这些导管偶尔会破裂或断开，部分或全部导管在静脉系统内“丢失”。清除这些血管内异物非常重要，因为它们不仅会穿透血管结构并导致心律失常，而且会诱发感染，尤其是在免疫抑制患者中。手术取出导管碎片是危险的（有时是不切实际的），需要开胸手术。这些碎片通常位于心脏右侧或肺动脉内，因此在透视引导下经皮取出这些导管碎片几乎都是可能的。所有可用的检索技术的详细描述不在本章的范围，但建议任何提供全面血管服务的介入放射科医

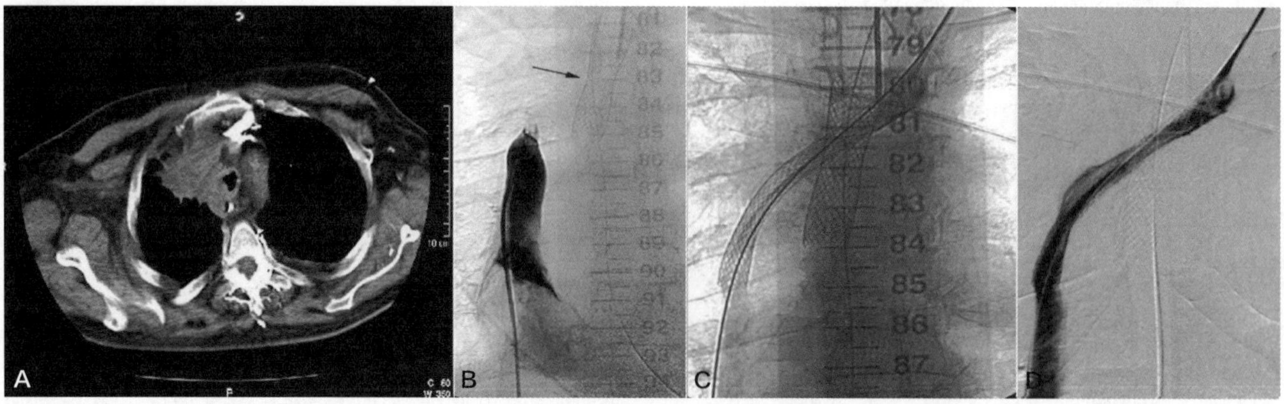

▲ 图 82-4　气管和上腔静脉（SVC）支架

A.CT 显示 Pancoast 肿瘤阻塞 SVC 并危及气管；B. 最初插入气管支架（箭），静脉造影显示阻塞的 SVC；C. 金属 Wallstent® 已放置在阻塞的 SVC 上；D. 完全性静脉造影显示 SVC 支架和气管支架均通畅（图片由 Tarun Sabharwal，Guy's and St Thomas' NHS Foundation Trust，UK and Nicos I.Fotiadis，The Royal Marsden NHS Foundation Trust，London，UK. 提供）

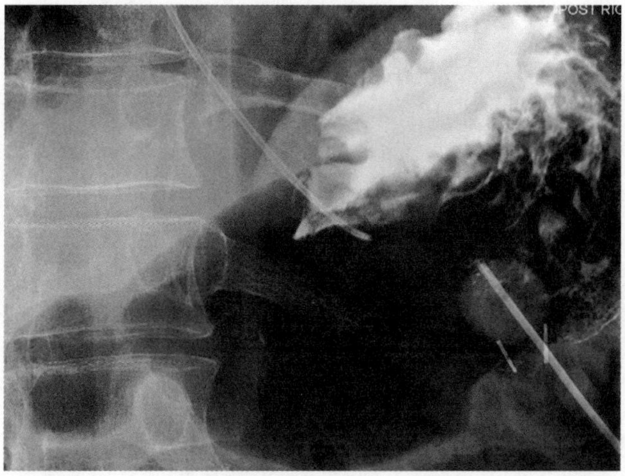

▲ 图 82-5　放射介入胃造瘘术
图片由 Tarun Sabharwal，Guy's and St Thomas' NHS Foundation Trust，UK and Nicos I.Fotiadis，The Royal Marsden NHS Foundation Trust，London，UK. 提供

生熟悉各种方法并准备好必要的设备（Woodhouse 和 Uberoi，2013）。

（三）排气式胃造瘘术

恶性肠梗阻是妇科和胃肠道癌症患者的常见问题，会给患者及其护理人员带来严重的身心困扰。由于腹膜疾病或粘连，恶性肠梗阻通常是“多层”，无法通过手术或内镜治疗。在 X 线引导下，在局部麻醉和最小镇静下插入排气式胃造瘘术，可以排出胃肠道内容物，而不需要令人不安且可见的鼻胃管。它有利于控制恶心和呕吐，并促进有效出院到持续的家庭或临终关怀机构（DeEullis 和 Yennurajalingam，2015）。

（四）输液技术

放射科医生可以准确地将导管定位到体内几乎任何血管的能力使得区域性输注化疗药物、单克隆抗体和同位素的概念发挥了作用。这些技术的基本原理是将高剂量的药物以最小的不良反应输送到肿瘤。最近的进展包括添加栓塞材料和细胞毒性药物的微胶囊化，以实现逐渐和持续的释放。Lipiodol® 多年来一直与细胞毒性药物联合用于治疗某些肝脏肿瘤；它保留在肿瘤血管中，也可作为对比剂，因此可以使用 CT 成像监测肿瘤对治疗的反应。

这些技术已被用于治疗原发性和转移性肝肿瘤、骨肿瘤、脑肿瘤、肉瘤、黑色素瘤和盆腔肿瘤，并取得了不同程度的成功（Lewandowski 等，2011）。

（五）血管栓塞

通过选择性放置的导管注射栓塞剂来故意阻塞动脉和（或）静脉是介入放射学在肿瘤疾病患者中的主要应用之一。这项技术已被用于治疗全身各种肿瘤的严重和致残症状。栓塞术通常涉及局部麻醉的经皮技术，它为全身麻醉下的手术提供了一种替代方法，并且在某些情况下，它是唯一可用的治疗选择。栓塞剂种类繁多。所用的物质大类包括颗粒栓子（无菌海绵、聚乙烯醇和较新的透明丙烯酸微球）、机械栓子（球囊、钢圈）和液体［氰基丙烯酸正丁酯（胶水）、无水乙醇、Lipiodol®］。合适的药剂或药剂组合取决于待治疗的病变及其部位（特别是邻近的脆弱血管结构）。

栓塞可明确用于止血，以及在术前为有效、安全的手术提供辅助，但在许多情况下，它是用于缓解痛苦症状的姑息性治疗（图 82-6）。

姑息性栓塞

栓塞可用于控制疼痛、出血、激素的产生，以及减少肿瘤体积。该技术可作为无法手术的恶性肿瘤的主要治疗方式。在某些情况下，转移性沉积物的栓塞已被证明可以延长晚期疾病的生存时间（Llovet 和 Bruix，2003）。所有部位的肿瘤都可以以这种方式进行治疗（肝、肾、骨、肺、软组织、神经系统和胃肠道）。激素分泌肿瘤（如转移性神经内分泌肿瘤）对动脉栓塞治疗效果最好。在栓塞过程中，适当的药物阻断是必要的，以避免由于肿瘤失去血液供应而导致激素急剧流出的影响。栓塞的有益效果可能会在几个小时内显现出来。在栓塞手术中，重要的是在手术前给予充分的预用药，包括广谱抗生素。在许多情况下，如肝脏和骨骼，有必要在手术后继续使用抗生素 10 天，以防止在断流组织

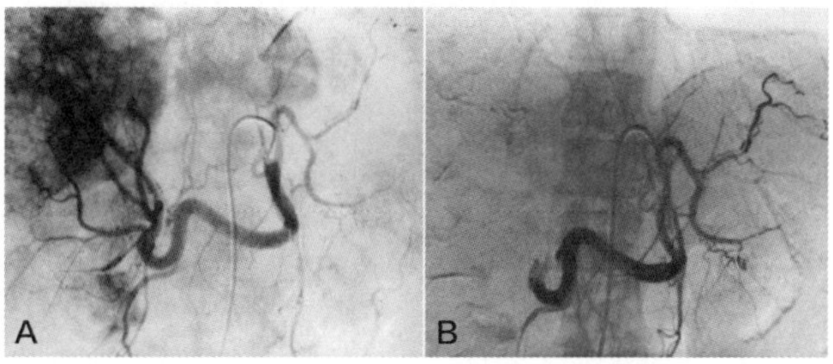

▲ 图 82-6　转移性神经内分泌肿瘤的肝栓塞
A. 动脉实质期显示肝大，可见多处肿瘤沉积物；B. 栓塞后动脉造影显示动脉供应已被阻断。患者的症状（潮红和腹泻）通过该手术得到显著缓解（图片由 Tarun Sabharwal，Guy's and St Thomas' NHS Foundation Trust，UK and Nicos I.Fotiadis，The Royal Marsden NHS Foundation Trust，London，UK. 提供）

中发生败血症。

肿瘤栓塞术的一个主要进展是经动脉化疗栓塞术（transarterial chemoembolization，TACE）的发展。在这种技术中，栓塞材料与化疗药物混合；栓子引起肿瘤细胞缺血，通过增加经过肿瘤血管床的时间，延长细胞毒素与肿瘤细胞的接触时间，从而产生更大的治疗效果。目前，TACE 被认为是治疗不可切除的肝细胞癌（hepatocellular carcinoma，HCC）的主要方法。它可以显著延长肝功能正常且体力状态良好的特定患者的生存期（Llovet 和 Bruix，2003）。通过结合局部消融技术［经皮乙醇注射、射频消融（radiofrequency ablation，RFA）］和 TACE（Hirooka 等，2018），可以延长特定患者的生存期。TACE 也被用作原位肝移植的桥梁。

最近开发的药物洗脱珠是可以装载各种类型的化学治疗剂的基于聚乙烯醇的微球，以努力改善 TACE 期间施用的化学治疗剂的药代动力学特征（Varela 等，2007）。与传统 TACE 相比，这种装载多柔比星的系统在不可切除的 HCC 患者中显示出有利的药代动力学特征、较少的不良反应及改善的肿瘤反应和总生存期（Chen 等，2017）。

栓塞大块肿瘤后，患者可能会出现一些不适和疼痛，他们可能会发热几天，并伴有不适感和白细胞计数升高。这种体征和症状的组合被称为栓塞后综合征，是坏死组织存在的指标。持续发热应提醒临床医生注意脓肿形成的可能性，并应进行血培养联合局部超声或 CT 检查。

（六）神经松解术

酒精注射有助于缓解顽固性疼痛，这种顽固性疼痛偶尔伴随于腹膜后恶性肿瘤。与胰腺癌和胃癌相关的疼痛可能会严重削弱患者的生活质量。通常这种慢性腹痛对包括阿片类药物在内的常规镇痛药反应欠佳。腹腔神经丛松解术和腹腔神经丛阻滞术旨在选择性地破坏腹腔神经丛或暂时阻断内脏传入伤害感受器以减轻慢性疼痛。这两种技术都需要在腹腔干注射所选药剂。最常用的药物包括用于神经松解的酒精和用于临时阻滞的布比卡因和曲安西龙。该手术在 CT 或透视引导下经皮进行。70%～85% 的患者在术后 1 个月～1 年的时间内疼痛得到持续缓解（Kambadakone 等，2011）。并发症包括一过性腹泻、站立不稳和一过性疼痛增加，但这些发生率都很低。主要并发症发生在不到 1% 的患者中，包括腹膜后出血、脓肿形成及短暂或永久性截瘫（Kambadakone 等，2011）。

五、骨骼强化技术

经皮椎体成形术、椎体后凸成形术和骨成形术

经皮椎体成形术是一种治疗性、图像引导的手术，包括将聚甲基丙烯酸甲酯（骨水泥）注射到部分塌陷的椎体中，以减轻疼痛并提供稳定性（Gangi 等，1994）。该手术用于治疗因椎体压缩性骨折而导致的顽固性衰弱性疼痛的患者，这种疼痛传统疗法（如使用镇痛药、卧床休息和支具）难以治愈。引起椎体压缩性骨折的肿瘤方面原因包括骨转移、多发性骨髓瘤、淋巴瘤和侵袭性血管瘤。多达 80% 的对常规药物治疗无反应的患者经此手术之后，疼痛得到显著缓解（Gangi 等，2006）。

经皮椎体成形术在清醒镇静或全身麻醉下进行，可以作为门诊手术进行，也可能需要短期住院。一般使用 CT 和（或）透视引导。患者俯卧位，然后将一根大口径（10～15 号）针插入椎体，腰椎手术经椎弓根入路，而胸椎手术经肋间入路。颈椎病变通过前外侧入路进入。一旦定位于椎体，丙烯酸骨水泥（通常是甲基丙烯酸甲酯与对比剂混合）然后被注射到受影响的椎体中。这种材料是黏性的，以尽量减少渗漏到相邻结构或血管中。整个过程通常需要 1～2h。椎体成形术后可使用非甾体抗炎药 2～4 天，以尽量减少对丙烯酸类化合物的炎症反应。预计疼痛会在手术后 24h 内缓解。骨质疏松适应证的并发症发生率低于 2%，恶性指征的并发症发生率低于 10%，包括暂时或永久性神经功能缺损、感染、穿刺部位出血和过敏反应等（Tsoumakidou 等，2017）。

椎体后凸成形术是椎体成形术的改进。除了减轻与骨折相关的疼痛外，部分或全部高度恢复到受压椎体。使骨折椎体的高度正常化可减少脊柱的局部夸张的脊柱曲度（即脊柱后凸）。反过来，这种效果会导致美学上的改善、姿势的改善，并降低因异常负荷而导致邻近椎体骨折的风险。在注入甲基丙烯酸甲酯之前，通过椎内充气一个或两个高压气球来恢复椎体更正常的外观配置并改善物理承重（Sabharwal 等，2006）。

骨成形术涉及在无法耐受手术和常规治疗（放疗、阿片类药物）失败的患者中，将骨水泥注射到疼痛的溶解性骨盆病变中（图 82-7）。它实现了立即的骨骼强化，降低了病理性骨折的风险，并改善了活动能力和疼痛控制（Sabharwal 等，2006）。禁忌证包括局部感染和未纠正的凝血功能障碍。治疗

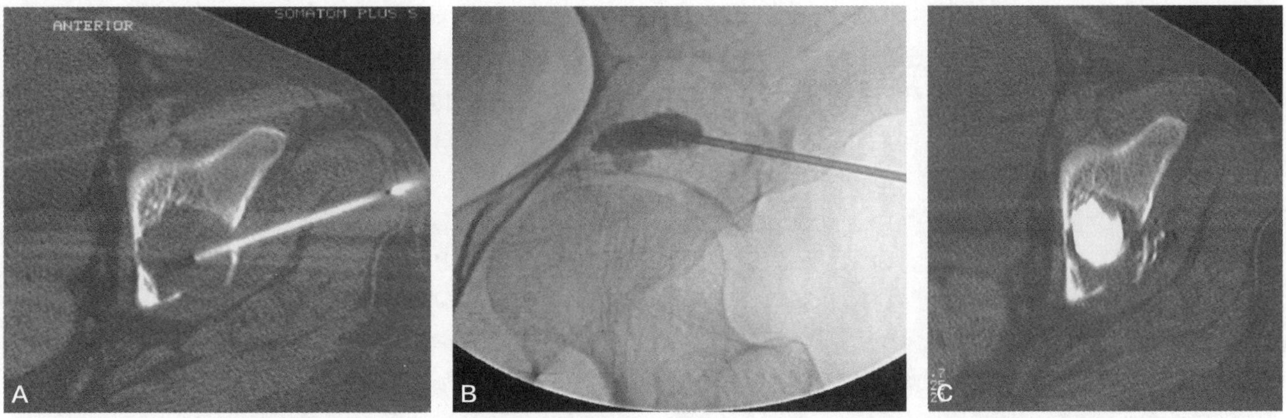

▲ 图 82-7　有症状的转移性左侧髋臼沉积物，注射骨水泥以巩固和缓解疼痛

A. 在 CT 引导下将针插入病变部位；B. 在透视引导下注入水泥；C. CT 确认充填良好且无渗漏（图片由 Tarun Sabharwal，Guy's and St Thomas' NHS Foundation Trust，UK and Nicos I.Fotiadis，The Royal Marsden NHS Foundation Trust，London，UK. 提供）

髋臼损伤时遇到的主要并发症是关节内注射。通过在透视引导下持续监测骨填充过程，可以将风险降至最低。

六、经皮肿瘤消融

消融是指在不切除肿瘤的情况下破坏肿瘤局部（而不是全身）的方法。这些技术通常用于既往放射治疗区域的复发性恶性肿瘤、局部转移性疾病和不适合手术的原发性肿瘤患者。它们并不总被认为具有治愈性，但对于患有小肿瘤的人来说，它们可以产生与手术相同的存活率。经皮局部肿瘤消融技术可分为三大类：注射（乙醇、乙酸、热盐水）、加热（RFA、电灼、间质激光疗法、微波凝固疗法、高强度聚焦超声）和冷冻（冷冻疗法）。与手术切除相比，消融疗法的优势包括降低发病率和死亡率、低成本、在门诊就可以进行手术（Ahmed 等，2011）。所有这些技术都通过凝固性坏死诱导细胞死亡。

（一）经皮肝肿瘤消融

鉴于原发性或继发性肝脏恶性肿瘤患者数量众多，而适合手术切除的患者数量较少，肝脏是最适合经皮肿瘤消融治疗的器官。多种微创技术已经发展起来，包括经皮乙醇注射、间质激光光凝、微波、冷冻疗法、聚焦超声和 RFA。热消融是 HCC 和肝转移最广泛使用的技术（Loveman 等，2014）。

（二）热消融

RFA 和间质激光光凝等病灶加热技术通过热疗致肿瘤坏死。在超声、CT 或 MRI 引导下将射频电极或激光纤维插入肿瘤内。

间质激光光凝通过将吸收的光能转化为热能产生热凝。在 RFA 中，交流电会引起离子搅动，导致组织内产生摩擦热。RFA 产生的坏死病变的大小和形状已被证明与探针规格、暴露尖端的长度、暴露电极沿线的温度和治疗持续时间有关。旨在增加组织凝固体积的策略包括使用多探针电极和生理盐水增强（Ahmed 等，2011）。在消融期间用盐水冷却电极可防止肝脏炭化并降低电极附近组织的阻抗。反过来，这允许热量进一步扩散到肿瘤中并增加凝血面积。该手术耐受性良好，不会导致肝功能异常或仅引起轻微和短暂的肝功能异常。严重并发症很少见，主要包括腹膜内出血和肝脓肿形成。

所有形式的经皮肿瘤消融后的患者随访包括影像学、肿瘤标志物测定和细针抽吸活检的选择性使用。在 HCC 或转移性疾病的情况下，只有在开始治疗之前血清中 AFP 或癌胚抗原水平升高时，才有必要分别跟踪这些标志物的连续水平。影像学检查的直接目标是评估是否已经达到完全坏死。超声通常不能提供有用的信息，因为纤维化和肿瘤组织的回声有重叠。增强 MRI 和增强 CT 能够显示需要治疗的残留肿瘤。而在困难的情况下，PET/CT 可能会提供额外的信息（Samim 等，2017）。

已经报道了几个使用不同 RFA 方法的临床系列和随机试验。结果显示，选定的结直肠转移患者的 8 年生存率为 35.9%，完全消融率为 75%（Ruers 等，2017），HCC 患者 10 年生存率为 40%（Ng 等，2017），这些结果似乎是很有前景的。射频热消融是一种快速、相对安全、高效的治疗大体积原发性和继发性恶性肝肿瘤的技术。此外，它作为一种局部肿瘤根除技术具有很大的前景。然而，很难在较大（＞5cm）肿瘤周围形成足够的无肿瘤边缘，如果不能做到这一点，就会导致不完全消融和肿瘤复发。

与现有疗法相比，射频热消融具有许多潜在优势。与放射治疗或全身化疗相比，它对肿瘤的减灭效果要好得多。与手术切除不同，它是微创的，可以根据需要重复治疗新的肿瘤。与化疗栓塞相比，它的并发症要少得多，并且可以与其他全身和局部治疗联合使用。

1. *肾和肾上腺肿块的消融* 对于肾或肾上腺肿瘤患者、既往放射治疗区域复发的恶性肿瘤、局部转移性疾病和不适合手术的原发性肿瘤患者，RFA 和冷冻消融可能是合适的治疗选择。肾细胞癌通常为老年人偶然发现的，这些患者的治疗标准是全肾切除术或部分肾切除术。许多肾细胞癌的生长模式可能是缓慢的，并且转移的风险是可变的。Von Hippel-Lindau 病和遗传性肾细胞癌也可以通过 RFA 和冷冻消融成功治疗，两者都可以保留肾功能（Ginzburg 等，2017）。

患者选择上应包括那些由于合并症或高龄而已知有部分或完全肾切除术禁忌证及肿瘤负荷较小的群体。位于中心的肿块更难治疗，并发症发生率可能更高。这可能与肾门中较高的血流量有关，由于热沉效应阻止了完全的热凝。肾脏并发症包括出血、尿囊肿、脓肿、感觉异常、短暂性血尿和疼痛。肿瘤接触输尿管时可能发生输尿管狭窄。RFA 还被发现可有效控制肾肿瘤患者的持续性血尿（Neeman 等，2005）。

原发性和转移性肾上腺肿瘤的治疗选择有限。对于肾上腺皮质癌，化疗和放疗作用有限。然而，重复手术切除可能会延长生存期。从这些数据推断，用 RFA 破坏局部肾上腺肿瘤可能会提高某些患者的生存率。嗜铬细胞瘤、醛固酮瘤和肾上腺转移瘤也可以用射频消融法治疗，并对嗜铬细胞瘤进行适当的内分泌评估和阻断（Yamakado，2014）。

2. *肺肿瘤消融* 首次报道于 2000 年（Dupuy 等，2000），RFA 治疗原发性和转移性肺肿瘤的势头渐涨，结果令人鼓舞，特别是当需要缓解疼痛或肿块时。气胸发生率在 10%～20%，其他并发症（如出血、瘘管、咯血、皮下气肿、积液、发热、感染和疼痛）不太常见（Kashima 等，2011）。

邻近正常肺实质周围的空气可以为热损伤提供绝缘，使其消融血管良好的肝脏更容易或更快。

3. *疼痛转移灶的消融* 早期的报道显示了 RFA 和冷冻消融有希望治疗对常规放射和药物治疗无效的疼痛性软组织肿瘤。RFA 已被发现对疼痛性软组织肿瘤和多部位骨转移的短期局部控制有效，减少或消除对阿片类药物的需求（Wallace 等，2016）。RFA 在姑息治疗中的作用的其他例子包括缓解腹胀的痛苦症状和大的胰腺肿块引起的疼痛（图 82-8）。

更好的影像引导方法和更先进的设备可能会增加未来经皮肿瘤消融的重要性。

结论

本章的目的不是要详尽列出可以执行的每一种手术，而是要对可用的各种介入技术提供一个总体印象。接受姑息治疗的患者不应接受任何不必要的手术操作或器械。然而，有许多易于实施、耐受性良好且安全的介入手术可以显著减轻痛苦症状，提高余生的生活质量，减轻护理负担。进一步的详细信息可以从有关该主题的许多评论、期刊和书籍中获得，其中一些包含在参考文献列表中。

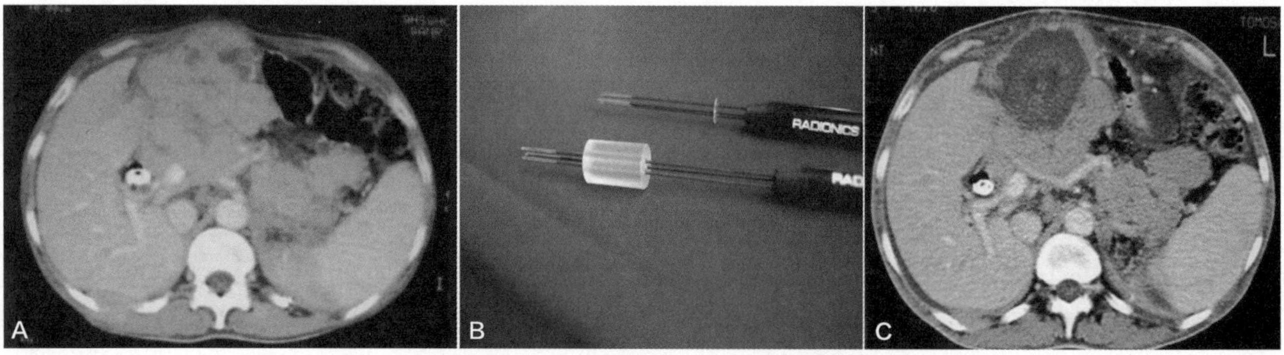

▲ 图 82-8 胰腺继发性肿瘤的射频消融

该患者患有无法手术的转移性黑色素瘤，并伴有严重腹痛和肠梗阻症状。A. 腹部 CT 显示胰腺头部的大肿瘤，并且被认为是造成当前症状的原因。B. Radionics 三重冷却射频探头，用于经皮射频消融治疗。C. 随访 CT（1 周后）显示肿瘤肿块内有一个低衰减区域，代表坏死；胰腺肿瘤病变较小，肿块效应较小，患者症状明显减轻（图片由 Tarun Sabharwal，Guy's and St Thomas' NHS Foundation Trust，UK and Nicos I.Fotiadis，The Royal Marsden NHS Foundation Trust，London，UK. 提供）

第 83 章　晚期癌症的神经病学的问题

Neurological problems in advanced cancer

Augusto Caraceni　Fabio Simonetti　Cinzia Martini　著

辛　恺　译　　华海清　石　玮　校

神经系统并发症在晚期癌症人群中很常见。适当的神经学评估对于解决疼痛、认知症状、外周和中枢神经系统并发症始终很重要（De Angelis 和 Posner，2008）。本章强调在姑息性治疗中需要管理的主要神经系统综合征、颅内高压和癫痫发作，而晚期疾病的第三个重要神经系统并发症谵妄在本书的其他地方讨论（见第 74 章）。此外，本章还描述了癌症对周围神经系统和中枢神经系统最常见的特异性损伤及抗肿瘤和姑息治疗的神经毒性。

一、颅内高压

（一）总体的层面

颅内压（intracranial pressure，ICP）是颅内液体（脑脊液、血液、间质液）和固体成分之间平衡的结果。它不是恒定的，而是取决于全身血压。它的数值变化保持在很小的范围内。正常的大脑可以耐受微小的变化而不会产生临床后果（Ropper 和 Samuels，2014）。

成年人的头盖骨是一个固定的拱顶，因此大脑、血液、脑脊液这三种成分之一的增加就会导致其他成分的减少。

肿瘤、脓肿或血肿等病理过程会增加颅内内容物，从而压缩脑实质。它们还会破坏血脑屏障，这可能导致颅内血容量增加。如果这种情况缓慢发生，则 ICP 可能不会增加，至少短时间内不会增加。这是由于代偿机制，如增强的脑脊液重吸收、减少的颅内血容量，以及通过淋巴和循环系统的引流增加。当这些机制不充分或过程为急性时，无论是否出现脑变形或脑疝，ICP 会迅速升高并可能导致死亡。

（二）临床发现

ICP 增加的临床表现特征是意识状态改变、头痛、恶心和呕吐、视盘水肿，有时还有局灶性体征。意识状态改变是最常见的迹象，首先是精神运动迟缓，以及语言和运动反应减慢。这可能会发展为恍惚然后昏迷。

头痛症状会进展并且可能很严重。它通常呈弥漫性，在仰卧位时更强烈，在早上醒来前更严重。它可以将患者从睡眠中唤醒，并且还会因头部运动、咳嗽和 Valsalva 动作而恶化。恶心和呕吐经常伴随头痛出现。颅后窝病变患儿呕吐可能呈抛射状，可直接刺激第四脑室触发区。

视盘水肿是 ICP 升高的一个特定标志，但它的敏感性很低，因此即使在严重的情况下也经常并不明显。在频繁出现的局部症状中，最常见的是外展神经麻痹引起的复视。该神经在颅内走行较长，对牵拉或压迫特别敏感。其他症状可能出现在感觉或运动系统中。在 ICP 升高的情况下也可能发生癫痫发作。

在儿童中，ICP 升高通常伴有非特异性发现，或者可能表现为易怒、情绪不稳定、消极、攻击性或敌对行为。在儿童中相对更常见的一个症状是“落日征”，由于四叠体板受压导致眼睑回缩，眼球向下偏移。

（三）急性压力症状

在颅内高压的情况下，ICP 的生理波动可能会被异常压力波（包括压力非常高的波或平台波）突然干扰。这些压力波通常持续数秒到数分钟，可能伴有突然出现的急性症状、急性神经系统症状或一般神经系统状况恶化（De Angelis 和 Posner，2008）（框 83-1）。

（四）脑疝

大脑镰和小脑幕的硬脑膜反射将颅框分成多个隔室，升高的 ICP 会导致隔室之间的压力梯度。这些压力梯度反过来又会导致脑实质或脑疝的变化，出现大脑镰下、小脑幕、小脑上方和小脑压迫圆锥。

框 83-1 颅内压波动的症状和体征

- 意识状态改变、激越、谵妄
- 头痛、颈痛
- 局灶性或全身性癫痫发作
- 小脑间隙发作（角弓反张）
- 去皮质（上肢屈曲和下肢伸展）和去大脑化（四肢肌张力亢进、伸展和内旋）
- 黑矇、瞳孔不均等
- Ⅱ、Ⅳ、Ⅵ神经麻痹、共轭眼偏斜
- 眼球震颤、耳鸣
- 面部和四肢肌阵挛
- 构音障碍、吞咽困难
- 锥体征、感觉异常
- 心血管或呼吸障碍、打哈欠、呃逆
- 体温增高、面部发绀、潮红、苍白、出汗
- 恶心、呕吐、呃逆、流涎、腹泻、失禁

这些可能只是缓解拥挤或幕上和颅后窝隔室过度填充的迹象，但如果它们迅速发生，或者干扰脑脊液循环并导致脑积水，则可能危及生命。神经功能恶化、ICP 恶化至昏迷和死亡是脑原发性肿瘤或转移性癌脑损伤的最后阶段的特征。主要的临床表现通常是复杂的，包括典型的脑疝综合征的特征，包括中央、小脑和钩端疝。

1. 中枢性脑疝气综合征　在中枢性脑疝综合征中，临床表现是由于源自上脑结构的压力锥的发展，迫使颅内内容物向上向下移动，并导致间脑和脑干的脑结构的进行性压缩。在间脑受压阶段，意识开始恶化，出现 Cheyne-Stokes 呼吸，瞳孔缩小但对光有反应，“玩偶眼”现象和眼前庭热量反应仍保留。存在副张性强直（与强迫四肢伸展相反，称为反向张力过强）和锥体征。疼痛刺激可能会导致皮质僵硬（上臂屈曲和下肢伸展），这可以从病变对侧开始，然后变为双侧。随着压力锥的恶化，这个间脑阶段通过中脑、脑桥和延髓阶段进展，伴随着不断变化的神经体征。最终会出现昏迷、呼吸节律改变、瞳孔固定、眼前庭异常和去脑强直。死前可能会出现四肢松弛和脑干反射丧失。

2. 脑钩突疝　脑钩突疝是小脑天幕下方的部分颞叶移位。神经系统症状首先是由病变一侧的结构受压引起，包括动眼神经。病变同侧的瞳孔通常会散瞳，然后对光反射消失；偶尔会发生脑干向对侧天幕边缘的移位，困住对侧动眼神经并在对侧产生初始瞳孔变化。这些瞳孔变化（随后是由动眼神经支配的眼外肌麻痹）可能伴有视野缺损，这是由同侧大脑后动脉受压引起。随后意识恶化，可能出现过度通气并出现 Cheyne-Stokes 呼吸、动眼神经完全麻痹。眼颅畸形（娃娃眼）和前庭 – 眼睛热量反应变得异常，并且疼痛刺激可能会引起去皮质或去大脑反应。

3. 小脑疝　小脑疝是由于小脑结构通过小脑压力锥向枕孔下降形成。该综合征的特征是枕部或额部头痛、呃逆和呕吐，随后出现意识恶化、呼吸异常和“小脑痉挛”，其特征是角弓反张和去脑事件。

（五）脑水肿

在原发性和继发性脑肿瘤中，水肿是导致 ICP 升高的重要原因。水肿的潜在致病机制是由肿瘤内和周围脑实质中的血脑屏障破坏引起，渗透活性物质（如白蛋白）从循环系统丢失到脑间质组织中。根据标准分类，脑水肿有四大类。

1. 血管源性水肿是由细胞外空间增加引起的。它是由任何破坏血脑屏障的病变产生的毛细血管通透性增加引起。

2. 细胞毒性水肿是由细胞内体积增加引起。它是由缺血性或缺氧性细胞损伤导致离子泵系统的细胞功能障碍，钠在细胞内积累，随后细胞外液流入，而现在被称为细胞肿胀。

3. 间质性水肿是由任何水平的脑脊液重吸收受阻导致细胞外空间增加所致。

4. 渗透性水肿是由血浆低渗透压导致脑实质含水量增加所致。例如，这可能发生在水中毒或抗利尿激素分泌不当的综合征中。

至少在最初，肿瘤引起的脑水肿主要是由血管生成机制维持的。间质性和渗透性水肿很少见，不适用于肿瘤引起的扰动。

（六）颅内压升高的治疗

脑水肿的保守治疗有两个主要目标：维持脑灌注压（cerebral perfusion pressure，CPP）和减少血管源性水肿。CPP 定义为平均动脉压减去 ICP。颅内过程可通过增加 ICP 和破坏脑血管自动调节来损害 CPP。CPP 降低的后果是脑缺血，脑血管扩张，ICP 进一步升高。由于低血容量会降低动脉压并因此降低 CPP，因此 ICP 升高的患者不需要限制液体，应通过充足的液体摄入来保持血容量正常。

有助于维持 CPP 和减少血管源性水肿的干预措施多种多样。对这些干预措施的考虑取决于护理目标。当目标纯粹是姑息时，可能不会考虑积极的管理策略，如辅助通气以降低二氧化碳分压。

1. *体位* 应采用中立位，头部至少高于心脏 30°，以利于头部静脉引流。

2. *输注高渗溶液* 自 1925 年以来，人们一直在使用高渗溶液快速减少 ICP 和脑水肿。如今使用的高渗溶液是甘露醇和高渗盐水（Ropper，2012）。高渗溶液只有在血脑屏障完好的情况下才有效；作用是从正常脑实质中去除水分，因为 ICP 的降低与未受损脑的体积成正比。血脑屏障受损的病灶周围水肿几乎没有价值。此外，此类溶液对无症状脑水肿没有作用。

甘露醇是最常用的药物（Ropper，2012）。它的活性最初是基于增加血流量，从而改善脑灌注。直到后来，它才在血液和大脑之间产生渗透压梯度，并从大脑隔室中提取水分。通常排出的水多于钠，导致低血容量和低钠血症。甘露醇和葡萄糖代谢之间没有相互作用。还有许多与甘露醇的治疗作用相关的其他作用，包括利尿作用、增加红细胞变形能力、快速减小脑表面小动脉和小静脉的直径。甘露醇不被代谢，由肾脏排出，随着肾小球滤过的适度减少，它可以积聚在中央脑室中。虽然它可以口服给药，但生物利用度非常差，通常的方法是静脉输注（intravenous，IV），旨在达到高于 5mmol/L 的浓度，其具有渗透活性并持续 4～6h。使用 18% 或 20%（18～20g/100ml）甘露醇溶液，成人和儿童的建议剂量方案是 1g/kg 立即给药 15～30min，然后每 6～8 小时给药 0.25g/kg（例如，每 70 千克患者体重每 6～8 小时使用 100ml 18% 溶液）。该方案可根据症状的严重程度及是否存在急性和有症状的脑疝而有所不同。每天剂量不应高于 150～200g/d。肾病、充血性心力衰竭和脑出血可能需要禁用甘露醇。甘露醇治疗不应超过 3～4 天。应仔细监测盐和水的平衡，以避免脱水和低血压。在 320mOsmol/kg 时停止治疗防止高渗性。

3. *皮质类固醇* 皮质类固醇也是治疗 ICP 的一线疗法。它的作用机制基于它对糖皮质激素受体的影响。抗水肿作用是肿瘤内毛细血管通透性降低、血脑屏障修复和血管收缩的结果。糖皮质激素的止吐作用被认为是基于抑制了 $5\text{-}HT_3$ 从血细胞中的释放。

地塞米松不会降低肿胀脑组织的含水量（如甘露醇），并且在 48～72h 之前不会降低 ICP。尽管如此，通常在最初的 24h 内更早地观察到临床改善。

皮质类固醇的剂量和给药方案从未有具体指南确定。因此，值得考虑不同药物的相对效力及其药理学特征。如果发生脑疝，建议的剂量是立即静脉注射地塞米松 96mg，然后每 6 小时 24mg。在不太严重的情况下，建议的剂量是 8～16mg IV q12h（De Angelis 和 Posner，2008）。

皮质类固醇治疗和不良反应也在本章关于脑转移的部分中进行了详细回顾。

二、癫痫发作

癫痫发作在姑息治疗中并不罕见，并且在晚期癌症患者中相对常见（De Angelis 和 Posner，2008）。它们可能是由大脑的结构性疾病、非结构性原因或两者兼而有之引起。结构性问题包括转移性脑损伤和感染性原因。最常见的非结构性原因包括代谢紊乱和药物毒性。

（一）癫痫的定义和分类

癫痫发作根据其脑电图特征分为部分性或局灶性，任何可在特定大脑区域识别的起始病灶相关的癫痫发作或全身性癫痫发作（指从双侧开始的癫痫发作）都可适用。起源于真正全身性放电的癫痫发作被定义为原发性全身性癫痫发作，那些从局部开始并演变为全身性强直阵挛的发作称为继发性全身性发作。

根据发作期间的意识水平，部分性或局灶性癫痫发作分类如下。

- 简单的部分性发作与正常的意识水平有关。只有皮层的一个选择性区域参与癫痫发作活动，导致症状取决于大脑皮质该部分的功能。因此，部分运动、感觉、自主和情感性癫痫发作是可能的。有时，此类症状出现在全身性癫痫发作之前，被称为“先兆”。
- 复杂的部分性发作结合了局灶性症状和意识状态的改变。这些是成人最常见的癫痫发作类型，可能是姑息治疗中最常见的癫痫发作类型。患者看起来很清醒，但并没有与环境进行有意义的互动。如果有口头输出，则无法正确回答问题，患者可能会重复单词或句子。眼睛可以固定或无目的地转动。患者可能无法移动或从事重复行为（运动自动化），如做鬼脸、弹响手指、咀嚼、跑步或脱衣服。如果身体受到限制，行为可能会变得充满敌意或攻击性。癫痫发作平均持续 3min，随后是发作后阶段，包括嗜睡、谵妄和头痛，可持续数小时。完全康复后，患者无法回忆事件，但有时可能记得先兆。部分复杂性癫痫发作之前也可能有先兆，这可能相当于简单的部分性癫痫发作。

- 全身性癫痫发作可以是非惊厥性（也称为失神发作或小发作）或惊厥性（称为强直－阵挛或大发作）。
- 全身性强直阵挛（大发作）发作始于突然失去知觉，有时伴有喊叫（由于横膈突然收缩而强制呼气）。随后出现弥漫性肌肉强直伴有发绀。短时间后，会出现肌阵挛和肌肉震颤，患者会咬到自己的舌头。后一个阵挛期通常持续 2min 或更短时间，但可能会发生更长的发作。最后，发作后阶段表现为深度睡眠和缓慢的深呼吸。后来，患者逐渐清醒，常主诉头痛。

（二）癫痫发作和癫痫持续状态的药物治疗

理想的姑息治疗抗惊厥药应无药物相互作用，无明显不良反应，并且有肠外制剂。然而，只有少数药物具有这些特征。

1. 苯二氮䓬类　劳拉西泮被认为是惊厥性癫痫持续状态（status epilepticus，SE）初始紧急处理的首选药物。达到临床效果的平均时间为 3min，半衰期为 10～15h，但有效维持时间 8～24h。它没有活性代谢物。儿童的推荐剂量为 0.1mg/kg，成人为 4～8mg。应以不超过 2mg/min 的速度静脉输注以降低呼吸抑制的风险。肌内（intramuscular，IM）给药后也能很好地吸收。

地西泮在几秒钟内进入大脑，但由于其高脂溶性，重新分布到所有身体组织的速度很快，从而导致大脑浓度下降。因此它的抗惊厥作用非常短暂，在 20～30min 后可能需要第二剂。直肠配方也是可用的。推荐剂量为成人 10mg 和儿童 5mg（0.5mg/kg）。这些剂量直肠给药不会引起呼吸抑制。肌内给药后，吸收变化很大且不可预测，通常应避免使用这种途径。它不是推荐的首选。

咪达唑仑是水溶性的，半衰期很短。其起效时间为静脉给药后 3min、肌内给药后 5min 和口服给药后 15min。在建立静脉通路困难或门诊的环境中，良好的 IM 和 SQ 吸收是一个重要优势（Silbergleit 等，2012）。在难治性 SE 中，初始剂量为 0.2mg/kg（同时使用阿片类药物、近期使用其他苯二氮䓬类药物和体弱的患者建议使用较低剂量，即 0.05mg/kg），然后 0.05～0.5mg/（kg・h）静脉输注。较高的剂量可用于难治性 SE 而没有显著的并发症发生率（表 83-1）。

2. 抗惊厥类药物

(1) 丙戊酸钠：丙戊酸钠在大多数类型的全身性癫痫发作（强直性、肌阵挛、失神、强直－阵挛）中都有活性，包括继发性全身性部分性癫痫发作。

成人的负荷剂量为 30mg/kg，静脉输注 20～30min，儿童的负荷剂量为 30～45mg/kg。起效时间为 2～5min，因此可以避免使用苯二氮䓬类药物。维持 IV 剂量为 1～3mg/（kg・h）。作为 IV 或口服，30～60mg/（kg・d），根据制剂的类型分为 2 剂或 3 剂（口服和 IV 剂量是相同的）。

丙戊酸钠的常见不良反应是震颤、镇静、共济失调、胃肠道症状和血小板减少。肝酶和血氨可能会升高。尽管可能会发生严重的肝毒性（通常在治疗的前 6 个月内），但所有报道的病例均发生在 3 岁以下同时接受其他抗惊厥药的儿童中。

(2) 左乙拉西坦：左乙拉西坦用于部分性和继发性全身强直－阵挛性癫痫发作。成人和儿童的建议剂量相同，即 15～30min 内的负荷剂量为 30mg/kg。剂量应在 100ml 0.9% 氯化钠或 5% 葡萄糖溶液中稀释。负荷剂量后 12h 应继续相同的每天剂量，分为每天 2 次给药。

如果在负荷剂量 30min 后癫痫发作再次出现，则应再输注 10mg/kg，然后考虑每天给药的总剂量。

该药耐受性良好，最常见的不良反应是嗜睡、乏力和头晕。如今它通常是首选用药。

(3) 拉考沙胺：拉考沙胺被批准作为对其他抗惊

表 83-1　苯二氮䓬类：三种最常用的苯二氮䓬类药物的药代动力学和药效学差异

	地西泮	咪达唑仑	劳拉西泮
脂溶性	++	+++	+
分布半衰期（min）	1～4	2～4	9～10
消除半衰期（h）	24～48	0.5～4	8～25
代谢	通过 CYP2C19 CYP3A4-UGT 进行肝脏氧化	通过 CYP3A4 CYP3A5-UGT 进行肝脏氧化	肝结合 UGT
活性代谢物	是	是	否

厥药无反应的局灶性癫痫发作的辅助治疗，无论是否有继发性全身性发作（Strzelczyk 等，2017）。建议剂量为 15min 内 200～400mg，成人每 12 小时维持剂量 200mg。在儿童中，负荷剂量为 15min 输注 5～10mg/kg，此后每天 2 次给药应继续相同的每天剂量。

如果 IV 途径不可用或不切实际，替代选择是使用左乙拉西坦作为皮下输注剂，剂量为 30mg/（kg·d）配制在生理盐水中（Sutherand 等，2018）或卡马西平直肠给药，可以使用与口服常用剂量 1 : 1 比例的口服混悬剂（Patel 等，2014）。

IV 卡马西平最近已获批准，但并非在所有国家都可用（Klein 和 Tolbert，2017）。在肾功能正常的患者中，剂量应为口服剂量的 70%，每 6 小时给药 1 次。

（三）癫痫持续状态

SE 是由导致癫痫发作终止的机制失效或由导致异常长时间癫痫发作的机制导致的病症。癫痫发作后考虑 SE 的时间从 5min（全身性强直 – 阵挛性发作）到 10min（伴有意识障碍和失神发作的局灶性发作）不等。SE 可产生长期后果，包括神经元死亡、神经元损伤和神经元网络改变，具体取决于癫痫发作的类型和持续时间。因此，应在 SE 诊断后 5min 内立即开始治疗（Trinka 和 Kälviäinen，2017；Kamppi 等，2018）。非惊厥性 SE 可以模仿谵妄或与谵妄相混淆。治疗剂量遵循与急性癫痫发作相同的指南。

三、特异的神经病学的并发症

据估计，多达 20% 的癌症患者会出现神经系统并发症（DeAngelis 和 Posner，2008；Mendez 和 DeAngelis，2018）。

在综合癌症中心进行的一项大型咨询调查中，最常见的神经系统疾病是疼痛和精神状态改变（Mendez 和 DeAngelis，2018）。框 83-2 列出了最常见的癌症相关神经系统病变。

（一）颅脑转移

1. *病理学* 大约 25% 的死于癌症的患者在尸检时发现颅内转移（De Angelis 和 Posner，2008）。其他常见的颅内病变涉及颅骨和脑膜。有证据表明，由于对全身性疾病的更好控制和更长的生存期，颅脑转移和软脑膜转移的发生率正在增加，这使得 CNS 中的“庇护所”细胞演变成具有临床意义的病变。肺癌、黑色素瘤和乳腺癌是最常与脑实质转移扩散相关的原发性肿瘤。黑色素瘤等肿瘤通常会导致多处病变，而乳腺癌更常导致单处病变（约 50% 的乳腺癌患者有单处病变，20% 有两处病变）。脑转移可通过压迫、局部破坏、脑组织刺激、脑水肿和出血引起症状。转移性病变最常见的影响是脑水肿和 ICP 升高。局部症状可能是由水肿或出血引起。典型表现包括认知障碍、局灶性体征、癫痫发作和颅内高压。

框 83-2 癌症相关损伤产生的神经学诊断

- 脑转移
- 软脑膜转移
- 颅内骨和硬脑膜转移
- 硬膜外脊索压迫
- 肿瘤丛病（颈臂或腰骶）和外周神经压迫 / 浸润
- 颅底转移伴脑神经病变
- 椎体或椎旁肿瘤引起的神经根病，不包括软脑膜疾病

2. *临床病程* 如果不给予治疗，脑转移患者的中位生存期约为 2 个月，具体取决于肿瘤类型。能够接受脑部放射治疗并对这种方式反应良好的患者通常死于全身性疾病。未接受放射治疗或无反应的患者通常死于脑转移的直接影响。新型靶向治疗对脑转移患者生存率的影响正在评估中（Posner 和 De Angelis，2008；Aizer 和 Lee，2018）。

脑转移的体征和症状变化很大。症状可能是渐进性的，具有欺骗性，或者可能是突然的，并且“类似脑卒中”。应该记住在许多患者中，对力量和心理功能进行正式的神经学测试会发现 CNS 变化的迹象，而这些变化在其他方面并不明显。头痛是脑转移的重要症状。头痛通常在性质上是隐痛，在强度上为中 – 重度。它是由颅内疼痛敏感结构的压缩或牵引引起。对于幕上病变，它通常是双额的，尽管它只能发生在肿瘤的一侧。

头痛多发生在夜间和清晨，幕下病变更严重，影响脑脊液循环，引起脑积水和颅内压增高。

3. *治疗* 脑转移瘤的治疗需要仔细评估癌症的类型及其对放疗、化疗和靶向治疗的敏感性、患者的神经状态、全身性疾病的范围、症状和其他并发症和合并症、对接受和不接受治疗的生活质量的期望、诊断时表达的护理目标及患者更广泛的价值观。应该理解的是，仅提供支持性治疗是可用的治疗选择之一（Aizer 和 Lee，2018）。

手术仅适用于全身性疾病有限或无全身性疾病的单一转移灶，尤其是对放疗不敏感的肿瘤。全脑照射可使大多数患者的神经功能有所改善，但治疗

后的生存期仅为4～6个月。来自乳腺癌和肺癌的转移灶通常对放射治疗有相对较好的反应，显示出临床和放射学的改善。在黑色素瘤、结肠癌或肾癌转移瘤的治疗过程中，在没有放射学改善的情况下临床上的改善相对常见。

更新的聚焦辐射技术可能会有所帮助（Aizer和Lee，2018）。局部脑部照射或“放射外科”可用于治疗单个或偶尔两个脑转移，有时与全脑照射相结合。该策略旨在从大脑中根除疾病，放射外科在这种情况下被用作手术的替代品。

大多数全身化疗药物对脑转移的活性有限，直到最近，人们对使用小分子酪氨酸激酶抑制药和免疫治疗药物治疗脑转移瘤重新产生了兴趣（Aizer和Lee，2018）。

免疫检查点抑制药彻底改变了转移性黑色素瘤、肺癌、肾癌和膀胱癌的治疗，显示出单独或与放射治疗组合治疗脑转移的希望（Lauko等，2018）。

4. *皮质类固醇激素* 对于所有有症状的脑转移或原发性脑肿瘤患者，推荐使用类固醇治疗。它能部分恢复血脑屏障导致的瘤周水肿。还建议所有接受脑部照射的患者使用类固醇。治疗应在放疗前48h开始。建议采用地塞米松8～16mg/d的单次给药方案，在放疗第2周开始时逐渐减量（每5天2～4mg）。

如果症状再次出现（如重新开始16mg/d）或有ICP增加或脑疝的迹象（如16～100mg静脉注射1次，然后再次逐渐减量），则可以急性给予更高剂量的类固醇（De Angelis和Posner，2008；Mendez和Deangelis，2018）。如果不能停用类固醇，则应逐渐减量至症状控制所需的最低剂量。完成放射治疗后，应始终尝试逐渐减量和停药，因为在大多数患者中，类固醇对于保持神经功能不是必需的。

可以使用不同的类固醇激素药物，尽管地塞米松通常首选用于急性情况，如脑水肿、疝和脊髓压迫。其他药物可用于长期给药（泼尼松、甲泼尼龙和倍他米松），记住它们基于钠潴留活性的相对效力（皮质醇为1，氢化可的松为0.8，泼尼松和甲泼尼龙为0.8，倍他米松和地塞米松为0），以及在建立等效剂量时它们的抗炎效力。与其他皮质类固醇相比，地塞米松在脑脊液中的浓度也更高，因为它与血浆蛋白的结合较少。从一种类固醇转换到另一种类固醇时应考虑到这一点（表83-2）。

在儿童中，建议地塞米松初始剂量为1mg/kg，然后以0.4～1mg/kg的剂量每天1次或多次给药。临床经验表明，如果需要可以安全地给予更高剂量。

表83-2 不同类固醇药物和皮质醇的相对效能

	抗炎活性	持续时间（h）	计量（mg）
可的松	0.8	8～12	25
泼尼松	4	12～36	5
6α-甲泼尼龙	5	12～36	4
地塞米松	25	36～54	0.75
倍他米松	30	36～54	0.75
皮质醇	1	8～12	20

继续进行类固醇治疗必须始终进行持续审查。如果没有明确的治疗医学指征，或者如果不良反应超过临床益处，则不应继续使用类固醇。不良反应是显著的，虽然并不总是与姑息治疗中症状的短期管理相关，但会显著增加已经虚弱的患者的残疾可能并降低生活质量（框83-3）。

（二）脊髓压迫（见第37章、第78章和第80章）

1. *病理学* 大多数癌症患者的硬膜外脊髓压迫病例是由椎体转移瘤向后侵入硬膜外腔并压迫脊髓或马尾神经所致。也可能因为发生椎旁病变，通过椎间孔侵犯硬膜外腔，这在淋巴瘤和神经母细胞瘤中相对多见。在这些病例中，X线上看不到骨性病变可能导致误诊。很少有脊髓综合征是由硬膜外或脊髓转移引起的。

脊髓，包括脊髓圆锥和马尾病变，因其具有相似的病因、机制和临床意义，因此通常一起考虑。

2. *临床病程* 硬膜外脊髓压迫是癌症患者的常见问题，发生在25%的肺癌患者、16%的前列腺癌患者和11%的骨髓瘤患者中（DeAngelis和Posner，2008）。这是一种神经急症，功能恢复的结果取决于诊断时的神经损伤程度，以及治疗的及时性和对治疗的初始反应。其他对预后重要的因素是肿瘤组织学和神经系统症状的进展速度。早期诊断的重要性怎么强调都不为过。在神经系统紧急情况发生之前，症状通常会出现数周。几乎在所有病例中，疼痛都出现在其他神经系统症状之前，但诊断通常要等到出现神经系统症状和体征时才进行。

长期疼痛的性质突然改变，应及时进行重新评估和脊柱影像学检查。渐强型疼痛尤其令人担忧，躺下时加重的疼痛、与Valsalva动作相关的疼痛和

框 83-3　类固醇毒性概况

- 肌肉：乏力主要影响骨盆带肌，但头部屈肌和肩部肌肉也会受到影响。肌酶和肌电图正常。相反，肌酸升高。肌病早在开始使用地塞米松 2 周时就会出现，表现为爬楼梯和坐姿站立困难。一些作者认为用非氟化类固醇（甲泼尼龙或泼尼松）替代可有效减少肌病效应。在具有中长期预后的姑息治疗患者群体中，类固醇性肌病可能会加重恶病质和整体的乏力
- 骨骼
  - 骨质疏松症
  - 股骨头无菌性坏死有时可与骨转移相似
- 精神病学的（Hodgins 等，2018）：行为和情绪障碍，精神病通常在长期治疗后呈剂量依赖性，准确的精神病史可能会有所帮助
  - 焦虑、攻击性、易激惹，在急性高剂量下频繁出现
  - 精神病、幻觉、谵妄
- 眼部
  - 青光眼：剂量依赖性，可能无症状或出现头痛和（或）视觉症状（Phulke 等，2017）
  - 白内障

引自 Hodgins，G.E.et al.(2018).Steroid-induced psychosis in the pediatric population：a new case and review of the literature.J Child Adolesc Psychopharmacol.28(5)：354-359.DOI：10.1089/cap.2018.0017; and Phulke，S.et al.(2017).Steroid induced glaucoma：an avoidable irreversible blindness.J Curr Glaucoma Pract.11(2)：67-72.DOI：10.5005/jp-journals-l0028-1226.

神经根性疼痛（在皮节分布中发生或放射的疼痛）也是如此。

其他的临床特征包括行动不便、共济失调、感觉丧失和膀胱功能改变及较少见的肠道功能改变。

Lhermitte 征的出现也应该引起人们对脊髓肿瘤压迫可能性的关注。Lhermitte 征，在英国文献中也被描述为“理发椅征”，是一种在颈部弯曲时沿着躯干和一个或多个四肢传递的类似震动的感觉。它也可能自发地发生或由突然的肢体运动、咳嗽或打喷嚏引起。这是由颈椎或上胸椎脊髓后柱脱髓鞘或受压所致。Lhermitte 征在多发性硬化症中很常见，但在癌症相关的脊髓功能障碍中并不少见。在癌症人群中，鉴别诊断的范围应从相对良性的疾病（如短暂性放射性脊髓病和顺铂毒性）到严重的并发症（如脊髓压迫和进行性放射性脊髓病）。

3. *诊断*　神经系统检查将显示与压迫性病变位置相关的体征。如果脊髓受累，体征与脊髓病一致，通常以感觉异常或足部感觉丧失开始，随着压迫的恶化而上升。髋屈肌无力延伸至其他下肢肌肉。感觉体征有助于确定压迫程度（表 83-3）。如果病变位于 T_{12}～L_1 水平，脊髓圆锥综合征可能会出现括约肌早期失控和“鞍状”感觉症状或体征。更多的尾部病变会导致马尾综合征，该综合征通常明显不对称，无力或感觉变化对一条腿的影响大于另一条腿。

对于有脊髓病（包括脊髓圆锥）或马尾综合征症状的癌症和背痛患者，应进行脊髓和椎管的紧急成像。理想情况下，一旦发现特征性背痛，在明显的神经系统症状出现之前，就应该这样做。

图 83-1 总结了临床和放射学检查结果，这些检查结果应促使立即治疗或使用 MRI 进行脊髓成像，其结果将决定治疗方式。尽管 MRI 是这些患者的最佳成像程序，但当 MRI 不可用时，脊髓造影或 CT 仍然占有一席之地。由于可能有多个病变，必须评估整个脊柱。

4. *治疗*　如果护理目标支持硬膜外脊髓或马尾神经受压的积极治疗，则应提供皮质类固醇和放射治疗（见第 78 章）。类固醇可以减轻疼痛，保持神经功能，并改善最终治疗后的功能结果。如严重或快速进展的神经系统异常或 MRI 所示的严重病变，建议对高水平病变使用大剂量的地塞米松。正如稳定或缓慢进展的神经系统检查结果、MRI 或脊髓造影所建议的那样，对于低水平病变应使用低剂量方案。一种高剂量方案包括初始静脉推注 100mg，然后逐渐减量口服 96mg，持续 3 天，随后每 3 天将剂量减半，直至放射治疗结束。使用如此高的剂量治

表 83-3　脊髓损伤的定位体征

体　征	临床水平 / 临床层面		
	脊　髓	圆锥和上圆锥	马尾丛
运动	轻瘫通常是松弛的	累及上圆锥 L_5～S_3 乏力	从来没有金字塔标志
	可能存在金字塔形迹象	累及圆锥 S_2～S_3 乏力	通常是不对称的乏力
反射	缺失或亢进	髌骨过度活跃	活力减退
		踝关节功能减退	不对称
巴宾斯基征	通常存在	仅在上圆锥病变时出现	从不出现
感觉	对称水平的皮节水平感觉丧失（位于感觉水平以上两个或更多皮节内的压迫）	累及圆锥 S_2～S_5 “鞍状”感觉丧失	下肢不对称
		累及上圆锥 L_4～S_5	会阴
括约肌控制	可以初步保留	早期参与有时有选择性	可以保留

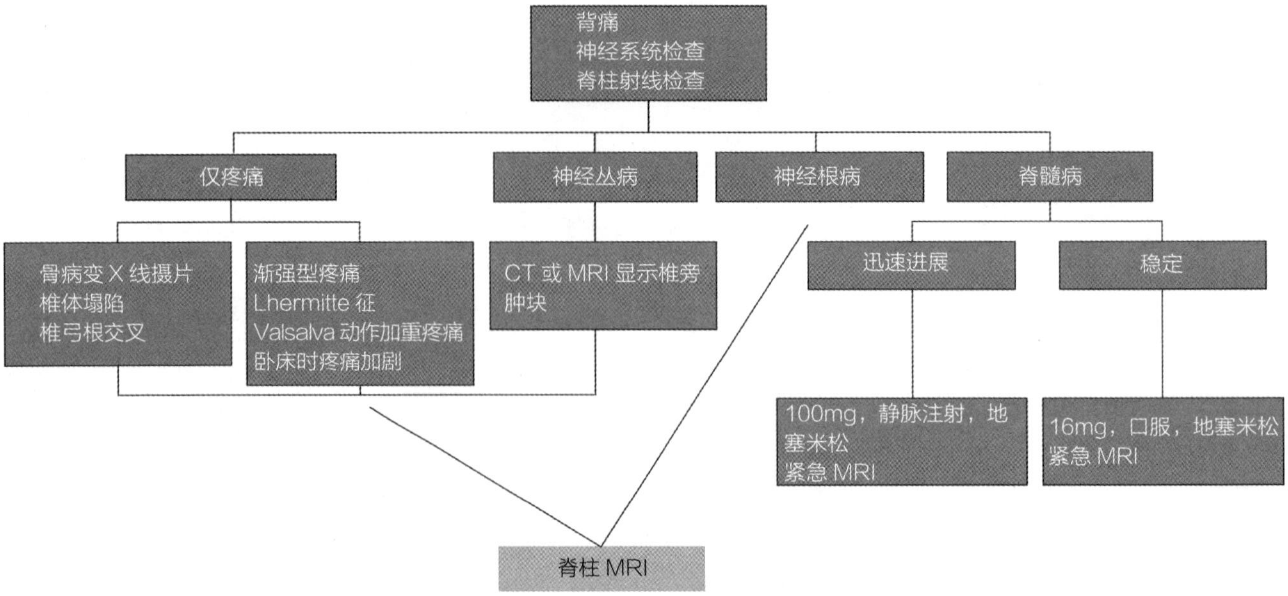

▲ 图 83-1　评估癌症患者背痛的方法

疗严重的硬膜外脊髓压迫会受到质疑，临床上经常使用 16～32mg 的较低剂量。如果考虑手术，前路压迫病变的合理手术方法是椎体切除，但该手术要求受累水平上方和下方要有完整的椎体元素以在手术后稳定脊柱。在选定的病例中，手术是一线治疗，手术适应证应慎重考虑并应用标准化原则。仔细的个人评估是关键，预后和预期的生活质量应当影响决策（Natal 等，2018）。正如在许多情况下那样，当手术不可行或没有指征时，放射治疗和类固醇是治疗的基础。

（三）软脑膜转移瘤

1. *病理学*　软脑膜转移（也称为癌性脑膜炎或脑膜癌病）是由癌细胞在蛛网膜下腔的播散引起的。这些细胞可能通过正常循环或沿神经根的神经周围间隙、硬膜外病变直接侵入或现有脑肿瘤直接播种到达脑膜。脑膜受累可以是多灶性或弥漫性的，并且在成像上可见为离散肿块或由于微浸润而在成像上不可见。

2. *临床病程*　软脑膜转移曾被认为是全身性癌症的一种不寻常的并发症（尸检时为 1%～8% 的病例），但现在越来越多地出现，通常见于乳腺癌或肺癌、淋巴瘤、白血病或黑色素瘤。接受强化治疗的患者的预期寿命通常很短，为 3～6 个月。许多患者没有得到治疗，他们的生存期更短。

与软脑膜疾病相关的临床表现可能与 CNS 或周围神经系统功能障碍或某些组合有关，临床症状变化很大。病理生理学包括 CSF 的流动和吸收异常（可导致脑积水）、直接累及颅脑和周围神经脑膜、与脑代谢的竞争、脑实质或神经根的侵袭、局灶性区域缺血。

最常见的症状是头痛、精神状态改变和神经根型疼痛，但脑神经受累、癫痫发作、多发性神经根病和马尾神经综合征也以不同的组合出现。经常看到来自不同水平的神经元轴的多种症状。

3. *诊断*　诊断通常通过脑脊液检查来确认。虽然在第 1 次 CSF 标本中恶性细胞可能不明显，但通常会发现其他异常，如高开放压力、高蛋白质含量、增加的白细胞计数或低葡萄糖含量。在一项研究中，只有 3% 的第一批标本完全正常。尚未发现其他标志物和免疫细胞化学技术具有临床价值。通常需要反复腰椎穿刺来确定诊断。增强 MRI 也可能有用（图 83-2），因为软脑膜转移的唯一迹象可能是由于血脑屏障破坏或根部局灶性扩大导致脑膜有轻度强化。

4. *治疗*　传统上，治疗是基于皮质类固醇、放疗和鞘内或脑室内化疗的联合应用。在某些具有适当肿瘤组织学的情况下，全身化疗也可能有帮助。在一项研究中，只有 23% 接受治疗的患者可以被视为长期幸存者。鞘内化疗没有比全身化疗取得更好的效果（中位生存期为 23 个月），并在 58% 的病例中引起与治疗相关的白质脑病。鞘内化疗的作用值得怀疑，尤其是在实体瘤中。据报道，患有黑色素瘤或非小细胞肺癌的软脑膜疾病患者对免疫治疗或

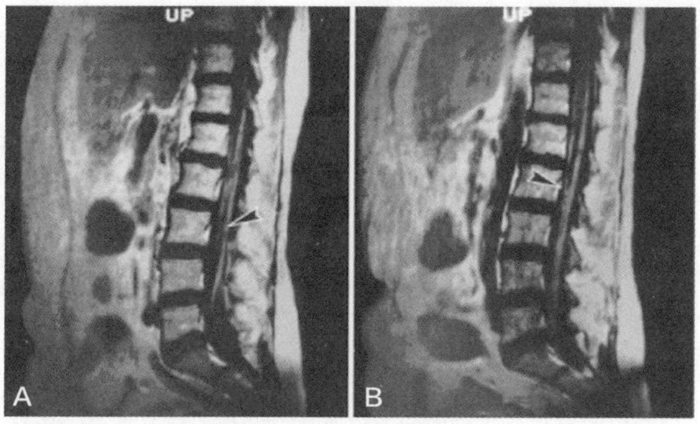

▲ 图 83-2 钆增强 MRI

由于脑膜浸润，马尾（A. 箭头）和鞘囊（B. 箭头）周围的脑膜鞘增强

靶向治疗有积极反应（Lauko 等，2018）。

（四）颅底和脑神经综合征（见第 37 章）

颅底病变通常由乳腺癌、前列腺癌和其他肿瘤的转移或晚期头颈部肿瘤的局部侵袭引起（见第 37 章）。骨损伤的继发症状通常与脑神经功能的改变有关。头痛是很常见的，如损伤部位的头痛、涉及头顶或整个头部受影响侧的头痛。需要放疗以控制疼痛和神经功能障碍。任何与颅骨和面骨受累相关的疼痛，以及与其他脑神经功能障碍相关的三叉神经疼痛的组合，都应接受仔细的临床评估。

1. 眼眶综合征　进行性眶后痛和眶上痛是该综合征的特征，也可能与视物模糊或复视有关。球结膜水肿、眼球突出、外眼肌麻痹和感觉丧失（在三叉神经分布中）是其他体征。视力丧失很少见，因为眶内视神经的长度使其更能耐受肿瘤生长的牵引，但如果发生视神经管中的神经受累，视力丧失可能会迅速而严重。

2. 蝶骨裂和筛窦综合征　这些通常表现为双侧额部头痛、鼻塞、流涕，通常存在第Ⅲ、Ⅳ、V_1（眼）和Ⅵ对脑神经受累。

3. 鞍旁和海绵窦综合征　在该综合征中，单侧眶上和额部头痛与第Ⅲ、Ⅳ、V_1（眼）、V_2（上颌）和Ⅵ对脑神经有关。可能存在继发于视交叉受压的双侧视盘水肿和视野缺损。

4. 颅中窝综合征　常见的症状是面部疼痛，伴随三叉神经分布区麻木。疼痛可以是持续和钝性的，涉及头部的患侧，并与三叉神经分布的阵发性刺痛发作有关。如果存在大的占位性病变，则可能存在第Ⅱ、Ⅲ、Ⅳ、Ⅴ和Ⅵ对脑神经麻痹，即 Clivus 综合征（也称为 Golfredesn 综合征）。

虽然可能发生顶部头痛，但疼痛通常发生在眼后。由于 Arnold 脑膜返神经（三叉神经的侧支）向后放射到枕骨，它有一个前分布和一个小脑幕分布。前脑球脑神经可受影响。

5. 岩骨尖综合征　第Ⅴ和Ⅵ对脑神经受累（Gradenigo 综合征）通常会出现面部疼痛和复视。

6. 脑桥小脑三角综合征　可能存在第Ⅴ、Ⅶ对脑神经和听神经受累。

7. 颈静脉孔综合征　这种综合征通常表现为声音嘶哑和吞咽困难。疼痛包括乳突区、颈部或肩部，可伴有弥漫性单侧头痛。可能发生第Ⅸ、Ⅹ和Ⅺ对脑神经麻痹，这被称为 Vernet 综合征。

8. 枕髁综合征、颈静脉孔和枕髁综合征　该综合征可出现单侧颈项痛，因颈部屈曲而加重，伴有颈部僵硬和特征性的头部倾斜。可出现头部活动受限，枕颈交界处有压痛。第Ⅻ脑神经常受到影响，如果颈静脉孔受损，则会观察到第Ⅸ、Ⅹ、Ⅺ和Ⅻ对脑神经麻痹，称为 Collet 综合征。

9. 腮腺后间隙综合征　这些是第Ⅸ、Ⅹ、Ⅺ和Ⅻ对脑神经麻痹和 Claude Bernard-Horner 综合征（Villaret 综合征）。

10. 三叉神经和“麻木下巴综合征”　最常见的表现是与骨骼和其他躯体结构的潜在疾病相关的持续、钝性、局部的疼痛。这种疼痛可能与阵发性的刺痛或搏动性疼痛有关。疼痛的性质有时可以模仿经典的三叉神经痛，但不典型的面部疼痛更为常见。Ⅴ神经外周分布的非典型三叉神经痛和感觉异常，偶尔与Ⅶ神经的不完全损伤有关，据报道与不同的面部肿瘤有关。

颏神经受累通常不会产生疼痛，但会导致“麻木下巴综合征”或精神麻醉。这是颌骨疾病的征兆，更常见的是颅底疾病、软脑膜癌病和唇癌局部神经周围扩散的征兆。该症状可能在发现骨病变之前数月出现。

11. 舌咽神经　典型患者有咽喉痛、颈痛，放射至耳部，吞咽时会加重。咽癌和其他颈部癌可表现为吞咽痛伴反射性耳痛。剧烈疼痛可能与晕厥有关。虽然它已被描述为软脑膜疾病，但它更常见于颈部或颅底的局部神经浸润。

（五）神经根病

神经根病通常由椎体、椎旁病变或软脑膜转移压迫神经根引起。神经根部病变的疼痛通常是局灶性的，并且在受影响的根部的分布中呈放射状。有时很难区分多发性神经根病和神经丛病变。CT 和 MRI 可用于对非骨性椎旁病变进行成像。MRI 是硬膜外腔成像所必需的。

带状疱疹和带状疱疹后神经痛在癌症患者中很常见，在疼痛性神经根病的鉴别诊断中应始终予以考虑。

（六）颈神经丛病

肿瘤对颈丛的浸润可能是头颈部肿瘤压迫或转移至颈部淋巴结的结果。症状通常包括涉及耳后和颈部区域、肩部和下巴的局部刺痛或感觉异常疼痛。感觉异常定义了受影响的耳大神经和枕大神经。鉴别诊断应包括根治性颈淋巴结清扫后综合征。头颈部肿瘤患者的诊断可能很困难，因为这些患者经常出现术后和放疗后的变化。CT 或 MRI 是合适的，颈椎和椎旁结构的成像对于区分骨性病变、颈神经根病和硬膜外脊髓压迫非常重要（见第 37 章）。

（七）臂丛神经病

在一个综合性癌症中心，有 5% 的神经科会诊是由臂丛神经病发起的。它最常发生在乳腺癌、肺癌及淋巴瘤中。神经丛可以被位于邻近结构中的肿瘤压迫或浸润，如腋窝或锁骨上淋巴结或肺尖。疼痛是大多数患者的首发症状，在其他神经系统症状或体征之前数周或数月出现（Jaeckle，2010）。

乳房和肺部恶性肿瘤通常会影响下丛（$C_7 \sim T_1$）（图 83-3），并导致肩部、肘部、手部、第四和第五指疼痛。肺部肿瘤可影响肋间神经，引起疼痛综合征和相关的腋窝感觉障碍（$C_8 \sim T_{1\sim2}$）。上臂丛神经（$C_{5\sim6}$）也可能受到影响，尤其是乳腺癌，疼痛通常涉及椎旁区域、肩部、二头肌区域、肘部和手部，食指或拇指烧灼感很常见。该综合征的标志是神经性疼痛，伴有麻木、感觉异常、异常性疼痛和感觉过敏。

窄截面和对比增强 CT 对神经丛区域软组织和骨结构的成像是有利的。所有有臂丛神经病症状的患者在放射治疗前都应扫描相邻的椎旁区域，因为该区域的疾病传播很常见。MRI 在对连续的硬膜外腔进行成像时特别有用。虽然使用这两种技术可以在可疑病例中提供有用的补充信息，但有时即使在已证实的转移性神经丛病例中也无济于事。缺乏关于这两种技术的特异性和敏感性的比较数据。

一些臂丛神经病患者最终会发生硬膜外浸润（图 83-4）。当患者出现 Horner 综合征、泛神经丛病、椎体侵蚀或在 CT 中检测到椎旁肿块时，硬膜外腔的成像是必不可少的。这些通常是肿瘤进展到硬膜外腔的标志性症状。

放射性纤维化在癌症臂丛神经病的鉴别诊断中很重要（表 83-4），特别是在接受过放射治疗且出现上述症状的患者中。PET 对于区分纤维化和肿瘤非常有帮助。辐射诱发的神经丛病患者的疼痛通常不太明显。

尽管电诊断研究和影像学可以区分辐射诱发的

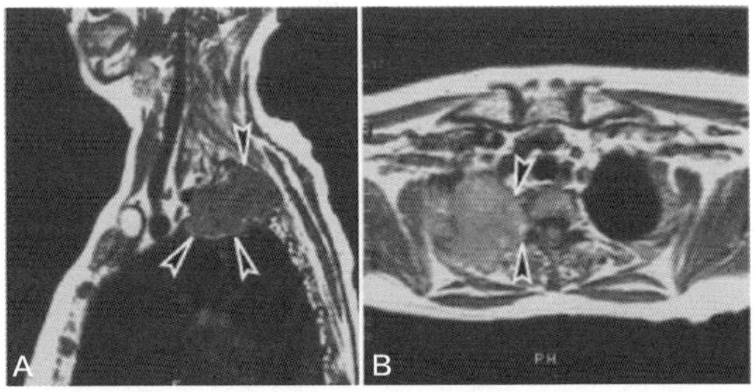

▲ 图 83-3　MRI 图像。肺上叶肿瘤压迫臂丛神经下干。据报道，手臂内侧疼痛、第五指和第四指感觉异常

A. 箭头显示肿瘤块侵入臂丛区域的组织平面；B. 肿瘤侵犯左上叶，箭头显示肿瘤侵犯一胸椎体[经许可转载，引自 Caraceni，A.（1996）. Clinicopathologic correlates of common cancer pain syndromes. Hematol Oncol Clin North Am.10（1）：57-78.DOI：10.1016/s0889-8588（05）70327-0.]

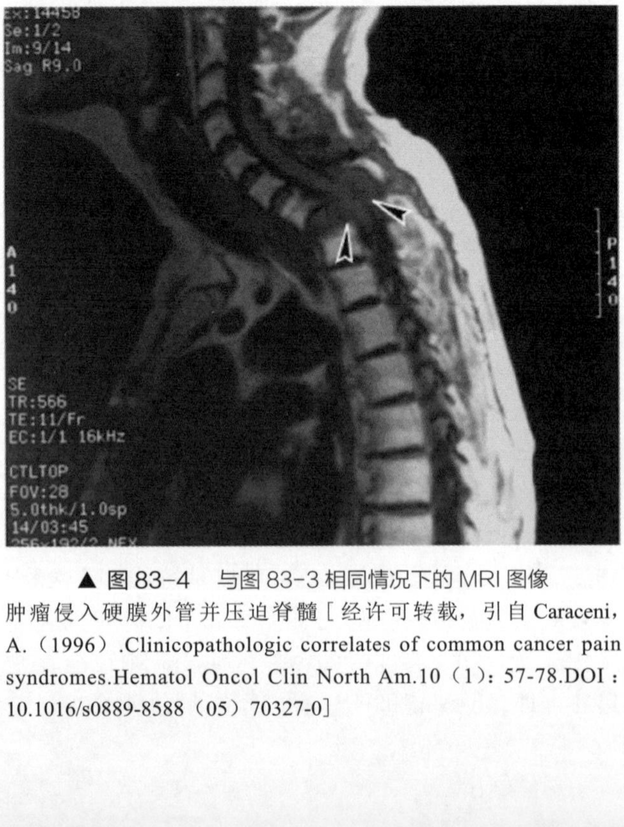

▲ 图 83-4　与图 83-3 相同情况下的 MRI 图像

肿瘤侵入硬膜外管并压迫脊髓［经许可转载，引自 Caraceni，A.（1996）.Clinicopathologic correlates of common cancer pain syndromes.Hematol Oncol Clin North Am.10（1）：57-78.DOI：10.1016/s0889-8588（05）70327-0]

表 83-4　臂丛神经病的鉴别诊断

	肿瘤浸润	放射性纤维化
疼痛发生率	89%	18%
疼痛的严重程度	98% 严重	轻 - 中度
放疗剂量	—	>6000cGy 大分割（>1900cGy/d）
潜伏期	非指示性	>6 个月，<5 年
病程	进行性神经功能障碍	渐进式减弱
	疼痛进展与感觉不良质量	开始无力时疼痛稳定
	C_7～T_1 分布 [a]	$C_{5\sim6}$ 分布
Claude Bernard-Horner 综合征	可以存在	无
CT 结果 [b]	有组织浸润的肿块	组织平面的弥漫性浸润
MRI 结果 [b]	T_2 加权成像上的高信号强度质量	T_2 加权成像上的低信号强度病变
肌电图检查结果	去神经无肌症	肌病

a. 神经系统检查结果的分布在某些情况下可能会有所帮助，但并不总是具有指示性
b. 两种技术的使用可以提供补充信息。在区分纤维化和肿瘤方面没有任何方法是完全可信的。如今，PET 扫描可以成为一种重要的诊断工具

神经丛病和恶性侵袭，但这种鉴别诊断有时很困难。在这些情况下，PET 扫描可能非常有用，但有时需要对神经丛进行手术探查，以排除纤维化、新的原发性肿瘤、放射诱导的肿瘤或复发性癌症。

（八）腰骶神经丛病

腰骶丛病变是癌症最致残的并发症之一。虽然它通常与结直肠癌、宫颈癌和其他盆腔恶性肿瘤（膀胱、子宫、前列腺、肉瘤、淋巴瘤）有关，但也可能由乳腺癌或肺癌或黑色素瘤引起。腹膜后肿瘤（如肉瘤、转移性淋巴结肿瘤）可能会影响腰骶丛或更近端的根部。

几乎所有病例（93%）的主要症状是臀部或腿部疼痛。疼痛通常先于其他症状数周或数月。之后通常会出现麻木、感觉异常、虚弱，以及后来的腿部水肿。疼痛的性质通常是痛觉或压力样，很少有烧灼感或感觉异常。在一个系列病例（Jaeckle，2010）中，大约 1/3 发现了上神经丛病（$L_{1\sim4}$），一半病例发现了下神经丛病（L_4～S_1），大约 20% 的病例发现了全神经丛病（L_1～S_3）（表 83-5）。

可以涉及其他结构。这些包括来自肿瘤近端延伸的神经根，或者邻近结构，如交感神经链或腰大肌。L_1、髂腹下神经、髂腹股沟神经或生殖股神经的选择性受累可在腹股沟和阴囊区域产生疼痛和感觉异常。

骶神经丛病变，通常与骶骨多发性神经根病变重叠，可由侵犯骶骨的骶前肿块直接延伸而产生，如直肠乙状结肠癌和膀胱癌有时发生的那样。尾骨丛通常在括约肌功能障碍和会阴“鞍状”感觉丧失的患者中受到影响。

腰骶丛病变患者（76 例中有 45 例）的腰椎、骶骨或骨盆中经常发现肿瘤，硬膜外浸润也很常见，尤其是腹膜后肿瘤。输尿管积水或肾积水在诊断时极为常见（Jaeckle，2010）。

表 83-5　癌症引起的腰骶神经丛病的临床表现

	上丛病	下丛病	泛神经丛病
局部疼痛	下腹部	臀部、会阴	腰骶部
牵涉痛	侧腹、髂嵴	臀部和足踝	多变的
神经根痛	大腿前外侧	大腿后外侧，小腿	多变
感觉异常	大腿前侧	会阴部、大腿、足底	大腿前部、小腿、足部
运动和反射变化	• $L_{2\sim4}$ • 近端腿无力 • 髌骨反射	• L_5～S_1 • 远端腿无力 • 踝反射	• L_2～S_2 • 虚弱会影响不同的肌肉群和反射
感觉丧失	大腿前外侧	大腿后部，足底	大腿前侧，小腿
压痛	腰椎	坐骨神经切迹，骶骨	腰骶部
正向 SLRT： 直接 反向	 50% 15%	 50% 50%	 83% 83%
腿部水肿	41%	37%	83%
直肠肿块	25%	43%	15%
肛门括约肌无力	0	50%	0

SLRT. 直腿抬高测试或 Lasegue 动作
经许可转载，改编自 Jaeckle，K.A.et al.(1985).The natural history of lumbosacral plexopathy in cancer.Neurology.35(1):8-15.DOI：10.1212/wnl.35.1.8.

盆腔照射后可发生腰骶丛病变。据报道，辐射诱发的腰骶神经丛病很少出现疼痛，放疗后的中位潜伏期为 5 年（Jaeckle，2010）。在 80% 的病例中，运动受累是双侧的，肌电图可能是一种有用的诊断工具。其他鉴别诊断包括软脑膜癌病和马尾神经受压。

MRI 和 CT 均对腰骶神经丛有较好的显示。CT 能提供更多关于骨骼结构的信息，而 MRI 在软组织上更准确。评估应从 L_1 延伸至真骨盆（Jaeckle，2010），并应包含脊柱和邻近的骨盆软组织。

恶性神经丛病可以用放疗治疗，并且很少用化疗治疗。疼痛和进行性神经系统损伤是其主要问题。

（九）单神经病

单神经病变不如神经丛病变或神经根病变常见。它是由骨病变或四肢软组织肿块压迫或浸润神经引起的。由侵犯胸壁引起的肋间神经病变是最常见的由癌症引起的单神经病变。当肿瘤累及沿骨盆和大腿神经分布的软组织时，可见闭孔、股骨和坐骨神经病变。腓骨头骨性病变和腘窝肉瘤可发生腓骨单神经病。肘部或肱骨的骨性病变导致尺神经和桡神经病变。这些单神经病必须与创伤性或压迫性损伤及神经营养代谢性损伤区分开来。

（十）多发性神经病

癌症患者的多发性神经病可由全身性癌症治疗、代谢紊乱或营养缺乏或副肿瘤综合征引起。周围神经病变的特征是阴性感觉和阳性感觉症状呈袜套分布。感觉丧失可能占主导地位，或者可能出现无痛的感觉异常或令人痛苦的灼热、感觉迟钝、异常性疼痛和痛觉过敏（框 83-4）。早期感觉丧失和后期运动体征（虚弱）是一些药物引起的感觉运动神经病的特征。在与顺铂或副肿瘤综合征相关的神经病变中，感觉受累可能是选择性的。通常多发性神经病的唯一早期征兆是踝反射减弱或丧失。肌肉痉挛可能与神经病变有关，有时可能是长春新碱神经病变的突出症状。肌肉痉挛在癌症中相对常见。

由长春新碱或紫杉醇引起的副肿瘤性感觉神经病变和感觉神经病变通常比顺铂引起的疼痛更严重。顺铂诱导主要影响背根神经节细胞的感觉神经元病。主要涉及大纤维功能（本体感觉），这会导致感觉共济失调而不是疼痛。长春花生物碱和紫杉醇产生主要是感觉性轴索病，带有一些运动成分。干扰特定代谢途径的新型抗肿瘤药物，如硼替佐米，对周围神经系统也有明显的毒性作用。临床检查通常足以

框 83-4　多发性神经病和周围神经病

- 与癌症有关
  - 骨髓瘤相关神经病
  - 副肿瘤性感觉神经元病（Denny-Brown 神经元病）
  - 感觉运动周围神经病
  - 营养因素（恶病质相关神经肌病）、维生素 B_{12}、叶酸、吡哆醇（维生素 B_6）缺乏
  - 癌症相关代谢功能障碍：肝、肾
  - 周围神经的直接浸润（淋巴瘤、白血病）
  - 血管性（出血性或缺血性）周围神经病变
- 与抗肿瘤药物有关

诊断多发性神经病，尽管神经传导研究和肌电图可能提供额外信息。治疗一般是姑息性的，使用镇痛剂和佐剂。

四、全身抗肿瘤治疗的神经毒性

化疗药物的神经毒性要么是由于药物的直接作用，要么是由于药物毒性（代谢、感染、血管）引起的并发症的影响。新的靶向治疗和免疫抗癌疗法拓宽了这些患者的神经毒性范围（Sul 和 DeAngelis，2006；Ly 和 Arrillaga-Romany，2018）。最常见的临床表现包括伴有谵妄的中枢神经系统症状、意识状态改变、视力改变或更少见的局灶体征和癫痫发作（框 83-5）。相反，肌痛和感觉运动性多发性神经病的体征与外周毒性相关，这些毒性常见于众所周知的神经毒性化学疗法中，最近还与新药物相关（框 83-6）。

（一）后侧可逆性脑病综合征

后侧可逆性后部脑病综合征（posterior reversible encephalopathy syndrome，PRES）是一种神经毒性脑病，与 CT 和 MRI 上明显的可逆性血管源性水肿相关（Hinchey 等，1996；How 等，2016；Kamiya-Matsuoka 等，2016）。临床上表现为头痛、精神状态改变、癫痫发作和视觉障碍。在接受单克隆抗体、免疫抑制药治疗和骨髓移植后的癌症患者中，这是一种常见的并发症。

（二）可逆性脑血管收缩综合征（Call-Fleming 综合征）

可逆性脑血管收缩综合征是一种临床和放射学综合征，其特征是突然发作的严重头痛（霹雳，“我一生中最严重的头痛”），伴有或不伴有其他神经系统症状，以及大脑动脉的弥漫性节段性收缩。头痛是突然发作的，通常是双侧，迅速达到最大强度，

框 83-5 肿瘤学中化学疗法、靶向疗法和免疫疗法的中枢神经毒性

1. 急性脑病
   - 甲氨蝶呤
   - 5-FU
   - 卡培他滨
   - 紫杉醇
   - 异环磷酰胺
   - 硼替佐米
   - 贝林妥欧单抗
   - CAR-T
2. 慢性脑病
   - 甲氨蝶呤
   - 卡培他滨
   - 利妥昔单抗
   - 阿仑单抗
   - 维布妥昔单抗
3. 小脑综合征
   - 5-FU
   - 卡培他滨
   - 胞嘧啶阿糖苷（ara-C）
   - 硼替佐米
   - 利妥昔单抗
   - 曲妥珠单抗
4. 无菌性脑膜炎
   - 鞘内注射甲氨蝶呤
5. 癫痫
   - 白消安
   - Rare、5-FU、ara-C、紫杉醇
   - 贝林妥欧单抗
   - 西妥昔单抗
   - 帕尼单抗
   - 吉非替尼
   - 厄洛替尼
   - 伊马替尼
   - 达沙替尼
   - CAR-T
6. 垂体炎
   - 长春新碱：抗利尿激素分泌不当综合征
   - 免疫检查点抑制药（伊匹木单抗、纳武利尤单抗、帕博利珠单抗）：由于免疫反应
7. 进行性多灶性白质脑病（继发于 JC 病毒再激活）
   - 症状：性格改变、混乱、社会衰退
   - 作用机制：$CD4^+$ 或 $CD8^+$CAR-T 细胞的免疫抑制
     - 阿仑单抗
     - 贝伐珠单抗
     - 维布妥昔单抗
     - 依鲁替尼
     - 利妥昔单抗
     - 依法珠单抗
     - 英夫利昔单抗
     - 利妥昔单抗
8. 后部可逆性脑病综合征
   - 症状：头痛、精神错乱、视力障碍、癫痫发作

（续框）

   - 作用机制：压力自我调节缺陷、内皮损伤、高血压
     - 舒尼替尼
     - 索拉非尼
     - 帕博利珠单抗
     - 贝伐珠单抗
     - 伊匹木单抗
     - 西罗莫司
     - 他克莫司
     - 环孢素
9. 血管损伤（缺血或出血）
   - 酪氨酸激酶抑制药（伊马替尼：硬膜下出血等）
   - mTOR 激酶抑制药（西罗莫司、依维莫司、坦西罗莫司、瑞达福莫司）
   - 抗体（贝伐珠单抗：缺血性 / 出血性脑卒中）
10. 脊髓病
   - 甲氨蝶呤
   - 顺铂
   - 多西他赛
   - 伊匹木单抗

框 83-6 肿瘤学中化疗、靶向治疗和免疫治疗的外周神经毒性

1. 感觉或感觉 / 运动或自主神经
   - 长春花生物碱（长春新碱、长春瑞滨和长春碱不太严重）
   - 铂衍生物（顺铂、卡铂、奥沙利铂）
   - 紫杉烷类（紫杉醇、多西他赛）
   - 很少有抗代谢物（5-FU、ara-C）
   - 沙利度胺、来那度胺、泊马度胺
   - 蛋白酶体抑制药（硼替佐米、卡非佐米、艾沙佐米）
   - 抗体（维布妥昔单抗、曲妥珠单抗、恩美曲妥珠单抗、贝林妥欧单抗）
   - 很少使用免疫检查点抑制药（易普利单抗、帕博利珠单抗）
2. Guillain-Barré 免疫检查点抑制药（伊匹木单抗、帕博利珠单抗、帕妥珠单抗）
   - 伴有肌痛的肌病
   - 酪氨酸激酶抑制药（伊马替尼）
   - 抗体（利妥昔单抗）
   - 免疫检查点抑制药（伊匹木单抗、维布妥昔单抗、司美替尼）
3. 重症肌无力
   - 免疫检查点抑制药（伊匹木单抗、帕博利珠单抗）

持续时间短（1～3h），并在数天或数周内反复发作。恶心、呕吐、畏光和畏声经常发生。症状在 1 个月内消退，放射学检查结果在 3 个月内消退。鉴别诊断包括颅内动脉瘤渗漏、后部可逆性脑病、静脉窦血栓形成、动脉夹层和高血压危象。最近的一项研究表明，影像学证实的可逆性脑血管收缩综合征患者的血脑屏障破坏，这与神经系统并发症的风险增

加独立相关。在肿瘤学中，它可能与不同药物的给药有关：α- 拟交感神经药、抗抑郁药（选择性 5-HT 再摄取抑制药、5-HT- 去甲肾上腺素再摄取抑制药）、用于戒烟的尼古丁贴片、IV 免疫球蛋白、天冬酰胺酶、鞘内注射阿糖胞苷、IFN-α、他克莫司和红细胞输注（Lee 等，2017）。

（三）化疗药物

传统化疗药物不易通过血脑屏障，很少引起急性或慢性脑病。包括脊髓病和脑病在内的中枢神经系统病变病例与抗代谢物（甲氨蝶呤，尤其是鞘内注射时，氟尿嘧啶、卡培他滨、阿糖胞苷）、铂衍生物（顺铂、卡铂、奥沙利铂）和烷化药物（异环磷酰胺、白消安）（框 83-5）。表现为感觉运动神经病变的外周毒性常见于紫杉烷类（紫杉醇、多西他赛）、长春花生物碱（长春新碱、长春碱、长春瑞滨）沙利度胺和来那度胺，而选择性神经元病仅见于铂类衍生物（顺铂、卡铂、奥沙利铂）（框 83-6）。

（四）靶向治疗

1. *酪氨酸激酶抑制药*　靶向酪氨酸激酶的疗法（如伊马替尼）可导致肌肉痉挛和肌痛及自发性硬膜下出血。舒尼替尼和索拉非尼是靶向 VEGF 受体的多激酶抑制药。它们会导致高血压脑病并增加缺血性脑卒中的风险（如 PRES）。舒尼替尼与 70 岁以上动脉硬化性白质脑病患者的幻觉、意识错乱和锥体外系症状相关（Butowski 和 Chang，2012；Afghahi 和 Sledge，2015；Tsimberidou，2015）（框 83-5）。

2. *单克隆抗体*　第二类靶向治疗是针对不同生物肿瘤生长调节机制的单克隆抗体。贝伐单抗是一种针对 VEGF 的单克隆抗体，可以引起高血压、PRES 和脑卒中。利妥昔单抗、阿仑单抗和曲妥珠单抗在输注后可引起头痛和头晕。利妥昔单抗、阿仑单抗和维布妥昔单抗很少与 John Cunningham（JC）病毒的再激活和进行性多灶性白质脑病相关。伴有肌痛和感觉异常的周围神经系统神经毒性很少见。贝林妥欧单抗是一种多克隆抗体 CD19 导向的 CD3 T 细胞接合剂。它可引起神经毒性，最常见的是感觉异常、震颤、头晕、精神错乱和头痛，更罕见的是癫痫发作和失语（Butowski 和 Chang，2012）。

3. *免疫疗法*　免疫检查点抑制药（Kumar 等，2017；Touat 等，2017；Fellner 等，2018；Nagai 和 Muto，2018）中和抑制性 T 细胞信号传导，并增加肿瘤抗原特异性 T 细胞免疫，提高免疫系统对肿瘤细胞的识别和破坏。神经系统并发症包括广泛的综合征，可能涉及整个神经元轴，但在抗 CTLA-4 和 PD-1/ 抗 PD-L1 治疗中很少见。伊匹木单抗、纳武利尤单抗和帕博利珠单抗现在是常用的，其他药物也在不断开发中（框 83-5）。伊匹木单抗是一种针对 CTLA-4 的人单克隆抗体，可引起垂体炎、脑病、PRES、无菌性脑膜炎、Tolosa-Hunt 综合征、CNS 肉芽肿性炎症和横贯性脊髓炎。罕见的神经毒性包括 Guillain-Barré 综合征、感觉和运动神经病、肌炎、重症肌无力和自主神经功能障碍（神经源性膀胱和肠神经病）（框 83-6）。纳武利尤单抗和帕博利珠单抗是抗 PD-1 抗体，可阻断活化 T 细胞上 PD-1 受体的配体激活。帕博利珠单抗罕见的神经毒性不良反应是颅内血管炎、边缘性脑炎、PRES、重症肌无力样综合征和多发性神经病。很少有关于 Guillain-Barré 综合征、重症肌无力和中枢神经系统脱髓鞘的报道。

4. *嵌合抗原受体细胞疗法*　嵌合抗原受体（chimeric antigen receptor，CAR）T 细胞是通过离体操作患者自身的 T 细胞以表达融合到 CD3-T 细胞受体胞内结构域的 B 细胞受体的抗原结合结构域来产生的。因此，有可能识别恶性细胞上的特定细胞表面抗原并激活 T 细胞反应。神经毒性发生率为 0%～50%。最常见的急性毒性是称为细胞因子释放综合征的全身炎症反应。临床表现为头痛、震颤、肌阵挛、局灶性体征（失语、共济失调、失用、面神经麻痹、运动障碍）、谵妄、全身性脑病、癫痫发作、致命性脑水肿。

五、常见姑息治疗疗法的神经毒性

（一）脑病

值得注意的是，许多用于症状姑息性管理的药物具有潜在的神经毒性，而且许多其他药物，甚至是抗生素，也可能导致相对常见的毒性（Zareifopoulos 和 Panayiotakopoulos，2017）。这是将具有相似不良反应的不同药物组合在一起产生叠加结果，有时会在 CNS 水平上产生意想不到的协同毒性增强作用。通常将对 CNS 的一般毒性作用归类为脑病，在解决抗癌全身治疗的毒性时，我们已经讨论了几种此类病例。脑病的第二常见原因是代谢。晚期癌症中的代谢性中枢神经系统毒性也很常见，是药物毒性的主要鉴别诊断，但也经常是多病因脑病的促成因素（见第 74 章）。脑病最常见的临床表现包括镇静、谵妄和癫痫发作（表 83-6）。这些在精神药物的镇静作用中很常见，重要的是不要低估许多药物的不良反应特征，包括谵妄和癫痫发作，尤其是对有风险的患者，如老年人或已知癫痫发作的患者。

（二）血清素综合征和恶性精神病综合征

血清素综合征是一种可能危及生命的药物不良反应，由 CNS 中血清素水平升高引起（Katus 和 Frucht，2016；Zuschlag 等，2018）。5-HT 综合征可以在过量服用 5-HT 药物时出现，有时是故意的，但通常是由于复杂治疗方案中规定的药物不同（框 83-7），如抗抑郁药、阿片类药物和止吐药。临床表现是震颤、谵妄、阵挛、出汗和发热。这些应与对精神抑制药物的另一种急性严重反应相区别：精神抑制恶性综合征。抗精神病药恶性综合征是对主要镇静药，特别是氟哌啶醇和氟奋乃静的一种罕见、可能致命的特异反应；非典型抗精神病药（奥氮平或利培酮）也有报道。它是一种类似紧张症的状态，表现为意识改变、锥体外系体征、血压变化和高热。

（三）不自主运动和运动障碍

一些不自主运动（如震颤和肌阵挛）在姑息治疗中非常频繁，以至于需要对其诊断有基本的了解，以及晚期疾病患者的临床状况如何与频繁的药物治疗方案相互作用以导致这些临床发现。阿片类药物引起的肌阵挛非常显著。它通常是剂量依赖性的，可能先于更严重的毒性作用，如谵妄，但也可能是阿片样物质中枢神经系统过度兴奋的孤立迹象。应始终将其视为脑病的征兆，应进行仔细的认知和精神状态检查，并监测阿片类药物的剂量。表 83-7 描述了可能与药物毒性相关的临床状况，其中一些在姑息治疗中并不罕见，如肌阵挛、震颤、静坐不能和帕金森症。

六、副肿瘤性神经综合征

副肿瘤性神经系统综合征是发生在癌症患者身上的一组神经系统疾病，其原因是自身免疫机制而非癌症（Chefdeville 等，2016；Berzero 和 Psimaras，2018；Bussat 等，2018；Honnorat 和 Joubert，2018；Rosenfeld 和 Dalmau，2018）。免疫系统识别了肿瘤抗原与神经系统细胞相关的抗原有关，是免疫反应的产生的基本的病理生理学原因。

德国神经学家 Hermann Oppenheim（1858—1919）首次描述了这些神经系统综合征，涉及 3 名患有胃癌、乳腺癌和妇科癌症的女性，尸检未发现她们的神经系统直接受累。

副肿瘤性神经系统综合征很少见，除了 Lambert-Eaton 肌无力综合征（影响约 3% 的小细胞肺癌患者）和重症肌无力（影响约 15% 的胸腺瘤患者）。

副肿瘤性神经系统综合征可影响中枢或外周神经系统、神经肌肉接头或肌肉，通常与特定的自身抗体有关，并且是典型的但不排除某些原发性恶性肿瘤，如 Lambert-Eaton 综合征和小细胞肺癌，神经性眼科症状也是可能的（Gordon，2015）。这些关联

表 83-6　可能与姑息治疗相关的中枢神经系统作用和并发症

药物类别和举例	抑制性中枢神经镇静	抑制性中枢神经呼吸抑制	谵　妄	癫痫发作
$GABA_A$ 激动药（苯二氮草类药物）	+++	++	++	−
阿片受体激动药	++	++	++	+（非常高的剂量）
中枢 α_2 肾上腺素能激动药（可乐定、右美托咪定）	++	±	−	−
5-HT 能、去甲肾上腺素能和三环类抗抑郁药（SSRI、SNRI、TCA）	+	−	+	+
抗精神病药	+（随选择的药物而变化）	±	+	+
抗组胺药（异丙嗪）	++	±	+	+
抗惊厥药（左乙拉西坦、丙戊酸盐）	+	±	−	−
抗生素（喹诺酮类、青霉素类、氨基糖苷类）	−	−	+	+
糖皮质激素	−	−	+	−

框 83-7　血清素综合征
具有血清素激活能作用的药物，单独或联合使用与 5-HT 能综合征有关 • 抗抑郁药：SSRI、SNRI、曲唑酮、丁螺环酮、文拉法辛、TCA、锂、MAOI • 非典型抗精神病药：利培酮、奥氮平、米氮平 • 抗惊厥药：丙戊酸、卡马西平 • 镇痛药：哌替啶、芬太尼、曲马多、喷他佐辛 • 止吐药：昂丹司琼、格拉司琼、甲氧氯普胺 • 偏头痛药：舒马曲坦、双氢麦角胺 • 抗帕金森病：司来吉兰（MAOI）、雷沙吉兰（MAOI）、溴隐亭 • 抗菌抗病毒：利奈唑胺（MAOI）、利托那韦 • 其他：亚甲蓝、右美沙芬、锂、色氨酸、迷幻药、可卡因、摇头丸、金丝桃

并非在所有病例中始终可重复，并且有报道与特定抗体相关但未发生肿瘤的神经系统综合征病例。神经系统表现是严重的进行性和致残，通常在肿瘤诊断之前数月或数年（框 83-8）。

结论

肿瘤学中的神经系统并发症包括涉及中枢和周围神经系统的转移性并发症、副肿瘤综合征和抗肿瘤治疗的神经毒性。在姑息治疗中的神经系统症状非常常见，从意识水平的改变到谵妄（见第 74 章）到周围神经受累引起的神经病理性疼痛症状（见第 48 章）。因此，神经系统检查和诊断能力是专业姑息治疗的关键，而与神经科医生和肿瘤科医生的合作和整合，对于在疾病早期阶段对有姑息治疗需求的患者进行全面评估和护理、保证护理的连续性直到生命的尽头至关重要。

表 83-7　药物引起的不自主运动和运动性疾病

Asterixis（扑动性震颤）	阿片类药物，β- 内酰胺；非典型抗精神病药（氯氮平）；抗惊厥药（苯妥英、丙戊酸、卡马西平、加巴喷丁）；抗胆碱能药；苯二氮䓬类药物（劳拉西泮、氯硝西泮）；哌替啶；异环磷酰胺；锂；甲氧氯普胺；水杨酸盐；左旋多巴
急性帕金森病	• 典型的抗精神病药 • 止吐药 • 抗惊厥药 • SSRI-SNRI-TCA
运动障碍 – 静坐不能	• 抗精神病药 • 抗抑郁药：TCA，SSRI，SNRI • 锂 • 抗惊厥药
肌阵挛	阿片类药物；抗抑郁药（SSRI、TCA、SNRI、MAOI）；抗精神病药（典型、非典型）；锂；抗惊厥药；抗帕金森病；苯二氮䓬类药物；胆碱酯酶抑制药；钙通道阻滞药（维拉帕米、硝苯地平、地尔硫䓬、氨氯地平）；抗生素（β- 内酰胺类、氟喹诺酮类、氨基糖苷类）；抗病毒药物（阿昔洛韦）
肌张力障碍	抗癫痫药、苯二氮䓬类药物、钙拮抗药、多巴胺激动药、甲氧氯普胺、昂丹司琼、雷尼替丁、MAOI、SSRI、TCA
震颤	抗惊厥药、TCA、钙通道阻滞药、糖皮质激素、多巴胺受体拮抗药、锂、茶碱、伊曲康唑、酮康唑、异环磷酰胺、胺碘酮、$β_2$ 受体激动药

MAOI. 单胺氧化酶抑制药；SNRI.5-HT- 去甲肾上腺素再摄取抑制药；SSRI. 选择性 5-HT 再摄取抑制药；TCA. 三环类抗抑郁药

引自 Ellul，M.A.et al.(2017).Asterixis.Pract Neurol.17(1)：60-62.DOI：10.1136/practneurol-2016-001393；Janssen，S.et al.(2017).The clinical heterogeneity of druginduced myoclonus：an illustrated review.J Neurol.264(8)：1559-1566.DOI：10.1007/s00415-016-8357-z；Munjampalli，S.K.J.and Davis，D.E.(2016).Medicinal-induced behavior disorders.Neurol Clin.34(1)：133-169.DOI：10.1016/j.ncl.2015.08.006；and Esposito，S.et al.2017.Complications associated with antibiotic administration：neurological adverse events and interference with antiepileptic drugs.Int J Antimicrob Agents.50(1)：1-8.DOI：10.1016/j.ijantimicag.2017.01.027.

框 83-8　副肿瘤性神经综合征

脑和脑神经
- 边缘脑炎
- 脑干脑炎
- 小脑退化
- 眼阵挛肌阵挛
- 抗 NMDA 受体脑炎
- 视觉综合征
  - 癌症相关视网膜病变
  - 黑色素瘤相关视网膜病变
  - 副肿瘤性卵黄状视网膜病变
  - 双侧弥漫性葡萄膜黑色素细胞增生
  - 视神经炎
- 舞蹈症
- 帕金森病
- Holmes 红耳震颤

脊髓
- 坏死性脊髓病
- 炎症性脊髓炎
- 运动神经元病（肌萎缩侧索硬化）
- 亚急性运动神经元病
- 僵人综合征

背根神经节
- 感觉神经元病、周围神经、神经丛
- 自主神经病变、慢性胃肠道、假性梗阻（Ogilvie 综合征）
- 急性感觉运动神经病
- 多发性神经根神经病（LandryGuillain-Barré-Sthrol 综合征）
  - 臂神经炎
  - 慢性感觉运动神经病
  - 血管炎性神经病
  - 神经肌强直

神经肌肉连接处
- Lambert-Eaton 肌无力综合征
- 重症肌无力
- 肌肉
- 多发性肌炎或皮肌炎
- 坏死性肌病
- 肌强直

第 84 章 晚期癌症的内分泌和代谢性并发症

Endocrine and metabolic complications of advanced cancer

Richella Ryan Ruth Casey 著
杨 迪 译 华海清 石 玮 校

一、高钙血症

（一）流行病学和意义

高钙血症是与癌症相关最常见的危及生命的代谢紊乱情况。多达 1/5 的癌症患者会出现高钙血症，而恶性肿瘤是住院患者发生高钙血症最常见的原因（Sternlicht 和 Glezerman，2015）。它最常发生于骨髓瘤、乳腺癌、肺癌、肾癌，以及任何器官的鳞状细胞癌中。大多数恶性肿瘤高钙血症患者都有转移性疾病；75% 的患者在 1 年内死亡，中位生存期估计为 1～4 个月（Sternlicht 和 Glezerman，2015）。

（二）分类和发病机制

与恶性肿瘤相关的高钙血症可大致分为四种病因类别，每一类都有不同的机制（表 84-1）（Sternlicht 和 Glezerman，2015；Stewart，2005；Goldner，2016）。导致高钙血症的主要机制由骨吸收、PTHrP 的异位产生，以及极少数情况下 1,25（OH）$_2D_3$ 的过量产生。

1. 骨吸收　恶性高钙血症患者的骨吸收可能是由骨转移产生或远处肿瘤释放到血液中的体液因子引起的局部反应（表 84-1）。在局部和体液形式中，它都是通过破骨细胞的激活而不是肿瘤的直接骨侵袭介导的。破骨细胞在其折边含有质子泵，它们分泌氢离子和氯离子，导致骨基质的矿物成分羟基磷灰石溶解。它们还产生溶酶体蛋白酶、金属蛋白酶和胱氨酸蛋白酶等可以溶解有机骨基质的水解酶。

在分子水平上，破骨细胞的激活受三个分子之间相互作用调控：OPG、RANK 和 RANKL。RANKL 是一种破骨细胞激活因子，它表达在成骨细胞和其他骨髓基质细胞中，刺激破骨细胞前体上的 RANK 膜受体（Sternlicht 和 Glezerman，2015）。RANKL 与 M-CSF 共同作用可使破骨细胞前体细胞分化为破骨细胞，并将破骨细胞融合并活化为功能性多核破骨细胞，介导骨吸收。OPG 是 RANKL 的一种可溶性诱饵受体，通过竞争 RANKL 的结合来抑制 RANK。

在恶性肿瘤的背景下，RANKL/RANK/OPG 的平衡可能被破坏，导致破骨细胞骨吸收和成骨细胞骨形成之间通常的稳态平衡解偶联。肿瘤细胞可以直接产生 RANKL，或者刺激骨基质细胞产生 RANKL。此外，1, 25（OH）$_2D_3$、PTHrP、IL-1 和 IL-6 等促骨因子可增强 RANKL 的表达，降低 OPG 的表达。应对肿瘤而产生的局部因素，如细胞因子、趋化因子和前列腺素，也可能破坏这种平衡。

2. PTHrP 的异位生成　恶性肿瘤的体液性高钙血症特指由 PTHrP 异位产生引起的体液性高钙血症（表 84-1）。它在生化方面类似于原发性甲状旁腺功能亢进，伴有高钙血症、低磷血症、肾脏磷酸盐消耗、肾小管钙吸收增加和破骨细胞骨吸收增强。甲状旁腺激素是区别于原发性甲状旁腺功能亢进症的显著生化指标，它在恶性肿瘤体液性高钙血症中被抑制，在原发性甲状旁腺功能亢进症中升高。此外，与甲状旁腺激素不同的是，PTHrP 并不促进 25（OH）D_3 的肾羟基化，因此，体液性高钙血症通常与低钙吸收和低 1,25（OH）$_2D_3$ 水平有关。

与甲状旁腺激素仅在甲状旁腺中表达不同，PTHrP 在角质形成细胞、胎盘、乳腺组织、甲状旁腺、胎儿肝脏和大脑等组织都有表达。需要注意的是，PTHrP 并不能解释在恶性肿瘤体液高钙血症中的所有的生化结果，提示其他因素（可能是细胞因子）在恶性肿瘤体液高钙血症中起重要作用，即使在没有骨转移的情况下也是如此。

3. 肾外产生的维生素 D　霍奇金病、非霍奇金淋巴瘤和 HTLV1 相关的成人 T 细胞白血病 / 淋巴瘤与 1,25（OH）$_2D_3$ 的异位产生相关，从而导致高钙血症（Seymour 和 Gagel，1993）。该机制被认为涉及 1α- 羟化酶使 25（OH）D_3 在肾外羟基化为 1,25（OH）$_2D_3$（Davies 等，1994），导致肠道对钙的吸收增加。重要的是，这是唯一一种需要低钙饮食的恶

表 84-1　与恶性肿瘤相关的高钙血症的病因学分类

病因学	发生率（%）	主要机制	常见肿瘤
局部溶骨性（骨转移）	20	骨转移直接产生或在骨转移时由基质细胞间接产生的局部因子增加破骨细胞的激活而引起的骨吸收，如 RANKL、细胞因子、趋化因子、前列腺素	乳腺癌，多发性骨髓瘤，白血病，淋巴瘤
体液性（异位产生 PTHrP）	80	• 1. 骨吸收主要是由于 PTHrP 通过成骨细胞中 RANKL 的表达增加而导致破骨细胞的活化增加。其他因素也被认为是原因之一，如细胞因子 • 2. 由于 PTHrP 而导致的肾脏钙清除率降低	• 最常见：来自任何器官的鳞状细胞癌 • 其他：肾癌、膀胱癌、乳腺癌、子宫内膜癌和卵巢癌
1, 25（OH）$_2$D$_3$ 过度生成	＜1	淋巴瘤肾外产生 1, 25（OH）$_2$D$_3$ 促进肠道钙吸收	霍奇金和非霍奇金淋巴瘤，HTLV1 型相关的成人 T 细胞淋巴瘤
PTH 的异位生成	＜1	骨吸收，肾脏钙清除减少，甲状旁腺激素活性导致肠道钙的吸收增强	非常罕见

1. 25(OH)$_2$D$_3$.1，25- 二羟维生素 D$_3$；HTLV. 人类 T 细胞淋巴病毒；PTH. 甲状旁腺激素；PTHrP. 甲状旁腺激素相关蛋白；RANKL. 核因子 κB 受体激活蛋白配体

引自 Stewart，A.F.(2005).Clinical practice.Hypercalcemia associated with cancer.N Engl J Med.352(4):373-9.DOI：10.1056/NEJMcp042806；Sternlicht.H.and Glezerman，I.G.(2015).Hypercalcemia of malignancy and new treatment options.Ther Clin Risk Manag.11:1779-88.DOI：10.2147/TCRM.S836；and Goldner，W.(2016).Cancer- Related Hypercalcemia.J Oncol Pract.12(5):426-32.DOI：10.1200/JOP .2016.011155.

性肿瘤相关高钙血症。

（三）临床特征

高钙血症的临床表现多种多样，许多症状最初可能归因于潜在的恶性肿瘤，也许会在纠正高钙血症后消失。虽然症状的严重程度与血清钙升高的程度无关，但大多数患者起初只表现出不适和嗜睡，随后出现口渴、恶心、腹痛和便秘等症状，最后出现神经系统症状（嗜睡和意识混乱）和心脏症状（表 84-2）。高钙血症的诊断只能通过生化检查，如果治疗有奏效，则所有有症状的恶性肿瘤患者都应测量其血清钙。

（四）治疗

治疗的目标应该是缓解症状。治疗方法应根据相关症状和根据以下公式计算的血清钙水平来确定。

表 84-2　恶性肿瘤高钙血症的临床特征

常见症状	胃肠症状	神经系统症状	心脏症状
• 脱水 • 多饮 • 多尿 • 瘙痒	• 厌食 • 体重减轻 • 恶心 • 呕吐 • 便秘 • 肠梗阻	• 疲劳 • 嗜睡 • 精神错乱 • 肌病 • 反射迟钝 • 癫痫发作 • 精神病 • 昏迷	• 心动过缓 • 房性心律失常 • 室性心律失常 • PR 间期延长 • QT 间期缩短 • T 波变宽

校正钙＝测量钙＋{［40− 血清白蛋白(g/L)］×0.02}

补液后再服用降钙剂是主要的治疗方法。低钙饮食往往不可口，并且实际作用不大，还会加剧营养不良。他们在姑息治疗中应用价值不大。导致高钙血症的药物（噻嗪类利尿药、维生素 A 和 D、钙补充剂）应被停用。静脉输液和双膦酸盐是一线治疗方法。所有其他可用的治疗方法都只能用作二线治疗。

1. 静脉输液　对于无症状的轻度高钙血症患者，建议将口服液摄入量增加到每天 3～4L 以补充水分。如果可能的话，我们也建议避免长时间停止运动，以避免加剧高钙血症。对于有症状性高钙血症或严重高钙血症的患者，通常被定义为血清钙浓度大于 3.00mmol/L，静脉补液是基本急性治疗的第一步。我们建议在最初的 24h 内开始使用 4～6L 0.9% 的生理盐水，并仔细监测容量状态，以避免液体超负荷（Sternlicht 和 Glezerman，2015）。然而，在实践中，在安宁疗护环境中往往无法实现严格的容量状态监测，大多数姑息治疗指南建议在最初 24h 内根据液体超载的风险和脱水程度给予 1～3L 液体（Scottish Intercollegiate Guidelines Network，2016）。现在，只有当患者出现临床症状或容量超负荷的体征时，才推荐使用环状利尿药，而不是作为一种普适的降钙疗法。

2. 双膦酸盐　双膦酸盐是人工合成的焦磷酸盐类似物。它们通过高亲和力结合羟基磷灰石晶体来

减少骨吸收，从而抑制羟基磷灰石的分解，并促进破骨细胞凋亡（Drake等，2008）。在恶性肿瘤的高钙血症中，双膦酸盐在几天内会导致血清钙含量的逐步下降。它们不会改变PTHrP水平、肾钙重吸收、RANKL或OPG水平，因此它们可能无法控制无骨转移的恶性肿瘤的高钙血症（Walls等，1994；Zojer等，2005）。

最常用的双膦酸盐是帕米膦酸钠，根据血清钙的不同，单次输注30～90mg，以20mg/h的速度给药。唑来膦酸盐（唑来膦酸）是一种替代的双膦酸盐，在15min内以4mg剂量输注。它比帕米膦酸钠纠正高钙血症更快，持续时间更长（Major等，2001）。然而，这两种药物之间的差异并不明显，选择在很大程度上是基于成本和便利性。在治疗高钙血症时，轻－中度肾衰竭时不需要调整剂量，但在严重肾衰竭时应避免使用这些药物（Twycross等，2017）。依班膦酸是一种双膦酸盐，被特别授权用于严重肾衰竭（肌酐清除率＜30ml/min），如果合适的情况下，可以考虑使用。

监测双膦酸盐治疗后的钙水平是很重要的，因为反弹性低钙血症可能会发生，特别是在甲状旁腺激素受抑制的患者中。肾毒性也可能发生，特别是当患者脱水已存在肾功能损害，或正同时使用肾毒性药物（Twycross等，2017）。颌骨坏死是双膦酸盐治疗公认的并发症，与长期使用药物、年龄较大和近期有拔牙史有关。症状会类似于牙齿问题，患者可能会出现剧烈疼痛。通常的治疗方法是使用抗生素和手术清创术。

如果缺乏有效的抗肿瘤治疗，高钙血症将会复发。钙水平应该每3～4周重新检查1次，适当时重复输注双膦酸盐。

3. *皮质类固醇激素* 糖皮质激素已被广泛应用于治疗癌症相关的高钙血症，它在体外快速抑制破骨细胞骨吸收，以及减少肠道钙吸收。然而，它有限的临床益处主要局限于对类固醇的抑制细胞生长有反应的肿瘤，如骨髓瘤、淋巴瘤、白血病，偶尔还有乳腺癌，因为是内分泌治疗引起的高钙血症。因此，它们在严重高钙血症中的作用仅限于血液系统恶性肿瘤，而口服泼尼松龙40～100mg/d通常在这些情况下有效，尽管可能需要4～10天来降低血清钙。

4. *降钙素* 降钙素在临床实践中很少使用，但可以考虑用于那些对双膦酸盐没有反应的患者。在高药理剂量下，降钙素可减少破骨细胞骨吸收，增加钙化作用，从而降低血清钙。这种疗法的毒性最小；恶心是其最常见的不良反应，偶尔会出现过敏反应。

5. *地舒单抗* 地舒单抗是一种针对RANKL的全人单抗，用于绝经后女性骨质疏松症的治疗（McClung等，2006），并减少骨转移和骨髓瘤患者的骨骼事件（Fizazi等，2009；Henry等，2011）。一线使用过双膦酸类药物（Hu等，2014）耐药的患者，地诺单抗显示有疗效，现在被批准为治疗恶性肿瘤高血钙症的二线药物，计划用药量为120mg，第1、8、15和29天进行皮下注射，然后每4周注射1次。相关的不良反应包括恶心等症状，需要对其进行监测。

6. *拟钙剂的药物* 循环中的钙离子水平通过细胞表面钙离子感应受体来监测和调节。钙传感器模拟物或钙模拟物是一种小的有机分子，可以增强钙对钙敏感受体的影响，并抑制甲状旁腺素的分泌。盐酸西那卡塞片是这类药物中的第一个药物，于2004年被批准用于缓解继发性甲状旁腺功能亢进（Block等，2004）和甲状旁腺癌的高钙血症。到目前为止，还没有试验研究盐酸西那卡塞片在恶性肿瘤高钙血症中的作用，现有证据仅限于个案报道，这表明在选定的患者中，盐酸西那卡塞片可能具有二线降钙药的作用（Sternlicht和Glezerman，2015）。

二、库欣综合征

（一）流行病学和意义

虽然非内分泌来源的肿瘤异位分泌促肾上腺皮质激素并不罕见，但临床上明显的副癌库欣综合征是罕见的。异位ACTH分泌（ectopic ACTH secretion，EAS）仅占库欣综合征病例的5%～15%，并且该癌症在表现时经常是隐匿的（Boscaro等，2001；Barbosa等，2005）。因此，尽管生化重叠和异位促肾上腺皮质激素释放激素的共同分泌会使区分垂体和ACTH的异位来源非常困难，ACTH腺瘤和EAS的鉴别诊断在临床上是很重要的。EAS病例中一半是由肺癌引起的，小细胞肺癌和支气管类癌各占一半（Isidori等，2006）。胰腺胰岛细胞瘤（16%）和胸腺类癌（10%）占了其余的大多数病例（Beuschlein和Hammer，2002）。

（二）临床特征

库欣综合征的临床表现可因皮质醇过量的程度和持续时间而有所不同。库欣综合征的症状包括近端肌无力或萎缩、容易擦伤、水肿、高血压、精神变化、葡萄糖耐受不良、向心性肥胖和外周肌肉萎缩。在ACTH介导的严重高皮质醇血症的病例中，代谢性碱中毒和低钾血症可能是明显的。临床上很难区分库欣综合征与有着更常见的医学病因，如肥胖、抑郁和过量酒精摄入的伪库欣综合征。库欣综合征更具特异性的临床体征包括脂肪分布异常（颞区和锁骨上区）、近端肌病、大于1cm的大紫质条纹，以及随着儿童体重增加，线性生长减少。

（三）诊断

一旦临床怀疑库欣综合征，生化确认是至关重要的下一步。内分泌学会指南建议，在开始生化测试之前，应排除使用外源性类固醇制剂，包括口服、吸入和局部类固醇制剂的可能性（Nieman等，2008）。该指南主张使用以下三种一线生化筛查试验中的两种来确定诊断：尿游离皮质醇、深夜唾液皮质醇或1mg地塞米松抑制试验（午夜1mg，上午8点测量血浆皮质醇）。库欣综合征的诊断需得到以下三个结果之一的支持：24h尿游离皮质醇升高，夜间低剂量地塞米松试验中皮质醇抑制失败（<50nmol/L），以及深夜唾液皮质醇升高。

在确认库欣综合征诊断后，血浆ACTH升高支持由垂体腺瘤（库欣病）或肿瘤引起的EAS导致的ACTH依赖库欣综合征的诊断。大剂量地塞米松（每天4次2mg，连续2天，或者午夜8mg）后上午8时皮质醇抑制失败则提示EAS。然而，来自类癌肿瘤的EAS病例中，有一半使用大剂量地塞米松进行抑制。在疑难病例中，在适当的情况下，应进行促肾上腺皮质激素释放激素刺激试验和（或）经ACTH评估的选择性岩下静脉窦插管，以确定ACTH的来源（Boscaro等，2001）。

除生化检查外，通过MRI对垂体进行专用成像，以及通过CT或MRI对胸部和腹部进行横断面成像，可以定位自主性ACTH的来源。功能成像检查，如^{18}F-FDG-PET/CT或生长抑素类似物标记的PET/CT，如^{68}Ga PET/CT，已证明在异位ACTH产生肿瘤的定位中有效（Santhanam等，2015）。

（四）治疗

除了针对ACTH的异位肿瘤来源进行抗癌治疗外，在适当的情况下，EAS引起的库欣综合征的主要姑息治疗方法是抑制类固醇合成。理想情况下，糖皮质激素合成抑制药应该在抗癌治疗之前就开始使用。有几种类固醇合成抑制药是可用的，已有报道在这些情况下已成功地应用了酮康唑、美替拉酮、米托坦、依托咪酯和奥曲肽。在极端情况下，腹腔镜双侧肾上腺切除术或肾上腺动脉栓塞可能是控制皮质醇介导的症状所必需的姑息干预措施（Boscaro等，2001）。

1. 美替拉酮　美替拉酮抑制11-羟化酶（由CYP11B1基因编码），这是皮质醇和皮质酮合成的最后一步，已被证明对异位ACTH综合征有效，剂量为250～750mg，每天4次。虽然美替拉酮通常是第一种使用的药物，是由于其治疗起效迅速，半衰期短，而胃肠道毒性（主要是恶心）是其缺点，非常高水平的ACTH可能会盖过美替拉酮的作用。由于这些原因，有人建议美替拉酮与酮康唑联合使用。

2. 酮康唑　咪唑类抗真菌药物酮康唑通过抑制催化侧链断裂的CYP11A1酶及其他一些催化肾上腺类固醇生成的酶来抑制皮质醇生物合成的第一步。建议酮康唑的起始剂量为200mg，每天2次，根据需要分4次增加到总剂量1200mg/d。潜在的不良反应包括恶心、头痛、瘙痒性皮疹、肝衰竭和抗雄激素作用，包括性欲低下和女性乳房发育。迄今为止，酮康唑治疗异位ACTH介导的高皮质醇血症的疗效是基于病例报道（Hoffman和Boigham，1991；Winquist等，1995）。

3. 米托坦　米托坦是一种肾上腺细胞毒性药物，不可逆转地抑制11-β-羟化酶和18-羟化酶，从而减少糖皮质激素、盐皮质激素和雄激素的产生。它导致束状带和网状带的局灶性萎缩和坏死。米托坦最常见的适应证是原发性肾上腺皮质癌（adrenocortical carcinoma，ACC）。

4. 生长抑素类似物　奥曲肽是一种长效的生长抑素类似物，主要激活SSTR2，可能通过SSTR抑制垂体促肾上腺皮质激素和异位ACTH分泌（Pivonello等，2005）。虽然奥曲肽对库欣病的作用有限，但一种新的生长抑素类似物PsireNorth已经显示出希望，它具有更广泛的受体激活（包括SSTR1、2、3和5）（Feelders等，2010）。然而，它会引起药物相关的高血糖（Colao等，2012）。

5. 依托咪酯　依托咪酯是一种静脉麻醉药，也能抑制11-β-羟化酶，是被认为适合手术患者的一种选择，因为使用传统的类固醇合成抑制药无法充分优化皮质醇水平。

所有这些治疗的疗效都必须监测，因为肾上腺素减退症可能随之而来。我们可以同时使用类固醇合成抑制药和替代氢化可的松的阻断和替代方案。

随着这些患者的水平恢复正常，激素替代治疗经常是必要的（例如，氢化可的松每天 15～25mg 分次服用和氟可的松每天 0.05～0.15mg），并且类似于原发性肾上腺功能不全的给药方案和病假规则应被采用（Bornstein 等，2016）。

三、不恰当的抗利尿药综合征

（一）流行病学和意义

低钠血症，通常定义为血清钠低于 135mmol/L，是与晚期恶性肿瘤相关的常见病症，许多因素可能导致低钠血症，包括心力衰竭、肝衰竭、高血糖和药物治疗。然而，不恰当的抗利尿药综合征（syndrome of inappropriate antidiuresis，SIAD）是肿瘤患者低钠血症最常见的原因，并与显著的发病率相关（Goldvaser 等，2016）。

（二）发病机制和病因学

在 SIAD 中，不适当的抗利尿作用是由抗利尿激素（action of vasopressin，AVP）的过度自动作用介导的，而不依赖于血清渗透压或容量。这可能是由于从垂体或异位来源的 AVP 的分泌增加，或由肾集合管内 AVP 的活性增加引起。目前已鉴定出三种 AVP 受体（V_{1a}、V_{1b} 和 V_2）；V_2 受体位于肾集合管细胞上，介导抗利尿作用。AVP 与 V_2 结合后，V_2 受体激活导致 AQP2 水通道插入集合管细胞的顶端质膜。这些通道允许自由水通过，但不允许离子通过细胞膜。

恶性肿瘤患者的 SIAD 有许多可能的病因。尽管据报道与许多恶性肿瘤相关，但 SIAD 最常与小细胞肺癌或类癌肿瘤相关。其他原因包括继发性肺或脑转移（与原发癌症类型无关）和肺部感染（Rosner 和 Dalkin，2014）。姑息治疗中常用的使用药物也可能引发 SIAD，尤其是抗抑郁药（如选择性 5-HT 再摄取抑制药和三环类抗抑郁药）、吩噻嗪、劳拉西泮、卡马西平和细胞毒性药物，如环磷酰胺和长春新碱（Twycross 等，2017）。

（三）临床特征

低钠血症的显著症状可发生在不同血清钠水平。症状的严重程度可能与血清钠的下降速度有关，钠的下降速度越快症状越严重，因为当钠下降速度缓慢时，脑细胞能够通过分泌钾和其他细胞内溶质来代偿脑水肿。这种对慢性和急性低钠血症的区分对于治疗是重要的，因为它们的处理方式不同。如果低钠血症出现少于 48h，则定义为急性；如果出现超过 48h，则定义为慢性（Spasovski 等，2014）。最近关于低钠血症的临床实践指南将低钠血症症状分为轻度、中度或重度以指导治疗，并提供了轻度 / 中度和重度低钠血症的血清钠值范围（Spasovski 等，2014）（表 84-3）。

（四）诊断

SIAD 的诊断要求在存在浓缩尿、尿钠升高和细胞外液容量正常的情况下显示血浆低钠血症和低渗压（框 84-1）。SIAD 仍然是一种排除诊断；它必须符合低钠血症的类别，尿渗透压大于 100mOsm/kg，尿钠浓度 30mmol/L 以上，细胞外液体量正常，排除掉其他原因引起的低钠血症，包括药物相关的原因、肾上腺功能不全（Spasovski 等，2014）。

（五）治疗

SIAD 的治疗取决于症状的严重程度，也必须要考虑低钠血症的发病率。

对于有严重症状的患者，有急性脑水肿的风险，因此治疗决定必须预防这种情况的发生。根据欧洲指南（Spasovski 等，2014），对有严重症状患者的初始管理（无论生化程度还是急性或慢性）最好发生在重症监护环境中。它包括在 20min 内及时输注

表 84-3　低钠血症的分类

低钠血症的分类	血清钠值（mmol/L）	相关临床症状
轻度	130～135	轻度恶心，注意力不集中
中度	125～129	恶心，头痛，精神错乱
重度	＜125	呕吐、意识减退、心肺窘迫、癫痫发作、昏迷

引自 Spasovski，G.et al(2014).Clinical practice guideline on diagnosis and treatment of hyponatraemia.Eur J Endocrinol.170(3):G1-47.DOI：10.1530/EJE-13-1020.

框 84-1　不恰当的抗利尿药综合征的诊断

建立诊断的基本标准
1. 血浆低渗透压（血浆渗透压＜275mOsm/kgH_2O 和血钠＜135mmol/L）
2. 浓缩尿液（尿液渗透压＞100mOsm/kgH_2O）
3. 血浆 / 细胞外液量正常
4. 正常食盐和水摄入的高尿钠（尿钠＞30mEq/L）
5. 排除甲状腺功能减退、肾上腺功能减退和利尿药使用

150ml 3% 的高渗盐水，然后按照指南要求重复进行血清钠监测和输注高渗盐水。治疗目标是重复输注 150ml 3% 高渗盐水，直到血清钠升高 5mmol/L。对于有严重低钠血症症状的患者，建议在治疗前 24h 内纠正低钠血症不超过 10mmol/L，并且在随后的治疗中每天不超过 8mmol/L，直到血钠达到 130mmol/L（Spasovski 等，2014）。如果血清钠最初升高 5mmol/L 后症状的严重程度有所改善，则可以停止高渗盐水治疗，并采取针对具体病因的治疗（Spasovski 等，2014）。需要注意的是，这种积极的治疗方法可能不适合于接近生命末期的患者，需要根据整体预后、患者的愿望和护理目标来做出管理决定。

慢性、轻度－中度症状性 SIAD 的主要治疗方法是限制液体摄入和停止使用可能会加重症状的药物。摄入量应限制在 500～750ml/d 以内。这需要几天的时间来改善低钠血症。推荐的 SIAD 二线治疗包括增加 0.25～0.50g/（kg·d）尿素的溶质摄入量或联合低剂量环状利尿药和口服氯化钠（Spasovski 等，2014）。尿素是一种渗透性利尿药，通过提高髓内尿素水平来增加游离水排泄和减少尿钠症。然而，它的耐受性较差，可能不适用于姑息治疗。

四环素类似物去四环素（去甲基氯四环素）可引起肾源性尿崩症，已被临床应用于治疗 SIAD。然而，欧洲临床实践指南并不支持使用四环素治疗 SIAD（Spasovski 等，2014）。

最后，非肽类抗利尿激素受体拮抗药已经被开发出来，包括口服选择性 V_2 受体拮抗药（托伐普坦、沙他伐坦和利昔伐坦）和静脉注射 V_{1a}/V_2 受体拮抗药（康尼伐坦）。结合适度的液体限制，上述药物已被证明治疗慢性正常血容量低钠血症安全有效（Robertson，2011）。目前，口服托伐普坦和静脉注射康尼瓦坦被批准用于治疗正常血容量低钠血症（Gross 等，2011）。然而，这些药物目前尚未在英国获得许可，最新的欧洲临床实践指南目前也不推荐其用于治疗 SIAD（Spasovski 等，2014）。

四、分泌性内分泌肿瘤和它们的作用

（一）肿瘤相关性低血糖

1. 分类和流行病学　肿瘤相关性低血糖是分泌胰岛素的胰岛细胞瘤的常见并发症（高胰岛素血症性低血糖），但在非胰岛细胞瘤中很少见，通常是由于胰岛素样生长因子的分泌。

(1) 胰岛细胞瘤所致的高胰岛素血症：高胰岛素血症性低血糖在健康的成年人中少有发生，这是由于其存在强大的反调节稳态机制来防止血糖浓度下降。

高胰岛素性低血糖的诊断是基于满足 Whipple 三联征的临床症状，即与低血糖同时出现的低血糖症状，通过进食并恢复正常血糖后得到缓解。在长时间禁食后，可以通过生物化学方法确认诊断，在出现症状性低血糖（血糖＜3mmol/L）时，胰岛素浓度适当升高（＞18pmol/L）（Cryer 等，2009）。

胰岛的胰岛素分泌肿瘤（“胰岛素瘤”）每年的发病率为每百万人 1～2 例（Cryer 等，2009），通常是良性的，局限于胰腺，可通过手术切除治愈。转移性分泌胰岛素的胰岛细胞肿瘤是罕见的，占所有胰岛素瘤病例的不到 10%。对于转移性疾病的患者，维持正常血糖（血糖水平 3.5～6mmol/L）对于维持生活质量和提高总生存率至关重要。

(2) 非胰岛细胞肿瘤低血糖：两种胰岛素样生长因子（IGF-1 和 IGF-2）与胰岛素具有相同的序列同源性，并影响细胞的生长、分化和代谢。在许多非胰岛细胞肿瘤低血糖的病例中，肿瘤会分泌一种异常的 IGF-2 前体（Zapf 等，1992）。与低血糖相关的非胰岛细胞肿瘤的肿块通常很大，位于腹膜后或胸部。组织学上，这些肿瘤大多数为间叶性的（间皮瘤、神经纤维瘤、纤维肉瘤、平滑肌肉瘤、横纹肌肉瘤、神经纤维肉瘤、血管外皮细胞瘤和梭形细胞瘤）。

2. 临床特征　低血糖的临床包括脑部低血糖和继发性分泌儿茶酚胺。神经系统的表现包括躁动、麻木、昏迷和癫痫发作，通常发生在运动或禁食之后，最常发生在清晨和傍晚时分。肿瘤相关的低血糖应与其他原因的低血糖区别，包括药物（如磺脲类药物、奎宁和胰岛素治疗）、肾上腺功能减退和肝衰竭。

3. 治疗　在可能的情况下，应对潜在的肿瘤进行根治性切除（如胰岛素瘤）。在非胰岛细胞肿瘤和转移性胰岛素瘤中，这通常是不可能的。在这种情况下，治疗的重点应集中于维持正常血糖。这可以通过葡萄糖调节的靶向机制或通过控制肿瘤来实现。

逆转危及生命或有症状的低血糖需要静脉注射葡萄糖。超过 10% 的高渗葡萄糖溶液应通过中心静脉给药，以预防血栓性静脉炎，并应经常监测血糖水平，以确保低血糖的最佳纠正。膳食补充在维持正常血糖方面也起着关键作用，可以通过频繁的喂食或补充高糖类的摄入量（包括玉米淀粉）来实现。有时，如果恶心或厌食症影响了足够的口腔喂养，则可能需要肠外营养。

皮质类固醇（如地塞米松），每天多次高剂量，对某些患者有益处，并且通常耐受良好。二氮嗪可以抑制胰岛素分泌，尽管其疗效往往受到其不良反应的限制，包括外周水肿、恶心和电解质紊乱（Ong 等，2010）。生长抑素类似物通过抑制胰腺胰岛素和胰高血糖素的释放，在转移性胰岛素瘤的治疗中发挥作用，尽管生长抑素受体亚型在胰岛素瘤中的不同表达会影响这种治疗方案的成功（Ong 等，2010）。

减瘤手术，包括对转移的肿瘤沉积物进行动脉栓塞术，也可以缓解低血糖，因此应考虑个体化治疗。靶向化疗药物，如 mTOR 抑制药，通过诱导肝脏和外周对胰岛素的抵抗来帮助维持正常血糖，并在胰岛细胞肿瘤中发挥抗增殖作用（Kulke 等，2009）。对于较大的肿瘤或转移性肿瘤负荷重的病例，可能需要考虑使用含有常规细胞毒性化疗方案的姑息性细胞减少治疗。

（二）肠胰激素综合征

1. *分类及意义* 与激素分泌相关的各种罕见的临床综合征是由胰腺肿瘤和较少见的胰腺外肿瘤引起的（表 84–4）。大多数分泌性胰岛细胞瘤是散发性的，但也有可能作为家族综合征的一部分出现，如多发性内分泌瘤 1 型。大多数的胰岛细胞瘤是恶性的（胰岛素瘤除外），并且诊断时经常出现转移。

这些肿瘤通常分泌不止一种多肽激素，并可能在后续治疗期间有其余激素的产生。

2. *转移性肠胰肿瘤的治疗* 小的局部肿瘤进行手术切除是最佳的治疗方法。无法切除的恶性分泌性肿瘤可能对化疗有反应。在许多患者中，由于胃肠肽或其他产物的过度分泌而出现令人痛苦的临床症状；这些需要特定的缓解措施来控制这些产物的分泌。

根据分泌性神经内分泌肿瘤的主要激素产物列出的临床表现及姑息性内分泌治疗方案见表 84–4。大剂量质子泵抑制药是最有效地缓解 Zollinger-Ellison 综合征中的胃酸分泌过多的方法。大剂量组胺 H_2 受体拮抗药也可能有用，并可能与质子泵抑制药治疗联合使用。

表 84–4 分泌性内分泌肿瘤的临床表现

肿　瘤	临床特征	常见部位	恶性概率	多发性内分泌肿瘤	姑息治疗
胰岛瘤	神经性低血糖（精神错乱，发作）	胰腺（B 细胞）＞99%	10%	4%～5%	• 静脉注射葡萄糖 • 喂养 • SSA • 二氮嗪 • 化疗 • 手术减瘤
胃泌素瘤（Zollinger-Ellison综合征）	消化性溃疡	胰腺（D 细胞）25%	＞50%	20%～25%	• 质子泵抑制药 • H_2 受体拮抗药 • 手术减瘤 • SSA
		十二指肠 70%			• 质子泵抑制药 • H_2 受体拮抗药 • SSA
舒血管肠肽瘤	• 水样腹泻 • 低钾血症	胰腺（A 至 D 细胞）90%	＞50%	6%	• 手术减瘤 • SSA • 化疗
胰高血糖素瘤	• 游走性坏死松解性红斑 • 恶病质 • 糖尿病 • 心力衰竭	胰腺（A 细胞）99%	＞70%	1%～20%	• SSA • 预防性抗凝 • 手术减瘤 • 化疗
生长抑素瘤	• 糖尿病 • 腹泻 • 胆石症	胰腺（55%）、十二指肠 / 空肠（45%）	＞70%	45%	• 手术减瘤 • 化疗

SSA. 生长抑素类似物

通过长效生长抑素类似物的引入，其他分泌性肿瘤的症状控制已经发生了革命性的变化。生长抑素是一种广泛分布的神经内分泌肽，通过 5 种受体（STR1-5）发挥作用。生长抑素的 8 种氨基酸合成类似物奥曲肽可以通过皮下注射，是缓解与激素分泌过多相关症状非常有效的治疗选择。最近，奥曲肽（Sandostatin®LAR®）和长效类似物羊毛肽（Somatuline®LA）制剂已显示出在治疗肠胰神经内分泌肿瘤中作为抗增殖和抗分泌药物的有效性（Rinke 等，2009；Caplin 等，2014）。

许多患者可以通过每天多次皮下注射或持续静脉泵输注 100～600μg 奥曲肽来控制与肠胰激素分泌过多相关的临床症状。一旦症状得到了充分的控制，患者可以改用长效的 Sandostatin®LAR® 或 Lanreopolate，亦或可能需要两者的组合。对奥曲肽的反应取决于肿瘤上生长抑素受体的存在，这已经被用于利用标记的奥曲肽进行体内闪烁成像进行肿瘤定位（Ricke 等，2001）。奥曲肽治疗耐受性良好；虽然最初可能会发生腹部痉挛和腹泻，但尚未观察到明显的脂肪泻和吸收不良。

分泌性肠胰神经内分泌肿瘤姑息治疗的最新进展之一是使用放射性标记的生长抑素类似物，这种类似物除了具有抗增殖作用外，还具有减轻激素负荷的作用（Strosberg 等，2017）。它们对恶性胰岛素瘤的疗效尤其值得注意（Challis 等，2017），如果可用的情况下，这可以作为姑息治疗选择。

（三）类癌综合征

1. *流行病学和病原学* 类癌来自于产生 5-HT 的细胞，主要发生在胃肠道和肺部，偶尔也发生在胰腺、胸腺和性腺。类癌肿瘤的发病率为每 100 000 人中有 1.5 人，大约 20% 的类癌患者会发生类癌综合征（Niederle 等，2016）。典型的类癌综合征表现为肝转移的结果，它允许绕过门静脉循环中肝脏清除 5-HT。然而，在没有肝转移的情况下，原发性支气管瘤或胸腺类癌也可引起类癌综合征。

2. *临床特征* 类癌综合征的主要特征是腹泻和潮红。充血性心脏病发生在 25%～50% 的类癌综合征患者中，并与不良预后相关。心脏表现通常累及右侧心脏，导致肺动脉瓣狭窄和三尖瓣反流。其临床特征是由类癌肿瘤分泌的几种潜在活性物质介导，包括 5-HT、5- 羟色氨酸、激肽释放酶、速激肽（P 物质、神经肽 K）、前列腺素、儿茶酚胺和组胺。诊断是通过测量尿中 5- 羟基吲哚乙酸的排泄量，随后使用横断面和生长抑素受体成像相结合的肿瘤定位，然后进行肿瘤活检。

3. *转移性类癌肿瘤的治疗* 在可能的情况下，我们应进行根治性手术，姑息性减瘤术可能对特定的转移性疾病患者有利，因为它可以延缓病情发展或减轻与类癌综合征相关的症状。肝动脉栓塞治疗肝转移瘤，同样能产生良好的症状缓解效果。类癌综合征的药理学控制主要是抑制以 5-HT 为主的循环肿瘤产物合成、释放和外周作用实现的。

如前所述，生长抑素类似物仍是一线治疗方案（Niederle 等，2016）。

化疗和 IFN-α 也已成功地用于缓解类癌综合征的症状；靶向药物，包括 mTOR 抑制药（如依维莫司）和酪氨酸激酶抑制药（如舒尼替尼），也可被认为是二线治疗方案（Pavel 等，2016）。

在过去的几年中，由于认识的增加、早期诊断和瓣膜置换术，类癌综合征和心力衰竭患者的预后有所改善（Niederle 等，2016）。因此，除了对症状性心力衰竭的常规治疗外，还应在适当的情况下考虑对此类患者进行心脏手术。

类癌综合征的其他缓解症状的姑息措施包括用于气喘的 $β_2$ 肾上腺素能激动药，避免诱发因素以减少潮红（包括酒精和一些食物），以及腹泻的治疗（磷酸可待因或洛哌丁胺）。最近，一种名为特罗司他的色氨酸羟化酶抑制药已被许可作为生长抑素类似物的附加治疗，用于治疗与类癌综合征相关控制不良的腹泻（Pavel 等，2018）。

（四）嗜铬细胞瘤

1. *病因和临床特征* 儿茶酚胺分泌肿瘤起源于肾上腺髓质（嗜铬细胞瘤）或肾上腺外神经脊源性组织（副神经节瘤）。嗜铬细胞瘤通常会分泌去甲肾上腺素和肾上腺素，但偶尔也会分泌大量的多巴胺。儿茶酚胺可引起间歇性、偶发性或持续的高血压，以及其他表现，包括焦虑、震颤、心悸、出汗、潮红、头痛、胃肠紊乱和多尿。大多数肿瘤是良性的（90%），但也可能发展为恶性疾病。

2. *恶性嗜铬细胞瘤 / 副神经节瘤的治疗* 与其他分泌性内分泌肿瘤类似，如果可能的话，应考虑姑息性手术清除肿瘤。放射性标记的 ^{131}I-MIBG 已被证明对闪烁成像阳性的恶性嗜铬细胞瘤有益处（Gedik 等，2008）。另外，使用环磷酰胺、长春新碱和达卡巴肼联合方案的细胞毒性化疗已被证明在减少儿茶酚胺负担和改善恶性疾病的无进展生存率方面都有好处（Huang 等，2007）。

当手术和化疗无法控制疾病时，姑息治疗通常通过拮抗 α 和 β 肾上腺素能受体来实现。重要的是，有效的 α 受体拮抗药必须在手术干预或细胞毒性化疗之前开始，以防止儿茶酚胺危象的发生；在开始 β 受体拮抗药之前也必须实现有效的 α 受体拮抗，因为没有对抗 α 肾上腺素能受体刺激有可能引发继发性致命高血压危象。

α 受体拮抗药，如多沙唑嗪（选择性的 $α_1$ 受体拮抗药）或苯氧苯胺（非竞争性 $α_1$ 和 $α_2$ 受体拮抗药），应从低开始剂量开始，并在耐受或症状缓解之前逐渐增加，随后在必要时使用 β 受体拮抗药以控制心动过速（如比索洛尔或美托洛尔）。这一组合会控制大多数患者的症状。如果肾上腺素能受体完全阻断后仍不能缓解，可以使用 α- 甲基酪氨酸（酪氨酸羟化酶的竞争性抑制药，儿茶酚胺合成的速率限制酶）；这在英国是以指定患者为基础提供的，在美国也是如此。

（五）肾上腺皮质癌

1. *流行病学及临床特征* ACC 被认为是一种极罕见的疾病，每年的发病率为每百万人口中有 1～2 例（Allolio 等，2006）。大约 50% 的 ACC 肿瘤是分泌性的。皮质醇增多症是与 ACC 相关最常见的激素过量疾病，而醛固酮和雄激素分泌肿瘤偏少见（Allolio 等，2006）。ACC 在出现症状时往往瘤体很大（＞10cm）（Else 等，2014），因此患者可能出现激素过量、占位效应或两者都有的症状。

2. *治疗* 手术切除仍然是唯一的根治性治疗选择，如果手术治疗不是一个选择，在适当的情况下，应考虑姑息性减瘤术。对恶性或局部晚期疾病患者的辅助治疗应包括米托坦治疗。

米托坦是一种肾上腺素溶解药物，但它发挥这种肾上腺素溶解作用的确切机制尚不清楚。米托坦对类固醇激素的生物合成产生有重要影响，通过抑制类固醇激素的生物合成，诱导 CYP3A4 和增加皮质醇代谢，增加皮质醇结合球蛋白导致肾上腺功能不全。因此，联合米托坦治疗时，必须从一开始就把替代氢化可的松调整为 30～40mg/d 分次服用。

米托坦是一种毒性药物，据报道，80% 的患者会出现胃肠道不良反应（厌食、恶心、呕吐、腹泻），40% 的患者出现困倦和嗜睡（Wajchenberg 等，2000）。它也是 CYP3A4 的诱导剂；因此，同时服用由这种酶代谢的药物可能需要使用更高的剂量，如替代氢化可的松和止吐药（昂丹司琼、甲氧氯普胺）。

如果米托坦治疗导致疾病进展，患者可以使用依托泊苷、多柔比星和顺铂的联合方案进行细胞毒性化疗。如果耐受，米托坦通常与化疗联合使用，因为它可以控制皮质醇过量的症状，并已证明在无进展生存方面有额外的好处（Else 等，2014）。

（六）甲状腺髓样癌

1. *流行病学及临床特征* 甲状腺髓样癌起源于甲状腺滤泡旁 C 细胞，占所有甲状腺病例的 5%～10%。甲状腺髓样癌是最常见的散发性甲状腺癌，但 20% 的病例可能是由于 RET 原癌基因的遗传突变，这是 2 型多发性内分泌瘤或家族性甲状腺髓样癌的一部分。降钙素是由甲状腺的 C 细胞分泌的，可引起腹泻和脸红的症状。大多数患者在出现症状时都会有局部淋巴结扩散和（或）远处转移。

2. *治疗* 包括甲状腺全切除术和淋巴结清扫的手术治疗提供了治愈局部疾病的唯一机会。然而，超过 50% 的患者尽管接受了手术治疗和淋巴结清除，但降钙素水平仍将持续升高，对许多患者来说，与降钙素过量相关的症状将对生活质量产生最大影响。

如果症状轻微，洛哌丁胺或可待因是有效的，但在某些病例中，与高降钙素负荷相关的更严重的症状可能需要局部手术或减瘤术的治疗，如在特定的病例中进行肝动脉栓塞术（Chen 等，1998）。生长抑素类似物也被证明对治疗降钙素相关症状有益，可以长效针注射或每天短效注射（Chen 等，1998）。

最后，对于转移性疾病患者，靶向治疗，如非选择性酪氨酸激酶抑制药凡德他尼和卡博替尼，同时也针对 RET，被用作转移性或复发性疾病患者手术后的一线系统治疗。这些治疗方法有显著的不良反应，包括胃肠道不良反应和使用凡德他尼延长 QT 间期的风险（Wells 等，2012）。

五、罕见的内分泌表现

（一）男性乳房发育

男性乳房发育是由雌激素 / 雄激素比率升高引起的。它通常是药物治疗的反应，包括化疗（烷化剂、长春碱、亚硝脲）、止吐药（甲氧氯普胺和吩噻嗪）、抗雄激素或促性腺素类似物。

它有时是由分泌雌激素或促性腺激素的肿瘤引起。睾丸间质细胞瘤和女性化的肾上腺皮质肿瘤可以分泌雌激素，而睾丸支持细胞瘤、滋养细胞生殖细胞瘤、睾丸性索肿瘤和肝细胞癌的特征是外周循环中的雄激素芳构化为雌激素。分泌 hCG 的肿瘤（包括睾丸肿瘤、非小细胞肺癌、肝癌和胰岛细胞瘤）也可能通过刺激睾丸间质和支持细胞产生雌二醇而导致男性乳房发育。

持续的疼痛和外观问题可能表明需要治疗。第一步是治疗根本原因，包括停止任何有关联的药物或原发肿瘤的治疗。当这难以达成时，一般来说，选择性雌激素受体调节药，如他莫昔芬，作为一线治疗（Niewoehner，2018）。根据原因和情况，其他治疗方案包括达那唑、缩胸手术和低剂量放疗（Niewoehner，2018）。

（二）甲状腺功能减退和亢进

甲状腺功能可能受到手术、放射治疗和全身抗癌治疗的影响。放射治疗与甲状腺功能减退、自身免疫性甲状腺炎相关的一过性甲状腺功能亢进和甲状腺癌相关（Wasnich 等，1973；Tami 等，1992）。甲状腺病态综合征，以低血清 T_3 水平为特征，通常与晚期恶性肿瘤一起出现，但很少引起临床疾病。

由于 hCG 和促甲状腺激素之间的结构相似性，临床上可能与大量分泌 hCG 的肿瘤有关，如滋养细胞肿瘤（Giralt 等，1992）。甲状腺功能亢进症的症状在肿瘤治疗成功后就会消失；因此，应该避免甲状腺切除术或放射性碘治疗。

（三）下丘脑 – 垂体功能障碍

垂体前叶功能衰竭与部分或全部垂体前叶激素的缺乏有关，包括生长激素、促性腺激素（促卵泡激素和黄体生成素）、促甲状腺激素和促肾上腺皮质激素。它是由垂体或鞍上肿瘤的肿块效应而导致的下丘脑或垂体损伤，或者是因为治疗的不良反应（如辐射）。

可能导致垂体腺功能衰竭的垂体区肿瘤包括垂体瘤和垂体腺癌，以及乳腺癌、肺癌、肾癌或胃癌的转移（Schubiger，1992；Huguet 和 Clayton，2015）。下丘脑区域的致病肿瘤包括颅咽管瘤、生殖细胞瘤、脊索瘤及霍奇金淋巴瘤和白血病等血液系统肿瘤的转移（Schubiger，1992；Huguet 和 Clayton，2015）。下丘脑区域的肿瘤也可能导致垂体后叶功能衰竭，表现为尿崩症。

垂体前叶功能衰竭的医源性原因包括颅内放疗、颅内手术和长期服用阿片类药物。生长激素轴最容易受到辐射的损伤（Darzy，2005）。长期服用阿片类药物最常影响性腺轴，因为它们会影响促性腺激素释放激素的释放，导致黄体生成素缺乏（Seyfried，2012）。

垂体前叶功能衰竭的临床特征取决于垂体激素的影响。生长激素缺乏可能导致骨和肌肉质量减少、运动耐受量差和心肌功能减弱（Sklar 和 Constine，1995）。促性腺激素缺乏可能导致性欲改变和骨脂质代谢异常，也可能出现肾上腺功能减退和甲状腺功能减退的症状。一般来说，处理措施包括激素替代等方法。

（四）肾上腺功能不全

原发性肾上腺功能不全是由肾上腺功能障碍引起的，这可能是由于双侧转移、免疫功能受损后感染、出血、手术、化疗和其他影响细胞色素 P450 酶的药物（如酮康唑）引起的。虽然肿瘤转移到肾上腺是常见的，但临床上显著的肾上腺功能减退是罕见的，因为破坏功能需要超过 80% 的肾上腺组织被取代（Cedermark 和 Sjoberg，1981）。

继发性肾上腺功能不全是由于腺垂体水平 ACTH 产生不足所致。它最常见的原因是长期使用合成皮质类固醇，对下丘脑 – 垂体 – 肾上腺产生负反馈。一般来说，如果患者服用超生理剂量的全身皮质类固醇（例如，每天至少 7.5mg 口服泼尼松龙或等效物）持续 3 周或以上（Lansang 和 Quinn，2018），则他们肾上腺抑制的风险会很高。然而，需要指出的是，在一些患者中，肾上腺抑制可能的发生时间早于 3 周，与局部皮质类固醇治疗时相同（Lansang 和 Quinn，2018）。在肾上腺可能被抑制的情况下，一旦达到生理剂量，应非常缓慢地逐渐减少皮质类固醇（例如，每周 1～2mg 泼尼松龙），以使肾上腺恢复（Twycross 等，2017）。有肾上腺抑制风险的患者应给予一张类固醇治疗卡。

肾上腺功能减退症表现为严重虚弱、胃肠不适、低血压、精神症状，极少的情况下会出现 Addison 危象。标准替代疗法是氢化可的松 20～25mg，分剂量（例如，上午 10mg，下午 10～15mg），每天服用氟化可的松 0.05～0.15mg。原发性或继发性肾上腺功能不全的患者在生理应激期间需要额外的皮质类固醇剂量（如急性疾病）。

六、晚期癌症的代谢性并发症

（一）发热

1. 病因和发病机制　发热在晚期癌症中很常见。

最常见的原因是感染，其次是肿瘤本身（Klastersky 等，1973）。表 84-5 总结了其他重要原因（Johnson，1996；Zell 和 Chang，2005；Pasikhova 等，2017）。

肿瘤性发热特别指由癌症本身引起的发热。它约占不明原因发热病例的 10%（Loizidou 等，2016）。这是一种排除性诊断，只有在排除了其他原因后才能作出。其确切的发病机制尚不清楚，但它通常是由肿瘤细胞或正常细胞（如巨噬细胞）分泌致热细胞因子（包括 TNF、IL-1、IL-6 和 IFN）引起的副肿瘤现象。这些细胞因子刺激下丘脑中前列腺素 E_2 的合成和释放，从而调节体温平衡。其他机制包括从坏死的肿瘤组织中释放热原（如 TNF）和脑转移引起的直接脑组织损伤，随后激活磷脂酶 A_2（Zell 和 Chang，2005）。

2. *副肿瘤性发热的治疗* 没有可靠的临床特征可以准确区分感染性和非感染性的发热原因（Johnson，1996）。CRP 和红细胞沉降率都不能区分副肿瘤性发热和感染（Kallio 等，2001）。在一些研究中（Chang，1987），每天 2 次使用 250mg 萘普生可帮助诊断为副肿瘤性发热，但不是所有研究（Vanderschueren 等，2003）都是如此。鉴于此，在诊断为肿瘤性发热之前，必须寻找可逆的原因并进行治疗。

表 84-5 晚期癌症患者发热的原因

原 因	举 例
感染	细菌、病毒、真菌和寄生虫感染
肿瘤	副肿瘤机制，如急性白血病、霍奇金淋巴瘤、肾细胞癌、软组织肉瘤、转移性实体瘤，特别是与肝转移相关的实体肿瘤、轴向黏液瘤、肝癌；中枢神经系统转移瘤，如下丘脑受累、脑膜白血病、脑膜癌病
化疗和免疫治疗	吉西他滨、克拉屈滨、博来霉素、顺铂、柔红霉素、长春新碱、氯氨丁酸 IFN、单克隆抗体（如利妥昔单抗）、CSF（如非格司亭）
药物	双膦酸盐、抗惊厥药、抗生素（如 β- 内酰胺、两性霉素），输血反应
辐射	放射性肺炎，放射性心包炎，放射性膀胱炎
其他非感染性原因	肾上腺危象，静脉血栓栓塞性疾病，炎症原因（如结缔组织病）

引自 Johnson，M.(1996).Neoplastic fever.Palliat Med.10(3):217-24.https://doi.org/10.1177/026921639601000306；Zell，J.A.and Chang，J.C.(2005).Neoplastic fever：a neglected paraneoplastic syndrome.Support Care Cancer.13(11):870-7.https://doi.org/10.1007/s00520-005-0825-4；and Pasikhova，Y.et al. (2017).Fever in patients with cancer.Cancer Control.24(2):193-197.https://doi.org/10.1177/107327481702400212.

虽然不能肯定地诊断出肿瘤性发热，但仍然应该做出诊断，因为姑息治疗患者不能接受无休止的感染筛查和反复使用抗生素却毫无效果，这一点很重要。重点在于要向患者和家属清楚地传达诊断结果，包括其不确定性，因为他们可能会因为反复入院或漫长的调查过程而感到痛苦。

肿瘤性发热的发作可能与出汗、寒战、嗜睡和意识混乱有关。这些发作通常通过直接的肿瘤治疗（如淋巴瘤的化疗或类固醇）而缓解。湿毛巾擦拭、冰袋和风扇可以缓解不适。符合药理学的制剂（如对乙酰氨基酚、非甾体抗炎药物和类固醇激素）都是有效的退热药。由于 NSAID 和类固醇激素使用相关的风险，常规的乙酰氨基酚应作为一线用药，布洛芬建议作为二线用药（Twycross 等，2017）。

（二）高血糖

1. *流行病学和病因学* 癌症患者的高血糖患病率高于普通人群。据估计，8%～18% 的癌症患者同时存在糖尿病（Gallo 等，2018）。高血糖可能是由预先存在的糖尿病、癌症相关的治疗，或者肿瘤相关的影响引起的。

(1) 先前已有的糖尿病：糖尿病，无论是 1 型还是 2 型，都是癌症发病率和死亡率的独立危险因素（Coughlin 等，2004），高血糖、高胰岛素血症和肥胖都会促进癌症的发病和进展（Gallo 等，2018）。它与肝细胞癌的高发病率相关（RR=2.5），但也与乳腺癌、胰腺癌、肠癌、膀胱癌、子宫内膜癌及非霍奇金淋巴瘤的高发病率相关（Gallo 等，2018）。

(2) 癌症相关治疗：很多的癌症治疗方法可能会导致高血糖。皮质类固醇是最常见的原因，在接受皮质类固醇治疗的姑息治疗患者中，有 10% 的患者发生糖尿病（Pilkey 等，2012）。这种不良反应与皮质类固醇治疗的剂量和持续时间有关。癌症免疫治疗方法，如免疫检查点抑制药（如伊匹木单抗），通常用于治疗转移性黑色素瘤，可能通过自身免疫作用影响胰岛素分泌而导致高血糖（Gallo 等，2018）。肿瘤的靶向治疗，如酪氨酸激酶抑制药（如尼洛替尼和波那替尼）、mTOR 抑制药（如依维莫司）和生长抑素类似物治疗可能通过诱导胰岛素抵抗导致高血糖（Jacob 和 Chowdhury，2015；Gallo 等，2018）。

(3) 肿瘤作用：有几种机制可能导致晚期癌症的高血糖。厌食 – 恶病质综合征是晚期癌症的全身反应，与糖代谢异常有关，包括糖异生和 Cori 循环活性增加（肌源性乳酸转化为葡萄糖）、糖耐量降低和胰岛素抵抗（Nelson 等，1994）。大约 80% 的胰腺癌患者患有葡萄糖耐受不良或明显的糖尿病。导致这一现象的机制尚不明确，但它似乎不同于其他类型的糖尿病，包括胰源性（3c 型）糖尿病，可能是与胰岛素释放或回馈的副肿瘤效应有关（Andsern 等，2017）。

2. *治疗* 晚期癌症糖尿病管理的目的是：①预防和治疗高血糖相关症状；②避免低血糖；③避免糖尿病急诊，如糖尿病酮症酸中毒（仅限 1 型糖尿病）和高渗高血糖状态。为了实现这些目标，建议对生命末期患者的目标血糖控制在 6～15mmol/L（Diabetes UK，2018）。设定这一目标的基本原理需要向长期糖尿病患者解释，他们过去可能会被设定更严格的血糖目标。随着疾病的进展，需要定期审查降糖治疗，并根据个人情况制订方案，同时考虑症状特征、疾病分期，以及是 1 型糖尿病还是 2 型糖尿病（Diabetes UK，2018）。

对于 2 型糖尿病患者，随着食欲和体重的下降，可能有必要减少或停止低血糖诱导治疗，如磺脲类药物（如格列齐特）和胰岛素。二甲双胍的优点是不诱导低血糖，但可能对老年、虚弱的患者不耐受。如果其被使用，它应该非常缓慢地滴定，以避免胃肠道不良反应（Jacob 和 Chowdhury，2015）。对于预计肾小球滤过率低于 30ml/min 或肌酐大于 150mmol/L 的患者，应避免或停止使用该药物（Diabetes UK，2018）。短暂的胰岛素分泌剂，如瑞格列奈，在用餐后 30min 内服用，如果患者的口服摄入量由于呕吐而发生变化，那么它的使用会显得更为灵活（Jacob 和 Chowdhury，2015）。

对于 1 型糖尿病患者，随着口服摄入量、活动度和肾功能的下降，很可能需要减少胰岛素治疗。然而，所有的 1 型糖尿病患者都将继续使用基础胰岛素直到患者死亡，其用药永远不应该完全停止（Diabetes UK，2018）。

如果患者有症状（血糖为＞15mmol/L），应进行皮质类固醇诱导的高血糖治疗，并计划延长皮质类固醇治疗疗程（Twycross 等，2017；Diabetes UK，2018）。早上服用皮质类固醇后 2～3h，血糖水平可能升高，大约 12h 后恢复到基线水平（Rowles，2011）。因此，建议在晚餐前检查毛细血管血糖（Twycross 等，2017）。每天 1 次的晨用短效磺脲类药物（例如，格列齐特 40mg，每天 1 次）或晨用低精蛋白锌胰岛素（如 Insulatard®、Humulin I® 或 Inssuman Basal®）是适合的一线治疗方法（Diabetes UK，2018），可降低夜间低血糖的风险。降糖药治疗应与糖皮质激素一起减少，以防止糖皮质激素停用期间的低血糖。

肠内喂养引起的高血糖是很常见的，而且很难处理。一般来说，患者应该咨询糖尿病专家，喂食物中的糖类含量应该由营养师进行审查。在合适的情况下，二甲双胍可能会有帮助，因为它是唯一的液体型糖尿病片剂；应避免压碎糖尿病片剂（Diabetes UK，2018）。如果二甲双胍不合适，应在喂养期间频繁使用胰岛素。胰岛素的类型将取决于喂养的持续时间和频率。对于夜间长时间喂养，可以在喂食开始时给予中效胰岛素，或者在喂养开始和中点给予中效和短效胰岛素的混合物（Diabetes UK，2018）。

（三）代谢性骨病

糖皮质激素和化疗（如顺铂）可导致肾脏中钙、镁和磷酸盐的损失，从而导致骨质疏松症。这在接受乳腺癌或卵巢癌治疗的绝经前女性和接受雄激素抑制治疗的前列腺癌男性中很常见。早期评估使用骨密度测量和骨折风险计算是很重要的。根据年龄（如绝经前或绝经后）和骨折风险的不同，治疗骨质疏松症的常用治疗方法包括补充钙和维生素 D、双膦酸盐、地舒单抗和激素替代治疗。在专家的建议下，患者也可使用其他方法。

致谢

我们要感谢 Mark Bower 教授、Louise Robinson 医生和 Sarah Cox 医生，他们是本章前一版的作者，我们在修订版中使用了大量他们的内容。

第 85 章　恶性肠梗阻

Malignant bowel obstruction

Jason W. Boland　Elaine G. Boland　著
杨　迪　译　　华海清　石　玮　校

一、恶性肠梗阻的概述

恶性肠梗阻（MBO）是指有因癌症引起的胃肠道内容物传输受阻的症状、体征或放射学证据的临床表现，它也可能由手术、化疗或放疗等抗癌治疗造成。它通过以下的要素正式诊断：①肠梗阻的临床证据；② Treitz 韧带以外的肠梗阻；③不可治愈的腹腔内 / 腹膜内癌（Anthony 等，2007）。

在本章中，MBO 被认为是从胃出口到肛门的恶性梗阻。MBO 的体征和症状可与其他疾病一起发生，但如果伴有腹膜累及的腹部、盆腔或某些腹外原发恶性肿瘤（如乳腺癌或黑色素瘤）的临床病史，则应高度怀疑诊断。

MBO 发生在 3%～15% 的癌症患者中，可能在疾病的任何时候发生，但大多数发生在晚期（Tuca 等，2012）。22% 的肠梗阻患者被发现患有癌症，而 2% 的肠梗阻患者为晚期或终末期癌症（Tuca 等，2012）。MBO 发生在 20%～50% 的卵巢癌患者和 10%～29% 的结肠癌患者中（Tuca 等，2012；Laval 等，2014）。

MBO 的症状包括恶心、呕吐、腹胀、绞痛、持续腹痛和便秘，伴或不伴排气（Legendre 等，2001；Schmidt 等，2009；Selby 等，2010；van Hooft 等，2010；Laval 等，2014；Boland 和 Boland，2017）。MBO 与预后不良和生活质量降低相关（Schmidt 等，2009；Selby 等，2010；van Hooft 等，2010）。对于因晚期癌症而非手术性 MBO 患者，平均生存期为 4～5 周（Tuca 等，2012）。MBO 患者的诊疗需要不同专业的专家，这往往需要多学科团队的参与与管理，包括肿瘤学家、外科医生、放射科医生和姑息治疗专家。

（一）恶性肠梗阻的原因

MBO 可由原发性或继发性腹部或盆腔癌、抗癌治疗（腹部或盆腔放射性肠炎、术后粘连）、药物或粪便嵌塞引起；与癌症无关的疾病原因也应该进行评估和管理。在因梗阻而接受手术的癌症患者中，10%～48% 的病因是良性的，是由粘连或放射性肠病引起的（Legendre 等，2001）。药物，如包括阿片类药物在内的具有抗胆碱能作用的药物，在最严重的情况下可导致粪便嵌塞，产生与肠梗阻一致的体征（Boland 和 Boland，2017）。

更少可以是由于胃肠道内、外恶性肿瘤引起的机械性阻塞，也可以是由于肿瘤浸润肠肌或胃肠道神经引起的功能性阻塞（表 85–1），从而阻止食物和液体通过胃肠道（Tuca 等，2012）。

MBO 可能发生在单个或多个部位，60% 的病例发生在小肠，33% 的病例发生在大肠；20% 的人两者都有发生（Ripamonti 等，2001）。

胃出口和十二指肠的恶性梗阻发生于胃癌、胰头癌、胆囊和胆管癌或肝门转移性淋巴结病的侵犯或外源性压迫。空肠近端梗阻通常由原发性空肠肿瘤、近端胃肠道肿瘤的局部扩展或腹膜转移引起。

恶性结肠和直肠梗阻的发生是由于原发性结直肠癌对结肠壁的周围浸润、外部压迫，卵巢癌、胰腺癌或胃癌的浸润，或者肿瘤的腹腔内扩散，如转移性肺癌或乳腺癌。

（二）恶性肠梗阻的病理生理学

管腔闭塞阻止或延迟了肠道内容物向远端推进。在早期 MBO 中，口服摄入物和未吸收的胃肠道分泌物的积累导致肠胀和以克服梗阻的蠕动增加。这种亚阻塞性状态可能是可逆的。膨胀的肠道刺激肠道液体分泌，形成一个膨胀 – 分泌循环，进一步拉伸肠壁。这会释放一氧化氮、P 物质和血管活性肠肽，激活肠神经元间系统，导致内脏血管舒张和肠隐窝细胞分泌过多（Tuca 等，2012）。

发生梗阻的肠道静脉引流减少，导致局部肠缺氧，血管活性肠肽、P 物质和一氧化氮的释放及腔内细菌的过度增殖（Tuca 等，2012）。血管活性肠肽

表 85-1　恶性肿瘤导致胃肠道梗阻的常见原因

内在压迫	外在压迫	腔内梗阻	功能性运动障碍
• 壁内肿瘤侵犯肠壁肌肉 • 放射性肠病外肿瘤	• 肠系膜或大网膜内的壁 • 恶性粘连 • 辐射诱导纤维化	可阻塞管腔的息肉样病变	• 脏器外部神经控制紊乱 • 伴随疾病，如糖尿病、脊髓受压、副肿瘤综合征或既往胃手术 • 药物，如阿片类药物、抗胆碱能药物

可引起内脏血管扩张、充血、肠壁水肿、液体分泌过多和腔内液体积聚（Nellgard 等，1995；Cousins 等，2016）。在晚期 MBO 患者中，内脏血流的改变和全身性低血压可导致多器官功能衰竭（Neville 等，1991）。

36%（31%～42%）非手术性的 MBO 患者出现梗阻的自发消退，92% 的患者在 1 周内消退，超过 60% 的患者出现梗阻复发（Tuca 等，2012）。

（三）恶性肠梗阻的代谢后果

MBO 中的代谢紊乱是由脱水、电解质流失和酸碱平衡紊乱引起的，它的程度取决于梗阻的部位和持续时间（Chan 和 Woodruff，1992）。当血管扩张的情况下，液体和电解质被隔离在肠壁和管腔内。低血容量状态可由于肾血流量减少而导致急性肾损伤。代谢性碱中毒、低氯血症、低钠血症和低钾血症可发生在上消化道梗阻中，部分原因是胆汁、胰腺、肠和胃分泌物引起的肠道淤积（Jackson 和 Raiji，2011）。酸中毒通常发生在缺血性病变或脓毒性并发症中（Jackson 和 Raiji，2011）。腹胀会减少静脉回流，并可能因膈肌抬高而损伤肺通气（Dagar 等，2016）。

（四）评估

在评估 MBO 时，首先需要进行病史采集和检查。在 MBO 中，肠腔的压迫通常发展缓慢，而且经常保持在局部。偶尔，患者可能会出现急性梗阻，但无先兆症状。梗阻的程度和进展的速度决定了不同形式的症状。根据梗阻的程度，最初的症状包括腹痛 / 痉挛、厌食、恶心、呕吐、便秘（可能包括无法排出气体）和腹胀（Tuca 等，2012）。这些症状可能会波动反复、缓解或恶化。早期小肠 MBO 以厌食症、恶心、呕吐和腹痛 / 痉挛为主，早期大肠 MBO 以腹痛 / 痉挛、便秘和腹胀为主。分泌物的积累和增加会产生腹痛、腹胀和呕吐，从而导致脱水。表 85-2 概述了 MBO 患者的常见症状（Helyer 和 Easson，2008；Tuca 等，2009，2012；Laval 等，2014）。

腹部检查可能会发现腹部膨隆、手术瘢痕和肿块。在听诊时，最初可能听到增强的肠鸣音；后来这些可能减弱 / 停止。直肠检查可能发现空的直肠或梗阻性肿块。

必须明确患者的护理目标和偏好。鉴于目前缺乏一致且经过验证的、对患者具有临床意义的结局指标，MBO 在临床试验中的评估结果存在差异，这也导致了临床指南中的建议缺乏统一性。因此，需要采取个体化的方法来应对这一挑战。

对于疑似 MBO 患者的评估应包括：

- 其他可能导致恶心、呕吐（见第 53 章）和便秘（见第 54 章）的原因。
- 排便情况以及是否存在溢出性腹泻。
- 营养和水化状态。
- 药物剂量和用药频率。
- 腹部粪块的存在、全腹或仅梗阻以上部位的腹胀、腹水以及疼痛部位。
- 直肠壶腹部是否有粪便（通过直肠检查）。
- 代谢异常。

（五）放射学检查

有临床理由支持疑似肠梗阻时，如果合适的话，可通过诊断成像来确认肠梗阻的部位、严重程度、可能的梗阻原因和任何并发症。平卧、直立或仰卧位腹部 X 线显示气液平，肠襻扩张。在小肠梗阻中腹腔 / 骨盆 CT 静脉造影被推荐使用。由于患者恶心和呕吐会有误吸的情况，通常不给予口服对比剂，并且很少显示近端肠梗阻（Paulson 和 Thompson，2015）。对于大肠梗阻，腹部 / 骨盆 CT 有助于诊断肠穿孔或缺血（Jaffe 和 Thompson，2015）。通常情况下，CT 只针对身体状况良好、可以接受干预或手术的患者（Tuca 等，2012）。

表 85-3 显示了有肠梗阻症状和体征的患者可能进行的放射学检查（Maglinte 等，1996；Suri 等，1999；Beall 等，2002；Low 等，2003；de Bree

表 85-2 近端和远端恶性肠梗阻（MBO）的不同症状评估

症 状	胃或近端小肠梗阻	小肠远端或大肠梗阻
绞痛	• 由于机械性 MBO 中的蠕动和痉挛，通常会在早期出现 • 短时间间歇性剧烈痉挛	• 通常发展比较晚 • 发作间隔时间长
呕吐	• 短时间间歇性剧烈痉挛 • 出现较早 • 水和（或）胆汁 • 大容量 • 气味小	• 出现较晚（或无） • 通常量小 • 可能含有食物和粪便 • 有异味
恶心	出现较早，通常是餐后，呕吐可缓解	通常发生较晚，呕吐可缓解
腹胀	无或延迟出现（主要影响上半部分）	通常有
厌食症	通常有	通常很晚出现
肠鸣音	通常正常，可能音量增加（高音叮当声）	音量经常增加
便秘	通常较晚出现	通常出现得很早。下消化道完全梗阻无排出粪便 / 排气；部分梗阻间歇性排出
溢流性腹泻	N/A	由于阻塞，固体粪便无法排出，但更多的近端肠道液体内容物通过此排出并产生腹泻
持续疼痛	由于腹胀和肠扩张、肿瘤肿块和神经浸润引起的不同的强度和定位	
口干	由于具有抗胆碱能特性的药物、脱水、念珠菌病、代谢改变和不良的口腔护理	

表 85-3 恶性肠梗阻（MBO）的影像学检查

平 片	• 仰卧或直立位。可显示肠管扩张、液体潴留和梗阻近端气液平，以及梗阻远端气体和粪便的减少。在上消化道梗阻时，可能没有肠管扩张和气液平 • 诊断小肠梗阻的灵敏度为 69%，特异度为 57%。“正常外观”并不排除肠梗阻。在怀疑有肠穿孔时，应使用直立 X 线评估膈肌下的游离气体
钡对比剂	• 显示胃和近端小肠通畅 • 可以排除由运动障碍引起的闭塞 • 未被吸收，会干扰随后的放射学研究或导致嵌塞。因恶心和呕吐而限制使用。禁忌证为穿孔
钡灌肠	以前用于评估阻塞的位置和原因。现在被其他检查所取代。避免在不完全和不能手术的较大的 MBO 中使用，从而避免梗阻近端钡潴留导致嵌塞
胃肠对比剂（水溶性）	近端小肠梗阻为水溶性时，显示良好。有助于鉴别假性梗阻、团性梗阻和机械性低位 MBO
CT	评估疾病程度，并协助选择手术、内镜或药物干预。诊断梗阻水平的诊断灵敏度为 93%，特异度为 100%，预测值为 83%～94%
MRI 扫描	评估疾病的程度并协助制订计划。诊断肿瘤延伸和梗阻水平的灵敏度为 93%～95%，特异度为 63%～100%，预测值为 81%～96%。钆增强 MRI 在已知恶性肿瘤患者中更能区分良性患者和 MBO
PET/CT	对于有肠梗阻和癌症病史的患者，最有效的排除腹腔内恶性肿瘤

等，2004；Mallo 等，2005；Filippone 等，2007；Thompson 等，2007；Branco 等，2010；Wu 等，2013）。只有当他们将被告知临床决策时，才应使用这些检查。图 85-1 显示了一种针对 MBO 患者进行 MDT 管理的原则。

二、恶性肠梗阻的处理

MBO 的治疗需要个体化，并取决于梗阻的位置、癌症的临床阶段、患者的一般健康状况，以及近期的功能状态、意愿和预后的变化。MDT 通常会做出

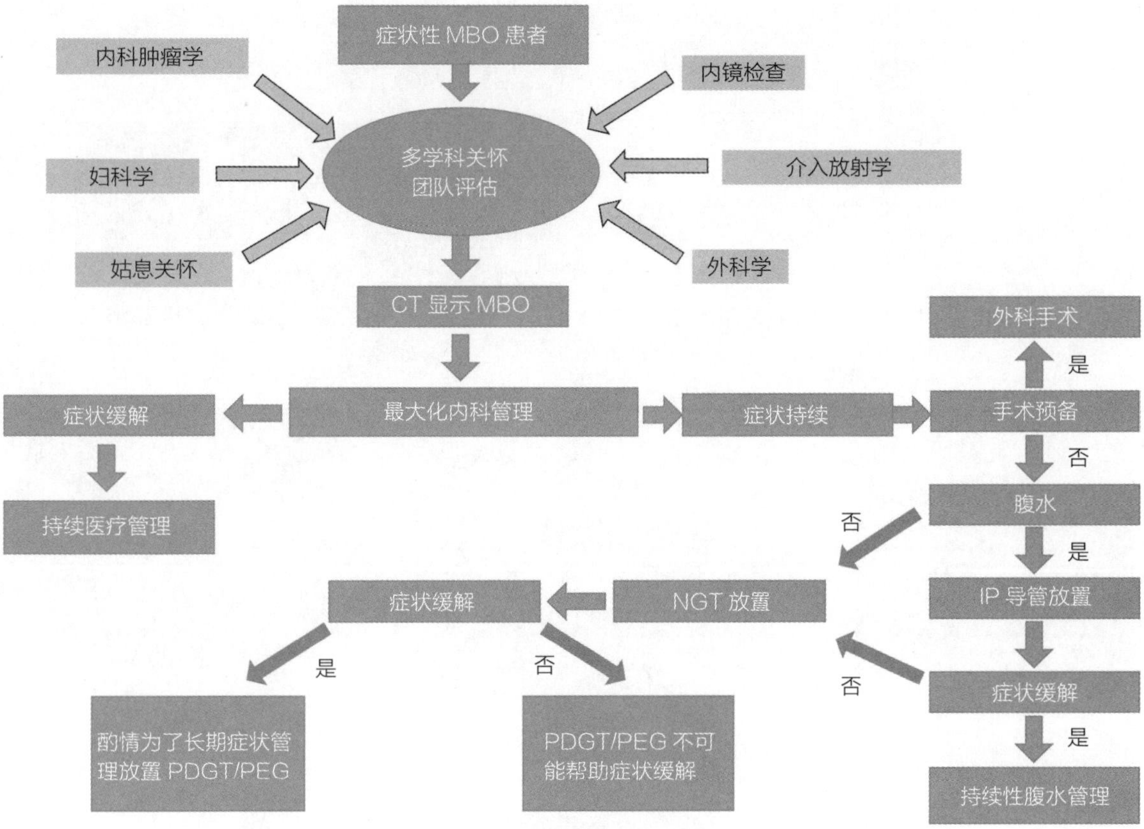

▲ 图 85-1　针对多学科团队管理恶性肠梗阻（MBO）患者的流程

IP. 腹腔内；NGT. 鼻胃管；PEG. 经皮内镜胃造口术；PDGT. 经皮减压胃造口管 [经许可转载，改编自 Shaw，C.et al.（2012）.Palliative venting gastrostomy in patients with malignant bowel obstruction and ascites.Ann Surg Oncol.20（2）：497-505.DOI：10.1245/s10434-012-2643-5.]

决定。医生根据临床情况、患者的选择、护理目标、治疗的反应、药物的可用性和当地的实践 / 指南进行指导。

对于单节段梗阻且功能状态良好的患者，应首先考虑手术干预，包括肠切除、造口或内镜下支架置入术（DeBernardo，2009）。多节段梗阻的患者通常预后较差，很少进行手术治疗，治疗通常采用药物治疗，有时结合肠外水化、鼻胃管引流或胃造口术。当手术方法不合适时，以减少 MBO 症状和优化生活质量的症状指导治疗为优先事项。这可能包括减少胃肠道分泌、呕吐和疼痛的药物。特别是当药物不能缓解症状时，可使用鼻胃管或胃造口管（如果合适）（Laval 等，2014）。重要的是要与患者、他们的护理人员和治疗团队讨论治疗和护理的目标，同时考虑患者的意愿。图 85-2 显示了一种评估和处理 MBO 患者的流程。管理 MBO 患者的主要考虑的 MDT 因素包括以下方面。

- 患者是否适合手术并从中受益？
- 是否需要支架？
- 是否需要进行肿瘤学的治疗？
- 是否需要安置鼻胃管？
- 应该考虑进行胃造口术吗？
- 控制症状需要哪些药物 / 途径？
- 肠外水化和营养有作用吗？

（一）外科

对于尚未进入濒死阶段的患者，应考虑采用外科性姑息治疗来缓解梗阻，这有助于改善症状、提高口服摄入量和生存率（Shariat-Madar 等，2014）（见第 79 章）。手术更适合于单节段梗阻患者，而多节段梗阻患者很少从手术干预中获益。哪些患者预计能从手术中获益，应通过 MDT 进行选择，对于梗阻的晚期癌症患者的制订决策是具有挑战性，因为 MBO 患者常伴有营养不良和恶病质、身体状态欠佳、预后短、手术发病率和死亡率高（Paul Olson 等，2014；Ferguson 等，2015）。

梗阻术后的长期缓解可能性取决于肠梗阻的位置、范围和部位，而多个部位梗阻的缓解成功率较

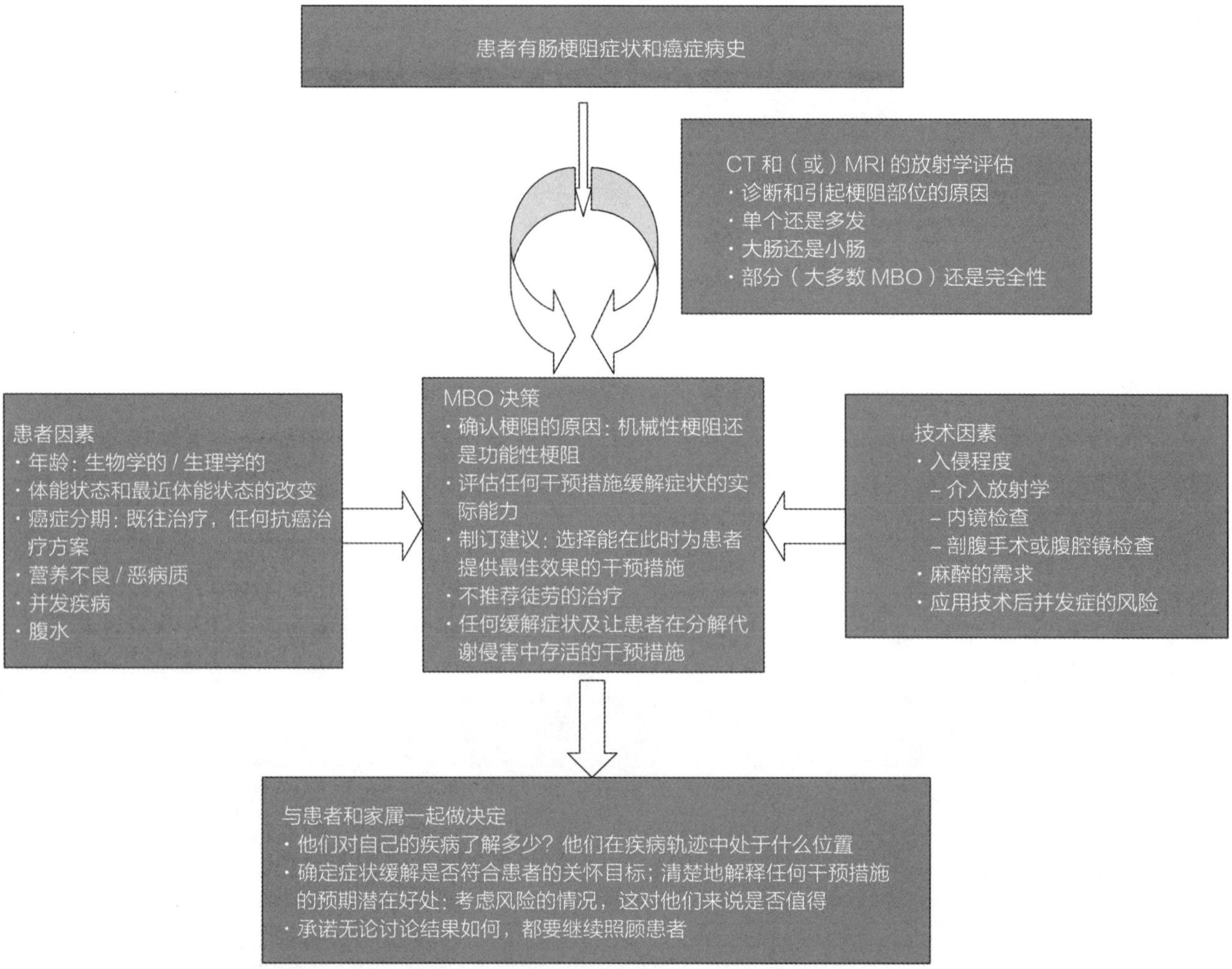

▲ 图 85-2 评估和处理恶性肠梗阻（MBO）患者的流程

经许可转载，改编自 Ripamonti，C.I.et al.（2008）.Management of malignant bowel obstruction.Eur J Cancer.44（8）：1105-15.DOI：10.1016/j.ejca.2008.02.028

低。为了确定哪些患者将从 MBO 手术中获益，研究人员对决定生存和恢复口服摄入量的因素进行了回顾（n=523）（Henry 等，2012）。完全小肠梗阻且存在以下两种以上因素（影像学上的癌变、白细胞增多、低蛋白血症和非阴道癌腹水）的患者，30 天内死亡的风险更高，首选非手术治疗（P=0.038）（Henry 等，2012）。年龄较大（生理和年龄）、心理健康、社会支持、体力状况、低蛋白血症、腹水、并发症、合并症和转移等与不良手术结果相关（Henry 等，2012；Perri 等，2014）。

对于可手术的患者，手术选择包括肠切除、搭桥手术、造口分流（小肠或大肠）、粘连溶解或这些的治疗组合（DeBernardo，2009）。在某些卵巢癌或结肠癌的病例中，化疗后进行的“细胞减少”手术可能会提高生存率（Helyer 等，2007）。如果肿瘤不能切除，但在梗阻部位前后仍有健康的无梗阻的肠段，可以通过旁路手术将两个健康的肠段连接起来，让肠道内容物绕过堵塞物。分流造口将肠道通向皮肤外，让粪便排进袋子里，缓解梗阻。高位小肠造口可能引起有高排泄，导致液体平衡和电解质问题；特别是在小于 200cm 的小肠残端（Baker 等，2011）。如果不能通过口服维持营养和含水量，患者可能会依赖营养支持和抗分泌、抗腹泻药物（Baker 等，2011）。

一项对 17 项研究（868 例患者）的系统综述评估了姑息性手术治疗伴有腹膜转移 MBO 的效果（Paul Olson 等，2014）。32%～100% 的患者的梗阻症状得以缓解，其中 45%～75% 的患者能够进食，34%～87% 的患者能够回家，32%～71% 的患者在术后 60 天仍然无症状。术后 30 天患者的死亡率为

6%～32%，其中 7%～44% 有严重并发症；接受手术的患者比例未见报道（Paul Olson 等，2014）。在晚期妇科和胃肠道癌中，手术对 MBO 的缓解率为 26.7%～68%（Cousins 等，2016）。

如果手术成功的目标和定义在术前被讨论并明确定义，就有助促进接受姑息性手术的决定。患者需要了解其潜在疾病和预后、他们对关怀的期望和目标。MDT 根据当前的病情、共病和推测的预后来评估哪些（如果有的话）治疗是适当或可行的。适当的治疗方案和医疗选择应该被讨论，包括手术、内镜、放射学，这与每个人的并发症和预期成功有关。其目的是明确护理目标、潜在治疗方案对症状和生活质量的影响，并就合理的治疗计划达成一致（Wancata 和 Hinshaw，2016）。

通过仔细的术前计划，可以确定哪种手术是最有可能成功的；然而，最终的决定可能还得在手术室做出。术前应讨论手术时发现不可能进行手术的可能性；患者和家属必须为此做好准备，并考虑提前做好决定或替代决策者。

需要更多的研究来帮助确定变异，以帮助选择合适的患者进行特定的治疗和手术（Pujara 等，2017）。一项临床试验正在开展，以评估手术和非手术治疗腹腔内肿瘤 MBO 患者的有效性和生存率（临床试验：NCT02270450）。

（二）胃十二指肠和空肠近端梗阻的支架置入术

内镜下放置自扩张金属支架（self-expandable metal stents，SEMS）已成为恶性胃出口和十二指肠梗阻患者肠管修复的主要内镜方法。联合内镜和透视引导可以实现支架的准确放置，从而实现快速、有效的操作并缩短住院时间（Bulut 等，2017）。

一项关于恶性胃出口梗阻的系统回顾和 Meta 分析显示，内镜支架置入术的患者比接受开放手术胃空肠吻合术的患者住院时间更短，口服耐受更早（Nagaraja 等，2014）。胃十二指肠支架相关并发症包括疼痛、出血、支架移位或梗阻、黄疸、发热、穿孔或瘘管形成（Oh 和 Kozarek，2015）。

内镜支架治疗中段肠梗阻（十二指肠远端和空肠近端）更具挑战性，因为这超出了传统内镜和曲折解剖结构所能达到的范围；深度肠镜下姑息性支架置入在特定的病例中是有效的（Baichoo 等，2014）。

对于疾病进展缓慢、预期寿命超过 60 天、很少有合并症和接近胃出口单一部位梗阻的患者，最好通过手术治疗。位于幽门或十二指肠近端的单一部位梗阻且肿瘤长度较短、状况良好、预期寿命大于 30 天的患者最适合内镜下支架置入术。对于情况不佳、晚期癌症、腹水或多级梗阻且预后少于 30 天的患者，无论是药物治疗和（或）使用胃造口术或 NG 管，最好以症状为重点处理。

（三）恶性结直肠梗阻的支架置入治疗

对于恶性结直肠梗阻，内镜和放射学引导的结肠支架放置可使用导管和导丝，采用结肠镜检查或介入放射学技术（van Hooft 等，2014；Lackberg，2017）。成功的支架置入术通常会使空气和液态粪便立即通过梗阻，导致症状迅速缓解，恢复期允许口服摄入。

一项综述系统回顾了 SEMS 与手术治疗恶性结直肠梗阻的比较，结果指出 SEMS 在技术上是可行的，临床上非常成功；SEMS 患者住院时间更短，严重并发症更少（Watt 等，2007）。一项包括 13 篇文章的 Meta 分析比较了姑息性 SEMS 和手术治疗无法治愈的恶性结直肠梗阻（SEMS，n=404；手术，n=433），结果显示 SEMS 组住院时间更短（18.84 天 vs. 9.55 天，P<0.00 001），手术组的成功率（99.8%）高于 SEMS（93.1%，P=0.0009），两组患者的并发症概率类似（SEMS 为 34.0%，手术为 38.1%，P=0.60），SEMS 后和手术后的总生存率相似（SEMS 为 7.64 个月，手术后为 7.88 个月）（Zhao 等，2013）。另一项 Meta 分析比较了 SEMS 与手术治疗晚期结直肠癌引起的结直肠梗阻的姑息性治疗（9 项研究；SEMS，n=195；手术，n=215）。SEMS 缓解梗阻的成功率为 93.9%（手术缓解 100%），住院时间缩短，但长期并发症较多；两组患者的死亡率相似（Liang 等，2014）。

在一项观察队列研究中（n=345）中，SEMS 治疗恶性近端结肠梗阻是可行和安全的，与造口形成的急诊切除相比，SEMS 能带来更好的生活质量；90 天再入院率和 1 年再入院率没有显著差异，但在 1 年时支架置入后需要更多的手术，主要是支架再置入（Abelson 等，2017）。在一项关于放置结肠支架治疗结肠外恶性肿瘤引起的大肠梗阻的回顾性研究中（n=187），技术成功率为 75.9%，临床成功率为 54.5%，3 个月支架闭塞率为 14.7%，支架置入后的中位生存期为 3.3 个月；腹膜癌和多灶性疾病降低了成功率（Faraz 等，2018）。在接受恶性结直肠梗阻的 SEMS 患者中，更容易导致并发症的因素被认为是完全梗阻、结肠外恶性肿瘤引起的梗阻、近端部位梗阻、癌变的存在和覆盖支架的使用（H.J. Lee 等，2018）。位置较低的直肠肿瘤不应该使用支架，因为这将导致完全失禁，这类患者通常采用外科分流结肠造口术。支架置入术有时可以缓解某些恶性结直肠梗阻患者的症状（Kim 等，2013）。

限制技术成功的因素包括弯曲的肿瘤，严密梗阻的肿瘤，以及导丝或支架引起的肠穿孔。支架移位可能会发生，肿瘤过度生长也可能导致再阻塞。克服这些问题的治疗方法包括激光消融阻塞的肿瘤、再置入、手术和结肠灌洗（Watt 等，2007）。

（四）内镜和放射学胃造口术、空肠造口术

许多 MBO 患者，特别是那些腹膜癌和多灶梗阻患者，无法通过手术或腔内支架置入术成功治疗（Shariat-Madar 等，2014；Santangelo 等，2017）。减少胃肠道分泌、胃肠动力和疼痛的药理学方法最初被用来缓解疼痛。一些患者可能会出现难治性恶心和呕吐，只有插入鼻胃管减压才能缓解；这种方法可以立即缓解症状，但不是一个长期的解决方案。鼻胃管有误吸、移位和堵塞的风险；在插入前，我们需要与患者讨论其风险和益处。长期使用时，在胃或空肠插入引流管或通气管可缓解恶心和呕吐，同时允许患者进行一些口服摄入（Shaw 等，2013；Issaka 等，2014）。一项对 96 例不能手术的 MBO 患者进行胃造口术的回顾性分析显示，93% 的患者成功，91% 的患者恶心和呕吐得到缓解（Issaka 等，2014）。另一项关于 MBO 患者胃造口术的回顾性研究（*n*=76）报道了 93% 的患者成功放置，中位生存期为 63 天，21% 的患者会出现并发症（Kawata 等，2014）。最近对 75 例行胃造口术的 MBO 患者进行的回顾性研究中，恶心和呕吐有所减少（$P<0.001$）（Dittrich 等，2017）。

当胃被切除时，或者胃的位置影响了胃造口的插入，可以插入空肠引流管来引流扩张的小肠（Piccinni 等，2005；Pothuri 等，2005）。一项对 158 例晚期妇科和胃肠道癌症导致的小肠梗阻患者进行的前瞻性研究报道，胃造口术的成功率为 89.8%；77.4% 的患者恶心和呕吐得到缓解，81.6% 的患者可以出院（Zucchi 等，2016）。

MBO 患者中行减压胃造口术的主要目的是缓解症状，不需要鼻胃管和获得更好的生活质量。

（五）对症状的药物学治疗

非手术性的 MBO 药物治疗侧重于症状缓解（如恶心、呕吐、疼痛、腹胀和便秘）。基于彻底评估的个体化治疗方法，通常结合止吐、抑酸药、抗分泌药（如抗胆碱能药物或生长抑素类似物）、抗痉挛药（抗胆碱能药物）和镇痛药物（NHS Scotland，2013；Laval 等，2014）。MBO 的管理有临床实践建议，但由于药物和方案的不同，在药物选择上使用国家和地方指南，并在可能的情况下寻求专家姑息治疗团队的指导（NHS Scotland，2013；Palliative Adult Network Guidelines，2016；Twycross 等，2017）。

最初，如果可能，开始静脉输液和补充电解质。由于 MBO 患者有恶心和（或）呕吐和消化吸收不良，口服给药不可靠，需要进行肠外药物治疗。持续皮下输注药物可以维持恒定的药物水平，并且不需要静脉通路（Twycross 等，2017）。偶尔也会使用直肠给药和舌下给药。图 85-3 显示了用于控制 MBO 患者症状的药物及其通常剂量。药物的滴定应在个体化的基础上进行，并定期进行评估。

在为患者设定切实可行的目标后，药物的使用应符合以下目的。

- 缓解腹痛和肠绞痛。
- 缓解恶心。
- 如果可能在不使用鼻胃管 / 胃造口术的情况下，将呕吐减少到患者可接受的水平。
- 可能允许一些口服液体和食物的摄入。
- 允许患者居住在他们优先选择的关怀地点。

1. 恶心呕吐　恶心和呕吐可以根据临床情况使用不同的药物方法进行管理（NHS Scotland，2013；Laval 等，2014；Fergugon 等，2015）（图 85-3 和表 85-4）。

(1) 功能性或不完全性无绞痛 MBO（特别是上消化道梗阻 / 胃出口梗阻）：甲氧氯普胺，即一种促动力学药物，作用于乙酰胆碱和 D_2 受体，刺激蠕动。由于其促动力学特性，不推荐完全性 MBO 合并绞痛时使用。如果出现绞痛或锥体外系不良反应，或者如果高剂量无效，则需要将药物管理参考后文。由于甲氧氯普胺通过乙酰胆碱起作用，如果开始使用具有抗胆碱能作用的药物，应停止使用甲氧氯普胺，并开始使用另一种不同的止吐药。其他减少肠蠕动的药物应停止使用（如 5-HT_3 受体拮抗药，具有抗胆碱能特性的药物）（NHS Scotland，2013；Palliative Adult Network Guidelines，2016；Twycross 等，2017）。

(2) 完全 MBO：使用非促动力止吐药和药物来减少胃肠道分泌物。氟哌啶醇是一种 D_2 拮抗药，作用

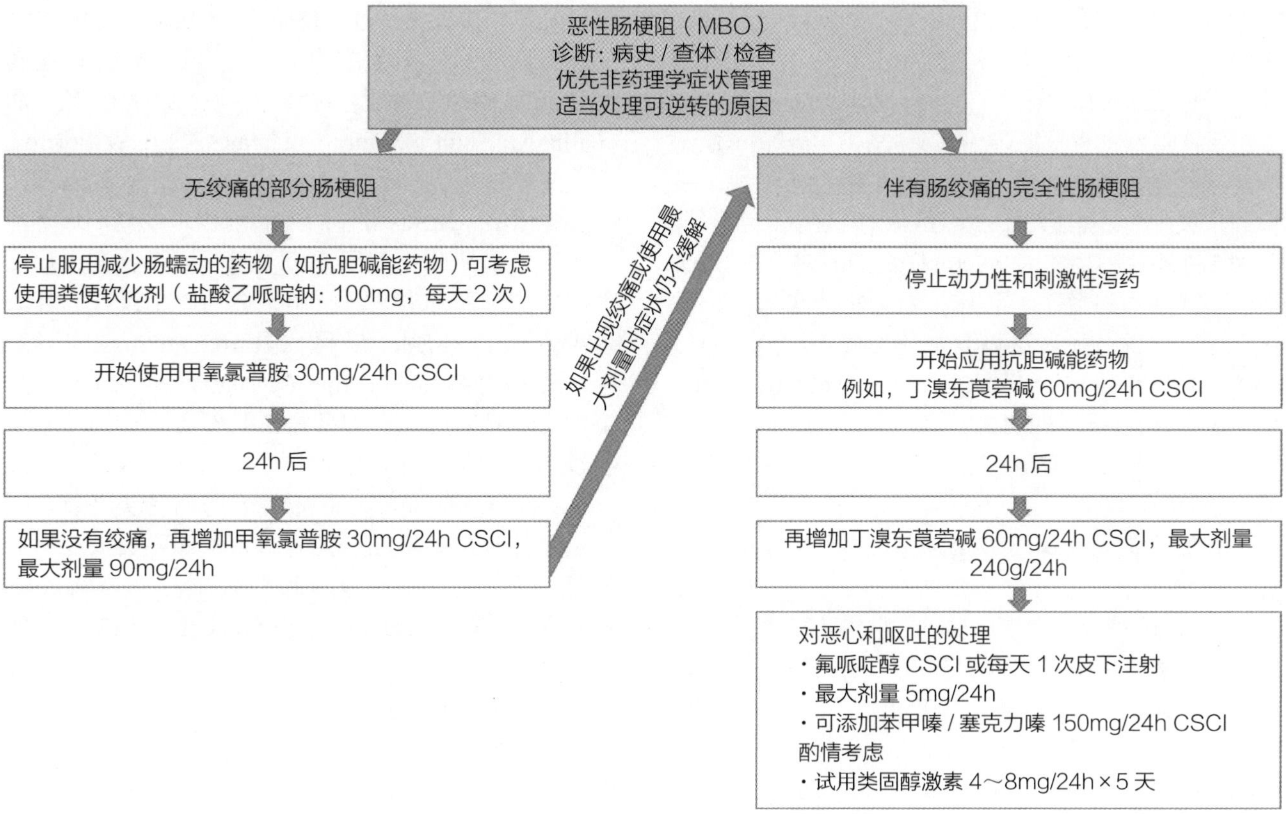

▲ 图 85-3　持续皮下输注（CSCI）

表 85-4　恶性肠梗阻常用止吐药

药　物	适应证	需要时的剂量（皮下）	CSCI 剂量	注　释
甲氧氯普胺	功能性或不完全性无绞痛恶性肠梗阻	10mg（最大剂量，每天 4 次，每次 20mg）	30～90mg/24h	抗胆碱能药物（包括苯甲嗪）拮抗的促动力学作用。监测绞痛和锥体外系的不良反应
赛克力嗪（苯甲嗪）	完全肠梗阻的一线用药	50mg（最大剂量，每天 3 次）	150mg	可引起抗胆碱能不良反应。与丁溴东莨菪碱在 CSCI 中不相容
氟哌啶醇	二线药物（可与苯甲嗪合用）	500μg（最大剂量 5mg/24h）	1～5mg/24h	• 抗焦虑药和镇静药 • 监测锥体外系不良反应
左美丙嗪	三线药物（如果氟哌啶醇和苯甲嗪都无效）	6.25mg（最大剂量 25mg/24h）	6.25～25mg/24h	可以镇静，监测锥体外系的不良反应
昂丹司琼	四线用药，可被用于早期	4～8mg（最大剂量 8mg，每天 2 次）	8～16mg/24h	会引起便秘、头痛
丁溴东莨菪碱（解挛灵®）	伴绞痛的肠梗阻	20mg（最大剂量，240mg/24h）	60～240mg	在 CSCI 中与苯甲嗪不相容

CSCI. 持续皮下输注
经许可转载，改编自 Boland，E.G.and Boland，J.W.(Eds.)(2016).*A guide to symptom management in palliative care V6.1.*Yorkshire and Humber Palliative and End of Life Care Groups.https://www.yorkhospitals.nhs.uk/seecmsfile/?id=819.

于化学受体触发区（NHS Scotland，2013；Palliative Adult Network Guidelines，2016）。这可以与苯甲嗪联合使用。如果没有任何效果，可以使用左旋美丙嗪。因为由于腔内压力增加，肠嗜铬细胞释放血清素，5-HT_3 受体拮抗药（如昂丹司琼、格拉司琼）也可以使用。一项Ⅱ期研究报道，格拉尼司琼能有效控制

86.9% 的肠梗阻晚期癌症患者的恶心和呕吐（Tuca 等，2009）。

胃肠道分泌物的减少可以通过抗胆碱能药物（如丁溴东莨菪碱、格隆溴铵和氢溴酸东莨菪碱）、H_2 受体拮抗药或生长抑素类似物（奥曲肽）来控制。生长抑素类似物不具有抗痉挛性，如果绞痛持续，则改用抗胆碱能药物（Twycross 等，2017）。H_2 受体拮抗药（如西咪替丁）和质子泵抑制药（如奥美拉唑）减少分泌物，并可以与上述措施相结合（NHS Scotland，2013；Longford 等，2015；Palliative Adult Network Guidelines，2016）。在 Meta 分析中，H_2 受体拮抗药比质子泵抑制药更能减少胃分泌物（Clark 等，2009a，2009b）。

2. *皮质类固醇激素* 皮质类固醇具有止吐和抗炎作用（理论上可以减少瘤周水肿）。他们通常是短期使用（3～5 天的试验），以尽量减少不良反应。给药方式包括静脉、皮下和直肠给药（Feuer 和 Broadley，2000；Laval 等，2000）。一项对胃肠道和妇科癌症的 MBO 的系统回顾和 Meta 分析报道了皮质类固醇解决 MBO 的趋势。6 例患者需要使用皮质类固醇治疗 MBO，地塞米松的静脉注射剂量范围为 6～16mg（Feuer 和 Broadley，1999）。在 MBO 中尚未确定剂量 - 反应关系。由于不同的低质量报告，对于在 MBO 中使用哪种皮质类固醇、途径、剂量和治疗时间还没有共识。对于糖皮质类固醇是否改变了不能手术的肠梗阻的过程，目前也没有达成共识。

3. *生长抑素类似物* 生长抑素类似物包括奥曲肽和兰乐肽（Minoura 等，2018）。它们抑制胃肠道激素，减少内脏血流量、胃、肠道和胰腺分泌物，增加胃肠道对水和电解质的吸收，并主要通过对大肠的作用来减缓肠道运动（Murphy 等，2010）。一项包括 7 项随机对照试验（427 例患者）对生长抑素类似物的系统回顾，主要发现见表 85-5（Obita 等，2016）。2 项充分支持、低偏倚风险的安慰剂对照临床试验表明，生长抑素类似物对其主要结果没有益处（表 85-5）（Mariani 等，2012；Currow 等，2015）。安慰剂组解释了 MBO 的自然史，这在很大程度上是未知的，除了有一小部分人出现自发缓解，呕吐的频率和量往往随着时间的增加而减少。其他纳入的研究是 5 项Ⅱ期研究，它们设计不是用于检测疗效（无功率计算）或不是招募来评估疗效的（表 85-5）（Obita 等，2016）。考虑到纳入研究的质量，作者得出结论是，有适当的证据证明在 MBO 的对症治疗中使用生长抑素类似物没有益处，而使用生长抑素类似物的证据是难以信服的（Obita 等，2016）。

指南建议，只有在使用止吐药、抗胆碱能药物和肠道休息后呕吐仍持续时，才应考虑奥曲肽（Palliative Adult Network Guidelines，2016；Twycross 等，2017）。

4. *疼痛* MBO 引起的疼痛可能是绞痛，这可能与肠道平滑肌收缩试图克服梗阻，或者存在的癌症引起的持续腹痛有关。抗胆碱能药物丁溴酸东莨菪碱（60～240mg/24h）或胃长宁（0.6～1.2mg/24h）可用来治疗绞痛（Joint Formulary Committee，2018）。如果没有其他药物，氢溴酸东莨菪碱可以使用，它会穿过血脑屏障，导致中枢神经系统不良反应（Joint Formulary Committee，2018）。肠外阿片类药物，通常通过持续皮下输注滴定到起效量和不良反应耐受的情况，用于 MBO 中持续腹痛的处理（National Institute for Health and Care Excellence，2012）（见第七篇）。

5. *肠道习惯的改变* 泻药可以用于预防或治疗部分肠梗阻引起的便秘。如果安全且合适，建议检查直肠或造口是否有粪便嵌塞。在完全阻塞的情况下停止所有泻药（NHS Scotland，2013）。在伴有绞痛的亚急性梗阻时，避免使用刺激性泻药（如番泻叶、比沙可啶、丹龙和匹克硫酸钠）。如果患者能耐受液体，则使用渗透性泻药（如聚乙二醇）或粪便软化剂（钠阴离子表面活性剂）（NHS Scotland，2013；Twycross 等，2017）。有时 MBO 程度较低的患者可能出现溢流性腹泻和（或）大便失禁，需要进行适当的查体和检查以指导管理（见第 54 章）。

6. *口干症* 口干在 MBO 患者中很常见，通常是多因素的。恶心、呕吐、脱水、抗胆碱能药物和阿片类药物是导致口干的常见原因。MBO 患者发生口腔念珠菌病的风险更高，尤其是如果他们正在服用类固醇激素时。定期的口腔护理是必要的。如果可以的话，小口喝水可以保持口腔湿润。如果需要，唾液刺激剂、口香糖或人工唾液（黏蛋白类产品比纤维素类产品更有效），可以使用（Twycross 等，2017）。一些产品中的黏蛋白来自猪的胃，所以对一些患者来说是不可接受的（Twycross 等，2017）。一些产品含有糖，会加速口干患者的蛀牙程度（Twycross 等，2017）。

（六）恶性肠梗阻中的水化作用

脱水在 MBO 患者中很常见，可引起症状和肾功能不全（Tuca 等，2012）。在 MBO 中使用肠外水化

表 85-5 生长抑素类似物的研究方法和研究发现概述

研　究	参与者的特征	干预措施	对照组	主要结果
Ⅲ期研究旨在测试疗效，并招募到≥80% 的功率				
Currow 等，2015	87 例因 MBO 手术失败而继发呕吐且不能立即进行进一步的抗癌治疗的成人	• 皮下注射奥曲肽（600μg/24h）；*n*=45 • 两组均为地塞米松（8mg/24h）、雷尼替丁（200mg/24h）和水化［10～20ml/（kg・d）］	安慰剂（皮下注射生理盐水）；*n*=42	主要结果 在以下方面，无统计学差异 • 两组间无呕吐的天数（*P*=0.71） • 72h 无呕吐次数（奥曲肽，*n*=17 和安慰剂，*n*=14，*P*=0.67） • 平均（SD）无呕吐的天数：奥曲肽 1.87（1.10），安慰剂 1.69（1.15），*P*=0.47 次要结果 • 校正后的多因素分析：与安慰剂相比，奥曲肽减少了呕吐次数（IRR=0.40，95%CI 0.19～0.86，*P*=0.019） • 在疼痛和恶心方面没有差异 • 与安慰剂相比，奥曲肽组使用丁溴东莨菪碱的可能性是安慰剂的 2.02 倍（*P*=0.004）
Mariani 等，2012	80 例成人，腹膜癌，MBO 不能手术，每天呕吐≥2 次或 NGT	• 双盲期（10 天）：第 1 天，肌肉内注射兰乐肽微粒制剂 30mg；*n*=43（28 例在基线时有 NGT） • 开放标记期（*n*=59） • 兰乐肽每 10 天使用 1 次	安慰剂（肌内注射）；*n*=37（23 例基线时有 NGT）	主要结果 与安慰剂相比，接受兰乐肽治疗的患者在第 7 天呕吐次数少于每天 1 次，或者去除 NGT 后无呕吐复发［41.9%（*n*=43）vs. 29.7%（*n*=37）］ ITT 分析无统计学意义（OR=1.75，95%CI 0.68～4.49，*P*=0.24）
Ⅱ期研究，不是设计用于测试疗效（没有功率计算）和（或）没有招募功率				
Mercadante 等，2000	非手术性的 MBO18 例；对 15 例进行分析	奥曲肽 300μg/24h 皮下注射；*n*=9	丁溴东莨菪碱 60mg/24h；*n*=6	主要结果 平均（SE）呕吐发作次数 • 第 1 天：奥曲肽 1.3（0.5），丁溴酸东莨菪碱 4.3（0.8），*P*=0.01 • 第 2 天：奥曲肽 0.4（0.2），丁溴酸东莨菪碱 2.8（0.7），*P*=0.004 • 第 3 天：奥曲肽 1.0（0.6），丁溴酸东莨菪碱 2.4（0.7），*P*＞0.5 次要结果 • 奥曲肽在第 1、2 和 3 天降低了恶心强度（*P*=0.01） • 奥曲肽在第 1 天（*P*＜0.05）和第 2 天（*P*＜0.01）的持续疼痛低于丁溴东莨菪碱
Ripamonti 等，2000	17 例伴有 NGT 且非手术性 MBO 患者	奥曲肽 300μg/24h CSCI，持续 3 天；*n*=9	丁溴酸东莨菪碱，60mg/24h CSCI，持续 3 天；*n*=8	主要结果 奥曲肽在第 2 天（*P*=0.016，95%CI 319.5～950.5）和第 3 天（*P*=0.020，95%CI 298.2～861.7）减少 NGT 分泌 次要结果 奥曲肽和丁溴酸东莨菪碱的持续疼痛和绞痛无差异
Peng 等，2015	96 例复发性卵巢癌和不能手术的 MBO 患者；预期寿命＞2 个月	奥曲肽 300μg/24h CSCI；*n*=48	丁溴东莨菪碱，60mg/24h CSCI；*n*=49	主要结果 在第 1、2 和 3 天，奥曲肽的 NGT 分泌量（平均体积；ml）明显低于丁溴酸东莨菪碱组 • 第 1 天：奥曲肽 563.6（315.1），丁溴酸东莨菪碱 1206.9（278.2），*P*＜0.05 • 第 2 天：奥曲肽 355.4（205.4），丁溴酸东莨菪碱 808.5（312.6），*P*＜0.05

（续表）

研　究	参与者的特征	干预措施	对照组	主要结果
				• 第3天：奥曲肽298.5（189.2），丁溴酸东莨菪碱783.4（258.6），*P*<0.05 在第1天和第2天，奥曲肽的呕吐次数（平均）明显少于丁溴酸东莨菪碱 • 第1天：奥曲肽1.5（0.3），丁溴酸东莨菪碱4.1（0.7），*P*<0.05 • 第2天：奥曲肽0.5（0.3），丁溴酸东莨菪碱2.3（0.6），*P*<0.05 • 第3天：奥曲肽1.2（0.5），丁溴酸东莨菪碱2.0（0.8），*P*>0.05
Laval 等，2012	64名因腹膜癌而不能手术的成人；预期寿命>1个月（计划招募102名患者）	• 第1～6天奥曲肽600μg/24h，第1、29、57天肌内注射奥曲肽LAR 30mg；*n*=32 • 两组均在第1～6天静脉注射甲泼尼龙3～4mg/（kg·24h）	安慰剂在第1～6天；*n*=32（匹配）	主要结果 • 在使用奥曲肽和安慰剂的患者中，12/32例和9/32例患者在14天内未出现NGT，并且呕吐<2天 • 无统计分析
Mystakidou 等，2002	68名成人MBO患者，晚期癌症，非抗肿瘤治疗	• 奥曲肽600～800μg/24h；*n*=34 • 两组均为氯丙嗪15～25mg/24h，皮下注射	丁溴酸东莨菪碱皮下注射60～80mg/24h；*n*=34	主要结果 恶心程度评分和呕吐发作从基线到第3天的平均百分比变化在两组之间有显著差异 • 恶心：奥曲肽93.4%，丁溴酸东莨菪碱84.2%，*P*=0.007 • 呕吐：奥曲肽82.8%，丁溴酸东莨菪碱67.0%，*P*=0.003 两组之间在死亡前第6天（*P*=0.45）和死亡前第1天（*P*=0.84）无显著性差异

CSCI. 持续皮下输注；ITT. 意向治疗；MBO. 恶性肠梗阻；mg. 毫克；NGT. 鼻胃管；SD. 标准差；SE. 标准误差

经许可转载，改编自 Obita，G.P.et al.(2016).Somatostatin Analogues Compared With Placebo and Other Pharmacologic Agents in the Management of Symptoms of Inoperable Malignant Bowel Obstruction：A Systematic Review.*J Pain Symptom Manage.*52(6):901-919.e1.DOI：10.1016/j.jpainsymman.2016.05.032.

的作用还没有达成共识，这需要个体化的处理。一项临床试验对未明显脱水患者采用肠外水化作为标准支持治疗，速度为10～20ml/（kg·24h）（Currow等，2015）。肠外水化可以是静脉注射，也可以作为皮下注射（皮下液体），但后者的体积偏小。肠外水化（1～1.5L/d）可减少恶心和嗜睡（Ripamonti等，2000；NHS Scotland，2013）。如果患者和家庭成员同意的话，与患方讨论预期的净效应（收益和危害）是很重要的；当输液时，我们需要定期评估液体过载的迹象（Boland等，2013）。

（七）恶性肠梗阻的营养

MBO的一个主要后果是对饮食的破坏。饮食可以保持健康和社会联系。如果难以满足，它通常会给患者和家属带来痛苦（Arends等，2017）。患者及其家属之间可能会出现冲突，因为MBO患者通常不饿，进食可能会加重症状，而护理人员误认为鼓励营养将有利于患者的预后。在晚期癌症患者中，营养不良与体重和肌肉质量的进行性下降通常是多因素的，原因包括MBO、抗癌治疗（化疗/放疗）、腹水和恶病质（见第56章）。

全肠外营养（total parenteral nutrition，TPN）在MBO患者中的作用是有争议的，并且其缺乏被证实的益处（Y.C. Lee等，2018）。TPN是侵入性的，需要特殊的训练和定期监测电解质和水的平衡（Tuca等，2012）。分析82例TPN和全身化疗合并腹膜癌小肠梗阻的患者，报道显示TPN的中位时间为45天，32.9%发生TPN相关并发症，中位生存期为3.1个月，患者剩余生命的38%在医院度过（Chouhan等，2016）。一项对69例晚期癌症患者（58例患者有 MBO）的前瞻性研究中，中位生存率为 4 个月，38% 的患者生存率超过 7 个月（Bozzetti 等，2002）。结果显示，采用 TPN 治疗的如下亚组患者可能受益，包括生存期大于 3 个月，体力评分良好，无内脏转移；然而，对预测 TPN 获益的特征进行分类的证据有限（Bozzetti 等，2002；Y.C.Lee 等，2018）。最近 Cochrane 对 MBO 患者的家庭 TPN 进行了包括 13 项研究的调查（721 例患者），报道中位生存期为 15～155 天（所有研究的总范围为 3～1278 天），4 项研究报道了生活质量，这些研究的结果好坏参半；证据质量非常低（Sowerbutts 等，2018）。

关于 TPN 的考量需要由 MDT 来做出个性化的决定。如果考虑进行 TPN 的尝试，重要的是要向患者及其家属清楚地解释 TPN 的治疗目标是什么，以及净收益、负担和风险，在家支持 TPN 所需的基础设施，并考虑到患者的意愿。

在大多数 MBO 患者中，TPN 并不合适。与患者及其家属坦诚地讨论切实的期望和症状的控制，以及如果患者想要少量进食和饮水，都应该加以控制。如果有必要，提供少量柔软易消化的食物，并注意避免强烈的气味，因为这可能会引起恶心。尽量提供少量柔软可消化的食物。

结论

继发于癌症或其治疗的 MBO 在肿瘤学、外科和安宁疗护 / 姑息关怀实践中较为常见。它与疼痛的症状有关，当多个水平出现梗阻时，它与预后不良相关。临床评估，放射学检查（如果患者适合手术或支架置入术），了解疾病病程和患者意愿对制订多学科管理计划很重要。对 MBO 的管理问题仍然存在争议。对于接受姑息性治疗的恶性结肠梗阻患者，推荐的处理方法是放置 SEMS。对于局限性肿瘤，良好的身体状态和单节段梗阻的患者，可以考虑手术治疗。晚期癌症和多节段梗阻患者通常不适合手术治疗，而应该采用相对保守的药物治疗，其目的是减轻症状。治疗中可以联合止吐药、H_2 受体拮抗药、抗胆碱能药物、阿片类药物、偶尔使用类固醇激素和生长抑素类似物。需要与患者及其家属沟通对症状的现实预期，如果患者愿意，可以少量的进食 / 饮水。对于症状严重或药物无法控制的患者，有时需要鼻胃管引流，有时考虑进行胃造口术进行长期减压。由于 MBO 的处理仍有争议，因此重要的是与患者讨论后的个体化 MDT 决定要通知其处理方案，以确保获得最佳效果。

第86章　头颈部肿瘤姑息治疗问题

Palliative care issues in head and neck cancers

Catriona R. Mayland　Simon N. Rogers　著

杨　迪　译　　华海清　石　玮　校

"2个月前，我注意到我的上颌骨和右上腭有一个黏膜白斑肿块，它已经被切除了。但我仍然无法工作，也不能吞咽。"

Sigmund Freud，1923年4月23日函

在这段简短的描述中，死于口腔癌的Sigmund Freud概括了在照顾头颈部肿瘤患者时所面临的一些挑战：癌症可能以无害的方式呈现；但它仍会对那些患有疾病的人产生重大影响。在本章中，我们重点关注头颈部肿瘤的姑息治疗问题。

- 概述头颈部肿瘤的患病率和疾病介绍。
- 提供针对复发性或姑息性疾病抗肿瘤治疗进展的概述。
- 详细介绍这一患者群体决定的独特复杂性。
- 概述可能发生的常见症状，并详细说明与头颈部肿瘤有关的更具体的问题。
- 讨论有关将姑息治疗纳入这一亚组患者常规肿瘤治疗的挑战，以及问题提示列表的作用。

一、患病率和疾病介绍

（一）患病率和影响

全球范围内，头颈部肿瘤是第六大常见癌症（Jemal等，2011），尽管其患病率在世界不同地区有所不同。在发展中国家，它占全球疾病负担的60%（Ferlay等，2013），这是由于其与疾病的晚期表现和总体治疗结果较差（Sankaranarayanan等，2000）等具体问题有关。高收入国家中，社会经济因素发挥着重要作用，生活在更贫困地区的人头颈部肿瘤的发病率更高，预后更差（Conway等，2010）。这些社会经济差异可能会影响头颈部肿瘤患者的死亡。在英国，来自最贫困地区的44%的头颈部肿瘤患者死亡在医院，而来自最富裕地区的患者38%死亡在医院（National End of Life Intelligence Network,2014）。

总的来说，头颈部肿瘤是一个巨大的经济负担，因为存在以下情况。

- 与该疾病相关的高发病率。
- 复杂的治疗相关的成本，一个广泛的多学科团队的需求。
- 患者和家庭照护者的潜在工作损失（Wissinger等，2014）。
- 在疾病晚期，不断增长的多次医疗就诊需要（Hensen等，2018），以及更多的生命末期关怀，如急诊科就诊率或重症监护病房住院次数（Chang等，2015）。

（二）疾病介绍

头颈部肿瘤是一种常见的癌症，起源于上消化道的上皮内层，影响部位包括口唇、咽、喉的口腔结构、鼻窦和鼻腔、唾液腺和中耳。此外，头颈部专科通常也参与甲状腺癌的管理，并与神经外科医生一同参与颅底肿瘤的管理。一般来说，头颈部肿瘤（特别是鳞状细胞癌）的发病率与年龄的增长、男性性别和较低的社会经济地位有关。发生头颈部癌症的特定危险因素已被认证（框86-1）。

与HPV感染相关的头颈部肿瘤则发生在另外一种群体（年龄较轻、女性）。HPV阳性疾病可能提示潜在的更好的预后。例如，联合放化疗后，HPV 16阳性个体的5年生存率为80%～95%，尽管其在复发性疾病中的作用和预后尚不明确（Ang等，2010）。

由于头颈部区域的解剖结构和功能的复杂

框86-1　产生头颈部肿瘤的危险因素

- 吸烟
- 高酒精摄入量
- 咀嚼烟草或槟榔导致口腔癌（造成亚洲国家发病率上升）
- 特异性病毒：造成鼻咽癌的EB病毒，导致口咽癌的人乳头瘤病毒（扁桃体，舌根）
- 癌前病变：白斑、红斑和扁平苔藓

引自Mehanna，H.et al.(2010).Head and neck cancer-Part 1：Epidemiology，presentation，and prevention.BMJ.341:c4684.DOI：https://doi.org/10.1136/bmj.c4684

性，患者可表现出多种症状，包括非典型性面部疼痛、体重减轻、咳嗽、口腔出血、头痛或面部麻木。最常见的表现症状包括以下情况（Mehanna 等，2010）。

- 口腔明显肿胀。
- 口腔溃疡（疼痛性病变）。
- 口腔内的白色（白斑）或红色斑块（红斑），这些可能是无症状的，所以可能是从牙科检查中偶然发现的。
- 咽喉疼痛。
- 吞咽困难或疼痛性吞咽。
- 颈部淋巴结肿块或甲状腺肿大。
- 哮鸣音。
- 持续声音嘶哑。
- 耳痛。
- 鼻出血或鼻塞。
- 面部疼痛或肿胀。
- 脑神经麻痹。

与其他癌症一致，TNM 分期分类被用来确定肿瘤的解剖范围，并帮助提供可能的预后概述（Huang 和 O'Sullian，2017）。总体 5 年生存率保持在 40%～65%（Siegel 等，2017）。然而，基于组织病理学，预后差别很大。例如，唾液腺肿瘤与下咽鳞状细胞癌相比，病程更缓慢（Roland 和 Bradley，2014）。对于肿瘤局限于口腔或咽部的患者，总体的 5 年生存率大于 80%，而出现远处转移的患者为 38%（Siegel 等，2017）。治疗的总体目标分为"治愈性"和"姑息性"，而预测复杂多模式治疗的最终结果是具有挑战性的。一般来说，那些伴有大的原发性鳞状细胞肿瘤或淋巴结受累的"晚期"肿瘤（Ⅲ或Ⅳ期）患者代表"高危"群体（Schenker 等，2016）。尽管有最佳的根治性治疗方法，这些患者中大约有一半会出现疾病复发（Vermorken 和 Spencenier，2010），通常在治疗后的 12～18 个月内，如果这种情况发生，总生存期往往以月为单位计算（Price 和 Cohen，2012）。由于这种差异，将姑息治疗纳入头颈部肿瘤患者多学科管理的最佳方法仍不能够确定（Schenker 等，2016）。

二、复发性和姑息性疾病的潜在抗肿瘤治疗

初次就诊时影响头颈部肿瘤不可治愈的因素涉及以下情况。

- 癌症：疾病是否已经累及颅底、椎前筋膜或包裹颈动脉，或者存在远处转移性疾病。
- 患者：由于身体情况不佳和（或）多种合并症而被认为无法接受治疗的患者，或者选择不接受治愈性治疗的患者。

（一）外科的作用

手术是治愈性治疗的关键组成部分。小范围的肿瘤切除是通过激光或手术切除来实现的。如果一期缝合或局部皮瓣不足以闭合缺损，可以采集肌皮瓣（胸大肌）或微血管游离组织移植（软组织或包括来自不同部位骨的复合材料）（Roland 和 Bradley，2014）。影响手术选择的其他因素是，如在 70 岁以上的患者中使用顺铂化疗药物的危险性与肾功能的关系。"挽救性手术"一般是指在最初的抗癌治疗失败后进行的手术干预。这种情况的一个临床例子是，一个喉癌患者最初的治疗策略是以根治为目的的放射治疗，如果患者出现疾病复发，仍然可以选择"挽救性"喉切除术，以达到潜在的根治性目的。如果手术实施正确（框 86-2）（Kim 等，2015；Nilsen 和 Johnston，2017），它可以为局部复发疾病患者提供长期控制的最佳机会。

在姑息性手术方面，特别是旨在症状控制，患者的选择是确保以提供更好的生活质量为目标。当以这种方式进行治疗时，姑息性手术可以协助许多不同方面的关怀工作，包括以下方面。

- 肿瘤减瘤，可以通过使用二氧化碳激光、光动力疗法（使用系统光敏剂和氩泵浦染料激光）或冷冻手术（使用快速冷冻过程）来缓解压迫性症状；另外，减瘤可以作为一种临时措施来帮助改善真菌性病变。
- 瘘管闭合，如口腔皮肤瘘或咽皮肤瘘；在进行局部伤口护理之前，手术需要打开瘘管和清除坏死组织。
- 维持气道的通畅，实施外科气管切开术。
- 在眼罩等简单措施失败时，通过外侧睑缝合

框 86-2 "挽救性手术"影响整体良好效果的因素
• 在喉或口腔开展挽救性手术比在口咽或下咽效果好
• 用于治疗较小的原发肿瘤（Ⅰ期或Ⅱ期）
• 患者体能状况良好，合并症少
• 在初始治疗后至少有 6 个月的无病生存期

引自 Nilsen，M.L.and Johnson，J.T.(2017).Potential for low-value palliative care of patients with recurrent head and neck cancer.Lancet Oncol.18(5)：e284- e289.DOI：https://doi.org/10.1016/S1470-2045(17)30260-7.

术来保护巩膜。这有助于防止巩膜干燥，如果不治疗会导致角膜溃疡、疼痛，最终会导致失明（Roland 和 Bradley，2014）。

在本章其他部分将讨论手术会起效的其他情况。

（二）化疗和靶向治疗的作用

过去 10 年里，我们在放疗（化疗或特定靶向治疗）等多模式治疗方面有了明显发展。对于复发性或转移性疾病，细胞毒性化疗一直是标准的治疗选择。然而，接受单药化疗的成功有限，中位生存期为 6～10 个月（Economopoulou 等，2016）。复发或转移性疾病的联合治疗现在往往包括铂类药物（顺铂、卡铂）、氟尿嘧啶和紫杉烷（多西他赛、紫杉醇）等方案。对免疫系统作用的进一步了解影响了一系列新药的发展。单克隆抗体，如靶向 EGF 受体的西妥昔单抗，在生存率方面显示出了一定程度的提升（Vermorken 等，2008）。西妥昔单抗倾向于与铂和 5-FU 联合使用，用于那些体力评分良好且足够适合接受该方案的患者（Mehanna 等，2016）。正在进行的临床试验已经使人们更好地了解了头颈部肿瘤和免疫抵抗之间的机制。免疫检查点抑制药（阻断某些免疫系统细胞和癌细胞产生特定蛋白的药物，这种蛋白是防止 T 细胞杀死癌细胞）的进一步开发展现了正在进行研究的新领域和新策略的潜力（Economopoulou 等，2016）。纳武利尤单抗是一种与 PD-1 结合的单克隆抗体，在与铂类化疗后进展的标准单药治疗相比，显示出生存率优势（中位总生存期 7.5 个月 vs. 5.1 个月）。此外，该治疗一般耐受性良好（Ferris 等，2016）。临床试验中使用的其他药物包括帕博利珠单抗（另一种 PD-1 抑制药）和 PD-L1 抑制药，如度伐利尤单抗、阿维鲁单抗和阿特珠单抗。

（三）放射治疗的作用

大多数已经接受过根治性放疗的复发性疾病患者都有显著的再照射风险，特别是对关键器官，如下颌骨、喉软骨、脊髓和脑干。我们需要更多的数据来指导合适患者的再程放疗的选择（Mehanna 等，2016），因为任何再照射都必须使用严格的目标靶区体积来限制毒性风险。放射治疗的发展主要集中在调强方案的使用上。即使用先进的技术来帮助将更高剂量的放射线集中在被肿瘤侵犯的组织上，同时试图避开与肿瘤无关的组织。相比以根治性治疗为目的的放射剂量为 60～70Gy，在姑息治疗中，放疗总剂量、分次和疗程通常大大减少，通常为 40Gy。

对于头颈部肿瘤患者，在决策和沟通方面有时存在困难。

- 文化水平：作为一个群体，尽管存在广泛的个体差异，与一般人群相比，他们的健康文化水平偏低（Koay 等，2013）。
- 沟通困难：由于癌症或其治疗，影响了患者表达他们担忧和问题的能力。
- 伦理困扰的普遍存在，包括与急性危险性死亡风险（出血相关）、补水和营养、气道管理有关的决定。

关于治疗的相对风险和受益的基本决定需要一个个体化和以患者为中心的方法。此外，关于未来及积极提供和促进早期关怀计划的讨论对头颈部癌症患者尤其重要。用于帮助促进有效沟通的替代方法，如使用人工生成语音的设备、使用信息技术或使用书面通信是需要的。随着病情的进展，进行性增加的多重困难可能会引起疲劳和身体行为能力状态的降低。因此，及时提供相关的对话讨论非常重要。

三、常见的症状

对于头颈部肿瘤患者的症状管理的部分挑战与以下两个因素有关。

- 出现的症状数量：不能治愈的疾病患者可平均出现 12 种不同的症状（Lokker 等，2013）。
- 症状的多样性：这些症状跨越了生理、心理、社会和心灵的领域，并随后对躯体功能的众多不同方面产生影响。

头颈部肿瘤患者可能有广泛的关怀需求，包括对标准治疗反应不佳的疼痛、体重减轻、疲劳、毁容、真菌样生长肿瘤或伤口出血、抑郁、焦虑、沟通困难，以及复杂的营养和补水需求。一项小型队列研究表明，在确定该疾病是不可治愈时头颈部肿瘤患者会承担巨大的痛苦，特别是与身体和心理需求相关的痛苦（Alt-Epping 等，2016；Seidel 等，2018）。此外，不应低估这些症状和这种痛苦对家庭照顾者的后续影响。

虽然有一些研究报道了不同症状的流行情况，但管理这些症状的最佳方法缺乏坚实的证据基础，并且这是一个需要临床研究的领域。在本章中，我们将重点关注那些与头颈部肿瘤患者的关怀最相关的症状：①疼痛；②口腔护理和黏膜炎；③流涎与分泌物管理；④伤口护理和大出血（包括“颈动脉破裂”）；⑤气道阻塞及气管切开术的处理；⑥营养支持和吞咽困难；⑦心理困扰和社交隔离。

关于其他症状，如恶心和呕吐、呼吸困难、疲劳和体重减轻等更多具体细节，建议参考本书中的其他相关章节。

（一）疼痛

头颈部肿瘤患者经常出现疼痛（在一项研究中高达 75%）（Lokker 等，2013）。这种疼痛实际上通常是复杂和多方面的，是一种伤害性疼痛和神经性疼痛的混合。疼痛管理的原则应该符合标准的癌症疼痛管理，即 WHO 阶梯止痛原则，以及包括抗惊厥药物和抗抑郁类药物治疗神经性疼痛的方案。

我们应采取一种全面的评估方法来概括疼痛的所有方面，包括心理、心灵、社会和情感的要素，以及躯体部分。影响疼痛管理的关键问题之一是头颈部肿瘤患者是否受到可用的进食途径的影响，即患者是否可以吞咽或胃造瘘管是否在位。一般来说，如果仍然可以吞咽，那么最好使用液体制剂。胃造口管可以促进药物的给药，如即释的弱和强阿片类药物制剂。表 86-1 和表 86-2 显示了与镇痛药物有关的一些关键实用的要点，我们应向药师团队寻求关于给药的具体建议。

神经的位置和解剖结构意味着，诸如三叉神经节消融术和“姑息性手术”等介入手术在应用上更加局限。如果疼痛恰好局限在离散的神经分布区域，则可以考虑涉及苯酚或手术神经横断的消融手术（Roland 和 Bradley，2014）。疼痛源于牙齿的情况下，可以使用局部麻醉进行拔牙，谨记以前的放疗可能会影响愈合并增加放射性骨坏死的风险（Roland 和 Bradley，2014）。

（二）口腔护理和黏膜炎

口干症（或口干）可能是严重的，通常发生在放射治疗之后，并且可能是头颈部肿瘤患者的永久性症状。我们可以尝试一些简单的方法，如吮吸冰块或使用无糖口香糖。尽管个人受益的程度可能是不同的，仍然有各种各样不同的唾液产品（包括喷雾剂、凝胶、含片和漱口水）可以尝试使用，但没有足够的证据推荐一种特定的局部治疗（Furness 等，2011）。毛果芸香碱作为一种毒蕈碱激动药，可以被考虑使用，它具有应用于滴眼液配方和片剂的优势，尽管它比外用产品往往有更多的不良反应。

在黏膜疼痛方面，重要的是要排除任何与感染的关系（如念珠菌或单纯疱疹），如果有证据表明感染，应进行适当的处理。除了常规漱口剂（如苄达明）外，还可以使用水杨酸胆碱凝胶（Bonjela®）和硫糖铝等外用剂，尽管可靠的临床试验证据有限（Clarkson 等，2010）。如果吞咽特别疼痛，可以使用抗酸剂和奥西卡因。在较重的黏膜炎中，局部麻醉漱口水可能会起作用，但重要的是它们不能过度损害吞咽功能或增加吸入风险。局部措施需要与镇痛相结合，如阿片类药物，它既可以静脉全身使用、口服使用，也可以作为局部漱口水使用。低水平激光治疗已被证明有一些有益的结果（Clarkson 等，2010），并且在该领域的进一步临床研究在计划中。

表 86-1 头颈部癌症患者的镇痛药物和疼痛管理的具体关键信息：阿片类药物

药物类型	具体信息
吗啡	缓释制剂：一种可用于大口径饲管给药的吗啡混悬液（如 MST 连续混悬液™）或打开胶囊中的颗粒（如 Zomorph ™）
羟考酮	• 由于缓释制剂只能以片剂的形式提供，因此羟考酮对那些不能吞咽的人的使用更加局限 • 目前的工作重点是开发一种可以被压碎的药物，从而使其能够通过胃造口管给药（Xtampza® ER/Oxycodone DETERx®） • 可作为一种即时释放的溶液和可注射的形式使用
氢吗啡酮	如果不能吞咽，则使用就更加局限，因为即释和缓释制剂都只能作为胶囊使用
美沙酮	由于它可以在液体配方中使用，如果其初始滴定可以在一个有足够的专业知识水平的环境中进行，它是可以考虑使用的
芬太尼	• 透皮给药方法在理论上和实践上都可能是一种有用的阿片类药物给药方法，如芬太尼贴剂，尽管通常在疼痛相对稳定的临床情况下效果最好 • 在芬太尼的配方方面已经有了一些进展，可以将不同的给药途径视为突破性疼痛的选择，如舌下、口腔和鼻内途径
附加说明	如果上述方案不可行，可以考虑使用皮下注射 24h 的阿片类药物，以帮助确保更快速的阿片类药物滴定和镇痛控制

引自 Twycross，R.et al.(2014).Palliative Care Formulary，5th Edition.London，UK：Pharmaceutical Press.www.palliativedrugs.com.

表 86-2　头颈部肿瘤患者的镇痛药物和疼痛管理的具体关键信息：辅助镇痛药物

药物类型	具体信息
抗惊厥药物：加巴喷丁 / 普瑞巴林	使用液体形式是有益的，加巴喷丁和普瑞巴林都有溶液形式，加巴喷丁胶囊可以打开并通过胃造瘘管使用
抗惊厥药：其他	卡马西平和丙戊酸钠有液体形式（还有卡马西平栓剂）
抗抑郁药：阿米替林	可提供液体形式
非甾体抗炎药和 COX-2 抑制药	• 在开非甾体抗炎药之前，需要仔细检查特定的危险因素，包括是否存在其他显著的合并症：心脑血管事件、吸烟史和出血风险 • 布洛芬、萘普生和罗非昔布都有液体制剂
附加说明	地塞米松和氯硝西泮都有可注射的制剂（地塞米松也可以作为一种液体使用）

（三）流涎与分泌物的处理

流涎（唾液分泌过多）和流口水会引起不适和尴尬。如果咳出分泌物有困难，那么可以考虑使用生理盐水喷雾器来缓解。许多不同的抗毒蕈碱药物可以尝试使用，如东莨菪碱（溴化氢或溴化丁基）或格隆溴铵。所有这些都会带来分泌物可能变得更加黏稠且难以清除的潜在风险。格隆溴铵可作为口服混悬液，在无法吞咽且没有留置胃造瘘管（或同等物）的情况下，可以考虑经皮氢溴酸贴片（Scopoderm®）。

（四）伤口护理和大出血（包括“颈动脉破裂”）

由于真菌感染、身体畸形、瘘管形成和出血，头颈部肿瘤可引起与伤口处理相关的问题。处理通常致力于使用各种敷料来使身体的畸形看起来不那么明显。涉及局部使用甲硝唑或含银的泡沫敷料来掩盖气味的研究已经在进行，但证据不够充分，所以无法为临床实践提供明确的指导（Adderley 和 Holt，2014）。

头颈部肿瘤的轻微出血情况并不少见，根据肿瘤部位的不同，可表现为外出血、鼻出血、唾液染血或咯血。

“颈动脉破裂”发生在颅外颈动脉或其主要分支破裂时（框 86-3），其定义为“动脉出血，可能在短至几分钟的时间内导致死亡”（Harris 和 Noble，2009）。它是头颈部肿瘤最可怕的并发症之一。

该事件发生的危险因素包括既往放疗史、扩大根治性手术、伤口破裂、局部感染、局部肿瘤复发和咽皮瘘的形成等。当临床有疑诊时，血管造影既可以提供可靠的诊断，也可以提供可能的治疗干预措施，如血管内支架置入术或栓塞（Cohen 和 Rad，2004）。如果这些选择难以完成，我们考虑直接的抗癌治疗，如放疗或激光消融是否可行。在没有明确的干预措施时，关怀的主要重点是尽可能降低风险。

框 86-3　“颈动脉破裂”的定义
• 威胁性：通过体格检查或放射学检查的证据表明，如果不立即采取行动，就会发生出血（如直接暴露的动脉） • 即将发生：出血，“哨点出血”，通常由假性动脉瘤引起，可自行缓解或通过填充 / 加压解决 • 紧急性：不能通过填充或加压来阻止的出血

引自 Kozin，E.et al.(2012).Carotid blowout management #251.J Palliat Med.15(3)：360-1.https://doi.org/10.1089/jpm.2012.9604

- 检查患者当前的药物治疗：应停用任何抗凝药物，并检查其他可能影响血小板功能或凝血途径的药物，并根据风险与收益的平衡关系决定是否停用药物（如非甾体抗炎药、阿司匹林、选择性 5-HT 再摄取抑制类抗抑郁药）。
- 考虑开始使用抗纤溶药物：这将取决于患者的其他合并症，特别是他们的肾功能和血栓栓塞性疾病的风险。

主要的准备工作包括以下方面。

- 关于可能风险的讨论：从理论上明确风险很小（估计有 3%～5% 的患者经历头部及颈部的大切除术）（Powitzky 等，2010），由这种情况造成的痛苦和后续的担忧可能会造成一个伦理困境。然而，这种讨论的效果是非常重要的，除非患者明确拒绝，此类讨论一般是建议进行的。
- 局部控制措施：可在患者护理部位局部使用（在纱布上）1∶1000 的肾上腺素以帮助控制表面出血。

● 预先的处方：劝告能够立即获得注射咪达唑仑，如果时间允许，可以在出血发生时使用咪达唑仑，以帮助缓解痛苦。

● 支持措施：在患者的护理场所容易获得的深色毛巾可以帮助降低血液的可见度。

在发生大出血的情况下，关键的原则是一直有人与患者（如果家人在的话）待在一起，以帮助减少与事件相关的焦虑和痛苦。如果有时间，应给予抗焦虑药物，如预先开处方咪达唑仑（深部肌内注射或静脉注射 10mg），这有助于降低患者对此事的意识，并且如果患者在这种情况中存活下来，则可以提供逆行性遗忘。对医疗专业人员的“报告”极其重要，并确保在事件发生和丧亲发生后能够向家庭提供足够的支持。

（五）气道梗阻及气管切开术的处理

虽然这不是一种常见的并发症，但如果没有提前做好护理计划，由于其对患者及其家属和更多的医疗保健团队可能造成的潜在影响，患者往往会出现对气道损害的担忧。对于范围较大的局部区域性病变患者，应确定并且讨论风险。针对这个问题，最相关的关怀方面是关于合理进行“治疗上限”的积极决策，以便一个结构化的关怀计划可以被清楚地记录和执行。

行气管切开术来缓解症状是一个困难的决定（Roland 和 Bradley，2014），不仅与影响对话交流有关，而且关系手术本身潜在的短期和长期并发症。如果手术涉及对不可切除的肿瘤进行切开，这就有出血和急性气道损伤的风险。再加上随后可能发生的肿瘤侵犯切口和皮肤的风险，则可能意味着风险大于获益。由于分泌物滞留或肿瘤侵犯，仍可能导致气道受损（Roland 和 Bradley，2014）。此外，那些已经进行了气管切开术的患者，如果出现了切口周围的复发，可能在保留原切口和（或）重新插入气管造口管方面都有困难（Lin 等，2011）。在已经确定手术介入气管切开术不是最佳治疗方法的情况下，应该清楚地讨论和记录一个替代处理方案。有临床证据显示对于喘鸣，高剂量的（8～16mg）地塞米松可能对治疗有益。与已确定有重大出血和急性死亡风险的情况类似，我们应提前开具咪达唑仑处方，以帮助缓解呼吸困难和痛苦。

（六）营养支持和吞咽困难

吞咽困难是一种常见的症状，由癌症本身（局部占位效应、舌头活动度降低）或其对癌症的治疗（神经功能障碍、纤维化、淋巴水肿）引起。多学科团队的作用是关键的，包括言语治疗师和营养师的参与，提供特定的训练和膳食调整（例如，避免进食难以咀嚼的食物，并使用酱汁或肉汁来帮助吞咽）。实际上，晚期疾病患者可能已经留置了经皮胃造口管，以帮助他们满足营养和水分的需求。在没有发生此事件的情况下，并且预后可能以周或月来记量，那么留置胃造口管是有价值的（Roland 和 Bradley，2014）。胃造口术可用于补充（或在适当时替代）摄入饮食，并可在需要时作为提供药物的途径。

（七）心理痛苦和社会隔离

头颈部肿瘤患者有高度的心理痛苦，之前的一项研究显示，最常见的情况是焦虑（61%）、悲伤（57%）、紧张（52%）、抑郁情绪（52%）和乏力（50%）（Lokker 等，2013）。此外，与整个癌症人群相比，头颈部肿瘤患者的自杀风险要高得多（Kam 等，2015）。造成这种情况的潜在原因是多因素的：面容缺陷，由于外表造成的社会隔离或疾病对饮食等社会活动造成的影响，先前存在的精神健康并发症，有酗酒或药物滥用史，以及支离破碎的社会状况。我们应酌情讨论并且积极筛查心理疾病，使用结合心理治疗和抗抑郁药物的整体方法。与三环类抗抑郁药相比，选择性 5-HT 再摄取抑制药通常被认为是一线药物，因为前者往往耐受性较差（Rayner 等，2011），不过这需要与它们增加出血的风险进行权衡。

四、整合姑息关怀进入头颈部肿瘤患者的常规肿瘤学的治疗

为头颈部肿瘤患者提供服务的医疗专业人员面临的一个特别挑战是如何识别到进行姑息关怀的最佳时间点。尽管迄今为止没有一项研究专门关注头颈部肿瘤，但有越来越多的证据支持将姑息关怀并入早期治疗（Haun 等，2017）。目前普遍认为，如果我们了解个体人群的具体需求并适当地进行针对性护理，早期的姑息关怀会是最有效的（Temel 等，2017）。

关注关怀过渡期的特定时间可能有利于指导及时转诊。Schuman 认为，有三种具体情况表明需要进行姑息关怀。

● 最初表现为伴有不可切除的局部区域疾病和（或）远处转移性疾病的患者（Shuman 等，2012）。

● 治疗后复发的不可切除的局部疾病和（或）

远处转移性疾病的患者（Shuman 等，2012）。

- 拒绝或无法接受直接抗癌治疗的患者（由于合并症、体力评分不佳或个人选择）。

然而，从有治愈可能到无治愈可能的治疗转变往往定义不明确（Boyd 和 Murray，2010），而且对头颈部肿瘤患者的护理实施过程尤其复杂（Ullgren 等，2017）。例如，在疾病病程中，即使治疗目的是根治性的（Schuman 等，2012），患者也可能受益于将症状控制作为治疗的主要焦点。此外，与其他类型的癌症相比，局部复发性疾病与远处转移性疾病相比具有更为显著的发病率和死亡率。

头颈部肿瘤患者已被认为是可能需要早期姑息关怀的一个亚群，因为在他们的疾病病程早期便存在高症状评分（Kwon 等，2013）。这一发现会支持 ASCO 的建议，即从一开始就将任何转移性癌症或高症状负担患者的姑息关怀整合到肿瘤治疗中（Ferrell 等，2017）。然而，实施诊疗团队的整合和基于治疗需求的转诊系统，对于避免“在闭塞的筒仓中工作”的概念和可能不太理想的患者结局至关重要（Ullgren 等，2017）。

问题提示列表的作用

帮助常规评估和识别未被满足的患者需求的一种方法是使用问题提示列表。对于患者和他们的家属，考虑到他们不同的社会背景，可以设置一个提示列表，帮助其讨论他们可能忘记或觉得他们没有被允许提出的问题；这些列表可能只是作为一个“提示”来使对话开始，如果缺少这个的话，医疗团队可能不会发现重要的问题。

问题提示列表的一个例子是“患者问题清单－头颈部”（Patient Concerns Inventory—Head and Neck，PCI-HN）（Rogers 等，2009），尽管其他整体需求评估也在实践中得到更广泛的应用。PCI-HN 是一个潜在问题的整体列表，既可以作为纸质问卷，也可以通过平板设备进行电子操作（理想情况下，在必要时协助完成）。它还列出了患者可能想看到的多学科团队的成员。在与医疗保健专业人员进行咨询之前，PCI-HN 可用于患者和（或）家庭护理人员，以主动帮助确定他们的主要问题，然后在咨询过程中促进关于这些需求的讨论。它构成了一项正在进行的试验的研究重点，该试验旨在探讨在常规随访门诊中对接受治疗的头颈部肿瘤患者使用的咨询干预包的有效性（Rogers 等，2018）。PCI-HN 在姑息治疗中的作用还需要进一步的研究。

需要考虑的是，是否应将姑息关怀培训纳入培训方案，这其中包括预立的关怀计划和生命末期关怀的主要内容。随着新的免疫疗法的出现，肿瘤和姑息关怀团队之间需要密切合作。目前的争论是晚期（Ⅲ和Ⅳ期）头颈部肿瘤患者在诊断时是否应介绍给姑息关怀团队。这一概念包含了这样一个认识，即使是有效的治疗也可能有毒性反应，并导致难以处理的合并症，这些合并症很少或从未得到纠正。然而，对于患者、家庭照护者和更广泛的公众来说，克服姑息关怀的污名和误解仍然是一个持续的挑战，因此我们试图在更广泛的多学科团队中找到一种“共同语言”来描述姑息关怀的作用，这对姑息关怀的向前推进至关重要。

五、死亡的地点

对于头颈部肿瘤患者来说，因为大量的干预措施（气管切开术、胃造瘘管）可能需要多学科的参与，而这些干预措施在患者通常的护理地点并不具备条件开展，支持患者对死亡地点进行选择更具挑战性。此外，对于那些有气道阻塞或大出血风险的患者，这些并发症的紧急症状可促使他们住院治疗（Fullarton 等，2016）。在所有癌症人群中，头颈部肿瘤患者在生命末期关怀场所中的死亡比例更高（Gao 等，2013；Kamisetty 等，2015），这可能反映了此类特殊情况的复杂性和为满足其他护理环境需求的挑战。确保所有人公平获得，特别是与社会经济差异有关的机会尤其关键。此外，我们可能需要持续支持家庭照顾者到居丧的后期阶段，特别是当死亡是突然或意外发生时。

结论

由于疾病的复杂性和后续治疗，头颈部肿瘤引发了许多独特的姑息关怀问题。这些问题涉及各种症状学，具有挑战性的决策，伦理困扰，以及良好的生命末期关怀所需的支持。姑息关怀和更多的头颈部多学科团队之间需要直接参与和及时整合，以确保患者的需求得到满足，家庭照护者得到足够的支持。

第 87 章　血液系统恶性肿瘤群体中的姑息关怀问题

Palliative care issues in populations with haematological malignancies

Thomas W. LeBlanc　Areej El-Jawahri　著
杨　迪　译　　华海清　石　玮　校

关于姑息关怀（palliative care，PC）专家在改善血液系统恶性肿瘤（haematological malignancies，HM）患者预后方面的作用，人们越来越增加兴趣。随着人们逐渐认识到 HM 患者比那些晚期实体肿瘤的患者愿意接受更积极的生命末期关怀时，这种情况尤其如此。这包括在医院死亡的可能性更高，在生命末期更多地使用改善疾病的治疗方式，在生命的最后 1 个月更多的使用重症监护病房，或是根本没有使用或较晚纳入安宁疗护治疗（在死亡前 72h 内）。尽管在晚期实体肿瘤中，综合姑息关怀（integrated palliative care，IPC）为这些领域带来明确的益处，但据我们了解，只有一项研究包含了 HM 患者，并且只纳入了 10 名 HM 患者（Bakitas 等，2015）。

在本章中，我们回顾和讨论了在恶性血液学肿瘤中实施 IPC 的障碍，并突出了最近已经开始证明 IPC 在 HM 中有好处的证据。我们在这里关注的重点是在 HM 中实施 IPC 或特定需求领域构成障碍的独特方面，包括：①症状负担、心理困扰和生命末期关怀护理面临的挑战；②这类疾病及其治疗临床医生的独特特征；③关于 IPC 在 HM 受益的新证据。

一、血液系统恶性肿瘤：概况

HM 是一组非常异质性的疾病，而且通常比大多数实体肿瘤更罕见。虽然对 HM 的全面回顾超出了本章的范围，但对于 PC 临床医生来说，了解 HM 类型之间的基本区别并认识到这些疾病如何与更常见的实体肿瘤的对比是很重要的。实现对 HM 的熟悉理解对于向该病患群体提供高质量服务的专业 PC，以及提供有价值的服务的血液肿瘤学家至关重要。本着这种精神，我们在这里简要概述 HM 的主要疾病类别，以及有关治疗模式和相关结果的信息。

HM 的专一特性通常包括以下至少一条。

- 不可预测的病程，在可能结果中的广泛变异性，包括治愈的可能性。
- 需要进行加强治疗以获得良好的结果，并伴有因毒性而导致的早期死亡风险。
- 非传统的分期体系。
- 在一些疾病中，它有一种更慢性、更惰性的病程，需要间歇性的积极治疗，或者需要无限期地持续口服药物治疗。

为了说明这些特征如何应用于特定的疾病亚型和背景，我们将简要回顾 HM 的三个主要类别，并突出它们的显著特征。

大多数 HM 可分为三大类：①白血病；②淋巴瘤；③多发性骨髓瘤（multiple myeloma，MM）。每一种都是一类特定的造血细胞类型的肿瘤。基础起源的细胞决定了每种疾病的表现，并且差异显著。例如，白血病是某些骨髓细胞的癌症，通常涉及血液和骨髓，而淋巴瘤是淋巴结 / 免疫系统细胞的癌症，通常涉及淋巴结和（或）淋巴器官，如脾脏。关于每种疾病类型的更多细节如下。

（一）白血病

白血病通常有两种类型：急性和慢性。

1. *急性白血病*　所谓的急性白血病的特点是发病相对较快，如果不进行治疗，通常会迅速导致严重的症状或死亡。成人常见的急性白血病是急性髓系白血病（acute myeloid leukaemia，AML）和急性淋巴系白血病，前者更为常见。急性白血病快速增长的性质，与许多实体肿瘤相比，它们通常对化疗更敏感。因此，一些急性白血病可以通过化疗来治愈。然而，这通常需要大剂量的化疗，这比典型的实体肿瘤治疗强度大得多。接受大剂量治疗的患者一次要住院几周，并面临因这些治疗的毒性而死亡的风险。此外，有时在最初的强化治疗之后进行干细胞移植，以增加治愈的机会，或者为更具侵袭性或复发性疾病提供治愈的机会，而在这些疾病中，标准的化疗通常是不够的。接受大剂量治疗的患者有明显的症状，包括生活质量的损害、心理困扰和焦虑或抑郁。在急性白血病治疗和干细胞移植中，需要采取干预措施来解决这些姑息性和支持性治疗的需求。

2. 慢性白血病　另外，慢性白血病则完全不同。发病通常是隐匿的，甚至没有症状，预后通常以数年而不是 10 年来计算。成人中最常见的两种慢性白血病是慢性髓系白血病（chronic myeloid leukaemia，CML）和慢性淋巴细胞白血病（chronic lymphoid leukaemia，CLL）。CML 患者通常接受口服靶向治疗，使用酪氨酸激酶抑制药，如伊马替尼。目前这种药赋予了人群与年龄相匹配的平均预期存活率，以及与健康相关的非常良好的生活质量（Efficace 等，2011；Gambacorti-Passerini 等，2011）。只有那些非典型 CML 病例可能会缩短生存期，如耐药突变的难治性 CML，或者 CML 转化为 AML 的病例。尽管 CML 在大多数情况下不再限制生命，但它的持续口服靶向治疗带来了相当大的经济负担，有时甚至会产生相关的症状，这为 IPC 提供了给予额外支持的机会，以改善患者的疾病体验。

慢性淋巴细胞白血病通常是一种高龄疾病，常在常规血液检查中被偶然发现。由于其生长缓慢的性质，如果确实存在的话，CLL 可能不需要治疗。然而，在最初一段时间的惰性行为之后，它也会变得非常具有侵袭性，并且生命有限；或者在某些情况下，它甚至可能表现为一种更具侵袭性的类型。在没有明显的终末器官损伤、症状或细胞明显减少的情况下，我们默认的管理模式是“主动监测”，不进行治疗。CLL 的中位生存期约为 10 年，但其对个人的生活方面的影响存在显著的临床异质性。一旦 CLL 变得更具侵袭性，它通常会出现 1～2 年的终末期阶段并有转化为更具侵袭性的淋巴瘤（所谓的 Richter 征转化）的风险，这预示着预后不良。CLL 患者还面临频繁的感染性并发症，有时会危及生命，同时也难以预测，但通常很容易治疗。

3. 白血病的特殊思考　当考虑到白血病，重要的是要认识到，标准的实体肿瘤分期体系在白血病这里是不适用的。相反，血液肿瘤学家通常依赖于复杂的风险分层模式，其中包含了有关细胞遗传学、分子异常和基因突变的信息来判断预后。对白血病患者提供关怀的 PC 临床医生应熟悉与这些疾病相关的一些特别积极或消极的预后因素。例如，具有 17p 缺失的 CLL 通常更具有侵袭性，而具有孤立的免疫球蛋白重链突变的 CLL 预后更好。同样，具有复杂染色体核型的 AML 通常预后较差，单体型 7 或 FLT3-ITD 异常也是如此。相反，“核心结合因子”异常通常是有利的预后，如 8 号和 21 号染色体之间的易位，即 t（8；21），或 16 号染色体倒位异常。急性早幼粒细胞白血病是 AML 的一种特殊亚型，其特征是 t（15；17）易位，其中现代治疗的治愈率超过 90%（通常甚至不包括细胞毒化疗）。至少了解一些这些基本的差异对于为白血病患者提供有效的姑息关怀是至关重要的。

（二）淋巴瘤

淋巴瘤甚至比白血病更具异质性，有更多的类型和亚型。这有助于 PC 临床医生至少认识到这些疾病及其亚型之间的基本差异。病理学家将淋巴瘤分类为霍奇金淋巴瘤（Hodgkin lymphoma，HL）或非霍奇金淋巴瘤（non-Hodgkin lymphoma，NHL）。

1. 霍奇金淋巴瘤　HL 通常有良好的预后，特别是在年轻患者中，总体 5 年生存率约有 90%，并有望通过多药化疗治愈（尽管在高风险组的结果略差）。

2. 非霍奇金淋巴瘤　NHL 远比 HL 常见，但它有超过 40 种亚型。我们通常认为 NHL 要么是惰性的，要么是侵袭性的。侵袭性亚型通常对化疗非常敏感，有时仅通过化疗有可能治愈。典型的侵袭性、可治愈的 NHL 例子是弥漫性大 B 细胞淋巴瘤（diffuse large B-cell lymphoma，DLBCL），有时被称为大细胞淋巴瘤。这是最常见的 NHL 类型之一，使用多药门诊化疗的预期治愈率为 40%～50%。然而，也有高风险类型的 DLBCL，预后更差（如所谓的双重打击淋巴瘤，它具有高危基因异常，对化疗产生抵抗，并有更高的复发可能性）。一旦复发，DLBCL 有时仍然可以通过更强化的治疗，包括干细胞移植来治愈，但一些 DLBCL 患者确实会经历多次复发，或伴有侵袭性、原发性疾病进展，最终导致患者死亡。

典型的惰性 NHL 是滤泡性淋巴瘤，这是另一种最常见的 NHL。这种疾病通常被认为是不可治愈的，但其中位总生存期为 10 年或更久。有时滤泡性淋巴瘤最初只是被观察到，没有进行治疗。一旦接受治疗，患者通常会经历缓解期，之后会不时出现疾病进展。每次复发都用另一种治疗方法进行治疗，通常疾病会再次缓解，持续的缓解时间少于第 1 次缓解时。滤泡性淋巴瘤的缓解可以持续数年，但大多数滤泡性淋巴瘤患者最终会经历复发。然而，考虑到中位总生存期较长，许多患有这种疾病的患者最终会死于其他疾病。然而，有些患者的疾病已经多次复发，多年后可能会进入晚期，其间会出现对治疗反应性的显著下降，渐进性下降和疾病持续进展的情况。此外，不幸的是，一些患者也经历了疾病的“转化”，在这种情况下，它变得更具侵袭性，在显微镜下显得更像是一个大细胞淋巴瘤。转化后的淋巴瘤通常预后较差。

3. 特殊的思考　随着最近靶向治疗的出现，以及最近的嵌合抗原受体 T 细胞免疫治疗的出现，许多淋巴瘤患者的预后越来越难以确定。例如，CAR-T 细胞治疗的有效率在 50%～80%，在最近的研究中，超过 40%～50% 的患者出现了持续的反应。这些新的治疗方法为过去预后不良的侵袭性和惰性淋巴瘤提供了良好治疗效果的希望，但很难预测哪些患者可能从中受益。姑息关怀专家可以在帮助患者管理和应对这种不确定性方面发挥重要作用。

（三）多发性骨髓瘤

多发性骨髓瘤（MM）是一种浆细胞肿瘤，浆细胞是一种成熟类型的 B 细胞（一种白细胞）。浆细胞产生抗体，这些克隆抗体（蛋白质）的积累导致了 MM 的许多体征和症状。MM 的重大进展开创了一个时代：大多数患者最初不使用化疗，而是接受免疫调节药物，并通常与类固醇联合使用。

目前最常用的三联方案的有效率接近 100%，但毒性作用可能很大，包括频繁和渐进性的周围神经病变、细胞减少、类固醇相关的不良反应，以及病毒再活化和血栓形成的风险。然而，MM 的整体预后有明显改善。如今，患有“标准风险”骨髓瘤（没有任何“高风险”异常）的中位总生存期可能有 5～10 年。

一些临床医生使用国际分级系统（international staging system，ISS），该系统根据血清白蛋白、β_2-微球蛋白和最新版本的血清乳酸脱氢酶将患者分为三个预后组。ISS 3 期骨髓瘤的中位总生存期约为 43 个月，而根据已发表的情况估计，ISS 1 期疾病的中位总生存期尚未达到此。其他风险分层模式将分子和细胞遗传学信息纳入 MM 的预后，其中染色体 17p 异常的患者预后比其他较少高风险组患者的预后更差。

自体干细胞移植通常是多发性骨髓瘤最佳治疗的一部分，随后进行一段时间的维持治疗，在这段时间内，患者采用一种更温和的方案，以尽可能长时间地维持其缓解情况。有时这段时间会持续几年才会复发。不幸的是，MM 通常无法治愈，所以大多数患者最终会复发。治疗之间的间隔明显不同，这取决于每个病例的侵袭性。鉴于药物开发的最新进展，现在的多发性骨髓瘤患者在几年内接受 5 种或更多不同的治疗方案并不罕见，包括 1～2 种自体干细胞移植，以及多个二联或三联药物方案。考虑到这些疗法累积的毒性，以及目前许多 MM 患者的生存时间，IPC 有很多机会与 HM 专家合作，以改善 MM 患者的疾病体验。MM 管理的新方法包括 CAR-T 细胞治疗的发展，这似乎很有前景，但在撰写本文时尚未获得批准。

二、血液系统恶性肿瘤的姑息关怀和生命末期关怀的需求

越来越多的文献资料表明血液系统恶性肿瘤患者的许多姑息关怀需求并未得到满足。这些显著问题包括症状负担、生活质量损害、心理病苦、疾病理解不足、决策支持不合适、生存关怀需求未得到满足和劣质的生命末期关怀质量等。在这里，我们回顾了这些领域中的每个文献依据。

（一）症状负担

HM 患者面临的症状负担至少与晚期实体肿瘤患者一样严重。在一项对在三级中心接受 PC 服务的患者的研究中，HM 患者的平均疼痛得分为 4 分（满分 10 分），嗜睡严重程度得分为 7 分，而实体肿瘤患者的得分分别为 5 分和 5 分（$P<0.05$）（Fadul 等，2008）。谵妄在 HM 组中更常见，为 41%，而实体肿瘤病例为 16%。这可能反映了转诊延迟，因为 HM 患者从转诊到死亡的中位时间仅为 13 天，而实体肿瘤患者为 46 天。同样，在一项对 180 名完成记忆症状评估量表 - 简表的 HM 患者进行的单中心研究中，HM 患者有明显的症状负担，平均伴随有 8.8 种症状（Manitta 等，2011）。那些积极治疗、体力评分较差的人及住院或患有晚期疾病的人更容易出现症状。另一项评估晚期多发性骨髓瘤患者症状和生活质量的研究显示，他们的身体功能有明显损害，疲劳和疼痛是导致损害的重要原因（Boland 等，2013）。神经病理性疼痛是最常见的疼痛类型，患者经常失眠并且食欲不振。即使那些在临终阶段被转诊到社区

安宁疗护项目的晚期 HM 患者中，症状负担似乎与实体肿瘤患者相似（LeBlanc 等，2015c）。在一项针对 4500 多名患者的研究中，最突出的症状是疲劳和食欲不振，随着死亡的临近，这两种症状都会恶化。与晚期实体肿瘤患者相比，随着时间的推移，患者的症状、严重程度或功能变化方面没有显著差异。我们需要采取干预措施来改善 HM 患者的症状监测和管理。

（二）心理学的问题

除了躯体症状外，心理痛苦在 HM 患者中也普遍存在。例如，定性研究的证据表明，新诊断的急性髓系白血病患者存在明显的心理痛苦（Albrecht 和 Rosenzweig，2012；Nissim 等，2013；LeBlanc 等，2017；Boucher 等，2018）。这甚至可能损害患者接受和理解预后信息的能力，以及治疗时作出紧急决定的能力，这些能力通常是急性白血病患者需要的。定量证据也支持这一观点，并且强调了经 NCCN 痛苦温度计评估的这些患者有显著的心理痛苦，尤其是在诊断时（Kayastha 等，2018）。纵向数据显示，在那些获得缓解的患者中，心理痛苦有所改善，而在那些复发或在最初治疗后患有持续性疾病的患者中情况会恶化（Kayastha 等，2018）。人口层面的分析表明，白血病患者是所有癌症患者中最痛苦的群体之一（Batty 等，2017）。在接受造血干细胞移植的患者中，焦虑、抑郁和创伤后应激问题也普遍存在（El-Jawahri 等，2018b）。

慢性白血病患者也被证明比晚期实体肿瘤患者有更多的心理痛苦，尽管后者通常与更差的预后相关。例如，与一般人群相比，CLL 患者在生活质量量表上的情绪健康得分比实体肿瘤患者更低（Shanafelt 等，2007）。同样，在接受干细胞移植并随后发展为慢性移植物抗宿主病的患者中，焦虑或抑郁症状与整体较差的生活质量和身体功能之间存在显著关系（El-Jawahri 等，2018b）。其他数据表明，HM 住院患者与晚期实体肿瘤住院患者的生活质量评分相似（Hudson 等，2018）。我们需要采取干预措施，以更积极地解决与 HM 诊断及其治疗相关的心理负担。

（三）疾病的理解、交流和决策支持

有证据表明，HM 患者对其预后存在明显的误解。这包括错误地认为他们的疾病可以治愈和（或）显著高估了长期缓解或治愈的可能性。Sekeres 等（2004）研究了在患有 AML 或高危骨髓增生异常综合征的老年人中出现的这一现象。在这项研究中，74% 的患者报告他们的治愈机会为 50% 或更高，而在 89% 的病例中，肿瘤医生认为他们的治愈机会仅为 10% 或更低。此外，63% 的参与者声明没有被提供其他治疗方案，尽管替代方案在所有病例中都被讨论过。其他证据表明 HM 患者在参与极其复杂的治疗决策场景中面临的内在的挑战（Ernst 等，2013；LeBlanc 等，2017）。与更常见的实体肿瘤相比，这些疾病的罕见性使这些问题更加复杂，因此可用的决策支持材料和资源更少（Ernst 等，2013）。

另一项针对急性髓系白血病患者的研究表明，在学术中心接受强化诱导治疗的患者中，98% 的人表示他们在某种程度上很有可能被治愈，而他们的治疗肿瘤医生在同情况下给出类似反应的只有 49%（El-Jawahri 等，2019）。有趣的是，与他们的肿瘤医生相比，本研究中的患者也显著高估了他们因强化治疗而死亡的风险，这表明在这一人群中发生了几种重要类型的误解。另一项研究显示，在老年 AML 患者中，只有 50% 的患者了解其 6 个月的生存期。有趣的是，所有的参与者都觉得他们已经获得了足够的关于他们的诊断和治疗选择的信息，并且他们的医生花了合理的时间和他们在一起讨论（Yogaparan 等，2009）。重要的是我们要认识到，许多老年患者更喜欢在决策过程中扮演相对被动的角色。这已经在 50 岁及以上的 AML 患者中得到了证实（Yogaparan 等，2009），并强调了评估患者决策偏好的重要性，而不是假定每个人都喜欢更自主驱动的方法。我们需要采取干预措施来提高对 HM 的疾病的理解，并帮助患者和临床医生执行一个强有力的共同决策过程。

（四）治疗的负担

与典型的晚期实体肿瘤患者相比，一些 HM 患者面临着更大的整体治疗负担。例如，在疾病累及骨髓的患者中，输血需求可能很频繁，因此感染的风险可能很高。这些因素需要更频繁地进行实验室监测，同时使用预防性或治疗性抗生素，有时甚至需要定期输血支持，或者有多次非预期的住院治疗。这些是骨髓增生异常综合征和 AML 的常见问题，因为骨髓是这些疾病的原发部位，但也可能发生在晚期 CLL、NHL 或 MM 患者中。来回行程中的沉重负担，以及在医院和诊所花费的时间，可能会对患者及其家属造成重大的损失。

一项研究量化了在大型学术中心接受治疗的老年 AML 患者与医疗保健系统的接触程度（El-Jawahri

等，2015）。这包括正在接受强化或非强化化疗方案的患者。在研究期间，患者平均住院 4.2 次。在那些死亡的患者中，他们平均在确诊后有 28.3% 的时间在医院，13.8% 的时间在诊所度过的。那些接受强化诱导方案的患者比接受低强度方案的患者住院时间多 30%。尽管我们对其他 HM 患者的医保利用率问题知之甚少，但我们有理由认为，与大多数晚期实体肿瘤患者相比，许多 HM 人群在接触医疗保健系统的频率方面面临着沉重的负担。这包括那些接受干细胞移植的患者，那些在医院接受大剂量淋巴瘤治疗的患者，以及那些可能正在接受复杂的 MM 多日治疗方案的患者。我们需要更多的研究来更好地理解 HM 各方面所带来的总体上的治疗负担，为干预措施的开发和测试提供信息，以改善患者的疾病体验。

（五）幸存者

虽然一些 HM 是可治愈的，但治愈往往需要积极的干预措施，如干细胞移植，幸存者的问题是普遍存在的。这些问题的范围从化疗后的心肌病或神经病变，到更严重的疾病，如慢性移植物抗宿主病，这是异体干细胞移植有时会造成身体和（或）心理上的严重并发症。越来越多的证据表明，明显的症状负担和移植幸存者的心理需求未得到满足，这表明 IPC 有机会改善患者和照顾者的结果（El-Jawahri 等，2018b；Ma 等，2018）。在这一领域我们需要进行更多的研究，以更好地了解这些需求，并为研发干预措施提供信息。

（六）生命末期关怀和姑息关怀服务的应用

到目前为止，在 HM 中，关于姑息关怀问题集中在描述关于更积极接受生命末期关怀的现状。与实体肿瘤相比，HM 患者更有可能：①在医院死亡；②在生命的最后 2 周接受抗肿瘤治疗；③生命的最后 1 个月在急诊科或重症监护室度过；④不使用安宁疗护服务，或者使用少于 3 天。HM 患者被转诊接受任何类型的姑息关怀服务的可能性很小，其中包括咨询姑息关怀专家。

在一项对在大型学术癌症中心死亡的近 1500 名癌症患者的研究中，无法使用姑息关怀服务的两个主要死亡预测因素是：①患有血液系统恶性肿瘤；②患者处于重症监护病房（Fadul 等，2007）。总体来说，在护理中姑息关怀参与率最低的患者组是既患有 HM 又居住在重症监护病房的患者。另一项大型、单中心的回顾性分析也显示了类似的结果。在美国得克萨斯州休斯顿 MD 安德森癌症中心死亡的超过 800 名癌症患者，那些 HM 患者更有可能在生命最后 30 天存在接受低质量的姑息关怀还包括急诊科的使用、住院、重症监护病房的使用、化疗的使用、靶向治疗的使用和在医院死亡（Hui 等，2014）。

一项关于 HM 患者死亡地点的系统回顾和 Meta 分析发现，与其他癌症患者相比，HM 患者在住院环境中死亡的可能性是其他癌症患者的 2 倍多（OR=2.25，95%CI 2.07～2.44）（Howell 等，2010）。同样，另一项系统回顾和 Meta 分析发现，HM 患者接受专科姑息关怀或安宁疗护的可能性远低于其他类型癌症的患者（RR=0.46，95%CI 0.42～0.5）（Howell 等，2011）。然而，最近的证据表明，在某些情况下，转诊率和咨询率可能有所增加，HM 各诊断亚型参与姑息关怀方面有显著差异（Howell 等，2015）。这表明，有必要对 HM 治疗中的姑息关怀和生命末期关怀护的需求进行更复杂的研究，评估 HM 不同亚型中的独特需求、障碍和问题，而不是将这些不同的疾病全部视为一个单一的群体（Strand 和 LeBlanc，2018）。最近的一项按亚组分析的研究结果确实支持这种方法，发现了不同疾病亚型的生命末期关怀模式的不同（Beaussant 等，2018）。

在医院死亡的患者中，有证据表明 HM 患者总体上接受了更积极的治疗，包括大量使用抗生素、完全肠外营养、抽血、生长因子、输血，甚至化疗。例如，在一项研究中，大约 90% 在医院死亡的 HM 患者在生命的最后 1 周接受了抗生素治疗（Cheng 等，2015）。另一项研究调查了在一个大型学术转诊中心就诊的急性髓系白血病患者的生命末期关怀模式，得出了类似的结果，安宁疗护的使用率明显偏低，使用输血和未能使用安宁疗护之间存在显著关联（Lowe 等，2018）。另一项单中心研究显示，在学术中心的高危 AML 患者中，PC 会诊率仅为 16%，并且尽管大多数患者预后不佳，但他们仍没有完成预先关怀计划过程（Freeman 等，2018）。

当 HM 患者确实接受了安宁疗护服务时，他们的转诊时间比实体肿瘤患者要晚得多。在一项对美国多州生命末期关怀服务研究网络数据的大型回顾性队列研究中，HM 患者相比实体肿瘤患者更有可能在安宁疗护登记后的 24～72h 内死亡（LeBlanc 等，2015a）。他们的中位安宁疗护时间只有 11 天，而实体肿瘤患者的平均时间为 19 天。

三、血液系统恶性肿瘤姑息关怀的障碍

越来越多的文献描述了HM中姑息关怀的独特障碍。这些障碍可以分为三个主要类别：①疾病特殊性障碍；②文化和临床医生障碍；③制度障碍。

（一）疾病的特殊性障碍

疾病特殊性障碍包括：①预后的不确定性；②缺乏从治愈阶段到姑息关怀阶段的明确过渡；③独特的疾病并发症，如感染、出血或需要输血支持。

由于HM的表现非常不同，通常情况下，根据可能实现的结局范围和患者的治疗目标，积极、激进的治疗往往是最合适和目标一致的建议。此外，许多这类疾病的预后是很困难预测的，这种预后的不确定性可能导致许多HM患者在生命末期接受积极治疗。AML提供了一个有用的案例研究来说明这一预后挑战，并证明其对临床决策的影响性。据统计，最近的美国人口数据显示，AML患者的5年总生存率仅为27%左右（https：//seer.cancer.gov/statfacts/html/amyl）。然而，年龄在60岁以下且伴有良好基因突变的AML患者10年总生存率可能有60%（Schlenk等，2008）。相反，一位79岁因乳腺癌化疗和骨髓增生异常综合征而引起的AML患者5年总生存率仅为5%～6%（Rizzieri等，2009）。尽管如此，即使是年纪更大的患者，仍有35%～50%或更大的概率通过强化化疗获得完全缓解的机会（Frohling等，2006；Rizzieri等，2009）。实现这样的缓解情况，虽然与治愈不同，但与对患者带来有意义的治疗体验相关（Kayastha等，2018）。然而，它也带来风险，包括并发症导致的早期死亡，短期内明显的化疗相关症状，以及短暂的生活质量损害和心理痛苦。因此，即使在预后较差的情况下，强化诱导治疗也可能有显著的缓解作用。此外，即使是在高风险的情况下，治愈的可能性也很小，这仍是一个有意义且患者优先选择的关怀目标。

本案例研究凸显了从事HM的专家想了解任何特殊性患者的治疗期望是多么困难。这种不确定性与这些疾病的异质性、生物学特性及对治疗的反应性直接有关。正如一个研究小组所强调的那样，这些不确定性也使得我们很难区分潜在的能挽救的患者或有治疗相关并发症的患者和那些处于HM终末期的患者（Odejide等，2014）。

另一个常见的场景可以帮助说明这一点。参考一下CLL患者，他们在初诊时是惰性的病变只需要观察。随后，当症状和（或）血细胞减少进展时，积极的治疗便开始了。最初的治疗通常效果很好，缓解可能持续数月或数年。下一次复发通常会导致对治疗不太敏感，但仍对治疗仍有应答，但通常治疗应答不会那么深度或那么持久。这个循环可以持续数年，人们永远不知道下一次复发是否会导致更难治疗的状态。包含口服靶向药物在内的新疗法进一步改变了这种模式，以至于即使是以前患有重度风险疾病的CLL患者现在也能活得更好、更长。在这种情况下，最终导致这些患者死亡的原因甚至可能都不是疾病本身，而往往是一个急性感染过程，或治疗的并发症。患者在患有慢性淋巴细胞白血病的情况下，甚至可能会死于其他疾病。在这类情况下，结局是不可预测的，并且并发症发生时往往是可以治疗的，这就对积极的治疗产生一些偏见。当HM专家意识到结果不会是乐观的情况时，患者的生命可能即将走到终点。

最后，与晚期实体肿瘤患者相比，HM患者中更容易出现严重的感染性并发症和骨髓衰竭等独特问题。HM患者可能有较长时间的免疫功能低下状态，如长期的中性粒细胞减少，在此期间可能发生危及生命的症状性真菌感染。抗真菌治疗的有效预防可以为这些患者带来显著的获益，但PC专家往往不熟悉这些药物的使用，而且这些药物价格昂贵。同样，当发生严重的感染性并发症时，即使潜在的恶性肿瘤不可治愈或不易治疗，积极的抗感染治疗也可能显著改善生存。因此，如果遵循积极的抗菌药物治疗路径，即使长期预后不佳，也可以出现明显的缓解情况。

（二）文化和临床医生的障碍

1. 偏见　如前所述，HM显著的临床和生物学异质性也影响了临床医生的行为和偏见。大多数血液学家在看似糟糕的情况下看到了激动人心和出乎意料的积极结果，并关注到了一些从不良结局相关疾病中治愈的患者。这造成了人们对积极治疗的认知偏见，这部分得到了疗效数据的支持。即使这些治疗无法治愈，但在控制疾病负担方面，尤其是在症状严重的疾病状态，如MM或某些淋巴瘤中，它们可能会带来显著的缓解作用。当病情达到缓解时，急性白血病患者明显感觉更佳。只要不复发，他们就恢复到接近正常的功能和健康水平（Sekeres等，2004；Kayastha等，2018；Timilshina等，2018）。

由于大多数PC临床医生只在生命末期关怀阶段

接触到 HM 患者，他们没有机会看到接受了积极治疗后情况良好的 HM 患者。正如血液病肿瘤学家可能存在一些回忆偏见一样，他们更容易记住那些治疗情况良好的患者，HM 临床医生也存在对 HM 患者接受生命末期关怀抱有偏见。这种转诊偏差导致一些 PC 临床医生认为 HM 专家对患者的治疗太过度。没有人喜欢被批评，因担心因进行积极治疗而遭受不公平或不恰当的判断，可能会减少患者转诊到 PC 的机会。PC 临床医生在 HM 关怀中的有效合作需要他们更准确地了解 HM 的各种治疗结果。

治疗 HM 患者的另一个重要的文化问题与治疗的积极性有关，期望通过积极治疗产生治愈或缓解的结果。根据我们的经验，这促使 HM 专家产生一种责任感，在整个治疗过程中不惜一切代价引导患者和家属进行积极治疗。当并发症和早期死亡发生时，这也可能产生更多的责任感（和悲伤）。这些因素可能解释了 HM 专家的偏见，即他们是为患者提供姑息关怀和生命末期关怀的人，并且在长年的治疗期间一直陪伴患者（Odejide 等，2014；Hui 等，2015a，2015b；LeBlanc 等，2015b）。因此，如文献中所述，这种高度的责任感可能导致 HM 患者中姑息关怀的减少和（或）转诊的偏晚。

2. 误解　HM 专家也对姑息医学是一门学科存在误解，他们倾向于这个术语是生命末期关怀的委婉说法。因此，人们往往无法认识和理解早期 IPC 在管理患者因 HM 及其治疗引起的复杂身体、情绪和社会困扰方面的潜在益处（LeBlanc 等，2015b）。

血液肿瘤学家不理解专业的姑息关怀可以帮助他们的患者在治疗期间体验更好，而认为 PC 只是在积极治疗不再进行时才能做，如果可能的话，他们总是会推迟患者的转诊。美国血液和骨髓移植学会血液肿瘤学家进行的一项调查研究支持了这一观点，并强调移植医生对“姑息关怀”一词的担忧，该词对患者和家属具有明显负面的含义，降低了他们转诊的可能性（El-Jawahri 等，2018a）。

3. 协同文化中的缺陷　同样重要的是要了解，HM 临床医生通常是唯一积极治疗该疾病的临床医生，因为手术和放疗在大多数 HM 的管理中作用最小。因此，在这种情况下，多学科诊所或团队的概念在 HM 中比在常见实体肿瘤中更陌生，而后者手术和放疗可以与化疗一起发挥非常重要的作用。

我们猜测，描述 HM 专家对“局外人”的不信任和怀疑的文献，可能是根源于他们作为负责 HM 患者所有治疗（和结局）的唯一临床医生的经历（LeBlanc 等，2015b）。随着 PC 越来越多地与 HM 合作，我们希望随着我们更好地认识和彼此支持的需求，彼此之间的理解也会得到改善。

4. 缺乏信任和消极的经历　其他证据强调了之前在专业化姑息关怀和生命末期关怀方面的负面经历是血液肿瘤学家转诊的障碍（LeBlanc 等，2015b）。请考虑以下示例。想象一下，你是一位正在治疗急性白血病患者的 HM 专家，你知道患者很有可能获得良好的长期疗效，甚至有相当大的治愈机会。不幸的是，患者出现了早期但有些预料中的并发症，即脓毒症，导致患者转至重症监护病房和多器官衰竭。在这种情况下，HM 专家将采取非常积极努力的措施来扭转这一过程，因为预计患者在其他方面会表现良好，通过往往是暂时、与治疗相关的毒性作用来证明积极支持的合理性。事实上，有证据表明，与晚期实体肿瘤患者相比，HM 患者离开重症监护病房并最终康复的可能性更高（Azoulay 等，2013，2015）。那么，当 PC 临床医生将这种临床情况解释为更多的是生命末期关怀时，HM 专家会如何回应一位善意的 PC 临床医生呢？

在这种情况下，姑息关怀主任医生可能会把精力集中在讨论停止积极的生命维持支持和不复苏的医嘱上，但 HM 专家预计该患者有很好的恢复机会。不幸的是，许多 HM 专家与一个善意但缺乏相关并发症积极治疗知识的 PC 临床医生有过这样的经历，当这种情况发生时，他们就会长期不愿让 PC 参与到他们未来患者的关怀。正如我们在一项定性研究中从 HM 专家那里听到，“他们只会让我的患者 DNR”。这个案例研究表明，PC 临床医生应该更多地了解 HM 治疗相关的预期结果，并始终与治疗 HM 专家进行沟通，以确保他们了解每种情况下的预期结果。

5. 夸大的自我满足　最后，HM 专家普遍认为他们已经在做 PC（Odejide 等，2014；LeBlanc 等，2015b）。这一观念可能在一定程度上是由于未能理解姑息医学不仅仅是安宁疗护或生命末期关怀。这也可能是由于作为“独狼”的骄傲，他们可以为患者做一切，其中许多患者已经认识多年，并逐渐依恋他们。此外，HM 专家还认为，他们在评估和管理常见癌症相关或治疗相关症状（如疼痛、恶心和便秘）方面已经做了大量的支持性关怀。因此，他们可能会错误地认为 IPC 的概念是这些责任的移交，而这被他们认为是恶性血液学实践的核心。这意味着没有认识到初级 PC 和专业 PC 之间的区别（Quill

和 Abernethy，2013）。如果一个人不认识和理解 PC 临床医生所拥有的其他症状管理专业知识，那么他们可能会误认为 PC 专家将提供相同的初级的姑息性和支持性治疗。

（三）基于系统的障碍

最后，有几个重要的基于系统的障碍阻碍了更早和更频繁的姑息关怀参与到 HM 患者的治疗中。

1. *停止治疗为条件的安宁疗护服务* 首先，由于 HM 通常是对治疗非常敏感的疾病，即使在预后不良的情况下，通过积极的措施也往往能获得更大的 PC。虽然这一事实并不排除同时进行专业化姑息关怀，但当这是以停止积极的抗癌治疗为条件时，肯定会延迟或排除安宁疗护转诊，这在美国是常见的情况，因为化疗并没有明确禁止，但一旦患者加入安宁疗护，其费用通常会排除积极治疗。因此，只要 HM 专家认为他们的患者可以从姑息性化疗中受益，他们就可能会继续提供这些治疗，而不是把患者转到排除积极治疗的安宁疗护中。

2. *血液制品支持* 其次，姑息性输血支持问题是 HM 患者转诊至安宁疗护的主要障碍。许多 HM 患者需要输血支持来缓解症状，以减少出血等严重并发症的风险，或促进生命的维持。

一些分析指出，输血是美国安宁疗护转诊和高质量的生命末期关怀的障碍。例如，在一项针对美国 65 岁及以上患有骨髓增生异常综合征患者的大型监测、流行病学和最终结果（Surveillance，Epidemiology，and End Results，SEER）的医疗保险分析中，输血依赖与较低的安宁疗护登记率相关。同样，在另一项对 65 岁及以上的美国成人白血病患者进行的 SEER-Medicare 分析中，输血依赖者的安宁疗护住院时间明显较短，这表明输血依赖妨碍了及时的安宁疗护转诊。HM 专家自己的研究进一步支持了这一观点，他们表示，如果更常规地允许输血支持，他们更有可能将患者转诊到安宁疗护院（Odejide 等，2017）。

不幸的是，许多安宁疗护机构不允许任何输血支持。虽然医疗保险安宁疗护福利没有任何规定禁止输血，但考虑到所涉及的物流和成本，实际上提供输血对许多安宁疗护机构来说是不可行的。根据我们的经验，一些安宁疗护机构确实会允许在个案基础上提供输血支持，但这种做法变化很大，并且在某些区域不可用。一般情况下，我们通过安宁疗护成功获得输血支持的通常是那些预期在剩余寿命内只需要 1 次或 2 次输血的人，或者那些少见的仅根据症状而非实验室值输血支持治疗的人。另外，那些接受更频繁输血的患者，特别是那些每周需要输血小板 2～3 次以防止大出血的患者，通常不能通过安宁疗护得到这种程度的支持。不幸的是，我们有时会看到这些患者在医院死亡，因为他们希望继续获得姑息性输血支持，并且需要输血的频率比门诊患者更高。在美国以外，许多住院疗养院根本不提供血液产品支持。当白血病患者确实需要接受安宁疗护时，他们显然会获得更高质量的生命末期护理结果，住院死亡的概率更低，生命末期时化疗的频率较低，最终总体护理成本显著降低（LeBlanc 等，2018）。我们需要改变政策，以解决 HM 安宁疗护中的输血相关障碍问题（Odejide，2015；LeBlanc，2016）。

四、整合姑息关怀进入恶性血液疾病的新证据

承认和理解合作的障碍有助于发展形成一体化和协作的护理模式。一些中心的团队已经开始描述当地的举措，这些举措正在改善 PC 和 HM 专家之间的对话，从而提高转诊率，并提高这些学科之间的信任和协作（Corbett 等，2013）。

在美国费城宾夕法尼亚大学的一个小组，创建了一个 PC“办公时间”的项目，这样 HM 专家可以轻松地与 PC 团队并肩作战，帮助他们的患者解决难治症状和其他 PC 需求，而无须正式申请会诊（Foxwell 等，2017）。这种模式增加了 PC 和 HM 团队之间的对话，同时也减少了肿瘤服务的会诊，当会诊请求太多而无法满足所有患者时，团队可以自由地去医院看其他患者。其他报道描述了为接受干细胞移植的患者提供 PC 的地方经历（Roeland 等，2010a，2010b；Selvaggi 等，2014；Roeland 和 Ku，2015）。另一份报道描述了针对 MM 患者的专业 PC 诊所的可行性（Porta-Sales 等，2017）。

除了描述性报道，现在发表的文献也包括将 PC 纳入到 HM 护理中的前瞻性试验的例子。例如，波士顿马萨诸塞州总医院的美国研究人员在接受干细胞移植的患者中进行了一项 IPC 随机临床试验（El-Jawahri 等，2016）。在这项试验中，患者在入院接受干细胞移植时被随机分配到 PC 或标准治疗组。干预组患者在入院时接受了专科 PC 会诊，此后在住院期间至少每周 2 次。分别在 2 周、1 个月、3 个月和 6 个月时进行纵向评估结果。该试验的主要结果分析

显示，在 2 周评估时，症状评分、生活质量、焦虑和抑郁存在显著差异，PC 组的每个结果在统计学上都有显著优势，临床上也有显著差异。与对照组相比，患者的焦虑水平在 2 周时比基线相比有所降低，对照组在 2 周时较基线相比表现出焦虑增加。

更令人惊讶的是，对该试验的 6 个月随访数据的纵向分析显示，在干预队列中，患者的抑郁情绪持续降低，创伤后应激障碍症状的出现率也较低（El-Jawahri 等，2017）。家庭照护者的情绪也有改善。即使出院后没有进行干预，但患者的体验有长期的改善。这些发现表明，IPC 在支持经历过移植后身体和情感创伤经历的患者和家庭照护人员方面具有强大力量，甚至超过了他们在医院期间被看到的时间点。首先，本研究是 HM 中 IPC 可行性的重要证明；PC 专家确实可以在护理移植患者方面与干细胞移植专家有效合作（另一份报道也证明了对干细胞移植患者进行不同 IPC 干预的可行性）（Loggers 等，2016）。然而，更重要的是，据我们所知，这项随机试验是首次在以根治为目的的背景下的 IPC 研究。基于这些结果，我们正在对住院时开始诱导化疗的 AML 患者中进行类似的包括纵向成分的研究。

除了 IPC 的这一进展，也有证据表明 HM 在积极的生命末期关怀方面取得了进展。例如，在过去 10 年中，美国 HM 患者对安宁疗护的使用显著增加。SEER 数据的几项分析显示，随着时间的推移，登记率有所增加，包括白血病、淋巴瘤和骨髓瘤患者（Odejide 等，2015，2018；LeBlanc 等，2018）。然而，美国安宁疗护服务的增加并没有转化为更有意义的使用（如延长了安宁疗护医院的住院时间）。我们需要采取干预措施，以改善 HM 患者对生命末期关怀服务的有效使用。

五、结论及未来的发展方向

总之，HM 是一组有相似预期结果的异质性疾病。这些疾病的特点是显著的 PC 需求未得到满足，其与晚期实体肿瘤患者的需求相似或更糟，包括症状负担、生活质量损害、心理痛苦、疾病理解不足、治疗决策支持和生命末期护理质量差。HM 对 PC 存在独特的障碍，与疾病、治疗它们的临床医生及基于系统的问题有关。然而，最近的证据表明，IPC 至少在某些 HM 情况下是可行、有效的。我们需要更多的研究来更好地了解 HM 患者的各类 PC 需求，并开发和试验出为满足 HM 患者、其家属和治疗他们的临床医生需求的干预措施。

第 88 章　姑息医学中的贫血、嗜中性粒细胞减少症和血栓形成

Anaemia, cytopenias, and thrombosis in palliative medicine

Nancy Zhu　Cynthia Wu　著

杨　迪　译　　华海清　石　玮　校

一、贫血和血细胞减少症的概述

恶性或良性的疾病使患者接受姑息关怀，往往并发血液学问题，如贫血、骨髓衰竭、弥散性血管内凝血和血栓形成。对这些问题给予支持治疗，可获得令人满意的症状缓解，改善整体生命质量。本章强调一种实用的方法来评估和治疗，旨在改善最大化的生活质量。

二、贫血

接受姑息关怀的 77% 的男性和 68% 的女性存在贫血问题（Dunn 等，2003）。急性失血时，与血红蛋白突然下降相关的典型症状包括心动过速、直立性低血压和呼吸困难。如果贫血的发病时间偏缓慢，机体可以通过增加心排血量、增加血浆容量和改变血红蛋白分离曲线等代偿机制以减轻这些症状。

尽管一些患者的轻－中度贫血缓慢发展仍可以保持为无症状，但更常见的是，贫血会导致患者整体健康状况下降，其特征为疲劳、运动能力下降和食欲下降。一些患者还会主诉头晕、头痛、晕厥、耳鸣、眩晕和认知功能受损。患有潜在心脏病的患者更容易出现贫血症状，因为他们机体进行代偿并非易事（Mercadante 等，2000）。

在姑息关怀领域，贫血往往由多因素引起，因此确定贫血的原因颇具挑战。与疾病相关的原因包括骨髓浸润、失血、溶血和慢病性贫血。癌症相关的治疗也可导致贫血，如化疗引起的骨髓抑制和治疗相关的骨髓增生异常综合征。营养不良和胃肠道切除导致的叶酸缺乏等伴随因素，也可导致贫血（Mercadante 等，2000）。

三、慢病性贫血

（一）病理生理学

慢病性贫血（anaemia of chronic disease，ACD）是一种由炎症和恶性肿瘤的存在的免疫反应引起的低增殖性贫血。它由 T 细胞和单核细胞释放多种细胞因子引起，包括 INF-γ、TNF-α、IL-1、IL-6 和 IL-10。这些细胞因子刺激巨噬细胞和单核细胞对铁摄取和储存，同时阻止铁从这些细胞中输出。铁调素是一种由 IL-6 和脂多糖刺激的肝多肽，有助于铁在网状内皮系统内保留。这导致了在富含铁的骨髓中生成了缺铁性红细胞这种自相矛盾的情况。同时，细胞因子还抑制肾脏产生促红细胞生成素的能力，加剧了红细胞膜的损伤，并抑制骨髓中红细胞祖细胞的分化和增殖。综上原因使红细胞生成减少，导致贫血（Weiss 和 Goodnough，2005）。

（二）诊断

ACD 的诊断通常基于排除其他形式的贫血，但应始终在姑息关怀背景下予以考虑。它存在于近 50% 的男性和超过 70% 的女性中（Dunn 等，2003）。贫血通常为正常细胞性，正常色素性，通常为轻－中度（80～95g/L）。网织红细胞计数通常偏低，反映出骨髓输出量的减少。血清铁的研究有助于区分 ACD 和缺铁性贫血。ACD 患者的血清铁、总铁结合能力（转铁蛋白）和铁饱和度均较低，而铁缺乏患者的总铁结合能力均升高。血清铁蛋白是全身铁储存的反映，由于网状内皮系统内的铁储存丰富，因此在 ACD 中铁蛋白正常或升高（Weiss 和 Goodnough，2005）。

四、急性和慢性出血

（一）背景

急性和慢性失血在接受姑息关怀的患者中很常见，尤其是胃肠道、头颈部、呼吸系统、子宫和泌尿系统肿瘤患者。巨大的肉瘤、肝癌、黑色素瘤和卵巢癌的肿瘤内部也会出血（Mercadante 等，

2000）。随着时间的推移，即使是每天流失几毫升的血液也会导致缺铁。在缺乏铁的早期阶段，铁储存量较低，导致铁蛋白降低，但血清铁、铁饱和度和血红蛋白水平正常。随着缺铁的加重，血清铁和铁饱和度降低，但血红蛋白被保留。贫血是严重缺铁并出现小细胞低色素性红细胞的最终结果。像靶形红细胞和铅笔状细胞这样形状异常的细胞被视为缺铁的严重性的进展（Beutler，2010）。由于血液存在于体液中，大多数情况下，慢性失血是显而易见的，但偶尔也需要进行潜血检查或内镜检查，以确定出血的存在和部位。

（二）处理的原则

处理出血的第一步是在可行的情况下控制出血病灶（见第 70 章）。这可以通过手术、内镜检查或通过对出血病灶的放射治疗来完成（Videtic，2013）。如果存在缺铁的情况，患者应同时开始补铁。治疗既可以以简单铁盐的形式口服，也可以用铁 - 糖类复合物的形式提供。口服途径是首选的，因为静脉注射铁与更严重的不良反应相关。成人每天应摄入 150～200mg 铁元素。理想的做法是在餐前 1h 分 3～4 次口服。轻微的胃肠道不良反应，如恶心、烧心、便秘或腹泻常见。对于这些患者，更换另一种形式的铁或减少铁剂初始摄入剂量，不良反应可能缓解（Beutler，2010）。

对于口服铁不耐受，有肠道吸收不良问题，或铁流失速度快于口服补铁的患者，肠外补铁是有用的。所需的总剂量可用以下公式计算。

$$铁剂量（mg）= 全血血红蛋白缺乏量（g/dl）\times 体重（lb）$$

蔗糖铁每毫升含有 20mg 的铁元素，制造商建议每周服用 3 次，最多可服用 100mg。然而，3h 内给予 500mg 剂量，连续 2 天使用的方法，已被安全地用于慢性肾脏疾病患者。典型的不良反应包括低血压、痉挛、恶心、头痛、呕吐和腹泻（Beutler，2010）。

右旋糖酐铁每毫升含有 50mg 铁元素，制造商建议在 0.5ml 测试剂量之前，每剂最多服用 100mg。临床上大剂量药剂经常被使用，并且被认为是安全的，但会增加轻微的不良反应。右旋糖酐铁可导致不到 1% 的患者发生严重的过敏反应。它不是剂量依赖性的，所以可以在注射的前几毫升内发生。在开始注射右旋糖酐铁后的最初几分钟内，典型的症状包括呼吸困难，出现窒息，出汗、焦虑、恶心和呕吐的感觉。此时应立即停止输注，开始复苏，并准备好肾上腺素。对于严重贫血的患者，输血可能是必要的，以帮助升高他们的血红蛋白。由于每毫升血液含有 1mg 铁元素，输血也有助于增加铁的储存。输血治疗将在本章后文进行讨论（Beutler，2010）。

五、营养缺乏

癌症恶病质发生在大约一半的癌症患者中，其特征是厌食症、脂肪组织和骨骼肌量的损失（Suzuki 等，2013），导致进行性营养缺乏（Segura 等，2005）。维生素 B_{12} 缺乏症的发生率与一般老年人群相似，为 7%，但低血清叶酸水平显著升高，为 22%。叶酸水平已被发现是一个隐性叶酸缺乏的不敏感标志，特别是那些体重减轻的人。例如，在姑息关怀中体重严重减轻的患者中，58% 的患者具有叶酸水平正常的巨幼细胞性贫血的特征（Dunn 等，2003）。

叶酸在所有细胞的代谢和 DNA 合成中都至关重要，特别是包括血液细胞在内的高度增殖细胞。水果和蔬菜富含叶酸，成年人的推荐膳食摄入量为 0.4mg。当叶酸摄入量减少到 5μg 以下时，大约 4 个月后就会出现巨幼细胞性贫血。叶酸在十二指肠和空肠近端被吸收，因此肠切除或肿块涉及该区域的患者发生巨幼细胞贫血的风险很高。

巨幼细胞性贫血导致巨幼细胞性骨髓前体细胞增大，从而导致红细胞增大，增加红细胞体积。巨幼细胞性贫血的典型特征是嗜中性粒细胞，其存在的核叶多于通常的 3～5 个。所有的细胞系都可受到影响，导致贫血、血小板减少和（或）中性粒细胞减少。

可口服膳食补充剂，通常剂量为 1～5mg/d。通常情况下，即使存在吸收不良，每天 1mg 也足以纠正贫血（Green，2010）。

六、骨髓浸润

虽然转移性癌引起的贫血通常与慢性病引起的贫血、铁缺乏或其他营养不良有关，但转移性疾病引起的骨髓浸润也可发生。所有的恶性肿瘤都可以转移到骨髓，但最常见的是肺、乳腺、胃和前列腺的恶性肿瘤。虽然不常见，但经典的临床表现是幼粒幼红细胞血象，其中存在未成熟的有核红细胞、髓系白细胞前体细胞和泪滴状红细胞。骨髓活检有助于确诊，但由于大多数涉及骨髓的转移性恶性肿瘤是不可治愈的，在临床上通常认为没必要骨髓活检（Agarwal 和 Prchal，2010）。

轻 – 中度骨髓浸润通常无症状，血细胞计数变化很小。骨髓受累越严重，贫血可能更严重，并伴有白细胞计数升高。血小板可以是较低、正常或升高的。治疗的重点是管理潜在的疾病和症状控制。

血液系统恶性肿瘤（Franchini 等，2013）和骨髓增生异常综合征（Foran 和 Shammo，2012）等骨髓衰竭疾病的患者存在骨髓病变，不能产生足够的血细胞，往往导致全血细胞减少。虽然血小板减少容易导致瘀伤，但在血小板计数超过 20×10^9/L 时不太可能导致自发性出血，或者当血小板计数超过 5×10^9/L 时不太可能导致致命性颅内出血（Franchini 等，2013）。

七、嗜中性粒细胞减少症

背景

在姑息环境发生嗜中性粒细胞减少最常见的原因是骨髓抑制化疗引起的骨髓衰竭、疾病对骨髓的浸润，或者是由于固有的骨髓衰竭。中性粒细胞减少的定义为绝对中性粒细胞计数（absolute neutrophil count，ANC）小于 1500 个细胞 /μl，严重中性粒细胞减少为 ANC 小于 500 个细胞 /μl。中性粒细胞减少症的患者发生严重的细菌和真菌感染的风险很高。美国传染病学会将嗜中性粒细胞减少症患者的发热定义为单次口腔温度大于 38.3℃或温度大于 38.0℃持续超过 1h（Freifeld 等，2011）。

发热性嗜中性粒细胞减少症　严重发热性中性粒细胞减少症风险最高的是 ANC 低于 500 个细胞 /μl 持续超过 7 天的患者。有活动性并发症或显著的肝肾功能障碍的患者有严重细菌感染高风险。

对于 ANC≤100 个细胞 /μl 超过 7 天的长期中性粒细胞减少症患者，应考虑使用左氧氟沙星或环丙沙星等氟喹诺酮类药物预防。对于发热和中性粒细胞减少的患者，治疗的决定取决于患者的价值和疾病分期。如果延长寿命被认为是合适的，那么我们应根据每个病例进行讨论和管理。

发热性嗜中性粒细胞减少症的标准检查包括全血细胞计数、白细胞计数和血小板计数、血清电解质、肝酶、总胆红素和肌酐。建议至少进行两组血液培养，一组来自中心静脉导管的每个管腔，另一组来自外周静脉。其他部位的培养物应酌情考虑采取，如果患者出现呼吸症状，并进行胸片检查。

发热性嗜中性粒细胞减少症的高危患者应住院接受静脉注射使用抗假单胞菌 β– 内酰胺药物，如头孢吡肟、美罗培南、亚胺培南 – 西司他汀或哌拉西林 – 他唑巴坦等试验性抗生素治疗。对于疑似导管相关感染、皮肤或软组织感染、肺炎或血流动力学不稳定的经验性治疗，应添加相应的抗生素。如果发热持续或出现新的感染症状，可能需要进行额外的检查和调整抗生素。治疗应根据检查得出的临床微生物数据来指导。通常，治疗应持续到中性粒细胞恢复（绝对中性粒细胞计数≥500 个细胞 /μl）加上适合感染部位和已识别的病原体的适当持续时间。对于中性粒细胞未恢复的患者，抗生素应持续使用，直到所有已记录感染的迹象和症状都已解决。

虽然造血生长因子（如 G-CSF）经常用于预防与化疗相关的嗜中性粒细胞减少症相关的感染，但通常不用于预防性提高姑息治疗人群中的中性粒细胞计数。此外，也不建议常规使用 G-CSF 作为发热性嗜中性粒细胞减少症中抗生素的辅助手段。虽然在一些试验中，嗜中性粒细胞减少症的天数、发热持续时间和住院时间略有减少，但未见生存益处。

八、弥散性血管内凝血

（一）背景

弥散性血管内凝血（DIC）是由于促凝血因子的过量生成超过了抗凝机制，导致血管内微血栓。

（二）风险因素

2/3 的 DIC 病例是由潜在的严重感染或恶性肿瘤引起的（Levi 和 Seligsohn，2010）。实体肿瘤中 DIC 的发病率为 7%，但急性白血病中发病率要高得多，最高可达 15%～20%，并且随着化疗治疗可进一步增加。急性早幼粒细胞白血病患者发生 DIC 的风险非常高，超过 90% 的患者可在病程中的某个时间点被诊断出来（Levi，2009）。DIC 的风险随着年龄的增长、晚期癌症和使用化疗或抗雌激素治疗而增加。DIC 的触发因素包括败血症、固定化和肝转移（Levi，2013）。

（三）临床表现

血管内微血栓的产生导致多器官功能衰竭，而血小板、纤维蛋白原和其他凝血因子的消耗增加出血。因此，这导致了出血和凝血风险的增加。实体器官肿瘤患者更容易血栓形成，而白血病患者更容易发生出血。皮肤黏膜出血中典型的是皮肤紫癜，出血性大疱，口腔和肠黏膜出血，以及静脉注射部位的出血。其他部位包括颅内出血、肺出血和肾上腺出血性坏死也可见。微血栓引起的缺血性器官功能衰竭通常会导致肾功能不全、肝衰竭、肠缺血、皮肤局灶性坏死、肢端坏疽和呼吸衰竭。严重的 DIC 会导致心血管性休克（Levi 和 Seligsohn，2010）。

虽然感染和急性白血病引起的 DIC 的表现通常非常严重，但实体器官肿瘤相关的 DIC 可能偏亚急性且不太严重，并且表现更缓慢（Levi，2009）。

（四）检查

实验室检查结果通常为血小板减少和凝血酶原时间 / 国际标准化比值或活化的部分促凝血酶原激酶时间延长，以及纤维蛋白原水平抑制。由于纤维蛋白原作为一种急性期反应物并在感染或恶性肿瘤存在时升高，因此尽管存在活跃的 DIC 过程，它仍可以保持在正常范围内。最重要的诊断工具是在有出血或凝血症状的患者中保持对 DIC 的高度临床怀疑（Levi，2013）。

（五）治疗

DIC 的主要治疗方法是治疗基础疾病的同时进行支持性治疗，因此对于无法治愈的癌症姑息性患者，管理变得非常困难。其预后较差，死亡率较高，尤其是在 DIC 比较严重时。根据 DIC 的严重程度，死亡率为 31%～86%（Levi，2013）。

姑息性癌症患者 DIC 的支持性治疗包括心血管支持和使用血液制品替代凝血因子。冷沉淀中含有大量的纤维蛋白原和Ⅷ因子，而新鲜冷冻血浆有助于替代剩余的凝血因子。血小板的输注有时也是必要的。对于以凝血为主要表现的患者，由于出血的风险较高，应谨慎开始抗凝治疗（Levi，2013）。

九、姑息关怀场所中的输血

晚期癌症患者最常见的输血指征是疲劳和呼吸困难。不幸的是，关于疲劳、呼吸困难和贫血存在之间关系的数据仍然存在争议。此外，目前还没有随机对照试验来评估输血在这一人群中的有效性。Cochrane 的一项综述发现，输注红细胞后疲劳和呼吸困难的主观改善率为 31%～70%（Preston 等，2012）。最近的一项包括 13 项研究的系统综述发现，其中 89% 的研究通过症状的主观改善或使用症状评估工具显示了症状一定程度的短期改善（Chin-Yee 等，2018）。

血液制品稀缺且昂贵，因此在绝症患者中使用会引发涉及自主权、行善、不作恶和公平原则的伦理讨论。

（一）红细胞输血的指征

唯一发表的关于在姑息关怀中使用输血的指南来自国民医疗服务体系（National Health Service，n.d.）。它建议在血红蛋白浓度低于 100g/L 且有症状时考虑进行红细胞输血。它还建议在出血和血小板减少的患者中输注血小板。在非姑息关怀患者中，Cochrane 综述比较了限制性输血策略和宽松性输血策略，没有发现任何不良的健康结果，并得出结论，在没有急性冠状动脉疾病的输血患者中只要没有出血的证据，在血红蛋白水平高于 70～80g/L 时通常不需要红细胞输血（Carson 等，2012）。

在贫血或急性失血的情况下，输注红细胞能迅速改善组织氧合。不幸的是，没有证据表明在姑息性人群中进行红细胞输血有获益。

（二）血小板输血的指征

姑息状态下的血小板减少最常见于血液系统恶性肿瘤和骨髓衰竭。它也可见于晚期肝病和脾肿大。血小板输注的情况较少，而且在提高血小板计数方面的效果持续时间更短。它们通常适用于血小板减少和活动性出血的患者。从手术患者中推断，血小板计数大于 50 000/μl 就足以控制出血。对于血小板计数低于 10 000/μl 的患者，可以考虑预防性输注血小板，因为他们发生严重自发性出血的风险更高（Kaufman，2013）。

（三）输血不良反应

红细胞和血小板等血细胞输血与潜在的不良反应有关，包括血源性传播的病毒、细菌、寄生虫和朊病毒感染及输血反应。随着献血者筛查和血液检测策略的改进，通过输血传播感染的相关风险可以显著降低（Katz 和 Menitove，2013）。

输血反应从频繁到罕见，从轻微到严重（表 88-1）。最常见的是发热反应和轻度过敏反应。发热性非溶血性输血反应可能与抗体 - 白细胞或抗体 - 血小板相互作用时释放的细胞因子有关。发热通常对对乙酰氨基酚等退热药有反应，它没有阿司匹林和非甾体抗炎药产生的抗血小板作用。除非患者有发热反应史，否则无须使用预防性退热药。小剂量的哌替啶可以改善僵硬，这几乎可以立即停止症状。

表 88-1　急性输血反应的类型

反应类型	临床表现
急性血管内溶血性	发热，寒战，呼吸困难，低血压，心动过速，潮红，呕吐，背痛，血红蛋白尿，血红蛋白血症，休克
急性血管外溶血性	发热，间接高胆红素血症，输血后红细胞压积增加低于预期
发热性非溶血性	发热，寒战
过敏（轻度）	荨麻疹，瘙痒，皮疹
过敏性	呼吸困难，支气管痉挛，低血压，心动过速，休克
输血相关循环超载	呼吸困难，心动过速，高血压，头痛，颈静脉扩张
脓毒症	发热，发冷，低血压，心动过速，呕吐，休克
输血相关的急性肺损伤（TRALI）	呼吸困难，血氧饱和度降低，发热，低血压

引自 Choate，J.D et al.(2013).‘Transfusion Reactions to Blood and Cell Therapy Products’，in Hoffman，R. 等 (Eds.) Hematology：Basic Principles and Practice，Sixth Edition.Philadelphia，USA：Elsevier Saunders.

对于有持续发热或过敏反应的患者，在输液前 1～2h 可以使用氢化可的松。如果血液制品中白蛋白减少也可以显著降低发热反应的频率（Choate 等，2013）。

轻度的过敏输血反应被认为是患者对血液产物中的血浆蛋白形成抗体的结果。它们很常见，在所有输血中约有 1% 的概率发生。在患者瘙痒和荨麻疹发作时，应立即停止输血，并给予 25～50mg 的苯海拉明。一旦皮疹改善，患者感觉良好，没有发热、发冷或血流动力学不稳定的迹象，就可以重新开始输血。对于频繁发生轻微过敏输血反应的患者，可以使用苯海拉明进行预先用药（Choate 等，2013）。

输血相关的循环超负荷由肺部过量的液体积聚引起。输血产物会迅速增加患者的血容量，并可能超过心血管系统的代偿能力。既往患有心血管疾病的患者尤其危险，在没有急性出血的情况下，快速输血是另一种危险因素。降低有液体过载风险人群的输血率和在输血前使用利尿药可以作为预防措施（Choate 等，2013）。

急性血管内溶血性输血反应是具有相应抗体患者的 ABO 血型不合的红细胞急性溶血的结果。这些反应非常迅速，在开始输血后的几分钟内就会发生。我们需要立即停止输血，启动心肺支持，并注入晶体溶液以保持充足的尿量（Choate 等，2013）。

十、促红细胞生成素刺激剂

（一）背景

促红细胞生成素是一种由肾脏自然产生的激素，是骨髓中红细胞祖细胞的必要生长因子。它用于治疗与晚期肾脏疾病相关的贫血（Marks 等，2013），也用于治疗癌症相关的贫血。

（二）受益与风险

在接受骨髓抑制化疗的患者中使用促红细胞生成素刺激剂（erythropoietin-stimulating agents，ESA），如重组人红细胞生成素和达贝泊汀，可以减少红细胞输血的需要，提高生活质量，但也会增加血栓栓塞事件的风险，很少情况下会出现单纯红细胞再生障碍性贫血。虽然关于 ESA 是否会恶化恶性肿瘤的控制有很多争议，但当 ESA 根据其药物标签和批准的适应证使用时，目前没有明确证据表明这些质疑是正确的（Aapro 等，2018）。

（三）指南

美国血液学学会 /ASCO 2010 指南推荐，在接受骨髓抑制化疗的患者中，血红蛋白水平低于 100g/L 的患者中应考虑 ESA，并注意在任何其他癌症相关贫血情况下避免使用 ESA。他们还推荐并以血红蛋白水平为目标使用尽可能低的 ESA 剂量，以避免输血。如果 6～8 周后仍未见反应，则应停止使用 ESA（Rizzo 等，2010）。

ESMO 指南提议对血红蛋白低于 100g/L 且铁充足的患者应考虑 ESA。ESA 的剂量应以药物专论标签。对于治疗 4～8 周后无反应的患者，由于缺乏疗效，不建议增加剂量或改用其他 ESA（Aapro 等，2018）。

十一、静脉血栓形成

（一）静脉血栓形成概述

静脉血栓栓塞是一种由深静脉血栓形成和肺栓塞组成的疾病。虽然静脉血栓形成可发生在任何部位，但已知的绝大多数为下肢深静脉血栓和肺栓塞。静脉血栓栓塞与严重的并发症发病率和死亡率相关。

癌症和血栓形成之间的关系早已被确立，并于 1865 年由法国内科医生 Armand Trousseau 首次报道。癌症患者发生静脉血栓栓塞的发生率较高（Blom 等，2006）。据估计，每年每 1000 名成年人中就有 1 人患上 VTE。约 15% 的癌症患者发展为有症状性 VTE，15%～20% 的 VTE 患者患有癌症，约 5% 的特发性 VTE 患者会在 1 年内发展为癌症（Lee，2004；van Es 等，2017）。癌症还与较高的抗凝失败率和 2～6 倍的大出血发生率相关（Palareti 等，2000；Prandoni 等，2002）。有血栓形成的癌症患者的预期寿命也较短（Sorensen 等，2000；Chew 等，2006）。

癌症中血栓形成的病理生理学通常是复杂和多因素的，但通常可以被认为是源于 1856 年由德国医生 Rudolf Virchow 开发的一个简单的理论框架。静脉淤积、内皮损伤和高凝状态现在通常被称为 Virchow 三联症。淋巴结肿大或肿瘤引起的局部压迫、脊髓压迫导致的瘫痪和癌症并发症引起的住院治疗都可导致静脉淤积。许多化疗药物、手术干预和中心静脉通路可导致内皮损伤。癌症引起血液中的各种促凝血的变化，例如，循环中组织因子水平的增加，而血栓形成通常取决于肿瘤的类型和分期（Otten 等，2004；Lee 等，2006）。最近的发现概述了癌细胞和血细胞之间更为复杂的联系。肿瘤可以招募血小板和中性粒细胞，从而诱发中性粒细胞胞外诱捕网（Net），这一过程称为 NETosis（Olsson 和 Cedervall，2016），而血小板可以被聚集到肿瘤细胞上（Lee 等，2017）。这两个过程都促进了肿瘤的生长和扩散及血栓形成。

在癌症患者的关怀中，从预诊断到诊断，到治疗，再到缓解和死亡，静脉血栓栓塞仍然是一个重大问题。在尸检更频繁时期进行的较早的研究中，高达 50% 的癌症患者在死亡时患有 VTE。尽管认识到癌症和血栓之间的联系，但在姑息关怀中数据仍然缺乏，生命末期如何积极地预防、诊断和治疗血栓仍然是一个难题。

（二）静脉血栓栓塞治疗的目标

为了帮助回答这个问题，了解 VTE 对患者的治疗效果是很重要的。

1. *初始阶段* 初始阶段的目标是减轻症状（腿部肿胀和疼痛、胸痛、呼吸短促），防止血凝块扩张和栓塞事件，防止早期复发和降低前期死亡率。

2. *长期阶段* 长期治疗的目标是降低 VTE 复发的风险和减轻血栓后症状（Lee，2004）。在大多数患者中，在诊断出新的静脉血栓栓塞症后的前几周到几个月内，出血风险超过了血栓栓塞的风险，在没有重大禁忌证的情况下，通常建议立即检查并开始治疗。治疗的持续时间取决于血栓并发症和出血并发症之间的微妙平衡，这两者都可能随着时间的推移而改变（Noble 等，2008）。

（三）静脉血栓栓塞的治疗

VTE 的治疗主要是基于抗凝治疗。主要的治疗方法是给予一种快速起效的药物，典型的药物有静脉注射普通肝素或皮下低分子肝素（LMWH）。

1. *华法林* 华法林是第一个可用的口服药物，由于其作用延迟，它需要与肠道外药物重叠至少 5～7 天并最终通过 INR 测试进行监测，以达到 2～3 的目标水平。由于它能与多种药物和食物产生相互作用，华法林在癌症患者中的使用受到限制，并且在癌症相关血栓形成中不如 LMWH 达肝素钠安全（Lee 等，2003，2015）。

2. *低分子量肝素* 虽然低分子量肝素对癌症患者仍然是一种非常有效和安全的治疗方法，但它的使用受到成本和注射不便的限制。

3. *直接口服抗凝血药* 在过去 10 年里出现了一种统称为“直接口服抗凝血药”的新型药物。这些都是速效口服抗凝药物，与华法林相比，药物相互作用较少，有助于解决经典抗凝血药的局限性。关于它们在癌症患者中应用的研究刚刚出现，包括一项随机试验（Raskob 等，2018）和一项随机试点试验（Young 等，2018），分别证明了 DOAC 依度沙班和利伐沙班与 LMWH（达肝素）具有相同的疗效。

当解释这些数据和 DOAC 在癌症患者中的临床应用时，需要考虑的一些重要因素包括：DOAC 治疗患者大出血的风险增加（尤其是对胃肠道癌症患者）；药物与化疗 / 癌症治疗 / 支持治疗和 DOAC 药物相互作用的可能性；DOAC 试验中偶发肺栓塞占患者总数的 30%～50%（在先前的 LMWH 对比华法林试验中为 0）；患有癌症的肾衰竭患者使用 DOAC 的数据较少；目前需要考虑口服药物对患有黏膜炎、恶心 / 呕吐和（或）恶病质患者的影响。DOAC 随机试验显示，在长期治疗（超出前 3 个月）中，DOAC 的疗效比 LMWH 有提高的趋势，这很可能反映了随着时间的推移，LMWH 的依从性下降。在姑息关怀的背景下，生活质量肯定是最重要的一个考量因素。DOAC 的使用在维持抗凝治疗中具有重要作用，因为它们对许多患者更容易耐受。总而言之，DOAC 的出现增加了癌症相关血栓形成治疗的可选方案数量，合理地使用这些药物可以帮助改善患者的护理情况。

（四）静脉血栓栓塞的预防

深静脉血栓的预防　很少有数据专门研究癌症患者的深静脉血栓预防。住院患者即使没有癌症，也通常有更高的 VTE 风险。在没有癌症特异性试验的情况下，通常建议按照一般 DVT 预防试验中支持使用低剂量抗凝的方案（通常是普通肝素或 LMWH）（Easaw 等，2015b）。

目前尚不确定安宁疗护医院的患者预防深静脉血栓是否受益，但考虑到这些预防措施的目的，如果患者将从降低风险的深静脉血栓和肺栓塞的症状中获得好处（即更灵活且死亡并非迫在眉睫），考虑实施深静脉血栓预防是合理的，而处于生命末期的卧床不起、意识水平下降的患者可能得不到任何好处。在重大癌症手术后，有证据支持住院后延长血栓预防时间（Fagarasanv 等，2016）。

最后，有越来越多的证据表明，适当评估门诊化疗患者 VTE 风险，因为这样的患者也有预防深静脉血栓的适应证。随着最近 2 项研究 DOAC 在这种环境中使用的随机试验，这些方案的可行性也有所增加（Carrier 等，2019；Khorana 等，2019）。随着我们越来越有能力通过持续的治疗方案支持不治之症患者度过更长的时间，权衡血栓预防的风险和好处正变得更加广泛地适用。

（五）静脉血栓栓塞治疗的并发症

1. 抗凝血药时出血　出血会使抗凝治疗以及总体的癌症病程复杂化。由于活动性大出血是抗凝的禁忌证，当急性 VTE 出现活动性出血时，或者如果早期抗凝过程导致大出血时，临床医生就面临了难题。一般建议进行抗凝治疗，并且在治疗的急性期（前 1～3 个月），如果没有充分的抗凝治疗，VTE 复发的风险为 40%～50%（Kearon，2003）。最大的担忧是反复发生的肺栓塞，这可能是致命的。

放置下腔静脉过滤器已被认为是预防深静脉血栓发展为肺栓塞的有效方法。不幸的是，它不能预防所有的肺栓塞，并与患者的医疗费用和并发症相关，包括但不限于复发性血栓形成（特别是 DVT）、过滤器断裂和移位，以及对血管和器官的穿透。唯一普遍接受的适应证是急性下肢深静脉血栓且抗凝绝对禁忌证的患者（Wassef 等，2017）。即便如此，我们也没有实际证据支持这种干预措施，而且仅有的随机试验表明，在抗凝的基础上增加下腔静脉滤器（在抗凝禁忌证时不使用下腔静脉滤器），下腔静脉滤器没有显示任何益处（PREPIC Study Group，2005；Mismetti 等，2015）。癌症患者存在极度的高凝状态，而且更容易发生过滤器的血栓性并发症的挑战。虽然在癌症患者中使用下腔静脉过滤器是常见的，但复发性肺栓塞的发生率和死亡率没有降低，而且复发性 DVT 和出血显著增加（Brunson 等，2016）。

由于这些问题，我们建议在癌症患者中使用 IVC 过滤器时要非常谨慎，如果认为有必要使用过滤器，则建议使用抗凝可以安全启动时可立即移除的可回收过滤器（Easaw 等，2015a）。在姑息关怀时，我们应该考虑到使用 IVC 过滤器缺乏生存效益，也应考虑到预期寿命和护理目标。

2. 在姑息关怀环境中的特殊考虑事项　姑息关怀的目标是控制症状，维持生活质量和心理社会支持，并减少痛苦。在 VTE 的治疗和预防中，存在着许多重叠的特征。虽然抗凝治疗部分用于降低死亡率，但也大量用于减少血栓负担和改善症状（McLean 等，2010）。

对 VTE 的调查通常需要到医院就诊。如前所述，抗凝治疗的使用和其自身的困难相关（Soto-Cardenas 等，2008；McLean 等，2010）。对于那些接受抗凝治疗的患者，其他考虑因素可能包括需要持续监测实验室参数，包括 INR、全血细胞计数（以寻找血小板减少症）及肝肾功能检测。

考虑到这一点，为不同的患者量身定制治疗计划和护理计划是谨慎的。例如，对于姑息关怀但仍可在家里独立生活的患者，考虑对新诊断的 VTE 进行检查和治疗，或者在临时固定的情况下预防性抗凝治疗是非常合理的。控制 VTE 的并发症可以帮助他们保持自力更生的状态。

在生命垂危的情况下，无论病因如何，卧床不起、濒临死亡的末期疾病患者可能只从症状控制中受益更多，而不是被送往医院进行进一步检查，在频繁监测的情况下不自在地服用药物，以及如果发生出血等并发症可能需要进一步干预（Tran，2010）。

结论

在癌症患者和最终需要姑息关怀的患者中，血液学并发症是常见且重要的问题。检查和治疗并发症使得为这类患者制订关怀决定成为一个具有挑战性的过程。与每位患者就关怀的总体目标进行坦率和开放的讨论有助于指导管理。重要的是要记住患者的状态，而这些目标将会随着时间的推移而改变，因此不断地重新评估是必不可少的。这将有助于制订计划，避免不必要的检查和干预，以及避免剥夺患者在生命末期所需要的人文关怀。

第十五篇　非癌症疾病人群中的问题

Issues in populations with non-cancer illnesses

第 89 章　HIV/AIDS　/ 781

第 90 章　晚期肺部疾病　/ 793

第 91 章　晚期心脏疾病　/ 802

第 92 章　痴呆症　/ 812

第 93 章　痴呆症以外的神经系统疾病　/ 820

第 94 章　姑息治疗和终末期肝病　/ 827

第 95 章　终末期肾病　/ 832

第 96 章　灾难性灾害和人道主义危机中的姑息治疗　/ 839

第 89 章　HIV/AIDS

HIV/ AIDS

Meera Pahuja　Peter Selwy　著

马　克　李晓霞　译　　范　芸　校

在 HIV 流行的早期，一旦感染就等于被判了“死刑”，疾病管理的主要目标集中在机会性感染的治疗和生命末期照护。1996 年，随着强效蛋白酶抑制药的引入，“高活性抗逆转录病毒疗法”（highly active antiretroviral therapy，HAART）时代开始了。从那时起，越来越多可耐受、药物负担更小的治疗方案被开发出来。抗逆转录病毒药物现在包括了五类 40 多种药物，AIDS 已在许多情况下从影响年轻人的快速进展、完全致死性疾病转变为影响老年人群数十年来病程可变的复杂、慢性疾病（图 89-1）。

知道其诊断、获得治疗并持续接受抗逆转录病毒治疗（antiretroviral therapy，ART）的 HIV 患者的预期寿命接近正常。美国的一项研究显示，在 1996—2005 年，诊断后预期寿命从 10.5 年增加到 22.5 年（Harrison 等，2010）。2008 年，20 岁开始接受抗逆转录病毒治疗，预期平均可以活 43 年，一个 35 岁的人预期可以多活 32 年（Antiretroviral Therapy Cohort Collaboration，2008）。最近的一项研究发现，在美国或加拿大接受 HAART 治疗的 20 岁患者平均活到 70 岁出头；预后因人种、性别、HIV 传播风险组和基线 CD4 计数而存在显著差异（Samji 等，2013）。开始 ART 治疗且基线 CD4 计数较低的患者，如果达到病毒抑制，可显著改善预期寿命（May 等，2014）。在美国，预期寿命的延长，加上新发 HIV 感染的发生率（约 40 000 人 / 年）随时间的推移变化极小，导致患 HIV/AIDS 的人群大幅上升，现在有 110 万人（Centers for Disease Control and Prevention，2016）。这一不断增加的感染患者群体具有高发病率，

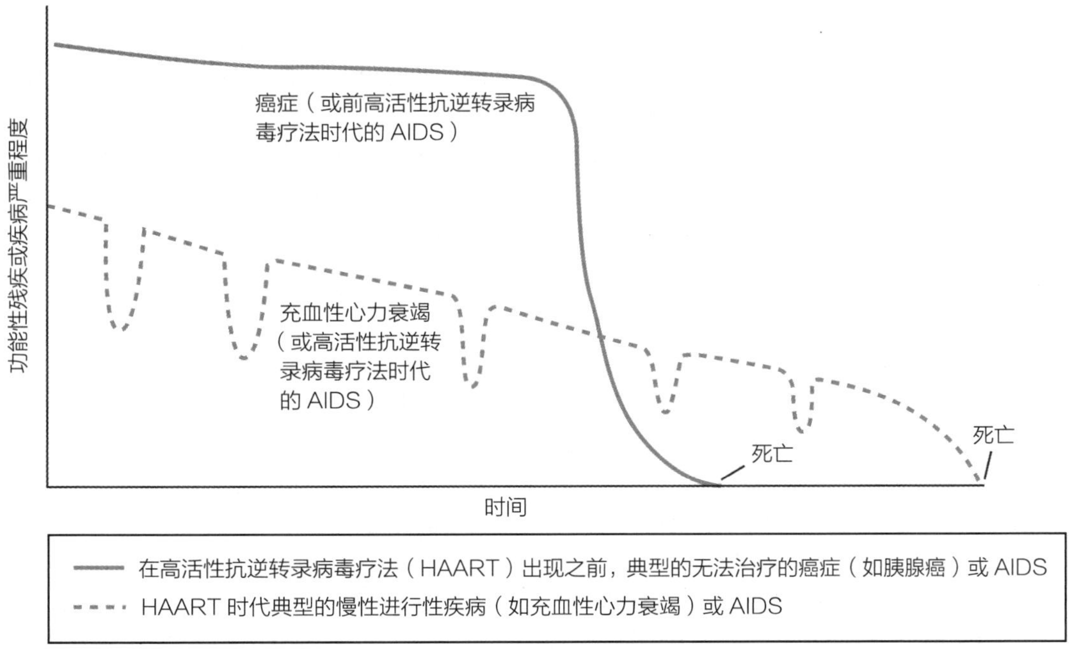

▲ 图 89-1　慢性致命疾病随时间变化的轨迹

改编自 O’Neill，J.F.et al.（2003）.A Clinical Guide to Supportive and Palliative Care for HIV/AIDS.Rockville，USA：U.S.Department of Health and Human Services.https：//permanent.access.gpo.gov/lps37579/palliativecare2003.pdf.Source：data from Lynn，J.（2001）.Serving Patients Who May Die Soon and Their Families：The Role of Hospice and Other Services.JAMA.21;285（7）：925-32.DOI：10.1001/jama.285.7.925.

包括合并慢性病和老年并发症，HIV 感染个体的发病时间早于未感染个体（Gallant 等，2011）。

由于 HIV 感染者的初级护理需求日益复杂，发达国家已经出现了新的照护模式，包括获得 HIV 专家、护理协调员和常见合并症的亚专科照护（Gallant 等，2011）。姑息治疗的专业知识也应该被纳入到 HIV 患者的持续照护中。

一、风险因素和人口统计

在 HAART 时代前，美国和欧洲大部分地区的 HIV 传播通常发生在男男性行为者（men who had sex with men，MSM）的性接触和注射吸毒中。2016 年，MSM 仍占美国 HIV 新增病例的 67%，异性性行为占新增病例的 24%，而注射吸毒仅占新增病例的 5.6%（Centers for Disease Control and Prevention，2016）。

在发达国家，弱势人群受到的影响不成比例。少数族裔群体占新增感染者的 69%，新发 AIDS（3 期）病例的 70% 和所有 AIDS 死亡病例的 61%（Centers for Disease Control and Prevention，2016）。较贫困社区的 HIV/AIDS 发病率较高，社会经济地位低下的患者存活率较低。作为少数族裔的 MSM 风险尤其高，2016 年，黑种人男性的 HIV 诊断数量最多。女性也受到不成比例的影响，在美国有 255 900 名 HIV/AIDS 患者（Gilman 等，2012；Centers for Disease Control and Prevention，2016）。与其他人群相比，少数族裔、女性和老年人更有可能患上更晚期的疾病，即使接受抗 ART 治疗后，少数族裔的死亡率也更高（Levine 等，2007）。这些差异是由于异性性传播增加、HIV 诊断延迟及获得并维持治疗的障碍（Gilman 等，2012；Mills 等，2012）。

发展中国家的弱势人群可能难以获得 HAART，这些地区的差异就像在发达国家观察到的一样，突显了健康公平的重要性。在全球范围内，所有感染 HIV/AIDS 的人群都应该获得 HAART；所有人群还应获得疾病负担管理方面的专业知识，包括姑息治疗（Selwyn，2008）。发达国家和发展中国家，宣传都应该包括 HIV 治疗和姑息治疗的整合，而不应该默许“富人用 HAART，穷人用姑息治疗”这样的双重标准。

发达国家的 HIV 感染人口正在老龄化。根据美国疾病控制和预防中心的数据，50 岁以上的人占所有新诊断 HIV 患者的 17%，估计占 HIV 感染者的 45%（Centers for Disease Control and Prevention，2016）。随着年龄的增长，HIV 感染者会积累合并症，包括非 AIDS 定义性恶性肿瘤、终末期肝病、动脉粥样硬化性心血管疾病、慢性肺病、骨骼疾病、年龄相关神经认知功能下降和衰弱（Onen 和 Overton，2011）。人们对“过早衰老”的过程知之甚少（Deeks 和 Phillips，2009），其中包括这些共病、免疫衰老伴免疫系统功能进行性下降和对 HAART 的免疫应答相对较差（Ripa，2017），以及发生老年综合征，如跌倒、衰弱和功能障碍（Greene 和 Convinsky，2015）。这一加速的老龄化进程使管理变得更加复杂，同时也凸显了在当前时代姑息治疗干预对 HIV 疾病的重要作用（图 89–2）。

尽管抗 ART 疗法的发展延长了 HIV 感染者的预期寿命，但其死亡率仍高于一般人群。2016 年，全球有 100 万人死于 AIDS 相关疾病（UNAIDS，2018）。这强调了在该人群生命末期照护中卓越的持续的重要性。

二、抗逆转录病毒治疗

ART 的目标是抑制 HIV 复制，理想情况下将病毒载量降低到“无法检测”的水平；这将导致免疫重建，其标志是 $CD4^+$ 细胞计数的增加，发病率和死亡率的下降（Panel on Antiretroviral Guidelines for Adults and Adolescents，2012）。在发达国家，指南建议对所有患者进行抗逆转录病毒治疗，并对有某些特定情况的患者启动紧急治疗（如妊娠、丙型肝炎、AIDS 肾病和 AIDS 相关的疾病）（Panel on Antiretroviral Guidelines for Adults and Adolescents，2017）。然而，提供 ART 的决定可能受到多种因素的影响，如可能的治疗依从性、存在精神心理障碍（如药物滥用）或心理社会问题。尽管一些新开发药物的不良反应特性相对较好，但耐受性也是一个问题（表 89–1）。患者可能担心关于长期不良反应的许多未知因素。

三、坚持 / 维持

增加 HIV 感染者的预期寿命相关的关键因素包括早期诊断、获得和维持治疗，以及对 ART 方案的依从性。只有 30% 的 HIV 感染者实现了病毒抑制（Centers for Disease Control and Prevention，2011），在知晓自己被诊断为 HIV 的患者中，只有 69% 的人能获得治疗，并且只有 59% 的人能维持治疗（Marks 等，2010）。在 AIDS 照护领域，来自国际 AIDS 医师协会的指南侧重于多学科干预措施，如依从性工具、教育和咨询、卫生系统和服务干预，以及针对弱势人群的特殊指导方针，以促进获得治疗的机会、

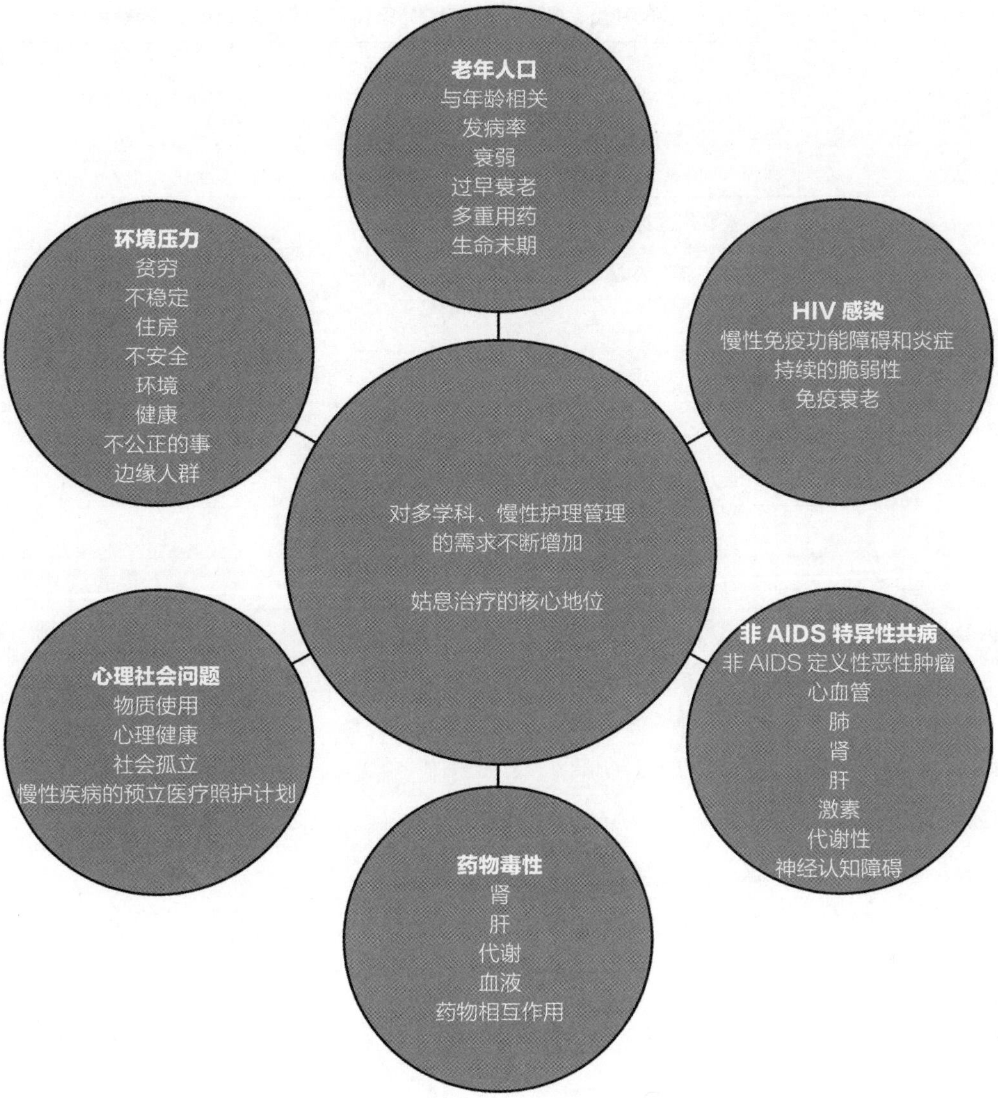

▲ 图 89-2　HIV/AIDS 作为一种复杂、多因素的慢性疾病在老龄人口中的姑息治疗

维持治疗和坚持抗逆转录病毒疗法（Thompson 等，2012）。姑息治疗干预措施，特别是疼痛和症状管理，对于实现这些目标也很重要。

四、合并症

共病在 HIV 感染患者中越来越普遍。由于未知原因，与非 HIV 感染人群相比，这些疾病的发作和病程可能加速。每种共病都需要初级治疗，它们共同导致 HIV 感染患者的疾病负担增加。

（一）心血管疾病

HIV 感染人群中心血管疾病，尤其是动脉粥样硬化和充血性心力衰竭的发生时间早于 HIV 阴性个体，并且发生率高于 HIV 阴性个体（Glass 等，2006）。其中一些患病率可通过潜在可改变的风险因素来解释，包括吸烟（美国 40%～70% 的 HIV 感染患者）（Petoumenos 等，2011）和血脂异常（相对较高的甘油三酯、较低的高密度胆固醇、低密度和总胆固醇的可变增加）。已证明 HIV 感染本身也会增加动脉粥样硬化性心血管疾病的风险（El-Sadr 等，2006），HIV 病毒载量、免疫因素和炎症的组合可能参与其中。蛋白酶抑制药与心肌梗死发生率增加相关，可能是由于药物诱导的血脂异常，阿巴卡韦（一种核苷类逆转录酶抑制药）也与心血管疾病风险相关（Kuritzkes 和 Currier,2003；Friis-Moller 等，2007）。慢性 HIV 感染的管理需要评估心血管风险，努力降低可改变的风险，并在发现心血管疾病时进行治疗。

（二）肺部疾病

HIV 感染者会出现多种肺部并发症。一些机会

表 89-1　抗逆转录病毒药物的种类、推荐的一线治疗方案和常见的抗逆转录病毒药物毒性

药　物	毒　性
核苷类逆转录酶抑制药	
司他夫定（d4T）	周围神经病变、脂肪萎缩、胰腺炎、乳酸酸中毒、肝脂肪变性
地达诺辛（ddI）	胰腺炎、周围神经病变、恶心 / 呕吐
齐多夫定（AZT）	贫血、头痛、恶心
泰诺福韦[a]（TAF，TDF）	肾功能不全、Fanconi 综合征、骨矿化减少、恶心、肥胖
阿巴卡韦（ABC）	超敏反应[b]，心肌梗死（研究证实，但应谨慎用于有心肌梗死风险的个体）
拉米夫定（3TC）	毒性最小
恩曲他滨（FTC）	毒性最小、色素沉着 / 皮肤变色
蛋白酶抑制药（PI）	
洛匹那韦 / 利托那韦（LPV/RTV）	腹泻、恶心、高脂血症、高血糖、胰腺炎
阿扎那韦（ATV）	间接高胆红素血症、罕见的心脏传导异常（PR 延长）、高脂血症、高血糖、脂肪分布不均
利托那韦（RTV）	恶心、呕吐、腹泻、腹痛、疲乏、味觉异常、肝毒性、头痛、高脂血症、高血糖、脂肪分布不均、口腔周围感觉异常
达芦那韦（DRV）	皮疹、肝毒性、高脂血症、高血糖、腹泻、恶心、脂肪分布不均
福沙那韦（FAPV）	皮疹、腹泻、恶心、头痛、高脂血症、高血糖、脂肪分布不均、转氨酶升高
非核苷类逆转录酶抑制药	
利匹韦林（RPV）	皮疹、抑郁症、失眠、头痛
依法韦仑（EFV）	皮疹、神经精神症状、转氨酶升高；非人灵长类动物胚胎致畸
奈韦拉平（NVP）	皮疹、肝毒性（CD4 计数＞250 个 /mm^3 的女性和 CD4 计数＞400 个 /mm^3 的男性的风险增加）
整合酶抑制药	
恩夫韦地（INN）	注射部位的疼痛和其他反应
整合酶链转移抑制药（INSTI）	
比克恩丙诺（BIC）	腹泻、恶心、头痛
多替拉韦（DTG）	皮疹、肝毒性、失眠、头痛、抑郁
拉替拉韦（RAL）	皮疹、头痛、恶心、腹泻、抑郁、肌无力
艾考恩丙替（EVG）	头痛、恶心、腹泻、抑郁

a.TAF 和 TDF 是 FDA 批准的两种替诺福韦。TAF 比 TDF 具有更少的骨和肾毒性，而 TDF 与较低的脂质水平相关
b. 超敏反应主要见于 HLA-B*5701 等位基因检测阳性的患者；建议在使用该药物前进行 HLA 筛查
改编自 AIDSinfo(2017).Panel on Antiretroviral Guidelines for Adults and Adolescents.Guidelines for the Use of Antiretroviral Agents in Adults and Adolescents Living with HIV.Department of Health and Human Service.https://aidsinfo.nih.gov/contentfiles/lvguidelines/adultandadolescentgl.pdf.

性感染，如耶氏肺孢子虫肺炎，几乎总是只在 CD4 计数低的情况下出现（一般＜200 个细胞 /mm^3）；其他如肺炎球菌肺炎（Turett 等，2001）和结核病（Selwyn 等，1989）很常见，在 CD4 计数较高时也可能出现（一般＜400 个细胞 /mm^3）。在当前时代，慢性阻塞性肺疾病（Madeddu 等，2013）、肺动脉高压（Isasti 等，2013）和肺癌（Dubrow 等，2012）的患病率相对较高，可能是由于吸烟或 HIV 感染本身等风险因素。肺部

合并症可能比感染本身引起更多的症状，症状管理应参照其他人群。

（三）肝脏疾病

HIV 感染与非酒精性脂肪肝和丙型肝炎病毒（hepatitis C virus，HCV）合并感染率增加有关。非酒精性脂肪肝可能是由感染本身或与抗逆转录病毒疗法相关的脂肪变性所致（Vallet-Pichard，2012）。HCV 合并感染影响全球 400 万～500 万人，并与进展性肝病和其他并发症的高发病率有关。合并感染 HCV 的患者肝纤维化进展速度相对较快，HCV 载量高，病毒持续存在、进展为终末期肝病的缩短且死亡率高（Operskalski 和 Kovacs，2011）。他们还会经历相对高发的周围神经病变率、与 HIV 相关性肾病，胰岛素抵抗、葡萄糖耐受不良和糖尿病、神经认知障碍、腹痛和出血风险（Braitstein 等，2005；Aronow 等，2008；Wyatt 等，2008；Butt 等，2009）。

（四）肾脏疾病

与 HIV 相关性肾病、免疫复合物肾病和血栓性微血管病通常发生在确诊较晚或没有接受治疗的患者身上。还会发生药物相关肾毒性，并且与大多数 ART 疗法的药物类别相关，特别是 NRTI 替诺福韦，即一种一线 NRTI（de Silva 等，2007；Schmid 等，2007）。据报道，在服用替诺福韦的患者中，0.5% 发生严重的肾脏事件，如肾衰竭和 Fanconi 综合征，2.2% 发生血清肌酐升高。年龄大、基础肾功能下降、体重低、CD4 计数低和其他肾毒性药物都会增加替诺福韦相关肾毒性的发生率（Nelson 等，2007）。替诺福韦是通过对近端肾小管上皮细胞的作用而引起肾脏疾病，这会导致低磷血症，也会导低骨量和骨质疏松并发症风险增加（Cazanave 等，2008）。

（五）骨骼疾病

在 HIV 感染者中，骨病可能与多种因素相关，包括性腺功能低下、吸烟 / 饮酒、HIV 的直接炎症作用、ART（特别是替诺福韦）、维生素 D 缺乏和低体重。一项研究发现，HIV 感染者中骨质疏松症相关骨折的患病率比未感染者高 60%（Triant 等，2008）。早期发现骨质疏松症并进行治疗可以降低风险，筛查指南建议对所有 HIV 感染的绝经后女性和 50 岁以上的男性进行双能 X 线扫描。尽管一项研究发现维生素 D 缺乏和不足的风险增加与非裔美国人、西班牙裔及暴露于依法韦仑和利托那韦相关（Dao 等，2011），但普遍筛查低维生素 D 水平存在争议。一旦发现骨质疏松症和维生素 D 缺乏，其治疗与未感染 HIV 的患者相似（Bolland 等，2007；Walker Harris 和 Brown，2012）。

骨坏死，即缺血性坏死，在 HIV 感染患者中也比在普通人群中更常见。患病率估计高达 4.4%（Miller 等，2002）。发病机制有争议，可能主要是血管源性的，至少在股骨头受累时是如此（Mankin，1992；Mont 和 Hungerford，1995）。HIV 感染者的危险因素包括终生使用全身皮质类固醇、高脂血症和使用降脂药、补充睾酮、举重或健美、抗心磷脂抗体、既往患 AIDS 定义性疾病、CD4 细胞最低值低、ART 暴露时间较长、胰腺炎和酒精中毒暴露时间更长（Scribener 等，2000；Miller 等，2002；Mary-Krause 等，2006）。骨坏死的诊断和治疗与一般人群相似。

（六）癌症

尽管仍会发生 AIDS 定义性癌症，如卡波西肉瘤、非霍奇金淋巴瘤（包括 Burkitt 淋巴瘤和原发性中枢神经系统淋巴瘤）和宫颈癌，但在当前的治疗时代，这些癌症的发病率大幅下降。然而，非 AIDS 定义性癌症，包括霍奇金淋巴瘤、多发性骨髓瘤、白血病、肝癌、肺癌、前列腺癌、浸润性肛门癌和结肠癌，越来越普遍（Cheung 等，2005；Palella 等，2006；Simard 和 Engels，2010）。膀胱癌是一个新出现的问题，诊断时通常具有侵袭性的病理特征（Chawski，2015）。

总体而言，HIV 感染患者发生非 HIV 相关癌症的风险是一般人群的 2 倍（Bedimo 等，2009），而且预后更差（Biggar 等，2005）。患黑色素瘤、肺癌和肝细胞癌的超额风险是 2～5 倍，患肛门癌和霍奇金淋巴瘤的超额风险是 10～30 倍。这些结局可能与多发的危险因素相关，如吸烟、饮酒、合并 HCV 或人乳头瘤病毒感染（Silverberg 等，2009a）。人乳头瘤病毒与宫颈癌和肛门鳞状细胞癌相关，只有前者是 AIDS 定义性疾病。在 MSM 和其他患者中，HIV 均与肛门癌相关（D'Souza 等，2008；Piketty 等，2008），目前的筛查指南包括直肠指诊和肛门细胞学检测（Sigel 等，2011）。尽管筛查的益处尚未得到证实，但一项研究发现，高级别肛门上皮内肿瘤和癌症之间的中位时间间隔为 8.6 个月，表明需要对筛查进行进一步研究（Kreuter 等，2010）。

（七）神经认知障碍

与 HIV 相关的认知障碍，被称为 HIV 痴呆症、

HIV 脑病和神经认知障碍，仍然是 HIV 感染者疾病负担的重要组成部分。预计到 2030 年，受影响的患者人数将增加 5～10 倍（Cysique 等，2011）。尽管 HAART 可以降低某些神经认知障碍的发病率，但轻度损害在以共患神经系统疾病为特征的老年人群中可能尤其普遍（Heaton 等，2011）。需要进一步研究来描述加速衰老在 HIV 感染患者中的作用及其对 HIV 相关神经认知障碍的影响。

（八）精神共病

一项研究发现，HIV 感染者的精神障碍患病率是非感染者的 2 倍多（63% vs. 30.5%）（Tegger 等，2008）。重度抑郁症的发病率高达 36%（Bing 等，2001），而普通人群的发病率为 4.9%（Blazer 等，1994），药物使用问题的发病率在 40%～74%（McGowan 等，2011），而广泛性焦虑症影响了大约 16% 的患者（Repetto 和 Petitto，2008）。

精神疾病，尤其是抑郁症，与 ART 的依从性差有关（Dalessandro 等，2007；Mellins 等，2009；Gonzalez 等，2011）。开始接受抗抑郁药治疗的抑郁症患者的依从性水平高于未接受治疗的抑郁症患者（Dalessandro 等，2007）。美国一项针对 198 名开始接受 HAART 治疗的 HIV 感染者的研究发现，精神疾病的概率较高与病毒学抑制较慢和治疗失败较高相关（Pence 等，2007）。流行病学研究也表明，患有慢性精神障碍（如精神分裂症）的精神疾病患者感染 HIV 的风险更高（Kalichman 等，1994）。这些数据强调了在 HIV/AIDS 患者群中护理精神疾病和心理社会问题的重要性。

据估计，在所有感染 HIV 的患者中，至少有 1/4 的患者同时存在物质使用和其他精神健康疾病（Bing 等，2001）。有这些疾病的患者 CD4 计数较低，HIV 病毒抑制和 ART 治疗的依从性较差（Lucas 等，2001）。虽然一项研究发现，活性物质滥用与依从性差有关，但证据也表明，如果吸毒者接受结构化护理，包括获得心理健康治疗，则可有效坚持药物治疗（Malta 等，2008）。所有这些精神健康和活性物质使用问题都对 HIV/AIDS 患者的姑息治疗干预带来了特殊的挑战和机遇。

（九）过早衰弱

过早衰弱是一种“反映生理年龄而非时间年龄”的临床综合征（Onen 和 Overton，2011），已通过多种方式进行了定义。最广泛接受的定义仅包括身体参数，如果符合以下三个标准，则指定为衰弱：在过去 1 年中无意中体重下降超过 4.5kg，疲惫不堪，身体活动力降低、握力弱、步速减慢（Fried 等，2001）。然而，HIV 研究人员建议，更准确地表示 HIV 感染者的衰弱程度可能还包括神经精神类的共病（Onen 和 Overton，2011）。

在 HIV 感染者中，过早衰弱的发生率可能高达 20%，即使是在四十多岁和五十多岁的患者人群中，比非 HIV 感染患者至少年轻 10 年。HIV 感染者的过早衰弱与既往患 AIDS 和机会性感染、较低的 $CD4^{+}T$ 细胞计数、不受控制的病毒血症和医学共病相关。这种综合征的病理生理还不是很清楚，但可能与免疫失调有关。尽管证据有限，但运动似乎可以改善身体功能（Onen 和 Overton，2011）。容易衰弱的 HIV 感染者会感到疲乏和活动能力下降骨痛和骨折的风险增加（Womack 等，2011）。

（十）消瘦

与 HAAR 时代前相比，消瘦综合征的发病率要低得多，因为晚期疾病和活动性机会感染患者较少。为了反映当前时代更常见的综合征，并确定具有临床意义的体重减轻个体，健康生活营养队列将消瘦定义为：①非意愿体重减少超过 10%；② BMI 为 20 或以下；③ 6 个月内非意愿体重减少超过 5%，并持续至少 1 年（Mangili 等，2006）。HAART 时代早期的一项研究发现，1988—1990 年，消瘦的年发生率为 7.5/1000 人，1991—1993 年为 14.4/1000 人，1994—1995 年为 22.1/1000 人，1996—1999 年为 13.4/1000 人（Smit 等，2002）。HAART 时代晚期的另一项研究发现，1998—2003 年 6 个月内体重下降 5% 的风险高于 1995—1997 年（RR=1.52，95%CI 1.17～1.97）（Tang 等，2005）。尽管在所有 CD4 计数中均可观察到，但消瘦与 CD4 计数降低（Forrester 等，2001）和死亡率（Tang 等，2002）增加有关。消瘦的病因通常是多因素的，可能包括继发于口腔和上消化道问题的营养摄入不足、吸收不良、食欲不佳、经济拮据、继发于晚期 HIV 或机会性感染的代谢改变和（或）激素紊乱（如性腺功能减退或甲状腺功能亢进）（Mangili 等，2006）。

除 ART 外，几种疗法已显示出治疗消瘦的前景，联合治疗可能会提高疗效（Storer 等，2005；Sardar 等，2010）。在接受 ART 治疗的患者中进行的一项为期 12 周的安慰剂对照试验发现，每天使用重组人生长激素可以改善瘦体重、体能和生活质量（Moyle 等，2004）。在美国，屈大麻酚（一种合成的 δ-9- 四氢大麻酚）被批准用于治疗与 HIV 相关的体重减轻和厌食症；研究表明，这种药物可以增加食欲和减少恶心，但可能不会导致显著的体重增加（Beal 等，1995）。醋酸甲地孕酮是一种合成的孕激素，可增加脂肪沉积相关的食欲和体重（Von Roenn 等，1994）。在性腺功能减退的患者中，睾酮替代物和阻抗运动使瘦体重增加了 1.4kg（Bhasin 等，2000），合成的合成代谢类固醇氧甲氢龙（氧雄龙）已被证明可增加瘦体重（Berger 等，1996）。阻抗运动本身也被证明可以增加瘦组织（Roubenoff 等，1999）。消瘦的有效治疗应考虑体重减轻的病因和治疗的不良反应。

（十一）性腺功能减退

睾酮水平低，通常是由于继发性性腺功能减退，是当前治疗时代 HIV 感染者的常见问题。多达 6% 的男性水平较低（Dube 等，2007），性腺功能减退症随年龄增长而增加。HIV 感染的女性也可能存在相对较低的睾酮水平，但这些患者的诊断和治疗标准和指南并不明确。

睾酮水平低的患者可能会报告疲乏、抑郁和性欲下降，肌肉质量下降和骨矿物质密度低可能会恶化（Bhasin 等，2010）。对这些问题的临床反应，首先是测量游离睾酮和总睾酮水平，游离睾酮的测量很重要，尤其是在 HIV 感染者产生的性激素结合球蛋白水平较低时，总水平可能是正常的（Martin 等，1992；Bhasin 等，2010）。睾酮替代治疗（有外用、透皮和注射制剂）适用于性欲低下、骨密度低和肌肉量低的患者。必须仔细权衡睾酮替代治疗的获益与前列腺癌和心血管疾病的潜在风险（Bhasin 等，2010）。

五、疼痛和症状负担

长期以来，对疼痛和其他症状进行及时有效的干预被认为是对 HIV/AIDS 患者护理的一个重要部分。缓解症状可以提高生活质量，并可以促进对 ART 的依从性，这是有效管理 HIV 疾病的一个关键方面（Harding 等，2010a；Roux，2014）。即使依从性低于 90%，也会显著增加耐药性 HIV 出现的风险。有效缓解症状对于促进疾病修正治疗的成功至关重要。

在当今时代，疼痛仍然非常普遍和复杂，一项回顾性研究发现疼痛的患病率为 54%～83%（Parker 等，2014）。在美国一项对 156 名门诊 HIV 感染者的研究发现，48.7% 的人报告了疼痛，其中 51.3% 的人有中 – 重度疼痛；57.3% 的人表示疼痛对他们的生活造成了中 – 重度干扰（Merlin 等，2012a）。虽然疼痛和其他症状一样，仍然可能是 HIV 相关的感染或恶性肿瘤引起的，但现在许多患者因合并症、衰弱、骨病、与衰老相关的进程及长期暴露于抗逆转录病毒药物的影响而经历高症状负担（表 89–2）。最近的一项研究发现，可检测到的病毒载量增加了对疼痛机械和热刺激的敏感性，这也表明 HIV 感染本身可能会加重与其他来源相关的疼痛（Goodin 和 Merlin，2017）。

神经病理性疼痛很常见，在治疗上具有挑战性。HIV 远端感觉性多发性神经病变是神经病理性疼痛最常见的原因，是大小周围神经纤维的长度依赖性变性（Cornblath 和 McArthur，1988；Barohn 等，1993；Griffen 等，1998；Gonzalez-Duarte 等，2008）。它可能由 HIV 引起或是与暴露于较老的 ART 疗法（如司他夫定、地达诺新和扎西他滨）或更现代的疗法（如蛋白酶抑制药）（Gonzalez-Duarte 等，2008）相关。尽管自 HAART 前时代以来发病率已经下降，但远端感觉多发性神经病仍然影响着 4.3%～21.8% 的 HIV 感染者，而且发病率可能在增加（Sacktor，2002；Lichtenstein 等，2005；Ellis 等，2010；Evans 等，2011）。出现袜套样感觉障碍的患者需要进行实验室筛查，以排除神经病变的其他原因，并可能需要进行神经传导研究以确认神经损伤的部位（Gonzalez-Duarte 等，2008）。给予对症治疗。很少有药物［加巴喷丁（Hahn 等，2004）和大剂量局部辣椒素（Estanislao 等，2004）］被证明是有效的，治疗通常涉及用于其他类型疼痛性多发性神经病的药物试验，如各种抗抑郁药、抗惊厥药和阿片类药物（Gonzalez-Duarte 等，2008）。

非疼痛症状，如疲乏、体重减轻、咳嗽、记忆力减退、失眠、抑郁和感觉异常，在 HIV 感染人群中也很常见（Fontaine 等，1999；Newshan 等，2002；Harding 等，2006，2010a；Lee 等，2009；Silverberg 等，2009b；Cervia 等，2010；Merlin 等，2012b）。美国的一项研究发现，普通门诊患者平均经历十多种并发症状，其中最常见的是疼痛、乏力、气短、口干和恶心；心理症状（如焦虑、抑郁和睡眠困难等）也经常出现，超过一半的患者将其症状描述为频繁、严重和令人痛苦（Karus 等，2005）。一项系统综述证实，即使在诊断时，身体和心理症状的患病率也很高（Simms 等，2011）。

表 89-2　HAART 前时期和 HAART 时期中 HIV 相关的部分症状、病因和管理策略

症　状	HAART 前时期的病因	管　理	HAART 时期的病因	管　理
肺部				
呼吸困难 / 咳嗽	PJP	抗生素	慢性阻塞性肺疾病	吸入器，类固醇，氧气
	细菌性肺炎	抗生素	肺动脉高压	肺血管扩张药，降低后负荷的药，HAART
	肺结核	抗分枝杆菌药	充血性心力衰竭	利尿药，降低后负荷的药，HAART
			心肌病	利尿药，降低后负荷的药，HAART
胃肠道				
恶心 / 呕吐	食管念珠菌病	抗真菌药	HAART	改变 HAART 方案，止吐药
	CMV	抗病毒药	焦虑	选择性 5-HT 再摄取抑制药，认知行为疗法
	播散性 MAC	抗分枝杆菌药	胃轻瘫	促动力药
			食管反流 / 胃炎	H_2 受体拮抗药，质子泵抑制药
腹泻	播撒性 MAC	抗分枝杆菌药	HAART	改变 HAART 方案，抗腹泻药
	隐孢子虫病	抗真菌药	肠易激综合征	行为改变，饮食改变，纤维素
	CMV	抗病毒药		
腹痛	播撒性 MAC	抗分枝杆菌药	肝脂肪变性 / 肝癌	疼痛管理
	CMV	抗病毒药	肝硬化 / 腹水	利尿药，疼痛管理
			慢性胰腺炎	胰酶替代，疼痛管理
			丙型肝炎	HCV 特异性治疗
全身				
疲乏、减重、厌食、消瘦	AIDS	哌甲酯、屈大麻酚、睾丸素、氧甲氢龙、醋酸甲地孕酮	恶性肿瘤	靶向化疗，精神兴奋药
	机会性感染	治疗机会性感染	抑郁症	抗抑郁药，认知行为疗法
			虚弱，多发病，衰老	处理合并症，锻炼
神经精神				
痴呆	AIDS 相关的痴呆	支持性治疗	AIDS 相关的痴呆	HAART
谵妄	AIDS	抗精神病药	肝性脑病	乳果糖，利福昔明，HAART
抑郁 / 焦虑		抗抑郁药		抗抑郁药
疼痛				
周围神经病变	HIV 相关神经病变	抗抑郁药，抗惊厥药，阿片类药物	HAART 相关神经病变	改变 HAART 方案
肌肉骨骼疼痛	机会性感染	治疗机会性感染	骨坏死（如髋关节或其他大关节）	非甾体抗炎药，阿片类药物，手术
			非特定性肌肉骨骼疼痛综合征（腰痛、其他区域性肌肉骨骼痛）	辅助镇痛药，认知行为疗法，阿片类药物

请注意，本表并非详尽无遗的列表，而是与“HAART 前”时期的症状相比，当前高活性抗逆转录病毒疗法治疗时代的症状可能会如何表现的示例列表

CMV. 巨细胞病毒；MAC. 鸟型分枝杆菌复合体；PJP. 耶氏肺孢子菌肺炎 / 以前的卡氏肺囊虫肺炎

六、疼痛管理中的其他问题

总的来说，HIV 感染患者的症状管理方法与非 HIV 感染患者无实质性差异，但需要了解与抗逆转录病毒药物的潜在药物相互作用（表 89-3）。然而，当治疗因物质滥用或其他精神疾病而变得复杂时，疼痛管理可能特别具有挑战性（见国际 AIDS 协会网站，https：//www.iasusa.org/content/hiv-and-pain， 用于说明性病例研究）。

在合并精神疾病的患者中，疼痛的处理方法应基于几个关键原则。第一，疼痛是主观的，必须认真对待患者的自我报告；缺乏可识别的病理特征并不表明是精神病病因，也不排除进行了镇痛试验。第二，精神疾病患者可能以引起工作人员沮丧和愤怒的方式进行沟通；重要的是要认识到潜在的反移情作用，并努力不让其干扰护理。第三，与阿片类药物相关的异常行为，如频繁呼叫或丢失 / 被盗处方模式，需要进行鉴别诊断，包括成瘾、假性成瘾（由无法控制的疼痛驱动的问题行为）、物质使用障碍以外的精神障碍（包括人格障碍、焦虑障碍和其他），甚至犯罪意图。这些潜在的诊断可能同时存在，进一步增

表 89-3 抗逆转录病毒药物、抗感染药物和常见姑息治疗药物之间潜在的细胞色素 P450 相关药物相互作用

细胞色素 P450 抑制药	
抗逆转录病毒药物	蛋白酶抑制药（利托那韦、阿扎那韦、达芦那韦、福沙那韦） 增强型整合酶抑制药（埃替拉韦 / 可比司他） 药代动力学增强药 / 加强药（可比司他 / 利托那韦）
抗生素	喹诺酮类（环丙沙星）、甲硝唑、复方磺胺甲恶唑
抗真菌药	唑类（酮康唑、氟康唑、伊曲康唑）
抗抑郁药	选择性 5-HT 再摄取抑制药（氟西汀、帕罗西汀、舍曲林）
抗精神病药	氟哌啶醇、喹硫平、利培酮
皮质类固醇	布地奈德、倍他米松、氟替卡松
细胞色素 P450 诱导物	
抗逆转录病毒药物	非核苷类逆转录酶抑制药（依非韦仑、奈韦拉平）
抗分枝杆菌药	利福平、利福布汀
抗惊厥药	卡马西平、苯妥英钠、苯巴比妥
细胞色素 3A4 底物（诱导物浓度降低，抑制药浓度升高）	
抗逆转录病毒药物	蛋白酶抑制药（利托那韦、阿扎那韦、达芦那韦、福沙那韦）、非核苷类逆转录酶抑制药（艾法韦仑）；CCR5 拮抗药（马拉维若）
抗生素	复方磺胺甲恶唑
阿片类药物	美沙酮、羟考酮、可待因、芬太尼
非阿片类镇痛药	萘普生、布洛芬
食欲兴奋剂	屈大麻酚
抗抑郁药	三环类抗抑郁药（阿米替林、去甲替林）、选择性 5-HT 再摄取抑制药（西酞普兰、帕罗西汀）
苯二氮䓬类	氯硝西泮、安定、咪达唑仑
催眠药	唑吡坦

接受抗逆转录病毒治疗的患者开始新的药物治疗时，最好使用药物相互作用工具来核查是否存在相互作用。本表并非全面，而是向读者介绍 HIV 感染患者的治疗药物与姑息治疗环境中常用药物之间的相互作用风险较大

引自 http://www.ncbi.nlm.nih.gov/pmc/articles/PMC1312247/table/TU1/http://www.hiv-druginteractions.org/http://hivinsite.ucsf.edu/insite?page=ar-00-02.

引自 AIDSinfo(2017).Panel on Antiretroviral Guidelines for Adults and Adolescents.Guidelines for the Use of Antiretroviral Agents in Adults and Adolescents Living with HIV.Department of Health and Human Service.https://aidsinfo.nih.gov/contentfiles/lvguidelines/adultandadolescentgl.pdf.

加了对问题行为进行详细评估的重要性。第四，在大多数情况下，多模式（有时是多学科）的方法是值得考虑的。在非药物疗法中，有康复疗法（如物理治疗）、心理治疗法（如认知行为疗法）及侵入性治疗（如神经阻滞）（Chou 等，2009）。药物治疗可包括与非阿片类药物、辅助性镇痛药和阿片类药物的联合治疗。

尽管在任何人群中阿片类药物有效性的证据有限，但大多数临床医生认为，这些药物可能对一些仔细选择和监测的患者长期有用。必须权衡长期阿片类药物治疗的风险与获益，某些患者，如有酒精或药物滥用的患者，不应考虑采用这种方法（Chou 等，2009）。如果使用阿片类药物，则需要进行风险评估，并应考虑风险控制策略。这些策略的数量和强度应基于评估的风险。策略包括生物流体药物筛查，使用小型处方，不替换报告丢失或被盗的处方的政策，避免工作人员"拆分"，应保持一致性，仅一名临床医生向同一患者提供正在使用的处方及其他选择。尽管这些策略的证据基础有限，但仍经常使用其中的一种或多种方法来监测异常物质的使用（Starrels 等，2010）。

七、生命末期照护

尽管 ART 疗法广泛可用，但仅 30% 的患者无法检测到病毒载量，许多患者仍死于 AIDS 相关原因。$CD4^+$ 细胞计数低于 200 或血清 HIV RNA 水平相对较高的患者死亡率较高（Palella 等，2011）。病毒完全抑制率相对较低的原因是多重的，包括易感人群的依从性、维持和获得治疗的问题（Giordano 等，2005）。受影响的患者包括：①那些被诊断较晚，从未接受过 ART 治疗或只接受过短期 ART 治疗的患者（即 HAART 对他们来说"太少，太迟"）；②那些被诊断较早，但从未坚持接受 ART 治疗的患者；③那些感染 HIV 多年，多种治疗方案失败的患者，目前病毒对所有当前方案耐药。

在发达国家，HIV 感染者也会因合并症而死亡。一项对 120 名 HIV 感染者在美国姑息治疗项目中接受治疗期间时死亡的研究发现，36% 死于终末期 AIDS，19% 死于非 AIDS 定义性癌症，18% 死于细菌性肺炎或脓毒症，13% 死于肝衰竭和（或）肝硬化，8% 死于心肺疾病，3% 死于终末期肾病，2% 死于肌萎缩侧索硬化症，2% 死于未知原因（Shen 等，2005）。

预立医疗照护计划是护理 HIV 感染者的一个重要考虑因素。尽管护理目标应该在疾病的过程中制定，而不仅仅是在病情恶化或危机期间，但当预期在不久的将来会死亡时，严重疾病的讨论尤为重要。美国的一项横断面调查发现，与其他慢性病患者相比，AIDS 患者不太可能与他们的医生讨论预先指示（Wenger 等，2001）；在 AIDS 患者中，与少数族裔、教育程度较低的人和注射吸毒者进行讨论的可能性较小。有一些证据支持这样的观点，即在 HIV 治疗环境中的医生可能对解决晚期 HIV 感染者的这些问题感到不适，并且本身可能对护理目标的有效对话产生不必要的障碍（Curtis 和 Patrick，1997）。

考虑到晚期 AIDS 的非线性进展，可能需要就严重疾病频繁地进行讨论，目标可能在疾病过程中发生变化。最近一项针对 325 名 HIV 感染者的研究发现，如果患者对自己与医生的关系评价较高、慢性疼痛程度较高、既往有过关于生命末期决策的家庭争论或与家庭成员谈论问题时感觉舒适，那么他们则更有可能与医生讨论预立医疗照护计划（Hansen，2017）。

讨论目标往往集中在预后，这在当今时代是一个巨大的挑战。在 HAART 之前，被诊断为耶氏肺孢子菌肺炎（Pneumocystis jirovecii pneumonia，PJP）患者在重症监护室的死亡率为 53%～62%（Morris 等，2003）。目前，重症监护室的 PJP 死亡率已降至 29%，PJP 的总体死亡率已降至 11%（Radhi 等，2008）。同样，继发于机会性感染的死亡率，如播散性鸟分枝杆菌复合体（Mycobacterium avium complex，MAC）、巨细胞病毒（cytomegalovirus，CMV）、结核分枝杆菌、隐球菌感染、进行性多灶性白质脑病和弓形虫脑炎均有所下降。一项美国的研究发现，对于晚期 AIDS 患者，年龄和功能状态的指标比 $CD4^+$ 计数和病毒载量更能预测死亡率，其中一半的死亡归因于合并症（Shen 等，2005）。预测预后是必要的，但必须通过广泛了解患者的病情和病程来告知。在当前的 AIDS 时代，迫切需要更多与预后相关的研究。

（一）安宁疗护准入的适当性

在美国，对大多数患者来说，安宁疗护是一项由政府支持、以家庭为基础的生命末期照护综合服务项目。美国国家安宁疗护关怀和姑息治疗组织（NHPCO，前身为 NHO）于 1996 年制订了最新的 HIV/AIDS 患者安宁疗护准入标准及其他非癌症疾病的标准。其中包括 $CD4^+$ 细胞数少于 25 个细胞 $/mm^3$ 或病毒载量＞100 000 拷贝 /ml，中枢神经系统淋巴瘤，未经治疗或难治性消瘦，播散性 MAC，进行性多灶性白质脑病，系统性淋巴瘤，内脏卡波西肉瘤，未经透析的肾衰竭，隐孢子虫感染或难治性脑弓形虫病。除符合其中一个以上标准外，患者的姑息功能评价量表评分必须低于 50%。随着 ART 疗法出现，这些标准中的一些已经过时，通过适当 ART 的充分试验，大多数（可能不是全部）作为预测个体患者早期死亡率的指标可能会被去除。因此，除非进行了 ART 疗法疾病仍在进展，或者患者拒绝治疗，否则预测预期寿命较短的患者通常被认为没有获得安宁疗护的资格。

偶尔，出现 AIDS 晚期表现的 HIV 感染患者在没有 ART 既往试验记录的情况下被转诊至安宁疗护机构。这些患者必须由 HIV 专家进行评估，因为即使是病情最严重的患者，在同时发生危及生命的疾病时，也可能是 ART 疗法和疾病修正治疗的候选者。许多临床医生目睹了被描述为“Lazarus 综合征”的情况，在这种情况下，“濒死”的 AIDS 患者接受了恰当的 ART 疗法，有时甚至是第 1 次接受治疗，就很快戏剧性地恢复到他们以前完全正常的生活（Brashers 等，1999）。

（二）停止抗逆转录病毒疗法和机会性感染预防

与何时开始 ART 治疗的指南相比，目前还没有指南告知临床医生和患者何时停止 ART 治疗或对生命末期的 HIV 患者进行常规的机会性感染预防。在发达国家，大多数 HIV 感染者死于合并症，这使得是否停止 ART 和预防机会性感染的决定更加复杂。

一般来说，其他药物的决策过程（即逐个患者的负担与效益分析）应适用于 ART 和预防的决策。基于持续的病毒血症可能与不断增加的症状负担相关的假设，在疾病晚期继续使用 HAART 有潜在获益。在一项队列研究中，超过 1/3 停止抗逆转录病毒疗法的患者出现了与停药相关的症状（Ahdieh Grant 等，2001）。在疾病晚期阶段，可用方案可能仅部分有效，也有证据表明，即使在病毒载量升高的情况下，也不适合抗病毒治疗（Selwyn 和 Forstein，2003）。还可保证将 $CD4^+$ 细胞计数维持在较高水平，因为它可以提供保护，防止难以承受的机会性感染。众所周知，外周病毒量并不总是与中枢神经系统的病毒量相关（McArthur 等，1997），持续 HAART 治疗可能有助于维持认知功能，预防 HIV 相关脑病或痴呆症（Frenkel 和 Mullins，2001）。如果对患者或家属有心理上的好处（如患者将 ART 与幸福感联系起来），也可以主张支持继续 ART 治疗。

也有理由考虑停止 ART。如果患者依从性在疾病晚期之前是一个问题，那么继续进行 ART 可能没有任何获益，实际上可能会导致患者对药物治疗的焦虑。药物负担的增加也被证明与生活质量下降相关（Fincke 等，1998）。在生命末期继续进行 ART 还可能导致抗逆转录病毒药物和常见的姑息治疗药物之间的药物相互作用。许多 ART 药物需要实验室监测和剂量调整，这可能与生命末期的目标不一致。在意识到 ART 药物无效的情况下继续使用，也会造成治疗上的混乱，从而分散临床医生和（或）患者对关键的预立医疗照护计划和生命末期护理的注意力。对于进入安宁疗护或任何其他按人头付费的护理系统的患者来说，ART 的费用也可能是一个问题，在某些情况下可能构成进入安宁疗护的障碍。

（三）临终关怀

尽管姑息治疗目标是减少针对疾病负担的疾病修正治疗，但晚期疾病的发展往往导致临床重点从评估和控制疾病转向提供主要针对患者痛苦和负担的干预措施。这种从疾病管理到姑息治疗的转变非常需要患者、家属和照护人员更广泛的思考和合作。如前所述，在晚期 HIV 背景下，临床医生必须考虑疾病的特定治疗是否有助于患者的舒适，即使在生命的最后阶段也是如此（表 89-2）。从历史上看，努力控制疾病和延长生命的特定治疗方法是合理的，如果这些治疗能促进姑息治疗的目标，即使临床重点从疾病管理转向姑息治疗，继续这些治疗也是合适的。例如，继续治疗 PJP 可能有助于治疗呼吸困难，而缬更昔洛韦抑制 CMV 可能会保护 CMV 视网膜炎患者的视力。

八、整合的机会

姑息治疗专家可以在支持患者和医生方面发挥重要作用，并被认为是 HIV 照护期间重要的辅助手段（Greenberg 等，2000；Selwyn，2005）。WHO 指出，“在 HIV 疾病的每一个阶段都应酌情纳入姑息治疗”（WHO，2006）。同样，联合国 AIDS 规划署（UNAIDS）的指南也指出，所有的 HIV 感染者在整个治疗过程中都应该得到有效的姑息治疗（UNAIDS，2009）。早期介入姑息治疗可以改善生活质量（Davis，2004），并可能对治疗的依从性产生有利影响（Ammassari 等，2001）。将姑息治疗纳入 HIV 治疗的现行方案是多样化的，可提供各种服务，包括以医院为基础的姑息治疗、姑息治疗门诊、家庭安宁疗护服务和安宁疗护住院服务。已经描述了几项研究，包括在一家大型城市医院为 HIV 感染者设立的多学科咨询小组，帮助缓解患者的症状（Selwyn 等，2003），以及在撒哈拉以南非洲地区以医院为基础的姑息治疗项目，该项目也改善了患者报告的症状（Tapsfield 和 Bates，2011）。需要进行严格设计的临床试验，比较整合的 HIV 姑息治疗与常规 HIV 临床治疗，以确定整合服务对治疗结局、患者满意度和成本的影响。

九、发展中国家

截至 2017 年，全球有 3690 万 HIV 感染者（UNAIDS，2018）。低收入和中等收入国家的 ART 疗法的可及性正在增加，因此，预计这些地区的 HIV 感染者人数将有所增加。发达国家 AIDS 流行的老龄化也开始在发展中国家得到反映。一项建模研究发现，在南非，老年人的 HIV 感染在未来 15 年内将增加 50%。随着发展中国家获得 HAART 的机会增加，2009 年死于 HIV 相关原因的人数比 2004 年少了 20%，这表明那里也可能出现同样的现象，即随着时间的推移，HIV 长期幸存者的老龄化人口不断增加，护理需求越来越复杂（Hontelez 等，2011）。

有几个趋势值得关注。尽管全球范围内与 AIDS 相关的死亡人数有所下降，但这一比率已趋于平稳（UNAIDS 和 WHO，2016），在资源有限的情况下，诊断时为晚期疾病患者的比例没有随着时间的推移而改变（30%～40% 的人 CD4 计数＜200，20% 的人 CD4 计数＜100）。在某些情况下，一半的患者可能患晚期疾病。虽然有 ART 疗法，但不同的方案的选择受到成本的限制，并且现有的方案往往有更大的毒性和不良反应，可用药物可能是那些在发达国家已经被淘汰的药物（如司他夫定和齐多夫定）。

WHO 国际社会指南反映了美国的指南。应向所有 HIV 感染者快速启动 ART 的服务。有证据表明，对于准备开始治疗的人，ART 启动应在诊断当天进行。鉴于患晚期疾病的患者存在很高比例的机会性感染风险，在诊断时应提供打包服务，包括 HAART 和预防治疗（如有指征）（WHO，2017）。

在资源有限的情况下，患者的症状负担也相对较重。一项针对南非农村（*n*=125）和城市（*n*=396）社区 HIV 感染者的研究发现，56%～72% 的患者有疼痛，其中约 60% 的患者是中 - 重度疼痛，而且通常没有得到治疗或治疗严重不足；没有患者接受强阿片类药物，仅 3% 的患者接受所谓的弱阿片类药物（Mphahlele 等，2012）。其他研究也表明，相当一部分患者的症状没有得到治疗或治疗不足（Karus 等，2005）。缺乏获得阿片类药物的机会，包括执业医生对处方的犹豫不决，导致了治疗的不足（Harding 等，2010b）。

尽管有 WHO 的指导方针，但在资源有限的情况下，许多患者仍在接受司他夫定治疗。周围神经病变（远端感觉多发性神经病）是在资源有限的情况下经常出现的症状，这是由未经治疗的 HIV 感染或使用抗逆转录病毒药物（如司他夫定）造成的。南非的一项回顾性研究发现，在接受至少 6 个月的司他夫定标准剂量（每天 2 次，每次 40mg）的患者中，周围神经病变的年发生率为 90.4/100 人；尽管随着剂量的降低，这种情况有所减少，但神经病变的并发症仍然高得令人难以接受（Pahuja 等，2012）。由于除一线和二线治疗方案外，在许多发展中国家 HAART 治疗的选择有限，因此政府必须改善治疗机会的可及性，并支持治疗的依从性和维持性，这些至关重要。

结论

由于患者在当前 HAART 时代存活时间更长，HIV 感染已是一种慢性疾病。具有讽刺意味的是，这种长寿增加了其他共病和相关并发症的风险，这些疾病和相关并发症显著增加了疾病负担。与 20 世纪 80 年代和 90 年代初不同的是，当时 HIV 感染主要是一种快速致死的狭义刻板的疾病，当前的治疗时代已经扩大了该人群姑息治疗需求的范围，并揭示了在 HIV 及时诊断、获得治疗机会和结局的显著差异。在 AIDS 流行的早期，HIV 护理和姑息治疗是不可分割的，但随后的几十年见证了这两个领域的演变，以及在关注和合作方面的一些分歧。再次强调，将 HIV 护理和姑息治疗结合起来的理由是强有力和令人信服的。将姑息治疗纳入常规的 HIV 治疗中不仅可以改善患者的生活质量，还可能显著影响死亡率。为了有效地管理疾病，改善症状负担和生活质量，更好地协调治疗及促进生命末期的照护，在 HAART 时代，姑息医学药物对 HIV/AIDS 患者的治疗有很大帮助。AIDS 和姑息治疗提供者都有责任确定并帮助创造这种重新整合的机会。

致谢

作者要感谢 Tami Rivera 女士对稿件准备的专业协助。

第 90 章　晚期肺部疾病

Advanced diseases of the lung

Natasha Smallwood　Nicole Goh　著
马　克　李晓霞　译　　范　芸　校

慢性阻塞性肺疾病（COPD）、哮喘、呼吸道感染和间质性肺疾病（ILD）等晚期非恶性肺部疾病在全球范围内导致显著的发病率和死亡率。全球疾病负担研究报告称，全球有 1.745 亿例 COPD 病例流行，是第四大死亡原因，2015 年有 320 万人死亡。大多数 COPD 死亡发生在中、低收入国家，随着人口老龄化和持续暴露于危险因素，COPD 负担将增加（GBD 2015 Chronic Respiratory Disease Collaborators，2017）。同样，虽然 ILD 被认为是罕见的，但却是全球第四十位最常见的死亡原因，在过去 10 年中死亡率增加了 52%（GBD 2015 Mortality and Causes of Death Collaborators，2016）。虽然新疗法的发展改善了以疾病为导向的管理和延长了生存期，但越来越多的人意识到晚期非恶性肺部疾病患者也需要获得高质量的姑息治疗。然而，目前这样的患者很少获得任何症状缓解或姑息治疗。本章将重点讨论 COPD 和 ILD，并将阐述最佳的以疾病为导向的治疗和姑息治疗。

一、慢性阻塞性肺疾病

COPD 是一种常见、可预防的疾病，其特征是持续的呼吸道症状和气流限制。COPD 的主要危险因素是吸烟（主动或被动），但其他危险因素包括暴露于室内和室外空气污染（包括接触生物燃料）、职业粉尘和烟雾。由于吸烟或接触污染物，会发生慢性炎症，导致肺结构性变化，包括小气道疾病和（或）肺泡损伤（肺气肿）。宿主因素，包括遗传异常、肺发育异常和加速衰老，可导致 COPD 风险 [Global Initiative for Chronic Obstructive Lung Disease（GOLD），2018]。

大多数 COPD 患者具有与相同风险因素（吸烟、衰老和不活动）相关的共病（如心血管疾病、肌肉骨骼损害和糖尿病），这也会影响健康状况并造成严重的症状负担。这些合并症的管理是晚期 COPD 患者综合护理的重要组成部分。

（一）症状和疾病自然史

重度 COPD 患者有许多令人苦恼的症状，包括呼吸困难、咳嗽、疲乏、情绪低落和失眠。然而，在疾病晚期，这些症状往往控制不佳，治疗不足（Gysels 和 Higginson，2008；Ahmadi 等，2016a）。此外，由于感染、左心室衰竭、肺栓塞、环境污染或未知因素，可能会出现病情加重，导致症状急性恶化，超出正常的日常变化。因此，疾病轨迹的典型特征是逐渐下降，并间断伴有急性加重，其中任何一个加重因素都可能是致命的（Murray 等，2005）。因此，确定一个人的预后是具有挑战性的。尽管 COPD 病患者表达的治疗偏好与肺癌患者相似，但高达 3/4 的患者死于医院（Philip 等，2012；Cohen 等，2017），在生命的最后阶段经常接受侵入性干预，讨论治疗偏好或获得专业姑息治疗的机会有限（Philip 等，2012；Rush 等，2017；Bloom 等，2018）。

（二）晚期慢性阻塞性肺疾病的姑息治疗

为了满足重度 COPD 患者的需求，许多指南建议在提供以疾病为导向治疗的同时提供姑息治疗（Lanken 等，2008；Marciniuk 等，2011；Yang 等，2017；GOLD，2018）。姑息治疗可以在患者死亡前几年开始（因此与生命末期护理不同），并根据个人需求、目标或情况提供。所有卫生专业人员都需要具备一些提供姑息治疗方法的能力（全科姑息治疗）。对于有挑战性症状或有需求的患者，可以通过转诊到姑息专科来补充治疗。

（三）晚期慢性阻塞性肺疾病的疾病导向管理

COPD 是不可治愈的，治疗目的是缓解症状，优化健康和功能，延缓疾病进展，并解决合并症和并发症（Yang 等，2017；GOLD，2018）。晚期 COPD 的管理应该是个体化的，有些治疗适合所有患者，有些则需要仔细选择患者（表 90-1）。

表 90-1　晚期慢性阻塞性肺疾病的疾病导向管理

药　物	非药物治疗
所有患者	
LAMA 和 LABA 吸入治疗	戒烟 疫苗 自我教育管理 体育活动 肺康复支持小组
对于选定的患者	
吸入性糖皮质激素 PDE-4 型抑制药 预防性抗生素 化痰药	氧疗 无创通气 外科手术

LABA. 长效 β 受体激动药；LAMA. 长效胆碱受体拮抗药

（四）慢性阻塞性肺疾病的药物治疗

1. 吸入性药物　药物治疗可以减轻 COPD 症状，减少急性加重的频率和严重程度，并改善健康状况（GOLD，2018）。即使患者报告说没有受益，也应鼓励他们坚持吸入疗法。大多数晚期 COPD 患者同时使用长效预防药物和含有 β 受体激动药（如沙丁胺醇）的短效缓解吸入剂。预防药物可以是长效胆碱受体拮抗药（long-acting muscarinic antagonist，LAMA）（如噻托溴铵），加上长效 β 受体激动药（long-acting beta-agonist，LABA）（如沙美特罗），或者 LAMA、LABA 和吸入型皮质类固醇（如布地奈德）。吸入性皮质类固醇有抗炎作用，可增加肺炎的风险。它们应该应用于重度 COPD 和反复急性加重的患者，或那些合并哮喘或支气管高反应的患者（GOLD，2018）。

预防药物可以通过单独的吸入剂或通过组合吸入剂进行治疗。由于有许多吸入剂和联合吸入剂，应根据症状、恶化风险、不良反应、合并症、药物可用性、成本、患者的偏好和使用吸入器设备的能力进行个性化治疗。同样，应定期评估吸入剂的功能。

2. 全身皮质类固醇药物　对于需要住院或急诊科治疗的急性加重患者，短期的全身皮质类固醇应用可以降低治疗失败率和复发率，并改善肺功能和呼吸困难症状（Walters 等，2014）。很少有前瞻性研究对稳定期 COPD 长期使用全身性类固醇进行报道，鉴于其诸多不良反应，不推荐长期使用（Yang 等，2017；GOLD，2018）。

3. PDE-4 抑制药　PDE-4 型抑制药（如罗氟司特）可减轻炎症、抑制支气管收缩和降低急性加重频率，并改善肺功能。然而，它们对生活质量和症状的影响相对较小（Chong 等，2017）。它们可能会引起胃肠道的不良反应、失眠和情绪低落，应谨慎用于恶病质或抑郁症患者。

4. 预防性抗生素　低剂量口服大环内酯类药物（如阿奇霉素，每天 250mg）可降低重度 COPD 和反复发作的非吸烟患者的急性加重频率（Albert 等，2011）。然而，不良反应包括心脏毒性、耳毒性、腹泻和大环内酯耐药菌的发生率增加（Yao 等，2013）。此外，没有超过 1 年的疗效和安全性数据。

5. 黏液溶解剂　黏液溶解剂（如 N- 乙酰半胱氨酸和羧甲司坦）可能会降低痰液黏度，并通过抗氧化、抗炎或抗菌活性，降低恶化频率，并可小幅改善健康状况（Cazzola 等，2015；Poole 等，2015）。然而，目前还不清楚最佳给药方案，以及哪些患者会获益。

（五）慢性阻塞性肺疾病的非药物治疗

1. 戒烟　戒烟是至关重要的，所有卫生专业人员都应该劝告患者戒烟，因为即使是简短的咨询也能提高戒烟率。在实现长期戒烟方面，尼古丁替代疗法在实现长期戒除烟瘾方面比安慰剂更有效，但最近发生过脑卒中或心肌梗死的患者禁用（Lee 和 Fariss，2017）。COPD 指南不推荐使用电子香烟进行尼古丁替代，因为其安全性尚不明确。

2. 疫苗接种　每年的流感免疫接种可以显著减少病情加重、呼吸道感染、住院和死亡。同样，肺炎球菌疫苗也被推荐，因为它可以减少疾病恶化和社区获得性肺炎的风险（GOLD，2018）。

3. 自我管理教育　自我管理教育旨在激励、参与和指导患者积极改变健康行为，培养应对和管理疾病的长期技能（Effing 等，2016）。对于重症患者来说，主题包括戒烟、饮食、体育活动、呼吸困难的管理、呼吸道药物、病情加重时的决策、管理社会心理问题、晚期疾病的姑息策略和预立医疗照护计划。教育应该是持续的，并根据疾病的严重程度、患者需求、偏好和理解进行个性化的教育。

4. 体育活动　随着重度 COPD 患者呼吸困难的恶化，患者变得更加久坐不动，以避免导致呼吸困难的情况。体力活动的减少会导致肌肉萎缩、身体功能下降、生活质量下降，以及呼吸困难、入院和死亡率增加（Garcia-Aymerich 等，2006）。鼓励人们通过愉快、可持续的活动（如园艺或遛狗）、更加积极地锻炼身体是很重要的。

5. 肺康复　肺康复的目的是改善 COPD 患者的身体和心理状况，并促进患者长期坚持增进健康的行为。有监督的个性化运动训练是基石；其他要素包括自我管理教育、行为改变、营养干预和社会心理支持（Spruit 等，2013）。患者通常每周参加 2 次有监督的小组会议，为期 6～8 周，同时也要进行家庭锻炼计划。

肺康复与减少症状、病情恶化、焦虑和抑郁相关，同时改善与健康相关的生活质量、肌肉功能和运动能力（Bolton 等，2013；Moore 等，2016；Alison 等，2017）。虽然中 – 重度患者的获益最大，但这些患者往往由于严重的呼吸困难而难以参加项目。因此，家庭肺康复计划是一种替代方案（Holland 等，2017）。

6. 支持小组　虽然尚未对支持小组进行正式评估，但他们为 COPD 患者及其护理者提供了情感支持、社会互动，以及获得新知识和学习应对策略的机会。肺康复提供了一个很好的机会来启动支持小组的参与。

7. 氧气治疗　虽然急性低氧血症可能需要氧气治疗，但过量的氧气会加重高碳酸血症。因此，应使用低流量或固定的输送装置，目的是将氧饱和度保持在 88%～92%。

低氧血症只是导致呼吸困难的机制之一，如果低氧血症不是原因，那么氧气治疗不会减少日常的呼吸困难。氧气治疗可能很昂贵，负担很重，并与风险（跌倒、烧伤和火灾）、活动受限和心理依赖有关。它应该开具给那些有证据表明能获益的人。长期氧疗（long-term oxygen therapy，LTOT）至少 15h/d，可以降低严重呼吸衰竭的 COPD 患者的死亡率（Cranston 等，2005），适合于病情稳定、不吸烟、静息期严重低氧血症（PaO_2＜55mmHg 或 7.3kPa）或不太严重的低氧血症（PaO_2 55～60mmHg 或 7.3～8kPa）和合并的肺动脉高压、充血性心力衰竭或红细胞增多症（红细胞压积＞55%）患者。对于大多数患者来说，氧气的滴定是为了使氧饱和度保持在 90% 或更高。

对于只有中度静息低氧血症和运动导致的饱和度降低的患者中，长期氧疗不会改变死亡率、首次住院时间或生活质量（Long-Term Oxygen Treatment Trial Research Group，2016）。同样，即使长期氧疗能改善运动训练中的呼吸困难，但也不能改善轻度低氧血症和活动缺氧在日常生活中的呼吸困难症状或生活质量（Ekstrom 等，2016）。因此，氧疗不应仅基于增加步行测试距离。

8. 无创通气　无创通气（NIV）可以降低因急性高碳酸血症呼吸衰竭住院的 COPD 患者的发病率和死亡率。对于病情稳定、非常严重的 COPD 患者和白天静息高碳酸血症患者，即使没有阻塞性睡眠呼吸暂停，但最近有急性呼吸衰竭的住院史，偶尔也会提供无创通气和氧气治疗。在这些患者中，有一些证据表明 NIV 会降低死亡率并防止再次入院（Kohnlein 等，2014；Murphy 等，2017）。然而，并非所有的临床试验都证明了其益处，而且患者必须忍受非常高的正压。此外，使用家庭 NIV 的患者需要持续的专家评价，并且应有机会讨论在生命末期时停止 NIV。

（六）外科手术

肺减容术是指切除肺气肿最严重的部分以减少过度充气，从而改善呼吸肌的机械效率。在重度上肺叶肺气肿患者中，尽管完成了肺康复，但运动能力较差，肺减容术可提高患者的生存率（Fishman 等，2003）。然而，在弥漫性肺气肿或保持运动能力的患者中，与药物治疗相比，肺减容手术与死亡率增加相关（National Emphysema Treatment Trial Research 等，2001）。此外，持续漏气和肺炎是常见的并发症，因此需要谨慎选择患者。

支气管镜介入治疗，如支气管内活瓣或肺线圈置入，也是为了减少肺容积，因其创伤性较小，并发症和死亡率与手术相比较低。这些技术也需要仔细选择患者。虽然目前的经验表明，一些患者会获益，但还需要进一步研究。

二、间质性肺疾病

ILD 包括一组以细胞增殖、间质炎症和（或）纤维化为特征的疾病。诊断的依据是临床特征和影像学，在一部分患者中还包括组织病理学结果（Travis 等，2013；Lynch 等，2018）。

ILD 的病因分类将具有已知病因或关联的综合征或肉芽肿性受累与一组特发性间质性肺炎区分开来。特发性间质性肺炎又进一步被分为主要、罕见和不可分类的亚组（图 90–1）（American Toracic and European Respiratory，2002；Travis 等，2013）。大约 10% 的患者有未分类的疾病（Guler 等，2018）。有人提出了一种基于疾病行为的替代性补充分类法，其中也包括所有类别的管理建议（表 90–2）（Travis 等，2013；Wells 等，2018）。

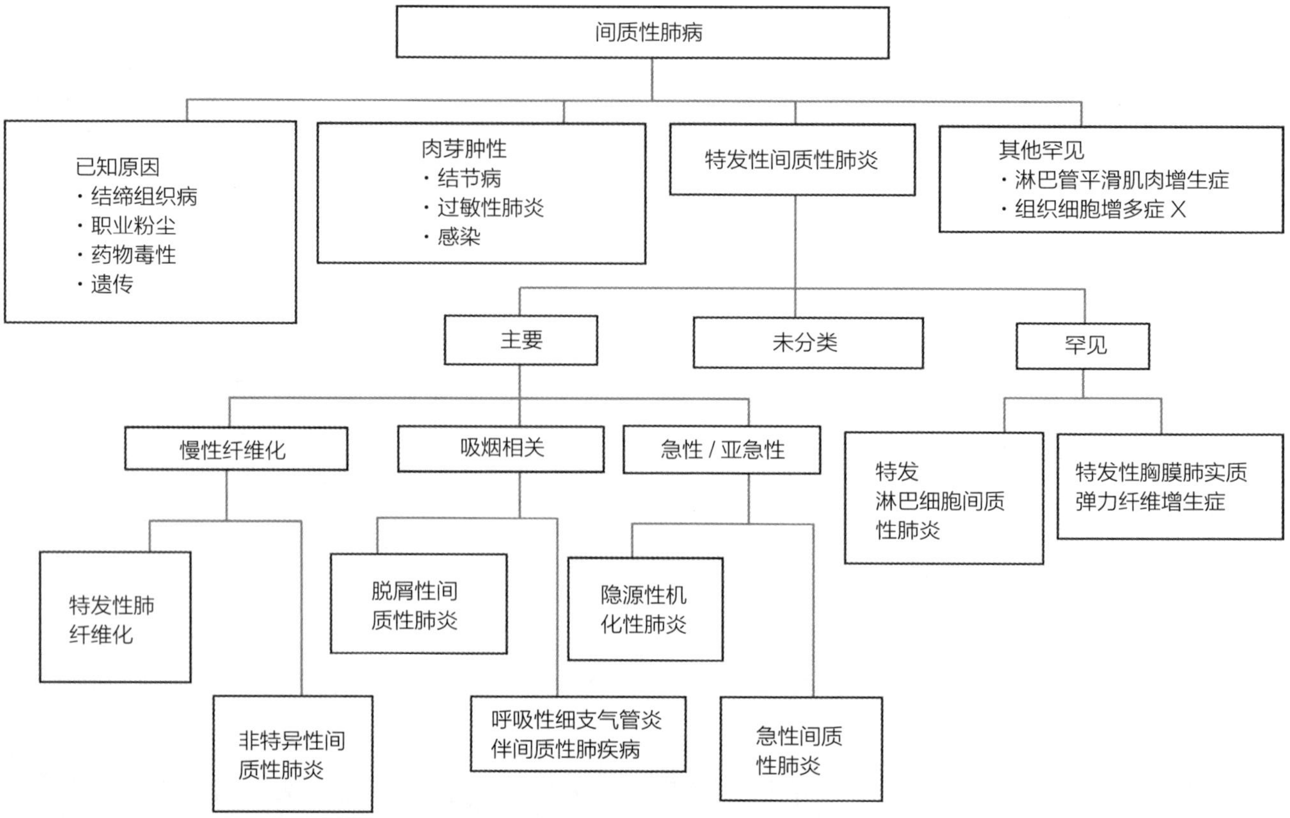

▲ 图 90–1　间质性肺的病因分类

引自 Travis，W.D.et al.（2013）.An official American Thoracic Society/European Respiratory Society statement：Update of the international multidisciplinary classification of the idiopathic interstitial pneumonias.Am J Respir Crit Care Med.188（6）：733-48.DOI：10.1164/rccm.201308-1483ST；American Thoracic Society and European Respiratory Society.（2002）.American Thoracic Society/European Respiratory Society International Multidisciplinary Consensus Classification of the Idiopathic Interstitial Pneumonias.This joint statement of the American Thoracic Society（ATS），and the European Respiratory Society（ERS）was adopted by the ATS board of directors，June 2001 and by the ERS Executive Committee，June 2001.Am J Respir Crit Care Med.165（2）：277-304.DOI：10.1164/ajrccm.165.2.ats01

纤维化 ILD 是最常见，也是最具挑战性的 ILD 诊断和治疗。它与咳嗽、疲乏和越来越加重的呼吸困难等严重的症状负担相关。此外，纤维化 ILD 的心理负担对患者和护理者来说都是巨大的（Bajwah 等，2013）。患者通常表现为隐匿性发作的干咳和用力时呼吸困难。由于症状的隐匿性发作和 COPD 或心力衰竭的误诊、延误诊断较常见，两者也可能并存。限制性通气模式和弥散性功能降低是肺功能测试的经典发现。胸部高分辨率 CT 是确认 ILD 的关键，有些影像是某些疾病的特征性改变。

三、特发性肺纤维化

虽然有许多纤维化的 ILD，但特发性肺纤维化（idiopathic pulmonary fibrosis，IPF）是典型、慢性、进行性、纤维化 ILD。尽管最近的药理学进步减缓了疾病的发展，但 IPF 仍然是一种使人衰弱和致命的疾病。患者在整个 IPF 的治疗过程中都在挣扎，开始时往往是诊断的延迟，对疾病行为的不确定性，潜在的药物毒性，以及相关的合并症，最后是患者和临床医生对早期获得姑息治疗和 ACP 的重要性认识有限。

IPF 的年发病率在全球范围内各不相同，在欧洲和北美，每 10 万人中有 2.8～18 例，而在亚洲和南美，每 10 万人中有 0.5～4.2 例（Hutchinson 等，2015）。IPF 通常会影响 60—70 岁的老年男性。IPF 的发病率和负担都在上升，导致住院人数和死亡人数的增加（Navaratnam 等，2013；Hutchinson 等，2015）。

从确诊开始平均生存期为 2～4 年，比大多数癌症更差（Vancheri 等，2010）。该病可能进展缓慢、迅速或呈现阶梯式进展，先是稳定期，然后是下降期。此外，急性恶化可能随时发生，与高发病率和死亡率有关（Collard 等，2016）。人们提出了多种疾病行为的临床预测模型；然而，没有一个对个体患者是可靠的。

表 90-2 根据疾病行为的间质性肺病分类

临床行为	治疗目标	监控策略
可逆性和自限性（如许多 RB-ILD 病例）	去除可能的原因	短期（3～6 个月）观察以确认疾病消除
有进展风险的可逆性疾病（如细胞 NSIP 和一些纤维化 NSIP、DIP、COP）	最初获得治疗反应，然后进行长期合理化治疗	短期观察以确认治疗反应。长期观察，以确保和维持获益
残留疾病稳定（如一些纤维化 NSIP）	保持稳定状态	长期观察以评估病程
有可能稳定的进行性、不可逆的疾病（如一些纤维化的 NSIP）	使病情稳定	长期观察以评估病程
尽管治疗后仍有进行性、不可逆的疾病（如 IPF，一些纤维化的 NSIP）	病情缓慢进展	长期观察，以评估病程和是否需要移植或有效的缓解

COP. 隐源性机化性肺炎；DIP. 脱屑性间质性肺炎；IPF. 特发性肺纤维化；NSIP. 非特异性间质性肺炎；RB-ILD. 呼吸性毛细支气管炎伴间质性肺病

经许可转载，改编自 Travis，W.D.et al.(2013).An official American Thoracic Society/European Respiratory Society statement：Update of the international multidisciplinary classification of the idiopathic interstitial pneumonias.Am J Respir Crit Care Med.188(6):733-48.DOI：10.1164/rccm.201308-1483ST.

引自 Wells，A.U.et al.(2018).What's in a name? That which we call IPF，by any other name would act the same.Eur Respir J.17:51(5).pii：1800692.DOI：10.1183/13993003.00692-2018.

（一）晚期特发性肺纤维化的疾病导向管理

IPF 的管理方法可以适用于其他纤维化 ILD，它是循序渐进的，随着疾病的发展，越来越关注症状控制和姑息治疗的需要。然而，快速进展的 IPF 患者除了需要疾病导向的治疗外，还需要尽早获得症状管理（Raghu 等，2015）。

1. *抗纤维化的治疗方法* 抗纤维化药物吡非尼酮和尼达尼布能显著减少轻 - 中度 IPF 在 12 个月内的疾病进展，尼达尼布也能延长首次急性恶化的时间（King 等，2014；Richeldi 等，2014）。有证据表明，严重的 IPF 患者也可能受益（Wuyts 等，2016）。

这些新药代表了一项重大进展，但不能逆转肺纤维化或改善运动耐力、症状或生活质量。它们的疗效相似，选择药物的依据取决于药物不良反应。吡非尼酮与胃肠道（恶心、腹泻、厌食和呕吐）和皮肤（皮疹和光敏反应）不良反应相关。这些不良反应通常是轻 - 中度的，通常是可控的。尼达尼布在大约 60% 的患者中会引起轻到中度腹泻，这基本上也是可控的（Aryal 和 Nathan，2018）。

尽管采取了抗纤维化治疗，IPF 患者的病情仍在进展，症状也在逐渐加重。尽管疾病进展，持续的治疗也是有益的，但如果不良反应无法忍受或影响生活质量，就应该停止治疗。参加临床试验仍然是患者的一个重要选择。

2. *急性加重* IPF 的急性加重通常持续时间不超过 1 个月，表现为呼吸功能恶化，在高分辨率 HRCT 中可见新的广泛磨玻璃影或实变影，与感染、心力衰竭、肺栓塞或其他明确原因无关。已知原因的急性加重和急性恶化（心力衰竭除外）具有相似的临床特征和预后（Collard 等，2016）。

急性加重可在疾病过程中的任何时候发生，但在疾病晚期更为常见。它们与高患病率和死亡率有关。虽然没有有效的治疗方法，但通常会给予支持性护理、氧疗和广谱抗生素（Collard 等，2016）。此外，可以使用大剂量的皮质类固醇，尽管支持这种做法的证据很弱。由于院内死亡率高，不建议对大多数患者使用机械通气。

3. *合并症* IPF 患者往往有多种合并症。治疗可能针对肺动脉高压、慢性阻塞性肺疾病、肺癌、静脉血栓栓塞、冠状动脉疾病、充血性心力衰竭、睡眠呼吸紊乱、胃食管反流病、焦虑或抑郁症。这些情况进一步导致功能状态、生活质量和生存率下降（King 和 Nathan，2017）。

（二）特发性肺纤维化的非药物治疗

1. *氧气治疗* 虽然 IPF 和其他 ILD 的氧气治疗建议是从 COPD 推断出来的，但鉴于导致低氧血症的机制不同，这种方法值得商榷。与 COPD 相比，纤维化 ILD 的活动低氧血症更常见、更严重，与肺功能异常无关（Du Plessis 等，2018）。同样，在 IPF 患者的运动过程中，尽管有最大的氧气输送，但往往无法充分纠正低氧血症（Khor等，2017b）。

虽然在实验室环境下，给予活动缺氧的患者氧气治疗可以改善运动耐力、步行距离、氧饱和度恢复和呼吸困难评分（Johannson等，2017），几乎没有证据表明氧疗会影响日常生活中的这些指标（Bell等，2017）。氧气治疗对生存的影响尚不清楚，尽管在休息、运动或睡眠时，更差的结果与低氧血症之间存在关联（Jo等，2017）。虽然医生可能认为氧疗对IPF有好处，并开具这种治疗方法，但患者可能会提出社会污名化和希望渺茫的挑战性问题（Kelly和Maden，2014；Khor等，2017a）。

2. 肺康复　运动能力下降是IPF患者的主要特征，运动受限是预后的有力预测因素（du Bois等，2014）。肺康复可以改善一系列ILD患者的呼吸困难、运动能力和生活质量（Dowman等，2014，2017），尽管这些益处似乎在项目完成后的6～12个月内减少。IPF具有渐进性，但与其他形式的ILD患者相比，患者的改善程度相同。虽然运动训练是肺康复的主要重点，但人们越来越认识到ILD患者也有特定的教育和症状管理需求。

3. 肺移植　肺移植是IPF的唯一有效的治疗方法，但仅适用于少数患者。由于IPF的异质性和预测预后的困难，建议患者在诊断时就应转诊考虑移植，无论严重程度如何（Raghu等，2011；Weill等，2015）。年龄超过65岁不再是绝对禁忌证，相反，应该评估个人的生理储备。同时必须考虑存在终末器官损害的合并症。IPF从等待到移植的中位时间低于其他情况；毕竟，等待名单上的死亡率较高。IPF的肺移植后的中位生存期为4.5年（Kistler等，2014）。

四、晚期慢性阻塞性肺疾病和特发性肺纤维化的姑息治疗方法

在晚期肺病患者的疾病导向治疗和姑息治疗方法之间没有任何区别或转折点。事实上，被描述为疾病导向的策略对缓和医疗团队来说是熟悉的，他们也推荐这些选择。因此，姑息治疗方法是建立在所有患者的最佳疾病导向治疗之上，并与之同时开展。

晚期肺病患者有多方面的需求，包括持续的症状负担、社会心理障碍，以及由于对其疾病了解有限而产生的重要信息和沟通的需求（Disler等，2014）。他们需要及时的诊断、全面的信息和早期获得整体照护（Bonella等，2016）。

（一）症状负担

多年来缓慢演变的症状可能被一些COPD患者视为正常，他们可能认为这些症状只是衰老的一部分或生活的一种方式。尽管如此，COPD会造成巨大的负担，平均有11～14个症状，与肺癌相当。常见的症状包括呼吸困难、疲乏、疼痛、咳嗽、情绪低落、焦虑、失眠和厌食（Bausewein等，2010；Wysham等，2015）。不出所料，功能下降、日常活动受限、社会隔离、失去娱乐追求、希望渺茫、生活质量下降是患者报告的共同主题（Hutchinson等，2018）。IPF患者描述了类似的痛苦症状和功能受损，这些结果的严重程度可能独立于疾病的生理检测指标（Danoff和Schonhoft，2013）。对于COPD和IPF来说，缺乏有效的症状管理证据，迫切需要进一步的研究来改善患者的护理。

1. 呼吸困难　呼吸困难是呼吸不适的主观体验，是生理、心理、社会和环境因素复杂交互作用的结果（Parshall等，2012）。严重COPD患者几乎普遍存在呼吸困难，但仍缺乏认识和治疗。严重的慢性呼吸困难可能是“看不见的”，因为它随着时间的推移发生得很慢，其他人通常认为患者在休息时感到舒适，不会像因为活动中最常见的呼吸困难或突然恶化那样严重残疾。这种呼吸困难的隐形状态可以改变患者的行为，他们会变得坚忍，避免因呼吸困难而感到尴尬的情况，不愿寻求朋友、家人或保健专家的帮助（Gysels和Higginson，2008）。对于IPF患者，呼吸困难通常进展得更快、更剧烈，在休息也经常发生时。

为了确保卫生专业人员不会误判呼吸困难的严重程度，使用诸如修订的医学研究委员会呼吸困难量表之类的工具来评估量症状是很有用的。在平坦的地面上行走几分钟或100m后，由于呼吸困难而不得不停下来的患者有严重的呼吸困难。此外，患者报告的结果测量，即评估呼吸困难的特征（严重程度、强度、频率和持续时间）和功能限制，可能会有所帮助。

慢性呼吸困难综合征被定义为尽管对潜在病因进行了最佳治疗，但仍持续存在并致残的呼吸困难（Johnson等，2017）。该定义强调了识别所有可能的潜在原因并优化其疾病导向管理的重要性，这包括焦虑和抑郁，两者都会加剧呼吸困难。如果尽管优化了疾病导向的护理，呼吸困难仍然存在，那么下一步就是非药物性呼吸困难策略（Marciniuk等，

2011）。

“呼吸、思维、功能”模型已被提出作为呼吸急促症状管理个体化的一种简单方法（Spathis 等，2017）。每个周期（呼吸、思维或功能）都可能与无益的情绪或行为相关。因此，非药物策略的组合可以针对每个患者影响最大的周期。有许多策略（有不同程度的支持证据）来解决呼吸困难；然而，有些干预措施可能很难获得（框 90-1）（Marciniuk 等，2011；GOLD，2018）。

姑息性氧疗被定义针对没有明显低氧血症，并且对其潜在疾病已经进行了最佳治疗，但仍持续呼吸困难的患者进行氧疗（Hardinge 等，2015）。姑息性氧疗在缓解呼吸困难方面并不优于医用空气（通过相同的方法和相同的流速输送）；因此，通常不建议使用（Abernethy 等，2010；Long-Term Oxygen Treatment Trial Research Group，2016）。然而，如果正式评估显示呼吸困难减轻和生活质量提高，则可根据具体情况推荐姑息性氧疗。

尽管优化了所有潜在原因的管理并采用了非药理学策略，但对于严重慢性呼吸困难的患者，仍可以考虑使用阿片类药物。越来越多的证据表明，低剂量口服吗啡（＜30mg/d）可以安全有效地治疗晚期肺病患者的严重慢性呼吸困难（Abernethy 等，2003；Currow 等，2011；Ekstrom 等，2014；Barnes 等，2016）。2016 年的 Cochrane 综述包括 26 项随机对照试验，共 526 名参与者，发现口服和非口服（但非雾化）阿片类药物作用小但有益；没有出现通气不足、呼吸抑制、治疗相关住院或死亡的病例（Barnes 等，2016）。然而，审查指出，现有证据的质量很低，需要进一步研究。

目前的 COPD 和 IPF 指南推荐阿片类药物治疗严重慢性呼吸困难（National Institute for Health and Care Excellence，2017；GOLD，2018）。对于患有多种合并症的患者，尤其是肾衰竭（由于药物毒性风险增加）和接受多种药物治疗的患者，开处方时应谨慎。过去的药物滥用史可能会影响处方的决定或治疗期间所需的监测类型。

临床试验证据支持根据呼吸困难的需要使用每天 1 次的缓释口服吗啡或即释的口服吗啡（Abernethy 等，2003；Abdallah 等，2017）。给药方案应根据患者的偏好进行个体化制订。开始低剂量（例如，根据需要每天缓释吗啡 5mg，或者每 6 小时即释吗啡 2.5mg），每周递增滴定，直至达到疗效，或者最多 30mg/d。患者和护理人员需要口头和书面宣教，了解如何使用吗啡来缓解呼吸困难，并在社区中提供紧密的支持。此外，建议在 1～2 周内对开始使用吗啡或增加剂量的患者进行早期医学评估（Smallwood 等，2015）。由于只有约 2/3 的患者呼吸困难有所改善，因此应在呼吸困难没有改善的患者中停用阿片类药物（Currow 等，2011）。

当开始服用阿片类药物时，应开具泻药以防止便秘，并明确告知患者其他潜在不良反应（恶心、呕吐、情绪改变和幻觉）。因为阿片类药物可能会降低注意力或导致镇静，因此还应给出具体建议以避免驾驶。

尽管苯二氮䓬类药物不能缓解无焦虑患者的呼吸困难，但当其他方法失败时，它们可能被视为二线或三线治疗（Simon 等，2016）。虽然苯二氮䓬类药物可能在治疗焦虑方面发挥作用，但它们很有可能会导致依赖和不良反应。

2. 呼吸困难危机　呼吸困难危机是发生在晚期疾病患者身上的持续严重的静息呼吸不适，严重影响了患者和护理人员实现症状缓解的能力（Mularski 等，2013）。这不同于由于疾病状态变化（如急性感染）导致的急性加重。呼吸困难通常发生在有未解决或新的心理社会问题的患者身上。危机可能会频繁发生，并导致反复出现的急诊需求。这需要个性化的教育、保证和支持，以实施简单、循序渐进的干预措施和呼吸困难计划（框 90-2）（Mularski 等，2013；Qian 等，2018）。

3. 咳嗽　咳嗽在 COPD 和 ILD 中很常见，几乎

框 90-1　呼吸困难管理策略

非药物策略
- 戒烟
- 体育活动
- 肺康复
- 运动训练
- 吸气肌肉训练
- 呼吸练习：缩唇呼吸，膈肌呼吸，定时呼吸技术
- 辅助行走器
- 神经肌肉电刺激
- 胸壁振动
- 恢复姿势：坐立直，向前倾
- 手持风扇让凉爽的空气吹向面部
- 节能、活动节奏和使用设备来执行任务
- 唱歌
- 自我管理教育和呼吸困难计划
- 无创通气

药物策略
- 低剂量吗啡

框 90-2　呼吸困难管理计划

这个计划提出了控制呼吸困难的一般策略。你的医生也可能会开专门的治疗呼吸困难的药物，这可以包括在这个计划中

当感觉喘不过气来时，尝试以下方法

1. 摆放一个舒适的姿势
    - 直立坐着，向前倾斜，胳膊肘放在桌子上
    - 或者立位下，身体前倾，伏于椅子或桌子上
    - 试着放松你的头、脖子和肩膀
2. 用风扇将空气吹到脸上或打开窗户
3. 通过鼻子缓慢深吸气 3s，噘嘴呼气 5s。非常缓慢而均匀地吸气和呼气。试着集中精力去呼吸，让气体自然地进入
4. 使用你的缓解吸入剂药物
5. 如果你使用家用氧气，请按照医生的指示使用
6. 试着放松和保持冷静，因为这将帮助你呼吸得更好。听音乐、看图片或背诵一首诗可能会有帮助。请朋友或护理员和你坐在一起，记住你可以从呼吸困难中恢复过来

如果没有缓解和呼吸困难，考虑向医生或救护车寻求更多的帮助

引自 Natasha Smallwood，Royal Melbourne Hospital，Victoria，Australia.

COPD 患者的慢性咳嗽可能有痰或无痰，而 IPF 中的咳嗽通常无痰。最重要的管理策略是戒烟。最佳的症状管理取决于潜在机制，其策略旨在清除分泌物或抑制咳嗽。

物理治疗技术和呼气正压设备装置有助于清除分泌物。此外，有时建议使用溶黏药和氯化钠（0.9%）溶液雾化（Yang 等，2017）。用于慢性咳嗽（无呼吸道疾病）的咳嗽抑制技术可能会有所帮助。这些技术包括患者教育、喉部卫生和补水、避免咳嗽诱因、咳嗽控制技术、呼吸练习和心理教育咨询（Birring 等，2017）。

严重咳嗽建议使用药物，这方面的证据很薄弱，只有极少的证据专门针对 COPD 或 ILD 患者。药物选择包括短期使用雾化利多卡因或全身可待因、美沙酮、吗啡或普瑞巴林（Molassiotis 等，2010；van Manen 等，2016；Vertigan 等，2016）。如果开具阿片类药物，则必须权衡其利弊。

4. *疲乏*　疲乏是一种无法通过睡眠或休息缓解的身心疲惫感。它非常普遍，几乎没有证据可以指导管理（Lewko 等，2012；Mucke 等，2015）。疲乏患者通常采用类似于控制呼吸困难的策略：活动起搏（活动唤醒），或者将活动保持在限制范围内，或者减少活动。尽管如此，定期锻炼和肺康复可以改善疲乏。自我管理教育和支持可以帮助解决心理问题（Lewko 等，2012；Payne 等，2012）。

（二）心理社会问题

COPD 和 IPF 患者通常会经历焦虑和抑郁，这不足为奇，因为严重的呼吸困难会导致社交孤立、孤独、娱乐活动能力降低和生活质量降低（Bausewein 等，2010；Hutchinson 等，2018）。有趣的是，杏仁核是处理情绪的边缘系统的一部分，它参与了产生呼吸困难感的大脑神经网络。

COPD 患者可能会报告，与其他人相比，他们觉得自己不值得帮助，不愿意寻求帮助，感到羞耻、内疚、耻辱，并且害怕因吸烟而受到歧视（Allan 等，2018）。虽然讨论这些心理社会问题的管理超出了本章的范围，但不应忽视这些问题。

（三）信息需求

教育和自我管理在晚期疾病中仍然很重要。应根据当前患者对疾病的理解和信息偏好进行定制。对于 IPF 患者来说，突发、经常延误、严重、限制生命的疾病的诊断可能会非常令人痛苦，并产生重大的信息需求。教育和同伴支持可以改善 IPF 中的情绪健康（van Manen 等，2017）。

（四）对照护者的支持

尽管 COPD 或 ILD 患者的家庭护理者通常年龄较大，自身存在严重的健康问题，但他们必须应对巨大的情感和身体负担。与呼吸困难一样，护理者可能对专业人员来说是隐形的，因为治疗的重点是患者。然而，护理者也需要教育和支持来管理可怕的症状和疾病。在患者患病期间及患者死亡后，他们可能需要心理支持（Farquhar，2016）。

（五）预立医疗照护计划（Advance care planning，ACP）

ACP 旨在支持患者及时确定其护理偏好。它包括四个核心要素：①讨论生命末期照护（包括死亡地点偏好）；②阐明价值观、信念和目标；③代理人的参与；④记录愿望，或者患者可以写一份预先护理指令（Jabbarian 等，2018）。

ACP 有可能提高患者的满意度，根据他们的喜好提供护理，并确保在生命末期时提供医学上适当、不太积极的治疗。关于生命末期的讨论与患者痛苦、担忧或抑郁的增加无关（Wright 等，2008）。虽然 ACP 被推荐用于慢性呼吸道疾病患者，但这些讨论很少发生。仅 12%～32% 的慢性呼吸系统疾病患者报告讨论了生命末期照护，尽管有证据表明大多数（但不是所有）对这些讨论感兴趣。同样，尽管大多数医疗保健专业人员认识到 ACP 的重要性，但只有 20%～33% 的

人报告积极参与该过程（Jabbarian 等，2018）。

实施 ACP 有许多障碍，可以考虑与患者、医疗专业人员或医疗系统相关的因素。与患者相关的障碍包括患者对其疾病的知识有限，疾病过程不可预测，预测困难，以及相信医疗保健专业人员会在适当时发起讨论。同样，医疗保健专业人员可能担心患者失去希望，或者认为患者不希望讨论护理偏好。虽然特定事件或“触发点”（如实施家庭氧疗或在病情恶化期间需要无创通气）被建议作为进行 ACP 的时机，但医疗保健专业人员经常错过这些机会（Jabbarian 等，2018）。因此，最好将 ACP 讨论与预后或特定疾病事件分开。卫生系统的障碍包括咨询期间进行复杂的 ACP 讨论的时间有限，缺乏组织支持和正式的沟通技能培训来讨论 ACP，这是一种注重“治愈”的医疗文化，不确定谁应该发起和跟进 ACP 讨论，以及缺乏护理的连续性和协调性（Jabbarian 等，2018）。

重要的是，这些障碍可以通过与患者的良好关系、护理的持续性、增加患者对其疾病最终性质的了解、沟通技能培训、患者和医疗专业人员都愿意讨论 ACP 来克服。此外，过去的生命末期护理经验，无论是来自提供生命末期照护的医疗专业人员，还是家人或朋友的经验，都是有帮助的（Jabbarian 等，2018）。

（六）专科姑息治疗

理想情况下，常规医疗团队（初级保健或呼吸治疗团队）应为呼吸系统患者提供姑息治疗和疾病导向治疗（Lanken 等，2008）。对于更具挑战性症状或情况的患者，以及生命末期的患者（特别是那些希望在家中或安宁疗护院死亡的患者），需要专业的姑息治疗。然而，尽管存在显著的症状负担和姑息治疗需求，但很少有重度 COPD 或 IPF 患者获得专科姑息治疗（Ahmadi 等，2015，2016a；Rosenwax 等，2016；Rush 等，2017；Bloom 等，2018）。COPD 和 IPF 患者在医院死亡的可能性均高于肺癌患者（Ahmadi 等，2016b；Cohen 等，2017）。

在获得症状缓解和讨论 ACP 方面，一些公认的障碍已经在前面讨论过。不出所料，其中许多障碍也适用于获得专科的姑息治疗，因为讨论姑息治疗是 ACP 的重要部分。此外，在 COPD 中，不确定的疾病轨迹，因此无法确定哪些患者可能在未来 6～12 个月内死亡，导致预后估计困难，因此临床医生在考虑生命末期照护时模棱两可（Stewart 和 McMurray，2002）。为了克服目前的障碍，专科姑息治疗转诊应基于 COPD 和 IPF 患者的需求，而不是基于诊断、疾病特征（如肺功能测量）、事件或临床医生对预后的估计。

（七）整合呼吸和姑息治疗

将姑息治疗早期融入呼吸医学、初级保健和（或）康复团队提供的现有服务中的新护理模式可能会克服当前的障碍并解决治疗方面的差距（Philip 等，2017）。只有少数此类服务机构公布了其结果，如澳大利亚墨尔本的高级肺病服务机构、英国剑桥呼吸干预服务机构、呼吸支持服务（英国伦敦）和 INSPIRED（为呼吸系统疾病患者和家庭实施一项新的支持性个人护理计划）（加拿大）（Higginson 等，2014；Rocker 和 Verma，2014；Farquhar 等，2016；Smallwood 等，2018）。这些服务的结果包括增加了对呼吸困难的积极管理，减少了呼吸系统症状的急诊表现，增加了 ACP，并改变了死亡地点，更多患者死于急性病床外（Rocker 和 Verma，2014；Smallwood 等，2018），以及改善了呼吸困难的掌控感和生存（Higginson 等，2014）。

这些服务有许多相似之处，包括：①多学科和多专业参与；②单点接入；③模式中嵌入姑息治疗原则；④对家庭和患者的个性化支持；⑤主动症状管理；⑥主动沟通、教育和支持患者、护理人员和其他卫生专业人员，以提供协调的护理。

重要的是，没有一种正确的综合护理模式。每项新服务都必须满足当地的需求，患者和护理人员都可以接受，并且易于获取、可扩展和可持续（Smallwood 等，2018）。虽然这些新服务很有希望，但大多数患者都不容易获得，需要进一步的研究来支持其广泛应用。

结论

尽管本章侧重于 COPD 和 IPF，但大多数晚期肺病患者可以从早期引入的姑息治疗和疾病导向治疗中获益。理想情况下，通常的医疗团队应该提供姑息治疗，但这种情况很少发生。因此，症状持续、问题具有挑战性或处于生命末期阶段的患者需要由熟练、多学科、多专业团队提供协调护理，包括初级保健、呼吸内科和专科姑息治疗。将姑息治疗与常规呼吸治疗相结合的治疗模式很有前途。然而，目前此类服务有限。迫切需要进行研究，以支持为晚期肺病患者提供基于证据的高质量姑息治疗。

第91章　晚期心脏疾病

Advanced heart disease

Steven Pantilat　Patricia Davidson　Mitchell Psotka　著
马　克　李晓霞　译　　范　芸　校

心脏病是发达国家死亡的主要原因（Heart Failure Society of America 等，2010）。心力衰竭（heart failure，HF）的发病率高，是许多心脏疾病终末的共同通路，也是晚期心脏病患者就诊姑息专科最常见原因（Benjamin 等，2018）。超过 650 万美国人和 1%～2% 的欧洲人和澳大利亚人患有心力衰竭，心力衰竭的患病率正在增长（Yancy 等，2013，2017；Ponikowski 等，NHFA CSANZ Heart Failure Guidelines Working Group 等，2018）。

一、心力衰竭定义

心力衰竭因心脏充盈或输出功能失调引起，是一种以呼吸短促、肿胀、疲乏和胸痛为特征的临床综合征（Yancy 等，2013；Ponikowski 等，2016；Psotka 等，2016；NHFA CSANZ Heart Failure Guidelines Working Group 等，2018）。心脏异常可减少流向其他器官的血流和（或）导致肺水肿或外周水肿。心力衰竭的病因可能是长期高血压、心律失常、缺血性心脏病、瓣膜功能障碍、心包疾病、全身代谢异常、心肌毒性或浸润性疾病及多种类型的原发性和继发性心肌病。

在心力衰竭患者中，左心室射血分数影响治疗决策（Ponikowski 等，2016；Yancy 等，2017；NHFA CSANZ Heart Failure Guidelines Working Group 等，2018）。心力衰竭分为两种类型：收缩性心力衰竭，也称为射血分数降低的心力衰竭（HF with reduced ejection fraction，HFrEF）；舒张性心力衰竭，或者射血分数保留的心力衰竭（HF with preserved ejection fraction，HFpEF）。尽管一些指南详细阐述了第三类，即具有中等射血分数的心力衰竭（HF with mid-range ejection fraction，HFmrEF），但其临床意义仍有待确定（Ponikowski 等，2016）。HFrEF 通常有典型的 HF 症状，射血分数低于 40%。HFpEF 也会引起典型的 HF 症状，但射血分数通常高于 50%。HFmrEF 的射血分数在 40%～50%。收缩型和舒张型的患病率大致相等，尽管 HFpEF 的比例可能在增加（Benjamin 等，2018）。

HF 的其他分类是按类别和分级列出，用于描述疾病的进展（表 91-1 和表 91-2）（Criteria Committee of the New York Heart Association，1964；Yancy 等，2013）。纽约心脏学会（New York Heart Association，NYHA）分级被广泛用于简要描述症状和功能状态，这两者都影响预后。

HF 是一种慢性进行性疾病，其特征是病程相对稳定，有时病情加重，可能需要住院治疗或导致死亡。它是美国联邦医疗保险受益人住院的主要原因，也是欧洲和澳大利亚住院人数增加的原因（Unroe 等，2011）。HF 加重住院与死亡风险增加相关；入院后 1 年的死亡率约为 30%。一半确诊为心力衰竭的患者

表 91-1　美国 NYHA 心功能分级

NYHA 分级	定　义
Ⅰ级	患者有心脏病，但日常活动量不受限制，一般体力活动不引起过度疲乏、心悸、气喘或心绞痛
Ⅱ级	心脏病患者的体力活动轻度受限制。休息时无自觉症状，一般体力活动引起过度疲乏、心悸、气喘或心绞痛
Ⅲ级	患者有心脏病，以致体力活动明显受限制。休息时无症状，但小于一般体力活动即可引起过度疲乏、心悸、气喘或心绞痛
Ⅳ级	心脏病患者不能从事任何体力活动，休息状态下也出现心力衰竭症状，体力活动后加重

经许可转载，改编自 Dolgin，M.，Association，N.Y.H.，Fox，A.C.，Gorlin，R.，Levin，R.I.，New York Heart Association Criteria Committee.Nomenclature and criteria for diagnosis of diseases of the heart and great vessels.9th ed.Boston，USA：Lippincott Williams and Wilkins.March 1，1994.Copyright ©1994 American Heart Association，Inc.https://www.heart.org/en/health-topics/heart-failure/what-is-heart-failure/classes-of-heart-failure.Original source：Criteria Committee，New York Heart Association，Inc.Diseases of the Heart and Blood Vessels.Nomenclature and Criteria for Diagnosis，6th ed.Boston.USA：Little，Brown and Co.1964，p 114.

表 91-2　ACC/AHA 心力衰竭分级指南

ACC/AHA 分级	定　义
A 级	存在心力衰竭危险因素，但无心脏病和症状
B 级	存在心脏病，但没有症状（症状出现前心脏结构变化）
C 级	存在结构性心脏病并出现症状
D 级	晚期心脏病伴持续心力衰竭症状，需要积极的药物治疗

ACC. 美国心脏病学会；AHA. 美国心脏学会
经许可转载，改编自 Yancy，C.W.et al.(2013).2013 ACCF/AHA guideline for the management of heart failure：a report of the American College of Cardiology Foundation/American Heart Association Task Force on Practice Guidelines.J Am Coll Cardiol.15：62(16)：e147-239.DOI：10.1016/j.jacc.2013.05.019.

在确诊后5年内死亡，其预后比许多癌症更差（Stewart 等，2001；Mamas 等，2017）。1/3 到一半的患者突然死亡，与 HF 分类无关；HFrEF 比 HFpEF 更常见猝死（Psotka 和 Teerlink，2013）。这种猝死的风险使得从最初诊断 HF 开始就有必要讨论医疗倾向。

HF 治疗可延长生存期并改善生活质量（Yancy 等，2013；Ponikowski 等，2016；NHFA CSANZ Heart Failure Guidelines Working Group 等，2018）。大多数患者对药物治疗有反应，一些患者适合心力衰竭特定的植入治疗，如心脏再同步治疗（cardiac resynchronization therapy，CRT）、使用双心室起搏器、植入型心律转复除颤器（implantable cardioverter defibrillator，ICD）或左心室辅助装置（left ventricular assist devices，LVAD）。极少数人接受心脏移植（Lund 等，2017）。

最佳的药物治疗并不能消除与疾病相关的痛苦和负担。症状很常见，包括疼痛（41%～78%）、呼吸困难（60%～88%）、疲乏（69%～82%）和抑郁（9%～56%）（Levenson 等，2000；Pantilat 和 Steimle，2004；Bekelman 等，2009；Pantilat 等，2012）。可以降低猝死发生率的干预措施如 ICD 等，可能会增加出现衰弱症状的患者比例（Stevenson 和 Stevenson，2001；Heidenreich 等，2002）。

植入式心脏设备可以延长寿命，但这些植入设备也与疾病负担相关（Tang 等，2010）。早期咨询 HF 专家以确保设备的使用决策在医学上恰当并符合患者的价值观和目标尤其重要（Allen 等，2012）。以患者为中心的决策辅助工具可能有助于这一过程。

HF 具有慢性、高发病率和高死亡率的特点，各阶段均存在猝死，以及具有显著负担的干预措施的可用性，使得将姑息治疗纳入 HF 疾病管理势在必行（Pantilat 和 Steimle，2004；Davidson 等，2007；Psotka 等，2017）。世界各地心脏病学会制订的指南认可了在提供最佳医疗治疗的同时提供姑息治疗的方法（Selman 等，2007a，2007b；Bekelman 等，2011；Yancy 等，2013；Ponikowski 等，2016；Kavalieratos 等，2017）。心脏病专家和初级保健临床医生可能是疾病病程早期的姑息治疗提供者。例如，对于 NYHA Ⅰ级心力衰竭患者，在晚期心力衰竭阶段姑息治疗专家的定期参与，尤其是在难治性症状或复杂决策的情况下，可能会提高护理质量（Rogers 等，2017；Bekelman 等，2018）。

将专科姑息治疗纳入 HF 管理因若干潜在的障碍而变得复杂化（Selman 等，2007b）。第一，心力衰竭患者的预后具有挑战性（Allen 等，2008），心脏病学家认为姑息治疗专家在相对更晚期的疾病中发挥作用，因此，他们可能会因为对疾病严重程度盲目乐观的态度而推迟咨询。第二，相对而言，一些心脏病专家误认为姑息治疗仅仅是生命末期照护，除非患者被认为即将死亡，否则他们可能不愿意咨询姑息治疗专家。第三，心脏病专家可能会担心，姑息治疗专家缺乏 HF 治疗的核心知识，因此可能会无意中劝阻所需的治疗。第四，其他专家参与复杂的心力衰竭患者的治疗可能会让整合心脏病学和姑息治疗最佳实践工作变得复杂化。第五，卫生保健系统往往缺乏 HF 患者的姑息治疗服务，也未能充分协调以提供同步治疗。

姑息治疗专家应该努力克服这些障碍。重要的策略包括继续宣教 HF 疾病轨迹和管理，努力与心脏病学同事建立良好的持续合作关系，参与调整医疗保健系统，以满足 HF 患者及其家人的需求。

二、心力衰竭疾病的管理：最佳药物治疗和干预

对于姑息治疗专家来说，了解心力衰竭的管理至关重要，这可以帮助患者延长寿命，避免住院治疗，并实现更好的生活质量。与晚期癌症患者相比，心力衰竭患者通常会继续进行疾病修正治疗，直到接近死亡。心力衰竭治疗的结束会增加患者的风险，取消治疗处方需要对患者的获益和负担进行仔细评估。在生命即将结束时，适当停用不影响心脏功能或症状的药物可能是合适的。例如，可以停用抗凝

血药，特别是当过度抗凝的风险随着器官衰竭而增加时。

姑息治疗临床医生必须了解潜在可逆性心脏病变的干预措施，并能够与患者和家属讨论这些问题。例如，使用经皮或外科技术进行血运重建和瓣膜修复可以改善心脏功能，并可使症状得到显著改善。考虑到这些治疗的复杂性，如果所有晚期心力衰竭患者都被转诊给心力衰竭专家将是理想的；通过咨询，心力衰竭专家有望能够最大限度地利用药物治疗，并确定其他干预措施是否有益。

在推荐心力衰竭的侵入性治疗时，必须考虑风险、获益和负担，患者及其家属必须获得准确的信息以做出理智的决定。无论患者在何种环境下接受姑息治疗，了解 HF 干预措施将有助于姑息治疗专家最好地帮助患者，并与其他临床医生有效合作。

（一）射血分数降低性心力衰竭的药物治疗

HFrEF 治疗的基础是使用以下药物：①血管紧张素转换酶抑制药（angiotensin-converting enzyme inhibitor，ACEI）、血管紧张素受体拮抗药（angiotensin receptor blocker，ARB）或血管紧张素受体脑啡肽酶抑制药（angiotensin receptor-neprilysin inhibitor，ARNI）；②对心力衰竭患者有效的 β 受体拮抗药；③盐皮质激素拮抗药（表 91-3）。这些药物通常可以减缓心功能障碍的进展，并可促进心功能的改善或恢复，以及降低死亡率和预防住院（Heart Failure Society of America 等，2010；Yancy 等，2013；Ponikowski 等，2016）。利尿药也是不可或缺的，因为它能够减少液体潴留和充血，即使从未进行过检测其对死亡率影响的安慰剂对照试验，并且这种试验不太可能进行（Yancy 等，2013；Ponikowski 等，2016）。其他药物，包括地高辛、伊伐布雷定、托伐普坦，以及肼屈嗪和长效硝酸盐的血管扩张药组合，在 HF 患者亚组中发挥作用（Yancy 等，2013；Ponikowski 等，2016；Psotka 和 Teerlink，2016）。

虽然神经激素拮抗药是为了延长寿命而开始使用的，但它们同时也能缓解症状，减少住院次数，改善功能状态。因此，它们也适用于病程的晚期，通常持续到生命结束，或者只要患者能够一直口服药物。

考虑到晚期心力衰竭最佳医疗管理的复杂性，此类患者应转诊给心力衰竭专家。这种类型的护理在世界上大部分地区都不具备，甚至在发达国家，大多数心力衰竭患者都是由初级保健临床医生，而不是心脏病专家或心力衰竭专家治疗。尽管如此，如果有可能，特别是当患者出现难治性症状时，姑息治疗专家应该认识到转诊给心力衰竭专家的潜在价值。

1. *利尿药* HF 可表现为液体潴留和（或）低心排血量的症状，如疲乏、呼吸困难和精神状态改变。液体潴留可引起水肿、腹胀、早饱、恶心和肺充血导致的呼吸困难。利尿药治疗可以清除过量液体对缓解症状至关重要（Yancy 等，2013,2018；Ponikowski 等，2016）。噻嗪类利尿药在轻度心力衰竭患者中能令人满意地维持正常血容量，但襻利尿药如呋塞米可引起更强的利尿，通常在心力衰竭恶化时需要使用（Yancy 等，2013；Ponikowski 等，2016；NHFA CSANZ Heart Failure Guidelines Working Group 等，2018）。

利尿药可口服，但肠道水肿可损害其生物利用度。最常用的襻利尿药呋塞米特别受肠道水肿的影响，如果需要口服治疗，可能需要替代药物，如布美他尼或托拉塞米，或者加用噻嗪类利尿药。在医院环境中，通常静脉使用襻利尿药以确保生物利用度并促进快速起效。联合使用多种利尿药的做法可称为序贯肾单位阻断；它是门诊的一种选择，有效地调动液体，但与低钠血症和低钾血症的高发生率相关。静脉注射利尿药可以在家里或在急诊室进行，这可能有助于避免急性容量负荷过大住院。利尿药可持续使用至死亡，但对于不再饮水或排尿次数增加引起不适感的患者，可减少剂量或停止使用利尿药。

在任何时候，正确的利尿药剂量是能够维持正常血容量的剂量。液体潴留因饮食和环境因素而异，利尿药剂量应灵活调整，以适应疾病严重程度、体重、症状和肾功能的变化；清除多余液体所需的剂量通常高于长期维持正常血容量所需的剂量。通常，患者可以根据每天自我监测来调整剂量。例如，患者每天早上第一件事就是称体重，当他们的体重大大超过基础体重（通常是 2～3 磅或 1kg）时，他们可以每天服用额外剂量的利尿药，直到他们恢复到基础体重。

2. *ACEI、ARB、ARNI 和肼屈嗪 - 二硝酸异山梨酯* ACEI 可以阻断肺血管系统中血管紧张素 Ⅰ 转化为血管紧张素 Ⅱ，从而抑制肾素 - 血管紧张素 - 醛固酮系统。这种活性降低小动脉阻力，增加静脉容量及心输出量，肾血管阻力降低，尿钠排泄增多。多项研究证实，这些药物在收缩性心力衰竭的管理中是必不可少的。它们通过增强前向血流量来改善症状，通过神经激素阻断来改善心室重构，并

表 91-3　根据 NYHA 分级的射血分数降低性心力衰竭（左心室射血分数<40%）药物的适当性及其对关键结局的影响

药　物	NYHA Ⅰ级	NYHA Ⅱ级	NYHA Ⅲ级	NYHA Ⅳ级	生存期	入　院	功能状态
利尿药	+	+	+	+	?	↓	↑
血管紧张素转换酶抑制药或血管紧张素受体拮抗药	+	+	+	+	↑	↓	↑
血管紧张素受体脑啡肽酶抑制药	X	+	+	+	↑	↓	↑
β 受体拮抗药	+	+	+	+	↑	↓	↑
盐皮质激素受体拮抗药	X	+	+	+	↑	↓	↑
肼屈嗪与硝酸异山梨酯	X	X	+	+	↑	↓	↑
地高辛	X	X	+	+	↔	↓	↑
伊伐布雷定 [a]	X	+	+	X	↔	↓	↑

X. 无证据；+. 受益证据；↑. 改善 / 增加；↓. 恶化 / 减少；↔. 无影响

a. 无心房颤动

引自 Heart Failure Society of America et al.(2010).HFSA 2010 Comprehensive Heart Failure Practice Guideline.J Card Fail.16(6)：e1-194；Ponikowski，P.et al.(2016).2016 ESC Guidelines for the diagnosis and treatment of acute and chronic heart failure：The Task Force for the diagnosis and treatment of acute and chronic heart failure of the European Society of Cardiology(ESC).Developed with the special contribution of the Heart Failure Association(HFA) of the ESC.Eur Heart J.37(27)：2129-200；Yancy，C.W et al.(2017).2017 ACC/AHA/HFSA Focused Update of the 2013 ACCF/AHA Guideline for the Management of Heart Failure：A Report of the American College of Cardiology/American Heart Association Task Force on Clinical Practice Guidelines and the Heart Failure Society of America.Circulation.136(6):e137-e161；and Yancy，C.W.et al.(2013).2013 ACCF/AHA guideline for the management of heart failure：a report of the American College of Cardiology Foundation/American Heart Association Task Force on Practice Guidelines.J Am Coll Cardiol.15：62(16)：e147-239.

降低住院率和死亡率（National Heart Foundation of Australia and the Cardiac Society of Australia and New Zealand，2011）。

在无禁忌证的情况下，所有 HFrEF 患者都应接受 ACEI 治疗。一旦诊断为心力衰竭或心力衰竭加重，通常就开始使用利尿药。只要能够耐受，并且对血压或肾功能没有明显的不良影响，就可以持续服用直到生命结束。ACEI 一种相对罕见但普遍报道的不良反应是咳嗽，更严重的反应包括高钾血症、肾功能不全、过敏和血管水肿。虽然它们没有肾毒性，但它们会导致肌酸酐升高，通常是轻微的，不应停止继续使用。

对 ACEI 不耐受的患者应使用 ARB 治疗，ARB 已被证明对症状和死亡率有类似 ACEI 的影响。不鼓励同时给予 ACEI 和 ARB，因为会增加肾功能障碍和高钾血症的风险。尽管已经使用最大耐受剂量的 ACEI 或 ARB 治疗，但症状仍然存在的患者应过渡到目前唯一可用的 ARNI，即沙库巴曲缬沙坦。尽管该 ARNI 在死亡率、住院率和改善生活质量方面优于 ACEI（Yancy 等，2017），但其仍未得到充分利用。

因高钾血症、低血压或进行性肾功能不全而对 ACEI、ARB 和 ARNI 不耐受的患者应联合使用肼屈嗪和硝酸异山梨酯。这种组合的缺点是它需要每天 3 次服用 2 种药物，而 ACEI 和 ARB 通常每天服用 1～2 次。

3. β 受体拮抗药　β 受体拮抗药由于其急性负性肌力活性，历来被认为是 HF 的禁忌证。如果在急性失代偿期就开始使用，它们确实可能加重心力衰竭，但如果在患者病情稳定和血容量正常后开始使用，它们会阻断交感神经的激活，导致收缩功能障碍的进展，从而降低心肌收缩力。因此，它们现在是慢性 HFrEF 治疗的主要手段。临床试验发现，三种 β 受体拮抗药比索洛尔、卡维地洛和琥珀酸缓释美托洛尔可显著降低收缩性心力衰竭患者的死亡率和住院率（Yancy 等，2013；Ponikowski 等，2016；NHFA CSANZ Heart Failure Guidelines Working Group 等，2018）。

在大多数患者在心力衰竭加重期间应继续使用 β 受体拮抗药，已被证明即使是严重心力衰竭和 NYHA Ⅳ级症状的患者也可获益（Yancy 等，2013；Ponikowski 等，2016；NHFA CSANZ Heart Failure Guidelines Working Group 等，2018）。然而，如果病情程度加重、症状性低血压、心动过缓或晚期心力衰竭伴低灌注导致末端器官功能障碍，则可能需要减少或停药。与 ACEI、ARB 和 ARNI 一样，不能耐受β受体拮抗药的患者应考虑接受高级的心力衰竭治疗方法，如机械循环支持或心脏移植，并结合姑息治疗进行讨论（Yancy 等，2018）。

4. 盐皮质激素受体拮抗药　盐皮质激素受体拮抗药螺内酯和依普利酮阻断醛固酮。对于射血分数在 35%～40% 或以下的患者，它们可降低死亡率、预防住院、改善功能分级，并可减轻尽管使用受体阻滞药和 ACEI/ARB 但仍持续存在的症状（Yancy 等，2013；Ponikowski 等，2016；NHFA CSANZ Heart Failure Guidelines Working Group 等，2018）。与β受体拮抗药和 ACEI/ARB 联合使用的患者，完成了改善 C 期 HF 患者长期生存率的三联药物治疗。如果患者存在基础高钾血症或肌酐清除率低于 30ml/min，则不应使用盐皮质激素拮抗药；在治疗期间，监测高钾血症是很重要的。如果由螺内酯引起乳房发育问题，可改用依普利酮代替。

5. 地高辛和伊伐布雷定　地高辛可加入到 ACEI、利尿药和β受体拮抗药治疗收缩性心力衰竭的标准疗法中，以改善症状和减少住院。它不会延长生存期，当症状轻微或无症状或存在肾功能不全时，不应使用。为了降低风险，应以低剂量使用。当治疗目标是姑息治疗时，地高辛可以发挥作用，特别是由于它不会降低血压，所以可用于低血压患者。

伊伐布雷定与地高辛一样，被用于 HFrEF 的管理，以减少那些尽管采用了其他最大程度的治疗，但仍有持续症状和心率升高患者的住院治疗（Ponikowski 等，2016；Psotka 和 Teerlink，2016；Yancy 等，2017）。如果存在心房颤动，则无效，并且不会延长生存期。

（二）舒张性心力衰竭的药物治疗

迄今为止，还没有明确发现药物能降低 HFpEF 的死亡率和发病率。尽管存在争议，但常规处方螺内酯是基于一项试验，该试验表明可以减少住院和死亡率（Pitt 等，2014；Pfeffer 等，2015）。需要提供其他治疗以解决伴随症状和合并症，如高血压、心律异常、缺血和水肿。这种方法通常导致类似于治疗 HFrEF 的方式而使用襻利尿药、受体拮抗药和 ACEI，尽管在滴定、剂量或药物选择的速率和顺序上可能存在差异。

（三）静脉正性肌力药物的作用

静脉注射米力农或多巴酚丁胺等正性肌力药可改善心功能，缓解心力衰竭相关症状（Nizamic 等，2018）。这些药物通常用于因低心排量而在 HF 加重期间出现低血压的住院患者，同时需要调整其他治疗以优化医疗管理。理想情况下，这些药物中的一种在监测的环境下很短期使用，然后随着心脏功能的改善而逐渐减少并停止使用。尽可能避免长期使用，因其会增加并发症和猝死的风险。如果剂量逐渐减少导致复发性低血压，并且没有先进的治疗方案，如 LVAD 或心脏移植机械循环支持，则可以考虑长期姑息治疗以减轻症状（Nizamic 等，2018）。依赖静脉正性肌力药物表明预后很差，接受这种方式意味着接受并发症和死亡风险的增加，缓解症状并可能离院（Hauptman 等，2006）。可能需要姑息治疗专家协助安排患者在门诊输注静脉正性肌力药；在美国，许多家庭保健、家庭输液和安宁疗护机构都可以提供这些治疗。

（四）心力衰竭患者应避免使用的药物

由于与疾病相关的潜在代谢和血流动力学障碍、其合并症和药物不良反应，晚期心力衰竭患者应谨慎使用所有类型的药物。一些通常用于姑息治疗的药物应完全避免使用，或者极其谨慎地使用，因为它们可能会恶化液体潴留或心律失常。例如，非甾体抗炎药物，包括选择性 COX-2 抑制药，可导致液体潴留、容量负荷过重、肾功能障碍和心力衰竭加重。对乙酰氨基酚通常被认为是安全的。用于糖尿病治疗的噻唑烷二酮类药物也会导致液体潴留，应避免使用，而其他抗高血糖药物，包括 SGLT-2 抑制药和 GLP-1 受体拮抗药，可能会降低 HF 死亡率和住院率（Sharma 等，2018）。许多药物可能影响 QTc 间期，导致诱发心律失常，如美沙酮、三环类抗抑郁药、文拉法辛等；文拉法辛也可能引起高血压。心力衰竭患者应谨慎使用所有这些药物（Krantz 等，2009）。如果治疗的目标仅仅是姑息治疗，患者可以在知情的情况下选择使用这些药物，并接受以小风险换取更好的症状控制。

（五）非药物疾病管理

非药物疾病管理通常建议 HF 患者适度限制钠摄入量（每天<2～3g），以缓解容量过载，并可能减少利尿药的剂量（Yancy 等，2013）。然而，几乎没有证据支持这种普遍做法；研究得出了相互矛盾的结果，在某些情况下，低钠摄入量与危害相关（Konerman 和 Hummel，2014；Doukky 等，2016）。在姑息治疗

环境中，患者可以合理地选择放弃这一限制。每天液体限制在 1.5～2L 较少引起争议，尤其是容易出现低钠血症或疾病晚期的患者。

运动训练可以提高生存率，减轻症状负担，提高功能状态，减少住院，改善抑郁症（Flynn 等，2009）。尽管某些运动干预对晚期心力衰竭患者来说可能过于剧烈，但应鼓励所有患者尽可能积极活动，以保持其最大可能的功能状态。

（六）植入式设备和程序性干预

植入式设备和程序性干预的使用是 HF 疾病管理的一个快迅速发展的领域。这些治疗有风险也有好处，姑息治疗专家应该了解每一项干预措施，以帮助患者做出理智的决定，并在生命接近终点时管理这些设备。以下信息为姑息治疗专家提供了背景信息，但没有提供明确的适应证和方案。姑息治疗专家应与 HF 专家和置入这些设备的人员密切合作。

1. *植入式心脏除颤器* ICD 是一种带有植入电池和类似心脏起搏器的有导线的设备，它可以识别室性心律失常并通过除颤来治疗。如果需要，这些设备都有相应的起搏功能来治疗心动过缓。仅在美国，每月就有超过 1 万例置入手术。在接受了至少 3 个月的最佳药物治疗的情况下，置入 ICD 仍能降低先前复苏骤停患者、特定的 HFrEF 患者及持续低射血分数（≤35%）患者的猝死风险（Yancy 等，2013；Ponikowski 等，2016；NHFA CSANZ Heart Failure Guidelines Working Group 等，2018）。

当发生危及生命的心律失常时，ICD 非常有效。一项研究表明，每置入 100 个设备，在 5 年内平均可以避免 7 例死亡（Bardy 等，2005）。这一好处是相对的，考虑到猝死与更长时间死亡的潜在交换，以及 ICD 不能改善生活质量的事实，一些符合置入条件的患者会选择放弃置入。对于一些生活质量较差，或者患有其他会缩短生存期的合并症的人来说，避免心源性猝死可能不是优先事项；对于其他人来说，猝死优于心力衰竭症状进行性恶化而导致的死亡。对于另一些进行性心力衰竭伴症状恶化的患者，猝死可能是更适合的结局。

当患者选择使用 ICD 时，应该告知他们，如果病情恶化和治疗目标发生变化时，设备可以关闭。如果患者愿意，姑息治疗的临床医生应该有一个关闭 ICD 的明确计划。为了避免主动死亡阶段的遭受痛苦的电击，这可能会给患者和家属带来痛苦，还应该制订一项计划，讨论并建议在生命即将结束时停止使用该设备（Goldstein 等，2004；Russo，2011）。尽管 ICD 放电在生命结束时可能不常见，因为它们是由室性心动过速触发的，而不是在患者死亡时更常见的心动过缓，但有关停用设备的咨询是优质护理的标志（Bonow 等，2012）。

姑息治疗专家应该能够讨论 ICD 停用的技术和影响。停用 ICD 和起搏器既简单又无创，可以在几分钟内由训练有素的技术人员或临床医生在程控仪上完成。姑息治疗专家应有明确的程序来终止 ICD，包括与心脏病治疗专家和设备代表合作，他们可以协助终止（Lampert 等，2010）。在缺乏电生理学专业知识的医疗机构中，或者当患者在家且病情严重而不能来就诊时，设备公司的代表可能会将程控仪带到患者身边，并在治疗医生的指导下向现场人员（如家庭安宁疗护护士）提供技术援助（Lampert 等，2010）。如果这种方式不能实现，安宁疗护护士或其他临床医生可以携带一个简单的磁铁，当磁铁放在设备上时，它将禁用除颤功能。

停用 ICD 除颤功能会引起患者的焦虑，因为他们认为这个功能有可能挽救生命。提前解释这些担忧可以缓解这种焦虑。一些患者可能会选择取消 ICD 的某些功能，保留其他功能。慢性心动过缓和抗心动过缓起搏可以延长生命，但不会引起任何症状，可以继续使用，而除颤功能可以停止。这些方案的选择取决于患者的目标。对于依赖心脏起搏器的患者，在关闭起搏器后可能会立即死亡，如果是部分依赖，则可能需要更长的时间。患者及其家属应该为这些可能性做好准备，并在需要时准备好适当的计划。ICD 停用，特别是当它可能导致立即死亡时，可能会使一些从业者感到不舒服，应该向他们保证，如果应患者要求进行这种干预是合乎道德的（Lampert 等，2010）。

2. *心脏再同步化治疗* 在选定的患者中，使用双心室起搏器的 CRT 可以改善心室功能和症状，减缓 HF 进展，延长寿命（Yancy 等，2013；Ponikowski 等，2016；NHFA CSANZ Heart Failure Guidelines Working Group 等，2018）。当电传导受损导致协调障碍和心排血量减少时，CRT 同步左心室左右两侧的收缩。左心室射血分数持续较低，NYHA Ⅱ～Ⅳ级症状，心电图证据显示左心室不同步，伴有完全性左束支传导阻滞的患者最能获益。CRT 设备经常与 ICD 结合使用。

3. *植入式心室辅助装置* LVAD 通过手术连接到左心室并将血液泵入主动脉（图 91-1）。套管（传动系统）从身体出来，将 LVAD 连接到控制装置和电池。虽然 LVAD 可以放置在右心室并连接到肺循环，但这种方法并不常用，并且并发症发生率较高。早期设备是脉动式的，目前只置入第二代和第三代连续流式设备，而最新的 HeartMate3 ™与前几代相比，具有更好的耐用性且无并发症（Mehra 等，2018）。在过去 10 年中，在美国有超过 2 万多个设备被置入，每年置入 2500 多个设备（Kirklin 等，2017）。

在最初开发时，LVAD 仅用于等待心脏移植的患者，作为“移植的桥梁（bridge to transplantation，BTT）”。随着时间的推移，这些设备被用于持续的 HF 治疗，被称为“目的地治疗（destination therapy，DT）”。2008—2012 年，在美国置入的 LVAD 中，只有 45% 是作为 BTT 战略的一部分；在 2013—2016 年期间，这一比例下降至 36%（Kirklin 等，2017）。与接受 BTT 方法的患者相比，接受 DT 治疗的患者往往年龄更大，症状更严重，合并症更多和近期死亡风险更高。

姑息治疗专家越来越可能与心脏病专家协调治疗 DT 和 BTT 中 LVAD 患者。患者及其家属应为潜在的不良事件做好准备，包括出血、传动系统感染、血栓形成、栓塞性脑卒中、设备故障和死亡。应向患者和护理人员保证，如果生活质量变得太差，可以停止 LVAD。他们还应被告知，现代 LVAD 患者目前的 1 年生存率约为 90%，2 年生存率约为 80%，但在置入时处于急性心源性休克的患者存活率可能会更差（Mehra 等，2018）。一些患者，特别是晚期多系统器官衰竭的患者，病情非常严重，可能无法从机械循环支持中获益。

姑息治疗专家可能会被要求协助患者决定关闭设备，或者帮助主要团队处理并发症。制订解决特定并发症和关闭设备的协议是很有价值的。在一项对 20 名能够参与决策的 LVAD 患者（DT）的研究中，17 名患者选择关闭设备（Brush 等，2010）。LVAD 失活的最常见原因是新的或恶化的医疗状况，如败血症、感染、癌症和肾衰竭。对于所有 20 例患者，从关闭 LVAD 到死亡的时间不到 20min，大多数患者在家中死亡。了解停用 LVAD 的过程，并计划管理呼吸困难等症状，可以减轻焦虑，并为患者和护理人员提供支持。制订一个明确的计划来管理设备故障时的症状，对于确保患者的舒适和尊严也是至关重要的（Maciver 和 Ross，2005）。虽然没有专门研究，但使用阿片类药物治疗呼吸困难和苯二氮䓬类药物治疗焦虑是恰当的，就像其他疾病在生命末期情况

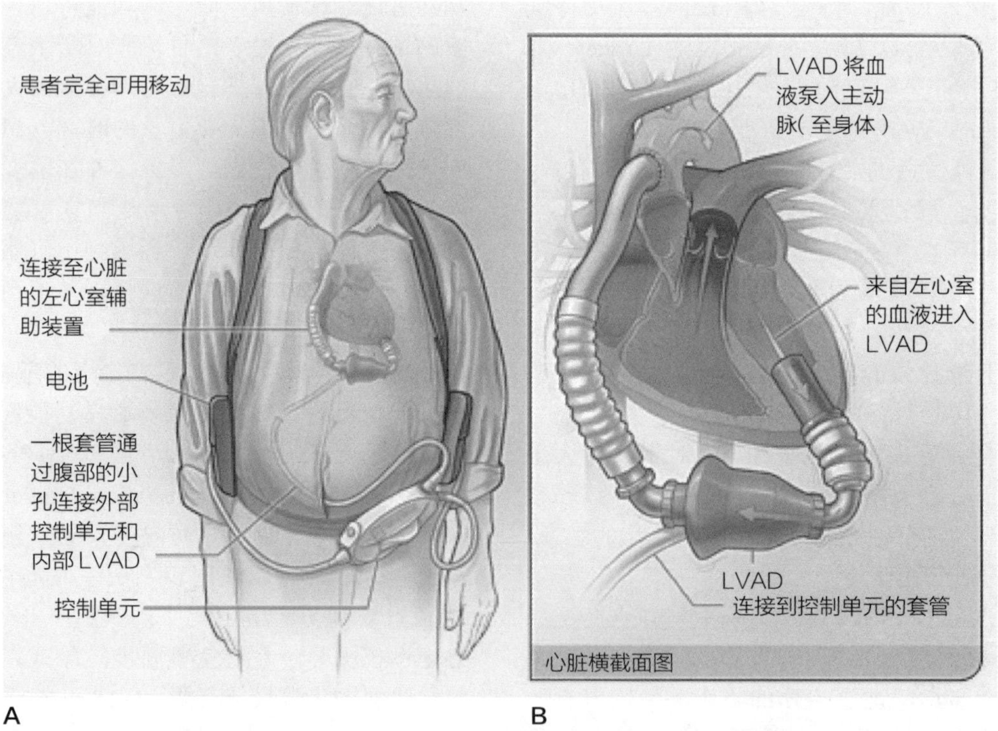

▲ 图 91-1　使用左心室辅助装置的患者。泵被置入胸腔，连接到控制单元的套管从体内引出

引 自 National Heart，Lung and Blood Institute（2012）.What Is a Ventricular Assist Device? U.S.Department of Health and Human Services. http：//www.nhlbi.nih.gov/health/health-topics/topics/vad/

下使用这些药物一样。

（七）心脏移植治疗

心力衰竭的手术方法包括心脏瓣膜置换术、心肌血供重建和心脏移植。移植仍然是治疗晚期心力衰竭的金标准疗法。由于管理和免疫抑制方案的改善，当前时代移植后的中位生存期＞12 年（Lund 等，2017）。不幸的是，心脏供体资源非常有限，因此该手术只选择最理想的患者（Lund 等，2017）。心脏移植或其他变革性较小的手术患者最好采用包括症状管理在内的姑息治疗。

三、心力衰竭症状的管理

疼痛、呼吸困难和疲乏等症状在 HF 患者中非常普遍（McCarthy 等，1996；Levenson 等，2000；Bekelman 等，2009；Pantilat 等，2012）。症状可能是由 HF 本身引起的，也可能是由心力衰竭患者常见的共病引起，如骨关节炎、腰痛、慢性肺病和糖尿病。由 ACC、AHA 和美国医学会联合制订和发布的指南将症状管理作为向 HF 患者提供照护质量的关键衡量标准（Bonow 等，2012）。许多心脏病专家没有接受过症状管理方面的培训，姑息治疗专家在管理这些患者的痛苦症状方面发挥着关键作用。

（一）疼痛

高达 78% 的 HF 患者存在疼痛（Pantilat 等，2012）。疼痛可由心脏病（如心绞痛）、合并症（如周围神经病变或背痛）或干预措施（如植入物和心脏手术）引起。目前还没有针对心力衰竭患者疼痛治疗的随机试验，考虑到 HF 和其他严重疾病之间的共性，用于癌症疼痛管理的方法同样适用于 HF 患者，但有几点需要注意。应避免使用低剂量阿司匹林以外的非甾体抗炎药物以降低液体潴留的风险，应谨慎使用可延长 QTc 间期的药物，如美沙酮、文拉法辛和三环抗抑郁药。此外，药物治疗是晚期心力衰竭疼痛的主要治疗手段，阿片类药物是中 - 重度疼痛的首选药物。阿片类药物和所谓的辅助镇痛药的使用是以广泛发表的癌症疼痛管理的经验为指导。

（二）呼吸困难

对于 HF 患者来说，呼吸困难是一种令人恐惧和痛苦的症状（见第 58 章）。当由 HF 引起时，通常是由于瘀血，导致急性和慢性的肺水肿和胸腔积液，或骨骼肌功能障碍。制订一个有明确指导的计划来管理呼吸困难的发作是姑息治疗专家的一项关键任务，这可以减少对急诊科的依赖。

在医院，肺水肿引起的急性呼吸困难通常采用静脉注射利尿药、补充氧气和口服硝酸盐治疗。阿片类药物可能有用，应以低剂量开始，并在需要时缓慢增加。虽然缺乏有效性的研究，但类似的方法可以应用于门诊，包括在家中。治疗可能包括口服利尿药（如呋塞米）、口服阿片类药物和硝酸盐（如舌下含服硝酸甘油）。为患者和护理人员提供包括服用哪种药物、剂量和频率如何计算的方法，以及何时呼救的明确指示，可能会让患者避免去急诊室。

通过最佳的医疗管理，包括利尿药滴定，可减少慢性呼吸困难和急性发作的频率。低剂量阿片类药物对慢性呼吸困难有效且安全（Barnes 等，2016），吸氧对缺氧患者有帮助。非药物方法，如运动，也很重要，呼吸困难和焦虑的复杂相互作用表明，如放松和呼吸练习等策略的实用性。患者和护理人员应警惕肺水肿增加的迹象，包括体重增加、端坐呼吸和运动时呼吸困难恶化，并应制订计划以服用额外剂量的利尿药。如果符合患者意愿和护理目标，在最佳医疗管理下仍持续有大量胸腔积液可进行胸腔穿术引流。如前所述，尽管心力衰竭患者经历了最佳医疗管理和阿片类药物治疗，但难治性呼吸困难的患者可能适合家庭静脉注射正性肌力药，但应仔细考虑这种方法的负担和风险。

（三）水肿

慢性下肢水肿会疼痛，有时会自发性出水。向患者及其家属解释和安抚很重要。限制液体和盐的摄入，调整利尿药，腿部抬高，伤口和水疱用绷带包扎和包裹可以减轻症状。在某些情况下，睾丸水肿可能很严重，应获得适当的支撑装置使患者感到舒适。

（四）疲乏

高达 82% 的 HF 患者存在疲乏。HF 的最佳医疗管理可改善疲乏。其他方法尚未在 HF 人群中进行测试，但是它们是安全的，可以考虑。这些方法包括保存体力的认知技术（如通过起搏）和康复方法、专用设备（如淋浴椅）和治疗性运动。精神兴奋药的潜在风险限制了其使用，但一项相当于 2 杯咖啡剂量的咖啡因试验表明，如果相关因素可以控制，这种方法可能对运动耐受性有限的 HF 患者有作用（Notarius 等，2006）。

HF 人群中阻塞性睡眠呼吸暂停的患病率与年龄匹配的普通人群相当（2%～10%）。心力衰竭患者的阻塞性睡眠呼吸暂停可加重疲乏，这为治疗提供了一个方向。与肥胖或难治性高血压相关的疲乏应引起警惕并进行排查。如果发现阻塞性睡眠呼吸暂停，持续气道正压通气治疗可改善生活质量。与普通人群相比，晚期心力衰竭患者更可能出现中枢性睡眠呼吸暂停，但不幸的是，对这些患者进行持续气道正压通气治疗的试验没有发现益处（Bradley 等，2005）。疲乏也可能与贫血有关，但通过输血或促红细胞生成素纠正慢性疾病贫血的风险太大，不建议使用。

（五）抑郁症

多达一半的 HF 患者有抑郁症状，而抑郁与疲乏、生活质量差、再入院和死亡率增加相关（Bekelman 等，2009；Johnson 等，2012；Pantilat 等，2012；Rollman 等，2012）。尽管舍曲林的随机试验结果为阴性，但抑郁症患者预计像其他患者一样会对治疗产生反应，并应进行相应的治疗（O'Connor 等，2010），通常是选择性血清素再摄取抑制药。三环类抗抑郁药与心动过速和心律失常有关，应避免使用（Rajeswaran 等，2018）。认知行为疗法、运动训练和太极也已被证明可以减少 HF 患者的抑郁症状（Blumenthal 等，2012；Redwine 等，2012；Jeyanantham 等，2017）。特别推荐运动训练，因为它有减少疲乏的作用。

四、预后

HF 人群的预后预测具有挑战性（Allen 等，2017）。HFrEF 和 HFpEF 患者首次入院后的中位生存期仅为 5 年（Stewart 等，2001；Mamas 等，2017）。然而，根据危险因素和合并症，预后差异很大。较差的预后与较高的 NYHA 分级、体重减轻/恶病质、高龄、反复入院、低钠血症、低血压、功能状态下降、虚弱、慢性阻塞性肺疾病和终末期肾脏疾病等共病相关。具有 NYHA Ⅰ级/Ⅱ级症状、ICD 和合并症少的更年轻的患者对药物反应良好，其年死亡率可能为 3%，尽管采用了最佳治疗，但 NYHAⅣ级患者的年死亡率可能高于 70%（Moss 等，2009）。

有许多指标有助于 HF 患者的预后预测，但大多数指标过于复杂，难以在床边使用（Allen 等，2017）。西雅图心力衰竭模型和 MAGGIC 风险计算器（Levy 等，2006）使用现有的临床信息计算，包括人口统计学、治疗方法和实验室指标进行计算。这 2 项在线课程都很容易获得。英国制订的金标准框架预后指标指南更易于在床边使用，它包含完善的预后标准，包括 NYHAⅢ级或Ⅳ级，对所谓的意外问题（“如果该患者在未来 12 个月内死亡，你会感到惊讶吗？”）的积极回应，因 HF 症状反复入院，以及尽管优化了耐受性治疗但患者仍有痛苦的身体或心理症状。

虽然这些指标不能准确预测 1 年死亡率（Allen 等，2017），但它们可以用于针对转诊到专业姑息治疗的 HF 患者，并为患者、护理人员和临床医生规划未来提供指导。虽然这些指标缺乏敏感性和特异性，但不应成为阻碍姑息治疗专家与患者分享他们所掌握的关于预后的最佳信息，包括死亡可能突然发生的事实。

五、预立医疗照护计划

姑息治疗的一个关键因素是关于护理计划的有效沟通，旨在尊重患者的价值观和偏好，减轻痛苦，并降低无效治疗的风险（Pantilat 和 Steimle，2004；Davidson，2007）。预立医疗照护计划是一种以患者为中心的沟通过程，允许患者及其家属参与有关其未来护理的讨论（Sudore 等，2017）。ACP 过程包括患者对护理的价值观和偏好的讨论，以及信息的共享，允许对维持生命和延长生命的治疗做出理智的决定。ACP 讨论对卫生专业人员和患者都具有挑战性（Bischoff 等，2018），为进行讨论，HF 患者可转介给姑息治疗专家。ACP 讨论应在患者病情稳定时尽早开始（Stevenson 和 Stevenson，2001；Davidson，2007）。

在置入心脏设备前，ACP 讨论尤为重要。ICD 可以预防猝死，增加进行性 HF 的风险。在置入前进行过 ACP 谈话的患者中，2/3 的人决定置入该装置，1/3 的人决定放弃。对于那些接受置入的患者，讨论可能需要考虑到停用或终止设备（Swetz 等，2011）。在生命末期停用 ICD 所引起的伦理和法律问题与停止或撤除其他维持生命的医疗干预所引起的问题类似。为了避免停用生命终止时设备放电的痛苦（Goldstein 等，2004），一些晚期 HF 患者可能希望停用 ICD。其他人则没有，这一事实强调了对预后和目标进行开放和敏感沟通的必要性。记录患者偏好的可靠机制对于确保患者的意愿得到尊重至关重要（Pantilat 和 Steimle，2004）。

六、社会心理支持

HF 患者及其护理者与其他严重疾病患者一样需要社会、心理、情感和精神方面的支持。全面的姑息治疗应解决所有这些问题。许多 HF 患者担心突然死亡，而那些有 ICD 和 LVAD 的患者可能担心 ICD 放电或 LVAD 失效。患者还可能担心急性呼吸困难和窒息。预见到这些担忧，诚实而富有同理心地讨论这些担忧，引发并回应问题和担忧，制订一个应对紧急情况的明确计划，为患者和护理者提供帮助可以缓解焦虑和减轻担忧。

七、设置和方法

医疗的设置和方法将在很大程度上取决于可用资源和筹资模式。在发达国家，需要考虑的原则可能包括获得心脏病学和姑息治疗方面的专业知识。理想情况下，专业姑息治疗服务的转诊应基于患者需求，而不是临床诊断或预后，并且在所有治疗环境中都应提供姑息治疗服务。在所有情况下，团队之间（初级保健、姑息专家、心脏病专家等）及学科之间（护士、医生、社会工作者、牧师、药剂师等）的合作最有可能促进对患者的最佳照护（Johnson 等，2012）。

自我监测项目可以帮助患者在家管理 HF。尽管有关于令人信服的计划有效性的数据（Chaudhry 等，2010），但临床经验总体上是有利的。它们通常包括让患者每天称体重，并根据体重增加或水肿症状调整利尿药。工作人员可以远程监测体重和症状。姑息治疗专家可以参与自我监测计划，以帮助管理痛苦症状和促进 ACP。

尽管专业姑息治疗 HF 的随机试验表明生活质量、精神健康、抑郁和焦虑均有改善（Rogers 等，2017; Bekelman 等，2018），调查数据表明，HF 患者的安宁疗护转诊不会对预期寿命产生负面影响（Connor 等，2007），美国的安宁疗护转诊仍然相对较低（National Hospice and Palliative Care Organization，2015），其他国家的姑息治疗未得到充分利用（Selman 等，2007a，2007b）。姑息治疗专家可以利用数据鼓励与心力衰竭专家进行更密切的合作，并强调地两种治疗共同开展的益处已被证实。

结论

随着最佳医疗管理和设备（包括 ICD、CRT 和 LVAD）的使用日益增多，HF 患者的生存率和生活质量可能会提高。与此同时，更多的改善疾病的干预措施带来了必须加以管理的挑战、担忧和期望。姑息治疗专家需要了解药物治疗和侵入性干预在维持 HF 患者生活质量和寿命方面的重要作用。确保 HF 得到最佳管理以缓解许多的症状，晚期患者可能有必要转诊给心力衰竭专家。姑息治疗应增强临床医生、患者和家属之间的有效沟通的能力，并应在症状管理方面提供更多选择。无论医疗的设置或模式如何，姑息治疗的关键原则都应指导综合治疗计划。在 HF 治疗中整合姑息治疗可以改善生活质量，减少痛苦和医疗成本，并提高医疗质量。

第92章　痴呆症

Dementia

Eric Widera　Shaida Talebreza　Rachelle E.Bernacki　著
马　克　李晓霞　译　　范　芸　校

美国精神病学协会重新标记了被归类为“痴呆症”的疾病状态，使用了新术语“主要神经认知障碍”（Ganguli 等，2011）。这一术语的创立是为了包括导致年轻人认知障碍的情况，这些情况通常不被归类为痴呆症，并承认“痴呆症”一词可以被一些人视为贬义词，因为它源自拉丁语中的精神错乱（Ganguli 等，2011）。可导致主要神经认知障碍的疾病包括阿尔茨海默病、额颞叶变性、路易体病、血管疾病、帕金森病、亨廷顿舞蹈症、创伤性脑损伤、HIV 感染、朊病毒病等。这些障碍符合严重神经认知障碍的诊断标准，包括：①通过患者或知情人的报告，证明与先前表现水平相比认知能力显著下降，并通过客观认知评估提供支持，如一个或多个认知领域（记忆、语言、执行功能、复杂注意力、学习、知觉运动或社会认知）的神经精神测试；②认知能力下降严重到影响日常活动的独立性，如支付账单、管理药物等；③其他精神疾病如抑郁或谵妄不能解释的认知缺陷。

2010 年，全世界痴呆症患者人数估计为 3560 万；到 2050 年，这一数字预计将达到 1.154 亿。通过诊断来看，痴呆症进展到晚期与显著的姑息治疗需求相关，包括处理高症状负担、频繁的护理转变及在生命末期时使用繁重的治疗。

一、痴呆症筛查

可以使用简单有效的筛查工具来筛查痴呆症，包括简易精神状态量表（Mini-Mental State Examination，MMSE）、MoCA 和迷你认知筛查（Mini-Cog）。虽然 MMSE 长期以来被认为是一个标准，但在检测认知障碍的早期阶段缺乏敏感性。MoCA（http：//www.mocatest.org）是一种简单有效的筛查工具，可免费获得，在检测轻度认知障碍和痴呆症方面具有很高的敏感性和特异性。Mini-Cog 通常可以在 3min 内完成，是一种有效的筛选工具，它结合了 3 项回忆测试和时钟绘制测试。如果患者不能回忆起所有三个项目，或者如果患者能回忆起一个或两个项目，并且有一个异常的时钟绘制，那么 Mini-Cog 筛查结果为阳性。

二、痴呆症的常见原因

（一）阿尔茨海默病

阿尔茨海默病是痴呆症最常见的病因，占所有痴呆症病例的 60%～80%。阿尔茨海默病的临床特征是记忆的缓慢进行性损害。尸检发现的特征性改变包括细胞外 β 淀粉样蛋白斑块的沉积，tau 蛋白过度磷酸化形成的神经细胞内神经原纤维缠结和神经元的丢失。虽然 β 淀粉样蛋白（Aβ）和过度磷酸化的 tau 蛋白缠结是标志性病变，但突触的丧失和随之而来的神经传递功能障碍与疾病严重程度更加直接相关（Rajmohan 和 Reddy，2017）。斑块和缠结是阿尔茨海默病和神经元死亡的介导物还是副产物仍存在争议（Querfurth 和 LaFerla，2010）。

（二）血管性痴呆

血管性痴呆是第二常见的痴呆类型。它是由缺血性或出血性脑血管病或缺血缺氧性脑损伤引起的。血管性痴呆有几种亚型。与慢性缺血相关的多发腔隙性梗死或深部白质改变可导致皮质下痴呆，通常发病隐匿，病程进展缓慢。多发皮质梗死通常发生在具有多种血管危险因素的患者中，并可能以“逐步”的方式进展，其特征是突然出现认知功能障碍，随后出现认知功能障碍稳定期。

（三）路易体痴呆

路易体痴呆（dementia with Lewy bodies，DLB）是痴呆症的第三大常见病因，占病例的 10%～25%。病理学上，它与异常的 α- 突触核蛋白团块（路易体）有关。

患者会经历缓慢进行性的认知功能下降，伴有生动的幻觉，帕金森病的运动特征，以及注意力和警觉性明显改变的认知波动。DLB 患者可能对抗精神病药物非常敏感，使用其中一种药物治疗可能会导致帕金森病的突然恶化、意识受损或恶性综合征。当帕金森病的运动特征出现在痴呆发病前超过 12 个月时，帕金森病伴痴呆症的诊断比 DLB 更合适。

（四）额颞叶痴呆

额颞叶痴呆的特征是额叶和（或）颞叶的局灶性退化。发病年龄通常比阿尔茨海默病年轻，患者年龄在 45—65 岁。额颞叶痴呆最常见的类型是行为变异型额颞叶痴呆，其特征是进行性人格改变，包括明显的行为去抑制或冷漠，以及在疾病早期出现的社会意识丧失。行为变异型额颞叶痴呆患者执行功能缺陷，但他们的记忆和视觉空间功能大多不受影响。然而，随着时间的推移，行为变异型额颞叶痴呆的情况会发展为更广泛的痴呆。

三、疾病自然史

虽然不同类型的痴呆症的早期表现不同，但大多数患者最初都会经历轻度认知障碍，这是指不符合痴呆症诊断标准的认知障碍。遗忘型轻度认知障碍可能代表了从正常衰老到早期阿尔茨海默病的过渡阶段，个体会出现临床可观察到的记忆障碍，但功能没有显著变化。随着时间的推移记忆障碍往往会恶化，最终干扰日常功能，这可能符合痴呆症的诊断标准。

随着时间的推移，不同类型痴呆症的患者经历了共同的特征。对帮助的需求增加，最终在日常生活活动中完全依赖帮助，如洗澡、穿衣和进食（Widera 等，2011）。在最晚期的痴呆症中，患者会失去独立行走、与他人交流、独立进食及控制大小便的能力。在生命的最后 1 年，持续重度残疾，日常生活的基本活动完全依赖是生命最后 1 年的主要功能轨迹（Gill 等，2010）。值得注意的是，认知和功能衰退的快速进展应该会增加痴呆症以外的其他情况发生的可能性（见第 74 章）。

痴呆症的进展可以根据疾病的严重程度分为几个阶段。标准化的认知评估工具，如 MoCA 或 MMSE，可用于严重程度分级，但它们缺乏重要的功能度量。应包括功能评估的综合严重程度等级，以更好地评定严重性。最常用的三种全球分级评估包括临床痴呆分级（Clinical Dementia Rating，CDR）量表、功能评估分期（Functional Assessment Staging，FAST）量表和总体衰退量表（Global Deterioration Scale，GDS）。CDR 评估记忆、定向、判断和解决问题、社区活动、家庭和爱好、个人护理方面的损害。CDR 范围为 0～3，得分为 3 表示疾病晚期。FAST 量表包括 7 个主要阶段，分为 16 个不同的亚阶段（表 92-1），第 7 阶段通常表示晚期痴呆。值得注意的是，FAST 评分对预后的可靠性有限。GDS 还将疾病过程分为七个阶段，将患者分为 1～7 级，7 级表示受损非常严重。

四、预后

死亡前发生的严重功能和认知损害的持续时间很长，因此很难确定晚期痴呆症的短期预后（Brauner 等，2000）。不同类型的痴呆症的症状和病程各不相同，因人而异。然而，长期预后是明确的。65 岁以上的患者在确诊阿尔茨海默病后平均存活 4～8 年，尽管个体间存在很大程度的异质性（Larson 等，2004）。对于晚期患者，短期生存不良的标志包括误吸、尿路感染、败血症、压疮、发热和体重减轻（Luchins 等，1997）。一项研究观察到，患有晚期痴呆和肺炎的护理院居民的 6 个月死亡率为 47%；发热患者和饮食问题患者的死亡率分别为 45% 和 39%（Mitchell 等，2009）。另一项研究报道，因肺炎或髋部骨折住院的晚期痴呆患者 6 个月死亡率超过 50%（Morrison 和 Siu，2000b）。这些数据表明，虽然晚期痴呆患者可以在严重的功能和认知能力下降的情况下存活很长时间，但他们也有可能发生突发、威胁生命的事件，如呼吸道和尿路感染。

表 92-1　功能评估分期总结

分　期	技　能
1	无主观或客观困难
2	投诉物品错位。主观识别单词困难
3	对同事来说，工作表现的困难显而易见。组织困难
4	日常生活工具性活动受损
5	需要帮助穿衣以适应天气或场合
6（a～e）	在无人协助的情况下穿衣、洗澡、如厕困难（阶段 6a～c）。偶尔或更频繁的尿失禁（6d）和大便失禁（6e）
7（a～f）	讲话限制在每天少于 6 个可理解单词（7a）至 1 个或更少（7b）。不能独立行走（7c）、无辅助情况下坐起（7d）、微笑（7e）和抬头（7f）

改编自 Reisberg, B. (1988). Functional assessment staging (FAST). Psychopharmacol Bull. 24(4):653–9.

尽管预后不佳，许多患者和家庭及一些医生并不认为痴呆症是一种“晚期疾病”，具有可识别的终末期病程。例如，医疗保健提供者对晚期痴呆症患者的预后过于乐观。在一项关于入住护理院的研究中，只有 1% 的人被认为预期寿命不到 6 个月，但 71% 的人在这段时间内死亡（Mitchell 等，2004）。将痴呆症视为绝症会显著影响晚期痴呆症患者的决策。一项研究发现，一个家庭将痴呆症视为“一种可能导致死亡的疾病”，这预示着患者在死亡过程中舒适度会更高（van der Steen 等，2013）。然而，在这项研究中，只有 43% 的家庭成员认为痴呆症是一种晚期疾病（van der Steen 等，2013）。最近的另一项研究发现，当代理人对晚期痴呆症患者预期寿命的估计短于 6 个月时，晚期痴呆症患者不太可能接受管饲、住院和肠外治疗等干预措施（Loizeau 等，2018）。

在美国，如果医生证明疾病的预期病程为 6 个月或更短，那些获政府保险（医疗保险或医疗补助）保障的患者可以接受安宁疗护服务，通常是在家中或护理院。安宁疗护准入指南主要基于患者是否达到 FAST 量表的 7 级，以及他们是否至少有一种并发症（误吸、上尿路感染、败血症、多发性 3～4 期溃疡、持续发热或 6 个月内体重下降 10%）（Luchins 等，1997）。尽管 FAST 标准预测的可靠性有限，而且观察到许多患者并没有按顺序遵循 FAST 阶段发展，但其仍被广泛使用。虽然已经开发了其他经过验证的模型来预测晚期痴呆症的生存率，但在预测 6 个月内死亡风险方面，其准确性仅略好（Yaffe，2010）。高级痴呆预后工具（Advanced Dementia Prognostic Tool，ADEPT）（Mitchell 等，2010）就是这样一种工具，旨在识别 6 个月内死亡风险较高的护理院内的阿尔茨海默病患者（http：//eprog-nosis.ucsf.edu/mitchell.php）。

五、死亡地点和多次周转

大多数晚期痴呆症患者在患病期间的某个时候都需要护理院级别的护理。这些患者中的许多人在护理院死亡。例如，美国的一项研究报道称，近一半（49%）的阿尔茨海默病医保患者死于护理院（Teno 等，2013）。

仅仅知道一个人的死亡地点可能并不能说明其在生命结束时得到的照护。美国晚期痴呆症患者在生命结束时接受安宁疗护的比例从 2000 年的 19.5% 增加到 2009 年的 48%，而接受极短安宁疗护（＜3 天）的患者比例增加 1 倍，从 5% 增加到 10%（Teno 等，2013）。此外，65% 的晚期痴呆患者在生命的最后 90 天内住院（10% 住院超过 3 次），22% 的患者在生命的最后 30 天内住在重症监护病房（Teno 等，2013）。每个死者的住院周转中位数从 2000 年的 2 次增加到 2009 年的 3 次（Teno 等，2013）。这些周转对照护者来说既昂贵又困难，反映了痴呆症患者在生命结束时可能经历的混乱和“轮换”效应。

六、照护费用

痴呆症给患者、家庭成员和社会造成了巨大的经济负担。在美国，2010 年痴呆症的总成本估计在 1570 亿～2150 亿美元（Hurd 等，2013）。这些费用主要来自机构和家庭长期护理。这突出了全球痴呆症护理的一个重要问题。事实上，尽管有许多计划，如美国的医疗保险，为 65 岁或 65 岁以上的人口提供了几乎全民的医疗保险，但它们无法覆盖与痴呆症相关的全部财务费用。例如，美国健康与退休研究的数据显示，痴呆症患者在死亡前 5 年的平均总自付费用为 61 522 美元，比没有痴呆症的患者高出 81%（Kelley 等，2015）。

七、痴呆症的症状

越来越多的文献表明，痴呆症患者面临症状治疗不足的风险。疼痛、呼吸困难和焦虑等症状很常见，并在患者接近生命末期时加重（Mitchell 等，2009）。在一项针对患有晚期痴呆症的护理院的研究中，在 18 个月的随访期内，46% 的患者出现呼吸困难，39% 的患者每月疼痛超过 5 天，39% 的患者出现Ⅱ～Ⅳ期压疮，54% 的患者出现焦虑（Mitchell 等，2009）。

（一）疼痛

评估和管理疼痛是痴呆症的重大挑战，所有护理环境中的治疗不足都证明了这一点。在一项对居住在社区的成年人的研究中，与认知正常的人相比，痴呆症患者接受因日常疼痛而使用镇痛药的概率低 20%（Landi 等，2001）。在长期护理环境中，随着认知障碍的增加，疼痛和使用镇痛药的记录减少（Reynolds 等，2008）。一项基于临床的研究发现，髋部骨折手术后恢复期的晚期痴呆患者服用阿片类镇痛药的剂量仅为接受类似手术的认知功能正常患者的 1/3（Morrison 和 Siu，2000a）。

疼痛治疗的这些差异反映了当患者自我报告受

损时，医疗保健提供者和护理人员对相关的疼痛治疗不足。可能是由于患者记忆不佳和疼痛症状沟通困难，减少的报告不太可能是疼痛减轻，因为许多研究表明，即使是晚期痴呆，疼痛敏感性和疼痛的感知处理在很大程度上仍然完好无损（Widera 和 Smith，2009）。相反，报告不足的原因最有可能是由于患者回忆不佳和难以沟通疼痛症状。

在评估痴呆症疼痛时，医疗保健提供者应考虑因素包括患者的自我报告、护理人员报告及对患者的直接观察。患者报告仍然是轻 – 中度痴呆患者疼痛评估的重要组成部分，他们也许能够传达疼痛的存在和严重程度。对于患有严重痴呆症的个体来说，自我评定量表可能更加困难。如果自我报告受到损害，医疗保健提供者或护理人员的直接观察将发挥更大的作用。观察到的痛苦迹象应包括面部表情、发声、身体动作、人际交往、活动模式和精神状态的变化。激动、易怒和身体攻击也可能发生，特别是如果在护理行为期间疼痛加剧时。

基于非语言的体征和症状的疼痛量表已在老年认知障碍患者中得到开发和验证。这些对患有严重痴呆症的患者很有用。最有效的验证工具包括晚期痴呆疼痛评估（Pain Assessment in Advanced Dementia，PAINAD）、沟通能力有限的老年人疼痛评估清单（Pain Assessment Checklist for Seniors with Limited Ability to Communicate，PACSLAC）和 Doloplus-2 量表（Pargeon 和 Hailey，1999）。选择工具后，最好继续使用同一工具进行后续评估。

痴呆症患者镇痛药物的选择应基于以下几个因素：疼痛的严重程度，以前对镇痛药的反应，镇痛药与合并症的相互作用，以及护理条件和支持服务。当护理痴呆症患者时，对乙酰氨基酚（扑热息痛）应该被认为是治疗轻度疼痛的首选药物。当疼痛的存在不确定时，它也可以被视为是一种潜在的经验性治疗，因为有证据表明，对乙酰氨基酚可能会改善中 – 重度痴呆症护理院居民的活动水平、社会参与和行为症状（Chibnall 等，2005；Husebo 等，2011）。口服非甾体抗炎药物，包括选择性 COX-2 抑制药，由于胃十二指肠病、肾衰竭、心血管并发症和液体潴留的风险，通常使用应非常谨慎。局部非甾体抗炎药物可考虑用于局部炎症引起的疼痛。

阿片类药物可能适用于任何中度或重度疼痛，或者疼痛对非阿片类药物治疗无反应的患者。可以考虑全天候给药和使用长效配方（针对非阿片类药物耐受的老年患者），因为痴呆症患者可能无法随时要求镇痛药。尽管可能发生突发性谵妄是对痴呆患者使用阿片类药物的担忧，但目前的证据表明，在患有认知障碍的住院成年人中，疼痛治疗不足比使用阿片类药物更容易导致谵妄（Morrison 等，2003）。服用阿片类药物的患者应接受预防性泻药，包括肠道兴奋药物。重要的是确保有认知障碍的患者在开阿片类药物处方之前有可靠的护理人员在场，以最大限度地降低患者意外用药过量的风险，并最大限度地减少家庭环境中其他人转移药物的风险。

（二）神经精神症状

几乎所有阿尔茨海默病患者在疾病的某个阶段都会出现神经精神症状，如抑郁、冷漠、精神病或焦虑（Ballard 等，2009）。这些症状的行为表现形式可能是重复的举止、发声或身体攻击性。它们可能发生在疾病的任何阶段，包括严重阶段甚至晚期。在一项研究中，85% 符合安宁疗护准入条件的护理院内的阿尔茨海默病患者表现出一种或多种神经精神症状（Kverno 等，2008）。这些症状与患者及其家属的生活质量下降和护理员负担增加相关，还与照护者决定入住护理院有关。

神经精神症状的管理应首先集中于确定主要原因并制订治疗计划以消除或减轻这一原因。记录行为的前因、行为障碍和行为的后果（the antecedents of the behaviour，the behavioural disturbance，and the consequences of the behaviour，the ABC）有助于揭示未满足的需求和特定问题的诱因。常见的诱因包括身体或医疗问题，包括新疾病的发展（如尿路感染或谵妄）、未满足的需求（如口渴或饥饿）或新症状（如疼痛或便秘）。护理人员和环境因素也可能导致神经精神症状，这些是可以改变的。护理人员可能缺乏关于如何解释和应对痴呆症相关行为的教育，他们可能不会采用有效的沟通策略（即避免争论、复杂的指令或频繁的纠正）。环境因素可能刺激过度或刺激不足，可能包括缺乏愉快的活动或新的或不断变化的照护者。

除了对潜在病因和触发因素的管理，神经精神症状的治疗计划还可以考虑各种非药物干预，如音乐治疗、按摩或体育活动（Hulme 等，2010）。通常只有在非药物治疗尝试失败后才推荐药物治疗，因为所有药物治疗都有风险，可能无法有效治疗患者那些令家庭成员和护理人员感到最痛苦的许多行为。

抗精神病药物被广泛使用，尽管警告说，如果可能的话，要避免使用，因为它们有潜在的不良反应，并与脑卒中和死亡有关（Schneider 等，2005；Sacchetti 等，2010）。除了在 6～12 周的疗程中对攻击性和精神病有一定疗效外，有限的证据表明这些药物有助于改善晚期痴呆患者的问题行为（Ballard 和 Waite，2006），也有有限的证据表明长期的好处。由于这些原因，只有在非药物方法无效或行为严重到足以成为安全问题时，才应考虑使用抗精神病药物。在患有 DLB 的患者中使用这些药物时，需要格外谨慎，因为这种疾病与暴露于这类药物后的严重甚至危及生命的恶化有关。第一代抗精神病药物（如氟哌啶醇）和第二代抗精神病药物在短期使用时，其疗效或不良反应差别不大。

选择性 5-HT 再摄取抑制药在的随机对照试验中的结果好坏参半。在一项研究中，与安慰剂相比，西酞普兰显著减少了患者焦虑和照护者的痛苦，但与认知恶化和 QT 间期延长相关。关于情绪稳定剂（包括丙戊酸和双丙戊酸）的数据不那么模棱两可，因为它们在焦虑治疗方面基本上无效，并且有不可接受的不良反应率，包括嗜睡、血小板减少和感染（Lonergan 和 Luxenberg，2009）。

经验性疼痛治疗在解决神经精神症状方面有一些有效性的证据。例如，在一项针对有行为问题的护理院患者的集群随机对照研究中，以计划性对乙酰氨基酚试验开始的经验性阶梯方案可使症状数量减少，包括焦虑（Husebo 等，2011）。

（三）抑郁症

抑郁症在阿尔茨海默病患者中很常见，影响 15%～50% 的患者（Steinberg 等，2004）。痴呆症患者的抑郁症诊断通常很难，因为认知障碍会导致记忆力差和报告不准。此外，抑郁症在痴呆症中表现出非典型性，通常表现为行为症状，如身体攻击、发声或拒绝进食。

有一些证据表明非药物治疗可以改善抑郁症状。一项对 6 项随机对照心理治疗试验的 Meta 分析发现，心理治疗已被用于认知障碍患者，在减轻抑郁症状方面总体受益。这些疗法包括认知行为疗法、人际疗法和咨询（Orgeta 等，2015）。

支持使用抗抑郁药物治疗阿尔茨海默病患者抑郁症的证据不一，已发表的对照试验报道结果模棱两可。阿尔茨海默病抑郁症研究中的二期（DIADS-2）试验和使用抗抑郁药物治疗痴呆患者抑郁症的健康技术评估研究（HTA-SADD）研究是迄今为止该人群中最大的抗抑郁药物随机对照试验（Rosenberg 等，2010；Banerjee 等，2011）。在 DIADS-2 中，患有抑郁症和轻 – 中度阿尔茨海默病的个体被随机分配到接受舍曲林或安慰剂组。在 12 周或 24 周时，情绪、非情绪神经精神症状、功能、生活质量或整体认知方面均无显著改善。与安慰剂组相比，随机接受舍曲林治疗的患者不良事件更频繁。服用该药的患者出现腹泻、头晕、口干和肺部严重不良事件。HTA-SADD 试验将舍曲林和米氮平与安慰剂进行了比较，发现在 13 周和 39 周时两者均无益处。

如果临床决定对痴呆症和合并抑郁症患者进行药物治疗，阿尔茨海默病患者通常的一线治疗应该是选择性 5-HT 再摄取抑制药、5-HT 和去甲肾上腺素再摄取抑制药，因为它们比三环抗抑郁药和单胺氧化酶抑制药的不良反应风险小。具体药物的选择应基于过去的用药有效性、医学共病、潜在的不良反应和药物之间的相互作用。

（四）冷漠

冷漠是一种持续的动力丧失或缺乏兴趣。它可能影响日常工作，如个人卫生；增加对他人的依赖来安排日常活动；导致对新事物失去兴趣或好奇心，或者对问题缺乏关注；或者导致对新闻或个人事件的非情绪化反应。在任何阶段，所有类型的痴呆症都可能出现冷漠；一旦出现，它往往会持续下去。它会损害生活质量，并给照护者造成严重的痛苦。

抑郁和冷漠通常同时发生，但这是两种不同的综合征，经常相互混淆。虽然这两种综合征都有共同的症状，如社交退缩和启动减少，但它们的不同之处在于，抑郁症也以消极情绪症状（悲伤、内疚、自我批评、无助和绝望）的存在为特征。

治疗冷漠的方法通常应该首先尝试非药物方法。这些措施不仅应针对患者，还应针对护理人员和环境。最佳证据支持与患者兴趣相匹配的个体化活动方案、感觉刺激、音乐疗法和团体艺术疗法。药理学疗法的研究总体上令人失望。抗抑郁药和抗癫痫药还没有被证明能改善那些不抑郁的人的冷漠。胆碱酯酶抑制药可能对冷漠有轻微的积极作用，尽管证据基础有限。哌甲酯可能改善冷漠，一项随机对照试验显示，与安慰剂相比，轻度阿尔茨海默病患者的 12 周治疗期间的冷漠评分有所改善（Padala 等，2018）。

（五）认知功能下降

阿尔茨海默病与大脑胆碱乙酰转移酶生成减少有关，导致乙酰胆碱合成减少和皮质胆碱能功能受损。胆碱酯酶抑制药，如多奈哌齐、加兰他敏和卡巴拉汀，通过增加胆碱能传递来影响阿尔茨海默病的临床表现。美金刚是一种 NMDA 拮抗药，其作用机制不同于乙酰胆碱酯酶抑制药。这些药物都不能改变疾病的基础病理，也不能改变进展。

胆碱酯酶抑制药的研究表明，对轻度至晚期阿尔茨海默病型痴呆症的认知、行为和功能有很小的益处，尽管其临床意义仍有争议（Birks，2006）。DLB 的患者可能获益更多，除了认知方面的小幅改善外，还改善了行为症状和幻觉（McKeith 等，2000）。近 1/3 接受胆碱酯酶抑制药的患者出现不良反应，最常见的是恶心、呕吐和腹泻（Birks，2006），在社区的老年人中，使用这些药物与晕厥、心动过缓、永久性起搏器置入和髋部骨折的风险增加有关（Gill 等，2009）。

没有证据表明美金刚对早期阿尔茨海默病有效。研究显示，对于中晚期疾病，在认知、行为和功能方面最多仅有较小的临床获益。在乙酰胆碱酯酶抑制药基础上加用美金刚似乎价值也很小（Howard 等，2012）。美金刚通常耐受性良好，头晕是最常见的不良反应，其次是头痛、思维混乱、便秘和梦魇。

尽管缺乏胆碱酯酶抑制药和美金刚对较晚期痴呆症患者或接近生命末期患者有效的证据，但它们仍被普遍使用。例如，一项针对患有痴呆症的安宁疗护入选者的研究显示，21.3% 的患者至少接受了其中的一种药物治疗（Weschules 等，2008）。鉴于缺乏已确定的益处和不良事件的风险，在晚期痴呆症或预期寿命较短的人群中胆碱酯酶抑制药和美金刚通常都应停用或避免使用。

（六）进食和吞咽问题

随着痴呆进展至晚期，进食和吞咽困难几乎变得普遍。一项前瞻性研究显示，在 18 个月的研究期间，323 名护理院里的晚期痴呆症患者中超过 85% 发生了进食问题。在那些死亡的患者中，超过 90% 的患者在生命的最后 3 个月出现了进食问题（Mitchell 等，2009）。

当这些困难出现时，家庭成员和医疗保健提供者很可能面临通过鼻胃管或经皮内镜胃造瘘管给予食物和液体的决定。尽管美国的饲管置入率在不断下降，但频率仍较高，并且因地理位置和护理院特征而异（Ahronheim 等，2001；Mitchell 等，2003）。鉴于缺乏获益证据，使用频率是值得注意的。大量观察性研究已证实饲管不能提高生存率、预防吸入性肺炎、改善体重、降低压疮风险或改善患者舒适度（Finucane 等，1999；Teno 等，2012）。医生在饲管置入前并不经常讨论，但文献中详细记录了饲管放置的危害（Teno 等，2011）。在一项研究中，1/5 的饲管居民经历了相关并发症，出现在置入后的 1 年发生转入到医院的情况；超过 1/3 的患者需要身体或药物约束来防止饲管移位（Teno 等，2011）。

当痴呆症患者出现进食问题时，考虑潜在的可改变因素很重要的。抑郁症、药物不良反应和口腔健康问题（如口干症）等共病可能导致经口摄入量减少，随后出现体重减轻。当无法确定可变因素时，对于晚期痴呆患者，应建议谨慎的手动喂养和适当的口腔护理作为比鼻饲管置入更好的替代方法。

八、痴呆症的姑息治疗干预

除症状管理外，晚期痴呆症的姑息治疗应包括预立医疗照护计划、避免潜在的不当干预、安宁疗护转诊和护理人员支持。目前有充分的证据表明，当实施这些干预措施时，患者和护理者的结局得到改善（Engel 等，2006）。

（一）预立医疗照护计划

预立医疗照护计划对所有患严重疾病的患者都很重要，但在确诊痴呆症后立即考虑仍成为一项关键任务。如果把计划推迟到疾病的后期，痴呆症患者就不能充分参与有关其健康、个人护理和财务的决策。不幸的是，患者的偏好在疾病早期通常没有被讨论或记录。尽管痴呆会导致预期的能力丧失。一个常见的原因是，家庭成员往往没有意识到与亲人讨论预立医疗照护计划的重要性，直到为时已晚才进行讨论（Hirschman 等，2008）。

预立医疗照护计划的第一步是鼓励痴呆症患者选择一个代理决策者，如果患者没有能力做出决定，则应有人代表他们做决定。此人应在持久委托书中记录为代理人。代理人应该参与关于预立医疗照护计划的任何讨论中，这可能会减少护理中压力最大的部分之一，需要即使在没有弱势成年人指导的情况下，在压力下为所爱的人做出医疗决定。这些讨论应在出现危机之前进行，如因误吸或发热住院。

其次，临床医生应确保患者和家庭成员在讨论预立医疗照护计划之前对诊断、预后和可能的疾病轨迹有良好的了解。因为研究发现，被护理人员了解的晚期痴呆症不良预后和预期临床并发症的护理院居民在生命最后 3 个月接受繁重医疗干预的可能性远低于不被护理人员所了解的居民（Mitchell 等，2009）。

在临床医生讨论细节之前，计划谈话应该探讨患者的整体价值观和目标，包括是否将舒适和生活质量视为压倒一切的优先事项。之后，当被要求权衡对晚期痴呆症患者经常实施的许多干预措施的风险和获益时，这些观点可能对替代决策者更有帮助。应该对护理的具体方案进行讨论，如人工营养和补水、插管、心肺复苏和其他常见的医疗干预，并且应该将这一讨论记录在预先的指令中。

研究表明，结构化指南或视频决策辅助工具可改善治疗意愿的记录。例如，与仅听口头描述的老人相比，在听到病情口头描述后，观看晚期痴呆症患者的视频描述的老年人更有可能选择舒适作为他们的护理目标（Volandes 等，2009）。在一项类似的研究中，与常规护理相比，18min 的视频决策辅助与围绕护理目标组织的护理计划会议显著提高了沟通质量，降低了住院率（Hanson 等，2017）。

除了预立医疗照护计划，临床医生应该鼓励痴呆症患者为疾病过程中可能出现的法律、财务和安全问题做好计划。例如，财务能力受损可能发生在痴呆症病程的早期，可能导致财务管理不善，容易受到诈骗和利用，产生严重后果。计划可能包括填写一份持久的财务委托书，授权其他人或实体代表患者做出指定的财务决定。

（二）避免可能造成负担的治疗

当晚期痴呆患者发生肺炎等感染时，通常考虑住院治疗（Volicer 等，2003）。感染住院治疗应被视为晚期痴呆病程中的一个重要事件，因为它预示着短期发病率和死亡率的增加。一些数据表明，至少对护理院的居民来说，医院可能不是治疗肺炎的最佳环境；无论是在护理院还是在医院治疗，死亡率似乎都是相似的，而且有证据表明住院患者的功能下降更大（Fried 等，1995, 1997；Mylotte 等，1998）。

肺炎是晚期阿尔茨海默病患者最常见的死亡原因，在这种情况下肺炎的治疗可能具有挑战性。在一项针对 323 名阿尔茨海默病患者的前瞻性研究中，与未接受抗生素治疗的患者相比，抗生素治疗肺炎发作可提高生存率，但也与痴呆症量表中生命末期症状管理评分较低相关，表明不适程度高于与未接受治疗的患者（Givens 等，2010）。如果不使用抗生素，可以通过积极使用退热药、镇痛药和在缺氧时吸氧来充分维持舒适感。

晚期痴呆患者常被诊断为尿路感染并接受抗生素治疗，尽管在护理院的研究表明，这些诊断中的大多数缺乏证明抗生素治疗合理的最低标准。对疑似尿路感染的抗生素治疗也可能无法改善晚期痴呆患者的总生存期（Dufour 等，2015）。

（三）安宁疗护

当痴呆症患者进展到疾病的晚期时，应该考虑一个专门的末期照护方案，如安宁疗护。在美国，与常规护理相比，阿尔茨海默病患者安宁疗护的使用与患者和照护者的结局改善相关（Mitchell 等，2007），包括疼痛管理改善，生命末期积极程度降低（Miller 等，2001），生命最后 7 天未满足的需求减少（Kiely 等，2010），以及家庭成员对生命末期照护满意度更高（Shega 等，2008）。接受安宁疗护的晚期痴呆症患者也更有可能在其选择的地点死亡，在医院死亡的可能性较低（Shega 等，2008）。

（四）护理者支持

大多数痴呆患者的护理由家庭照护者在家中完成，通常没有经过培训，也几乎没有支持。这种护理是一种身体上、情感上和经济上有压力的经历，与一系列不良健康结局相关，包括焦虑和抑郁发生率高。现在有充分的证据表明，将护理者教育、咨询和支持的干预措施结合起来可以改善护理者的健康。Callahan 等开发了一种协助护理模式，将高级实习护士整合到初级护理诊所中。在这种干预的随机对照试验中，作者发现护理者的痛苦和抑郁有显著改善（Callahan 等，2006）。另一个模式，增强阿尔茨海默病护理健康资源Ⅱ（REACHⅡ），侧重于通过使用基于家庭和电话的多组分干预来提高护理者的应对技能和痴呆症相关行为的管理（Belle 等，2006）。REACHⅡ在负担、抑郁、自我照护、健康行为、社会支持和患者问题行为管理方面显著改善了护理者的生活质量。

不幸的是，大多数护理者无法获得这些已证实的多成分干预。然而，即使在资源有限的环境下，通过重点关注三种常见的护理者需求，医疗服务提供者仍然可以提供很多服务：持续参与他们所爱之人的医疗护理，他们护理角色的重要性得到医疗团队的认可，并获得关于痴呆症诊断的信息和诊断后的持续援助。此外，医疗服务提供者应积极将患者和家属转介到能够帮助满足患者及其护理者需求的服务机构和社区组织，服务提供包括提供咨询、临时护理和成年人日间服务。

结论

尽管痴呆是由一组异质性疾病引起的，但其无情的进展最终为受影响的患者及其家庭带来了一组共同的问题。对未得到满足的姑息治疗需求进行细致评估以确定采取减轻痛苦和疾病负担的干预机会，并确保在晚期疾病背景下的临床决策在医学上是恰当的，并与患者的价值观一致。

第 93 章　痴呆症以外的神经系统疾病

Neurological disorders other than dementia

Raymond Voltz　Stefan Lorenzl　著
马　克　李晓霞　译　　范　芸　校

Cicely Saunders 女士在她富有远见的安宁疗护理念中，描述了针对肌萎缩侧索硬化症（amyotrophic lateral sclerosis，ALS）/ 运动神经元疾病的患者在生命末期提供全面的姑息治疗。她的“整体疼痛”概念、多学科方法、早期 PC 整合和学术模型现在被认为与所有患潜在生命限制性慢性神经系统疾病的人群相关。

一、神经系统疾病的姑息治疗

神经科专科服务机构可能不知道晚期神经系统疾病患者的需求，特别是那些接近生命尽头的患者。因为他们通常在患者不能再去诊所时停止治疗。这些患者在家里或护理院接受照护，通常很少或根本没有与神经科医生的联系。姑息专家很少参与照护，而且在护理过程中，缺乏神经科医生的意见。在英国，一项考察工作证实了这一点，该工作显示姑息治疗和神经学科服务几乎没有整合（van Vliet 等，2016）。

尽管尚未被实施，但越来越多的人认识到，专科 PC 可能为患有各种神经系统疾病的患者，特别是晚期患者提供实质性好处。通过 PC 和神经科治疗的整合，这些好处可能会得到优化。晚期 ALS/ 运动神经元疾病和晚期帕金森综合征患者是这种方法的目标人群，许多其他疾病也是这样。例如，人们普遍认为患者不会死于多发性硬化症（multiple sclerosis，MS）（Voltz，2010），但事实是，多发性硬化症患者过早死亡的可能性是普通人群的 3 倍（Hirst 等，2008），预期寿命短 7～10 年（Leray 等，2015；Marrie 等，2015）。当病情进展时，这种疾病与高症状困扰和疾病负担有关。

脑卒中患者通常不考虑转诊到 PC 服务，尽管约 30% 的患者在事件发生后 30 天内死亡，需要高质量的生命末期护理（Roberts 和 Goldacre，2003），约 30% 存活下来的永久性残疾患者面临疾病负担。一项新的经验表明，专科 PC 有助于脑卒中患者的症状控制、心理社会问题和生命末期决策（Singh 等，2017）；后一种决定通常涉及撤除机械通气、人工营养、气管造口术和神经外科手术（Burton 等，2010；Holloway 等，2010）。

PC 可能对更罕见的疾病非常重要，如散发性包涵体肌炎。2 项长期观察性研究表明，晚期疾病患者的症状负担较高；此外，13% 的患者死于安乐死或终末期镇静，这表明这些患者在生命即将结束时遭受了严重的痛苦（Hohlfeld，2011）。

疾病晚期的复杂决策是所有这些神经系统疾病的特征。尽管肺炎等并发症可能导致急性死亡（Hirst 等，2008；Pennington 等，2010），但许多患者经历了一个疾病下行的轨迹，在此期间，可能会遇到有关撤除维持生命治疗的决定。在医生加速死亡合法的地区，决策是分层的，更加复杂。例如，在荷兰，安乐死似乎更多地是神经系统患者的问题，而不是癌症人群的问题。大约 1% 的癌症患者死于安乐死，而 ALS 患者的这一比例约为 20%，这一数字近年来保持稳定（Maessen 等，2014）。安乐死的可能性增加了理解与神经系统疾病相关痛苦的义务，以及解决造成痛苦的各种方法。在 ALS 的例子中，外行观察者和专业人士都可能认为窒息发生在生命末期时；然而，事实并非如此，不管在安宁疗护下，还是在神经科服务中，ALS 患者会平静自然地死亡（Neudert 等，2001）。

神经系统疾病患者似乎更容易产生加速死亡或自杀的愿望。在多发性硬化中，自杀是常见的死亡原因，许多患者长期伴有严重的神经功能缺损，导致他们希望加速死亡（Manouchehrinia 等，2016）。在所有这些情况下，PC 可能会找出这个愿望背后的原因，提供帮助和支持，并可能试图再次找到当下的生命意义（Voltz 等，2011）。

扩大神经系统患者获得 PC 的障碍之一是照护这些患者的不同专业人员对 PC 方法的了解甚少。尽管 PC 远比生命末期照护更为广泛，但死亡是不可避免的，而且很可能很快就会发生，这一关键点可能是提高现有服务中 PC 技能的一个杠杆，或鼓励转到 PC 专科。向专业人员教授关于晚期疾病预后和临床通用的课程，如针对专科医生在培训时引入“死亡查房”，这是一种强调神经系统疾病的生命限制性的方法，在整个疾病过程中教授 PC 的作用，并在分享死亡情绪的同时向团队学习（Khot 等，2011）。增强双方的了解是 EAPC 和欧洲神经病学学会最近签署的谅解备忘录（Memorandum of Understanding）的一个主要目标（Deuschel 和 Larkin，个人交流）。

二、肌萎缩侧索硬化症

运动神经元疾病是一组影响初级和（或）次级运动神经元的综合征，ALS 是最常见和最严重的表现。ALS 是 PC 病房最常见的神经系统疾病。因此，了解症状、病程和治疗方法对 PC 专家来说至关重要。

（一）肌萎缩侧索硬化症：一个简短的总结

ALS 的发病率估计约为每年 2/10 万，男性患病风险略有升高（Logroscino 等，2010）。ALS 患者的平均预期寿命为症状发作后的 2～4 年（Marin 等，2016）。该病主要有两种表现。脊柱变异的特点是早期，经常出现不对称的四肢瘫痪，以及迟发的脑神经功能缺陷。在所有病例中，大约 20% 的病例发生延髓病变，主要表现为语言和吞咽障碍，其次是进行性肌无力。神经行为功能障碍，如感淡漠、去抑制或执行功能障碍，在很大比例的患者中发生（Chio 等，2012）。所有 ALS 患者最终都会经历活动能力下降、丧失语言和吞咽功能、进行性呼吸困难。其他症状经常发生，包括吞咽困难、构音障碍、气道黏液阻塞、肌肉痉挛和睡眠障碍。

（二）治疗方法

ALS 患者的治疗方法反映了患者的偏好。尽管一些患者可能愿意采取任何措施来延长生存，考虑到疾病晚期伴随着严重残疾和家庭负担，其他患者则拒绝接受侵入性治疗。在疾病早期阶段，应详细讨论疾病的病程，治疗的收益与风险和负担，以及个人偏好。预先医疗指示确保了患者的自主权，并为护理人员和临床医生提供了重要的保证。重要的是，应告知患者可以停止延长生命的治疗，无论是否进行这些治疗，都可以完成症状控制。

（三）症状和治疗方法

在 ALS 患者中，症状的发生在不同的时间点，其严重程度不同，使逐步的治疗计划不可能进行。早期识别和治疗对于保持患者及其照护者的生活质量至关重要。症状的多样性和快速进展往往需要多学科方法。治疗方案概述在生命末期药物治疗相关章节。

1. 呼吸功能不全　呼吸功能不全总是在病程中发生。治疗策略在很大程度上取决于患者的偏好，因此，应尽早讨论延长人工通气和气管切开术。建议采取预防措施预防呼吸功能不全的继发原因，如每年接种流感疫苗或多价肺炎球菌疫苗。补充氧气会导致二氧化碳滞留，不应常规使用。

呼吸功能不全通常采用无创正压通气（non-invasive positive pressure ventilation，NIPPV）治疗，该方法已被证明可延长生存期和提高生活质量（Bourke 等，2006；Andersen 等，2012）。NIPPV 通常是作为夜间测量的一种方法，用于表现出夜间低通气的患者，如早晨头痛和白天嗜睡。可用于启动 NIPPV 治疗开始的客观指标包括经皮夜间血氧饱和度和用力肺活量。尽管启动 NIPPV 的标准尚未确定（Jacobs 等，2016），但有一些证据表明，如果 NIPPV 在用力肺活量值＞65% 时启动，则会对生存产生显著影响（Lechtzin 等，2007）。神经行为损害患者 NIPPV 效率降低的可能性也许会影响开始该治疗的决定（Chio 等，2012）。

随着疾病发展，NIPPV 的使用通常延长到白天。患者必须意识到 NIPPV 的使用不能无限期延长，在没有事先进行气管切开的情况下终止晚期呼吸衰竭的 NIPPV 将导致患者快速出现低通气和死亡。在拒绝有创通气时，必须仔细计划 NIPPV 的停用，通常需要滴定吗啡和苯二氮䓬的剂量，以防止呼吸困难和焦虑。预先医疗指示应到位。在这种情况下，姑息性镇静是否可以作为一种选择，这是一个持续的争论（Berger，2012）。

虽然气管切开术延长了 ALS 患者的生命，但必须仔细考虑其对患者和照护者生活质量的影响。

无论是否提供呼吸支持，都必须控制呼吸道症状。呼吸困难最好由阿片类药物控制，阿片类药物可以口服、鼻内、经皮或使用注射器泵持续皮下输注。与呼吸困难相关的焦虑最好通过添加苯二氮䓬类药物来控制，如口服或舌下劳拉西泮或咪达唑仑。

2. 气道黏液阻塞　在咳嗽功能受损的患者中，黏液阻塞很难处理。可以尝试用氨溴索或 N- 乙酰半胱氨酸等黏液溶解剂治疗，但疗效有限。建议使用雾化 β 受体拮抗药、生理盐水和呋塞米的联合用药（Andersen 等，2012）。患者可能认为引导呼吸运动是有帮助的，可以使用机械辅助设备，如 CoughAssist®（咳痰机）、高频胸壁振荡或家用吸痰设备。

3. 营养不良　ALS 的营养不良主要由吞咽困难和高代谢引起，会恶化吞咽困难的治疗结局（Marin 等，2011）。治疗通常从发音和语言治疗开始，以改善吞咽功能，同时转介给营养师。由于许多患者不愿意接受这种措施，因此应尽早讨论饲管放置问题。这一讨论应注意到，人工营养对生存的积极影响尚未在研究中得到证实（Cui 等，2018）。进行胃造口术的决定可能受到神经行为功能障碍的影响，这与相对较差的结果相关（Chio 等，2012）。胃造口术可在内镜控制下进行；对于呼吸功能不全或严重口周肌张力障碍的患者，首选放射引导。

4. 流涎　流涎通常与吞咽障碍有关。非药物治疗方案包括饮用鼠尾草茶和咨询发音和语言治疗师以改善吞咽。如有条件，药物治疗可从低剂量阿米替林或氢溴酸东莨菪碱透皮贴开始，硫酸阿托品或格隆溴铵也可口服或皮下使用。如果药物治疗失败，可考虑在唾液腺注射 A 型或 B 型肉毒素或进行唾液腺放射治疗（Weikamp 等，2016）。

5. 痉挛状态和肌肉痉挛　运动神经元病患者可能会出现与不适、疼痛和活动减少相关的痉挛。应进行物理治疗以保持全范围活动度避免挛缩（Andersen 等，2012）。虽然巴氯芬或替扎尼定药物治疗可能有效，但患者可能无法耐受其不良反应，如乏力和全身肌无力。通过药物治疗减轻下肢痉挛也会降低尚存行走功能患者的活动能力，因此在这些情况下应慎重考虑。Nabiximols 是一种合成大麻素，在几个欧洲国家和加拿大被批准用于治疗 MS 的难治性痉挛，被认为是治疗 ALS 痉挛症状的非适应证药物。局部痉挛可通过反复注射 A 型肉毒毒素来治疗（Vázquez-Costa 等，2016）。

肌肉痉挛会引起明显的不适和睡眠障碍。目前欧洲神经学会联合会的现行指南推荐左乙拉西坦作为一线治疗（Andersen 等，2012），但硫酸奎尼丁也能提供有效的缓解，是我们门诊的首选治疗方法。或者，也可以尝试苯妥英或卡马西平。

6. 失眠和疲乏　ALS 患者失眠的潜在原因有很多。如果症状控制不能改善睡眠，可以考虑药物治疗。根据经验，可以使用各种抗抑郁药（阿米替林、米氮平）和催眠药（唑吡坦）。

疲乏是另一种常见的潜在衰弱症状。如果严重，可尝试莫达非尼或其他精神兴奋剂，如哌甲酯（Andersen 等，2012）。

7. 假性延髓麻痹　假性延髓效应影响是由大脑皮质变性引起的，表现为与患者的情绪不一致的不恰当的笑或哭泣。它会对社交产生负面影响，使患者和照护者都感到紧张。必须告知亲属和护理员，患者完全无法控制情绪的爆发，但这些表现并不能反映患者的情绪。

美国 FDA 已经批准了右美沙芬和奎尼丁的组合，用于治疗假性延髓麻痹，但也有证据表明抗抑郁药，主要是西酞普兰和阿米替林具有积极的治疗效果（Pioro，2011）。可以尝试使用抗抑郁药，特别是在怀疑合并有抑郁症的情况下。

8. 抑郁症和自杀倾向　ALS 患者不可避免的预后和持续快速的下行轨迹往往会导致他们绝望和抑郁。人们普遍认为 ALS 通常是窒息而死，这进一步增加了许多患者希望通过医生辅助加速死亡来尽早终止窒息的痛苦。必须仔细和反复地监测 ALS 患者抑郁症状。如果持续的社会心理支持不够，应该使用抗抑郁药（Andersen 等，2012）。抗抑郁药的选择应考虑伴随症状；例如，如果出现流涎，应使用三环类抗抑郁药，如阿米替林。

在有法律允许的国家，多达 20% 的 ALS 患者选择医生加速死亡（Maessen 等，2014）。我们多次遇到患者要求医生加速其死亡的情况。原因主要是抑郁、焦虑、孤独、认为自己是别人的负担及生活质量差（Stutki 等，2014）。几乎在所有的案例中，患者在经历适当的控制症状措施和最大限度地提高其自主性后，患者就不再追求加速死亡了。大多数患者是在睡觉时突然非暴力死亡。原因可能是持续缺氧导致的夜间缺氧或自主神经功能衰竭。

9. 患者管理　ALS 是一种快速进展的疾病，需要对患者的情况进行预先计划和定期的重新评估。如果患者和照护者被告知这种疾病的进展性及常见的症状，则有助于疾病管理。应尽早获得患者的预先医疗指示并定期更新。快速处理与支持性治疗和辅助设备相关的问题，对于避免给患者和亲属带来额外负担至关重要。由于照护者经常被众多的组织任务过度挑战，将社会工作者或其他组织资源纳入照护管理可以大大减轻照护者的负担。疾病过程中出现的症状需要多学科的方法，最好由一个人或一个团队来组织，如护士长、全科医生或专门的 PC 团队。在适当时，如果有合适的方案，安宁疗护转诊可能会有所帮助的；ALS 同行工作组建议触发

ALS 患者的安宁疗护转诊（McCluskey 和 Houseman，2004）。

考虑到 ALS 的严重破坏性病，必须始终考虑到主要照护者的社会心理、精神、身体和经济负担。照护者通常缺乏护理患者的经验。此外，关于实际问题的信息，如申请治疗用具，通常很少。ALS 患者的住院治疗为患者和护理人员提供了解决心理、精神和实际问题的独特机会。

三、帕金森症候群

帕金森病综合征包括帕金森病（Parkinson's disease，PD）和一组非典型帕金森综合征。尽管这些疾病在重要方面有所不同，但它们都与高水平的疾病负担相关，并有可能从 PC 中获益。

（一）帕金森病

目前还没有针对 PD 改善或有效的神经保护药。该病的病程比 ALS 长，通常被分为支持期、过渡期和终末期（Bunting-Perry，2006）。

痛苦的运动症状包括运动迟缓、肌肉僵硬、肌张力障碍、步态不稳和震颤。物理治疗是非药物治疗的主要手段，可以改善平衡和自信心。充满疼痛的运动障碍和肌张力障碍使患者和照护者感到痛苦。更频繁、更低剂量的卡比多巴 / 左旋多巴可以改善运动功能。使用控释制剂，或者添加多巴胺激动药或金刚烷胺，属于其他选项。

尽管自主神经功能障碍在非典型帕金森综合征多系统萎缩（multiple system atrophy，MSA）中更为常见，但它也可能发生在帕金森病中，表现为直立性低血压。出汗增多、胃排空延迟、便秘、唾液分泌过多、尿失禁和勃起功能障碍是自主神经障碍的一部分。管理这些问题的有效性通常涉及药物治疗试验，应考虑到多重用药的不良后果，如跌倒和认知障碍的风险，应视为多种药物治疗的累积。

进行性吞咽困难是由强直和运动功能减退及迷走神经背侧运动核在疾病过程中的逐渐受累所致。没有证据表明晚期帕金森病患者放置饲管会提高生存率或生活质量（Lex 等，2018）。这仍然是与患者和照护者讨论后的个人决定。

抑郁、自杀意念和焦虑是帕金森病的常见心理特征。关于选择性 5-HT 再摄取抑制药与三环类抗抑郁药在管理 PD 相关抑郁症方面的有效性存在互相矛盾的数据。由于 SSRI 的不良反应较小，所以经常被优先考虑。虽然许多专家担心，但大型研究并没有证明 SSRI 会使 PD 的运动症状恶化。

精神病、幻觉和妄想，特别是“日落综合征”在帕金森病相关疾病中很常见。减少抗帕金森病药物的剂量会有帮助。如果幻觉是痛苦的来源，应停用抗胆碱能药物，然后是金刚烷胺、儿茶酚 -O- 甲基转移酶抑制药和多巴胺激动药。停止左旋多巴治疗通常不是一种常规选择，但可以尝试减少剂量。特别是在 PD 的晚期，患者可能不需要较高剂量的左旋多巴。小剂量的非典型抗精神病药（如喹硫平，25mg/d）可能有益，但不会显著恶化运动症状。

日间嗜睡和复杂的睡眠障碍常常与晚期 PD 有关。睡前服用低剂量多巴胺激动药（如 1mg 罗替戈汀）后，不宁腿综合征反应良好。丙戊酸、加巴喷丁和苯二氮䓬类药物也适用于这种情况。快速眼动睡眠行为障碍通常是 PD 的早期症状，表现为 REM 睡眠期间复杂的活动行为。大多数多巴胺类药物和抗胆碱能药物会加重 REM 睡眠行为障碍。

认知功能障碍在 PD 中很常见，与阿尔茨海默病不同。通常存在执行功能障碍和视觉空间障碍，而最初的记忆障碍则不太突出。胆碱酯酶抑制药的使用取得了一定的成功（Rolinski 等，2012）。胆碱酯酶抑制药的潜在益处必须与震颤和恶心加重进行权衡。

（二）非典型帕金森病症

非典型帕金森病（atypical parkinsonian disorders，APD）包括表现出类似帕金森症状但对抗帕金森病药物反应不佳的疾病。该组中最常见的疾病包括进行性核上麻痹（progressive supranuclear palsy，PSP）、皮质基底层变性、路易体痴呆和 MSA。这些综合征也称为帕金森综合征，具有明显的神经病理特征。PC 可能对所有这些情况都是有益的，尽管照护者中出现了心理紧张和抑郁，这是患者处于 PD 或 APD 晚期时遇到的问题（Schmotz 等，2017）。

与 PD 患者的正常预期寿命相比，PSP 的 APD 中位生存期为：PSP 为 6 年，MSA 为 9.5 年，皮质基底节变性为 7 年，DLB 为 9 年。尽管这些疾病有共同的特点，但它们的挑战是非常不同的。例如，与其他 APD 相比，DLB 对神经抑制药的敏感性增加，无论给药的剂量如何，都会引起意识障碍和严重的急性帕金森病；如果存在直立性低血压，也应避免使用抗胆碱能药物和三环类抗抑郁药，苯二氮䓬类药物经常引起反常的躁动。

（三）帕金森病和非典型帕金森病的对症治疗

1. 运动功能　运动症状常常是帕金森病的主要症状。多巴胺能制剂至少在一段时间内对帕金森病有效，但由于突触后多巴胺能神经元变性，因此在 APD 中作用较小，最常用的药物是卡比多巴 / 左旋多巴、金刚烷胺和司来吉兰。唑吡坦可以改善 PSP 的眼球运动异常，但受益是短暂的，而且可能出现镇静（Cotter 等，2010）。随着时间的推移，抗帕金森病的药物变得无效，可以逐渐减少甚至停止使用；然后，治疗侧重于症状控制。

僵硬、强直或肌张力障碍性痉挛可导致颈部和背部疼痛。用肉毒杆菌毒素治疗可以减少肌张力障碍，从而减少肌张力障碍相关的疼痛，但不能改善协调和运动功能。经常使用非阿片类药物和阿片类镇痛药。

跌倒经常发生，特别是 PSP 或 MSA 患者。在 PSP 患者中，阿米替林可能会降低疾病早期阶段的跌倒频率（Nieforth 和 Golbe，1993）。专业治疗师经常建议戴头盔和其他安全装置，如传送带或扶手，以防止或缓冲跌倒。尽管采取了这些措施，但随着认知障碍的发展，安全成为一个问题。

肌阵挛在 PSP、皮质基底节变性和 MSA 患者中变得令人痛苦。治疗通常需要苯二氮䓬类药物（如氯硝西泮）或左乙拉西坦（Lamb 等，2016）。眼睑痉挛或眼睑麻痹可通过注射 A 型肉毒毒素来治疗，即使是在疾病的晚期阶段。

2. 自主神经异常　自主神经异常症状是 MSA 的标志，但也可能发生在其他帕金森病综合征中。直立调节障碍的治疗方案包括减少左旋多巴、使用压力袜、增加钠的摄入量和补充水分作用。如果这些措施证明无效，可以考虑使用氟氢可的松（0.1～0.2mg/d）和米多君（2.5～10mg，每天 3 次）。尿急和尿失禁可以用奥昔布宁或托特罗定来处理，但如果这些药物无效，肉毒杆菌毒素可以在耻骨上区导管插入术前试用。应及早发现尿路感染，偶尔可能需要进行间歇性导尿。勃起功能障碍可能早于这些疾病的发作数年。

3. 构音障碍和吞咽困难　吞咽困难和构音障碍是由疾病过程中广泛的脊髓神经元缺失和皮质－横纹肌通路受累所致。口咽肌张力障碍和反射受损使患者面临窒息和误吸的风险。放置饲管应考虑个体情况，依据疾病分期和尊重患者偏好来决定。在痴呆症和帕金森综合征患者中，采用放射线引导下胃造口术还是经皮内镜胃造口术的决定，取决于对镇静的耐受性和当地政策。

4. 精神症状　人格和情绪变化在这些疾病中的每一种当中都很常见，也是 DLB 的特征性临床改变。与阿尔茨海默病的遗忘缺陷不同，DLB 最初受影响的认知领域是执行功能、注意力和视觉空间功能。MSA 的认知变化不太可能发生，并且发生在疾病过程的后期。在 PSP 和皮质基底节变性中，患者逐渐发展为皮质下痴呆，其特点是精神迟钝、语言障碍、记忆受损、冷漠和易怒。在 PSP 患者的小组中发现了明显的额颞模式。中枢胆碱能系统功能障碍被认为是 PSP 认知障碍的基础，但胆碱能激动药和胆碱酯酶抑制药的试验未能显示改善。冲动行为可以用 SSRI 治疗，但如果抗胆碱能的不良反应可以接受，阿米替林也是有效的（Lamb 等，2016）。

5. 睡眠障碍　睡眠障碍，如失眠、白天嗜睡、睡眠呼吸暂停和不宁腿综合征，在 APD 中并不少见。快速眼动睡眠障碍是 DLB 的一个突出特征，涉及生动梦境的复杂运动表现。快速眼动睡眠行为障碍患者可能会伤害自己或伴侣。治疗方案包括睡前服用氯硝西泮和褪黑素。

（四）最后阶段

在生命的最后几天，帕金森综合征患者常常会患肺炎。运动迟缓急剧增加，甚至经常出现痉挛。由于严重的全身性肌张力障碍（包括喉部和咽部肌肉及口周肌张力障碍），沟通可能无法进行。眼睛常常睁得很大，但显然他们无法控制眼睛的运动。癫痫发作及肌阵挛性抽搐经常发生。

在这个阶段，全身的僵硬使患者和照护者感到痛苦，可以考虑使用经皮的多巴胺激动药或皮下使用阿扑吗啡。恶心和呕吐是阿扑吗啡治疗中常见的症状，通常不会在晚期患者中观察到。即使在较早时已经放置了管饲，患者仍可能表现出明显的恶病质。然而，患者通常能够理解并做出决定。因此，有关限制生命程序的决定不仅应该与亲属讨论，也应该与患者讨论。根据我们的经验，大多数帕金森综合征患者拒绝延长生命的疗法。

四、多发性硬化症

MS 是一种炎症性自身免疫性疾病，影响到全球约 250 万人。近年来，出现了新的免疫调节疗法，并能够显著改变疾病的活动功能（Hauser 等，2017；Biotti 和 Ciron，2018）。这些治疗的长期效果仍然未知（Leray 等，2010）。MS 是不可治愈的，许多今天受到严重影响的患者从来没有机会接受这些现代治疗。

与 MS 相关的身体损伤，可以用扩展残障状态评分（Expanded Disability Status Score，EDSS）来衡量，但这并不足以衡量疾病的全部影响（Gruenewald 等，2004）。“受到严重影响”的直观感觉将确定 MS 患者的疾病持续时间更长，更可能是渐进型，并且 EDSS 为 6.5（范围为 1～9.5）（Strupp 等，2012）。

在受影响严重的患者中，有许多未满足的需求。MS 与传统上作为专科 PC 目标的其他诊断进行比较，平均有 9 种首发症状，主要是神经系统症状，如使用腿或胳膊的困难、疲乏或痉挛（Higginson 等，2006）。患者、亲属和专业人员都确定了这一人群中未满足的需求，只有纳入所有利益相关者的观点，才能实现全面的情况了解（Golla 等，2012）。

护理的一个主要方面是需要对疾病状况和由此产生的恐惧进行公开的沟通。由于疾病的任何“客观”方面（如 EDSS）均未表明需要沟通，因此医生必须找出患者希望了解的程度。患者甚至期望医生与自己和亲人谈论严重的问题（Buecken 等，2012）。

所有参与照护的医护人员都应将 PC 的核心方面作为最佳实践来实施。需要进行护理协调，包括获得姑息治疗和安宁疗护服务。例如，在德国使用 PC MS 热线观察到了令人鼓舞的结果（Strupp 等，2017）。PC 专家为现有的 MS 服务提供建议和帮助也很有价值，在随机对照试验中非常成功地检验了该模型，该模型显示了症状控制的积极变化、亲属负担的减轻和住院需求的减少（Edmonds 等，2010）。后一项研究得到了 OPTCARE-Neuro 试验的补充，OPTCARE-Neuro 试验是一项确定性随机对照试验，纳入了 350 例包括 MS 在内的不同神经退行性疾病患者；这项工作的数据值得期待（I.J. Higginson，个人交流）。

另外 2 项随机对照试验显示了专科 PC 在这个患者群体中的益处。在 Ne-Pal 研究中，50 名患晚期神经退行性疾病的成年人，其中 36% 患有多发性硬化症，在制订个人护理计划方面得到了 PC 团队的帮助；患者至少每周接受 1 次检查，持续 16 周，观察到在生活质量指标及对疼痛控制、呼吸困难、睡眠和肠道问题方面的积极结果（Veronese 等，2017）。PeNSAMI 试验研究了 76 例重度 MS 的成年人和他们的护理者，评估了 PC 团队工作 6 个月的影响，结果显示出 MS 特定的 PC 综合结果有临界显著影响，即 POS-S-MS（Solari 等，2018）。

对一些患者、亲属和专业人士来说，向 MS 患者提供 PC 服务似乎违反直觉。然而，未来将表明，这项服务的整合将对 MS 患者大有裨益。正如欧洲良好实践规范所述，“临床经验和最近的研究结果使我们得出结论，在欧洲受到 MS 严重影响的患者应该能够获得 PC 评估和服务”。

五、生命末期的药物治疗

迄今为止，还没有治愈神经退行性疾病患者的方法。尽管如此，有效的药物治疗可以改变个体的功能状态，从而改善症状控制，甚至可以延长许多此类疾病患者的寿命，如 PD 或 MS。然而，当疾病处于极早期阶段时，这些药物大多能发挥其最大的作用。在症状负担较高的晚期阶段未能证明有用。

在这些晚期阶段，药物选择可能会受到进一步限制，如吞咽障碍、吸收不良、多重用药或共病。在有吞咽障碍的神经退行性疾病中，药物必须通过其他方式输送，如皮下、透皮或直肠途径。表 93-1 总结了神经退行性疾病症状控制的药物选择，以及替代给药途径。对不同的疾病不作区分，因为无论潜在疾病如何，在神经退行性变的晚期都会出现类似的症状。

表 93-1　神经退行性疾病症状的药物治疗选择，应根据最佳给药途径和伴随症状选择治疗

神经退行性疾病的症状控制	
便秘	确保充分补水
	许多选择：①渗透性泻药，如乳果糖或聚乙二醇；②刺激性泻药，如番泻叶；③ 5-HT 激动药，如普卢卡必利；④阿片类拮抗药，如甲基纳曲酮
呼吸困难	阿片类药物（例如，在未使用过阿片类药物的患者中，以 2mg 每 4 小时 1 次的起始剂量口服吗啡或以 12μg/h 的速度经皮给予芬太尼）
呼吸困难相关焦虑	速效抗焦虑药（例如，舌下含服劳拉西泮 0.5～1.0mg，每 4 小时 1 次，根据需要）和（或）连续苯二氮䓬类治疗（例如，劳拉西泮 1～2mg，每 6 小时 1 次或咪达唑仑 10～30mg/d）

（续表）

神经退行性疾病的症状控制	
乏力	SSRI（例如，西酞普兰 20mg/d）或精神兴奋药（例如，莫达非尼起始剂量为 100mg/d 或哌甲酯起始剂量为 5mg/d，每天 2 次）
肌肉抽搐	奎尼丁每天 200mg
疼痛	根据严重程度和慢性，可考虑试用替利定、安乃近、曲马多或他喷他多等药物，或者口服吗啡或其他纯 μ 受体激动药；也可试用非传统镇痛药，如镇痛类抗抑郁药（如三环类或 5-HT- 去甲肾上腺素再摄取抑制药）
假性延髓效应	首选：右美沙芬 / 奎尼丁每天 20mg/10mg，1 周后增加至每天 2 次；另一种选择是 SSRI
假性多涎	鼠尾草茶
	阿米替林，25mg，每天 1 次
	氢溴酸东莨菪碱透皮贴剂，最初为每天 1/4 贴剂
	A 型肉毒毒素，如在唾液腺注射 50U
	唾液腺放射治疗
精神病、焦虑、易怒、烦躁	营造平静稳定的环境
	喹硫平（25～50mg/d）、氯氮平
REM 睡眠行为障碍	氯硝西泮（0.25～1.5mg）、褪黑素（3～12mg）
呼吸衰竭	NIPPV
	气管切开术
	阿片类药物对症治疗，如吗啡
强直、运动迟缓 / 运动不能（注意：罕见重度运动不能）	金刚烷胺 IV，PO（200～600mg/d）
	罗替戈汀贴剂（2～8mg/d）
	阿扑吗啡 SC（6mg/h）
	咪达唑仑 IV，SC（60mg/d）
失眠	佐匹克隆、唑吡坦
	阿米替林（25mg PO，尤其是存在多涎时）
	米氮平
	喹硫平（25mg PO）
痉挛	理疗
	巴氯芬（例如，起始剂量为 5mg，每天 2 次，根据需要向上滴定）
	替扎尼定（例如，起始剂量为夜间 2mg，必要时向上滴定为每天 2 次）
	A 型肉毒毒素
黏稠分泌物	确保充分水分
	黏液溶解剂，如氨溴索、N- 乙酰半胱氨酸
	β 受体拮抗药
	支持性措施，如雾化生理盐水、人工辅助咳嗽技术、改良体位引流、湿化、机械吹气 – 吹气装置（咳痰机）、高频胸壁振荡

U. 国际单位；IV. 静脉内；PO. 口服；SC. 皮下

第 94 章　姑息治疗和终末期肝病

Palliative care and end-stage liver disease

Arpan Patel　Anne Walling　著

马　克　李晓霞　译　　范　芸　校

一、终末期肝病概述

肝硬化影响全球 4.5%～9.5% 的人口，是高收入国家和发展中国家的主要死亡原因（Lim 和 Kim，2008）。肝纤维化是该疾病的标志性特征，是对慢性炎症的反应（Friedman，2000）。酒精暴露、乙型和丙型肝炎是全球最常见的原因，在肥胖和代谢综合征发生率上升的国家，非酒精性脂肪性肝炎的发病率越来越高（Lim 和 Kim，2008）。

肝硬化患者每年有 5%～7% 的纤维化进展和肝功能进一步下降的风险（D'Amico 等，2006）。肝细胞水平的广泛纤维化直接促进门静脉高压的发展，这显著降低了生存率，并标志着从代偿性疾病向失代偿性疾病或终末期肝病（end-stage liver disease，ESLD）的转变（Ripoll 等，2007）。

随着预期寿命的减少，肝硬化患者健康相关生活质量（health-related quality of life，HRQL）也显著下降。与门静脉高压有关的症状，如腹水和门体分流性脑病，显著降低了生存率和 HRQL（Loria 等，2013）。其他常见症状（如疲乏、肌肉痉挛、黄疸和瘙痒）也影响 HRQL。在生命的最后阶段，ESLD 患者的疼痛与晚期癌症患者相当（Roth 等，2000）。

当保守治疗失败时，移植是 ESLD 的唯一治疗选择。移植可以改善 HRQL，并产生 51%～92% 的 10 年生存率（Yang 等，2010）。全球供体器官和移植服务的差异非常大。在美国，每年约有 7000 例移植手术，4 万人死于肝病（Asrani 等，2013；Kim 等，2018）。在缺乏移植选择的国家，ESLD 总是导致或促成早期死亡。

一项系统性综述得出结论，肝硬化患者的教育、心理和实际需求未得到满足，肝脏专家和全科医生都难以就预后和治疗选择进行沟通（Low 等，2018）。美国胃肠病学协会（American Gastroenterological Association，AGA）最近发布了最佳实践咨询声明，支持在肝硬化患者中尽早整合姑息治疗原则（Tandon，2020）。本章讨论了 ESLD 人群的预后、常见症状的管理、肝移植的作用和生命末期护理的模式。

二、预后和生存期

发生具有临床意义的门静脉高压是肝硬化患者生存的唯一最重要预后指标（Abraldes 等，2003）。"代偿期"和"失代偿期"分别指无或确实有临床显著门静脉高压的患者，"失代偿期"指 ESLD。代偿期肝硬化患者的 5 年死亡率为 1.5%，但失代偿期患者的 5 年死亡率更高（即 20% 发生在食管静脉曲张出血后、30% 发生在脑病或腹水后、88% 有 2 种或 2 种以上并发症）（D'Amico 等，2014）。因此，通过药物和内镜下预防和治疗门静脉高压是肝硬化患者的主要治疗方法。

有几个评分系统有助于预后。Child-Pugh（或 Child-Turcotte-Pugh）评分包含 5 个变量：腹水的严重程度、脑病的严重程度、总胆红素、国际标准化比值和白蛋白。5～6 分、7～9 分和 10～15 分代表 Child-Pugh A 级、B 级和 C 级，与 1 年生存率分别为 95%、80% 和 45% 相关（Infante-Rivard 等，1987）。终末期肝病模型（Model for End-Stage Liver Disease，MELD）评分被器官共享联合网络采用；它的范围是 6～40，包含血清肌酐、国际标准化比值、总胆红素和血清钠等指标。在列出接受肝移植的患者中，MELD 评分 19～22 分的患者与 90 天内 3%～7% 的死亡概率相关，而在该时间范围内，MELD 评分 23～31 分和超过 32 分与 14%～32% 和 65% 的死亡概率相关（Kim 等，2008）。

三、门静脉高压症相关并发症的管理

腹水、消化道出血和肝性脑病（hepatic encephalopathy, HE）的发生与肝硬化患者最高的发病率和死亡率相关。

（一）腹水的管理

腹水的发生是肝窦内压升高、内脏血管舒张

和肾素－血管紧张素－醛固酮系统级联上调的结果（European Association for the Study of the Liver，2010）。50% 的肝硬化患者会在 10 年内发生腹水（Gines 等，1987）。腹水可引起腹痛和不适、恶心、厌食和呼吸困难。

当患者有症状、新诊断为腹水或怀疑感染时，适合进行穿刺术。它可以在家庭或医院环境中安全进行。经验丰富的医生在超声引导下操作，并发症并不常见。这些并发症包括腹水渗漏（5%）、动脉或静脉穿刺出血（高达 1%）、感染（高达 0.6%）和死亡（高达 0.4%）。患有弥散性血管内凝血、原发性纤维蛋白溶解和大量肠胀气的患者应避免进行穿刺。在移除 4L 以上腹水的患者中，越来越多的人接受使用胶体来代替血管内容量（De Gottardi 等，2009；Runyon 和 AASLD，2013）。

饮食限盐至每天 2000mg 对 10%～20% 的腹水患者有效。襻利尿药（如呋塞米）和醛固酮拮抗药（如螺内酯）的联合应用可防止腹水的再积聚。然而，利尿药的使用可能受到低钠血症和肾功能不全的限制。腹水患者应避免使用非甾体抗炎药、血管紧张素转换酶抑制药、血管紧张素受体拮抗药、α_1 拮抗药和血管加压素受体激动药，因为治疗会引起盐潴留，肾衰竭恶化，增加死亡率（European Association for the Study of the Liver，2010）。

如果腹水患者门静脉高压持续进展，可以连续大量腹腔穿刺和外科手术。如果有条件，经颈静脉肝内门体分流术是首选的方法，尽管有证据表明其对 HRQL 的益处不大于连续穿刺术（Campbell 等，2005）；相对禁忌证包括 HE、严重的右心衰竭、MELD 评分＞18 分的患者明显肝功能不全。如果在最佳环境下进行，75% 接受 TIPS 手术的患者腹水减少，但 30% 在术后发生 HE（Boyer 等，2010）。其他手术，包括门静脉分流术和腹膜静脉分流术，仅在既往治疗方案因较高的围术期发病率和感染风险而失败时考虑。在家庭环境中完成常规穿刺术不太可行，而且可能不符合患者生命末期时的目标。尽管感染风险增加，但对于以舒适为导向的患者来说，考虑用留置导管引流是合适的，也可以考虑预防性使用抗生素，尽管还需要更多的研究（Macken，2019；Reisfield 和 Wilson，2003）。

自发性细菌性腹膜炎发病率增高，生存期缩短，可能是终末事件。诊断是基于腹水培养阳性或白细胞计数＞500/mm^3 或中性粒细胞计数＞250/mm^3。进行性肝功能不全、既往感染、肾衰竭或低腹水总蛋白（＜1.0）的患者应考虑使用氟喹诺酮或复方新诺明预防性抗感染治疗。感染通常在监测环境下静脉注射抗生素治疗（European Association for the Study of the Liver，2010）。诊断、治疗和预防感染方面的进步显著改善了结局；尽管如此，感染后 1 年的生存率仍在 50%～60%（Arvaniti 等，2010）。

难治性腹水还与低钠血症（钠＜125mmol/L）和肾衰竭相关，两者均可使预后恶化（Kim 等，2008）。低钠血症和腿部水肿也与腹水患者较差的 HRQL 特别相关。限制水摄入对低钠血症患者有帮助，但也会显著影响生活质量。如果符合护理偏好，进展性肾衰竭患者可考虑接受静脉内白蛋白、内脏血管收缩药和肾脏替代治疗（European Association for the Study of the Liver，2010）。

（二）静脉曲张和门静脉高压性出血的管理

高达一半的肝硬化患者存在食管静脉曲张，近 1/3 的患者将经历静脉曲张出血（Garcia-Tsao 等，2017），这与 5 年内 30% 的死亡率有关（D'Amico 等，2018）。肝硬化患者可以通过上消化道内镜检查来筛查这种情况。原发性静脉曲张出血的预防措施可能包括 β 受体拮抗药或内镜套扎术；数据表明，联合使用并不优于单独使用 β 受体拮抗药（Lo 等，2010）。如果发生出血，则进行内镜检查以尝试套扎；可能需要机械通气以保护气道。通常，提供支持性治疗，如静脉注射抗生素、内脏血管扩张药（奥曲肽）和液体复苏，直到实现明确的止血效果（Garcia-Tsao 等，2017）。如果内镜治疗失败，应考虑 TIPS。早期 TIPS 手术治疗可能会改善 Child-Pugh C 级肝硬化患者的死亡率（Garcia-Pagan 等，2010）。

食管静脉曲张出血事件发生后，使用 β 受体拮抗药和套扎术联合对患者进行最佳治疗。该事件可能触发考虑肝移植（如可用）(Martin 等，2014)。目前，建议对难治性腹水、低血压和新发生肾功能不全的患者减少或停止使用 β 受体拮抗药，但需要进一步的随机对照试验（Garcia-Tsao 等，2017）。

对于在家中有出血风险且即将临终的患者，以舒适为导向，安宁疗护应包括发生出血时的计划。应告知患者和家属相关风险、摆放体位技术、家属 / 护理人员的防护设备、使用黑色毛巾管理事件、阿片类药物和抗焦虑药的使用（Walling 和 Wenger，2020）。如果患者在家中无法得到安全护理，应制订转诊计划。

（三）肝性脑病的管理

HE 是指肝硬化患者中最常发生的一系列神经精神异常（Ferenci 等，2002）。ESLD 患者门体分流的形成导致体循环中氨解毒无效，进而在星形胶质细胞中转化为谷氨酰胺（一种神经毒素）（Tapper 等，2015）。影响 16%～21% 的 ESLD 患者（D'Amico 等，2006）。HE 症状通常使用 West Haven 标准进行分类（Ferenci 等，2002）。轻度 HE 仅限于心理测试中的细微改变。Ⅰ级 HE 有注意力广度、认知能力和睡眠－觉醒周期的损害。Ⅱ级和Ⅲ级特征包括嗜睡、明显定向障碍、扑翼样震颤和情绪不稳定，Ⅳ级 HE 是昏迷。临床上，轻微或Ⅰ级 HE 的患者被称为隐性 HE，而Ⅱ级或以上被称为显性 HE（Vilstrup 等，2014）。两者均与 HRQL 的显著下降及照护者负担增加相关（Bajaj 等，2011）。

HE 的初始治疗使用乳果糖，即一种不可吸收的双糖，促进氨转化为铵，并通过胃肠道进行后续排泄。通常以 25ml 剂量给药，滴定到每天至少 2 次或 3 次排便（Vilstrup 等，2014）。对于以舒适为导向目标的难治性脑病患者，如果不再将放置鼻胃管纳入护理目标范围内，可以尝试乳果糖直肠给药，但通常侧重于生命末期症状的转变（Walling 和 Wenger，2020）。口服聚乙二醇在住院患者中的疗效与乳果糖相似，可用作替代药物（Rahimi 等，2014）。利福昔明是一种不可吸收的抗生素，通常用于不能单独耐受乳果糖或尽管接受乳果糖治疗但症状仍进展的患者。乳果糖和利福昔明均与 HRQL 的改善有关，但利福昔明的胃肠道不良反应更少（Kalaitzakis 和 Bjornsson，2007；Price，2012）。

感染、脱水和便秘可引发 HE，合并使用镇静药物可加重 HE。在护理显性 HE 患者时，重要的是要识别和治疗这些原因，以加速恢复。保持足够的营养也很重要，每天的能量摄入应为理想体重的 35～40kcal/kg。频繁的少餐和深夜零食已被证明是有益的（Vilstrup 等，2014）。与过去的假设相反，应鼓励 HE 患者保持大量的蛋白质摄入，为 1.2～1.5g/kg BW。

四、健康相关生活质量差相关的其他症状的管理

ESLD 患者出现了许多对 HQRL 有显著影响的症状，HQRL 正成为越来越被公认的管理优先事项。疲乏、抑郁、睡眠障碍、疼痛、认知障碍和头晕是最常报告的症状（An 等，2015），但在等待肝移植的患者中也报告了功能下降（Lai 等，2016）。

（一）疲乏

疲乏在胆汁淤积性疾病（如原发性胆汁性肝硬化和原发性硬化性胆管炎）中描述最多，但在丙型肝炎、非酒精性脂肪性肝炎、酒精性肝病和药物性肝损伤患者中也很常见。除丙型肝炎和自身免疫性肝炎复发治疗期间外，很少对治疗有反应，如抑郁症、贫血、甲状腺功能减退、糖尿病、乳糜泻和风湿病。TrACE 方法（治疗可治疗的，改善可改善的，应对和同情）已在多个出版物中被提倡用于肝硬化患者（Newton 和 Jones，2012）

（二）抑郁症

有证据表明抑郁症影响了高达 57% 的肝硬化患者，并可能随着肝功能的恶化而恶化（Serigado 等，2018）。尽管缺乏对照研究的证据，但通常会处方选择性 5-HT 再摄取抑制药。西酞普兰比舍曲林更有效（Mullish 等，2014）。5-HT 和去甲肾上腺素再摄取抑制药，如文拉法辛和度洛西汀的肝脏清除率显著受损，应避免使用（Ney 等，2018）。由于药物蓄积，尤其是阿米替林，三环类抗抑郁药也应慎用。严重风险包括出血、心律失常和体位性低血压（Serigado 等，2018）。去甲替林和地昔帕明的镇静作用较小，但需要更好地确定其安全性（Ney 等，2018）。米氮平需要降低 30% 的剂量；然而，由于其镇静特性，使用可能受到限制。安非他酮不需要改变剂量，但由于以上类似的原因，其使用受限（Serigado 等，2018）。一般情况下，当处方抗抑郁药时，滴定应缓慢，最大剂量应该比常规最大剂量低 50%，医生应了解风险和不良反应。非药物方法，如正念减压和行为健康课程，改善了抑郁症状（Ramirez 等，2015；Bajaj 等，2017）。等待肝移植的患者的早期姑息治疗干预可使患者抑郁评分随时间改善，不过本研究缺乏对照组（Baumann 等，2015）。

（三）失眠和睡眠障碍

与一般人群相比，睡眠障碍在肝硬化患者中更常见。这些可表现为睡眠质量降低和日间过度嗜睡（Cordoba 等，1998；Mostacci 等，2008）。在非酒精性脂肪性肝炎患者中，应考虑对阻塞性睡眠呼吸暂停进行评估，因为阻塞性睡眠呼吸暂停的存在会影响疾病的进展，开始气道正压治疗可能会改善肝脏

结局（Newton 和 Jones，2012）。治疗应从坚持良好的睡眠和日间的卫生习惯开始。关于安全有效的睡眠药物的数据有限。应避免使用苯二氮䓬类药物，因为其对 HE 有不良影响。褪黑素和曲唑酮虽然常用于处方，但尚未在 ESLD 患者中进行研究，因此应谨慎使用（Montagnese 等，2014）。

（四）疼痛

ESLD 患者经常报告疼痛，与更多的医学合并症和肝功能恶化相关（Rogal 等，2013）。尽管担心高剂量对乙酰氨基酚可导致肝损伤，但认为高达 2000mg 的剂量在 ESLD 中是安全的，应视为一线治疗。另一方面，由于其对肾功能和盐潴留的影响，应常规避免使用全身性非甾体抗炎药（Imani 等，2014）。加巴喷丁和普瑞巴林是神经性疼痛的治疗选择，不会降低肝硬化患者的药物清除率（Amarapurkar，2011）。在临床适当情况下，中－重度疼痛患者可考虑使用阿片类药物，但其在 ESLD 中的药代动力学发生改变，应谨慎使用，尤其是显性 HE 患者和肝移植患者（Chandok 和 Watt，2010）。应使用较低剂量和频率，并密切监测患者的毒性或不良反应，并根据需要进行调整。专家通常推荐芬太尼，但在住院环境外的 ESLD 患者中安全滴定具有挑战性。美沙酮可能被证明是一种有效的选择，但考虑到其复杂的药理学和较多的药物－药物相互作用，应仅在具有适当专业知识的情况下使用。避免使用哌替啶、可待因和曲马多（Christian-Miller 和 Frenette，2018）。

（五）肌肉痉挛

1/3 的肝硬化患者发生肌肉痉挛（Marchesini 等，2001）。对不良反应的担忧和缺乏临床试验不鼓励大多数药物的常规使用（Vidot 等，2014）。奎宁曾是治疗肌肉痉挛的首选药物，但累积会引起罕见但显著的不良反应，如血小板减少、心律失常和胃肠道症状；这些不良反应大大减少了奎宁的使用（Mehta 和 Fallon，2013）。最近的一项安慰剂对照试验表明，每天 2g 牛磺酸，持续 4 周，可降低痉挛频率和严重程度（Vidot 等，2018）。其他试验表明夜间支链氨基酸补充剂和左卡尼汀有益，但这些研究不是安慰剂对照性的（Hidaka 等，2013；Nakanishi 等，2015）。

（六）瘙痒症

胆汁淤积性瘙痒倾向于在夜间和较温暖的温度下恶化。一线选择是胆汁酸螯合剂考来烯胺，剂量为每天 4～16g。接受该治疗的患者应定期测量脂溶性维生素和凝血酶原时间，并确保在考来烯胺给药前或给药后至少 4h 用药。利福平是胆汁淤积的二线治疗药物，但是 12% 的患者会出现肝毒性；只有当瘙痒难治且舒适是首要治疗目标时才可以使用（European Association for the Study of the Liver，2009）。

（七）功能下降

在等待移植的 ESLD 患者研究中，超过一半的患者无法进行 1 次以上的日常生活活动；最常见的缺陷涉及控尿、穿衣和运动（Samoylova 等，2017）。与年龄匹配的对照组相比，肝硬化患者的残疾程度更高，需要的非正式护理量几乎增加 1 倍（Rakoski 等，2012）。尚缺乏评估运动和营养优化在功能下降中疗效的研究，但这些方法有时是经验性使用的。

五、肝脏移植

自 2008 年以来，全球每年进行的肝移植超过 20 000 例（Global Observatory on Donation and Transplantation，n.d.）。排除缺乏供体器官、资源限制和文化态度的原因外，这一数字将更大。符合移植条件的患者被列入等待名单，直至有器官可供他们使用；国家之间器官的分配政策仍然具有高度差异性（Trotter，2017）。

移植后 10 年和 18 年的生存率分别为 51%～92% 和 37%～56%（Yang 等，2014）。在肝移植的第 1 年内，感染、移植物丢失和手术并发症是发病率和死亡率的主要驱动因素。第 1 年后，心血管并发症、恶性肿瘤和疾病复发更常见（Lucey 等，2013）。许多研究证实，移植可改善 HRQL 的大多数维度。然而，发生免疫抑制和手术相关并发症的患者报告 HRQL 比对照组更差（Yang 等，2014）。

六、晚期肝病患者的生命末期照护和预立医疗照护计划

ESLD 患者的临终结局较差。在美国，患者常在住院时死亡（Altaii 等，2018）。住院时间较长，通常涉及维持生命的干预，并且是医疗费用的主要来源（Patel 等，2017）。ESLD 患者与晚期肺癌和结直肠癌患者的疼痛和呼吸困难症状评分相似（Roth 等，2000）。

临终前整合姑息治疗是可行和可接受的。在一

项单中心研究中，姑息治疗改善了关于患者护理目标的记录和共识，较外科重症监护室的死亡率无任何差异（Lamba 等，2012）。在另一项研究中，患者在入组安宁疗护机构时成功接受肝移植（Medici 等，2008）。尽管如此，生命末期患者很少接受姑息治疗，即使他们被认为是非移植候选者（Patel 等，2017）。机构文化及临床医生的知识和态度可能是同时提供姑息治疗和移植的障碍（Walling 等，2013；Low 等，2018）。

早期整合 ESLD 患者的预立医疗照护计划是至关重要的，最好不要在危机时期。例如，ESLD 和 HE 患者如果延迟到急性住院，可能无法参与自己的决策。ESLD 和 AGA 最佳实践咨询声明中姑息治疗的最新质量指标强调需要早期整合预立医疗照护计划和姑息治疗（Tandon，2020；Walling 等，2017）。

结论

ESLD 患者存在严重残疾和预期寿命有限。对 ESLD 的管理主要集中在治疗门静脉高压的并发症和恢复 HRQL。肝脏移植是特定患者的选择，并能显著提高生存率和 HRQL，但器官短缺和资源限制使其不能成为大多数患者的现实选择。需要进一步的研究来证明姑息治疗和预立医疗照护计划的获益。需要更多的工作来进一步制订和实施临床指南和资源，以帮助指导患者和为他们提供高质量的支持治疗。

第 95 章 终末期肾病

End-stage kidney disease

Fliss E.M. Murtagh 著
马 克 李晓霞 译 范 芸 校

虽然终末期肾病（end-stage kidney disease，ESKD）最终导致死亡，但可获得透析形式的生命维持治疗会影响其病程。最初，透析是急性肾损伤的短期治疗，不提供维持性透析。用于长期管理的首个透析项目始于 20 世纪 60 年代，最初排除了老年患者和多种疾病患者的透析标准逐渐放宽。结合肾病患病率的上升、种族差异和预期寿命的延长，这种变化导致了透析人群的稳步上升。在英国，2015—2016 年，该人群增长了 3.2%，在过去 10～15 年，该增长率相当一致（UK Renal Registry，2018）。

ESKD 患者中有几组患者从姑息治疗中获益，无论该治疗是由姑息治疗专家或肾病临床医生提供，还是由跨学科综合团队提供：①选择或被建议不进行透析（保守或非透析治疗）的患者；②未从透析中获益，尽管进行了透析，但生活质量恶化且症状负担加重的患者；③停止透析的患者。

所有这些患者的症状负担都很高（Almutary 等，2013；Brennan 等，2015），4 期慢性肾病（chronic kidney disease，CKD）患者也是如此（Almutary 等，2016；Senanayake 等，2017）。后者也可能受益于临床上对姑息治疗的关注。

一、流行病学

2016 年的一项系统综述估计，CKD 的全球患病率为 11%～13%（Hill 等，2016）。年龄在 35 岁以下的人群中，3～5 期 CKD 的患病率不到 1%；而在 75 岁以上的人群中，3～5 期 CKD 的患病率则上升到 40%（Stevens 等，2007）。尽管这些患者中仅有一小部分发生 ESKD，但进展为透析也随年龄增长而增加，65 岁后急剧上升，75—85 岁达到高峰，仅在 85 岁后才会下降。这种与年龄的关联意味着发达国家的 ESKD 患者数量将会随着人口老龄化而增加。尽管英国患者接受透析的中位年龄为 59.1 岁，在过去几年内一直保持稳定，但明显高于 2005 年的 55.0 岁（UK Renal Registry，2018）。同样，美国肾脏数据系统报道称，20 世纪 80 年代和 90 年代，美国 ESKD 的标准化发病率急剧上升，但到 2006 年趋于平稳，自这一峰值后略有下降；2016 年，124 675 例新发例病例表明，未经调整的（粗率）发病率有所上升，但年龄－性别－种族标准化率已趋于稳定（United States Renal Data System，2016）。

保守治疗（未透析）的 ESKD 患者的患病率难以确定。该发生率随着时间的推移及国家（Lambie 等，2006）和肾病学家（Kee 等，2000）的不同而不同，但是无法获得准确的数字，部分原因是缺乏常规收集的数据，并且进行的基于人群而非基于服务的研究很少。在专科诊所治疗的患者中，15%～20% 的肾功能下降患者采用保守治疗（Smith 等，2003；Murtagh 等，2007e）。变化可能取决于该区域的人口统计及服务的结构。在澳大利亚，约 14% 转诊至肾病学家的 ESKD 患者计划不进行透析（Morton 等，2012b）。

二、生存期

关于保守治疗的老年患者生存期的证据有限。这首先反映了研究的缺乏，与最近认识到这些患者是需要研究的不同人群一致。这也表明，很难确定何时应该测量生存率。患者直到 CKD5 期才可能需要透析，因为他们开始出现尿毒症症状恶化，即使计划透析，一些患者在透析开始前死于共病，另一些患者的病情下降速度非常缓慢的，以至于一段时间内不需要透析。生存率估计值也可能无法推广，而是反映了特定肾病病房的人口统计学、合并症和当地实践。

尚无在 CKD 下降人群中比较透析和保守治疗生存率的前瞻性随机试验。这将带来的伦理挑战是，随机试验不太可能发生，仅有观察性研究可用。一项系统综述回顾了 89 项研究，描述了 294 921 例老年 ESKD 患者中只有 724 例接受了“非透析”治疗，他们的 1 年生存率为 70.6%（95%CI 63.3%～78.0%），与接受透析的患者的 73.0%（95%CI 66.3%～79.7%）相似（Foote 等，2016）。两组患者的 2 年生存率存在差异，但对那些有复杂共病的患者没有差异。必须谨慎解释这些数据，因为未经透析治疗的患者的数据显著缺乏，两组人群存在异质性，并且可能存在领先时间偏倚（Foote 等，2016）。

当没有残余肾功能时，退出透析的患者的中位生存期非常短，平均为 8～10 天（Murtagh 等，2007a）。尽管一些患者的寿命已长达 46 天，但大多数患者仅在几天内死亡。如果存在残余肾功能，则生存期可能更长，有时是数月。

三、症状

ESKD 症状流行病学研究越来越多，但治疗试验很少。ESKD 患者是所有慢性疾病组中症状最严重的群体之一（Solano 等，2006）。英国（Murtagh 等，2007b，2007c）和澳大利亚（Almutary 等，2013）的研究表明，每例 ESKD 患者平均约有 12 个或 13 个具有中度或重度影响程度的症状。疲乏或疲倦的个体加权平均患病率高达 71%，瘙痒为 55%，厌食为 49%，疼痛为 47%，睡眠障碍为 44%，焦虑为 38%，呼吸困难为 35%，恶心为 33%，不宁腿为 30%。识别和控制症状是患者及其家属的高度优先事项（Steinhauser 等，2000），这能显著改善他们的生活质量（Weisbord 等，2003）。透析提供了主要获益，包括症状缓解，但并不总是改善或消除症状，有时可能有助于缓解症状。对于 ESKD 患者，随着长期肾脏替代治疗持续时间的增加，良好的症状管理具有越来越高的优先级（Singer 等，1999；Steinhauser 等，2000；Almutary 等，2016）。

对于接受腹膜透析的 CKD4 期和 CKD5 期患者的症状负担知之甚少。一些研究探讨了保守治疗对患者的影响（Noble 等，2008；Bristowe 等，2019；Selman 等，2019）或对家庭和护理人员的影响（Ashby 等，2005；Low 等，2008）。保守治疗的 CKD5 期患者的总体症状负担与晚期癌症患者相似，症状模式和痛苦水平存在差异（Murtagh 等，2007c）。

（一）特有症状的患病率

1. *焦虑和抑郁*　据报道，CKD4/5 期或 ESKD 患者中焦虑的发生率为 45%～67%，抑郁的发生率为 36%～59%（Murtagh 等，2007b;Almutary 等，2013）。这种差异反映了人群、焦虑和抑郁的定义、评估工具的差异。根据使用的临界值水平，筛查工具（如 Beck 抑郁量表）识别潜在抑郁的比例（45%～50%）略高于诊断工具（Kimmel，2001；Wuerth 等，2005）。未接受透析治疗的患者可能有相似水平的焦虑和抑郁，尽管证据仍然有限，并且焦虑和抑郁的患病率可能随着时间的推移而增加（Murtagh 等，2011）。他们感到焦虑或悲伤的症状患病率较高（分别为 63% 和 50%），45% 的抑郁评分高于老年抑郁量表的标准临界值（Murtagh 等，2007c）。

2. *疼痛*　疼痛是晚期肾病患者的常见问题。在加拿大的一项研究中，50% 的血液透析患者报告慢性疼痛，其中一半的疼痛描述为重度（Davison，2007）。来自意大利（Mercadante 等，2005）和美国（Weisbord 等，2005）的研究发现疼痛患病率相似。一项综合研究证据的综述报道称，疼痛的加权平均患病率为 63%～66%（Almutary 等，2013）。

在保守治疗的 CKD5 期的疼痛患病率相似。基线疼痛患病率为 53%（Murtagh 等，2007c），在死亡前 1 个月增加至 73%（Murtagh 等，2010）。一半的人表示疼痛为重度。对于停止透析的患者，疼痛影响约 50% 的患者（Cohen 等，2000；Chater 等，2006）。

3. *瘙痒*　瘙痒影响 33%～78% 的透析患者（Almutary 等，2013）。另一项研究发现，在血液透析患者中的患病率为 28%～60%，腹膜透析患者中患病率为 50%～68%（Murtagh 等，2007b）。保守治疗的 CKD5 期患者瘙痒率也较高（74%），可能与未接受透析的 ESKD 患者相当（Murtagh 等，2007c）。

4. *不宁腿*　在 ESKD 透析患者中，报道的不宁腿综合征（restless legs syndrome，RLS）的患病率差异很大，在一项研究中为 12%～58%（Murtagh 等，2007b），而在另一项研究中为 26%～40%（Almutary 等，2013）。未接受透析的 CKD5 期患者的患病率为 48%（Murtagh 等，2007c）。这些数字远高于普通人群中 10%～15% 的 RLS 患病率（Medcalf 和 Bhatia，2006）。RLS 患病率的变化取决于所使用的定义；与早期研究相比，最近的工作应用了国际不宁腿综合征研究组制订的特定标准（Allen 等，2003）。与瘙痒一样，RLS 可能与较差的预后有关，其部分原因可能是睡眠受损介导（Hui 等，2000）。

5. *睡眠障碍*　尽管肾病患者中睡眠障碍的患病率远高于一般人群中 10%～15% 的患病率（Drake 等，2003），但定义的挑战导致报道的患病率存在较大差异，在一篇综述中为 20%～83%（Murtagh 等，2007b），在另一篇综述中为 44%～50%（Almutary 等，2013）。保守治疗的 CKD5 期患者患病率也很高，41% 的患者出现一些睡眠困难，21%（所有保守治疗患者）报告有严重的睡眠障碍（Murtagh 等，2007c）。

6. 疲乏　疲乏很难定义，因此也难以量化。尽管如此，仍有证据表明这是肾病患者最常见的症状之一；在大多数研究中，70%～97% 的透析患者受到疲乏的影响（Murtagh 等，2007b；Almutary 等，2013）。极高比例（高达 90%）的保守治疗 CKD5 期患者也受到疲乏的影响，35% 的患者受到疲乏的严重困扰（Murtagh 等，2007c）。质性研究表明，疲乏是患者最难应对的症状之一（Chang 等，2001；Murtagh 等，2007c）。

7. 其他症状　其他症状对 ESKD 患者也很重要，包括恶心和呕吐、嗜睡、呼吸困难、腿部水肿、口干、食欲不振和味觉改变、注意力不集中、皮肤干燥和便秘。一些症状，如呼吸困难，通常与共病有关，如共存的心脏或呼吸疾病，其患病率在很大程度上反映了人口统计学特点，老年人群和保守治疗（未透析）患者（几乎都是老年患者）的这些症状的患病率明显更高（Murtagh 等，2007c）。

（二）共病引起的症状

症状可能是由尿毒症、透析或共病疾病所致，许多患者有多种原因和触发因素共同导致症状负担。老年患者常伴有血管疾病、心脏或肺部疾病、糖尿病或其他共病，因此重视共病尤其重要。当糖尿病引起 ESKD 时，其他症状通常与糖尿病并发症相关，如糖尿病性胃轻瘫（可能引起厌食、早饱、恶心、胃反流或消化不良）、肠道自主神经病变（导致腹泻和便秘交替）、疼痛性周围神经病变，以及各种皮肤和软组织问题（导致疼痛、瘙痒和其他问题）。

（三）症状评估

一些经验证的症状评估方法可评估多种症状，可能在临床环境中有用。它们包括用于其他晚期疾病的几种，如 ESAS（Parfrey 等，1989；Davison 等，2006a，2006b）和记忆症状评估量表（Memorial Symptom Assessment Scale，MSAS）简表（Weisbord 等，2003；Murtagh 等，2007c）。经验证的专门针对肾脏疾病进行的评估包括从 MSAS（Weisbord 等，2004）改编而来的透析症状评估表，以及肾脏版患者临床结局量表（症状模块）（Murphy 等，2009）。最近验证的患者综合结局量表 – 肾脏（IPOS-Renal）评估身体和心理症状及其他问题，如信息、家庭支持和实际问题（Raj 等，2018）；它改编自患者（或姑息性）结局量表的通用版本，可用于多种条件（https：//pos-pal.org/，其中 IPOS-Renal 可免费使用）。

已经开发了许多工具来测量个体症状，如疼痛、瘙痒或抑郁。这些可能会提供更详细和准确的症状图片，尤其是用于研究目的。示例包括测量疼痛（Melzack，1975；Daut 等，1983）、抑郁症（Beck 和 Steer，1984；Kutner 等，1985；Martin 和 Thompson，2000）、瘙痒（Majeski 等，2007）和不宁腿（Allen 等，2009）。

四、症状管理

一旦确定和评估了症状，就需要对其进行积极的管理。有证据表明，肾病患者的症状管理通常不理想（Davison，2003；Bailie 等，2004）。这在一定程度上是由于肾损害或透析对药物治疗的限制。

（一）疼痛管理

对疼痛的评估应试图描述原因，如果可以治疗，则应针对这些原因进行管理。大多数患者需要对症治疗，必须使用药物治疗来解决不同的神经性和非神经性疼痛综合征。肾脏疾病患者使用非阿片类、阿片类和辅助镇痛药的综述（Davies 等，1996；Dean,2004；Mercadante 和 Arcuri，2004；Murtagh 等，2007d;Pham 等，2017）强调需要考虑：①可能因尿毒症而加剧的不良反应的潜在风险；②是否存在肾毒性风险（保护肾功能至关重要）；③肾损害如何影响所使用药物的消除。

对于晚期疾病和中度或重度慢性疼痛的患者，阿片类药物治疗是一种主要方法。与阿片类药物在肾病中使用相关的信息在以下章节中描述。

1. 可待因和双氢可待因　不推荐在 ESKD 中使用可待因和双氢可待因，因为有报道记录了潜在的严重不良反应，包括低血压、呼吸停止和严重嗜睡（Barnes 和 Goodwin，1983；Redfern，1983；Matzke 等，1986；Parke 等，1992；Talbott 等，1997）。

2. 曲马多　90% 的曲马多经肾脏排泄，在肾损害时，消除半衰期增加了 2 倍左右（C.R. Lee 等，1993）。尿毒症可降低癫痫发作阈值，曲马多在 ESKD 患者中可能相对更容易引起癫痫（Gardner 等，2000）。由于这些原因，ESKD 患者首选其他替代药物，如果不可避免地使用曲马多，不应超过每 12 小时 50mg 的剂量。

3. 吗啡和二乙酰吗啡　不推荐在 ESKD 中使用

吗啡和二乙酰吗啡。临床活性代谢物在肾衰竭时蓄积，可能导致非预期的不良反应。

4. *芬太尼*　尽管对芬太尼在肾损伤人群中的药代动力学知之甚少，但芬太尼是 ESKD 中首选的阿片类药物之一，因为其代谢物无活性，并且不到 10% 的药物以原形经尿液排泄。对肾损伤患者进行单次大剂量注射时无须调整剂量（Coral 等，1980），但在持续给药期间，考虑到药代动力学的个体差异较大，给药应谨慎（Bentley 等，1982；Labroo 等，1997）。研究表明，母体化合物可能蓄积（Koehntop 和 Rodman，1997）或肾衰竭导致清除减少（Scholz 等，1996）。一些权威机构建议肾功能下降时减少剂量：如果肌酐清除率为 10～50ml/min，则减少至正常剂量的 75%；如果肌酐清除率＜10ml/min，则减少至正常剂量的 50%（Broadbent 等，2003）。在 1 天或 2 天以上的给药过程中，无论是通过重复推注或连续胃肠外或经皮给药，仔细监测与蓄积或毒性相关的不良反应是明智的，如果芬太尼在数天或数周内使用，会有一些逐渐减量的方法。

5. *阿芬太尼*　阿芬太尼的作用时间比芬太尼短，并且药效和脂溶性均较低。像芬太尼一样，蛋白结合率高，高尿素可降低其蛋白结合。尽管如此，肾衰竭患者的分布容积和消除半衰期似乎没有变化（Chauvin 等，1987）。因此，阿芬太尼也是 ESKD 中首选的阿片类药物之一，仅限于生命末期时使用，因其仅可用于胃肠外使用。

6. *丁丙诺啡*　丁丙诺啡在一些综述中被省略，因为它并非在所有国家均可获得，但在肾衰竭患者中具有合理安全的潜力。其全身清除率较高，并在肝脏中代谢为去甲丁丙诺啡和丁丙诺啡 -3- 葡萄糖苷，主要通过胆道系统排泄（Mercadante 和 Arcuri，2004）。一些证据表明，其药代动力学在肾损害患者中无变化（Summerfield 等，1985），但其他研究表明代谢物可能会蓄积（Hand 等，1990）。然而，未报道蓄积的不良反应。丁丙诺啡还具舌下制剂、透皮制剂和注射制剂的优点。

7. *氢吗啡酮*　基于一项提示氢吗啡酮蓄积可能与肾损害的严重程度成比例的单次给药研究（Durnin 等，2001），以及一项证实了神经兴奋性代谢物氢吗啡酮 -3- 葡糖苷酸蓄积的 14 天药代动力学病例研究，氢吗啡酮在重度肾损害中的应用受到了相当大的关注（Babul 等，1995）；然而，一项回顾性研究表明，在肾损害患者中，至少在肾损害水平相对较轻的情况下，氢吗啡酮的耐受性可能优于吗啡（M.A.Lee 等，2001）。鉴于证据极为有限，在轻度或甚至中度肾损害中谨慎使用氢吗啡酮可能是合理的，前提时减少剂量，增加用药间隔，谨慎滴定并仔细监测患者。不推荐用于重度肾损害患者。

8. *美沙酮*　美沙酮主要在肝脏中代谢，并通过肾脏和粪便排泄（Davies 等，1996）。存在较大的个体间差异，急性期和慢性期给药之间也存在相当大的差异（Rostami-Hodjegan 等，1999）。尽管一些证据表明肾功能不影响血药浓度（Kreek 等，1980），这表明在肾损害患者中，粪便排泄可能会产生代偿，但通常建议非常谨慎地给药（Morley，1998；Blackburn 等，2002），在重度肾损害患者中推荐的剂量减少 50%～75%（Broadbent 等，2003）。考虑到已充分描述的蓄积和毒性风险，美沙酮仅由具有该药物特定知识和经验的临床医生使用，或者在获得专家建议或监督的情况下使用。

9. *羟考酮*　尽管证据有限，但一些研究对羟考酮在肾损伤患者中的安全性提出了担忧。一项研究表明，肾衰竭时，羟考酮消除时间显著延长，代谢物排泄严重受损（Kirvela 等，1996），个体差异较大。一些羟考酮的效应可能是通过这些代谢物介导的（Kalso 等，1990），并且有中枢神经系统毒性和镇静的报道（Fitzgerald，1991）。尽管存在这些担忧，一些临床医生还是谨慎使用羟考酮，减少剂量并增加给药间隔，而另一些临床医生则避免使用；当肌酐清除率为 10～50ml/min 时，建议将剂量减少至正常剂量的 75%；当肌酐清除率＜10ml/min 时（剂量间隔不变），建议将剂量减少至正常剂量的 50%（Broadbent 等，2003）。

（二）疲乏的管理

疲乏非常常见，患者高度痛苦。它是多维度的，包括身体、认知和情感方面（B.O. Lee 等，2007；O'Sullivan 和 McCarthy，2007），与睡眠障碍、身体功能和抑郁之间存在复杂但知之甚少的关系（Brunier 和 Graydon，1992；McCann 和 Boore，2000）。

疲乏的原因可归类为与肾病、透析或共病相关。肾脏疾病可引起贫血、甲状旁腺功能亢进和尿毒症，所有这些都可能直接导致疲乏。继发于这些直接影响的因素是饮食和液体限制、营养不良和药物的不良反应，所有这些也可能导致疲乏。对于透析患者，持续性疲乏可能与透析不足、透析后疲乏和透析负担有关。最后，疲乏可由众多共病疾病中的任何一种引起，其中如甲状腺功能减退，是普遍和可治疗的。

疲乏的药物治疗有限，应考虑非药物治疗。这些方法可能包括锻炼、认知和心理学方法及综合疗法。运动和康复干预尤其重要（Zhao 等，2019）；有证据表明，运动可以改善 ESKD 患者的疲乏、焦虑、抑郁、体力活动和总体生活质量。需要进行研究以确定运动干预的最佳性质和时间。

使用促红细胞生成素治疗贫血是治疗疲乏最重要的药理学方法。红细胞压积与生活质量中的能量 / 疲乏域之间存在一致的关系（Ross 等，2003），随着红细胞压积增加，能量水平升高，疲乏下降。当因肾脏疾病导致贫血时，如果肾小球滤过率低于 30ml/（min·1.73m^2）［糖尿病患者＜45ml/（min·1.73m^2）］，并且没有其他原因（如失血、叶酸或维生素 B_{12} 缺乏），积极使用促红细胞生成素刺激药治疗可能会改善疲乏。然而，目前尚不清楚那些接近生命末期的患者应该维持多长时间的治疗。只要患者有症状获益，应继续治疗。

（三）恶心和呕吐的管理

恶心和呕吐的原因是多因素的，仔细评估应分别确定每个患者的病史和具体情况，并寻找特定的潜在原因。尿毒症和许多药物（包括阿片类药物、抗惊厥药、抗生素和抗抑郁药）可引起持续性恶心。胃轻瘫（可能由药物或糖尿病等疾病引起）可引起胃排空延迟，这可能与餐后恶心或呕吐及腹胀、上腹饱胀、胃肠胀气、呃逆或胃灼热有关。胃炎引起的恶心常伴有胃灼热、消化不良或上腹痛。便秘会加重恶心和呕吐。

如果可能，应寻求病因治疗。如怀疑胃排空延迟，可使用甲氧氯普胺；在有显著肾脏疾病的患者中，应将剂量减少 50%，并应认识到肌张力障碍的风险增加。同样，在尿毒症患者中怀疑胃炎可能，通常应进行质子泵抑制药试验。也可使用对症的药物治疗，当给予多巴胺拮抗药（如氟哌啶醇或左美丙嗪）时，建议减少剂量。如果使用 5-HT_3 受体拮抗药，如昂丹司琼，则可能需要积极治疗便秘。

（四）瘙痒的管理

ESKD 患者瘙痒的病因和发病机制尚不清楚，治疗选择的有效性有限。与介导疼痛的纤维不同，瘙痒是由皮肤中的 C 纤维介导（Schmelz 等，1997）。这些 C 纤维通过对侧脊髓丘脑束传导；在网状结构（Lugon，2005）、丘脑和下丘脑及不同的皮质区域（前扣带皮质、辅助运动区和下顶叶）中有多个连接。这些传入通路可以激活运动区域和强烈、几乎不自主的搔抓欲望。在这些通路的不同水平，介导瘙痒的病理生理同样复杂；目前的假设假定了异常炎症 / 免疫过程、阿片受体系统功能障碍和（或）神经系统本身的神经病变过程的作用。在 ESKD 相关瘙痒中，复杂的相互作用因素被认为在多个地方起作用（Lugon，2005；Simonsen 等，2017），极难阐明瘙痒的任何一个独立因素。

治疗瘙痒的第一步是优化肾脏管理。高磷酸盐水平可能导致瘙痒（Lugon，2005），应考虑饮食建议和磷酸盐黏合剂的使用。甲状旁腺功能亢进也可能是引起瘙痒的原因之一。

如果确定皮肤病变，治疗可能有助于缓解瘙痒。皮肤干燥可能很重要，尤其是在 ESKD 老年人中（Keithi-Reddy 等，2007）。应该使用润肤剂，如果老年人发现很难使用这些化合物，喷雾剂通常是有帮助的。皮肤感染，如疥疮，应该进行诊断和治疗。预防措施，如指甲护理（保持指甲短）和保持凉爽（轻薄的衣服、温水沐浴或淋浴），是可以并用的措施。

瘙痒的全身性治疗很多，但疗效证据有限，并且通常相互矛盾，单一制剂不推荐优于其他制剂。免疫调节药（如 UV-B 光、他克莫司和沙利度胺）已被提出用于治疗瘙痒。这些都以不同方式减少促炎细胞因子。基于内源性阿片类物质的假定作用（Yosipovitch 等，2003；Patel 等，2007），在瘙痒动物模型中测试了与 κ 阿片受体结合的药物；研究结果表明，激动药可减轻瘙痒，而拮抗药可增强瘙痒（Ikoma 等，2006）。出于这个原因，阿片类药物如布托啡诺（一种 μ 阿片受体拮抗药和 κ 阿片受体激动药）（Dawn 和 Yosipovitch，2006）已被提议用于治疗瘙痒。还有一些证据支持使用一种相对较新的 κ 阿片受体激动药（纳呋拉啡）（Wistrom 等，2005；Simonsen 等，2017）。尽管没有确凿的证据。阿片受体拮抗药，如纳洛酮和纳曲酮，也被使用。

瘙痒的许多特征表明这是一种神经病变过程，血液透析患者的神经病变和瘙痒之间存在相关性（Akhyani 等，2005）。然而，证据有限，神经性成分可能是 ESKD 相关瘙痒的次要原因，而不是主要原因。尽管如此，用于治疗神经性疼痛的药物，如加巴喷丁和辣椒素，已被用于治疗瘙痒，并取得了一些成功。加巴喷丁证据最多（Simonsen 等，2017），但 ESKD 患者应慎用，尤其是未接受透析的患者，因所有清除都非常有限。组胺受体似乎对至少一些介导瘙痒的 C 纤维敏感，急性组胺诱导的瘙痒已被充分阐明。尽管这种急性瘙痒反应与 ESKD 患者经历的慢性瘙痒之间的联系尚不确定，但抗组胺药物被广泛使用，其结果各不相同。

治疗的选择应受疾病分期的影响。例如，紫外线可能对那些恢复相对较好的人是实用的，而抗组胺药可能更适合接近生命末期的患者。应花时间与患者讨论是否需要持续使用任何一种药物，并在可能的情况下解释和尽可能减少不良反应。明确的管理计划和持续进行后续治疗，有助于患者应对这种症状有时可能造成的痛苦。重度瘙痒的心理和社会层面是值得注意的（Murtagh 等，2007b），心理、家庭和社会支持是管理的重要组成部分。

（五）不宁腿的管理

国际不宁腿综合征研究组诊断 RLS 的正式标准是：①腿部移动冲动，通常伴有腿部不适感觉；②休息或不活动（如休息或坐位）期间加重；③体力活动可部分或完全缓解；④傍晚加重或夜间比白天症状更重（Medcalf 和 Bhatia，2006），其原因尚不清楚，但似乎与中枢神经系统中的多巴胺能系统有关（Manenti 等，2009）。在尿毒症 RLS 中，有限的证据表明铁缺乏（O'Keeffe 等，1993）、甲状旁腺激素低（Rijsman 等，2004）、高磷血症和心理因素（Takaki 等，2003）可能会有影响。治疗应包括纠正这些因素，减少潜在的加重剂，如咖啡因、酒精、尼古丁和某些药物（镇静抗组胺药、甲氧氯普胺、三环抗抑郁药、选择性 5-HT 摄取抑制药、锂剂和多巴胺拮抗药）（Manenti 等，2009）。钙拮抗药也可能加重 RLS（Telarovic 等，2007）。

关于 CKD 中 RLS 治疗的证据非常有限，对特发性 RLS 患者的研究提供了管理信息（Silber 等，2004）。最近一项对 RLS 干预措施的系统综述仅包括 9 项涉及 220 例透析患者的研究，未对非透析 ESKD 或腹膜透析进行研究（Sinclair，2018）。评估了 6 种干预措施：有氧阻抗运动、加巴喷丁、罗匹尼罗、左旋多巴、右旋糖酐铁、维生素 C 和 E（单独和联合）。有氧阻抗运动的 RLS 较无运动（或无阻抗运动）降低，但与罗匹尼罗相比没有差异。另一项研究报道，与阻抗运动相比，罗匹尼罗有显著改善。与安慰剂或左旋多巴相比，加巴喷丁降低了 RLS 的严重程度，并显著改善睡眠；可在透析治疗后使用低剂量，但对于未接受透析的 ESKD 患者应极其谨慎。左旋多巴对 RLS 有一定的疗效，但存在反弹、增强和不良反应。维生素 C、维生素 E 和维生素 C+ 维生素 E 有助于缓解 RLS 的症状，不良反应最小，但只在一项研究中进行了评估。

（六）睡眠障碍的管理

睡眠障碍高发，潜在病因很多。病史可能提示睡眠呼吸暂停、RLS 或瘙痒，每一种都可以治疗。建议采取睡眠保健措施，包括午饭后避免摄入咖啡因，减少咖啡因的总摄入量，避免饮酒（酒精既是镇静药又是兴奋剂），避免日间睡眠。如果排除睡眠呼吸暂停，其他加重的症状得到最佳治疗，并且一般措施不成功，那么催眠药可能是必要的，理想情况下是短期尝试重建睡眠模式。对于那些生存期较长的患者，催眠药物有依赖的风险，这需要在管理中加以考虑。首选短效催眠药，如唑吡坦 5～10mg 或替马西泮 7.5～10mg，是可取的。这些药物在透析患者中通常是安全的，尽管 ESKD 患者通常可能对苯二氮䓬类药物更敏感，通常需要比一般人群更低剂量。

（七）生命末期呼吸困难的管理

肾病患者呼吸困难的最常见原因是贫血、肺水肿（与液体超负荷或共存的心血管疾病有关）或心肺合并症。如果可能，识别和治疗潜在原因非常重要。例如，如果发现容量超负荷，更频繁或更长时间的超滤透析可能是有帮助的。如证实缺氧，应提供氧疗（Booth 等，2004）。

可能需要采取措施缓解呼吸困难。这些措施包括一般措施和非药物措施、心理支持和药物措施。一般的措施包括直立坐位以最大限度地提高肺活量，将风扇气流或冷空气吹向面部（Booth 等，2006），并提供一个平静、稳定的环境。对于因呼吸困难而活动受限的患者，理疗和呼吸训练治疗有助于最大限度地增加活动能力，并提供适当的辅助手段以改善因呼吸困难而受限的功能。呼吸困难通常与焦虑密切相关，通常处于一个不断升级的循环中（焦虑导致呼吸困难恶化，从而触发焦虑恶化）。因此，为患者和家属提供信息、教育和支持至关重要。

随着预后的恶化，药物措施可能更合适。呼吸困难可能非常令人痛苦，应与疼痛或任何其他痛苦症状一样积极治疗。它是接近生命末期的肾病患者的一个极其重要的症状，预测和计划应对未来的发作非常重要（Murtagh 等，2010）。计划可以帮助患者避免不希望发生的干预措施，如在生命末期时住院。

低剂量阿片类药物有助于缓解终末期心脏和呼

吸系统疾病患者的呼吸困难，临床经验表明，对肾脏患者也是如此。医生们仍然担心这种方法，但系统评价显示没有临床相关不良反应的证据（Verberkt 等，2017）。然而，对肾脏患者使用阿片类药物存在担忧，与疼痛管理相关的建议也应适用于呼吸困难，尽管用于呼吸困难的阿片类药物剂量可能较小，剂量滴定的程度也较低。在患者预期生存期为数小时或数天的情况下，如果小剂量阿片类药物对呼吸困难无效，则与增加阿片类剂量相比，将阿片类（如芬太尼）与低剂量苯二氮䓬类药物（如咪达唑仑）联合使用可减少不良反应的风险。

苯二氮䓬类药物也可用于同时存在焦虑的患者，但必须谨慎使用并减少剂量。推荐使用短效苯二氮䓬类药物，如口服或舌下含服劳拉西泮 0.5～1mg，每天 4 次。舌下给药起效相对较快，可迅速恢复受惊患者的控制感。在生命的最后几天，可皮下给予咪达唑仑［如果估计肾小球滤过率＜10ml/(min・1.73m^2)，则按正常剂量的 25% 给予］，并根据效果进行滴定。ESKD 患者对其作用敏感，通常不需要频繁或大剂量给药。起始剂量一般为 1.25mg 或 2.5mg，通常是足够的。如果需要 1 次或 2 次以上的给药，最可行的方法是在 24h 内进行皮下输注。

五、沟通和预立医疗照护计划

越来越多的证据表明，ESKD 患者的沟通需求和护理应通过几项观察来了解（Lim 等，2016）。首先，对于未来、偏好和优先事项的详细讨论并不会消除希望；相反，它们能维持现实的希望，并赋予患者努力实现符合自身价值观可能性的权力（Davison 和 Simpson，2006）。其次，患者选择不同治疗的原因有多种，包括保守治疗（Noble 等，2009；Bristowe 等，2019），患者和家属都能够权衡考虑。例如，一项研究发现，患者愿意放弃 23 个月的家庭透析预期寿命，以减少旅行限制；患者和家庭偏好之间存在不一致（Morton 等，2012a）。将保守治疗视为“合乎逻辑和肯定的选择”的患者与“愤怒并认为自己在某种程度上放弃了生命”的患者的反应不同（Noble 等，2009）。

考虑到这种变化，预立医疗照护计划必须响应患者和家属对该过程的看法。这可以帮助他们获得更大的自主权，无论起点是什么，都尊重个人的心理旅程。ACP 不仅涉及关键的医疗决策，如透析，或同意“不使用复苏”的命令。如果做得好，它还包括加强在最后几天、几周和几个月里，对家庭关系、解决冲突及在生命结束前好好生活做出积极的决定（Hines 等，2001）。这些是患者评价较高的优先事项（Singer 等，1998）。这种认识将讨论从孤立的治疗决策转变为可能更多地受到瞬时因素而不是稳定的“核心”价值影响的治疗决定上（Fried 等，2007），并建立在更综合的以个人和家庭为中心的照护的基础上。

随着疾病的进展，ACP 变得更加深远。患者和家属通常希望得到建议和信息，如在不同阶段会发生什么，何时和为什么适合住院，还有什么其他积极管理适合他们，谁可以在家中照顾他们，以及他们更喜欢在哪里得到照顾和死亡（如果可行的话）。这是一个动态和演变的过程，涉及反复讨论。时机很关键，不是所有的问题都适合在任一时间进行讨论。在过早引入问题和将问题拖到太晚之间有一个很好的平衡，以防错失机会（Holley，2003）。一项支持 ACP 作为肾病治疗干预措施的现实主义综述确定了改善结果的两个主要组成部分：针对医疗保健专业人员的培训，解决问题、优化技能、澄清流程；以及使用个性化定制、文化适当的清晰简单的文件和流程，家族参与其中（O'Halloran 等，2018）。专业人员之间的沟通至关重要，这样所有人都能理解决策、偏好和优先事项，包括初级保健专业人员，如果患者在家，他们可以负责。

对接受保守治疗的 CKD5 期患者的疾病经验进行了一些研究（Selman 等，2019），这项研究表明，失控和不确定性是这些患者的一个特殊特征。ACP 可以帮助减少这种失控感（Davison 和 Torgunrud，2007）。这一点很重要，因为对一些人来说，死亡的前景可能比他们死亡前的疾病路径更令人担忧。最重要的是，患者可能表示不希望成为家人和他人的负担（Murtagh，2009），ACP 可以帮助患者澄清个人偏好和优先事项，并确定可以提供什么来支持家庭和减轻护理负担。

结论

ESKD 患者有广泛的姑息治疗需求。随着疾病向生命末期发展，他们需要大量的医疗、护理、心理和社会照护。本章强调的症状管理和 ACP 方面的专业知识，必须通过医疗来补充，以解决这些患者及其家属的各种心理、精神和实际需求。高水平的护理协调至关重要。接近生命末期的肾病患者，其照护最好由多专业团队管理，包括咨询师和心理学家、职业治疗师和物理治疗师、营养师和牧师，最重要的是具有肾脏病学和姑息治疗技能的专业人员。

第 96 章　灾难性灾害和人道主义危机中的姑息治疗

Palliative care in catastrophic disasters and humanitarian crises

Anne Wilkinson　Marianne Matzo　著
马　克　李晓霞　译　　范　芸　校

在过去几十年里，自然灾害和人道主义危机变得更加频繁，更加致命（Chandra 等，2017）。最近的数据表明，自 1970 年以来，全球灾害数量增加了 4 倍多，达到每年 400 起，对公众健康造成了严重损害，全球对灾难性应急响应和人道主义援助的需求日益增长（The Economist，2017）。联合国人道主义事务协调部(2018)估计，2018 年全球将有 1.36 亿人需要救灾、人道主义援助和保护，比 2017 年增加 5%。

灾害和人道主义危机的影响虽然明显不同，但在很大程度上有重叠之处。两者都可能对一个地区产生广泛、长期和经常是无法预测的负面影响，造成安全水、食物、住所、交通和卫生设施的短缺，以及广泛的财产破坏、大量人口流离失所和许多人丧生。由于危机造成的破坏，现有的医疗保健基础设施往往因伤亡而不堪重负或无法运作，在那些地区，援助可能需要数天才能到达，而需要援助的人将远远超过提供的医疗资源。

在危机应对中相对被忽视的事实是，这些事件造成了一组次级受害者，这些受害者是生活在受影响社区中的人，他们面临危险，容易受到伤害、疾病或死亡，这不仅是由于事件本身，而且是由于原有条件、资源匮乏及应对工作导致的常规护理中断（Teo 等，2018）。然而，即使在资源匮乏的情况下，应急响应和医务人员仍有义务在整个危机期间为所有人提供照护、安慰和症状管理，包括那些可能死亡的人（Matzo 等，2009；IOM，2012；Wilkinson 和 Matzo，2015a，2015b）。

一、灾难性灾害和人道主义危机

灾难性灾害被广泛定义为一种突发而非同寻常的事件，造成突然而广泛的人员、物质、经济或环境损失，通常由于伤亡人数超过社区的应对能力，需要广泛的外部援助（International Federation of Red Cross and Red Crescent Societies，2016）。灾害分类为自然灾害（地震、滑坡、海啸、飓风、洪水或干旱）、生物灾害（流行病、虫害）、技术或人为灾害（化学物质、放射性物质、运输事故）和社会灾害（移徙危机、社会冲突、恐怖主义行为）。

人道主义危机被类似地定义为在广泛的地理区域内严重威胁社区或一大群人的健康、安全、保障或福祉的事件或一系列事件，通常伴随着大规模人口流离失所（United Nations High Commissioner for Refugees，2018）。Hannigan（2012）确定了三种类型的人道主义危机：①人为危机（如武装冲突、恐怖主义、事故）；②自然灾害，包括地球物理灾害（如地震、海啸、火山爆发）、水文灾害（如洪水、雪崩）、气候（如干旱）、气象（如风暴、旋风）或生物灾害（如流行病、瘟疫）；③复杂的紧急情况，包括人祸和自然灾害的结合。

根据事件发生的时间，无论是自然事件还是人为事件，这些事件往往分为两种主要的类型：①“大爆炸”事件，包括直接或突然影响的单一事件，如恐怖分子爆炸、飞机 / 火车相撞或工业事故；②“涨潮”事件，包括缓慢的初始事件，但具有长期影响，如大流行性流感或广泛持续暴露于化学、生物或核制剂中，长期冲突或危机迁移（Phillips 和 Knebel，2007）。第一种类型在事件一开始就会产生大量的受害者，需要无法预测的即时资源，但随着时间的推移，新的受害者增加很少；而第二种类型会导致受影响的人数逐渐增加，上升到灾难性的受害者人数，需要更长时间的反应。应急响应专家建议采用“全危险规划方法”，以便一个计划能够处理任何类型的重大事件（Blom 和 Black，2014）。

（一）谁在灾难和人道主义危机中有“死亡风险”

弱势群体传统上包括年幼者、老年人、残疾人、穷人等，数据表明，这些群体占危机事件死亡的大多数（Cooper，2009；Centers for Disease Control and Prevention，2011；Kreisberg 等，2016；Spaulding

Flowers，2016）。Nouvet 等（2018）和 Powell 等（2017）将脆弱性整合在危机事件中面临伤害或死亡风险的 8 个群体：①既往健康的幸存者，病情危重或受伤，并被认为可能因事件死亡（在分类系统下标记为“预期”）；②在危机发生前，高度依赖重症医疗监护或已经患有危及生命疾病（如需要呼吸机、依赖透析、癌症晚期）的个人；③接受姑息治疗和安宁疗护的个人；④患有与事件无关的慢性疾病或合并症，但由于危机导致健康状况恶化者；⑤在等待治疗性医疗服务期间需要症状控制和支持性治疗的个人；⑥因资源短缺而无法接受治疗性医疗服务而可能死亡的个体；⑦高死亡率传染性疾病暴发时的受害者，治疗手段有限，其中缓解痛苦可能是唯一可用的治疗选择（如埃博拉病毒）；⑧难民和流离失所者营地中的人，其中一部分人在营地过渡期间需要姑息治疗。

因此，脆弱性并不是一个人或一个群体的固定特征。相反，它是一种流动状态，由危险发生的时间、身边的危险、受影响人群的情况及获得不同类型的个人、社会和社区资源的程度来定义，这些资源可以增加或减少不同患者群体的脆弱性和风险（Malik 等，2017）。

当所有人都因受伤的即时性和范围而无法合理地获救时，当资源突然稀缺时，或者当在灾难或人道主义危机中受影响的人的需求巨大时，那些预计无法存活的人不能在还活着的时候就被简单地送到收容区，也不应该挤占可能满足潜在幸存者需求的医院和紧急医疗服务体系。应对灾害至少应包括缓解严重症状和在人们面临死亡时提供安慰。在危机应对中纳入姑息治疗，作为确保所有人接受全面照护的一种方式，可以极大地减轻与个人健康相关的严重身心痛苦（Wilkinson 等，2007；Matzo 等，2009；IOM，2012；Wilkinson 和 Matzo，2015a，2015b）。

（二）危机应对中的姑息治疗

WHO（2011）定义的姑息治疗虽然是灾害规划中一个相对较新的组成部分，但它是一种通过预防和减轻痛苦来改善面临危及生命疾病的患者及其家属的生活质量的方法。有人建议，危机情况下的姑息治疗侧重于三个关键领域：减轻疼痛和其他症状及情感痛苦，对患者及其家人提供同情，维护患者的尊严；或者被称为基本、紧急或危机姑息治疗服务，除了控制症状的药物和另一个人的存在之外，基本上没有物质资源可提供的服务（Matzo 等，2009；IOM，2012；Wilkinson 和 Matzo，2015a，2015b）。当无法提供其他治疗时，可以进行姑息治疗。

尽管存在这种潜力，但目前尚无广泛接受的提供危机姑息治疗的临床指南。然而，许多研究人员、临床医生和医疗保健政策专家已经提出了关于其范围、内容和实施必要措施的建议（IOM，2012）。这些建议的具体内容将在本章后文描述。

（三）将姑息治疗纳入灾害规划和人道主义应对的问题

有一些问题影响到将姑息治疗纳入灾害和人道主义援助规划，包括与目前提供人道主义援助医疗服务有关的问题，在资源匮乏的情况下改变医疗护理标准，在此条件下实行灾害分类，以及危机条件下医疗保健环境（如医院、替代护理场所）面临的挑战。

1. 人道主义援助医疗和姑息治疗政策和准则 姑息治疗干预历来不是人道主义援助救济战略实践的重要组成部分，尽管发展中国家最容易遭受灾难性自然灾害和人为人道主义危机（Powell 等，2017；Smith 和 Aloudat，2017）。尽管 WHO 自 2004 年以来一直倡导将通用姑息治疗纳入全球保健服务（WHO，2004），但这些临床指南只关注 HIV/AIDS。此外，虽然 WHA 批准了第 67.19 号决议（WHO，2014），这是一项明确涉及姑息治疗和获得阿片类镇痛药的人道主义援助决议，但该决议没有具体提到在人道主义援助背景下使用姑息治疗（Burki，2014）。

尽管有这些决议，但大多数医疗人道主义指南中仍然缺乏现有的临床指南、建议，甚至没有提及疼痛缓解或姑息治疗（Marston 等，2015；Powell 等，2017；Young 等，2017）。由于对吗啡和其他基本症状控制的姑息药物监管过于严格，以及这些国家的医疗保健专业人员缺乏姑息治疗获益的培训和意识；低收入和中等收入国家很少或根本无法获得用于疼痛管理的阿片类镇痛药（WHO 决议强调这是姑息治疗的一个组成部分）（World Palliative Care Alliance，2018）。此外，人道主义应对中最被广泛认可的一套共同原则和普遍最低标准，即 Sphere 手册（Sphere，2011），里面没有提到姑息治疗（Sivaram 等，2017）。

一些国际人道主义援助网络中，专业人员和学者正在开始采取步骤制订指导方针，包括人道主义局势和紧急情况下的姑息治疗（Palliative Care in

Humanitarian Situations and Emergencies，PALCHASE）、复杂人道主义紧急情况下的姑息治疗网络（Palliative Care in Complex Humanitarian Emergencies Network，PALCHE），以及无国界医生组织（Médecins Sans Frontières，MSF）正在制订儿科姑息治疗指南（Smith 和 Aloudat，2017）。然而，人道主义反应方面的差距导致在一系列人道主义危机局势中普遍缺乏管理姑息治疗需求的准备（Marston 等，2015，2017；Powell 等，2017；Smith 和 Aloudat，2017）。

2. *医疗照护标准的改变*　无论是“大爆炸”还是“涨潮”，既定的社区医疗实践标准都可能根据情况的需求和整个受影响群体的需求而暂时改变（TariVerdi 等，2018）。医疗照护标准的改变（例如，提供什么护理，向谁提供，何时提供，由谁提供）是指从为每个患者提供最佳的最高水平的护理转变为更实用的方法，即以挽救最多生命的方式分配稀缺的设备、用品和人员（Hick 等，2012）。

改变的照护实践通常包括要求临床医生仅向长期生存机会最佳的患者提供急救护理资源，在不熟悉的环境下进行实践，提供超出其医疗专业知识或培训范围的治疗，将呼吸机的使用限制在手术情况和其他短期使用，改变感染控制标准以允许集体隔离，或不得不更多地依赖临床判断而较少地依赖检测程序（Hanfling，2011；Becker 等，2013）。

对患有生命限制性疾病或受伤的个人进行初步评估和护理至关重要，因为这些决定，包括提供延长生命的措施（如复苏、插管），甚至是否转移患者或不转移患者的决定，在很大程度上决定了未来的治疗过程（Lamba 等，2013）。

然而，目前尚不清楚公众在多大程度上认识到改变照护标准的必要性或理解其影响。应急人员还普遍认为，这一“转变”将是一个明确的过渡，有明确的指标表明：何时进行过渡，谁应该打电话，它将是什么样子，以及当确定伤亡人数超过供给时，法律上的护理义务是什么。然而，这种情况很少发生，因为到目前为止，还没有一套一致或被广泛接受的标准来确定何时或在什么特定情况下应该发生从个人管理到稀缺资源管理或再次转变（Cusack 和 Gebbie，2017）。更广泛的社会群体需要了解，面对极端需求和（或）有限的资源，或者两者兼而有之，危机局势需要配给医疗护理，以便将重点放在为最大数量的人带来最大的好处上。

3. *传统灾难分类及其对姑息治疗的影响*　在发生灾难时，紧急医疗服务将被要求提供第一反应的救援、评估、护理、运输和进入紧急医疗系统。紧急医疗服务的最初职责是按照事先制订的计划对患者进行分类，以快速识别那些受重伤或生病的患者和那些没有受伤的人。在这些系统下，病情最重的患者或最有可能存活的患者将被首先治疗（Rosoff，2010）。

全球使用的分类系统种类繁多，但分类原则相似，均具有标签或颜色编码的分类工具、纳入标准、排除标准和最低生存资格。灾难分类是基于一个优先级的系统，至少包含四个颜色编码的类别。

(1) 立即 / 红色：处于危急或有生命危险的情况下，需要护理和运送拯救生命的治疗。

(2) 紧急 / 黄色：需要紧急护理和转运的人，通常在 6h 内。

(3) 延迟 / 绿色：需要医疗干预的受伤者，但在评估时情况稳定，能够行走。

(4) 预期 / 黑色：死者和那些严重受伤的人可能会在数小时或数天内因伤死亡，试图拯救他们会将稀缺的资源从其他有更大生存机会的伤亡人员身上转移出去（Lerner 等，2010）。

对于每个系统如何处理那些在眼前的事件中幸存下来、但在没有额外资源就无法长期生存的伤员，预期类别是有争议的。一些系统为这些伤员添加了蓝色标签，其他系统将这些受害者纳入红色组，并将所有潜在的幸存者送往医院；而在其他系统中，根本不承认预期类别（Aitkin 和 Leggat，2012）。

无论使用哪种系统，传统的灾害分类限制了应急者解决受害者痛苦和尊严的能力，特别是对那些可能死亡的人来说（Goodman 和 Black，2018）。此外，现有的分类系统对姑息治疗的需求敏感性很低，即使考虑到那些被认为是“预期”的患者。尽管许多被归类为预期的伤员需要姑息性照护来减轻痛苦，这些系统也没有把姑息和舒适照护措施作为治愈性治疗替代方案（Rios 等，2015）。

此外，既定的分类方案并没有定期筛查其他基本需求，如食物、住所或咨询。即使在最严格的人道主义方案中，治疗的重点往往是在卫生基础设施有限的长期危机环境中的传染病，而不是那些可能死亡的人的疼痛、痛苦或尊严。应该认识到，至少一些危机受害者会有意识，可能需要积极的疼痛和症状管理、安慰和姑息治疗的支持（Powell 等，2017）。

4. *拟定的分类修订模型*　稀缺资源的分流系统如果是透明、公平、有效、在不同的环境和事件中保持一致、动态的（在多个地点和时间应用），并且有足够的灵活性来应对不断变化的情况，包括在被分流为可能死亡的患者实际情况好转或当有额外的治疗资源可用时做出反应，就能发挥最佳效果。此外，在风险指数或量表的辅助下，将某种形式的预测纳入危机分类中，将使医疗从业者能够制订临床策略，以确定患者的疾病何时达到终末期，并在危机情况下提供姑息治疗服务。

已经提出了危机情况下的分类模型（Wilkinson 等，2007；Matzo 等，2009），该模式规定了三个一般的类别：①那些未受事故影响或身体状况尚好而不需要紧急医疗的人；②那些病得太重或受伤而无法存活数天或数周的人；③那些被认为适合接受紧急医疗并被送往紧急医疗机构的人。

这种模式将涵盖所有受害者，包括可能受到事件及其后果影响的次级受害者。未来的研究必须解决分类对姑息治疗的适用性及姑息治疗在危机应对中的作用。

为那些不可能存活的人提供基本的姑息治疗，将是第一反应者和人道主义医疗人员在整个护理过程中一个重要的治疗选择，特别是考虑到医疗保健人员在从个人护理重点转向大规模伤亡护理时所面临的现实道德和专业困难（Becker 等，2013）。

5. *医院和替代治疗场所*　公共卫生准备的一个主要目标是建立应急的能力，以便维持充分的医疗护理，即使在患者数量迅速增加（如激增）和可能无法获得外部资源的情况下。由于大多数医院的急诊和创伤服务已经达到或接近饱和，缺乏随叫随到的专家和护士，因此，可能需要很少或没有受过医疗培训的志愿者来提供紧急姑息治疗。此外，医院将需要在相互竞争的医疗系统之间进行协调，存在通信系统不兼容的可能性等。最后，医院需要为工作人员、志愿者和患者提供安全保护（IOM，2012）。在地方和区域层面都需要仔细规划，包括确保区域内协调和合作的计划。

危机可能还需要建立替代性的治疗场所，如独立的手术中心、紧急护理机构、门诊诊所、独立的急诊科、护理院、国家标准的医疗中心，以及其他可以提供急性或重症护理的设施，特别是姑息治疗。

如果不利用门诊资源，可能会导致住院和医院附属资源的灾难性超负荷。然而，门诊部门的价值（其多样性）也是其挑战：特定地区的诊所和医疗机构的数量和类型不同可能会妨碍对有效建立和运营替代治疗理场所至关重要的详细、协调的规划。规划者还必须明确划分出替代性护理场所的具体医疗功能和治疗目标。

（四）建议的行动和挑战

期望所有患者都能得到一些治疗（如积极的症状管理），无论资源的可用性或稀缺性如何，这是伦理和公平危机规划、社区教育和应对工作的重要组成部分。纳入关注高危人群需求的姑息治疗将使公众放心，即使无法提供紧急治疗，也将尽一切努力为患者提供疼痛管理和舒适护理，即使舒适护理可能意味着非药物干预，如握住一只手或提供安慰的话（Matzo 等，2009；Wilkinson 和 Matzo，2015a，2015b）。

然而，如果没有经过深思熟虑的计划、教育和指导，没有储备适当的物资，没有制订现实的指导方针，在灾难和人道主义危机中为濒死者提供的支持性照护服务将是不稳定、低效、破坏性的，并且其可能作为灾难后社会重组的基础是站不住脚的（IOM，2012）。

伦理决策标准必须在社区参与的情况下提前制订，并对社区价值观做出回应。这种透明度对于确保公平、公正和合理的分配稀缺资源至关重要，因为如果没有这种透明度，公众信任将迅速丧失。此外，需要法律授权来执行这种跨界行动，如机构间的支持协议或保护临床医生提供改变的照护标准。

正如 IOM（2012）报道所述，伦理和透明的应对政策不要求以相同的方式对所有患者进行治疗，但要求治疗差异基于个体间的适当差异，优先级应源于相关因素，包括更大的暴露或脆弱性和（或）促进重要的社区目标（例如，帮助第一反应者或其他关键人员继续工作）。

需要的是提供者和社区的教育及参与，确保将所需的资源和专业知识纳入各级规划和应对中，并确保公众理解在危机事件期间改变医疗保健标准的潜在影响。制订社区确定和一致的死亡支持性护理计划，包括明确表示何时、如何及为何要改变常规的医疗保健服务方式的指标；确定必须启动的触发因素，以实施危机治疗标准；以及制订和实施在危机反应中提供姑息治疗的临床程序、方案和操作。框 96-1 总结了将姑息治疗纳入危机治疗标准所需的基本要素（IOM，2012；Wilkinson 等，2007；Matzo 等，2009；Wilkinson 和 Matzo，2015a，2015b）。

结论

灾害和危机规划、应急行动旨在减轻灾害或人道主义危机对受影响社区或地区的健康和安全的直接影响。在这些规划工作中被忽略的是那些存在社

框 96-1　将姑息治疗纳入危机治疗标准的基本要素

1. 将姑息治疗纳入灾害规划
- 确定危机姑息治疗的最低目标，帮助不可能存活的患者尽可能舒适地死亡
- 将老龄、基于社区、长期、针对儿童和姑息治疗专业人员纳入准备、应对和恢复活动的所有阶段
- 采用“全风险办法”，为可能死亡的人制订具体规划，“包括在各种情况下（如生物恐怖主义、禽流感、移徙事件）提供姑息治疗的差异 / 相似性”
- 制订和测试伦理和公平的临床方案、决策指南和应接受姑息治疗的人员的操作、应如何提供姑息治疗及为姑息治疗分配稀少和高度专业化的临床资源的标准
  - 改变医疗服务标准的指标及其触因素
  - 分类和治疗的明确规范
    - □ 要提供的护理级别
    - □ 在什么情况下（事件、替代治疗点、现有二级转诊点，如护理院或个人之家）
    - □ 由谁（如急救人员、医务人员、姑息治疗人员、长期护理人员）
    - □ 给谁（确定当地弱势群体，绘制社区地图）
- 创建由姑息护理专业人员和非专业志愿者组成的“快速反应”姑息护理团队，他们经过培训，能够在所有交付地点实时提供姑息治疗
- 制订“舒适护理”订单集，用于预期 / 缓解区域和社区储存和储存地点，包括药物 / 用品（Goodman 和 Black，2018）
  - 可注射吗啡 / 二氢吗啡，透皮贴快速有效的阿片类药物
  - 奥氮平、氟哌啶醇、苯二氮䓬类和止吐药
  - 阿托品针剂和东莨菪碱贴片
  - 皮下蝶形针
  - Tegaderm 和其他必要的敷料
  - 解热药
  - 类固醇
  - 利尿药
- 确定替代治疗场所、缓存场所，以及如何在服务场所附近储存和维护药物和用品
- 创建必要的材料和谅解备忘录，以协调各机构、地区和州，包括庇护和（或）疏散高危人群和姑息治疗人群的协议

2. 分类和治疗
- 与第一响应人员和当地 / 区域灾害规划人员合作，确定并制订明确、公平的准则和协议
  - 危机分类诊，包括提供一系列姑息治疗服务，以及在替代性治疗理场所提供更多的姑息治疗服务
  - 确定在何种环境下及由谁提供何种程度的治疗，重点关注严重疼痛和其他症状管理、心理社会支持 / 悲伤咨询等（如减轻痛苦）
  - 制订明确的权限和责任人员识别

3. 培训
- 使用常规和“及时”培训技术和课程，为应急团队中的所有急救人员、急救临床医生和工作人员及社区志愿者提供培训
  - 姑息护理课程，如突发坏消息、与家人沟通、悲伤支持、危机地区特有的文化能力等
  - 症状管理方案，包括如何使用阿片类镇痛药、抗焦虑药和其他药物来管理疼痛、焦虑、呼吸窘迫、谵妄、恶心和呕吐的症状（如如何滴定阿片类药物），直到获得许可的人员能够自行管理这些症状
  - 患者 / 家庭心理社会咨询和协助的基础知识，以及点对点 / 提供者支持服务（如汇报、解决问题等）
  - 姑息治疗提供的培训应以能力为基础，在所有灾难护理场所针对个人角色（如急救人员、医疗保健提供者）进行规划
  - 如何定位、获取和使用药物和供应品库存
- 为应对人员、社区和家庭成员提供有关个人应对行动和个人保护的培训，包括自我护理培训（汇报、伙伴系统、自我护理练习，如深呼吸、冥想等），同时照顾临终患者

4. 医疗用品和设备
- 储存姑息治疗药物，并在每个社区提供住所、食物和维护用品
- 计划长期依赖透析、呼吸机或其他专业用品 / 设备的个人的需求

引自 Institute of Medicine(IOM).(2012).Crisis Standards of Care：A Systems Framework for Catastrophic Disaster Response.Washington，USA：National Academies Press；Wilkinson，A.and Matzo，M.(2015).Nursing Education for Disaster Preparedness and Response.J Contin Educ Nurs.46(2):65-73.https://doi.org/10.3928/00220124- 20150126-01；Wilkinson，A.and Matzo，M.(2015).Palliative Care in Mass Casualty Events with Scarce Resources.Chapter 54.pp.823-834.In Ferrell，B.R.et al.(Eds.).Oxford Textbook of Palliative Nursing，Fourth Edition. New York，USA：Oxford University Press Inc.；Wilkinson，A.et al.(2007).Palliative Care.Chapter VII.pp.101-116.In Phillips，S.J.and Knebel，A.(Eds.).Mass Medical Care with Scarce Resources：A Community Planning Guide.Prepared by Health Systems Research，Inc.，an Altarum company，under contract No.290-04-0010.AHRQ Publication No.07-0001.Rockville，USA：Agency for Healthcare Research and Quality；and Matzo，M.et al.(2009).Palliative care considerations in mass casualty events with scarce resources.Biosecur Bioterror.7(2):199-210.DOI：10.1089/bsp.2009.0017.

区中并依赖于正在进行的卫生和社会服务的个人，他们在灾难事件或人道主义危机期间和之后可能面临伤害的风险。

最佳的危机应对应将姑息治疗服务和提供者纳入危机规划和应对。具体而言，灾难中的一线应急人员需要做好准备，并具备管理所有可能死亡伤员的必备知识、技能和用品，以便至少能为他们提供积极的症状管理、尊严和死亡的安慰（Wilkinson 和 Matzo，2015a，2015b）。将姑息治疗纳入灾害和人道主义应对（如提供积极的症状管理和缓解患者的痛苦），不仅有利于接受这种治疗的人，也可以减少公众对无能为力时被救援人员和医疗人员“遗弃”的恐惧，防止忽视无法治愈的患者或伤员或采取积极安乐死以减轻痛苦。

第十六篇　年轻人和老年人的问题

Issues of the very young and the very old

第 97 章　当家庭中的重要人物即将去世或已经去世时，涉及的儿童及其家庭　/ 845

第 98 章　终末期疾病儿童的护理　/ 851

第 99 章　姑息医学和老年照护　/ 861

第 97 章　当家庭中的重要人物即将去世或已经去世时，涉及的儿童及其家庭

Involving children and families when someone important is dying or has died

Erna Haraldsdottir　Sally Paul　著
方拥军　周　宁　译　　曾彦英　校

一、当重要的人即将去世或已经去世时，让孩子和家庭参与进来

对家庭来说，预料到孩子生命中重要的成年人的去世尤其令人痛苦。经历了重要人物的病重和死亡过程会影响到孩子的一生，未来的任务是在控制悲伤，使孩子能够持续地成长和发展。关心孩子的福祉，就是要保护孩子免受失去亲人的痛苦的冲击，孩子也有可能会质疑诚实的沟通。然而，与其试图将孩子排除在这种经历之外，更重要的是以一种适合发展、社交和情感需求的方式将孩子们纳入这个过程中。

人们可能会担心，童年时期重要人物的死亡必然会在未来造成严重的心理健康。然而，对失去亲人孩子的研究表明，即使对失去亲人的反应可能在死后立即表现为一些情绪和行为问题（Howarth，2011；Machajewski 和 Kronk，2013），但只有 1/5 的儿童患有精神疾病（Dowdney，2000）。因此，虽然在童年时期失去一个重要的人肯定会影响一个人的一生，但大多数的孩子成年后会继续拥有有意义和丰富多彩的生活及和谐的人际关系。

在孩子应对和适应重要人物死亡的过程中，关键的保护因素是信任的成年人的情绪、开放性的沟通和具有表达失去亲人的感情的能力（Aynsley-Green，2017；Karydi，2018）。临床经验和研究表明，失去亲人的孩子，特别是年龄较大的孩子，如果他们与至少一个有能力的成年人建立安全的依赖和积极关系，与死者生前保持良好的关系，并和同龄人能好好相处，他们会拥有与其能力相适应的社会工作，并且最终预后会更好（Stokes，2009；Brewer 和 Sparkes，2011；Aynsley-Green，2017；Karydi，2018）。在世的成年人的作用特别重要，因为他们为孩子提供了纪念逝者的机会，并在孩子成长和发育的不同阶段促进了对逝者的怀念（Stokes，2009；Aynsley-Green，2017；Karydi，2018）。有证据还表明，丧亲孩子良好的临床结果与能否与逝者保持持续的联系纽带有关（Field 等，2005；Karydi，2018）。

众所周知，当有人即将死亡或已经死亡时，家庭中的成年人用开放、诚实和以孩子为中心的交流方式对帮助孩子渡过难关至关重要（Monroe 和 Kraus，2005）。然而，一些成年人在面对预期的亲人死亡时可能会变得脆弱，由于他们身体和情感更关注于即将死亡的人，导致孩子得到的支持更少（Saldinger 等，2004；Rosner 等，2010）。此外，一些成年人可能希望将儿童排除在与死亡、濒死和丧亲有关的对话及信息之外，以图努力保护孩子；然而，孩子们会倾听和学习这些信息，并可能臆断他们并不知道的东西。因此，保健和社工的引导和支持对于发起这种交流起着至关重要的作用，这将利于家庭正常和幸福地生活。我们建议成年人做出有利于沟通的决定，并帮助孩子为他们可能看到、听到或感受到的事情做好准备。例如，在生病期间，当孩子看到他们所爱的人的外表、功能发生的变化和对医疗设备产生依赖，他们可能会有一系列的反应（Saldinger 等，2003）。同样，在死亡期间和死亡后，孩子可能会有各种各样的问题、想法和情绪需要分享，以促进健康的持续悲伤。如果成年人面临自己的悲伤或者处于复杂的社会情况，不允许他们提供这样的支持时，可能需要外部的干预（Jones 等，2015）。

儿童经历失去的方式和成年人不同，这取决于他们的年龄和发展阶段。根据儿童不断变化的发展、情感和社会需求，他们会在生命中的不同时间重温失去的经历（Aynsley-Green，2017；Karydi，2018）。

一个孩子如何应对和适应悲伤的过程是个人力量和脆弱的复杂结合，以及来自家庭、朋友和社交网络的持续支持（Stokes，2009）。从一个重要的亲人那里与孩子进行开放和诚实的沟通，可以让孩子从持续悲伤中康复，直到成年。

二、孩子们如何理解死亡和丧亲之痛

当考虑如何与孩子谈论死亡和丧亲之痛，并让他们参与进来时，最重要的是要对孩子如何理解死亡有一个大致的了解。不同的发展年龄阶段会影响到他们理解濒死和死亡的能力，以及他们如何悲伤和哀悼（框97-1）。最重要的是要记住，儿童的发展取决于各种个人和社会因素，包括但不限于生活经历，如之前的丧亲经历、宗教信仰、性格、情感发展、对即将死亡或已死亡的人的依恋、性别、家庭的功能和更广泛的社交态度/支持。以下讨论提供了一个平台以了解并回应儿童对死亡和丧亲的理解，需要更广泛了解孩子的生活环境和经历。这包括了解孩子及其父母/看护人的分享的观点：什么内容、什么时候和如何进行。

框97-1　不同年龄段的孩子如何理解死亡

婴幼儿（0—2岁）

发育背景：建立依恋和信任

- 不明白死亡的最终结局，但感到失去了熟悉的照顾者
- 可能被日常生活的中断所困扰
- 会受到幸存成年照顾者的情绪困扰/悲伤的影响

有意义的回答：熟悉的日常生活；持续性的护理；拥抱和安慰；简单解释正在发生的事情

学龄前儿童（3—5岁）

发展背景：由自我中心主义、童话思维、联想逻辑驱动

- 无法理解死亡是不可逆转和永久的
- 可能将死亡或幸存者的情绪痛苦归因于他们自己的行为或态度
- 日常生活的中断可能会加剧沮丧和行为的变化

有意义的回答：简单解释正在发生的事情；重复；保证；恰当的语言和情感语境，他们可以用来谈论即将死亡或已经死亡的人；一贯的界限和正常生活

学龄儿童（6—12岁）

发展背景：掌握技能、公平、因果逻辑、同伴关系

- 理解死亡是最终、不可逆转、普遍的
- 可能难以处理抽象/精神问题
- 可能会问一些对成年人来说是痛苦或冒犯的事实性的问题
- 可能会纠结于失去的不公平

有意义的回答：简单解释正在发生的事情；重复；保证；有机会参与正在发生的事情；恰当的语言和情感语境，可以用来谈论即将死亡或已经死亡的人；一贯的界限和正常生活

青少年（13岁及以上）

发展背景：研究分离-个性化和自我认知形成

- 理解死亡是最终、不可逆转、普遍的
- 可能会与存在问题作斗争
- 可能会关注个人损失的影响

有意义的回答：对关于正在发生的真实的清晰和诚实的信息；在协商好的时间限度内给予恰当选择和责任；一致的界限和正常生活；提供如何表达情感的建议

引自The Open University.(2001).Bereavement：Private Grief and Collective Responsibility.Workbook 4，Course K260.Milton Keynes，UK：The Open University.

（一）婴幼儿（0—2岁）

婴幼儿要努力完成复杂的任务，包括依恋、基本的自我调节及对环境和看护者的信任。这些孩子通过行动和感官信息认识世界，并不了解时间，也不知道死亡的终结。然而，他们对分离很敏感，即使不理解死亡的永恒，他们也会感到缺席。他们可能会因为日常生活的变化而感到痛苦，也可能会受到周围悲伤的成年人的情绪困扰和（或）情绪不稳定的影响。这些可能表现为睡眠紊乱、肚子不舒服或比平时更黏人。

在困难时期，熟悉和结构对所有年龄段的人均有帮助，但对最小的孩子来说更重要。在一个人死亡前的几个月或几周内，最好由少数熟悉的护理人员来照顾婴幼儿，他们知道或了解孩子的日常生活，并尽可能以一致和可预测的方式提供照顾。喂奶、换尿布、洗澡和睡觉都应该有规律，让孩子感到安全。同样，瓶子和杯子、动物玩偶、玩具和毯子都是重要且熟悉的物品，可以帮助他们感到安全。最亲密的照顾者可以为其他照顾者提供时间和指示，以确保日常照护最重要的部分能够以可预测的方式进行。对于那些上托儿所的婴儿来说，保持这种习惯是有帮助的。同样，让托儿所工作人员知道正在发生的事情是很重要的，以确保他们特别关注孩子的需求，并在需要时提供额外的支持。简单地解释一下知道人们在哪里和正在发生什么，这将有助于让孩子感到被融入。

（二）学龄前儿童（3—5岁）

在这个年龄，孩子们开始有了更广泛的社会互动，以及理解周围世界的特殊方式。自我中心主义、联想逻辑和魔幻思维会强烈影响他们如何理解疾病和死亡。这些以自我参照的想法需要解读，以防止对家庭中发生的事情产生误解和内疚。例如，一个孩子可能认为他们做的一些事情，如跳到父母身上或行为不端导致了父母生病。一个在发脾气时大叫

“坏妈妈”的孩子可能认为，说这句话或希望她“走开”是可以让一个人真正死亡并离开的。这个年龄的大多数孩子还不明白死亡的不可逆性，因此他们也可能提供死亡的解决方案，并期望这个人“一切都会好起来”。他们也可能把其他成年人的悲伤和苦恼归因于自己的行为，需要经常提醒他们，他们并不是其他人情绪不安的原因。因此，学龄前儿童需要经常得到安慰，他们所说或所做的任何事情都不会让其他人生病或死亡。成年照顾者需要询问孩子是如何理解人们生病或死亡的，并不断消除误解。此外，照顾者可能需要耐心地告诉孩子将情感和内容分开，这样孩子可能会更自然地谈论死亡，或编一首关于它的歌，但可能会变得暴躁，或者对日常活动 / 安排的变化感到困难。学龄前儿童的父母也可能会出现一些倒退，如一个完全接受过如厕训练的孩子可能会在使用便盆时遇到困难，或者一个孩子可能会因为被送到以前喜欢的托儿所而感到不安。

在与幼儿讨论死亡时，最重要的是要真实，还要具体，应避免委婉语句，并使用可观察到的例子。把死亡描述为“睡觉”会让人担心睡觉时间或不会醒来。天堂可以被定义为一个人可以去也可以回来的地方。失去某人可能意味着他们可以再次被找到。因此，把死亡说成是“身体不再工作”，人不能移动、不能呼吸、不能思考、没有感觉等或许是有帮助的。幼儿如此频繁地需要这种解释会使得成年照顾者感到惊讶和不安。同样，这个年龄段的孩子需要简单的解释他们在成年人身上观察到的不同情绪，这样他们就可以安心，这些情绪和他们所做的任何事情无关，如“妈妈哭是因为奶奶去世了而伤心”。

（三）学龄儿童（6—12 岁）

学龄儿童专注于掌握学习、身体和社交技能，并努力理解因果逻辑。他们往往非常注重公平，对那些让他们与同龄人分开的事情非常敏感。到 6—8 岁时，大多数孩子会明白死亡的必然性和永久性。然而，他们的概念可能仍然非常具体，他们可能难以理解更为抽象或精神的概念。事实上，这个年龄段的儿童可能会专注于死亡和死亡的本身、医学或生理方面，而成年人很难讨论这些问题。与学龄前儿童一样，在讨论死亡时，诚实但具体，避免使用委婉语句，并使用可观察到的例子是很重要的。对于年幼的孩子来说，终末期疾病所固有的时间不确定性尤其难以把握，因此预测死亡本身可能会变得扭曲。例如，一个 10 岁的孩子听到父母病得很重，“回家就要死亡”，可能会认为父母当晚就会死。学龄儿童也容易担心自己的健康或幸存家人的健康，而且随着时间的推移，他们需要在这方面得到保证。理解患病和（或）死亡个人与正常人的界限，并且明确哪些行为是可接受的，哪些行为是不可接受的，这对帮助该年龄组的儿童感到安全和有保障很重要。

由于这些儿童的大部分时间是在学校里度过，所以通知有关的学校工作人员是很重要的。有些孩子可能不希望老师在学校接近他们并讨论疾病；然而，有些孩子却可能会。因此，最重要的是让孩子参与到在学校里的任何讨论中，并且知道他们可以向谁寻求支持。老师可能会调整一些对学校作业的要求，但对孩子来说，保持一定程度的作业负担对日常生活是有帮助的，这样他们就会明白，即使有人生病或去世，生活也会继续。孩子们在学校作业和活动方面可能需要额外的帮助，家庭也可能会依赖社区中的其他家庭以支持孩子参加其他活动。

（四）青少年（13 岁及以上）

青少年正处于身份形成和与父母分离的过程中。他们有更成熟的抽象思维能力，但他们的大脑要到 20 多岁才完全成熟。青少年明白死亡是最终、不可逆转和普遍的，并积极思考存在主义和精神方面的问题。他们也可能在关于父母死亡的抽象想法和专注于非常具体和以自我为中心之间徘徊。这些年轻人也有可能会展望未来，担心失去离世的亲人后他们的生活如何进行。例如，他们会因为这个人无法见证生命中重要的事情而感到悲伤。同样重要的是，要通知有关的学校工作人员，并让孩子参与这个过程中。

监护者需要帮助青少年明白自我参与更有利于正常发展而不会导致不良的性格缺陷。在父母死亡的情形下，青少年需要得到持续的引导和支持，放任自由的风险要高于有准备。对于承担更多成年人责任或有吸毒等危险行为的 10 多岁儿童，家庭需特别关注。年龄更大的青少年应该提高更多其父母疾病相关的特殊信息和死亡的可能性，以便他们能够做出离开家的决定。当其父母给他们更多自由时，而当他们的亲人离世时，无论多远还是多近，这些年轻人需要更准确的信息以便做出使人更舒适的决定，并且使得死亡的遗憾最小化。

三、亲人重病或死亡时让孩子参与其中

家庭和护理人员经常想知道，当他们亲人身患

重病并濒临死亡时，是否、何时及如何让孩子参与进来。有时，与孩子关系密切的成年人很难公开谈论正在发生的事情。造成这种情况的原因可能是一种误解，认为不让孩子参与就意味着他们可以免受死亡和丧亲之痛的伤害，或者认为孩子周围的成年人正在努力应对自己的悲伤。成年人可以得到医疗和社工的支持，以找到适当的方式与儿童交谈并让其参与进来。有时需要解释的是，善意的排斥可能会让孩子孤立和困惑。孩子们经常会感觉到有些事情正在发生，他们会无意中听到成年人的谈话，让他们对正在发生的事情得出自己的结论。这可能会使儿童容易误解疾病为什么会发生及如何发展，或者他们的生活将如何因此而改变。这样的误解甚至会比让孩子了解真实情况带来更大的压力，了解真实的情况并进行必要的心理支持、坦诚的谈话会更合适孩子的发展。

如何在疾病阶段让儿童参与

有了对儿童发育的基本了解，卫生人员和社工就可以解决在帮助儿童渡过段困难时期时的忧虑。所采取的方法还将受到家庭文化背景及沟通的影响，以及成年人诚实和开放地谈论疾病的预期进展和死亡迫近的能力。当儿童涉及患病期间的问题时，最重要的是与亲人一起探讨儿童迄今对疾病的理解：使用了什么语言？他们对疾病的结果有什么期望？孩子之前有没有经历过重大的生活变化或死亡？在家庭中如何处置这些问题？到目前为止，父母是否特别担心他们的孩子如何应对这种疾病？面对死亡，他们到底担心什么？这些问题的答案将为讨论提供基础，并帮助成年人与孩子进行坦诚的对话，同时消除存在的担忧和误解。应该鼓励照顾者使用坦诚、直接和适合孩子年龄的语言，经常检查孩子的理解能力，并欢迎他们提出问题。如果孩子还没有被告知疾病的具体名称，如“白血病”“胶质母细胞瘤”或“心肌病”，那么现在就来告知他们是至关重要的，尽量减少儿童对疾病的困惑和焦虑。

对于大多数孩子来说，由他们认识的人传递的信息是最容易理解的，并随着时间的推移可以进行反复讨论。因此，在与父母和成年照顾者进行仔细讨论后，卫生工作者和社工可能没有必要直接与儿童见面。然而，卫生工作者和社工有机会与儿童直接接触。例如，儿童可能会去医院和（或）临终关怀病房看望患者，这时候关注他们和使他们适当参与是非常重要的。有些孩子可能喜欢被分配一项适合他们年龄的小任务，如手部按摩或帮忙照顾。年龄较大的儿童可能希望参加卫生及社工的会议中，或进行面对面的讨论，他们能够提出问题，并感到充分地参与到体验中。孩子们可以非常直接地提出问题，有时会问一些成年人感到焦虑或意想不到的问题，这可能让周围的人感到惊讶。询问孩子他们是怎么想到这个问题的，这可能有助于明确孩子好奇或担心的究竟是什么，并且允许成年人提供具体的回答，而不去讨论孩子感兴趣的细节。

家庭成员常常不知道什么时候该和孩子们谈论终末期疾病的自然转归。最重要的是讨论患者的外观和功能状态的变化，并使用这些标记来和学龄前及更大的孩子讨论在几周或几天内的死亡概率。许多孩子会在看到患者变得“更糟”或“病得很重”的情况下直接询问死亡。对于那些不愿提及死亡的成年人，可以这样问：“你知道如果妈妈 / 奶奶病情加重会发生什么吗？”这样孩子们就能清楚地表达他们的想法，如果他们已经考虑过死亡，或者他们可能有的任何担忧。对于更小的孩子，知道他们与临终者互动时的功能变化可能就足够了：“爸爸以前可以和我们一起散步，和你一起玩，但他现在不能了，因为他身体不好，需要经常躺在床上。”在死亡已经发生后，与学龄前儿童谈论死亡会更有意义，尽管孩子们难以谈论和亲人死亡相关的想法及感受（Samide 和 Stockton，2002；Howarth，2011）。因此，专注于自我表达的活动，如画画或玩游戏可能是有用的（Swank，2013）。

四、临终关怀和死亡的场所

对于面临家庭成员预期死亡的家庭来说，最重要的决定是在疾病的最后阶段和死亡发生时，他们希望在哪里得到照护。没有一种答案适合每个家庭，成年患者可能有个人意愿，这将决定他们是在家里、医院还是在临终关怀病房中死去。如果家庭做出选择，他们应该考虑到身边每一个孩子的需求，同时考虑到临终者个人和照护需求。有时住院的临终关怀或医院环境可能更适合家庭。在这种情况下，压力最大的是家庭成员，他们将不得不在患者住院和在家照顾孩子之间分配时间。从家庭和孩子都认识和信任的成年人那里获得支持可以帮助缓解这种压力，并允许孩子继续平时的家庭生活和学校活动。如果家庭希望在家里进行护理，注重某些细节可以让孩子们感到更舒适。例如，只要有可能，让患者待在一个有门的房间里，而不是一个开放的家庭区域，可以让孩子们决定他们自己的暴露程度和如何互动。所有人都在家的好处是，孩子们可以保持他们的日常生活，有更多的机会接近临终的亲人及其他家庭成员。如果有其他成年人帮忙，他们也应该了解孩子们对隐私和日常生活的需求。在家死亡使得谈论医疗状况的变化，检查正在发生的事情所存在的疑问或误解变得更加重要。

无论是住院还是居家，与患者共度最后时光都应该尽可能方便。当孩子们表示不愿意这样做时，了解他们是否有具体的担忧是很重要的，因为这些担忧通常可以通过解释和修订计划来消除。例如，一些孩子可能会担心看到和他们在一起人的死去。孩子们需要机会来讨论他们所关心的问题，特别是年龄较大的孩子，他们自己做决定时需要得到支持，这样随着时间的推移，他们会感到舒服。许多临终关怀医院都有适合儿童的空间，有的孩子只想在患者的房间待一会儿，然后到其他地方转转。如果患者情绪激动或神志不清，失去意识，或者非常疲惫，在临终关怀医院就非常重要，工作人员可以随时处置这种情况。最重要的是，孩子们需要为他们与患者相处做好准备，包括对环境、室友（如果不在家里）、医疗设备及患者的身体和功能状况。对于年幼的孩子来说，这些了解可能需要直接与他们最后一次见到心爱的人进行比较。在探访住院或临终关怀病房时，如果有额外的成年人陪伴着孩子，这时即使其他家庭成员想留下，他们也可以在孩子准备好时离开时，这有时是有帮助的。年幼的孩子只能忍受短暂的探访，或者需要在探访期进行有组织的游戏或绘画活动。触摸患者不应该被强迫，但如果孩子愿意的话，可以模仿和支持。在看到患者后，成年照顾者应该花一些时间询问孩子最感兴趣、有趣、可怕或者不舒服的是什么，以便让孩子安心并为下次见面做好准备。当无法亲自到住院病房时，应鼓励患者家庭成员与儿童进行其他形式的接触。孩子们通常喜欢制作卡片和图画，可以用来装饰医院 / 临终关怀病房（框 97-2）。

儿童可能对死亡本身有特别的恐惧，医务人员和社工可以通过预测及治疗疼痛、分泌物和呼吸短促等方法，以帮助好奇的成年人和儿童，并向其解释死亡的生理过程看起来和听起来的样子。这也允许稍大一点的孩子可以考虑在生命的最后几天和几个小时里，他们想要多待在身边。当死亡迫在眉睫时，一旦孩子们了解了死亡的最终性质，与临终者共度的最后时刻对他们来说是非常有意义的。大一点的孩子可能希望与濒临死亡的亲人独处几分钟，即使是昏迷，最后说一句“我爱你”，或者共同渡过这一个重要时刻。年龄较大的儿童也应被问及是否希望在亲人生命即将结束或死亡后马上被叫到床边，例如，一个孩子想不想从学校被带回家，或者在午夜亲人死亡时被叫醒？一些孩子想参加进来，而另一些孩子可能更希望对他们所爱的人有更健康的回忆，当看到他们所爱的人病入膏肓时感到害怕和不安。指导原则是能为孩子们提供足够的信息，让他们做出决定，并让他们感到他们的需求和愿望得到了考虑。然而，重要的是要随时提醒家属，在死亡前、刚刚死亡后、追悼会和葬礼期间、沉思或祈祷等私人时刻，有许多机会说再见。在家里去世时，当殡仪馆的人来了，应该考虑到孩子们在哪里，并且告知他们这个过程。最重要的是，孩子已经说了他们的再见，而在殡仪馆到达之前，应该考虑是否让他们看到尸体被移走。

框 97-2　方便地探视病危或濒死人士

- 了解并缓和对探望 / 看望患者的担忧或不情愿
- 让孩子们为他们将看到的事情做好准备
  - 医院或临终关怀病房设施
  - 医疗设备
  - 其他患者
  - 患者的身体状况
  - 患者的功能状况
- 为年幼的孩子提供空间或活动场所
- 描述访问过程
- 提供私人拜访以外的选择
- 记住有很多机会去说再见

五、遗留遗产

当接受了自己被诊断为晚期患者时，他们通常会考虑为家人（包括孩子）留下遗产或通信物品（如信件或视频）。这可能是他们送给孩子的物品，也可能是更有意义的交流，如信件或录音。目前还缺乏关于儿童如何接受这些通信物品的研究数据；然而，当父母去世时，孩子通常会从去世的父母和活着的亲人那里寻找线索，去了解父母是谁，父母的价值观和理想，以及父母在他们身上看到了什么，他们的孩子。有时，父母会留下特定的有意义的物品，或者在对他们来说很重要的书、音乐或电影。孩子们可能想要选择一些特殊意义的物品和（或）照片来保存自己身边，无论是在其父母生前还是死后。更广泛的人员也参加到这个工作，因为参加追悼会的朋友和亲戚可以被要求写下对死者的回忆或想法，并为孩子们整理好，当他们好奇时可以来分享。当孩子们在特定的发展里程碑和（或）生命中的最重要阶段时，他们会重新回顾自己的悲伤，这些物件可以用来支持回忆，并与死者建立持续的关系。

六、参加葬礼和追悼会

任何年龄的儿童都可以参加葬礼和追悼会。家庭传统将决定是否有守灵、宗教仪式或葬礼，孩子们可能参加所有或部分活动。就像去医院 / 临终关怀医院一样，重要的是要让孩子们对活动的场景做好准备，包括环境、谁会来、服务会是什么样子、他们能做什么和不能做什么，以及人们可能会表达的各种情绪，从悲伤到温暖再到幽默。这些信息将使孩子们能够更明智地决定他们是否愿意参加活动。

年龄较大的学龄儿童和十几岁的儿童可以参与这个过程，或者询问他们是否愿意在葬礼仪式期间通过阅读或演奏音乐来参与进去。许多殡仪馆会提供私人时间，让家人能有一个特殊的儿童服务或安静的探视时间。孩子们有时喜欢在棺材里或上面放一幅画、一张便条或一些特殊的东西。学龄儿童可能对尸体的准备或火化等有更具体的问题。成年照顾者应该做到要提前了解到这个过程，这样他们就能更好地回答孩子们提出的问题。或者，他们应该知道该问谁（葬礼承办人有时会有适合年龄的信息或解答）。

一些成年人可能决定不让年幼的孩子参加葬礼或纪念活动，因为他们认为孩子太小有可能会限制他们公开悲伤的机会。在这些情况下，或者当孩子选择不参加活动时，安排孩子参加活动的一部分或安排另一个成年人开展以孩子为中心的活动可能是有用的。如果年幼的孩子确实参加了葬礼，他们需要一个熟悉的成年人全程照顾他们，对他们负责或者在需要时允许孩子们离开。

结论

家庭重要成员和（或）亲密成员的过早死亡是家庭及其医生和社工面临的最具挑战性的事件之一。在此期间关注孩子的需求是照护的重要方面。了解儿童发育的基本知识和儿童理解疾病及死亡的方式能够提供一个案例，告诉家庭如何在这段时间帮助孩子，并进入丧亲之痛。当专业护理人员进行坦诚、以儿童为中心的沟通，并能帮助家庭预测常见情形和问题时，活着的成年人就能够利用自己最好的资源来融入并照顾儿童。

第 98 章　终末期疾病儿童的护理

Care of children with advanced illness

Myra Bluebond-Langner　Richard W. Langner　Ignasi Clemente　著
方拥军　周　宁　译　　曾彦英　校

对于那些只剩有限生命和危及生命的患病儿童和青少年（children and young person，CYP）来说，儿童姑息治疗是一种积极的护理和治疗方法，从诊断的一开始，它就贯穿了儿童整个生命，包括死亡和死亡后。姑息治疗一个全面系统的方法，旨在通过关注儿童及其家庭的身体、社会、心理和精神需求来减少痛苦和提高福祉。

儿童姑息治疗的关键是疼痛和症状管理及决策支持。在本章，我们重点讨论实施儿童姑息治疗的医务人员需要知道哪些内容，以便更好地支持疾病终末期的儿童及其父母，帮助他们认识病情，做出最佳的护理和治疗选择。

在本章中，我们采用的是实证、基于科学研究的方法，而不是先验、固化的方法。关于 CYP 及其父母如何做出决策，在不同决策中更倾向哪一个，以及参与者如何经历决策的实证研究仍然处于起步阶段。特别是在研究中还有一些未经加工和未编辑过的数据。这些数据都是临床医生的重要资源，因此值得重视。我们分两个部分来阐述一些基本原则，而这些原则也是本章其他内容的基础。第一部分介绍了 CYP 及其家庭在面对严重疾病冲击时的一些社会心理学发现，毫无疑问这些对 CYP 有关的任何决策都是必不可少的基础。第二部分介绍了一种可视化的交流方法，这有利于临床医生给 CYP 及其父母传递必要的疾病信息，以便做出后续的决策。

一、以家庭为中心

儿童姑息治疗的一个基本原则是以家庭为中心的疗护，其中一个原因就是家庭是 CYP 力量和支持的主要来源。这不仅仅说父母是对 CYP 护理和协调最重要、最需要负责任的人，而且患儿从家庭中获得的力量和支持会延伸到 CYP 对于“他们是谁，他们幸福么，他们生命质量如何”的感受中。CYP 的幸福感和生命质量都与社会关系息息相关，而很多社会关系就存在于家庭之中。

因此，一些严重疾病对社会和心理造成的影响可以理解为疾病对患者、父母、兄弟姐妹甚至祖父母作为一个家庭的影响。原本由固定社会角色引导的既定模式一下子被恶性疾病打乱，并受到威胁。

严重的疾病极大地挑战了儿童或青少年生活的全部意义。在许多国家，孩子被视为国家的未来，而恶疾却为此笼罩了一层阴影。养育孩子就是为孩子的未来做好准备，当设想好的未来变得不再可能时，父母就面临着继续养育孩子的两难境地，就连孩子最基本的活动，如上学都会受到干扰，从此孩子与父母及其他人的社交关系都会被打乱。

严重的疾病也同样影响了父母对他们自己，以及对父母角色和担当的理解。在一项针对癌症儿童的观察性研究中，Futterman 和 Hoffman（1973）写道：“儿童患上白血病是对父母作为孩子监护人的攻击，更普遍地说，是对自己和对家庭命运有控制力的人的打击。”

很显然，这种写于近 50 年前的论述在今天仍有借鉴意义，仍然让我们探讨孩子是什么，父母是什么，家庭又是什么。从本质上讲，父亲、母亲和孩子是相互联系的，疾病的侵袭影响的不仅仅是他们的个人，也会影响他们共同的生活。个人和家庭因素之间的简单区别实际上是不存在的，因为家庭成员作为个人的身份本质上是他们与其他家庭成员的关系。

患儿的父母被推入一个茫茫然且一无所知的世界中，在这里他们没有知识，没有技能，也没有资源，而这些知识技能和资源恰恰是患病孩子必不可少。虽然他们是孩子的主要责任人，现在却需要寻求并依赖他人的判断和建议。此外，为了获得可能的好处，他们还要把孩子托付给一个有着自己规则和工作方式的医疗机构。父母必须学会适应，那就必须学会这个全新环境的语言，思维方式和解决问题的方法。

在过去 40 年，父母角色的概念，即怎样成为一个好父母，经常被用来研究患癌儿童家庭的行为模式（Bluebond-Langner，1978，1996；Hinds 等，2005，

2009；Hinds 和 Kelly，2010；Woodgate，2006；Day 等，2016）。父母的角色就是监护人和保护者，他们用很多种方式监护他们的孩子，例如，他们成了孩子病情的专家级观察者，但凡孩子有一点点变化，父母都会及时与临床医生沟通孩子病情的最新变化。父母还会搜集各种各样有关疾病和治疗手段的信息，以便更好地理解和医生的沟通内容。此外，他们还会向医生提出他们曾经读到的一些新的治疗方法是否能够治疗孩子的疾病。

虽然互联网让搜取信息更容易，但其本身并没有创造出搜取疾病信息的需求。早在 20 世纪 70 年代早期就有报道称，寻找信息和治疗手段是父母对孩子被诊断出癌症的一种基本反应。Futterman 和 Hoffman 指出，作为孩子的监护者，父母被迫确保没有任何东西可以阻碍孩子，也不允许任何东西被忽视。父母希望不留余力。然而，与此同时，他们也有责任保护孩子免受虐待和伤害，所以他们努力保护孩子免受身体和精神上的痛苦。

父母具有双重角色，即保护者和倡导者，而这两种不同的角色可能会有冲突。潜在的治疗或延长生命的治疗都可能带来沉重的症状负担，如疼痛、极度疲劳、恶心和其他症状等，因此作为父母，一个好的父母，需要平衡的是积极治疗和保守治疗。

我们所说的家庭重要性，并不是要弱化孩子在家庭中的作用。我们认为孩子们积极参与他们所生活的世界并积极做出贡献，他们会从内在和外在各个方面去看、感觉、注意、记录和推测。例如，我们问一个 7 岁的白血病的孩子：“你为什么老是对妈妈大喊大叫呢？”孩子的回答是，“这样当我离开的时候，她就不会想我了”（Bluebond-Langner，1978）。尽管没人告诉孩子病情，但孩子已经感觉到了自己的病情处于晚期，并感受到他妈妈的痛苦，即使这种痛苦从来没有用语言表达过，但孩子早已建立起一种行为模式，这也许是其能想到的可以减少妈妈痛苦的唯一方法。

在本章中，我们关注年龄、能力和经验之间的动态关系，因为它们在连续的时间点对儿童及其疾病世界产生了影响。在关于儿童对世界及其行为理解的文献中发现了发展框架，这反映了认知力和其他能力连续发展的典型模式。然而，它们并不是由普遍的“人性”所决定的无懈可击的计划。因此，就像前面的例子一样，不寻常的经历会带来不寻常的认知和行为，而这些对于某个年龄段或是成长阶段的孩子来说也是不寻常的。

我们之前阐述了父母在家庭中的主导和责任义务，但这并不意味着生病孩子的需求和声音就要被服从或忽略。最近研究的重点才聚焦于儿童在护理或治疗中的积极互动和参与上。这样的研究呈现了临床医生、父母和孩子间真正的互动。对处理重病儿童的临床医生来说，要学会在任何类型的儿科护理中都有三者的配合（Gabe 等，2004）。

二、在家庭中获得、消化和吸收有关疾病和预后的信息

父母和 CYP 需要获得适当的信息来做出正确的决定。然而，父母、CYP 和兄弟姐妹对于信息的获得、消化和吸收并不是一个简单的单向过程，并不是直接从临床医生中获取信息。

父母和孩子一样，他们会把医生提供的信息和自己观察到的信息结合在一起。在所有情况下，这种结合过程会被病程中获得的经验所促进和催化。了解信息是如何被消化和吸收是至关重要的，因为这有助于了解孩子和家庭成员如何看待 CYP 的护理和治疗。

（一）生病的孩子

在一项对癌症儿童的研究中，Bluebond-Langner（1978）发现随着时间的推移，孩子们对自己疾病的看法会从一种严重但可治疗的疾病转变为无法治愈的疾病，最后转变为导致他们死亡的疾病。儿童对疾病理解的变化是因一些重要事件引起的，如复发、新症状及他们在医院或遇到的其他类似疾病儿童的经历。例如，Tom 是一个患有急性淋巴细胞白血病的 9 岁男孩，目前尚无更好的治疗方法。在他认识的一个孩子去世后的第 2 天晚上，他与护士发生了以下对话（Bluebond-Langner，1978）。

Tom：“Jennifer 昨晚死了，我也会一样死掉，是么？”

护士：“但是医生会给你不同的药。”

Tom：“当他们用完这些药会发生什么？”

护士：“嗯，也许在这之前会找到更多的药。”

在这次交流之后，Tom 谈论药物及其不良反应的次数已经没那么频繁了，药物已经不是他和他父母所想知道的答案了。和那些知道预后的孩子一样，他很少提及自己的病情或进展。

Maria 是一个 5 岁的墨西哥裔美国人，患有白血病并对任何治疗无效，只能回家等待死亡。她会因为别的孩子的死亡引出一些问题，她的意识、表情

和对死亡的疑问都来源于另外 2 个死于白血病的墨西哥裔美国孩子（Bluebond-Langner，1978）。

Maria：“孩子们都在天堂玩么？”

妈妈：“是的，他们在天堂玩。”

Maria：“很好，现在我可以和 Julio 还有 Jorge 一起玩了。”

正如出生在英国的 5 岁半的 Lakshmi，与她的第一代英属印第安人父母的对话那样，即使意识到疾病可能导致死亡，但这并不意味着把它定义为自己的必然结果。即使生存下来的机会很小，但她仍然利用各种信息，对自己的预后提出了一个连贯且充满希望的观点（Bluebond-Langner 等，2010）。

Lakshmi 在 3 岁时被诊断出青少年骨髓单核细胞白血病（juvenile myelomonocytic leukaemia，JMML）。在接受化疗和骨髓移植后，Lakshmi 病情得到了缓解并健康生活了 1 年，在 5 岁半时，她的病情复发了。在复发后的 4 个月时，她与 Bluebond-Langner 画画时，她突然说：“Alexa 死了，你认识她的，她跟我一样，也是 JMML。”她继续涂色，又补充道：“但是我会从我妈妈那里获得更多的细胞，我会好起来的。”

请注意，Lakshmi 一开始提到 Alexa 死了，她试图通过陈述或假设来确定一个原由，即 JMML 是一个既定的死亡原因。她把死去的孩子和自己进行比较，但并不认为仅仅因为他们都患有相同的疾病，她就会死去。根据她之前的经历，Lakshmi 认为当她接受母亲的更多细胞后，她就会好起来的，她是会康复的。

正如 Bluebond-Langner（1978）早期工作所指出的，儿童可以知道另一个儿童的死亡，但是在病情没有恶化时，儿童不一定会认为自己也会死亡。虽然知道某种疾病会导致死亡，但人们不一定会马上应用到自己身上，这个结论也会随着时间的推移而出现。因此，我们发现信息是在一个过程中被消化和吸收的，而这个过程对儿童的年龄依赖很少，更多的依赖于儿童的经历。

孩子们不仅可以将他们所了解的信息应用于自己身上，还会应用于和其他人的关系中。下面 2 个例子就以意想不到的方式说明了这点。

Catherine 是一个来自喀拉拉邦的 11 岁女孩，被诊断为Ⅳ期神经母细胞瘤，和妈妈一起住在科威特，这是她妈妈工作的地方（Comac，2018）。Catherine 和她父母都有着“坚定的天主教信仰”，她告诉护士，她已经看了自己的 CT 结果，并在网上知道了像她这样患有多发转移的神经母细胞瘤孩子最终是如何死掉的。她知道死亡的不可逆性和终结性，她告诉护士她很害怕，但她相信上帝会好好照顾她的。当护士问她还有什么问题时，Catherine 说：“不是关于我自己的问题，我知道上帝会照顾我的。我想知道如果一个家庭中本来有 2 个孩子，后来只剩下一个，那么这个家庭会怎么样呢？”

Jeffrery 是一个患有白血病的 8 岁男孩，他经常对他妈妈大喊大叫（Bluebond-Langner，1976）。当被问及为什么这么做时，他只是简单地回答：“这样当我离开的时候，妈妈就不会想我了。”当我问 Jeffrery 的妈妈：“为什么 Jeffrery 总是对你大喊大叫？”妈妈回答：“他知道我什么时候在那个房间里受不了了，他知道如果他大喊大叫，我就会离开，他也知道我会回来的。”

孩子们会间接表达他们知道的信息，工作人员注意到一些孩子会强迫自己把事情做好（如参加考试、参加学校的比赛）。当大人花太长时间记东西、回答问题或给他们带东西时，孩子们就会很生气。还有些孩子会直接表达对大人们浪费时间的不满，便会说“不要浪费时间”或“我们不能浪费时间”。工作人员也常常注意到在同龄人死亡后的活动和紧迫性（Bluebond-Langner，1976，1978）。正如一位工作人员所评论的：他们这样要求是因为他们知道时间不多了，仿佛他们知道如果等太久，到时他们可能就死了，他们也并不是那么难沟通（Bluebond-Langner，1978）。

这位工作人员还表示，“那些孩子知道一些事情”，她指了指 Mary，一个被表述为“苛刻的孩子”，这个孩子从来没有跟工作人员或父母谈论过任何有关死亡或死亡的可能性。然而当她去世后，她妈妈发现一份名单，上面列出了所有已经去世的孩子和他们的死亡情况，以及一份遗嘱，那是她想要的特别喜欢的礼物清单（Bluebond-Langner，1978）。

（二）健康的兄弟姐妹

在一项关于囊性纤维化儿童及其家庭的研究中，Bluebond-Langner（1996）发现健康的兄弟姐妹对疾病理解也有类似的转变。当生病的同胞从慢性期进展到绝症时，其他健康同胞的观念也会发生改变。他们一开始将疾病视为身体的症状，随之转变为一系列潜在的急性发作，再到进展性且限制生命的疾病，最后转变为绝症。与癌症儿童一样，他们对疾病的理解能力与经历疾病的体验有关。这种依赖于经验而出现的有趣且重要的结果是，同样的转变可能 1 年后发生在一个同胞上，也可能在 1 周内发生在另一个患不同疾病的同胞儿童身上。

这种不断变化和增进了解的过程反映了这样一个事实：患病儿童和健康同胞会在很长一段时间内获得有关疾病的信息，也表明这些信息需要提供给孩子，并且被他们消化和吸收。

（三）父母

Valdimarsdóttir等（2007）在关于患有绝症儿童的父母的相关文章中，意识到孩子在不可避免或即将死亡时的智力及情感上的差别。他们发现，对于同一孩子的父母而言，这种“内化”可能发生在不同的时间段，一方可能需要1年时间，而另一方只需要几小时。他们还发现，从智力意识到情感意识的转变过程中，与患病儿童共处的时间及与医务人员的互动是重要的中介因素，这一发现与疾病相关经验是信息内化的重要部分的观点相一致。

Wolfe等（2000）观察到，死于癌症的儿童的父母平均比临床医生晚3个月意识到他们的孩子失去了治愈机会，这与父母不仅要接受现实还要将其内化的观点是一致的。

总之，治疗重症儿童的临床医生必须了解父母对孩子疾病进展的认知程度，而且孩子自己也要知晓。导致医生和父母观念差异的因素包括：医生所依赖的能揭示变化的临床依据还没有显现，而父母却依据孩子的症状有所判断。父母往往更依赖于孩子的表现，尽管症状表现可能没有变化，但临床证据表明疾病已经在恶化（Bluebond-Langner等，2017）。

三、儿童、青少年和父母对信息的偏好

信息的偏好

近来向CYP提供信息的动力部分来自于生命伦理和儿童权利的倡导。生命伦理学认为CYP是处于发展阶段，是要受到尊重、有自主权的，他们应该被告知发生了什么，也应该征求他们对疾病护理和治疗的意见。儿童权利公约中第12条和第13条支持CYP有权知道信息并表达意见（United Nation，1989）。在过去10年中，实证研究才开始探索CYP自己对这些问题的看法和感受，但这仍是一个研究不足的领域。

关于CYP进入临床实践的原则是基于健康儿童的认知发展理论，也是以一个理想化的形象为指导，即成年人如何管理他们的医疗保健并对该护理和治疗做出决策。这种转换方法的结果就是忽视了CYP在家庭生活中的关系维度，忽视了这种关系对孩子的价值，以及这些关系如何促进孩子的利益。他们得出的观点是，治疗患重病的CYP应该像正常CYP一样，即让他们独立于父母并自己做决定。而我们认为，这对于病情严重的孩子来说是不合适的，这也不是CYP所想要的。我们还注意到在过去生病的成年人中，不管疾病严不严重，他们并没有表现出或希望独立于他们的临床医生，他们希望其他人（家人和朋友）能了解他们的病情，并帮助他做出重要的决策。

患病儿童确实希望知道他们的疾病和治疗方法（Coyne等，2014），但是他们知道的信息是多样的（Coyne等，2016）。儿童和成年人一样（Leydon等，2000），可能希望得到最少的信息，或者他们可能带着写满互联网信息的笔记本来咨询（Coyne等，2016）。这种差异不仅仅表现在不同的孩子间，也会表现在同一个孩子的不同时期，并且可能受到疾病进程、身体状况和症状程度的影响（Coyne等，2016；Kelly等，2017）。

CYP对他们希望得到消息的类型也会有不同的偏好。据报道，有的孩子更想知道疾病和治疗方法对日常生活的短期影响，而并不想知道生育力和总体预后等相关的长期影响（Hokkanen等，2004）。

CYP对了解信息的方式也有不同的偏好，他们可能想要直接获得信息，也就是直接参与到患者谈话中，或者是他们不能参加，但他们父母参与了患者谈话，那就从他父母那里直接获得。年龄较大的孩子更喜欢直接参与到患者谈话中。

父母会通过各种方式告知孩子病情。Coyne等（2016）认为，孩子们可能希望父母能提前过滤一下信息内容，因为他们既不愿意主动向父母询问，也不想自己被“坏消息”伤害。青少年也表示共享学习可以让父母帮助他们了解医疗信息和治疗计划。Weaver等（2015）报道，青少年描述了父母代表他们主动向医疗团队了解病情的重要性……父母的认知转变成青少年对父母洞察力的安全感，从而转化成青少年的决策信心。

和父母一起参加患者谈话的CYP仍然把父母视为沟通的桥梁，他们信任父母，愿意和父母交换想法，也重视父母作为信息传递和交流缓冲者的重要作用（Coyne等，2016）。

四、父母和信息过滤

一些研究指出，父母表示希望能够控制传递给孩子的信息类型。Coyne（2016）发现孩子的年龄与

父母希望过滤孩子接受的信息有直接关系，年龄较大的孩子（11—16 岁）父母更能坦然地告知孩子一些重要的信息。

一些父母认为可以用委婉的方式告诉孩子，或者当孩子真的想知道时再告诉他。家长们谈到，他们既要告诉孩子事实，又不能把一些还未发生但会引起恐慌的事全部说出来。为了保护孩子的情绪健康，他们在如何解释及何时解释信息方面变得很敏感（Coyne 等，2016）。

一位家长这样描述，“足以回答他的问题，但又不会让他心烦”（Coyne 等，2016）。

Coyne 对父母和过滤的描述也反映了父母这一角色所固有的冲突性。父母会更加关心如何呈现信息，并且以一种友好且敏感的方式呈现。因为父母更了解自己的孩子，所以会以孩子能接受的方式来告知，这就是“好父母”的标准。

（一）给孩子过滤后的信息

父母都希望把信息过滤后再告诉孩子，包括像预后这样同样困扰临床医生的话题。有些临床医生认为要告诉孩子所有事情，因为完全告知才是最大的尊重。CYP 是独立自主的个体，因此有权知道一切真相。有些人也会从实际角度考虑这个问题，如果孩子发现告诉他们的不是实话，这可能会破坏父母、孩子和临床医生之间的信任关系。

从姑息照护这个角度来看，尊重家庭是一个重要因素，而父母不想把所有事情都告诉孩子也是尊重家庭的一部分。家庭往往是儿童各种形式支持的来源，所以儿童姑息照护就要支持父母的决定，支持父母不愿意说出全部真相的决定。

Coyne 等（2016）发现虽然父母过滤掉了部分消息，但这并没有造成什么负面影响。此外，卫生保健专业人士所倡导的共享所有信息反倒造成了信息传递的偏差，从而引起了情绪波动和潜在的信任损失。

我们认为告知真相并不是简单的或者不说，而应该根据不同的情况做出最好的沟通。临床医生和家长应该关注说什么，什么时候说，谁来说（Coyne 等，2014，2016；Sisk 等，2016）。

（二）解决儿童、青少年和父母偏好：穿梭外交或仲裁模式

对临床医生而言，有些指导原则可以帮助协调孩子 – 家长 – 医生之间的沟通，这些指导原则特别强调沟通的分工和过滤，以及找出每一方知道什么，每一方想让对方知道什么，以及为什么。

处理信息的传递问题，不仅关乎孩子的幸福，同样关乎家庭的幸福，尤其是父母的幸福，这样父母就可以继续履行养育者、保护者和支持者的职责（Bluebond-Langner，1978；Bluebond-Langner 等，2005；Sisk 等，2016，2017）。

例如，Jeremy 是一个 14 岁的男孩，14 个月前因间变性星形细胞瘤而接受放化疗和手术治疗，但现在复发了，唯一的治疗手段就是某个药物的 1 期临床试验。

他的父亲并不想告诉他这是一个临床试验，也不想跟他说太多关于这个治疗方案的事情。

但是他的母亲却很想告诉他这个药物，但并不想告诉他这还是一个试验。

母亲说道：“我们本想告诉他这是个临床试验，但听起来太刺耳了，我们也从来没说过‘试验’这个词。我们不想让孩子认为这就是个实验，你知道的，有时候试验是行不通的。他还只是个十三四岁的孩子，有些事他是没必要知道的。”

Jeremy 知道自己得了癌症，也知道得了癌症的人是会死去的，但我们还是鼓励他要有信心。大家都在为你祈祷，你也要为自己祈祷，这并不意味你知道的事和他知道的事是一回事（Bluebond-Langner 等，2005）。

在这样的情况下，父母可能不想与孩子讨论治疗、死亡这些事情。此时，对于医生来说，更有意义的是探询父母为什么不愿意给孩子传递这种信息，了解他们的家庭规则、沟通模式、精神信仰、家庭角色和以前的死亡经历是什么样的？

当与父母谈论他们不想让孩子知道的事情时，医生们也会意识到对各种护理和治疗手段的误解，像预后或其他问题都会影响父母的选择（Bluebond-Langner 等，2005），所以这样的沟通反倒是一个宝贵的机会。

医生可以将父母关心的问题作为出发点来展开对话。在谈话过程中，临床医生可能会意识到孩子虽然没有被告知任何事情，但是他们已经知道了很多有关疾病和治疗方案的事情。他们可能会举一些例子，例如，孩子们如何表达他们希望从父母那里获得更多的信息，以及孩子给出一些暗示，表明他们知道什么，以及他们希望获得更多的信息。

医生也可以问问父母最害怕的事情是什么，是死亡还是治疗有效性的问题？这样医生就可以和孩子进一步讨论，无论父母是否在场，还是只有临床

医生在，这样的谈话必定是有益的，即使不是现在，也会在未来显现这场谈话的好处。

父母可能会拒绝和孩子谈论这些问题，但又会引起其他的讨论。医生要获得家长的信任，毕竟很多治疗的方式要家长同意，有了信任，才会有助于孩子的护理和治疗。在父母和孩子出现的其他情况下，可能已经获得了对临床医生很好的帮助的见解。

一旦意识到父母的担忧，临床医生应该继续与孩子接触。他们的互动应该以这样一种方式进行，即孩子能够表达他们的担忧和偏好，又不会担心会让他们的父母感到不安。这是一个让儿童表达意见和积极参与决策的机会，而不必承担成为最终决策者的责任。

如果父母继续要求过滤信息，临床医生可能会调查治疗团队中是否有一些成员，如护士或职业治疗师，与孩子公开交谈。这将允许临床医生解决一个关键的问题，即孩子可能对他们的疾病或治疗持有错误的信息。

如果可以与家长和CYP单独对话，临床医生就能更好地解决误解、疑虑，以及彼此不愿谈论疾病、死亡和临终的问题。当孩子在场时，父母会不愿意探讨这些令人痛苦的问题（Young等，2011）。

然后，在这些单独的对话中可能会有机会，如果得到许可，临床医生可以向父母提供孩子的反馈，或者由父母向孩子反馈，并最终开启他们之间的对话。

在这个过程中，临床医生在与父母和孩子会谈之间来回走动，从而确定每个人的观点，被称为“穿梭外交”或“仲裁”方法（Bluebond-Langner等，2005；Sisk等，2017）。

五、与儿童、青少年及其父母一起做决定

（一）父母在为孩子做决定时的作用

父母的角色及为子女做决定的性质是独特的。在决策过程中，父母自己的目标和偏好并不像为自己做决定时那样重要。

父母经常被称为代理决策人。“代理人”这个词的常见含义是指代表他人的观点和意见的人。然而，对于儿童来说，只有当CYP理解他们的疾病，并对他们的护理和治疗形成意见，可以得到重视时，这才有可能。许多身患重病的儿童年龄太小，无法做到这一点，而一些患病的儿童由于他们的疾病和治疗，将永远无法达到这种能力，或者可能已经失去这种能力。在这些情况下，代理一词被赋予了第二种解释，根据这一解释，代理是为另一个人的最大利益行事的人。

这一原则不仅是父母为子女做出决定的指南，也是他们的决定可以被要求遵守的标准，并在此基础上受到他人的质疑。这是在北美、英国和欧洲都广泛采用的标准，并得到儿童权利公约第3条的支持（United Nations，1989）。然而，这种标准的应用可以有很大的变数。

在不同的文化和不同的法律及医疗体系中，父母的观点被赋予不同程度的权重。例如，在美国，有一种假设认为父母最了解孩子的最佳利益。为了推翻这一假设（有关这些问题的法律涉及50个州，而不是中央政府），父母的行为必须接近犯罪（身体虐待或严重忽视）才能在法庭上被推翻（Diekema，2004）。在英国，虽然父母被认为是最能理解他们孩子利益的人，但临床意见及其他专家的意见对孩子的最佳利益给予了很大的重视，并可以在法庭上认可父母对最佳利益的了解。当他们认为治疗不符合儿童的最佳利益时，这两个系统里的临床医生均没有义务提供标准之外的治疗。

父母的复杂角色及父母如何理解并执行好他们的角色，对临床医生应该如何引导孩子目标和偏好产生了影响。在为孩子做决定时，不是父母作为一个个体想要什么，而是找到对孩子最好的东西。父母不应该只根据自己的喜好来做决定，他们必须为孩子做出他们认为对孩子（也可能是他们的其他孩子）最正确和最好的选择。在做这些决定时，父母会考虑许多因素，包括情感、家庭价值观、个人价值观、社会风气、宗教信仰和文化规范等。

（二）儿童和青年参与决策

今天，在世界许多地方，CYP应适当参与有关其护理和治疗决策的原则已得到政府和专业组织的认可（American Academy of Pediatrics，1995；Royal College of Paediatrics and Child Health Ethics Advisory Committee，2000；Spinetta等，2003），儿童权利公约得到广泛批准也说明了这一点。儿童权利公约指出，儿童应该能够对涉及他们的事项发表自己的意见，而且这些意见应得到适当的重视（United Nations，1989）。儿童权利公约没有具体说明应以何种方式体现对儿童观点的重视和尊重，它确实将重视孩子的观点与孩子的能力及成熟度联系起来。

生物伦理学还积极倡导让儿童和年轻人参与有关其护理和治疗的讨论和决定中。让成年人通过同

意来控制孩子所接受的治疗，这一道德要求的核心原则是尊重自主权。由于能力与自主性相关，生物伦理学家认为，随着 CYP 理解力和判断力的发展，应该让他们在决策中发挥适当的作用。

儿童权利和生物伦理学都是试图通过建立在原则的基础上，为 CYP 在照顾他们的决策中发挥作用。然而，近 10 年来，特别是最近 5 年来，关于父母和 CYP 如何做决定及他们对治疗过程的偏好进行了深入的研究，其研究结果建议采用不同的方式让 CYP 做出决策。

最近对 CYP 的研究提供了一个机会，可以更深入地探讨“知情”“参与”“听到自己的声音”和“对决定有影响”的想法，这种方式不是简单的先验概念，而是基于对患者和家属的疾病和治疗经验的理解。我们的立场是，对儿童和成年人的实证研究表明，对自主权和决策的关系方法是实际操作和首选的方法。这与生物伦理文学中经常出现的个人主义的自主观点形成了鲜明对比，这种观点在该文学中被作为青少年发展的目标而提出。

今天，即使是原则主义生命伦理学的作者现在也认识到，需要一个更相关的自主权概念（Childress，2017）。然而，正如对循证研究的纳入远远落后于此类研究的出现，将生物伦理学思维付诸实践也是如此。

与主观主义的方法相反，我们提供了一份关于 CYP 对什么是参与决定他们护理和治疗看法的经验总结。贯穿并反映在这些发现中的是，CYP 对决策的参与并不在于成为最终的仲裁者或决策者，也不在于拥有最终的发言权，而在于听取他们的意见，扮演他们喜欢的角色，并以他们希望得到的方式得到想要的信息。我们不是通过先验的观念来看待 CYP 和父母的互动，而是探索 CYP 对他们自己的偏好和选择的看法，并开始通过他们自己的想法来描述 CYP 的自主权。

（三）不同角色的不同类型的决策

对 CYP 的首选角色的研究能将重大决策与次要决策区分开来。Coyne 等（2014）发现，CYP 喜欢在重大决策中发挥较小的作用，如是否治疗和使用哪种治疗方式。不过，他们确实想要决定如何或何时进行治疗。Weaver 等（2015）报道称，青少年在很大程度上喜欢共同决策的角色。

主要和次要框架　我们注意到，这一主要 / 次要框架已在儿童癌症的研究中发展起来。在这种情况下，重大决定涉及治疗本身，也涉及整个疗程的个别步骤。如果不能继续做出这些决定，可能危及生命。因此，CYP 及其父母称，他们经常别无选择，真的没有选择。对于父母来说，这是一个给予允许而不是做出选择的问题（Coyne，2014）。这提醒我们，在 CYP 的决策中，以利益最大化为标准，而不是尊重其自主权。因此，家长们可能也会觉得他们的自主权和权利受到了与青少年同样多的限制。

因此，决策的性质受到儿童疾病的性质和治疗方法的影响。对孩子而言，如严重的神经损伤患者，在采取复苏或机械通气等干预措施的决策过程可能会有所不同。目标不是治愈，选择可能包括长期通气、有时间限制的通气试验或通过最佳症状护理进行管理。不幸的是，不同年龄和条件的 CYP 是如何参与和喜欢参与这种决定的，基本上是未知的，这是一个被忽视但又非常需要研究的领域。

（四）儿童和青少年参与的意义

几项研究报道说，对 CYP 来说，参与和融入可能意味着能接收信息和表达他们的意见。Kelly（2017）报道说，“参与者关注的是想要（或不想要）的信息”，而不是自己做决定。Ruhe 等（2016a）发现，承担决策责任并不是参与者的衡量标准。提出问题、提供和接收信息，或者通过观察学习也是重要的参与机制（Clemente，2015；Ruhe 等，2016b）。

关于 CYP 参与决策的愿望，Kelly（2017）发现“儿童和青少年似乎更关心获得更多或更少的信息，而不是治疗选择”。

（五）偏好是取决于情境的

CYP 的融合参与程度是视情况而定的。当与 CYP 打交道时，我们不能在新的情况下根据先前对偏好的评估做出假设。一些研究强调，CYP 的偏好经常在不同的情况下发生变化，这取决于当前决定的性质（主要或次要）和儿童的疾病状况等因素（Clemente，2015；Weaver 等，2015；Coyne 等，2016；Ruhe 等，2016a；Kelly 等，2017）。正如 Ruhe 等（2016a）所说，对于 CYP 来说，他们在这种情况下的偏好得到认可是很重要的，“总的来说，参与者认为当他们能够选择自己喜欢的参与程度时，他们会非常重视”。

（六）评估儿童和年轻人的喜好

据报道，在成年患者中，直接询问他们的偏好并不总是有助于让患者参与决策（Elwyn 等，2000）。

Coyne 等（2016）和 Gibson 等（2010）报道了 CYP 的类似发现；也就是说，临床医生可以依靠非语言线索来评估儿童对所呈现信息的反应。儿童向临床医生提出的问题也可作为评估他们对信息和决策偏好的方法（Clemente，2015）。因此，与临床医生建立良好且融洽的关系是非常重要的。

（七）儿童和青少年决策的背景

一些研究强调 CYP 的决策是在有关联的环境中进行的。Weaver 等（2015）发现青少年的决策角色被嵌入到家庭支持的背景中，并且“访谈揭示了青少年的决策参与是一个互动过程的首要观点”。同样，Kelly 等（2017）发现，“儿童的偏好假定了他们的父母和医生的存在和参与”。青少年普遍表现出对他人（父母和临床医生）的信任和依赖。

“青少年将人际关系和对他人的决策影响视为决策的主要决定因素”（Weaver 等，2015）。这与一项研究相一致，该研究还发现关系对青少年偏好的重要性（Hinds 等，2005）。

（八）个人体验的影响

Hinds 等（2005）认为这一关于青少年关系问题的发现表明，青少年的选择表现出成熟而不是依赖性。疾病经历给青少年带来的经验更加具有成年化的视角，往往超过许多发育理论所预测的。

这样的发现非常重要，因为发展的模型经常在伦理学文献和研究中被使用或推测。最近在实际疾病背景下的研究表明，由于重病儿童的独特经历，他们的行为不一定符合儿童发展理论。儿童发育理论认为反映儿童依赖性和服从性的模式在重病的背景下可能恰恰相反。值得注意的是，青少年在表现出不同情境和偏好时，他们更倾向于共同决策及让他人参与到决策过程中，表现出了某些成年人在做决策时的行为。

（九）儿童和年轻人是否正在经历不理想的参与

重要的是要询问，这些经验性的发现反映的是正常和积极的东西，还是不理想的东西。一些作者建议，需要一个合适的模型来评估 CYP 在决策中的作用。Ruhe 等（2016a）写道，有时患者可能更愿意退一步，他们并不想承担太多责任，必须正确解释这种不愿意参与的想法。而建立一个灵活的模型可以避免对不同的参与形式产生分层感知误解，它可能最适合代表儿童参与肿瘤疾病的讨论和决策。

参与程度因个体而异，并且在同一儿童也会随时间而发生改变（Ruhe 等，2016a）。因此，这种参与是一种不断变化、非线性的经验（Clemente，2015）。这种概念化避免了这样的观点：在改变他们参与的模式时，孩子们可能会在他们的参与中“软着陆”。

Kelly 等（2017）呼吁采取更复杂的方法，而不是假设随着 CYP 年龄的增长和能力的提高，就应该给予他们越来越多的信息和决策权力：“我们的发现表明，儿童和青少年对他们治疗决策的看法比这更微妙；儿童也有权利选择不知道或不参与……我们的参与者没有提到他们在治疗决策中的作用，而是讨论了是否想得到信息，以及是否参与讨论的变化。这些儿童和青少年似乎更关心的是获得信息的多少，而不是治疗的选择。”

临床医生需要足够的经验证明 CYP 的参与模式。从生物伦理学和法律中得出的模式使我们将决策视为个人的独立行为，而不是一些人可以用不同方式参与的事情。目前对共享决策的思考，以及实证研究都为我们刚刚回顾的内容指明了不同的方向。

研究表明，CYP 的偏好反映了成年人的偏好。成年人通常希望把决策的主导权交给另一个人，或者让其他人平等地参与到共同决策中（Coulter，2003）。

这些想法挑战了一种先验的观念，即权力或决策能力是一种“零和游戏”，在这种游戏中，当一个参与者获得利益时，其他参与者就必须失去。正如研究人员所指出的，他们的发现要求建立新的模型，这些模型没有确定所有 CYP 的偏好和行为模式，要么高了要么低了。我们需要的是一种成熟的观念，是将自己置身于他人之中，是与他人同行的个体，并不是孤立的个体。青少年需要做到这一点，才能在工作和生活中成为有能力和成功的人。

在临床上，我们需要了解与 CYP 有关的决策如何能够成为并应该成为一个真正的三位一体的过程，并且可以在不违反伦理原则的情况下完成。试图参与到年轻人的决策过程，就像与聪明的青少年打交道，并与已经深度参与和担忧的父母打交道，最终可能会导致各方的挫败。经验性研究表明，青少年可以在一个互动、三位一体的环境中做出决策。

目前讨论的研究都是在癌症人群中进行的。虽然这是可以理解的，但仍然需要在其他儿科舒缓治疗人群中进行类似的探索。我们知道，儿童的参与始于信息分享，但有神经和认知障碍的儿童面临着巨大的挑战，这在不同的年龄段和能力范围内都是有可能的。我们还了解到，参与决策并不等于要承担责任，这样反而将具有意义的参与扩大了范围。

六、临床意义

我们已经把决策作为一个过程，不仅仅是在一个人的头脑中，而是在两个或更多人之间。在处理严重疾病的过程中，父母和孩子已经进入了一个全新、陌生、复杂的世界。他们要做的不仅仅是了解这个新世界，而且必须形成自己的意见和表达偏好，并明确目标。他们需要临床医生的帮助来理解、提供和解释信息。

临床医生和家长不仅有任务，还有责任。他们都要对自己的行为负责，而为自己做决定的人则不然。他们必须意识到，他们的决定和行为必须根据公认的标准和社会规范来进行。他们必须努力做好父母或临床医生，来照顾孩子，为他们的需求发声，同时保护他们免受伤害。如果父母认为他们正在履行“好父母”的职责，并且这一信念没有受到破坏，那么所有分歧都更有可能得到建设性的解决。

然而不幸的是，有些时候，特别是在危急中做出艰难决定时，父母、临床医生和孩子之间就会出现分歧。一旦出现严重的分歧，各自观点就会变得根深蒂固，解决起来既困难又痛苦。我们提供了一些可能有助于避免以上情况的方法和建议。

（一）信任

父母和孩子带着需要解决的问题来找医生，他们寻求的不仅仅是咨询，而是需要治疗并希望能够解决这个问题。大多数人仍然带着一种被社会灌输的尊重态度来找临床医生，他们认为或希望认为，他们不仅是准确的信息和关心的提供者，而且是值得信赖的人。家庭和医生之间建立一种融洽和信任的关系是姑息照护的基础，它是疾病整个治疗过程中的基石，一起工作并能做出艰难的决定，以便为儿童提供最佳的照护。

（二）综合临床信息

提法和解释需要根据具体情况和目标人群进行调整。了解每个家庭成员和他们的价值观及期望目标，可能会使临床医生受益很多，以便发现他们作为个体应该表现什么或如何表现。在这个过程中，可能需要以不同的方式重复和重新表述信息。当儿童或家长在制订目标遇到困难时，临床医生可能需要进行探究，也许是挑战，以帮助他们达到一些明确的目标。

（三）建立一个参照点

临床医生和家长可能对孩子的情况有不同的理解，因此澄清观点并建立一个共同的参照点至关重要。但同样重要的是要记住，临床医生和家长对孩子病情的理解并不总是同步化的。新的临床症状和检查可以导致新的临床决策，临床医生需要小心把家长拉到身边，这一点尤其重要，尤其是当临床医生依赖的指标对家长来说是并不明显的表现，如孩子的症状和外表并没有什么变化（Bluebond-Langner 等，2017）。

（四）失去中找寻意义

在某些情况下，父母可以通过重新定义他们对选择的认同来获益。如何决策方面的研究表明，即使是经验丰富的医生，对治疗总体框架结构的选择也会对产生治疗选择上的差异。一个著名的例子是，向一组人展示相同的死亡率统计数据，向另一组人展示生存数据，从而导致选择上的显著差异（Tversky 和 Kahneman，1981）。

身患重病孩子的父母可能会把这种选择当成一种损失，一种消极的东西。他们可能会把注意力集中在不进行试验性治疗的决定上，因为这只是停止治疗或放弃治疗。一种策略是从整体治疗标签转移到关注更具体选择的结果，并然后随着时间的推移注重这些结果。例如，在积极的方面来说，详细讨论不花时间治疗的孩子可以去完成什么。通常这意味着要离开医院，待在家里。这能关注到与其他家庭成员、兄弟姐妹和朋友在一起的机会和好处，以及如何提供机会“恢复”他们与那些关心生病孩子的人的关系。特别指出，当其健康兄弟姐妹如何表达他们的关心和感情时，他们可能觉得在过去不可能这样做。不要从损失的角度来解释不继续治疗的选择，而要从好处来解释。

深入和详细的描述有助于父母想象他们所做的选择到底意味着什么。这个细节取代被描述为失去的标签，并且以不同的方式重新定义它们。在讨论可能的结果时，如果这些结果是具体和足够详细的，家庭能够设想他们和他们的孩子的生活，以及家庭的生活可能是什么样子的选择，这是有益的。应避免简单、好和不好的分类。对结果的讨论应该追求未来可能有适当距离的结果，而不是只关注直接或短期结果（Hauer，2013）。

（五）与父母目标的冲突（不一致性）

双重或混合目标源于父母的双重角色（Wolfe 等，2000；Bluebond-Langner 等，2007），临床医生的工作是帮助父母平衡这些，而不是去除掉一个方面。在生命结束阶段，维持双重目标意味着父母肯定保留希望和寻找新的治疗方法的愿望，即使双方都知道目前并没有合适的疾病治疗方法。这有助于父母与临床医生保持信任关系。反过来在这时候，这使得家长更有可能依赖临床医生对恰当治疗的评估。

结论

帮助家庭在孩子患病过程中做出决定是临床医生工作的重要组成部分。临床医生和家庭之间融洽和信任的关系是为儿童工作的基础。临床医生可以通过有效地提供信息，并与家庭和孩子一起明确他们面临的问题，包括他们的爱好、目标和价值观，从而帮助家庭做出最终决定。临床医生、家长和患儿在决定过程中会带着自己的价值观和个人经验。每个人都有自己的看法，并渴望实现他们认为是自己责任和义务的东西。通过认识和承认彼此角色的重要性，而不是削弱它们，即使在做出最复杂和困难的决定时，也可以找到一种大家都认同且最符合儿童利益的方法。

第 99 章　姑息医学和老年照护

Palliative medicine and care of the elderly

Meera Agar　Jane Phillips　著
方拥军　周　宁　译　　曾彦英　校

大多数老年人的死亡发生在慢性疾病的背景下，通常伴有多种合并症和生理变化。临床医生的重要目标是管理不适症状和维持机体功能，故需要了解经常发生的虚弱、跌倒和谵妄等老年特有的综合征。照护不应仅局限于实际年龄。可在医院（疗养院）、社区或医院环境中提供照护，老年人在照护场所的过渡期间特别脆弱，故预立医疗照护计划对避免在危急关头匆忙做出决策至关重要。照顾者通常是要兼顾自己的家庭和工作职责，或者是可能有并发疾病的年长配偶，因此，对照顾者的支持很必要。尽管老年医学和姑息医学领域的发展是分开的，但目标是一致的，即通过维持功能和优化症状控制，最大限度地提高生活质量，无论在什么环境下都要持续照护，以及开展"整体的人"的综合照护，而不是将患者视为一组独立的疾病和器官系统（Geriatrics Hospice and Palliative Medicine Work Group，2012）。本章将概述对患有一种或几种进展的疾病的老人（可能的结局是死亡）的照护原则。

一、老年流行病学

流行病学因素对涉及老年人的护理和姑息治疗的作用至关重要。随着现代医学的发展，死亡原因在不断变化，大多数成年人在年老时的死亡原因，通常是一种已存在一段时间的非恶性疾病及其相关的并发症（American Geriatrics Society Expert Panel on the Care of Older Adults with Multimorbidity，2012），以及残疾一段时间（Lynn 和 Goldstein，2003; Effiong 和 Effiong，2012）。65 岁以上人口的比例在继续上升（Mathers 等，2009），预计到 2050 年，65 岁以上的人口将占世界人口的 16%，总计 15 亿人，而 1950 年时这一比例为 5%（Mathers 等，2009）。在 65 岁以上的人群中，有 1/2 至少同时存在 3 种慢性病，1/5 患有 5 种或以上疾病（Mangin 等，2012）。来自英国的数据提供了特定疾病的预测，其中痴呆症和癌症是导致需求增加的主导因素（Etkind 等，2017），并发症包括肌肉骨骼、精神、认知和慢性疼痛相关问题，每一种常与明显的症状学和残疾相关。个体在疾病"孤岛"中接受治疗和多重用药的风险增加了不良结局（Mangin 等，2012）。

在美国，65 岁以上的人群中，导致死亡的前五位原因是心脏病、癌症、慢性下呼吸道疾病、脑血管疾病和阿尔茨海默病（Kochanek 等，2017）。缺血性心脏病、脑血管疾病、癌症和呼吸系统疾病仍然是欧洲的主要死亡原因（Eurostat，2015）。在澳大利亚，前五大死因是缺血性心脏病、痴呆、脑血管疾病、呼吸道癌症和慢性下呼吸道疾病（Australian Bureau of Statistics，2016）。2016 年，根据 WHO 的统计，缺血性心脏病、脑血管疾病、慢性阻塞性肺疾病、痴呆和呼吸道癌症是全球主要的非传染性死亡原因（WHO，2018）。

全球 65 岁以上的人口中，有一半以上生活在低收入和中等收入国家，非传染性疾病正在成为这些国家的主要死亡原因（Mathers 等，2009）。在除非洲外的所有地区，在 50% 或以上的病例中，因非传染性疾病死亡的病例占 50% 或更多（Mathers 等，2009）。

同样，非正式照护人员的可用性正在发生变化。随着人口老龄化，老人的配偶作为照护者也处于老龄，他们本身也存在健康问题，可能无法持续照护。他们的家人可能在较远地区或在工作（Currow 等，2017）。

二、老年人姑息治疗的治疗方法

患有渐进性生命限制疾病的老年人在社区、自己家中或养老院接受护理的时间越来越长，发病率和相关残疾严重度也随之增高，逐渐演变为进展性疾病并导致死亡（Currow 等，2017）。据估计，美国所有居住在社区的老年人中，有 2/3 需要长期照护，包括个人护理和日常生活的工具性活动帮助（Stone，2000）。与年龄相关的变化、共病和社会心理因素的综合作用使慢性病的治疗更为复杂，并影响老年人持续治疗的能力。居住在社区的老年人存在较高的罹患老年综合征的风险，如视力和听力丧失、跌倒、尿失禁、记忆问题和抑郁症（Mohile 等，2011）。单亲家庭的增加，社会和地域流动性的增加，以及代际生活安排的减少，也增加了老年人孤独和社会孤立的风险（Valtorta 和 Hanratty，2012）。共病管理与多种药物治疗相关（Holmes 等，2013）。尽管许多老年人可能从减少用药中获益，但临床医生往往不愿停药，也没有优先用药的框架，大多数慢性病临床实践指南都只关注一种疾病（Holmes 等，2013）。如何有效地管理与衰老相关的多种合并症，在临床和管理上往往是复杂、耗时的，并且经常具有挑战性。

在老年人群中，有一部分老年人不会死于某种特定的绝症，而是会经历渐进性衰弱（Crow 等，2018）。对于这些人来说，他们的特征是多种共病、功能和认知障碍逐渐缓慢的衰退，导致其功能储备的逐渐丧失，疾病易感性的增加，以及从疾病中恢复能力的下降（Carey 等，2008）。许多人需要在家中长期接受照护援助，直到他们的照护需求超过现有的社区资源，促使他们入住养老院或在危险期住院。重要的是，通过筛查、特定的医疗干预和预立医疗照护计划区分患有进行性生命受限疾病的老年人，其走向生命尽头时可能受益于适当的姑息治疗服务（Bone 等，2016）。纳入姑息治疗的益处可确保老年人及其家人更好地了解各种选择，并有机会规划未来的治疗。这样的计划可以为照护者提供支持，解决日益增加的症状负担，在患者缺乏信心或在家感到痛苦时提供支持，并通过与社区服务相结合的短期或间断的模式提供支持（Bone 等，2016）。

慢性病的负担不断增加、人口老龄化和对专科姑息治疗服务需求的增加，都是支持全人口范围内姑息治疗政策的基础；存在更复杂需求的患者需要由专科服务来处理，而其他人则由具备姑息治疗能力的卫生工作人员来支持，这些人员通过了本科和研究生培训获得专业的能力（Currow 等，2017）。这就要求专业姑息治疗服务的多样化，以纳入更广泛的人群、提供者和环境设置（Luckett 等，2014），而老年人被认为是服务不足的人群。

癌症治疗模式通常定义清楚，专科姑息治疗途径明确，早期转诊以改善晚期癌症患者的生活质量和症状控制的推动力越来越大（Haun 等，2017）。患有慢性病的老年人，如慢性心力衰竭和慢性呼吸系统疾病等，将继续由其基层保健团队提供照护，相关医疗专家也会提供帮助。这些疾病采用了出现综合性姑息治疗模式（Gadoud 和 Johnson，2015）。服务规划者还必须确保老年人在规划服务方面有足够的发言权（Currow 等，2017）。

老年人的姑息治疗需求经常被低估，因此也得不到充分的治疗，特别是对疼痛的感受，这需要信息来决策、在家获得支持和护理的机会、专科姑息治疗、在养老院的姑息治疗评估和护理（Davies 和 Higginson，2004）。健康专业人员需要考虑老年人的预后和采取姑息治疗的需求。以下是特定的转变点。

- 你对“惊喜问题”的回答是“是”（Downer 等，2017）。
- 该患者最近被诊断出患有生命受限的疾病（Murray 等，2005）。
- 某一特定疾病的预后标志物正在恶化（Murray 等，2005）。
- 对治疗的敏感性再次下降。
- 这个人曾多次住院。
- 有人进入一家养老院。
- 如果其配偶最近去世（Murray 等，2005）。

（一）跨学科的需求评估

随着针对癌症和其他慢性和复杂疾病量身定制评估工具的开发，识别姑息治疗的需求变得更加简单（Waller 等，2008）。这些姑息治疗特定需求评估工具有助于以下方面。

- 将进展性疾病患者及其照护者所经历的需求和水平与最适当的人或服务相匹配，以满足这些需求。
- 一般卫生专业人员和专科执业人员，以确定哪些需求可以在该环境中得到满足，哪些需求比较复杂，可以由专科医生更好地管理。
- 促进初级和专科保健提供者之间关于患者和照护者需求的沟通，并采取解决这些问题的行动（Waller 等，2008）。

跨学科诊所的具体评估建议应考虑特定慢性疾病，以最大限度地提高患有进行性限制生命疾病的老年人的功能和利益。

- 老年癌症患者：尽管癌症本质上是一种老龄化疾病，但常规评估并不能反映老年人经历的全部健康和社会问题，如功能依赖、共病、多重用药、营养不良、认知功能障碍和抑郁（Hurria 等，2007；Terret，2008）。包括 NCCN 指南（2018）和 ASCO 老年肿瘤指南（Mohile 等，2018）在内的多项国际指南建议，应整合多维度的老年筛查和评估，为

65—70 岁以上的癌症患者提供治疗和照护计划。该评估应包括功能状态、共病、认知、心理健康、疲劳、社会地位和支持、营养及是否存在老年综合征（Wildiers 等，2014）。老年病学评估可提供必要的额外信息，以确定补充治疗的依据，确定治疗目标，并在需要时制订修正的治疗计划（Mohile 等，2018；NCCN，2018）。

- 心力衰竭：患有心力衰竭的老年人转诊到心力衰竭诊所非常重要。该诊所旨在通过个体化护理患者，降低死亡率和再住院率，并改善生活质量（Hauptman 等，2008）。这些积极的成果是通过持续应用指南来实现的，重点如下。
  - 对潜在的心力衰竭的管理。
  - 评估功能、营养和生活质量。
  - 优化药物治疗和药物评估，包括优化依从性，并在适当的情况下减少处方。
  - 植入式心脏装置评估。
  - 纵向随访，特别是在住院或失代偿期后。
  - 共享决策，满足信息需求和预立医疗照护计划。
  - 为心力衰竭临床医生提供继续专业教育，并为其他卫生专业人员和非正式护理人员提供培训。
  - 结合持续的质量评估和护理模式的改进（Hauptman 等，2008）。
- 专科诊所就诊为老年患者及其照护者提供了参与共同决策的机会，并及时讨论姑息治疗和临终照护需求（Waterworth 和 Gott，2010）。
- 慢性阻塞性肺疾病：是在老年人中患病率高，并且死亡率不断上升（Gelberg 和 McIvor，2010）的常见疾病。受慢性阻塞性肺疾病影响的老年人有显著的症状负担，并且发生心血管事件、骨质疏松症、骨折、外周肌肉萎缩、衰弱、抑郁和焦虑的风险也会增加。这一系列问题使得多学科方式在综合评估个体疾病严重程度和预后的情况下称为最优方法（Gelberg 和 McIvor，2010；Reticker 等，2012）。重要的是，如果老年慢性阻塞性肺疾病患者的身体素质尚可，可以参与肺康复治疗，他们可能在呼吸困难、疲劳和总体健康方面获得临床显著获益（Lacasse 等，2006）。鉴于年龄和结局之间没有发现相关性，高龄本身不应该成为转诊接受肺康复治疗的排除标准（Gelberg 和 McIvor，2010）。

无论潜在的合并症如何，有姑息治疗需求的老年人获益于功能的优化和治疗。

- 康复：主要重点是通过恢复或更好地维持功能、应对残疾和减少慢性疾病负担，以提高生活质量（Wu 和 Quill，2011；Barawid 等，2015），康复是患有癌症、心力衰竭、肾衰竭等一系列慢性和复杂疾病老年人合适的选择，也是有姑息治疗需求的脑卒中幸存者的合适选择（Dy 和 Feldman，2012）。整合康复和姑息治疗有助于最大限度地发挥老年人的功能和自主权，减少依赖，优化症状管理（如呼吸困难、疼痛、水肿和减少挛缩），并有助于实现有意义的目标（Wu 和 Quill，2011；Barawid 等，2015）。姑息性康复的主要目标是尽量减少行动和生活自理的依赖性，优化症状支持管理，鼓励社交，并提供情感支持（Javier 和 Montagnini，2011；Barawid 等，2015）。这通过关注以下方面实现。
  - 预防原发病并发症的策略。
  - 帮助功能恢复和减轻由于疾病或治疗或两者共同所致的不良反应的策略。
  - 维持新基线功能的支持性策略。
  - 可减轻治疗负担并最大限度提高生活质量的姑息治疗策略（Dietz，1980）。
- 老年人的康复需要一种以综合的老年医学评估为基础的协调、跨学科的方法，物理治疗师和职业治疗师通过帮助老年人维持功能方面发挥着主要作用（Stott 等，2017）。这是通过一系列有针对性的干预措施实现的，包括使用各种物理方法管理疼痛、提供适应性和辅助设备、环境改造、运动计划和节能策略（Javier 和 Montagnini，2011）。
- 康复护理：康复护理或恢复性护理，旨在促进自理，特别是支持老人尽可能长时间住在自己的家中，包括采用有时间限制的个性化干预，帮助老年人患病或功能衰退后恢复、保留或获得技能（Asipinal 等，2016）。有效性和成本效益实践的证据在不断涌现（Cochrane 等，2016），近期的研究表明，这是很有前景的干预措施，在确定干预措施的关键要素和如何在实践中优化方面有越来越丰富的成果，并且与老人恢复自理的理念相一致（Aspinal 等，2016）。

1. *建立照护伙伴关系* 老年人照护的复杂性要求基层保健、老年医学和姑息治疗服务之间形成合作伙伴关系，并根据需要与其他卫生保健提供者合作。虽然专业姑息治疗服务需要与基层保健和老年科医生合作，但老年科医生也需要接触姑息治疗专业团队，以获得关于老年人症状管理、沟通及心理和精神支持的建议和帮助（British Geriatrics Society，2010）。为促进相关学科的交流，以形成根据老年人优先事项和需求制订的治疗和照护计划，可能需要建立个案管理流程（Phillips 等，2013）。信息共享和诚实是治疗讨论中所有目标的组成部分，需要清晰地记录。

2. 预立医疗照护计划　预立医疗照护计划是在一个有意识的患者、其重要的人和医疗团队之间反复沟通的互动过程，以了解患者的目标和价值观，并讨论这些应该如何指导他们当前和未来的治疗和护理决策，从而提高患者期望和治疗方案之间的一致性，包括减少不必要的生命维持治疗（Jimenez 等，2018）。重要的是，患者及其家属也希望计划可以考虑其生活方式的权利。预立医疗照护计划干预措施需要采用全系统方法，包括考虑立法、社会和政策背景（Jimenez 等，2018）。预立医疗照护计划尤其适用于因痴呆或其他中枢神经系统疾病而导致能力丧失风险增加的老年人（Dy 和 Feldman，2012）。促进在不同照护环境中沟通这些愿望的机制尚未完全实现（Volandes 等，2011）。

不幸的是，如果老年人已经丧失自理能力，那么提前计划其护理或与其家人讨论其护理偏好的机会将更加有限。在这种情况下，应该问的问题是"在这种情况下，X 会想要什么？"（"替代判断"），而不是简单地说照护者希望他们得到什么（"最佳利益"）（Sinclair 等，2018）。在这种情况下，管理其照护需求和替代决策所需的方法更多地依赖司法法律。重要的是要认识到，替代决策者的角色是有压力的，因为他们担心自己是否做出了正确的决定，如果他们从家庭获得的支持有限或发生冲突时，需要向卫生专业提出质疑或为其辩护（Fetherstonhaugh 等，2019）。

3. 支持决策　支持性决策的定义是，UNCRPD 中所阐明的残疾人能够就医疗保健、财务、生活方式和个人事务作出决定或就这些决定进行沟通的一系列方式（Sinclair 等，2018）。这种方法是一种基于权利的方法，其重点是尽一切可能支持人们自己做出决定（Sinclair 等，2018）。可用的方法包括在患者熟悉且安全的环境中，让信赖的家人、朋友参与其中，在患者最有精力时，利用沟通辅助工具与其进行交谈（Sinclair 等，2018）。

（二）管理老年人的照护过渡期

有复杂照护需求的老年人需要安全、平稳、及时地在各种医院干预措施和环境中过渡的照护模式（Allen 等，2014）。过渡期照护应包括全面的出院计划、提供者之间的沟通、患者及其非正式照顾者对过渡期的准备、过渡期的药物协调、过渡期的社区随访和自我管理教育（Allen 等，2014）。延续照护需要考虑患者目标、偏好和临床状况的信息制订全面的护理计划，包括后勤安排、对患者和家属的教育、参与过渡的卫生专业人员之间的协调和有效沟通（National Transitions of Care Coalition，2008）。同样要认识到，转变会引起患者及其照护者的悲伤、压力和焦虑的情绪反应，特别是如果过渡到养老院。同样要确保当事人感到，无论何时，只要有可能，他们对过渡决策有自主权和选择权（Allen 等，2014；Brownie 等，2014）。

（三）居家姑息治疗

尽管许多老年人喜欢在家中接受大部分照护，在某些情况下也在家中死亡，但由于社会或实际原因，并不总是可行的。随着老年人接近生命末期，他们经常需要交通、家政服务、护理和个人照顾方面的大量帮助，其中大部分由非正式和正式的照顾者提供（Rolls 等，2011）。使老年人能够在家中得到照顾直至死亡，与可用的家庭护理支持的强度及亲属和家庭支持密切相关（Froggatt，2005）。接受姑息治疗也与老年人在生命最后 1 年的急诊就诊率降低相关（Bone 等，2019）。

当代医疗政策提倡个案管理、协作及整合团队，透过跨专业的实践，更好地支持有复杂及多重需求的老年人（Trivedi 等，2013）。虽然关于跨专业实践改善老年人照护结果的有效性和成本效益证据较少，但有证据表明，良好的整合和共享照护模式改善了照护过程，并有可能减少老年人对医院或护理 / 养老院的需求（Trivedi 等，2013）。最近的一项综述确定了七个护理要素，对满足老年人临终时的需求及其照护者至关重要。

1. 根据需要，及时获得专科姑息治疗知识和专业知识。

2. 个案管理、协调与促进跨医疗机构的沟通。

3. 支持以家庭为基础的护理，包括工作时间以外的医生准入。

4. 在满足文化需求时，为合适的人群和环境进行量身定制和定位服务。

5. 考虑到整个护理连续体中的劳动力问题。

6. 跨医疗保健连续体的协作，包括家庭、社区、急诊和住院老年护理。

7. 整合卫生和社会服务，以支持社区的姑息治疗（Luckett 等，2014）。

在很长一段时间内，有痴呆倾向的老年人及其照护者需要很多的支持，因为从痴呆症状出现到死亡的平均时间为 4.5 年（Xie 等，2008）。根据诊断时的年龄和共病的存在情况，这种疾病的发展轨迹可以延伸到 10 年以上（Xie 等，2008）。需要建立模型来为痴呆症患者提供长期支持，并在不可避免的过渡阶段提供支持（Luckett 等，2014）。

（四）独居

独居既影响接受照护的地点，也影响死亡的地点。随着人们（尤其是女性）寿命的延长，家庭规模的缩小，以及生活越来越分散，生命末期的独居情况越来越普遍（Grundy 等，2004）。在贫困中生活的老年人的数量也在增加，而就业趋势和其他经济因素影响着独居老年人获得预期的支持。以上因素影响老年人在他们喜欢的照护场所安然度过晚年的能力（Rolls 等，2011）。在生命即将结束时，孤独生活的老年人有现实、情感、身体和存在的需求，他们渴望尽可能长时间地独立和保持尊严感（Aoun 等，2008）。生活在农村或市中心社区的老年人，以及经济资源较少或社交网络较小的人，是最脆弱和最不可能获得姑息治疗支持的（Rolls 等，2011）。生活和社会环境的变化意味着，在危机时期，老年人不再像前几代人那样能够随时得到非正式照护者的帮助。发达国家对“适当老龄化”的关注，虽然出于好意，但在很大程度上取决于是否有配偶、伴侣或成年子女愿意承担照护者的角色，或者依赖有偿照护者（Rolls 等，2011）。然而，并不是所有老年人都能持续获得照护者的支持，因此随着照护需求的增加，他们很难在家中得到照护。这对姑息治疗有影响。随着生命末期的临近，老年人比年轻人更有可能要求住院治疗（Rigby 等，2010），因此在他们的整个疾病轨迹中，确认他们的治疗偏好非常重要。在考虑老年人的偏好时，需要进行 2 次单独的对话，以确定他们对当前照护地点的偏好，以及他们在死亡前的首选照护地点（Agar 等，2008）。

（五）医院姑息治疗

在整个发达国家，半数以上的死亡发生在医院（Broad 等，2013；Virdun 等，2017）。在美国、加拿大和最近的英国，有证据表明，在医院死亡的人数正在随着家庭死亡人数的增加而减少（Gomes 等，2012）。尽管有这一积极的趋势，以及在家中接受临终关怀很重要，在急症护理环境中死亡仍将是许多老年人的现实选择。患者及家属确定了医院临终照护的六个重要因素，包括接受专业人员照护，有效的沟通与共同决策，尊重与共情护理，宽阔的照护环境，家人参与和对住院期间的财务事务的关注（Virdun 等，2017）。患者确定了自我意识的维持，家属确定了患者的安全、死亡准备、患者死亡后的延伸护理，以及允许患者在临终时有自主选择权（Virdun 等，2017）。

急症护理部门主要采用的护理模式是咨询模式、住院姑息治疗病房 / 床位和执业护士模式（Rabow 等，2004；Sudore 等，2008）。咨询性急症护理姑息治疗服务倾向于关注：①预后和护理对话的目标；②寻求预先指示的文件；③关于上述具体治疗和（或）诊断干预的讨论；④家庭和患者的支持；⑤出院计划；⑥症状管理（Manfredi 等，2000）。医院姑息治疗团队有助于改善症状控制和生活质量，减轻情绪负担，改善照顾者和患者的健康状况（Hanks 等，2002；Higginson 等，2003），同时降低医院费用（Morrison 等，2008）。在美国，与接受常规护理的类似患者相比，向晚期疾病住院患者提供的姑息治疗导致护理成本更低，重症监护的利用也更少（Penrod 等，2010）。为了满足在急症照护环境中死亡的老年人的临终照护需求，需要给予这种照护模式更多的投入和资金，以满足这一不断增长的人口的复杂需求。

（六）急诊科

老年人数量的增加，使得急诊科面临的压力越来越大（Gruneir 等，2011）。许多老年人将死在急诊科，这些老年人往往是症状控制不佳、缺乏照护者或后勤支持（Agarwal 等，2012），他们很少有人知道专业的姑息治疗服务（Beynon 等，2011）。如果采用姑息治疗方案，及早识别老年人的姑息治疗需求，进行适当的转诊，并完成预立医疗照护计划，许多急诊科死亡事件是可以被预估的（Beynon 等，2011）。既往的急诊就诊或住院史应成为启动必要姑息治疗支持的触发因素，以提高老年人的生活质量，并使他们有能力优化在家中或在自己选择的场所渡过；同时减轻急诊科的压力，而急诊很难提供优质的姑息治疗（Beynon 等，2011）。急诊的临终关怀服务提供策略包括探索治疗不确定性、生活质量、成本、伦理和社会问题的研究；优化应急服务与其他卫生服务之间的及时有效互动；加强以社区为基础的护理（Forero 等，2012）。第 14 章进一步探讨了急诊科作为姑息治疗环境的重要性。

（七）养老院的姑息治疗

把重点放在支持老年人尽可能长时间地居住在家中，使得养老院的老年人变得越来越年老和衰弱。养老院逐渐成为许多老年人短暂过渡期的居住场所。在养老院发生失能案例和死亡事件是较为常见的，养老院老人及其照护者的姑息照护需求在第 15 章中有详细介绍。

（八）支持照护者

在老年人的家庭中，非正式的照护者发挥着重要的作用。非正式照护者的负担往往是沉重的，特别是由于恶性和非恶性疾病的"姑息期"往往是长期的（Luckett 等，2014）。这通常也是没有开始日期的照护（人们会进入角色，没有定义结束日期的时间）。老年人的照护者认识到他们需要高质量的互动，共享照护方法，并需要感到被赋权（Anker-Hansen 等，2018）。许多老年人的照护者本身就年龄较大和（或）患病，照护者这一角色影响了他们的健康（G. Mitchell 等，2010）。老年人往往互相提供多方面的照护，而不是一方成为另一方的唯一照护者。虽然许多照护者可能从他们的角色中获得巨大的满足感，但对其他人来说，往往会产生意想不到的不良后果，包括：①对社会、经济和就业的重大影响；②对健康的影响；③抑郁和焦虑的风险增加，随着死亡的临近而增加；④悲伤、愤怒、怨恨、孤立和自卑；⑤心理疾病和复杂悲伤的潜在风险增加，特别是当患者的身体或心理症状未缓解时（Waller 等，2008）。尽管非正式照护者对支持的需求和心理疾病发病率很高，但一项系统综述评估了为有姑息治疗需求的人的非正式照护者提供更好的干预措施，结果发现很少有设计严谨的研究能够提供高水平的证据（Harding 和 Higginson，2003）。阿尔茨海默病患者的照护者与死于其他疾病的患者的照护者有不同但同样强烈的需求（Schulz 等，2003）。在这种情况下，照护者照护了许多与进行性痴呆相关的功能损害的老年人，以及管理和应对与痴呆相关的行为（Goodman 等，2010）。

三、特异性诊断和老年综合征的姑息治疗

由于老年人的患病率很高且具体的临床方法需要最佳效果，所以一些特定的诊断和综合征特别需要提及。"老年综合征"一词用于描述特定现象学的多病过程（Flacker，2003）。这一概念关注的是常见的临床症状，而这并不完全属于特定的疾病类别（Flacker，2003；Inouye 等，2007）。

（一）痴呆症（见第 92 章）

痴呆症是一种无法治愈的进行性晚期疾病（van der Steen 等，2014）。在可预见的未来，痴呆治疗的研究进展不太可能显著改变这一局面（Brodaty 等，2011）。2016 年，有 4380 万人患有痴呆症，比 1990 年的 2020 万人增加了 1 倍多；它是全球第五大死亡原因，造成 240 万人死亡（Nichols 等，2019）。它正在成为老年人入住养老院的主要原因（Van Rensbergen 和 Nawrot，2010）。例如，在澳大利亚居住在养老院的所有人中，超过一半有痴呆诊断记录（Australian Institute of Health and Welfare，2012）。

为晚期痴呆症患者提供有效的姑息治疗有几个关键挑战（Birch 和 Draper，2008）。需要特别考虑的一些领域包括难以确定明确的终末期，终末期疾病持续时间较长，长达数周至数月（而不是数小时至数天），与沟通和决策有关的问题，在无法自我叙述时对疼痛的评估，以及行为问题和神经精神症状等具体症状（van der Steen 等，2014）。

痴呆症患者的家人与照护其他有生命限制疾病的患者的人有许多相同的需求，包括需要以下信息：①患者的情况；②未来的变化；③治疗计划。

此外，还有与痴呆症有关的特殊需求。家人往往对痴呆症疾病轨迹的了解有限，导致他们的期望与卫生专业人员提供的照护不同（Hertogh，2006）。有一位患有晚期痴呆的亲属住在养老机构，对其家人而言可能是一个重大的负担，决策代理者的角色可能会给家属带来很大的压力（Fetherstonhaugh 等，2019）。研究发现，失智症患者照护角色的潜在积极体验包括成就感、在二元关系中相互支持的感觉、增加的家庭凝聚力、个人成长和生活目标感（Yu 等，2018）。当痴呆终末期患者的家庭成员知道其预后较差时，该患者在其生命的最后 90 天内接受干预的可能性就会降低（S.L. Mitchell 等，2009）。

与患者的沟通问题、服务之间、服务与家人之间的沟通问题、预立医疗照护计划的困难是提供医疗的主要障碍。围绕治疗干预的决策和共识问题是复杂的，特别是涉及营养和水合作用、肺炎治疗、何时停止认知治疗，以及在患者的个人意愿不明确

情况下，是否将患者送往医院（Lamberg 等，2005；Lee 等，2018）。

在养老机构的阿尔茨海默病患者死亡率预测因素，包括身体功能受限、压疮、尿失禁、使用约束装置和谵妄（Gambassi 等，1999）。功能评估分期工具是一种识别进行性功能衰退的七阶段系统，并被用于对痴呆患者进行分类（Coventry 等，2005）。有人担心功能评估分期可能并不适用于所有类型的痴呆症，Karnofsky 功能状态评分的变化率可能比 FAST 更能预测生存率（Schonwetter 等，2003）。最近，Mitccell 等评估了死亡率和风险评分（用于晚期痴呆患者的高级痴呆预后工具的效度）。预测最佳生存的变量是住院时间、年龄、男性、呼吸困难、压疮、完全功能依赖、是否卧床、口服摄入量下降、大便失禁、BMI、体重减轻和充血性心力衰竭（S.L. Mitchell 等，2010）。尽管事实证明，ADEPT 工具优于以往的指南，但在预测生存期方面其准确性仅位于中等程度。

营养和吞咽障碍在痴呆症的晚期很常见（Palecek 等，2010）。与营养和水合有关的治疗决策通常会引起患者、家属、卫生专业人员、社会的伦理和道德问题（Lee 等，2018）。这通常会导致患者和家属感到被迫“做一些事情”（Lee 等，2018）。研究表明，对于患有终末期痴呆的老年人，经皮内镜下胃造口喂养会导致不良后果，包括疼痛、消化道出血、使用约束装置、大便失禁、误吸和肺炎（Finucane 等，1999）。此外，一项系统综述强调，这组患者使用喂养管没有生存获益（Finucane 等，1999）。推荐经口和手工喂养（Lee 等，2018）。

一些研究强调，在养老机构中对疼痛的认识和管理不佳（McAuliffe 等，2009；Corbett 等，2012）。痴呆相关的神经病理学导致对痴呆患者疼痛体验知之甚少（Corbett 等，2012）。认知障碍和沟通困难导致疼痛被忽视（Morrison 和 Siu，2000）。不仅对认知障碍患者比其他患者给予的镇痛更少，照护他们的护士给予他们的镇痛也更少（Chang 等，2009）。

痴呆患者影响照护者的行为，包括徘徊、激惹、攻击、性脱抑制、冷漠和大喊大叫（O'Connor 等，2008）。减少行为障碍和保持沟通和人格需要一系列的方法。一篇关于痴呆行为和心理症状的社会心理治疗的系统综述（O'Connor 等，2008）强调了清晰的沟通、理解诱因、社会互动和环境的重要性（O'Connor 等，2008）。此外，非药物治疗符合个人的特定利益时效果最好，而一致性和避免粗暴对待患者是关键（O'Connor 等，2008）。排除便秘、抑郁和焦虑或谵妄等合并症也很重要。由经过适当培训的专业人员进行的全面评估，例如，痴呆照护图可以帮助为痴呆患者制订个体化的管理计划（O'Connor 等，2008）。

生命末期照护的某些方面特别具有挑战性，并且被忽视。例如，对痴呆症患者的精神照护往往被忽视。即使痴呆晚期，也要维持他们的精神健康（Ryan 等，2005）。同样重要的是要考虑在患者死亡前经历，照护者经受的压力，如失去陪伴和目睹亲人的认知能力丧失（Chan 等，2012）。预期性悲伤也可能出现在决定是否需要和转移到机构护理时（Chan 等，2012）。

（二）谵妄

精神错乱是一种以意识、注意和认知障碍为特征的症状，在基础疾病的背景下迅速发展和波动（American Psychiatric Association，2013）。谵妄是老年人的一种常见症状，重要的是要了解谵妄是可以预防的，并且在许多情况下，即使不能预防，也是可逆的。亚综合征表现越来越被人们认知，即表现为谵妄的一种或多种症状，但不符合谵妄的所有标准。与没有谵妄的患者相比，这种综合征的出现与较差的预后相关（Cole 等，2013）。

老年人谵妄常被忽视或误诊，但它是老年人住院最常见的并发症（Young 和 Inouye，2007）。第 74 章对姑息治疗中的谵妄进行了更详细的介绍，在这里我们将重点介绍老年患者发生谵妄时的相关问题。年龄增长、痴呆和认知障碍、视力障碍、因骨折住院及严重内科疾病是谵妄的重要危险因素（National Institute for Health and Care Excellence，2010）。也有多种药物可导致或增加谵妄的风险（Clegg 和 Young，2011）。预防策略包括定位方法、处理脱水和便秘、避免不必要的导尿、提高氧饱和度、鼓励活动，以及在有需要的地方提供视觉和听觉辅助，以解决可逆转的感官障碍原因（National Institute for Health and Care Excellence，2010）。一项关于多成分非药物谵妄干预措施的系统综述确定了 14 项干预性研究，其中 11 项显示谵妄发生率显著降低（Hshieh 等，2015）。迄今为止的研究尚未证明抗精神病药物对谵妄发生率、持续时间、严重程度或住院时间有影响（Neufeld 等，2016）。抗精神病药在老年人中并非没有不良事件。谵妄是一种非常痛苦的经历，因此，谵妄的信息应该提供给经历过谵妄的人及其家属 / 照顾者。

（三）疼痛

患有晚期疾病的大多数老年人都会经历某种形式的疼痛，这可能是诊断或治疗的结果（Schofield，2018）。许多老年人有不止一种疼痛源。他们的疼痛经常被低估，因此治疗效果欠佳。老年人疼痛控制的障碍，包括药代动力学和药效学变化、多重用药、共病及其他问题（如认知障碍和步态障碍）的调整治疗（Makris等，2014）。老年人对疼痛和疼痛治疗的认知，以及系统层面的障碍（包括态度问题和获得疼痛服务），也增加了有效控制疼痛的难度（Makris等，2014）。

（四）便秘

便秘是老年人普遍存在的问题（Gallegos-Orozco等，2012）。在65岁以上的老年人中，26%的女性和16%的男性认为自己患有便秘（Gallegos-Orozco等，2012）。在84岁及以上人群中，这一比例分别上升到34%和26%，在长期照护机构中，这一比例超过一半。症状可能包括排便费力和排出硬便，而不是排便频率降低（Gallegos-Orozco等，2012）。

便秘与老年人群中患病率较高的疾病相关，这些疾病包括帕金森病、憩室病、甲状腺功能减退、痴呆和脑卒中，以及与药物治疗（包括铁和钙片、钙通道阻滞药、非甾体抗炎药、三环类抗抑郁药和阿片类药物）相关。肠道生理的变化，包括肌间神经丛神经元数量减少，胶原沉积增加，抑制性神经输入减少，血浆内啡肽结合增加，以及肛门直肠功能的变化，都可能使老年人群易发生便秘（Gallegos-Orozco等，2012）。

预防便秘很重要，因为随着基础疾病的进展，患者活动减少且口服液体和纤维摄入量减少的原因会导致便秘。便秘的老年人需要有详细的病史和检查，包括直肠检查。在第54章中详细讲述了便秘症状的管理。

（五）跌倒

跌倒的原因通常很多，包括运动问题（步态、肌肉无力）、感觉障碍（前庭、视觉、周围神经病）、认知和情绪障碍、体位性低血压、药物治疗和环境危害（Close和Lord，2011）。心血管疾病药物（如地高辛、1a型抗心律失常药物和利尿药）、苯二氮䓬类药物、抗抑郁药、抗癫痫药、抗精神病药、抗帕金森药物、阿片类药物和泌尿系统解痉药增加了跌倒风险，并提供了一个可改变的危险因素（Huang等，2012）。一旦发生跌倒，患者就会因为害怕跌倒而不敢活动。跌倒会导致骨折、头部损伤和进一步的功能下降（Gates等，2008）。在环境、身体或认知功能发生变化的情况下，定期筛查跌倒的风险很重要（Close和Lord，2011）。风险评估也将允许个体化干预，并评估患者理解和配合降低跌倒风险策略的能力，如上厕所时按铃寻求帮助（Close和Lord，2011）。

针对个人的具体因素，应考虑多方面的干预措施，包括减少环境危害、调整或停用精神活性药物和降压药、步态再训练、使用辅助设备和适当的鞋子（Gillespie等，2009；Close和Lord，2011）。补充维生素D的作用存在争议（Verbrugge等，2012）。

（六）衰弱

衰弱有不同的定义，包括承受压力的能力下降或对不良结局（维持或恢复稳态的能力下降）的脆弱性增加、身体残疾、日常生活活动受损、社交退缩、运动处理缓慢、认知改变、体重减轻或负能量平衡（Sternberg等，2011；Clegg等，2013）。有一个争论焦点，关于残疾和功能下降是衰弱的组成部分还是其结果（Sternberg等，2011）。Fried等提出的定义（Ko，2011；Clegg等，2013）被广泛用于研究目的（"表型模型"），包括以下三种或三种以上：非主动的体重减轻、握力差、自述疲惫、低体力活动水平和步行速度慢。另一种方法是根据个体缺陷的数量（衰弱指数）来计算衰弱，个体缺陷越多，他们越容易衰弱（"累积赤字模型"）（Clegge等，2014）。在临床实践中，制订可操作的定义更加困难（Rodriguez-Manas等，2013）。虽然衰弱在老年人和有多种合并症的患者中更为常见，但衰弱的发生与年龄、残疾或疾病无关（Ko，2011）。

衰弱被认为是多种复杂因素的相互作用结果，包括衰老带来的生理改变、共病、营养不良、环境影响、遗传和生活方式因素（Heuberger，2011；Clegg等，2013）。因素的叠加可具有协同作用（Heuberger，2011）。关键特征是体重减轻和骨骼肌减少症（Ko，2011）。肥胖老年人也可出现衰弱，"少肌性肥胖"与健康负相关（Heuberger，2011）。神经肌肉、内分泌和免疫系统的失调似乎是关键（Ko，2011）。流行病学研究认为涉及促炎因子、与分解代谢和分解代谢细胞因子相关启动子基因的激活、睾酮缺乏、维生素D缺乏、低胰岛素样生长因子、瘦素及生长激素（Heuberger，2011；Ko，2011；Shardell 等，2012）。IL-6 长期高水平与多种疾病状态（糖尿病、贫血、动脉粥样硬化、心力衰竭和痴呆）强相关，并预示着老年人失能、死亡率和肌少症的风险增加（Ko，2011）。

在校正健康、社会经济状况和残疾后，衰弱与跌倒、住院、日常生活行动能力下降、入住养老院、残疾和死亡的风险增加相关（Ko，2011；Clegg 等，2013）。据估计，如果能够减缓衰弱，3%～5% 的老年人死亡可能会推迟（Shamliyan 等，2012）。衰弱的一级预防包括处理共病，如高血压、慢性病管理和运动。营养是一种二级预防策略。良好的姑息治疗原则指导三级预防，如维持和改善功能、控制症状、维持心理健康和尽可能预防住院（Sternberg 等，2011）。目前，已证明有益的策略是运动和老年跨学科评估（Ko，2011；Clegg 等，2013）。运动策略包括渐进式抗阻运动训练、多成分训练（抗阻、耐力、平衡和灵活性）和太极拳，已被证明可以改善日常生活活动能力，减少慢性炎症介质升高，提高步速和减少跌倒，同时改善生活质量和情绪健康（Ko，2011；Clegg 等，2013）。但运动对严重衰弱患者的益处可能有限。

迄今为止，尚无确切证据证明激素在治疗衰弱中改善肌肉质量和力量的替代上有益（Ko，2011）。睾酮替代可以增加肌肉力量，但它对功能产生的影响是多方面的，它对心血管和呼吸系统有不良影响，这对衰弱的老年人可能更不利（Ko，2011；Clegg 等，2013）。补充维生素 D 可增加肌肉力量，减少跌倒，但在衰弱中的疗效仍有待确定（Ko，2011；Clegg 等，2013）。药物可能通过抑制炎症通路（他汀类药物、血管紧张素转换酶抑制药）来降低衰弱的发生率，但绝大多数药物可能具有净“应激源”效应，从而使衰弱者不稳定（Gnjidic 和 Hilmer，2012；Clegg 等，2013）。

老年评估与管理和老年综合评估是跨学科老年照护的两种模式，第一种是团队直接提供照护，第二种是咨询模式（Ko，2011）。这些评估包括老年科医生、护士、社会工作者、职业或物理治疗师。老年评估和管理及综合评估的目标是改善身体和心理功能，减少住院治疗和长期照护安置，并降低早期死亡率（Ko，2011）。门诊或家庭环境中的模式，如老年人的全面照护方案和急性护理环境（老年人的急性护理）也有类似的目标。最近，纳入老年人全覆盖护理方案所需的时间周期较长，与复苏状态转变为较不积极的治疗、减少住院和非医院环境中的死亡独立相关（Pak 等，2012）。

（七）抑郁

高龄已被证明是抑郁症的危险因素（Ellison 等，2012；Zhao 等，2012）。与患有类似慢性疾病的非抑郁症患者相比，老年抑郁症患者的医疗费用增加了 50%（Ellison 等，2012）。晚年抑郁的危险风险因素包括未婚、独居、缺乏社会支持、丧亲等负面生活事件，以及较低的社会经济地位（Ellison 等，2012）。抑郁症经常发生在合并其他精神疾病或内科疾病的情况下发生。与抑郁症较高风险相关的特定疾病包括心血管疾病、帕金森病、癌症、脑卒中、肺部疾病、关节炎、听力丧失和痴呆（Ellison 等，2012）。值得注意的是，25%～50% 的家庭照护者也经历过抑郁症（Ellison 等，2012）。抑郁症状，如厌食症、失眠、疲劳和体重减轻可能是非特异性的，并反映了并发的内科疾病的症状。老年人也可能由于认知障碍或害怕与精神疾病相关的污名而难以叙述症状。在老年人群中有多种量表，包括老年抑郁量表、Cornell 痴呆抑郁量表、Beck 抑郁量表和 Hamilton 抑郁量表（Ellison 等，2012）。区分悲伤和难以应对抑郁是很重要的，一种常见的误解是，抑郁症是正常衰老的一部分，导致其认识不足和治疗不足。

由于认知障碍和抑郁往往伴随发病，尽管还没有明确的证据，但是人们已经揭示其因果关系（Ellison 等，2012）。已有研究表明，老年抑郁症患者在几个神经心理领域表现出认知缺陷，包括处理速度、语言和非语言记忆、执行功能（Ellison 等，2012）。有效的抗抑郁治疗有时不能完全缓解这些认知症状。越来越多的研究证据支持抑郁和抑郁发作次数是将来进展为痴呆的独立危险因素（Ellison 等，2012）。目前提出的机制包括下丘脑 - 垂体 - 肾上腺轴失调、脑血管缺血性白质病变和中枢神经系统炎症（Ellison 等，2012）。

老年慢性疾病患者的抑郁症需要多种方法的综合治疗，包括心理、认知和行为干预、药物治疗（Ellison 等，2012）。对于那些抑郁症治疗失败、有自残和自杀风险、滥用酒精或其他物质、有共病精神疾病或痴呆、需要电休克治疗的患者，可能需要转诊到精神科专科服务机构（Ellison 等，2012）。在疾病进展的情况下，起效时间和不良事件特征是指导老年人治疗方案的重要因素。

（八）管理共病

超过50%的老年人患有3种或3种以上的慢性疾病（American Geriatrics Society Expert Panel on the Care of Older Adults with Multimorbidity，2012）。找到对患有多病的老年人进行决策和临床管理的最佳方式仍然比较困难。患者能够充分了解预期的益处和危害很重要（American Geriatrics Society Expert Panel on the Care of Older Adults with Multimorbidity，2012）。尤其是在考虑基于价值观和偏好的“偏好敏感性”决策时，患者需要权衡每种疾病的潜在治疗方案、不良事件的风险增加及获益有限的可能性（American Geriatrics Society Expert Panel on the Care of Older Adults with Multimorbidity，2012）。在评估现有治疗方案的临床试验中，考虑是否包括有共病的参与者也很重要（American Geriatrics Society Expert Panel on the Care of Older Adults with Multimorbidity，2012）。在实践中，Ariadne原则提供了一个有用的框架（Muth等，2014）。我们的出发点是对出现和持续的问题进行彻底的病情和治疗的交互评估，然后是考虑患者偏好的优先排序过程（Muth等，2014）。进行个体化治疗（包括诊断、治疗以及一级和二级预防），以实现这些优先目标；考虑获益和危害的大小、实用性和可行性，包括治疗负担和患者偏好（Hoffman等，2018）。

四、随衰老而变化的生理变化

（一）听力和视力变化

与年龄相关的听力和视力的变化是普遍存在的，并广泛影响照护。患者可能由于尴尬而不讲述症状，导致难以获取病史且后续的管理困难。与年龄相关的听力损害被称为老年性耳聋。老年性耳聋与听觉敏感性进行性恶化、听觉感觉细胞和中枢处理功能丧失有关，与衰老过程有关（Li-Korotky，2012）。另一个常见的原因是耵聍阻塞，更常见的原因是由于耵聍腺的数量减少和活动。

老年人视力损害的常见原因包括年龄相关性黄斑变性、青光眼、白内障和糖尿病性视网膜病变，65岁以上的人中有1/3患有某种形式的视力障碍（Quillen，1999）。

感觉障碍增加了跌倒和谵妄的风险，以及功能和自理能力的下降。

（二）口干、吞咽困难和缺牙

一些研究表明，唾液成分会随年龄增长而发生变化，但另一些研究反驳了这一观点，表明唾液中电解质和蛋白质的产生与年龄变化无关，无须医疗和药物使用（Turner和Ship，2007）。因此，口干症的主诉不应仅归因于年龄。老年人的唾液疾病通常是由全身性疾病及其治疗（如抗胆碱能药物或放疗）引起的（Turner和Ship，2007）。一些医学疾病（如干燥综合征、糖尿病、阿尔茨海默病和脱水）、药物（如抗胆碱能药物）、头颈部放疗和化疗可导致或促进唾液腺功能障碍（Turner和Ship，2007）。其他涉及的药物包括抗抑郁药、镇静药、抗组胺药、抗高血压药（α和β受体拮抗药、利尿药、钙通道阻滞药、血管紧张素转换酶抑制药）、细胞毒性药物，以及治疗帕金森病和癫痫的药物（Turner和Ship，2007）。口干症与味觉改变、咀嚼和吞咽食物困难、黏膜破裂、念珠菌病、牙齿问题和吸入性肺炎易感性增加相关（Turner和Ship，2007）。

牙齿缺失的患病率因国家而异，并且随时间推移而降低（Starr和Hall，2010）。社会经济因素和相关的生活方式和行为因素仍然是强有力的预测因素（Starr和Hall，2010）。不合适的假牙也会导致咀嚼和吞咽问题。在痴呆症和脑卒中患者中，吞咽障碍的发生很常见（Sura等，2012）。经皮内镜喂养仅适用于特定的临床场景，不太可能对疾病进展和疾病晚期的患者有益（Cullen，2011）。

（三）与衰老、压疮和伤口愈合相关的皮肤变化

皮肤的结构和功能随着年龄的增长而变化（Yaar和Gilchrest，2001）。表皮变薄，失去了起伏的网状结构，角质层失去了储水能力，细胞交换、屏障功能和伤口愈合减少（Yaar和Gilchrest，2001）。真皮变薄并失去弹性，部分原因是成纤维细胞数量的减少（Yaar和Gilchrest，2001）。小汗腺收缩，汗液减少，朗格汉斯细胞数量减少，影响免疫反应（Yaar和Gilchrest，2001），可导致压疮，并可能改变经皮药物的吸收（见第60章）。其他影响因素包括用于COPD或全身适应证的皮质类固醇。

（四）药代动力学和药效学，以及对处方的影响

与衰老相关的药代动力学和药效学变化很重要

（McLachlan 和 Pont，2014）。老年人胃 pH（胃酸过多或分泌不足）、胃肠道运动、胆盐合成减少和胃肠液缓冲能力改变的变化频率更高，都可能影响药物的溶解和吸收（Merchant 等，2016）。对黏膜酶和肠上皮药物转运体的其他影响尚不清楚（Merchant 等，2016）。由于肝脏质量减少、酶含量减少、假性毛细血管化和灌注，肝脏衰老相关的变化可能影响肝脏首过代谢和生物利用度（Shi 和 Klotz，2011；McLachlan 和 Pont，2012）。身体成分也会发生变化，体脂和身体总水分随着瘦体重的减少而增加。这导致亲水药物的分布体积变小，而亲脂性药物的分布体积增加，半衰期延长（Klotz，2009；Shi 和 Klotz，2011）。大部分高肝代谢率的药物显示清除率降低；然而，对于低肝代谢率的药物，清除率可能会降低、不变，或者反常地增加（McLachlan 和 Pont，2012）。在了解特定药物的蛋白质结合程度的同时，需要考虑肝脏清除率的变化（McLachlan 和 Pont，2012）。在老年人中，药物对肝酶的诱导和抑制似乎没有任何差异（McLachlan 和 Pont，2012）。1/3 的老年人没有出现肾功能下降。在另外 2/3 的患者中，与年龄相关的肾功能下降与并存的心血管疾病和其他危险因素相关，而不仅仅与年龄相关（Shi 和 Klotz，2011）。稳态机制的进行性下降导致缓解包括低血压和电解质紊乱在内的药物不良反应能力的降低（Turnheim，2003）。与年轻患者相比，在相似的华法林血浆浓度下，老年患者对维生素 K 依赖性凝血因子的合成有更大的抑制作用（Mangoni 和 Jackson，2004）。年龄增长与精神活性药物（抗抑郁药、抗精神病药、锂盐和苯二氮䓬类药物）的易感性增加相关（Trifiro 和 Spina，2011）。

结论

老年人有独特的临床需求，姑息治疗可发挥重要的作用。了解导致死亡的疾病的流行病学、多病共存、疾病的现象学表现、社会背景可以使临床医生能够进行个体化治疗。主要原则包括优化症状和功能，支持照护者，以及主动监测常见问题的风险因素，如衰弱、抑郁和谵妄。需要在老年人到医院就诊和过渡到转诊机构，这些最脆弱的地方提供连续性护理。跨学科的方案是最重要的，理解个人的价值观和信念及计划未来的医疗方案也至关重要。

第十七篇　姑息医学中的精神问题

Spiritual issues in palliative medicine

第 100 章　姑息医学中的精神问题 / 873
第 101 章　将精神照护纳入姑息治疗服务实践模式 / 880

第 100 章　姑息医学中的精神问题

Spiritual issues in palliative medicine

Susan McClement　Genevieve Thompson　Jamie Penner　著
宁晓红　王艺清　张梦原　译　　杨海龙　校

姑息关怀关注的是整个人，这包括患者的生物、心理、社会层面、文化层面和精神层面的需求。因此生命末期照护应该包含对精神问题的考虑，这与安宁疗护运动的倡导者 Cicely Saunders 的愿景（Saunders，2001）及 WHO 强调的应将患者精神照护作为姑息治疗定义的一部分相符。身患重病的人通常会借助宗教或精神的信仰（Richardson，2014；O'Brien 和 Clark，2015；Sajja 和 Puchalski，2018）。Taylor 认为，"未能解决精神上的痛苦可能会扼杀临终时成长的机会，导致症状控制不佳，并造成'不平静的死亡'"（Taylor，2001）。显然，这样的结果与姑息医疗的目的和目标并不一致。研究一般医疗保健，特别是姑息治疗中的精神主题的新兴文献强调了这样一个概念，满足患者精神护理的需求是提供最佳姑息治疗的重要组成部分（Sinclair 等，2006a；Delgado-Guay，2014）。有关精神的课程在美国医学院变得越来越普遍（Koenig 等，2010），专门讨论精神的章节也包含在了权威的姑息医学和护理的教科书中（Cassidy 和 Davies，2003；Strang 和 Strang，2006；McClement 和 Chochinov，2011；Baird，2015），培养了精神照护的能力（Baldacchino，2006；Puchalski，2013），出版了如何与临终患者讨论宗教和精神问题的指南（Sinclair 等，2012）。然而，医疗工作者们时常表明，他们感到没有能力在患者生命末期提供精神护理，并需要与许多问题和不确定性做斗争（Edwards 等，2010；van de Geer 等，2018）。什么是精神照护？为什么它很重要？什么是精神苦难？谁应该提供精神照护？精神的评估是如何进行的？生命末期照护有哪些精神方面的干预？精神关怀领域未来的研究方向有哪些？这些问题的答案构成了本章的基础（见第 19 章和第 115 章）。

一、什么是精神，它为什么很重要？

中国论语中有句谚语，"名正则言顺"（Good Reads，2014）。对各种事物有清晰的概念是获得智慧的前提。（然而）迄今为止，对于精神仍未有清晰的认知。

（一）精神和宗教

精神有时被同义地（和错误地）用于代替宗教一词（Schmidt 和 Mauk，2004；Koenig，2012）。宗教通常等同于有组织的信仰体系，关注定义正统和正教的行为，涉及集体崇拜，包括与神的关系，并可能为精神成长提供激励和纪律框架（Robinson 等，2003）。宗教可能是也可能不是一个人精神的一部分（Smith，2006），然而精神始终是更大背景的一部分，在文化、宗教和（或）社会中表达（Health Care Chaplaincy，2012）。

（二）定义的模糊

文献中存在许多对于精神的定义，因此与健康研究相关的精神概念一直受到定义模糊的困扰，如缺乏可操作的定义（Sinclair 等，2006a），维度模糊，以及缺乏精神维度和研究人员试图探索的与健康结果之间的特异性（Puchalski 等，2004；Selman 等，2011a，2011b；Steinhauser 等，2017）。在制度化的宗教背景下关于精神的历史观点现已让位于扩大的定义，这些定义摒弃了社区实践和宗教机构权威的概念，并包含了与个人经验和表达相关的实践和信仰体系（McSherry 和 Cash，2004；Reimer-Kirkham 等，2012）。

（三）2013 年国际共识会议

共识会议一直在努力解决如何最好地描述精神的挑战（Puchalski 等，2009，2014）。鉴于用于描述精神的术语繁多，其表达方式受关联、文化规范的影响，人们渴望简单的定义，但是又需要捕捉精神的复杂性，这些都表明达成定义的共识并非易事。

2013 年在瑞士举行的国际共识会议的参会人将精神定义为，"人性的动态和内在方面，人们通过它寻求终极意义、目的和超越，并体验与自我、家庭、他人、社区、社会、自然及重要或神圣的关系。精神通过信仰、价值观、传统和实践来表达”（Steinhauser等，2017）。

探索、意义和联系的概念在这个共识定义中占据突出地位，这与在适合姑息治疗的患者群体中，有关精神需求的研究结果相符。Grant等从来自不同宗教背景的晚期癌症（*n*=13）和晚期非恶性疾病患者（*n*=7）的样本中明确了有关精神的问题和需求。对于访谈内容的定性分析揭示了患者关注的三个主要精神问题。这些包括：①在疾病的经历中寻找意义和身份；②寻求内心的平静，从对死亡的普遍恐惧中解脱；③寻找向导（如护士或医生）来帮助他们理解死亡临近时发生的事情（Grant等，2004）。把他们当作个体来对待，并感到被医护人员重视和肯定等类似行为均有助于满足患者的精神照护的需求。

Smith-Stoner通过对无神论者（*n*=88）的临终偏好的调研，从与自己、与他人、与自然相互联系的三方面，评估了精神三重定义的相关性（Smith-Stoner，2007）。在与自己的方面，包涵了人们对寻找生活意义的重要性。在与他人方面，无神论者认为与家人和朋友保持联系很重要。与自然的联系方面，涉及在户外或与动物一起消磨时光。

Chao等（2002）、Grant等（2004）、Smith-Stoner（2007）的研究中确定的相互联系的概念与Burkhardt和Jacobson（2000）的观察结果一致，即“精神是在人际关系中被认识和体验的”。交流和联系的属性强调了“关系”在患者精神健康中的重要性，以及通过精神照护干预来促进这种联系的重要性。

（四）2013年共识定义的特点

从2013年的共识定义中可以看出，精神是一种潜在的结构，其本质存在于理论层面，既不能直接观察到也无法被测量。精神也是一个多维结构。这要求研究人员必须选择那些他们认为可以捕获，并准确代表潜在结构（Byrne，1998），以及其多个不同维度的直接、可观察的指标。对于判别措施的选择以检查精神在姑息治疗中的作用，要求研究者熟悉现有、已经审查过的精神照护措施，以指导他们做出适当、严格的选择。对现有措施的深入讨论超出了本章的范围，但读者可以参考Selman等的著作以获得该领域的指导（Selman等，2011a，2011b）。

二、精神照护作为标准照护的一部分

医疗机构认证联合委员会制定的政策中规定了对患者护理精神层面的考虑（Hodge，2006）。因此，患者的精神肯定是隶属于姑息治疗团队的关注范围。

三、精神照护：作为姑息治疗的一部分

尽管确切的机制尚不清楚，关注患者精神和宗教虔诚的问题在姑息治疗中十分关键，因为它们对于健康结局有着重要影响。研究表明，宗教和精神在个人应对癌症和HIV方面发挥着积极的作用（Baider等，1999；Nelson等，2002）。对晚期癌症患者的研究表明，精神的幸福和价值是对抗绝望、抑郁和对死亡渴望的重要缓冲（Breitbart等，2000；Nelson等，2002；McClain等，2003）。Ai等证明，在控制了其他关键的变量后，非宗教性的崇敬，即患者在与他人和自然的关系中体验深切的尊重、爱和崇高的能力，能预测冠状动脉搭桥手术后更短的住院时间。然而，宗教性的崇敬对住院时长没有类似的影响（Ai等，2011）。这些发现强调了从各个维度理解精神的重要性，以及实施干预的必要性，以解决患者在这方面未被满足的需求。

四、精神痛苦和存在性痛苦

在被诊断危及生命的疾病后，患者可能出现多种精神问题。Sajja和Puchalski（2018）敏锐地观察到，“疾病因引出了有关意义和价值的问题，可被描述为一种精神事件”。患者面临着死亡、限制和损失，在苦难中与有关生命的目的和意义的问题做斗争。

（一）什么是苦难

Cassell将苦难定义为当一个人的完整性或继续存在受到威胁时所感受到的不适状态，无论这种威胁是实际发生的还是被感知到的。苦难是“一种体验到的极度痛苦，不仅是一种改变的压力，还是对我们的镇静、正直和实现目标的威胁”（Cassel，1991）。*Concise Oxford Dictionary*将苦难定义为“去遭受、经历、经受（痛苦、失去、悲伤、失败、改变、错误的惩罚等）”（Sykes，1982）。这些定义的核心是，那些遭受痛苦的人屈服（或被迫屈服）于他们无法控制的特定环境。这种情况有可能严重侵蚀一个人的自主性（Younger，1995），并导致绝望和失控。

（二）什么是存在性痛苦

Strang 和 Strang 对医院牧师、姑息治疗医生和疼痛专家对“存在性疼痛”一词定义的研究表明，该术语被用作苦难的隐喻（Strang 和 Strang，2002）。它揭示了痛苦可以包括身体上的痛苦，以及身体痛苦和存在性痛苦之间的相互作用。

从失去自主性和控制权的角度理解，苦难可能表现为患者要求采取加速死亡的措施。McClain 等证明了精神健康与加速死亡的渴望（$r=-0.51$）、绝望（$r=-0.68$）和自杀意念（$r=-0.41$）之间呈显著负相关（McClain 等，2003）。同时，在精神健康不佳的患者中，抑郁与加速死亡的愿望显著相关（$r=0.40$），而在精神健康良好的患者中无相关性（$r=0.20$）。这些发现表明，精神健康可能为防止临终绝望提供了一些保护。

Chochinov 等的研究也证明了存在性问题的重要性，因为它们会影响人们在日益加重的绝症面前继续活下去的愿望。对 189 名晚期癌症患者生存意志的共同影响因素的研究显示，与存在、精神和社会变量等与生存意愿高度相关的变量相比，身体问题在生存的意愿中仅仅起次要作用。同时，采用了逐步回归模型来检验生存意愿与患者特征之间的关系。数据表明，最终模型涵盖的变量是绝望、对他人的负担和尊严，这证明了存在变量对患者如何看待绝症有着深刻的影响（Chochinov 等，2005b）。鉴于它们对临近死亡的患者的生存意愿有突出的影响，医疗服务提供者最好能更充分地了解它们的重要性。

五、精神与患者视角

（一）绝症和患有致命疾病的患者是否希望医护人员能够与其精神需求同步

舆论和文献表明，至少有一些患者会欢迎对精神需求的关注。Gallup 的一项对精神信仰和临终过程的调研结果表明（Gallup International Institute，1997）（$n=1200$），患者除了在临终时求助于家人（81%）、密友（61%）和神职人员（36%）的陪伴和支持外，30% 的受访者会向医生寻求此类支持。40% 的受访者表示，如果他们即将死亡，有一位精神上与他们同步的医生是非常重要的。

King 和 Bushwick 对美国两家医院（$n=203$）的家庭诊所成年住院患者进行了横断面调查。尽管该研究的局限性包括患者的同质性和地区宗教信仰的差异，但研究结果显示，77% 的患者认为医生应该考虑患者的精神需求，37% 的患者希望医生能够更频繁地与他们讨论有关宗教信仰的问题。值得注意的是，研究中 68% 的患者报告称他们的医生从未与其讨论过宗教信仰（King 和 Bushwick，1994）。

Ehman 等探讨了医生询问患者是否有精神或宗教信仰的可接受性，如果他们患了重症，这些信仰会影响他们的医疗决策。问卷由 177 名呼吸科门诊患者的样本完成，其中一半人描述自己为有宗教信仰，90% 的人认为祈祷有时会影响疾病的康复。45% 的受访者表示，在患有重病的情况下宗教信仰会影响他们的医疗决定。94% 有这种信念的人同意或强烈同意，如果他们得了重病，医生应该询问他们是否有这些信念。2/3 的患者欢迎与医生讨论这些问题，而近 1/4 的受访者反对这种情况（Ehman 等，1999）。

Smith-Stoner 对无神论者临终偏好的研究表明，那些承认患者有爱心和道德，关注自我接纳、家人和朋友的重要性，以及与自然的联系等问题的精神照护是受广泛欢迎的。相反，不尊重无神论者的非信仰，或者劝其改变宗教信仰或以祷告为主的精神照护对这些人来说是不可接受的，并被视为对他们界限的侵犯（Smith-Stoner，2007）。

并非所有关注患者对于精神照护态度的研究都如此明确。Murray 等进行的一项比较性定性研究，在探讨死于肺癌（$n=20$）和心力衰竭（$n=20$）的患者的精神需求时发现，尚不清楚患者希望将什么程度的精神照护纳入他们的医疗中（Murray 等，2004）。一些患者虽然需要精神支持，但要么没有接触能够提供这种支持的卫生专业人员，要么担心这会给“忙碌”的专业人员带来负担。精神需求无法被轻易表达，也说明了医护人员创造一种能够让患者舒服地讨论精神问题的氛围是十分必要的。

（二）医生和护士在提供精神照护方面的作用

尽管患者可能希望医护人员者满足他们的精神需求，但文献表明，护士和医生通常更愿意委托牧师或其他精神照护提供者（Balboni 等，2014）。在与一家大学医院的医生（$n=17$）进行的定性研究中，Chibnall 等发现：①医疗培训期间心理社会和精神照护被边缘化和贬值；②缺乏一个安全和支持的环境来讨论损失和死亡问题；③时间需求和临床日程十分繁忙；④缺乏与患者沟通的培训和技能，并将与患者讨论生存问题视为重大障碍（Chibnall 等，2004）。护士们还认为，因为缺乏精神的评估和照护方面的培训，造成了他们向患者提供精神照护存在阻碍（Oldnall，1996）。识别这些障碍是解决医疗课程中社会心理问题边缘化问题的重要第一步，并在与患者的实践中提供教育支持，使他们开始接触患者的精神需求。

医护人员主观认为的精神照护更应该由神职人员或其他类型的精神领袖完成，这一假设引发了一些质疑。如果精神评估的结果明确表明需要进一步的特殊照护或要解决与宗教相关的特定信息，则需要转介牧师和神职人员（Taylor，2001）。然而，文献表明，实际医护人员能够回答患者向牧师提出的大多数问题。在一项瑞典针对医院牧师的全国调查中，有关宗教的问题仅占向他们提出的问题的 8%。其他问题则是涉及意义、死亡和垂死、痛苦和疾病、人际关系。

McSherry 和 Ross 警告说，医护人员不能假定所有的患者都需要时刻关注的精神需求，也不要假定患者会主动寻求医护人员的帮助来满足这些需求（McSherry 和 Ross，2002）。因此，医疗团队必须确定患者希望他们参与精神照护的程度。不可避免的是，临床医生对提供精神照护的舒适程度将决定他们的参与度。

（三）姑息治疗临床医生与精神照护

姑息治疗临床医生可能具备有关姑息治疗的专业知识，但不一定是精神评估和照护方面的专家。有人认为，提供良好的精神照护取决于临床医生是否具备对自己生活中精神层面的认识、沟通技巧的磨炼（Tulsky，2005）、与患者建立信任关系的能力，以及借鉴自己生活经验和成熟度（Pronk，2005）。

由于患者和护理人员对于精神或宗教需求不同，可能很难为有些人提供精神照护，但跨学科团队中其他成员可能能够胜任。因此，精神照护的一个重要部分是团队中的每个成员都认识到自己的局限性，以及绝症患者的需求可能需要多向技能和知识来满足，而这些技能和知识可能不会存在于一个人身上（Victoria Hospice Society，1998；Walter，2002）。

六、如何评估精神

临床医生可以使用工具来指导他们评估患者的精神。确定精神上的痛苦是确定旨在减轻或解决这种痛苦的战略的先决条件。由于精神的敏感性和个体化，在精神评估之前承认问题的敏感性及评估的必要性对定下之后谈话的基调很重要。

关于临床医生如何为患者进行精神评估的建议已经发表（Maugens，1996）。在患者生理状况允许的范围内，基线精神评估数据通常是在患者入院或临终关怀时收集的。有关精神照护需求的评估应该持续进行，而绝非一次性的。

Balboni 等将现有的用于评估精神的工具描述为满足三个不同但同样重要的目的：精神筛选、精神历史记录和精神评估（Balboni 等，2017）。

（一）筛查工具

筛查工具可以帮助识别那些有精神需求和（或）痛苦并需要照护和进一步评估的患者。理想情况下，此类筛选工具是简短并符合心理测量学。Steinhauser 等的“你感到平静吗？”（Steinhauser 等，2006）和 Mako 等（2006）的“你有精神上的痛苦吗？”这类筛选问题都符合这些标准。

（二）精神的历史记录

与简短、单项的筛选问题相比，精神历史记录通过提出宽泛的开放式问题来了解患者的精神特征、需求和资源（Balboni 等，2017）。例如，Maugens（1996）推荐使用 SPIRIT 一词作为构建精神探究的方式。SPIRIT 中的 S（spiritual belief system）代表精神信仰体系，即个人的宗教信仰。P（personal spirituality）代表个人精神，包括由一个人独特的生活经历塑造的精神风貌。I（integration and involvement）代表与在精神社区的融入和参与度，以及评估患者参与精神社区和其他支持性精神团体的重要性。R（ritualized practices and restrictions）代表个人将其作为可能影响健康的生活方式的一部分而接受的仪式化做法和限制。I（implications）指的是对医疗照护的影响，并关注精神、信仰和行为对患者参与医疗的影响。T（terminal events planning）代表临终计划，提醒临床医生评估患者临终问题担忧的重要性。

Puchalski 和 Romer（2002）的 FICA 模型是另一种著名的精神历史记录工具。FICA 代表信心或信仰（faith，如“你的信心或信仰是什么？”）、重要性和影响力（importance and influence，如“你的信仰在康复方面发挥什么作用？”）、社区（community，如“你是精神或宗教社区的成员吗？”）、解决（address，如“医护人员应如何解决这个问题？”）。Borneman 等进行了一项描述性探索性研究，在临床使用 FICA 工具评估了 76 名来自门诊肿瘤内科的不同种族的患有各种癌症患者，以测量其可行性和有效性。作者发现 FICA 是一种可行且有效的精神测量方法，能够了解患者生活中与精神支持相关的方面，如希望、意义和关系（Borneman 等，2010）。

（三）精神评估

精神评估被定义为“深入、持续评估患者精神需求和资源的过程”（Balboni 等，2017）。尽管 Glass 等认为医疗团队的所有成员都有责任对精神问题保持敏感（Glass 等，2001），现在精神评估的工作通常被委托给牧师或其他精神照护的专家。

理想情况下，精神评估应以标准化评估工具为指导。实际上，可用于姑息治疗人群的有效、可靠、适当的精神评估工具却很少（Balboni 等，2017）。开发心理测量学上可靠、可量化的精神评估工具的研究才刚刚起步，因此需要不断努力以确保姑息患者关注的所有事项都被编入索引并可被衡量（Monod 等，2010a，2010b；Benito 等，2014）（表 100-1）。

（四）精神自我意识对于医疗服务提供者的重要性

除了意识到患者的精神以外，文献还表明护理人员应意识到自己精神的重要性。Kearney 认为，这种意识会导致更健康的团队运合作，最终达到更好的患者照护（Kearney，2000）。关于医疗专业人员如何在工作场所中亲身或共同体验精神的研究还很少。

一个值得注意的例外是由 Sinclair 等进行的人种学研究，该研究探索了跨学科姑息治疗团队的集体精神（Sinclair 等，2006b）。该研究涉及对 20 名参与者进行面对面访谈和焦点小组讨论，以探讨跨学科团队成员对自己的精神的感受，以及这与他们为患者提供的照护有何关系。访谈记录的内容分析表明，参与者认为精神是由整体性、意义和个人旅行组成的内在关系。姑息治疗团队成员的共同目标、价值观和归属感促成了他们集体精神的经历，然后通过日常护理中富含善意和爱的行为体现在临床工作中。这些伴随日常关怀行为的善意和尊重或“关怀态度”不仅仅是礼貌（Chochinov 等，2002b）。Chochinov 等对临终关怀中的尊严进行计划性研究表明，医护人员的态度和行为对于增强临终患者的尊严是不可或缺的（Chochinov 等，2002a，2005a，2006；Hack 等，2004；Chochinov，2012）。

表 100-1 精神评估工具

评估范围	相关问题
联系	你希望从哪些人或社区中得到支持？他们在你的护理中扮演什么角色
	你有一个比自己更强大的力量的形象吗
	你现在的生活状况是否影响了你对自己、信仰或人际关系的感觉
意义与快乐	你生命中最重要的是什么
	你最感激的是什么
	是什么让你开心
	你觉得一生中最骄傲的是什么
力量与安慰	现在有什么让你感到安慰的事情吗
	过去是什么帮助你度过了困难时期
	谁或什么是你现在的力量源泉
希望与担忧	你有什么希望吗
	有什么感觉没有完成的事吗

引自 Ferszt，G.et al.(2001). ‘Spiritual assessment tool’ in Poor，B.and Poirrier，G.(Eds.).End of Life Nursing Care，pp.175-187.London，UK：Jones and Bartlett Publishers Inc.

七、临终关怀的精神照护

一般和特殊的精神护理干预在文献中均有记载。姑息治疗可以说本身就是一种为了改善患者生活质量、增加幸福感和减少痛苦的干预措施。Cohen 等通过对加拿大 2 个不同地区 5 个姑息治疗单位的 88 名患者进行研究，收集这些患者在入院时和 1 周后 McGill 生活质量量表的分数证实了这一发现。他们还收集了自接受姑息治疗以来患者生活质量变化的定性数据。这项研究的结果表明，在进入姑息治疗后，患者的身体、心理和生存幸福感均得到改善，并有了更深层的精神感悟（Cohen 等，2001）。

（一）意志消沉

Kissane 等表示，意志消沉综合征及其伴随的绝望和意义的丧失，是姑息治疗患者存在痛苦的重要表现（Kissane 等，2001）。他们提倡了许多方法来缓解姑息治疗患者可能会经历的绝望、失去意义和生存的痛苦。这些包括：①提供连续性照护和积极的症状管理；②探索患者对生活中希望和意义的态度；③平衡对悲伤的支持和希望的促进；④促进寻找更新生活目标和角色；⑤使用认知疗法重构消极信念；⑥涉及精神支持的教牧关怀；⑦促进支持性关系和志愿者的使用；⑧通过举行家庭会议加强家庭功能；⑨在多学科团队下核实护理目标。未来的研究有必要检验干预意志消沉症候群的各种措施的可行性和有效性。

Robinson 等（2015）的系统综述确认，虽然意志消沉出现在晚期患者和生命末期，但需要持续开展工作以确定引起它的临床因素，以及如何最好地对其进行评估。更有力的证据出现在关于失志与持续的身体问题、生活质量的下降、抑郁、焦虑及渴望加速死亡之间存在关系的综述中。身体和心理症状控制不佳会削弱患者的应对能力和士气，这说明了准确的症状评估和及时干预的重要性。

（二）心理治疗

Cole 和 Pargament 为癌症患者开发了一项试点心理治疗计划，探索了有危及生命疾病的患者认为重要的存性问题：控制、认同、关系和意义。初步调查结果表明，大多数参与者（*n*=10）表示，相比于不包含精神聚焦的项目，他们更愿意参加这种类型的项目（Cole 和 Pargament，1999）。

（三）以意义为中心的团体心理治疗

Breitbart 等为门诊晚期癌症患者（*n*=90）应用了以意义为中心的团体心理治疗（meaning-centred group psychotherapy，MCGP）。通过结合指导、讨论和体验练习，这个为期 8 周的小组干预旨在帮助患者维持或增强他们生活中的意义和目的感，并优化每个小组成员的剩余寿命。晚期实体瘤癌症患者被随机分配到MCGP或支持性团体心理治疗（supportive group psychotherapy，SGP）。在基线、8 周干预完成时和完成后 2 个月测量精神健康、意义、绝望、死亡欲望、乐观 / 悲观、抑郁、焦虑和整体生活质量。与 SGP 组相比，参加 MCGP 的患者在所有结果指标上都有显著改善，这表明 MCGP 是一种潜在有益的干预措施，可以增强晚期癌症患者的情绪和精神健康（Breitbart 等，2004）。

（四）基于意义的个体化治疗

Rodin 等（2018）进行的一项随机对照试验研究了针对晚期癌症患者，量身定制的支持 – 表达疗法与常规护理相比，对于抑郁、广泛和死亡相关焦虑、精神健康、生活质量、依恋安全感和意志消沉的影响。与常规护理相比，这种心理干预创造了 CALM，在治疗后 3 个月和 6 个月时显著改善了抑郁症患者症状的严重程度。尽管还需进一步研究，但接受 CALM 治疗的非抑郁患者在试验结束时更不容易出现症状表明，随着疾病的进展，这种干预可能有预防社会心理困扰的作用。

（五）尊严疗法

Chochinov 等的纲领性工作（Chochinov 等，2002a，2002b、2005a；Hack 等，2004; Chochinov，2012）研究了绝症患者的尊严，根据实证得出了临终尊严的模型，并开展了一种称为尊严疗法的治疗干预措施（Chochinov 等，2005a；Chochinov，2012）。该疗法针对抑郁和痛苦，同时旨在增强姑息患者的目的感、意义和生存意志。

八、未来研究的方向

尽管来自不同学科的研究加深了我们对精神和健康之间联系的理解，许多问题仍未得到解答。因为其主观、经验、情境化的特点，有人认为精神不可被定义或测量。然而，这并不意味着精神不能被实证检验。

通过使用定性研究方法，可以研究在特定历史、社会和文化背景下的个人意义和经验（Streubert 和 Carpenter，1999）。然而，对于希望实施和测量精神的研究人员来说，概念模糊是一个很大的问题，因为一个给定结构的测量受其概念决定（Kristjanson，1992）。因此概念和操作定义的不一致威胁到了研究的有效性，并对制订合适的精神结果评估提出了重大挑战。

对住院儿童及其家人精神需求的调查发现，对于他们精神照护的质量还十分欠缺，这强调了对这一患者群体进行持续研究的必要性（Feudtner 等，2003）。该领域未来的工作可能包括分析住院儿童和青少年患者及其父母的精神照护的需求和偏好。

研究表明，医疗保健服务提供者认为还没有做好准备来应对患者的精神问题，并且有需要针对精神照护方面进行持续教育（McSherry 和 Ross，2002）。这种教育干预的最佳时机、性质、持续时间和结果都需要进一步研究。Walter 表示对于精神和精神关怀的语言或讨论主要限于英语世界（Walter，2002）。因此，寻求医疗中的精神仅在英美辩论中存在（Pronk，2005）。这种方法无法涵盖不同的世界宗教中所理解的精神的概念（Markham，1998）。一个值得注意的例外是 Selman 等（2018）进行的焦点小组研究，在全世界生命垂危的患者和家庭照护者样本中探索精神照护的需求、经验、偏好和研究重点。鉴于我们在多元文化背景下生活并提供姑息治疗，有必要对不同的人群进行研究，来拓宽我们对精神和文化之间的关系的理解，以及了解对不同成员而言重要的精神照护概念和问题（Fang 等，2016）。

提供精神关怀需要多学科的努力（Victoria Hospice Society，1998）。这需要临床医生和研究人员共同分享他们对精神照护的看法，并协同识别富有成果的研究领域。人们越来越意识到需要对除患癌症以外的疾病患者进行姑息治疗（Addington-Hall 和 Higginson，2001）。因此，应扩大精神照护研究的重点，将患有除癌症以外、危及生命的疾病的个体包括在内。

最后，姑息治疗的一个基本原则是以患者和家庭构成治疗单位。然而，关于精神在家庭成员丧亲结果方面所起的作用，人们却知之甚少。回顾性研究和前瞻性队列研究表明丧亲的结果受到宗教信仰的影响（Lauer 等，1989；Rosik，1989；McIntosh 等，1993），表明没有宗教信仰可能会有延迟或复杂化悲伤的风险。因此，还需不断进行研究来检验强烈的信念在多大程度上可以代表丧亲期间更好的调整和更少的心理困扰。此类工作可能有助于确定哪些家庭成员会在患者去世后难以适应。

结论

在定义姑息治疗时，WHO 强调控制疼痛和其他症状，以及心理、社会和精神问题是最重要的（WHO，2002）。患有危及生命的疾病的患者想要并需要意义，可能比他们生命中的任何其他时候都要多。因此，精神照护是姑息治疗不容低估的一个方面。关注姑息治疗患者的精神需求可能会为他们提供“在痛苦中找到意义，并在最后的旅程中有机会获得爱、同情和伙伴关系”的机会（Puchalski 等，2004）。

第 101 章　将精神照护纳入姑息治疗服务实践模式

Integration of spiritual care into palliative care service delivery models

Yvan Beaussant　Alexandra Nichipor　Tracy A. Balboni　著
宁晓红　王艺清　张梦原　译　　杨海龙　校

当一个人在生命的尽头面对一种荒凉的无意义感时，就会发觉“精神痛苦”的本质。

Cicely Saunders（1988）

将精神照护结合到姑息关怀实践中，是基于照护“完整的人”的姑息关怀服务中一个重要的组成部分。自姑息治疗的发展初期，临床医生和研究人员已经认识到精神层面问题在照顾重病患者方面的重要性。在 20 世纪 60 年代，Cicely Saunders 提出了“整体疼痛”的概念，认为身体、情感、社会和精神方面的疼痛是重病患者照护的关键（Saunders，2001）。

研究表明，在涉及严重疾病的情形中，精神的作用是多方面的。在宗教和(或)精神支持下，许多患者、家属和照护者可以应对重病的困难，寻找意义，并保持、修复或加深他们与自我和社区的联结（Alcorn 等，2010）。此外，重症患者不仅经常有精神需求（Astrow 等，2018），精神或关于存在的困扰也经常出现，并对生活质量产生负面影响（Steinhauser 等，2017b）。尽管如此，只有少数重病患者表示他们的精神需求得到了医疗团队的满足（T.A. Balboni 等，2007）。为了尊重和支持患者和家属的精神资源获取，解决精神上的担忧和困扰，精神照护被列为姑息治疗的一个核心跨学科领域（Ferrell 等，2018）。

在本章中，我们将讨论将精神照护纳入姑息治疗的四大内容。第一，我们阐述了精神和精神照护是如何被定义并纳入姑息治疗指南中的。第二，我们回顾了描述患者和家庭照顾者的精神、宗教性的数据，以及其与主要姑息治疗结果的关系的数据。第三，我们呈现了目前的指南和以循证医学为基础的精神照护服务模式。第四，我们探讨了将精神照护纳入姑息治疗的机会和挑战。

一、定义和指南

WHO 强调了精神照护的重要性，将其纳入了姑息关怀的定义中，“对于面临着致命的疾病与其相关问题的患者及其家属，姑息关怀是一种改善他们生活质量的方法，通过早期识别、严密评估、治疗疼痛和其他身体、社会心理和精神的问题，来预防和缓解痛苦”（WHO，2014）。将精神纳入姑息关怀实践的必要条件是对关键术语的共识，如精神、宗教和精神照护等。此外，对这种整合至关重要的是熟悉有关以精神照护作为姑息治疗的核心组成部分的临床指南。因此，本部分将讨论关键术语的定义和与姑息关怀中的精神照护相关的临床护理指南。

（一）精神、宗教和精神照护的定义

1. 精神　2009 年由希望之城（Duarte，CA，US）和乔治·华盛顿精神与健康研究所（Washington，DC，US）召开的精神照护专家共识会议上，对姑息治疗中的精神有了一个标准的定义。精神被定义为，“精神是人性的一面，是个人寻求和表达意义和目的的方式，以及他们体验与当下、与自我、与他人、与自然、与重要或神圣主体的联结的方式”（Puchalski 等，2009）。2010 年，EAPC 同样召集了一个特别小组来研究精神照护，并最终将精神关怀定义为，“人类的一个动态的维度，与人（个人和社区）体验、表达和（或）寻求意义、目的和超脱自我的方式，以及他们与当下、与自我、他人、自然、重要和（或）神圣的注意的连接方式有关”（Puchalski 等，2014）。在这些努力的基础上，2013 年召开了一次国际共识会议，形成了一个定义，该定义也成为目前临床照护工作中精神的标准，“精神是人性内在和固有的一个方面，人们通过它寻求终极意义、目的和自我超脱，并体验与自我、家庭、他人、社区、社会、自然和重要或神圣的主体的关系。精神通过信仰、价值观、传统和习俗来表达”（Puchalski 等，2014）。

2. 宗教　这些共识小组对精神和宗教进行了区分。上述定义中的精神主要集中在个人体验上，而

宗教的不同之处在于，宗教通过社群取向和组织结构来促成精神的构建。因此，宗教被定义为“一个使一个人或一群人在一个社区内表达精神的系统架构。一个宗教团体是围绕着共同的信仰、态度、习俗、传统和关系而组织的”（M. Balboni 和 T. Balboni，2018）。

3. 精神照护　精神照护是指发现、确认和照顾他人的精神的过程。ANA 将精神照护定义为“个人或集体，用以提高身体、思想和精神三者合一的表达能力，以实现人的整体性、健康及与自我、他人和（或）更高力量的联结的干预措施”（ANA 和 Health Ministries Association，2017）。这些定义为本章中“精神”“宗教”和“精神照护”等术语的使用提供了参考。

（二）相关指南指导如何提供精神照护

涉及多学科领域的姑息治疗和精神照护专家，为将精神照护整合到姑息关怀中提供了指导方针，并根据相关科学的发展近况指出了未来的科研重点。一些致力于提供姑息关怀的主要组织和工作小组已经提出了有关生命末期精神照护的建议。这些指南在以下部分进行了总结。

1. 国家共识项目的临床实践指南　国家共识项目高质量姑息治疗临床实践指南，是由美国的几个安宁疗护和姑息关怀组织为提供姑息关怀的质量标准而共同制订的。国家共识项目高质量姑息治疗临床实践指南第 4 版为姑息治疗中的跨学科精神照护工作提供了指南（表 101–1）（Ferrell 等，2018）。

2. 联合委员会　美国医疗机构评审联合委员会是一个第三方认证机构，对美国近 21 000 家医疗机构和项目进行认证。联合委员会在其认证手册中特别提到了精神照护，包括在临床护理中应合理应对患者和家属的精神需求，并应在生命末期提供精神需求相关的护理。然而，根据委员会的指导方针，精神评估的内容和范围以及进行评估的医护资质将由各机构自行确定（Joint Commission，2004）。

3. 国家和国际精神照护共识会议　如前所述，将精神照护纳入姑息治疗的共识会议已成功多次召开，其中 2009 年在加州帕萨迪纳市召开的会议，聚集了 40 位精神照护和姑息治疗的跨学科领导者（Puchalski 等，2009）。2012 年和 2013 年在日内瓦组织的另外 2 次会议，召集了一个由 44 位专家组成的国际小组（Puchalski 等，2014）。这些会议的目标是共同定义医疗中的精神问题，并提出建议，指导姑息治疗中精神照护的切实实施。2012 年和 2013 年的会议是在 2009 年会议的基础上召开的，在此特总结了 2012、2013 国际共识会议的结论。

国际共识会议讨论并提供了一些建议，以推动精神照护与医疗服务的整合。这些建议包括：①夯实精神和姑息治疗的科研基础，以指导和推进临床实践；②建立将精神照护标准化纳入护理团队工作的最优践行方法；③开发精神照护课程和核心能力衡量标准；④推进宣传和相关政策制定，使精神照护标准化地纳入医疗服务；⑤就研究、临床、教育和政策制定进行充分交流，确保精神理念的广泛传播；⑥吸引社区团体组织，确保医疗环境中的精神照护与所服务

表 101–1　国家共识项目高质量姑息治疗临床实践指南第 4 版：关于精神、宗教和存在方面的照护指南

整体建议	• 患者和家属的精神信仰和习俗得到评估和尊重 • 姑息关怀的专业人员确认自己的精神信仰是其职业角色的一部分，并为他们提供教育和支持，以帮助他们解决每个患者和家属的精神问题
筛查和评估	• 精神评估过程有三个不同的组成部分，包括精神筛查、精神史和全面的精神评估 • 对每个患者和家属进行精神筛查，以确定其精神需求和（或）困扰 • 病史和评估可以确定患者和家庭的精神背景、偏好和相关的信仰、价值观、仪式和习俗。识别并记录各种症状，如精神困扰、精神力量及精神资源
治疗	需跨学科团队处理患者和家属的精神需求
长期治疗	随着疾病照护或患者治疗目标的改变，患者和家属的精神照护需求可以发生变化
临床意义	• 精神照护是优质姑息关怀的一个重要组成部分 • 在入院时进行精神照护相关服务，包括筛查、病史采集和评估，并且此后定期规律进行 • 采用专业实践标准的干预措施是所有姑息患者可获得的优质护理的一部分

引自 Ferrell，B.R.et al.(2018).National Consensus Project Clinical Practice Guidelines for Quality Palliative Care Guidelines.J Palliat Med.Sep 4.DOI：10.1089/jpm.2018.0431.

的社会层面更广大的社群相连接。

二、精神、宗教性和姑息关怀的结果

将精神照护纳入姑息关怀指南是基于大量的证据，这些证据表明精神关怀在患者及其家属的重病经历中的重要性。在严重疾病的情形之下，精神需求是很普遍的。此外，精神、宗教性和精神需求经常与重要的姑息治疗结果相关（Steinhauser 等，2017b）。这些证据为将精神照护纳入姑息治疗提供了重要的背景和论据。

（一）患者的精神、宗教性和对精神照护的看法

80%～90% 的患者认为宗教或精神对个人很重要（El Nawawi 等，2012）。一项混合定性和定量的研究表明，宗教或精神对 78% 的患者的疾病经历很重要，并在疾病中以多种方式发挥作用，包括建立应对机制、习俗、信仰、个人转变和社区等方式（Alcorn 等，2010）。虽然数据有限，但现有的关于重病患者的照护者的证据表明，照顾者也有类似的宗教和精神信仰经历（Ernecoff 等，2015；Steinhauser 等，2017b）。有 2 项研究还发现，大约 80% 的重病患者有精神需求（El Nawawi 等，2012；Astrow 等，2018）。此外，大多数重病患者认为精神照护是临床关怀的一个重要且合适的组成部分。此外，当提供精神护理时，大多数患者和临床医生都持积极态度（Phelps 等，2012）。然而，在对患者的多项研究中显示，精神照护并不常见（T.A. Balboni 等，2007；Epstein-Peterson 等，2015）。

（二）精神、宗教性和姑息治疗结果

大量的证据表明，精神和宗教性领域的各方面都会影响到重病患者群体的姑息治疗结果。在此，有关这些关系的数据分为三类：①精神、宗教性与生活质量的关系，包括生活质量的子集指标（身体、心理、社会关系和精神健康质量）；②宗教性、宗教应对与生命末期的决策的关系；③精神照护与生活质量和医疗服务效果的关系。

1. *生活质量* 大量的证据，尽管受到研究局限性的影响（如大部分研究是横断面设计），仍一致表明在重病患者群体中，较高的精神和精神幸福感与较好的生活质量之间存在正相关的关系（Steinhauser 等，2017b；M. Balboni 和 T. Balboni，2018）。精神和精神健康也被发现与更好的心理健康结果呈正相关，包括更少的焦虑、抑郁和绝望（Steinhauser 等，2017b；M. Balboni 和 T. Balboni，2018）。此外，少数研究观察到精神与身体和人际关系健康之间的正相关关系（Steinhauser 等，2017b）。最后，少数研究显示，家庭照护者的精神与患者生活质量结果之间有类似的正性关联（Steinhauser 等，2017b）。与精神性的衡量指标相反，检查宗教性和积极宗教应对的研究没有证明与患者生活质量有任何一致的关系（Steinhauser 等，2017）。

（未满足的）精神需求被发现与患者和家庭生活质量的下降有关（Steinhauser 等，2017b）。消极的宗教应对，是一种信仰困难的形式，已被证明与患者较低的生活质量有关（Steinhauser 等，2017b）。此外，对特定精神需求的研究表明，较大的精神问题负担与患者生活质量的下降有关（Steinhauser 等，2017b）。最后，对患者和家庭护理人员的研究发现，"精神痛苦"与较差的生活质量有一致的关系（Steinhauser 等，2017b）。

2. *医疗决策* 宗教信仰和相关的宗教领域内容已被证明会影响医疗决策，并与患者的照护偏好和实际接受的生命末期关怀类型有关（El Nawawi 等，2012；Steinhauser 等，2017b）。例如，患者的宗教信仰与生命末期更偏好激进的医疗干预有关（El Nawawi 等，2012）。此外，一项针对晚期癌症患者的大型队列研究发现，基线时表现出高度积极的宗教应对的患者更有可能在生命的最后 1 周接受激进的医疗干预（如在重症监护室住院、接受抢救等）（Phelps 等，2009）。

3. *医疗团队精神照护和姑息治疗的效果* 现有的证据表明，医疗团队提供的精神照护与生活质量的提高、对医疗照护的满意度、减少生命末期徒劳无益的激进医疗干预有关。一项针对美国晚期癌症患者的大型前瞻性多中心研究发现，那些医疗团队给予其精神需求高度支持的患者，有更好的生活质量，更大概率转入临终关怀，以及更少的生命末期的激进性医疗干预（T.A. Balboni 等，2010）。在有高级别宗教应对的患者中，医疗团队高度的精神支持和较少的生命末期激进干预之间的关联特别显著，但如前所述，他们更倾向于在生命末期选择维持生命的措施。此外，一项针对有不同宗教信仰背景的癌症患者的大型研究发现，精神需求未得到满足的患者对医护的质量和满意度的评价较低（Astrow 等，2018）。最后，重症监护室内离世的患者家属提出，如果他们在患者还在重症监护室内的住院期间接受

了牧师的精神照护，他们对医护服务的满意度更高（Johnson 等，2014）。这些结果突出了系统性筛查患者的精神需求的必要性，以便有针对性地进行精神照护。

此外，许多多学科姑息治疗干预的临床试验都是根据美国国家共识项目高质量姑息治疗临床实践指南设计推行的，该指南中，精神照护是囊括在姑息治疗中的核心内容。这些在重病患者中进行的严格的临床试验显示，精神照护与重要的姑息治疗结果有正向的关联，这些结果包括症状减轻、生活质量的改善和临终时医疗保健利用率降低等（Brumley 等，2007；Ferrell 等，2015；Sun 等，2015）。然而，由于精神照护被嵌入到更大的跨学科姑息治疗干预中，目前还不清楚姑息干预的哪些方面（或组合）影响了最终结果。此外，对这些干预措施中提供的精神照护内容（通常是牧师关怀）的描述也很有限。

三、姑息关怀中的精神照护提供模式

与姑息关怀和其他医疗专业的关怀模式相一致，精神照护有一个全科 – 专科的提供模式。因此，所有为重病患者及其家属提供照护的医护人员都应该在认识和解决精神、宗教和精神需求方面的问题上发挥作用。所有精神照护涉及的专业服务形式，如对存在 / 精神痛苦的深度精神照护，都需要转诊给有专业训练背景的精神照护人员，如有医学专业委员会认证的牧师。这种全科 – 专科的概念模式是 2009 年美国共识会议的建议，也是同样被列入国家共识项目高质量姑息治疗临床实践指南中的照护模式（表 101–1）。图 101–1 显示了 2009 年共识会议提出的概念模型（Puchalski 等，2009）。我们将描述这个模型的主要特征。这个模式的关键是让经过专业资格认证的牧师或其他受过专业训练的精神照护提供者成为跨学科姑息治疗团队的核心成员（图 101–1）。

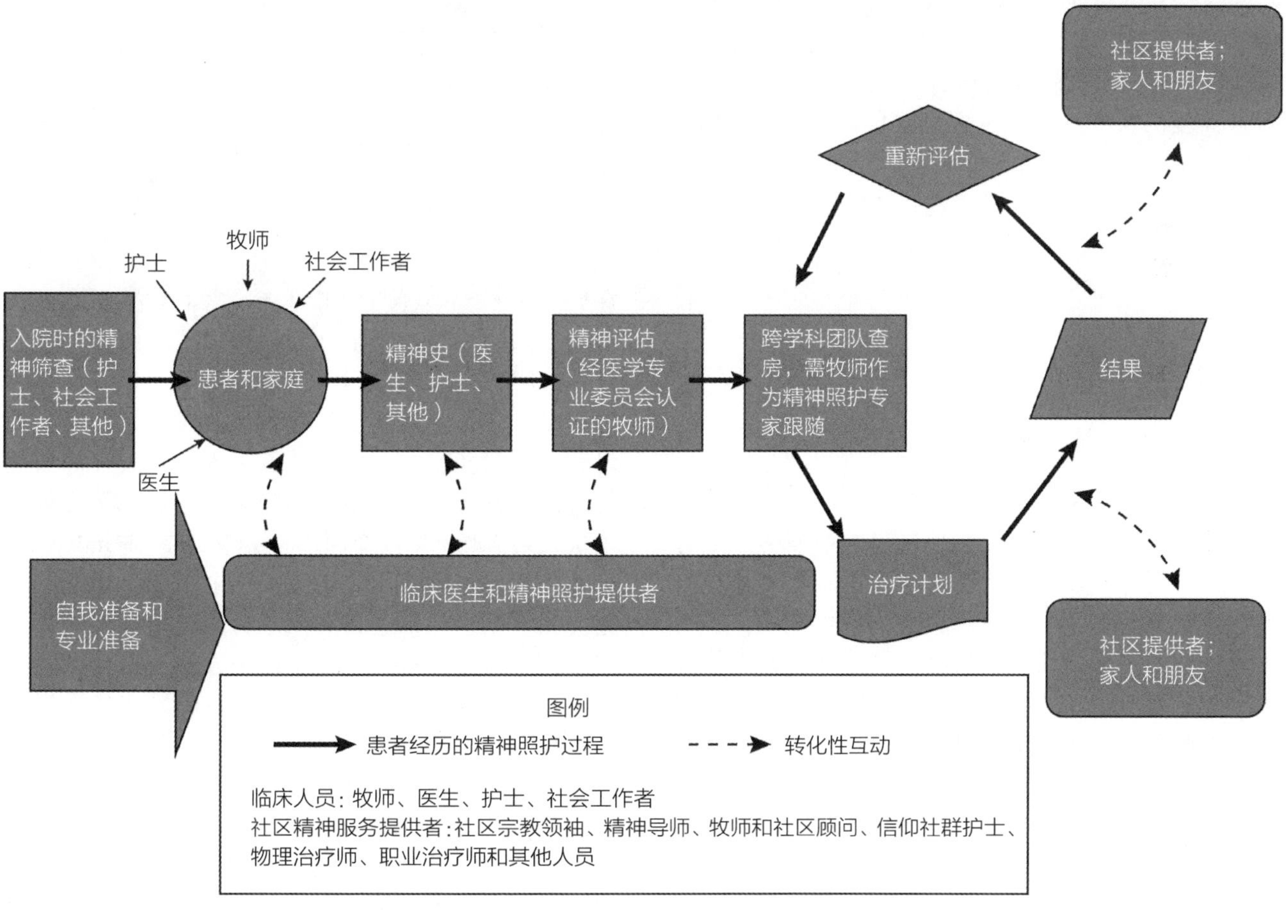

▲ 图 101–1　姑息治疗中全科和专科精神照护的概念模式

经许可转载，引自 Puchalski，C.et al.（2009）.Improving the Quality of Spiritual Care as a Dimension of Palliative Care：The Report of the Consensus Conference.J Palliat Med.12（10）：885-904.DOI：10.1089/jpm.2009.0142

（一）全科精神照护

精神照护的提供模式对跨学科的姑息治疗团队有几个临床意义。首先，所有的团队成员都有责任以尊重的方式参与精神关怀。他们的态度和行为应该为患者的精神、宗教性、相关的行为、信仰和价值观、精神需求提供安全表达的机会。为了实现这一目标，国家共识项目高质量姑息治疗临床实践指南（表 101-1）强调，所有临床医疗团队成员需要意识到他们自己的精神，以及他们的信仰和行为可能与他们所服务的患者和家属的信仰和行为有所不同。

国家共识项目高质量姑息治疗临床实践指南中还列出了对围绕精神问题的筛查和评估、治疗方案和持续护理的期望（表 101-1）。姑息关怀团队中的精神照护领域全科专家负责筛查精神困扰，并将精神史作为病史采集的一部分，通常作为社会关系病史的一部分。此外，姑息关怀团队的成员应该认识到什么时候应该将患者转诊给精神照护的专科团队成员，通常是有医学专业委员会认证的牧师。其他精神照护专家可能包括宗教教区领袖、精神向导和（或）受过存在主义疗法培训的临床医生。关于精神筛查和病史采集的详细描述，见第 115 章。最后，向患者提供精神照护的主要预测因素是培训（M.J. Balboni 等，2013），因此姑息治疗教育模式应该包括对所有姑息治疗临床成员进行传授精神照护核心理念、培养全科能力的教育。上述能力的提出，是基于 2009 年精神照护共识会议的建议和国家共识项目高质量姑息治疗临床实践指南的指导，具体细节见框 101-1。

框 101-1　基于 2009 年精神照护共识会议和国家共识项目高质量姑息治疗临床实践指南提出的全科精神照护能力

作为协作性、跨专业、全科－专科结合的精神照护模式的一部分，提供全科精神照护的姑息关怀团队成员应该能够具备以下能力

1. 认识到精神是人类对疾病、治愈和健康体验的一个重要组成部分
2. 了解自己在全科－专科、跨学科精神照护模式中的角色和作用，并与精神照护的专科人员（包括经医学专业委员会认证的牧师、其他受过训练的精神照护提供者和患者精神的社区支持者）密切合作，特别是知道何时将患者转诊给精神照护专科人士
3. 作为临床关怀的一部分，同步患者的表达，共情并积极倾听
4. 以患者为中心、以严格保密和尊重的方式进行精神病史的记录
5. 筛查精神方面的问题和需求
6. 确认患者的精神或宗教信仰、价值观、习俗及其在姑息治疗中的社区精神支持者
7. 尊重患者的自主权，在精神照护中保持以患者为中心，包括认识到患者不想要精神照护的情况
8. 作为文化理解力 / 敏感性的一部分，对会在重病和生命末期的照护和决策中出现的主要信仰传统的精神信条 / 价值观有基本的了解
9. 认识到自己作为临床医生的精神，并在日常践行自我关怀时关注解决自己的精神问题

引自 Ferrell，B.R.et al.(2018).National Consensus Project Clinical Practice Guidelines for Quality Palliative Care Guidelines，4th Edition.J Palliat Med.Sep 4.DOI：10.1089/jpm.2018.0431；and Puchalski，C.et al.(2009).Improving the Quality of Spiritual Care as a Dimension of Palliative Care：The Report of the Consensus Conference.J Palliat Med.12(10):885-904 DOI：10.1089/jpm.2009.0142.

（二）专科精神照护

1. *牧师和其他精神照护专业人士*　有特殊精神需求或生存困扰的患者应被转诊给专门的精神照护提供者（如经医学专业委员会认证的牧师）。这个精神照护提供者可以作为姑息关怀团队紧密的一员，也可以作为顾问工作。牧师在姑息关怀团队中的作用将在第 20 章中详细描述。在北美，医疗系统内的精神照护提供者通常是经过医学专业委员会认证的牧师，而在其他环境中，这一角色可能被委托给其他受过训练的精神照护方面的专业人士。此外，其他专业人员，如心理治疗师或受过专门精神照护训练的社会工作者，也可以提供具体的精神照护干预措施。

牧师或其他精神照护专家会进行精神评估，以探究患者在疾病经历中的精神、宗教和关于存在的问题。精神评估，包括其程序和模式的细节，在第 115 章中有所描述。此外，牧师制订精神照护计划并进行精神干预，以解决精神困扰，对患者的精神力量和资源给予支持。一项关于美国牧师关怀的研究发现，最常见的牧师干预措施是祈祷、祝福、信仰确认、共情聆听、生命回顾和情感支持（Handzo 等，2008）。此外，牧师可以在医疗照护的目标讨论、家庭会议、姑息治疗会议和困难对话中发挥着重要作用。此外，牧师和其他精神照护专业人士经常也为患者家属提供照护（T.A. Balboni 等，2017）。为了将精神照护干预充分融入姑息治疗，牧师和其他精神照护专业人员应该记录精神评估和精神照护计划，并评估结果，以便与姑息治疗团队分享。

牧师照护对姑息关怀结果的影响还需要进一步的研究。该领域目前仍缺乏缜密的研究，所以需要严格设计的前瞻性研究。到目前为止，现有的数据表明，在重病期间，牧师护理与患者和家属对更高

的照护满意度有关（Johnson 等，2014；Marin 等，2015）。

2. *精神照护专用的干预措施* 在全科 – 专科的模式中，已经提出了具体的精神照护干预措施，目的是改善患者和家庭的结局。在经验性评估和发表的干预措施中，有三种主要方法：心理治疗、生命回顾和精神 – 身体干预（T.A.Balboni 等，2017）（表 101–2）。

心理治疗的干预措施是多种多样的。Breitbart 等最近发表了一项随机对照试验的结果，比较了个人意义为中心的心理治疗、标准心理治疗和加强的常规照护（n=321）三种干预模式（Breitbart 等，2018）。在这项研究中，发现与其他两个干预组相比，以个人意义为中心的心理治疗对减轻心理和存在 / 精神痛苦产生了更有利的影响。另一个随机对照试验围绕“癌症管理和有意义地生活”展开（n=302），“癌症管理和有意义地生活”是一种含 3～8 周的根据指南进行的心理治疗干预。该研究表明与基线相比，在 3 个月和 6 个月时抑郁有所改善，并且在 6 个月时临终准备更充分（G. Rodin 等，2018）。最近，一项评估心理治疗和单剂量致幻药裸盖菇素（一种典型的 5-HT 类致幻药）的研究表明，对于抑郁和（或）焦虑的癌症患者，干预后其心理和存在的痛苦得到了快速、明显且持续的减少，该结果可能是由此类药物引发的神秘的感官体验所介导（Ross，2018）。有趣的是，一些参与者表示，他们在研究之前没有宗教或精神信仰，但由于该研究，他们开始对生活的这一部分体验持开放态度，而其他人则描述了重新找回因癌症而中断或切断的精神联系（Swift 等，2017）。

总之，精神照护与姑息治疗的结合由全科 – 专科结合的模式所主导。在这种模式下，所有的姑息治疗团队成员都应该具备核心的全科精神照护能力（表 101–1），并由专科的精神照护提供者，如经医学专业委员会认证的牧师，提供深入的精神评估和关怀。尽管接下来还需要进一步的数据来指导如何更好的将特定的精神照护干预纳入进标准的精神照护服务中，但现有关于特定的精神照护干预的数据是有很说服力的，考虑将其纳入跨学科的姑息治疗团队的工作是必要且有据可循的。

四、机遇与挑战

（一）机遇

将精神融入姑息关怀为改善患者和家属的疾病体验提供了一个宝贵机会。此外，认识到并处理医疗中精神层面的问题是一种“对照护工作者的支持，他们的工作核心内容不可避免与最隐蔽的痛苦打交道”（Saunders 等，2001）。事实上，一些研究表明，将精神照护融入姑息关怀的实践中，可能会让照护人员收获更大的工作满意感和意义，也可能有利于

表 101–2 对重病患者进行精神护理干预试验

精神照护干预措施	干预措施的具体描述	示 例
心理治疗干预	基于 Frankl 的存在主义逻辑疗法（Frankl，1986），针对意义领域的心理治疗干预	• Breitbart 等的意义基础心理治疗（Breitbart 等，2018） • Kang 等的意义疗法（Kang 等，2009） • Rodin 等（G. Rodin 等，2018）的管理癌症与有意义生活（CALM）
	以精神 / 宗教为重点的心理治疗干预	• Cole 和 Pargament（Cole and Pargament，1999）的精神专注的心理治疗干预 • Koenig 等的宗教认知行为疗法（Koenig 等，2015）
	基于存在主义的药物 – 心理结合治疗的干预措施	• Grob、Ross、Griffith 等的裸盖菇素辅助心理治疗（Ross，2018）
生活回顾干预	心理 – 精神干预，包括整合生活经历以维护和提升尊严	• Chochinov 等的尊严疗法或基于尊严疗法的干预措施（Chochinov 等，2011） • Steinhauser 等的展望生活回顾干预 Steinhauser 等，2017a)
精神 – 身体干预	精神 – 身体干预，如冥想、按摩和疗愈艺术	• Williams 等的冥想和按摩的随机对照试验（Williams 等，2005） • Cole 等的转移性黑色素瘤精神集中冥想的随机试验（Cole 等，2012）

经许可转载，改编自 Balboni, T.A.et al.(2017).State of the Science of Spirituality and Palliative Care Research Part II：Screening，Assessment，and Interventions.J Pain Symptom Manage.54(3):441-453.DOI：10.1016/j.jpainsymman.2017.07.029.

医患关系。例如，在一项调查了 215 名安宁疗护跨学科团队成员的研究中，当照护专业人士开始将精神融入他们的工作时，他们表示工作满意度得到了提升（Clark 等，2007）。

此外，精神、宗教和精神价值及精神照护影响着患者及其家属的医疗决策。因此，将精神照护融入姑息治疗医学中，有可能支持患者和家属做出符合其核心价值观的决定。

（二）挑战

1. *职业角色冲突* 在一项对肿瘤科护士（n=112）和医生（n=195）的调查研究中，Rodin 等发现，医生对于自己在提供精神照护过程中的角色的理解受到他们自己的宗教或精神的影响。他们的看法也可以用于预测他们实际提供给患者的精神照护干预（D. Rodin 等，2015）。此外，对超越专业角色的担忧，以及对临床医生和患者之间存在的权力不平等的担忧，都被认为是精神照护领域需要克服的障碍（M.J. Balboni 等，2014）。与护士等其他医护人员相比，医生更经常提出上述观点。这些障碍更突出了精神照护培训在以患者为中心的精神照护模式中的重要性。

2. *培训* 过去几十年内出现的跨学科精神照护模式强调了在医学教育中纳入适当培训的重要性。事实上，精神照护培训本身是帮助预测临床医生如何向患者提供精神照护的主要因素（M.J. Balboni 等，2013）。然而，专业从业人员常觉缺乏培训。因此，在姑息治疗教育中常规纳入精神照护培训，包括从初始认证到通过医学继续教育的持续培训，是至关重要的。

3. *结构性障碍* 医生和护士各提出过，缺乏时间和缺乏私人空间是精神照护服务的结构性障碍（M.J. Balboni 等，2014）。虽然这些因素与实际向患者提供精神照护无关，但它们可能反映了医疗机构的现行政策对精神照护工作价值的轻视。此外，这些发现强调了精神照护的整合需要更多的关注，不仅是来自于姑息治疗团队，而是在更大的组织层面上给予的关注。在制订精神照护服务模式时，时间和基础设施的可行性，以及相关的财务问题，是必须考虑的因素。

结论

精神照护是姑息关怀的核心领域，将精神照护纳入姑息关怀的服务模式应该被视为一种标准照护模式。精神和宗教在疾病体验中的突出作用及其对主要姑息治疗结果的影响，突出了将精神照护纳入姑息治疗的必要性。此外，对于提供精神照护的医疗团队的研究数据，精神照护对患者的生活质量和生命末期的照护效果有积极的影响。根据精神照护的指导原则和现有的证据，姑息关怀中的精神照护是以全科 – 专科结合的模式为基础的。全科精神照护提供者在认识和解决患者的精神问题、与专科精神照护提供者合作等方面具有核心作用。姑息治疗团队中的专科精神照护提供者提供深入的精神关怀评估和干预。越来越多的文献对特定的精神照护干预措施进行了测试，并在相关重病患者的研究中呈现出良好的结果。现需要进一步的研究来指导如何将这些具体的干预措施整合到精神照护提供的模式中。推进精神照护与姑息治疗的结合，既是机遇，也是重要的挑战，其中最明显的挑战是缺乏精神照护方面的培训。作为姑息关怀的标准组成部分，由跨学科姑息关怀团队提供的精神照护，对改善患者和家属的照护和福祉有着巨大的前景。

第十八篇　生命末期

The terminal phase

第 102 章　预后晚期疾病患者的生存期　/ 888

第 103 章　死亡生理学　/ 897

第 104 章　濒死期患者的管理　/ 905

第 102 章 预后晚期疾病患者的生存期

Predicting survival in patients with advanced disease

Christian T. Sinclair 著

袁 玲 周玉洁 徐雅楠 译 程明明 校

医学与生活一样，都需要在最佳证据的基础上做权衡预后的决定。不管是患者常规的离家上班或是晚期疾病患者的生存期，都需要我们做出预测。姑息医学作为专业建立，结合机器学习和大数据集，进一步激发了人们对预后的兴趣。由于姑息医学医生与临终患者（及家庭）的接触，需要对预后科学有透彻理解。

姑息治疗的临床医生需要精通预后，以便为患者和家属提供信息，设定有意义的照护目标和期望。此外，有效的预后可能有助于确保资源的成功利用，如住院、护理设施或临终关怀。事实上，在美国，预后是决定是否有资格享受医疗保险临终关怀福利的关键因素。预后除了能预测疾病严重情况，临床医生还应了解预后是许多临床决策的关键技术的先决条件。

临床医生通常会根据他们所受的训练和经验、发表的研究，偶尔也会根据预测模型做出预测。分析预后研究的能力在临床环境、政策制定，甚至研究设计的恰当应用至关重要，其中研究结果概率影响统计包括理想样本大小、纳排标准。

因电子健康记录中的大数据集为创建基于机器学习和人工智能的新模型提供了基础，预后研究正在演变。理解预后科学的发展将有助于改善未来的研究、组织的可持续性和患者的结果。

尽管预后在医学上很重要，但大多数临床医生缺乏预后方面的培训。随着对医患交流的日益重视，对于大多数学生来说，在讨论医患交流时，预后问题可能会被简要提及，但这往往忽略了如何去制订或利用预后信息。在没有训练的情况下，医生发现预后无疑是困难和有压力的（Thomas 和 Fried，2018）。患者对预后的确定性和准确性的期望使得临床医生更不愿意记录，更不用说明确讨论预后。

尽管存在这些挑战，预后是必要和不可避免的，并要符合相关各方的最佳利益。姑息医学临床医生应该是临床、研究和政策领域的领导者，努力做出尽可能准确的预测，以同情的态度沟通，并适当地利用它。最终，预后的临床行为应该是透明、基于证据、灵活并利用以患者为中心的方法。

一、预后科学原理

我们能预测什么

在医学上，预后是指疾病和治疗结果的相对概率。采用一般的方法，以下可能都是预后关心的主题。

- 预期寿命。
- 疾病（发病、治愈、退行、进展和复发）。
- 疾病并发症。
- 治疗并发症。
- 症状。
- 生活质量。
- 照护场所。
- 自理能力和功能状态。
- 对患者、家庭和卫生系统的经济影响。

本章所讨论的预后科学原理显然可以应用于常规和更严谨的预测。很多人可能并不认为常规的预后有预测性：“服用这种药，如果几天后你感觉没有好转，就再打电话给诊所。”相对而言，对死亡风险的严肃预后对于建立以患者为中心的目标、做出治疗决策、做出生命终结的决策关重要，我们将在本章专门讨论这项重要的技能。

二、预后研究中的普遍问题

预后学落后于诊断和治疗学。围绕预后科学的标准和组织原则仍在不断发展。研究分布在多个期刊上，没有统一的概念（预后、预后预测、预测分析、临床预测模型、临床决策、风险模型、结局研究等均指类似的概念）。大多研究热点将遗传危险因素研究与医患沟通研究混为一谈。缺乏专注于预后科学的网络平台限制了该领域的发展。这些因素阻碍了研究结果转化以改善患者和系统结果。MRC 预后研究战略（PROGRESS）伙伴关系（英国）在 2013 年发表了 4 篇重要的基础性文章，强调了这些差距，并提出了一个预后相关的研究框架（Hemingway 等，2013）。

预后研究通常分为三类：模型开发（包括预后因素的识别）、模型验证和评估预后模型。第三种用于评估预后模型在临床实践中的应用和结果的变化。一项设计完备的预后因素评估研究的一些特征见框 102-1。

描述预后结果

预后结果可表示为时间预测或概率预测。

1. 时间预测　时间预测是估计事件发生的时间（如死亡、复发），并表示为连续变量（患者预计存活多少周或月，如 2 周或 4 个月）或分类变量（如 1～2 周、3～6 个月）。

2. 概率预测　概率预测是估计某一事件在特定时间发生的概率，以百分比表示（例如，患者在 6 个月内存活的概率百分比是多少？）。另外，许多研究利用 Kaplan-Meier（KM）曲线来计算中位生存期。由于研究和出版的滞后时间，KM 曲线可以告知一些预后公式，因此新兴疗法很少被包括在内。在预后研究时，临床医生应该意识到 KM 曲线有时可能表明除总生存率之外的终点。例如，在癌症研究中，KM 曲线可能表明无病生存期或无进展生存期，这对预后预测帮助较小。

来自电子健康记录和保险索赔的大数据被用于创建基于机器学习和人工智能的新工具和模型。神经网络分析一组学习数据，然后在一组经过验证的数据上测试一个模型，从而得出使用更传统的研究形式可能无法识别的风险模型。

框 102-1　用于评价精心设计的研究的特征来评估预后因素与生存率的关系

- 明确的研究人群
- 初始队列设计
- 选择的预后因素是适当和有明确定义的
- 样本量具有足够的统计能力
- 明确定义的终点
- 对所有患者进行完整的随访
- 数据分析适合于测试研究因素与生存之间的相关性
- 预测生存率和实际生存率的一致性度量
- 准确性的定义是明确和适当的
- 测试的预测反映了临床语言或实践（即不是风险比）

引自 Altman, D.G.(2001).Systematic review of prognostic variables，pp.228-248 in Egger M.et al.(Eds.).Systematic Reviews in Health Care：Meta-analysis in Context，Second edition.London，UK：BMJ Publishing Group.

三、制订、沟通和利用：预后的三个组成部分

姑息治疗的临床医生应该对预后的临床行为有能力和信心，这是三种技能的组合：制订预后、沟通预后和利用预后来推进对患者的护理。

制订预后

预后可以用三种方法来制订：基于临床、基于模型或混合方法。

1. 基于临床的预测　基于临床的预测结合主观判断、临床经验、指南和研究知识来制订预后。临床医生对生存期的预测是研究最为充分的基于临床医生的预后诊断类型，并明显侧重于死亡率。

2. 基于模型的预测　基于模型的预测依赖于来自临床信息的统计数据，创建一个模型，它可能是基于点的预后评分、列线图或来自机器学习的复杂算法。

3. 一种基于临床和模型的混合方法　混合方法采用两种方法的元素。例如，临床医生可以从基于点的预后评分（如慢性阻塞性肺疾病的 BODE 指数）开始，并根据模型中没有充分表示的临床因素进行调整以制订的预后。一些模型，如姑息预后（Palliative Prognostic，PaP）评分中把 CPS 作为预后评分系统的一部分。一些证据表明，混合方法可以减少基于临床和基于模型预测方法的固有缺点。

四、基于临床预测生存

（一）它是如何做到的

对于临床医生如何利用主观判断制订预后，我们知之甚少。医疗记录中没有明确记录关于直观评估的预后（Bruggeman 等，2015）。一项对意大利肿瘤学家的调查显示，肿瘤相关因素在制订基于临床的预后时具有显著的重要性（Tannenberger 等，2002）。2000 年，Christakis 和 Lamont 发现，肿瘤学家在进行预测时除了考虑生物学参数外，还考虑社会支持（Christakis 和 Lamont，2000）。临床医生可能使用的制订方法包括回顾类似的既往患者，考虑人口生存率的统计知识、评估功能或认知状态、参考指南，或可能是这些方法的一些组合。根据临床和病理结果（如

Ⅳ期肺癌的中位生存期为6个月），Mackillo提出了一种半结构化预测方法（Mackillop，2006），从这个预后开始，临床医生根据临床情况（包括共病、症状、实验室异常和心理社会问题）制订预测。

（二）准确性和可靠性

2016年，White等对42项预测研究进行了系统回顾，发现CPS经常是不准确的（White等，2016）。分析是复杂的，因为只有少数研究符合不同的方法来检验CPS。20项研究使用了分类时间方法，16项提供了连续时间估计，3项使用了概率估计，剩下3项研究使用了混合方法。虽然很少有研究检验概率估计，但这种方法被认为比使用时间预测更准确。

总体而言，这些预测更有可能高估生存期，但一些研究更有可能低估生存期。准确性误差是双向发生的，所以不应该假定预测总是可能被高估。

根据临床医生的不同特点，准确性可能会有所变化，但CPS研究的数量较少，缺乏一致的方法，因此无法得出强有力的结论。研究考察了经验、学科、专业和医患关系长度的差异。可能提高准确性的临床医生因素包括经验的增加和作为一个多学科团队而不是个人工作（Mendis等，2015）。包括姑息治疗在内，没有哪个专业在预测方面必然更好或更差。在我们能够坚定地得出结论之前，许多预后研究应该进行重复进行，以确定医患关系的时间长短、上一次检查的时间间隔、学科或专业等因素是否在准确性方面有显著差异。

（三）"惊讶问题"的使用

除了增加人们获得重要的临终关怀和姑息治疗服务的机会外，还有一种简化预测的方法，那就是提出令人惊讶的问题（例如，"如果这个患者在某一时间段内去世，你会感到惊讶吗？"）。这是一种概率预测，它消除了直接承认患者死亡对临床医生的一些文化挑战，同时仍然提供了有用的信息来采取行动。

一项系统的综述报道，惊讶问题是一种准确性较低的死亡率预测工具，在非癌症疾病中预测效果更差（Downar等，2017）。利用多个不同的时间框架、临床医生和临床环境对这一惊讶问题进行的Meta分析显示，它的准确性存在显著的异质性（White等，2017）。值得注意的是，许多研究都是在血液透析装置进行的，正是在那里，这个惊讶问题首次被提出。

惊讶问题并不是作为一个预后工具开发出来的，而是一个识别临床需求的触发器，它并不被认为是一个预后沟通的工具。

（四）新治疗方案的混杂影响

基于大量的预后数据的生存数据，取决于疾病的阶段和严重程度，通常用于预测预后。由于这些预后模型需要数年时间才能得到验证和发表，新的治疗方案削弱了应用这些"过时"模型的可信度。癌症免疫疗法就是一个很好的例子，对于具有特定基因表现型的一部分患者来说，生存率正在迅速改变。在这些病例中，原始研究可以帮助临床医生更好地了解可能的生存期，一旦他们为患者应用独特的临床因素。不幸的是，要找到一个特定治疗的主要出版物，需要对参考网站的最新了解、寻找研究的时间和访问期刊。虽然这种方法可能偶尔对专注的临床医生有效，但它很难规模化。

（五）结构化预后支持工具

为了改善CPS，一些国家机构为临床医生提供预后支持工具。

在英国，国家卫生服务制订并修订了主动识别指南，其中包括用于识别可能受益于临终关怀和姑息治疗干预的临终患者的一般"触发器"（Gold Standards Framework，2016）。

在美国，获得临终关怀的资格取决于预测的预期寿命不足6个月，国家临终关怀和姑息治疗组织（National Hospice and Palliative Care Organization，NHPCO）根据专家评审制订了指导方针。尽管存在不准确性，但NHPCO指南已被医疗保险采纳为临终关怀住院的标准（Fox等，1999）。这些指导方针都无法提供一个真正的预后估计，但可以确定的是，可以识别可能受益于临终关怀或姑息治疗的人。

五、基于模型的预后

（一）它是如何做到的

如前所述，开发预后模型需要数年时间，而研究滞后时间可能会使预后模型无效，因为模型开发和宣传之间存在治疗进展。尽管存在这些弱点，但基于模型的预后是预后科学的一个核心部分，因为它是可复制的，包括临床医生可能忽略的独特因素，并提供了如何确定结果的透明度。本部分将回顾一些预后模型中经常使用的预测元素。与其他依赖于预测的领域，如天气预报、金融和市场营销一样，大数据集分析的兴起也为预后评估带来了新的机遇和挑战。

（二）研究人群

当考虑一个模型时，重要的是要知道："这个研究是基于什么群体？"预后模型是针对转诊到安宁疗护医院或姑息治疗的患者，因转诊标准不一致，导致预后评估很难适用于所有安宁疗护或姑息治疗的患者。因此，基于疾病的初始队列相比，基于转诊的研究可能适用性较差。模型验证中可能鼓励或阻止广泛使用的其他因素包括研究地点，因为在家庭、办公室、护理设施或医院接受治疗的患者可能具有非常不同的功能特征。在测试、验证或推断预后模型时，健康的社会重要因素会影响研究人群的组成。人群健康研究根据健康的社会因素，包括社会经济地位、就业地位、医疗保健、食物、教育和来回交通来调查死亡率。除性别和种族外，健康的社会重要因素很少被纳入预后模型，只有当研究人群与临床常见人群不同时，它们就成为重要的考虑因素。最近，种族纳入预测模型受到质疑，因为它可能反映了系统性种族主义，而不是人口之间的内在差异。

六、基于模型预后的影响因素

（一）功能状态

在多项研究中，功能状态是生存期预测的一个强有力预测因子，尤其是对肿瘤患者。功能是身体各部分如何协同工作的重要标志。多项肿瘤学研究证实，KPS 评分低或美国 ECOG 评分高的患者生存期较短。

姑息功能评估量表（PPS）被广泛应用于临终关怀和姑息治疗的临床和预后研究。它是从 KPS 发展而来的，增加了明确的临床分类。研究已经证实，较低的 PPS 评分与较短的生存时间有关（Downing 等，2007）。一项大型研究发现，在非住院癌症患者的 PPS 评分中，平均 PPS 评分在临终前 6 个月内缓慢下降，从 70 分到 40 分，最后 1 个月得分下降更快（Seow 等，2011）。一项针对癌症患者和非癌症患者的研究表明，PPS 和 KPS 普遍可相互转换，而 ECOG 评分可能更具有人群特异性（de Kock 等，2013）。

除了临床医生对整体功能的主观评估外，具有可测量结果的功能测试，如定时起床行走测试、握力测试和特定人群（分别为老年病学群体、心力衰竭癌症群体和 COPD 群体）的 6min 步行测试，已被证明具有预后预测意义（Soubeyran 等，2012；Martín-Ponce，2014；Carubelli 等，2015；Crook 等，2017）。

（二）症状

总体症状评分与生存期相关，包括记忆症状评估量表（Chang 等，1998）和 ESAS（Seow 等，2011）。患者报告的结果，如症状评分，可以带来干预的机会，这可能会改善死亡率（Basch 等，2016）。在一项对 766 名转移性实体肿瘤患者的研究中，患者每周使用症状报告工具报告结果，不仅生活质量得到改善，而且中位总生存期为 31.2 个月，普通护理组为 26.0 个月（P=0.03）。

在检查个别症状时，有三种症状一直被认为具有预后意义，包括呼吸困难、谵妄和厌食－恶病质综合征。呼吸困难是 COPD（见于 BODE 等预后工具）和癌症相关预后模型的一个关键预测因素。谵妄和厌食－恶病质综合征对多种疾病状态具有很高的预测价值（Martin 等，2013；Mercadante 等，2013；Espantoso-Romero 等，2016）。

有些令人惊讶的是，疼痛并没有被确定为死亡率的关键预后因素，而且很少被列为预测因素。一项系统综述发现，只有很少的证据表明疼痛是前列腺癌总生存期的独立预测因素，但在其他类型的癌症中没有证据（Zylla 等，2017）。在许多晚期疾病研究中记录了症状患病率的增加，但研究并不总是在进行预后估计，因此在回顾症状研究时不要将患病率与预后估计混淆。

（三）情绪

尽管病情严重，患者经常被鼓励"积极乐观"。虽然快乐并不是生存的预测因素，但有证据表明，抑郁和焦虑与严重疾病的死亡率有关。

在研究和临床环境中，抑郁和焦虑等术语的不精确使用可能会模糊预后价值，这取决于定义和测量。一项对癌症患者抑郁症的系统综述显示，有抑郁症状的患者死亡率高出 25%，被诊断为重度或轻度抑郁症的患者死亡率高出 40%。在对其他预后因素进行调整后，抑郁症的影响仍然存在，这表明抑郁症可能发挥因果作用（Satin 等，2009）。在肾衰竭（Loosman 等，2015）、心力衰竭（Freedland 等，2011）、脑卒中（Hornsten 等，2013）和 COPD（Ng 等，2007）的抑郁和焦虑中也发现了类似的结果。

（四）生活质量和自评健康评估

越来越多的证据表明，EORTC-QLQ-30 等工具与早期和晚期肝细胞癌（Li 等，2017）、前列腺癌（Gupta 等，2013）、非小细胞肺癌（Fiteni 等，2016）和心力衰竭（Lupón 等，2013）等疾病的总生存期相关。在一项对中位生存时间为 10 个月能走动的肿瘤患者的研究中，自我相关的健康状况是基线生存的最强预测因素（Shadbolt 等，2002）。自我相关的健康状况可以作为一个单一的问题进行管理，甚至可以预测重症监护病房护理后的死亡率（Vejen 等，2017）。

（五）并发症

在模型中，并发症通常是重要的预测因素，是器官功能和性能状态的间接表征。在接受手术或开始新的癌症治疗之前，了解共病是全面老年评估的重要组成部分，因为共病对死亡率的影响可能比年龄本身更大（Caillet 等，2014）。在大多数研究中，通过 Charlson 共病指数（Charlson Comorbidity Index，CCI）、简单共病评分（Simple Comorbidity Score，SCS）、累积疾病评定量表（Cumulative Illness Rating Scale，CIRS）等评分来评估共病状态（Valderas，2009）。在研究中，合并症通常不是通过临床图表或实验室，而是通过账单和其他行政代码来确定的。这些预后模型往往构成卫生系统分析其患者群体中严重疾病病例组合的基础。

（六）生物标志物

采用单一血液样本来提供精准、客观的预后评估的可能性，对一个复杂问题来说是诱人但难以捉摸的解决方案。生物标志物在许多疾病状态下对总体生存有预测价值，特别是器官特异性的生物标志物：心力衰竭中的脑利钠肽，钠、钾和肾衰竭中的钠、钾和肌酐，终末期肝病模型的国际标准化比值和胆红素。尚无单一的实验室可以在异质人群中预测，但炎症标志物通常是晚期疾病状态的相关预测因素，因为它们与营养和分解代谢状态有关。

IL-6 等促炎细胞因子与厌食 - 恶病质综合征的发生有关（Lee 等，2004）。CRP 是一种容易获得、价格低廉的血液测试，与 IL-6 水平相关。Glasgow 预后评分使用 CRP 和白蛋白水平，CRP 水平升高和低白蛋白血症表明预后较差。维生素 B_{12}/CRP 指数（vitamin B_{12}/CRP Index，BCI）是血清维生素 B_{12}（pmol/L）和 CRP（mg/ml）的简单乘积。一项关于瑞士老年癌症绝症患者 BCI 评分的回顾性分析显示，较高的 BCI 评分（＞40 000）与较差的生存率相关，即生存 3 个月的概率＜10%（Tavares，2010）。

（七）遗传学

大多数已发表的预后研究侧重于人群早期疾病的遗传风险，而不是晚期患者的预后。遗传影响许多癌症，因此对姑息临床医生来说，了解遗传学在治疗选择和潜在结果中的作用是很重要的。涉及遗传风险因素的另一大领域包括有先天性疾病风险的围产期和儿科人群。由于遗传学的快速发展和知识的专业化，在考虑遗传风险和预测时，最好参考原发疾病的文献。

七、预后模型

（一）大数据和机器学习

来自医疗记录数字化转换的大数据集（“大数据”）鼓励数据科学家利用巨大的计算能力对人群和个人进行预测。机器学习、神经网络和人工智能发现了新的预测模式，类似于 20 世纪天气预报的革命。

一项关于计算能力在制订预后方面的开创性研究，基于机器学习技术分析了超过 20 万名患者的电子健康记录数据，确定了在 3～12 个月内死亡风险较高的患者（作为姑息治疗咨询的替代触发因素）。在潜在的 13 654 个预后因素中，平均每位患者有 74 个预后因素，单个患者的最大因子数量为 892（Avati 等，2017）。本章中提到的其他研究都没有涉及这么多的因素或患者来测试和验证模型。此外，随着新的测试和治疗方法的引入，这些模型可以不断调整和改进。

私人医疗保健公司利用基于保险索赔的专有预测临床算法来识别高死亡率和住院风险的患者。一个成功的预测模型基于保险索赔数据识别出有风险的患者，该数据用于部署家访临床医生和远程医疗支持服务网络，从而减少住院次数，延长临终关怀的住院时间。这里的两个例子都不是公开发布的工具，考虑到准确预测影响医疗保健财务结果的潜力，因为它们变得越来越普遍，人们可以想象道德困境。姑息治疗临床医生和伦理学家应该引导有关如何适当使用这些信息的对话，而不是被错误处理或误用。

（二）预后模型的局限性

尽管基于模型的预测具有诱人的确定性，但在解释这项研究时需要谨慎。如前所述，临床医生在通过医疗决策和与患者、家属和其他临床医生的沟通将模型付诸实践之前，了解模型是至关重要的。仅仅打开一个应用程序并输入几个数字并不能赋予用户智慧。

模型通常通过原发疾病或医疗事件（入住 ICU、脑卒中、进行心肺复苏等）为患者人群进行特定设计。后文将重点介绍侧重于死亡率结果的更强大的疾病和事件的模型。

八、疾病模型

（一）癌症

1. *PaP 评分*　PaP 是一种用于确定癌症患者临近生命末期的短期预后的量表。它是在意大利家庭晚期癌症临终关怀患者中开发的（Pirovano 等，1999）。该模型由六个变量组成：KPS、厌食症、呼吸困难、总白细胞计数、淋巴细胞百分比，以及以 2～12 周为间隔测量的 CPS。该模型将一个异质的晚期癌症患者样本分为三组，其 30 天生存率不同（A 组，>70%；B 组，30%～70%；C 组，<30%）（Maltoni 等，1999）。

PaP 评分已在各种人群和环境中得到验证。最大规模的验证研究是在加拿大一家急症护理医院的癌症和非癌症姑息治疗混合人群中进行的，涉及 958 名患者，其中 18% 的患者诊断为非癌症（Tarumi 等，2011）。在这个人群中，PaP A 组有 78% 的概率获得 30 天生存期，B 组有 55% 的概率，C 组有 11% 的概率。尽管 PaP 评分是姑息预后评分中最被广泛验证的，但它过度依赖 CPS，并在评分算法中忽略了认知功能（已知是一个不良预后因素）。

2. *修订 Glasgow 预后评分（m-GPS）*　广泛研究和验证的修订 Glasgow 预后评分（modified Glasgow Prognostic Score，m-GPS）使用炎症标志物，CRP 水平升高和低蛋白血症被视为预后不良。结果为 0 分、1 分或 2 分，分别表示预后良好、中等或不良。根据所研究的疾病类型，预后结果与不同的中位生存率相关。m-GPS 已被证明可以预测多种类型癌症患者的生存，包括血液系统恶性肿瘤（Chou 等，2015），以及心力衰竭（Namiuchi 等，2015）。

3. *姑息治疗量表中的预后（PiPS-A 和 PiPS-B）*　一项涉及 1000 多名接受姑息治疗的肿瘤患者的前瞻性研究确定了 11 个独立预测 2 周和 2 个月生存率的核心变量（脉搏率、一般健康状况、心理测试得分、功能状态、食欲减退、转移性病灶部位、肝转移、CRP、白细胞计数、血小板计数和尿素）（Gwilliam 等，2011）。为没有（PiPS-A）或有（PiPS-B）血液结果的患者建立单独的预后模型。

这些模型可以识别预后为“天”“周”或“月 / 年”的患者。PiPS-A 类的中位生存期为 5 天、33 天和 92 天，PiPS-B 类的中位生存期为 7 天、32 天和 100.5 天。PiPS 模型的表现与 CPS 一样好，甚至更好。这些模型是灵活的，无论患者的能力或血液检查如何，在这两种情况下都可以使用。

4. *姑息功能指数*　该肿瘤学模型是在参加姑息护理计划的患者中开发的（Morita 等，1999）。姑息功能指数（Palliative Performance Index，PPI）是通过将 5 个临床变量（功能状态、口服摄入量、呼吸困难、谵妄和水肿）的部分评分计算出来的。PPI>4 预示 6 周内死亡的阳性预测值为 83%，阴性预测值为 71%。

同一组后续研究证实了 PPI 在预测 6 周生存期方面的有效性，也证明了 CPS 和 PPI 结合使用的好处是提高了准确性（Morita 等，2001）。正在进行的对各种癌症类型的 PPI 的研究可能表明，它是肿瘤学环境中需要考虑的一个关键预后模型。

（二）充血性心力衰竭

1. *NYHA 分类类别*　NYHA 分类类别是充血性心力衰竭（congestive heart failure，CHF）疾病严重程度的主要衡量标准，也是美国 CHF 临终关怀入院标准的基石。根据 Framingham 心脏研究和其他研究的数据，NYHA Ⅳ级（严重症状）CHF 患者的 1 年死亡率为 30%～40%，尽管由于猝死的高发，个体预测是困难的。心力衰竭的治疗方法正在迅速改变，美国临终关怀的指导方针目前已经过时。左心室辅助装置作为“终点治疗”的使用越来越多，也使得 CHF 的预测越来越具有挑战性，起搏器和除颤器的放置也是如此。

2. *西雅图心力衰竭模型*　虽然不能预测 6 个月的死亡率，但西雅图心力衰竭模型是一个经过验证的模型，可以在网上获得，它提供了利用临床、药理、设备和实验室特征对 1 年、2 年和 3 年生存率进行估计（Bilchick 等，2017）。

3. *塔夫茨预测分析和比较有效性（Predictive Analytics and Comparative Effectiveness，PACE）临床预测模型注册中心*　针对心力衰竭和其他心血管疾病存在 400 多个临床生存预测模型，而创建塔夫茨

PACE 临床预测模型注册中心只是为了跟踪这些庞大的模型数量（Wessler 等，2015）。这些模型混合使用了生物标志物、治疗方法、健康的社会决定因素和共病评分等。许多模型是在大型试验中创建的，但不一定用于常规心力衰竭治疗。注册中心不一定推荐任何特定的模型。

（三）慢性阻塞性肺疾病

COPD 对发病率和死亡率有显著影响，一些关键的预后指标已得到充分研究。临床医生对 COPD 的预测发现了对 ICU 入院后生存率的低估。例如，预期预后最低的 1/5 患者（存活 6 个月的概率为 10%）在 6 个月时的生存率为 40%（Wildman 等，2007）。这凸显了进一步研究的必要性，因为ICU 的临床入院决定可能会过度倾向于无效的论点。

1. *BODE 指数和 HADO 评分*　BODE 指数包括 BMI、梗阻（FEV_1%）、呼吸困难（MRC 呼吸困难量表）和运动能力（6min 步行距离）（Celli 等，2004）。BODE 指数的多种变体已经被开发出来，但没有明显地成为一个优越的模型。

同样，HADO 评分包括健康（5 分自我评估）、活动（自我报告）、呼吸困难和梗阻（FEV_1%）（Esteban 等，2006）。BODE 指数和 HADO 评分都被认为是 COPD 的全因和呼吸道死亡率的良好预测指标。

2. *其他进展*　正在探索预测 COPD 死亡率的新风险因素，包括炎症标志物、加重史和超声评估。2017 年一项对 5276 篇文章的系统综述得出结论，预测 COPD 死亡率的证据质量仍然较低（Smith 等，2017）。

（四）终末期肝病

终末期肝病的各种原因对统一的预后指标提出了挑战，但在临床环境中常见的两种模型：Child-Pugh 评分和 MELD 评分。

1. *Child-Pugh 评分*　Child-Pugh 评分依赖于实验室研究（白蛋白、胆红素、凝血酶原时间）和症状严重程度（腹水、脑病），将患者分为 3 类（A、B、C），评估 1 年和 2 年的概率结局。它最初是为了评估手术风险而开发的，但已成为总体死亡率的替代测试，并且在确定肝移植候选资格方面很重要。

2. *终末期肝病评分模型*　MELD 评分同样用于评估术前死亡率，但仅依赖于实验室值（胆红素、肌酐和国际标准化比值）（Wiesner 等，2003）。MELD 评分提供了 3 个月内死亡率的百分比概率。2002 年，器官共享联合网络将 MELD 纳入移植指南。随着新数据（MELD-Na、MELD-plus 和 refit MELD）的纳入，MELD 继续经过改进。PELD 是 MELD 的儿科版本，它将年龄作为一个变量，也已得到验证。

（五）痴呆

阿尔茨海默病的疾病轨迹通常遵循可预测的功能和认知状态下降。然而，疾病的最后阶段可能会持续很长时间，导致死亡的原因往往不清楚。

1. *功能评估分期*　FAST 描述了基于功能水平和执行日常生活活动能力的痴呆症阶段（Reisberg，1988）。目前美国 NHPCO 临终护理住院标准要求痴呆症患者在 FAST 量表上达到 7C 阶段（定义为伴日常生活活动受损、失禁和失去行走能力），加上在过去 12 个月内出现重大医疗并发症，如吸入性肺炎、尿路感染或压疮。多项研究表明，基于 FAST 的 NHPCO 指南不能准确预测 6 个月的生存率（Schonwetter 等，1998，2003；Mitchell 等，2004）。尽管受益，但准确的预测可能是临终关怀参与的一个障碍（Jayes 等，2012）。

2. *高级痴呆预后工具*　ADEPT 已被专门开发并验证，旨在比用于临终关怀资格的 FAST 7C 标准更准确（Mitchell 等，2010）。与 FAST 不同，ADEPT 是一个非线性预后模型，包括预测因素，如年龄、性别、体重减轻 /BMI、功能、症状和自制。

九、以人群为基础的模型

（一）儿科学

儿童预后研究主要集中在潜在疾病类型或独特环境（如新生儿 ICU），而不是整个儿科人群。显然这一领域还需要做更多的工作，因为考虑到决策的复杂性，了解结果至关重要。如需了解更多细节，建议参考基本儿科疾病的主要文献，以获得关于死亡率和长期功能的可能结果的一般估计。

（二）老年病学

在老年人的临床决策中未能考虑预后可能导致护理不良。指南越来越多地将预期寿命作为衡量测试和治疗益处迷信及负担的中心因素。预后指数为老年人临床决策中超越任意、基于年龄的分界线提供了潜在的作用。

许多老年预后指标已被发表。一项优秀的系统综述确定了 16 个指标，这些指标预测了在各种情况下没有慢性心力衰竭或痴呆症等的老年人在 6 个月至5 年内的死亡风险（Yourman 等，2012）。

本文重点讨论了这些指标的准确性、泛化性、潜在偏差和可用性。为了使临床医生能够找到适合患者情况的正确工具，该综述的作者创建了一个网站 ePrognosis，该网站提供了综述中每个指标的在线存储库，并提供了何时使用它们的建议（Yourman 等，n.d）。

十、基于事件的预后模型

（一）入住临终关怀中心

在美国，接受临终关怀取决于临床医生的生存期预后可能为6个月或更短。临终关怀指南已经过时，并且已经被证明在广泛或狭隘地应用时呈现出显著的不准确性（Fox 等，1999）。

来自 10 家收容了超过 12.6 万名死亡率为 94% 的患者的临终关怀医院的数据集显示，低 PPS（30 或以下）、高龄（＞65 岁）和癌症诊断更可能与 6 个月死亡率相关。PPS 为 50 或以上且诊断为虚弱或痴呆的患者死亡率低于 36%～58%，更有可能在最初的 6 个月预后期之后存活（Harris 等，2014）。

（二）心肺复苏

大量院外心搏骤停的数据集显示，一般人群的院前生存率在 14%～20%，自 21 世纪 00 年代中期以来，院后生存率一直保持在 6%～8%。预测院外心肺复苏（CPR）预后较差的关键因素包括不可电击的心律、年龄较大、未目击的骤停及恢复自主循环时间之前超过 25min（Chan 等，2014）。

对于发生院内心搏骤停的普通住院患者，50%～62% 的时间可以通过 CPR 实现 ROSC，但根据两大 CPR 登记表，只有 15%～19% 的患者存活到出院（Goldberger 等，2012；Ofoma 等，2018）。预后较差的预测因素与院外 CPR 相似，包括年龄较大，到 ROSC 的时间长度，但也包括如果心搏骤停发生在夜间或周末，死亡率较高。一些研究检查了生存之外的结果，如神经系统结果恢复到生活独立，因为这通常是一些患者的关键决策点。

（三）住院治疗

住院后死亡率的预测受到了很大的关注，原因有两个：住院患者姑息治疗团队的成长对确定最有可能从姑息治疗中受益的患者感兴趣，以及卫生系统面临的压力，通过确定不必要的再入院和可能需要最密集支持的患者来提高效率。

了解预后、预后偏好和治疗风险的里程碑式研究（Study to Understand Prognoses and Preferences for Outcomes and Risks of Treatments，SUPPORT）（Knaus 等，1995）旨在查明各种致命疾病中住院患者护理方面的不足之处。SUPPORT 预后模型在复杂的算法中权衡了个体的临床和生理参数，并给出了 2 个月和 6 个月生存的概率预后结果。SUPPORT 研究模型尚未在临床应用，但尽管如此，它是第一个证明了使用预后模型为临床医生提供准确死亡率数据潜力的大型研究。

从 SUPPORT 开始，已经开发了多个模型。大多数住院预后工具侧重于老年人群，如 Levine 指数（Levine 等，2007）、Walter 指数（Walter 等，2001）、CARING 模型（Fischer 等，2006）和 Intermountatin 死亡风险评分（Horne 等，2013）。没有哪种模型被认为是医疗保健领域的金标准。

（四）重症监护病房

ICU 一直是开发预后工具的理想环境。研究中常用的模型包括 APACHE、SOFA 和 SAPS。数据收集的时机是这些预后工具的一个独特组成部分。APACHE 取 ICU 入院后 24h 内的最差化验室值，SOFA 取入院后 24h 及每 48 小时加权一次的数据，SAPS 取入院后 1h 内的数据。

多项研究对这些（和其他 ICU 预后工具）进行了比较，但没有一项明显领先。它们中的许多模型继续被修改，例如，APACHE 是第 4 次迭代（APACHE-Ⅳ）。虽然这些研究得到了验证并被广泛发表，但它们尚未被认可用于临床决策，主要用于研究和基准测试，以比较患者病例组合和整体 ICU 护理。

（五）放射治疗

接受放射治疗的不能走动的晚期癌症患者可能有更高的死亡风险和姑息治疗需求。

1. TEACHH 模型　TEACHH 模型着眼于 5 个危险因素：癌症类型、ECOG 表现状态、年龄、化疗次数、住院次数和肝转移（Krishnan 等，2014）。它将结果分为三组，中位生存期分别为 19.9 个月、5.0 个月和 1.7 个月。

2. Chow 模型　Chow 模型更简单，只有三个变量，即原发癌症类型、转移部位和表现状况，将患者分为三个独立的预后组，中位生存期分别为 12 个月、6 个月和 3 个月（Chow 等，2008）。这两种模型都没有得到认可，也没有被广泛用于临床或研究。

十一、沟通预后

患者和家属经常会询问晚期疾病的生存估计，这对临床医生来说显然是一个具有挑战性的对话。有很多策略和方法在交流困难的话题时要了解最全面的概述，见第 29 章。本部分的其余部分将重点介绍一些常见问题和关于预测沟通的重要研究。

多项调查显示，大多数癌症患者都想知道他们的预后信息，无论是好消息还是坏消息。临床医生往往低估了患者对预后信息的需求，高估了他们对疾病及其可能结果的了解程度（Fallowfield 等，2002；Innes 和 Payne，2009）。

在一项研究中，超过一半的患者希望医生发起预后讨论，而不到 25% 的患者只希望医生在“被问及”时讨论生存问题，10% 的患者从未想过讨论死亡风险（Hagerty 等，2004）。

在讨论预后时，首先要澄清患者对其医疗状况的理解及所需信息的数量。任何预后信息都应根据患者和家属的个人需要进行调整。在分享预后时，临床医生应保持专业诚实，避免提供超出患者期望的更详细的信息，调节、控制信息的流动速度，尊重患者遵循其他路径 / 治疗的需要，并在适当时探索现实的目标。沟通应该在关心、信任的关系中进行，并与临床团队提供的信息保持一致。

“最佳 / 最坏情况”方法已在外科医生高风险讨论时进行了研究，并考虑基于时间和概率的估计，包括死亡率以外的各种结果，如能够回家的可能性，或需要某些类型的长期医疗支持（Taylor 等，2017）。首先，临床医生概述治疗方案，并根据临床判断和证据，描述最佳结果、最坏结果和最有可能的结果。可以用一个图表来概括各种选项和每种选项的可能性，以辅助讨论。最后，在向患者提供有关预期寿命的信息后，探讨并确认患者和家属对消息的情绪反应，并核实对所讨论内容的理解。

十二、使用来自预后模型的数据

回顾前面提到的各种预后模型，只有少数几个被认可为支持临床决策。大多数预后研究致力于建立一个更好的模型，很少有研究着眼于这些模型在临床环境中的实施。例如，塔夫茨 PACE 临床预测模型注册中心正在跟踪 1083 项研究，这些研究集中在 400 多种心血管预测工具上（Wessler 等，2015）。很少有预后研究检查临床医生如何在临床决策中使用这些工具。尽管大多数临床医生都可以使用在线预后工具，但它们仍然没有被广泛集成到电子健康记录中。对 412 例癌症患者住院姑息治疗咨询记录的分析显示，没有基于证据的预后记录（Bruggeman 等，2015）。虽然这将使预后工具更易于使用，但也可能导致工具的误用，这可能对患者有害。

结论

在姑息治疗中，预后仍然是一个具有挑战性的话题。在过去 30 年里，研究人员一直在努力开发工具以提高临床准确性，不幸的是，实施研究并没有跟上预测模型的增加。然而，每天的临床决策都必须在不完美的预测下做出。

与历史悠久的诊断和治疗研究相比，预后科学才刚刚起步。我们对临床医生如何制订、交流和利用预后的理解是有限和不断发展的。我们已经准备好利用计算能力和大型数据集来构建复杂且更准确的模型，但这些强大工具的伦理准则还有待探索。虽然许多模型得到了验证，但很少有模型被批准用于常规临床使用。

尽管临床医生对生存的预测可能不准确，但临床判断仍然很重要，特别是如果问题只是承认在不久的将来有可能死于某种疾病。预测模型存在局限性，因为使用工具计算预后所需的临床数据可能无法获得，工具可能无法提供所需的预后信息，并且模型可能尚未在患者所属的人群中得到验证。此外，预测生存的模型应该像任何诊断测试一样被考虑，也就是说，它们不应该被孤立地解释，而是作为提高临床医生对情况的整体判断和了解的一种方式。

尽管前文概述了局限性，但预测是医学不可避免的一部分。即使能够精确地预测生存期，也不能单凭预后来制订治疗方案。

最终需要的不是对时间的准确预测，而是认识到死亡的可能性，并由富有同情心和技巧的临床医生仔细沟通。作为经验丰富、富有同情心的临床医生，我们还可以增加研究知识，专注于填补预后科学的空白。

致谢

非常感谢 Paul Glare、Patrick Stone 和 Josephine Clayton 对本章过去版本中所做的出色工作。

第103章　死亡生理学

Physiology of dying

David Hui　Masanori Mori　著

袁　玲　徐雅楠　逄天宇　**译**　　程明明　**校**

一、死亡生理学导论

在生命的最后几天照顾患者仍然是姑息治疗的主要领域之一。在过去的几十年里，通过更好地描述生命最后几天发生的病理生理变化，系统地记录症状表现，以及测试各种干预措施来改善临终关怀，姑息治疗在临终护理方面积累了重要的专业知识（Hui 等，2017b）。本章提供了在生命的最后几周和几天发生的生理变化的科学综述，阐述了我们对死亡过程的知识空白。

关于这些综述的大部分文献来自肿瘤人群，对非癌症患者的研究较少。尽管生命最后几天的许多生理变化在不同疾病组中可能是共同的，但在不同的护理环境中可能存在一些变化，需要进一步调查。此外，只有 13% 的姑息性肿瘤学研究纳入了生命最后 1 个月的患者，这突出表明需要更多高质量的研究来推进生命末期照护（Tayjasanant 等，2016）。

（一）濒死期间的定义

虽然“濒死期间”一词在临床实践和研究文章中被广泛使用，但目前还没有一个被普遍接受的定义。我们小组对文献、教科书、互联网和词典进行了系统回顾，发现“濒死期间”可以被描述为生命的最后几小时或几天（Hui 等，2014d）。这一定义对应于特定生理变化的发生，标志着不可逆的衰退，平均发病时间约为 3 天（Hui 等，2014c，2015a）。事实上，一项研究检查了使用“濒死期间”一词来描述其研究人群的原始文章，其中位生存期为 4 天（四分位数范围为 3～16 天）（Tayjasanant 等，2016）。在本章中，我们将交替使用“濒死”“濒死期间”“即将死亡”（imminently dying）和“即将死亡”（impending death）这几个术语来描述生命的最后几天。文献中也经常使用“绝症”或“生命末期”等术语，表示患者的生存时间为数月、数周、数天或数小时（Hui 等，2014d）。因此，所有濒死的患者都是绝症患者，但并非所有绝症患者都处于濒死期间。

（二）了解死亡过程的重要性

患者和家属经常想了解死亡过程是如何发生的，这样他们就能知道会发生什么。最近对失去亲人的家庭进行的一项调查发现，相当一部分照顾者希望获得更多关于即将死亡的信息，这表明存在信息差异（Mori 等，2017，2018）。

更好地了解死亡生理学也可以为即将到来的死亡诊断提供信息，这可以影响沟通和护理计划（Houttekier 等，2014）。例如，对即将到来的死亡的认识是停止血检，以及确定舒适护理计划记录时间的决定因素（Hui 等，2009）。其他决策，如出院计划，甚至何时将患者转移到单间，也可能受到即将死亡诊断的影响（Hwang 等，2012）。对于患者的家人和朋友来说，知道死亡即将来临尤其重要，因为他们可能想与患者做最后的告别和（或）计划与患者一起旅行 / 相处。然而，关于即将死亡的诊断存在很多不确定性，临床医生经常推迟提出这个话题或完全避免它（Sullivan 等，2007）。

对生命结束时生理变化的详细描述也将使研究人员能够更好地确定研究人群，用于专注于最后几天的临床试验，最终开发出更好的干预措施来改善死亡过程（Hui 等，2017b）。

（三）死亡类型

虽然没有两种死亡是相同的，但患者的死亡方式可以在概念上分为“预期”和“意外”（Hui，2015a）。大多数进行性、限制生命的疾病患者的死亡是预期的，在生命的最后几周进入恶化阶段，随后在生命的最后几天进入临终阶段（图 103-1）。

在病情恶化阶段，患者会经历可预测的机体功能下降，通常由感染或器官衰竭等急性并发症引起。随后是死亡前最后几天的特征性生理变化（Masso 等，

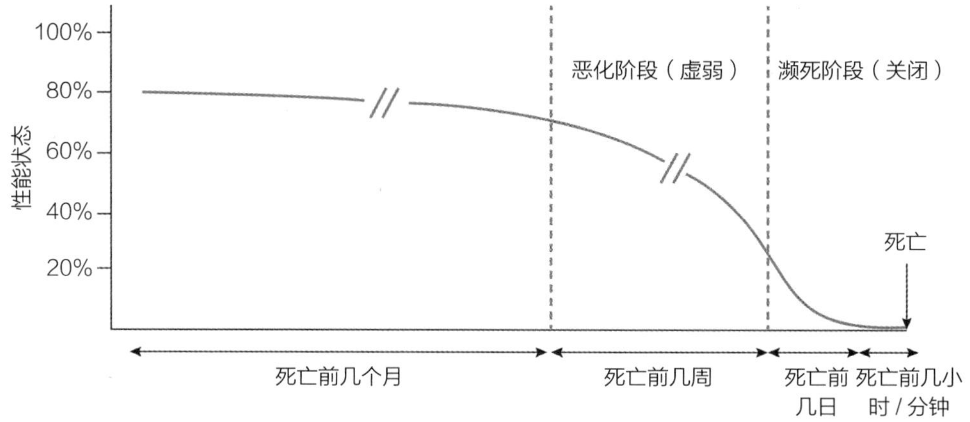

生理的变化	功能状态下降（慢）体重减轻（慢）器官功能障碍急性并发症	表现状态加速下降，厌食 – 恶病质综合征，休息时呼吸困难，器官衰竭，急性并发症	死亡即将来临的晚期迹象开始出现	生命体征突然发生变化 心血管衰竭和呼吸停止
认知变化	正常；有精神错乱的危险	谵妄可能	严重谵妄，无反应	经常反应迟钝
下降速度	波动的，逐渐的下降可能是可逆的	功能急剧下降可能是可逆的，但对干预反应较弱	不可逆过程	不可逆过程

▲ 图 103–1　即将死亡的概念框架

最后几天或几周的特征是身体功能和认知能力迅速下降，同时整体症状负担增加。在生命的最后几天或几个小时里出现即将死亡的晚期迹象表明这是一个不可逆转的过程

2015）。

相比之下，在意外死亡中，恶化或濒死阶段可能不存在或缩短，这可能是灾难性事件的结果，如大规模肺栓塞，重大胃肠道出血、腹主动脉瘤破裂或急性心肌梗死。在姑息护理病房发生的死亡中，5%～42% 被认为是意外死亡，这取决于机构对“意外死亡”的定义（Morita 等，1999b；Bruera 等，2015；Ekstrom 等，2016）。意外死亡的患者也被观察到濒死的迹象，尽管频率较低（Bruera 等，2015）。为了本章的目的，我们将集中讨论预期死亡的生理变化。

二、生命最后几周的变化：恶化阶段

生命最后几周的变化：恶化期大多数晚期癌症患者在生命的最后几个月 / 几周经历了整体功能状态的恶化和症状负担的增加（图 103–1）（McCarthy 等，2000；Seow 等，2011）。这通常与呼吸功能、营养状况和（或）认知能力的同时下降有关，有时由急性并发症引起，需要反复去急诊室和住院治疗（Barbera 等，2010；Trajkovic-Vidakovic 等，2012）。

在一项涉及 10 000 多名住院癌症患者的纵向观察研究中，早在临终前 6 个月，疲劳、呼吸困难、厌食和嗜睡的平均强度就稳步增加，随着患者接近生命的最后 4～6 周，疲劳、呼吸困难和嗜睡的平均强度急剧增加（Seow 等，2011）。多变量模型研究了各种假定的预后因素，一致发现功能状态下降、呼吸困难、吞咽困难 / 厌食 / 恶病质和谵妄与晚期癌症患者较差的生存率独立相关(Hui，2015b)。事实上，这些预后因素被包括在晚期癌症患者最有效的两种预后评分中，包括姑息功能评分 PPS 和姑息性预后指数 PPI（Maltoni 等，1999；Morita 等，1999a）。总分高的患者可能只有几周到几天的生存时间，而不是几个月。

死亡过程调查研究提供了对死亡前几天和几周内发生的身体变化的深入了解（Hui 等，2014c，2015a，2015c）。这项纵向观察性研究检查了床边体征的频率和发生，以及它们对即将死亡的诊断性能（表 103–1）。该研究连续招募了来自两个急性姑息治疗机构无论是否可能会死亡的 357 名晚期癌症患者。从入院到出院，床边护士每 12 小时系统地记录 62 种与神经系统、心血管系统、呼吸系统、胃肠系统、泌尿生殖系统、妇科系统、肌肉系统和皮肤系统相关的体征。其中 10 个体征被先验地确定为目标体征（表 103–2）。与其余 6 种症状（即早期症状）相比，10 种症状中的 3 种随后被分类为早期症状，原因是它们的频率更高，发作时间

表 103-1　即将死亡的迹象的定义

身体体征	描　述
神经学	
无反应性瞳孔	瞳孔对光刺激缺乏反射
Cheyne-Stokes 呼吸	呼吸暂停和呼吸急促交替周期，呈渐强 - 渐弱模式
对语言刺激的反应降低	不能执行口头命令。没有语言交流
对视觉刺激的反应减弱	没有眼球追踪运动
呼吸暂停期	每次呼吸之间长时间停顿（≥20s）
神经肌肉	
无法合眼	眼睛睁开，不眨眼。按要求关闭时无法关闭
声带发出咕噜声	主要在呼气时发出的声音，与声带振动有关
伴随着下颌运动的呼吸	灵感迸发，下巴下垂
死亡之声	吸气和（或）呼气时产生的与气道分泌物有关的汩汩声
鼻唇沟下垂	鼻唇沟的突出度 / 可见度降低
颈部过伸	患者仰卧位时颈部伸展
心血管	
桡动脉无脉	不能触诊一侧或两侧的桡骨脉搏
过去 12h 尿量＜100ml	12h 内测尿量≤100ml
上消化道出血	呕血或黑便
外周发绀	四肢呈蓝色变色

引自 Hui，D.et al.，(2014).Clinical signs of impending death in cancer patients.Oncologist.19(6):681-7.DOI：10.1634/theoncologist.2013-0457；and Hui，D.et al.，(2015).Bedside clinical signs associated with impending death in patients with advanced cancer：Preliminary findings.Cancer.121(6):960-7.DOI：https://doi.org/10.1002/cncr.29048.

更早。与剩下的 6 个体征（即晚期体征）相比，10 个体征中的 3 个随后根据其发病频率和更高的发病时间被归类为早期体征。这三个早期症状分别是 PPS≤20%，RASS-2 或更低，以及液体吞咽困难。早期体征对即将死亡具有中度敏感性和低至中度阳性似然比（1.9～4.9）（表 103-2）。虽然这些迹象和症状的存在表明在未来几周内死亡的可能性更大，但它们却无法告知即将死亡的诊断。

（一）急性症状并发症和器官功能恶化

随着功能的全面下降，患者发生急性并发症的风险很高，如感染、血栓形成、急性肾损伤、心肌梗死和脑卒中。在调查死亡过程的研究中，超过 90% 的住院患者至少有 1 种急性并发症，入院时一般有 2 种并发症，出院时一半有 5 种并发症（Hui 等，2015b）。可以理解，更多的并发症与更短的生存期相关（Hui 等，2015b）。

由于进展性疾病和急性并发症而引起的生理和器官功能的改变可以用生物化学方法进行监测。Reid 等对 30 项研究进行了系统回顾，这些研究检查了与晚期癌症患者相关的各种基于实验室的预后标志物（Reid 等，2017）。随着人们接近生命的最后几个月或几周，他们通常会发生与血液学参数特征性变化相关的全身炎症（CRP 升高、白细胞增多、淋巴细胞减少、血小板减少）、营养衰竭（低白蛋白血症、低前白蛋白）、肝功能障碍（碱性磷酸酶、胆红素、丙氨酸转氨酶、天冬氨酸转氨酶、乳酸脱氢酶、维生素 B_{12} 升高，高胆固醇血症，国际标准化比值延长）和肾功能障碍（尿素、尿酸升高、低钠血症）是生命最后几周到几个月的一些显著变化（Suh 和 Ahn，2007；Templeton 等，2014；Taylor 等，2015；Reid 等，2017；Uneno 等，2017）。最近一项针对住院心力衰竭患者的回顾性队列研究也显示，在生命的最后 2 周内肾功能恶化（血清尿素和肌酐升高），在生命的最后 3 个月内进行性营养衰竭（低蛋白血症），而血液学指标（血红蛋白、白细胞和淋巴细胞）保持稳定（Taylor 等，2018）。生命最后 1 周的水化作用与高钠血症、低钠血症、高钾血症和肾前氮血症无显著相关性，但与低白蛋白血症显著相关，可能是稀释所致（Morita 等，2006）。

相位角是一种新的生物标志物，可通过生物电阻抗分析进行评估，是电抗和电阻的函数（Norman 等，2012）。较低的相位角可能是由于细胞膜的完整性受损（较低的电导）或脱水（较高的电阻）。相位角是晚期癌症和其他生命限制疾病患者的独立预后标志物（Teruel-Briones 等，2012；Hui 等，2014a，2017a；Lee 等，2014）。相位角也与全身炎症相关（Tsigos 等，2015）。

（二）关于死亡征兆的文献

William Osler 爵士的 *Act of Dying* 是最早研究死亡过程的研究之一。它记录了患者在死亡 24h 内是否经历过任何“恐惧或忧虑”，486 名患者中有 104 名（21%）被发现有生理、心理或精神上的不适（Hinohara，1993；Mueller，2007）。

大多数关于死亡的研究都是在过去 20 年发表的。1998 年，Morita 等进行了一项前瞻性研究，描述了 100 名晚期癌症患者几种即将死亡迹象的发生时间（Morita 等，1998）。患者被纳入本研究时被临床医生认为可能在几天内死亡。临终喉鸣发生较早（57±23h），下颌式呼吸（7.6±2.5h）、外周发绀（5.1±1.0h）、桡动脉无脉（2.6±1.0h）多发生在生命最后一天。

另一项前瞻性研究检查了 178 名癌症患者死亡前的体征和症状（Hwang 等，2012）。在本研究中，当患者出现认知障碍时开始收集数据。46% 的患者出现临终喉鸣，对 48h 内死亡的阳性预测值为 74%，阴性预测值为 77%。76% 的患者报告意识水平改变，48h 内死亡的阳性预测值为 64%，阴性预测值为 67%。

2015 年，Hui 等开展了濒死过程调查研究（Hui 等，2014c，2015a，2015c）。如前所述，这项研究检查了即将死亡的身体体征的频率、发病和预测价值。这项研究招募了 357 名患者，他们被收治在两个住院病房，无论他们是否预计会死亡。从入院到出院，每 12 小时系统评估大量身体体征（即覆盖 8 个器官系统的 62 个身体体征），该数据集可深入了解各种身体体征的变化模式和相对效用。该研究的主要局限性包括仅关注来自两个三级护理癌症中心的晚期癌症患者，社区患者的遗漏，周期性（而不是连续）监测的性质可能导致识别不足，以及缺乏对这些症状的评分者间可靠性的评估。

这项研究得出了几个关键的观察结果。第一，在晚期疾病中有许多与既定预后因素一致的早期体征（图 103-2）。第二，发现了多个即将死亡的“明显”迹象（表 103-2）。他们被标记为晚期症状，因为他们在死亡前 3 天或更短的中位发病时间相对较晚（图 103-2 和图 103-3）。第三，即使在生命的最后几天，也只有不到一半的患者观察到晚期症状。这种低敏感性意味着没有这些迹象不能排除即将死亡的可能性（表 103-2）。第四，很少观察到患者在死前 3 天出现这些体征。这种高的特异性意味着，如果出现晚期体征，对确认即将死亡的诊断特别有用。许多这些晚期体征的阳性似然比＞10，这可以显著增加试验后 3 天内的死亡概率（表 103-2）。最后，与晚期体征相比，一些以前被认为预示着即将死亡的身体体征的预测效用有限，如口腔念珠菌病、冷肢和压疮（Hui 等，2015a）。

最近，Matsunami 等在日本的呼吸内科进行了一项前瞻性观察研究（Matsunami 等，2018）。70 例原发性诊断（即肺癌、肺炎、间质性肺炎和糖尿病）的患者在被确认濒临死亡时接受了密切监测。在这组患者中，90%、100% 和 78% 的患者观察到口服摄入量减少、意识下降和呼吸伴下颌骨运动，中位发病时间分别为死亡前 6 天、1.3 天和 12h。这项研究是独特的，因为许多患者在死亡前都有持续的心电图和氧饱和度监测。在死亡前，58 例（83%）患者氧饱和度未检测到，随后出现心率下降（呼吸停止前），12 例（17%）患者在呼吸停止前出现心搏骤停。

（三）神经系统的变化

在生命的最后几天 / 几个小时，许多患者的反应越来越迟钝，沟通能力有限，对刺激的反应下降（Morita 等，2003；Hui 等，2015a）。部分患者以低活动性谵妄为主要特征，其他患者可观察到躁动（Hui 等，2014b）。在生命的最后几天或几个小时，是什么引发了神经功能的恶化，目前尚不清楚。虽然患者经常服用多种精神药物（如阿片类药物和其他精神药物）和（或）有一些结构性大脑异常（如脑转移或脑卒中），脑功能的下降似乎是全球性的，不能完全用这些已经存在的疾病来解释。与心血管衰竭和（或）呼吸衰竭相关的缺血性脑病可能起作用。

一些研究人员使用双谱指数（bispectral index，BIS）监测检查了额叶皮质活动，BIS 提供了一个介于 0（无大脑活动）～100（完全清醒）的值（Barbato 等，2017b；Monreal-Carrillo 等，2017）。服用镇静药的患者通常值低于 80%。Barbato 等对 12 名患者在失去意识后的生命最后 3 天内进行了 BIS 监测，并描述了平均 BIS 从 54 下降到 44，有许多观察到的波动周期高于基线（Barbato，2001）。在一项前瞻性研究中，Masman 等为住院病房的 58 例患者提供持续的 BIS 监测。BIS 值在＜30 到＞90 之间变化。总体而言，在 33 名未接受精神药物治疗的患者中，BIS 值稳步下降；然而，即使 Ramsay 评分表明患者对刺激没有反应，BIS 值有时也会＞90，这引起了对患者意识 / 意识的质疑（Masman 等，2016）。有趣的是，这些研究中相当大比例的患者在死亡前几分钟或几小时内出现 BIS 峰值，这与一些患者的清醒时刻相对应（Barbato，2001；Gambrell，2005；Chawla 等，2009；Masman 等，2016）。

在生命的最后几天或几周，一些患者还报告有“临终愿景或梦想”或“临终现象”（Wholihan，2016）。这些幻象的主题通常在本质上是存在或精神的。在一项对 63 名住院临终关怀患者临终幻象的混合方法研究中，48% 的患者入院时出现谵妄，88% 的患者报告至少有过一次幻象或梦境（Kerr 等，2014；Nosek 等，2015）。调查人员确定了六大主题：安慰的存在、准备离开、观看或与死者接触、亲人的等待、痛苦的经历和未完成的事业。目前，尚不清楚这些经历是连续的谵妄、激素或神经递质激增，还是一个独特的过程（Barbato 等，2017a）。

（四）神经肌肉的变化

除神经认知改变外，患者在生命的最后几天 / 几个小时内，神经肌肉功能通常会下降。

图 103-1 和图 103-2 强调了随着患者接近生命的最后几天，这些体征的患病率越来越高。面部肌肉的松弛可以解释双侧鼻唇褶的下垂。

颈部和下颌肌肉的松弛表现为颈部过伸和呼吸随下颌骨运动。患者可能无法在睡觉时闭上眼睑。由于声带的振动，气道的松弛可能导致呼气时发出典型的嘟哝声，而无法清除气道中的分泌物则导致临终喉鸣。一项对五项研究的系统回顾报道称，51% 的患者出现了死亡震颤（Kehl 和 Kowalkowski，2013）。吞咽困难或不能吞咽。出现上述任何一种“明显”迹象，均可诊断为即将死亡（表 103-2）。

除癌症外，在心搏骤停和死亡前其他疾病患者中，有报道称伴有下颌运动的呼吸（Rea，2005；Eisenberg，2006；Matsunami 等，2018）。

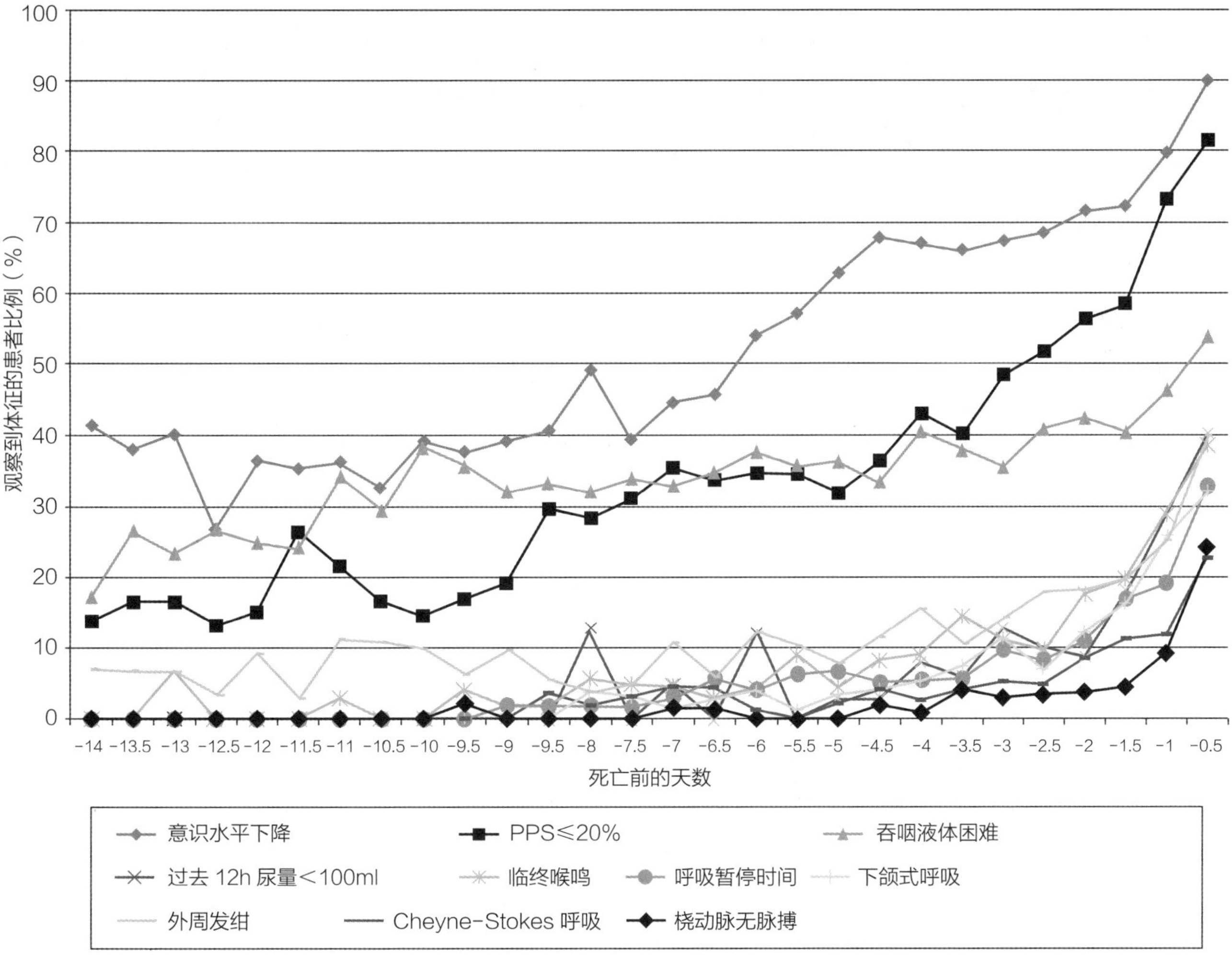

▲ 图 103-2　三种早期和七种晚期濒死迹象的频率濒死早期体征对 3 天内濒死有较高的频率，但特异性较低。相比之下，晚期濒死体征在 3 天内濒死的频率较低，特异性非常高

引自 Hui, D.et al.（2014）Clinical signs of impending death in cancer patients.Oncologist.19（6）：681-7.DOI：10.1634/theoncologist.2013-0457.

表 103-2 即将死亡迹象的灵敏度、特异度、阴性和阳性似然比

生理指标	灵敏度（95%CI）	特异度（95%CI）	阴性似然比（95%CI）	阳性似然比（95%CI）
早期迹象				
Richmond 焦虑镇静量表≤−2	50.5（49.9～51.1）	89.3（88.9～89.7）	0.6（0.5～0.6）	4.9（4.7～5）
PPS≤20%	64（63.4～64.7）	81.3（80.9～81.7）	0.44（0.43～0.45）	3.5（3.4～3.6）
液体吞咽困难	40.9（40.1～41.7）	78.8（78.3～79.2）	0.75（0.74～0.76）	1.9（1.9～2）
晚期体征：神经性				
无反应性瞳孔	15.3（14.9～15.7）	99（98.8～99.1）	0.86（0.85～0.86）	16.7（14.9～18.6）
Cheyne-Stokes 呼吸	14.1（13.6～14.5）	98.5（98.4～98.7）	0.9（0.9～0.9）	12.4（10.8～13.9）
对语言刺激的反应降低	30（29.4～30.5）	96（95.8～96.3）	0.73（0.72～0.74）	8.3（7.7～9.0）
对视觉刺激的反应减弱	31.9（31.4～32.4）	94.9（94.6～95.1）	0.72（0.71～0.72）	6.7（6.3～7.1）
呼吸暂停期	17.6（17.1～18.0）	95.3（95.1～95.6）	0.86（0.86～0.87）	4.5（3.7～5.2）
晚期症状：神经肌肉				
无法合眼	21.4（20.9～21.8）	97.9（97.7～98.1）	0.8（0.8～0.81）	13.6（11.7～15.5）
声带发出咕噜声	19.5（19.0～19.9）	97.9（97.7～98.1）	0.82（0.82～0.83）	11.8（10.3～13.4）
伴随着下颌式呼吸	22（21.5～22.4）	97.5（97.3～97.6）	0.8（0.80～0.81）	10（9.1～10.9）
死亡之声	22.4（21.8～22.9）	97.1（96.9～97.3）	0.8（0.79～0.81）	9（8.1～9.8）
鼻唇沟下垂	33.7（33.2～34.3）	95.5（95.3～95.8）	0.69（0.69～0.7）	8.3（7.7～8.9）
颈部过伸	21.2（20.6～21.7）	96.7（96.5～96.9）	0.82（0.81～0.82）	7.3（6.7～8.0）
晚期症状：心血管				
桡动脉无脉搏	11.3（10.9～11.8）	99.3（99.2～99.5）	0.89（0.89～0.90）	15.6（13.7～17.4）
过去 12h 尿量＜100ml	24.2（23.2～25.1）	98.2（98.0～98.5）	0.77（0.76～0.78）	15.2（13.4～17.1）
上消化道出血	2.9（2.8～3.0）	99.7（99.6～99.7）	0.97（0.97～0.98）	10.3（9.5～11.1）
外周发绀	26.7（26.1～27.3）	94.9（94.7～95.2）	0.77（0.77～0.78）	5.7（5.4～6.1）

CI. 置信区间

引自 Hui, D.et al.,(2014).Clinical signs of impending death in cancer patients.Oncologist 19(6):681-7.DOI：10.1634/theoncologist.2013-0457; and Hui, D.et al.,(2015).Bedside clinical signs associated with impending death in patients with advanced cancer：Preliminary findings.Cancer 121(6):960-7.DOI：https://doi.org/10.1002/cncr.29048.

（五）呼吸系统的变化

脑干受累表现为特定体征，如 Cheyne-Stokes 呼吸和非反应性瞳孔（表 103-1）。在一项动物研究中，Lumsden 等在脑干中脑桥被横切时开始观察到长时间的吸气和吸气暂停（Lumsden，1923）。术语“濒死呼吸”和“呼吸模式的变化”已被用于描述生命最后几天的无数呼吸变化，如喘气呼吸、不规则呼吸、起伏或呼吸困难、共济失调通气、嘈杂的呼吸、呻吟、下颌运动呼吸和临终喉鸣（Rea，2005；Eisenberg，2006；Domeisen Benedetti 等，2013）。由于定义不明确，应该避免使用这些通用术语。临床医生和研究人员应使用更具体的描述符来描述这些变化（表 103-1）。如前所述，Cheyne-Stokes 呼吸可能表明脑干受累，而伴有下颌骨运动和临终喉鸣的呼吸与神经肌肉变化有关。

在生命的最后几个小时，呼吸频率可能是正常的，但可能会观察到呼吸急促、呼吸缓慢和（或）呼吸暂停。几项研究观察到氧饱和度下降（Hwang 等，2012；Bruera 等，2014）。然而，由于大多数研究是在经常提供补充氧气的医院进行的，因此不吸氧情况下，患者氧饱和度的比例可能比报道的要高。

呼吸模式的改变似乎很容易被护理人员识别出

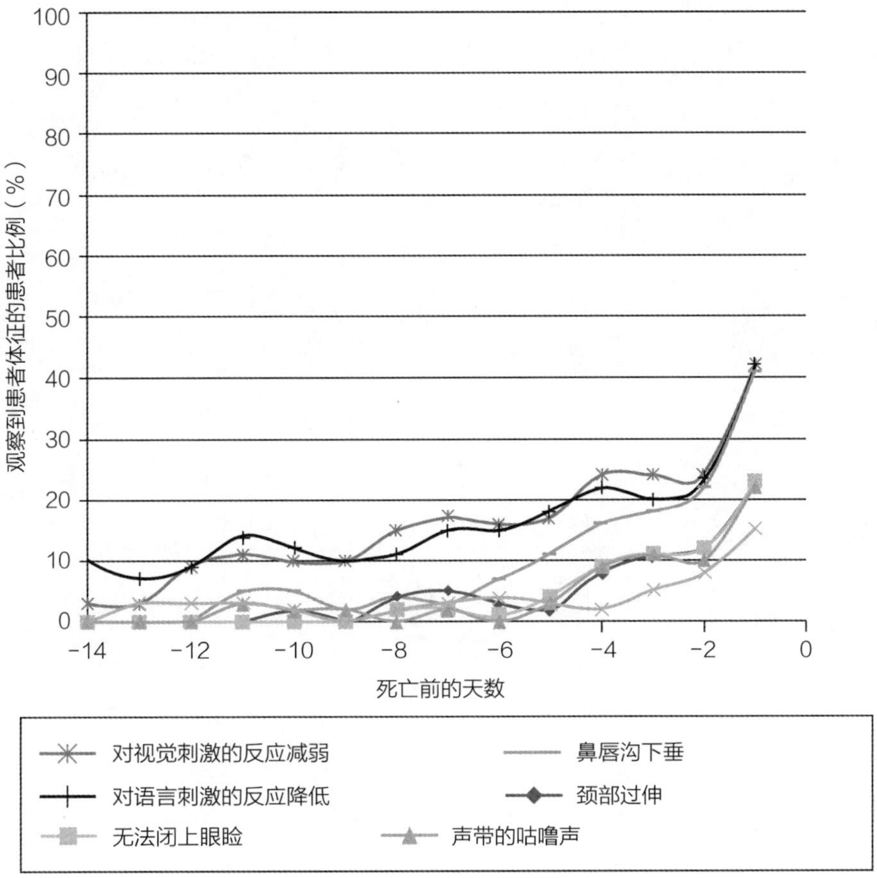

▲ 图 103-3 6 种濒死晚期体征的频率

引自 Hui，D.et al.（2015）.Bedside clinical signs associated with impending death in patients with advanced cancer：Preliminary findings.Cancer.121（6）：960-7.DOI：https：//doi.org/10.1002/cncr.29048.

来，除了癌症，痴呆症和心肌梗死等疾病也有这种变化。在一项定性研究中，29 名痴呆症患者的专业护理人员将“呼吸障碍”和“意识衰退”视为即将死亡的关键指标（Hirakawa 和 Uemura，2012）。

（六）心血管的变化

心血管衰竭是一种晚期疾病，通常发生在生命的最后几个小时。除了血压突然下降外，可能很难在一侧或两侧触诊到径向脉搏。许多患者出现少尿或无尿，可能是肾脏灌注减少的结果。灌注减少可能导致周围发绀，一些患者也可能出现斑驳。胃肠道出血是罕见的，但当它发生时，可能进一步导致虚弱患者的血流动力学不稳定。

患者死亡前心电图监测显示，一些患者在死亡前几分钟出现 P 波消失的慢速心律失常（Matsunami 等，2018）。其他研究人员观察到尖顶军盔征和正弦波、室性心动过速、室颤和死亡前 ST 改变（Littmann 和 Monroe，2011；Do 等，2015；Hannibal，2015）。

（七）生命体征改变

虽然生命末期的并发症和急性并发症可能导致生命体征异常，但在生命的最后一天和几个小时，心血管和呼吸功能的改变往往会导致生命体征的进一步异常。具体来说，循环衰竭可能导致血压下降；交感神经系统的代偿反应和激活可导致部分患者心动过速。调节呼吸功能的脑干功能丧失可导致低氧血症，某些患者也可能出现中枢性发热。

在调查死亡过程研究中，生命最后 2 天的生命体征与基线相比，收缩压、舒张压和氧饱和度平均值逐渐下降，平均心率增加（图 103-4）（Bruera 等，2014）。平均体温也略有上升，但只有 5% 的患者在生命的最后一天发热（≥38.5℃）。一般与住院患者 3 天内死亡相关，对即将死亡的阳性预测值相对较低（在 1.7～3.6）。此外，很大一部分患者在生命的最后 3 天生命体征仍在正常范围内。该研究应谨慎解释，因为生命体征仅每 12 小时收集 1 次，生命体征变化的截点相对保守。

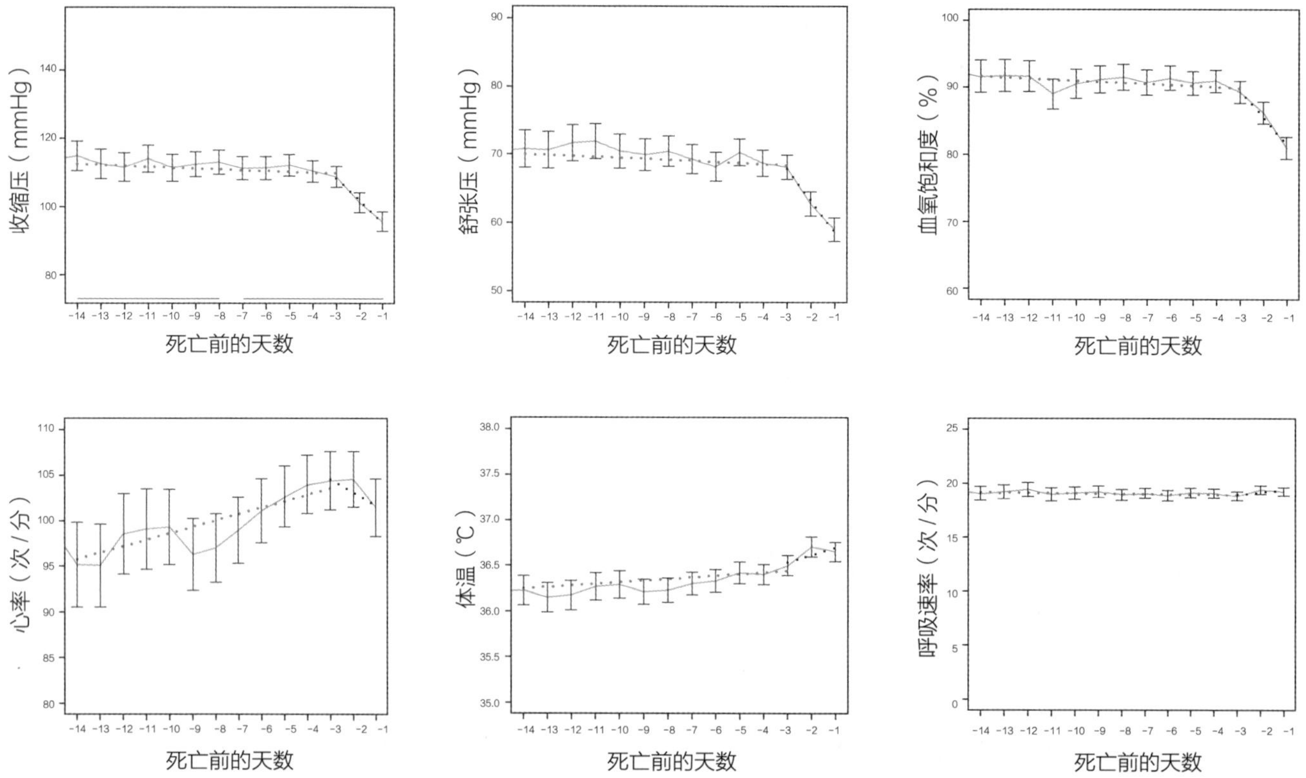

▲ 图 103-4 生命最后 14 天生命体征变化。血压和氧饱和度通常在生命的最后几天和几个小时下降

Hwang 等还检查了生命最后几天的生命体征变化，并报道了血压下降（收缩期降低 20mmHg 或舒张期降低 10mmHg）、脉搏率增加（增加 20%）和氧饱和度降低（<90%）与最后 48h 内即将死亡有关（Hwang 等，2012）。

（八）细胞功能的改变

相位角的预后效用大多在生存数月或更长时间的患者中得到验证（Norman 等，2010；Hui 等，2014a）。最近的研究还表明，在无水肿的患者中，相位角非常低（3° 或更小）与 3 天内死亡有关（Lee 等，2014；Hui 等，2019）。相位角是否可用于增加濒死的诊断还需要进一步的研究。

结论

晚期疾病患者从生命的最后几个月开始，并在最后几周加速发展，由于疾病进展和急性症状并发症，他们的身体功能、营养状况、呼吸功能和认知能力通常会出现特征性下降。这些变化与不良的表现状态、厌食 – 恶病质、呼吸困难和谵妄相对应，这些都是晚期疾病患者的预后因素。在生命的最后几天，涉及神经、神经肌肉、心血管和呼吸系统的其他生理变化变得明显。出现瞳孔无反应、Cheyne-Stokes 呼吸、眼睑无法闭合、声带鸣、下颌运动呼吸、临终喉鸣、鼻唇襞下垂、桡动脉无脉、颈部过伸、尿量减少等体征，可显著增加 3 天内临近死亡的可能性，尽管没有这些体征也不能排除临近死亡的可能性。生理监测，如生命体征、相位角、心脏电生理和 BIS 提供了对死亡过程的进一步了解。

第 104 章　濒死期患者的管理

Management of the actively dying patient

Judith Lacey　Nathan I. Cherny　著

袁　玲　武丽桂　刘雅慧　译　　程明明　校

生命的最后几周或几天被称为生命的最后阶段或濒死期。这段时期是不同的，因为人们越来越清楚，死亡不能再被推迟。随着死亡的可能性越来越近，预后的不确定性逐渐消失。患者和家属开始意识到这一点，在新的背景下提出了一系列新的临床和人际挑战。这一阶段的特点是身体、心理、存在和社会问题的发生率和强度不断增加，对于患者及其家庭和专业护理人员来说，这通常是一个特别具有挑战性的阶段。

通过技巧、同情心、警惕性和理解来应对这些挑战，可以大大减轻患者所经历的痛苦，并支持和维护其尊严和自主权（Cassem，1991；Thompson 和 Chochinov，2010）。事实上，这一阶段的照护目标是通过细致的症状控制和支持性照护，最大限度地减轻患者及其家属的痛苦，同时尽可能地维护所有人的福利和道德完整性（Lacey 和 Sanderson，2010）。

一、伦理与关系问题

临终患者的照护存在着令人信服的伦理问题。基本原则包括：①提供充分的痛苦缓解、充分处理心理症状和提供社会支持的伦理要求；②避免可能产生痛苦或伤害的无益干预措施；③所有患者都有权获得照护，从而在自身条件普遍受限情况下，促进尽可能好的生活（Cherny 等，1996）。在这种情况下，患者获得充分症状缓解和获得支持的权利意味着专业保健提供者有护理义务。护理职责要求临床医生掌握和保持生命末期照护的技能和知识，评估患者和家庭的需求，并及时有效地提供护理。

“善终”的概念是有争议的（Miyashita 等，2007），并且在很大程度上受到文化规范的影响。对一些人来说，善终是在家人的陪伴下在自己的床上离去；对另一些人来说，它可能是在医院里，有医疗和护理人员的 24h 支持，能够解除所有的痛苦；对一些人来说，可能是在重症监护病房里，挣扎着从垂死的生命中抽出的最后 1min。许多患者及其家属寻求以一种和平接受、安慰和支持为特征的情感解决方案，通常被称为“善终”；然而，对另一些人来说，死亡可能仍然是一种令人发指的侮辱，应该愤怒地对待，而不是拥抱。在后一种情况下，善终是一种矛盾修辞，而一个人所能达到的最好结果是不那么坏的死亡（见第 6 章）。

无论情况如何，姑息治疗临床医生通过提供支持、缓解痛苦、促进最佳应对，以及最重要的是，不放弃，这些对护理做出了重要贡献（Kastbom 等，2017）。

二、基本技能和知识

（一）预后

生命末期照护的基础是认识到患者接近死亡的可能性越来越大。事实上，照顾临终患者的一个常见问题是没有意识到患者确实已经接近死亡。因此，熟练而谨慎的预测是一项基本技能（Glare 和 Sinclair，2008）（见第 102 章）。

这并不总是那么容易。然而，对即将死亡的诊断需要谦虚、谨慎，并准备在患者状况意外改善或稳定的情况下重新评估。在危重患者中，不可逆转的衰退直至死亡的诊断可能成为一种必然发生的预言。事实上，这是英国利物浦生命末期路径的一个主要缺陷（Rady 和 Verheijde，2015；Wrigley，2015；Neuberger，2016）。

与大多数预后评估一样，对死亡的接近程度最好用一种限定的表述来表达，例如，“除非接下来（在短时间内）有显著改善，否则你的母亲似乎离死亡越来越近了”。事实上，尽管努力推迟死亡，许多患者还是会恶化到死亡，在许多情况下，这个讨论在努力避免即将到来的死亡的情况下进行。在晚期癌症患者中，因为新疗法的发展，这种情况越来越真实，在某些情况下，即使在以前有耐药性的情况下，也能重新建立控制疾病，使得提供准确的预后数据变得更加困难。在这种情况下，关于“抱有最好的希望，但做最坏的准备”的讨论可能有助于允许双重应对，既包括对改善疾病的希望，也包括在治疗无法阻止患者恶化的情况下进行善终问题的准备（Back 等，2003）。

尽管有这些考虑，重要的是要强调，过晚认识到死亡临近往往会导致不良的症状管理和缺乏最佳的心理社会护理。因此，不断努力开发工具来协助预测和即将死亡的可能性仍然很重要（Gwilliam 等，2015）。

（二）定义和认识“终末期”

终末期是指患者在死亡前经历不可逆的功能和健康衰退的时期。它可以持续几个小时到几天，偶尔也会持续几周。某些症状、体征和观察结果的恶化（框 104-1），特别是其中许多症状的表现，提示进入晚期（Hui 等，2015）。

认识到疾病的终末期有助于提前制定生命末期照护计划，家庭、患者和护理人员的预警和准备，并可能涉及围绕生命末期照护的偏好、死亡地点和预期症状控制问题的讨论。

虽然在某些情况下可以以一定的准确性识别终末期，但许多疾病具有进展和恶化的自然史，这使得终末期难以识别（Lunney 等，2003）。

三、与患者和家属进行生命末期讨论

接近生命末期的患者在承认和面对其有限预后的能力和愿望方面各不相同，事实上，大多数患者只是部分地意识到他们即将死亡（Chochinov 等，2000；Mack 等，2010）。此时，与患者及其家属的沟通至关重要。在临终阶段进行良好的沟通可以培养患者和护理人员之间的信任和不被放弃感，有助于患者和家庭的健康应对，并缓解随后的丧亲之痛（Steinhauser 等，2000；Detering 等，2010）（见第 29 章和第 30 章）。

患者想要知道自己是否正濒临死亡的愿望各不相同。就像所有的“坏消息”一样，提前询问患者是很重要的，临床医生应该了解患者对病情的理解，并询问他们是否希望在有临终征兆时得到预先告知。

在患者要求不被预先告知的情况下，获得与家人交谈的许可尤为重要。当患者表示他们希望得到死亡即将来临的预先告知时，讨论必须以适当的敏感性、技巧、耐心和同理心进行，所有这些技能都是可训练的。自我意识很重要，专业的护理人员应该注意自己的情绪（如悲伤、恐惧、焦虑和内疚），这些情绪可能会影响对话的质量（Hancock 等，2007）。

高质量的敏感讨论往往会减少临终前对积极医疗干预的请求。关于预后意识的情绪影响仍存在争议，较早的研究表明，患者出现情绪困扰或精神障碍的风险相对较低（Emanuel 等，2004；Wright 等，2008；Mack 等，2010）。最近的一项研究表明，预后意识高的患者焦虑和抑郁更严重（Nipp 等，2017）。关于家庭成员，Mack 等发现，生命终结讨论有助于减少家庭成员和照顾者的发病率和丧亲之痛（Mack 等，2010）。

通常情况下，患者和家属担心镇痛效果不佳、呼吸困难和其他严重症状，他们需要确保这些问题能得到精心解决。对于此类敏感问题，家属和患者可能有不同的信息需求。在这种情况下，人们试图同时支持患者和家属的控制感和尊严，减少他们对痛苦的恐惧，并尽可能地帮助维持高质量的生活，同时为患者的死亡做准备（Steinhauser 等，2001）。文化意识（见第 107 章）非常重要，影响着信息的传播方式和内容。口译员的参与是至关重要的（Crawley，2005；Searight 和 Gafford，2005；Volker，2005）。

（一）患者家属的照护

临终患者家属的照护是一项至关重要的任务。对晚期癌症患者家庭成员的调查强调了几个关键的需求（表 104-1），可以用作检查清单。需要抚养子女的家庭有复杂的需求（Nilsson 等，2009；Berry 等，

框 104-1　濒死迹象的症状、体征和观察结果

症状
- 长时间嗜睡
- 体重严重和持续下降
- 严重且加重的虚弱和疲劳
- 不喜社交
- 对食物和饮料不感兴趣
- 吞咽困难和吞咽药物困难
- 难治性谵妄

体征
- 呼吸变化：持续呼吸急促，呼吸不规则伴间歇呼吸缓慢
- 皮肤变化：周围血管收缩，皮温低
- 黄疸加深

观察结果
- 尿量减少
- 低血压
- 进行性低氧血症

表 104-1　终末期家属的支持和信息需求

患者舒适	及时有效地缓解患者症状对于支持整个家庭至关重要
信息与沟通	沟通需要诚实、直接和富有同情心，必须允许家人的担忧和意见被倾听和欣赏。家属需要了解患者可能的病程应说明潜在症状及其监测和管理计划
评估家庭需求和资源	• 家庭能够和愿意参与护理的程度是制订护理计划的主要决定因素 • 如果家属考虑在家照顾患者，则家属需要了解患者的日常护理需求、可能出现的临床问题、日常护理的可用资源，以及紧急护理的可用性
护理教育	无论患者在家还是在医院，都需要指导家庭成员如何为患者提供舒适护理
紧急处置	• 如果家属考虑在家照顾患者，家属需要知道在患者出现无法控制的症状时该做什么，该给谁打电话，以及患者何时死亡 • 在这种情况下，联系 24h 电话支持服务很重要
家庭应对能力评估	应定期评估家庭应对能力，以便及早采取干预措施，解决家庭未满足的情感或支持需求或以前未意识到的患者问题
患者昏迷时的家属照护	持续的警觉和安慰对家庭的幸福至关重要
善终准备	当死亡即将来临时，应预先告知家属他们可能会目睹的过程

经许可转载自 Lacey, J. and Sanderson, C. (2010). The Oncologist’s Role in Care of the Dying Cancer Patient. Cancer J. 16(5): 532–41. DOI: 10.1097/PPO.0b013e3181f2894c. Source: data from Cherny, N.I. et al. (1996). Guidelines in the care of the dying cancer patient. Hematol Oncol Clin North Am. 10(1):261–86. DOI: 10.1016/s0889-8588(05)70338-5.

2017），这些在本书的其他地方有详细说明（见第 97 章）。应向家庭提供具体建议，告诉他们在这一阶段会发生什么，以及如何帮助他们所爱的人（框 104-2）。

（二）讨论预先医疗照护计划和复苏

与所有利益相关者，包括患者、家庭成员和专业护理人员，讨论在患者病情恶化和患者死亡时将采取或不采取哪些医疗干预措施。事实上，意识不到这些问题、这些问题得不到解决或处理不当都可能导致冲突和压力，有时甚至是道德痛苦的主要原因。此外，在许多地区，对这些问题进行讨论和记录有医学法律要求。接近死亡的患者通常会丧失能力，无法表达对照护选择的看法。在终末期之前鼓励对照护偏好的讨论可以减轻代理决策人的负担（以及增加痛苦的可能性），并确保患者的选择得到尊重（Detering 等，2010；Keating 等，2010）。

从概念和实践上讲，重要的是要认识到，预期死亡（不可逆的重要器官衰竭）的情况与有生命危险但可治愈的患者不同，在考虑因素上存在实质性差异。在讨论危及生命恶化和（或）临终关怀情况下的患者照护偏好时，不要将这两种不同的情况混为一谈，这一点非常重要。

（三）预期死亡

对于患有不可逆的终末期疾病的患者，心肺复苏可以延长但不能逆转死亡过程。然而，患者及其家属往往不太了解这种干预的无效性。

应提供的默认照护计划是确保患者及其家人感到舒适、得到支持，并在患者即将死亡时大大缓解痛苦症状。如果患者和（或）其家属希望或期望采取强化复苏步骤（可能包括插管、透析或心肺复苏），则必须讨论这一点，并在病情严重恶化之前达成理解。

这些对话对医护人员、患者和家属来说通常很困难，因为它们会让人们关注死亡近在咫尺的事实。因此，在死亡前的几天，人们通常会避免这些对话。然而，这些讨论并未改变患者或代理人对临床医生的满意度（Anderson 等，2011）。

对话应重点关注随着死亡的临近，可以为和将要为患者和家人做什么（Harlos，2009），强调尊严、舒适和减轻痛苦等关键问题。这些对话需要敏感性和同理心，允许时间来处理问题、担忧，有时面对这些问题时会产生强烈的情绪（Lacey 和 Sanderson，2010）。

（四）针对意外生命威胁事件的预立医疗照护计划

在慢性和晚期疾病患者中，急性并发疾病、疾病或其治疗的并发症可能会导致急性和危及生命的突发事件。其中一些可能是可以治疗的，一些可能恢复的机会很小，而另一些可能导致不可逆转的恶

框 104-2 针对患者临近死亡时出现的常见问题，为家属提供实用建议

1. 社会化程度降低

有时，当人们接近生命的尽头时，他们会逐渐体验到远离世界的感觉。人们对电视、世界事件，甚至对前来参观的人都不太感兴趣

在这个阶段，患者往往会小睡更多，并在床上睡更长时间。言语变得不那么重要，而沉默和触摸变得更有意义

在死亡前的几天，你所爱的人可能大部分时间都在睡觉，很容易被唤醒。当对方更加警觉时，计划对话

- 在患者看起来清醒时活动和探视
- 由于听力一直保持完好，所以用正常的语调与对方交谈
- 说话时说出自己的名字。在做之前告诉对方你要做什么。例如，“Moshe，这是 Makla，我现在要清洁你的口腔”
- 记住不要在对方面前说任何如果患者醒着时你不会说的话

2. 进食减少

人们经常很难看到爱人逐渐减少他们所吃的食物量。通常，没有什么东西看起来味道好或看起来有趣。这是身体自然衰减并为死亡做准备的一部分表现。身体不再能够很好地利用食物来获取能量，尝试吃更多的食物往往会让患者更加不舒服

尽量不要让食物成为影响你们关系的问题。提供少量喜爱的食物或饮料，不要强迫。如果患者不喜欢吃东西，可以不吃。不要试图强迫患者吃东西或喝东西，也不要用内疚来操纵他们吃东西或喝水

患者在生命的这个阶段吃或不吃多少并不能决定他们的寿命

- 让患者做向导，告诉你是否需要食物或液体
- 液体优先于固体。有些人觉得黏稠的液体更容易吞咽。小块冰块或冷冻果汁可能会让口腔清爽
- 如果患者能够吞咽，可通过注射器（无针头）或滴管（请临终关怀护士指导）少量注射液体
- 有时，少量熟悉食物的味道或气味会让人感到舒适
- 不会说话的人有时会咳嗽、咬勺子、紧闭牙齿、转头或吐出食物让你知道他们不想吃
- 尊重患者的意愿，不要强迫他们吃或喝。通常，一个濒临死亡的人可能看起来口渴，但不能喝水。他们的口腔可能会干燥，频繁的口腔护理可能会带来安慰。用拭子保持口腔和嘴唇湿润
- 在前额使用凉爽、湿润的毛巾可能有助于提高身体舒适度

3. 定向障碍和意识错乱

濒死的患者有时看起来意识错乱。这可以以不同的方式表现出来，有时语无伦次，有时出现定向障碍，有时挑剔衣服，或者无法找到舒适的位置。意识错乱的患者需要温和地调整方向，并确保他们得到照顾。在说话之前先说出你的名字，而不是让对方猜你是谁，并且轻声清晰地说话，这通常是有帮助的。在某些情况下，可能会有躁动或意识错乱的原因，这可能需要治疗或药物治疗

如果你所爱的人感到困惑，重要的是要通知工作人员，以便他们能够评估可逆的原因

如果躁动持续且令人痛苦，可能需要一些温和的镇静药物

- 向临终关怀护士或其他临终关怀团队成员报告这些症状，他们将评估并提供关于此时你可以提供护理和支持的方式的信息
- 如果合适，轻轻地尝试重新调整患者的方向。提醒他们你是谁，你将要做什么，并指出他们周围熟悉的地标
- 通过提醒他们你的存在与支持，以及你将照顾他们并确保他们的安全，来提供安慰
- 有时限制访客可以减少意识错乱或定向障碍的程度
- 允许并承认患者可能拥有的任何经历，而不试图反驳。这种经历对他们来说是真实的，尽管对你来说可能并不真实
- 仔细倾听，在符号语言中可能存在有意义的信息
- 你可能想写一本日记，记录分享的一些有意义的事情。这可能是与其他家庭成员分享灵感和安慰的来源
- 你可能需要参考相册或图片，以便交谈

4. 失禁

当该区域的肌肉开始放松时，一个人可能会失去对膀胱和（或）肠道的控制。用尿布来保护床，让你爱的人保持干净舒适，这通常很有帮助

- 床上的成年人一次性内裤和内裤可以解决这个问题。如果需要，护士或家庭健康助理可以向你展示如何为卧床患者更换这些衣物
- 在某些情况下，护士建议将导管（管子）插入膀胱，以防止患者皮肤持续潮湿。插入导管时可能会有几秒钟的不适感，但通常根本没有被意识到
- 护士可能建议定期在皮肤上涂抹某些乳液或面霜
- 为了维护尊严，在更换护垫或提供个人护理时保证隐私。经常检查患者，确保他们保持干燥和舒适

5. 充血

接近生命终点的患者胸部经常发出咕噜声。这是由于肺部深处的小气道无法咳出正常分泌物。吸痰有时会有帮助，但在其他情况下，它可能会增加分泌物并引起不适。让患者侧身，让重力帮助排出分泌物是很有帮助的。充血的声音并不表示出现任何严重或新的疼痛

- 轻轻将患者侧身转动可能有助于重力排出分泌物。提高床头也很有帮助
- 护士可能会教你使用处方药物来干燥多余的分泌物
- 此时，患者通常张嘴呼吸。这会使口腔非常干燥，因此经常护理口腔很重要
- 如果呼吸困难，医生可能会给开吗啡类药物来缓解呼吸并提供安慰

6. 发热

随着身体衰弱，大脑中的温度控制机制也会减弱。这可能导致患者发热，或者体温下降，身体变凉。有时，一个人发热或不发热时可能会出汗和潮湿

（续框）

- 如果发热，请告知护士。通常只需要在额头上敷上一块凉毛巾，然后取下毯子。然而，如果高烧不退，临终关怀护士可能会建议服用一些药物。随着体温降低，患者可能会出汗，需要更换睡袍、睡衣和床单以提供更多的舒适度
- 考虑使用风扇或打开窗户
- 如果患者把被子掀开，重要的是要记住，即使你觉得冷，他们也可能是温暖的

7. 低体温

当你所爱的人变得虚弱时，他们的循环功能减弱。你可能会注意到他们的四肢摸起来很凉，皮肤的颜色可能会改变。手和足可能会变成紫色，膝盖、足踝和肘部可能看起来有斑点，可能看起来脸色苍白，嘴唇周围和指甲下面有蓝色的阴影。这种状态不会给人带来任何不适，是死亡过程的自然组成部分

- 使用温暖的毯子，但不要使用电热毯
- 继续轻柔地触摸患者，或者进行轻柔的按摩

化，进而死亡（见第 31 章）。

考虑到他们的长期健康状况和最终的不可治愈性，晚期患者对于在这种情况下希望如何治疗的方法各不相同。患者及其家庭的个人观点往往受到外界因素的影响，如乐观或悲观的偏见、宗教或文化信仰体系、对痛苦、死亡的恐惧，或者未完成的人生计划思考。这反映在患者及其家庭成员之间的各种合理意见中。

1. 有些人希望尝试各种可能的治疗方法。

2. 有些人希望考虑有限的治疗。例如，他们可能认为营养支持是合理的选择，但不考虑呼吸机支持。

3. 有些人可能会要求进行积极治疗的试验，但预先规定如果没有改善，他们会希望停止这些治疗，并仅用症状控制代替。

4. 其他人可能只要求非侵入性的治疗，让他们通过简单的非侵入性的措施康复，或者在舒适的环境中离世。

（五）记录

这些讨论和最终决定应记录在患者的病历中，并传达给医疗团队的其他相关成员。无论讨论结果如何，所有利益相关者都必须对濒死阶段和死亡时的计划达成共识（Hofmann 等，1997；Loggers 等，2009）。

四、临终阶段的症状管理

（一）心理社会和存在主义关怀

存在主义和心理社会问题是临终患者的主要关注点（Boudreau 和 Cassell，2010）。常见的问题包括对死亡的恐惧、与亲友有关的问题、内疚、自责、需要宽恕或被宽恕，以及围绕意义的问题。

许多患者会希望关注分离和告别、遗产问题、向他们留下的人留下某种形式的最终信息、认罪、祈祷，或者寻找精神慰藉。精神慰藉可能与宗教活动有关，如祈祷或通过特殊关系、自然或音乐进行的其他非宗教表达。对于临终的人来说，有机会说再见、表达爱意、感激或宽恕通常很重要。除非患者及其家人意识到死亡可能近在咫尺，否则这些任务通常无人关注。即使在这些有挑战性的情况下，有效的精神关怀干预措施也能减少痛苦并增强应对能力（Chochinov 等，2008；Cherny，2009；Cassell，2010；Cassell 和 Rich，2010）。这是照护临终者的重要组成部分，第十七篇对此进行了详细讨论。

（二）生理症状

虚弱、疲劳和食欲不振的生理问题在这一阶段变得更加突出。矛盾的是，尽管对患者来说，这些问题往往被边缘化。但在家庭成员中，它们可能会导致巨大的痛苦。

相比之下，与舒适相关的症状变得越来越重要，尤其是控制不佳的疼痛、严重呼吸困难、谵妄、恐惧和焦虑、呼吸道分泌物。主动评估和制订治疗计划至关重要，尤其是当患者变得无法沟通时（Lacey 和 Sanderson，2010）。

虽然这些问题在本书的其他地方有详细介绍，但我们将在特定的生命末期场景下回顾这些问题。

（三）停止非必要药物和干预措施

非必要药物和干预措施可能会带来负担，只有那些继续服务于相关护理目标的药物和干预措施才应该继续。只有促进患者舒适的基本药物才应该被继续使用，并且应该通过能够提供充分缓解的微创途径进行给药。

同样，不利于安慰的非必要观察和调查也应予以审查，并尽量中止。家属无微不至的照护应舒适为主要目标（Abraham，2005）。当延长患者有限的生命和（或）优化患者互动能力仍然是相关和可

实现的考虑因素时，这些可能会影响关于药物和监测的决定。因此，如果患者或家属对不造成患者伤害的药物（如抗生素）的停药持保留意见，他们的意见通常应占上风，并应继续用药（Lacey 和 Sanderson，2010）。

当有人担心伤害时，提出一个有时间限制的治疗试验，并有计划地重新评估其优点。

应继续进行疼痛治疗和症状控制。如果患者无法安全吞咽口服药物，给药途径应改为经皮给药和（或）胃肠外给药。当使用胃肠外给药途径时，如果患者有已建立的静脉通路装置，则可以使用，否则首选皮下途径。

按需药物应用于晚期常见症状，特别是疼痛、呼吸困难和预计恶化或危急情况（如癫痫发作、气道阻塞、出血等）。在所有情况下，需要定期对患者进行药物监测和调整，特别是如果肝或肾功能恶化，可能会改变药物代谢或排泄（表 104-2）。有关进一步指导，见 NICE（2015）指南。

表 104-2 濒死期患者症状管理的基本药物

症状 / 指示	药 物	路 径	剂 量	注射器驱动（SD）24h 以上
疼痛				
	吗啡或类似的阿片类药物	SC/IV 注射或经皮	将口服药物转换为肠外或经皮药物	大多数阿片类药物与大多数药物在 SD 中是兼容的
神经性疼痛	利多卡因 / 氯胺酮 / 美沙酮	SC/IV	如果神经性疼痛需要继续或开始，或如果临床需要更换口服抗神经性药物	是
呼吸困难				
	吗啡或同等的阿片类药物	SC/IV 注射	吗啡 1～2.5mg，q4h，SC，用于阿片类药物呼吸困难	SD 总剂量 24h
伴随焦虑	劳拉西泮	SL 片	0.25～1mg，TDS	
难治性呼吸困难	咪达唑仑	IV/SC	1～5mg，q4h	估计 24h 总剂量，SD
恶心				
如果需要促胃肠动力药很有用	甲氧氯普胺	SC 或 IV	10～20mg，TDS-QID，或 SD 超过 24h	30～80mg/24h，SD
最主要	氟哌啶醇	SC 或 IV	0.5～1.5mg，BD-TDS	1～15mg，SD，24h。通常可达 5mg
最主要	左美丙嗪	SC	6.25～12.5mg，QID	25～100mg/24h
最主要	环丙嗪	SC	25～50mg	300mg/24h，SD，兼容性问题
胃肠道梗阻				
伴有腹痛	丁溴东莨菪碱（溴化氢胸苷）	IV 或 SC	20～40mg，QID	高达 240mg/d
伴有顽固性呕吐	奥曲肽 雷尼替丁	IV 或 SC	奥曲肽 100～300μg TDS，50mg TDS，IV，或雷尼替丁 SC	高达 1200mg/24h 奥曲肽，150～200mg 雷尼替丁
终末期躁动 / 激动 / 难治性多动谵妄				
需要抗精神病药	氟哌啶醇	SC 或 IV	1.5～5mg，TDS，SC	3～15mg/d
	左美丙嗪	SC	25～50mg，QID	高达 200mg/d
	奥氮平	PO（晶片）或 IV	2.5～10mg，BD	
	盐酸氯丙嗪	PR/IV	50～100mg，BD	

（续表）

症状 / 指示	药　物	路　径	剂　量	注射器驱动（SD）24h 以上
需要苯二氮䓬类药物	咪达唑仑	SC/IV	2.5～5mg，q4h	高达 80mg/d
	氯硝西泮	SL/SC	0.5～1mg，TDS	SC，SD，兼容性问题
需要其他镇静药	见终端镇静部分			
呼吸道分泌物				
无意识	东莨菪碱	SC	0.4mg，q2～q4h	2.4mg/24h
有意识	乙吡咯烷酸盐	SC	0.2～0.4mg，q2～4h	2.4mg/24h
急性危机事件				
需要镇静（见其他镇静药物）	咪达唑仑	SC 或 IV	2.5～10mg，立即和 q2h 按需	考虑持续给药
急性疼痛综合征	吗啡或肠外阿片等效物	SC 或 IV	阿片类药物初始剂量为 10mg 或阿片类总剂量的 1/6	考虑增加基线 24h 剂量
突发疾病				
急性和维护	咪达唑仑	SC，IV，经口	2.5～10mg，立即或持续	10～20mg 用于预防癫痫发作
	氯硝西泮	SL 滴入，或 SC 安瓿	0.5～1mg，立即，BD	1～2mg 连续用于预防癫痫发作
焦虑 / 痛苦	咪达唑仑 / 氯硝西泮 / 劳拉西泮	IV/SC 或 SL	见呼吸困难和躁动相关内容	如果需要持续镇静

BD. 每日两次；h. 小时；IV. 静脉注射；PO. 口服；PR. 直肠给药；q. 每 ......；QID. 每日四次；SD. 注射器驱动装置（如 Grasby）；SC. 皮下注射；SL. 舌下给药；TDS. 每日三次

（四）疼痛

有效管理疼痛至关重要。基于一个预防原则，即疼痛可能再次出现并引起痛苦，在大多数情况下，镇痛药应该继续使用。由于大多数临终患者无法吞咽，镇痛药可以通过非口服途径给药，最常见的是经皮给药或肠内给药。所有只能口服给药的药物，如一些辅助镇痛药，都应进行审查并通常停用。然而，如果这导致疼痛加剧，则可能需要增加阿片类药物的剂量以确保镇痛效果，或者可需要考虑肠外给药替代辅助药物（有关疼痛管理的详细信息，见第七篇）。

（五）呼吸困难

随着死亡的临近，呼吸困难是生命最后几个月一种非常常见的症状，其患病率、严重程度和相关的痛苦都会增加（Ben-Aharon 等，2008；Lasey 和 Sanderson，2010；Kamal 等，2012）（见第 58 章）。濒死期有多种因素导致患者呼吸困难。尽管继续处理呼吸困难的可逆原因（如胸腔积液或肺炎）可能是合适的，但接近死亡的呼吸困难往往更难干预。相对难治性呼吸困难的原因包括肿瘤阻塞呼吸道、衰弱、限制性呼吸因素，如胸壁疾病、室性胸腔积液无法引流、癌性淋巴管炎、胸膜浸润或难治性积液、弥漫性广泛肺病变和严重的感染（Lacey 和 Sanderson，2010）。

使用口服或非口服阿片类药物缓解呼吸困难的症状管理至关重要（Allard 等，1999；Ben-Aharon 等，2008）（框 104-3）。苯二氮䓬类药物可能有助于减少与呼吸困难相关的恐慌和焦虑，但尚未证明能改善呼吸困难本身。氧气疗法可能有助于缓解呼吸困难，但前提是患者缺氧（Booth 等，2004；Gallagher 和 Roberts，2004；Cranston 等，2008；Uronis 等，2008）。一些简单的非药理学方法，如风扇（在面部产生凉风）和患者定位可能会有所帮助。对于即将死亡的非常虚弱的患者来说，需要集中注意力的放松和呼吸技术可能太难了（Zhao 和 Yates，2008）。

在生命末期出现严重难治性呼吸困难的情况下，

框 104-3　生命末期呼吸困难治疗的药物选择
对于首次使用阿片类药物的患者
开始剂量为 2.5～5mg 吗啡 SC，每 4 小时定期或按需即可。如果对吗啡不耐受，可以尝试同等剂量的阿片类药物代替。然而，大多数关于呼吸困难的研究都使用了吗啡，缺乏其他药物的证据。在可接受的情况下向上滴定
对于已经服用阿片类药物的患者
将常规吗啡（或阿片类替代药物）剂量增加 25%（最多 50%），这表明是有效和耐受的，尽管关于剂量增量最有效的证据有限。因此，开始降低并滴定或最初添加总剂量按需的 25% 是可接受、安全的做法
添加苯二氮䓬类药物
用于与剧痛相关的难治性呼吸困难的二线治疗
咪达唑仑 2.5mg，每天 4 次，或者劳拉西泮 0.5～1mg，每天 3 次，舌下给药
难治性呼吸困难类
阿片类药物和苯二氮䓬类药物 / 镇静药的组合可用于治疗剧痛

经许可转载，改编自 Lacey，J.and Sanderson，C.(2010).The Oncologist's Role in Care of the Dying Cancer Patient.Cancer J.16(5)：532-41.DOI：10.1097/PPO.0b013e3181f2894c.

可能需要缓和镇静以减少对痛苦的感知，以提供足够的症状控制。

（六）谵妄和躁动

谵妄在接近死亡的患者中非常常见，对其进行筛查时，在 88% 的死亡患者中观察到谵妄（Lawlor 等，2000a，2000b）（见第 74 章）。难治性谵妄且治疗干预无效，是一个不良的预后因素，通常预示着晚期（Maltoni 等，2012）。生命末期难治性和持续躁动性谵妄的问题通常被称为“终末期躁动症”（Brajtman，2005）。

谵妄可能是低活动性或高活动性的（de Rooij 等，2005）。虽然人们普遍认识到，躁动性谵妄对家庭、护理人员和医疗保健专业人员来说都是令人痛苦的（并且常常会对其他患者造成干扰），但低活动性谵妄的思维紊乱状态也可能会对患者和家属造成相当大的困扰（Leonard 等，2008；Chochinov 和 Breitbart，2009；Lacey 和 Sanderson，2010）。

在临终阶段，谵妄管理的主要目的是（尽可能地）维护患者尊严，减少焦虑（以及患者和护理人员的相关风险），缓解幻觉、妄想和不安（Caraceni 和 Simonetti，2009）。可能适用于特定干预措施的躁动原因，如癫痫持续状态、静坐不能、血清素综合征、肌阵挛、缺氧、闭孔患者的身体疼痛或不适（如瘙痒、尿潴留或粪便嵌塞）、药物毒性或反常反应（White 等，2007），并且是否需要或不需要干预取决于当前的护理目标和患者接近死亡的程度。当没有其他原因时，这可能构成所谓的“终末期躁动症”（Lacey 和 Sanderson，2010）。

临终时的谵妄症状需要通过同情、安慰，以及结合药理学和非药理学方法的方法来解决，以缓解这种情况和相关的痛苦（Breitbart 和 Alici，2008）。治疗晚期躁动和谵妄的药物包括抗精神病药物，可通过不需要协调吞咽的给药途径给药。氟哌啶醇、左美丙嗪、利培酮或奥氮平等药物可通过胃肠外给药。奥氮平可作为可溶性舌下片给药，氯丙嗪可通过直肠给药（Agar 等，2017）。苯二氮䓬类药物可能需要更快地控制焦虑和焦虑，但如果单独使用，它们偶尔会引起矛盾性焦虑（Hui 等，2017）。通常，应使用最低有效剂量（见第 74 章）。

难治性躁动性谵妄可能需要使用镇静。

（七）终末期分泌物（死前喉鸣）

在死亡前的最后几小时到几天，终末期分泌物（“死前喉鸣”）是常见的，特别是对于可能担心患者处于痛苦中的家庭成员照护者来说，这可能成为痛苦的来源（Morita 和 Hyodo，2004）。

这一现象的两种机制已被假定：①上呼吸道的唾液和分泌物聚集可能会导致喘鸣，吞咽反射减弱、吞咽困难和无法有效咳嗽会加剧这种情况，这被称为 I 型死前喉鸣或“真正”的死前喉鸣（Bennett 等，2002；Wildiers 和 Menten，2002）；②Ⅱ型喉鸣的特征是支气管分泌物汇集。残留分泌物的原因可能是肿瘤引起的支气管出血、感染、吸入性肺炎、支气管或肺泡出血、气道阻塞、肺水肿或气管食管瘘（Bennett 等，2002；Mercadante 等，2011）。后一种类型的分泌性喉鸣可能对抗毒蕈碱 / 抗胆碱能药物没有反应。

尚未发现水化与死前喉鸣的发展之间存在显著关联（Ellershaw 等，1995；Morita 和 Hyodo，2004）。真正（Ⅰ型）的死前喉鸣是接近死亡的有力预测因素，在一项研究中，76% 的患者在发病 48h 内死亡（Wildiers 和 Menten，2002；Lacey 和 Sanderson，2010）。

缓解喘鸣和死前喉鸣的护理方法包括：①让患者侧卧，以便进行体位引流；②口咽抽吸；③沟通，向家人和护理人员解释这并不表示患者痛苦。

抗毒蕈碱药物可能有助于Ⅰ型死前喉鸣，也通常作为所有类型死前喉鸣的治疗方法。尽管使用抗毒蕈碱药物治疗晚期分泌物的效果仍不明确（Jansen 等，2018），但最常用的药物是阿托品 0.5mg SC/IV、丁溴东莨菪碱 20mg SC/IV 或东莨菪碱 0.25mg SC/IV

或在 72h 内释放 1mg 的东莨菪碱贴片，但支持性证据有限。抗毒蕈碱类药物减少唾液分泌的有效性证据来自单剂量研究，以及对 333 名患者进行的三种抗胆碱能药物的随机试验（Wildiers 等，2009；Lacey 和 Sanderson，2010）。这项研究显示，高达 76% 的患者对Ⅰ型死前喉鸣产生了有益的反应，但对支气管分泌物（Ⅱ型）的效果要差得多。虽然支持这一做法的证据很少，但在尽可能避免不良影响的情况下，治疗试验是合理的（Wee 和 Hillier，2008；Mercadante 等，2011）。

重要的是要让家属放心，尽管终末期分泌物可能会让他们感到痛苦，但很少会让患者感到痛苦。

五、解决功能下降和需求增加问题

随着疾病的进展和整体功能的下降，能独立进行日常生活活动的能力也随之下降。体位变换可能需要帮助，照护的环境可能也经常需要修正，以改善接近性、安全性和舒适性。如果条件允许，职业治疗师和物理治疗师的介入是非常有帮助的，最好在终末期到来之前就介入。

（一）活动、皮肤和口腔问题

临终患者的照护需要细致，并采用积极的方法监测症状和痛苦。常见的照护问题包括无法活动、压疮护理、膀胱和肠道护理、分泌物、口干燥症、异味。其中，口腔护理是一项尤为经常被低估的重要护理任务。

对于濒死患者，测量和记录与舒适无关的常规检测活动（如脉搏和血压）是不必要的，可以停止，除非患者或其家庭成员提出了宗教、文化或其他问题（Cherny 等，1996；Lacey 和 Sanderson，2010）。

（二）肠道和膀胱功能

尿失禁、活动能力下降影响如厕选择，以及尿潴留都是潜在的问题。这些会影响人的尊严感，应该谨慎处理。通常需要导尿，如果没有尿潴留的证据，则需要失禁垫。担心尿量减少可能由尿潴留引发时，膀胱超声扫描可能有助于避免不必要的导尿。

如果患者感到不舒服，可以适当灌肠以保持正常的肠道运动。粪便嵌塞和尿潴留很容易被忽视，当患者感到痛苦和躁动时，应该经常考虑。

六、生命末期的难治性痛苦

濒死患者无法控制的痛苦属于医疗紧急事件（Cherny，2009）。有时，当患者接近生命尽头时，所有标准的姑息治疗都无法缓解其症状和痛苦（Lacey 和 Sanderson，2010）。姑息性镇静是晚期不治之症患者缓解严重难治性症状的最后选择。最常见的症状包括躁动性谵妄、呼吸困难、疼痛和抽搐。

“难治性”一词指的是“尽管积极努力寻找一种不损害意识的可耐受治疗，但仍不能充分控制的症状”（Cherny 和 Portenoy，1994；Cherny，2006）。当进一步的侵入性和非侵入性干预：①无法充分缓解；②与过度和无法忍受的急性或慢性发病率相关；③在可容忍的时间范围内不太可能提供缓解时，使用该术语（Cherny 和 Portenoy，1994）。

当病危患者的症状难以控制时，应将“难治性”症状与“难控制的”症状区分开来（难控制的症状可能在可容忍的时间内对非侵入性或侵入性干预产生反应，并产生足够的缓解和保持意识，而没有过度的不良反应）。

（一）评估和咨询

濒死患者极度痛苦是一种医疗紧急事件，需要紧急进行姑息评估与治疗。如果在姑息治疗方面没有专家，强烈建议电话咨询。

在这种情况下，对患者的评估应包括回顾病史、进行所有相关调查和体格检查。特别是，评估应考虑并排除由可治疗的疾病并发症或其治疗引起的急性恶化。急性恶化的常见可治疗原因包括败血症、可逆的代谢并发症、药物毒性，以及常见事件，如胸腔积液、心脏压塞、输尿管梗阻、上气道梗阻、胃肠梗阻、活动性出血、尿潴留或颅内压升高。评估应包括预后评估，以估计死亡预计在几分钟至几小时、几小时至几天、几天至几周或更长时间内（Cherny 和 Radbruch，2009）。

个别临床医生因照顾具有挑战性的患者而感到情绪疲劳和不堪重负时可能会影响决策，因此在评估具有挑战性的病例时，病例会议的方法是谨慎的。有时，特别在如果不确定是否已经考虑了所有缓解痛苦的相关选择时，咨询其他领域的专家（如精神科医生、麻醉师、疼痛专家、肿瘤学家和专科护士）是很重要的。

（二）获得知情同意

在非危急情况下，如果镇静被认为是必要的，在具有决策能力的患者的管理中能够充分缓解不适，则应讨论拟议镇静的目的、益处和风险。这应包括关于镇静深度（控制痛苦所需的最低限度）和潜在风险，包括呼吸抑制的讨论。一般而言，如果患者允许，应在重要家庭成员的参与下进行讨论。这一共同的过程往往会在机会仍然存在的情况下引发患者及其家属之间的重要讨论。

如果成年患者缺乏决策能力且没有预先指示，则需要从法律认可的代理人处获得许可（Cherny 和 Radbruch，2009）。

在儿童临终护理中应用镇静需要父母同意。对于能够参与关于照护讨论的儿童，应以适合其年龄的方式讨论照护选项，以取得他们的同意（Postovsky 等，2007；Fraser 等，2010）。

在照护没有任何记录的预立医疗指令或医疗保健代理人的晚期患者及在濒死期处于严重痛苦中的患者时，提供安慰措施（如有必要，包括使用镇静）是默认的"标准"。

（三）镇静治疗

在这种情况下最常用的药物是咪达唑仑，这是一种短半衰期的苯二氮䓬类药物，起效快（Burke 等，1991；Power 和 Kearney，1992；Johanson，1993；Morita 等，1996；Burke，1997；Collins，1997；Nordt 和 Clark，1997；Chater 等，1998；Fainsinger 等，1998）。其他选择还包括左美丙嗪（Oliver，1985；O'Neill 和 Fountain，1999）、氯丙嗪（McIver 等，1994；LeGrand，2002）、苯巴比妥（Greene 和 Davis，1991；Truog 等，1992）或丙泊酚（Mercadante 等，1995；Moyle，1995；Collins，1997；Tobias，1997；Krakauer 等，2000）（框 104-4）。

在所有情况下，镇静药的管理最初需要剂量滴定，以达到充分的缓解。一旦达到这一目标，患者将需要持续治疗以确保维持效果（Cherny，2006）。

比例镇静要求深度应是达到充分缓解痛苦所必需的最小深度。除生命结束时的紧急情况外，一般应首先尝试间歇或轻度镇静。一些患者（但不是全部）需要深度镇静；然而，对于许多患者来说，"有意识的镇静"状态保留了对言语刺激做出反应和互动的能力，可能会提供足够的缓解。当轻度镇静无效时，应使用深度镇静（Cherny 和 Radbruch，2009）。

在讨论确定的时间间隔后，剂量可逐步减少，重新建立清醒，以重新评估患者的病情或以便预先计划家庭讨论的实施（当然，这是一种潜在的不稳定情况，清醒可能无法立即恢复，难治性症状可能再次出现，或者可能随后死亡，应向患者和家属解释）。

框 104-4 姑息治疗中用于镇静的药物

已发表的文献描述了镇静在治疗临终难治性症状中的应用，这些文献是轶事，涉及阿片类药物、神经抑制药、苯二氮䓬类药物、巴比妥酸盐和丙泊酚的使用

苯二氮䓬类药物

- 咪达唑仑（Burke 等，1991；Power 和 Kearney，1992；Johanson，1993；Morita 等，1996；Burke，1997；Collins，1997；Nordt 和 Clark，1997；Chater 等，1998；Fainsinger 等，1998）
  - 药理学：水溶性、短效苯二氮䓬。代谢成亲脂性化合物，迅速渗透到中枢神经系统。由于快速再分配，作用持续时间短，因此通常需要持续输注来维持效果
  - 优点：起效快，可 IV 或 SC 给药
  - 起始剂量：0.5～1mg/h，根据需要 1～5mg/h
  - 通常有效剂量：1～20mg/h
  - 不良反应：反常躁动、呼吸抑制、持续输注后剂量迅速减少时停药、耐受性
  - 拮抗药：氟马西尼

精神安定药 / 抗精神病药物

当患者出现谵妄症状和体征时，抗精神病药物可能有效。谵妄是一种急性精神错乱状态，很难与焦虑症区分开来，但区别很重要，因为作为谵妄初始治疗的阿片类药物或苯二氮䓬类药物可能会使症状恶化

- 左美丙嗪（Oliver，1985；O'Neill 和 Fountain，1999）
  - 概述：是一种抗精神病药物吩噻嗪
  - 优点：起效快，谵妄时具有抗精神病作用，可口服或肠外给药（IV、SC 或 IM）
  - 起始剂量：持续输注 12.5～25mg 和 50～75mg 的静态剂量
  - 通常有效剂量：每 8 小时和每 1 小时按需 12.5mg 或 25mg，用于突破性躁动或最多 300mg/d 连续输注
  - 不良反应：直立性低血压、反常躁动、锥体外系症状、抗胆碱能作用
- 氯丙嗪（McIver 等，1994；LeGrand，2002）
  - 概述：可口服广泛使用的抗精神病药物，胃肠外注射（IV 或 IM）和直肠注射
  - 优点：对谵妄患者的抗精神病作用
  - 起始剂量：静脉注射或 IM 每 4～12 小时 12.5mg，或者 3～5mg/h 静脉注射或每 4～12 小时 25～100mg 直肠注射
  - 通常有效剂量：胃肠外注射 37.5～150mg/d，直肠注射 75～300mg/d
  - 不良反应：直立性低血压、反常激动、锥体外系症状、抗胆碱能作用

巴比妥类药物和麻醉药

巴比妥类药物和丙泊酚能可靠且迅速地导致昏迷，由于作用机制不同于阿片类药物和苯二氮䓬类药物，因此它们可能适用于对这些其他药物产生极度耐受的患者。它们没有镇痛作用，因此，阿片类药物可能对疼痛患者是必要的

- 苯巴比妥
  - 概述：巴比妥类药物（Greene 和 Davis，1991；Truog 等，1992）
  - 优点：起效快，抗惊厥
  - 剂量：1～3mg/kg SC 或静脉推注剂量，然后开始输注 0.5mg/（kg · h）

（续框）

- 通常维持剂量：50～100mg/kg
- 不良反应：老年人反常兴奋、低血压、恶心和呕吐、Stevens-Johnson 综合征、血管性水肿、皮疹、粒细胞缺乏症、血小板减少症
- 丙泊酚
  - 概述：丙泊酚与短效巴比妥酸盐非常相似，但作用时间短、起效速度快（Mercadante 等，1995；Moyle，1995；Collins，1997；Tobias，1997；Krakauer 等，2000）。这些特征使得滴定相对容易（Krakauer 等，2000）
  - 剂量：在一份报道中，患者开始服用 20mg 的负荷剂量，然后输注 50～70mg/h（Mercadante 等，1995）

经许可转载，改编自 Cherny，N.I.on behalf of the ESMO Guidelines Working Group.(2014).ESMO Clinical Practice Guidelines for the management of refractory symptoms at the end of life and the use of palliative sedation.*Ann Oncol*.25(Suppl 3)：iii143-52.DOI：10.1093/annonc/mdu238.

在某些情况下，可以一开始就进行深度镇静，一直持续到死亡，即持续深度镇静。如果痛苦很强烈、肯定难以治愈、预计会在相对较短的时间内死亡，并且患者明确希望永远不知情，或者在生命终结的灾难性事件（如大出血）或严重的终末期呼吸困难中，可以首选这种方法。

稳定、持续的镇静可通过持续输注或间隔适当的间歇给药来维持。给药途径通常为静脉注射或皮下注射。在某些情况下，药物可通过直肠或胃造口给药。在所有情况下，建议提供紧急补剂以控制突破性症状（Cherny，2006）。

（四）患者监测

一旦获得足够的缓解，患者监测参数和进一步剂量滴定的作用由照护目标决定。

- 当照护目标是确保患者在未来几分钟到几小时内舒适平静地死亡时，持续观察的唯一关键参数是与舒适有关的参数。监测呼吸频率主要是为了确保没有呼吸窘迫和呼吸过速。对于濒死的患者，呼吸的逐渐恶化是可以预料的，但不应仅仅作为减少镇静的理由。
- 如果患者希望减少镇静，并且预计患者在未来数小时内不会死亡，应努力保持生理稳定。在这种情况下，应定期监测镇静水平和常规生理参数，如心率、血压和氧饱和度。如果患者出现呼吸抑制症状，如严重打鼾和（或）突然出现呼吸暂停，应降低镇静药的剂量，在某些情况下，可适当滴定苯二氮䓬类拮抗药（氟马西尼）（Cherny 和 Radbruch，2009）。

（五）镇静患者家属支持

服用镇静药的情况通常会让家庭成员非常痛苦。应该允许并鼓励家人与患者在一起，在许多情况下，告别的机会可能至关重要。

家属需要医疗团队的大力支持，这可能包括倾听家人的担忧（这在这种情况下很常见）、关注悲伤和身体 / 心理负担，以及内疚或愤怒的感觉。照护团队应向家属提供如何照护患者的建议，例如，与患者在一起、交谈和触摸患者、提供口腔护理及管理患者护理氛围（例如，提供患者最喜爱的音乐、气味、唱最喜爱的歌曲、祈祷或阅读）。

使用镇静药患者的家庭有大量的信息需求，他们需要随时了解患者的健康状况和预期后果，以及关于患者病情、痛苦程度、预期变化的定期信息更新，或者在适当的情况下死亡即将到来的通知，以及濒死期的预期情况。

家属通常需要得到反复保证，所有其他方法都经过了充分地试验和（或）仔细考虑，镇静不可能缩短患者的寿命，如果需要，可以停止或减轻镇静。

患者死亡后，应邀请家属与护理人员会面。通常，他们想表达感谢，但在许多情况下，这提供了一个发泄悲伤的机会，并提出他们对生命最后几天所给予的照顾可能怀有的任何突出的担忧。

（六）特殊环境下的镇静

1. *紧急姑息镇静*　这是指使用镇静来紧急缓解垂死患者的急性压倒性症状。紧急情况可能包括大出血、窒息、严重的晚期呼吸困难或压倒性的疼痛危机（Falk 和 Fallon，1997；Nauck 和 Alt-Epping，2008；Bishop 等，2009）。应对灾难性情况进行的应急管理计划应提前准备，并与患者、家属和医疗保健提供者进行讨论。

如果患者在家，应准备镇静药物，讨论明确的应急管理计划，并提供明确的书面指示。如果预计会出现这种情况，并且家庭成员或其他家庭护理人员认为他们无法承担这一责任，则应考虑住院护理。

2. *难治性存在或心理困扰*　有时，患者在接近死亡时要求镇静以缓解焦虑或存在的痛苦。这仍然存在争议，因为要确定这些症状是真正难治的要困难得多：这些症状的严重程度往往会波动，心理适应和应对并不罕见，标准的治疗方法不会带来负担，也不会产生有问题的不良反应，即使死亡尚未迫在眉睫，这些症状也可能出现（Rousseau，2005；

Taylor 和 McCann，2005）。

EAPC 指南试图通过以下警告来解决这一问题（Cherny 和 Radbruch，2009）。首先，该方法仅适用于非常接近死亡的患者。其次，艰难地指定“只能在与患者及其家人建立了关系的心理护理专家进行了一段时间的反复评估后，以及对焦虑、抑郁和存在困扰的常规治疗方法进行了试验”（Cherny 和 Radbruch，2009）。最后，“因为这种情况的复杂性和多因素性，评估应在多学科讨论的背景下进行，包括来自精神病学、牧师和伦理学代表，以及在床边提供照护代表”（Cherny 和 Radbruch，2009）。

在罕见的“这种策略确实适当且与情况相称的情况下，应在预先商定的时间间隔后，以计划减少滴定的方式，在 6～24h 内临时启动”（Cherny 和 Radbruch，2009）。只有在反复进行间歇性强化治疗的临时镇静试验后，才应考虑持续镇静。

（七）临终阶段的营养和水化问题

在生命的最后几天到几周，厌食症、体重减轻和吞咽困难是常见的。在疾病相关的吞咽困难或肠梗阻患者中，维持充足营养摄入的能力降低。身体虚弱、认知能力下降或其他因素会增加误吸风险，并可能进一步削弱一个人的进食能力。口服摄入量的减少通常会让家庭成员感到痛苦，家庭成员通常会通过肠内或肠外途径要求人工营养（Lacey 和 Sanderson，2010）。

随着患者意识水平的恶化，误吸风险增加，患者获益的可能性较小。没有证据表明人工营养可以延长垂死患者的生存时间或提高生活质量。对停止或不开始肠内或肠外喂养的担忧往往与患者及其家属仍然抱有延迟或避免死亡的期望和希望密切相关（McClement 等，2003，2004）。

一项关于生命末期补液的 Cochrane 系统综述（Good，2014）未显示补液有任何显著益处。然而，它的结论是仍然没有足够的高质量研究为临床实践提供明确的建议。这种模糊性反映在态度和实践各不相同的临床实践中。一些“患者、家庭成员和临床医生可能认为继续补液是一种无负担的人道支持干预，代表了一种减少（实际上可能构成）痛苦的手段”（Cherny 和 Radbruch，2009）。然而，对于其他人来说，补液可能被视为“对不可避免的死亡的一种多余的阻碍，可以适当地撤销，因为它无益于患者舒适照护的主要目标”（Cherny 和 Radbruch，2009）。

“通常情况下，患者会要求减轻痛苦，但却没有给予补液和营养方面的指导”。在这种情况下，家庭成员和医疗保健提供者必须根据患者的最大利益，就什么是道德上可接受的计划达成共识（Cherny 和 Radbruch，2009）。

过度的补液，特别是在低白蛋白血症患者中，可能会加剧水肿和不适，如果提供补液干预，应警告家属，水肿恶化或其他液体超载的迹象将是停止治疗的原因（Hanks 等，2009；Lacey 和 Sanderson，2010）。如果人工补液和（或）营养疗法的不良反应加剧了患者的痛苦并造成伤害，那么就不应继续使用。

如果家庭关心液体的需求，提供温和的补液是合理的。如果决定在生命的最后几天输液，并且患者没有静脉通路设备，SC 途径通常耐受良好，以这种方式可在 24h 内输送 1～1.5L 生理盐水（Bruera 等，2013）。

应使家庭成员放心，保持良好的口腔卫生可大大减轻口渴和不适的感觉。

（八）在临终患者的床边

在临终患者床边的临床医生应确保患者的痛苦症状得到充分缓解，并为悲伤的家属提供支持、同情和指导。这通常包括回应那些询问会发生什么的家庭成员，以及如何识别死亡即将发生。一旦获得足够的安慰，临床医生应向家属保证患者没有痛苦或不适。

在这个时候，不同的家庭需要不同程度的专业支持。当家庭支持有限或应对能力薄弱时，更高水平的医疗人员参与是有价值的。当有强大的家庭支持时，对于临床医生来说，承认家人和朋友在这一刻的首要地位就足够了，承认他们可能想要单独在一起，但如果必要的话，可以提供帮助。

（九）死亡来临和死后

当患者明显感到呼吸急促，即将死亡时，应向家属解释，并保证（如果情况属实）患者看上去很舒服，没有痛苦。

认识和尊重与死亡有关的文化和（或）宗教习俗很重要。如果死亡发生在机构内，应遵循必要的文化习俗。在死者去世时，家人通常会为死者交谈和哭泣，亲吻和拥抱他们。来自临床医生的慰问对于一个痛苦的家庭来说可能是非常欣慰的。

在可能的情况下，应为家属提供充分的私密空间，并在患者死亡后有时间与其遗体在一起。

大多数姑息治疗服务提供丧亲支持(见第 75 章)。受患者疾病和死亡严重影响的家庭或家庭成员可能在患者死后需要丧亲支持。成年家庭成员可能需要指导，才能意识到依赖、悲伤的孩子何时需要帮助。父母去世时，为孩子提供适合年龄的悲伤和丧亲咨询通常对孩子和父母都有帮助（Auman，2007；Sandler 等，2010）。

（十）艰难的生命结束场景

一些生命结束的场景本质上比其他场景更困难。

突发的威胁生命的意外事件

这些包括意外的突发事件，如创伤、术后并发症、严重败血症、急性、可能可逆的疾病治疗失败，以及其他与治疗相关的死亡情况。这些临终场景通常伴随着震惊和缺乏准备，这是由于它们的发生出乎意料的性质，由于预期会有更好的结果产生失望和对护理人员的信任危机，以及突然面对失去亲人的可能性而没有足够的时间为分离和失去做准备。对于意外的突发事件，需要谨慎采取行动，减轻痛苦，并为家庭和照顾者提供适当的支持。对于那些有预立医疗照护计划的人来说，沟通和尊重计划是提供照护的一个重要方面。为患者、家庭和团队做好准备可能很难做到，悲伤和丧亲支持成为护理中非常重要的一部分。

年轻父母、青年（青少年）和儿童的死亡在本质上更加困难，因为他们面临着常规的生活期望：期望父母在场养育和抚养他们的孩子，期望孩子有机会成长和发展。对破裂的关系、艰难的悲痛及没有正常家庭结构的应对的预期，以一种与老年人正常死亡不同的方式挑战和对抗所有参与者。青年和年幼的孩子及其家人通常会要求更积极的治疗，甚至在生命的最后阶段。在这里，照顾家庭和为所有相关人员提供早期心理社会支持至关重要。

最后，有时其他的情境因素使临终关怀更具挑战性，其中包括照顾缺乏支持和友谊的社会孤立者。对于一些群体来说，临终关怀可能需要一种独特、周到、有计划的方式。这在对被监禁或患有精神疾病的绝症患者、隔离病房患者和重症监护室患者的照护方面尤其重要。隔离或监禁的患者可能很少获得适当的多学科照护，在这些情况下，调整有限的资源和动员充分的支持是一项重要挑战。

七、生命末期照护的专业方面

同事之间的沟通

跨学科团队需要强大的沟通渠道，以确保所有人都“在同一战线上”，以及患者及其家属收到关于疾病阶段、预后和护理目标的一致信息（Lacey 和 Sanderson，2010）。

工作人员之间的冲突和焦虑及道德困境往往源于缺乏沟通。此外，对于初级护士和医生等工作人员来说，他们不经常照顾临终患者，整个过程可能是痛苦和矛盾的。重要的是要解决这种痛苦，承认患者的死亡和家属的痛苦可能对他们产生的影响，并为发泄情绪和讨论如何应对提供帮助。这可能会以结构化的专业监督、汇报、讨论的时间和空间，以及高级团队成员愿意对陷入困境的工作人员做出回应。这些是支持工作人员的重要机会，有助于促进重要技能和应对能力的提升，使他们能够成为有效的临终关怀提供者（Lacey 和 Sanderson，2010）。

对于许多治疗团队成员来说，他们与患者建立了长期的联系和密切的关系。临床医生自己可能对这些关系有悲伤的感觉，需要得到认可，有机会表达自己的感受并得到同伴的支持。

结论

在生命限制性疾病的最后阶段，护理患者需要高度的临床警惕和技能，以确保从生到死的过渡尽可能不受痛苦和不适。虽然许多人都希望死得舒适，但在所有情况下，人们都可以尽量让这种经历尽可能地不那么糟糕。

这类患者照护的复杂性通常需要包括医生、护士、社会工作者和其他卫生人员在内的医疗团队的跨学科合作，并具有高度的临床灵活性，以满足患者和家庭不断变化的需求。

尽管参与这一过程对临床医生的情感资源和医疗技能构成了挑战，但是在帮助确保“更好的死亡”方面，职业满足感得到极大提升，因为减轻痛苦是医学努力和人类同情心的核心。

致谢

经许可转载，引自 Cherny，N.I.and Radbruch，L.（2009）.European Association for Palliative Care（EAPC）recommended framework for the use of sedation in palliative care.Palliat Med.23（7）：581-593. DOI：10.1177/0269216309107024.

第十九篇　伦理问题

Ethical issues

第 105 章　晚期疾病患者护理中的实用生物伦理学　/ 919

第 106 章　在生命即将结束时请求无效或不适当的干预　/ 929

第 107 章　多元文化世界中的自主性和共同决策　/ 935

第 108 章　告知真相和知情同意　/ 941

第 109 章　儿童缓和医疗中的伦理　/ 947

第 110 章　医生协助死亡的伦理问题　/ 952

第 111 章　不给予和撤除生命支持治疗（包含人工营养和水分）　/ 960

第 112 章　临终姑息性镇静的医学和伦理考虑因素　/ 968

第 105 章　晚期疾病患者护理中的实用生物伦理学

Practical bioethics in the care of patients with advanced illness

Robert C. Macauley　著

程明明　程钰雯　译　　袁　玲　校

姑息医学临床医生经常遇到最佳行动方案不明确的情况，这些情况的范围从古老的问题（如什么构成“好的死亡”）到因技术创新产生的新困境（如心室辅助装置是否可以代表目的地和桥梁），再到多元文化背景下的价值观冲突。对这种困境做出深思熟虑的反应可以促进愈合并尊重患者的人格，而缺乏这种反应就会破坏关系并加剧患者的痛苦。因此根据国家共识项目，护理的伦理和法律方面是姑息医学的八个核心领域之一也就不足为奇了，该项目建立了一种预期，即“姑息护理计划要意识到并解决在护理危及生命的衰弱性疾病患者时出现的复杂伦理问题”（Colby 等，2010）。

尽管伦理困境发生的频繁且重要，但它们经常使临床医生感到困惑。在某些情况下，似乎没有好的选择，导致临床医生寻找一些人所谓的“最后的坏选择”（Powderly，2003）。即使临床医生认为他们知道自己应该做什么，他们可能仍然很难清楚表达为什么这是正确的行动方案，甚至对自己也是如此，更不用说说服患者和家属了。因此，虽然临床伦理看起来似乎是医疗的一个方面，每个人（无论培训或职业角色）都拥有解决问题的工具，但在实践中，似乎没有人做到这一点。

一、澄清和分类问题

一个原因是一些困境被错误地归类为“伦理”困境，而真正的伦理困境可能会被忽视（Ahronheim 等，2005）。这里重要的是要记住这句著名的格言：“如果你没有问正确的问题，你就不会得到正确的答案。”因此，临床伦理学的第一步也是经常被忽视的一步，就是确定问题。这通常并不容易，因为医疗团队可能会表达“这感觉不对劲”或“我不知道该怎么办”的情绪。在一开始就投入时间来确定到底是什么感觉不对，以及为什么会这样，这样可以避免浪费资源去问错误的问题，从而得出错误的答案。这也将澄清困境本质上是否是真正的伦理困境（即价值观冲突，其中有多个可接受的行动方案）（Thomasma，1978）。

例如，考虑一个家庭成员对患者的抗生素被停用感到愤怒，声称医生基于种族、民族或残疾歧视患者。乍一看，这似乎显然是一个伦理或职业的问题，但还有其他几种解释：抗生素可能不适用于患者的病情或已被证明无效。因此，它们被撤回的原因是生物技术，而不是伦理（Lo，2009）。

冲突也可能源于沟通的失败（DuVal 等，2001）。受到独立研究或媒体报道的影响，这位家庭成员显然相信抗生素是有益的。也许团队没有充分解释为什么它们被停止，或者有什么更好的替代品。在这种情况下，额外的谈话或者回顾所有可用的信息可以解决感知到的伦理困境。

或者，家庭成员可能感到了被忽视或不被认真对待，而所讨论的治疗可能是表达他们潜在感受的机会。因此，这个问题更多的是关系性而不是信息性的，是基于患者、家庭和医疗团队之间的人际冲突。这样的情况非常普遍，以至于有些人甚至声称在医学实践中遇到的大多数“伦理”冲突都是明显或虚假的困境（Fins，1996）。

在存在这种关系紧张的情况下，调解可能会有所帮助（Orr 和 deLeon，2000）。一个正式的程序涉及保持公正的中立调解员。在保密的情况下，所涉及各方都有机会表达他们的关切，而不受评判或干扰。然后，调解员引导参与者完成澄清问题，识别选项并评估这些选项（Dubler 和 Liebman，2004）。调解员受到各方的信任程度，以及其是否拥有足够的临床视角来适当地引导讨论，都会影响成功的可能性。

相反，一些确实具有伦理性质的困境最初可能不会被承认为伦理困境。所涉及各方可能没有认识到一种价值观的压倒一切的重要性，或者两种或两种以上价值观存在冲突的事实（Forrow 等，1991）。例如，临床医生不愿意继续一种基于成功概率的特定治疗（一个生物技术问题），实际上可能源于该临床医生认为患者的潜在生活质量不足以证明治疗的合理性（一个深刻的伦理问题）。只有在基本问题被清楚识别并确定，并且具有伦理性质的情况下，才需要进一步的伦理分析。

二、解析伦理困境

在本质上被确定为具有伦理性质之后，下一步就是分析这个困境。这不是一件容易的事，因为价值既不可测量，也不可从外部验证（Jonsen 等，2015）。与强调定量、结构化分析的其他决策领域不同（Hunink，2001），伦理决策是定性、叙述性的（Stiggelbout 等，2006）。

无论是由于缺乏既定的算法或分析的定量值（Engelhardt，2012），还是对个人偏见的指责（Scofield，1993），都为缺乏智力严谨性的批评开启了伦理审议。正如一位评论家所说，“一个人的绝对命令是另一个人的异端邪说”（Shalit，1997）。

认识伦理困境和其神秘性质的关键是一个深思熟虑、系统的解决方法。许多方法已经提出，其中最著名的是四原则（Beauchamp 和 Childress，2009）和四箱法（Jonsen 等，2015），这两者经常导致混淆，不同的方法可能产生不同的结果。与临床医生所依赖的那种经过经验验证的算法不同，伦理似乎是用哲学术语表达个人观点（有些人甚至会说是“偏见”）。

然而，尽管这些方法表面上存在差异，但通常明确认识到的一个事实是（Kaldjian 等，2005）大多数方法与经过时间验证的患者临床评估（获取相关信息，类似于执行病史和体检，然后评估并计划）非常相似。因此，这种方法对临床医生来说应该是熟悉和合理的，因为它带来了传统上用于诊断和治疗的成熟技能，现在应用于识别和解决伦理困境的任务。

（一）主观和客观信息的获取

俗话说，“良好的伦理始于良好的事实”（Sujdak Mackiewicz，2016）。全面了解临床个人情况不仅有助于澄清困境在本质上是否符合伦理，它也是解决困境不可或缺的一部分。在获取这些信息时，关键是要对相互竞争的问题保持开放的心态，以免过早地下结论。正如 John Dewey 所写，“批判性思维的本质是暂停判断；而这种悬念的实质是在试图解决问题之前先探究问题的本质”（Dewey，1991）。

对临床情况的透彻理解是所有提出的伦理分析系统的通用起点，尽管术语会因提及“医学因素”（Thomasma，1978）、“医学指征”（Jonsen 等，2015）和“医学事实和目标”（Kaldjian 等，2005）而略有不同。这就需要对患者的病历进行详细的审查，并与护理患者的专业人员进行讨论。最终结果是全面了解患者的当前状况、预后和治疗方案，以及伴随的风险和益处。

下一步应该是确定患者的目标（Kaldjian 等，2005），或者是“患者偏好”（Jonsen 等，2015）或“人为因素”（Thomasma，1978）。拥有足够决策能力（decision-making capacity，DMC）的患者可能能够直接表达他们的目标和价值。在 DMC 受损或缺失的情况下，患者可能在更早的时间点表达了他们的愿望，可能是以预先指示的形式。此外，亲人（无论是家人还是朋友）可能从之前的谈话或互动中了解到患者的目标和价值观，因此能够对患者的需求做出“替代判断”（Beauchamp 和 Childress，2009）。

在这里用调解的术语来说，区分立场和利益至关重要（Fisher 等，1997）。一些患者说他们想要“全代码”，或者“什么都做”。然而，严格地说，没有人想接受心肺复苏或插管，因为这两者都非常沉重。从逻辑上讲，也不可能对一个患者做所有可能的医疗程序。因此，要求“做好一切”是一种立场，可能反映也可能不反映患者的真实目标。

另外，“患者偏好”是一种利益，指的是人类的希望和渴望。因此，它们与特定的医疗程序没有内在联系。从这个角度来看，“全代码”可能代表了一种强烈的生存愿望，尽管负担很重，成功的可能性很低。它也可能反映了一种对死亡根深蒂固（也许无法表达）的恐惧。因此，有必要确定患者对非医学术语的兴趣，以便根据具体的医疗情况对其进行分析。

在著名的四箱法中（Jonsen 等，2015）（图 105-1），医学指征与患者偏好代表了第一和第二象限，当两者不冲突时，通常足以解决感知到的伦理困境。然而，当患者或他们的代理决策者不同意医疗团队应该做什么时，即在伦理术语中，自主权和善行是冲突的，那么进一步的信息是必要的。第三象限是患者的生活质量，既包括在当前情况之前，也包括在未来（在可以预测的程度上）。必须特别注意患者的目标和价

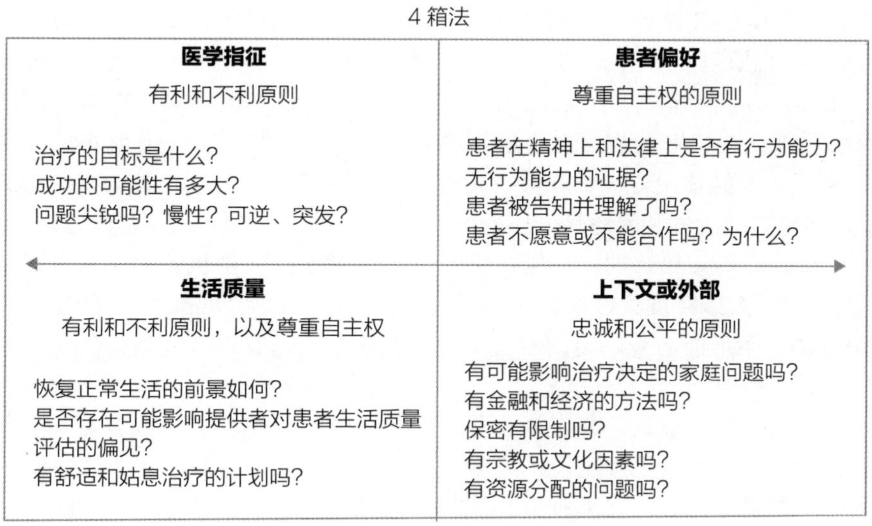

▲ 图 105-1　道德决策的四箱法

经许可转载，引自 Macauley，R.C.（2018）.Ethics in Palliative Care：A Complete Guide.Oxford，UK：Oxford University Press.Source：data from Jonsen，A.R.et al.（2010）.Clinical Ethics：A Practical Approach to Ethnical Decisions in Clinical Medicine，Seventh Edition.New York，USA：McGraw-Hill Companies Inc

值观，以及它们与预期生活质量的关系。鉴于医生往往低估患者的生活质量，特别是在情感和疼痛等主观领域，因此必须使用患者自己的标准来衡量可接受的生活质量（Janse 等，2004）。

第四象限是背景特征，考虑了家庭、社会、宗教、文化和经济因素。对这些因素的关注表明，患者或代理人的决定受到多种因素的影响。此外，它承认大多数患者都有实质性的个人关系，因此患者发生的事情也会影响其他人。虽然有些人可能会争辩说，医疗小组的关注应该只集中在患者身上，但即使是对相互关系的适度认识也需要考虑其他人的感受、信念和价值观（McCullough，1984）。

在许多情况下，对现有数据的审查表明，尚未获得一些相关信息。这是因为以下几个原因。首先，情况可能非常危急，医疗小组忙于稳定患者的病情，以至于没有时间或资源来获取支持信息。或者，额外的信息可能处在护理患者（尤其是危重患者）能够获得的传统数据范围之外。例如，临床团队经常关注患者的主诉和既往史，只有在必要时才深入研究患者的目标和价值观，以建立“代码状态”。在这种情况下，获得关于患者信念和目标的进一步信息是非常宝贵的，如通过“价值观历史”的方法（Doukas 和 McCullough，1991），这可以在伦理复杂的情况下为决策提供信息。

当患者无法提供这样的病史时，或者当患者支持的目标或价值观似乎与其长期信仰相冲突，导致对其 DMC 的担忧时，让患者的家人和朋友参与讨论至关重要。正如之前与患者关于价值观的讨论可能相当草率，与朋友和家人的讨论也可能如此。如果他们之前仅仅被问到患者是否想要“一切都做好”，一旦面对伦理的复杂性，就必须获得更多的细节。此外，一些非常了解患者的人可能以前没有参与讨论。应采取措施确保患者家庭的所有相关成员和其他亲人有机会分享他们的观点（Levine 和 Zuckerman，1999），以主要关注患者的目标和价值观。

以前被忽视的医务人员也可能对这个病例有重要的看法。初级照护提供者有一种纵向的关系，这种关系提供了急症照护提供者常常缺乏的背景。床边护士比住院医生在患者身上花的时间更多，因此可能会发现医生没有注意到的事情。牧师、心理学家、理疗师和其他工作人员在不同的背景下接触患者和家属，往往会产生宝贵的见解。

（二）评估

获得如此广泛的信息的过程可以解决明显的困境。沟通可以得到优化，误解可以得到纠正。至少，困境将得到澄清。如果不是伦理问题，则可以咨询相关人员并使用适当的方法来实现解决方案。如果这种困境确实是伦理的，那么下一步就是分析收集到的信息，以便制订行动计划。

这就是很多临床医生卡住的地方。因为尽管人们熟悉四原则或四箱法，但将相关信息插入这些范式很少能得出清晰且无可争议的结论。例如，承认自主权和善行都是重要的原则，并不能澄清当它们出现冲突时哪个优先（这经常发生在姑息治疗中，当患者似乎不想要被认为“对他们有益”的东西时）。即使范式产生了一个结论，对一个理论的完全依赖也会限制了该结论的适用性和普遍性。因此，人们最希望的是一个有分寸的结论，即“原则主义者会这样做，结果主义者会那样做”（Finnerty 等，2000）。因此，一个解决方案可能会被确定，但它不一定会被所有相关方面接受。

与其求助于一种特定的伦理理论，或者根本不求助于任何一种理论，不如从解决伦理困境的各种方法中吸取经验，这样更实际并具有普遍性。在这样做时，在制订所谓的“伦理鉴别诊断”时，可以考虑大量的相关问题，与临床检查的平行结构保持一致（Fins 等，1997）。这种折中、基础广泛的方法的一个例子包括 Rhodes 和 Alfandre 对“医学伦理学的原则、职责、概念”的考虑（Rhodes 和 Alfandre，2007）（框 105-1）。

虽然对所有这些组成部分的综合分析超出了本章的范围，但有几个方面值得特别注意。一个是权利的概念，既适用于患者也适用于临床医生。前者指的是自主权，美国生物伦理学非常强调自主权，英国也是如此，以至于临床伦理学存在“患者想要什么，患者就得到什么”的风险。事实上，一些临床伦理学家似乎只不过是患者选择权的保护者，而不是消除伦理模糊性的专家（Gorovitz，1986）。

框 105-1　医学伦理的原则 / 职责 / 概念

- 提供护理的义务
- 评估决策能力
- 保密
- 评估代理人的适当性
- 实话实说
- 尊重自主权（患者目标）
- 尽量减少伤害
- 善行 / 关怀（团队目标）
- 警告的义务
- 非判断性的观点
- 职业化
- 信任 / 信托责任
- 信息同意
- 公正（稀缺资源的公平分配）
- 证明家长主义
- 无效（没有目标）
- 没有利益冲突
- 专业才能
- 循证实践
- 对同行和机构的责任（Rhodes 和 Alfandre，2007）

这既过于简单又可能有害，在医疗成本不断攀升、风险 / 收益比不确定的新型疗法不断发展的时代，还有许多其他相关的问题必须考虑。此外，自主权不是一个固化的概念。在医学上，它通常指的是拒绝治疗的消极权利，这种权利通常是神圣不可侵犯的（In re Quinlan，1976）。然而，即使在生命的最后，也有很大程度的细微差别，因为姑息治疗患者的 DMC 经常妥协。尊重患者以拒绝维持生命的治疗就是尊重他们的人格，从表面上接受一个无行为能力的患者的拒绝可能会牺牲一个值得挽救的生命。当决定极其复杂而决定的后果特别严重，或者决定与一个“理性”的人一般想要的相反时，需要医生确定患者有足够的 DMC 来做出决定（Buchanan，2004）。这种衡量患者能力（Grisso 和 Appelbaum，1998）或能力证据（Beauchamp 和 Childress，2009）的滑动尺度方法既承认尊重自主权的重要性，也承认在不确定决策能力的情况下所做决定的后果（Pellegrino 和 Thomasma，1988）。

有些人试图将自主权的概念扩大到包括积极的权利，这使另一个人（在这种情况下，通常是医生）有义务向患者提供他们声称有权得到的任何东西。例子包括对潜在无效治疗的请求，以及支持医生临终援助（physician aid-in-dying，PAD）等做法合法化的论点。在这里，重要的是要认识到，在大多数社会中，积极权利要广泛得多，因此也少得多，这在很大程度上是因为它们可能会损害其他人的权利（如医生的良心权利）。因此，“消极”死亡权利（即拒绝维持生命的医疗）被普遍接受，而“积极”死亡权利（包括 PAD）仍有争议。

自主权也与不能再行使该权利的患者有关（In re Quinlan，1976）。对于缺乏 DMC 的患者，那些非常了解患者的人，如由患者在医疗保健持久授权书中指定的人（在美国），由法院指定的监护人，还有根据相关法律被确定为适当的代理人（Pope，2011），他们会根据患者的需求提供“替代判断”。鉴于另一个人可能选择什么的固有不确定性，这必然会注入额外的复杂性（Shalowitz 等，2006），更不用说代理人自己的感受或信仰可能会影响他们的决定（Fagerlin 等，2001）。因此，正如在尊重患者的自主权时必须考虑患者的能力一样，代理人在估计患者想要什么时的可靠性也必须考虑在内。

如前所述，医生也拥有权利，这些权利基于职业运作的社会契约。如果患者没有绝对的权利以获得他们要求的任何治疗，那么医生自己的伦理信念在决定是否提供特定治疗时是相关的（Wardle，1993）。虽然有些人捍卫医生拒绝的权利（Berlinger 等，2013），但其他人则断言，不愿意提供所要求的程序（既不违法也不被禁止）的人基本上应该选择另一种职业（Savulescu，2006）。一个更深思熟虑的立场是，确定那些普遍接受和姑息治疗实践不可或缺的做法（如临终时的强化症状管理），要求所有临床医生都参与这些实践。在特定实践存在真正伦理模糊的情况下，医生通常能够将患者的照护转移给对所请求的程序没有相同伦理保留的同事（Curlin 等，2007）。如果不可能做到这一点，如情况紧急或没有其他医生可用，医生可能有义务提供治疗，只要它是合法的，并且符合照护标准。

伦理评估中的另一个关键考虑因素是医生由于职业关系对患者负有的责任（Gert 等，2006）。医患关系是一种信托关系，这意味着这种关系建立在信任的基础上，关注的是更弱势一方，即患者的利益（Dorr Goold 和 Lipkin，1999）。这导致了不伤害的首要责任，或者说“首先，不造成伤害”（Beauchamp 和 Childress，2009）。关于患者接受某种干预的权利，以及该干预是否具有有益的前景，可能存在争议，但在进行任何干预之前，医生必须确信它不会对患者造成不适当的伤害。

无罪的义务是对医生公认的行动倾向的一个重要制衡，有些人称之为“委员会偏见”（Groopman，2007）。这种倾向，特别是当与患者对特定治疗的自主请求相结合时，会使医生很难拒绝。然而，当存在重大的伤害风险时，特别是没有相称利益的前景，医生被允许（甚至有义务）避免采取行动，或者至少推迟行动，直到风险 / 收益比改善。

医生对患者和家人的另一项职责是说真话。这项职责与患者的自主权有关，因为如果患者对目前的情况、未来的预后和可用的选择没有准确的认识，就不可能行使这项权利。然而，人们可以想象，当这项职责似乎与其他职责或责任发生冲突时。例如，当某些信息被认为可能对患者有害时，即当“患者偶尔会因披露而病得如此严重或情绪低落，以至于无法做出理性的决定”，一些医生会援引“治疗特权”而隐瞒这些信息（Canterbury v. Spence，1972）。然而，随着时间的推移，法院开始不赞成这种做法（Hodkinson，2013），最近修订的 AMA 伦理准则认为这种做法“在伦理上是不可接受的”（American Medical Association，2010—2011）。

然而在某些情况下，信息可能不需要完全披露，这么做甚至可能是禁忌的。例如，如果患者自由选择不知道给定程序的风险、益处和替代方案，他们可能会放弃知情同意权（Faden 等，1986）。在某些文化中，决策中心与其说是患者（在自主主导的模式下），不如说是家庭。在这种情况下，询问患者他们希望收到多少信息及他们希望谁做出医疗决定是适当的。在这样做的过程中，患者的自主权及其文化背景得到尊重（Searight 和 Gafford，2005）。

另一个相关的伦理考虑是行为的结果（或后果）。医生的任务是确定一个疗程，这个疗程不仅要反映患者的目标，还要代表利益和负担的最佳平衡。虽然无法确切知道未来，但建议这个疗程应基于现有的最佳证据。

在西方医学史的大部分时间里，优化良好结果的责任是最重要的，即以家长主义的形式将善举推向极致。然而，在患者有自主权的时代，医生经常面临患者拒绝潜在有益事物的情况，或者要求一些可能有害的事物。在一个自主权主导的文化中，一个完全知情的患者拒绝充分的 DMC 必须得到尊重，即使这胜过了慈善的责任范围（McCullough，1984）。当然，这会给医务人员带来巨大的痛苦，因为他们看着患者遭受不必要的痛苦。但另一种选择，即为了患者的利益而推翻有能力的拒绝，就有滑回家长主义的危险，因为医生对痛苦和生活质量的判断优先于患者自己的目标和价值。

一些解决伦理困境的方法根本不强调原则（DuBose 等，1994）。这种基于案例的推理，或称之为诡辩，会使用类比来确定一个提议的行为过程在伦理上是否可以接受。正如 Jonsen 和 Toulmin 所描述的那样，“伦理经验的核心不在于掌握一般规则和理论原则，无论这些原则看起来多么合理。相反，它存在于智慧之中，这种智慧来自看到那些规则背后的思想如何在人们的生活过程中发挥作用，特别是，更确切地看到在一种或另一种情况下坚持（或放弃）这个或那个规则涉及什么”（Jonsen 和 Toulmin，1988）。

人们考虑执行特定操作的原因也是相关的。医学实践中相关的美德包括同情心、对信任的忠诚和实践智慧（Pellegrino 和 Thomasma，1993），代表了“模范医生的共识”（Rhodes 和 Alfandre，2007）。在某些情况下，伦理分析的复杂性可能是压倒性的，因此无法得出任何具体的结论。

根据驱使一个人追求竞争选择的动机来解释情况，可能会以一种允许取得额外进展并最终解决问题的方式重新组织讨论。在其他情况下，对美德的分析可以确认某种行动方案的适当性，基于它与有道德的医生会做的事情的一致性。

在共同决策的时代处理协作、信任的关系时，上述任何分析方法都可能被发现缺乏。更有成效和更积极的方法可能较少关注一般规则，而更多地关注个人人际关系的特殊性。因此，这种叙事伦理学认为，“人类生活中的意义不是来自给定的规则，而是来自生活，丰富的经验，并且必然地从上下文、观点、文化和时间中产生对正确和善的决定”（Charon，2006）。

虽然理解基本原则和支撑他们的原则很重要，但特殊情况需要考虑到细节的分析和解决。在临床伦理学中（风险很高，复杂性很高），机械地应用一般规则不会充分考虑个案的细微差别。而在姑息医学中，“叙事生物伦理学家必须坐在患者身边，向受苦的人倾斜，并把自己作为他人讲述并因此理解疾病事件的机会”（Charon，2006）。

（三）计划

通常，在考虑了责任、权利、美德、案例和叙述的一些组合之后，伦理上的最佳过程行动会变得清晰。因为通常没有绝对好的解决伦理困境的方法，临床医生可能不一定“感觉良好”。考虑到人类的有限性和易错性，以及实际的局限性，有时能最多能实现的是“最不坏的选择”，这至少比其他选择好一点。

这通常是一个初步结论。随后可能会获得更多信息，这在很大程度上影响了伦理上的最佳反应。因此，必须不断重新评估伦理环境，以确保当前的计划保持最新和相关性。这也强调了在伦理领域参与质量保证和改进工作的重要性（Bliss 等，2016），以分析咨询结果并从经验中学习。

然而，在某些情况下，即使是“最不坏的选择”也可能难以捉摸。在寻求伦理清晰的过程中可能需要额外的步骤。例如，获得第二种意见可能会有帮助。如果得到证实，这可能会增强患者和家属对团队医疗评估的信心。如果存在分歧，则可能会框定患者或家属的治疗要求，而不是最初认为以不同的方式显示。

此外，以家庭会议的形式进行有条理的谈话可能会有所帮助，这种会议有时被称为“姑息治疗程序”，可以优化沟通（Joshi，2013）。然而，这不是灵丹妙药，它需要高超的技能和预先计划，以优化成功的机会。即便如此，分歧可能仍然难以解决。

在这种情况下，外部咨询可能会有所帮助。精神护理专业人员可以帮助导航前景的根本差异，如对奇迹的期望（Cooper 等，2014）或对“救赎性痛苦”的信念（Macauley，2018）。法律资源可以澄清立法或法规不确定性的领域，特别是当问题明确符合伦理规范时，正式的伦理咨询是非常宝贵的。

三、伦理咨询在姑息治疗中的作用

姑息治疗临床医生可以说比其他医生更善于驾驭复杂的伦理问题，即使只是因为他们工作的伦理复杂的环境和他们应该拥有的核心伦理知识。然而，他们不是训练有素的伦理学家。有时，伦理困境的复杂性超出了熟练的姑息治疗医生的能力，需要外部咨询。出于这个原因，国家共识项目建议“适当地转介给伦理顾问或委员会，以提供案例咨询和解决冲突的援助”（Colby 等，2010）。

除了将专业知识带入临床情况外，伦理学家还提供了一个独特的优势。根据他们的背景，伦理学家通常倾向于强调哲学原则（如自主权和善行）和特定的职责（如减轻痛苦）。另外，姑息治疗临床医生通常专注于特定病例的具体细节。可以理解的是，伦理学家担心先例（即如果我们为一个患者做了什么，我们必须为所有患者都做这件事），而姑息治疗临床医生倾向于一次推理一个案例，更关注个体患者或家庭的福祉，而不是行动的更广泛后果。

伦理学家也发挥着独特的作用。与姑息治疗临床医生（他们倾向于与患者和家属建立纵向关系，强调移情参与而不是公正性）相反，伦理学家通常在许多讨论（和治疗）已经发生之后，在某个时刻遇到患者和家属。因此，他们能够以全新的眼光看待复杂的局势，他们是照护团队中的“局外人”。虽然许多情况需要持续的关系、支持和澄清，但其他情况需要及时问题的答案。因此，问题的性质对最有能力确定答案的服务产生了重大影响。

伦理咨询在姑息治疗咨询中可以发挥两个作用：前奏或补充。当面对复杂的情况并决定咨询两种服务中的哪一项时，背景可能与问题一样重要。问题是，是否有这样的伦理义务去提供不合乎伦理的治疗。根据总体照护目标，确定治疗是否不合适更像是一个姑息治疗问题。最终，临床和姑息治疗都涉及几个关键领域，如沟通、痛苦、悲伤、临终决定和治疗的适当性，但每个领域都有独特而有价值的视角（图 105-2）。

在某些情况下，咨询哪种服务的决定可能在很大程度上是实际的。在许多医学文化中，姑息治疗咨询必须由主治医生请求或至少批准，而伦理咨询则不然。因此，如果主治医生不批准姑息治疗咨询，伦理咨询或随后的姑息治疗参与仍然是一种选择。事实上，在一项针对同时接受伦理和姑息治疗咨询的肿瘤患者的研究中，一半的姑息治疗咨询是先前伦理咨询的结果（Shuman 等，2013）。伦理参与也避免了任何对临床护理权威的混淆，而姑息治疗咨询允许顾问在需要时承担这种权威。最终，当最合适的资源不明确时，这可能简单地归结为患者或家庭最有可能接受和使用哪种服务的问题（Carter 和 Wocial，2012）。

除了作为姑息治疗咨询的前奏，伦理咨询也可以作为一种补充。理想情况下，这两个服务将协同工作，利用他们的特殊天赋，同时尊重对方的特殊技能。这种合作可能是必要的，因为不同的任务专门适用于每种技能组合。或者这两个服务可能会按顺序处理同一任务，这可能是因为第一次尝试不成功，任务就出现了新的方面，或者可能需要额外的冲突解决方案（Childers 等，2008）。

Lantos 认识到这两个领域的重叠和互补性，提出了三种具体情况。首先是管理在短时间内不可避免的死亡条件。其次是医生认为治疗的目标应该是舒适，但代理决策者拒绝姑息治疗。最后，当症状管理需要继续繁重的治疗时，既需要减轻痛苦的专业知识，也需要对职业义务进行细致入微的道德分析（Lantos，2011）。

伦理咨询不是单一的。制度结构千差万别，美国的大多数医院都使用他们的伦理委员会的子集进行临床咨询，而其他人呼吁整个委员会的参与，也有不到 10% 的人利用个人咨询模式（Fox 等，2007）。最终产品也可以采取多种形式，尽管尝试标准化（American Society for Bioethics and Humanities，2011），咨询小组实际与患者和家属会面的频率及在病历中记录他们的发现和建议，其实是各不相同的。

这些建议可能差异很大。一个极端是“专制主义方法”，它强调“顾问是主要的伦理决策者，而牺牲了适当的伦理决策者”（American Society for Bioethics and Humanities，2011）。这种方法经常被贬义地称为“伦理警察”（Smith 和 Weise，2007），不仅不尊重患者和家属，而且令人反感，对职业关系有害。

另一个极端是“纯粹的促进”方法，其唯一目标是在所有有关各方之间达成共识。虽然比专制主义方法更具协作性，但这也是有缺陷的，因为它可能忽视了为案件提供信息的法律、社会和制度价值观。换句话说，仅仅因为所有相关人员都同意该做什么，并不能使这成为正确的行动方案。

一个更好的中间立场是“伦理促进”方法，它有两个核心特征：识别和分析伦理困境，理想情况下促进利益相关者之间的共识。这种方法以专制主义所没有的方式尊重患者和家庭，同时也考虑到纯粹的促进方法所忽视的相关更广泛的价值观。这种方法承认利益相关者的个人观点和投资，而“专制”方法往往忽视了这一点。它还考虑了在“纯粹的促进”方法中经常被忽视的相关道德、法律和专业准则。最后，除了确定道德上最佳的行动方案之外，它最大的优势之一是帮助利益相关者认识到自己的价值观，这些价值观正在影响他们在这个问题上的立场。

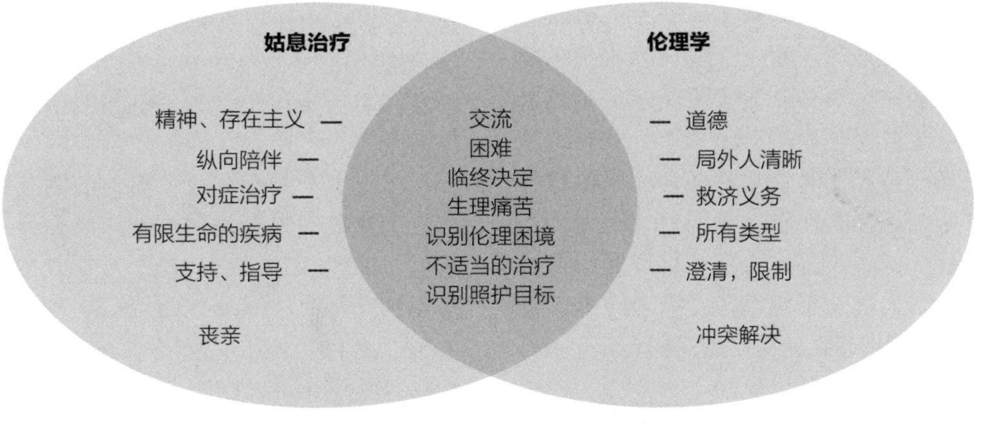

▲ 图 105-2 伦理和姑息治疗的重叠领域

经许可转载，引自 Macauley，R.C.（2018）.Ethics in Palliative Care：A Complete Guide.Oxford，UK：Oxford University Press

四、伦理与法律的关系

虽然法律问题经常在伦理困境中发挥作用，特别是对于法律因司法管辖区而异或不断发展的实践（如PAD，见第110章），但这两个领域并不相同。可以肯定的是，许多做法既符合道德又合法（如高质量的医疗服务）。出于相同的原因，有些人两者都不是（如非自愿主动安乐死）。

然而在某些领域，这两个领域并不完全重叠。该法旨在保护基本人权，确保社会有序和有效地运作。因此，它要求基本的良好行为，同时不要求每个人在任何时候都以合乎伦理的方式行事。例如，撒谎通常被认为是不伦理的，但除了特定情况，如签署合同或宣誓作证之外，因为它并不违法。临床上的一个例子是，一名医生接受来自制药公司等医疗行业的金钱报酬［或者是任何形式的礼物（Association of American Medical Colleges，2007）］。虽然这可能会使处方倾向产生偏差，从而影响医疗成本及个体患者护理，但在许多司法管辖区，没有法律禁止这种做法。

反之亦然，伦理行为可能不合法。典型的例子是“非暴力不合作”，这从定义上来说是非法的，但在影响社会改革方面有着神圣的历史（Gandhi，2013）。各种法律通知或限制医疗实践，如那些涉及阿片类药物处方、PAD和安乐死的法律。然而，虽然法律可能会在州或国家的边界发生变化，但伦理却不会。如果一个特定的实践（如PAD）被认为是合乎伦理的，为什么一个患者生活在州或国界的一边要被剥夺它，而另一边的一个相同的患者可以利用它？

这凸显了一个事实，在涉及做出细致入微的个人决定时，法律是一种“钝器”。法律是为社会制定的，因此不能考虑到一个问题的每一种可能的排列。医生可能会承认特定法律在总体上的好处，同时也得出结论，特定案例代表了法律的一个令人信服的例外（Ramsey，1970）。可以肯定的是，正在考虑的行为可能是非法的这一事实在伦理上是相关的，因为违反法律对医生及医生组织甚至整个行业带来潜在后果。但它在伦理上不是决定性的，让医生选择是遵循自己的良心还是遵守法律。

因此，尽管获得法律咨询通常是伦理分析的一个有用组成部分，但确定特定行为是否合法并不一定能回答它是否合乎伦理这一更广泛的问题。

五、作为跨学科团队解决伦理问题

俗话说，姑息治疗是一项“团队运动”，由医生、护士、社会工作者、牧师、药剂师、治疗师等提供。特别是在风险非常高的复杂环境中，仅仅凭借作为一个团队运作，姑息治疗团队将遇到伦理挑战。有些是“内向型”，指的是团队本身的内部运作。因此，团队成员彼此之间及与他们的机构之间的互动方式具有伦理成分，理想地反映了尊重、讲真话、善行和正义等原则（Clark等，2007）。

团队组成直接影响团队提供的患者护理。团队中的每个专业人员都被培养成一种与患者、家属和同事互动及解决伦理困境的特定方式。例如，有些人断言医生优先考虑可接受的负担和收益的可接受比例，护士强调关怀，社会工作者强调社会公正（Clark等，2007）。这种概括倾向于漫画（Wiles等，2016），但它们仍然突出了团队成员为伦理困境带来的独特和多样化的观点。

由于姑息治疗团队的跨学科性质，情况进一步复杂化。超越专业人员并行工作的多学科模式，甚至超越注重协作的跨学科模型，在跨学科模式中，专业人员对其他团队成员的专业领域有足够的了解，能够在这些领域进行对话并做出贡献。虽然这可以促进改善患者照护，甚至可能在伦理审议引起的倦怠关系中发挥保护作用（Atwal和Caldwell，2005），但它也可能增加伦理复杂性。边界问题经常出现，因为团队努力平衡跨学科与尊重同事的专业知识。

事实上，姑息治疗的使命（即优化舒适度，尊重自主权，关注心理，社会和精神需求，以及身体需求）是为竞争（和潜在冲突）优先事项的设置，导致团队内部存在重大分歧（Farsides，2006）。由于著名先驱者对该领域精神的影响，以及提供姑息治疗的信仰组织的相对频率，有些人可能会认为姑息治疗是单一的，但该领域正在努力解决善良、诚实的人可以合法地反对的伦理问题（如PAD）。团队成员可能有非常强烈的个人感受，迫使他们决定他们愿意在多大程度上作为姑息治疗团队成员或仅作为个人发言。

因此，个别团队成员面临的挑战是“将他们的个人伦理观点与他们的专业角色和他们更大的伦理单位，即团队的成员身份所要求或最容易认同的伦理观相协调”（Farsides，2006）。作为回应，有些人成为“绝对主义者”，拒绝参与他们认为违背伦理的行动。其他人可以归类为“容忍者”，不积极反对这种做法，但也不大力提倡这种做法。最后，有些人是“促进者”，抛开自己的伦理疑虑来帮助患者获得有争议的服务（Farsides 等，2004）。

医疗系统的等级结构影响了姑息治疗团队的伦理考量。因为虽然这种团队的跨学科性质努力消除等级制度，但研究显示了内部差异性。例如，与医生相比，社会工作者、护士和治疗师往往更愿意就伦理问题发表自己的意见（Atwal 和 Caldwell，2005）。当他们这样做时，护士更注重达成共识，而医生则倾向于表达自己的意见（Holme 等，1996）。

虽然团队在理想情况下会通过合作达成伦理结论，但情况可能并不总是如此。即使发生这种情况，姑息治疗团队的建议也可能不会被主要团队执行或被患者接受（Cavinder，2014）。团队成员可能会经历伦理困扰（Jameton，1984），这被定义为“一种或多种消极的自我导向的情绪或态度，这种情绪或态度是对一个人参与到一种他认为在伦理上不受欢迎的情况下的反应”（Campbell 等，2016）。经历伦理困扰的最常见原因是同意家庭的治疗请求，这被认为与患者的最佳利益背道而驰，以及继续治疗似乎只会延长死亡（Austin 等，2017）。

考虑到护士会比医生提供更多的亲身照护，不同职业经历伦理压力的程度差别很大。这也为更深入和更不直接的对话创造了额外的机会，在此过程中某些患者的希望和疑虑可能会出现，而这些是医生更专注地巡视中没有发现的。这可能有助于解释医生和护士在特定临床病例中对“无效”的看法之间的有限一致性，导致对特定患者应该做什么的不同结论（Neville 等，2015）。

伦理困扰通过破坏诚信和真实性（McCue，2010）威胁到专业人士的个人诚信和完整性（Carse，2013）。知道或至少相信一个人知道，正确的事情是什么而做不到，是削弱力量和士气的。不出所料，伦理困扰在工作不满（Cavaliere 等，2010）、倦怠（Sundin-Huard 和 Fahy，1999）和流失（Corley，2002）中起着重要作用。它的影响是持久的，创造了一些人所谓的“伦理残留”（Epstein 和 Hamric，2009）。

对可以采取的预防或减轻伦理困扰的步骤的全面审查很容易在其他地方找到（Rushton 等，2013）。然而，从纯粹的伦理角度来看，有几点是有道理的。伦理困扰的一个重要潜在原因是缺乏关于特定临床决策背后的基本原理的完整信息，以及为达到该决定而采取的步骤的深思熟虑。特别是在没有获益可能性的繁重治疗的情况下，没有参与（甚至可能不知道）临床团队与家属之间讨论的工作人员可能会认为没有解释负担或没有认识到获益的最小可能性。让工作人员了解所进行的对话和做出决定的理由，以及欢迎不同意见并提出前进的建议，可以帮助工作人员感到被赋予权力，从而最大限度地减少伦理困扰。还应采取步骤让工作人员不断参与这些对话，以便首先防止伦理困扰的发展。

尽管采取了如此深思熟虑的步骤，但在充满强烈意见和深刻需求的现代医学世界中，伦理困境是不可避免的。因此，处理伦理困扰的建设性方法是必要的，这些方法承认其重要性、必然性和预防性干预。这包括自我调节，使临床医生能够保持自己的界限，并区分他们负责的问题和不负责的问题。伦理能力也至关重要，它使临床医生能够深思熟虑地分析困境并建设性地解决它们（Rushton，2017）。培养这些技能可以促进“伦理弹性”的发展，它指的是“个人在应对伦理复杂性、困惑、痛苦或挫折时维持或恢复其完整性的能力”（Rushton，2016）。

与伦理困境相关的最后一个重要品质是自我意识。如前所述，伦理痛苦的一个主要原因是认为某个治疗计划与患者的最大利益相冲突。但这显然是一个价值判断，它应该促使经历伦理痛苦的人反思是什么价值让他们得出患者的最大利益没有得到满足的结论。

在某些非常深的层面上，问题可能不在于团队做出了“错误的选择”，而在于没有好的选择这一事实。这正是构成现代医学伦理的两难困境：寻找“最不坏的选择”。因此，可能没有任何可接受的治疗方案。我们很难承认这一点，因为它让经历伦理痛苦的临床医生面对痛苦的必然性，或者说是普遍性。在姑息治疗的背景下，在某些情况下，负责减轻痛苦的专业似乎无能为力。患者直接忍受的事情，工作人员也会间接体验到，特别是人们在生命的关键时刻最希望照顾他们的同情和热情的倡导者。

最终，临床医生可能需要变得更加适应“忍受痛苦”（Rattner 和 Berzoff，2016），并承认他们在改善（更不用说根除）它方面的相对无能为力。这并不意味着一个人应该对痛苦掉以轻心，或者在有办法减轻痛苦时袖手旁观。但有时患者和家属做出的选择很难让其他人接受，但却代表了非常真诚的价值观（Macauley，2011）。

在这种情况下，临床医生最好准确地反思究竟是谁的痛苦导致了他们的伦理困扰：患者的，家人的，或者他们自己的。如果是最后一种，需要关注的不是患者的理解或团队的过程，而是临床医生自己的内部状态（和先入为主）。通过培养自我意识和自我调节，临床医生可以最大限度地减少和驾驭伦理困扰，理想情况下，可以防止经常随之而来的倦怠和同情疲劳。

第 106 章　在生命即将结束时请求无效或不适当的干预

Requests for futile or inappropriate interventions near the end of life

Alexander A. Kon　著
程明明　程钰雯　译　　袁　玲　校

在姑息治疗中，徒劳或不适当的干预措施问题很重要。有时，当姑息治疗临床医生以不适合姑息治疗患者的护理为理由，证明心肺复苏（CPR）或侵入性营养方法不适用时，就会出现此问题。在其他情况下，姑息治疗临床医生会受到患者或其家人的苛刻要求（有时是愤怒的），要积极地延长生命的干预措施，如全胃肠外营养、透析，有时甚至是呼吸机支持和CPR。

我们面临越来越多这样的问题：我们做得够吗？我们做得太多了吗？是时候限制或采取一些干预措施了吗？在医疗消费主义和文化多元化的时代，除了这些困境之外，我们还经常面临干预的请求或要求，这些请求或要求要么基于"选择权"的主张，要么基于对人类生命神圣性和活着的价值（即有心跳和呼吸）的深刻信念，即使在缺乏一些人可能认为有意义的生活的情况下（如处于持续植物人状态）。当患者或家庭成员的价值观与医疗团队成员的价值观发生冲突时，可能会产生重大冲突，并可能导致治疗关系的恶化。

围绕这些问题的冲突有时也会在照护团队内部出现，特别是当个人信仰和价值观存在差异、对患者或家庭动机的看法存在差异，或者对决策可能如何影响员工或整个社会存在不同关注时就会出现。当那些缺乏决策权的人被要求参与与其个人价值观或信仰不一致的照护时，团队内部的冲突可能会产生破坏性，经常会导致伦理痛苦。为了有效和恰当地处理这些问题，姑息治疗临床医生需要深刻理解无效性的概念及其相关概念和解决这些问题的方法。

一、背景和历史

2000 多年前，希波克拉底在其著作中承认有些人被他们的疾病所淹没，并建议医生拒绝治疗这些患者。在此后 2500 年的大部分时间里，医学对徒劳的看法并没有显著改变。然而，随着 20 世纪 40 年代末机械通气的出现，以及 20 世纪 50 年代重症监护室的增长，医学界开始面临前所未有的无效问题。

到 20 世纪 50 年代末，临床医生注意到一些昏迷的患者没有表现出明显的神经活动迹象，并且再也没有恢复意识。两位法国神经学家在 1959 年创造了术语"coma dépassé"（超越昏迷）来描述这类患者（Mollaret 和 Goulon，1959）。在 1968 年，哈佛医学院特设委员会发表了一篇开创性的论文，描述了现在所知的由神经学标准决定的死亡（Ad Hoc Committee，1968）[注意：2013 年，五个主要的重症监护和器官捐献组织发表了一份联合声明，主张使用术语"神经学标准死亡"和"循环系统标准死亡"，而不是以前的术语"脑死亡"和"心源性死亡"（Gries 等，2013）]。

1968 年，法国成为第一个承认由神经学标准确定的死亡为合法死亡的国家。*The Jeanneney Circular* 不仅使根据神经学标准确定的死亡在法律上等同于根据循环标准确定的死亡，而且还授权从宣布死亡的个人身上获取器官。在英国，皇家医学院及其学院会议于 1976 年发表声明，承认由神经学标准决定的死亡（Conference of Medical Royal Colleges，1976）。

1970 年，美国堪萨斯州是第一个立法承认由神经学标准确定的死亡为合法死亡的州。1975 年，美国律师协会出版了 *the Model Definition of Death Act*。1980 年，统一州法全国委员会议制订了 *the Uniform Determination of Death Act*。1981 年，总统委员会出版了开创性的出版物 *Defining Death：Medical, Legal,and Ethical Issues in the Determination of Death*。

在 20 世纪 70 年代和 80 年代，美国各州颁布法令，承认由神经学标准确定的死亡为合法死亡。

在此期间，关于确定死亡需要多大（或多小）大脑功能仍然存在分歧。许多人认为，一个人无论大脑功能水平如何都能活着，直到其遭受不可逆转、永久的心脏和呼吸功能停止。另外，许多人认为那些脑功能丧失的人应该被认为是死亡的，即使他们仍然有脑干功能。最终，人们广泛接受了确定死亡的“全脑”标准。

确定死亡需要丧失包括脑干在内的整个大脑的功能，这导致了对保持脑干功能但缺乏高级脑功能的个体状况的持续质疑。美国 Karen Ann Quinlan 的案件成为全世界的焦点。Quinlan 是一名居住在新泽西州的 21 岁女性，1975 年 4 月，她因过量饮酒和镇静药而遭受严重的神经损伤。她被诊断为持续植物人状态，她的父母要求移除呼吸管。医生对实施他们认为的“被动安乐死”犹豫不决，因此父母将此案告上法庭。1976 年，新泽西州最高法院根据宪法规定的隐私权裁定，患者有权拒绝治疗，包括挽救生命的治疗。此外，缺乏行为能力的患者保留这一权利。Quinlan 的呼吸管于 1976 年 5 月被移除，但她一直活到 1985 年 6 月。

1983 年，住在密苏里州的 25 岁女子 Nancy Cruzan 的汽车失控，造成严重的神经损伤导致植物人状态。1988 年，Cruzan 的父母要求移除饲管，并停止医疗提供的营养和水合作用。通过漫长的法庭斗争，一直到美国最高法院，又回到密苏里州法院，她的父母获得了法院命令，指示医生移除饲管。饲管于 1990 年 12 月 14 日被拔除，她于 1990 年 12 月 26 日死亡。

随着患者有权拒绝治疗（包括延长生命的治疗）的决定，即使医生认为干预是无效的，患者和代理决策者可以要求干预的程度也出现了问题。在 20 世纪 80 年代和 90 年代，许多生物伦理学家和临床医生发表论文，考虑如何处理这类案例。也许最有影响力的是 Stuart Youngner 在 1988 年的结论，他在其中区分了医学决定（即真正生理无效的情况）和基于价值的判断（即提供者的价值可能与患者的价值不同的情况），这继续构成我们今天理解无效的基础（Youngner，1988）。20 世纪 90 年代，专业组织也发表了多份关于无效性的声明。

二、无效声明的时间线

在过去 30 年里，对无效的理解因为涉及护理干预的适当性或无效性的评估已经发展。自 20 世纪 90 年代专业组织开始发布有关无效干预的指南以来，临床、法律和哲学都取得了进步。这种概念演变大部分始于重症监护环境的背景下，但随着时间的推移，这个问题已被主要医疗机构和姑息治疗专业团体解决。熟悉这种理解随着时间的推移而发展的方式是有用的。

（一）1991 年: ATS

ATS 是一家总部位于美国的专业组织，约有 16 000 名会员，主要由美国肺部重症监护医生组成，还包括全球其他医疗照护专业人士。1991 年，ATS 声明，“如果推理和经验表明，维持生命的干预极不可能给患者带来有意义的生存，那么这种干预就是无效的。在这里，有意义的存活具体是指对患者个体有价值的存活质量和持续时间。在永久失去意识的状态下生存，也就是完全缺乏认知和感知能力，通常可以认为这样的患者没有价值”（American Thoracic Society，1991）。

（二）1997 年: SCCM

SCCM 是最大的国际重症监护专业人员多学科专业组织，拥有代表 100 多个国家的 16 000 多名会员。在 20 世纪 90 年代中期，SCCM 召集了重症监护和生物伦理学方面的专家，创建了一个强有力的无效共识声明（SSCM，1997）。在一个重要的概念飞跃中，该声明区分了无效干预措施（即那些无法实现其预期目标的干预措施）和不适当因而不可取的干预措施（即医生由于基于价值的判断而不希望提供的干预措施）。这种概念上的区别仍然是国际共识的基础：只有当治疗达不到预期目标时，治疗才应该被定义为无效。当对预期目标是否合适及成功的可能性是否足够大存在分歧时，冲突就会产生。例如，一些患者和家属认为继续心跳和呼吸是适当的目标，即使患者永久昏迷。此外，一些患者可能希望接受成功可能性非常低的治疗，特别当如果这是他们唯一的生存机会。由于这些冲突通常是关于价值观的差异，而不是关于事实的分歧，临床医生应该非常谨慎地将这些治疗方案标记为无效。在这种情况下，治疗可分为四类：①没有有益生理作用的治疗；②极不可能有益的治疗；③具有有益效果但极其昂贵的治疗；④疗效不确定或有争议的治疗。

属于第一类的治疗，即那些对患者没有生理益处的治疗，应该被标记为无效。属于其他三类的治疗可能被认为是不适当的因而是不可取的，但不应该被贴上无效的标签（SSCM，1997）。

（三）1999 年：AMA

AMA 是美国最大的医学专业组织，约有 240 000 名会员。在 20 世纪 90 年代后期，AMA 认为不可能提供一个具体的无效定义。AMA 主张在代理决策者要求医生认为无效的干预的情况下采取基于过程的方法（AMA，1999）。

AMA 的七步程序包括以下内容。

1. 在患者病情危重之前与其进行讨论，以找到双方都同意的治疗方案。如果医生和患者无法找到双方都同意的选择，则应在患者生病之前将患者的治疗转移给另一位医生。
2. 如果患者病情危重，并且患者或替代决策者想要医生认为徒劳的干预措施，他们应该讨论医学事实、预后和价值观，以尝试找到双方都同意的治疗方案。
3. 如果失败，一个可以协助患者、代理决策者与医生之间沟通的顾问应尝试促进对话，以找到双方都同意的治疗方案。
4. 如果失败，应咨询医院伦理委员会。
5. 如果分歧仍然存在，则应将患者转移到机构内的另一名医生那里。
6. 如果机构没有其他医生接受患者，则应将患者转移到另一机构。
7. 如果没有其他机构接受患者转移，则应停止或撤回徒劳的干预。

（四）2001 年：英国联合声明

2001 年，英国医学会、复苏委员会（英国）和皇家护理学院发表了联合声明。有趣且重要的是，该声明避免了“无效”一词并从“适当性”的角度构建了问题。他们说，“患者和亲属都不能要求医疗小组认为不合适的治疗，但将尽一切努力满足他们的愿望和偏好”（British Medical Association 等，2001）。这些组织对非有益治疗的定义是，“如果只能实现非常短暂的生命延长，并且患者的并发症无法避免即将到来的死亡，则没有任何益处。同样，如果患者永远没有意识或互动能力，就无法体验益处，也不会获得任何益处”（British Medical Association 等，2001）。

在声明的第 3 版中，各组织就解决冲突提供了更多指导：没有必要征得患者或患者亲近的人的同意，才能决定不尝试没有实际成功前景的心肺复苏。患者和与患者关系密切的人无权要求临床上不适当的治疗，医疗专业人员没有义务提供或提供此类治疗……如果患者或与患者关系密切的人不同意请勿尝试 CPR（do not attempt CPR）（DNACPR）的决定，则应提供第二意见。多学科团队的所有成员认可 DNACPR 决定可以避免提供进一步意见的需要（British Medical Association 等，2016）。

（五）2005 年：WMA

WMA 成立于 1947 年，是一个代表全球医生的国际组织，拥有 114 个国家医学协会成员。2005 年，WMA 出版了 *Medical Ethics Manual*，该手册也倾向于使用“不适当”一词，而不是“无效”一词。在该出版物中，WMA 指出，如果干预措施不太可能有益，或者如果他们确信干预措施会弊大于利，则医生应拒绝不适当干预措施的请求（World Medical Association，2005）。

（六）2014 年：加拿大医学协会

加拿大医学协会是加拿大最大的医生组织，拥有超过 85 000 名会员。加拿大医学协会在 2014 年的声明中称，在某些情况下，医生可以确定干预在医学上是徒劳或无益的，因为它没有提供康复或改善的合理希望，或者因为患者永久无法体验到任何益处。如果医疗团队与患者或其代理人之间就不启动或停止挽救生命或维持性干预存在分歧，应征得第二医疗意见。如果临床一致认为挽救生命或维持性的干预在医学上是无效的，则不需要提供该干预，并且可以在已经实施干预的情况下撤回（Canadian Medical Association，2014）。

三、姑息治疗组织的政策声明

姑息治疗组织关于这些问题的政策声明在范围上相对有限。

（一）1997 年：英国联合工作组

1997 年，英国临终关怀和专家姑息治疗服务委员会和大不列颠及爱尔兰姑息医学协会伦理委员会联合工作小组发布了绝症患者心肺复苏指南。这些组织表示，如果判断心肺复苏无效，则没有与患者讨论心肺复苏的伦理义务（Joint Working Party，1997）。在患者或家属要求提供者认为无效的干预的情况下，不提供指导。

（二）2011年：AAHPM

AAHPM成立于1988年，是一个总部设在美国的医生组织，约有5000名成员。它指出，“临床医生不应该实施不能实现患者治疗目标的疗法……不受干扰、拒绝提供的干预的消极权利比接受要求但未提供的东西的积极权利更强大”（American Academy of Hospice and Palliative Medicine，2011）。AAHPM没有直接解决当患者或代理决策者要求临床医生认为不适当的干预时产生的冲突。

四、当前指南：不断发展的国际共识

2010年，SCCM和ATS独立成立了特别小组，以审查和更新其政策声明。然后，这两个组织成立了一个联合工作组，并邀请其他主要的重症监护组织共同努力，就这一主题制订最大规模的健全的国际共识声明。SCCM、ATS、美国重症护理护士协会、ACCP和欧洲SCCM共同创建了目前在全球范围内使用的里程碑式指南（多组织无效声明）（Bosslet等，2015）。

多组织无效声明（Bosslet等，2015）以SCCM在1997年颁布的定义和AMA在1999年建议的正当程序方法为基础。多组织无效声明定义了四类干预：无效干预、法律禁止的干预、法律上的自由裁量干预和潜在不适当的干预。

1. *无效干预*　这是指干预根本无法实现预期的生理目标的罕见情况。例如，为左心室破裂的患者提供CPR是无效的，因为它不能实现自主循环的恢复，而这是CPR的生理目标。

2. *法律禁止的干预*　这些是适用法律、司法判例或广泛接受的公共政策禁止的治疗。例如，将患者送入ICU并开始注射多巴酚丁胺，仅仅是为了让患者在器官分配名单上排名靠前，这违反了公认的标准，因此是被禁止的。

3. *法律上的自由裁量干预*　这些是有特定法律、司法先例或政策允许医生拒绝实施的治疗方法。例如，一些司法管辖区有具体的法律规定，在患者被诊断为持续植物人状态的情况下，即使家人反对，医生也可以限制或取消延长生命的干预措施。

4. *潜在不适当的干预*　这是指至少有一些机会达到患者所寻求的效果的治疗，但临床医生认为竞争性的伦理考虑证明不提供它们是合理的。例如，医生可能认为在患有晚期痴呆症的患者体内放置鼻饲管，或者在晚期癌症的临终关怀中对患者进行心肺复苏是不合适的。

五、当患者或代理决策者要求临床医生认为不合适的干预时

临床医生如何响应这些请求，先要根据所请求的干预在上述分类中的位置进行调整。因此，在回应之前，临床医生必须评估请求的性质，并考虑他们推荐的治疗方法。这一审议过程需要考虑以下几点。

- 所请求的干预在生理上是无效的吗？
- 所请求的干预是法律禁止的还是自由裁量的？
- 如果它不是生理上无用、被禁止或可自由决定的，关于适当性有什么特别的关注？
  - 是否担心相对于高风险的低获益可能性，给患者、护理人员、专业人员带来过重的负担，还是对医疗体系的高要求？
  - 是否存在对分配公平性的担忧，如占用ICU床位、高成本或使用其他有限的临床资源？
  - 是否存在对相关医疗专业人员伦理压力的担忧？
- 临床医生对当前情况的评估是什么？他们推荐的方法是什么？

（一）无效干预的请求

当患者或代理决策者请求或要求无效的干预时，临床医生不应提供无效干预，并应仔细解释拒绝的理由（Bosslet等，2015）。

（二）要求进行法律禁止的干预

“在回应法律禁止或法律酌情治疗的请求时，临床医生应仔细解释拒绝治疗的理由，如果相关规则的解释和应用存在不确定性，通常应寻求专家咨询以确认对该规则的准确解释”（Bosslet等，2015）。

（三）当担心治疗可能不合适时，请求进行法律允许、非无效的干预

在回应可能不适当的干预措施的请求（这是最常见的情况）时，临床医生应沟通并倡导他们认为合适的治疗计划，解释他们的具体担忧和建议的理由。这种讨论应基于首先听取患者或家属的担忧，阐明患者的价值观、目标和偏好，调整护理目标，探索治疗方案，并协商一个双方都同意的治疗方案。

在这些讨论中，重要的是不要将无效干预（即无法达到预期生理结局的干预）与潜在的不适当的

干预（即至少有一定机会达到患者所寻求的效果，但临床医生认为有其他原因不提供的干预）混为一谈。在这些通常充满情绪的讨论中，将这些问题混为一谈可能会损害医疗服务提供者的可信赖性或诚实性。

根据多组织徒劳声明，尽管进行了大量沟通和协商，但仍难以解决的潜在不适当干预请求，应通过包含七个步骤的公平争议解决流程进行管理（Bosslet 等，2015）。

1. 在争议解决过程中寻求专家咨询以继续谈判。
2. 将流程通知代理人。
3. 获得第二医疗意见。
4. 获得跨学科医院委员会的审查。
5. 为代理人提供将患者转移到替代机构的机会。
6. 告知代理人有机会寻求院外上诉。
7. 执行决议程序的决定。

当必须快速做出决定时，多组织关于无效的陈述允许在紧急情况下缩短过程，“当时间压力（如快速恶化的临床状况）使得无法完成冲突解决过程的所有步骤，并且临床医生高度确定所请求的治疗超出了公认的实践范围时，他们应该拒绝提供所要求的治疗，并努力在临床情况允许的情况下实现尽可能多的程序监督”（Bosslet 等，2015）。

鉴于紧急豁免的范围很广，以及一些临床医生可能会不恰当地使用这一例外，可能导致过度家长式的做法，SCCM 伦理委员会发布了一份政策声明来提供了指导。SCCM 澄清说，“当没有合理的预期认为患者将充分改善以在急性护理环境之外生存时，或者当没有合理的预期认为患者的神经功能将得到充分改善以使患者感知治疗的益处时，通常应认为 ICU 干预是不合适的”（Kon 等，2016）。SCCM 进一步指出，即使临床医生认为符合这一定义，他们也没有义务限制或撤回干预措施。此外，SCCM 指出，任何关于潜在不适当干预措施的决定都必须根据具体情况做出，即使不符合这一定义，如果得到七步过程的支持，临床医生仍可能认为干预措施是不合适的（Kon 等，2016）。

六、伦理困扰

当医务专业人员被要求参与违背其个人价值观或信仰的护理或干预时，他们会经历伦理困扰。在姑息治疗中，伦理困扰可能出现在许多不同的情况下：限制或撤回干预措施，特别是医疗提供的营养和水分；为濒死患者提供积极的干预措施（如插管和机械通气或心肺复苏）；围绕预先指令的争议；患者或家属难以理解或接受预后困难；医疗团队成员之间的分歧等。当医生和患者或家属做出护士不同意的决定时，护士就有遭受伦理困扰的风险。当七步流程不支持医生的决定时，或者当患者或家属寻求司法审查时，并且法院要求医疗团队提供团队成员认为不适当的干预措施时，所有团队成员都有遭受伦理困扰的风险。

尽管伦理困扰现象现在已经确立，并且许多机构已经开发了筛查和协助经历伦理困扰的专业人员的服务，但关于伦理困扰的最佳“治疗”的数据很少。允许那些正在经历伦理困扰的人将自己从患者的护理中移除是可取的，但并不总是可能的。为这些团队成员提供情感上的，有时是精神上的支持可能是有益的。美国重症监护护士协会开发了“4A”来筛查伦理困扰并帮助那些正在经历这种痛苦的人。

1. 提问（Ask）　我或我的团队成员是否感到症状或表现出困扰的迹象？

2. 肯定（Affirm）　肯定伦理困扰和你照顾自己或困扰的人的承诺，验证困扰的感觉。

3. 评估（Assess）　确定困扰的根源。

4. 行动（Act）　制订困扰护理计划，确定支持和资源来源，并采取行动（American Association of Critical-Care Nurses，2004）。

注意：读者可以查看美国重症护理护士协会的在线出版物，该出版物提供了关于“4A”的重要细节。

七、姑息医学的含义

一般来说，前面描述的方法适用于姑息医学。“无效”一词应该只适用于那些不能实现预期生理目标的干预措施。在姑息医学中，有时患者要求的干预实际上是徒劳的。然而，这种情况很少见。

更常见的是，患者或家属可能会根据临床医生的个人或专业价值判断要求进行临床医生认为不合适的干预措施。有时，致力于个性化和文化敏感的目标导向护理（见第 107 章）与治疗临床医生对何为适当护理的看法之间存在矛盾。对适当性的关注通常围绕在医学提供的营养支持（即全胃肠外营养或肠内管饲）、强化延长寿命的方法（如插管和机械通气）、晚期疾病情况下的疾病修饰治疗（如终末期癌症患者的另一轮化疗）、血液制品支持、静脉注射抗生素，甚至心肺复苏和复苏状态。

通常，当临床医生、患者和家属面临临终的决定时，会咨询姑息医学团队。因此，姑息医学专家也可以帮助患者、家属和其他临床医生渡过难关。就患者和家人及临床医生的价值观、目标和偏好进行开诚布公的沟通，可以促进共同决策并最大限度地减少冲突。

已经有很多关于优秀沟通技巧的文章（Bernacki等，2014；You 等，2014；Bosslet 等，2015；Rosenberg 等，2016；Davidson 等，2017；Heyland 等，2017）。临床医生应该学习和练习积极的倾听技巧，以帮助他们了解患者和家人的价值观、目标和偏好，并帮助患者和家属感到被倾听和尊重。开放、非评判性的沟通使患者和家属能够表达他们的愿望、恐惧和问题。常规的跨学科家庭会议已被证明可以提高家庭对临床医生沟通和信任的满意度，并减少临床医生和家庭成员之间的冲突（Davidson 等，2017）。

此外，临床医生应在此类对话中表现出同情心及同理心，特别是围绕不放弃和决策做出支持性陈述（Davidson 等，2017）。寻求沟通和谈判专家（经验丰富的认证医疗伦理顾问、资深临床医生等）的帮助通常可以促进良好的沟通并减少冲突。

此外，共享决策可以让患者、家属和医疗团队成员感受到对护理目标的投入，从而减少冲突。SCCM 和 ATS 已经发布了共同决策的建议（Kon 等，2016），强调了广泛的伦理上可支持的共享决策模型，从患者或代理人驱动的模型到医生驱动的模型，包括知情同意无异议（Kon，2009，2010，2011；Kon 等，2016）。姑息治疗团队应精通此类模式和其他沟通技巧，以尽量减少决策中的冲突，并应帮助教育和培训其他临床医生掌握此类技巧。

临床医生不应提供他们认为不合适的干预措施，如晚期重要器官衰竭患者死亡时的心肺复苏。这种将医疗决策负担转移到患者或家属身上的尝试是不恰当，也是没有建设性的。

结论

要求无效干预（即无法实现预期生理目标的干预）很少见。更常见的是，当患者或家庭成员要求医生实施认为不合适的干预时，就会发生冲突。这种冲突最好通过共同决策和良好和开放的沟通来避免。当冲突发生时，加倍努力寻找双方都同意的行动方案可能会解决争端。然而，尽管做出了这些努力，在姑息治疗过程中可能会出现这种分歧。当分歧难以解决时，临床医生应采用由五个领先的重症监护专业组织支持的七步流程。姑息治疗团队还必须保持警惕，以识别和解决团队成员之间的伦理困扰。在所有团队成员、患者、家庭成员和参与姑息治疗患者照护的其他人之间保持开诚布公的沟通至关重要。

第107章　多元文化世界中的自主性和共同决策

Autonomy and shared decision-making in a multicultural world

Nathan I. Cherny　著

程明明　周雨欣　译　　袁　玲　校

姑息照护的提供通常是一种跨文化体验，并且在许多情况下，它涉及对来自不同文化和背景患者的照护。在患者的姑息照护中，围绕着与自主性相关的许多具有挑战性的伦理问题，这些问题可能会受到患者或其家庭文化和传统的影响（Owens 和 Randhawa，2004；Bélanger 等，2014；Schrank 等，2017）。

- 谁来做决定？
- 患者或家属是否有足够的信息来做出知情决定？
- 患者想要多少信息？
- 家属希望向患者披露多少信息？
- 家属有什么责任保护患者不受坏消息的影响？
- 患者和家属如何看待各自在照护计划决策中的作用？
- 当患者要求不被告知对决策至关重要的信息时，我们如何理解和管理这种情况？

所有这些问题都对姑息治疗临床医生的沟通技巧和道德平衡提出了挑战。事实上，作为姑息治疗临床医生，往往必须与患者及其家属进行反复、充满情感挑战的对话，努力在保持希望与现实和可实现的目标之间保持平衡（Sanson-Fisher 等，2000；Back 等，2005，2008；Campbell 等，2009；Harrison 等，2009），而这些取决于患者的偏好、家庭关怀、影响和文化（Bélanger 等，2014）。

这些因素影响着患者想要获取的信息量、希望如何接收这些信息，以及最终他们如何做出与医疗护理相关的决定。这些讨论如何进行对患者及其家属的身心健康有着深远的影响（Hack 等，2005；Thorne 等，2005）。

姑息治疗临床医生常常发现在实践和伦理上受到跨文化交流所带来的挑战（Owens 和 Randhawa，2004；Bélanger 等，2014；Schrank 等，2017）。尽管有来自哲学家、社会学家、心理学家和沟通专家的意见，这些问题仍然困扰着临床医生，并经常使他们在面对具有挑战性、有时令人痛苦的情况时感到困惑（Lederberg，1999；Back 等，2005，2008）。

本章旨在让临床医生对什么是文化，它如何影响行为和期望、自主性，以及对有时可能合理地破坏患者自主性的家长主义有细致的了解。

一、什么是文化

解决这个问题的关键是对文化的人类学理解。文化是一个复杂的概念，包括传统、信仰、价值、规范、符号和意义，这些都是一个社区的成员在不同程度上共享的。它指的是由共同的现实和规范构成的特定社区意义的学习系统（Ting-Toomey 和 Chung，2007b）。文化影响着人们对义务、责任和与家庭相互依存关系的认识、对患者与其他利益相关者在医疗决策中相对作用的认识，以及在决策过程中所感知到的伤害可能性（Ting-Toomey 和 Chung，2007b）。

根据社会学家的观点，文化有三个主要功能（Ting-Toomey 和 Chung，2007a）。

1. *身份和价值*　文化身份提供或增强了一种身份感和价值感。它提供了一个共享命运、语言和非语言交流模式的公共舒适区。认同某种文化的人通常有维护和传播这种文化的使命感。

2. *沟通*　在一个社区的成员之间，文化规定并界定了适当的沟通实践规范，如人们如何相互问候、如何处理分歧、如何交流感情，以及如何处理和解决冲突。

3. *边界*　几乎所有的文化都分为群体内互动和群体外互动。文化群体内的交流和社会互动规范与文化群体外的互动往往有很大的不同。另外，对群体内成员的道德考量可能与对群体外成员的不同。

文化通常由核心信仰和价值取向作为支撑。这些核心信仰和价值取向是历史性、变化缓慢的，以及是受更具有可塑性和变化性的核心信仰影响的表面表现（Ting-Toomey 和 Chung，2007a）。核心信仰通常来源于宗教、传统、意识形态或政治哲学。核心信仰和价值取向影响着文化对善（即什么是好的）的理解，决定谁具有较高或较低的道德地位 [例如，在一些文化中，女性、奴隶、儿童和（或）无信仰的人具有较低的道德地位]，并为个人层面和社会政策层面上的道德选择提供参考。核心信仰还影响着文化群体内部和群体外部人们可接受的沟通和社会互动规范。

重要的是，文化中的成员身份不是一种社会契约，文化群体中的人可能会遵守一些规范，而选择性地拒绝其他规范（Kagawa-Singer 和 Blackhall，2001；Kagawa-Singer 和 Emmons，2009）。因此，任何文化群体的一个突出特点是文化群体内部存在异质性，这可能会影响个人的行为和偏好。

（一）文化及其对信息偏好和决策的影响

文化敏感性的姑息照护要求临床医生意识到文化问题可能影响沟通和决策的方式（Mystakidou 等，2004；Surbone，2008a），特别是围绕患者和家庭成员做出照护相关决策时的相对角色问题。

简单来说，人们通常认为世界可以被二分为以自主性为基础的伦理文化（主要在北美、北欧和澳大拉西亚）或以家庭为中心的伦理文化（主要在地中海国家、东欧、亚洲和传统社会）（Pellegrino，1992）。在这个简化模式中，以自主性为基础的伦理文化非常注重患者的独立决策和充分披露，以促进知情决策；相反，以家庭为中心的伦理文化的特点是在困难的情况下“保护”患者免受坏消息的影响。

这种观点的倡导者认为，对自主性的强烈强调已经成为西方文化的主导伦理主题，可能不适用于非西方社会（Angell，1988；Newton，1990；Metcalfe，1996；Forde，1998；Jotkowitz，2007；Matheson，2009）。一些人声称这可能代表了一种不尊重、不敏感、不适当和潜在有害的“文化帝国主义”形式（Angell，1988；Newton，1990；Metcalfe，1996。Forde，1998；Matheson，2009）。

这种文化与自主性之间关系的简化模式在临床环境中并没有得到很好的证据支持。事实上，大量的社会学和人类学数据表明，这种对西方和非西方方法的过度简化可能会导致对西方国家一些患者过度坦诚地披露信息，而这些患者可能更偏向于较少程度的“坏消息”披露；或者对非西方文化的患者主动隐瞒信息，而这些患者实际上希望得到更多的信息和更多地参与到照护和健康相关的决策中。

大量数据表明，无论是原籍文化还是所属文化，都不能准确地预测患者对其疾病及预后信息量的偏好，也不能预测他们希望在多大程度上参与有关其照护的决策。多项问卷和调查表明，偏好存在很大的异质性，无法通过地理、文化、年龄、种族、性别、宗教或教育水平单独预测（Blackhall 等，1995；de Gonzalez Victorica 等，1997；Sen，1997；Adib 和 Hamadeh，1999；Pimentel 等，1999；Sapir 等，2000；Jenkins 等，2001；Wenrich 等，2001；Fainsinger 等，2003；Heyland 等，2003；Davison 等，2004；Surbone，2004；Surbone 等，2004；Swenson 等，2004；Brokalaki 等，2005；Chui 等，2005；Hagerty 等，2005b；Miyata 等，2005；Oksuzoglu 等，2006；Powell，2006；Tang 等，2006；Bito 等，2007；Jiang 等，2007；Bracci 等，2008；Doumit 和 Abu-Saad，2008；Erer 等，2008；Fujimori 和 Uchitomi，2009；Innes 和 Payne，2009）。此外，家庭成员对患者偏好的认知与患者实际偏好之间往往存在严重的不一致（Hu 等，2002；Mystakidou 等，2005；Clayton 等，2005a，2005b；Ozdogan 等，2006；Tang 等，2006；Jiang 等，2007）。

所有这些都指向了一个关键的结论，即人们不能假设沟通和决策偏好是文化隐性的（Pellegrino，1992），也不能假设它们可以从家庭成员那里可靠地确定。与每个患者单独探讨这些问题是不可替代的。

在这些发现的支持下，在伦理学（Pellegrino，1992；Freedman，1993；Keller 等，2006）、医学（Mystakidou 等，2004；Surbone 等，2004；Surbone，2008a，2008b；Innes 和 Payne，2009；Wood 等，2009）、心理学（Armstrong 和 Holland，2004）、法律（Annas，1994）和人类学（Kagawa-Singer 和 Blackhall，2001）中存在一个非常广泛的共识，即临床医生应该询问患者他们想要的信息及希望如何参与决策，并按照患者的意见行事，除非出于对伤害的担忧而存在令人信服的禁忌证。

实际上，无论何时对可能会影响患者决策的重要信息进行考察，提前询问患者的信息偏好都是有帮助的。

（二）当家庭要求“请不要告诉……”时

当家庭成员想要阻止与患者讨论的冲突情况出现时，第一步是耐心地倾听家庭成员的担忧，并承认担忧的合理性。谨慎的做法是避免将这种讨论变成一种权力的对抗，而是强调共同目标是不希望伤害患者和希望尊重患者的文化偏好。

当家庭成员表现出担忧时，一个有效的做法是解释患者可能想要得到比他们想象中或比相同文化背景中的人要多的信息。值得补充的是，在对这个问题进行研究时，患者期望得到的信息往往比家庭成员之前以为得要多。第二个值得解决的问题是，患者通常会意识到他们被编辑过或错误的信息欺骗了，这可能会增加他们的焦虑而不是减少焦虑。

反思一下公平的问题通常是有用的，方法是让相关的家庭成员想象一下：如果他们生病了，家庭成员为他们做决定，却不费心地询问他们对收到关于诊断或潜在治疗方案的信息有什么偏好，他们会是什么感觉。

最后，通常适当的做法是提出一个具体的建议，与患者坐在一起问清他们是否愿意接收信息，以及希望接收什么样的信息。同时，应该向家属保证，如果患者选择不接收与诊断或预后确切性质有关的信息或细节，患者的偏好将得到尊重。

二、自主性

患者的自主性通常被认为意味着医生应该尽可能多地披露患者所希望的信息，以保证患者以其偏好的程度参与决策（Pellegrino，1992）。在这种情况下，披露是指提供必要的信息，以便对正在进行的照护作出明智的决定。关键因素包括诊断、疾病的程度、可供选择的治疗方案的范围、每种治疗方案的益处或危害的可能性、不良反应的潜在严重性和预期的获益范围，以及与预后有关的问题（如疾病是否可以治愈、预期生存时间和死亡的接近程度）。

然而，经常被忽视的是，自主性有多种表现形式，包括孤立自主性、关系自主性和自愿减少自主性（Cherny，2012；Gilbar 和 Miola，2014）。

（一）孤立自主性

常见的伦理讨论通常集中在自主性的一个非常狭窄的定义上，即孤立自主性，它涉及一个完全脱离个人关系或其他考虑的自利概念（Gillon，2003）。

（二）关系自主性

大多数人生活在涉及义务、责任、互惠关系、关怀、爱和相互依赖的文化和家庭环境中（Kagitcibasi，2005；Ho，2008；Lavoie 等，2011）。通常情况下，患者会主动考虑他们的决定对有价值的关系的影响，并在决策过程中争取让家庭成员或其他重要的利益相关者参与进来。这被称为关系自主性（Ho，2008；Lavoie 等，2011）。

文化和人际关系因素可能会影响到家庭或其他利益相关者的参与程度，以及患者允许这些考虑影响其决策的程度。只要这些关系不涉及家庭成员或其他人对患者的胁迫，这就是一种规范和有效的自主性表达（Ho，2008）。

（三）自愿减少自主性

有些患者有理由担心过于坦率的诊断或预后信息或决策负担可能会对他们造成伤害。他们可能不想知道疾病的确切性质、程度及可能的预后细节（Freedman，1993；Meredith 等，1996；Fleissig，2000；Helft，2005）。为了保护他们所认为的自身利益，他们可能会要求一些问题保持未解决、未披露或不确定的状态。尊重这种要求被称为“必要的合谋”（Helft，2005），但更好的说法是自愿减少自主性（Cherny，2012）

尽管要求更少信息的决定是自主的，但拥有较少的信息会使患者更没有能力做出明智的决定。事实上，这些要求往往伴随着要求医生对决策采取指示，或者要求将决策权委托给另一个人，通常是家庭成员、宗教领袖或主治医生（Davison 等，1995；Stiggelbout 和 Kiebert，1997；Leydon 等，2000；Lockwood 和 Manaszewicz，2000；Pinquart 和 Duberstein，2004）。

自愿减少自主性的另一种情况是，患者不认为自己有责任做出医疗决定，而是希望他人为自己做决定（Stiggelbout 和 Kiebert，1997；Pinquart 和 Duberstein，2004）。一般来说，这可能涉及将决策权交给亲属、主治医生、社区领导者或宗教权威。

因此，对自主性的尊重需要对患者希望表达的自主性有细致的了解，而且并不总是需要“完全披露”的过程。事实上，在不希望或不要求的情况下过度披露或坦诚，有时可能被认为是“对真相的攻击”。

自愿减少自主性对知情同意过程有重要的影响，这将在对实践的影响相关内容中进行讨论。

三、家长主义

如果临床医生担心患者的偏好可能会因为要求不接受重要信息或要求过多信息而造成伤害，则有义务讨论这些担忧，并试图说服患者不要这样做（Maclean，2006；Swindell 等，2010）。试图说服患者是一种合理、非家长式的表达，是对患者健康的尊重（Childress，2007）。

但当临床医生选择否定患者的偏好，或者甚至不评估患者的偏好是什么时，就越界了。

从道德上否定患者偏好的理由通常是基于家长主义，家长主义被定义为临床医生为了避免伤害和促进患者真正的福利、幸福、需求、利益或价值观，而干预患者自主决定的情况（Dworkin，2015）。

错误的是，不披露和家长主义经常被混淆，或者这两个术语被互换使用。重要的是要认识到，并非所有的不披露都是家长式的。例如，应患者的要求不披露信息并不是家长主义，因为它尊重了患者所表达的意愿；相反，向不希望得到信息的患者完全披露预后就是家长主义。

与自主性一样，家长主义也有不同的类型。

（一）软家长主义

软家长主义是指临床医生出于担心患者表达的偏好可能不真实而违背患者偏好的情况。当临床医生怀疑患者可能没有能力（通常是由于不成熟、精神疾病、思维混乱或患者的状况），或者强烈担忧患者的决定是被迫做出时，他们可能有充分的理由怀疑患者偏好表达的真实性（Ho，2008）。对不真实的偏好采取行动被称为软家长主义（Dworkin，2010；Beauchamp 和 Childress，2013）。对这些考虑的判断通常是困难的，无论是在决策能力方面（如在成熟的未成年人的情况下），还是在身体和（或）情绪上的痛苦在多大程度上破坏了决策中的审议能力方面都是如此。

当患者的决定似乎受到家庭成员意见的不当影响时，有时很难区分是家庭成员出于责任或互惠而进行的合法劝说，还是带有威胁特征的胁迫（Mappes 和 Zembaty，1994；Ho，2008）。在一些关系中，可能会有隐含或明确的威胁，即不遵守亲属的要求会带来不利的情感或关系后果（Ho，2008）。

例如，想象一个患有食管癌的 74 岁女性无法进食的场景。她的儿子说："如果你死于饥饿，我永远无法原谅自己。如果你真的爱我，请允许医生给你插管喂食。"于是她要求撤销不插管的决定。对于照护团队来说，尚不清楚这一心态的转变是孝道的表达，还是对威胁的回应，即如果她不遵从儿子的意愿，将对儿子持续地痛苦负责。当存在这样的担忧时，与患者单独探讨决定，以确保该决定确实反映了他们当前的偏好是有效和重要的。

（二）硬家长主义

硬家长主义旨在通过减少潜在的伤害或促进他们的利益，比患者自己的决定或潜在的决定更好地服务于患者的利益。这种情况出现在患者既有决策能力，也没有受到胁迫时，临床医生不征求患者的意见或偏好，或者主动违背患者所表达的偏好，以便为患者谋求可能的最佳结局（Dworkin，2010；Beauchamp 和 Childress，2013）。这在姑息照护患者的临终预立医疗照护计划中并不罕见，在没有与患者直接讨论这个问题的情况下，患者被指定为"不复苏"（尽管可能与家庭成员讨论）（Chaturvedi 等，2009）。

医生有反驳患者真实偏好的特权，这种特权被称为"治疗特权"。或者，在讲真话方面，被称为"善意的欺骗"。这种特权在各行各业中是独一无二的，这有四个理由（Smith，1946；Johnston 和 Holt，2006）。

1. 管理：指医生有采取预防措施防止伤害的责任。
2. 医生和患者在知识和判断上的不对称性。
3. 假定医生是诚信的。
4. 对患者真实利益的善意保护和促进。

硬家长主义经常被讽刺为道德上的不光彩和不尊重。然而，如果满足以下五个标准，它可能是合理的（Beauchamp 和 Childress，2013）。

1. 患者面临着重大可预防伤害的风险。
2. 家长主义的行为可能会防止这种伤害。
3. 预期的好处大于给患者带来的风险。
4. 劝说无效，并且没有合理的替代方案来推翻患者的自主性。
5. 所采取的方法对患者自主性的影响最小。

家长式的不披露诊断或预后、部分说真话或部分隐瞒，或笼统地表述疾病或其预期结果，对患者自主性的影响要小于不真实、回避、谎言或隐瞒。

在实践中，硬家长主义是比较常见的（Gordon 和 Daugherty，2003；Peretti-Watel 等，2005；Mitchell，2007；Dimoska 等，2008；Leydon 等，2008；Spiegel 等，2009；Cherny，2010；Rogg 等，2010），而且可能比公认的标准所能证明得更为普遍。在癌症患者中，经验数据表明，肿瘤学家经常选择不披露晚期癌症中建议的抗肿瘤疗法的有限可能性或受益范围（Gordon 和 Daugherty，2003；Peretti-Watel 等，2005；Mitchell，2007；Dimoska 等，2008；Leydon，2008；Spiegel 等，2009；Cherny，2010；

Rogg 等，2010），许多患者收到的信息往往比他们想要的少（Hagerty 等，2005a；Fujimori 和 Uchitomi，2009；Innes 和 Payne，2009），一些患者接触的信息比他们要求的多（Randall 和 Wearn，2005；Voogt 等，2005；Parker 等，2007；Innes 和 Payne，2009；Posma 等，2009；Mulcare 等，2011）。

一个重要的问题是，不同临床医生行使治疗特权的门槛可能不同。因此，有些医生经常这样做，有些医生则很少。有几个因素可能会影响这个门槛。

1. 临床医生对有益的预防措施的责任重要性的认识，可能受到患者的期望、家庭成员的要求或期望、当地的主流文化、当地的专业规范或对专业角色期望的影响。例如，一些文化可能支持或期望非对抗性和回避行为；而在一些文化中，权威人物（如医生）不被期望与权力较小的人协商条款（Ting-Toomey 和 Chung，2007b）。

2. 在尊重患者自主性和披露讨论中，对伤害可能性和严重性的评估可能会受到医生沟通技巧（或缺乏）、证据、经验、传闻、文化上的相关传说或形而上学意义的影响（Carrese 和 Rhodes，1995；Taylor，2004）。在某些情况下，文化因素可能会放大从拥有诊断或预后意识的信息中感知到的风险和潜在伤害的可能性。这在纳瓦霍印第安人的照护中得到了充分的描述（Carrese 和 Rhodes，1995；Taylor，2004），在他们的文化中，预后信息被认为对未来是决定性的（而不仅仅是预知）。

3. 对破坏患者自主性所造成的伤害进行评估。这可能受到文化因素的影响，例如，某些文化中不太强调尊重个人偏好，而更强调保护弱势群体。

4. 医生的熟悉程度、技能，以及通过其他方法，如劝说、价值探索、建议或使用第二意见，影响患者偏好的有效性（Cherny，2010）。

5. 缺乏准备和时间的医生可能会通过单方面的家长主义做法，如不探索患者的偏好，来避免复杂的沟通任务。这对于缺乏沟通培训和经验、缺乏处理患者照护情感方面的培训、职业倦怠、感到负担过重、缺乏进行复杂对话的时间、缺乏处理与生命末期有关任务的培训和（或）经验的医生来说尤其如此（Cherny，2010）（见第 29 章和第 30 章）。

不寻求或违背患者偏好的治疗特权很容易被滥用（Etchells 等，1996；Sirotin 和 Lo，2006），有心的临床医生有责任为具有挑战性的沟通任务做好准备，并发展必要的技能来驾驭它们。这些技能包括共情沟通、以循序渐进和敏感的方式披露诊断和预后信息、如何最大限度地减少情绪反应，以及当情绪反应出现时如何应对（Back 等，2005，2006，2007；Arnold，2011）。

四、对实践的影响

总的来说，在伦理和专业上都有必要弄清楚患者希望得到多少信息，以及他们希望在多大程度上参与决策的个人偏好。由于患者对信息披露和说真话的偏好不能可靠地从家庭成员那里获得，也不能根据文化、宗教、年龄、性别或教育水平来预测。因此，这些信息需要直接从患者本人那里获得。

临床医生需要了解患者对他们想要的信息量的偏好，以及他们希望的向他们或委托人解释信息的方式。一般来说，应通过熟练、有同情心和有效的沟通来尊重患者偏好。

实际上，无论何时进行重要的检查或活检，都应询问患者他们希望如何被告知结果。理想情况下，这应该在他们收到关于即将接受的诊断或侵入性手术信息的同时进行。医生可以询问患者：“当结果出来后，你是否希望他们向你或你和你的家人解释？是先告知你的家人，再告知你；还是先告知你的家人，让他们来决定应该告知你什么？”这种方法可以确保获得并尊重患者的真实偏好，避免文化刻板印象和未经授权的泄密行为，减少医生或家庭合谋隐瞒所需信息的可能性，并通过尊重已记录的患者偏好，减少与家庭成员发生冲突的可能性。

否决患者的偏好需要一个令人信服的迹象和合乎逻辑的理由。某些情况下，软家长主义或硬家长主义是合理的。在家长式的不披露诊断或预后信息方面，部分真实或部分隐瞒比不真实、回避或隐瞒更可取，因为前者仍然可以促进部分的自主性。

在担心患者的偏好可能被胁迫的情况下，应与患者仔细探讨这些问题。通常很难区分合法的关系自主性和胁迫性决定，前者考虑到了义务、相互依赖和互惠，后者则是通过威胁来影响决定。尽管如此，重要的是要记住，大多数家庭在这些情况下不会诉诸威胁。

一个选择不接受所有相关信息的患者不能对治疗给予知情同意，让患者签署知情同意书的常规做法在这种情况下是不合适的。在这种情况下，知情同意书应包括以下要素。

1. 一份已经向患者提供了有关其病情和治疗方案信息的声明。

2. 他们已经得到了所有想要得到的关于病情、治疗方案、获益和风险可能性的所有信息。

3. 他们将知情决策授权给指定的人，该人已被充分告知获益和潜在风险的可能性。这个人可能被要求代表患者做出决定，或者向患者推荐治疗方法以获得他们的批准。

当知情治疗决策被授权时，谨慎的做法是代理决策人记录下这一基于充分披露潜在利益和风险的知情决策过程。

结论

与面临重大决定的患者进行困难的对话是姑息照护的固有组成部分，也是压力的主要来源。对自主性、家长主义和文化的概念有细致的处理方法，有助于解决围绕披露和决策问题的困境。临床医生应该熟悉关系自主性、自愿减少自主性的概念，以及其对照护，特别是对知情同意过程的影响。与伦理、沟通和文化之间交互有关的伦理素养是姑息治疗临床医生的一项重要技能，必须成为所有培训的一部分。

第108章　告知真相和知情同意

Truth telling and consent

Linda Emanuel　Rebecca Johnson　Lara Boyken　著
程明明　周雨欣　译　　袁　玲　校

一、概述

人们确定现实和应对不想要的真相的方式是复杂的。在人际关系中，信息的解析方式往往意味着一些人对现实的认识与其他人不同。文化规范以各种方式处理这种情况的好处和危害。在西方医学的核心，告知真相是一种相当新的文化价值（Cassell，1985；Xue 等，2011）。今天，在西医中从事姑息治疗的临床医生并没有对人们屏蔽其真实的病情，而是普遍将“告知真相”理解为一种法律和道德上的职业责任。患者通常认为有权了解自己的病情。本章重点讨论如何通过坦诚的沟通改善健康。

（一）告知真相

告知真相主要是指提供治疗无效、一个人即将死亡、可能的临床死亡途径及临终决策的可能影响的信息（Deschepper 等，2008）。每个人都以自己的方式害怕死亡（Yalom，2008），但死亡的旅程往往始于“癌症”一词（Casarett 等，2010；Nwankwo 和 Ezeome，2011）。毫不奇怪的是，许多医生和护士都不愿意传达坏消息（Gysels 等，2004）。一些医生更愿意谈论疾病或治疗技术，而不是选择（Cassell，1985；Deschepper 等，2008）。然而，研究表明，信息沟通可以维持患有晚期疾病或绝症的个人及其家属的生活质量（Clayton 等，2008）。

希望通常被等同于治愈的可能性。在姑息治疗领域，治愈往往是一个渐行渐远的主题，而希望仍保留着不同意义的重要作用。临床观察表明，当希望被困难的消息扰乱时，人们会进入一种情绪状态，这时候依赖性占主导地位，信任变得至关重要。这种对希望被干扰的反应强调了向前看是一种多么强大的情感资产（Hagerty 等，2004，2005；Eliott 和 Olver，2007；Kersten 等，2012）。在姑息治疗中，我们的目标是找到患者一些现实的希望，并为其量身定制照护（L.Emanuel 等，2007）。例如，如果一个人说他想参加一个家庭的生命周期事件，则可以把照护计划的重点放在治疗上，使其能够实现这一目标。

（二）知情同意

西方对知情同意作为医疗保健环境中的指导性道德原则和实践的理解源于美国和英国法院。早期的英国习惯法正式声明保证了攻击（对身体伤害的威胁）和殴打（非法接触他人）是确定合法行为的关键措施（Murray，1990）。

目前，被普遍认为是“尊重个人自主权载体”的同意法被转化为法律（McLean，2016）。作为一种现代伦理学表述，知情同意可以被视为一种对基本人权编纂和制度化的尝试，即对自己身体发生的事情进行自决（Monagle 和 Thomasma，1998；Bennett，2000）。同意和自主之间的关系并不总是像这所暗示的那样清晰。例如，在老年姑息治疗中，患者的自主通常意味着死亡时的尊严，但尊严对一个人来说，可能意味着积极的治疗手段（Johnson 等，2005）；而对另一个人来说，可能意味着没有侵入性治疗的舒适照护（Deshpande 等，2005）。在理论上理解并尊重一个人的目标比在实践中运用简单得多。

也许是担心被起诉，一些医疗服务提供者对知情同意书进行了严格的解释，并规范文件和机构审查，以遵守法律要求。这种方法的危险在于，关于知情同意的沟通可能会成为一种“空洞的仪式，在这个仪式中，患者被告知无法立即理解、对决策几乎没有影响的复杂信息”（Appelbaum 等，1987）。事实上，法律主义的方法似乎与姑息治疗的目标特别不匹配，在复杂多变的医疗服务体系中，个人和家庭是“照护的单位”（McClement 等，2007；Bowman 等，2011；Dunn，2016）。此外，诊断、预后、照护目标的改变和预立医疗照护计划都需要进行持续的协商。

仅仅使用表格可能导致对一个人知情同意的内容理解有限（Tulsky，2005）。另一种方法是

Appelbaum 等（1987）推荐的过程模型，即“将知情同意作为医疗决策所有阶段的一个方面，整合到医生与人的人际关系中”。在他们看来，围绕知情同意的不断沟通可以建立信任，并增强不欺骗和不强迫的习惯。此外，个人和医生建立信任关系，使医生能够采取“合理的行动，否则可能被断章取义地视为对其权利和义务的侵犯”（O'Neill，2002）。假设一个患者决定在家中死亡。护理人员知道家庭照顾者无法为患者翻身，患者可能会出现压疮。护理团队随即召开了一个包括患者在内的家庭会议，讨论在家中善终的好处和障碍，最终一致认为让患者回家是最好的选择（Eisenberger 和 Zeleznik，2004）。这个例子表明，在寻求知情同意时，对自主性有不同的解释，也有对非自主性理由的争论。专业人员和患者 / 家属之间的持续沟通至关重要。

二、心理学视角

任何重大疾病的经历都会改变一个人（Bowman 等，2011；Miller，2011；Witt，2017），这种改变可能是变革性的。“病前人格”的概念指出，承认一个人的疾病意味着“进入另一种存在方式”（Miller，2011）。例如，一位女性患者同意对乳腺癌进行积极放射治疗的决策行为，不太可能映照出其后来同意转入安宁疗护的决定（Bowman 等，2011）。在疾病的每个阶段都可能有一套不同的观点（Hannum 等，2016；Zamora 等，2017）。尽管如此，我们的目标是让患者在每个疾病阶段都能达到一种状态，即以稳定的方式感知信息，并且决策来自心理的平衡，以保证决策的稳定性。重组模型（L. Emanuel 等，2007；Knight 和 Emanuel，2007）对适应过程提供了概述，即认为一个人在适应疾病的过程中会出现重复的循环，包括理解（即承认已经发生的事情）、创造性适应（即在新环境中尝试生活的替代方案）和重组（即巩固被改变的生存方式）。重要的是将当事人“置于”调整的轨迹中，从而可能由此促进最佳的适应和运作。例如，一个面临截肢的人可能会因为失去行动能力而悲伤，但随后会寻求继续行动的方法。或者这个人可能接受损失，但不适应这种变化、拒绝下床、不喜欢换床单，因为这会被看到截肢的痕迹。在后一种情况下，咨询可能有助于患者适应。

功能丧失、身体形象、人际关系、控制性、独立性、尊严和对死亡的焦虑随时都可能发生（Yalom，2008）。丧失可能是预期的、真实或感知的、主要或次要的。悲伤是对丧失的正常反应。由于所有患者及其家属都会经历与严重疾病相关的多重丧失，悲伤是疾病经历的重要组成部分。对于那些心理上“崩溃”、无法处理悲伤的人来说，信息处理和知情同意可能是不可靠的。为了有效地进行生命末期照护，医疗保健团队需要识别和预测适应阶段（Kübler-Ross，1969；Worden，1991）。丧亲顾问 Rando（1993）和 Worden（1991）主张以过程为导向理解人们如何解决悲伤，他们的模型为识别个体在哀悼轨迹中可能遇到的困难提供指导。一些人有可能达到一种存在的成熟状态，这样就有可能对不想要的丧失有一些健康的反应，并且有可能做出让自己感觉舒服的决定（Beyers 等，2017；L. Emanuel 等，2007）。

个人在疾病旅程的不同阶段如何适应生命末期丧失的概念和干预措施是相关的，其中包括围绕诊断的“准备性等待”（Giske 和 Gjengedal，2007），对生存期不足 6 个月的人进行生命回顾和情感表露（Steinhauser 等，2009），晚期患者的尊严疗法（Chochinov 等，2005），为从事生命末期照护的社会工作者提供变化阶段模型的概述（Rizzo 等，2010），以及针对癌症治疗后心理调整的认知行为疗法（Likely 和 Switzer，2016）。

在某些情况下，真相特别难以捉摸，知情同意也随之变得困难。如果干预措施可能会改变身份（如切除脑转移瘤的手术）或涉及不可知的未来状态（如保留生育能力），临床医生必须努力帮助患者理解这些干预措施的局限性，以实现最佳的信息处理和决策。如果患者情绪低落到无法正常处理信息，或者有间歇性的与疾病相关的心理问题，临床医生必须评估支持性措施是否能使患者恢复足够的理解力和决策力。在这些情况下，通常需要进行心理咨询和（或）精神科会诊。

三、决策的类型

人们已经注意到基于客观事实的真正的知情同意难以实现（Boyd，2015）。然而，通过优化一个人对自己身心健康和决策信息的获取以改善其心理健康的目标仍然存在。近几十年来，各种类型的决策都因此而发展起来。

在过去 10 年中，随着治疗关系变得更像是一种伙伴关系（Joosten 等，2008），共同决策已经成为以患者为中心照护的核心要求（Stacey 等，2010）。这种伙伴关系本质的概念化已经确定了一个重要的共同特征，即当涉及治疗决策时，“患者和家属在医疗过程中拥有不同但等价值的观点和角色”（Makoul

和 Clayman，2006）。有效实践的关键问题包括：如何最好地沟通这些观点，使用何种决策辅助工具（Feldman-Stewart 等，2007），谁来主导，何时主导，以及什么构成了“决策质量”（Joseph-Williams 等，2011）。

决策模式越来越多地包括个人 - 实践者二元关系之外的其他人（如家庭成员、其他专业人员），并以合作的方式进行（Stacey 等，2010；Brooks 等，2017）。尽管如此，目前的共同决策模式通常包括患者和一名医务人员，并且沿着范围来划分，一端是家长式作风（即医生做决定），另一端是知情选择（即个人做决定）（E.J. Emanuel 和 L.L. Emanuel，1992；Makoul 和 Clayman，2006）。一些研究者认为临床医生和患者都应具备相关能力，另一些研究者则认为临床医生有责任引导或回应患者（Chewning 等，2012）。自助书籍鼓励个人主动询问有关诊断和预后的问题（Lynn 等，2011）。然而，在决策角色偏好方面存在很大的差异（Tariman 等，2009），实际参与决策的患者比表示渴望获得全部信息的患者要少（Gaston 和 Mitchell，2005）。决策的性质和治疗关系的阶段也会影响偏好（Chewning 等，2012）。此外，共同决策需要对过程有透彻的了解，并且没有组织上的障碍。

所有这些都是重要的考虑因素，因为参与共同决策可以改善生命末期的生活质量（Steinhauser 等，2009）。在讨论照护目标、家庭会议和临终前的家庭参与决策时，家庭和专业人士之间的沟通表明，共同决策对于症状管理（Mentes 等，2004）、困难的侵入性治疗选择（Deshpande 等，2005）、姑息照护的启动（Nolan 等，2008）和重症监护环境中生命末期的讨论（Brooks 等，2017）是多么重要。家庭照料研究，在护理研究中也被称为家庭系统，也显示了家庭参与医疗决策可以加强家庭和医疗团队之间的合作和信任（Anderson，2000；Rempel 等，2007）。家庭参与还可降低提供非必要护理（Fineberg，2005）和老年人不必要、痛苦的入院风险（Ahearn 等，2010）。指南可以成为临床医生和家庭成员有效的决策辅助工具。例如，痴呆症的姑息治疗指南与抗生素处方减少和对无法用语言表达意愿的人使用镇痛药增加有关（Volicer 和 Ganzini，2003）。

四、如何告知真相

一些人认为沟通功能与良好的结局相关（Back 等，2009）。图 108-1 所示的分类法显示了癌症连续过程中六个阶段提供的六种沟通功能，可以改善生存和健康相关的生活质量。Epstein 和 Street（2007）

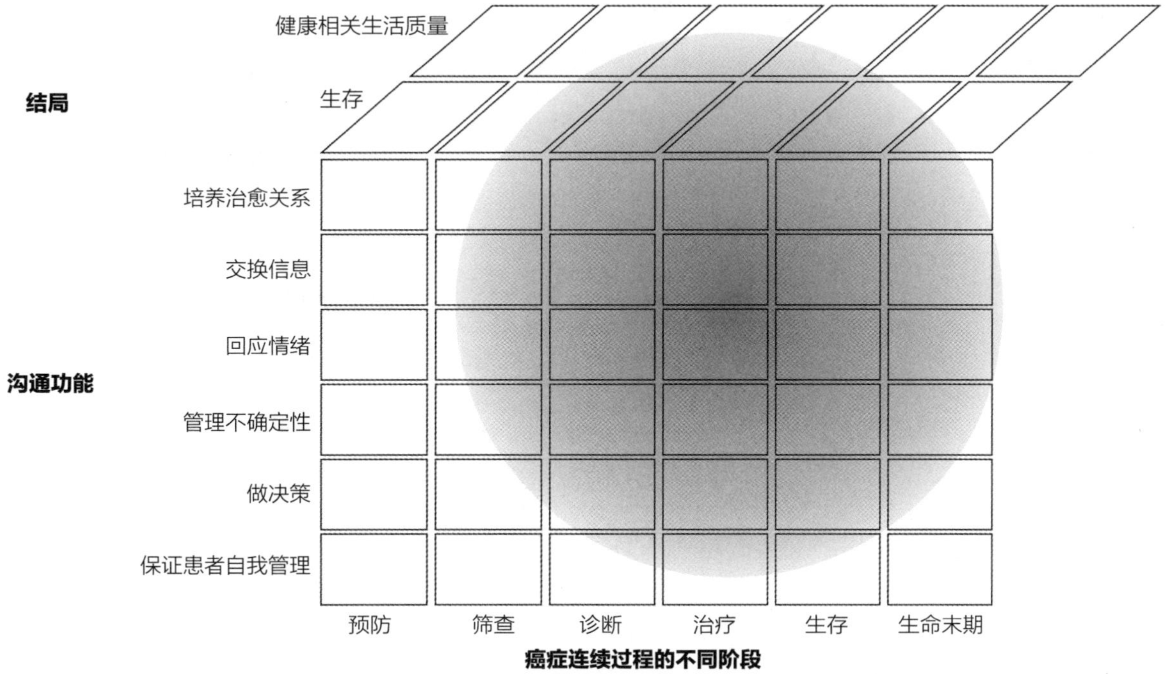

▲ 图 108-1 癌症照护连续过程中每个阶段的六种沟通功能

引自 Epstein，R.M.and Street，R.L.Jr.（2007）.Patient-Centered Communication in Cancer Care : Promoting Healing and Reducing Suffering. Bethesda，USA : National Cancer Institute.NIH Publication No.07-6225

提出，研究人员的一个关键任务是“明确在连续过程的给定时间点上，什么（类型的行为）可以改善特定的人的结局”。

阶梯协议可以通过与患者及其家属组织护理目标的谈话帮助医疗团队。协议本质上是一种指南，可以根据当地的情况进行调整，并为每次交流量身定制。SPIKES 是生命末期照护医生教育项目中推荐的阶梯协议，其制订基于 Buckman 的坏消息沟通协议（Buckman，1992），已在其他国家使用（Swaminath，2008）。SPIKES 工具使临床医生能够确定个人想要知道多少“真相”或信息，以及他们想如何接受这些信息。图 108-2 说明了当临床医生发起这些谈话时，如何使用 SPIKES 六步法为希望讨论预后的癌症患者提供适当的信息呈现方式（Adelman 等，2000；Gutierrez，2012）。为了取得成功，这些方法需要适应所使用的文化环境，如在隐瞒预后的家庭传统文化环境中（Chan，2011）。

五、完成知情同意和预立医疗照护计划

知情同意是西化医学中两种不同职责的简称。首先，临床医生有义务在治疗前征得患者的同意。其次，临床医生有义务确保患者已被适当地告知治疗情况（Maclean，2013）。只要在适当的心理支持下如实地提供信息，并且患者具有决策能力，那么这些问题对于姑息照护来说并没有根本的不同，读者可以参考如何完成知情同意的标准说明。生命末期照护的一个特殊问题是，许多人无法做出自己的医疗决定，而必须依靠代理决策人。ACP 对未来涉及无决策能力的情况进行了最佳知情同意的描述。

在美国，ACP 的一个核心结局是完成了预先指示（advance directive，AD）文件。虽然仅有 AD 文件不足以确保所需的治疗，但包括文件在内的全面 ACP 方案可以产生积极的影响（Cantor 和 Pearlman，2003）。因为对所有可能的决定进行知情同意是不现实的，一些人强调 ACP 是一个过程（L.L. Emanuel 等，1995；Bowman 等，2011）。有人提出了一种替代 ACP 的方法，以保持临床医生尊重对患者相关倾向的最真实理解，即评估患者在侵入性、预后和失能等方面的治疗倾向，当患者失去决策能力时，家属和临床团队可以根据这些关键倾向来判断患者想要什么（L. Emanuel，2012；Scandrett 等，2014；Rietjens 等，2017）。

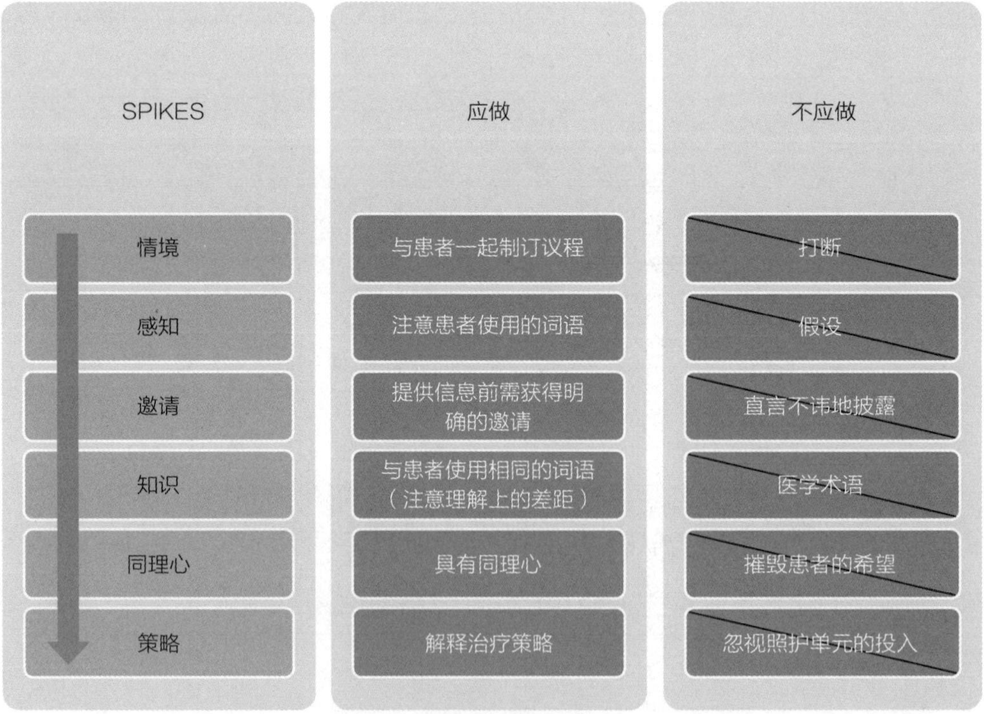

▲ 图 108-2　打破坏消息的 SPIKES 法

引自 Rinaldi，M.and Potter，M.（2010）.Recovery is for All：Hope，Agency，and Opportunity in Psychiatry.A Position Statement by Consultant Psychiatrists.London UK：South London and Maudsley NHS Foundation Trust；and South West London and St George's Mental Health NHS Trust；and Baile，W.F.et al.（2000）.SPIKES—A Six-Step Protocol for Delivering Bad News：Application to the Patient with Cancer.The Oncologist.5（4）：302-311 DOI：10.1634/theoncologist.5-4-302

ACP 文献提出了实现知情指引的五个关键因素，类似于为实现告知真相所建议的步骤：介绍主题，进行结构化的讨论，记录患者的偏好，定期审查和更新这些偏好，并在需要时应用 AD。

尽管临床医生可以变得熟练，ACP 仍然是困难的，而且本质上是不完美的。养老院的工作人员报告，患者不理解 AD 的目的，有些人认为 AD 是在指定代理人（Moskop，2004；Tulsky，2005；Roger，2006），或是在临终而不是在无决策能力时适用（Gunter-Hunt 等，2002）。尽管有这些缺点，持续地 ACP 和讨论可以防止不必要的住院和安宁疗护的及时启动。没有 ACP 或 AD 的患者更有可能被转到医院进行提供短暂好处的检查和干预（Moskop，2004；Roger，2006）。

六、与患者、家属和团队成员一起工作

持续地沟通对家庭和患者来说是至关重要的（Ciemins 等，2015；Brennan 等，2016；Nedjat-Haiem 等，2017）。家庭所扮演的一些角色包括情感支持、为个人倡导适合的治疗、在医疗问题上值得信赖的知己、代理决策人，这些角色并不是家庭成员或医疗团队所熟悉或习惯的。对病情信息的不一致会加剧痛苦和不和谐。医疗团队成员对死亡和照顾临终者的态度也发挥作用。例如，已经完成 AD 的医疗团队成员更愿意与患者讨论生命末期的计划（Horgas 等，2007；Gutheil 和 Heyman，2011）。

家庭会议是一个非常有效且经过验证的工具，可以在各种医疗环境中促进医疗团队、患者和家属围绕护理目标和 ACP 的沟通（Luckett 等，2017；Parker Oliver 等，2017）。例如，在重症监护室定期组织护士和临床医生进行家庭会议，有助于在慢性病和晚期疾病期间保持家庭健康，并加强对患者的照护（Nelms 和 Eggenberger，2010）。家庭会议还可以让医疗团队有效地认识到，当亲人在接受长期照护时家庭的痛苦和脆弱性，并为家庭提供一个与医疗团队成员进行诚实、敏感沟通的机会。

七、文化因素

在全球范围内，在医疗中告知真相的方法各不相同。例如，在黎巴嫩、中国、新加坡和日本，癌症患者通常不被告知诊断或预后；而在美国和英国，美国医学会和英国医学总会的出版物则提倡告知真相（Sokol，2006）。对美国和英国的许多人来说，完全真实的信息是金标准（Apatira 等，2008）。首选的医生行为包括实事求是、提供提问的机会，以及在讨论预后时承认患者的个体性（Hagerty 等，2004）。然而，也有研究表明，有些人从来不想讨论预后，而且对信息的偏好可能随着时间的推移而改变（Hagerty 等，2005）。患者对告知真相的愿望不能单纯归结为根源于文化。偏好存在很大的异质性，并不是由地理、文化、年龄、种族、性别、宗教或教育水平单独决定的（Cherny，2012）。同样，一个人家庭和邻近社区中的微观文化也发挥着强大但不易预测的作用。

强调家庭集体主义或家庭主义的民族或少数民族文化可以为反对个人的“知情权”、支持家庭在治疗护理和决策中发挥主导作用的权利提供有力的论据。例如，许多以家庭主义为主导的群体都能很好地理解得知自己罹患癌症对整个家庭的负面影响（Lasch，2000；Rozario 和 DeRienzis，2008；Xue 等，2011）。因此，家庭可能对个人的治疗负责，保护他们免受“伤害”（Chan，2011）。在实践中，这可能意味着家庭坚持不告诉患者关于疾病的“真相”（Chan，2011）。当有负面消息时，特定的家庭成员被纳入或排除在转变之外（Lasch，2000；Yeung，2017），并且家庭照顾者可能不会寻求他们认为家庭应该能够提供的帮助（Rozario 和 DeRienzis，2008）。

临床医生可以询问患者的个人偏好，并按照他们的意愿行事（Cherny，2012）。Cherny 建议为患者提供一系列的选择，包括“向我说明结局，与家人一起向我解释结局，先向家人解释再向我解释，或者先告诉家人再让他们决定应该告诉我什么”（Cherny，2012）。其他策略包括咨询社区组织和社区健康倡导者（Lasch，2000），或者在国际舞台上参与有关告知真相和知情同意的跨文化讨论（Xue 等，2011）。最佳的信息提供和决策支持需要临床医生优先了解每个患者的微观和宏观文化。

八、质量管理方法

目前，权利精神已牢牢地嵌入医疗实践中，质量改进文化也是如此（http：//www.medqic.org，http：//www.ihi.org，http：//www.capc.org，http：//www.medicaring.org）。有多种措施和工具可以确定一个人知情同意治疗的能力（Sturman，2005）、风险沟通和治疗决策的有效性（Edwards 等，2003）、决策辅助工具的有效性（Feldman-Stewart 等，2007）、一个人对决定的后悔（Joseph-Williams 等，2011）。正如 Lynn 等（2008）所说，“在照护重病患者时，错误不

在于我们从未提供良好的护理，而在于我们不总是提供良好的护理”。创建团队成员反思和修正实践的过程，是提高和保持高标准的有效方法（Lynn 等，2008；Hewison 等，2009）。

结论

处理我们与现实的关系，特别是当信息与死亡有关时，是一个非常私人的问题，充满了强大的心理力量、关系和文化动力。在西方医学中，临床医生将告知真相理解为一种法律和道德责任。患者普遍期望自己获取所有相关信息，以便对生命末期的治疗和护理做出明智决定的权利，包括通过 ACP，能够得到尊重。面临的挑战是将这些过程应用到临床实践中，并适用于所有自限性疾病的患者。

第109章　儿童缓和医疗中的伦理

Ethics in paediatric palliative care

Richard D. W. Hain　著

程明明　徐雯颖　译　　袁　玲　校

一、概述：医学伦理的范畴和功能

接受姑息治疗的儿童由于年纪小、身体矮小、疾病、运动和认知障碍等因素而变得更加脆弱。医学伦理的一个出发点是，医生和患者之间存在着权力的不平衡，因而需通过“规定医生行为的规则”来加以纠正。伦理中包括公平的道德义务，公平的要求之一即为强者应该对弱者给予特别照顾（Beauchamp 和 Childress，2009）。医学伦理学的关注点在于医生应该如何对待患者；最近，它还需要关注医生对社会的责任。从患者的角度来看，医学伦理学是试图在患者和医生之间建立“公平的竞争环境”。对社会而言，伦理学确保医生不会脱离当代的风俗习惯，如医疗费用应该如何使用的观念。

从临床医生的角度来看，医学伦理学的任务是具有分析性；即在理性和医学能力不能提供单一明确答案的临床情况下，帮助解决难题并指导决策。

二、伦理在儿童中的实践范式

如今的儿童伦理有两种范式：以权利为基础的论点（United Nations General Assembly，1989）和“四项原则”（Beauchamp 和 Childress，2009）。基于权利的主张是针对儿童的，但通常不是从伦理的前提来论证的。原则主义源于伦理理论的基础，但不是为儿童设计的。两者都为儿童的伦理讨论提供了有益的参考，但都不是完整的说明。

（一）权利

基于权利的范式所提供的关于临床医生应如何对待儿童的论述是法律上的，而不是道德上的。这个观点认为儿童拥有权利是一个强有力的基础性的道德主张，现代对于儿童权利的理解主要来自联合国儿童权利公约（United Nations Convention on the Rights of the Child，UNCRC）（United Nations General Assembly，1989）。联合国儿童权利公约赋予了以儿童为中心的法律议程的力量（Goldhagen，2003）；它并没有试图对权利的本质进行道德论证，也没有对童年进行伦理上的说明。它引用了早期的联合国宣言序言（United Nations General Assembly，1948），其中认为权利是不言而喻的，适用于任何人类，并且是个人所固有的。将这一定义应用于儿童，联合国儿童权利公约坚持认为儿童的价值和成年人的价值之间没有区别。这是一个重要的主张，它与儿童是“正在进行的工作”的观点相矛盾，他们的道德价值是潜在的，而不是当前的。此外，联合国儿童权利公约指出，儿童在道德上有别于成年人。其序言指出，儿童作为一个依赖家庭的发展中的人，具有特殊的价值。

权利作为义务的必然结果而存在，因此限制了国家的影响（Hohfeld 和 Cook，1978；Lazarev，2005），这种力量让权利怀疑论者感到担忧（Hafen 和 Hafen，1995；Guggenheim，2005）。对权利作为道德意图的期望性声明的较低要求（Alderson，2011），使基于权利的论点能够解决儿童的道德和法律对话。

（二）原则主义

Thomas Beauchamp 和 James Childress（2009）阐述了四项原则：自主性、受益性、非恶意性和正义性。自主是指患者有能力决定做什么医疗，有利是指临床医生有责任为患者做好事，无害是指有责任避免伤害，公正是指临床医生有责任参与维护公平的医疗系统。

可能没有明显的方法来解决这些原则之间的冲突：在一次不复杂的妊娠后，一名女婴在妊娠23周时早产。她的体重为585g，解剖学上是正常的。她发出了呼吸性喘息，但显然需要通气。她的父母要求采取一切措施，但新生儿科医生不愿意插管，因为他知道大多数在这个阶段出生的孩子将遭受严重的长期认知和身体损伤，而且在抢救后的第一时间和之后的几十年里，插管的费用都很高。

应用这四项原则，就有可能构建以下方面。

- 从尊重自主权的角度出发，认为应该对孩子进行人工呼吸，因为她的父母要求这样做。
- 从利益出发，认为应该对她进行抢救，因为这对她有好处。
- 从正义的角度出发，认为不应该对她进行抢救，因为抢救会不公正地消耗资源。
- 从非恶意的角度出发，她不应该被抢救，因为这样做会造成伤害。

这并不是该方法的缺点，而是说明了其范围的局限性。原则主义并不代表单一连贯的伦理理论，而是为繁忙的临床医生提供的实用启发式方法。四项原则代表了对复杂的哲学思考的实际总结，就像处方集对实际处方的总结一样，但并不能取代健全的药理学知识。

不幸的是，由于这些原则是为成年人制订的，儿童的地位并不明确。在一个主要由成年人组成的社会中，为儿童建立公正是很复杂的，可以理解但未必是正确的是，父母往往认为对孩子的自主权和对自己的自主权是一样的，或者发现很难区分自己的利益和孩子的利益。

三、儿童的天性：特殊的伦理考虑

（一）人格与理性

如果人的身份取决于理性，那么儿童在许多伦理理论中的地位是不确定的。儿童的推理方式可能与成年人不同，但实际上一些非人类动物的推理方式也与成年人不同（Glackin，2008）。功利主义哲学家 Peter Singer 声称，杀婴行为是可以允许的，因为婴儿缺乏必要的推理能力，不倾向于继续活下去。鉴于对婴儿神经发育的现代理解，“婴儿不能进行有意义的思考”的观点，这种说法被视为是不可能的，是一种蔑视（Gopnik，2007；Bauer，2008）。一个关于儿童的方便而广泛的信念，它简化了成年人的决策，但最终却不真实。然而，那些真正无法推理的人（如有严重认知障碍的儿童）的道德地位给儿科临床医生带来了挑战。

（二）独立性和自主性

在今天，自主权通常表达的是行使自己的意志时没有限制的感觉。在实践中，儿童常常因为自身而受到多重限制，正常儿童的特性是身体小，缺乏语言能力。因为无法避免地被施加影响，所以儿童被视为是不重要的，缺乏自主权是自我延续的。儿童自主权性质的模糊性在姑息治疗中尤为重要，因为认知障碍和严重限制的身体活动能力是常见的。

需要正确地理解，自主权描述了为自己决定承认哪一套限制的自由。这个更现实的定义并没有如此明确地将儿童排除在外。儿童可以通过允许父母代表他们做决定来体现自主性，在与家庭成员的互惠和平衡的关怀关系中看到自己的存在（Carnevale 等，2008）。

在考虑授权医生结束患者生命的立法的伦理问题时，对自主性的理解存在局限性，这种立法延伸到了儿童或年轻的成年人（Self 和 Findley，2010）。一个完全有能力和理性的青少年可能会因为一些原因而要求安乐死，而这些原因与深思熟虑的结束生命的愿望没有什么关系。其实我们很难明确区分一个青少年的死亡愿望和（举例来说）希望得到更多的关注，抑或是在抗议父母的限制。在青少年身上，他们所说的话和他们实际的意思之间总是存在着一种直接的关系，然而这种假设甚至比在成年人身上更不可靠。

自主性的概念在儿童身上是有基础问题的。自主性要求对自己的生活有一定程度的控制。对于所有的儿童来说，它比成年人更有限，原因有很多，其中一些与道德无关。儿童与家庭有着固有的关系，否认这种关系的重要性，或者否认这种熟悉的关系赋予父母为孩子说话的权利，都是错误的。然而，如果仅仅因为孩子缺乏许多成年人所拥有的自主权，就认为伦理学只需要考虑父母的意愿，那也是错误的。

（三）偏好：儿童和家庭

对尊重父母自主权及儿童自主权的期望，带来了一层伦理上的复杂性。一些对儿童权利持怀疑态度的人认为，儿童和家庭利益之间的任何分离都是虚假的（Hafen 和 Hafen，1995；Guggenheim，2005）。然而事实并非如此，即使是有爱心的父母，也可能会在种族或其他方面为他们的孩子选择不那么理想的东西（Brierley 等，2013）。在道德上而言，将父母觉得他们的孩子会想要的东西与父母对他们的孩子想要的东西区分开来是有意义的。

然而，这在实践中并不总是可能的。儿童的道德思考通常发生在家庭至关重要的背景下。孩子会发现很难表达出与父母表达的观点强烈不同的偏好观点，这有可能使他们受到胁迫。在表达不同意见时，医疗小组可能需要在两者之间进行仲裁，否则就会使其中一方享有特权。

对于患有限制生命的疾病，同时又有认知障碍的儿童来说，界定偏好是特别困难的。目前对于好的结果并没有客观的衡量标准。当儿童期死亡是可以预期时，存活率通常是不相关的。当要求儿童在语言上和事实上有能力表达与生存和身体健康有关的问题，其他的衡量标准都显得主观。在实践中，这是很困难的，而临床医生往往被吸引，认为儿童父母的偏好与儿童的偏好是不可分割的。也许正是对这种有疑问的假设的反馈，使得现代儿童权利运动得以发展。

（四）关联性

自主性、有益性和无害性都主要涉及在个别儿童和个别医生之间的关系中做出的决定，而公正原则是指"事件状态"（Smart 和 Williams，1973）。其他三个原则关注的是患者个人的需求，而正义则是可以使个人从属于社会的需求。

一个患有晚期代谢性退行性疾病的 3 岁男孩被他的儿科医生描述为"几乎处于永久的植物状态"。在经历了几次日益严重和频繁的胸部感染后，他的父母带他来医院，说他有其他肺炎的迹象，坚持认为他应该再次进行通气。重症监护室的儿科医生解释说，通气是不合适的，因为这意味着他们的儿子占用了一张床，而另一个孩子可以更有效地使用。

很少有临床医生会不同意这个孩子不应该被通气的结论。伦理方面的推理也显得很合理。然而，期望父母为了他人的幸福而牺牲自己的孩子，是残酷、不合理和具有胁迫性的（American Academy of Pediatrics，1996；Nuffield Council on Bioethics，2006）。它忽视了儿童作为一个受家庭照顾的受抚养者的性质。

医生和儿童的关系也具有伦理意义（Bartholome，1985，1996；Ramsey，2002）。虽然道德医疗系统的设计者的出发点必须是所有的患者，不管是真实的还是假想的，都是同等重要的。但考虑干预措施对假设的"其他儿童"的影响，已经超出了医生与特定儿童的关系范围。临床医生可能需要在两种模式下做出伦理决定：在他们与个别患者的关系中，以及在设计和维护公平制度中。这种双重性承认了个别实际患者的需求和假设的其他患者的需求之间的紧张关系，并且是一致和必要的。

四、儿童伦理学：基本理论

（一）义务论

义务论认为，存在一种绝对的道德准则，在所有情况下，无论后果如何，对所有人都同样适用。这种准则有许多可能的来源。一个是通过宗教经文的上帝的权威。然而，大多数经文并不是主要用来阐述一致的道德准则的，有时是省略和（或）受解释的。源自宗教信仰的道德论述很少被完全认同，即使在那些拥有相同信仰的人之间也是如此。第二个来源可能是宇宙本身。古代和中世纪的理解是，宇宙是理性的，与这种理性秩序的一致性是衡量行为是否正确的标准。因此，举例来说，儿童应该遵守的道德规则，以及父母应该照顾他们的规则和依据，都来自家庭的固有性质。

第三种权威可能是纯粹理性的权威。Kant 试图表明，有一些伦理前提是无法摆脱的，因为对于有理智的人来说，它们在逻辑上是不可避免的（Kant，1785/2005）。他认为，有些是永远真实的，与背景无关（绝对命令），而其他则取决于个人对背景的预先信念（假设命令）。把这一点应用到儿童身上并不简单；Kant 认为道德法则与理性是共通的，由于他显然不认为儿童是理性的，所以儿童的道德地位在 Kant 那里并不明确。

（二）结果主义

在实践中，遵守规则的道德决定的结果可能比违反规则更糟糕。后果论者认为，这是"规则崇拜"本身的一个内在弱点，一个行动的唯一道德相关方面是在其后果中找到的（Smart 和 Williams，1973）。后果论者对什么结果应该被衡量有不同的看法。在医学伦理学中，功利主义是最著名的形式，最广泛认可的结果衡量标准是对"人类幸福的总和"的影响。

一些重要的模糊之处限制了功利主义在实践中的用处。幸福的总和可能与少数人的大量幸福有关，也可能与许多人的适度幸福有关。幸福的本质本身并没有得到认同，也可能无法测量。对于需要姑息治疗的儿童来说，评估幸福感尤其困难，因为他们往往不会说话或处于说话前的状态，无法表达出自己的感受或偏好。有时会假设幸福感与可观察到的功能或认知能力之间有密切的关联（Shaw，1977），但几乎没有理由或证据表明生活质量会以任何容易预测的方式受到身体状况或与死亡接近的影响。

功利主义并不关心个人的幸福，除非它有助于人类经验的总和。一个核心原则是，每个人的幸福对做出道德决定的代理人来说是同等重要的，或者，也许更准确地说，是同等不重要的。大多数形式的功利主义的一个悖论是，功利主义者可以关注社会的总体幸福，而对其所有个人成员的幸福保持沉默。

最后，功利主义的后果论并不承认与意图有任何伦理上的关联。这又使它在医学伦理学的大多数难题上出现了问题。一个试图决定一个特定的临床行动方案的医生必须决定是做还是不做某一行为。这种窘境界定了代理人的意图，也被代理人的意图所界定。功利主义并没有为这一决定提供一个机制，因为它声称道德的"正确性"取决于完全与意图相分离的东西，也就是结果。在需要做出决定时，医生无法知道结果。只能在知识和先前经验的基础上做出判断。在医疗决策的文本中，这种知情的判断就是构成意图的东西。功利主义不能容纳意图，更不用说双重效应中的复杂意图，这一事实说明了其范围的一个重要限制。

（三）道德伦理学

虽然义务论和后果论可能看起来是两种不同的观点，但它们有两个重要的共同点。两者都是"绝对主义"的方法，它们声称有无限的空间来解释永远和永远正确的道德价值，两者最终都将抽象的东西置于真实的人类个体之上。就道德论而言，它是一个责任的概念。在功利主义的后果论中，它是某种幸福的概念。

相比之下，道德伦理学（Macintyre，2007）源于亚里士多德的理解，即如果一个行为是由有德行的人出于正确的理由而做的，那么这个行为就是正确的。有德行的人和道德上正确的行为是相互定义的，就像牛顿第二运动定律中力和加速度是相互定义的一样。我们不能从有德行的行为争论到有德行的人，任何一方都不可能独立于另一方而存在。对"有德行的医生"的理解来自希波克拉底的誓言，也是职业精神的基础；也就是说，什么是良好的医疗实践（General Medical Council，2006）。

道德伦理学并没有为解决个人的伦理困境提供明显的决策机制，就其本身而言，它可能无法取代临床伦理学的分析方法。然而，道德伦理学确实为道德行为提供了一个连贯一致的解释，而其他大多数理论却无法做到这一点，并且可以有效地塑造对医生职业行为的期望。

五、在儿科姑息治疗中的双重效应和撤除维持生命的治疗

（一）双重效应原则

一名患有严重脑瘫的9岁男孩因一系列严重且不断恶化的胸部感染被送入儿科重症监护室。尽管采取了充分和适当的干预措施，包括通气和静脉注射抗生素，但这次他似乎不可能脱离呼吸机独立呼吸。在与他的父母讨论后，因为预计他将在不久后死亡，他的父母决定拔管。他没有疼痛的证据也没有使用阿片类药物，但在拔管前2h，儿科重症监护室的医生给他开了相当于2mg/kg的口服吗啡的剂量用作单次静脉注射。她知道这样做有两个可能的结果，一是镇痛，二是在拔管时有抑制呼吸的作用。

双重效应原则（principle of double effect，PDE）是对这样一种可能性的承认，即临床医生可以从一个单一的行为中预见一系列的结果，但只打算做其中的一个子集。这在逻辑上是不可避免的，同时这是包括姑息医学在内的许多专业领域做出良好临床决策的基础（Fohr，1998）。尽管它显然是不言而喻的，但有些人仍旧认为PDE只是一个"模糊因素"，它使医生在生命的最后阶段可以放心地做出决定，而实际上却加速了死亡或导致死亡。这有几个原因，本章将考虑其中的两个原因：它有时被误解了，以及它不言而喻的第一个前提需要某些进一步的限定。

对PDE的一个常见误解是，它把所有可以预见的结果都同样合法化。在前面的例子中，重新减轻疼痛在伦理上是允许的，而诱发呼吸暂停则是不允许的。有时人们认为，PDE允许用药过量，因为有伦理问题的结果只是治疗疼痛的次要后果，这个原因是不真实且不具有均衡性的。对阿片类药物不敏感的儿童，其疼痛所需的剂量要小得多（相当于0.1mg/kg口服吗啡的需要）。建议的剂量对于伦理上允许的结果来说是过高的，只能用不允许的结果来解释，即抑制呼吸的艰难尝试。PDE不允许临床医生声称自己的目的是减轻疼痛，因为减轻疼痛可以通过更小的剂量获得。

衡量均衡性的第二个标准是考虑意图的"直接性"。任何行动都会导致一系列的后果，这些后果与代理人的意图越来越远。正如Glover幽默地建议的那样（Glover，1977），这不是一个行为后多久其后果显现的问题，而是一个医生从自己的行为中期望得到什么结果。意图A的同时认识到B是一个后果，与意图A和B相同，两者之间存在着道德上的区别。时间上的遥远性可能是初步相关的，特别是如果它允许其他代理人介入，以改变由于他们自己的意图而产生的后果，但它本身并不是直接性的衡量标准。

均衡性也可以被看作是概率的一个函数。在上一个例子中建议的剂量下，呼吸暂停是可能的，但

并不是不可避免的。相反，过敏性休克对大多数药物来说是可以预见的，但它的罕见性使得医生通常不打算通过开药导致死亡。概率及合理性和遥远性都与意图有关。

如果没有均衡性和直接性的保障，PDE 有可能被用来为那些在伦理上错误的行为进行辩护。然而，对于儿科姑息治疗医生来说，有可能预见到干预措施可能出现的非其目的的结果，这是一个日常现实问题。具有这种多重结果的干预措施在伦理上的“正确性”必须依赖于某种均衡性的概念，以剂量的合理性、意图的遥远性或后果的概率来衡量。

（二）不给予和撤除生命支持治疗

姑息治疗的一个决定性原则是，有时应该允许死亡的发生，这并不是因为某些儿童的价值低于其他儿童，而是因为在某些情况下，可能延迟死亡的干预措施会带来没有理由的伤害。

英国皇家儿科和儿童健康学院的指导意见表明，“在相同的伦理目标下，保留、限制或撤销（停止）治疗之间没有明显的伦理差异”（Larcher 等，2015）。这种说法只有在主动决定的情况下才是正确的，因为主动决定的基础是儿童的最佳结果是唯一的伦理问题。在实践中，维持治疗可能是起始于一个决策的缺乏，这在伦理上与主动决定撤销治疗不同。此外，停止治疗的决定会让父母（和医护人员）产生与不开始治疗的决定不同的感受。这些感觉是医生决定的实质结果，不应该被视为在道德上同样的无关紧要而被搁置一边。

该框架还指出，“父母有道德和法律上的权威，可以代表因任何原因无法表达偏好的儿童做出决定，除非他们的行为明显违背儿童的最佳利益”（Larcher 等，2015）。对父母的偏好应该给予多大的重视是有争议的。无论是父母还是医生，都无权做出伤害孩子的决策，而临床医生的有害行为并不因为父母的要求或允许而在道德上正确（Hain，2018）。更重要的是，父母可以允许符合他们孩子利益的干预，但他们不能禁止这些干预。由于医疗保健团队无论如何都要从儿童的利益出发，因此从技术上讲，父母的许可对于撤回或扣留治疗的决定来说既不是必要的，也不是充分的。

然而，父母为孩子说话的道德权威要比这个技术性问题所暗示的大得多。在决定什么行动符合孩子的利益时，临床医生必须权衡所有相关结果。如果忽视对孩子的生存和情感的影响，而只关注身体健康和寿命问题，那是不理性的。由于父母很了解孩子，通常由他们而不是医疗团队能够评估这种广泛的影响。如果没有父母的专家意见，医疗团队就会缺乏一些必要的关键数据，无法对撤销或暂停治疗做出合理的决定。虽然单凭父母的喜好确实不足以决定一个决定是否正确，但医生也确实没有能力独立于父母做出这些决定。父母和医疗团队之间的对话不仅仅是好的做法，它更是道德上的要求（Linney 等，2019）。而对话的目的是尽可能地知悉什么行动符合儿童自身的利益，并以最广泛的方式加以考虑。

如果有一个以上的行动似乎是合理的，父母和医疗团队的对话也可以确定父母更喜欢哪一个。一个儿科的完美建议最重要或首要体现在对儿童的“最大利益”的关注。在实践中，有时有必要承认，有些伤害即使没有明确的理由，也不足以使行动方案不合理（Wilkinson，2013）。医生需要仔细区分一个不合理的行动和一个合理的行动，前者是因为它将极大地伤害儿童（所以应该抵制），后者是合理的，尽管它不是医生自己喜欢的。

结论

儿科姑息治疗的临床医生面临着与治疗临终成年人的同事相似的道德困境，但他们通常不得不依赖那些并非专为儿童设计的伦理指导来源。在这些来源中，目前最重要的是强调自主性的原则主义和联合国儿童权利公约。前者强调自主性，后者则对儿童的本质提出了重要的基本伦理要求，但其主要目的是促成法律变革。

在胎儿发育的更早阶段对儿童进行复苏，以及让儿童维持生存状况但需遭受更长时间的痛苦，这些在技术上看起来变得越来越具可能性。因此，能够以一种儿科专科的方式解决这些难题将变得越来越重要。要做到这一点，我们需要做的不仅仅是推断现有的说法，如权利或原则主义；儿科医生和生物伦理学家必须对儿童本身制订一个一致、连贯和完整的伦理学说法。

第 110 章　医生协助死亡的伦理问题

Ethical issues in physician aid-in-dying

Lars Johan Materstvedt　著

程明明　周雨欣　译　　袁　玲　校

本章的标题表明，临床和法律问题并不是最重要的，但这里介绍的事实来自这两个领域，并可能为医生协助死亡（physician aid-in-dying，PAD）有关的伦理问题提供参考。此外，基于统计学的实证研究发现为讨论伦理问题提供了背景。

本章提供了协助死亡的定义，它被视为略微宽泛的保护伞，PAD 可以被置于其中。随后，介绍了伦理学的四重模型，该模型既易于管理，又便于理解复杂的伦理学领域。接着，分析了医生在哲学规范伦理学五个关键理论方面的参与，表明这种参与的外观如何会有很大的不同，取决于哪种理论被当作出发点。此后，讨论了姑息治疗医生处理 PAD 的四种方式：他们可以采取中立的立场、完全拒绝、参与某种形式的合作，或者将提供这种协助作为姑息治疗的一个整体部分来充分参与（但与之明显不同）。最后，本章对个人主义在 PAD 中发挥的作用进行了一些反思，并对与 PAD 有关的一个基本伦理问题进行了评论。

在一些国家，要求 PAD 合法化的压力正在增加。截至 2021 年，葡萄牙提出了一项法案，美国有 13 个州正在考虑制定新的法律（Death with Dignity National Center and Death with Dignity Political Fund，2021）。因此，姑息治疗医生必须解决这一现象，而那些在 PAD 合法化的司法管辖区工作的医生必须在实践中（以及原则上）表明立场。

一、协助死亡和医生协助死亡：定义和分类法

根据国际公约，协助死亡包括安乐死、医生协助自杀（physician-assisted suicide，PAS）和协助自杀（Materstvedt，2012，2013，2015，2020a；Materstvedt 和 Magelssen，2016）。然而，PAD 是一个比协助死亡更狭窄的概念。

（一）安乐死

在一份联合文件中，荷兰皇家医学学会（Royal Dutch Medical Association，KNMG）和荷兰皇家药剂师协会（Royal Dutch Pharmacists Association，KNMP）指出，“安乐死意味着医生在患者的‘明确要求’下对其施用致命物质”（KNMG/KNMP，2012）。荷兰的主要研究人员指出，“在荷兰，安乐死被定义为医生在患者明确的要求下，以明确的意图施用致命药物结束患者生命”（Onwuteaka-Philipsen 等，2012）。

著名的比利时研究人员指出，在比利时，安乐死被定义为“在患者的明确要求下对其施用结束生命的药物”（Chambaere 等，2011）。

EAPC 给出的定义也大致相同，但更精确地强调了请求的自愿性（请求本身不一定是自愿的），以及患者提出这种请求的能力，“医生应一个有决定能力患者自愿的请求，通过施用药物故意杀死这个人”（Materstvedt 等，2003）。

2002 年，安乐死在荷兰和比利时合法化，随后 2009 年在卢森堡、2015 年在哥伦比亚、2016 年在魁北克省和加拿大、2019 年在澳大利亚维多利亚州合法化，2021 年安乐死法律在西澳大利亚、新西兰和西班牙生效。在加拿大和新西兰，除了医生，护士也可以实施安乐死。为了将这两种例外情况纳入合法化的安乐死，需要对上述三种安乐死的定义进行修改，使其不完全以医生为中心。因此，PAD 与安乐死的“旧”定义是一致的。

在荷兰和比利时，并没有要求患者必须身患绝症才可以申请和接受安乐死。这两个国家法律的两个关键要素是，患者的痛苦必须分别“无法忍受”和“难以承受”（主观上），以及分别是“没有改善的前景”和“疾病不可治愈”（客观上）（Netherlands：Law on euthanasia and physician-assisted suicide，2002；Belgium：Act on Euthanasia，2002）。这使得

安乐死也为那些患有慢性病或精神疾病的人开放。比利时的法律明确提到了“事故”，这意味着颈部以下瘫痪的人也有资格接受安乐死。此外，患者可以根据预先指示进行安乐死。在荷兰，安乐死的年龄下限是 12 岁（但这可能会改变，因为荷兰政府现在支持 12 岁以下的安乐死）（Boffey，2020）；而在比利时，法律在 2014 年修订后没有了年龄的限制（Materstvedt，2020a）；在哥伦比亚，7 岁儿童可以接受安乐死（Triviño，2018）。

（二）医生协助自杀

除了安乐死，PAD 还包括 PAS。EAPC 根据国际惯例将 PAS 定义为“医生应一个有决定能力患者自愿的请求，通过提供自我给药的药物，有意地帮助该人自杀”（Materstvedt 等，2003）。值得注意的是，即使患者在 PAS 中自杀，但在美国绕过这一事实的情况并不少见，“PAS 被定义为医生应患者的要求，提供致命剂量的药物处方，患者可以通过摄入自我给药，其明确意图是结束生命”（American Academy of Hospice and Palliative Medicine，2016）。值得注意的是，俄勒冈州关于 PAS 的法律也避免使用自杀术语。相反，法律文本中包含这样的表述，“我请求我的主治医生开具药物，以人道和有尊严的方式结束我的生命”（Oregon.gov，1997）。

因此，在医生的协助下自杀被描绘成人性和尊严的问题，这两点在本部分关于哲学规范伦理学部分有涉及，Immanuel Kant 对这两个概念进行了深入的分析。俄勒冈州关于 PAS 的法律甚至采用了委婉的名称“尊严死法案”（Materstvedt，2015），与之形成鲜明对比的是荷兰关于（安乐死和）PAS 的法律，后者在 2002 年依请求终止生命和协助自杀（程序审查）法的标题中包含了“自杀”一词。

PAS 在比利时、卢森堡、加拿大魁北克以外的大部分地区（Government of Canada，2016；Québec，2016）和美国 12 个州（Death with Dignity National Center and Death with Dignity Political Fund，2021）是合法的。1997 年，俄勒冈州成为美国第一个 PAS 合法的地区。2021 年，PAS 在新墨西哥州、西澳大利亚、新西兰和西班牙也开始合法化。在美国所有的州，只有被判定预期寿命不超过 6 个月的患者才可以申请 PAS。

（三）协助自杀（非医生协助的）

自 1937 年以来，瑞士的刑法典一直在法律上宽容协助自杀（Swiss Confederation：Criminal Code，1937）。然而，并没有这方面的法律，也就是说，尚没有国家法规规范这种做法（Bosshard，2008；Bosshard 等，2008；Bosshard 和 Materstvedt，2011）。医生必须对患者进行检查，并开具用于自杀的致命药物，但通常不参与其他的治疗工作。相反，死亡权利组织，如 EXIT（http：//www.exit.ch），将接管对患者的责任，使用自己的程序协助患者自杀，并根据自己的规则运作。

由于瑞士没有关于协助自杀的法律，没有法律标准来确定哪些患者群体可以合法地要求这种协助。尽管没有联邦法律，但瑞士联邦 26 个州中的沃州和纳沙泰尔州已经通过了相关的法律（Dransart 等，2017；Gamondi 等，2019）。

在加拿大，由执业护士实施的协助自杀是合法的，除了魁北克省，该省禁止一切形式的协助自杀。在新西兰和新墨西哥州，执业护士被允许开具用于患者自杀的药物。在新墨西哥州，医生助理也可以是处方者，这是世界上独一无二的。

二、经常与医生协助死亡相混淆的行为

（一）没有患者明确要求的生命终止行为

PAD 有别于“没有患者明确要求的生命终止行为”（life-ending acts without explicit patient request，LAWER）（Chambaere 等，2014）。LAWER 有两个子类别：非自愿医疗谋杀和不自愿医疗谋杀。

1. 非自愿医疗谋杀　非自愿医疗谋杀是指对缺乏决策能力的患者，如重病或残疾的新生儿和重度痴呆患者，进行药物诱导的死亡。

这意味着“新生儿安乐死”是一个完全错误的术语，然而不幸的是，荷兰儿科医生在某些关键文章中使用了这个术语（Verhagen 和 Sauer，2005；Verhagen，2013）。尽管如此，医生被允许结束重病或残疾新生儿的生命，只要他们遵守格罗宁根协议（Government of the Netherlands，2021a），该协议由荷兰新生儿学家和神经学家于 2004 年制订，以指导医生使用药物“加速死亡过程”（Griffiths 等，2008）。

2. 不自愿医疗谋杀　不自愿医疗谋杀被用来描述那些有决策能力但没有要求安乐死的患者因药物诱导而死亡。例如，2002 年，荷兰最高法院判定一名医生谋杀了他的一名患者（Sheldon，2003；Griffiths 等，2008）。

（二）非自愿安乐死和不自愿安乐死

在比荷卢国家外，构成 LAWER 的两种行为在文献中通常被分别称为“非自愿安乐死”和“不自愿安乐死”。然而，由于安乐死在荷兰和比利时被定义为自愿的，非自愿安乐死和不自愿安乐死应该被认为是矛盾的说法。

（三）被动安乐死和不治疗决定

通过不启动延长生命的干预措施或撤销这类干预措施，使病情不受阻碍地恶化至死亡，有时被称为“被动安乐死”。这个术语是有争议的，被许多权威人士（和作者本人）认为是矛盾的，因为安乐死被定义为一种主动干预。这个问题的根源是哲学家 James Rachels（1975）在 *The New England Journal of Medicine* 上发表的文章 *Active and Passive Euthanasia*，这篇文章已经获得了经典著作的地位，并经常被引用。不幸的是，一些医学协会甚至也在他们的立场声明中使用这种令人困惑的术语（Materstvedt，2016a）。

过去许多人认为对不治之症患者实施被动安乐死的做法，更应该被称为不治疗决定（Chambaere 等，2012），其中包括中止和撤销维持生命的治疗，以及因潜在疾病所致的自然死亡（有时称为“允许死亡”）。在荷兰和世界上的许多其他地方，这种决定和行为被认为是常规和主流医疗的一部分（见第 111 章）。

在荷兰，法律要求实施安乐死的医生将患者的死亡报告为非自然死亡（并在死亡证明上注明），从而加强这种区别，因为这样患者就不可能死于自然原因；相反，死亡是由注射致命物质造成的。

（四）姑息性镇静

姑息性镇静是指使用药物抑制意识水平，以减轻无法以其他方式缓解的痛苦（Førde 等，2015；Twycross，2019；Koksvik 等，2020）。提供充分缓解所需的镇静深度是可变的。

在其最激进的形式，即深度持续性姑息性镇静（deep and continuous palliative sedation，DCPS）中，患者会在无意识的状态下死亡（Materstvedt 和 Bosshard，2009）。实际上，由于无法沟通，患者在生物学死亡之前已经实现了社会性死亡。尽管如此，与 PAD 相反，DCPS 是一种治疗性干预，其成功取决于缓解的充分性，而不是取决于患者的（非治疗性）加速死亡（Materstvedt，2012，2020b）。此外，值得注意的是，荷兰政府（2021b）明确表示，姑息性镇静是“一种正常的医疗程序”（如前所述，因为它是一种不治疗决定）。

然而，姑息性镇静可能会被滥用，即故意给患者过量用药，远远超出症状控制所需的剂量（Koksvik 等，2020）。如果这种过量用药是在患者的要求下故意进行的，那么所要求和所执行的就符合荷兰对安乐死的定义，尽管是缓慢的。如果患者没有这样的要求，但还是故意过量用药，则不是安乐死，根据荷兰刑法，这在原则上属于缓慢的谋杀事件（Materstvedt，2012；Materstvedt 和 Magelssen，2016）。

DCPS 作为一种治疗策略，为了防止其滥用和保障适当的医疗实践，已经制订了相关的指南。KNMG 在指南中强调，“持续的深度镇静不同于安乐死，因为其目的不是缩短生命。事实上，没有证据表明如果按照良好的医疗实践进行持续的深度镇静会缩短生命。因此，应该明确区分这两者”（KNMG，2009）。

早在 2001 年，挪威就制订了指南，原因是一名医生被指控故意给一名癌症患者服用过量药物，滥用姑息性镇静，随后警方进行了调查（Førde 等，2015）。随后，由于证据不足，检察长撤销了该案。13 年后，挪威医学协会发布了修订后的生命末期姑息性镇静指南（Den norske legeforening，2014）。

三、伦理学概述：四分法

伦理学（源自拉丁语 ēthicus）可以被分为四个不同的调查领域：元伦理学、描述伦理学、规范伦理学和应用伦理学（图 110-1）。

（一）元伦理学

元伦理学的哲学分支涉及对与伦理学有关的关键和基本概念进行抽象、高度技术性的分析。前面提到的概念包括意志自由的概念。另一个概念是，是否存在或可能存在伦理知识：我们能否指出关于“外在”对与错的客观事实，或者关于一个人“内心”主观感受的对与错？或者说，伦理学可能主要是一个理性和运用理性的问题？

元伦理学可以说是规范伦理学的基石。元伦理学对规范伦理学的重要性的另一个例子是，“应该”是否可以从“是”中衍生出来。“是或非”的界限是由苏格兰哲学家 David Hume（1711—1776）提出的，此后一直是影响规范伦理学的一个关键的元伦理学话题。

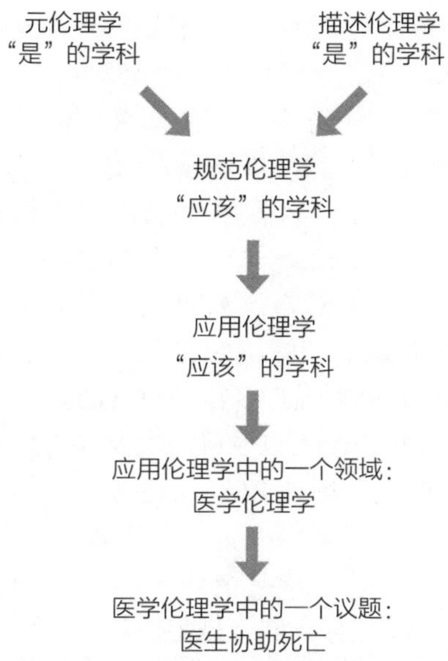

▲ 图 110-1　不同类型的伦理学与医生协助死亡之间的关系
经许可转载，改编自 Materstvedt，L.J.（2018）.Vitenskap，etikk og politikk（Science，Ethics and Politics）.Bergen，Norway：Fagbokforlaget

（二）描述伦理学或经验伦理学

描述伦理学并不涉及规范上的对或错。相反，正如其措辞所示，它是关于描述世界上存在哪些对或错的概念。这一领域的研究涉及对规范性信仰的事实进行描绘，以及对这些信仰的实际传播进行实证研究。因此，描述伦理学有时被称为经验伦理学。

社会学中的名人之一 Max Weber（1864—1920）认为，科学必须是价值中立的，只局限于“是”。研究者的规范性观点是私人的。根据这一立场，可以提出以下主张：在对囚犯合法处决的监狱里进行田野调查的一名人类学家，可能和大多数人一样对死刑有强烈的看法。然而，不能仅仅从处决的事实来推断是否应该执行死刑。相反，这是一个规范伦理学的话题。

就本章的主题而言，描述 KNMG 对 PAD 的伦理立场是一回事，而从规范上论证 PAD 的立场应该是另一回事（世界上绝大多数的医学协会都拒绝接受 KNMG 的立场）。因此，描述伦理学为规范伦理学从业者提供了可以使用的基本数据（图 110-1）。这引出了一个问题：什么是规范伦理学？

（三）规范伦理学

规范伦理学的领域是理论性的［源自希腊学说（θεωρία），意思是“观察的方式”］。因此，规范伦理学中的理论代表了伦理学领域的不同观点，除了偶尔相互矛盾，它们所产生或描绘的事物形象往往在本质上是不同的。这种类型的伦理学是规范的，这意味着它关注的是“应该”是什么情况，而不是“是”什么情况。

本部分将通过规范伦理学中的以下五个关键理论来看待 PAD。

1. *义务论*　Immanuel Kant 提出的义务论伦理学。

2. *自由主义*　Robert Nozick 所捍卫的自由主义。

3. *功利主义*　结果论中最主要的形式，由 Jeremy Bentham 和 John Stuart Mill 提出。

4. *道德相对主义*　认为对与错是相对于文化、社会、社会群体和个人而言的，这一理论起源于古希腊智者派。

5. *由 Tom Beauchamp 和 James Childress 提出的医学伦理学的四项原则*　有利、不伤害、尊重自主权和公正。

根据医生对这些伦理学的看法，他们对 PAD 的看法也会相应改变。同样重要的是，医生对 PAD 的看法可能会深深地影响他们的实践方式。

（四）应用伦理学

与描述伦理学相反，应用伦理学需要进行规范性分析。医学伦理学是应用伦理学中的一个领域（其他领域涉及环境伦理学和战争伦理学）。在更低的层面上，医学伦理学中的一个议题，即 PAD，是本章的重点问题（图 110-1）。从图 110-1 可以明显看出，应用伦理学的工具箱和“概念库”是在规范伦理学的层面上找到的，这就是伦理学分析的资源所在。

四、医生协助死亡和哲学规范伦理学

PAD 在外观上会有所不同，这取决于在其分析中采用何种规范性理论。通过介绍，应该记住，对一个问题的哲学伦理分析（这里是指 PAD），至少有三种不同的结果：①维护；②激进化；③问题化。

对不同的结果解释如下：①通过提出更多有利于某一特定观点的论据来加强（维护）该观点；②有助于对某一特定观点进行更严厉（激进）的批评；③揭示迄今为止被视为没有争议的某一特定观点是相当有问题的。对于 PAD 来说，这可能意味着：① PAD 在道德上甚至比它的支持者所认为的更有说服力；②从伦理的角度来看，PAD 比大多数人意识到的更具争议性；③许多支持者认为，当患者临终时，对其进行 PAD 应该被视为没有争议，但这种支持者的立场在道德上是可疑的，因为它违背了其他患者（即慢性或精神疾病患者，以及因出生缺陷或意外事故而永久残疾的患者）的自决权。

（一）义务论

义务论中最有影响力的理论家是德国哲学家 Immanuel Kant（1724—1804）。在 *Grounding for the Metaphysics of Morals* 中，Kant 两次讨论了自杀的问题。他一开始就对那些打算自杀的人表示了极大的理解，提到了一个经历过无望和“对生活感到厌倦”的人（1981）。尽管有这些情绪，Kant 继续说，这个人“仍然拥有他的理性”（1981），他将“问自己，他的行为是否与人性本身的目的相一致。如果他为了摆脱困境而毁灭自己，那么他只是把自己的生命作为一种手段，以维持一种可以忍受的状态，直到生命的尽头。然而，人并不是一种事物，因此不能仅仅作为一种手段来使用。他必须始终将他所有的行为视为他自身的目的。因此，我不能通过残害、伤害或杀死他来处置我自己”（Kant，1981）。

因此，自杀违背了绝对命令或道德法则（Kant 声称，这是每个人超越性、实践、理性的独特特征，无论历史、文化、民族、性别或种族）的第二个公式，该公式指出，“以这样的方式行事，你对待人性，无论是你自己还是他人，总是同时作为一种目的，而不是简单地作为一种手段”（1981）。这条关键的伦理公式也被称为“人性的公式”。

在 PAD 中，患者通过自我施用致命药物或通过要求注射致命药物来实施自杀，违反了“人性的公式”。

尽管俄勒冈州的法律将 PAS 改写为“以人道和有尊严的方式”结束一个人的生命（Oregon.gov，1997），但从 Kant 的伦理学来看，情况恰恰相反：鉴于自杀违反了“人性的公式”，从字面上讲，PAS 是“不人道的”。由于死亡的患者不能再行使其自主权，在 Kant 的解读中，俄勒冈州的法律通过破坏自主权而进一步违背了尊严。Kant（1981）认为，“自主权是人性和每一个理性本质的尊严的基础”。

（二）自由主义

如果所采取的观点是自由意志主义，即自由主义的激进版本，那么就会出现一个非常不同的 PAD 伦理观。在 20 世纪政治哲学的经典著作之一 *Anarchy，State，and Utopia* 中，美国哲学家 Robert Nozick（1938—2002）宣称，“我的非家长主义立场认为，一个人可以选择（或允许他人）对自己做任何事情，除非他对第三方有义务不做或不允许”（1974）。个人的这种权利从何而来？答案是，它源于自我所有权，这是这个思想体系中的道德公理，它证明了对自己的完全控制是正当的。

值得注意的是，自我所有权比自主权更基本，由于拥有自我所有权，一个人可以决定完全放弃自主权，正如 Nozick 对自愿奴隶制臭名昭著的辩护。Kant 反对 PAD 的论点是，它破坏了患者的自主权。相反，根据 Nozick 的观点，自我所有权的主要（一级）权利产生了破坏一个人自主权的次要（二级）权利。

因此，这一立场使 PAD 在道德上是被允许的：对自己拥有不受限制地占有，意味着一个人可以像对待任何商品一样对待甚至处置自己。因此，医生和患者可以自愿签订合同，规定前者杀死后者。

Nozick 的自由主义与 PAD 一些常见做法和规范相冲突。许多规范 PAD 的法律制度涉及强制性的等待期或限制无法忍受的痛苦或绝症，而 Nozick 的观点与这些规范相悖。他提出，“也不能施加较少的家长式限制以消除人们决策过程中可能存在的缺陷，例如，强制性的信息计划和等待期”（1974）。他的极端个人主义观点支持“厌倦生活”是 PAD 的充分理由这一看法，这一概念被定义为“因不得不继续过极低质量的生活而引起的痛苦，而不是因身体或精神疾病的，导致的持续的死亡愿望”（Bolt 等，2015）。研究表明，在为居住在家中或老年公寓（全科医生）、养老院（老年护理医生）和医院的患者（临床专家）提供护理的荷兰医生中，18% 的人认为即使没有医学上的痛苦理由，他们也会批准患者 PAD 的请求（Bolt 等，2015）。

自由主义反映了荷兰死亡权利组织 NVVE 的立场，该组织希望患者能更充分地行使自决权，而不仅是在目前的 PAD 立法中被接受，因为它的目标之一是“在现有法律的可能性范围之外，促进社会对自由选择结束生命的认可和法律规范形成”（http：//www.nvve.nl）。

（三）功利主义

在伦理结果论的保护伞下，最突出的理论是功利主义（源自拉丁语 utilis，意为有用的）。该理论最初由英国哲学家 Jeremy Bentham（1748—1832）提出，并由其同事 John Stuart Mill（1806—1873）进一步发展。功利主义的准则是“最大多数人的最大幸福”，正如 Bentham 的名言中说的那样。根据 Mill 的说法，“以道德、功利或最大幸福原则为基础的信条认为，当行为倾向于促进幸福时，它是正确的；当行为倾向于促进幸福的反向时，它是错误的。幸福意味着快乐和痛苦的消失；不幸福意味着痛苦和快乐的缺失……快乐和免于痛苦是唯一值得追求的目的”（1991）。

因此，经典功利主义赞成追求疼痛和其他痛苦的最小化。如果以 PAD 的方式来消除这两种痛苦，其“体积”确实会变小。医生可能会把这种最小化作为其医疗目标，因此可以发现功利主义是一种有吸引力的伦理理论，可以证明 PAD 的合理性。

尽管如此，功利主义似乎比 PAD 更合理，因为可以认为，如果在没有患者明确要求的情况下终止生命，那么疼痛和其他痛苦的最小化会更大。

（四）道德相对主义

根据道德相对主义，即一种源于 2400 年前古希腊智者派的思维方式，客观道德是不存在的。相反，对与错是相对于文化、社会、社会群体和个人的观点而言的（表 110–1）。因此，医生应患者的要求杀死他们的行为不能说是单一的对或错。

对 PAD 的相对论证可以这样进行。不同文化对医学伦理学有不同的理解。例如，在西方文化半球以外的许多地方，不治疗决定被视为有很大的问题，有些人把拒绝维持生命治疗的行为视为以不作为的方式杀害患者。然而，在同一种文化中，也存在着显著的差异。因此，西方世界的一些社会允许 PAD，而大多数社会则不允许。一个医生可能会从社会层面对 PAD 法律采取相对主义的观点，“PAD 在我目前生活和工作的法国是被禁止的，因此它是错误的；但如果我移民到比利时，它则变成正确的”。

此外，“向下”移动一个层次，如果基督徒被视为一个社会群体，那么这个群体内部对 PAD 的反

表 110–1 道德相对主义的四个层次

对与错是相对于	举 例
文化	西方文化、伊斯兰文化、中国文化
社会	不同社会的法律（包括同一种文化和跨文化）
社会群体	基督教徒、穆斯林教徒、犹太教徒、无神论者、不可知论者
个人	“这对我来说是正确的”（主观主义）

经许可转载，引自 Materstvedt，L.J.(2018).Vitenskap，etikk og politick (Science，Ethics and Politics).Bergen，Norway：Fagbokforlaget.

对通常会比无神论者更强烈。在个人层面上，一个人可能认为 PAD 在道德上是合乎情理的，而另一个人可能认为它在道德上是令人难以接受的。因此，PAD 的伦理学变得主观，从字面上看是这样，因为每个主体都为自己做决定。

（五）医学伦理学的四项原则

1979 年，美国哲学家 Tom Beauchamp 和 James Childress 提出了医学伦理学的“四项原则”。提出四项原则的 *Principles of Biomedical Ethics* 最新版本于 2019 年出版（第 8 版），它可能是这一领域中最知名和最常用的书籍。

Beauchamp（2003）将这些原则总结如下。

1. 有利　谋求利益和平衡利益与风险的义务。
2. 不伤害　避免造成伤害的义务。
3. 尊重自主权　尊重有自主权的人决策能力的义务。
4. 公正　公平分配利益和风险的义务。

通过这一伦理理论的视角，对 PAD 的分析可以采取以下形式。

如果一个重症患者认为其死了会更好，而且医生也同意，那么 PAD 则满足了原则 1（有利）。有这样的选择对患者是有利和符合原则 2（不伤害）的，因为实施 PAD 之后，患者不会再受到伤害；相反，所有的伤害都将被根除。至于原则 3（尊重自主权），请求 PAD 将是患者的自主决定。最后，根据原则 4（公正），每个不治之症的患者都应该有机会获得 PAD；否则，就构成了对不必要的痛苦风险的不公平分配。

但是，行使自主权可能包括破坏自主权的想法，这与 Kant 对自主权的定义背道而驰，因为这种行为是自相矛盾的，因此是极不理性和不道德的（Kant，1981）。因此，Beauchamp 和 Childress（2019）对自主权的概念与 Kant 相悖。然而，如果原则 3 的措辞改为 Nozick 意义上地对自我所有权的尊重，Kant 所指出的矛盾将消失。

根据这四项原则，医生似乎可以在不伤害患者的情况下杀死要求 PAD 的患者。然而，许多医生可能会发现这种可能性是有违直觉的；一种反应可能是，杀死一个患者就是以一种最深刻的方式伤害这个人。此外，有争议的道德立场可以说源自四项原则中的 3 项，即非自愿医疗谋杀也是合法的。该论点如下：假设我们能够确定患者 A 和 B 存在“无法忍受”或“难以承受”的痛苦，他们的医疗状况

都符合（荷兰）“没有改善的前景”或（比利时）“无法治愈的疾病”，在某些测量维度上是相同的［已经开发了测量无法忍受程度的工具（Ruijs 等，2009）］。根据 Beauchamp 和 Childress（2019）的观点，原则 4（公正）涉及“公平分配利益和风险的义务”。因此，获得 PAD 是一种利益，应该在患者 A 和 B 之间公平分配。

然而，进一步假设，在这 2 名患者中，只有 A 有决策能力，因此可以自主地要求并接受 PAD，这意味着原则 3（尊重自主权）将被赋予至高无上的地位。因此，在患者 B 的情况下，原则 4（公正）将被阻止（Materstvedt 和 Magelssen，2016）。

此外，在患者 B 的案例中，原则 3（尊重自主权）似乎与原则 1（有利，“谋求利益的义务”）和原则 2（不伤害，“避免造成伤害的义务”）都不一致。为什么会出现这种情况？如果一名医生由衷地相信 PAD 是摆脱非常有害、难以忍受的不可治愈疾病 S 唯一人道的方法，在这种状态下，有自主权的患者 A 发现自己处于 S 状态，而没有自主权的患者 B 也处于 S 状态，医生怎么能拒绝让患者 B 获得同样的利益？医生如何为拒绝患者 B 而不是患者 A 而辩护？

五、姑息治疗医生与医生协助死亡有关的方式

姑息治疗医生如何涉及 PAD？至少有四种选择：中立、拒绝、合作或整合。

（一）中立

关于 PAS，美国临终关怀和姑息医学协会（2016）批准了一个名为“刻意中立”的立场，这种不可知论的观点可能会被指责为弄巧成拙。

“我的观点是我没有观点”，这句话本身就是一种观点，可以与“在 X 种情况下我选择不做选择”的说法相比较。此外，有人声称“中立不是中立”，而是不反对“从反对到中立代表了专业、道德和政治立场的实质性转变，宣布一项政策在道德上不再是不可接受的；政治效应是给它开绿灯。从逻辑上讲，中立意味着‘我们不反对’”（Sulmasy 等，2018）。

（二）拒绝

拒绝是选择谴责 PAD。在姑息关怀运动中，PAD 是有争议的，而且大部分是被拒绝的。安宁疗护运动的创始人 Cicely Saunders（Clark，2002，2018）很早就拒绝了 PAD（Saunders，1959）。多年后在这个问题上，她仍然坚持自己的观点并明确拒绝了 PAD 可能是姑息照护一部分的想法（Saunders，2003）。她的回答是对 EAPC 一份立场声明（Materstvedt 等，2003）的受邀回应，该文件指出 PAD 不应该是姑息照护的一部分。

EAPC 在安乐死和医生协助自杀 EAPC 白皮书中重申了这一立场（Clark，2016；Materstvedt，2016b；Radbruch 等，2016）。

（三）协作

协作可以解释为，由于 PAD 是患者要求的一种选择，无论个人或集体的观点如何，在合法的情况下，最佳的行动方案是合作开发一个单独或并行的 PAD 服务。

在俄勒冈州，姑息照护和 PAD 的从业者之间有合作（Gerson 等，2020，2021）。“同情与选择”（Compassion & Choices）是一个重要的组织。据其网站介绍，它是“美国历史最悠久、规模最大和最活跃的非营利组织，致力于改善照护和扩大生命末期的选择”。就宣传而言，在州一级“努力通过并实施协助死亡的法律，使有精神能力的临终成年人有机会获得所有生命末期的选择，无论他们住在哪里”（http：//www.compassionandchoices.org）。该组织推动了美国第一部 PAD 法的通过，该法于 1997 年在俄勒冈州生效，如前所述，仅限于绝症患者的 PAS。因此，同情与选择组织既促进了姑息照护，又促进了 PAD，但不参与任何这两种形式的整合。

（四）整合

在比利时，法兰德斯（该国北部的荷兰语区）姑息关怀运动中的主要参与者开发了一种将 PAD 和姑息关怀结合的模式和实践，称为“完整”的模式（Bernheim 等，2008，2014，2017；Bernheim 和 Mullie，2010；Materstvedt，2013，2015，2016b；Randall，2013；Vanden Berghe 等，2013；Chambaere 和 Bernheim，2015；Bernheim 和 Raus，2017；Gerson 等，2020，2021）。

目前，加拿大的姑息关怀组织面临着整合的问题（Gerson 等，2020，2021）。如前所述，2016 年，安乐死在魁北克省合法化，随后在加拿大全国合法化。魁北克省的第 52 号法案明确为整合铺平了道路，规定“每个机构必须采取有关生命末期照护的政策”，其年度报告必须“在适用的情况下，说明由医生在姑息与安宁照护场所中实施临终医疗救助的次数”

(Québec，2014)。在某种程度上，PAD 已经被纳入到加拿大的姑息照护中，“死亡发生在家庭、安宁疗养院或老年人的住宅”(Harris，2017)。

六、结论：个人主义在医生协助死亡中的重要性，这是一个具有挑战性的问题

关于 PAD 伦理辩论的关键因素是“个人主义的兴起”，这在整个社会的许多生活领域都可以看到。例如，患者拒绝治疗（不治疗决定）的权利得到加强。因此，合法化的压力主要被认为是文化上的。

虽然医学的发展也在对“死亡权”的需求增加方面发挥了作用。例如，预期寿命处于历史高位，因此有越来越多的人生病，生病的时间也更长。但在这种情况下，医学的发展似乎处于次要地位。正如事实所示，疼痛和其他症状的控制从未像今天这样好，对 PAD 合法化的需求也从未如此强烈和广泛。

如果用越来越多的患者希望掌握自己死亡的时间和方式这一个人主义现象来解释，这种矛盾确实是合理的，除其他因素外，最近比利时和荷兰的 PAD 病例数量急剧增加就是证明（Dierickx 等，2016；van der Heide 等，2017）。公众对 PAD 是“一条出路”的接受度越来越高，进一步证实了之前介绍过的合法化、制度化和正常化的论点（Materstvedt，2013）。然而，个人主义思想歧视那些不治之症的患者，他们不能知情同意和忍受无法忍受或难以承受的痛苦。因此，PAD 的一个基本伦理问题是：假设自愿医疗谋杀是合理的，那么为什么以与不可接受的痛苦对抗为名，非自愿医疗谋杀就不合理？这是一个需要进一步研究的具有挑战性的问题。

自然法理论家 Craig Paterson 写道，“由于自杀、协助自杀和……安乐死都属于谋杀……它们都属于禁止故意杀害无辜者具体的绝对道德范围，而不考虑任何对结局或后果的进一步呼吁”(2008)。这是否过于强烈地提出了观点？这是姑息治疗医生自己决定的事情。许多拒绝 PAD 的医生可能会欢迎这种观点，并发现这保留了他们的伦理立场，并可能会补充“是的，PAD 在道德上是完全错误的”。然而，支持者也可能会发现，鉴于他们已经相信的东西，Paterson 的意见是保守的。他们可能会这样回答：“是的，PAD 确实是在杀害无辜者，但这不应该被完全禁止。恰恰相反，只要医生和患者都在行使自我所有权，这种契约就必须在一个自由、民主的国家框架内被允许。”这一论点确实让个人主义占了上风。

致谢

衷心感谢瑞士苏黎世的老年医学家和临床伦理学家 PD Dr.med.Georg Bosshard（MAE）提供的宝贵意见。作者还感谢挪威特隆赫姆的 Catriona Turner（荣誉学士）对本章进行了仔细的语言编辑。

第 111 章　不给予和撤除生命支持治疗（包含人工营养和水分）

Withholding and withdrawing life-sustaining treatment (including artificial nutrition and hydration)

Danielle Ko　Hannah Evans-Barns　Craig Blinderman　著

程明明　徐雯颖　译　　袁　玲　校

生命支持治疗（life-sustaining treatment，LST）是指支持重要器官功能的任何治疗，其目的是“在不逆转基本医疗状况的情况下延长生命”（Anonymous，1992；Bandrauk 等，2018）。LST 包括心肺复苏、机械通气、血液透析、左心室辅助装置、人工营养和水化（artificial nutrition and hydration，ANH）、抗生素。维持 LST 指通常是在预期因潜在疾病而即将死亡下的前提下，涉及故意不启动旨在延长生命的治疗的决定。撤除 LST 通常指取消具有相同期望的干预措施（Sprung 等，2014）。本章提供了一个关于不给予和撤除 LST 的行动指南（框 111-1）。

一、法律和伦理考虑

（一）法律框架和原则

不给予和撤除 LST 在许多国家和地区都是合法的，如美国、英国、德国、荷兰、中国台湾和澳大利亚（Mendelson 和 Jost，2003；Phua 等，2015；Mark 等，2015），在一些国家和地区是非法的，如以色列和肯尼亚（R.H. Blank，2011），以及在一些其他国家和地区处于不清清晰和逐步发展中，如印度、中国、巴西（Mani 等，2012；Zhao 等，2014）。在合法的国家，临床医生对于法律知识的缺乏与法律诉讼的增加有关，同时会产生的结果往往是，在生命的最后阶段会给予更积极和潜在的未被证明正当性的治疗（McCrary 和 Swanson，1999；Meisel 等，2000）。因此，重要的是临床医生要了解他们自己辖区内的法律。

各国与不给予和撤除 LST 有关的一些法律原则都可由美国法律解释说明。这里没有绝对的死亡权，但法律可以特别支持拒绝 LST 的权利。1976 年，新泽西州最高法院在 In Re Quinlan 案（1976）中首次承认了这一权利，该案认为拒绝护理的权利是基于隐私权的，可以由监护人代表无决策能力的患者行使。1990 年，美国最高法院在 Cruzan v Director，Missouri Department of Health（1990）一案中裁定，根据美国宪法第 14 修正案的正当程序条款（未经正当法律程序，任何人不得被剥夺生命、自由或财产），患者有权拒绝接受医疗服务。这项裁决还认为，在允许撤除 LST 之前，美国州政府有权要求提供患者意愿的“明确和令人信服”的证据。此后不久，美国国会通过了 1990 年的患者自我决定法（Patient Self-Determination Act，1990），要求医疗机构向患者提供关于他们通过预先指示指导未来护理的权利的信息。

（二）与安乐死和医生辅助自杀的关系

不给予和撤除生命支持治疗。维持或停止一种治疗，当如果没有这种治疗时，一个人的生命就无法维持，并能预期到患者可能很快就会因潜在的疾病而自然死亡。相比之下，医生协助死亡的目的是以各种形式过早地结束生命以防止或停止痛苦。在大多数允许不给予和撤除 LST 的国家，医生辅助自杀和安乐死是非法的。然而，也有显著的例外。例如，在荷兰、比利时、卢森堡、哥伦比亚、加拿大及最近的澳大利亚维多利亚州等国家和地区，安乐死都是被允许的。而在瑞士和美国的 10 个司法管辖区，只有医生辅助自杀是被禁止的。美国各州之间的差异主要可以反映在 1997 年最高法院的另一个里程碑式的案件，即 Washington v Glucksberg，该案认为患者没有宪法规定的医生辅助自杀的权利，但各州可以允许这种做法（Washington v Glucksberg，1997）。

框 111-1　关于不给予和撤除生命支持治疗的一个实践方法

我们发现，采用系统化的方法来不给予和撤除 LST 对于确保最佳的临床实践和最佳的患者疗效非常重要。当面对重症患者决定不给予或撤除 LST 时，建议采取以下步骤

1. 考虑不给予和撤除 LST 的法律和伦理框架

不给予和撤除 LST 在我所处的管辖范围内是否合法

哪些伦理原则 / 考虑因素与不给予和撤除 LST 的决定有关

2. 评估在此特定情况下使用或放弃 LST 的后果

当前该患者的诊断是什么

当前该患者的照护目标是什么

该患者使用 LST 的结果是什么

- 在这种情况下，利用 LST 的临床证据是什么
- 它能延长患者的生命吗？如果是的话，能延长多久
- LST 对患者的生活质量有何影响
- LST 可能导致的身体风险或并发症有哪些？发生这些情况的可能性有多大
- 预计使用 LST 会带来哪些情绪上的影响
- LST 对患者的特定目标有何影响？例如，LST 可以让患者分享重大的生活事件（如看到孩子结婚或孙子出生）或与家人告别
- LST 是否会促进其他治疗目标？例如，它是否能使足够的时间来治疗患者的潜在抑郁症
- 这些结果如何与患者已知的生命终点价值观相一致

该患者维持或撤除 LST 的后果是什么

- 如果不给予和撤除 LST，预期的临床过程是什么
- 如果不给予和撤除 LST 对患者的生存有什么影响
- 可能出现哪些身体症状？如何处理这些症状
- 不给予和撤除 LST 可能对患者、护理人员、家庭有什么情绪影响
- 放弃 LST 是否会减轻现有的身体、情绪或存在的痛苦吗
- 这些结果如何符合患者已知的生命末期的价值观

3. 评估患者制订决策的能力

在这个特定的时间里，患者是否有能力做出这个特定的决定

4. 就 LST 做出决定

我们主张采用共同决策模式，由患者提供有关其价值和目标的知识，而临床医生则提供专业知识，以确定 LST 是否会促进这些目标的实现。在实践中，我们采用以下方法

(1) 如果患者有能力，了解他们对 LST 的偏好是什么？对于尚未对 LST 形成意见的患者，我们应考虑他们的医疗价值和目标，并就使用 LST 是否能尊重这些价值和满足这些目标提出建议

(2) 如果患者缺乏行为能力，患者是否有更进一步的医疗指示，说明其对 LST 的偏好？如果没有，是否有知道患者意愿或可以使用替代判断来代表患者做决定的代行决策人

采用这种方法，我们发现，在绝大多数情况下，可以很容易地达成使用或不给予和撤除 LST 的共识决定。然而，有时对最佳方法仍有分歧 / 不确定，在这种情况下，我们建议尝试解决以下问题

分歧 / 不确定性是由临床的不确定性（如不确定的预后，不确定的益处）导致的吗？是由道德困境（这样做对吗？）导致的吗？是一个法律问题（我所做的事情是法律所禁止的吗？）抑或是以上的结合

- 对于临床的不确定性，应利用医学证据、临床经验和与同事的协商
- 对于伦理问题，应考虑有益、无害、自主、公正的伦理原则，以及相称性和生命质量的概念。如果可以的话，考虑征求伦理委员会的意见
- 对于法律问题，应征询有关不给予和撤除 LST 的法律的专家意见

冲突是在团队内部、团队与患者 / 家庭之间，还是在患者 / 家庭之间

- 对于团队内部的冲突，寻求其他资深医生的建议
- 对于团队与患者 / 家属之间的冲突，伦理委员会或医院政策是否可以提供指导
- 对于患者和家属之间的冲突，要保持对患者目标的关注。如果患者是有能力的，就遵循他们的要求。在有条件的情况下，让社会工作、心理学家和牧师适当地提供额外的支持

5. 如果决定不给予和撤除 LST，应制订治疗计划，积极处理由此产生的症状，并向患者 / 家属和医疗服务提供者提供支持

- 考虑一旦不给予和撤除 LST，患者的症状将变得更加严重，并有可能导致死亡，应立即制订明确的患者治疗计划
- 对于患者、家属和医护人员来说，不给予或撤除 LST 的决定是充满感情的。良好的沟通将大大有助于减轻患者的痛苦。随着死亡的到来，存在主义和精神心理问题可能变得更加突出。应考虑转介给心理学、社会工作和牧师等专业人员

（三）不给予和撤除生命支持治疗

从西方生物伦理学的角度来看，没有任何道德上的理由来区分不给予和撤除 LST（President's Commission for the Study of Ethical Problems in Medicine and Biomedical and Behavioral Research，1983；Beauchamp 和 Childress，2009；Wilkinson 和 Savulescu，2014）。首先，如果只允许不给予治疗，那么有时间限制的 LST 试验将是不可接受的，LST 将持续到死亡，并且不需要考虑治疗是否有好处或是否造成更多的痛苦（Phua 等，2015）。其次，如果认为撤除治疗在道德上是不可接受的，那么会因为担心不能再次不给予治疗，而不愿意启动 LST（Wilkinson 和 Savulescu，2014）。这一结论得到了一项系统综述的支持，该综述指出，在不允许撤除 LST 的全球地区，存在不给予治疗的趋势（Mark 等，2015）。

尽管不给予和撤除 LST 在道德上处于同等状态的，但医生一般不认为这些行为是等同的（Solomon 等，1993；Singer 和 Bowman，2002；Sprung 等，2014）。实践性的区别来自一些司法管辖区的法律差异和一些正统宗教的信条的支持（Loike 等，2010；Wilkinson 和 Savulescu，2014），这些增加了人们对于不给予 LST 在表面上比撤回 LST 更有伦理意义的误解。此外，撤除 LST 是一种授权行为（相对于不给予 LST 是一种忽视行为），并且死亡通常会更快发生（Sprung 等，2003）。综上所述，撤除 LST 可能会给患者、家属和医务人员带来更大的心理负担，因此在实践中，对不给予和撤除 LST 的区分仍然是有的（Solomon 等，1993；Dickenson，2000；Willmott 等，2014）。

（四）伦理考虑

决定不给予和撤除 LST 常常存在生物伦理学方面的考虑。这些都受到文化和社会规范的强烈影响，这些也充分考虑了个人关于疾病、痛苦和死亡的背景影响（Singer 和 Bowman，2002；Sprung 等，2007b）。

1. 现代生物伦理学的一般原则　有利、不伤害、尊重和公正是源于美国的现代生物伦理学的四项指导原则，任何不给予和撤除 LST 的决定都应包括对这些原则的仔细考虑，注意没有任何一项原则一定要优先于其他原则，并对文化和社会对个人生命终点的影响保持敏感（Singer 和 Bowman，2002；Beauchamp 和 Childress，2009）。

在管理 LST 的过程中，临床医生的行为要有利于他们的患者（利益），避免造成伤害（非恶意）（Will，2011a）。不给予和撤除 LST 从表面上看可能会被认为是违背了“有利”原则。然而，临床医生必须注意，LST 可能与重大的身体伤害有关（如心肺复苏后的肋骨骨折），并且违反了患者的价值观和目标。临床医生还应采取行动支持患者的自主权，这一概念来自于尊重人的道德义务，并被广泛定义为人类的自我决定能力，即为定义自己的目标并为实现这些目标做出选择的权利（Kant 和 Gregor，1998）。患者的自主权是知情同意和拒绝治疗权利的基础（President's Commission for the Study of Ethical Problems in Medicine and Biomedical and Behavioral Research，1982；Will，2011b）。同时，它与尊严的概念有关，可以理解为对个人自主权的尊重或对人类的内在价值的反映（Horn 和 Kerasidou，2016）。一些伦理学家认为，尊严和自主是两个不同的概念（Macklin，2003），而另一些伦理学家则强调它们之间的区别（Beyleveld 和 Brownsword，2001）；尊严的概念可能有助于将国际准则转化为当地的实践。

当对自主权的支持与其他原则相冲突时，它就具有挑战性。当患者需要进行干预，而医生认为其有害时，医生可能会在支持自主权和避免伤害的义务之间产生矛盾（Luce，1995；Brett 和 McCullough，2012）。当患者和家属引用宗教原则（如生命的神圣性）或生命主义哲学，认可 LST 而不考虑其负面影响时，这些情况尤其令人棘手。在处理这些案例时，一些作者提醒，不加批判地接受患者的自主权可能是会造成患者或家属在做出决策时，基于缺乏必要知识而产生的自我决定的被动妥协（Quill 和 Brody，1996；Billings 和 Krakauer，2011）。

公正原则指导所有患者公平地获得医疗服务。尽管临床医生可能认为他们对个别患者的义务使这一考虑变得不那么重要，但重新分配资源确实会影响决策。例如，是否将患者送入重症监护室的决定会受到医院里其他危重患者的竞争性需求的影响。在某些情况下，资源分配的重要性会扩大，如自然灾害或流行病。

2. 其他伦理的考虑　在决定不给予或撤除 LST 时，还有一些其他的伦理概念与之相关。首先是相称性，它要求根据疾病的严重程度和预后来权衡负担和利益（Pence，1995；Jansen 和 Sulmasy，2002）。例如，机械通气对于一个健康的成年人和有可逆的肺部病变的患者来说可能被认为是相称的，但对于一个因转移性癌症而濒临死亡的患者来说则是不相称的。在后一种情况下，LST 可能会延长死亡过程和（或）使患者的生活质量无法接受。当治疗的负担超过任何潜在的收益时，有人提出提供不相称的治疗是没有道德的，撤除这种治疗在道德上是允许的。然后，此时的关注点可能更多在于患者的舒适，承认这可能导致更早的死亡（Shannon 和 Walter，1993）。

徒劳无功的概念经常被用作解释不给予和撤除 LST 的理由（Wilkinson 和 Savulescu，2011）。事实上，有些人认为，如果治疗不会改变结果，医生应该利用无效性来单方面决定不给予 / 撤除 LST，而有一些司法机构也支持这种观点（Schneiderman 等，1990；Fine，2009）。在使用“非必要性”来证明不给予和撤除 LST 的合理性时，应谨慎行事，原因如下。第一，对“无效性”治疗没有公认的定义。第二，对无效性的判断本质上是主观的，受临床医生的价值观影响。第三，将无效性作为单边决定的依据，可能会使临床医生不愿意进行艰难但有益的对话，而这种对话往往能弥补家属不切实际的期望与临床医生的预后之间的差距（Truog 等，1992；Solomon，1993；Burns 和 Truog，2007）。

不放弃是一个伦理概念，它认识到当临床医生在没有通知患者或提供其他护理方法的情况下放弃患者可能造成的伤害。不给予和撤除 LST 如果包含继续护理的计划，如症状管理，并与患者或家属进行沟通，就不是放弃（Blinderman 和 Billings，2015）。它不应该被称为“撤除护理”，以避免传达错误的信息，或者导致临床医生由对患者的护理中撤除（DeForrest，2018）。

另一个伦理方面的考虑是在双重效应的理论中阐述的。该理论指出，在以下情况下，一个可能故意导致伤害的行为在道德上是可以被允许的：①该行为的性质是好的或道德上是中立的；②有害的影响是可以预见的，但不是故意的；③有害的影响必须不是产生好的影响的一种方式；④好的影响必须大于有害的影响（即是相称的）。美国最高法院在 1997 年 Vacco 诉 Quill 案的判决中确认了这一理论及其对不给予和撤除 LST 的适用性。它可能适用于许多临床决定，如使用可能抑制呼吸的药物，以防止在姑息性拔管期间出现痛苦（Sulmasy 和 Pellegrino，1999）。

保护脆弱患者的需要为生命支持治疗决策提出了最终的伦理考量。那些在生命临终阶段、往往无法为自己发声的患者需要额外的保护，以确保他们的权利得到维护。当照顾社会中最脆弱的群体（如儿童、老人、残疾人、精神无行为能力者、少数族裔、囚犯等）或拥有不同价值观结构的文化少数群体时，这种需求显得尤为迫切。

二、关于制订维持生命治疗的决策

临床医生在进行不给予和撤除 LST 的决策时应考虑以下方面。

（一）评估维持生命治疗的后果

临床医生必须评估利用或放弃 LST 的潜在益处和负担。以下问题可以指导这一评估：①患者的预后如何（持续时间和生活质量）；②护理的目标是什么；③如果提供治疗，可能的结果是什么（延长生命或改善生活质量的证据，潜在的风险和并发症，对患者和家庭的情绪影响，对护理目标或其他治疗目的的影响，以及治疗与患者已知价值观的吻合程度）；④如果不给予或撤除治疗，可能的结果是什么（生存和临床过程，情感后果，改善身体、情感或生存痛苦的可能性，以及这些结果与患者已知价值观的一致程度）。

（二）评估制订决策的能力

决策能力被定义为做出医疗决定的认知能力，由医务人员根据具体情况进行评估。例如，患者可能有能力同意进行伤口护理，但没有能力同意撤除 LST（President's Commission for the Study of Ethical Problems in Medicine and Biomedical and Behavioral Research，1982；Drane，1985）。在美国，“同意”是对患者整体决策能力的一种法律认定。近几十年来，这些术语在法律、医学和政策领域越来越多地被交替使用。

最近一项针对近 4000 名死者的研究发现，在 42% 需要在最后的日子里做出重要临床决定的人中，只有 1/3 有足够的能力这样做（Silveira 等，2010）。在错误地认为存在足够能力的情况下，能力评估经常被省略（Raymont 等，2004），而在进行评估时，临床医生可能会高估患者的认知能力（Etchells 等，1997；Sessums 等，2011）。每当考虑不给予和撤除 LST 的决定时，都应进行系统的能力评估，并记录在病历中。至少，医生应该对抑郁症进行评估，并提出以下与治疗有关的具体问题（Appelbaum，

2007）。

1. 患者是否了解相关信息？（例如，“你能告诉我你对你的健康问题和所进行的治疗有什么了解吗？”）

2. 患者是否了解各种治疗方案的医疗后果？（例如，“你认为如果你接受这种治疗会发生什么，这可能会对你的健康产生什么影响？”）

3. 患者能否以理性的方式处理信息，并说明做出特定决定的理由？（例如，X 治疗比 Y 治疗好在哪里？或者为什么不开始 Z 治疗比开始 Z 治疗更好？）

4. 患者是否能将这种选择传达给别人？（例如，“你能告诉我你的决定是什么吗？”）

这种方法决定了患者是否有能力在特定时间做出特定的决定（Grisso 和 Appelbaum，1998）。如果存在严重的抑郁情绪或难治性精神疾病，可能会损害认知功能，使患者对 LST 产生偏见（K.Blank 等，2001），可能意味着患者缺乏能力。

（三）制订一个关于维持生命支持治疗的决策

1. 共同决策　到目前为止，奠定关于维持生命支持治疗的决策的必要是建立在法律和伦理评估的基础上，需了解利用或放弃 LST 的可能后果，以及患者的决策能力。共同决策推进决策制订进程的首选方法，它包括凭借患者和家属是对他们自身目标和价值观的了解，以及临床医生对各种医疗和干预措施的风险、益处和结果的了解而展开的积极讨论。利用这种模式，临床医生根据患者的情况提供关于利用或放弃 LST 的可能后果的信息，进行讨论以获得患者的价值观和目标，并提出建议。临床医生可以通过具体的问题引出价值观和目标。例如，当你考虑到你的健康时，什么对你来说是最重要的？你最重要的目标是什么？你对未来最担心的是什么？是否有一些特定的健康状态是你不能接受的（如使用呼吸机、依赖他人）？临床医生提供的建议是基于医学专业知识和对 LST 是否有利于患者的价值和目标的评估，患者或代理人的决定是基于医学考虑和患者的价值和目标（Elwyn 等，2010；Health Foundation，2010）。这种模式没有让患者自己做决策，这种做法看似支持自主权，但实际上会给患者带来不合理的负担，以及对家属的哀伤带来负面影响（Billings 和 Krakauer，2011）。

尽管有行为能力的患者通常能够说出他们的偏好，但有些患者由于性格、应对方式和（或）文化背景等原因，并不希望参与决策（Azoulay 等，2004；Searight 和 Gafford，2005）。这些患者可能会听从家庭成员或其他代理者的意见，即使他们也在寻求对自己病情的一些信息（Yun 等，2010）。如果当患者缺乏行为能力，确定他们对 LST 的偏好必须依靠 AD 和（或）代理决策人时。我们应该关注，在面临有关 LST 的选择时，许多患者和家属由于其独特的背景、文化和“当地的道德世界”（Katz 和 Alegria，2009），不重视自主决策本身，而倾向于以家庭为中心或以社区为中心的决策。

虽然共同决策可能偏离一些临床医生的常规做法（Carlet 等，2004），尤其针对那些工作在无核心因素支持的状况下的医生而言（Thompson 等，2004；Searight 和 Gafford，2005），但它可能是末期照护中最适合的方法。研究表明，医生无法准确地预测患者的偏好（Uhlmann 等，1988），而且可能一直低估患者的生命质量（Uhlmann 和 Pearlman，1991），而对生命的质量维度（相对于生命的数量维度）的重视程度较患者和家属更高。这些特征表明，一些临床医生对不给予和撤除 LST 有偏见，如果采用共同决策模式，这种偏见可能会降到最低。2009 年对 25 年内进行的 55 项随机对照试验的系统回顾表明，参与共同决策的患者做出了更明确的治疗决定，与他们的医生相比，他们更有可能拒绝自行决定的手术干预，并且在健康结果方面没有更差（O’Connor 等，2009；Stacey 等，2011）。

2. 预先指示　参与预立医疗照护计划的患者可以制订 AD，在他们失去行为能力的情况下指导医疗保健决策。预立医疗照护计划可以概述有关治疗的目标、价值和偏好（包括生前遗嘱、指示和价值历史），或者指定一个或多个人（使用医疗保健代理表格）在其失去能力时做出医疗保健决定（Gillick，2004）。AD 在关于 LST 的决策中的作用已被广泛讨论。尽管预立医疗照护计划可以促进关于死亡和死亡的有价值的早期讨论，这可能会减轻对未来决定的焦虑，在失去能力时指导决策，并减少幸存亲属的压力、抑郁和焦虑（Detering 等，2010），但这是一个具有挑战性的过程，因为很难预测未来对护理的偏好（Danis 等，1994；Loewenstein，2005）。根据 2005 年的一项调查，只有 29% 的美国成年人有 AD（Pew Research Center for the People and Press，2006），即使存在 AD，它们往往也很难找到或太模糊而没有用处。这些顾虑不应妨碍临床医生询问是否存在 AD，并在 AD 适用的情况下遵循它。在美国的许多州，患者的治疗偏好已被转化为医嘱［如维持生命治疗的医嘱（medical orders for life-sustaining

treatment，MOLST）和维持生命治疗的医嘱（physician orders for life-sustaining treatment，POLST）]，这些医嘱对整个州的医疗系统具有约束力。

3. 代理决策　如果患者缺乏行为能力，临床医生会寻求代理者的帮助，以确定患者的目标、价值和偏好，并参与决策（Buchanan 和 Brock，1989）。如果患者没有指定代理，这个角色通常由与患者有最强遗传和（或）情感联系的人承担，其可能最了解患者的价值观和目标（President's Commission for the Study of Ethical Problems in Medicine and Biomedical and Behavioral Research，1983）。然而，代理者可能会因为这个角色而感到苦恼，并需要支持来服务。

代理人应遵循患者已被记录在 AD 中的明确和适用的先前愿望。如果不知道，代理者应该使用“替代判断”，并说明患者会选择什么。然而，实现准确的替代性判断是具有挑战性的。一项研究发现，在大约 2600 名代理中，超过 30% 的代理错误地预测了患者的生命末期治疗偏好；事先与患者的讨论并没有提高准确性（Shalowitz 等，2006）。如果不可能进行准确的替代性判断，则根据患者的已知价值和目标做出决定；或者如果不知道这些价值和目标，则根据通常认为使用对患者最好的方法做出决定（Pope，2012）。另外，“替代利益”的方法，即强调代理者在阐明患者的价值和利益方面的作用，从而使临床医生能够提供基于价值的建议，可能会有更多的临床效用（Sulmasy 和 Snyder，2010）。

4. 解决冲突　如果对是否不给予 / 撤除 LST 存在分歧，重要的是澄清分歧的性质和涉及的各方。可能存在伦理上的两难选择（例如，这样做是否正确？）、法律上的不确定性（例如，我所做的是否受到法律的禁止？）。冲突可能发生在治疗团队内部，团队与患者 / 家属之间，或者患者与家属之间。

治疗团队内部的冲突可以在独立调解人的帮助下得到解决，调解人可以发现问题并将焦点重新指向患者的目标。要解决团队和患者 / 家庭之间的冲突，良好的沟通是关键。许多家庭对患者的诊断、预后和治疗方案缺乏了解（Azoulay 等，2000），改善沟通是与家庭和医疗团队之间达成更多的共识有关（Prendergast，1997）。如果家庭痛苦影响了决策，临床上解决这种痛苦可以最大限度地减少冲突（McDonagh 等，2004；Stapleton 等，2006），并改善幸存亲属的心理健康（Lautrette 等，2007）。调解技术，如“有原则的谈判”方法（Fisher 等，2011），可能是解决冲突的有用工具（Burns 和 Truog，2007）；如果有伦理委员会，也可以进行咨询（Schneiderman 等，2003）。

冲突并不可能总是可以被解决。例如，有些患者和家属希望“做一切事情”，而不考虑与 LST 相关的伤害。临床医生可能会因为提供不适当的 LST 而经历道德上的困扰。极少数情况下，必须向法院申请指定一个不同的代理决策人以减少明显的伤害。更常见的情况是，当伤害不严重时，护理会继续进行，重点应放在寻找支持医务人员的方法上，以减少对士气的损害（Burns 和 Truog，2007）。

三、不给予和撤除生命支持治疗

对于治疗决策过程、知情同意的记录文件，以及撤除 LST 的计划和对于即将出现任何症状的治疗方案是非常重要的（Truog 等，2008）。在撤除治疗前与家属的沟通可以包括有关死亡前的可能时间、死亡过程的预期迹象、症状控制计划，以及避免不必要的干预和设备的信息（Truog 等，2008）。应允许家属有足够的时间与患者道别。不仅要为患者及其家属提供支持，也要为临床医生提供支持。在有条件和适当的情况下，转介给心理学、社会工作和牧师是有帮助的，丧葬服务可以帮助家属，并帮助专业人员汇报情况，以减少痛苦和倦怠的风险（Bar-Sela 等，2012）。

四、特殊的生命支持治疗

一些常见的 LST 的具体信息为实际考虑因素的应用提供了参考。

（一）心肺复苏

在美国，对心肺复苏的同意是推定的。在医院里，只要心排血量减少，一般都会尝试该程序。然而，与电视上的描述相反，大多数患者不能活到出院（Portanova 等，2015），只有 15%～18% 的患者能活到出院（Saklayen 等，1995；Ehlenbach 等，2009）。在高危患者中，如患有癌症、败血症或肝功能不全的患者，只有 6%～8% 的患者能活到出院（Larkin 等，2010）。同样，高龄和原有功能低下都是生存率低的预测因素。例如，入院前 50% 以上的时间在床上度过的癌症患者，在接受心肺复苏后只有 2.3% 的机会活到出院（Vitelli 等，1991）。事实上，唯一可能表现良好的癌症患者是那些功能状态良好、遭受急性损伤的患者，如药物诱导的心脏毒性（Faber-Langendoen，1991）

随着人们对这些结果的进一步认识，“不复苏”或“允许自然死亡”的命令在国际上已成为普遍现象（Aarons 和 Beeching，1991；Dautzenberg 等，1994；Fukaura 等，1995；De Vos 等，1998；Low 等，1998）。这些需要与患者或代理者进行敏感的讨论，尽管大多数医生没有接受过足够的沟通或道德培训，但他们还是要这样做（Anderson 等，2011）。共同决策模式可以提高这些讨论的质量。鉴于心肺复苏对濒临死亡或有多种疾病的患者的效果非常差，因此在这种情况下不应该推荐使用（Blinderman 等，2012）。在某些情况下，如果与患者的目标一致，不给予现有的 DNR 命令可能是合适的。例如，一个计划接受手术以缓解症状的患者，其目标包括延长生命和舒适，可能希望不给予 DNR，直到手术后稳定。在所有情况下，心肺复苏的风险和益处都应该被明确说明（American College of Surgeons，1994）。

（二）机械通气

停止机械通气是最常进行的撤除 LST 的行为之一（见第 112 章）。

（三）心脏和循环系统支持

当心脏和循环系统支持［以肌内注射或支持设备的形式，如心脏起搏器、心室辅助设备、全人工心脏支持（DeMartino 等，2017）或体外氧合膜］的治疗方式被认为已经成为负担，不符合或无法满足患者的目标，特别是当看起来似乎是在延长死亡过程时，它们被认为应该被撤除。移除或停用心脏支持设备在情感上是一种挑战，因为患者通常在设备停用后不久就会死亡。一部分患者接受了心室辅助装置或体外氧合膜的手段，目的是在实施移植或其他主要疗法时停止治疗。如果初级治疗变得不可能，这些患者就会在余下的生命中被限制在重症监护环境中。由于这些患者中的一些人看起来“很好”，撤除设备可能特别麻烦。最终，停用设备的决定需要与患者和家属一起做出。在患者或家属反对的情况下停用设备，需要非常谨慎地考虑（Abrams 等，2014），并可能涉及与直接治疗团队以外的其他临床医生、医院律师和临床伦理学（如果有的话）进行广泛讨论。

（四）血液透析

讨论或在不给予或撤除血液透析方面的经验是一种繁重的负担，对生存巨大的冲击是可以被家属和患者所理解的（Murtagh 等，2007a，2007b；Kane 等，2013）。不给予和撤除可能是相对可以被接受的，因为患者可能被认为是自然死亡的。针对贫血的常见症状应该被纳入照护计划中（Moss，2000），患者和他们的家人可以寻求有关撤除治疗后平均 8～12 天的生存期的相关信息（Murtagh 等，2007b）。

（五）人工营养和水分

尽管 ANH 可以为急性病患者提供短期支持，但对于晚期患者来说，它不太可能延长生存期（Borum 等，2000）。事实上，ANH 实际上可能会增加患者的症状困扰，甚至由于并发症而减少预期寿命，包括管路败血症、吸入性肺炎、腹泻、高血脂，以及压疮、疼痛和胃食管部位的局部感染（McClave 和 Chang，2003；Casarett 等，2005）。在美国，法院一直认为 ANH 是一种医疗程序，可以像其他治疗方法一样不给予 / 撤除，在这种情况下，死亡的原因应被视为由于疾病导致失去进食能力，而不是缺乏营养本身（Cruzan v Director，Missouri Department of Health，1990）。拒绝 ANH 的权利得到了美国最高法院的肯定，美国联邦法规和司法部门的判例也承认长期护理设施中的居民拥有这一权利（Bouvia v Superior Court，1986；Department of Health and Human Services，1989）。

ANH 在生命末期不确定的临床效益可能是来源于宗教和文化信仰的冲突，这支持 ANH 被使用或反对它被撤除（Geppert 等，2010）。根据天主教、正统犹太教和伊斯兰教的说法，ANH 具有特殊地位，而不是简单地被移除。例如，虔诚的天主教徒认为 ANH 是基本的人文关怀，而不是医疗（Pope John Paul Ⅱ，2004），除非明确判断为弊大于利，否则不会不给予或撤除它（Alsolamy，2014）。许多文化也认为食物是舒适所必需的，这引起了对患者“饥饿”的担忧。应该非常敏感地对待这些问题，应该让家属放心，生命末期的患者不会出现无法通过良好的口腔护理和其他简单方法解决的饥渴问题（McCann 等，1994）。

（六）抗生素

患者有权利停止有效的治疗，包括抗生素。生命末期的决策是高度个性化的，不应作为一个政策问题而拒绝使用抗生素。在某些情况下，当护理的目标完全集中在舒适上时，开始或继续使用抗生素可能有助于缓解症状（如减少细菌感染引起的发热）

（White 等，2003）。另外，如果治疗目标不再是延长生命，停止使用抗生素可能是合理的，因为抗生素可能会延长患有晚期疾病和急性感染的患者的死亡过程。

（七）在重度神经损伤中的生命支持治疗

对于神经系统严重损伤的患者，关于 LST 的决定可能会因持续植物状态（persistent vegetative state，PVS）和最小意识状态（minimally conscious state，MCS）之间的鉴别诊断而有所不同。处于 PVS 的患者缺乏意识，而处于 MCS 的患者则有间歇性的意识证据，并有机会进一步恢复。高达 40% 的患者被错误地诊断为 PVS，而实际上他们已经处于 MCS（Schnakers 等，2009），这突出表明需要更准确地区分这两种情况（见第 106 章）。同样重要的是要注意，锁闭综合征可以与 MCS 或 PVS 混淆，锁闭综合征的患者完全知道这一点（Gleeson 和 Johnson，2017）。

如果患者处于确诊的 PVS 状态，应向家属保证，反射性咳嗽、姿势、分泌物、震颤和改变呼吸模式等行为不是疼痛或痛苦的指标。也就是说，如果条件（如出现压迫性陪审团）表明参与疼痛感知的神经中枢可能处于活跃状态，提供镇痛药或镇静药可能是合理的（Laureys 等，2002；Yu 等，2013）。在管理 MCS 的患者时，重要的是优化神经系统恢复的条件，并考虑到潜在的意识，尝试进行沟通。临床医生还应该熟悉管理 MCS 患者的任何特殊规则。例如，在英格兰和威尔士，有关 MCS 患者不给予和撤除 ANH 有关的决定必须提交给法院（Airedale Hospital Trustees v Bland，1993；Department of Health，2005；English 和 Sheather，2017）。

结论

在重症患者中适当使用 LST，继续引起公众的激烈争论，并在医护人员、生物伦理学家、律师、政府或宗教机构的人员中进行讨论。不给予和撤除 LST 的决定是困难的，并将继续如此。最终，临床医生对不给予 / 撤回 LST 的做法将受到患者和家属及临床医生之间关系的许多因素的影响。这些因素包括医疗服务和更广泛的医疗系统的文化、资源的可用性、该社会中占主导地位的伦理价值和文化规范、宗教实践和信仰、法律制度和政府政策。一个谨慎的决策过程应该考虑这些因素。一旦决定不给予或撤除 LST，护理的重点应该是确保舒适，并支持家属和工作人员完成这一过程。

第112章　临终姑息性镇静的医学和伦理考虑因素

Medical and ethical considerations in palliative sedation at the end of life

Eric L. Krakauer　著
程明明　徐雯颖　译　　袁　玲　校

一、临终镇静概述

（一）临终时进行姑息性镇静的必要性

姑息医学最基本的任务实际上也是一般医学的最基本任务，它们的目的都是减轻痛苦（Cassell，1982；WHO，2002）。以舒适为主要治疗目标的晚期绝症患者偶尔会非常痛苦，即使使用标准药物和技术进行强化姑息治疗也难以治愈。在这些不寻常的情况下，进行受控深度镇静甚至让他们失去知觉可能是减轻痛苦的唯一有效方法。因此，人们普遍认为，对于难治性患者，获得深度镇静是必要和允许的（Henry，2016）。打算为难治性晚期痛苦提供深度姑息性镇静的临床医生通常只需告诉感到很恐惧的患者及其家人可以使用姑息性镇静就可以安慰到他们（Cherny，2006）。尽管已经发布了姑息性镇静指南（Abarshi，2017），但关于定义和命名及特定实践的伦理问题仍然存在争议（Quill 等，2009）。本章将在综合当前论点的基础上提供关于姑息性镇静的指导，并强调医学和伦理问题的不可分割性。

（二）定义和术语

业界已经对于晚期绝症患者的姑息性镇静提出了许多名称和定义（Claessens 等，2008）。普通镇静是指通常作为标准姑息药物的意外和普通不良反应而进行的镇静（Quill，2009）。成比例的姑息性镇静的定义为通过小心、渐进地增加一种或多种镇静药物来有意降低临终患者的意识水平，这些镇静药物经过滴定，通过使用实现该目标所需的最小镇静剂量来缓解难治性症状的极端痛苦，从而达到患者可接受的程度（Quill，2009；Imai，2018）。镇静药物应尽可能添加到控制症状的药物中，而且镇静程度应与患者的痛苦成比例，因为其深度应足以提供所需的缓解程度。简单直接镇静在医学和伦理上类似于成比例的姑息镇静（Sulmasy，2018）。深度姑息性镇静（deep palliative sedation，DPS）也称为对无意识的姑息性镇静和持续深度镇静，它指的是对无意识的镇静进行受控诱导，以此减轻所有合理和积极的干预措施（包括不能达到无意识的镇静）都无法治疗的临终患者的严重痛苦（AAHPM，2006）。DPS 引起了最多的争论，需要医学和伦理两方面的能力才能做好 DPS，而这也是本章的主要重点。

严重的顽固性疼痛可能会出现疼痛、呼吸困难或呕吐等症状，也可能会出现癫痫发作、激越性谵妄、焦虑或抑郁等神经精神问题。如果尽管采取了积极和协调一致的努力，但仍不能完全解除痛苦，或者哪怕只是减少到可以忍受的水平，这种痛苦就属于顽固性疼痛。因为疼痛和许多其他身体和神经精神症状都是主观感受，所以“耐受性”和“完全解除”只能由患者或患者的代理人来定义。积极和协调一致的努力是指利用现有最佳诊断技术、药物和其他干预措施及现有最权威专家的治疗。

持续姑息性镇静和危险镇静可指成比例镇静或 DPS（Dean，2012；Emmerich，2019）。终末期镇静也出现在文献中，但不应加以使用，因为它不可避免地意味着镇静就是终止生命或安乐死，因此违反了任何类型的姑息性镇静都不应导致死亡的原则（Krakauer，2000）。

二、关于姑息性镇静的经验

目前尚且无法准确确定姑息性镇静的频率和有效性，因为文献中对定义、适应证、目标和适当的药物治疗方案缺乏共识和明确性。据报道，姑息治疗方案中使用姑息镇静的频率为 1%～88%（Sykes 和 Thorns，2003），但这些报道中通常不清楚患者接受的是轻度镇静还是深度镇静。实践模式似乎差异很大，部分原因是文化信仰和价值观不同（Fainsinger 等，2000a；Moyano 等，2008）。在姑息治疗变得越来越普及、提供姑息镇静的专业医生越来越多或已经建立姑息镇静指南的情况下，姑息镇静的频率可能会发生变化（Fainsinger 等，2000a；Rietjens 等，2008a；van Deijck 等，2010；Seale，2010）。

文献中关于姑息性镇静的某些方面存在着一致性。对来自多个国家和文化的医生的研究表明了一个普遍的观点，即有时是需要对顽固性疼痛进行姑息性镇静的，并且这种行为在伦理上也是可接受的（Chater 等，1998；Morita 等，2002；de Graeff 和 Dean，2007；Claessens 等，2008；Lobato Prado 等，2018）。多项研究列出了与最常见适应证相同的难治性症状：疼痛、呼吸困难、激越性谵妄或呕吐（Fainsinger 等，2000b；Rousseau，2001；Van Deijck 等，2010）。一些研究提供了姑息性镇静可能不会加速死亡的证据（Sykes 和 Thorns，2003；Rietjens 等，2008b；Mercadante 等，2009；Maltoni 等，2012；Maeda 等，2016；Lobato Prado 等，2018）。

三、伦理问题

（一）道德责任

人们普遍认为，医生在道德上有义务对绝症患者的痛苦做出反应，特别是当他们极度痛苦时（Wanzer 等，1989；Hasselaar 等，2009；Russell 等，2010）。虽然严重的难治性痛苦并不常见，但它还是要求医生准备提供 DPS 作为“症状管理连续体的终结”（Quill 和 Byock，2000）。

（二）无意识

意识对于有益健康的生命终结任务非常必要，如留下遗产、与所爱之人交流、请求和给予原谅、表达爱和告别（Sulmasy，2018）。因此，临终时的姑息治疗通常想要在不损害意识的情况下让患者感到足够的舒适程度。然而，即使保持最低限度的意识，也不总是可能达到足够的舒适程度，在极少数情况下，只有通过镇静至无意识才能达到舒适，即 DPS。

自从 19 世纪现代麻醉学出现以来，人们一直担心失去知觉的患者仍然会感到疼痛或痛苦。为了研究这一问题，业界正在研究评估接受姑息性镇静的患者的镇静深度和舒适度的技术（Barbato 等，2017；Monreal-Carrillo 等，2017；Six 等，2018）。其中一种技术会产生从 100（表示完全清醒和意识清醒）到 0（表示脑死亡）的分数，称为基于脑电图的非侵入性双频指数监测，这种技术目前可用于衡量手术期间的麻醉深度。虽然这个分数不是伤害感受或经历疼痛的直接衡量标准，但当疼痛足够严重且镇静程度足够浅以导致唤醒时，分数往往会上升（Barbato 等，2017）。如果在手术室外可以很容易地进行脑电双频指数监测，它就可以用作姑息性镇静及密切观察任何痛苦的临床证据，如“做鬼脸”、呻吟、激动、呼吸困难或肌肉僵硬。在确认可靠的舒适指标之前，仍然必须密切进行临床监测，以此指导使用实现目标所需的最小剂量将镇静滴定至舒适（成比例的姑息性镇静）或至无意识（DPS）。

（三）照护目标

在照护任何绝症患者时，医生应在探索患者价值观和澄清临床情况的基础上，就照护目标与患者或代理人达成一致，并应在病历中记录商定的护理目标。当绝症患者面临严重、难治性的痛苦时，只有当照护的首要目标是舒适，并且患者或代理人已经决定放弃维持生命的治疗时，才应考虑姑息性镇静（Cherny 和 Portenoy，1994）。

（四）知情同意

未经知情同意，不得启动 DPS（Quill 等，1997b）。知情同意要求患者或其代理人了解并能够理解 DPS 的基本原则，使姑息性镇静成为合理治疗选择的临床困境及任何替代选择。相关人员应该与其探讨任何宗教或伦理问题，并为其提供指导，如果可能的话，还应由精通临终伦理的牧师或精神顾问提供指导。如果患者缺乏决策能力，并且有多个亲密的家庭成员，那么他们应努力达成共识，因为关于姑息性镇静的冲突可能会对爱人产生持久的情感影响（Cherny，2006）。然而，即使其他家庭成员或朋友反对，也应尊重具有决策能力的患者或法定代理决策者的明确要求。

在极少数情况下，患有晚期疾病和严重难治性疾病的患者可能既缺乏决策能力，也缺乏任何替代决策者。如果在这种情况下考虑姑息性镇静，负责医生应寻求至少与一名其他高级医生（如果可能的话，甚至包括姑息治疗专家）及医院伦理委员会或其他适当的临床伦理建议达成共识。

（五）双重效应原则

当所有可能的行为都可能带来不良后果时，双重效应原则可以为决策提供指导，它可以适用于缓解绝症患者难治性痛苦的治疗决策。该原则指出，具有两种或两种以上可能影响的行为（包括至少一种可能的好影响和一种可能的坏影响）如果满足几个条件，那么在道德上也是允许的（Quill 等，1997a；Sulmasy 和 Pellegrino，1999；Sulmasy，2018）。

- 这种行为本身绝不能不道德。
- 采取这种行为的目的必须是只取得一个或多个良好的效果；可能可以预见不良反应，但不应故意造成这些不良反应。
- 这种行为不能以不良反应达到良好效果。
- 采取这种行为必须有相应的严重理由（相称性规则）。

当在晚期患者的难治性痛苦的情况下考虑 DPS 时，深度镇静作为减轻痛苦的手段必须是预期的良好效果。可能可以预见呼吸抑制、低血压和加速死亡等的不良反应，但一定不能故意造成这些不良反应。只要患者或代理人要求减轻痛苦并接受不良影响的风险，那么给予药物来减轻痛苦的行为就不是不道德的，而且没有更安全的方法来达到可接受的减轻程度。只有在比例严重的原因下，如减轻不想要遭受严重难治性痛苦的绝症患者的严重难治性痛苦，才必须冒这种严重不良反应的风险（Krakauer 等，2000）。

一些人批评双重效应原则或质疑其对 DPS 的适用性，部分原因是该原则依赖于预期和仅仅预见之间的区别（Quill 等，1997a）。有人认为，临床意图可能很模糊，而且难以辨别。由于临床意图的复杂性和潜在的模糊性，所以致力于减轻绝症患者痛苦的医生应该仔细考虑他们的意图，在病历中予以记录，并以他们的行动作为证明（Hallenbeck，2000）。毒性最小的药物应该以达到预期效果的最小剂量使用。应经常评估和记录患者对治疗的反应和舒适度，并根据这些评估改变药物的剂量或类型。通过这种方式，临床意图会尽可能明确，干预的益处会最大化，而不良反应的风险也会最小化（Cherny 等，2009）。

（六）深度姑息性镇静与自愿主动安乐死和医生协助自杀的区别

人们普遍认为，可以而且应该在理论和实践中将 DPS 与自愿主动安乐死和医生协助自杀明确区分开来（见第 110 章）（De Graeff 和 Dean，2007；Russell 等，2010；ten Have 和 Welie，2014；Raho 和 Miccinesi，2015；Soh 等，2016）。在 DPS 中，医生只打算使用镇静作为最后手段来缓解严重的顽固性疼痛，而没有像安乐死和医生协助自杀那样加速死亡的意图（Cherny，2006）。在实践中，DPS 需要滴定药物来达到舒适的目标。一旦达到舒适的程度，就使用维持舒适的最低剂量。而安乐死和医生协助自杀不需要滴定，不需要计算，也不需要维持舒适所需的最小剂量，因为它的目标就是死亡（Hallenbeck，2000）。

（七）人工营养和水合作用的停止或撤除

决定是否使用任何维持生命的医疗干预措施（包括人工营养和水合作用）的标准应基于患者的价值观和医疗状况及商定的护理目标。根据自主原则，当晚期疾病患者不能或拒绝进食时，患者或代理人有权放弃或停止人工营养和水合作用。这些干预措施也可能弊大于利，因为它们会导致或加剧肺水肿、胸腔积液、呼吸道分泌物、腹水或全身水肿，并导致呼吸困难或疼痛，或者延长不可接受的生活质量。因此，提供这些措施也可能违反无害原则。在计划进行 DPS 时，它们的处境在道德上没有什么不同。对于镇静前仍能进食的患者，正是他们的晚期疾病和相关的严重难治性痛苦才让他们必须进行 DPS，从而阻止他们进一步进食。如果商定的首要目标是舒适，并且患者或代理人不要求给予人工营养或进行水合作用，那么就不应假定应提供不必要和可能有害的干预措施。在这种情况下，当停止或撤除人工营养和水合作用时，患者就会死于绝症，而不是死于医生的安乐死，也不是死于医生协助的自杀（De Graeff 和 Dean，2007；Cherny 等，2009；Kirk 和 Mahon 等，2010）。因此，当考虑进行 DPS 时，医生应该建议患者或代理人停止或撤除人工营养和水合作用。

可能有患者或代理人认为，基于宗教信仰、文化规范或个人历史，在 DPS 期间不应停止或撤除人工水合作用和（或）营养。只要这些医疗干预的危害不会严重超过患者价值的潜在益处，就不应该绝对禁止接受 DPS 的患者进行人工营养和水合作用（Cherny，2006）。因此，应尽可能仔细地探索患者的个人信仰，并尽一切努力确保 DPS 或任何建议的治疗符合其信念和价值观。

（八）姑息性镇静的滥用

多个国家的研究表明，即使在安乐死和医生协助自杀属非法的国家，医生偶尔也会有意加速死亡（Meier 等，1998；Rietjens 等，2004；Seale，2010）。这些数据引起了人们的关注，即姑息性镇静可能被用于故意加速死亡，医生可能试图通过援引双重效应原则来隐藏他们的意图。因此，对于提供姑息性镇静的医生来说，必须通过在病历中仔细记录商定的照护目标、未能达到足够舒适程度的治疗、如何获得知情同意、用于姑息性镇静的方案及患者的反应，从而尽可能清楚地表明他们的意图。

（九）通知其他临床医生

让患者护理团队的关键成员参与姑息性镇静的决策过程通常会有所帮助。这些团队成员可能包括与患者关系密切的专科医生、初级护士、社会工作者或牧师。在开始姑息性镇静之前，医生应始终将该计划、姑息性镇静的适应证、知情同意书的收据告知患者照护团队的所有成员（Cherny，2006）。如果临床医生自觉反对，就不应要求他们参与非紧急姑息性镇静或停止维持生命的治疗（Quill 和 Byock，2000）。

四、法律问题

大多数资源丰富的西方国家的法律都承认，有能力的患者有权拒绝任何医疗，包括维持生命的治疗。在这些国家，通常允许采取干预措施来减轻晚期绝症患者的严重、难治性痛苦，即使这些措施可能会无意中加速死亡（Van der Heide 等，2004）。例如，美国的刑法允许在潜在利益足够可能和重要的情况下采取可能危及他人生命的行动。这一规则反映了作为双重效应原则一部分的相称性规则（Quill 等，1997a）。

2016 年，法国通过了一项法律，其中明确赋予了在医院和家中进行"持续深度镇静"的权利，以此作为拒绝维持生命的治疗和"有尊严地结束生命并尽可能减轻痛苦"的权利的一部分（Loi 2016-87，2016；Raus 等，2016）。该法律受到了批评，因为当对缺乏自我辩护能力的临终患者取消维持生命的治疗时，要求进行"持续深度镇静"（Horn，2018）。然而，该法律将"持续深度镇静"描述为"导致意识改变直至死亡的镇静"（Loi 2016-87，2016），因此在这种情况下似乎只需要相称的姑息性镇静，而既不需要也不排除对无意识的镇静。

五、姑息性镇静实用指南

适应证和先决条件

只有在下列情况下才应考虑因素姑息性镇静。

1. 患者必须患有严重、慢性、危及生命的疾病，例如但不限于以下情况。

(1) 无法治愈的晚期癌症。

(2) 终末期主要器官衰竭、器官移植或器官替代治疗不可行或被患者拒绝。

(3) 晚期 AIDS 和抗逆转录病毒疗法要么不再有效，导致无法忍受的不良反应，要么已经被患者拒绝。

(4) 晚期神经肌肉疾病。

(5) 晚期痴呆。

2. 患者必须患有一种或多种严重的身体或神经精神症状，如疼痛、呼吸困难、呕吐、癫痫发作、激越性谵妄、焦虑或抑郁等。

痛苦症状必须是标准姑息性干预的难治性症状，包括但不限于药物（如阿片类药物、其他镇痛药、安定药、抗焦虑药和抗抑郁药）、侵入性程序（如姑息性手术、神经阻滞和内镜干预），以及由来自适当学科的最佳可用医学专家（如姑息治疗、疼痛医学、放射治疗、精神病学或其他）和心理社会 – 精神支持者（如社会工作者、心理学家和牧师）进行的咨询。

3. 如果患者缺乏决策能力，而且舒适必须是患者护理的首要目标，由负责的医生在与患者或最合适的代理人对话时确定。

(1) 如果对患者做出所需决定的能力有疑问，建议进行精神病学咨询（Cherny 等，2009）。

(2) 如果患者没有行为能力，也没有法定代理决策者，则护理目标应由负责的医生在与最了解患者医疗保健和痛苦价值观的人的非法定代理人讨论时确定。

(3) 如果没有替代决策者，应就护理目标寻求至少与一名其他高级医生（如果可能的话，甚至一名姑息治疗专家）和医院伦理委员会（如果有的话）达成共识。

(4) 舒适的目标和决定该目标的讨论必须记录在病历中。

4. 在可能的情况下，必须有"不要复活 / 不要插管"的命令。理想情况下，该命令应规定至少应停止以下维持生命的具体治疗。

(1) 胸部按压。

(2) 除颤。

(3) 气管插管。

(4) 机械通气。

(5) 无创通气支持。

5. 姑息性镇静的知情同意必须事先获得患者或适当的代理决策者的同意。该知情同意或决策过程必须记录在病历中。

6. 如果可能，应提前告知所有积极参与护理患者的工作人员开始进行姑息性镇静的计划。尤其是应该通知患者的护士、呼吸治疗师和药剂师。一旦开始姑息性镇静，应在开始前将护理计划告知相关临床工作人员。

7. 在非紧急情况下，一旦找到替代方案，应给予有意反对护理计划的工作人员不参与患者护理的机会。应根据关于出于道义原因而拒服兵役的任何体制政策，尽一切努力寻找任何关键工作人员的替代者。

六、特殊情况

（一）严重、难治的社会或“生存”痛苦

极端贫困或歧视等严重的社会问题，以及由于失去尊严、信仰或生命意义感而导致的“生存”痛苦，可能会给绝症患者带来严重的痛苦。这些问题可能会对强化心理支持（如心理治疗、尊严治疗、成瘾治疗）、社会支持（如经济、法律、住房或食品援助）或熟练的精神指导做出反应，理想情况下，这些支持应作为综合姑息治疗的一部分提供（Chochinov，2007；Schuman-Olivier 等，2008；Cassell 和 Rich，2010+）。在极少数情况下，患者严重的社会或“生存”痛苦可能无法通过最佳临床医生和支持进行密集和持续的干预（Rodrigues 等，2018）。在这些罕见的情况下，可以考虑暂时镇静至失去知觉。只有在除了所有其他强化姑息干预措施之外至少尝试了一次暂时镇静，但还是没有大幅减轻患者的痛苦之后，才应考虑 DPS（Cherny，1998；Rousseau，2001）。

（二）暂时镇静

无意识限时镇静或暂时镇静可用于各种情况下患有严重难治性疾病的晚期患者。

- 偶发疼痛：由于治疗或诊断程序或其他临床护理的必要运动，一些患者可能会出现特别严重的疼痛或其他症状（Del Rosario 等，2001）。
- 严重的难治性社会或“生存”痛苦：一次或多次限时镇静试验可能“打破焦虑和痛苦的循环”，从而引发对姑息性镇静的需求（Cherny，1998；Rousseau，2001）。
- 患者要求对失去知觉进行暂时镇静试验：一些患有严重难治性身体或神经精神症状但不会马上死亡的患者可能可以因为不适症状暂时得到缓解而感到舒适。暂时镇静可能会缓解严重的疲劳，而这种疲劳可能会影响患者对无法忍受的症状或缓解措施的看法（Cherny，2006）。然后，患者可以拒绝进一步的姑息性镇静。

关于暂时镇静至失去知觉的强制性知情同意讨论应包括患者可能无法苏醒，以及可能无意中加速死亡的可能性。暂时镇静的时间可以缩短至几分钟，也可以延长至几天。一般来说，如果预计暂时镇静持续时间超过几个小时，就应提供人工水合作用。是否监测心率和节律、血压和血氧饱和度应基于患者的价值观、商定的照护目标和临床情况。

（三）终止机械通气或其他维持生命的治疗

在因呼吸衰竭而接受机械通气的绝症患者中，除非患者充分用药、失去知觉或处于持续植物人状态，否则终末期拔管或停止机械通气而不拔管可能会导致呼吸困难。一些患者可能想要只接受足够的姑息药物，从而将呼吸困难或其他症状减少到可耐受的水平，以此希望他们可以在此过程中保持清醒。然而，当患者或非持续性植物人状态患者的代理人决定终止机械通气时，考虑进行 DPS 是十分合理的（Billings，2012；Truog 等，2012）。

用于终止机械通气的姑息性镇静在医学和伦理上与用于严重难治性症状的姑息性镇静略有不同。

- 镇静可能不是为了缓解现有的严重难治性症状，而是为了确保患者在移除呼吸机和死亡之间的时间内不会出现严重的呼吸困难或焦虑。姑息性镇静的其他先决条件适用于这种情况：绝症、患者或代理人与负责医生之间的协议（即护理的首要目标是舒适）、停止或撤销维持生命的治疗的命令、知情同意、知情和有准备的工作人员。
- 如果患者已经在接受镇静来治疗或防止机械通气引起的不适，则应继续进行这种镇静，并应进行调整，以此确保在移除呼吸机的生理休克期间和之后的舒适性。
- 阿片类药物治疗可以缓解疼痛和呼吸困难，所以通常应继续或新加入镇静方案中，因为大多数用于姑息性镇静的药物都没有镇痛作用，有些药物不能特异性缓解呼吸困难。在没有疼痛或其他阿片类药物治疗指征的情况下，阿片类药物剂量应滴定至正常呼吸频率，并且在镇静药滴定至适当浓度的同时没有呼吸困难。
- 应在移除呼吸机前开始进行镇静和阿片类药物治疗。应通过减少通气支持试验来检查治疗的充分性。这可以通过在室内空气中设置吸入氧气的分数并将通气模式改变为压力支持来实现，该装置仅足以克服气管内导管的阻力（对于内径为 7.5mm 的导管，约为 5cm 的 H_2O）。应在这种呼吸机设置下观

察患者 10～15min（从而使他们的动脉氧分压降低，二氧化碳分压增加）。

- 如果患者出现呼吸急促、激越、做鬼脸或其他不适迹象，应恢复先前的通气支持水平，并且应增加镇静药和（或）阿片类药物术前用药的剂量，并重复评估。
- 如果患者呼吸暂停且不认为有疼痛，则应减少阿片类药物剂量和（或）镇静药剂量，并在较高阿片类药物和（或）镇静药剂量的作用消失后重复试验。然而，如果目标是无意识，那么镇静药不应减少到允许患者醒来的程度。
- 如果控制患者疼痛和（或）保持舒适所需的最小阿片类药物和（或）镇静药剂量也导致无意识和呼吸暂停，并且没有其他可逆的呼吸暂停原因，则可以继续移除呼吸机。
- 在开始姑息性镇静之前，应停用任何神经肌肉阻滞药并使其作用逐渐消失，以使患者的呼吸不会受到不必要的抑制，而镇静的效果也可以得到评估。
- 如果神经肌肉阻滞药的作用在最后一次给药后持续超过 24h，并且有令人信服的理由迅速停用呼吸机，则可以继续停用。然而，必须注意确保患者被镇静至失去知觉，因为患者将瘫痪且不能表现出任何不适的迹象（Truog，2000）。

七、药物和技术

用于姑息性镇静的理想药物起效快，作用持续时间短，便于滴定至所需效果。它们应该可靠地诱导镇静，必要时引起失去知觉，并且造成的不良反应最小。文献中提到的药物包括阿片类药物、苯二氮䓬类药物、安定药、巴比妥类药物和其他全身麻醉诱导剂（Krakauer 等，2000）。一般来说，姑息性镇静药物应以持续和（或）间歇性静脉或皮下输注方式给予。通常应避免肌内注射，因为注射本身可能会疼痛。经皮、直肠或经管胃造口术或空肠造口术施用镇静药通常不适合于为失去知觉而进行的姑息性镇静，因为作用发生的时间较晚，而且滴定剂量达到预期效果的难度较大。

（一）阿片类药物

吗啡、氢吗啡酮或芬太尼等强阿片类药物是缓解呼吸困难和多种类型疼痛的最佳可用药物，但它们本身并不是可靠的睡眠诱导剂。虽然阿片类药物经常引起嗜睡，甚至偶尔可能导致意识不清，特别是在被其他药物或其医疗条件所困扰的患者中，但增加阿片类药物剂量超过缓解疼痛或呼吸困难所需的剂量会增加患者产生反作用和不舒服的神经毒性不良反应的风险，如肌阵挛、痛觉过敏和激越性谵妄。因此，不应将阿片类药物单独用于姑息性镇静。当出现或预期出现疼痛或呼吸困难时，应继续阿片类药物治疗或与镇静药联合使用。

（二）苯二氮䓬类

咪达唑仑和劳拉西泮是姑息性镇静文献中最常引用的苯二氮䓬类药物。咪达唑仑起效最快，最容易滴定，所以适用范围也广泛。然而，苯二氮䓬类药物有时不能提供足够的镇静作用（Krakauer 等，2000；Cheng 等，2002）。它们还可能引起反常的激越和精神病反应，特别是在老年患者和肝功能受损的患者中（Breitbart 等，1996；Shafer，1998）。因此，应将苯二氮䓬类药物谨慎用于姑息性镇静，因为它并非理想的 DPS 药物。

（三）安定药物

关于姑息性镇静的文献中引用了非肠道形式的抗精神病药物，如氟哌啶醇、氯丙嗪和左美丙嗪（以前称为甲氨蝶呤）。左美丙嗪也具有镇痛特性，而氟哌啶醇和氯丙嗪是激越性谵妄的良好治疗方法。然而，这些药物都不能单独可靠地引起失去知觉。

（四）巴比妥类药物

巴比妥类药物包括戊巴比妥、硫喷妥钠和苯巴比妥，能可靠地引起失去知觉。所有药物都可以注射给药。戊巴比妥（尤其是硫喷妥钠）起效快，作用持续时间短，便于滴定。戊巴比妥还具有很好的止吐和抗惊厥特性。硫喷妥钠或戊巴比妥都是很好的缓和镇静药物，可以达到任何程度，包括失去知觉（Truog 等，1992）。戊巴比妥在重症监护室之外可能更容易获得。

（五）麻醉诱导剂

用于姑息性镇静的麻醉诱导剂包括丙泊酚和氯胺酮。虽然氯胺酮具有镇静和镇痛的特性，并且比丙泊酚或巴比妥类药物更不容易引起低血压和呼吸抑制，但它通常会引起不愉快的分离或烦躁反应，所以不建议将其作为姑息性镇静的单一药物。丙泊酚比咪达唑仑和任何巴比妥类药物起效更快，半衰期更短。这大大有助于让滴定达到预期效果。肝病和肾病似乎不会显著影响其药代动力学（Mirenda 和 Broyles，1995）。它还具有抗焦虑、止吐、止痒、抗惊厥、抗肌阵挛和肌肉松弛作用。因此，丙泊酚似乎在任何程度上都是一种优秀的缓和镇静，包括失去知觉（Krakauer 等，2000；Lundström 等，2005）。

（六）复合镇静药

许多需要进行姑息性镇静的患者已经在接受阿片类药物、苯二氮䓬类药物和（或）安定药物。尽管在加入巴比妥类药物或丙泊酚时存在低血压和呼吸抑制的风险，但仍应继续阿片类药物治疗疼痛，因为后者没有镇痛作用。一旦用另一种药物达到足够的镇静作用，通常就可以逐渐减少苯二氮䓬类药物。然而，如果镇静药没有很强的抗惊厥特性，就应缓慢进行减量，以此尽量减少癫痫发作的风险。如果没有安定药物也能很容易地维持足够的镇静作用，就可以减少或停止安定药物治疗。为了降低拟精神病作用的风险，只能将氯胺酮与苯二氮䓬类药物联合使用。

（七）推荐方案

表 112-1 提供了咪达唑仑、戊巴比妥和丙泊酚姑息性镇静的推荐方案。

结论

姑息性镇静是一种被广泛接受的治疗方法，在极少数情况下，当所有可用的标准姑息性干预措施都无法治愈一个以舒适为首要目标的临终患者的严重痛苦时，就应考虑使用姑息性镇静手段。单单是这种手段的可用性就可能让害怕绝症的患者感到非常安慰。在进行姑息性镇静之前必须获得知情同意，并遵循提供、监测和记录姑息性镇静的严格医学和伦理指南。

表 112-1　持续静脉输注咪达唑仑、戊巴比妥或异丙酚深度姑息性镇静昏迷的方案

医生职责	护士职责
1. 确认 (1) 患者护理的首要目标是舒适 (2) 患者患有晚期绝症 (3) 患者患有严重的难治性身体或神经精神症状或心理社会问题 (4) 有命令停止维持生命的治疗 (5) 已获得对失去知觉的姑息性镇静的知情同意 2. 在病历中记录以上所有内容 3. 将该计划通知患者的临床团队 4. 在命令中指定 (1) 负荷剂量（如有） (2) 初始输注速率 (3) 以 mg/h 为单位的药物量和输注速率的时间间隔增加 (4) 任何推注剂量的剂量和时间间隔 5. 通过对患者的频繁评估和（或）护士阅读所有剂量调整和剂量调整前后舒适度的文件，确保药物的滴定达到最佳水平 6. 至少每天在病历中记录该疗法的疗效	1. 通过清楚标明药物名称的输液泵连续输注给药 2. 一旦达到所需的镇静水平，立即将输注减少到维持所需水平的最低速率 3. 如果患者表现出任何疼痛或其他痛苦的迹象，按命令增加输液速率 4. 一旦发现维持所需镇静水平的初始稳定剂量率，记录任何剂量调整的原因（意图）和调整前后的舒适水平 5. 如果患者表现出任何疼痛或其他令人苦恼的症状，不要因低血压、低呼吸频率或其他异常生命体征而降低输液速率 6. 当药物用完时，应提前要求补充药物，以免中断输液
戊巴比妥给药	**丙泊酚给药**
1. 给药前检查戊巴比妥溶液。如果有沉淀，不要使用 2. 负荷剂量：2～3mg/kg 缓慢静脉推注（不超过 50mg/min） 3. 医生应给予负荷剂量，并在床边停留 15min 观察效果 4. 在负荷剂量时，以 1～2mg/kg 开始输注。滴定至所需镇静水平 5. 由于耐受性可能发展迅速，应经常评估患者的舒适程度，并根据需要调整输液速率	1. 使用丙泊酚时应严格无菌操作 2. 每 12 小时更换输液管 3. 如果在 12h 后没有完全注入，丢弃药瓶和任何未使用的药物 4. 仅通过中心静脉导管或大外周静脉中的大口径导管输注 5. 以 2.5～5μg/（kg · min）（成年人 10～20mg/h）开始输注，每 10 分钟以 10～20mg/h 的增量滴定至所需镇静水平 6. 每 10 分钟使用 10～20mg 的大剂量仅用于快速控制极端症状 7. 在开始治疗期间，医生应在场并在床边停留 5min 观察效果 8. 任何初始剂量都应由医生给药 9. 在随后的剂量滴定和推注给药过程中，医生或护士应在床边停留 5min 观察效果 10. 更换小瓶或导管时，输液中断时间不应超过 60s

第二十篇　评估工具和信息学

Assessment tools and informatics

第 113 章　姑息治疗需要评估工具　/ 976

第 114 章　信息学与文献检索　/ 994

第 115 章　心理、精神和家庭问题的有效评估工具　/ 1000

第 113 章　姑息治疗需要评估工具

Palliative care needs assessment tools

Afaf Girgis　Amy Waller　Breanne Hobden　著

赵　云　张柳柳　智晓旭　译　　郭巧红　谢蓝珠　校

一、姑息治疗需求评估工具的介绍

提供适当和公平的照护是包括姑息治疗在内的许多卫生领域面临的一项挑战。WHO 将姑息治疗定义为“通过早期识别、完善地评估和治疗疼痛及其他生理、社会心理和精神问题，预防和减轻痛苦，从而改善面临生命威胁性疾病相关问题的患者及其家属的生活质量的一种方法”（WHO，2018）。关于何时、如何提供姑息治疗及向谁提供姑息治疗的问题仍有待解决。然而，这一定义的内在特征是对需求的评估。在本章中，我们将讨论需求评估的概念，并探讨评估人们的需求和经历的策略，尤其关注为此目的专门开发的工具。此外，我们再次强调应用这些工具作为日常照护的一部分的重要性，以提供一种服务使人们在最需要的时候得到恰当的照护。

二、指导临床照护的措施

患者对照护的满意度，或者个人经历与他们的期望值相比较的程度，已被广泛认为是疾病相关发病率的替代指标。尽管它一直很受欢迎，但它在促进临床照护过程中的价值并不明确。关于满意度调查可靠性的报道很少（Aharony 和 Strasser，1993；Nabati 等，1998；Bredart 等，2001）。数十年来，患者的发病率也通过生活质量或疾病对生活体验各方面的影响进行了研究（Gustafson，1991；Lehr 和 Strosberg，1991；Gustafson 等，1993；Asadi-Lari 等，2004；Akechi 等，2011）。各种有效的评估工具可用于评估患者对疾病的生理和心理影响的报告（Basch 等，2012；Kingsley 和 Patel，2017；Murphy 等，2018），痛苦被认为是与体温、呼吸、心率、血压和疼痛并列的第六大生命体征（Bultz 和 Carlson，2006；Holland 和 Bultz，2007）。

自 20 世纪 90 年代末以来，需求评估涵盖生活质量和照护质量问题，因此已成为一种广泛应用的临床实践指标（Sanson-Fisher 等，2000）。特别是在姑息治疗的背景下，需求是“一个人为了维持或改善当前的健康状态或预测和管理其恶化而需要满足的东西”（Cancer Action Team，2007）。Richardson 等认为，“从患者的角度来看，支持性照护的质量可以被认为是解决和满足需求的程度，如果要充分满足这些需求，必须首先明确需求”（Richardson 等，2007）。患者需求与其他指标（包括生活质量和满意度）之间的关系长期以来一直是文献中尚未定论的主题（Asadi-Lari 等，2004；Wen 和 Gustafson，2004）；越来越多的证据表明，未满足的需求与较差的生活质量（Hansen 等，2013）、较差的情绪健康（Ferrari 等，2019）和对医疗服务的不满（Bredart 等，2013）之间存在显著关系。一项评估痛苦筛查揭露癌症患者违背满足的心理社会需求能力的研究发现，直接评估未满足的需求是识别特定服务需求的更有效的策略（van Scheppingen 等，2011）。Carlson 等主张采用一种更互补的模式，在该模式中，通过评估“可满足”的未满足需求，并根据需求进行进一步评估和经验性支持的治疗，可以有效地增强对痛苦的筛查（Carlson 等，2012）。关于“可满足的未满足需求”的问题显然是复杂的。

三、姑息治疗中的需求评估

并非所有预计死亡的患者都需要专科姑息治疗（Palliative Care Australia，2018），但对于需要专科姑息治疗的患者，不转诊、延迟转诊或危机转诊可能会对他们在生命末期接受的照护质量产生不利影响。许多因素导致未接受或延迟接受姑息治疗。一个关键因素是，全科和专科医生都依赖预后和患者症状作为专科姑息治疗转诊的主要触发机制（Lindvall 等，2014；Johnson 等，2008，2011a，2011b，2011c）。然而，考虑到医生对终末期患者的预后判断存在高度不准确性（系统乐观）的证据，依赖于预后是存在问题的（White 等，2016）。据报道，它反而是及时引入姑息治疗的障碍（Stocker 等，2017）。历时较久的医患关系似乎会进一步降低预后的准确性，而不是提高预后的准确性。越来越多且令人信服的反对预后预测的证据支持包括澳大利亚姑息治疗组织和 WHO 在内的国际机构的立场，它们长期以来一直主张放弃以预后和诊断为基础的模式来指导治疗的提供，转而推荐基于需求的治疗（Palliative Care Australia，2018；WHO，2018）。

姑息治疗中的需求评估不可避免地必须以姑息治疗中的领域为指导。WHO 明确指出，这些需求包括疼痛、身体、心理、社会、文化和精神需求（WHO，2018）；如图 113-1 所示，详细概述了加拿大临终关怀姑息治疗协会（Canadian Hospice palliative care Association，2013）定义的姑息治疗领域。

支撑上述任何一个成功的基础是非姑息治疗的专家为所有患有生命限制性疾病的人提供充分的良好整体照护。

需求评估工具已经被开发和测试，用来评估各种环境和疾病的姑息治疗和支持需求。选择最合适

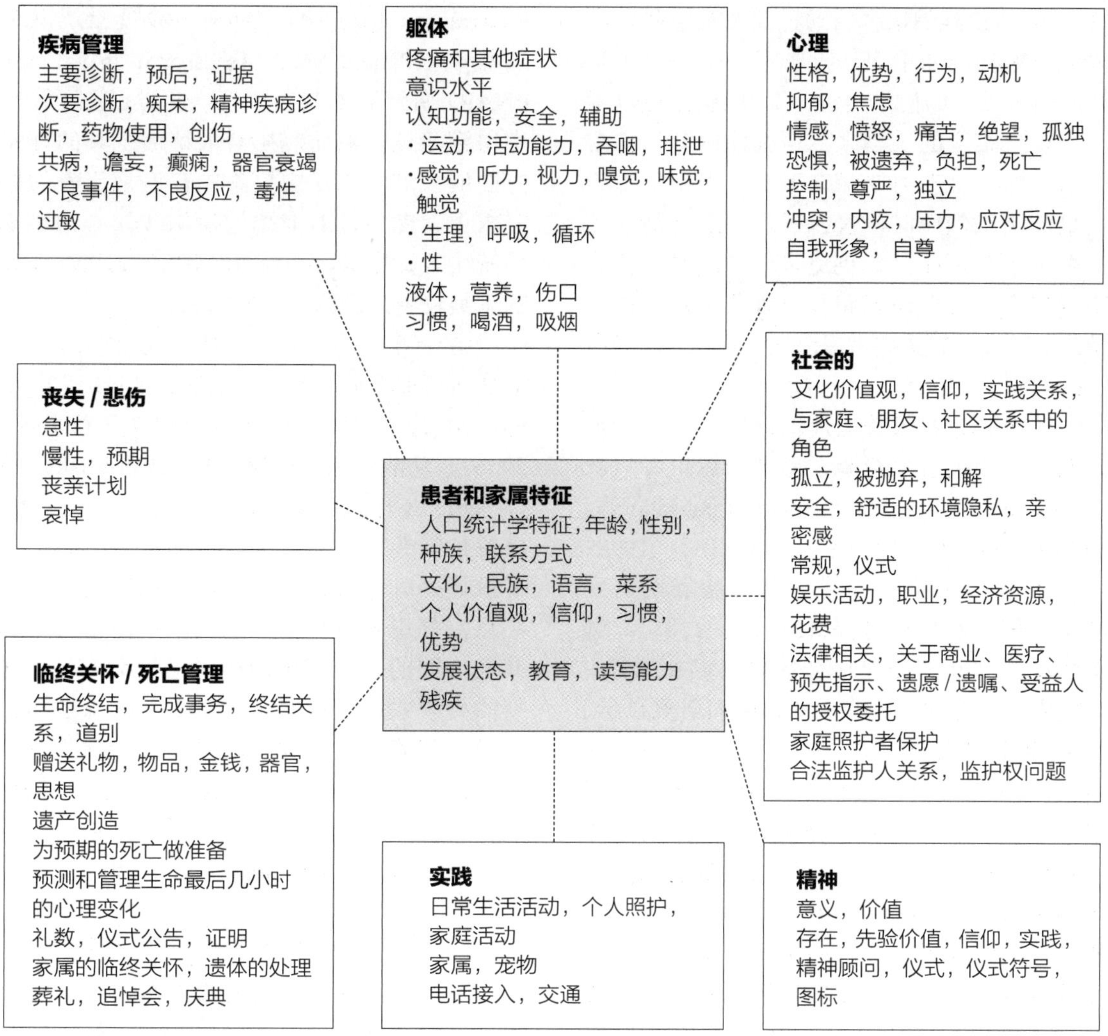

其他常见症状包括但不限于
心肺：呼吸困难、咳嗽、水肿、打嗝、呼吸暂停、濒死呼吸
胃肠：恶心、呕吐、便秘、顽固性便秘、肠梗阻、腹泻、腹胀、吞咽困难、消化不良
口腔状况：口干、黏膜炎
皮肤状况：皮肤干燥、结节、瘙痒、皮疹
一般：躁动、厌食、恶病质、乏力、虚弱、出血、嗜睡、积液（胸腔、腹腔）、发热 / 畏寒、大小便失禁、失眠、淋巴水肿、肌阵挛、异味、脱垂、出汗、晕厥、眩晕

▲ 图 113-1　与疾病和丧亲有关问题的领域

经许可转载，引自 the Canadian Hospice of Palliative Care Association.（2013）.A Model to Guide Hospice Palliative Care.Ottawa，ON：Canadian Hospice Care Association

的结局指标取决于评估的目的、目标人群及该工具的适应性和信效度（Bausewein 等，2016）。

选择最合适的评估工具需要在尽可能获得准确和全面的信息和尽量减少患者和临床医生的负担之间取得平衡（Bausewein 等，2016）。简单的筛查工具（1～14 项）（Mitchell，2010）可以快速了解患者的需求，在繁忙的临床环境或患者功能受限的情况下可能是最合适的。理想情况下，简要筛查之后应使用更长的评估工具，以确定任何已识别需求的范围、严重程度和复杂性方面的更全面信息（Carlson 等，2012）。评估工具的选择将通过简要筛查确定的问题来决定。例如，如果患者报告了一个简单工具的单一领域的需求（如信息需求），临床医生可以考虑使用一个单一维度的工具来更详细地探索该特定领域的需求。然而，当简要筛选工具中识别了患者许多未满足的需求领域时，包含评估一系列需求领域项目的多维工具可能会提供更多信息。对于疾病晚期或临终患者，管理模式和参与者负担是医护人员在选择评估工具时的重要考虑因素（Bausewein 等，2016；Kearns 等，2017）。

许多晚期疾病患者依赖医疗保健提供者进行症状评估。然而，相关研究检验了患者和提供者症状评估（Nekolaichuk 等，1999a，1999b；Laugsand 等，2010）和患者的社会心理健康（Newell 等，1998；Jones 等，2011a）之间的一致程度，结果表明需要谨慎考虑完全依赖医疗保健提供者评估的情况。例如，一项对来自 11 个欧洲国家的 1933 名癌症患者－医疗保健提供者参与的规模庞大的横断面研究显示，在 1/10 的病例中卫生专业人员低估了患者的症状。Karnofsky 功能状态评分较低患者、简明精神状态评分较高患者、住院患者、初诊患者或正在接受阿片类药物滴定治疗患者被医护人员低估症状的风险显著增加（Laugsand 等，2010）。

患者报告的结局提供了最高水平的身体和心理社会评估的准确性，并可用于衡量以患者为中心的照护改善（Etkind 等，2015；Dudgeon，2018）。在财务成本和就诊时间方面，它们也可能是负担最小的（Bausewein 等，2016）。后者是促进基于需求的照护的一个特别重要的考虑因素，临床医生经常报告时间是影响准确和及时识别需求的一个因素（Pruyn 等，2004；Waller 等，2012b）。然而，在评估时，患者的能力和临床环境可能必然成为评估模式选择的首要因素（Bausewein 等，2016）。在晚期疾病患者由于其症状的复杂性和严重性而难以自行完成评估工具的情况下，需要依赖照护者和卫生专业人员进行代理评估。然而，当患者能够报告自己的生活质量和未满足的需求时，患者报告和代理报告之间的一致性存在差异（Basch 等，2006；Jones 等，2011a）。包含患者和医疗保健提供者意见的工具可以提供最详细的信息，以指导基于需求的照护。

后文概述了目前可用于评估照护人群需求的工具，表 113-1 提供了关于每种工具的更详细信息。其中一些工具，如 POS、NEST、Sheffield 评估和转诊治疗量表（Sheffield Profile for Assessment and Referral to Care，SPARC-45）和姑息治疗患者需求评估量表（Patient Needs Assessment in Palliative Care，PNAP）并不针对特定疾病，并且已在不同患者群体中得到验证。然而，在需求评估工具的开发和验证方面的大部分工作主要集中在癌症患者的姑息治疗需求上，专门针对非恶性疾病（如心力衰竭、呼吸系统疾病、痴呆、神经系统疾病和 HIV/AIDS）开发的工具较少，但数量也在增长。

由于集中于需求评估，主要关注照护的其他方面的评估工具，如症状（ESAS）（Watanabe 等，2012）、生活质量（EORTC）（Groenvold 等，2006）、功能状态（如澳大利亚 Karnofsky 功能量表）（Abernethy 等，2005）或照护质量 / 满意度（如优质照护问卷－姑息照护）（Yun 等，2018）被排除在本综述之外。仅关注一个需求领域的需求工具（如姑息治疗患者尊严量表）也未报道。关于评估照护其他方面的工具质量的信息已经公布。例如，2017 年的一项系统综述确定了 152 种由患者和照护者或与患者和照护者共同完成的姑息治疗工具，用于评估身体状况、心理和精神病学、社会、精神、宗教、存在、文化和（或）丧亲方面的照护，以及生活质量和患者体验（Aslakson 等，2017）。

（一）识别需要姑息治疗的患者

医疗保健提供者经常报告在识别有恶化和死亡风险的患者方面存在困难（Maas 等，2013）。目前已经开发一些工具帮助他们在各种医疗环境中早期识别可能从姑息治疗和主动治疗计划中获益的患者（Highet 等，2014）。这些患者包括无法治愈的进行性疾病患者，以及身体虚弱或有可能死于突发急性危机或危及生命的急性疾病的患者（Highet 等，2014）。“意外问题”（“如果这个患者在未来 12 个月内去世，你会感到惊讶吗？”）在许多临床指南中及国际上的姑息治疗框架中都有推荐（National

表 113-1 需求评估工具概述及特征

测 量	领域和项目	问题的形式	完成者	人 群	信效度
识别有姑息治疗需求的患者的工具					
SPICT 支持和姑息治疗指标工具（Highet 等，2014；Afshar 等，2018；De Bock 等，2018）	6 项一般条目，21 项具体条目 • 意外问题 • 一般指标（功能性下降，体重下降；入院） • 姑息治疗的请求 • 住在养老院 • 持续症状 • 疾病特异性指标	• 每个条目的回答为是或否	• 提供者（为了确定谁需要进行姑息治疗评估） • 耗时：4～5min	• 初级卫生保健，医院 • 癌症，慢性阻塞性肺疾病（COPD），心脏，血管 • 肾脏、肝脏疾病 • 痴呆 / 衰弱，神经系统	• 表面 / 内容效度 • 预测效度 • 西班牙语版本：内部一致性；再测信度
NECPAL-CCOMS-ICO 姑息治疗需要 WHO 合作中心（Gomez-Batiste 等，2013，2017）	17 项条目，包括 • 意外问题 • 姑息治疗的请求 • 一般指标（功能性下降，体重下降；老年症状，心理调整，共病，资源 / 入院） • 疾病特异性指标	• 每个条目的回答为是或否	• 提供者（确定谁需要进行姑息治疗评估）	• 初级卫生保健，医院 • 晚期疾病	• 表面 / 内容效度 • 预测效度 • 意外问题、NECPAL 与死亡风险增加有关
GSF；PIG 金标准框架；预后指标指南	条目包括 • 意外问题；衰退的一般指标；与某些病症相关的具体临床指标	• 回答选项包括是、否或不知道	• 提供者（确定姑息治疗需求）	• 初级卫生保健，医院，急救情况 • 心脏病，肾衰竭，COPD	• 表面 / 内容效度 • 预测效度
RADPAC RADbound 指标姑息治疗需求（Thoonsen 等，2012）	条目包括 • 一般指标（功能性下降，体重下降，患者 - 报告担忧，入院） • 疾病特异性指标	• 每个条目回答为是或否	• 提供者（确定谁需要进行姑息治疗评估）	• 初级保健 • 癌症，COPD，心力衰竭	• 表面 / 内容效度
CAPC 标准 高级姑息治疗中心标准（Andersen 等，2013）	• 主要：5 个整体指标 - 令人意外的问题，频繁入院，难以控制的症状，复杂照护，功能 / 体重 / 进食的下降 • 次要：长期护理机构，认知障碍，>70 岁，急性髋部骨折，长期居家氧疗，社会支持不足，心搏骤停，过去没有预立医疗照护计划，现在 / 过去的临终关怀	• 评估每个标准的存在或缺失 • 至少完成主要指标	• 提供者（确定谁需要进行姑息治疗评估）	• 医院	• 评价者间可靠性
CriSTAL 合适的替代照护的筛查和分类标准（Cardona-Morrell 和 Hillman，2015）	29 项条目包括 • 年龄≥65 岁，急诊入院，≥2 项恶化标准，≥2 项衰弱标准，早期预警评分>4，存在≥1 个合并症，养老院安置，认知损伤，重复住院 / 重症监护病房，心电图异常，蛋白尿	• 每一项回答是或否	• 提供者	• 医院 • 任何患者（确认为很大概率在未来 3 个月内会死亡；提示姑息治疗转诊）	• 表面 / 内容效度 • 死亡率预测（回顾性） • 预测效度和临床效用评估正在进行中

（续表）

测　量	领域和项目	问题的形式	完成者	人　群	信效度
P-CaRES 姑息治疗和快速紧急筛查 （George 等，2015；Bowman 等，2016）	存在限制生命的疾病 • 晚期痴呆，晚期癌症，终末期肾脏，晚期COPD，晚期心力衰竭，晚期肝病，感染性休克，有可能加速死亡 姑息治疗需求 • 频繁就诊，难以控制的症状，功能衰退，照护目标不确定 / 照护痛苦，意外的问题	• 每个项目回答是或否 • 得分1+生命受限疾病和2+姑息治疗需求表示姑息治疗转诊	• 提供者 • 耗时：1.8min（平均）	• 急诊 • 任何患有限制生命的疾病的患者	• 表面 / 内容效度 • 评价者间信度
恶性和非恶性疾病					
POS 姑息治疗结果量表 （Bausewein 等，2011；Collins 等，2015）	10 项条目 • 疼痛和其他症状，患者焦虑，家庭焦虑，信息，分层支持，生命价值，自我价值，浪费时间，个人事务 • 询问患者开放式条目来确定主要问题；询问工作人员确定功能状态	• ≤3天内评估问题和生活质量 • 评分范围为0（无问题）～4（压倒性的问题）；更高的分数表示问题更多	• 患者和(或)医疗服务提供者 • 耗时：10min	• 癌症，痴呆，HIV携带者 /AIDS，COPD，心力衰竭，肾脏疾病 • 运动神经元疾病 • 多发性硬化症	• 内容效度 • 内部一致性 • 再测信度 • 结构效度 • 共时效度 • 响应能力 • 模块 • POS-S（关注身体症状） • 疾病（如POS-MS-S、POS-S-R） • 翻译（如APCA非洲POS）
NEST 接近生命末期的需求量表	13 项条目 • 财务，获得照护，社会关系，照护，痛苦，精神，目标感，医患关系，与医生的沟通，个人接受程度	• 评估人们在生命末期的照护需求 • 评分范围为0（不需要）～10（最高等级的需求）；更高的分数表示更多的需求	• 患者和(或)医疗服务提供者	• 晚期癌症（Emanuel 等，2000，2001；Scandrett 等，2010） • 脑卒中，痴呆，肝、肾、呼吸系统疾病（Grudzen 等，2010）	• 内容效度 • 内部一致性 • 结构效度
SPARC-45 Sheffield 评估和转诊	45 项条目 • 交流 / 信息，身体，心理，宗教和精神，独立和活动，家庭和社会，治疗	• 评估近1个月的需求和渴望帮助的水平 • 需求范围为0（完全不需要）～3（非常需要） • 渴望帮助：量表得分回答为是或否	• 患者	• 恶性和非恶性肿瘤（Ahmed 等，2009；Wilcock 等，2010），脑卒中（Burton 等，2010）	• 表面 / 内容效度 • 内部一致性 • 聚合效度和发散效度 • 跨文化适应：波兰语（Leppert 等，2012）

（续表）

测　量	领域和项目	问题的形式	完成者	人　群	信效度
PNAP 患者在姑息治疗中的需求评估（Buzgova 等，2016）	40 项条目，7 个领域 • 身体症状（12） • 社会领域（6） • 来自卫生专业人员的尊重 / 支持（5） • 生活的意义（6） • 自主性（7） • 分享情绪（2） • 宗教需求（2）	• 对于每个项目 • 重要性：5 分制，1（一点都不重要）~5（非常重要） • 满意：5 分制，1（不满足）~5（完全满足） • 分数越高表示越重要和越满意	• 耗时：平均 45min	• 住院、癌症或其他慢性疾病终末期	• 表面效度 / 内容效度 • 聚合效度 • 内部一致性 • 再测信度 • 结构效度
ASPE 老年姑息治疗中的症状评估（Van Lancker 等，2016）	40 项条目，5 个领域 • 躯体（24） • 心理（10） • 功能性（3） • 精神（1） • 社会（2）	• 评估过去 1 周是否有症状；5 分制（从不到总是）；这些症状困扰的程度，5 分制（不困扰到非常困扰，以及不适用）	• 患者		• 面部 / 内容效度 • 测试－重测信度
仅限晚期癌症					
3LNQ 三层次需求问卷调查（Johnsen 等，2011）	14 项条目（11 项 EORTC-QLQ-C30+3 项附加） • 物理功能，角色功能，社交功能，心理（抑郁，担心），身体症状（疼痛，疲劳，恶心，呼吸困难，食欲不振），性欲，感觉负担，孤独	• 评估问题强度，问题负担和过去 1 周的需要感知 • 强度和负担：评分范围从“一点也不”到“非常” • 感觉需要：范围包括“无需要”/“需要被满足”/“需要未满足”	• 患者	• 晚期癌症	• 内容有效性 • 内部一致性
NAT：PD-C 进展性癌症的需求评估（Waller 等，2008，2010，2012a，2012b）	3 个领域 18 项条目 • 患者福祉 • 照顾者 / 家庭照顾患者的能力 • 照顾者 / 家庭福祉	• 评估担忧程度及为了解决担忧所采取的行动 • 担忧的程度从“无”到“明显” • 提供者表明为管理担忧而采取的行动（“直接管理的”、“团队管理”或“转诊”）	• 医疗保健提供者 • 耗时：5~10min	• 晚期癌症 • 初级保健（Allgar 等，2018）	• 内容效度 • 评价者间信度 • 共时效度
SPEED 急诊科姑息治疗和生命末期照护需求筛查（Richards 等，2011）	5 个领域的 13 个条目 • 社会，治疗，躯体，心理，精神	• 评估需求程度 • 评分范围为 0（根本没有）~10（很大）；分数越高，说明需求越高	• 医疗保健提供者	• 急诊科的癌症患者	• 内容效度 • 结构效度

（续表）

测　量	领域和项目	问题的形式	完成者	人　群	信效度
PNPC 在姑息照护中的困难和需求（Osse 等，2004）	6 个领域的 132 个条目 • 躯体 / 日常生活，自主性，心理，社会，精神，信息和财务	• 评估困难和对援助的需求，每个条目使用 2 个问题 (1) 这是一个困难吗 (2) 你想得到照护吗	• 患者	• 晚期癌症	• 内容效度 • 结构效度 • 内部一致性
PNPC-SF 在姑息治疗中的困难和需求简表（Osse 等，2007）	6 个领域中的 33 个条目 • 躯体 / 日常生活，自主性，心理，社会，精神，信息和财务	• 评估困难和对援助的需求，每个项目使用 2 个问题 (1) 这是一个困难吗 (2) 你想得到照护吗	• 患者 • 耗时：5～10min	• 晚期癌症	• 内容效度 • 结构效度 • 内部一致性
NA-ALCP 晚期肺癌症患者需求评估（Schofield 等，2012）	7 个领域中的 38 项条目 • 日常生活，躯体症状，心理，社会，精神，财务，医疗交流与信息	• 评估过去 4 个月中需求和获得帮助的渴求 • 评分范围为 1（不需要 / 不适用）～5（很需要）；得分越高表示更高的需求	• 患者	• 晚期肺癌（Schofield 等，2012）	• 内容效度 • 内部一致性 • 结构效度
NA-ACP 晚期癌症患者需求评估（Rainbird 等，2005）	7 个领域的 132 个条目 • 日常生活，躯体症状，心理，社会，精神，财务，医疗沟通和信息	• 评估过去 4 个月中需求和获得帮助的渴求 • 评分范围为 1（不需要 / 不适用）～5（很需要）；得分越高表示更高的需求	• 患者 • 耗时：76min	• 晚期癌症	• 内容效度 • 内部一致性 • 重测信度 • 结构效度
SISC 姑息治疗中的症状和顾虑结构化访谈（Wilson 等，2004）	13 个条目 • 疼痛，嗜睡，恶心，虚弱，呼吸困难，失去控制，失去尊严，负担，焦虑，抑郁，失去兴趣，绝望，死亡欲望	• 评估常见症状和问题；量表范围为 0（无）～6(极度） • 3 及以上作为临床分界点	• 医疗保健提供者 • 耗时：28～60min	• 晚期癌症	• 评测者间信度 • 再测信度 • 共时效度
仅适用于任何阶段的恶性肿瘤					
姑息治疗筛查工具和 NCCN 姑息治疗转诊标准（Glare 等，2011）	筛选工具 5 项 • 转移性疾病，功能状态，严重并发症，合并症，姑息 NCCN24 项条目 • 生理，心理，认知，治疗，沟通，实践，家庭，精神，社会	• 识别可能需要专业姑息治疗转诊的患者 5 项：得分范围为 0～13；得分越高表示功能越差；5 分表示需要转诊 24 项：NCCN 关于转诊的标准	• 医疗保健提供者 • 耗时：3～5min	• 癌症	• 内容效度

（续表）

测 量	领域和项目	问题的形式	完成者	人 群	信效度
SCNS-SF34 支持性照护需求调查简表（Boyes 等，2009；Schofield 等，2012）	5 个领域的 34 个条目 • 心理，身体，患者照护和支持，性和健康系统，信息	• 评估过去 1 个月需要帮助程度 • 评分范围为 1（不需要 / 不适用）～5（非常需要） • 翻译：法语，西班牙语（墨西哥语），中文（普通话 / 粤语），德语，日语，波斯语	• 患者 • 耗时：10min	• 癌症 • CALD-UNS（SCNS 改编）	• 内容效度 • 内部一致性 • 结构效度 • 响应性 • 跨文化调试（西班牙裔男性，土耳其人）
SCNS-ST9 支持性照护需求调查筛查工具（Girgis 等，2012）	• 9 个条目 • 2 个心理，2 个身体，2 个患者照护和支持，1 个性，2 个信息项目	• 评估最近 1 个月的需要帮助程度 • 评分范围为 1（不需要 / 不适用）～5（非常需要）	• 患者	• 癌症	• 内容效度 • 结构效度 • 预测效度
PCM 患者护理监测（Abernethy 等，2010）	6 个领域的 80 项条目 • 一般身体症状，治疗不良反应，痛苦，绝望，性能受损，行走障碍，以及一个生活质量指数（54 项）	• 用 0～11 分评估症状 • PCM 痛苦评分 >65 分提示进一步评估	• 患者	• 癌症	• 内容效度 • 内部一致性 • 重测信度 • 共时效度
CARES 癌症康复评估系统（原版、简表）（Schag 等，1991；te Velde 等，1996）	5 个领域 38～57 项条目 • 躯体，心理，医疗互动，婚姻，性 • Global CARES 评分	• 评估影响癌症患者身体和心理的问题；在临床版本中寻求帮助的意愿 • 评分范围为 0（不适用）～4（非常适用） • 翻译：佛兰德语（拟）	• 患者（追踪访谈） • 耗时：11min（简表）	• 癌症	• 表面 / 内容效度 • 内部一致性 • 重测信度 • 结构效度 • 响应度
CaNDI 癌症需求痛苦量表（Lowery 等，2012）	7 个领域的 39 项条目 • 抑郁，焦虑，情感，社会，医疗，实践，躯体	• 评估过去 2 周问题的强度和寻求帮助的意愿 • 强度：评分范围为 1（没有问题）～5（非常严重的问题） • 渴望帮助 / 与健康专业人士讨论：“愿意”或“不愿意”	• 患者 • 耗时：8min	• 癌症	• 内容效度 • 结构效度 • 内部一致性 • 重测信度 • 预测效度

（续表）

测　量	领域和项目	问题的形式	完成者	人　群	信效度
SCS James 支持性治疗筛查（Gregorio 等，2013）	45 项条目 • 情感（13） • 躯体（16） • 社交 / 实践（7） • 精神（3） • 认知（3） • 决策 / 沟通（3）	• 评估患者每个问题的程度 • 4 分制：无（0），轻度（1），中度（2），严重（3） • 评估患者是否想了解其他问题（是 / 否）	• 患者触发转诊至支持性照护服务 • 耗时：7min	• 癌症（任何阶段） • 土耳其验证（Demirkol，2016）	• 表面 / 内容效度 • 探索性因子分析 • 验证性因素分析 • 内部一致性 • 重测信度 • 聚合效度 • 效标关联效度
SCNAT-IP 原住民支持性治疗需求评估工具（Garvey 等，2012，2015，2016；Valery 等，2017）	5 个领域的 26 项条目 • 心理和生理 • 安宁疗护 • 信息和沟通 • 实用与文化	• 评估过去 1 个月的需要帮助程度 • 评分范围为 1（不需要 / 不适用）～5（非常需要）	• 患者 • 耗时：10min	• 患癌症的原住民	• 表面 / 内容效度：访谈 / 焦点小组，小规模试验 • 条目删减：缺失数据，下限 / 上限效应 • 构建效度：探索性因子分析 4 个因素 =50.9% 的方差 • 内部一致性：Cronbach α=0.70（范围为 0.70～0.89） • 收敛效度：Spearman 等级相关与痛苦温度计（0.60）及癌症担忧量表（0.58）；与 AQOL-4D 的 Pearson 相关系数（−0.56） • 区分效度：性别、年龄和地理位置
痴呆					
DCNA John Hopkins 痴呆护理需求评估	19 个领域的 86 项条目 • 安全性，认知和神经认知症状的管理，共病，日常活动，照护者的教育和支持	• 评估患者和照顾者的需求得到满足的程度 • 需求水平：“未满足”“部分满足”“满足”	• 医疗保健提供者	• 痴呆	• 未知
CANE Camberwell 老年人需求评估	24 个患者条目和 2 个照护者条目 • 日常生活，自我照顾，躯体，心理，安全，社交，财务，药物，行为，实践，患者和照护者信息，患者和照护者的痛苦	• 评估需求的存在，来自家庭 / 朋友 / 服务的帮助程度，以及帮助是否足够 • 量表包括“无需要”“已满足 / 部分满足”“未满足”或“不知道”	• 患者和医疗保健提供者 • 耗时：30min	• 痴呆 • 最初是为老年精神疾病患者开发（Reynolds 等，2000）	• 内容效度 • 评定者间信度 • 重测信度 • 结构效度 • 效标效度

（续表）

测　量	领域和项目	问题的形式	完成者	人　群	信效度
CareNap-D 阿尔茨海默病的护理需求评估包（McWalter 等，1998）	7 个领域的 57 个条目 • 健康和移动，自我护理和如厕，社会互动，思维和记忆，行为和精神状态，居家照护，社区生活	• 评估需求的强度和未满足需求的类型所需的行动 • 规模范围从“无需求”“未满足的需求”到“满足的需求”	• 医疗保健提供者	• 痴呆	• 内容效度 • 评定者间信度 • 社会效度
EOLD（3 表） 痴呆的终末期 SWC-EOLD 满意照护 SM-EOLD 症状 CAD-EOLD 舒适 （Volicer 等，2001；Kiely 等，2006，2012）	SWC-EOLD 10 个条目 • 决策，沟通，了解病情，医疗 / 护理照护 SM-EOLD 9 项条目 • 身体（疼痛、呼吸短促、皮肤）；心理（平静、抑郁、恐惧、焦虑、躁动、抗拒照料） CAD-EOLD 14 项条目 • 不适，疼痛，呼吸短促，窒息，咯咯笑，吞咽，恐惧，焦虑，哭泣，呻吟，平静，平和，镇静	SCW-EOLD • 评估过去 90 天的满意度（从“非常不同意”到“同意”）。分数为 10～40 分；分数越高，满意度越高 SM-EOLD • 评估过去 90 天的症状频率（从“从未”到“每月 1 次”）。分数 0～45 范围；分数越高代表症状控制越好 CAD-EOLD • 评估过去 7 天的频率（从“完全不”到“经常”）。得分范围为 14～42；分数越高代表症状控制越好	• 医疗保健提供者	• 痴呆	• 内部一致性 • 内容效度 • 结构效度 • 响应性
心血管 / 心力衰竭					
NAT：PD-HF 进展性疾病：心力衰竭的需求评估－衰竭（Waller 等，2013）	3 个领域的 18 项条目 • 患者福祉 • 照顾者 / 家庭照顾患者的能力 • 照顾者 / 家庭福祉	• 评估担忧程度及所采取的行动 • 关注级别从“无”到“重要” • 提供者采取行动管理所关注的问题（“直接被管理的”“团队管理”“转诊”）	• 医疗保健提供者 • 耗时：5～10min	• 心力衰竭	• 内容效度 • 评分者间信度 • 共时效度
HFNAQ 心力衰竭需求评估问卷调查（Davidson 等，2008）	4 个领域 30 项条目 • 躯体（10） • 心理（9） • 社会（8） • 存在（3）	• 评估最近 1 个月的求助需求 • 评分范围为 1（几乎从不）～5（总是）	• 患者 • 耗时：10min	• 心力衰竭	• 内容效度 • 内部一致性 • 结构效度 • 共时效度 • 区别效度

（续表）

测　量	领域和项目	问题的形式	完成者	人　群	信效度
呼吸道疾病					
NAT：PD-ILD 需求评估工具：进展性疾病间质性肺炎（Boland 等，2016；Reigada 等，2016；Johnson 等，2017）	4 个领域 22 项条目 • 危险症状和（或）优先转诊（7） • 患者福祉（7） • 照护者照顾患者的能力（6） • 照顾者福祉（2） • 转诊部分	• 评估担忧程度（没有，一些 / 潜在，明显） • 如果担忧，那么采取的行动（直接管理，由其他团队成员管理，转诊到专业姑息治疗服务）	• 提供者与患者 / 照护者 • 耗时：5～10min	• 间质性肺疾病（改编自 NAT：PD-C）	• 表面 / 内容效度 • 结构效度 • 评分者间信度 • 重测信度
CCQ 临床 COPD 调查问卷（van der Molen 等，2003；Jones 等，2011b）	3 个领域 10 个条目 • 症状（4） • 功能状态（4） • 精神状态（2）	• 评估过去 1 周症状强度 • 评分范围为 0（从不 / 无症状）～6（几乎所有时间 / 极端症状）	• 患者 • 耗时：2min	• COPD	• 内容效度 • 内部一致性 • 重测信度 • 结构效度 • 响应性
CAT COPD 评估测试（Tsiligianni 等，2012）	8 项条目 • 咳嗽，痰多，胸闷，呼吸困难，活动，外出信心，睡眠和精力	• 评估症状对生活质量和幸福感的影响 • 量表范围为 0（我很高兴）～5（我很悲伤）	• 患者 • 耗时：2min	• COPD	• 内容效度 • 内部一致性 • 重测信度 • 结构效度 • 响应性
SGRQ St George 呼吸问卷（Meguro 等，2007）	3 个领域 50 个条目 • 症状（8） • 活动（16） • 对日常生活的影响（26）	• 评估症状的频率和严重程度症状、呼吸困难对活动的限制、社会及心理功能紊乱 • 得分范围为 0（无受损）～100 分（最大程度的受损）	• 患者	• COPD	• 内容效度 • 结构效度 • 内部一致性 • 重测效度 • 响应性
HIV 携带者 /AIDS					
ECSQ 照护中事件筛选问卷（Patel 等，2008）	9 个领域 54 个条目 • 遵守医疗指导，医疗问题，专业和住院治疗，预防性保健和筛查，性危险行为，计划生育，心理症状，药物使用和生活需求	• 动态照护评价的第一部分 • 评估最近 3 个月的问题 • 选项为“是”或“否” • 动态照护评价（访谈）评估是否需要了解更多信息，以及提供者是否有讨论了每个需求	• 医疗保健提供者	• HIV 携带者 / AIDS	• 内容效度 • 结构效度

（续表）

测　量	领域和项目	问题的形式	完成者	人　群	信效度
HOPES HIV 问题概述评估系统（改编自 CARES）（Schag 等，1992；De Boer 等，1996）	5 个领域的 106 项条目 • 身体，心理，性功能，医疗互动，伴侣关系	• 评估生活质量和康复需求 • 评分范围为 0（不适用）～4（非常适用）	• 患者 • 耗时：30min	• HIV 携带者 / AIDS	• 内容效度 • 内部一致性 • 效标效度 • 结构效度 • 响应性
MOS-HIV 医疗结果研究 HIV 健康调查（Hughes 等，1997；Wu 等，1997；Revicki 等，1998；Clayson 等，2006）	10 个领域的 35 个条目 • 健康感知，疼痛，身体，角色，社会，认知功能，心理健康，精力，健康困扰，生活质量	• 评估功能状态和健康 • 评分范围为 0～100 分；分数越高表示健康状况越好	• 患者（访谈版） • 耗时：5min	• HIV 携带者 / AIDS	• 内容效度 • 内部一致性 • 结构效度 • 响应性
神经系统					
ALSSCN 肌萎缩性脊髓侧索硬化症支持护理需求（Oh 等，2018）	7 个领域 37 项条目 • 躯体（11） • 心理（4） • 情感（3） • 精神（3） • 社会（3） • 信息类（5） • 实践（8）		• 患者，家属－代理人或提供者 • 耗时：10～20min	• 任何阶段的肌萎缩性脊髓侧索硬化症	• 表面 / 内容效度 • 结构效度 • 内部一致性 • 聚合效度 • 区别（已知组）效度
IPOS Neuro-S8 整合姑息结果量表－症状负担（Gao 等，2016）	8 项条目 • 疼痛，恶心，呕吐，口腔问题，睡眠困难，呼吸困难，痉挛，便秘（可与 IPOS-Neuro37 项合并）	• 使用评分制评估过去 3 天经历问题的程度为 0（没问题）～4（难以承受的问题）	• 患者、家属－代理或提供者	• 多发性硬化症，特发性帕金森病，多系统萎缩，进行性核上性麻痹	• 表面 / 内容效度 • 结构效度 • 内部一致性 • 重测效度 • 聚合效度 • 区别效度（已知组） • 响应性 • 最小临床意义变化值
NAT：PD 需求评估工具：进展性疾病帕金森病（Richfield，2015）	4 个领域 22 项条目 • 危险症状和（或）优先转诊 • 患者福祉（7） • 照护者照顾患者的能力（6） • 照顾者的福祉（2） • 转诊部分	• 评估担忧程度（没有，一些 / 潜在，明显） • 如果担忧，那么采取的行动（直接管理，由其他团队成员管理，转诊到专业姑息治疗服务）	• 提供者和患者一起 / 照护者 • 耗时：10min	• 帕金森病（改编自 NAT：PD-C）	• 表面 / 内容效度 • 结构效度 • 评分者间信度

Institute for Health and Care Excellence，2011；Weissman 和 Meier，2011；Australian Commission on Safety and Quality in Health Care，2015），其本质上是一种筛查工具。一项系统综述报道了包含 16 项研究和 11 621 名被诊断为癌症、肾衰竭、终末期心脏或肺部疾病或参加初级保健实践的患者的“意外问题”的预后准确性较差或中等（Downar 等，2017）。据报道，在癌症人群中使用的准确性更高（Downar 等，2017）。在针对患有一系列疾病的人进行的 22 项研究的系统回顾中报道了类似的发现（White 等，2017）。有人担心，依赖需要判断预后的工具来确定姑息治疗需求可能会将患有非恶性疾病但尚未死亡、姑息治疗需求未得到满足的患者排除在外（Gadoud 和 Johnson，2014）。一种简单的一线筛查工具“意外问题”现在正被纳入包括一般指标和疾病特异性指标的更广泛的评估（White 等，2017）。

支持性和姑息治疗指标工具（Supportive and Palliative Care Indicators Tool，SPICT）有 6 个一般指标和 21 个具体指标，可用于不同的治疗环境，以识别有恶化风险并可能从姑息治疗中获益的进展性慢性疾病患者（Highet 等，2014）。该工具由英国开发，已被用于老年患者（De Bock 等，2018），并且有进行翻译和跨文化调试的指南（Afshar 等，2018；Fachado 等，2018）。在西班牙开发的 WHO 姑息需求合作中心工具（NECPAL-CCOM）改编自 SPICT 和金标准框架预后指标指南（Gold Standard Framework Prognostic Indicator Guide，GSF PIG），包括意外问题、总体和疾病特异性指标（Gomez-Batiste 等，2013）。包含患者或家庭对姑息治疗的要求，以及心理社会和老年项目，比起其他工具，这具有潜在优势（Maas 等，2013）。已有初步证据证明预测的有效性；然而，信效度和临床效用的进一步证据也是需要的（Gomez-Batiste 等，2013）。

RADPAC 工具是为了支持全科医生评估癌症、慢性心力衰竭或慢性阻塞性肺疾病患者的姑息治疗需求而开发的（Thoonsen 等，2012）。虽然在一项随机对照试验中，干预组和对照组之间未发现差异，但被确定需要姑息治疗的患者与全科医生有更多的接触，住院次数更少，更多在家死亡（Thoonsen 等，2015，2019）。高级姑息治疗中心（Center to Advance Palliative Care，CAPC）标准的目的是在患者入院时识别适合接受初级姑息治疗评估的患者。评分者间可靠性的证据已被报道，但进一步工作需要来建立其他信效度属性，包括有效性和响应性（Andersen 等，2013）。适宜的替代照护筛查和分类标准（Criteria for Screening and Triaging to Appropriate alternative care，CrisTAL）工具的目的是识别任何到医院就诊的适合转诊至姑息治疗的可能在未来 3 个月内死亡的老年人。目前已有表面效度和内容效度的证据，正在进行预测有效性和临床效用的评估（Cardona-Morrell 和 Hillman，2015）。P-CaRES 包含 13 个条目，分为 3 个步骤，包括：①存在生命限制性疾病；②未满足的姑息治疗需求；③入院（George 等，2015）。基于对文献的批判性回顾和改良的德尔菲法进行内容效度检验，直到达成共识（George 等，2015）。通过比较医疗服务提供者对一系列病例摘要的评级来确定可接受性和可靠性（Bowman 等，2016）。临床试验和进一步的信效度测试正在进行中（Bowman 等，2016）。

（二）适用于任何慢性病患者的通用工具

确定了六种适用于评估一系列慢性疾病需求的通用工具。POS 是在不同患者群体中使用的最成熟和验证最充分的工具之一（Hearn 和 Higginson，1999；Bausewein 等，2011）。该工具包含 10 项条目评估患者的身体、实践、家庭、信息和心理问题及过去 3 天的生活质量，另外还有一项条目用于获得患者的开放式评论。它包括患者和临床医生的评估部分，并已在各种临床环境中使用，包括住院、家庭、临终关怀和初级保健。POS 已被作为评估工具应用于包括癌症、HIV 携带者 /AIDS、COPD、痴呆、心力衰竭、肾脏和神经系统人群在内的各种姑息情境（Bausewein 等，2011；Collins 等，2015）。除 POS 核心部分外，还开发了涵盖癌症症状（POS-S）、多发性硬化症（POS-S-MS）和终末期肾病（POS-S-Renal）的模块。以痴呆为重点的模块正在开发中（Collins 等，2015）。一项系统评价关注了使用原始版本和改编版本验证或收集数据、侧重于不同的患者群体、语言和文化的研究（Bausewein 等，2011）。

NEST 是一项包含 13 个条目的测量工具，用于确定临终患者的主观体验和整体照护（Emanuel 等，2000，2001；Scandrett 等，2010），可以由患者自行完成，也可以通过健康专业人员的访谈完成。它评估了广泛的需求领域，包括照顾者 / 家庭、身体、心理、实践、精神和社会问题。使用多种策略的证据已验证其内容有效性，并报道了足够的结构效度和内部一致性。一项研究报道指出，它是临床环境中评估患者需求的可行工具（Scandrett 等，2010）；然而，还需要进一步的证据证明其可靠性和响应性。

SPARC-45（Ahmed 等，2009）是一个较长的多维评估工具，由 45 个条目组成，用于评估一般和专科环境下恶性和非恶性疾病的姑息治疗和支持性照护需求，在必要时促使转介到姑息治疗服务。除了表面效度和内容效度之外，内部一致性也已通过条目间相关性验证，聚合效度和发散效度也已通过与 EORTCQLQ-C30 和 Leeds 神经病变症状和体征评估（Leeds Assessment of Neuropathic Symptoms and Signs，LANSS）比较得到验证（未发表）。该工具的波兰版本也可用。

由捷克共和国开发，包含 40 个条目的 PNAP，可用于评估终末疾病患者在 7 个领域中未满足的需求（Buzgova 等，2016）。姑息治疗老年症状评估（Assessment Symptoms Palliative Elderly，ASPE）可评估老年姑息性癌症患者的症状频率和强度。在最近的一项研究中，ASPE 增加了 8 个条目以提高工具对非癌症患者的内容效度；然而，进一步的信效度检验工作还需进行（Van Lancker 等，2018）。

（三）晚期癌症专用工具

鉴于姑息治疗人群中极具代表性的是癌症患者，大多数已发表的姑息治疗需求评估工具都已在癌症人群中开发和验证。这些工具的范围包括简单的筛查工具到较长的自我报告和访谈测量。三层次需求问卷（Three Levels of Need Questionnaire，3LNQ）（Johnsen 等，2011）、疾病进展需求评估 - 癌症（Needs Assessment for Progressive Disease-Cancer，NAT：PD-C）（Waller 等，2008；Waller 等，2010,2012a，2012b；Allgar 等，2018）、SPEED（Richards 等，2011）和晚期肺癌患者需求评估（Needs Assessment for Advanced Lung Cancer Patients，NA-ALCP）（Schofield 等，2012）都是快速进行需求评估的相对简短的工具（13～38 项）。

3LNQ（Johnsen 等，2011）通过患者对问题强度、问题负担和感觉需求的自评，评估其身体、社会、心理和性领域未满足的需求和寻求帮助的愿望。内容效度和内部一致性已被报道；但是，仍需对信度、结构效度或响应性进行额外的评估。NAT：PD-C 为全科和专科医疗机构的一系列卫生专业人员儿开发。在开发时，它是唯一确定的可以同时评估患者和照护者 / 家庭需求的多维工具。NAT：PD-C 量表的可靠性和内容效度已在研究和临床情境中得到证实。该工具的一些子量表具有并发效度，但不是所有子量表都是如此。SPEED 是卫生专业人员评估患者社会、治疗、身体、心理和精神姑息照护需求的工具，特别是对在急诊科就诊的患者。它在转移性疾病患者群体中进行了初步测试，为验证其有效性提供了证据，仍需进一步的工作来确定其在癌症和非癌症人群中的可靠性和实用性。NA-ALCP 评估患者在日常生活、躯体症状、心理、社会、精神、经济、医疗沟通和信息方面需求帮助的需求和愿望。该工具的内部一致性、内容和结构效度已经验证。

晚期癌症患者需求评估（Needs Assessment of Advanced Cancer Patients，NA-ACP）（Rainbird 等，2005）、姑息治疗的困难和需求（Problems and Needs in Palliative Care，PNPC）（Osse 等，2004）、姑息治疗症状和问题的结构式访谈（Structured Interview of Symptoms and Concerns in Palliative Care，SISC）（Wilson 等，2004）是通过自我报告（NA-ACP、PNPC）或访谈（SISC）进行的更长的评估。NA-ACP 是一个有 132 个条目的多维需求测量工具，已经过严格的信效度测试，包括内容和结构效度、内部一致性和重测信度。132 个条目的 PNPC 也评估了晚期癌症患者一系列领域的需求，具有充足的内容、聚合效度和内部一致性。PNPC-SF（Osse 等，2007）是该工具的 33 项条目的简短版本，它覆盖了与 132 项 PNPC 相同的领域。5～10min 的较短完成时间增加了该版本的可接受性和临床实用性。对患者来说，虽然 PNPC 和 NA-ACP 都是可接受的，但完成它们所需的时间可能使其对一些姑息患者来说不太可行，特别是临终患者。SISC 是一种访谈式的评估，涵盖 13 个领域：疼痛、嗜睡、恶心、虚弱、呼吸困难、失去控制、失去尊严、负担、焦虑、抑郁、失去兴趣、无望和死亡欲望。评分者间新信度和重测信度及该工具的同时效度已经验证。考虑 28～60min 的完成时间，它可作为有用的初始筛选后的后续评估。

如表 113-2 所示，针对晚期癌症患者的工具已有不同程度的信效度证据。通过文献回顾和现有评估工具（3LNQ、NAT：PD-C、NA-ACP、NA-ALCP、PNPC、PNPC-SF、SPEED、SISC）和临床 / 专科选项（NA-ACP、NAT：PD-C、PNPC、PNPC-SF、SPEED）的综述验证内容效度。通过因子分析（NA-ACP）验证结构效度，并与其他经过验证的工具（NAT：PD-C、NA-ALCP、SPEED、PNPC、PNPC-SF）比较验证相关性。部分工具具有评分者间信度（NAT：PD-C）、重测信度（SISC）和内部一致性（NA-ACP、NA-ALCP、PNPC、PNPC-SF）证据；然而，所有工

表 113-2　用于评估测量的信效度特性摘要

信效度特性	定　义
信度	测量不出错的程度
内部一致性	对量表所有条目的反应一致的程度
重测信度	在重复执行的量表测量的分数的可重复性
评分者间信度	评分者之间的一致程度（如患者与提供者）
效度	一种测量方法反映它应该测量的东西的程度
表面效度	主观评估一个量表是否“看起来”可以测量它被设计用来测量的东西
内容效度	量表的内容代表被测量问题的程度
结构效度	量表的内部结构与其他概念结构的关联方式，聚敛效度或区分效度
标准效度	衡量标准在多大程度上符合对同一问题的现有的“金标准”衡量标准。可以是并发的（同一时间）或预测的（未来时间）
响应性	随着时间的推移，检测临床结果或行为重要变化的量表的敏感性
可接受性	完成测试者的负担水平
可行性	实施者的负担程度
跨文化适应	从概念上讲，与原始版本在语言上等同，并表现出相似的信效度特性

经 Creative Commons Attribution 2.0 License 许可转载，改编自 Clinton-McHarg，T.et al.(2010).Measuring the psychosocial health of adolescent and young adult(AYA) cancer survivors：a critical review. Health and Quality of Life Outcomes.8:25.DOI：10.1186/1477-7525-8-25.

引自 Aslakson，R.A.et al.Patient-and caregiver-reported assessment tools for Palliative Care：Summary of the 2017 Agency for Healthcare Research and Quality technical brief.J Pain Symptom Manage.54(6)：961-972.e16.DOI：https://doi.org/10.1016/j.jpainsymman.2017.04.022.

具都需要进一步的研究来验证其预测效度和响应性。

（四）癌症专用工具：跨疾病轨迹

供癌症患者在整个疾病轨迹中使用的需求评估工具已经开发。姑息治疗筛查工具（Palliative Care Screening Tool，PCST）和美国 NCCN 姑息治疗转诊标准（Glare 等，2011）可被医疗服务提供者用于识别需要专科姑息治疗转诊的患者。34 项条目的支持性照护需求调查简表（Supportive Care Needs Survey Short Form，SCNS-SF34）（Boyes 等，2009）、支持性照护需求调查筛查工具（Supportive Care Needs Survey Screening Tool，SCNS-ST9）（Girgis 等，2012）、患者癌症监测（Patient Cancer Monitor，PCM）（Abernethy 等，2010）、癌症康复评估系统简表（Cancer Rehabilitation Evaluation System Short Form，CARES）（Schag 等，1991；te Velde 等，1996）、癌症需求困扰量表（Cancer Needs Distress Inventory，CaNDI）（Lowery 等，2012） 和 James 支持性护理筛查（James Supportive Care Screening，SCS）也适用于癌症病程周期中的患者，并接受了严格的信效度测试。其他工具，如原住民支持性照护需求评估工具（Supportive Care Needs Assessment Tool Indigenous Peoples，SCNAT-IP）（Garvey 等，2015）可能有助于评估特定服务不足的人群需求，也存在其他可用于特定肿瘤群体的需求评估工具。一系列非英语群体中对 SCNS-SF34 等工具进行了跨文化调试，包括阿拉伯语、汉语、法语、德语、意大利语、日语、西班牙语、西班牙语裔和土耳其语。

（五）痴呆

痴呆症患者的需求评估可能会因其认知功能波动、语言技能丧失及因感知到病耻感而害怕寻求帮助而复杂化（Schmid 等，2012）。因此，为其他人群设计的工具可能不适用于痴呆症患者所经历的需求领域。例如，当为不同的老年人群样本开发的两种工具，即 Camberwell 老年人需求评估（Camberwell Assessment of Need For the Elderly，CANE）和最小数据集 / 居民评估工具（Minimum Data Set/Resident Assessment Instrument，MAI/RAP），在居住痴呆患者样本中进行比较时，结果表明几乎没有一致性（Worden 等，2008）。间接评估通常依赖于代理人的报告，如照护者和医疗保健提供者。然而，最近的一项系统综述仅识别了四种需求评估工具，它们的信效度证据都有限，这显著表明需要开发具有严格信效度的工具来识别痴呆症患者中未满足的需求（Mansfield 等，2017）。

CANE 是一种结构化访谈，可评估 24 名患者和 2 名照护者的需求（Reynolds 等，2000）。它可用于研究和临床目的，并有较好的信效度。它的优点是能够使患者、照护者和医疗保健提供者对需求水平进行评级，从而能够对患者的情况进行更全面和准确的评估。阿尔茨海默病的照护需求评估包（Care Needs Assessment Pack for Dementia，CareNapD）（McWalter 等，1998）是一个评估社区痴呆患者及其照护者需求的软件包。该软件包可由多学科医疗保健提供者使用，并结合了患者和照护者关于照护需求的意见。EOLD（Kiely 等，2006，2012）由三个量表组成，评估对照护的满意度、症状和生命结束时的舒适度。它由医疗保健提供者完成，并已证明了其可靠性、有效性和随时间变化的敏感性。Tayside 痴呆规划项目组合表（Gordon 等，1997）作为问卷或访谈进行临床使用。与其他同时评估患者和照护者视角的需求工具不同，它仅评估照护者视角的需求，也局限于需求评估领域（Schmid 等，2012）。

（六）心力衰竭

针对心力衰竭患者的需求评估工具较少。进展性疾病 – 心力衰竭需求评估（Needs Assessment for Progressive Disease-Heart Failure，NAT：PD-HF）（Waller 等，2013）改编自 NAT：PD-C，可评估患者和照护者的多维需求。已在临床心力衰竭患者中初步验证了评分者间信度、内容和并发效度。与该工具的癌症版本一样，还需要进一步的工作来证明其可靠性、有效性和响应性。心力衰竭需求评估问卷（Heart Failure Needs Assessment Questionnaire，HFNAQ）是一个 30 个条目的量表，具有足够的内容效度、内部一致性、同时效度和区分效度（Davidson 等，2008）。一项系统综述专注于评估健康相关生活质量而不是未满足需求的心力衰竭疾病的专用工具（Garin 等，2014；Johansson 等，2004）。最常用的工具包括 Minnesota 心力衰竭生活（Minnesota Living with Heart Failure，MLwHF）工具、慢性心力衰竭问卷（Chronic Heart Failure Questionnaire，CHQ）和重度心力衰竭生活质量问卷（QoL in Severe Heart Failure，QLQ-SHF）（Garin 等，2014；Johansson 等，2004）。

（七）呼吸道疾病

间质性肺炎患者的进展性疾病需求评估工具（Needs Assessment Tool：Progressive Disease for People with Interstitial Lung Disease，NAT：PD-ILD）改编自 NAT：PD-C 癌症版本，由医务人员与患者或照护者共同完成（Boland 等，2016；Reigada 等，2016；Johnson 等，2017）。这是一个简短的 22 项条目的工具，需要 5～10min 才能完成，可以检查危险信号和（或）优先转诊、患者健康、照护者照顾患者的能力、照护者健康。该工具的内容效度、结构效度、评分者间信度和重测信度已经确立。

临床 COPD 问卷（Clinical COPD questionnaire，CCQ）和 COPD 评估测试（COPD Assessment Test，CAT）是两个简短的工具，可用于筛查患者的身体症状、功能状态和情绪健康（van der Molen 等，2003；Jones 等，2011b）。这些工具可以由患者完成，大约需要 2min。这两种工具都具有足够的信度和效度，但最近的一项研究表明，患者更倾向于使用 CCQ（Tsiligianni 等，2012）。St George 呼吸问卷（St George Respiratory Questionnaire，SGRQ）是一种由患者完成的评估症状严重程度和功能限制的篇幅较长的评估工具，广泛用于有呼吸问题的患者。目前已开发出 COPD 专用版本，并在该人群中进行了验证（Meguro 等，2007）。

（八）HIV 携带者 /AIDS

照护事件筛查问卷（Events in Care Screening Questionnaire，ECSQ）（Patel 等，2008）是一个大型访谈者主导的评估（照护动态）的第一部分。如果患者想要更多的信息或者医疗保健提供者与患者讨论了过去 3 个月内的确定需求，它可以作为一个独立的量表来评估患者的需求和问题。它的结构效度和临床效用已在 628 例 HIV 携带者 /AIDS 患者中得到了验证。ESCQ 作为在该人群患者需求的初筛可能是一种有价值的工具，但需进一步的工作来建立其可靠性和效度。

HIV 问题概述评价系统（HIV Overview of Problems Evaluation System，HOPES）（Schag 等，1992；De Boer 等，1996）由癌症版本（CARES）改编而来，用来评估 HIV 携带者 /AIDS 患者的需求。量表条目来自 CARES，根据专家和临床意见进行修订，然后在 38 例 HIV 患者中进行试点。这个 106 个条目的工具有很高的内部一致性、收敛性、发散性和结构效度，并可随着时间的推移对临床状态的变化做出反应。虽然这个评估工具篇幅较长，可能会带来潜在的负担，但详细的评估可以让医疗保健提供者获得更全面的信息。

现有的许多评估 HIV 携带者 /AIDS 人群需求的工具侧重于与健康有关的生活质量，而不是未满足的需求。Missoula-VITAS 生活质量指数（Missoula-VITAS Quality of Life index，MVQOLI）（Byock 和 Merriman，1998；Schwartz 等，2005）是专门为姑息治疗终末期疾病患者开发的。条目最初从文献综述和对临终关怀专业人员、患者及其家属在患者的非正式访谈中确定，随后在患者中进行了试点测试，验证了其聚合效度、发散效度和并发效度；但是，响应性还需要进一步的确认。该工具允许受访者对每个维度的重要性进行评分，患者加权维度子评分可验证其临床效用。

医疗结果研究 HIV 健康调查（Medical Outcomes Study HIV Health Survey，MOS-HIV）是 HIV 携带者 / AIDS 中最广泛使用的工具（Hughes 等，1997；Wu 等，1997；Revicki 等，1998）。它具有足够的信度、效度和响应性，并已在所有疾病阶段的患者中进行了测试。它具有显著的优势，如多种语言的可用性和通过自我报告或面对面和电话访谈的 5min 操作时间。然而，有人认为 MOS-HIV 有局限性，如可能与评分相关的天花板效应；可能过于笼统，疾病的某些方面可能无法评估；没有在一些患者亚组（如女性、社会经济地位较低的人群和吸毒者）中进行广泛的测试。一项关于生活质量指标的系统综述推荐了 MOS-HIV 和 HIV 感染功能评估（Functional Assessment of HIV Infection，FAHI），但也指出了这些工具的局限性（Clayson 等，2006）。

（九）神经系统

虽然有一些针对神经系统疾病的特定工具（如多发性硬化影响量表、帕金森病问卷和非运动症状问卷），但姑息治疗需求并未得到充分涉及（Gao 等，2016）。除了为多发性硬化症开发的 POS 模块（POS-S-MS）外，肌萎缩性脊髓侧索硬化症支持照护需求（Amyotrophic Lateral Sclerosis Supportive Care Needs，ALSSCN）工具是迄今为止专门为神经系统疾病患者开发和验证的需求评估工具之一（Oh 等，2018）。这种相对简单的工具可以由患者自我报告，也可以由家属代理或提供者完成。它由身体、心理、情感、精神、社会、信息和实践领域的 37 个条目组成。最近开发的这一工具的信效度已经在 139 名被诊断为肌萎缩性侧索硬化症的参与者中进行了检查，包括建立了内容效度、结构效度、重测信度和收敛 / 区分效度。

IPOS 神经系统（IPOS Neuro-S8）的信效度在患有的 8 个核心症状的患者中进行了正式评估，这些症状包括晚期多发性硬化、晚期进行性特发性帕金森病、多系统萎缩和进行性核上性麻痹。这提供了信度和效度的初步证据，包括响应性的初步证据和最小临床重要差异的估计值（Gao 等，2016）。

帕金森病需求评估工具（Needs Assessment Tool：Parkinson’s Disease，NAT：PD）（Richfield，2015）改编自癌症版本的 NAT：PD-C。一项定性研究获得了其表面和内容效度的证据，下一步应对改编后的量表进行信效度测试，以建立结构效度和评分者间信度。

（十）肾脏疾病

IPOS-Renal（之前描述的 IPOS 和 POS-S 肾脏模块合并）是一个 11 个条目的评估工具，涵盖肾脏患者最常见的症状和信息需求、实际问题和家庭焦虑等方面的条目（Collins 等，2015）。

四、将需求评估整合到常规临床实践中

对于以需求为基础的姑息治疗模式来说，要证明其对患者结局的系统性积极影响，必须不可避免地涉及比需求评估更多的内容。这样的模式需要很好地融入常规临床实践，其关键组成部分包括以下方面。

- 无论诊断如何，患有生命限制性疾病的患者都要可以得到这项服务。
- 评估整个姑息治疗领域的未满足需求（图 113-1），并随时间的变化系统、反复地确定需求。
- 通过最合适的路径，由最合适的提供者或服务机构（包括全科医生和专科照护提供者）解决患者已明确的需求。
- 通过有效的沟通策略，在照护情境内和照护情境间保持照护的连续性。
- 培训工作人员，以支持为患者及其家属提供最优质的全科和专业姑息治疗。
- 严格评估结局，以确定采用以需求为基础的姑息治疗模式对患者和照护者的生理和心理影响，以及医疗保健系统的经济成本和效益。

结论

- 传统上，大多数需求评估工具都是为肿瘤患者开发的，信效度和其他属性测试主要是针对这一人群的。
- 然而，越来越多针对心力衰竭、呼吸系统、神经和其他疾病的评估工具被开发，也反映了为非恶性患者群体开发和使用这些评估工具的需求。
- 包括 POS、NEST、SCNS-ST9、NAT：PD-C、NAT：PD-HF、3LNQ、SPEED、CCQ 和 CAT 在内的简短工具可能在具有高流转率的常规临床实践中更可行，或者对于患者来说篇幅过长的评估可能是一种负担。篇幅较长、更加细致的评估工具，可以为医疗保健提供者提供更全面的信息。

- 其他经过严格信效度测试的特定疾病工具包括 CARES、CaNDI、SCS、PCM 和 SCNS（跨癌症轨迹）；NA-ACP（晚期癌症患者）；EOLD 和 CANE（痴呆）；HFNAQ（心力衰竭）；NAT：PD-ILD、CCQ、CAT 和 SGRQ（COPD）；HOPE 和 MOS-HIV（HIV/AIDS）；ALSSCN、NAT：PD 和 IOS-Neuro8（neurology）。
- POS 等工具可应用于各种患者群体，并从患者和医疗保健提供者的角度提供信息。
- 进一步的信效度属性特别是重测信度、预测效度、响应性和临床效用的相关证据是需要的。
- 将需求评估整合到以需求为基础的姑息治疗照护模式中，很可能对患者、照护者和卫生系统结局产生积极影响。

第 114 章　信息学与文献检索

Informatics and literature search

Jennifer Tieman　David C. Currow　著
赵　云　智晓旭　王梅香　译　　郭巧红　谢蓝珠　校

科技提升了个人和系统捕捉、分析和分布数据和信息的能力。因此，现在获取文献和证据以改善临床决策和服务提供的能力是前所未有的。科技也使工具和资源的开发成为可能，这些工具和资源可以加强临床照护和患者参与。然而，这些应用程序的价值取决于嵌入这些应用程序的专业知识的质量。支持这些系统和应用程序的知识是特定领域的，建立在以前的研究和思想的基础上，或者是对以前研究和思想的反应。因此，能够找到以前发表过的文献和评论是至关重要的。因此，临床医生和健康系统需要有可用和可获取的研究和证据，更重要的是，他们需要能够识别和检索文献来指导实践和临床决策。然而，找到正确的信息并不像在检索框中输入一个检索词那么简单。事实上，考虑到姑息医学范围的多学科性质，发表文献和编入索引的地点的不同，以及潜在相关的照护问题的数量，检索姑息医学的文献和证据是复杂和耗时的。

一、健康信息学的角色

科技正在加快我们在整个健康系统中捕捉、组织、分析、分发和访问数据和信息的速度。技术平台、系统和应用程序正在改变医疗照护的概念和提供方式。这一改变不仅反映了技术创新的可能性，也反映了健康系统面临的压力所带来创新欲望，这些压力是由于人口老龄化、疾病负担模式的变化、医疗消费者期望的增加、医疗消费者对其照护决策和管理的参与（WHO，2016）。

对工具、信息和资源的随时获取不仅推动了变革，也提高了人们的期望。人们认为，对健康信息技术（health information technology，HIT）的投资可为健康系统带来许多好处，包括临床信息即时检验，自动化保存患者记录，患者数据获取与交换，加强不同环境和照护人员之间的照护协调，以及供消费者使用的公共卫生干预措施。姑息医学中的远程医疗试验已经证明了此类 HIT 方法的可行性和可接受性，并表明此类举措将变得更加普遍（Tieman 等，2016；Hoek 等，2017；Pinto 等，2017；Bonsignore 等，2018）。

然而，正是嵌入并通过 HIT 传播的研究证据及实践知识的质量和时效性，提供了临床价值。有许多形式美观、用户友好型的网站，其中包含的内容却几乎没有临床或消费价值。健康信息学领域的出现，重点在信息的贡献，而不仅仅是技术的特征，这强调了领域知识的重要性及其在认知任务和专业责任方面协助专业人员的目的（Hersch，2009）。在这种背景下，循证医学和健康信息学通过 HIT 提供支持临床判断的研究证据和帮助患者识别和阐明其偏好的能力而联系起来（Bloomrosen 和 Detmer，2010）。

对于姑息医学而言，健康信息学和 HIT 在支持临床决策和加强照护服务方面可以发挥许多作用。事实上，HIT 在这一领域可能特别有价值，因为姑息治疗是在安宁疗护院、住院病房、养老机构、其他社区机构及患者家中进行的。此外，鉴于合并症很常见，照护需求将随着基础疾病的变化而变化，HIT 解决方案可能会通过支持多个情境内和跨情境的照护，缓解管理分散和多学科知识库的问题。

面临的挑战是确保通过 HIT 资源传递的信息反映来自研究和实践的现有最佳证据。姑息医学作为一门专业，姑息照护作为一门学科和专业实践领域，需要确保本领域内的 HIT 应用和系统纳入姑息医学不断扩大的研究基础和对该专业当前专业实践的审查中得到的信息。此外，还需要对 HIT 应用程序进行监测，以确保在新证据出现和知识库变化时对其进行更新或修改。Health on the Net 是一个非营利性的国际基金会和非政府组织，它继续强调需要确保通过在线资源提供的健康信息的持续流通、准确性和权威性（Boyer 等，2017）。

二、姑息治疗的文献和证据基础

姑息医学是一个复杂的专业，它利用许多领域的专业知识和学术兴趣以指导实践。它是以临床照护转诊为基础的领域，不受潜在疾病或预后的限制。姑息治疗医生在其临床实践中可能面临与提供照护所需的知识和能力不断变化的性质有关的特殊挑战。照护是积极的，但是不以治愈为目的，支持患者和家庭，着重处理身体症状及心理社会需求。此外，2014 年 WHA 的一项决议认可姑息治疗是综合照护的一个组成部分，需要在包括初级和社区照护在内的所有层面加以考虑（Sixty-Seventh World Health Assembly，2014）。因此，需要有一个知识库，能够出色地控制症状，并识别可能影响生命限制性疾病或活动性合并症的新因素。

寻求知识和证据是这种知情的当前实践的关键组成部分。然而，有迹象表明，健康专业人员对现有证据的认识较低，在转化现有证据方面还有需要努力（Kalies 等，2018）。在实践中使用证据的基础是医生和学科发现、检索和吸收相关证据和信息的能力。因此，检索和获取相关材料是最新和有道德责任感的实践的基本部分。然而，查找相关信息可能是一项复杂而耗时却得不到最优结果的任务。

（一）证据库的规模

快速扩展的生物医学文献及其对信息过载的影响提高了证据检索的技术性（Klerings 等，2015）。每天有超过 1000 篇文章被索引到 Medline 数据库（Straus 和 Haynes，2009），每天有 75 项临床试验和 11 项系统综述的报道发表（Bastian 等，2010）。这样的数据挑战了人们关于临床医生有时间和能力继续参与生物医学文献研究并从中获取信息的认知。

对不断扩大的文献库的担忧也适用于姑息治疗相关的文献。研究表明，1970—2005 年，Medline 上索引的姑息和安宁疗护文章的绝对数量每 5 年都在增加（Tieman 等，2008）。最近的一项文献计量学分析也证明了这一快速增长，估计在 2001—2016 年发表的文章数量增长了 3 倍（Liu 等，2018）。快速生成的文献带来的实际影响是临床医生负担，一项估计表明，专业人员每天需要阅读 19 篇文献（Tieman 等，2009）。

（二）姑息治疗利益的分散性质

作为一个以转诊为基础的专业，在此背景下的信息需求可能是巨大的。Doyle 在他对姑息医学作为一个亚专业的评论中指出，姑息医学的挑战是，“支持和证明姑息治疗的原则（对所有良好的临床照护不可或缺），同时发展专业姑息治疗的独特技能和知识基础……这种技能和知识基础是一个巨大的挑战，现在患者的转诊是根据具体的病理学诊断进行的”（Doyle，2005）。

重点是了解不同疾病轨迹的姑息治疗患者的共性和特殊照护需求，以及诊断为癌症以外人群的特定姑息治疗需求。可以为姑息治疗知识库提供信息的潜在相关文献不一定仅限于姑息治疗人群的研究。特别是可能有必要浏览其他专科文献，以研究姑息治疗中的常见症状和照护问题，如疼痛、呼吸困难、疲劳或抑郁，这些可能从其他医学专业范畴进行研究。

姑息治疗范围的扩散性可能会因研究报道中的分散问题而复杂化。Hoffmann 等已经表明，发表针对特定领域的试验和系统综述并不局限于专业期刊，甚至也不限于常见的全科期刊。这意味着，如果医生只阅读专业期刊，很可能会错过相关的试验和综述。作者在他们的文章中指出，“在那些通常涉及各种疾病的患者的专业中，分散也可能更大，如急诊医学、初级保健、姑息治疗和相关健康学科”（Hoffmann 等，2012）。

分散已被报道为姑息治疗的一个问题。2005 年，共有 6983 篇姑息治疗相关文章发表在 1985 种不同的期刊上（Tieman 等，2009）。虽然这些文章中的大多数不一定是临床试验或系统综述，但姑息治疗出版物中的这种分散表明，对文献的全面回顾是具有挑战性的。

（三）没有发表，没有索引

已发表的索引文献可能只代表与姑息治疗健康专业人员、教育工作者和研究人员相关的知识材料的一部分。未发表的报道和未被编入索引的文件构成了知识库的重要组成部分。索引系统的局限性和特异性进一步加剧了文献检索的潜在损失。在正式和非正式文献中导航以获得相关和重要的材料对所有领域来说都是一个重要的问题，但考虑到姑息治疗领域的分散性，可能对其产生特定的共鸣。

其他领域的研究表明，在会议上展示的材料并不总是能发表。的确，生物医学报道的会议转化率可能低至 44%（Scherer 等，2007）。更广泛地说，发表偏倚是一个公认的问题，它可以扭曲检索到的证据的价值，因为负面研究可能难以发表或可能发表在非索引期刊上（Lin 等，2018）。研究表明，由于姑息治疗研究未发表、在非索引期刊发表及姑息治疗文章索引的不完整或特殊性，已发表的姑息治疗文献无法有效检索（Tieman 等，2010）。

三、检索知识库方面的问题

（一）文献的存放地点

文献数据库的规模只是有效检索与姑息治疗相关的文献和证据的困难来源之一。了解相关文献保存的位置、各个数据库的技术特征及不同检索界面的要求也很重要。每个数据库对于引文引用、存储和检索都有自己的一套规则，这使得有效检索的变得更加困难。很多研究报道了与数据库覆盖和不同数据库内检索的技术要求相关的问题（Gasparyan 等，2016）。如果没有详细的技术知识，看似合理的检索决策可能会导致相关文献的丢失。例如，在 PubMed 中的检索中应用“人类”（humans）限制，将会漏检掉那些还没有被编入索引或在这个数据库的规则下永远不会被编入索引的条目。这将从检索中自动排除一些可能已经在线发表，但正在等待索引的最新文献（Sladek 等，2010）。

不幸的是，并非所有姑息治疗文献都在 Medline 上建立了索引。高度相关、独特的文献可以在其他数据库中找到，包括 Embase、CINAHL 和 PsycINFO。根据具体的信息需求，这意味着查找文献者将不得不检索多个数据库，以确保全面的覆盖，因此，要熟悉这些数据库的需求和独特的检索界面。在七个数据库中对高血压系统综述的数据库覆盖率进行的比较研究表明，各数据库在范围和内容上存在很大差异，没有一个数据库包含所有已确定的系统综述（Rathbone 等，2016）。一项关于姑息治疗文献来源的研究表明，40% 发表的文献没有在 Medline 上索引，如果在单一数据库中检索，可能不会被检索到（Tieman 等，2009）。

（二）医生的检索在搜索方面的技术技能

访问文献数据库和构建检索的能力不应与创建有效检索所需的技能相混淆。通过搜索进行信息检索不仅需要内容知识，还需要技术专业知识。电子检索策略同行评议（Peer Review of Electronic Search Strategies，PRESS）需要一个基于证据的指南，以支持那些参与系统综述健康技术评估和其他证据综合的人，这表明了构建有效检索的复杂性（McGowan 等，2016）。考虑到即使是专业检索者也会出错，没有经过正式培训的健康专业人员也很可能会犯错误，从而限制他们检索的内容。我们知道，姑息治疗临床医生也在努力创建有效的检索。一项关于他们检索能力的研究表明，他们的检索通常是不成熟的，在寻找一组已知相关文章时的平均检索效率只有 25%。不必要的限制、布尔操作符的不正确使用和检索范围的不适当缩小都是该组中常见的错误（Damarell 和 Tieman，2016）。

为了解决这一问题，人们对通过培训支持临床医生使用临床信息检索系统（如 Medline）的干预措施越来越感兴趣。尽管这些干预措施在提高使用文献数据库的检索技能方面已经显示出了成效，但这种培训的整体有效性仍然不确定（Just，2012）。

（三）使用谷歌

互联网已经成为获取跨行业信息和知识最普遍、最便捷的来源之一。网络平台和功能的发展使卫生专业人员能够不受时间和地理的限制的快速、轻松、廉价地访问知识资源、实践材料和临床信息。考虑到在正式文献数据库中访问和构建检索的复杂性，许多健康专业人员使用谷歌或谷歌学术作为检索选项可能并不奇怪。这些搜索引擎提供了一个简单而快速的界面，并拥有庞大的内容库。然而，人们对它们的有效性存在着各种各样的担忧。这些批评意见涉及缺乏使用户能够对检索进行任何控制的高级检索功能，索引不足且不清晰，覆盖范围不确定，以及嵌入式检索算法缺乏透明度（Bramer 等，2016）。

（四）无效检索的影响

检索不力会产生很多影响。如果一名健康专业人员正在寻求即时临床证据来为决策提供信息，无效的检索可能会降低临床建议的价值。对于那些试图通过监测新发现来维持其专业知识的人来说，无效检索不仅可能减少他们的实际知识基础，而且可能会不恰当地增加检索者的自信，认为他们的知识是最新的。最后，健康和社会指导的临床权威也被置于风险之中，因为检索策略中的错误会降低检索结果的价值（McGowan 等，2016）。

四、姑息治疗中的知识解决方案

（一）应对信息泛滥

为姑息治疗实践和研究建立一个全面的知识库

仍然是该学科的重要优先事项。依靠卫生专业人员掌握适当的技能，以便从如此复杂的文献数据库中检索必要的知识，可能是对这一根本问题的无效回应。Straus 和 Haynes 认为，虽然基于研究的证据正在以更快的速度产生，但其中大部分证据中并不容易被它本打算支持的临床医生所获取。他们强调了在循证知识管理中提供更好基础设施的一些潜在方法，包括可靠性、相关性和可读性更好的知识产品和工具，以及更有效的检索策略（Straus 和 Haynes，2009）。

目前已有一系列姑息治疗知识资源，包括专业期刊和期刊子集、基于网络的证据库及主要数据库存储库中的姑息治疗部分。专业期刊（如 *Palliative Medicine*）和专科数据存储库，如 Cochrane 图书馆的疼痛、姑息和支持性护理主题，为研究工作的发表及其通过该领域的宣传提供了一个重点。网络资源，如美国 NICE、CareSearch 或加拿大线上临终关怀，为姑息治疗专家、其他卫生专业人员、姑息治疗患者及其家人和照护者提供了国内和国际获取高质量证据资源的途径，包括指南、临床指南和证据总结。CareSearch 综述集提供了与姑息治疗相关的系统综述和结构化文献综述的详细信息，为姑息治疗问题提供了另一种综合知识的方法。表 114-1 概述了一系列基于网络的姑息治疗资源。这些资源正逐步解决在这一领域内对更好的知识产品和工具的需求。

为了确保所有的研究成果都被记录下来，需要鼓励和支持参与研究项目的学者、研究人员和临床医生发表他们的研究成果。为了减少发表偏倚，在研究结果为阴性的情况下，这一点可能尤其重要。在一个公开的登记册上注册临床试验是防止研究丢失的重要步骤。项目和研究报道的灰色文献库也可能提高证据捕获的全面性。有一些灰色文献库包含姑息治疗内容，包括 Open Grey（http：//www.opengrey.eu/）、纽约医学院的灰色文献报道（https：//www.nyam.org/library/collections-and-resources/grey-literature-report/）和 CareSearch 灰色文献数据库（https：//www.caresearch.com.au/caresearch/tabid/82/Default.aspx）。在寻找与当地因素相关的信息和证据方面，这样的资料库可能特别重要，因为这些因素可能会影响将证据转化为个别服务或特定区域的相关性或能力。

（二）检索过滤器的作用和贡献

人们正在探索不同的策略来处理姑息治疗的检索问题。检索过滤器代表了一种基于信息学的中介检索解决方案。检索过滤器是一种通过实验创建和测试的检索策略，旨在在特定的数据库中找到论及特定主题的特定类型的研究或文章，并去除不符合这些标准的材料。实际上，过滤器是对相关文献的

表 114-1　网络上可获得的姑息医学的主要知识资源

知识资源名称	具体可用资源	网　址
加拿大线上临终关怀 • 开放访问	实践工具	http://www.virtualhospice.ca
CareSearch • 开放获取	• 临床实践 • CareSearch 综述收集 • 检索过滤器和 PubMed 主题检索	https://www.caresearch.com.au
Cochrane 疼痛姑息治疗和支持性治疗 • 可能需要登记	疼痛、姑息治疗和支持性护理系统综述	http://papas.cochrane.org/
ESMO	• 姑息治疗 • 临床实践指南	http://www.esmo.org/home.html
EAPC • 开放获取资源和注册资源	• 临床和护理 • 伦理 • 特定群体	http://www.eapcnet.eu/Home.aspx
威斯康星州姑息治疗网络	简要介绍	https://www.mypcnow.org/fast-facts
美国 NICE • 需要注册	• 姑息治疗 • 指南 • 指标 • 路径	https://www.nice.org.uk/

循证检索。最常见的检索过滤器示例是作为临床查询过滤器嵌入到美国国家医学图书馆 PubMed 网站中的方法学过滤器。

直到最近，检索过滤器的研究都集中在方法学过滤器上，也就是说，检索过滤器旨在发现跨越任何内容或主题领域的研究，但它们都使用相同的研究设计。在过去 10 年里，大量经过实验验证的检索过滤器和经过实验测试的检索策略的迅速出现，为临床或健康主题的文献检索提供了可靠的捷径。也有越来越多的证据表明检索过滤器在确保相关检索方面的有效性（Shariff 等，2012；Budhram 等，2018）。

值得注意的是，世界上最早开发的内容检索过滤器之一是姑息治疗文献的检索过滤器（Sladek 等，2006）。该检索过滤器是使用在一般生物医学文献中手工检索识别的金标准参考文献集中测试检索的方法开发的。姑息治疗文献的检索过滤器由 9 个 MeSH 词和 3 个文本词组成（Sladek 等，2006）。随后的研究表明，在检索过滤器中纳入了一部分子刊，并不是来自一组专业期刊的所有文章都能被检索过滤器检出（Sladek 和 Tieman，2008），随后。用于 Ovid Medline 的当前姑息治疗检索过滤器的检索结构见表 114-2。

表 114-2　姑息治疗检索过滤器选项：协助检索者自动检索 Medline 中的姑息治疗文献

Ovid Medline 版本 [a]	PubMed 版本 [b]	CareSearch 版本 [c]
exp advance care planning/ exp attitude to death/ exp bereavement/ death/ hospices/ life support care/ palliative care/ exp terminal care/ terminally ill/ palliat$.af. hospice$.af. terminal care.af. OR/1-12 journal of palliative care.jn. journal of palliative medicine.jn. hospice journal physical psychosocial & pastoral care of the dying.jn. supportive care in cancer.jn. palliative medicine.jn. palliative & supportive care.jn. journal of supportive oncology.jn. journal of social work in end of life & palliative care.jn. journal of pain & symptom management.jn. journal of pain and palliative care pharmacotherapy.jn. international journal of palliative nursing.jn. death studies.jn. death education.jn. american journal of hospice care.jn. american journal of hospice & palliative care.jn. omega journal of death &dying.jn. OR/14-29 13 OR 31	advance care planning[mh] OR attitude to death[mh] OR bereavement[mh] OR terminal care[mh] OR hospices[mh] OR life support care[mh] OR palliative care[mh] OR terminally ill[mh] OR death[mh:noexp] OR palliat*[tw] OR hospice*[tw] OR terminal care[tw] OR 1049-9091[is] OR 1472-684X[is] OR 1357-6321[is] OR 1536-0539[is] OR 0825-8597[is] OR 1557-7740[is] OR 1552-4264[is] OR 1478-9523[is] OR 1477-030X[is] OR 0749-1565[is] OR 0742-969X[is] OR 1544-6794[is] OR 0941-4355[is] OR 1873-6513[is] OR 0145-7624[is] OR 1091-7683[is] OR 0030-2228[is] OR (advance care plan*[tw] OR attitude to death[tw] OR bereavement[tw] OR terminal care[tw] OR life supportive care[tw] OR terminally ill[tw] OR palliat*[tw] OR hospice*[tw] OR 1049-9091[is] OR 1472-684X[is] OR 1357-6321[is] OR 1536-0539[is] OR 0825-8597[is] OR 1557-7740[is] OR 1552-4264[is] OR 1478- 9523[is] OR 1477-030X[is] OR 0749-1565[is] OR 0742-969X[is] OR 1544-6794[is] OR 0941-4355[is] OR 1873-6513[is] OR 0145-7624[is] OR 1091-7683[is] OR 0030-2228[is]) NOT Medline[sb]) AND English[la]	Run Filter now

a. 引自 Sladek，R.M.and Tieman，J.(2008).Applying evidence in the real world：a case study in library and information practice.Health Info Libr J.5(4):295-301.DOI：10.1111/j.1471-1842.2008.00778.x.

b. 引自 Sladek，R.et al.，Development of a subject search filter to find information relevant to palliative care in the general medical literature.J Med Libr Assoc.94(4):394-401.

c. 引自 CareSearch，available from http://www.caresearch.com.au.

（三）使检索过滤器发挥作用：PubMed 选项

检索过滤器是一种非常有价值的健康信息学工具，因为它提供了一种透明和可重复的机制，可以在特定的文献数据库中识别相关文献，如 Ovid Medline。开发或转化一个在可通过网络公开访问的公共数据库中使用的检索过滤器，极大地提高了它的实用性和覆盖面。PubMed 是一个开放存取的文献数据库，包含超过 3000 万生物医学引文。转化用于 PubMed 的 Ovid Medline 姑息治疗检索过滤器意味着网络用户可以点击超链接，将检索过滤器自动加载到 PubMed，并启动相关引文的检索。PubMed 关于姑息治疗检索过滤器的转化见表 114-2。

通过将姑息治疗检索过滤器与一系列护理问题（如呼吸困难或窘迫）的高级检索相结合，可以提供一个基于技术的解决个人搜索能力问题的解决方案。CareSearch 网站的 PubMed 姑息治疗筛选页面的访问者可立即访问该页面根据与姑息治疗的相关性及其感兴趣的特定主题筛选的 PubMed 文献。由于 PubMed 数据库通过提供实时链接每天更新，因此检索结果总是最新的。通过提供进一步细化检索的选项，只限制免费全文或随机对照试验和系统评价，这种检索解决方案的实用性得到了增强。

通过 CareSearch 网站引入一套其他检索过滤器，与提供 PubMed 版本姑息治疗检索过滤器工作相关的益处得到了扩大。它们包括以下为 PubMed 定制的检索过滤器：丧亲、痴呆、心力衰竭、肺癌、老年居家照护、照护费用。所有这些都是公开可用的，免费使用，并通过点击超链接进行参与。

五、检索的未来

随着技术能力的发展，不同的搜索和信息检索方法将出现，以协助解决 Straus 和 Haynes（2009）强调的知识管理问题。人们正在探索检索构建的新方法，这将有助于制订更有效的策略。例如，一种新的检索框架方法结合了不同的信息检索技术，包括专家咨询、文献滚雪球法、引文跟踪和布尔检索（Zwakman 等，2018）。人工智能、自然语言处理和生物医学数据挖掘都是有望实现即时和有支持的证据检索的方法（Del Fiol 等，2018；Kilicoglu，2018）。另一种方法着眼于语义网和语义维基，它们将信息语义（或意义）与卫生专业人员通常访问的传播平台结合起来（Kroeker，2010）。跨个性化网络资源的联合检索的价值也正在被探索。Word 外接程序技术可以使标记文献被检索引擎更有效的跟踪，如谷歌（Fink 等，2010）。

新技术也正在被利用来传播新信息，推特®、博客和 vlog（视频日志）等社交媒体平台在这一领域越来越突出。Cochrane 已经接受了新的社交媒体平台，以创建一种机制来扩大其评论的影响范围，并与卫生专业社区进行接触。对推特®、YouTube® 和博客等社交媒体功能也有了初步研究（Fernandez-Luque 等，2012；Gruzd 等，2012；Tunnecliff 等，2015）。

结论

HIT 为姑息治疗知识库的管理和激活提供了挑战和解决方案。正在出现的新技术使应用程序的构建成为可能，如果系统地采用，最终可以改善照护提供和服务提供。然而，这些应用程序的质量取决于嵌入其中并通过它们散布的领域知识的质量和时效性。因此，识别和检索姑息治疗证据基础的能力比以往任何时候都更加关键。然而，鉴于文献基础不断扩大，信息需求和信息来源广泛且多学科，检索工作仍然很复杂。检索策略，如使用提供对文献的有效访问的检索过滤器，提供了改进检索的途径。可访问性也可以通过基于网络的可用性来增强，以确保立即访问。

第 115 章 心理、精神和家庭问题的有效评估工具
Validated assessment tools for psychological, spiritual, and family issues

Madeline Li Tracy A. Balboni Rinat Nissim Gary Rodin 著
赵 云 王梅香 李云容 译 郭巧红 谢蓝珠 校

一、经过验证的心理、精神和家庭问题评估工具

通过使用有效的测量工具，可以加强对心理、精神或家庭幸福的干扰或损害的评估。这些工具可用于筛查需要进行更完整评估的干扰或损伤，促进与医疗保健提供者关于个人或临床相关问题的对话，随着时间变化监测症状变化或损伤，评估干预效果，并解决研究问题。

工具的有效性指的是它能在多大程度上测量它所要测量的概念。因此，有效性可能与结构、内容或标准相关，并取决于测量的可靠性。测量工具的信度是通过评估其内部一致性、重测信度和评分者间信度来建立的。然而，在一种环境中建立测量的有效性并不能证明其在其他环境中的有效性。翻译、回译和结果的可比性可以确保条目在另一种语言中具有相同的含义。还必须采取措施，确保被测量的结构在评估环境中的文化相关性和等效性。使用经过验证的评估工具可以提高对所测量内容的信心，提高后续评估和干预措施的特异性，提高跨地区和环境的调查结果的可比性。

建议使用经过验证的评估工具进行常规筛查，以增加早期发现的概率并指导临床评估（Commission on Cancer，2012；Andersen 等，2014；Howell 等，2014）。然而，关于什么是筛查工具和什么是评估工具有一些重叠。工具的篇幅长度往往决定了其在筛查、评估或研究中的使用，平衡了评估负担和结构特异性（Mitchell 等，2012）。超短评估方法（如 1～4 个条目）的特异性有限，因此可能最适合用于筛查。筛查之后必须进行二次评估，通常是临床访谈，可以通过所谓的短（5～20 个条目）或长（21～50 个条目）来评估。简短评估常用于筛查、评估或研究，长篇幅的评估具有最高的敏感性和临床相关性，通常用于评估或研究，但对筛查不太实用（Vodermaier 等，2009）。

姑息治疗中的评估工具涉及广泛的结构。一些工具评估痛苦，将其定义为“一种多因素的不愉快的情绪体验，包括认知、行为、情感、社会和精神层面，可以沿着一个连续过程延伸，从常见的正常脆弱、悲伤和恐惧感，到可能导致残疾的问题”（National Comprehensive Cancer Network，2014）。“痛苦”一词最初作为一个更规范化、更少污名化的心理或精神问题术语，但它的定义涵盖了整个疾病连续过程的所有情绪反应。评估工具可用于定义痛苦或功能障碍的性质，并确定可能需要的进一步的评估或干预（National Institute for Health and Care Excellence，2010）。这种确定对于最佳反应和资源利用是必要的，因为心理症状是沿着一个连续的过程出现的，从正常的担忧、悲伤或悲痛，到严重至满足精神障碍的诊断标准的症状。识别所有症状的精神障碍对临床管理具有重要意义，尽管阈下情绪状态更常见（Rodríguez 等，2012），并且可能显著损害生活质量和死亡质量（Rowe 和 Rapaport，2006），并且通常需要早期干预以防止病情恶化（Gilbody 等，2017）。

在姑息治疗人群中诊断抑郁、焦虑或创伤和压力相关障碍需要进行临床访谈，尤其要注意晚期疾病和心理障碍的相互关系和重叠症状（Fitzgerald 等，2015）。在晚期疾病中诊断重度抑郁症可能很困难，因为功能障碍、躯体症状和希望辅助死亡的渴望可能是继发于疾病负担，并且可能与抑郁症的特征相似（Li 等，2018）。晚期疾病背景下的焦虑障碍和压力源相关障碍最常发生在疾病急性发作或复发，或者临床状况不稳定和波动时（Li 等，2011；Rodin 等，2018）。关于精神病学评估的更详细讨论，读者可以参考第 26 章、第 72 章和第 73 章。

存在痛苦是另一种非常普遍的心理障碍，可能发

生在疾病晚期和接近生命终点时。它被定义为一种主观状态，在这种状态下，人们感觉身份丧失，并对生命的意义和价值产生怀疑（Boston 等，2011）。这种状态可能是在临终前要求辅助死亡或姑息性镇静的基础（Schuman-Olivier 等，2008；Emanuel 等，2016）。关于这种状态的更多信息，请参阅第 71 章、第 110 章和第 112 章。

二、心理评估工具

目前有大量的评估工具用于晚期疾病患者（Vodermaier 等，2009），但在姑息治疗中得到验证并建立临床相关评分的评估工具相对较少。已在姑息治疗人群中验证的评估工具见表 115-1，后文也将结合其用于测量的结构进行讨论。

表 115-1 选定的心理痛苦评估工具

评 估	得 分	描 述
痛苦和综合评估		
DT 痛苦温度计（Donovan 等，2014；National Comprehensive Cancer Network，2014）	• 全世界用于筛查的切分值在 3～5 • 敏感性中位数为 0.83，特异性中位数为 0.68 • 评分＞4 最常用	• 单一的 0～10 分 Likert 评分表测量过去 1 周的自我报告心理痛苦 • 与五领域问题清单相结合使用
ESAS-r ESAS 修订版（Teunissen 等，2007；Watanabe 等，2011）	• 姑息性切分值＞5 • 焦虑的敏感性 0.90，特异性 0.76 • 抑郁的敏感性 0.61，特异性 0.73	• 9 个条目多症状评估工具，包括单一 0～10 分 Likert 评分焦虑和抑郁量表 • 基于原始 ESAS 版本的姑息人群验证
PHQ-4 患者健康问卷 -4（Kroenke 等，2009，2010）	• 总分范围：0～12 • 正常：0～2 • 轻度：3～5 • 中度：6～8 • 重度：9～12	• PHQ-9 和 GAD-7 的前 2 项，筛查 DSM-5 重度抑郁和广泛性焦虑障碍 • 焦虑和抑郁分量表的范围为 0～6
HADS 医院焦虑抑郁量表（Zigmond 和 Snaith，1983）[a]	• 子量表范围：0～21 • 正常：0～7 • 轻度：8～10 • 中度：11～14 • 严重：15～21	• 14 项自我报告量表，不包括躯体症状 • 焦虑和抑郁的分量表 • HADS 的总评分范围是独立的 • 有版权
压力源的评估		
ADNM-20 调节障碍 – 新模块（Lorenz 等，2016；Kazlauskas 等，2018）	• 总分范围：20～80 • 切分值＞47.5 分可区分适应障碍的高风险和低风险（未在医疗或姑息治疗人群中验证）	• 20 项自我报告版本的 ICD-11 调节障碍量表 • 6 个子量表；8 个条目版本侧重于心事重重和适应失败的 2 个核心分量表
SASRQ 斯坦福急性应激反应问卷（Cardeña 等，2000；Pedersen 和 Zachariae，2010）	• 总分范围：0～150 • 切分值＞18 可能为 ASD • 诊断基于至少 3 个游离性、1 种侵入性、1 种回避性和 1 种过度觉醒症状的评分≥3	• 30 项 ASD 自我报告量表 • 包括分离、再经历、回避、过度觉醒症状的 0～5 分制评分量表 • 根据 DSM-Ⅳ-TR 标准提供 ASD 诊断指导
IES-R 事件影响量表 – 修订（Creamer 等，2003）[a]	• 临床诊断为 PTSD：24～32 • 可能的 PTSD：33～37 • 重度 PTSD 症状：37～88	• PTSD 的 22 项自我报告测量 • 入侵、回避和过度觉醒的 3 个子量表
焦虑的评估		
GAD-7 广泛性焦虑量表 -7（Spitzer 等，2006；Esser 等，2018）a	• 轻度：5～9 • 中度：10～14 • 重度：15～21 • 切分值≥7 分在癌症诊断中的敏感性为 0.77，特异性为 0.74	• 评估可能的广泛性焦虑症的 7 项自我报告量表 • 对其他焦虑症的验证 • 对癌症的研究有限，在姑息治疗中没有得到很好的验证

（续表）

评　估	得　分	描　述
STAI Spielberger 状态－特质焦虑量表（Spielberger，1983；Kvaal 等，2005）[a]	• 分量表评分范围：20～80 • 焦虑切分值＞30 • 老年人群切分值＞54	• 40 项自我报告测量，包括状态（你现在感觉如何）或特征（一般倾向）焦虑的子量表 • 有版权
BAI Beck 焦虑量表（Beck 等，1988；Hopko 等，2007）	• 轻度：0～9 • 中度：10～18 • 中－重度：19～29 • 重度：30～63	• 评估焦虑躯体症状严重程度的 21 项量表 • 在姑息治疗中未得到很好的验证 • 有版权
抑郁的评估		
PHQ-9 患者健康问卷 -9（Kroenke 等，2001；Thekkumpurath 等，2011）	• 轻度：5～9 • 中度：10～14 • 中－重度：15～19 • 重度：20～27 • 切分值≥7 分对癌症的敏感性为 0.93，特异性为 0.81	• 过去 2 周内主要抑郁症状的 9 项自我报告测量指标 • 与 DSM-5 诊断标准 100% 一致 • 包括在姑息治疗人群中未得到很好验证的诊断算法
HDRS 汉密尔顿抑郁评定量表（Hamilton，1960；Hopko 等，2007）	• 轻度：7～17 • 中度：18～24 • 重度：25～50 • 切分值≥10 分对癌症的敏感性为 1.0，特异性为 0.67	• 24 项临床评估方法，只有 17 项得分 • 测量低情绪、焦虑、失眠和躯体领域 • 有版权
GDS 老年抑郁量表简表（Sheikh 和 Yesavage，1986；Crawford 和 Robinson，2008）	• 轻度：5～8 • 中度：9～11 • 重度：12～15 • 切分值≥5 分的灵敏度为 0.92，特异度为 0.85	• 老年人抑郁症状的 15 个是 / 否项目自我报告清单 • 更容易被身体虚弱和轻－中度痴呆症患者使用 • 在姑息治疗中得到验证
CES-D 流行病学研究中心抑郁量表（Radloff，1977；Katz 等，2004）[a]	• 评分范围：0～60 • 切分值＞16 • 癌症的灵敏度为 1.0，特异度为 0.85	• 20 项关于过去 1 周消极情绪、幸福感、身体和人际症状的自我报告 • 与 DSM-5 不一致，但相对不受身体症状的影响
BDI-Ⅱ Beck 抑郁量表－Ⅱ（Beck 等，1996；Warmenhoven 等，2012）[a]	• 轻度：14～19 • 中度：20～28 • 重度：29～63 • 切分值≥16 分对复发性护理的敏感性为 0.90，特异性为 0.69	• 21 项评估行为、认知和躯体领域的抑郁评分量表 • 躯体症状优势，但在姑息治疗中得到验证，有版权
存在痛苦评估		
BHS Beck 绝望量表（Beck 等，1974）[a]	• 轻度：4～8 • 中度：9～14 • 重度：15～20	• 开发了 20 项量表，以量化绝望和负面预期 • 有版权
DADDS 死亡和临终痛苦量表（Lo 等，2011）	• 评分范围：0～75 • 未经验证的切分值	• 15 个条目，旨在评估与时间和机会损失、死亡过程及其对他人的影响相关的痛苦
存在意义量表（Lyon 和 Younger，2005）	• 评分范围：20～60 • 未经验证的切分值	• 基于 Victor Frankl 的成果，20 个条目来测量意义感 • 已在 HIV-1 感染中验证
PDI 患者尊严量表（Chochinov 等，2008）	• 评分范围：25～125 • 未经验证的切分值	• 25 个条目测量生命结束时尊严相关痛苦 • 5 个因素：症状性痛苦，存在痛苦，依赖性，心境平静，社会支持

（续表）

评　估	得　分	描　述
DS-Ⅱ 颓废量表修订版（Robinson 等，2016）	• 评分范围：0～32 • 未经验证的切分值	• 16 个条目测量颓废的单维结构 • 意义和目的、痛苦和应对能力的 2 个子量表
EDS 存在痛苦量表（Lo 等，2017）	• 评分范围：0～40 • 未经验证的切分值	• 开发了 10 个条目的量表，用于评估与失去意义和价值、孤独和低自我价值相关的痛苦
SAHD 对加速死亡态度的计划表（Rosenfeld 等，1999）	• 评分范围：0～20 分 • 切分值≥10 分表示“很希望加速死亡”	• 希望加速死亡的 20 项自我报告是非题评估 • 希望加速死亡最广泛使用的测量方法 • 跨文化适应和验证
DDRS 渴望死亡评定量表（Chochinov 等，1995；Kelly 等，2002）	• 评分范围：0～24 分 • 切分值≥5 分表示“很希望加速死亡”	• 临床医生评定的希望加速死亡半结构式访谈 • 修订版包括 6 个条目，并已经过信效度验证

ASD. 急性应激障碍；PTSD. 创伤后应激障碍；WTHD. 希望加速死亡
a. 这些措施也已在家庭照护者中使用和验证

（一）痛苦筛查

2010 年 8 月，国际癌症控制联盟将痛苦列为第六个生命体征，推动了实施标准化痛苦筛查计划的运动（Bultz 和 Johansen，2011）。与此同时，也出现了类似举措，即对患者报告的结局指标（patient-reported outcome measures，PROM）进行常规测量以改善临床照护（Kostronoulas 等，2014）。这些举措在目标和方法上有重叠，因此焦虑、抑郁和压力相关障碍的 PROM 也被用作痛苦筛查措施。

超短筛查措施，如单条目痛苦温度计（Distress Thermometer，DT）（National Comprehensive Cancer Network，2014），在全球广泛使用（Donovan 等，2014）。ESAS 修订版（Edmonton Symptom Assessment System-revised，ESAS-r）中关于焦虑和痛苦的条目（Watanabe 等，2011）在加拿大被广泛使用（Howell 等，2014），两条目患者健康问卷 -2（Patient Health Questionnaire-2，PHQ-2）（PHQ-4 抑郁分量表）（Kroenke 等，2009）被 ASCO（Andersen 等，2014）推荐用于筛查心理痛苦。这些超短评估方法的简洁性使其在姑息治疗人群中应用具有吸引力。然而，汇总分析显示阳性预测值仅为 34%（Mitchell，2007）。一项两步筛查过程涉及初始高灵敏度的超短筛查，分数高于切分值会触发较长的 PROM，可能是简洁、敏感性和特异性的有效折衷（Li 等，2016）。

（二）创伤和应激相关障碍

美国精神病学协会 DSM-5 中的创伤和应激相关障碍的诊断类别包括与创伤事件相关的非特异性主观痛苦（反映在适应障碍的诊断中），以及创伤事件触发的急性应激障碍综合征和创伤后应激障碍综合征。这一新的诊断类别与新发布的 ICD-11（WHO，2018）中的疾病分类学一致，并反映出适应障碍属于创伤相关障碍连续过程。

适应障碍是姑息治疗中最常诊断的精神障碍（Mitchell 等，2011），但其诊断缺乏操作标准，限制了其评估的信度和效度。因此，Einsle 等（2010）开发了适应性障碍 - 新模块 20（Adjustment Disorder-New Module 20，ADNM-20），这是一种基于 ICD-11 症状定义的自我报告量表。ADNM-20 包括过去 2 年中可被认可的压力源清单，以及在应对最痛苦事件时出现的症状清单。它有六个子量表：心事重重、适应失败、逃避、抑郁情绪、焦虑和冲动障碍。验证性因素分析显示两个因素，即心事重重和适应失败（Zelviene 等，2017），是新 ICD-11 适应障碍诊断的核心症状。这两个因素的对应条目在简要的八项 ADNM-8 量表中也有体现，该量表最近得到了验证（Kazlauskas 等，2018）。

斯坦福急性应激反应问卷（Stanford Acute Stress Reaction Questionnaire，SASRQ）（Cardeña 等，2000）和事件影响量表 - 修订版（Creamer 等，2003）是肿瘤人群中最常用的检测急性应激障碍和创伤后应激障碍的评估工具（Pedersen 和 Zachariae，2010；Rodin 等，2013；Salsman 等，2015）。它们是基于 DSM-Ⅳ-TR 的重新体验、回避和过度觉醒的诊断分类，尽管两者都包括一些游离条目，但是反映了新 DSM-5“负面认知和情绪”分类。

（三）焦虑和抑郁

在姑息治疗人群中，大多数 PROM 对情绪痛苦的验证研究是针对抑郁指标进行的，但很少有针对焦虑指标进行的（Thekkumpurath 等，2008；Grassi 等，2014）。PROM，如广泛性焦虑量表 –7（Generalized Anxiety Scale-7，GAD-7）（Spitzer 等，2006）、Spielberger 状态 – 特质焦虑量表（State-Trait Anxiety Inventory，STAI）（Spielberger，1983）和 Beck 焦虑量表（Beck Anxiety Inventory，BAI）（Beck 等，1988）已经得到了很好的验证，并经常用于肿瘤学和其他医学人群。医院焦虑抑郁量表（Hospital Anxiety and Depression Scale，HADS）的焦虑分量表（Zigmond 和 Snaith，1983），是唯一在姑息治疗人群中测试过有效性的焦虑测量（Vodermaier 等，2009）。这些研究表明，HADS 及其子量表可用于筛查，但基于其心理测量特性，不建议将其作为抑郁、焦虑或痛苦的病例调查工具（Mitchell 等，2010）。

在抑郁症的 PROM 中，老年抑郁量表（Geriatric Depression Scale，GDS）简表（Sheikh 和 Yesavage，1986）、CES-D（Radloff，1977）和 BDI-Ⅱ（Beck 等，1996）均在姑息治疗人群中得到验证。PHQ-9（Kroenke 等，2001）也被广泛应用于姑息治疗人群，并且其对心理干预后的变化很敏感（Rodin 等，2018）。抑郁症的自主神经症状与疾病的躯体症状重叠，需要使用更高的切分值来增加病例发现的特异性，尽管这是以降低敏感性为代价的。避免这种重叠的另一种方法是使用不包括躯体症状的特异性更强的子量表（如 BDI-Ⅱ认知子量表）（Warmenhoven 等，2013）。

（四）存在痛苦工具

评估存在痛苦的工具包括：① Beck 绝望量表（Beck Hopelessness Scale，BHS）（Beck 等，1974），该工具在晚期癌症中被发现具有双因素结构，即动力丧失和对未来的负面预期（Nissim 等，2010），但在癌症和姑息治疗人群中具有心理测量的局限性（Spangenberg 等，2016）；②存在意义量表（Lyon 和 Younger，2005）；③颓废量表修订版（Demoralization Scale revised，DS-Ⅱ）（Robinson 等，2016）；④存在痛苦量表（Existential Distress Scale，EDS）（Lo 等，2017）。这些措施已在姑息治疗人群中得到验证，与抑郁、无望感和生活质量指标相比显示出聚合效度，并且在捕捉意义概念方面存在重叠。其他与存在痛苦评估结构不相同但相关的措施包括：①患者尊严量表（Patient Dignity Inventory，PDI）（Chochinov 等，2008）；②死亡和临终痛苦量表（Death and Dying Distress Scale，DADDS）（Lo 等，2011）；③希望加速死亡（Wish to Hasten Death，WTHD）（Balaguer 等，2016）；④对加速死亡态度量表（Schedule of Attitudes Towards Hastened Death，SAHD）（Rosenfeld 等，2000）。PDI 在尊严治疗中有特定的应用（Chochinov 等，2005）。DADDS 是为了测量晚期癌症患者的死亡相关焦虑而开发的，具有良好的结构效度，表明死亡相关焦虑与情绪困扰、对疾病进展的恐惧和较差的生活质量有关（Engelmann 等，2016）。SAHD 和渴望死亡评定量表（Desire for Death Rating Scale，DDRS）（Chochinov 等，1995；Kelly 等，2002） 是使用最广泛、验证最好的死亡渴望测量方法。SAHD 是一种自我报告测量，而 DDRS 是一种半结构化临床医生评估访谈。DDRS 与 SAHD 简表（SAHD-5）的一致性不高（Bellido-Pérez 等，2018），有研究建议 SAHD 可作为 WTHD 和 DDRS 在二级临床评估中的初步筛查。

三、精神评估工具

对于大多数患者及其家属而言，精神性在严重疾病中扮演着重要的角色，包括影响患者和家庭的幸福，以及临终关怀的决策（Steinhauser 和 Balboni，2017）。此外，在重病中关注患者和家庭的宗教信仰、精神和精神需求与患者更好的生活质量、照护满意度、向临终关怀的过渡及生命末期的医疗干预减少相关（Balboni 等，2017；Steinhauser 和 Balboni，2017）。反映这些发现的姑息治疗指南，如国家共识项目，将精神照护作为优质姑息治疗提供的八个领域之一。

精神照护提供的关键是对患者和家庭精神评估的标准评估，从最初的评估到持续的筛查，并在需要时进行深入的精神评估。值得注意的是，一项针对 807 名姑息医学从业者和研究人员的国际调查旨在确定精神照护研究的优先事项，该调查确定精神筛查工具是首要优先事项（Selman 等，2014）。Selman 等综述了姑息治疗中可用的精神评估工具，并强调了它们的重要局限性，包括缺乏在不同文化背景下评估工具的开发和验证（Selman 等，2011）。我们也认识到，在不同文化和医疗环境下的姑息医学实践中，需要进一步研究，以开发和完善最佳的精神评估工具。尽管如此，现有的工具和数据提供了一个关键的基础和起点，以指导在姑息医学实践中纳入精神和精神需求评估的标准。

在临床环境中，用于评估精神状况的精神问卷层次包括：①精神史采集；②精神筛查；③精神评估；④精神研究。最后一个层次对于姑息医学中质量改善和研究工作至关重要（表 115-2）。重要的是要认识到这些形式的精神问卷的不同临床背景和模式，以及姑息治疗从业者、精神照护专业人员和其他医疗照护提供者在评估患者和家庭精神及精神需求方面的不同角色。例如，深入、正式的精神评估需要在精神照护方面进行专业培训，如临床牧师教育，因此应该由精神照护专业人员进行。相比之下，精神病史的采集应由临床医生进行，作为他们对患者初步综合评估的一部分。另外，精神筛查可以由任何临床照护提供者进行，通常通过面对面访谈或电子方式使用简洁评估工具评估。这些措施可以作为

表 115-2 姑息治疗中精神评估工具的选择

评估 / 工具	调查方式	描 述
精神史采集：临床评估精神作为病史采集的一部分		
FICA（Puchalski 和 Romer，2000）	临床提供者（如医生、护士）初次接触时的访谈，简短（如＜5min）	开放式问题涉及四个领域 • 信仰 / 精神，例如，你认为自己是个有精神信仰的人吗 • 精神的重要性 • 患者精神团体 • 解决精神需求 / 转介到牧师
SPIRIT（Maugans，1996）	临床提供者（如医生、护士）初次接触患者时的访谈，简短（如＜5min）	开放式问题涉及六个领域 • 精神信仰体系 • 个人精神 • 与精神团体的融合 • 仪式化的实践和约束 • 对医疗照护的影响 • 临终事务策划
HOPE（Anandarajah 和 Hight，2001）	临床提供者（如医生、护士）初次接触患者时的访谈，简短（如＜5min）	开放式问题涉及四个领域 • 希望、力量、意义、和平、爱、连结 • 有组织的宗教对患者的作用 • 个人精神和实践 • 对医疗照护 / 临终决定的影响
SPIR（Frick 等，2006）	临床提供者（如医生、护士）初次接触时的访谈，简短（如＜5min）	开放式问题涉及四个领域 • 患者精神 • 精神在个人生活和疾病中的位置 • 精神团体的整合 • 照护提供者在满足精神需求方面的作用
精神筛查：初次或持续接触时筛查在临床照护中的精神照护需求		
Rush 宗教 / 精神筛查方案（Fitchett 和 Risk，2009）	由临床照护人员在最初和持续接触时执行，非常简短（如＜2min）	评估范围（3 个条目，问题算法取决于患者的回答） • 宗教 / 精神在应对疾病中的重要性 • 宗教 / 精神带来的力量 / 安慰 • 对牧师访问的渴望
“你内心平静吗？”（Steinhauser 等，2006）	由临床照护人员在初次接触和持续接触时执行，或者通过问卷调查的方法，非常简短（如＜2min）	单项（5 分制回答），评估领域 • 平静性
“你有精神痛苦吗？”（Mako 等，2006）	由临床照护人员在初次接触和持续接触时执行，或者通过问卷调查的方法，非常简短（如＜2min）	领域单项评估 • 精神痛苦

（续表）

评估 / 工具	调查方式	描 述
精神伤害量表（Berg，2011）	由临床照护人员通过访谈或电子 / 纸质调查方法进行，简短（如＜5min）	8 项评估（4 分制回答选项） • 内疚 • 愤怒或怨恨 • 失落 / 悲伤 • 缺乏意义 • 绝望 • 感觉上帝 / 生活对自己不公平 • 宗教怀疑 • 对死亡的恐惧
支持筛查（Loscalzo 等，2010）[a]	嵌入在基于电子设备的大型心理社会 / 精神筛查工具中的精神筛查工具（精神筛查组件非常简短，如＜2min）	精神单项评估 • 存在精神或宗教方面的担忧
电子自我报告评估 – 癌症（Wolpin 等，2008）[a]	嵌入在癌症中身体 / 心理 / 精神问题的电子或纸质筛查工具中的精神筛查工具（精神筛查部分非常简短，如＜2min）	3 个条目（修订自 RUSH 宗教 / 精神筛查方案） • 宗教 / 精神在应对疾病中的重要性 • 来自宗教 / 精神的力量 / 安慰 • 渴望牧师探视
癌症痛苦量表（第 2 版）（Thomas 等，2009）[a]	嵌入在电子或纸质的癌症痛苦筛查工具中的精神筛查工具（精神筛查部分非常简短，如＜2min）	3 个评估项目 • 宗教活动 • 信仰和应对疾病 • 奇迹
晚期癌症患者痛苦量表（Fischbeck 等，2013）[a]	嵌入在电子或纸质的癌症痛苦筛查工具中的精神筛查工具（精神筛查部分非常简短，如＜2min）	2 项评估 • 未解决的宗教 / 精神问题 • 来世
痛苦温度计（Tuinman 等，2008）[a]	嵌入在电子或纸质的癌症痛苦筛查工具中的精神筛查工具（精神筛查部分非常简短，如＜2min）	• 问题列表中可能选择的项目 • 精神 / 宗教问题
患者精神需求评估（Sharma 等，2012；Astrow 等，2018）[a]	专门的精神需求评估工具，通过电子或纸质的方式使用，长度适中（如＜10min）	23 个条目问题涉及三个子领域 • 社会心理 • 精神 • 宗教
精神评估：由经培训的精神照护提供者进行深入的精神评估（如牧师或其他经培训的精神照护从业者）		
Pruyser 精神评估模型（Pruyser，1976）	临床医生主导的访谈，基于概念框架来指导访谈和精神照护计划的制订	概念框架指导以下方面的访谈评估 • 对神圣的认识 • 天意 • 信仰 • 祷告 • 感恩 • 忏悔 • 交流 • 使命感
7×7 精神评估模型（Fitchett，2002）	临床医生主导的访谈，基于概念框架指导访谈和精神照护计划的制订	概念框架指导以下方面的访谈评估 • 整体精神评估 • 多维精神评估 • 信仰和意义 • 使命和结果 • 经历和情感

（续表）

评估 / 工具	调查方式	描　述
		• 怀疑 • 仪式和实践 • 社区 • 权威和指导
牧师关怀给予准则（Lucas，2000）	临床医生主导的访谈，基于概念框架指导访谈和精神照护计划的制订	概念框架指导访谈评估 • 神圣的概念 • 意义 • 希望 • 社区
MD 安德森精神评估模型（Hui 等，2011）	临床医生主导的访谈，基于概念框架指导访谈和精神照护计划的制订	概念框架指导以下方面的访谈评估 • 绝望 vs. 希望 • 完整 vs. 破碎 • 勇气 vs. 焦虑 / 恐惧 • 亲密 vs. 疏远 • 无意义 vs. 有意义 • 宽容 / 原谅 vs. 内疚 • 强大 vs. 无助
精神目标（Shields、Kestenbaum 和 Dunn，2014）	临床医生主导的访谈，基于概念框架指导访谈和精神照护计划的制订	概念框架指导访谈评估 • 意义和方向 • 自我价值和归属 • 和解 / 爱与被爱
精神痛苦评估模型（Monod 等，2010，2012）	临床医生主导的访谈，基于由牧师量化的概念框架指导访谈评估，然后进行定性 – 定量评估	概念框架指导以下领域的访谈评估，并由牧师对每个领域进行定量评估 • 生命平衡的需要 • 联结的需要 • 价值观认可的需要 • 保持控制的需要 • 保持身份的需要
SECPAL 精神团体(Benito 等，2014)	临床医生主导的访谈，包括基于概念框架的定性 – 定量评估	对三个精神领域的定性和定量评估 • 个人内在精神 • 人际精神 • 超个人精神
精神研究：旨在评估严重疾病的精神功能和精神结果的工具		
RCOPE（Pargament 等，2000）	通过电子或基于纸张的方法进行的自我调查	• 14 个项目评估两个子量表（每个子量表有 7 个项目，4 个类别回答选项） • 积极的宗教应对 • 消极的宗教应对
FACIT-Sp（Peterman 等，2002；Bredle 等，2011）	通过电子或基于纸张的方法进行自我调查	• 12 个项目评估两个子量表（5 类回答选项） • 意义与和平 • 信仰

a. 两个严格开发和验证的精神研究工具作为例子

引自 Balboni，T.A.et al.(2017).State of the Science of Spirituality and Palliative Care Research Part II：Screening，Assessment，and Interventions.J Pain Symptom Manage.54(3):441-453.DOI：10.1016/j.jpainsymman.2017.07.029.

更全面的痛苦筛查的一部分。最后，精神研究工具通常是电子或纸质问卷，用于提高质量或在观察或干预研究中使用。

（一）精神史采集

精神史应该是由临床姑息治疗护士、医生或其他从业者进行的标准初步评估的一部分，并与社会历史的其他要素自然结合。精神史让姑息治疗团队了解精神在疾病应对和价值观方面的作用，强调宗教和精神团体和实践的作用，并指导应如何将精神照护整合到整体姑息治疗计划中。采集精神史的模型包括 FICA 模型（Puchalski 和 Romer，2000）、Maugans 精神史模型（Maugans，1996）、HOPE 模型（Anandarajah 和 Hight，2001）和 SPIR 模型（Frick 等，2006）。在这四个模型中，只有 FICA 模型进行了验证，结果证明其对精神进行定量评估并具有共时效度（Borneman 等，2010）。这些精神史采集模型在评估的领域有显著的重叠程度，其中的一些差异可能指导姑息治疗团队选择他们更喜欢在实践中经常使用的模型（表 115-2）。虽然需要进一步的研究来指导哪种是姑息医学实践的特定背景下的最佳模型，但对于姑息医学临床医生来说，在姑息医学住院和门诊环境中看到的所有患者的初始病史采集中纳入并适应其中一种模型是很重要的。

（二）精神筛查

精神筛查通常采用超短评估方法，可能只有一个或几个条目。这种筛查旨在确定在晚期或慢性疾病的整个过程中，是否需要更深入的精神评估或精神照护。特别是，筛查应识别潜在的精神需求或精神痛苦，促使精神照护专业人员进行进一步精神评估。表 115-2 列出了超短精神筛查工具的例子，包括那些作为独立工具开发的工具，以及那些包含在针对各种形式的痛苦整体评估工具中的工具。

三项 Rush 精神筛查工具在医疗康复机构的患者中进行了测试，173 例患者中有 7% 的人精神痛苦筛查呈阳性，并经精神照护专业人员评估证实（Fitchett 和 Risk，2009）。然而，随后在 1399 例造血干细胞移植幸存者中进行的一项研究检查了 Rush 方案对精神痛苦的灵敏度和特异度，结果发现灵敏度低（42%），但特异度高（81%）（Fitchett 等，2017）。单项评估“你内心平静吗？”（Steinhauser 等，2006）已被证明与情绪和精神健康的测量呈正相关，但尚未测试其作为筛查工具的灵敏度和特异度。另一项单项评估“你有精神痛苦吗？”（Mako 等，2006）已在姑息治疗门诊环境中对患者（*n*=91）和家庭照护者（*n*=43）进行了测试。在该研究中，很大比例的患者（44%）和家庭照护者（58%）报告了精神痛苦，这与生活质量较差有关。

简短精神筛选工具包括精神伤害量表（Spiritual Injury Scale，SIS），这是一个评估精神需求的八项多维筛选工具（Berg，2011）。SIS 已经在 96 名在医疗康复环境中就诊的患者中进行了测试；SIS 总分与抑郁相关，与生活质量呈负相关（Berg，2011）。单项精神痛苦评估、SIS 的灵敏度和特异度最近在以犹太人为主的人群中进行了测试（80% 为犹太人，7% 为穆斯林，7% 为基督徒），根据面对面的访谈结果显示，23% 的患者有精神痛苦（Schultz 等，2017）。单项精神痛苦评估的灵敏度为 74%，特异度为 76%，整体 SIS 的灵敏度为 64%，特异度为 79%。

也有一些包含精神维度评估的心理社会筛查工具，包括支持筛查（Loscalzo 等，2010）、电子自我报告评估 - 癌症（Wolpin 等，2008）、癌症痛苦量表（Thomas 等，2009）、晚期癌症患者痛苦量表（Fischbeck 等，2013）和痛苦温度计（Tuinman 等，2008）。据我们所知，在这些嵌入式工具中，对精神痛苦的灵敏度和特异度进行了测试的唯一工具是 DT，该工具被发现具有良好的特异度（76%），但灵敏度较差（41%）（Schultz 等，2017）。最后，患者精神需求评估（Spiritual Needs Assessment for Patients，SNAP）工具是一个经过严格开发但篇幅很长的工具，用于深入评估患者的精神需求，并已在不同的患者人群中得到验证（Sharma 等，2012）。该 23 个条目的评估方法评估了精神需求的三个领域：心理社会、精神和宗教。在最初的验证研究之后，SNAP 工具随后在 727 个来自不同种族 / 民族和宗教的癌症患者中进行了研究。这项研究表明，79% 的患者有一种或多种精神需求，较高的精神需求与较低的照护满意度和较低的照护质量相关。

总之，精神筛查可以通过从一个问题到几个条目的超短评估工具进行，以确定未满足的精神需求和进一步的精神照护的潜在需求，作为姑息治疗初始和持续随访的一部分。根据现有的证据，在总体上显示出良好的整体敏感性和特异性的筛查工具是单项工具“你有精神痛苦吗？”（Mako 等，2006）和精神伤害量表（8 个条目的量表）（Berg，2011）。更深入的 SNAP 工具是一个 23 个条目的工具，已在不同的人群中进行了验证，并预测了患者的关键结局，包括对照护的满意度。虽然不适合简短的初始或持续筛查，但它可以为姑息治疗中的临床、研究或质量改进目的提供更深入的精神需求评估。

（三）精神评估

精神评估是由精神照护专业人员进行的半结构化、深入的精神调查。引起精神评估的原因可能是患者、家属或临床医生的要求，或者是精神方面病史或筛查，或患者或家属对牧师自发访问的接受程度，如在住院部，预计会有精神照护的需求。

评估能够指导患者或家庭的精神照护计划，最初由精神照护专业人员进行，并作为持续护理的一部分。表 115-2 列出了一些已发表的精神评估模型，包括他们的精神调查领域。其中包括 Pruyser 的精神评估模型，该模型包括横跨 8 个评估维度的开放式调查；Fitchett 的 7×7 精神评估模型，它同样包含了精神评估的概念框架，由整体评估和多维精神评估组成；Lucas 的牧师关怀准则，提供了一个更简单的深入精神评估的四域框架；MD 安德森精神评估模型和精神评估与干预模型是基于精神需求领域的精神评估的概念框架。

SDAT（Monod 等，2010，2012）和 SECPAL 精神团体模型（Benito 等，2014）包括精神和精神需求的定性和定量评估。SDAT 工具是一个访谈评估，由精神照护专业人员在精神需求的五个领域进行量化。SDAT 已经过验证，并与慢性疾病治疗功能评估量表（Functional Assessment of Chronic Illness Therapy-Spiritual，FACIT-Sp）（Peterman 等，2002；Bredle 等，2011）、Steinhauser 等（2006）的单条目筛查工具"你感到平静吗？"显示出同步效度，其预测效度是通过其与住院时间和出院到护理院的关系来衡量的。GES 工具采用定性和定量的访谈评估，主要涉及三个精神需求领域：人际关系、个人内在和超越个人领域。虽然 GES 和 SDAT 已经经过了严格的开发和初步验证，但它们需要在其他疾病和宗教文化环境中进行进一步测试。SDAT 是在瑞士的住院老年患者中开发 / 验证的，GES 是在西班牙的姑息治疗人群中开发的，两者都主要面向基督教人群。

（四）精神研究措施

精神测量是姑息治疗质量改进和研究方案的关键部分。Selman 等（2011）对许多可用的评估方法进行了全面概述，描述了它们的评估领域、构建的严谨性及在不同宗教和文化背景下的验证。姑息医学中的精神研究工具可以归类为疾病中的精神功能（如精神实践或宗教应对）或精神结果（如精神幸福或精神痛苦）的测量。在开发最严格和最常用的研究工具中，有简明 RCOPE（Pargament 等，2000）和 FACIT-Sp，前者是评估宗教和精神应对的精神功能量表，后者是精神健康的结果量表。

简明 RCOPE（Pargament 等，2000）是一种自我报告工具，用于评估宗教和精神在有压力的生活事件（如疾病）背景下如何发挥积极或消极作用。它特别强调了宗教和精神在应对中的作用，由两个 7 个条目的子量表组成：积极和消极的宗教应对。这些子量表最初是在 540 名经历过重大的负面生活事件的美国大学生中开发和测试的（主要是白种人，93%；单身，99%；女性，69%；基督徒，86%）。RCOPE 在 551 名美国老年住院患者中进行了验证（Pargament 等，2000），并做出相关工作使量表适应其他情境，包括佛教徒（Phillips 等，2009）和癌症患者（Zwingmann 等，2006）。然而，RCOPE 在以基督教为主的西方人群中的发展和验证使其最适用于类似人群（Pargament 等，2011）。

FACIT-Sp（Peterman 等，2002；Bredle 等，2011）的开发是为了提供精神幸福的简短评估，避免使用特定于任何特定宗教或精神取向的语言。它补充了 FACT-G 的其他四个子量表，作为癌症患者身体、社会 / 家庭、情感和功能健康全人评估的一部分。12 个条目的 FACIT-Sp 最初被发现有意义、和平和信仰的子量表，但随后确定了意义、和平和信仰的三因素解决方案（Canada 等，2008）。Facit-Sp-12 在早期和转移性癌症混合患者样本中被证明与生活质量及其他五项宗教和精神指标具有良好的内部一致性、信度和同时效度（Bredle 等，2011）。与大多数其他精神评估不同，FACIT-Sp 在各种宗教和文化环境中得到了验证。

总之，姑息治疗中的精神评估包括精神史采集，通常作为初始综合病史的一部分进行；精神筛查，在持续进行的基础上进行的简短评估，以发现精神需求；精神评估，由精神照护专业人员进行的深入、多维的调查；纸质或电子的精神研究问卷，用于描述姑息治疗研究或质量改进的精神功能领域和结果。虽然有一些证据可以指导哪些工具最适合各种形式的调查，但还需要进一步的研究来确定姑息医学环境中临床照护和研究 / 质量改进的最佳工具。

四、家庭评估工具

家庭照护者对姑息性患者的整体照护做出了重大贡献，包括医疗照护系统导航、信息获取、与医务人员的联系、交通、经济援助、身体和情感支持。事实上，正规医疗照护系统的组织通常基于这样的假设，即这种照护是可用的，家庭照护人员通常是患者能够在家中死亡的必要条件（Grande 和 Ewing，2008）。然而，晚期和危及生命疾病患者的家庭照护者本身也面临情感痛苦和健康相关不良事件的风险，部分原因是他们经历的负担和损失（Johansson 和 Grimby，2012）。其中包括照护者的负担、与患者之前关系的丧失、预期性悲伤和丧亲，以及对自身依恋安全的威胁（Braun 等，2012；Johansson 和 Grimby，2012）。照护者必须面对这些负担和损失，同时还要继续处理持续的挑战及其他家庭和工作有关的责任（Hirdes 等，2012）。

对面临晚期癌症的夫妇的相关研究表明，照护者报告的痛苦水平等于或高于患者自己报告的痛苦水平（Braun 等，2007），并可能影响照护者的身体、心理、职业和经济功能（Wadhwa 等，2013；Sklenarova 等，2015），这种影响甚至持续到患者去世后很长一段时间（Hales 等，2014）。这些研究结果表明，家庭照护者本身应该被视为患者，他们有自己独特的支持需求。虽然人们已经认识到，对家庭照护者的支持是姑息治疗的必要组成部分（Hudson 和 Payne，2011），大多数心理支持仍然继续围绕患者，照护者的痛苦没有被系统地筛查或解决。对照护者更好的评估和支持可能会在患者死亡前和丧亲期间改善他们的幸福感，提高患者的照护质量，并降低住院率（De Korte-Verhoef 等，2015）。

（一）筛查工具

一项针对姑息治疗患者家庭照护者的评估工具的系统综述（Hudson 等，2010）确定了 62 种用于该人群的工具。14 个评估工具侧重于照护的满意度，其中 6 个侧重于照护者负担方面，6 个侧重于照护者生活质量方面，5 个侧重于丧亲之痛方面。几乎所有的工具都是为了研究而开发的，而不是用于临床目的，而且都很冗长，平均每个评估工具有 25 个条目。此外，由于这些工具只能间接识别照护者的支持需求，因此它们在触发行动计划方面可能没有效用。已经有人提出（Hudson 等，2010；Michels 等，2016；Tanco 等，2017），需要简单而全面的评估工具来筛查姑息治疗患者的照护者，以确定那些在丧亲之前或之后有发展社会心理问题风险的人，并为分诊方法提供信息。

自 Hudson 2010 年的综述以来，英国开发了两种用于评估照护者需求和痛苦的简短筛查工具，即照护者支持需求评估工具（Carer Support Needs Assessment Tool，CSNAT）（Ewing 等，2013）和照护者警报温度计（Carers' Alert Thermometer，CAT）（Knighting 等，2015）。两者的设计都是为了填补经过验证的冗长研究工具与在姑息治疗实践中仍然最常用的简短、临时、未经验证的筛选之间的空白。

CSNAT 是专门为姑息家庭照护者开发的，并以对丧亲照护者的广泛质性研究为依据（Ewing 和 Grande，2013）。它由 14 个条目组成，涵盖两种类型的支持需求：①与照护提供相关的需求，如关于如何管理症状及当症状恶化时联系谁的信息；②支持需求，如在照护时帮助管理情绪和担忧。在 2 项研究中，CSNAT 表现出足够的表面效度、内容效度和效标效度，以及重测信度和对随时间变化的敏感度（Ewing 等，2013；Alvariza 等，2018）。CSNAT 的内部可靠性未经验证，因为其目的不是计算总分，而是帮助临床医生确定干预需求及其优先次序。

CSNAT 可作为自我报告工具实施，但旨在促进进行更深入的评估和与照护者的对话，使他们能够表达和优先考虑他们的需求，并与姑息照护专业人员一起制订行动计划来满足这些需求。CSNAT 工具已在英国及国外的社区姑息治疗实践中广泛应用（Ewing 等，2016），并已成功用于指导支持居家姑息治疗患者的高风险家庭照护者的个体化干预（Austin 等，2017；Grande 等，2017）。研究还发现，使用 CSNAT 有助于患者顺利出院后在家中接受姑息治疗（Ewing 等，2018）。

CAT 的设计目的是识别有高度支持需求的姑息性家庭照护者，并对应对措施进行分类。它是通过对现有和已经去世患者家庭照护者的访谈和焦点小组，以及对医疗照护专业人员的德尔菲调查开发的。它涵盖了 10 项关于个人需求和给予照护相关需求的问题，包括预立医疗照护计划。CAT 系统对风险级别进行分类，并为每个级别提供一组应答。CAT 由姑息治疗专业人员完成，而不是作为自我报告工具。它已在英国及国外的社区姑息治疗实践中广泛实施。然而，迫切需要研究评估其目前形式或自我报告电子格式的可行性和有效性。CSNAT 和 CAT 在识别需求和触发行动计划方面都有很高的价值，并且可以将家庭需求筛查纳入姑息治疗。有人指出，对家庭照护者进行系统和正式的筛查本身就是一种干预措施，因为它可以承认和验证照护者面临的挑战，并使他们获得满足自身需求的支持的权利合法化（Austin 等，2017；Nissim 等，2017）。

（二）什么时候应该对家庭照护者进行筛查

将 CSNAT 和 CAT 等筛查工具整合到姑息治疗实践中需要注意以下问题：由谁向照护者介绍筛查，何时完成筛查工具，完成频率，以及如何记录结果。然而，这种整合可能有价值，因为除非在危机中，否则姑息治疗患者的家庭照护者可能不愿报告自己的需求（Nissim 等，2017；Farquhar，2018）。筛查照护者可能有助于及时确定照护者的需求，并开启治疗性对话，从而早期干预，以减轻痛苦，并确保干预措施的有效性和可实施性。

照护者筛查应持续进行，因为姑息治疗背景下的照护可延长数月甚至数年。照护者的需求可能会随着患者临床状况的快速和突然变化而变化，通常在生命的最后几周和几天需要密集和复杂的照护。重复使用 CSNAT 和 CAT 等筛查工具可以表明确定的需求是否已经成功解决，或者这些需求是否随着时间的推移而增加。

在疾病轨迹的转折点重复照护者评估可能特别有价值。例如，Ewing 等（2018）强调了在住院姑息治疗患者准备出院接受家庭照护时，筛查照护者需求的重要性。他们建议采用两阶段的评估过程：①在患者住院期间，使用 CSNAT 等工具评估照护者的担忧和期望；②当可能有新的或增加的照护者担忧和需求时，在家中再次使用这一工具。

由于患者死亡后，家庭照护者可能会有相当大的痛苦和功能障碍，因此理想情况下，对照护者需求的筛查应该持续到丧亲阶段（Hudson 等，2010）。丧亲风险量表和筛查问卷（Bereavement Risk Inventory and Screening Questionnaire，BRISQ）（Roberts 等，2017），是一种很有前景的简短自我报告筛查工具，可以在姑息性环境下实施，以识别在丧亲阶段有心理痛苦风险的照护者，但仍需要进一步测试其预测有效性。这样的工具可能早期发现和更及时干预丧亲期间的痛苦和未满足的需求。

（三）家庭照护者应该由谁进行筛查

为了确保常规实施，重要的是在团队中确定哪些人最适合对家庭照护者进行筛查和分诊（Ewing 等，2018）。CSNAT 和 CAT 等筛查工具已被设计为由一系列健康照护专业人员实施，但需要适当的培训。培训应确保指定的从业人员对家庭照护者可用的支持资源有足够的了解，以便触发适当的分诊反应。它还应解决一个常见的误解，即家庭照护者在谈论充满情感的话题时必然会变得更加痛苦（Thomsen 等，2017）。

应在姑息治疗环境中建立系统，将有需要的照护者有效转诊给指定的心理健康专业人员。这确保了通过筛查过程确定的高风险家庭照护者能够轻松获得正式评估、适当干预和支持（Ewing 等，2018）。心理健康专业人员可以使用本文所描述的经过验证的评估工具，选择能够捕捉到他们打算评估的照护者痛苦维度和干预的潜在结果的工具（Tanco 等，2017）。表 115-3 详细列出了具有既定效度和信度的家庭照护者自我报告评估工具。此外，表 115-1 中概述的心理措施也已在姑息性家庭照护者中得到验证。Hudson 等（2010）及最近 Michels 等（2016）和 Tanco 等（2017）也对这些问题进行了综述。

综上所述，为了主动识别照护者的痛苦和未被满足的需求，避免家庭危机，对于痛苦和需求的常规筛查必须成为标准照护的一部分。此外，姑息治疗团队常规使用简单、有效的筛查工具有助于加强

表 115-3 家庭照护者选择的评估工具

评 估	得 分	描 述
照护者负担		
BASC 照护者简要评估量表（Glajchen 等，2005）	没有可用的切分值	14 个条目，0～3 分评分法评价过去 1 个月的自我报告负担
CaSES 照护者自我效能量表（Ugalde 等，2013）	• 没有可用的切分值 • 形成总分和 4 个子分值：弹性、自我维持、情感联结和工具性照护	21 个条目，0～3 分评分法
照护者生活质量		
QOLLTI-F 威胁生命疾病中的生活质量－家庭照护者版本（Cohen 等，2006）	• 没有可用的切分值 • 形成总分和 7 个子分值：环境、患者状态、照护者自身状态、照护者观点、照护质量、关系和经济担忧	16 个条目，0～10 评分法评价过去 2 天内自我报告的生活质量

家庭照护者与医疗照护专业人员之间的合作关系，并可促使及时获得照护者资源。

结论

本章概述了评估心理、精神和家庭领域的幸福、痛苦和损害的评估工具。这些工具可能改善对以临床和研究为目的的姑息治疗中的这些结果的检测和评估，并提高临床照护的质量。经过验证的相关评估工具越来越多，但将其整合到临床姑息治疗需要一个系统的方法，以确保其管理和响应途径。它们的常规使用反映了现代姑息治疗的日益严格和循证性质。

第二十一篇　姑息医学教育与培训

Teaching and training in palliative medicine

第 116 章　医生　/ 1014

第 117 章　护士　/ 1022

第 118 章　社会工作、精神关怀和药学的教育培训　/ 1031

第116章　医生

Physicians

Karen Forbes　Jane Gibbins　著
王　剑　译　　陈慧平　李玉莲　校

一、姑息医学教学与培训概述

众所周知，每位医生都应该具备照顾临终患者所需的知识、技能、认知和行为。所以无论是照顾晚期疾病的全科医生，还是专门从事姑息医学的人员都需要接受培训，这样他们能够为所有患者提供最佳照护。目前在医学培训的各个阶段中，已经提供了姑息医学的教育机会，并取得了进展，但仍有许多患者在临终阶段接受不到理想的照护（Department of Health，2008；Bui，2012；Neuberger，2013；Schreibeis-Baum 等，2016）。

二、培训的需求

虽然需要接受专业姑息治疗的患者比例不高，但其他的患者对全科姑息医学医疗服务也有需求。虽然姑息医学专科医生的培训和其他医疗专业或社区照护员有所不同，但相同的是，都需要在医学本科教育期间奠定必要的基础能力。“与其他专业的区别是，姑息医学教育并非仅关注于专业需要掌握的特殊知识和技能，也需要关注所有医生，无论是全科还是专科，均需要掌握的知识和技能。这说明姑息治疗是每位患者的权利，更是每位医生的责任”（Doyle，1996）。

三、医学本科生教育

早期关于姑息医学教育的研究侧重于探讨在课程中增加死亡和濒死教育的必要性（Barton，1972；Hull，1991）。后来开始注重介绍教学资源（Dickinson 和 Mermann，1996；Field 和 Wee，2002；Walker 等，2016），或者提出了将此纳入课程的理由，并介绍了作者所在机构开发的课程。在前期的阐述性的论文之后，开始探讨如何实施教学及由谁授课，对教学进行评估等。

Dickinson、Dickinson 和 Mermann 在 1975—2015 年每 5 年对美国所有医学院院长进行问卷调查。调查结果显示，从 2010 年开始，有关死亡、临终关怀的教学日益被融入医学教学中，100% 的医学院提供死亡和临终关怀教学，99% 的医学院提供临终关怀教学。尽管独立的专业课程的数量有所增加，但在 2015 年也仅有 27% 的学校开设了这类专业课程。大多数学校提供的是整合型的教学，76% 的学校由多学科团队授课。在 2015 年，1/3 的学校邀请了临终患者在他们的课堂上做分享，75% 的学生有机会和时间可以和临终患者相处。学校姑息医学课程的平均时数为 13h（Dickinson 和 Mermann，1996；Dickinson，2011，2017）。一篇综述表明，美国的姑息医学的教学发展仍然不够稳定和充分。姑息医学虽然被认为是重要的，但其所获得的课程资源和时间与其被认可的重要性并不匹配（Horowitz 等，2014）。

2000 年，Oneschuk 等对加拿大全部的 16 所医学院校、英国全国的 30 所医学院校，以及在美国和西欧随机选取的 129 所医学院校进行问卷调查，问卷回复率为 67%。调查结果表明，在英国有 64% 的院校将姑息医学作为核心课程之一，但在美国、加拿大和西欧，其比例分别为 11%、14% 和 19%。在英国、加拿大、美国和西欧医学院校中，将姑息医学设置为选修课程的比例分别是 82%、71%、62% 和 30%。在英国和加拿大的大多数学校采用小组讨论和案例教学方法教学。其他的一些学校依然继续采用课堂讲座授课的方式为主导。Oneschuk 等基于调查研究的结果建议，需要增加教育项目和教职员数量，以改善姑息关怀教育（Oneschuk 等，2000）。在 2001 年对加拿大医学院校的一项调查中，Oneschuk 等得出结论，实施姑息关怀教育仍然存在障碍，急需增加学生接触课程的机会、发展相应课程和师资团队、开展学生评估和相应评价（Oneschuk 等，2000）。Gibbins 等在英国的研究也得出类似结论（Gibbins 等，2009）。

Field、Field 和 Wee 及 Walker 等在 1983—2013

年调查了所有英国医学院。其中，1983 年的问卷调查表明，除 4 所医学院外，所有医学院都提供了一些关于死亡和临终的教学，但开展的教学实践内容可能只是一次相关的讲座（Field，1984）。2000—2001 年，Field 和 Wee 总结出，“姑息医学相关的教学数量差异很大，并通常以各种方式、时间和地点出现在课程中”；他们认为将姑息治疗纳入课程是积极的，应该鼓励学生在医学的其他领域应用他们的姑息医学知识（Field 和 Wee，2002）。到 2013 年，所有医学院都有强制性的姑息医学组成部分，有些医学院提供了广泛的教学计划（100h 的临床实习），而其他医学院则为更传统的教学方法提供了很少的课程时间（如 6h 的专题讲座）。2000—2013 年，最显著的变化是对姑息医学教育使用了形成性和（或）总结性评价方法的院校从 25% 增加到 83%（Walker 等，2016）。

（一）本科课程开发

1980 年，在有提供死亡和濒死教学的美国医学院中，“课程内容、教师和患者角色、学习资源、参与课程研究等并没有证明有系统的发展”（Smith 等，1980）。姑息治疗的教学主要由感兴趣的教师推动，事实上，Gibbins 等发现，“支持者”对于将姑息治疗成功融入常常拥挤的本科课程至关重要（Gibbins 等，2009）。Walker 等证实 2013 年英国课程的开发依然存在着异质性（Walker 等，2017）。国家和国际姑息治疗协会通过制定国家课程来应对由此产生的教学异质性，国家或政府监管机构发布了与医学院认证相关的标准或新毕业生必须达到的标准，这反过来又推动了课程，教学和评估的进一步发展。

（二）本科姑息医学课程

1993 年，加拿大医学院共同出版了本科姑息医学课程（MacDonald 等，1993）。美国临终关怀和姑息医学会也于 1998 年首次发布了教学大纲（Schonwetter 等，1999）。自 2000 年以来，美国和加拿大医学院认证机构已将临终关怀作为教育目标纳入认证标准（Liaison Committee on Medical Education，2013），但并没有提出达到这些标准的建议。在美国，临终关怀教育项目始于 1997 年（Robinson 等，2004）。项目包含提供课程内容、培训者和被培训者，并提供了教学资源。在加拿大，也有一个类似的项目，即“未来医生姑息治疗和临终关怀教育”（Educating Future Physicians in Palliative and End-of-Life Care，2004/2017）；这两个项目都影响了本科生和研究生的姑息医学教育。在澳大利亚，卫生和老龄化部于 2011—2014 年立项资助了一个 PCC4U 项目。据报道，该项目在 20 门医学课程中的 10 门课程中实施（Palliative Care Curriculum for Undergraduates，2013）。

大不列颠及爱尔兰姑息医学协会于 1993 年发布了其第一个课程，概述了非姑息医学专科的医学生和姑息医学相关的专科医学生的课程要求（Association for Palliative Medicine of Great Britain and Ireland，1993）。1993 年出版的 *Tomorrow's Doctors*（General Medical Council，1993）首次要求将照顾濒死者的知识纳入英国医学本科教学。在 2003 年更新的 *Tomorrow's Doctors*（GMC，2003）及随后出版的 *Outcomes for Graduates*（GMC，2018）中，GMC 列出了对医学新毕业生的知识、技能、态度和行为的期望，以及对毕业生必须要理解“涵盖终末期疾病照护的姑息照护”和“对临终患者照护”原则的推荐建议。此外，通过对姑息医学专家采用德尔菲调查法，对姑息医学教学大纲达成共识后，更新了 1993 年发布的大不列颠及爱尔兰姑息医学课程（Paes 和 Wee，2008）。略有遗憾的是，目前国家和认证机构的趋势是关注临终关怀课程的学习结果，并没有关注到毕业生实践中需要的姑息医学实践经验的广度。因此，这种转变的结果还有待观察和研究。

2007 年，欧洲医学教育特别工作组提出了为本科医学教育所设计的姑息医学课程（EAPC，2007）。一份关于欧洲的医学院对姑息医学教育实施的报道显示，各学校的姑息医学教学差异很大（Carrasco 等，2015）。虽然 30% 的欧洲国家的所有医学院都教授姑息医学课程，但在 43 个国家中只有 6 个是强制性的，有 33% 的受调查国家没有姑息医学教育。例如，在德国，姑息医学只有在 2013 年才被纳入医学院的本科教育课程（Schiessl 等，2013）。

在一篇关于本科生姑息医学教育的综述中，Head 等回顾了一些论文，这些论文指出巴西、中国香港、印度、泰国和阿曼等国家和地区需要开展姑息医学教育（Head 等，2016）。然而，在近期建立姑息医学服务的国家和地区中，姑息医学相关课程甚至仍然是尚在制订中。例如，2012 年日本才发布了本科医学教育共识教学大纲（Kizawa 等，2012）。

（三）本科教学的规划

姑息医学教育评估工具的开发是为了“完善姑

息医学教育的课程规划图”（Meekin 等，2000），该工具建议在任何本科的课程设置中，都应该包括七个领域（姑息照护，疼痛，神经心理症状，其他症状，伦理和法律，患者/家庭/非临床照护人员对临终照护的看法，临床沟通技能）。在设置或审查本科课程时，该工具允许教师绘制现有教学资源，包括很可能被忽视的多学科医疗健康专业人员提供的教学。需求评估的替代方法包括德尔菲法、员工和学生焦点小组、既往的学生评价、教师专家意见。通过工具评估既有的资源和现有不足后，可以设计和实施教学经验来解决这些差距。

（四）教学方法

当前已有多种教学方法被应用在姑息医学教育实践中。对于大多数学校来说，由于姑息医学并不是核心课程的一部分，学生只能通过选修课程获得姑息医学的学习经历，从而导致许多学生没有接触到这一医学领域。在当前医学教育侧重于临床“诊断”和“治疗”的环境下（Gibbins 等，2009），医学生很难表述对姑息医学及其照护原则的学习需求。选修姑息医学课程的医学生认为姑息医学教育是“一个崭新的知识领域”，当他们将学习到的技能应用在非姑息照护需求的患者身上时，可以帮助他们更好地担任医生的角色（Centeno 等，2016）。随着姑息医学和临终关怀获的关注度不断提升，越来越多有创造力的教学方法开始得到应用，如同步解剖教学（Marks 和 Bertman，1980）和沟通技能教学（Charlton，1993）。姑息医学的技能可以通过基于问题的学习、角色扮演（Torke 等，2004）、“金鱼缸”讨论（D.Jeffrey，2002）、模拟患者咨询教学（演员或标准患者）（Kahn 等，2001）、临终关怀访问和临床并行等方式来学习。疼痛和症状管理、心理和伦理问题、专业角色和团队合作等内容已经在多学科研讨会中进行教学（Gadoud 等，2018），其中一些涉及培训家庭照护员（Wee 等，2001）。其他教学方法包括让居丧期的家庭成员参与沟通技能的教学（Schillerstrom 等，2012），使用文学作品、戏剧和电影来教授姑息医学的能力（Ring 和 Reilly，2003；Dietz 等，2012；E.J. Jeffrey 等，2012；Ozcakir 和 Bilgel，2014），以及使用电子化学习和情景模拟相结合的方法来进行姑息医学的精神和文化方面的教学（Ellman 等，2012）。一些学生接受了包含了标准化考试和一对一反馈的虚拟家庭会议教学，在家庭会议期间的教学任务包括讨论预后、确定目标和解决矛盾（Hagiwara 等，2017）。

一些学校让学生们与癌症患者及其家人在一起，对其进行预约和调查、家访（Maughan 等，2001）。通过撰写教程和回顾性作品集的方式来鼓励支持学生的学习。这种教学方式通常受到高度评价。但要注意，这类形式的教学方法对于那些有疾病或丧亲经历的学生来说可能比较困难。

当前的研究文献，越来越强调体验式临床学习方法和反思性实践。Corcoran 等强调了在美国医学生经过半天临终关怀实践后，进行回顾反思的效用（Corcoran 等，2013），Borgstrom 等也在英国与患者会面后书写反思性书面作业（Borgstrom 等，2016）。进行短时姑息治疗临床体验并结合回顾反思，可以使学生理解姑息治疗及其核心医学价值（Roji 等，2017）。

人们会担心将患者（及其家人）纳入本科教学会给患者和工作人员带来压力和负担。然而，研究表明，患者会出于利他主义的原因而愿意接受自己被纳入到医学生的教学中（Finlay 等，2005；Gadoud 等，2012；Hayes，2012；Harris 等，2015）。

教学态度是复杂的。*Oxford English Dictionary* 将“态度”定义为“对某事的一种固定思考或感觉方式”（Oxford University Press，2020）。专业态度在医学的许多领域都很重要，在姑息治疗和临终关怀中尤其重要。文献表明，临终问题很少会在工作环境中被提及，因此对临终的态度可能仍未得到认知（SUPPORT Investigators，1995；Fitzsimons 等，2007；Gibbins 等，2010，2011）。Barclay 等发现，医学生对姑息治疗的态度在医学课程开始时是积极的，但会在早期的基础科学教学中变得相对消极，然后在最后的临床实践中又变得积极（Barclay 等，2015），这表明规范的姑息医学教学需要整合贯穿在一整个程中。

Lloyd-Williams 和 Dogra 探讨了二年级医学生在接受为期 6h，包括讲座、小组教学、视频观看和案例讨论的姑息医学课程前后的态度（Lloyd-Williams 和 Dogra，2004）。在教学前后，学生对慢性病患者和濒死患者的照护持积极态度，并对临终关怀的看法有了显著改善。态度的改变有时可能只需要知识的积累，但有时也需要临床实践和教学接触后的角色塑造、引导性讨论和回顾反思。例如，我们使用触发反思的电子虚拟患者教程，改变学生对阿片类药物态度的变化（Forbes 和 Gibbins，2010）。其他一些研究表明，医学生喜欢电子学习，这对他们笔试考试产生积极影响。作者承认，电子学习需要与学生的体验式学习相结合，才能更好地提高学生对其姑息医学能力的自我评估（Schulz-Quach 等，2018）。

许多本科课程明确规定了获取资格所必需的知识、技能、态度和行为。近来，大多数课程都转向基于能胜任力目标。胜任力一组可观察和可测量的行为，包括执行给定任务或完成工作所需的综合知识、技能、能力和个人属性。教学通过目标驱动评估、评估驱动学习，因此在教学设计时，基于能胜任力的评估目标必须明确学生需要能够做什么，在什么情况下，做得如何，以及在何时做。

胜任力评估理论正在进一步发展到临床实践中，许多学院使用了 EPA（Entrustable Professional Activities，EPA）的概念。EPA 是“职业实践单元，被定义为一项任务或职责委托给那些已经达到足够特定能力的无须进行监督的实习生。EPA 在其过程和结果上都是可以独立执行、观察和衡量的，因此适合用于可信赖决策”（ten cate，2013）。

2014 年，美国医学院学会发布了所有医学生在进入住院医生阶段前必须达到的 EPA。EPA10 包括当患者被确认病情恶化时，被委托者应具备讨论照护目标、治疗计划和决策的能力（American Academy of Medical Colleges，2014）。Schaefer 等通过一项以提高晚期疾病患者的照护标准的共识调查，制定了学生和住院医生姑息照护的核心能力。他们希望这些能力标准可以“提高”生命限制性疾病患者护理的标准（Schaefer 等，2014）。这些能力分为“所有人必需”和“所有人重要”两个类别。文章强调，EPA 不会取代核心能力，而是将其转化为临床实践（ten Cate，2013）。

四、姑息医学研究生培训

英国卫生部在其临终照护策略行动中，对需要接受培训以改善患者姑息照护质量的医疗保健工作人员进行了分类。

A 组：在专业的姑息照护和临终关怀机构工作的人员。

B 组：在日常工作职责中，经常需要提供临终关怀照护的工作人员 / 经常将临终护理作为其角色一部分的工作人员，如在急诊科、急性病学、呼吸科或肾脏内科、老年科、心脏科、肿瘤科、重症监护科工作的二级护理人员，以及那些照护患有长期神经疾病患者的工作人员。

C 组：在其他服务部门工作且不经常处理临终关怀照护的工作人员（Department of Health，2008）。

以上规定要求所有工作人员都需要接受沟通技能、患者的需求和偏好评估能力、制订预立医疗照护计划和症状控制能力方面的培训。A 组的工作人员需要有自己的专业课程，C 组的工作人员需要了解姑息照护中的问题，并被赋能以认识到患者可能即将临终，以及患者可以在哪里获得支持。

英国皇家医师学院工作组建议，B 组专业人员的姑息治疗持续专业发展是最重要的；他们需要高级的沟通技能才能在患者临终开展临终相关问题的讨论（Royal College of Physicians 等，2012）。在这一组中，建议刚获得资格认证的医生多花时间在有姑息照护需求的患者身上，因为获得资格后的早期阶段是他们将本科院校培训付诸实践以巩固姑息照护技能的重要时期。

许多刚获得资质的医生指出，他们还是没有为照顾有临终和姑息照护需求的患者做好充分的准备，他们在告知坏消息、同情、讨论预后和症状控制（Charlton 和 Smith，2000）、管理痛苦和社会问题（Bowden 等，2013）方面缺乏信心。这些新获资格的医生指出在医学院校时期接受的相关培训很少或根本没有，他们认为所接受的培训并不足以让他们胜任他们进入临床的角色，因此，他们想要学习更多的相关知识和技能。例如，研究表明，在英国，有 71% 的毕业一年期的医学生认为他们需要更多关于症状控制的培训，41% 的医学生认为需要沟通技能的培训（Cave 等，2007）。在美国，一项对 972 名内科医生和家庭医生的调查显示，尽管这些医生已经在提供姑息照护，他们仍然觉得自己的技能不足（Farber 等，2004）。一项对经过认证的美国医学院校的学生、初级医生和高级临床医生的电话调查显示，初级医生“因为教育系统性的保护，或者被剥夺了从濒死患者的照护中学习的机会。当他们真的参与到此类照护实践中时，他们缺乏学习的专业对象，以及促进临床能力的反馈和支持”。学生和初级医生自诉没有做好为濒死患者提供良好照护的许多关键环节的准备，并且高级临床医生和初级医生也没有做好临床教学准备。只有 17% 的高级临床医生在过去 1 年里教授了生命末期照护的某些方面内容（Sullivan 等，2002）。英国“一次机会，一定要做对”（One chance to get it right）（Leadership Alliance for the Care of Dying People，2014）和美国照顾医疗保险患者的医生概况也证实了培训不足，其中显示 69% 的人报告没有接受过讨论临终关怀的培训

（Griffin 等，2016）。

文献表明，初级医生一般是通过实践经验获得临终关怀相关知识和技能。瑞士的一项研究发现，实践经验对于临终关怀的学习很重要。与缺乏相关经验的医生相比，有更多涉及临终关怀的经验的医生具有显著更高的能力评分（Mulder 等，2008）。美国一项涉及 20 名实习医生的研究报道指出，他们主要是在实际工作中通过观察主治医生和犯错误来学习（Schulman-Green，2003）。Gibbins 等报道称，尽管临终关怀课程时间不断增加，但学生在培训期间很少接触到临终患者，并且一旦他们有资格执业，就会通过工作中的“试错”来学习，而护理人员和医院临终关怀团队是重要的非正式教学资源（Gibbins 等，2011）。即使是对临终关怀有很好的理论理解的初级医生，也会在将这个理论付诸实践时遇到困难（Kawaguchi 等，2017）。

很少有研究探讨高级住院医生的姑息照护技能。许多资深顾问在本科院校教育时，很少或根本没有接受过姑息照护相关培训；他们通过在实践中观察他人来学习，这些被学习的对象，可能未接受足够的培训（Schulman-Green，2003）。质性访谈和焦点小组讨论显示，即使是能够给予患者专心照护的专科临床医生也很难面对患者的姑息照护需求，以及与患者讨论生命末期的相关问题（Fitzsimons 等，2007）。上述问题非常重要，因为这些高年资的临床医生将成为初级医生的榜样，而他们有可能会告诉初级医生姑息照护问题可以或应该避免。Horowitz 等提出，现有的非公开式的课程中，受到“濒死的患者身上无东西可学”“照护濒死的患者是痛苦的过程”或“死亡是医学的失败”的影响，医学生并没有被安排照护濒死患者的临床任务，这是持续存在的问题（Horowitz 等，2014）。在那些认为自己学习了生命末期照护课程的学生中，他们发现参与“由专业团队主导的患者照护经历，生命末期照护的角色榜样引导，以及尊重学生”的患者照护对他们更有用（Ratanawongsa 等，2005）。一些初级医生并没有感受到来自高年资医生的支持，他们认为高年资的医生似乎也并不知道在患者生命末期阶段应该为患者做什么（Price 和 Schofield，2015）。

关于初级卫生保健或家庭执业医生培训的文献通常讨论英国全科医生。在英国，很多知道自己是末期疾病的患者都期望在家中离世（Gomes 等，2013），所以全科医生的医疗照护技能非常重要。早期英国全科医生的很大一部分培训是在医院进行的，在一项全英国范围内的邮递问卷调查中，Low 等研究指出，虽然 60%～70% 的全科医生学员接受了疼痛和其他症状控制的培训，但只有 40%～50% 的学员接受过沟通技能、居丧照护或注射泵使用的培训。他们在培训期间护理过的姑息照护需求的患者数量为 5（Low 等，2006）。接受调查的全科医生学员表示，他们接受的姑息治疗和生命末期照护培训是不同质和机会性的，因为主要发生在医院，所以并没有重现他们在患者家中会遇到的环境。令人担忧的是，高级全科医生提出因其很少应用姑息照护技能，所以他们很难维持这些照护技能；在工作中，他们倾向于依赖对姑息照护感兴趣的全科医生或姑息照护专家（Selman 等，2017）。

成为姑息医学专家

姑息照护的全球服务图（Worldwide palliative Care Alliance, 2013）显示，2013 年，全世界的 234 个国家中，只有 20 个国家将姑息医学整合到卫生健康服务；2014 年，EAPC 提出，“姑息医学发展的全球分类系统与姑息医学在各个国家作为专业发展的情况紧密相关”，他们也列出了时间线排列的 21 个姑息照护专业化发展的国家，如英国（1987）和爱尔兰（1995）、波兰和罗马尼亚（1999，2000）、美国（2006）、丹麦和加拿大（2014）（Bolognesi 等，2014）。乌干达是非洲唯一被列为有整合高级姑息治疗的国家，但也没有姑息照护专业的发展。

在专科培训发展良好的地方，国家机构通常会就姑息医学的专科培训应基于能胜任力基础的课程设定达成一致意见。在欧洲，EAPC 发布了姑息医学的十大核心多学科团队能力推荐（Gamondi 等，2013），并为实现认证和专科化发展的研究生课程开发提供了意见（Elsner 等，2007）。在美国，研究生医学教育认证委员会（Accreditation Council for Graduate Medical Education，ACGME）对姑息医学的奖学金培训项目给予了认证，AAHPM 就必要的能力和如何进行这些能力的测试给出了建议。在英国，此类课程由英国医学委员会（General Medical Council，GMC）进行认证，培训项目将受到皇家医师学院的专科培训委员会监督。同样，澳大利亚皇家医师学院姑息医学分会制订了澳大利亚和新西兰姑息医学培训的能力要求。虽然许多国家正在开展研究生课程和能力评估，但在其他大多数国家，仍然没有进行姑息医学培训的能力。

五、姑息照护能力评估

研究学习者如何获得能力，如何进行能力展示是非常重要和有意义的。1990 年，Miller 提出了一种评估临床技能、能力和表现的模型，被称为 Miller 金字塔（Miller，1990）。随着学习者能力的提高，他们可以证明自己“知道”应该做什么，然后“知道如何”去做；接下来，他们可以“展示如何”做完成一项技能操作或任务；最后，他们可以在实践中执行。图 116-1 展示了金字塔各层级可能使用的评估方法示例。

（一）本科生评估

Lempp 等研究提出，学生仍然“强烈倾向于可以确保他们临床技能熟练程度的考试，但这类考试可能会影响他们其他方面的学习”（Lempp 等，2005）。Gibbins 等在姑息医学领域中也证实了这一点（Gibbins 等，2011）。虽然英国对评估学生在姑息医学领域的学习成效已经从 25 所医学院校扩充至 30 所学校（Walker 等，2016），但在 2008 年的一项研究中发现，美国仅有 30% 的医学院校在学生实习期间评估此类教学成效（Van Aalst-Cohen 等，2008）。当学生被评估时，往往采用以知识考核为主导的测验；然而，许多学校已经引入了客观结构化临床考核（objective structured clinical examinations，OSCE），这种考核方式可以检验学生如何将知识付诸实践，并可以评估到学生面对临终或末期疾病患者时的沟通技能和态度。学生认为课程内容中没有被考核的部分不如被考核部分重要，因此进行姑息医学领域技能的评估对于提升学生和临床医生在姑息医学中的态度和技能至关重要。

（二）研究生评估：非专科

大多数姑息医学领域的专业都是“考核”而不是被“评价”的。如果学员在其专科领域课程中有与姑息医学相关的学习课程，这些姑息医学相关的课程则通常会以与其他课程类似的方式进行考核，主要是通过知识测试和基于工作场所的评估。

（三）姑息医学专科培训评估

姑息医学培训认证机构提供的培训和评估必须具备全面性和有效性，他们需要确保获得专科资格认证的医生对患者进行姑息照护的能力。目前，英国的培训项目时间是最长的，一般需要 4 年的培训；负责英国专业培训的皇家医师学院正在开发基于课程设计的核心临床能力（EPA）。澳大利亚皇家医师学院姑息医学教育委员会要求学员完成 3 年的培训课程。美国的资格培训需要 1 年。这些培训课程的结构不同，但对学员的能力要求相似。多数学员必需要有合格的学习报告，并完成各种工作场所的评估，证明他们具备在临床实践中拥有 Miller 金字塔上的“实际执行”水平的能力。在美国，临终关怀与姑息医学能力认证项目工作组已经为临终关怀和姑息治疗能力测试制订了一套客观的结果指标，这些指标包含使用蓝图和评估方法的各类工具，包括

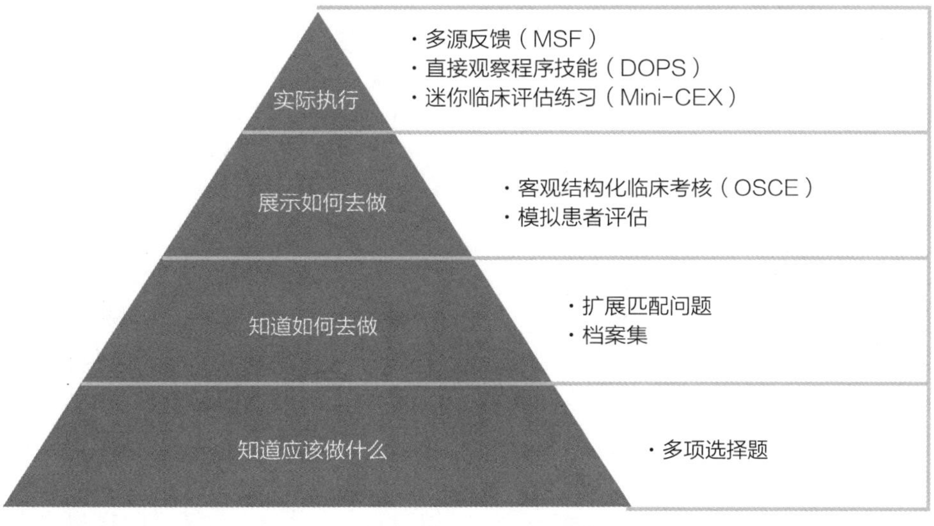

▲ 图 116-1 Miller 金字塔

经许可转载，改编自 Miller，G.E.（1990）.Assessment of clinical skills/competence/performance.Acad Med.65（9 Suppl）：S63-7.DOI：10.1097/00001888-199009000-00045

同行和自我评估、主治医生和教师评估、图标审查、沟通技能和专业水平评估、学术和姑息治疗结构化组合集、全景（360°）反馈（American Academy of Hospice and Palliative Medicine，2009）。

在英国和澳大利亚，受训医生必须完成成功的案例讨论和迷你临床评估练习（mini-clinical evaluation exercises，Mini-CEX）。Mini-CEX 是一种受监督的学习活动，其中教育监督者观察受训医生与患者和（或）家属的互动，对交流进行评分，并为受训医生提供反馈。在英国，受训医生还需完成直接观察程序技能（direct observation of procedural skills，DOPS），结构化审计和教学评估，以及寻求并反思来自多学科团队的多源反馈。受训医生还需通过一项包含 5 个最佳问题的专业证书考试来评估其知识。

六、姑息医学的教学评价

Kirkpatrick 四级模型（Kirkpatrick 四层级培训效能评价模型）描述了如何评估日益复杂的行为改变（Kirkpatrick，1979）。它包括以下四个级别的考虑：第一层级为学习者对教学的反应；第二层级为学习者在知识、态度和技能上的获得改变；第三层级为学习者将在培训中学习到的内容应用于实践的程度；第四层级是对预期培训成效是否达到的评估，包括学习者层面和组织者层面。

1997 年，MacLeod 和 James 对姑息医学教学提出一系列观点，如对姑息医学的教学过于复杂、昂贵和难以评估提出了警示（MacLeod 和 James，1997）。有一段时间，将姑息医学教学的评价局限在 Kirkpatrick 四层级培训效能评价模型中的第一层级，即学员的反应评估，通常是教学满意度的评价。姑息医学的教学通常会获得很高的评价，但是健全的教学评价不只是学生的喜欢程度。很多研究都试图证明姑息医学的教学能使学生获得知识和技能的提升。知识层面的评价通常是完成课程前后的考核评估。在完成课程后知识得分立即得到提升是最常见的，因此需要重复的考核评估来探讨是否知识的提升是会随着时间推移而可持续的。评估和评价在这里并不是相同的概念，可以对学生个体进行评估以检测他们在培训后的知识得分是否提高；可以对学生群体的课程后知识得分进行评估以评价课程的有效性。

Von Gunten 等对 593 名大三医学生参加完一门结合授课和体验式教学方法的姑息医学课程后的知识得分进行了评估（von Gunten 等，2012）。从统计数据来看，学生的知识分数有了显著的提高（提高了 23%），而在教学后的 1 年里，这一成绩又下降了 6%。Goldberg 等将毕业生在接受了为期 1 周的姑息医学临床轮转后的知识得分，与其前 1 年在接受“互动教学”课程时的知识得分进行了比较，令人失望的是，学生们的平均知识得分并无差异（Goldberg 等，2011）。一项随机对照试验显示，接受为期 1 天的沉浸式沟通技能培训的学生对患者或家庭成员的情绪反应显著高于其他学生，尽管这种成效差异只能维持较短的时间。

由于患者的负担和缺乏有效的评估工具，在本科生和研究生临床实践中学生的信心和感知到的能力测量也常常被作为评价指标。学生的信心和能力通常会随着姑息医学的教学而得到提升，但医生可能不是好的评价者，他们往往高估自己的能力。Dickson 等在一项随机对照试验中比较了内科实习生在终末期沟通质量的自评能力等级，与患者、患者家属和临床医生评估者的评估得分（Dickson 等，2012）；唯一相关的是“治疗性讨论”，发现实习生自评的信心得分越高，患者家属的评分越低。研究者因此得出结论，即“在开展改善终末期患者沟通技能的干预课程时，应考虑该课程的成效，而不仅仅是以医生的自我评估来决定干预是否成功”（Dickson 等，2012）。在一项对姑息医学领域的师资发展项目的评估中，参与者被要求评价他们的态度、知识和进行姑息治疗与临终关怀照护授课的各方面的能力（Sullivan 等，2005）。参与者在培训后再次要求评价他们的课程前自评的态度和知识。参与者在课程开始前自评教学能力更高，并且在课程后重新评估了他们的教学反馈，即在课程前他们并不知道自己对姑息医学的教学能力缺乏。参与者给予了该教学课程很高的评价，评价表明参与者对患者照护的方式发生了改变；虽然对疼痛及其他症状管理的量表调查显示参与者的得分有正向改变的趋势，但是尚未达到研究者所期望的统计学差异的预期目标标准。

其他一些用于评价姑息照护态度的问卷也在相继被开发。Mason 和 Ellershaw 开发并探讨了姑息照护自我效能量表（Self-Efficacy in Palliative Care，SEPC）的心理测量特性，该量表被用以评估医学生在沟通、症状管理和多学科团队合作中自我感知的能力信心。Mason 和 Ellershaw 使用该量表进行调查后发现，为期 2 周的姑息医学教育和临床实践可以提高学生对自己实践能力的信心和对姑息医学的态度（Mason 和 Ellershaw，2004，2008）。

评价：教育和学习能否改善患者的姑息照护

姑息医学相关的教学培训能否改善患者的照护水平很难被证明。Ury 等通过对用药记录的回顾发现，教育的干预能提升镇痛药物的处方率，提示通过教育干预可以改变学员对阿片类药物的使用态度和减少对阿片类药物成瘾问题的担忧（Ury 等，2002），但该研究未能对患者的疼痛管理结局进行评价。Green 和 Levi 报道了一个为数不多的能证明患者预后研究，该研究指出，在学习了辅助完成预先指示性任务的电子包的学习后，医学生更有能力帮助患者提前制订护理计划，患者对医学生对其的照护时间、沟通交流和知识方面满意度更高（Green 和 Levi，2011）。以上研究可能提示在开展有效的姑息医学教育项目时要纳入间接的指标，而不仅仅考虑患者的护理结局，如转诊率的提升或将更广泛的医学院社区的姑息关怀主题纳入其教学（Miller 和 Wee，2006）。Head 等认为，姑息医学教育的挑战仍然于如何证明“教育对患者结局影响的转化，以及教育干预的长期影响性”（Head 等，2016）。

结论

尽管姑息医学课程取得了发展、姑息医学的教学获得了改善，但挑战仍然存在。医学生们虽然有了更多的姑息医学课程时间，但他们仍需要临床实践经验，以及与患者在其生命末期时有意义的互动。低年资医生需要得到高年资医生的支持，高年资的医生需要洞悉患者的照护需求，能树立良好的沟通的医疗护理榜样，并能促进低年资医生的反思，以及从他们的实践经历中学习。低年资医生在成长为资深医生的过程中，应该在照护患者的实践过程中收获，而不是继续在非正式课程中学习，更不应该在仅关注临床治愈和认为死亡是医学失败的文化中继续教育下一代。

在姑息医学研究中，验证临床结果指标的研究往往很难进行，因为患者群体存在众所周知的问题。临床结果指标的缺乏和多个潜在的混淆因素，使评估姑息医学教学的临床影响更加困难。但这并不是我们放弃的理由。在一个以证据为基础的世界中，我们的主要挑战是鼓励和发展更多的创新的临床和研究合作关系，包括进行设计、提供和评估等方面的创新，促使姑息医学教育最好地造福患者及其家人。

第117章 护士

Nurses

Geana Paula Kurita　Philip J. Larkin　著
王　剑　译　　陈慧平　李玉莲　校

一、姑息医学护理概述

护士在姑息医学中的角色包括患者的护理、咨询、教育、管理/协调、为患者及其家属/照护人员提供安慰和支持，并与其他医务人员合作。这些工作能力常被认为是护理工作的一部分，但在当今的姑息医学护理能力框架中，却非常重视这些能力。重视和强调这些能力，可以更好地指导护士提供专业的姑息医学日常护理工作（Pimenta，2010）。为了在姑息医学护理中更加有效地发挥作用，护士需要通过学习循证的知识和姑息医学的专业知识，不断提高自己的能力。本章讨论了姑息医学护理的基本原则，提出了推进该专业的教育建议，并探讨了在为患者和家庭提供最佳护理方面面临的挑战和未来的方向。

二、姑息医学护理原则

护理是实践技能（操作技能）、科学知识和个人素质的综合，这些内涵有助于在不同场景中协助个人、家庭、团体和社区促进健康、预防疾病、康复/照护疾病/残疾、为和平做出贡献（Watson，1988；Henderson，1997；Lynch 等，2011；WHO，2018a）。护理实践的价值观、知识和技能在各种临床环境中都适用，与姑息治疗的原则尤其具有共性。慢性疾病和生命末期的患者分布在不同的环境中，所有的患者均可从姑息医学中获益。护士是全天候的职业，因此与患者、亲属和照护人员有最密切的接触和互动。护士在患者临终期的照护中发挥着核心作用，提供了将姑息医学的原则和实践融入日常工作的独特机会（Saunders，2006；Becker，2009）。

护理和姑息医学具有共同的价值观。姑息医学的定义强调关注生命质量、症状、尊严、整体性、多/跨学科支持（European Association for Palliative Care，2018；National Cancer Institute，2018；WHO，2018b）。护理作为一门交互式和整体性的学科，需要超越生物学的态度和方法，更关注心理、社会、精神和实际需求。两者具有相当的共性。临床决策和护士的行为态度，都需要知识、技能和同情心的结合（Becker 和 Gamlin，2004）。

在过去 20 年中，美国和欧洲的组织都强调姑息护理应该成为所有护士的基本实践能力。此外，还有着重于护士教育的出版物，包括本科和研究生课程的培训计划（De Vlieger 等，2004；American Association of Colleges of Nursing，2008；American Association of Colleges of Nursing，2017）。在姑息护理领域里，已经在努力实施规范护理教育，其核心原则是，无论是专科护士还是非专科护士都应当接受相关的教育来提升姑息护理能力，并在他们的实践中实施。

为强化实践和护理教育课程，Davis 和 Oberle 提出了支持/姑息照护模式（Davis 和 Oberle，1990；Lynch 等，2011）。该模式提出了一种基于个人特质和专业技能相结合的姑息护理专业护士的模型。描述了六个相互关联的特质：重视患者（相信人类的基本价值和每个人的特殊性）、联系（建立护士与患者/照护人员之间的联系）、授权（尽可能让患者保持独立性）、为患者提供实际的护理、发现生命的意义（帮助建立/保持生活的力量，直到死亡并为之做准备）和保持自己的完整性（尊重、真实和诚实和个人态度）。作为护士教育框架，这个模式在多个国家的癌症和非癌症姑息护理中获得认可（Newton 和 McVicar，2014）。2013 年，英国对这个模式进行了修订，提出了另外两个重要特质：展示专业知识和影响其他专业人员（Newton 和 McVicar，2014）。这反映了姑息护理角色需要获得更高的专业技能，需要能感知和处理复杂情况，并通过获得专业知识产生领导力（Newton 和 McVicar，2014）。这个模型显然受到了不断发展的知识和经济、社会因素的影响，这些因素随着时间的推移也重塑了医疗保健系统。当前还需要更有力的证据来证明其理论，但我们认为姑息护理的服务模式和教育水平是姑息护理教育的关键因素。

三、姑息医学模式与护理角色

除了普通护士在床边或诊所提供姑息治疗外，Wiencek 和 Coyne 描述了姑息医学常见的四种主要实施模式：姑息门诊、居家护理、医院姑息照护病房和住院患者咨询服务（Wiencek 和 Coyne，2014）。然而，每项服务的确切性质可能因不同国家卫生系统而异。

姑息门诊和居家护理在许多方面相似。它们都包括多 / 跨学科协作（包括医生、护士、社工、心理学咨询师），关注评估和症状管理，改善患者的生活质量和功能表现，避免住院以降低医疗系统成本。虽然两者都是姑息护理专科护士提供目标导向和具有成本效益的护理、进行独立临床决策和实践的场所，但家庭护理更强调整体考虑家庭成员和（或）照护人员。例如，家庭护理服务解决了虚衰弱无法活动患者的交通问题（Deitrick 等，2011）。与一般医疗服务相比，这些模式的优点的证据仍在完善，有报道称减少了住院次数，改善了生活质量，症状得到更好的控制，并延长了生存期（Temel 等，2010；Nordly 等，2016）。不幸的是，设施资源不足和医疗人员的短缺，构成了姑息护士执行护理计划和为患者及家人提供全方位服务的挑战。

医院内姑息病房开展的相对较晚，提供这项服务的医院比例也较低（Wiencek 和 Coyne，2014）。美国最近的一项研究表明，在人口密集地区的大型医院（300 张床或更多）和学术机构、医疗中心，提供姑息医疗的比例较高，说明机构的性质（营利 / 非营利）和地理位置影响姑息医学的开展（Dumanovsky 等，2016）。院内姑息病房的优点包括集中了姑息照护专家（包括护士），同时提供紧急姑息照护服务，以患者和家人为中心的环境，还有专门进行姑息照护培训、研究的空间。因此，护士可以在提供临床护理、指导 / 教育和开展研究等方面扮演独特的角色。缺点往往与行政管理相关，包括日常成本高、预算限制、人员配备模式缺乏正式标准等（Wiencek 和 Coyne，2014）。这可能会导致住院患者转诊到咨询服务，而不是改善住院姑息治疗单元的结构 / 功能。

咨询服务通常由专门的姑息医学团队提供，该团队主要由一名医生和护士组成，与管理患者的住院团队成员合作（Wiencek 和 Coyne，2014）。住院患者咨询服务是姑息医学最常见的模式，它不需要特定的地点，而且咨询可以由医疗团队的一名成员负责，其可以决定是否需要邀请其他专业人员。因此，它的优势包括提供便捷服务、较少的资源需求、非持续负责，以及更容易管理（因为患者仍在其主治医生的管理下）。当然，紧急姑息照护服务的全时覆盖率很低，病例转给医疗团队后，医疗团队不一定会遵循咨询建议（Wiencek 和 Coyne，2014）。在这种模式中，护士面临的主要挑战是需要鼓励医疗团队坚持自己的姑息照护计划，还要找到能加强未来伙伴关系和合作的方法。

尽管姑息医学的模式仍在发展中，但毫无疑问，护士的核心作用不仅包括直接护理和协作，还包括管理资源、协调和实施护理计划。此外，他们是公认的促进者，在医疗专业人员、患者家属和照护人员之间进行调解和建立沟通（Ghiyasvandian 等，2015）。因此，不同级别的姑息护理教育和培训对于反映不同的需求尤为重要（框 117–1）。

四、教育层次

各医疗专业人员的姑息医学教育根据其功能和临床需要的特殊性而有所不同。2004 年，欧洲姑息护理协会描述了三种不同层次的姑息护理护士教育（De Vlieger 等，2004），反映了相对于不同工作环境所需的培训（框 117–1）。该项目为管理人员和组织提供了一个蓝图，说明在经过一段时间的理论学习后，在临床技能和能力方面可以达到的预期。这对建设和改进姑息医学教育有重要作用。姑息护理护士教育各层次级别的定义和描述（框 117–1），划定了全科和专科姑息护理之间的界限。

框 117–1　根据 EAPC 的姑息医学教育层次分级

- A 级：基础本科和研究生培训。它指的是本科学生和合格的医疗保健专业人员的初步培训，他们可能会遇到需要姑息医学方法的病例
- B 级：高级研究生培训。它是指具有指定姑息医学角色或经常受到需要姑息医学环境挑战的合格医疗保健专业人员
- C 级：专业研究生培训。它与负责姑息医学单位的医疗保健专业人员、咨询服务提供者和（或）参与姑息医学教育和研究的人员有关

经许可转载，改编自 De Vlieger，M.et al.(2004).European Association for Palliative Care(EAPC)：A guide for the development of palliative nurse education in Europe.Palliative Nurse Education. Report of the EAPC Task Force.EAPC Onlus.https://www.eapcnet.eu/Portals/0/adam/Content/LmgAajW9M0Os7VYZs0ZXCQ/Text/EAPCGuideNurseEducation.pdf.

五、姑息护理教育框架的构建

（一）全科和专科姑息护理护士

姑息医学的理想模式是一个专业的医疗团队，以患者为中心，为其提供整体治疗。然而，由于专业医疗人员的缺乏或培训不足，以及其他一些因素，姑息照护未能广泛开展，这仍是一个全球性的问题（WHO，2018c）。此外，大多数的重病患者和临终患者不能进入有最专业医疗队的临终关怀院或大学附属医疗中心接受照护。因此，实际情况往往是由非专科护士，担起照护这些病患的责任，提供“普通的临终关怀”服务。

理论上，全科护士具有全面的临床能力，可以满足不同的患者需求。他们对健康 / 疾病状况拥有全面的知识。全科护士也都会经过专业培训，可以进行姑息护理工作，但护理本科课程内容和专业实践在各国家地区差异较大。此外，患者不能很好地获得症状控制，患者及其家属的护理不足，也说明了教育的缺乏（Kwon，2014；Unroe 等，2015；Smets 等，2018）。

上述问题也反过来促进在获得认证和研究生课程中，对护士在本科和研究生阶段的姑息照护能力进行确认，对最基本的姑息护理课程进行要求和建议（De Viegler 等，2004；Lynch 等，2011；AACN，2018）。专科姑息医学护理需要专业知识来护理晚期的疾病患者和临终患者，内容包括了专业的症状评估和管理、提供咨询和沟通、提供专业护理计划（Schroeder 和 Lorenz，2018）。专科护士并非必须是通过学术研究生培训获得正式认可的头衔，也可以通过不同的方式获得认可。根据每个国家的教育和专业法规不同，获得的方式也有差异。例如，在美国、加拿大和日本，姑息医学护理是通过硕士学位课程（Sherman 和 Free，2015）提供的护士专业，但拥有姑息照护经验的护士也可通过考试获得该专业的认证。包括澳大利亚、巴西和英国在内的其他国家也设置了不同的研究生课程（奖学金、专业、硕士和博士）。此外姑息医学非常重视临床经验，因此住院医生、研究生和脱产课程也被认为是提高专业能力的教育（Hospice and Palliative Nurses Association，2015）（表 117–1）。

（二）姑息护理课程与资源

虽然将姑息医学纳入护理本科和研究生课程对推动姑息医学发展的作用显而易见，但相关的国家教育政策和课程内容还是很有限。欧洲、美国、加拿大和澳大利亚的专业委员会已经发布了关于姑息治疗专业标准和能力的说明，以促进和指导患者护理。它们是通过国家专家委员会和利益攸关方协商制定的，是为几个国家的卫生专业人员制订相应教育方案内容（建议和最低课程要求）的框架。由 AACN（O’Connor，2016）和加拿大护理学院协会（2012a）编制的姑息治疗护理能力概述见表 117–2。

姑息医学通常包含在本科和研究生课程中（Bassah 等，2014）。 如 AACN（Ferrell 等，2015；American Association of Colleges of Nursing，2018）管理的 ELNEC 和培训师课程，以及澳大利亚圣母大学的 PCC4U（Ramjan 等，2010；Australian Government Department of Health，2018），这些课程可在线获取（表 117–3）。欧洲姑息护理教育发展指南（De Vlieger 等，2004）和 2013 年第 4 版癌症护理课程（European Oncology Nursing Society，2013）中关于姑息和支持护理的章节也已出版。这些都是建设姑息医学护理教育的宝贵资源。不同地区之间，由于社会经济的差异，可能会导致不同的诉求，当地卫生系统应根据具体情况进行调整，采用最合适国情的医疗和教育政策。

基于已达成的共识能力和内容（De Vlieger 等，2004；O’Connor，2016），姑息医学护理教育的内容应包括临终关怀和姑息医学的基本原则、沟通、文化问题、伦理和法律、评估和症状管理、药理学、管理、家庭、特殊人群管理、社会和医疗系统、研究、领导和教育者培训。不同层次的姑息医学教育（A、B、C）的内容可能相同，但更高层次的内容涵盖了次级层次的内容，循序渐进地达到处理更复杂问题的能力。专科姑息护理护士的能力集中在五个此关联的领域：治疗相关，复杂支持护理、协作实践、领导能力和实践改进（Canning 等，2005）。表 117–4 给出了姑息护理教育范畴和内容的模型（De Vlieger 等，2004；Hospice and Palliative Nurses Association，2015；O’Connor，2016）。

学术课程的持续时间因每个教育机构的需求和能力而不同。内容可以贯穿整个本科课程或与其他学科相结合，而护士课程通常是短期（几天或几个月）的继续教育，或者经过至少 1 年的强化学习的正式专业课程。

（三）教育策略与评价过程

教学方法应遵循成年人教育的原则，注重批

判性思维、问题解决和多专业沟通（Spencer 和 Jordan,1999；De Vlieger 等，2004）。自主学习和问题为基础的学习可以发展临床推理技能，通过学习者认为相关和基于以往经验的学习来激励成年人。资源包括理论讲座、临床实践、小组工作（单一和多学科）、角色扮演 / 实际演示、分享真实生活经历、

表 117-1 已设置姑息医学护理专业及相关专业专科化的国家示例

国家 / 地区	名 称	要 求	类 型	来 源
澳大利亚	姑息医学研究生证书（GC-PALCARE）	• 护理学士学位（或同等资格） • 1 年临床经验 • 在临床环境中就业	课程 1 年（理论 / 实践）	https：//handbook.unimelb.edu.au/2021/courses/gc-palcare
巴西	姑息护理员	• 健康或社会科学学士学位 • 注册专业执照	课程 1 年（理论 / 实践）	https：//paliar.com.br/cursos/
	肿瘤姑息医学研究员	• 护理学士学位 • 2 年肿瘤学经验	课程 1 年（理论 / 实践）	https：//www.inca.gov.br/cursos/assistencia-de-enfermagem-em-cuidados-paliativos-em-oncologia
加拿大	加拿大临终关怀姑息护理认证	• 注册护士执照 • 过去 5 年至少有 3900h 的专科注册护士工作经验或 2925h 的工作经验，并在过去 10 年内参加过至少 300h 的正式专业岗位基础课程	考试	https：//cna-aiic.ca/en/certification/get-certified/certification-nursing-practice-specialties
丹麦	姑息护理能力	• 健康科学文凭 • 7 年专业姑息医学领域的临床经验	理论基础评估，继续教育和临床经验	https：//dsr.dk/fag-og-forskning/nyhed/13-palliative-sygeplejersker-fagomraadegodkendt
爱尔兰	姑息医学研究生证书	• 注册护士执照 • 相关学科的初级学位（或同等学力） • 2 年注册后工作经验 • 研究生文凭课程 • 接受 2/3 级姑息医学至少 75h/ 月	课程 1 年（理论）	https：//www.nmhs.ucd.ie/study-with-us/graduate-programmes/courses/graduate-certificate-palliative-care
	姑息护理研究生文凭	• 注册护士执照 • 研究生文凭课程 • 至少 78h/ 月接触姑息医学 • 专家推荐 • 学生临床能力评价者	课程 1 年全日制或 2 年兼职（理论）	https：//www.nmhs.ucd.ie/study-with-us/graduate-programmes/courses/graduate-diploma-palliative-care
以色列	姑息护理员	• 注册护士执照 • 硕士学位 • 护理专业毕业 • 肿瘤或老年护理注册培训 • 5 年工作经验，并参加姑息护理执业护士课程	课程 8 学期（理论 / 实践）	https：//www.palliative.org.il
日本	姑息护理执业护士	• 获得国家资格后的经验 • 硕士学位或完成教育认证计划，认证必须每 5 年更新 1 次	考试	https：//www.nurse.or.jp/jna/english/nursing/education.html
挪威	姑息护理专业	• 注册护士执照 • 三年制护理学士学位 • 1 年工作经验	课程 2 年（理论 / 实践）	https：//www.vid.no/en/studies/palliative-nursing-specialization/

（续表）

国家 / 地区	名 称	要 求	类 型	来 源
美国	高级认证临终关怀和姑息护士	• 注册护士执照 • 经认证的高级护理实习课程的硕士、研究生或博士学位 • 拥有临终关怀和姑息医学的专科护士 / 从业者最近 12 个月 500h 或最近 24 个月 1000h 的实习	考试	https：//absnc.org/certification/accredited-programs https：//advancingexpertcare.org/certification
	注册临终关怀和姑息护士	• 注册护士执照 • 临终关怀和姑息护理实践（最近 12 个月 500h 或最近 24 个月 1000h）	考试	

表 117-2 护理本科教育应考虑的姑息医学相关能力

加拿大护理学院协会（2012）	AACN（O'Connor，2016）
进入实践能力[a]	本科教育能力[b]
1. 使用必要的关系技能支持决策，可持续协商姑息和临终护理模式 2. 具备悲伤和丧亲之痛的知识，从跨文化角度支持他人 3. 具备以家庭为中心的整体护理知识和技能，可护理临终时出现疼痛和其他症状的人员 4. 了解并可应对不同人群的独特临终需求，如老年人、儿童、多文化人群、认知障碍者、语言障碍者、农村和边远地区的人、慢性病、精神疾病和成瘾者、边缘化人群 5. 在照顾临终人员及其家庭时，熟练运用伦理知识，同时注意自己的反应，如道德困境和困境，以及临终决策的成功 6. 具备处理心理社会和实际问题的能力，如计划在家中死亡，以及与个人和家庭成员相关的死后护理 7. 确定姑息照护和临终关怀服务的全方位和连续性、资源及其适用环境，如家庭护理 8. 对患者和家庭成员进行护理需求教育和指导，确定家庭成员的休息需求，并安全、适当地将护理委托给其他护理人员和照护提供者 9. 具备有效协作的能力，可解决患者和家庭成员在综合跨专业团队中的优先事项，包括专业医疗保健提供者和患者本人	1. 提倡从诊断开始，将姑息照护作为优质护理的必要组成部分，并将其纳入护理照顾中，以满足重疾患者及其家人的需求 2. 确定人口统计学、医疗保健经济学、服务提供、护理需求的动态变化，以及重疾对患者和家庭的经济负担，这些都需要改进姑息医学的专业准备 3. 认知自己对严重疾病和死亡的伦理、文化和价值观、信念 4. 在提供姑息医学服务时，尊重患者及其家属的文化、精神和其他多样性 5. 对患者、家属、医疗团队成员和公众进行有效且富有同情心的教育和沟通，了解姑息医学问题 6. 与跨专业团队成员合作，提升对重疾患者的姑息照护能力，提高对患者及其家属的姑息照护经验和效果，并确保协调和高效的姑息照护实践，并造福于社区 7. 在重病期间和生命结束时，激发并表达对患者和家庭价值观、偏好、护理目标和共同决策的尊重 8. 将伦理原则在重疾患者及其家属护理中应用 9. 了解、应用并有效传达与重疾患者及其家属护理相关的当前的法律指南 10. 使用有效、标准化的评估工具、专业的访谈和临床检查技能，对严重疾病中常见的疼痛和症状进行全面评估 11. 使用循证药理学和其他科学方法，分析并与跨专业团队沟通疼痛和症状管理的计划和干预 12. 评估、计划和治疗患者的生理、心理、社会和精神需求，以提高重疾患者及其家属的生活质量 13. 根据患者护理目标、国家质量标准和价值观评估接受姑息照护的结果 14. 在诊断出严重疾病时，为患者及其家属提供有能力、富有同情心且尊重文化的护理，直至生命结束 15. 实施自我照顾策略，支持自己应对痛苦、失落、道德困境和同情疲劳 16. 协助患者、家属、非专业护理人员和专业同事应对和增强处理重疾带来的苦难、悲伤、失落和丧亲之痛的韧性 17. 遇到复杂病情和家庭的需求时，认识到需要寻求咨询（即高级实践护理专家、专业姑息护理团队、伦理顾问等）

a. 经许可转载，引自 Canadian Association of School of Nursing.(2012).Palliative and end-of-life care：Entry-to-Practice Competencies and Indicators for Registered Nurses.Ottawa，ON：Canadian Association of Schools of Nursing.

b. 引自 O'Connor，B.(2015).CARES：competencies and recommendations for educating undergraduate nursing students preparing nurses to care for the seriously ill and their families.J Prof Nurs.32(2)：78-84.http://dx.doi.org/10.1016/j.profnurs.2016.02.008.Used by permission from National ELNEC Project Office，September 4，2018.ELNEC is a partnership between the American Association of Colleges of Nursing，Washington，DC and the City of Hope，Duarte，CA.www.aacnnursing.org/ELNEC.

表 117-3　基本姑息医学教育示例

方　案	生命终结护理教育联盟 ELNEC[a]（Ferrell 等，2015；AACN，2018）	本科生姑息护理课程 -PCC4U[b]（Ramjan 等，2010；Australian Government Department of Health，2018）
目标人群	护理本科生与护士	护理、医学及相关卫生专业本科生
资源类型	• 在线 • 6 个模块	• 在线 • 4 个核心模块 • 4 个焦点话题 • 6 个模块注册护士工具包
持续时间	每个模块 1h	未指定
内容	1. 姑息医学简介（理念、原则、护士角色、跨专业团队、患者及其家属、影响生理、心理、社会和精神领域的症状和问题） 2. 姑息医学中的沟通（积极倾听、注意在场、技巧） 3. 姑息医学中的疼痛管理（疼痛的生物、心理、社会和精神性质评估，药理学和非药理学干预，护士的作用） 4. 姑息医学中的症状管理（将疼痛管理模型应用于其他症状、进行评估、药物和非药物干预） 5. 失落、哀伤和丧亲（失落、哀伤和丧亲，护士的支持作用，意识到自己对失落和哀伤表达的反应，应对策略） 6. 生命的最后几个小时（为患者和家属做好死亡准备、临终症状管理、优质临终护理的文化和精神组成部分、死后躯体护理和丧亲之痛）	核心 1. 姑息医学原则（影响死亡和死亡的因素） 2. 与末期疾病患者沟通（与患者及其家人沟通的技巧） 3. 评估和管理症状（确定健康需求并理解，管理常见临床问题的原则） 4. 优化功能（失落问题、确定护理目标和了解护理效果） 特定人群的焦点话题 1. 多学科护理 2. 照顾末期疾病的居民 3. 照顾末期疾病的儿童 4. 以文化为核心，对末期疾病患者的护理 护士的工具 1. 姑息医学原则 2. 与有生命限制的人沟通 3. 症状评估与管理原则 4. 疼痛的评估和管理 5. 优化姑息护理 6. 临终关怀和丧亲支持

a. 经许可转载，引自 National ELNEC Project Office，September 4，2018.ELNEC is a partnership between the American Association of Colleges of Nursing，Washington，DC and the City of Hope，Duarte，CA.www.aacnnursing.org/ELNEC.
b. 经许可转载，引自 Palliative Care Curriculum for Undergraduates(PCC4U) Project Team with funding from the Australian Government Department of Health.(2019).Palliative Care Curriculum for Undergraduates(PCC4U).www.pcc4u.org.au.

表 117-4　姑息医学护理教育的项目和内容示例

项　目	建议的内容		
	本科 基础知识	高级 深入了解 （除基础知识外）	专家 专家知识 （除了基础和高级知识外）
基础知识	• 临终关怀和姑息医学原则（核心价值观、结构和模式、生活质量、生物心理社会护理模式） • 基本沟通技能 • 舒适管理（症状管理、痛苦、文化和精神因素）		
沟通	• 倾听技巧 • 获取患者 / 家庭 / 决策者价值观和偏好的方法 • 跨专业沟通技巧 • 言语和非言语交际 • 有效传递信息	与助理关系，患者关系的界限、对待复杂需求的患者、家庭状态的变化，支持处于危机中的患者家庭	地方、区域和国家支持小组、咨询
文化	文化和精神评估（患者 / 家庭 / 护照护、自我评估和周围社区，了解他们对照护的影响）	精神支持、仪式和习俗	

（续表）

项　目	建议的内容		
	本科 基础知识	高级 深入了解 （除基础知识外）	专家 专家知识 （除了基础和高级知识外）
道德 / 法律	• 尊重其他人的态度、价值观、行为和信仰 • 了解自我（应对机制、个人能力、倦怠、转诊其他专业） • 知情同意、预遗嘱、不抢救、争议性药物使用的法律法规 • 伦理（营养支持和输液、生命支持、辅助自杀） • 当地相关专业护理机构岗位管理要求 • 死亡证明、死后照顾、民政手续	• 临终的镇静问题 • 安乐死的伦理	风险评估、政策、程序和方案、临床管理和质量、地方、区域和国家层面的政策和法规
评估和症状管理	• 常见症状（疼痛、胃肠道、呼吸困难、厌食－恶病质、虚衰弱、口干、精神紊乱、抑郁等） • 标准有效的工具 • 临终标准、临终症状管理、临终患者及家属支持 • 舒适度评价、辅助疗法（按摩、放松等）	• 评估工具（多层面方法）、原发病、特定人群（老年人、儿童） • 姑息医学急症（脊髓压迫、出血、高钙血症等） • 症状（瘘管、皮肤问题、咳嗽、大便失禁等）	
药学	• 常用症状控制的药物介绍，包括不良反应、误解、阿片类药物的正确使用 • 给药途径	• 临床药学 • 药物的药代动力学与相互作用	
管理	• 运用护理流程帮助患者及其家属 • 跨专业协作（团队成员的角色和职责） • 护士的角色（培养以患者为中心 / 以家庭为中心的护理、居家护理、临终护理、丧亲的护理、护理干预的评估）		
家庭	• 重疾对患者及家属的影响 • 家庭的变化和患者个人的社会家庭角色改变 • 应对机制 • 家庭和照护员的教育 • 悲伤和失落	复杂情况下的支持（商榷和预防冲突）	• 对悲痛儿童的特殊照顾 • 创建丧亲支持系统
特殊人群	评估严重疾病对弱势群体的影响，如老年人、慢性病患者和特殊环境（精神病院、监狱和急诊室），包括考虑药物使用、症状的恶化等	• 心理和精神干预 • 社会和家庭问题	
社会 / 医疗系统	• 不可治愈疾病的流行病学 • 姑息和临终关怀服务的可行性、满意度和姑息护理遇到的阻碍 • 支持方案（教会、学校等社会资源） • 社区公共卫生干预效果评价	• 组织方面 • 影响机构内部变革阻力的因素 • 地方和国际姑息医学组织的作用	• 定量与定性研究方法 • 医疗系统中的质量控制 • 姑息医学服务的评价与评审
研究	介绍姑息医学护理的研究（症状评估和管理、护理、丧亲、生活质量等）	• 批判性阅读与学术写作技巧 • 姑息医学研究的应用与局限性 • 研究与循证实践	• 了解医疗保健系统、管理结构、研究和伦理委员会等方面的研究 • 开发和使用研究工具 • 数据收集和分析的方法 • 多学科研究 • 研究和评审以确定最佳实践指南和流程的证据

（续表）

项 目	建议的内容		
	本科 基础知识	高级 深入了解 （除基础知识外）	专家 专家知识 （除了基础和高级知识外）
领导力	责任感。包括姑息医学领域护理先驱者们的历史；姑息护理对姑息医学服务、卫生经济学，生活质量等的影响和作用	• 团队动力与领导力 • 持续专业发展 • 患者和家庭对团队动力的影响 • 将变更引入团队的方法：团队冲突中的协商与支持	• 管理与组织理论 • 预算编制、政治问题、策略问题、评审资源
师资相关培训	对患者和家庭进行有关疾病和预后的教育	教学方法与多学科教育	• 辅导和指导技能 • 国家成年人教育体系 • 理解研究性实践的概念 • 制订最终的满足区域需求的教育方案

引自 De Vlieger，M.et al.(2004).European Association for Palliative Care(EAPC)：A guide for the development of palliative nurse education in Europe.Palliative Nurse Education.Report of the EAPC Task Force.EAPC Onlus.https://www.eapcnet.eu/Portals/0/adam/Content/LmgAajW9M0Os7VYZs0ZXCQ/Text/EAPCGuideNurseEducation.pdf；Hospice and Palliative Nurses Association(HPNA).(2015).HPNA Standards for Clinical Education of Hospice and Palliative Nurses，Second Edition.Pittsburgh，USA：HPNA；and O'Connor，B.(2015). CARES：competencies and recommendations for educating undergraduate nursing students preparing nurses to care for the seriously ill and their families.J Prof Nurs.32(2)：78-84.http://dx.doi.org/10.1016/j.profnurs.2016.02.008.

自主学习（课程作业、阅读、互联网研究等）和临床实习。学习资源的示例包括 ELNEC 和 PCC4U，以及加拿大的临终和生命终末期护理（Palliative and End-of-Life Care，PEOLC）教学和学习资源（加拿大护理学校协会，2012b）。后者包含基于临终生命终末期故事的护理教育指南（基于故事的学习），以及一个在线资源工具包，以帮助护理教师将临终和生命终末期护理内容整合到他们的课程中。

传统的评估方法包括考试、案例研究和研究项目。然而，评估临床技能、决策及广泛的身体、心理社会和精神护理技能需要制定更广泛的评估策略。掌握姑息治疗的概念是复杂的，战略必须准确地确定这些概念是否已被充分吸收。有监督的临床轮轮转于评估绩效非常重要。技术进步为教育者提供了更好的电子资源，并为角色扮演、反思和临床心理动力学创建了更多交互式评估方法，以增加评估选项。此外，对课程和教师 / 培训师绩效的评估对于将内容和教学技巧与计划的学习目标相匹配至关重要。

六、挑战和未来方向

虽然姑息医学护理的教育和培训非常重要，但只有在临床实践中真正应用这些技能，提高患者的治疗效果，才是最终的目标。护理实践需要提供真正的机会，让护士们能够在实践中应用他们的技能和知识。不同国家的情况各不相同，在一些国家，护士可以获得高等教育的机会，但在另一些国家，这种机会却相对有限。近年来，某些专业的发展促进了高级护理的发展。临床护理专家在临终关怀中扮演着重要的角色，他们的职责不仅仅是临床护理，还包括教育和研究（Seymour 等，2002；Howell 等，2014；Mishelmovich 等，2016）。拥有硕士学位的高级护理专家还可以在护理门诊中担任主导者，专注于专科工作。美国和英国一直有专科护理的基础，这个概念在越来越多的国家也得到认可（Jokiniemi 等，2015）。近些年来，拥有硕士学位的高级执业护士越来越多，这让他们可以主理指导诊所并专注于专业领域的实践（Hummel 等，2017；George，2016）。也还存在一些问题需要解决，如明确临床护理专家和高级护理人员之间的区别，对他们职业发展期望的引导等。此外，Kennedy 等（2015）也提出由于高级护理专业人员的流动性较大，也需要寻找解决方案，以便更好地应对流动性过大对医疗系统可能产生的挑战。

国际上已经让护士具有处方权的趋向，不限于临床护理专家和高级执业护士，也逐渐包括所有的临床的护士（Kroezen 等，2011；Lim 等，2017；Wilson 等，2018）。通过接受药理学方面的额外培训，包括药代动力学、药效学及临床应用后，护士有权在其执业资格范围内从规定的药物清单中开出处方。这些年来，护士处方（包括用于姑息治疗的“超适应证”处方）量正在增长（Culshaw 等，2012；Bowers 和 Redsell，2017；Latham 和 Nyatanga，2018）；不过也有研究表明在护士获得处方资格到实际的临床处方过程中还是存在距离（Cole 和 Gillett，2015；Ziegler 等，2015）。总的来说，护士开具处方的优点非常明显，如更快的响应、更好的症状管理和更有效的治疗；但也需要考虑不同环境、保险和职业责任的角色和责任，还需要更多有力的证据来证明其对护理学的额外益处（Quinn 和 Lawrie，2010）。

结论

护理是姑息医学的关键组成部分，这也是 Cicely Saunders 的观点（Clark，2006）。随着姑息医学实践的发展，护理对姑息治疗的贡献将对提供服务、优化患者和家庭护理至关重要。

第 118 章　社会工作、精神关怀和药学的教育培训

Teaching and training in palliative social work, chaplaincy, and pharmacy

Myra Glajchen　George Handzo　Ebtesam Ahmed　著
王　剑　译　　陈慧平　李玉莲　校

随着姑息医学专业不断发展，越来越多的社会工作者、精神关怀师和药剂师参与到多学科团队中为严重慢性病患者及家属提供照护。对姑息的教育和培训提出了新的要求。部分国家已经开展了系统性的教育、培训和认证工作。但在很多国家，这部分工作的进展还是不尽人意。本章将探讨姑息医学中关于社会工作、精神关怀和药学教育培训的整体情况，以及其实践中面临的挑战。

一、社会工作概况

社会工作者（简称社工）定期对住院照护、家庭照护、长期照护、基本照护、社区卫生站的患者提供社会服务，但大多数参与姑息照护的社工并没有接受姑息医学方面的专业培训。目前参与姑息照护的社工，他们的培训和许可证与从事其他类型护照护社工没有什么不同，并且雇主们也不要求有姑息照护继续教育或经历的认证。

作为发达国家情况的缩影，美国是一个很好的例子。据估计，在美国约有 65 万持照社工，其中 45% 拥有硕士学位。社工的许可证要求因州而异（Salsberge 等，2017）。社工们的很大一部分服务对象是重病患者，但在姑息照护方面并没有专门的培训或经验。出于专业精神而非雇主或医疗监管机构的要求，部分社工希望能得到服务重病患者所需技能的高质量继续教育，并获得姑息医学相关社工的证书。全美 4000 多家临终关怀机构雇佣的数千名社工是由联邦政府统一认证，这更说明了问题。根据规定，临终关怀社工只需要持有执照，在医疗机构有 1 年的工作经验，并在拥有硕士学位的社工的监督下工作（Centers for Medicare and Medicaid，2016）即可。由于社工供给不足等客观因素，美国政府甚至还考虑降低对临终关怀社工资格的要求（Herman，2012），有些类似于澳大利亚的政策，鼓励社工助理从事姑息医学的社会工作（Healy 和 Meagher，2004；Allied Health Workforce Advice and Coordination Unit，2008）。

在大多数其他国家，虽然已经把社工确立为一种职业，但仍没有重视姑息医学相关技能培训和认证。在加拿大，要求社工具备学士或硕士学位，一些省设有专门的管理机构，但各省具体的政策也不尽相同。在欧盟国家中社工只要持有许可证，就可以在全部的欧盟国家执业。当然欧盟内各国的政治、经济和医疗系统的差异，也会影响他们的执业（Jones，2013）。大多数欧盟国家都设有社会工作专业管理机构、按照法规对社工进行管理，但在教育、培训、临床实习和道德规范方面有很大差异（Hussein，2011）。在非洲，由 25 名成员国组成的国际社会工作者联合会也在开展加强专业知名度和认可度方面的工作，但是各国在专业实践方面存在很大差异。

二、姑息医学全科与专科社工

与许多发达国家对医生进行姑息医学教育一样，由于姑息医学团队的需求，越来越多的医生接受了姑息医学继续教育和培训，可以在临床实践中提供更高质量的姑息医疗和照护；姑息医学团队对社工参与的大量需求，也促进了姑息专科社工的发展。接受姑息医学专业的继续教育或专业培训的社工，在参与实践过程中，可以更专业的将患者转介给姑息医学专家团队，为患者提供更高质量的姑息医疗服务。

2004 年，美国国家社会工作者协会（National Association of Social Workers，2004）发布了 11 项姑息和临终关怀社会工作实践标准（National Association of Social Workers，2004），自 2008 年起，该组织开始颁发临终关怀和姑息医疗社会工作者（Advanced Certified Hospice and Palliative Social Worker，ACHP-SW）高级认证证书。获得证书的要求是：社工拥有

硕士学位，在临终关怀或姑息医学领域至少有 2 年的实践经验，得到一名社工每周 1 次的监导，并在临终关怀和姑息医学领域接受至少 20h 的继续教育。该证书对全科与专科社工都适用，但是这个项目的实施是否对姑息医学社工的发展有促进作用，尚未有明确定论。2013 年在一项针对 1169 名参与临终关怀或姑息医学的社工的调查发现，持有全国社会工作者协会认证的社工人数仍很少（Weisenfluh 和 Csikai，2013）。

在英国，大约 100 000 名注册社工中仅有 400 名具有姑息医学社工认证，其中大多数是姑息照护工作者协会会员（Payne 和 Reith，2011），他们的工作重点是在福利、丧亲和心理社会支持方面提供帮助。加拿大已经明确了姑息医学社工的核心能力是心理社会和精神（Cadell 和 Bosma，2011），加拿大临终关怀姑息照护协会的原则和实践规范中也认可心理社会和精神领域的专业知识是姑息医学社工的核心。在非洲也有姑息医学社工，但同样很少有专业人员参与，培训机会也很少。姑息医学社工没有被作为主流学科，而是被视为一种高端专业（Hunt 和 Maasdorp，2011）。亚洲的现状是姑息医学社工在中国、新加坡和日本发展均较缓慢。在日本，2007 年的癌症防治法增加了对姑息专科社工教育和培训的要求，同时修订了国家医疗保险制度，规定了社工参与的住院和家庭会议相关费用给予报销（Kurihara，2011）。以色列卫生部要求开设姑息医学科的最低标准是团队具有资质的社会工作者，但他们的相关教育和培训资源不足，比较依赖捐款和临时基金（Bentur 等，2012）。

美国、加拿大和英国等国家，则由专业协会对姑息专科社工专业提供支持。在美国，临终关怀和姑息治疗网络拥有 1000 名社工成员，该网络促进了临终关怀和姑息医学社工的教育、培训、认证和研究工作（Social Work Hospice and Palliative Care Network，2018）。2016 年，该网络开始进行姑息医学专科社工的高级姑息和临终关怀社会工作认证（APHSW-C）；2019 年开始第一次考试。

总的来说，国际社会越来越认识到将姑息性社会工作专业规范化的必要性，并在一些国家取得了进展。具体体现在确认专家的公认身份、专业协会的成立、专业培训机会及对专业能力教育、培训和经验的证书方案认可。姑息专科社工的发展的同时，也需要为非专科社工提供更多的姑息医学教育和培训机会，以提高全科姑息照护的能力。在明确和推广姑息专科社工的能力方面，当前还需要开展更多的工作。

三、社会工作能力培训与课程设置

教育和培训课程依据核心能力需求进行设置，可设置全科和专科两类不同的课程。在美国，临床医生教育者使用德尔菲法为姑息社工制订了基于共识衍生的核心能力（Glajchen 等，2018）；这些能力要求为一线工作的姑息社工设置面向严重慢性疾病患者提供照护的最佳实践和培训框架。

加拿大的一个工作组在临终关怀姑息照护领域制定了 11 项社会工作核心能力（Bosma 等，2008）。2014 年和 2015 年，欧洲姑息协会姑息社会工作特别工作组描述了 10 项核心能力（Hughes 等，2014，2015）。

目前，尚无循证支持的全科或专科社工姑息照护培训核心课程。在英国，多项调查显示，姑息医学课程内容缺失。一项对 88 个经认证的社工培训课程进行的调查中发现，其中 64% 的课程提供了至少一门关于死亡和临终关怀的课程，但却只有 42% 的学生选修了这门课程，76% 的课程提供了姑息照护选修课，但学生选择率仅为 30%（Dickinson，2013）。另一项美国调查指出，姑息照护课程非常少，现有的课程内容更多的是关注姑息医学的历史、相关法律和政策问题，姑息医学临床实践的内容反而占比很少（Berkman 和 Stein，2017）。一些新颖的课程模式正在开发，如将整个学期的课程、选修课、小课或一个课程模块整合到老年医学或健康管理课程中。迄今为止，这些课程是否对学生在姑息医学实践方面有帮助尚未得到检验。

四、姑息医学社会工作的总结和展望

国际社会已逐渐认识到需要提升所有社会工作者的相关能力，支持发展姑息社工专业。但当前社会工作者受邀参与为严重疾病患者提供照护，这一领域正缓慢发展，有些国家通过对专科社工的核心能力的认定，促进社工的培训和资格认证工作。经过培训获得资格认证的社工可以为患者和家庭提供高质量的全科干预措施，或者成为这个领域的专家。专业的培训课程形式和内容也在不断丰富，包括学习者为中心的教学、跨学科增强信心的方法，以及线上教育等（Agnew 和 Duffy，2010；Supiano 和 Berry，2013；Turner 等，2015）。无法开设专门的课程时，也可以将姑息医学内容添加到现有的选修课课程中。需要进一步推广将理论教育更好地整合到住院、临终关怀、长期护理和社区护理实习中，借以补充或甚至取代课堂学习。

一些国家通过借鉴其他领域的成功创新模式，来建设社工培训项目。例如，在以色列，使用私人基金进行包括社工在内的跨学科的姑息医学培训（Bentur 等，2012）。在美国，一些资金拨款支持了包括社工在内的 500 多名医疗健康专业人士的培训，培训增加了姑息相关的知识、领导力和信心（Otis-Green 等，2009，2015）。此外，美国肿瘤临终关怀跨学科课程通过获取政府的资助，进行了持续的跨学科教育（Csikai 和 Jones，2011；Head 等，2014）。

五、姑息医学中精神关怀概况

关注精神层面是姑息医学的一个重要领域，国际上，牧师通常被认为是跨学科团队中精神照护者，他们为患有严重慢性病的患者和家庭提供专业的支持（见第 20 章）。最近的一项的研究工作通过比较美国、英国、澳大利亚的精神关怀发现，这三个国家的精神关怀工作正在朝着一种与姑息医学一致的多信仰、以患者为中心的模式发展（Swift 等，2012）。这种以患者为中心的模式，对姑息医学教育产生了重要的影响。因为精神关怀的反思性倾听和无条件接受的核心技能加上评估和沟通能力，可以了解患者精神需求，从而帮助其他医疗专业人员能够在其专业范围内为患者的精神需求提供支持（Zollfrank 和 Garlid，2012）。

通常，医疗精神关怀者是由宗教团体的领袖指定的教士担任，他们不属于医疗专业团队的一部分，他们为自己的信徒提供精神照护服务（Swift 等，2012）。无论与患者 / 家属的信仰是否相同，教士都会以一种非批判性的方式与患者和家属进行交流。教士有时也会成为那些没有固定宗教归属患者的精神关怀者。

美国的情况反映了牧师多元的角色。虽然牧师精神关怀通常侧重于患有严重慢性病的患者，但值得注意的是，姑息小组照护的患者不是牧师精神关怀的最主要对象。美国的认证标准要求医院和家庭保健机构满足患者的宗教和精神需求（The Joint Commission，2008），因此大约 2/3 的医院提供精神关怀，进行精神评估，提供同理心倾听、生命回顾和情感支持，在有需要时精神关怀者也主持祈祷和宗教仪式。联邦政府要求牧师为参加认证安宁疗护计划患者提供精神关怀服务，与此同时，牧师需要与跨专业团队合作，为晚期疾病患者及家属提供居家照护服务。

其他国家也有类似的情况。与严重慢性疾病患者服务的精神关怀者，无论是否属于多学科专家团队，他们可能有或可能没有接受提供最高标准照护必备的培训和经历。与社工及其他专业一样，所有参与照顾重病患者的精神关怀者，特别是照护生命末期患者的精神关怀者，应当具备作为非专业人士胜任精神照护工作的基本技能。那些作为跨学科姑息医学专家团队成员，更应该在了解专业胜任力，并要求具有更高的专业的技能。目前而言，还未明确他们的胜任力要求，并且相关的教育支持、培训和认证的结构也不完善。例如，在美国，由于美国宪法禁止政府干涉宗教，因此还没有精神关怀资格认证或执照的相关要求。目前，美国的医疗保健精神关怀协会，正在倡导基于教育、培训和经验的认证要求，一些机构也借鉴该协会的要求，用于他们选择精神关怀者。但总的来说，在实现这一目标方面的进展非常有限。

六、全科与专科姑息护理精神关怀

由于精神关怀的分歧状况，该行业的发展一直受到了限制，很难制订资格要求，建立标准培训，设置专业认证证书。在美国，有相当多的协会提供了医疗精神关怀认证（Spiritual Care Association，2016）。在欧洲，尽管跨界合作正在不断增强，但国内的精神关怀协会仍然按信仰派别彼此分裂（European Network of Health Care Chaplaincy，2020）。加拿大和新西兰则是特例，他们都只有一个协会（Canadian Association for Spiritual Care，2020；NZ Healthcare Chaplains' Association，2020）。

不论如何，分裂并不能否定专业精神关怀的普遍价值观；价值观超越了分歧，并与姑息医学的价值观一致。这些价值观包括了以患者和家庭为中心，以及尊重患者和家庭。他们可以为非专业人员和那些专门从事姑息医学的人员制订胜任力纲要。这些不同角色的胜任力纲要是程度上的区别，重要的是要注意，在精神关怀领域，“全科医生”和“专科医生”的术语并没有共同的含义。在某些情况下，社区信仰领袖是“全科医生”，他们为教友提供精神关怀，而专业牧灵人员是“专科医生”。在其他情况下，“全科”精神关怀被认为是护士和社工提供的干预，与专业牧灵人员提供的“专科”精神关怀形成对比。这些令人困惑的称号不应混淆胜任力的问题。所有精神关怀者都应具备与价值观相对应的适当的技能，那些与团队一起提供专业姑息治疗的人员的技能应反映这一角色。

澳大利亚、加拿大、美国和英国都有精神关怀师胜任力纲要（Spiritual Health Australia，2016；UK Board of Healthcare Chaplaincy，2017；Association of Professional Chaplains，2020；Canadian Association for Spiritual Care，2020）。胜任力纲要的内容一般包括：禁止牧灵人员将其信仰或信仰体系强加于他人的道德准则；关注于全面精神关怀，在团队中担任精神关怀主事，完成精神评估和关怀方案；管理临床关系；保证患者的尊严和尊重人格；尊重宗教和文化的多样性；为患者发声。在自我反思和自我意识的重视程度上，各国有所不同。强调在技能和实践方面的持续改进。

在一些国家，如美国，精神关怀可以获得委员会的认证，该委员会规定了医疗精神关怀的培训和经验要求。美国还有针对基本和专业认证的姑息照护精神关怀者的能力标准。对于专业认证，精神关怀者首先必须获得的委员会的基本认证，并在姑息照护和临终关怀实践中具备相应的能力。

七、精神关怀胜任力培训与课程设置

（一）临床牧师教育

医疗精神关怀的基础培训模式是临床牧师教育。特别是在北美，所有医疗精神关怀协会都接受这种模式。CPE 在澳大利亚也得到了接受，但在欧洲的接受程度相对较低（Puchalski 等，2012）。

CPE 是一种临床实践培训，对不同宗教和精神背景的专业人士进行密切督导的体验式的培训（Zollfrank 和 Garlid，2012）。它的入学要求很低，甚至不需要任何先前的精神关怀培训。培训内容包括扮演精神关怀者与患者互动，并与主管和同行一起处理情况。CPE 已被证明对精神关怀者技能和情商有积极的影响（Jankowski 等，2008）。

（二）在线培训

姑息医学的精神照护在线课程越来越多，有专业的组织会定期提供精神照护网络研讨会，还有一些教育机构在完成培训后提供证书。

（三）继续教育方案

精神关怀，尤其是北美的精神关怀倾向于将自己定义为开放式的议程，所以精神关怀继续教育项目通常避免特定的规则或剧本化的干预。但在一些情景中工作的精神关怀者意识到，如果他们接受了类似预立医疗照护计划的培训，他们对服务对象的价值可能会提高。相关内容的精神关怀继续教育课程可以在线上获得，也可以通过参加线下会议获得。

（四）委员会认证

精神关怀的认证在美国是高度分散的，在其他国家则很少提供。虽然认证的要求有些不同，但共同点是都要求精神关怀师具备硕士水平，并接受过精神关怀的临床培训，有同行评审程序。认证所需的能力通常与姑息医学的价值观、知识和技能相匹配。尽管个别服务机构可能会要求有认证，但所有国家对认证都没有强制性的要求。虽然标准化委员会在精神关怀认证方面也做了一些工作，但姑息医学精神关怀专业现在由很多协会提供认证。

2013 年，姑息医学专业认证（BCC-PCC）引入了专业精神关怀认证系列（The California State University Institute for Palliative Care，2013）并第一个在美国推出。其目的是帮助精神关怀成为姑息医学小组中的成员，帮助其得到认可和发挥作用。姑息治疗精神照护共识会制订了一套建议，强调及时提供精神关怀服务（Puchalski 等，2009）。对于患有晚期疾病的患者和家庭，精神关怀者进行精神评估，制订精神照护计划，与其他姑息小组成员或外部神职人员协商，以确保精神需求得到满足，并为患者和家庭直接提供服务。虽然医生、护士、社工、其他神职人员、整合医学从业者和普通信徒都可以提供精神关怀，但它是牧灵人员的专业领域。

八、姑息关怀精神照护的总结和展望

在 CPE 和精神关怀培训中，精神关怀原则（权威感、个人神学、自我意识）和实用性（技能、照护结果）之间存在着张力，并且这种张力还将持续。北美的培训注重形式，而欧洲的培训则更注重学术性。这些区别已经逐渐开始消失，但相关的讨论仍然受到关注，其中的重点是精神关怀带给团队的特殊能力（National Consensus Project，2018），以及培训是否应该从实践知识（即形式）转向内容和理论知识（即功能）（Wintz，2018）。

由于 CPE 在认证之前就存在，因此它与认证流程或胜任力纲要没有直接联系。关于是否应该建立联系的辩论已经持续了几十年（Aist，1983），并仍在继续（Massey，2014；Fitchett 等，2015；Spiritual Care Association，2016）。加拿大精神照护协会是建立了这一实践的协会之一。这场辩论也推动了培训医疗精神关怀课程标准的设置。

最后，精神关怀和其他学科一样，正在采用新技术。使用模拟患者进行培训也被应用到精神关怀的培训（Tartaglia 和 Dodd-McCue，2010）。现在可以在线进行精神关怀、CPE 和精神关怀认证的学术培训。

九、姑息医学中药剂学概况

药剂师可以通过直接对患者照护、调整药物、进行患者教育、咨询和管理等方式，在姑息医疗中发挥多重作用。不同国家和地区之间，药剂师参与这些角色和融入专项姑息关怀计划的程度又有很大的差异。

药剂师通常会在患者入院及定期时间点对严重慢性疾病患者的药物进行审核，特别是对风险较高的药物的疗效和不良反应进行评估，并会建议停止不必要或无效的药物治疗方案。作为跨专业姑息治疗团队的成员，药剂师会关注症状管理、处方精简和药物安全性（Needham 等，2002；Pruskowski 等，2017）。使用阿片类药物需要有高水平的药物监管，监测不良反应，包括嗜睡、神志不清、呼吸抑制和药物滥用等（Reddy，2017）。他们对药品的供应链管理进行监督、参与药物治疗委员会、制订药物使用策略并与供应商进行谈判。他们还提供有关安全合法的药物处理的指导。在美国的一些州，药剂师通过合作实践协议与姑息专家一起进行药物推荐。

十、全科与专科姑息药学服务

获得药学学位的教育，并没有要求关注患有严重慢性病的人群的特殊需求。在一些国家，药剂师还可以获得额外的姑息医学相关培训或认证。这些培训或认证项目可以为他们在姑息医疗中提供各种各样的角色。

在美国，药学教育遵循一个阶梯教学策略，学生在药学博士（PharmD）学位课程中逐渐学习高难度和临床应用的课程，并在不同的临床实习中进行全时学习。毕业生可以工作，或者继续接受研究生住院医生或专科培训。住院医生培训高度个性化，各个培训项目之间没有一致性。最近的一项调查发现，只有 23% 的药剂师完成了 1 年的住院医生或研究员培训，仅有 5% 的人完成了第 2 年的住院医生培训（Pruskowski 等，2017）。目前，还没有关于姑息医学药学究生课程。

美国有些州规定或要求药剂师参加继续教育课程。涉及疼痛管理或姑息医学的教育必须每年或每 2 年参加 1 次。对于额外培训有需求的药剂师，还会提供培训证书和“短期小研修”的继续教育项目。这些课程包括专业领域的研究内容，完成课程可获得认证。ASPE 和 AAPM 可以为达到教育或经验要求的药剂师提供姑息医学认证。

十一、药剂学能力培训与课程设置

在美国，美国 ASHP 提出了能力共识，并指出了药剂师在姑息治疗和临终关怀中应具备的任务、技能和知识。根据 ASHP 发布的指南，药剂师的职责和实践范围有两个级别：①基本服务，包括核心流程；②期望服务，包括更高层次的实践、教学和研究。药剂师提供的服务水平根据不同药剂师的经验水平和不同机构的姑息关怀服务而有所不同。药剂师提供的服务应该匹配医疗机构、姑息医学中心或其他健康机构设置的不同需求进行设定，并提供个体化的服务（Herndon 等，2012；ASHP，2016）。

2014 年，爱尔兰药学研究所发布了一套包括六个领域的循证能力：①姑息医学原则；②沟通；③优化舒适度和生活质量；④照护计划和协作实践；⑤失落、悲伤和丧亲之痛；⑥专业和道德实践（Ryan 等，2014）。ASHP 和爱尔兰药学研究所都将姑息照护的目标确定为改善晚期患者的生活质量。“沟通”领域强调与患者、家庭和团队沟通技能的重要性。“优化舒适度和生活质量”领域涉及管理和预防症状以优化患者舒适度。“照护计划和协作实践”领域指作为跨学科团队成员或领导者的团队合作。“失落、悲伤和丧亲之痛”领域概述了临终关怀和姑息治疗的心理方面；药剂师必须认识到哀伤是一种常见的反应，并能帮助家属获得丧亲支持。“专业和道德实践”领域强调实践中伦理的重要性。药剂师应该尊重一个人对自己照护的意愿。应尊重患者“不要心肺复苏”和“不插管”等决定。

培训项目

尽管在学校的药学课程中缺乏姑息治疗内容，但仍有许多方案提供姑息医学药学相关培训。在美国，ASHP 提供为期 5 个月的认证计划，培训姑息治疗方面的药剂师（ASHP Foundation，2018）。该方案由四个部分组成：疼痛评估、自学和网上展示、经验培训和展示知识。

在美国，其他的一些项目在大学里设置。例如，科罗拉多大学提供为期 2 年的理科硕士课程，药剂师、医生和护士可以学习姑息医学核心概念、团队合作和领导能力、社区整合、疼痛评估和其他非疼痛症状。爱荷华大学为药学毕业生提供 17 学时的姑息医学证书课程。通过该课程为药剂师提供姑息医学方面的高级研究生临床培训。马里兰大学有为期 2 年的姑息医学理科硕士课程，包括确定患者和家庭的目标、偏好和疾病晚期的选择、制订照护计划的课程。其他一些课程包括告知坏消息和咨询（ASHP，2018）。通过这些课程的培训，药剂师可以学习团队合作，并成为跨学科团队成员。

其他国家为药剂师提供姑息医学高级培训的课程项目不多。在澳大利亚，莫纳什大学提供了姑息医学方面的研究生课程，作为临床药学硕士学位的选修课程。该课程侧重于药剂师在管理姑息相关的疼痛和其他症状（Monash University，2018）。

十二、结论与展望

提高药剂师对姑息的认知和教育非常重要。可以通过在研究生和住院医生培训计划中加入相关内容的培训，并提供更多的继续教育机会。在一些国家，已经开展了高级培训，药剂师可以跨学科与专业姑息医学团队进行合作，更好地服务越来越多的晚期重疾患者。

第二十二篇　在姑息医学方面的研究

Research in palliative medicine

第 119 章　姑息关怀中的研究 / 1038

第 120 章　循证医学的原则 / 1044

第 121 章　了解姑息关怀中的临床研究 / 1053

第 122 章　质性研究 / 1062

第 123 章　社会心理问题研究 / 1067

第 124 章　姑息关怀研究中的伦理问题 / 1082

第 125 章　生活质量和患者报告结果测量 / 1086

第 126 章　姑息关怀和生命末期照护中的卫生服务研究 / 1094

第 127 章　姑息医学的临床审查、质量改进和安全性 / 1100

第 119 章　姑息关怀中的研究

Research in palliative care

Marianne J. Hjermstad　Stein Kaasa　著

陈慧平　刘亚东　译　　王玉梅　校

尽管就姑息关怀的研究重点达成了共识，姑息关怀从业者也广泛认识到了姑息关怀的重要性，但文献中仍存在重大空白。这涉及姑息关怀研究中重要课题的质量、数量和有力证据的提供。对 1200 多份出版物的回顾显示，在 848 项原始研究中，只有 6% 是随机对照试验（Hui 等，2011），很少有研究纳入生存期极短的患者（Tayjasanant 等，2016）。此外，最初对濒死或严重疾病患者的生理学和药理学有基本了解并评估治疗和护理效果的热情并没有根据需要增长而达到饱满。尽管研究活动增加，姑息关怀研究有改进，但仍落后于医学研究。需要确定对晚期癌症患者最具成本效益的关怀模式（Bickel 和 Ozanne，2017），对服务模式的研究提出了一个整合姑息关怀的通用框架（Siouta 等，2016）。

研究显示，聚焦在治疗、咨询和培训的姑息关怀多学科团队的早期介入是成本效益较高的，尤其是在多病共存的患者中（May 等，2016），并且带来更好的患者和照顾者的预后（Tassinari 等，2016），而这也符合 WHO 对姑息关怀的定义（WHO，2018）。在 Temel 等对晚期肺癌患者的研究之后（Temel 等，2010），现在有一个有说服力的论点，即在晚期患者抗癌治疗期间尽早引入姑息关怀对症状、心理困扰和生存率具有好处（Haun 等，2017; Kaasa 等，2018）。

然而，为了推动该领域的发展，有必要总结归纳联合研究的研究记录。例如，在卫生服务、新疗法的不良反应和复杂情况下的优先处理、推动研究等方面的联合研究。关键是开展结合以疾病为中心和以患者为中心的研究，评估关怀提供的有效性，并增加提供资金的机会。

尽管在过去几十年里，欧洲、北美和澳大利亚的资金状况有所改善，但还有很长一段路要走。花在肿瘤治疗上的研究经费仍然只有很小的比例被分配在姑息关怀和生命末期关怀。2010 年美国的数据显示，美国国家癌症研究所 50 亿美元的支出中，只有 1% 用于姑息关怀研究，英国的情况也是如此，2015—2016 年用于癌症研究的 5.7979 亿英镑中，只有 0.33% 用于姑息关怀研究（Sleeman 等，2012）。另一个障碍是，获得的经费分散在多个项目上，其范围和规模不足以提供确定性结果。对能够进行大规模、高质量研究的姑息关怀和生命末期关怀研究小组的投资偶尔会出现，并且仍需要继续下去，如荷兰的 Palliantie 项目和瑞士的“生命末期”国家研究项目（NRP 67）。现在国际上其他相对较大、有影响力、多学科研究小组是在比利时的布鲁塞尔自由大学和根特大学、英国的爱丁堡大学、玛格丽特公主癌症中心 / 加拿大多伦多大学、英国伦敦国王学院的 Cicely Saunders 研究所、美国休斯敦的得克萨斯大学安德森癌症中心、澳大利亚国家姑息关怀结果研究协作组织、挪威的欧洲姑息关怀研究中心。

一、姑息关怀研究面临的挑战

事实证明，吸引有经验的研究人员进行姑息关怀研究是困难的，因为已确定的资金、低科学价值、机构支持不足、不确定的职业发展框架，以及姑息关怀仅被误解为生命末期关怀等障碍（Chen 等，2014）。姑息关怀并没有被视为医疗保健和研究的一个必要组成部分（Kaasa 等，2018）。其中一些障碍是普遍存在的，有些障碍可以通过预先的准备工作来克服。例如，从一开始就纳入有经验的研究人员，并建立与研究网络的联系。此外，随着姑息关怀在治疗方面变得越来越复杂，新疗法数量的不断增加，以及倡导与肿瘤学的早期整合，为多学科研究开辟了一系列新的领域。必须解决新的研究问题，以改善患者预后。这些是与卫生健康服务有关的问题（如供给、模式和照护效率），并且与患者相关的问题（如治疗效果和不良反应、毒性问题、症状负担、患者报告结果、症状强度、共病、心理痛苦和家庭照护）。

国家和国际的组织在姑息关怀研究中发挥着重要作用。EAPC 研究网络成立于 1996 年，毫无疑问该网络对姑息关怀研究至关重要。任何一个中心可用于临床研究的患者数量总是相对较少，这意味着需要进行合作研究，以便在合理的时间内招募足够数量的患者。过去的这些年，EAPC 参与了几个由欧盟资助的与姑息关怀有关的项目（EAPC，2020）和国家姑息关怀指南的制订。工作组和特别任务组被组织起来与专家网络合作，便于对有影响力的临床指南和审查临床争议的领域达成共识。

二、如何巩固姑息关怀研究的未来发展

如今对整合的关注使得专业姑息关怀从肿瘤疾病轨迹的早期开始就很重要。为了巩固姑息关怀研究的未来发展，需要在传统医学专业中建立强大的协作团队，并有足够的资源进行前瞻性试验。在姑息关怀、护理和其他学科的研究项目、研究负责人和研究人员方面扩大学术联系，将使本领域更有吸引力，并随着时间的推移增加资助的机会。

对未来最重要的行动包括以下方面。

- 让已经建立、较大规模的研究小组，去挑战并担负起进一步发展姑息关怀和其他学科的研究责任。
- 建立专门的国家和国际资助项目，提供可预测的资金。
- 提高公众对姑息关怀研究的重要性和影响的认识。
- 通过提供兼职职位，使研究和临床工作结合成为可能，从而增加姑息关怀研究的吸引力。

三、研究治理和伦理考虑

研究治理描述了广泛的良好实践的法规和标准，以确保研究的高质量，最小化风险并提高研究业绩。这些指南进一步提供了一个有用的框架，并普遍适用于大多数研究项目。一般数据保护法规加强了涉及患者的研究指南和条例，该法规于 2018 年 5 月适用于欧盟和欧洲经济区成员国，以协调整个欧洲的数据隐私法（European Parliament，2016）。

研究治理确保了研究具有较高的科学性、符合伦理和财务标准，并涉及透明的决策流程，明确的职责和有力的监控。在英国，研究治理包括伦理（尊严、权利）、科学（研究质量）、信息、健康和安全、金融和知识产权这五个普遍相关的领域。

在大多数国家引入这些法规，似乎没有使研究质量或患者安全得到相关改善，因此不受到普遍欢迎。常见的抱怨是，对研究人员来说，应用过程已经变得越来越耗时和昂贵，往往与项目的规模不成比例，导致多中心研究被明显延迟（Alberts 等，2014；Barnett 等，2016）。

四、姑息医学的临床对照试验和知情同意

Austin Bradford Hill 在 1963 年制订了伦理准则（Hill，1963），随后是美国的 Henry Beecher（Sackett 等，1996）。有两点很重要。第一，前瞻性随机对照试验是评估新的干预措施或比较替代干预措施的最有效、最科学的方法;第二，这并不是发展可靠知识的唯一途径。

临床对照试验在姑息医学中是必要的，但有几点需要特别强调。接受姑息关怀的患者往往年老体弱，预期寿命短，症状负担重，并伴有心理痛苦和生存问题。转介到专业的姑息关怀可能是第 1 次进行适当的干预和随访，在疾病轨迹中往往发生得太晚。因此，患者可能会觉得有义务同意参与研究。这里有三个问题很重要。第一，这可以通过没有研究责任的医生请求同意来避免。第二，应该注意的是，大多数晚期疾病患者尽管患有晚期疾病，实际上希望被询问，并渴望参加研究（White 和 Hardy，2010；Klepstad 和 Hjermstad，2013）。第三，不询问患者可能被认为是不道德的，因为如果可能的话，他们应该是做决定的人。这种由医疗保健提供者和亲属施加的把关是纳入研究的一个常见的障碍。如果可能的话，患者应该自己做出决定。与此相关的是，认知障碍本身并不应被自动排除参与研究，因为对轻度或可变化的认知障碍患者，根据研究目标进行临床研究也许是可行的。因此，来自医疗记录中登记的临床数据的知情同意书，可以由亲属或其他代理人提供，或者伦理委员会可批准对轻度认知障碍患者的简化版同意书（Agar 等，2017）。

五、循证姑息关怀与研究范围

循证医学是一种认真、明确、明智地使用当前最佳证据的方法（Beecher，1966），是我们日常临床实践的基础。这对于实施新的研究也是必要的，并包括一些策略。系统评价和 Meta 分析已经变得越来越重要，后者结合了多个研究的结果，最好是随机对照试验，旨在增加证据说服力，提高对疗效的评估，并在报告不一致时解决不确定性。系统评价遵循严格的科学设计，使其更全面，减少偏倚，从而提高可靠性。以上两种方法都很可靠，因为它们集合了大量的数据，并提供了来自姑息性研究的证据。

尽管患者、家属和健康保健提供者都很关注濒死和死亡，但其依然是一个不会被优先考虑的研究

领域，医学学术界对这一领域认可度低。因此，在竞争研究资金中很少被优先考虑，他们关注的是治愈性的复杂治疗和基础研究。

这些因素阻碍了这个领域的研究质量和数量。将临床姑息关怀和其他医学学科的系统性早期整合实际上可能会改善这一点，因为以患者为中心的治疗方法抵消了认为姑息关怀只是生命末期关怀的误解（Kaasa 等，2018）。可以认为，姑息关怀的研究领域是巨大的，而且以患者为中心的方法受到对临床疗效和服务效率日益增长的需求的挑战。在疾病最后阶段，来自患者、家庭和社会对治疗肿瘤的要求增加了研究的复杂性。

然而，以患者为中心的研究决不会损害以肿瘤为中心的研究，因为它们被认为是且应该是互补的。姑息关怀是多维的，研究应该是多专业且基于临床研究的研究传统和研究方法建立的，如医学、护理学和相关的卫生专业，以及健康服务研究和流行病学。不过，姑息关怀研究有必要从小规模、不确定性、无对照设计的研究转向更大规模、多专业、多中心的干预性研究。

（一）流行病学研究

描述性流行病学试图描述人群中疾病的流行率、发病率和模式，或者其他与健康相关的特征。主要类别是人、时间和地点。流行病学信息可以帮助确定健康需求和获取途径，从而指导健康保健服务的计划和供给，并对其中的不平衡进行调整。例如，在有效性、效率和可及性方面进行调整。最常见、定量的流行病学方法，即采用公共卫生方法进行姑息关怀研究，也就是基于人口的调查，用死亡证明数据研究死亡地点，以及在人口层面的常规管理数据的研究（Pivodic 和 Cohen，2018）。也可采用临床审查、观察性研究和实验研究。

可以通过连接管理数据库和特定疾病数据库来聚合大规模数据。在过去10年中，死亡地点和照护地点是与生命末期关怀有关、已得到实施和越来越多的研究的指标（J.Cohen 等，2015）。这些结果的普遍性在很大程度上取决于登记的准确性和及时性。因为它们不提供被用户所感知到的护理质量的任何信息，所以流行病学方法必须补充社会科学和人文研究的传统研究方法。

（二）临床研究

传统的临床研究本质上是试验性的，关注生理、生化、微生物学的过程，以及药理学的作用和其他干预措施。应用生物标志物和影像是常见的，考虑到晚期疾病的高度复杂性，最近也结合患者报告的结局，这在以患者为中心的照护和姑息关怀研究中是至关重要的。协作性、大规模的临床研究经常采用各种研究方法来研究多种问题。因此，可以采用最有效和最适用于特定结果的研究方法。

卫生服务的研究主要集中于评价卫生保健的组织和供给，如果研究的目标是关注评估新的患者技术或对照护地点的偏好，这可能与临床研究密切相关，研究方法包括那些支持社会科学的方法和更基于试验的自然科学的方法。

六、界定患者人群

姑息关怀研究中一个特别复杂的问题是患者的巨大异质性，这与国家、文化和社会环境紧密相关，也与影响研究结果的重要临床特征和人口统计学特征相关。尽管姑息关怀与其他临床学科的早期整合非常重要，但姑息关怀患者的临床相关分类仍是空白（Kaasa 等，2018）。任何不充分的分类都会对内部有效性和外部有效性构成威胁，内部有效性旨在最大限度地减少临床研究中重要变量的差异和偏倚，外部有效性涉及研究结果的代表性和可推广性。因此，缺乏严格、统一的标准来描述姑息关怀研究人群是主要的问题。值得注意的是，姑息关怀人群的异质性存在于国家内部和国家之间（Wheeler 等，2012），即使在国家的研究中，将转诊至姑息关怀团队作为一个特征也是无效的。在疾病轨迹的不同阶段，转诊是基于各种各样的原因，也取决于可及性、可获得性和文化因素（Hjermstad 等，2016）。关于门诊专科癌症姑息关怀转诊标准的国际共识已经发布（Hui 等，2016）。然而，这是为了指导最佳的转诊时间，而不是为了免除对研究样本的描述，这是研究者的责任。最近欧洲的一个项目已就一组核心变量（EAPC 基本数据集）达成了共识，包括人口统计学特征、临床变量、在姑息关怀研究中用以描述患者的患者报告结局评估（Sigurdardottir 等，2019），但该框架仍需进一步验证。

七、方法论

关于姑息关怀早期整合的专题讨论和对治疗有效性研究的需求，呼吁在姑息关怀中构建良好的临床试验。

临床试验是指新的干预措施或已建立的治疗方

法对人体的疗效的任何科学调查。学术和临床的人力、经济和研究问题决定了试验设计，无论是开放的描述性研究还是随机对照试验。相关研究的例子包括在普通肿瘤学中早期实施姑息关怀时的组织困难，或者在晚期癌症中的阿片类药物依赖。

研究的起点是调查感兴趣问题的已知内容，以确定最恰当的研究结局。对实践和历史数据的回顾显示，要考虑在研究人员总是高估潜在的研究患者的数量情况下获得估计的样本量是否合理。应建立多学科的项目组，并着手编写和修订计划书，这是一个耗时的过程。在一项随机对照试验的计划中，预试验是可取的，因为不可能预见一个研究将面临的所有挑战。在预试验中，研究者可以测试设计的许多方面，即在整个试验过程中，数据收集的过程、组织工作、管理工作、各层面的沟通及在多种场合重复研究信息的需要。预试验的结果应该指导计划书的修订，以促进研究的实施。在准备工作上花时间通常是有回报的，先期工作必须被视为一种财富，而不是阻碍。

八、如何设计临床试验

临床研究的想法可能从实验室开始，有时，也可能在临床观察中出现。研究计划过程包含了一系列基本步骤（框 119-1）。在最初的文献回顾之后，通常需要重新格式化或改变最初的研究问题，并决定研究目的的明确操作。常见的一个错误是试图同时回答太多问题，这意味着在后续的计划中缺乏精确性。结果就是完成一项糟糕的研究。目的应该用 1～2 句话写下来，最好使用通俗的语言。目的可以表述为一个一般性的问题，并在更详细的研究问题或假设中说明以作为工作的指导。最近，关于强制

框 119-1 姑息关怀研究项目的步骤

- 描述促使该项研究想法提出的临床问题或观察资料
- 在多学科的环境中，与临床医生、护士、研究人员和其他成员讨论观察资料的相关性和有效性。尽早向统计学家寻求建议
- 进行全面的文献综述，以找出关于该主题的已知的内容
- 阐述你的假设和研究问题，以确定研究目的
- 界定患者群体
- 确定合适的研究设计
- 确定可测量的结果
- 考虑研究团队是否有机会接触到所需的患者群体，并在给定的时间轴内估算出大约的数量
- 以上任务完成后，开始撰写研究计划书

用户（患者）参与所有临床研究计划的问题被关注，必须在此过程的早期加以考虑。

研究问题决定了要研究的患者群体，与相关性和普遍性有关。如果一项研究是设计调查姑息关怀中对于安乐死和医生协助自杀的态度，研究人员可直接询问患者和医生，使用公共卫生学方法进行人口学调查，或者询问去世患者的亲属。伦理和方法上的考虑适用于受访者的选择。例如，患者不能病的太重，也不能距离死亡和濒死太远。根据所选择的研究方法，患者的样本量应该足够大，同时样本必须能够代表应用该结果的患者群体，满足外部效度。还必须考虑到，与死亡和濒死相关的观点可能会从疾病的早期阶段到后期阶段产生变化。一个例子是患者对于在家死亡的偏好，会随着死亡的临近而下降（Agar 等，2008；Neergaard 等，2011）。

在评估乳腺癌辅助化疗或 HIV 联合治疗效果的研究中，主要结果似乎容易选择，如肿瘤反应或生存时间。然而，对此有将结果限制在了生存或治愈，而没有考虑治疗的不良反应和患者的批评观点指出。此外，肿瘤反应作为一种结果不明确，也很难解释和分析。例如，在最近几十年，一些研究描述了霍奇金病生存者主观不良反应（如疲劳）的高发生率（Loge 等，1999）。这些经验强调，即使在治愈性研究中，结果的选择也可能没有最初显示的那么简单。

当使用患者报告结局时，最常见的一个陷阱是结果的多样性，这是由最常见的生活质量和症状工具的多个量表和条目的多维结构所导致的（Aaronson 等，1993；S.R.Cohen 等，1995）。这经不起严格的验证，应使用单一的主要结果来报道研究设计和研究的功效计算，并补充最多 2～3 个次要结果来报道研究设计。在研究方案最终确定之前，研究人员、相关临床医生和其他人员、统计学家必须严格计划彻底讨论目标、研究问题、结果、优化可推广性的样本选择和分析。

九、随机化和盲法

随机研究允许研究人员科学的测量组间干预所产生、对某个特定的感兴趣结果的影响。一个组进行干预，另一个组不干预（或进行不同的干预）。使用随机分配避免受试者分组与其任何特征之间存在联系。随机分配允许采用标准的统计分析方法。非随机试验有高估治疗效果的倾向，因为在这些研究

中经常会选择有更高反应可能性的患者。当使用历史对照作为对照组或当使用其他类似试验设计时，这种倾向性也会出现。

在姑息关怀中，随机对照研究可能更难设计，主要是因为患者的高症状负担和较短的生存期，这意味着更高的损耗率。根据研究目标，其他的研究设计可能会提供相关和有说服力的数据。例如，采用定性或混合方法进行研究以确定电子症状评估的有效性（Krogstad 等，2019），或者聚类随机设计来评估姑息关怀方案（Jordhøy 等，2000；Costantini 等，2014；Zimmermann 等，2014）。

推荐阅读临床试验方法（Pocock，1984）、研究设计（Friedman 等，2015）和医学统计学（Altman，1991）的基础背景知识。

十、统计的注意事项

统计学家从项目早期就参与可以使大多数项目组获益。医学统计学家在临床研究的重要领域更加专业，如研究设计、样本量估计和数据分析。

样本量预估是任何临床研究中的重要一步。这确保了该研究足够大，如果差异存在，可以检测出重要的临床差异；如果没有发现差异，排除这种差异存在的可能性。为了估计样本量，有临床意义的问题是重要的，即在主要结果测量中检测到的临床差异有多小；例如，在开始使用一种新的阿片类药物后，在给定的时间框架内，报告 0（无疼痛）～10（最大疼痛）分的数值评分量表中，数字评分减少 2 分的患者数量。在这种情况下，临床意义被定义为患者可感知到的差异。

十一、研究计划书和可获得的患者

主要的研究工作是从撰写一个研究计划书的粗略草案，一直到研究的所有方面都已被考虑和试点的阶段。可从各种互联网资源获得关于如何撰写研究计划、有用的通用模板和讲座。这意味着理论上没有实际进行研究，所有可以做的事情都已经完成。实际上，偏移了计划书和相关研究工作的研究人员往往会发现自己的研究站不住脚或不切实际。

姑息关怀研究的主要挑战是获得大量的患者。对于临床医生来说，这可能不是一个问题，但对于非临床的研究人员和不属于特定环境的研究人员来说是一个相对普遍的问题。在多中心研究中，必须在不同的医院招募专门的合作者，是研究准备工作的一部分。

不应低估从专业同事那里确保获得受试者所需的努力和时间。至关重要的是明确澄清研究目标是什么、什么是从合作者那里期望得到的、什么是满足合作者期望的。此外，介绍研究保障工作、数据处理流程和管理问题有助于建立良好的研究关系。证明姑息关怀研究项目的价值尤为重要，因为其他同事可能会质疑研究这一患者群体的必要性。签订研究协议可能是明智的。当研究开始时，重要的是要向临床医生提出研究问题并保持密切联系，以保持研究项目在他们的头脑中。特定的信息表、口袋大小的卡片、带有纳入和排除标准的移动应用程序可能是有用的提醒。在研究期间和研究之后，重要的是向合作者持续提供关于研究进展、分析和初步结果的信息。

对患者而言重要的其他人：非专业和专业的照顾者

姑息医学和生命末期关怀不仅包括患者，还包括那些接近患者的人。以患者为中心的照护意味着接受家庭成员的看法和需求。这包括提供必要的实际和情感的支持，使照顾者能够帮助患者，也使照顾者可以谈论自己的健康和实际困难。

涉及照顾者的研究可能会根据研究目标使用不同的方法：定性访谈研究护理人员对服务质量或信息和沟通问题的看法，以及频繁抱怨的原因；或者将照顾者与患者一起被纳入前瞻性研究，找出他们对干预效果的意见。因此，照顾者是姑息医学研究的一个重要资源，需要得到研究团队的重视。

当患者难以表达自己的想法和感受时，家属可以充当翻译和替代者。患者的语言和认知问题可能需要被解释。家庭照顾者的观点可能是一个有价值的信息来源，尽管一些研究表明，代理人倾向于低估症状的严重程度（如疼痛和抑郁）。一些家庭照顾者可能会扮演着倡导者的角色。研究人员应该意识到，倡导可以以不同的途径发挥作用，有时会确保促进患者的最大利益，并在其他方面，遵循他们自己的日程。

专业照顾者与非专业照顾者有类似的含义，也可以充当看门人、口译员、替代者和倡导者。同样，从服务 / 从业者的效率和有效性的观点，以及理解提供高质量姑息关怀的过程来看，他们自身的权利也是一个非常感兴趣的主题。

十二、管理和文书工作

所有的研究在整个过程中都暗含着文书工作，反映在所有阶段的管理任务和文件要求。必须使用可锁定的柜子或加密的存储设备来确保敏感文件被限制访问。

文件可分为五大类。

- 研究计划书和附录：科学文献综合资料、意见书等、早期的研究计划和研究计划书草稿的所有版本。这包括用于同意书、数据收集、病例报告和数据提取表单的文件。
- 申请书和正式信函：受资助的研究计划书、研究获批文件（所有监管机构）、建立和维持指导和项目小组的协议和信函，以及针对患者、照顾者、医院科室和大众的特定研究信息。
- 研究期间的研究进展报告：例如，招募 / 失访的记录文件、计划书的偏离和任何其他管理问题。
- 与数据准备和数据分析相关的文书工作：在研究之前、研究过程中和研究结束后。
- 最终分析、提交给各机构和主要出版社的终期报告。

有效管理基于两个主要原因。第一个是研究期间的内部事务，为了质量的目的，如管理、与研究点的联系、接收和检查研究表格。第二个是对外事务，如审计、对程序和安全问题的外部监督，以及分配资金的预算和支出的报告。前瞻性研究和随机对照试验无疑将从建立一个由经验丰富的研究人员组成的“试验办公室”中获益。

支持研究人员和临床团队

对一个项目最初的热情很难长期维持，需要研究团队内部长久的坚持。当出现意外问题、关键人员退出或出现分歧时，困难就会很快出现。缓慢的患者招募效率或高流失率可能会让人失望和失去动力。然而，在致力于团队工作和来自其他支持被公开重视的研究合作中，项目组必须有保障研究持续进行的措施。必须关注研究团队的个人需求和团队动态，以及参与研究的更广泛的工作人员群体。这可以通过以下多种方式来实现。

- 随时解答疑问并解决任何担忧。
- 在有人离开团队时，最好是在其离开之前，与当地调查人员合作招募新员工。
- 留出时间进行团队建设活动 / 社交活动，以保持团队的热情。
- 为合作者提供指导和共同咨询，以发展他们的技能。
- 定期与研究团队保持密切联系。定期电话、简讯和信息邮件的附加值不能被高估。

十三、提交论文供出版

很多研究正在进行和已经完成，甚至在科学会议上发表过，但从未在同行评审的期刊上发表过。这可能有很多原因，在这里不能简单地讨论它们（Tieman 等，2010）。在过去的几十年里，许多学术机构都鼓励出版开放获取的出版物。通过这种方式，同行评审的学术出版物可以在网上免费提供，很容易获得，因此，可以为公众的讨论提供信息。框 119-2 提供了一些关于提交论文的建议。

结论

姑息关怀研究对于增长知识和改善实践是重要的。它充满挑战，有时令人退却，常常令人沮丧，但是当一项研究成功完成时，无论结果是积极的还是消极的，总是有回报的。我们希望这一章能帮助那些新人开始、继续和完成研究，并致力于改善晚期疾病患者的结局，这是努力的最终目标。

框 119-2　向出版社提交论文

- 决定投稿哪个期刊。数据是否与综合性期刊相关？（*The New England Journal of Medicine, The Lancet, BMJ*）或者专业期刊（*Cancer, Journal of Clinical Oncology, European Respiratory Journal, Pain, Palliative Medicine*）？在综合性期刊上发表通常比较困难。仔细考虑一下你的目标读者是谁
- 投稿目标高一些（但要适当），因为有时你会引起编辑的兴趣。对于顶级期刊，如果论文被拒绝，你通常会很快得到回复
- 在提交论文之前，请对杂志进行一次彻底的检查。抵制快速出版和容易出版的诱惑。那些出版假冒开放获取期刊的掠夺性的出版商，代表着一个野蛮生长的行业
- 在论文提交给任何期刊之前，请学习“给作者的说明”，并严格遵守它们，特别是在论文篇幅、风格和参考文献格式方面的要求
- 努力从被拒绝中学习。通常作者会收到一些反馈，解释为什么论文被拒绝。这应该使他们能够在将论文提交给其他期刊之前改进论文
- 一般来说，如果编辑明确表示不希望发表你的论文，就不必与他们争论了。然而，如果你认为审稿人或编辑的评论是不合理或错误的，那么质疑他们是完全合法的。偶尔，编辑们可能会改变主意
- 如果你的论文被接受了，但审稿人或编辑提了你不满意的修改意见，回应并解释为什么你觉得这些修改是不合理的
- 论文出版后，确保你自己阅读了期刊，即使它不是你经常阅读的期刊，这样你就可以回复任何关于你的论文的信件

第 120 章　循证医学的原则

The principles of evidence-based medicine

Miriam J. Johnson　David C. Currow　著
陈慧平　王俊松　译　　王玉梅　校

在医学领域，循证医学（evidence-based medicine，EBM）的出现是一种模式转变，包含哲学、文化和逻辑方面的变化，这些变化正在改变医疗实践。

一旦一个新的模式渗透到一个领域的意识中，个体就无法再恢复到他们先前的思维方式。循证医学的基本概念将继续存在。如果姑息关怀要成为其他医学学科的同行，与它们交流和合作，并作为当代生物医学研究和医疗保健环境的一个领域取得进展，接受这一模式将是至关重要的。在姑息关怀中采用循证医学是提高姑息关怀的护理质量和患者预后的最佳方法。

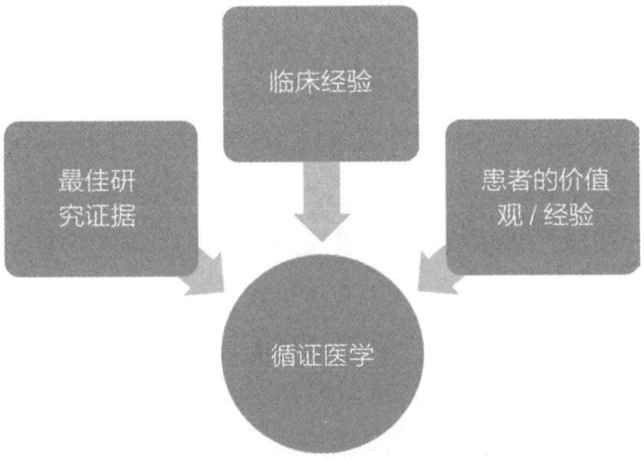

▲ 图 120-1 循证医学的核心输入变量

引自 Gray，M.（2001）.Evidence-Based Healthcare：How to Make Health Policy and Management Decisions，Second Edition. Edinburgh，UK：Churchill Livingston

一、什么是循证医学

20 世纪 90 年代，循证医学首次被定义为一种医疗实践的整体方法。在 1996 年 *British Medical Journal* 发表的一篇开创性的手稿中，David Sackett 等提供了最常被引用的循证医学定义："循证医学是指在患者个体照护方案的决策中，认真、明确且明智地使用当前最佳证据"（Sackett 等，1996）。循证医学是一种个性化的患者护理方法，医生根据最佳研究数据，并结合临床经验和智慧，为每位患者确定最佳治疗方案。

一个比循证医学更通用的术语是循证实践（evidence-based practice，EBP），由 Muir Gray 定义，"基于证据的实践是一种决策方法，在这种方法中，临床医生与患者协商，使用可行的最佳证据来决定最适合该患者的治疗方案"（Muir Gray，2001）（图 120-1）。术语 EBM 和 EBP 经常互换使用。为了简单起见，本章将始终使用 EBM 一词。

1993—2000 年，Gordon Guyatt 和循证医学工作组的同事在 *Journal of the American Medical Association* 上发表了一系列 31 篇开创性的文章，旨在提供教育内容、工具和策略，以使临床医生能解释已发表研究中的证据并将其纳入患者护理中（表 120-1）。这些"医学文献用户指南"文章现已汇编并以文本形式出版（Guyatt 等，2008），并迅速成为医学经典。

二、什么是证据

循证医学的实践要求明确理解什么是"证据"。在医学史上，认为临床照护应该基于研究数据的想法是相当新颖的。现代临床试验出现于 20 世纪初，其特点是使用合格的标准、同期对比、安慰剂或其他对照条件、随机化和盲法。在此之前，医学知识的积累增长和医疗决策大部分是基于观察和精心组合的轶事。这些形式的信息就是早期的"证据"。

在证据考虑中，纳入的内容和排除的内容的界限各不相同。一些作者缩小了 Sackett 的定义，变为仅包括来自临床试验、随机对照试验（RCT）或基于 RCT 的二级临床研究的证据（Hampton，2002）。这些要求不包括观察性、流行病学和定性研究（Giacomini，2001；Hampton，2002）。其他作者扩展了证据的定义，包括基础科学和临床知识（Sackett 等，1996；Guyatt 等，2000；Youngblut 和 Brooten，2001）。随着医学信息学的出现，证据的定义正在进

表 120-1　来自循证医学工作组的美国医学会杂志的医学文献使用指南

文　章	第一作者（提及）	标　题
Ⅰ	Oxman，A.D.（Oxman 等，1993）	如何开始
Ⅱ-A	Guyatt，G.H.（Guyatt 等，1993）	如何使用一篇关于治疗或预防的文章 A. 该研究的结果是否有效
Ⅱ-B	Guyatt，G.H.（Guyatt 等，1994）	如何使用一篇关于治疗或预防的文章 B. 结果是什么？该结果能帮助照顾我的患者吗
Ⅲ-A	Jawschke，R.（Jaeschke 等，1994a）	如何使用一篇关于诊断测试的文章 A. 该研究的结果是否有效
Ⅲ-B	Jawschke，R.（Jaeschke 等，1994b）	如何使用一篇关于诊断测试的文章 B. 结果是什么？该结果能帮助照顾我的患者吗
Ⅳ	Levine，M.（Levine 等，1994）	如何使用一篇关于伤害的文章
Ⅴ	Laupacis，A.（Laupacis 等，1994）	如何使用一篇关于预后的文章
Ⅵ	Haynes，R.B.（Haynes 等，1986）	如何储存和检索值得保存的文章
Ⅶ-A	Richardson，W.S.（Richardson 和 Detsky，1995a)	该研究的结果是否有效
Ⅶ-B	Richardson，W.S.（Richardson 和 Detsky，1995b)	结果是什么？该结果能帮助照顾我的患者吗
Ⅷ-A	Hayward，R.S.（Hayward 等，1995）	建议是否有效
Ⅷ-B	Wilson，M.C.（Wilson 等，1995）	建议是什么？该建议能帮助照顾你的患者吗
Ⅸ	Guyatt，G.H.（Guyatt 等，1995）	一种对医疗保健分级推荐的方法
Ⅹ	Naylor，C.D.（Naylor 和 Guyatt，1996a)	如何使用一篇报道卫生服务结果差异的文章
Ⅺ	Naylor，C.D.（Naylor 和 Guyatt，1996b)	如何使用一篇关于临床应用综述的文章
Ⅻ	Guyatt，G.H.（Guyatt 等，1997）	如何使用健康相关生活质量的文章
XⅢ-A	Drummond，M.F.（Drummond 等，1997）	如何使用一篇关于临床实践的经济分析的文章 A. 研究结果有效吗
XⅢ-B	O’Brien B.J.（O’Brien 等，1997）	如何使用一篇关于临床实践的经济分析的文章 B. 研究结果是什么？该结果可以帮助照顾我的患者吗
XⅣ	Dans A.L.（Dans 等，1998）	如何决定临床试验结果对患者的适用性
XⅤ	Richardson，W.S.（Richardson 等，1999）	如何使用一篇关于疾病概率的文章进行鉴别诊断
XⅥ	Guyatt，G.H.（Guyatt 等，1999）	如何使用一个治疗建议
XⅦ	Barratt，A.（Barratt 等，1999）	如何使用关于筛查的指南和建议
XⅧ	Randolph，A.G.（Randolph 等，1999）	如何使用一篇文章来评估一个基于计算机的临床决策支持系统所产生的临床影响
XⅨ-A	Bucher，H.C.（Bucher 等，1999）	应用临床试验结果 A. 如何使用一篇文章衡量一项干预措施对代理重点的影响
XⅨ-B	McAlister，F.A.（McAlister 等，1999）	应用临床试验结果 B. 确定一种药物是否发挥（超过）系列效应的指南
XX	McAlister，F.A.（McAlister 等，2000）	整合研究证据和患者个体护理
XXI	Hunt，D.L.（Hunt 等，2000）	在循证实践中使用电子健康信息资源

（续表）

文　章	第一作者（提及）	标　题
XXII	McGinn，T.G.（McGinn 等，2000）	如何使用临床决策规则的文章
XXIII-A	Giacomini，M.K.（Giacomini 和 Cook，2000a)	卫生保健领域的定性研究 A. 这些研究结果有效吗
XXIII-B	Giacomini，M.K.（Giacomini 和 Cook，2000b)	卫生保健领域的定性研究 B. 结果是什么？该结果能帮助照顾我的患者吗
XXIV	Richardson，W.S.（Richardson 等，2000）	如何使用关于疾病临床表现的文章

一步扩展，变得还包括一名医生的多位患者经验、医疗系统中的多个数据，或者单个患者的随时间积累的汇总数据（Bakken，2001）。单病例 RCT 可能是单个患者的最终的证据来源（Guyatt 等，2000）。定性研究探索社会现象，并启发临床医生为什么、何时及如何治疗有效，越来越被认为是支持性信息的重要来源（Giacomini 和 Cook，2000a）。在姑息关怀中，有可靠的证据和临床医生区分高质量和低质量证据的能力，并将这些知识应用于个别患者的实践，对 EBM 至关重要。

三、证据的分层

循证医学的第一原则是，并非所有证据都具有同等效力，临床实践应基于最佳可用证据。随着证据生成方法的发展和演变，证据层次结构已经形成，展示了不同类型的证据的相对地位（图 120-2）。一般而言，评估临床干预措施时，认为试验性研究比对照性研究（观察和非随机）更高级。在后者中，研究设计按证据强度（从低到高）排序如下：病例系列、历史对照、病例对照研究、队列研究和连续队列研究。RCT 仍然是研究设计的“金标准”，被认为是评估新干预措施的最高强度和最可靠的证据。

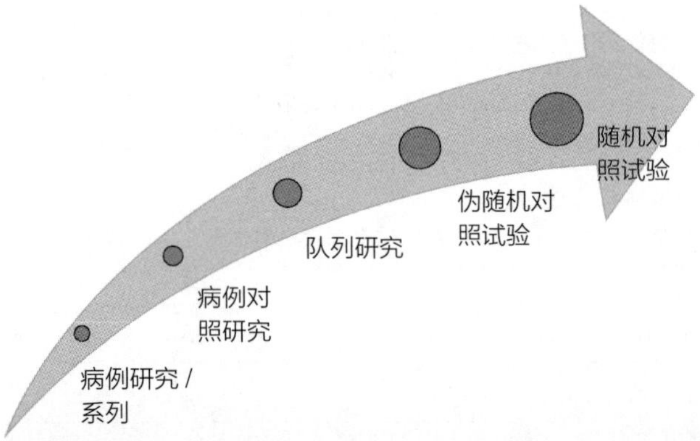

▲ 图 120-2　新干预措施的初级临床研究的证据层次

并非所有问题都可以用试验性方法来回答，实践中必须考虑患者的经验感受，以实现循证医学第三原则（考虑患者的价值观和偏好）（Greenhalgh 等，2014）。而为了实现循证医学的第二原则（追求真相应包括对所有可用证据的评估，而不仅仅是支持特定主张的证据），证据范围应包括所探索研究问题的各种不同方法。这一重要性体现在系统评价和 Meta 分析的兴起，也体现在纳入结合观察、诊断试验和预后研究数据的 Cochrane 方法（https：//training.cochrane.org/hand book），以及为合成定性数据而开发的方法（Hannes 和 Lockwood，2011）。

四、质量评定

证据的强度和质量各不相同。对证据中的偏差进行认定和评估很重要，但又具有挑战性和主观性。2002 年，有 106 个系统可用于评估研究证据的质量（West 等，2002）。然而，当其被一组研究人员使用，甚至包括 Cochrane 偏倚风险工具（Jørgensen 等，2016），都出现了大量的分歧（Juni 等，1999），并且对其提出了有用性的质疑（Atkins 等，2004）。在评价已发表的文章时，理解可能存在的偏倚是重要的。

通常，临床试验中报道的证据质量由其“内部效度”来定义的，该术语指的是研究人员在研究设计和执行中最小化偏倚的程度（Juni 等，2001）。各种类型的偏倚可能会影响到研究的内部有效性。当样本中的研究对象不能真正代表结果所属的人群时，就会产生选择偏倚。当研究对象除了评估中的治疗外接受不同等的护理时，还会出现实施偏倚。在入组后排除中，由于缺少数据点或引入显著偏倚而偏离方案，某些患者在最终分析中被遗漏，导致研究结果不再适用于目标人群。退出偏倚，即某些研究对象的亚组失访，也会导致类似的影响。评估偏倚，指的是研究对象、研究者或两者都知道干预内容，也会影响结果评估。

偏倚降低了观察到的效果是真实效果的可信度，从而降低了证据的可靠性（Sackett 等，1991）。非随机研究容易产生选择偏倚和评估偏倚。与随机对照试验相比，非随机研究可能显著低估或高估治疗效果；他们最常见的情况是治疗方法比实际情况要好得多（Kunz 和 Oxman，1998）。回顾某一时期的随机对照试验与同期的历史对照试验，大多数对照试验的阳性结果后来被随机对照试验否定（Sacks 等，1982，1983）。

研究完成后，也可能存在偏倚。发表偏倚是部分试验结果发表后产生（Dickersin 等，1994；Piantadosi，1997）。阳性结果比阴性结果更可能被公布（Song 等，2009）。

五、循证医学所需的特殊技能

“信息悖论”指的是爆炸性的信息量下，尽管信息丰富，临床医生在需要相关信息时，很难找到和理解相关信息，特别是在护理这方面（Muir Gray 和 de Lussignan，1999）。为了克服信息悖论，即证据过多但无法使用，临床医生需要一套新的能力，使他们能够提出具体问题，获取相关证据，评估其质量，根据目前已知的情况对其进行评价，并评估其对患者的适用性。

关键评估技能已被阐明（表 120-2）（Greenhalgh，2014）。

（一）评估

循证医学的起点是真正的临床平衡：对于现有的患者或一组患者，最好的治疗方案是什么？在循证医学的实践中，使用可靠、有效的评估工具来描述患者的病情将为量身定制个体护理的过程提高至关重要的信息。

表 120-2　关键的评估技能

评估患者	这个过程从一个有临床问题或从其照护中产生问题的患者开始
提出问题	获得一个结构良好的临床问题
取得证据	查找并选择最合适的资源
评估证据	评估证据：有效和适用
应用：与患者交谈	整合：证据、含患者偏好的临床专业知识、应用
评估：审查结果和过程	评估患者的预后和临床表现

引自 Sackett，D.L.，et al.(2000).Evidence-based Medicine：How to Practice and Teach EBM，Second Edition.Edinburgh，UK：Churchill Livingstone.

（二）提问

一旦评估了患者的情况，循证医学必需的下一步就是明确阐明临床问题。一个构建良好的临床问题包括四个要素，通常可以缩写成“PICO”：①特定的临床患者、问题或人群；②干预；③有价值的对照干预；④临床结果或感兴趣的结果（Sackett 等，1997）。表 120-3（Sackett 等，2000）列出了对管理特定临床场景的问题进行分类的有用框架。针对特定患者，阐明当前问题，医生将重点放在最适当的干预措施、替代措施（即对照干预措施）和感兴趣的结局。这反过来有助于确定什么研究类型的证据最可能有助于回答这个问题（Sackett 等，1997）。

（三）获取

为了使循证医学成为姑息关怀的标准方法，临

表 120-3　常见临床问题分类

临床发现	如何恰当地收集和解释病史和体检结果中的发现
病原学 / 风险	如何识别导致疾病的原因或危险因素（包括医源性危害）
疾病的临床表现	了解一种疾病导致其临床表现的频率和时间，以及如何利用这些知识对患者的疾病进行分类
鉴别诊断	当考虑患者临床问题的可能原因时，如何选择那些可能、严重、对治疗有反应的原因
诊断试验	如何选择和解释诊断试验，并根据其进度、准确性、可接受性、安全性、费用等因素来确认或排除一项诊断
预　后	如何评估我们的患者可能的临床病程，预测可能的疾病并发症
治　疗	如何选择为我们的患者提供利大于弊的治疗，并且该治疗是值得他们努力和花费的
预　防	如何通过识别和调整危险因素来减少患病的机会，如何通过筛查早期诊断疾病
经验和意义	如何共情患者的境况，理解他们在经验中发现的意义，并懂得这个意义如何影响他们的治疗
改　进	如何跟上最新进展，提高我们的临床和其他技能，并运行一个更好、更有效率的临床照护系统

经许可转载，引自 Straus，S.E.et al.(2019). Evidence-based Medicine：How to Practice and Teach EBM，Fifth Edition.New York，USA：Elsevier Limited.

床医生必须能够方便地获取证据（Rubin 等，2000）。在当今医疗环境下，针对任一给定的临床问题，对所给的可能相关可能无关的证据，掌握第 3 项关键评估技能，这要求能使用经电脑处理过的证据资源并对之分级处理的能力（Guyatt 等，2000）。

“4S 模型”被建议作为证据获取的分级方法。证据来源的优先级从低到高依次为研究报告（已发表的临床试验报告和其他原始研究报告）、综合性报告（Meta 分析和系统综述）、概要（在期刊和其他可信来源上的循证摘要）和系统性报告（计算机化搜索和决策支持系统）（Haynes，2001）。

目前有几个计算机化的决策支持系统可用，如 Up-to-Date 和 Dynamed，并提供预处理信息，如基于证据的总结和 GRADE 指南建议（Agoritsas 等，2015）。这样的系统可以为临床医生从数量众多的资料（估计达到日均 75 次的试验和 11 次的系统评价）中筛选出关键出版物（Bastian 等，2010），该领域每年估计需要 20 篇论文（Haynes 等，2006）。应该注意的是，这些网站可能缺乏关于如何选择纳入研究的明确细节（Haynes，2001；Up-to-Date）。基于证据的临床实践指南也处于 4S 阶梯的这一水平，尤其是在信息技术（information technology，IT）支持的情况下；然而，这个指南根据开发和更新的方法，具有不同的可靠性水平（Kwag 等，2016）。

在证据获取优先度的第二等级，医学从业者查阅在二级出版物中提供的不同研究和评论的摘要，如 ACP Journal Club（Sackett 等，1997；Haynes，2001；Up-to-Date，n.d.）。ACP Journal Club 每年都会对 6000 多篇原创的内科和普通专科医学文章进行审查，保留 300 篇最高质量的研究并剔除了这之外的所有研究（Davidoff 等，1995）。

综合性报告，证据获取优先度的第三等级。例如，Cochrane 系统性评价数据库包含了具体的数据审查和汇编方法（Haynes，2001；Cochrane，n.d.）。然而，它们仅针对现有的研究，并且仍有选择要纳入的研究的主观过程。

业内人员通常直奔原始研究。搜索工具，如 MEDLINE、Google Scholar 和其他电子书目有助于完成这项任务。许多大学都有专有的搜索引擎，帮助机构所属的临床医生对文献进行有针对性的搜索。专业协会向会员提供的订阅服务和搜索工具也可使用。

在使用 4S 方法寻求证据的过程中，医学从业人员会为手头的临床问题寻找最高级别的证据（Hunt 等，2000；Haynes，2001）。可以在不止一个层面上寻求证据，以确认结论，并为调查结果提供深度和细微差别。

然而，临床医生应该小心“没有证据可用”的挫败感。“最佳可用证据”的概念意味着循证医学从业者使用了可用的最佳信息，这些信息可能是一次试验、Up-to-Date 上的摘要或同事转发的轶事。循证医学的原则是冒着“缺乏证据而无从进行”的风险，除非循证医学从业者能够自信地根据日常护理的实际情况调整证据等级，并承认没有一项研究可以指导每一种情况。

（四）评定

在临床实践中将证据应用于患者之前，必须对其进行评估。证据评估包括评估研究方法对当前问题的适用性，以及研究方法的质量。考虑前者需要了解研究类型和研究结果。例如，横断面调查设计是回答与疾病流行率或干预可接受性相关的临床问题的相对最佳标准设计，而 RCT 是以最严格的方式评估任何干预性实验的最佳设计（National Health and Medical Research Council，2000；Muir Gray，2001）。如果研究的方法适合于临床问题，那么循证医学从业者将继续考虑其结果的有效性，即研究的方法质量。

评估方法质量需要系统地阅读文章的“方法”部分。初步审查应注意研究的设计、招募流程、资格标准、干预和对照、结果、评估结果的方式、减少偏倚的方法（如随机化、盲法）、样本量的计算、持续时间和随访的完整性（Greenhalgh 等，1997；Greenhalgh，2014）。如果这些方面描述严谨且合理，则开始进行更深入的检查。需要回答的主要问题（有时称为“主要指南”）包括以下方面。

- 患者是否被随机纳入到研究中？
- 随机分组是否对患者和研究人员保密？
- 是否所有随机分组的入选试验的患者都纳入了分析？

一项有效的研究将对这些问题给出“是”的答案。如果这些问题的答案都是否定的，那么研究设计就有致命的缺陷。要问更精细的问题（“次级指南”）。

- 除研究中的干预措施外，各组患者是否受到同等对待？
- 研究开始时，各组是否相似？

这些问题代表了重要但非必要的因素，可能会或可能不会使研究无效。如果一项研究未能满足这些标准，医生应慎重考虑是否在患者决策中使用该研究（Guyatt 等，1993，1994，2008）。

当医生遇到一个或多个有效性问题的“否”答案时会发生什么？也许所选择的研究不是随机对照试验，但没有可用的随机对照试验，正在评估的研究是目前唯一一项关于临床问题的研究。医生如何解决这种困境？Guyatt 等的“医学文献用户指南”帮助医生克服负面结果的影响（Guyatt 等，2008）。指南侧重于危害研究，为队列研究、病例对照研究、病例系列和病例报告的关键评估提供指导（Levine 等，1994）。

（五）应用

将研究应用于单个患者需要考虑结果的普遍性和适用性。适用性是指研究可应用于个人或特定患者群体的程度（National Health and Medical Research Council，2000）。

研究的纳入标准是确定结果是否适用于患者或临床人群的通常起点。然而，与其仅仅因为某个高质量研究的纳排标准和设置与相关患者的特征不一致而拒绝该研究，不如由医生根据该研究的外部有效性，考虑是否有令人信服的理由而不否决该研究（Guyatt 等，1994）。

指导从业者评估适用性的问题包括以下情况。

- 结果是否可以重现于此研究设定？
- 结果是否适用于该个体？
- 干预是否可以在此研究设定中重现？

如果这些问题能够得到肯定的回答，则应根据患者的偏好和价值观，与患者（以及所爱的人，在适当情况下）讨论临床选择（National Health and Medical Research Council，2000；Sackett 等，2000）。临床医生和患者应共同考虑患者所看重的全部结果，以及在讨论的临床方案中，潜在的益处是否大于潜在的危害（Guyatt 等，1994）。

循证医学的创始人强调，循证医学不是“烹饪书”或“一刀切”的医学。这种临床模式的个性化特征在“应用”阶段最为明显。

在循证医学中，医学从业者将有效和有意义的结果与了解到的患者个体信息相结合。著名的循证医学国际专家 Chris Silagy 指出，优秀的医生和护士需要倾听患者的心声。

- 信任对良好的医患关系至关重要。
- 诚实很重要，但希望也很重要。
- 治疗选择需要考虑患者的价值观和偏好。
- 生存统计数据仅仅是一定概率可能发生而非将发生。
- 一个人可以学会伴随不确定性而活（Silagy，2001）。

这些令人心酸的陈述部分基于 Silagy 作为经历过癌症的人的经历，这对于循证医学在姑息关怀中的实践尤为突出。

“了解患者的痛苦，以及如何通过富有同情心的医生来减轻这种痛苦，是循证医学的基本要求”（Evidence-Based Medicine Working Group，1992）。实践中的循证医学是将文献或其他证据资源的系统获取和评估结果与患者的需求、恐惧、欲望和偏好明确结合起来。

认识到患者独特特征的重要性，循证医学方法中个性化照护的第一步是确定患者希望参与决策的程度（McAlister 等，2000）。共同决策需要三个主要组成部分：①信息披露；②探索有关治疗和潜在健康结果的价值；③实际决策（Elwyn 等，1999；McAlister 等，2000）。因此，循证医学所包含的艺术在于科学与同情的结合，以指导敏感的沟通和最佳、个性化的决策制订。

（六）评估

在循证医学中，评估是一个迭代、持续的过程。医生应系统地收集可分析的数据，以评估实施干预措施的益处和危害。电子健康记录使这一过程更为有效，使人们能够更方便地获取数据，并促进对干预结果的实时审查。一旦医生在实践中应用了证据，对临床选择效果的常规评估可以为未来的实践提供信息。这种持续的反馈是“学习医疗保健”的本质。

在练习循证医学的每一步中，医生都应该进行自我评估。正式的审查流程和反馈系统可以支持自我评估，这些方法应该构成医生定期自我评估的基础。

1. *信息技术对循证医学的重要性*　支持 21 世纪医疗保健的证据的性质、地点和数量使信息技术成为循证医学不可或缺的工具，而信息技术的流利性则是循证医学从业者必备的技能。

医学信息学是一门新兴且快速发展的学科，是医疗保健中的信息和通信科学。与循证医学相关的医学信息学进展包括临床医生可用资源的激增、已准备好用于临床应用的汇总证据的二级数据库、二级出版物及移动设备和新软件解决方案的大量应用，但需要在实践中实施（Bloomrosen 等，2010）。

所有临床医生都可以利用互联网和管理数据库。网络浏览和超文本链接为不断增加的信息量提供了方便的入口，尽管对于不熟练的搜索者和忙碌的临床医生来说，快速识别合适和可靠的内容是困难的（Muir Gray 和 de Lussignan，1999）。综合性信息通道，包括通过英国国家卫生服务维护的卫生信息资源（原国家卫生图书馆）（National Health Service Information Authority，2003）。PubMed 临床查询（National Center for Biotechnology Information，2003）和国家指南信息交换所（National Guideline Clearinghouse，2003）可以为忙碌的从业者提供快速获取高质量临床信息的途径。营利网站如 Up-to-Date（http：//www.UpToDate.com）可能提供更广泛的综合信息，尽管加入和登录的要求可能会造成使用障碍。

2. *循证医学在姑息关怀中的基本原理* 在姑息关怀中努力推广循证医学，这背后有几个令人信服的论点。首先最重要的是对照护质量的论证。根据 IOM 的定义，"照护质量是指个人和人群的健康服务增加了预期健康结果的可能性，并与当前的专业知识相一致的程度"（Chassin 和 Galvin，1998）。在这一定义中嵌入了有效性和照护标准的概念，这两个概念通常被理解为与证据密切相关。有质量的照护的这一定义接近于重申循证医学的原始定义。所假定的是，提供最佳证据和令人信服的信息将得出最佳决策，从而实现最佳照护（Grol，2001）。基于证据的二级研究方法对注重质量的任务至关重要，例如，突出最有效的干预措施，批评劣质干预措施，以及弄清楚现有证据不足以确定并需要进一步研究的领域。

在姑息关怀中推进循证医学的第二个理由是，需求的增加将导致医疗保健系统提供更多的姑息关怀服务，而医疗保健系统应该以合理的方式开展。由于人口老龄化、寿命延长、疾病负担从急性疾病和事件为主转移到慢性疾病为主，世界范围内对姑息关怀的需求正在增加。公众意识的提高及患者和服务提供者的期望也被认为是有助于增加需求的因素（Muir Gray，2001），疾病管理的趋势、早期发现癌症和在这些患者的治疗期间开始姑息关怀，以及更多非癌症患者转诊到姑息关怀。随着需求的增加，医疗保健提供者将寻求提供满足需求的服务，只要这些服务能够有效满足人口需求。循证医学提供了一个系统，用于智能且有意识地选择将要提供的服务。

随着医疗资助者开始要求采取基于证据的护理方法，姑息关怀将被纳入其中。循证医学框架将有效性、质量和效率综合到医疗决策的系统过程中。每位临床医生每次循证医学的实践都为优化医疗保健价值提供了一种机制。当每位医生使用明确的标准评估干预措施的有效性，并将干预措施与适当的临床患者和环境相匹配时，综合医疗将以经济高效的方式获得最佳结果。

循证医学为姑息关怀提供了一种可行的机制，以满足新的成果和报告要求。政府的期望和政策正在以强调循证实践的方式发生变化，问责制分布在所有级别和类型的医疗实践中。从业者必须证明以经济有效的方式实现了预期的患者治疗结果，并且必须向监管机构和医疗保健消费者展示症状的控制和功能状态的恢复。循证医学可以帮助姑息关怀从业者和作为一门学科的姑息医学来满足这些新兴的期望。

六、姑息关怀中循证医学的障碍

据估计，充其量只有一半的姑息关怀决定是基于证据的。正如 Irene Higginson 在 20 世纪末所强调的那样，部分问题是姑息关怀缺乏令人信服的研究证据（Higginson，1999）。该学科的证据基础正在扩大，尽管对无效的持续研究的担忧（如提出错误的问题、糟糕的设计和行为、糟糕的研究报告）仍然存在（Sleeman 和 Murtagh，2014）。即使进行研究，也可能无法发表（Tieman 等，2010；Hanchanale 等，2018）；在 2008 年 EAPC 会议上提交的摘要中，只有 57% 完全发表（Hanchanale 等，2018）。

在英国，2015 年健康专责委员会强调需要更多证据来为姑息关怀服务提供信息。然而，Neuberger（2015）在对利物浦护理路径的独立审查中，强调了对缺乏证据基础和研究能力来解决这一问题的严重担忧。即使有证据存在，姑息关怀从业者也不会始终如一地将系统、基于证据的方法应用于生命限制性疾病患者的照护（Lunder 等，2004）。

各种哲学、有组织和实践性的原因阻碍了将循证医学纳入姑息关怀。Currow（2010）呼吁对姑息关怀进行更严格的研究，以便为日常临床实践提供信息，并防止继续使用没有证据的干预措施（Currow，2010）。姑息关怀社区的一项主要任务是要求开展研究，为实践提供证据。国际临床试验组，如澳大利亚的姑息关怀临床研究合作组织（Palliative Care Clinical Studies Collaborative，PCCSC）（Shelby-James 等，2012）、美国的姑息关怀研究合作组（Palliative Care Research Cooperative Group，PCRC）（Abernethy 等，2010）和欧洲姑息关怀研究网络协会（http：//www.eapcnet.eu/）正在开始生成回答常见问题所需的大规模证据。

传统的批判性评估技巧似乎不适合姑息关怀文献。人们认为，需要调整这些技能，以适应姑息关怀情景的异质性和姑息关怀实践的细微差别（Lunder 等，2004；Abernethy 等，2007；Currow 等，2009）。与其谴责循证医学的关键评估技能无关紧要，姑息关怀社区必须制订适合该人群工作要求的专门的解决方案。例如，Currow 等提出了一个报道姑息关怀临床研究的模板框架，以便新研究数据的用户能够更有效地概括和应用其本地实践中的发现（Currow 等，2009，2012；Wheeler 等，2012）。同样，CareSearch 团队（http：//www.caresearch.com.au）正在开发、验证和管理预定义的搜索策略组合，以支持有效搜索与姑息医学相关的医学文献（Tieman 等，2005，2010；Sladek 等，2006）。假设用户正在寻找有关厌食症的姑息关怀相关临床试验，单击“厌食症”链接将使用经验性的搜索字符串提供 PubMed 的实时搜索，该字符串将识别试验，按证据强度排序并按时间段切换。

医学学科在走向基于证据的方法时面临着共同的挑战，包括缺乏足够动力的临床医生、缺乏研究和关键评估技能、组织或文化的不支持、证据方法不一致、信息技术不足。

临床医生必须克服循证医学的障碍，才能在这一新模式中表现良好。缺乏证据和缺乏容易获取证据的渠道（基于证据的实践的关键要求）是许多姑息关怀环境中循证医学目前面临的巨大障碍（Rubin 和 Thomas，1996）。临床医生层面的障碍，如技能不足、过度依赖权威或不感兴趣（Sackett 等，1997），也减缓循证医学在该领域的应用。姑息关怀从业者工作的组织可以是循证医学的激励者和促进者，也可以是障碍。理想情况下，组织文化将支持循证医学，提供机构认可和激励，并提供资源和机制，如 IT 基础设施，以促进其应用。

七、循证医学的局限性

随着循证医学成为包括姑息关怀在内的医学学科的主导模式，认识到其固有的局限性很重要。无论是新的还是旧的，患者照护方法都不会是没有限制的，有意识地关注这些方法可以提高照护的完整性和质量。

在循证医学开始 25 年后，Djulbegovic 和 Guyatt 回顾了对这种方法的批评（Djulbegovic 和 Guyatt，2017）。

- 科学方法的简化主义，过分简单地依赖证据的层次。循证医学最近做出了回应，承认应审查和评估所有证据，从而为临床建议提供了更细致的 GRADE 框架。
- 循证医学培养了“食谱”医学，将临床决策限制在一系列可能不适合特定患者的自动算法中（Greenhalgh 等，2014）。然而，这就忽视了循证医学的一个主要原则，即确保个体患者的经历对证据的应用至关重要（Guyatt 等，2000）。
- 循证医学削弱了临床专家的作用。然而，再次强调，在循证医学中谨慎地使用临床判断，以确保在每个患者经验的背景下，采用所有最佳证据、运用批判性评估和临床专业知识的三维方法的实施。
- 缺乏证据证明循证医学的应用改善了患者照护。在提供高质量的姑息关怀时，医生的智慧、人类的洞察力和对患者个体的深思熟虑必须有助于形成有力证据所指示的路径。然而，早期采用标准化、循证护理的学科，如心内科的心力衰竭，其生存率有所提高。
- 循证医学已被扭曲化了。医疗保健系统可以使用循证医学的旗帜作为削减成本措施的理由。此外，商业公司可能会利用循证医学原理，使用较差的对比、不适当的研究设计和大型试验，这些试验发现了微小的绝对差异，并夸大了其临床意义。尽管存在帮助临床医生识别此类虚假实践的指南，但很难完全避免这种错误陈述，这说明了临床医生充分了解循证医学的重要性（Moynihan 等，2014）。

此外，缺乏连贯、一致的科学证据来为各个领域的临床实践提供信息。循证医学需要时间和资源，而忙碌的临床医生可能没有，尽管有各种工具来提供“预先评估”的基于证据的指南。研究很快就过时了，临床实践指南也相对较新，通常是基于共识而非基于证据的（具有不同程度的潜在利益冲突）。

结论

循证医学已成为医学学科的规范。它的原则与临床医生的决策方法、机构对服务提供者的成果的期望、患者和家属对他们将获得的照护的期望密不可分。循证医学与前一模式相比，有许多潜在优势，包括为个体患者选择的治疗更有效，干预措施应用更一致，在适当的患者和人群中应用干预措施，科学和同情的有机结合，最终为患者、人口和医疗保健系统带来更好的结果。

在姑息关怀中采用循证医学将有益于该领域，因为广泛采用循证治疗原则将有助于确立姑息关怀在其他医学学科中的地位，而循证医学现在是主导模式。将循证医学纳入我们的临床照护将使医学从业者受益，因为它的框架将为我们提供一种系统且可管理的方法来处理不断增加的大量可用证据。当他们的姑息关怀提供者采用基于证据的最佳做法时，患者将受益，因为他们接受的治疗最可能对他们特别有效，并且是根据他们的个人需求、特点和偏好量身定制的。

第121章　了解姑息关怀中的临床研究

Understanding clinical trials in palliative care research

Pål Klepstad　Stein Kaasa　著

陈慧平　刘亚东　译　　王玉梅　校

临床研究包括临床试验和观察性研究。WHO将临床试验定义为“任何前瞻性地将受试者或几组人分配至一个及以上健康相关的干预措施，以评估其对健康结局的影响”（WHO，2018）。干预措施可以是药品、程序、行为治疗或组织变更。在观察性研究中，观察人员通过研究计划或方案对受试者分组的健康结局进行评估。受试者接受的干预措施或流程可能是他们日常医疗过程的一部分，但是参与者不会被观察人员分配给特定的干预措施（如临床试验）。

实验性研究或从其他患者群体中获得的研究结果不能代替姑息关怀中的临床试验。基础研究及在健康志愿者中进行的人类实验性研究可能会得出对姑息关怀患者重要的生物学或药理学机制。对于其他患者群体的研究可能会识别出与姑息关怀患者相关的临床问题。姑息关怀患者天然地与其他患者不同，因此，其他患者群体的研究结果也不应该外推到姑息关怀方面。为了了解对姑息关怀患者进行干预措施时，他们的健康状况及潜在的有利或不利结局，临床研究应该在姑息医疗单元开展。

过去很少有关于姑息关怀的临床研究（Hanson等，2014）。因此，在姑息关怀中很多干预措施并不是从循证医学中得来的，而是基于专家意见或经验性依据（Caraceni等，2012）。然而，通过部分组织、机构及个人的努力，关于姑息关怀的研究已经逐渐在增加。在PubMed搜索用英文书写的“姑息关怀”临床研究全文，2009年为112篇，2017年为216篇（US National Library of Medicine，2020b）。因此，在姑息关怀领域，对于开展临床研究重要性的重视程度也在逐年增加。

临床研究和其他所有类型的研究一样，都有优点和缺点。一个很明显的现象就是，因为一些原因，在已发表的文献中，有相当一部分研究具有不可重复性，一些研究结果的可靠性也会被质疑（Lee等，2018）。了解研究的需求及潜在的局限对于开展或解释临床研究是非常重要的。

一、临床研究的设计

（一）观察性研究

观察性研究包含几种不同的研究设计方案。在横断面观察性研究中，患者的信息是在某个特定的时间节点获取的。横断面观察性研究可以在研究划定的人群中获得疾病或症状的发病率及程度，也可以识别人口学变量、疾病、症状和检查之间的相关性。然而，横断面研究设计不能得出因果关系。对于存在相关性的变量，研究者不能得出哪些变量会影响另一些变量，或者两个变量有共同的原因（图121-1）（Klepstad和Kaasa，2012）。

在纵向观察性研究中，临床信息可以在数个时间节点获得。研究设计可以得到特定患者群体中的轨迹变化。纵向研究设计也可以使研究人员获得预测变量：人口学、临床数据或生物标志物。这些变量如果可以在一个时间节点获得，就可以预测疾病或症状的未来预期轨迹。纵向观察性研究也会被用来进行干预前后的观察。然而，这种实验设计不能控制治疗情况的自然轨迹。另一种前后对照试验设计是为了使用历史对照组。通常，这种设计在评估引入组织变化的研究中实行。例如，一个科室引进了一个新的临床路径，将会比较开始新流程前，与引入路径后的研究结果。这种研究设计评估了引入了一个新的干预措施前后的变化，但是不能排除造成变化的干预措施之外的混杂变量。

最后，一个特殊的分类就是观察性病例研究，可以提供重要的临床信息，尤其是对于不常见的临床事件，这通常并不会在临床研究队列中被观察到。其中一个例子就是药物相互作用，这通常不会在临床研究中被观察到，但是却非常有临床重要性（Kotlinska-Lemieszek等，2015）。

（二）临床研究

临床研究代表具有临床方案，将患者分配以某

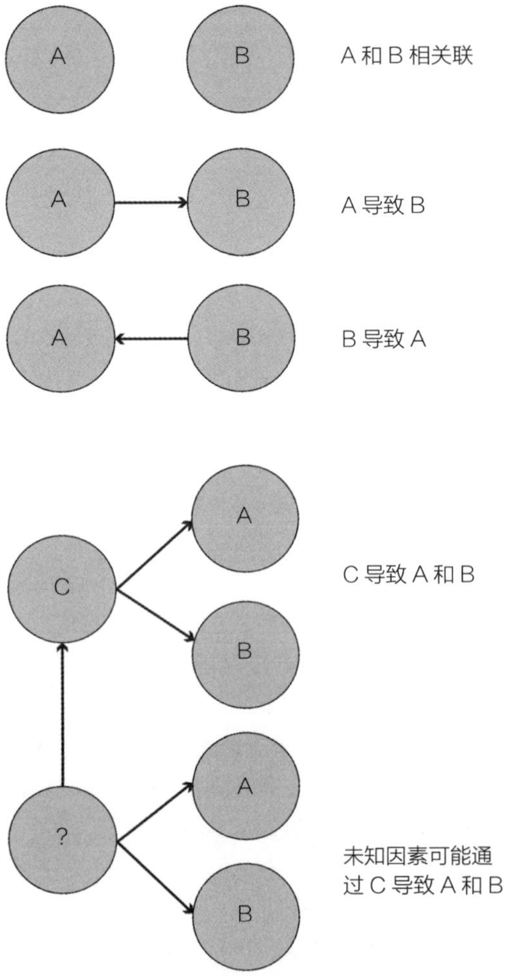

▲ 图 121-1　关联观测值的潜在因果关系的示意图示例

经许可转载，引自 Klepstad，P.and Kaasa，S.（2012）.The importance and pitfalls of correlational science in palliative care research. Curr Opin Support Palliat Care.6（4）：508-513.DOI：10.1097/SPC.0b013e32835a0c70.

个特定干预措施的研究。最佳的临床研究为随机对照研究，患者会随机接受两种或以上干预措施中的一种措施。临床研究具有平行设计，即不同的患者接受不同的治疗措施；交叉研究，即患者序贯接受治疗；或者 *n*=1 的设计方法，即患者按照多个序列接受治疗。

一些干预措施不能在个体水平上进行分配。例如，在医院内引入专家姑息关怀等组织变革，不论是否存在潜在的被分配可能，都将对该医院的患者产生溢出效应。此外，在对照组中，参与者可能仅仅因为被观察而改变他们的行为，即霍桑效应（Paradis 和 Sutkin，2017）。

二、基于临床研究的推荐等级

随着科学严谨性和对混杂因素控制能力的提高，以及研究结果在多个研究或研究人群中得以重复，人们对于观察性研究的信心也在逐渐增加。基于此，进行了循证依据等级的推荐。应用最广泛的是 GRADE 系统，被用来进行循证依据质量及推荐强度的分级（Atkins 等，2004）。GRADE 系统会得出对于支持或反对干预措施给出强或弱的推荐。包含在 GRADE 评估里面的因素包括结局的重要性，证据的质量，研究局限性，结局的不一致性，不精准，不直接和报告偏倚；理想效果与不理想效果之间的平衡；干预措施是否代表资源的合理利用；对价值和偏好的不确定性（Guyatt 等，2008）。因此，GRADE 是一套包括了科学的技术设计，以及对于相关性和发现的重要性更全面评估的系统。

另一个更常用的系统是牛津循证医学中心的证据水平（Centre for Evidence-Based Medicine，2018）。简单来说，它包含 5 个水平的证据。

- 水平 1：1a，系统评价 /Meta 分析；1b，高质量随机对照研究；1c，全或无病例系列，即在治疗方案出现前，所有患者均死亡，但是现在部分患者治疗后可存活；或者在治疗方案出现前，部分患者会死亡，而现在无人在治疗期间死亡。
- 水平 2：2a，观察性研究的系统评价 /Meta 分析；2b，观察性研究或者低质量随机对照研究；2c，结局性研究。
- 水平 3：病例对照试验。
- 水平 4：病例报道或低质量观察性研究。
- 水平 5：专家意见。

推荐分级为 A～D。

- A：全为水平 1 证据的研究。
- B：全为水平 2 或 3 的研究，或者由水平 1 外推的研究。
- C：水平 4 或由水平 2 或 3 外推的研究。
- D：水平 5 或水平不一致 / 不确定性的研究。

三、所有临床研究的重要特征

研究问题

所有临床研究最重要的问题即为寻找感兴趣的研究问题。不管研究的科学严谨性如何，如果研究问题和研究不相关，那就是浪费。此外，如果研究不需要的话，将患者暴露在危险中也是伦理上不可取的。在计划一个新的研究时，所有研究者需要回答的重要问题包括以下方面。

- 对研究问题的回答是阐明新的生物学见解，

建立对疾病或症状的患病率、发病率、强度或风险因素的见解，证实干预措施的有效性，还是确定干预措施的危害？

- 研究的问题需要确认是否有重要价值但尚未有确定结果？如果一项研究只是重复已被证实无疑的知识，是不值得做的。
- 研究问题是否可以在目前研究的框架内被解答？研究是否计划对纳入研究的患者进行研究访问？如果研究设计或设置与研究问题的答案不匹配，则该研究应重新设计或中止。

这些和其他与姑息关怀临床研究相关的问题可以总结为一个简单的问题："从这项研究中产生的知识是否有益于姑息关怀的患者？"

四、结局

对于临床研究，很多因素与结局变量的选择有关。首先，研究结果需要与临床情况相关。对于患有生命限制性疾病的姑息关怀患者的研究，长期预后往往不那么重要，而患者报告的与症状和健康相关的生活质量相关的结果则更为相关。然而，这两者的区别并不明显，因为姑息关怀越来越多地在疾病治疗中伴随介入，甚至对于晚期、进展性疾病患者，姑息关怀也可能影响他们的预期寿命（Temel 等，2010；Kaasa 等，2018）。

在一些研究中，很难评估感兴趣的实际结果。例如，在对恶病质的大型队列研究中，很难评估真正的肌肉损耗，以及能量和肌力的损失。因此，对于恶病质，体重减轻有时被用作替代评估方法（Fearon 等，2011）。对于一些患者，由于认知障碍或语言障碍，无法获得疼痛等症状的自我评估结果。因此，仪器被开发来观察可能与疼痛有关的迹象。其中一个例子是 Doloplus 检查，它结合了面部表情、睡眠、社交和其他迹象等因素作为无法正常交流患者的疼痛替代评估措施（Zwakhalen 等，2006）。对这些仪器进行验证是很重要的。在 Doloplus 的例子中，这是通过研究观察疼痛触发和疼痛缓解干预后无法交流患者的 Doloplus 评分来完成的。

五、结局的性质

（一）信度

结局应该是可靠的。这意味着结局指标的评估方法应该是稳定和一致的。对于一个完美且可靠的结局指标，不同观察之间的变异性应该只能反映感兴趣的结局变量其真实的变异性。并不是所有的观察都是完全可靠的，如两个观察者同时观测得分之间的差异（评分者之间一致）；反复测试时的变异性；即使患者的病情稳定，他们每次的反应也可能有所不同（测试 – 再测试）；或者对同一样品的分析测量结果进行平行分析时，会得到不同的结果。

（二）效度

一般来说，有效性指的是一种工具是否能够测量将要测量的东西。效度可分为内部效度和外部效度。内部效度是一个与研究准确性相关的术语，它准确地反映了研究的真实性。外部效度是指研究结果在其他情况下也相关。以下涉及效度的几个术语很重要。

表面效度是患者或研究人员对实际测量方法是否有意义的主观评估。这些评估或问题是否与受试者或研究人员相关？例如，在一项姑息关怀研究中，关于疼痛的问题通常会被认为是相关的，即高表面效度；而关于一个人最喜欢的颜色的问题则会被认为是奇怪的，即低表面效度。同样的问题如果给艺术学校的学生，可能会有相反的表面效度，这就说明了表面效度取决于研究内容。

结构效度代表测量方法能达到它所宣称测量水平的程度。这可以通过测试收敛效度来评估，即应该相关的测量实际上相关到什么程度。另一个测试是判别效度它测试的是那些本该不相关的测量结果实际上是不相关的。

效标效度表示观察是否与结果相关。这一结果可以是另一种公认的衡量标准（金标准）同时衡量。如果研究人员想对结果引入一种替代测量方法，通常会对其进行评估。预测效标效度是指今天所做的测量能否预测未来的测量。例如，今天评估的疼痛能预测 1 个月后的疼痛吗？这些发现对于了解一项测试是否可以识别出具有未来健康状况风险的患者非常重要。

（三）响应度

为了能被研究中应用，研究结果是需要有响应度的。如果测量方法不能检测到相关结果的变化或差异，则也不会检测到临床差异。与响应度相关的问题包括天花板效应和地板效应。天花板效应是指大多数受试者在某一特定项目上得分最高的地方。在这种情况下，如果病情恶化，临床变化将不会被检测到。举个例子，药物剂量按每天剂量的规定间隔进行分类。在所有患者都使用高剂量的环境中，变化不会被检测到。“地板效应”指的是在量度的最底端出现的类似现象。缺乏响应度的另一个原因是响应的类别过于宽泛。一个例子是 EORTCQLQ-C30 中的问题，回答类别为“一点也不”“一点”“相当多”和“非常多”。可以想象，临床发生了有意义的变化，但患者仍回答同一类别（Aaronson 等，1993）。

（四）评估的时间点

在临床研究中，评估的时间点和时间框架至关重要。时间点必须与研究中所涉及的人群相关。对于姑息关怀中的患者，干预措施的随访必须与研究人员想要评估的内容相关。关于评估姑息关怀中的疼痛干预有效，患者应该在几天内有所改善，因此随访的时间点必须在几天内。此外，对于姑息关怀患者，病情恶化和由于死亡而失访是很常见的，因此应该经常进行随访观察。

评估的时间框架非常重要。短的时间框架，如“正在疼痛”，可能无法涵盖波动性疼痛的重要疼痛发作，而较长的时间框架有回忆偏倚风险，或者不能代表患者当前的临床情况。

（五）竞争性结局

对于某些结果，我们知道这个结果总是与另一个潜在的结果相关联。姑息关怀中的一个例子就是疼痛强度和镇痛药的使用密切相关。原则上只使用疼痛强度作为一个孤立的结果，要求患者不允许改变镇痛药使用方案，包括在剧烈疼痛时的镇痛药。这种选择在伦理上是不可接受的。尽管如此，许多研究仍然使用疼痛强度作为单一疼痛干预的结局。替代方案为将镇痛药的使用作为协变量，或者同时报告疼痛和镇痛药的使用（Chow 等，2012）。

（六）可行性

一个结果要有意义，前提是要确定该结果在纳入研究的人群中是可行的。对于通常衰弱且认知功能受限的姑息关怀患者来说尤其如此。对于这样的患者中，复杂的程序和大量的问卷通常是不可行的。研究人员必须选择简单的工具，并在评估之间进行优先排序，以确保数据的合理完整性。正在进行的提高可行性的工作包括开发计算机辅助方法，这些方法能够订制与每个个体相关的问题（Krogstad 等，2018）。例如，如果患者回答一个关于疼痛的常见问题，回答是“不疼”，患者不再接受与疼痛相关的问题。如果回答是“疼痛存在”，患者将被问及与疼痛相关的更具体的问题。

另一个与可行性有关的问题是，评估是否适用于当前的研究环境。在一类人群中有效的评估可能在另一种设定环境中无效。一个例子是抑郁症的国际疾病分类标准，其中包括姑息关怀患者由于生存时间受限疾病而经常出现的症状，即使他们没有抑郁症（Lie 等，2015）。最后，必须对语言之间的翻译进行测试，以确保翻译不会无意中改变评估工具的含义。

（七）结果的可推广性

一项研究的结果应该易于与其他研究、与其他人群的结果进行比较，并易于在 Meta 分析中合并。尽管如此，在姑息关怀研究中，对于相同的结果存在多种评估和定义，其中许多仅在一项研究中使用。强烈建议选择姑息关怀患者研究中普遍使用的方法（Kaasa 等，2011）。这些方法都是经过广泛研究验证的，通常有规范的数据供一般人群进行比较，许多还被正式翻译成多种语言。此类工具的例子包括用于健康相关生活质量的 EORTCQLQ-C30（Aaronson 等，1993）、用于疼痛的简明疼痛量表（Daut 等，1983）、用于症状筛查的 ESAS（Bruera 等，1991）。专家委员会和科学组织制订了针对特定研究问题选择哪种工具的指南（Fearon 等，2011；Kaasa 等，2011）。此外，在描述姑息关怀研究时，研究设定和研究参与者的主要特征是至关重要的。这有助于优化可推广性（Currow 等，2009）。

可通过将研究人群与更大范围的临床人群进行比较来评估可推广性。有效性研究最能反映研究结果所针对的人群。

六、临床研究

（一）效度或非劣效设计

临床试验可以定义为有效性试验或非劣效性试验。在有效性试验中，研究人员想要证明这两组是不一样的。对照组通常接受目前的金标准疗法。在非劣效性试验中，该研究旨在证明新的干预措施并不比普遍认为有效的治疗方法更差。非劣效性试验有许多潜在的陷阱。研究组之间缺乏差异可能是由于研究设计错误或两种替代方案都无效造成的。此外，由于需要相当窄的置信区间才能达到非劣效性，这些试验需要更多的参与者。

（二）平行或交叉设计

临床试验可以采用平行或交叉设计。在平行设计中，患者被分配到其中一个研究组，只接受这种治疗。两组在同一时间点进行了相关研究结果的头对头比较。在交叉临床试验中，患者以序贯的方式接受这两种治疗。这种设计在姑息关怀中使用较少，因为它需要患者的临床状态随着时间的推移保持相对稳定，并且患者能够参与至少两个研究周期。该设计还需要在干预措施之间有一个洗脱期，以确保第一治疗期不会对第二治疗期产生残留效应。这种设计的好处是患者可以作为自己的对照，从而消除了组间差异导致的个体间差异。n=1 研究设计通常用于描述患者暴露于几个治疗阶段的交叉研究。这种设计的好处是，每个患者都贡献了几个观察结果，从而限制了需要纳入的患者数量。为了在姑息关怀中进行相关 n=1 的研究，已经定义了干预的特征（Nikles 等，2009）。

（三）对照组

对照组可以接受安慰剂，不接受治疗，或接受积极的干预措施。金标准是给予对照组当前的护理标准，需要在外观与味道上都与新的干预措施相同。如果没有确定的标准治疗，使用安慰剂在伦理上也是可以接受的。

在双盲研究设计中，患者和研究人员都不知道受试者被分配到哪个组，从而降低了偏倚的风险。研究组的分配和干预的准备工作由没有参与研究的人员完成。研究的后勤挑战因此而增加了，因为必须生产安慰剂药物，同时也需要具备隐瞒和紧急情况披露的程序。一种特殊的情况是，患者和研究人员都知道活性药物会有一些效果，如果没有明显的迹象，控制组的分配实际上是公开的。在这种情况下，对照组可能会给予一种已知有效作用的药物，以让参与者感受到效果，但对研究的主要结果没有任何影响。

一项研究也可以是单盲研究，通常患者是盲的，而研究人员和（或）医疗保健人员被告知了分配结果。在这类研究中，由不知道研究分组的人员进行随访评估和研究统计，可能会在一定程度上减轻研究者偏倚的风险。

对于某些干预，很难给对照组施行真正的安慰剂干预。例如，心理行为干预和外科手术就是这种情况。作为一种主动控制，特定的心理干预可以与一般谈话相比较。然而，这并不会让研究者盲目，因此谈话本身也会对结果产生影响。为了减少偏倚风险，也可以对评估结果的研究人员进行盲法，即使研究团队的其他成员都知道受试者的分配情况。同样，外科手术也可与假手术相比较，假手术只是做一个类似的皮肤切口。然而，要做到这一点，研究人员必须证明，让对照组处于在假手术相关的风险和不适中，在伦理上是合理的。

（四）随机化流程

随机选择患者进入研究组可以确保研究组在基线时具有相似的特征。观察人员不能影响干预措施的分配。在一些研究中，准随机化是首选。这包括每两名患者中有一人接受有效药物，或者患者在特定工作日或特定的周接受干预。这显然不包括观察人员的盲法，因此可能会导致严重的偏倚。研究者如果事先知道了分配情况，可能倾向于纳入 / 不纳入患者，因为其出于个人看法会认为该患者应该施行 / 不施行特定的干预措施。通常情况下，现在临床试验通过外部程序进行干预分组。这可以通过网络或电话完成。这确保在研究干预分配前对患者进行筛选以纳入研究。

对于某些因素，研究人员知道，偶然的倾斜随机化将破坏结果的有效性。对于这些因素，研究人员可以进行分层或区组化干预。分层干预确保有特殊特征的患者平均分布在研究组间。区组随机法是将研究人群分成更小的组。区组随机化通常应用在多中心研究中，这种研究每个地点纳入的患者数量有限，区组随机化可以确保研究组的比较不受研究中心间差异的影响。

在一些研究中，需要特殊的随机化程序。在增强型设计中，患者可以首先以开放的方式获得有活性的药物。应答者随后进入随机安慰剂对照研究阶段。该方法适用于当研究人员预计应答的患者数量有限，但无法在研究的纳入和排除标准中确定这一人群。增强的设计在开放阶段确定有潜在获益的患者，并在随机对照试验阶段确定这是否正确。

另一种试验设计是随机终止干预。在这一设计中，正在接受干预的患者被随机分配继续用药或停药。作为一项标准的临床试验，也可以采用双盲、安慰剂对照的研究。在姑息关怀中，此类设计的例子包括研究接受姑息关怀的患者是否可从因合并症停止或继续治疗中获益的试验（Kutner 等，2015）。

七、姑息关怀和其他研究中的关键问题

（一）招募患者

临床试验失败的最常见原因是招募人数低于预期。研究者通常未能考虑到与纳入研究相关的实际问题，并且在招募患者进入临床研究所需的预期数量和时间方面通常过于乐观。此外，几项研究表明，许多本应与临床研究相关的患者实际上未被纳入研究（Stone 等，2012）。

首先，研究人员必须合理地确定参与研究的中心符合临床研究条件的患者数量（Currow 等，2010）。可以尝试对收治的患者进行回顾性分析，以评估符合纳入和排除标准的患者数量。这可以正式地作为识别单元内现有过程的差距分析来执行（Channon 和 Sammut-Bonnici, 2014）。在这项分析中，研究者应记得考虑限制纳入的其他因素，如潜在的参与者的距离或假期期间招募情况不佳。对于多中心研究，研究者应该认识到，通常不是所有自愿参与的中心最终都能纳入患者。

许多研究采用严格的纳入和排除标准。通常排除标准被定义为是为了排除潜在混杂因素或为了使研究人群更加同质化的患者。然而，严格的排除标准排除的患者数量可能会出人意料的高（Stone 等，2012）。例如，从姑息关怀研究中排除正在接受抗癌治疗的患者，这可能会排除大量患者（Kaasa 等，2018）。这将从两个方面对该研究造成不利影响。首先，该研究将不能纳入研究所需的患者数量。其次，本研究将不包括在日常临床治疗中实际接受干预的患者，从而降低了研究的外部效度。对于研究者来说，为了阐明具体的研究问题（效度研究），他们是否希望纳入同质的患者，而不是更多的未经选择的患者，以增加对真实世界患者的外部效度（有效性研究），这一直存在争议。

招募失败的另一个原因是实际组织的不足。姑息关怀患者一出现临床问题时就需要纳入研究。出于伦理原因，干预不能因为研究程序在需要的时间内无法获得而推迟（Currow 等，2015）。因此，本研究的组织方式必须使患者能够在所有时间被纳入。临床研究中另一个常见的失败是认为卫生保健工作者能够将纳入患者作为其日常临床工作的一部分。在大多数机构中，医护人员工作繁忙而无法负担额外的研究程序。解决办法很简单，研究者必须组织患者由特定的研究人员进行筛选、纳入和随访。

一个备受争议，但可能被高估的包容性障碍是把关（Stone 等，2012）。“把关”意味着医护人员拒绝患者加入临床研究，以减轻患者的额外负担。不应鼓励把关，因为这是一种家长式行为，违反了患者的自主权（White 等，2008）。患者有权决定其是否参加临床研究。作为临床研究的参与者，患者实际上可能会因此而受益。许多患者也发现这对将来改善其他患者的治疗很有价值（White 和 Hardy, 2010）。

招募不足的最后一个原因是研究过于复杂。对于患者来说，太耗时或太费力的研究程序限制了他们纳入研究的意愿及依从性。因此，在规划姑息医疗研究时，研究者必须仔细考虑随访次数、每次随访需回答的问题数量及干预措施的复杂性等问题。研究程序必须尽可能简单，但要包括与研究问题相关的细节。

（二）高退出率

在纵向姑息关怀研究中，预期会有较高的退出率。这是因为患者健康状况迅速下降，而且姑息关怀患者往往在相对较短的时间内死亡。因此，在规划姑息关怀研究时，研究者必须认真考虑随访时间长度，在估计参与者数量时考虑到预期的退出人数。

（三）因为研究设定和参与人员导致的选择偏倚

在其他研究领域，姑息关怀研究由于研究设置而存在选择偏倚的风险。这可能会降低研究结果的外部效度。正如预期的那样，临床试验大多由姑息关怀医学一线的临床医生完成。因此，这些中心的做法可能不能反映其他姑息关怀中心的一般标准，更不能反映没有任何专门的姑息关怀服务的医院或社区情况。研究设定也取决于国家差异。在许多国家，由于经济、文化或法律限制，包括使用阿片类药物等基本措施在内的姑息关怀干预措施会受到限制。

（四）患者间的多样性

在姑息关怀研究中，患者常被视为一个整体。例如，对癌症疼痛的研究通常纳入了含有多种癌症诊断，以及有不同疼痛机制的患者。很容易想象，将混合人群视为“一刀切”会掩盖对患者亚组很重要的因素。姑息关怀中的其他临床问题也可以发现类似的问题，如将恶病质被视为一个整体，将心理问题被视为焦虑和抑郁的综合体等。

多样性还与需要姑息关怀干预的问题的严重程度和干预的程度有关。例如，疼痛可能被一些患者

报告为小问题，或者被另一些患者报告为疼痛危象。同样，将具有不同的临床表现和不同治疗需求的患者合并到一个队列中，可能会掩盖一些关于患者的重要发现。

（五）报告不良反应及安全性

大多数干预措施有不良反应的风险。在姑息关怀中，不良反应通常难以与癌症本身引起的症状或抗癌治疗引起的症状相区分。因此，最好将研究组与接受标准干预的对照组和接受新干预的对照组进行比较。选择和使用工具来观察不良反应也很重要。例如，在癌症疼痛研究中，针对常见的剂量限制性不良反应（如镇静或恶心 / 呕吐），在所有患者中纳入有效的测量系统是有意义的。自发报告不良反应或严重不良反应并不能提供关于风险的有效信息。然而，自发报告可以识别意外的不良效应和罕见的不良反应，并应该增加预期不良反应的系统性收集。

不良反应的登记也必须与人群相关。在姑息关怀中，对于预期生存期较短的患者，许多人不太关注理论上存在的长期心脏事件风险增加，然而不良反应增加与此高度相关。

八、包含生物样本的临床研究

一些关于姑息关怀的研究也包括生物样本的处理。例如，测量药物浓度的药理学研究、遗传学研究、姑息关怀患者中关于炎症对症状贡献作用的研究。必须仔细规划与生物标本有关的研究步骤，最好与分析方法方面的专家合作。需要阐明的问题包括以下方面。

- 生物样本舱是什么？
- 样品的收集。谁来执行它，它能在不伤害患者的情况下被执行吗？例如，用于基因分析的全血可与常规临床治疗期间血液采集时一起获得。
- 样品的时间点。对于一些分析（如基因分析），采集的时间点不重要。而对于其他分析，如药代动力学分析，这是至关重要的。
- 样品处理。在选择试管时，首选的样本是血浆还是血清？从取样到处理是否有时间限制，包括是否需要冷冻或离心？
- 样品的识别。
- 样品的长期储存。
- 分析方法。
- 样品使用的规定和同意申请。这对于使用样本来分析在计划研究时没有认识到的研究问题尤其重要。如果样本可以在既往研究中获取的话，为了一个新的研究问题而进行新样本的收集是一项很费力且花费巨大的工作，而且在伦理上不合理，因为这将使其他没必要的患者加入研究。对于未来使用方法不确定的样本，在采集时需征得患者的同意。
- 样品需要跨国运输吗？如果是的话，需要什么样的准备工作？

九、研究的发表

临床试验的发表应遵循一定的标准。这是为了确保数据可以用于 Meta 分析，并且其他人可以评价研究的质量。对于临床试验，通常的标准是试验报告统一标准（Consolidated Standards of Reporting Trials，CONSORT）声明，它为作者提供了报道临床试验的标准，并可作为临床试验计划期间的清单使用（Schulz 等，2010）。CONSORT 清单对于结构化的文稿中的每个部分都给出了具体的建议。其中包括研究对象、试验设计、纳入标准、研究设置、干预措施、结局、样本量确定、随机化、盲法、临时决策、统计分析、招募、结果和估计值的精确度。CONSORT 声明还提供了包括研究对象纳入、分配、随访、脱落和分析等进展的流程图（图 121-2）。

CONSORT 小组还发布了 CONSORT 声明的扩展版，适用于交叉试验、*n*=1 试验、非劣效性试验、整群随机试验等特殊研究设计（CONSORT Group，2018）。对于其他研究设计，还存在其他指南，如适用于观察性研究的加强流行病学观察性研究报告（Strengthening The Reporting of OBservational Studies in Epidemiology，STROBE）声明（von Elm 等，2007）和系统综述和 Meta 分析首选报告条目（Preferred Reporting Items for Systematic reviews and Meta-Analyses，PRISMA）声明（Liberati 等，2009）。

对于临床试验，还需要表明研究的主要结局和分析方法是在研究开始前决定的。因此，大多数期刊都有一个强制性的要求，即试验应在临床数据库中注册进行研究，其中最常见的是 ClinicalTrials.Gov 临床研究数据库（US National Library of Medicine，2020a）。在临床数据库中的注册也可以帮助其他研究人员了解正在进行的研究，并可以阻止研究人员启动类似的研究。另一种选择，特别是对于更大规模的研究，是发表研究方案或分析策略文章，或者两者均有，这些文件除了报告计划的方法之外，还描述了研究计划中所涉及决策背后的原理（Habberstad

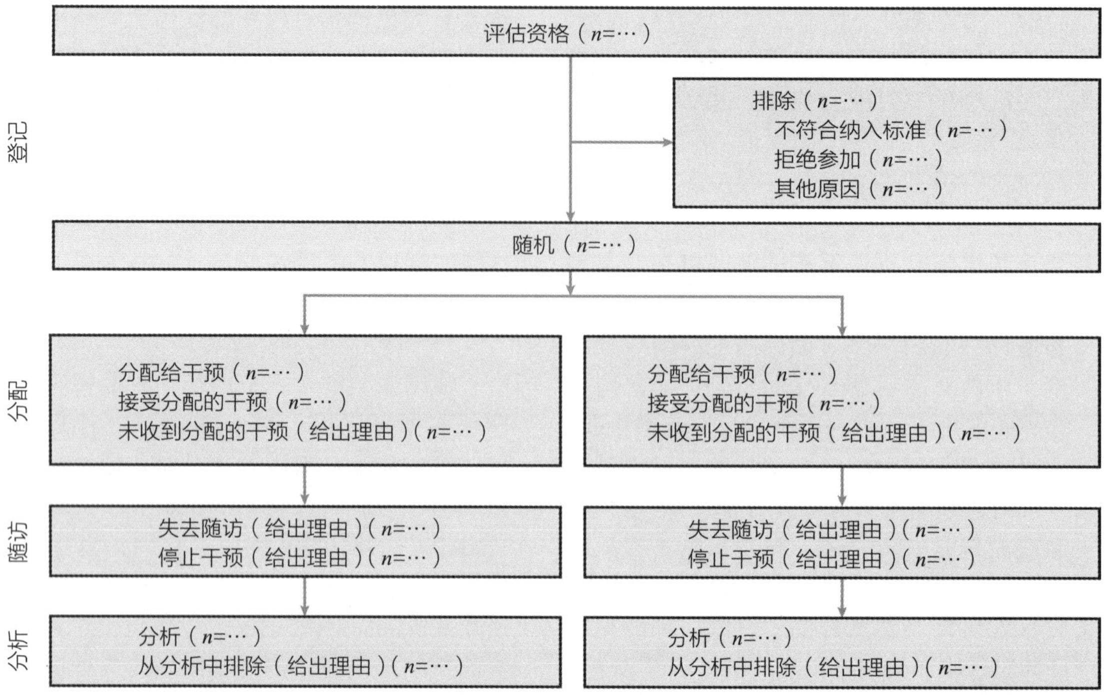

▲ 图 121-2　流程图

经 a Creative Commons Attribution 2.0 Generic（CC BY 2.0）Licence 许可转载，引自 Schulz，K.F.et al.（2010）.CONSORT 2010 Statement：updated guidelines for reporting parallel group randomised trials.BMC Med.8：18.https：//doi.org/10.1186/1741-7015-8-18

等，2018）。撰写研究方案还有助于思考如何在试验早期阶段呈现结果，从而有助于试验期间的数据收集和完成试验后的数据撰写。

十、统计问题

研究方案应明确定义研究的主要、次要和探索性终点事件（Schulz 等，2010）。主要终点是试验主要研究问题（研究假设）的回答，也是研究统计强度所基于的结局。次要终点是在事先计划的结局，但不能回答本研究的主要研究问题。探索性结局可以预先计划，也可以在试验完成后确定，从而为其他可能感兴趣的问题提供信息。

临床试验设计中的一个重要决策是研究需要招募的受试者数量。大样本量明显增加了试验的成本、时长和研究复杂性，从而降低了完成试验的可能性。对于临床试验，纳入的患者数量需要研究者基于避免Ⅰ类或Ⅱ类错误而决定。Ⅰ类错误是指偶然错误地报告了研究组之间的差异的研究。这种风险通常表示为研究的显著性水平。例如，P=0.05 的显著性水平表明，差异仅由偶然因素引起的可能性为 5%。Ⅱ类错误是研究错误地没有报告差异，而实际上存在组间差异。这一风险通常表示为研究的统计学效能；例如，0.80 的统计效能表明，如果没有观察到差异，则 80% 可以肯定这反映了研究组之间确实无明显差异。评估研究所需样本量的因素包括以下方面。

- 什么是设定的显著性水平，观察到的差异的风险仅由偶然因素引起？
- 本研究的效能是什么？观察到的无明显差异的风险仅由偶然因素引起？
- 是单尾还是双尾检验？对于单尾检验，研究人员设置了一个条件，即观察到的差异只能在一个研究组的方向上。
- 数据的预期分布是什么？这也通常需要在其他类似研究或探索性研究中确定。
- 有意义的检测差异是什么？这是一个临床性质的决定。例如，在 0～10 数字评定量表中，如果发现疼痛强度差异为 0.2，则没有临床意义，也不需要新的干预措施介入。而在 0～10 量表中，如果疼痛差异为 2，则认为有临床意义（Osoba 等，1998）。相比之下，在慢性呼吸困难中，0～10 数字评定量表上<1 的差异对患者人群都有临床意义（Johnson 等，2013）。

在一些研究中，需要同时分析几种结局。在这些研究中，观察到差异是由偶然因素引起的可能性会增加，因此，为了校正多个结局，样本量必须增加。

统计学方法的使用超出了本章的范围。决定统计方法使用的重要因素包括数据是否为连续、分类还是有序变量；数据是否为正态分布；数据是否为重复测量；数据应该汇总测量，如计算曲线下面积；研究结果是否为效应值或应答率；数据是否应该合并为一个复合型终点结局；需要治疗的人数或需要伤害的人数是否应该计算出来。研究人员还必须决定如何处理数据集中的缺失值。在一些工具中（如EORTCQLQ-C30），关于如何处理缺失值有一个公认的算法，而许多其他姑息关怀研究中常用的工具则没有这样的建议。医学统计学具有挑战性，而且对基本统计学概念的错误理解经常发生（Greenland 等，2016）。在临床研究中，医学统计学专家应最好参与试验的计划、分析和解释。

十一、姑息关怀研究的伦理问题

姑息关怀患者是一个特别脆弱的群体，其伦理考虑甚至比其他患者队列更重要。然而，其研究伦理与其他人群基本一致。临床试验应尽量减少伤害风险的增加，并充分告知参与者，临床试验应用于回答无法在非弱势群体中解决的研究问题；临床试验应用于具有临床均势的研究问题；临床试验应获得知情同意；临床试验应获得相关伦理委员会和监管机构的批准。

对于某些患者群体，有一些需要注意的特殊因素。其中之一是没有能力提供知情同意书的患者（Agar 等，2017）。尽管如此，这些有特殊临床状况（如谵妄、痴呆患者的疼痛）的患者仍然是重要的研究对象。根据试验中心的规定，可以实施特殊的伦理和试验程序，如来自近亲的同意书、恢复知情同意能力患者的延迟同意书，或者法官的批准。其他对研究很重要但有特殊伦理和（或）监管考虑的特殊患者群体的例子包括儿童、囚犯、无家可归的人和吸毒者。

一个重要的伦理考量是研究过程必须保证不造成非必要的伤害，并且研究必须对患者进行密切随访，以观察任何此类伤害发生的可能。例如，在关于疼痛干预的安慰剂对照研究中，试验组应可获得急救镇痛药，并且所有临床试验均应设定退出研究的标准。

评估一项研究是否为参与者所接受的一种方法是让他们参与研究的规划。参与者可以是患者、以前的患者或亲属，他们可以根据个人经验向研究人员建议哪些干预措施和研究流程可以加入临床试验。

结论

临床研究应提出相关的研究问题，包括相关的参与者队列，并选择相关的结果。这些研究必须在方法上保持严谨，并符合伦理。对一个特定研究问题的临床研究的质量将决定证据的水平。这一证据的水平是指南的临床建议和在临床实践中应用的基础。

第 122 章 质性研究

Qualitative research

Kate Flemming 著
陈慧平 康宗林 译 王玉梅 校

本章将寻求探索质性研究在姑息关怀中的作用。这不是一个关于如何“做”质性研究的章节，因为书中有大量内容提供了关于质性研究的设计和实施的详细信息，以回答实践和政策的问题。更重要的是，这一章试图通过观察质性研究可以回答的问题来概述姑息关怀质性研究的作用和目的，探索质性研究及其与循证实践的关系，质性研究在复杂干预措施评价中的作用，综合质性研究的重要性，以及如何寻找质性研究并对其研究方法的优势和局限性进行评估。

一、质性研究可以回答什么样的问题

质性研究是自然主义探究的一种形式，它旨在研究不同环境下的人，包括卫生及社会关怀，并收集人们在世界上经历的赋予意义的数据。质性研究依赖于词语的力量来描述社会现象，而不是数字。

传统意义上，人们认为质性和定量研究方法之间存在区别，每一种方法都由一个不同的范式确定（Flemming，2007）。在这些范式的限制下进行研究，从认识论和理论框架，到方法和数据收集技术，在许多层面上都有明显的差异（Brannen，1992）。虽然质性研究和定量研究之间的区别应该是基于认识论和理论，但它通常发生在方法层面上。自 19 世纪中期以来，关于每一种方法的作用和目的一直存在争议（Flemming，2007）。历史上，定量方法在当时的研究中占主导地位，并在 20 世纪早期随着更复杂的统计方法的发展而进一步发展。这种情况一直持续到 20 世纪 60 年代中期，质性研究开始复苏，尽管质性研究主要在人类学、社会学和心理学领域（Brannen，1992；Hammersley，1992）。到 20 世纪 70 年代，社会工作、护理、社区服务和健康促进领域的研究人员开始采用质性方法来更好地回答与这些学科相关的研究问题。到 20 世纪 80 年代末，关于质性研究的方法学著作已经大量出现（Clark，1997）。

应该由所提出的研究问题的性质决定如何进行研究，而不是由特定的理论或方法假设所驱动（Hammersley，1992）。最适合采用质性研究来了解的研究问题是那些寻求探索过程和（或）意义的问题：“为什么”类型的问题（Payne，2007）。这些问题可以通过许多不同的质性方法来回答。

质性研究是一个概括性术语，代表了一系列认识论（知识理论），这些认识论随后影响方法论，方法论本身决定了用于收集质性数据的方法类型。有一套进行质性研究的核心方法学方法，这些方法普遍存在于卫生健康研究中，并与姑息医学有关（表 122-1）。一旦建立了方法论，就证明研究人员使用的数据收集技术是合理的。有些方法比其他方法更具有规范性，但所有方法都应该“为研究人员提供制定、阐明、分析和评估其方法的总体策略”（Carter 和 Little，2007）。

二、质性研究及其与循证实践的关系

循证实践（EBP）的目的是通过在决策过程中结合适当、相关、当前的研究证据来减少临床决策的不确定性（Flemming，2008）。支持临床决策的“最佳证据”取决于研究的质量。质性研究尤为擅长探索“如何”和“为什么”干预有效（或无效）（Harris 等，2018）。

EBP 始于 20 世纪 90 年代早期循证医学的发展（Sackett 等，1997）。实证主义研究方法通过随机对照试验和系统回顾来评估医疗保健干预的有效性，这种研究方法成为循证医学的核心。EBP 的批评者聚焦于对 RCT 和系统评价的过度强调，并指出在临床决策中“科学”的特权高于其他形式的知识（Freshwater，2004）。然而，RCT 是评估干预措施有效性的最合适的研究设计，并为适合临床医生需要回答的各种问题提供了适当的证据基础。RCT 的一个常见问题，特别是在姑息治疗干预试验中，是样本量和（或）RCT 中选择队列的代表性不足。这可

表 122-1　在质性研究中使用的数据收集方法

方法和目标	数据收集方法	案　例
现象学：旨在了解个人或群体的生活经历	• 访谈：非结构化、结构化、个人、联合、小组 • 焦点小组	一项现象学研究，旨在探讨患者对姑息关怀沟通的看法及其对讨论的反应（Collins 等，2018）
扎根理论方法：旨在生成分析类别和维度及它们之间的关系，以理解社会过程	观察和参与式观察；焦点小组；访谈	心力衰竭是否应该被视为需要姑息关怀的终末期疾病（Stocker 等，2017）
民族志：旨在从文化的角度了解人们的社会世界	• 观察访谈 • 文献分析 • 案例研究	一项民族志研究，调查养老院晚期痴呆症患者的家庭成员进行临终讨论的相关实践（Saini 等，2016）

引自 Clark，D.(1997).What is qualitative research and what can it contribute to palliative care?Palliat Med.11(2):159-66.https://doi.org/10.1177/026921639701100211；Bowling，A.(2002).Research Methods in Health：Investigating Health and Health Services，Second edition. Buckingham，UK：Open University Press；and Carter，S.M.and Little，M.(2007).Justifying knowledge，justifying method，taking action：Epistemologies，methodologies and methods in qualitative research.Qual Health Res.17(10):1316-28.https://doi.org/10.1177/1049732307306927.

能导致看似相似的研究结果出现不同或不一致的情况（Ciliska 等，2008）。通过使用严格的方法进行检索、研究检索、质量和有效性评估、数据提取和综合，对 RCT 进行系统回顾可以克服与单一研究相关的局限性。系统综述提供了基于一个主题的研究知识的摘要，它们对临床医生的有用性决定了它们在 EBP 层次中的特权地位。

三、质性研究混合方法研究在姑息医学中的作用

人们越来越认识到，医疗保健需要通过各种研究方法进行评估和了解，需要推动评估的是临床不确定性或政策要求，而不是热衷于特定的研究方法。临床医生通常在一次会诊中面临大量的决策挑战（Thompson 等，2004），需要一个证据基础，使他们能够理解和评估这种复杂性。

应利用现有的最佳证据来为决策过程提供信息和见解。医学研究委员会（2008）制订了关于评价复杂干预措施的指南，建议研究人员承认并采用适当的评价方法。使用多种方法评估医疗保健是现在主流研究基金和实践的一部分（Green 和 Thorogood，2018）。

现在推动研究议程的是研究环境，而不是方法论或认识论（Green 和 Thorogood，2018）。定量和质性研究方法在进行医疗保健研究时各有优缺点，这是它们紧密结合的原因（Bryman，1988）。两种对立立场的传统区别正在被一系列立场的概念所取代，这些立场位于多个维度，特别是当所有研究都假设存在一种可被观察的社会现实时（Hammersley，1992）。

在姑息关怀干预试验的计划和执行中使用质性方法可以克服许多方法学和伦理问题。临床试验的过程始于质性研究的开始，结束于质性研究的发布和应用。将质性研究纳入研究计划、招募、实施和应用，可能提高研究的最终结果，并确保其具有超出最初行为的意义（Flemming 等，2008）。回答复杂问题的能力在姑息关怀的评估中是至关重要的。重要的是，不仅要了解哪些治疗方法在姑息关怀中是有效的，还要了解环境如何影响实施（Booth 等，2019）。通过确保所采用的方法全面地回答临床问题，提高研究的质量和相关性，有助于缓解围绕研究姑息关怀中研究作用的持续和动态的紧张关系，维持伦理立场，并为实践开发证据基础。使用质性研究来提升 RCT 和其他方法发现的实用性、有效性和适用性，可能会缓解因患者参与研究而产生的一些紧张关系。

质性研究与其他研究方法一起进行时存在一些非常现实的挑战。这包括确保研究团队拥有开展研究的相关专业知识，这可能涉及大型合作（Green 和 Thorogood，2018）；说服研究专员资助更长、更昂贵的项目；整体发表混合研究方法的困难；混合方法研究被不恰当地用于支持更多传统的方法，从而损害了研究结果（Flemming，2008）。

四、质性研究的综合

近年来，质性研究的综合方法发展迅速，在医疗保健研究的各个领域都日益突出（Flemming 等，2019）。质性证据综合（qualitative evidence synthesis，

QES）是与质性研究系统回顾相关的方法学的总称。这种回顾可以单独进行，也可以作为结合定量和质性数据回顾的一部分进行，例如，作为复杂干预措施评价的一部分（Flemming 等，2019）。QES 的目的是汇集质性研究的结果，以便建立对问题更深入的理解和详细的解释，这些问题包括对复杂性或与条件、干预或政策对参与者的生活经验和感受的影响（Flemming 等，2019）。

对质性研究综合方法发展感兴趣的因素有很多。其中一些反映了 RCT 合成背后的驱动力，即需要克服与孤立、单一、初级研究相关的问题，这些问题在实践中影响不大。另一个驱动因素是认识到需要一系列证据来为医疗保健所需的复杂决策类型提供信息，而不仅仅是为 RCT 的系统评价而建立的证据（Flemming，2007）。

人们已经为 QES 开发了许多不同的方法，每种方法都产生不同类型的评价（Booth 等，2018）。综合研究的方法可以被看作是一个连续体，一端是聚合性评论，另一端是解释性评论（Noblit 和 Hare，1988）。聚合性评论是指收集和汇总数据，并使用 Meta 分析等技术来总结数据。解释性评价试图发展整合这些概念的概念和理论。质性研究综合方法自然位于连续体的解释一端。然而，在现实中，许多综合包括解释和聚合的元素，被视为很好的综合原则（Flemming，2007）。为 QES 选择的方法取决于审查或研究问题、可用的资源和专业知识，以及最终纳入研究中的概念和背景细节的水平（Flemming 等，2019）。有一些标准可用于帮助选择 QES 的方法（Booth 等，2018）。只有在确定了用于审查的证据库后，才应最终确定研究方法的选择（Flemming 等，2019）。目前已经建立了与 QES 相关的研究方法，包括问题制订、文献检索、研究方法优势和局限性的评估、综合方法和 QES 的报道（Flemming 等，2018；Harris 等，2018；Noyes 等，2018）。

QES 可以帮助最大限度地提高初级质性研究对姑息医学证据基础的贡献。它在帮助鉴别证据差异方面尤其重要，特别是弱势群体或困境人群，如有姑息治疗需求的人。在开始新的初级研究之前，确定哪些知识是可用的，哪些地方存在研究差距，如果研究问题合适，QES 是做到这一点的最佳研究方法。

处理与姑息治疗相关问题的定性证据综合的例子如下。

- 接收无家可归患者并提供姑息治疗的挑战（Hudson 等，2016）。
- 患者和医疗保健专业人员决定开始和退出肾透析（Hussain 等，2015）。
- 影响居家死亡的障碍和促进因素（Wahid 等，2018）。
- 在医院环境中死亡，确定患者及其家属描述的重要的生命末期关怀要素（Virdun 等，2017）。

综合质性研究并没有被普遍接受。对于那些认为每一项质性研究是多重真理或真实事物的独特表现的质性研究人员来说，综合是一种诅咒（Pope 和 Mays，2006）。那些接受综合质性研究作为可行方法选择的人承认，所有的研究都试图捕捉一个潜在的社会现实，尽管采用的方法不同（Pope 和 Mays，2006）。采用这种“微妙的现实主义”（Hammersley，1992）的实务立场，确保了质性研究综合可以被视为可接受的，为实践提供证据基础，这与质性研究所提倡的解释方法一致。

五、质性研究的发现

使用质性研究来指导实践的一个关键方面是能够首先明确研究。虽然人们承认质性研究在为实践提供证据基础方面发挥着重要作用，但人们一致认为，寻找和识别质性研究相关的证据可能既令人受挫又困难（Campbell 等，2011）。

识别任何类型的研究文献最常见的方法之一是通过检索电子数据库。随着 EBP 运动的发展，信息专家关于如何最好地从数据库中检索研究证据的工作也在发展。随着 EBP 的发展，最初的工作聚焦于开发识别定量研究的发展策略。最近，随着综合质性研究的发展，人们进行了优化质性研究搜索方法的工作，并强调了以下挑战（Evans，2002；Campbell 等，2011；Saini 和 Shlonsky，2012）。

（一）非特定标题

许多质性研究出版物使用了相当多的描述性标题，反映了所进行研究的重点，但没有说明所使用的方法（Evans，2002）。这样的标题使得根据关键词组检索论文变得非常困难，导致潜在的相关研究被遗漏（Evans，2002）。通过对质性研究报告质量的提高和对期刊标题作用的严格规定，提高了定性研究对标题的识别。

（二）摘要

质性研究中摘要的内容也会有很大差异。由于电子数据库将摘要作为出版物检索信息的一部分，这些也构成了检索的一部分。如果摘要没有提及研究方法，那么定位这些研究的难度就会增加（Evans，2002）。相比之下，搜索范围太广泛，无法捕捉到作者定义概念的各种方式，可能会导致检索到数千篇不相关的论文（Saini 和 Shlonsky，2012）。

（三）电子数据库内的索引

质性研究索引质量是困扰质性研究的另一个有据可查的问题（Dixon-Woods 等，2001；Evans，2002）。索引术语是那些同时识别研究出版物的主题和方法的术语（Evans，2002）。数据库使用方法索引术语来描述质性研究设计的方式各不相同（Campbell 等，2011），一些数据库在质性研究中使用的索引术语比其他数据库多得多。例如，当比较同一篇质性研究的索引术语时，发现护理与联合卫生文献累积索引指数（Cumulative Index for Nursing and Allied Health Literature，CINAHL）使用的术语是 MEDLINE 的 2 倍，包括许多方法论术语（Evans，2002）。然而，索引器依赖于作者提供足够的方法细节来实现准确的索引，如果提供的细节不够，这可能会出现问题（Flemming 和 Briggs，2007）。考虑到“质性研究”这一总括术语下的各种方法，以及制定和报道这些方法的各种方式，质性研究索引的复杂性就显而易见了。

（四）寻找质性研究的策略

为研究搜索资料有很多不同的原因。那些想要获得信息来找到一个临床实践中的问题的答案的人将需要一种不同的搜索方法，而不是进行质性研究的系统回顾。一些好的文本可用于指导读者进行更详细和复杂的检索（McKibbon 和 Marks，2008a，2008b；Saini 和 Shlonsky，2012；Booth，2016）。然而，有一些核心原则是与两者相关的，在考虑发展一个有效的检索策略时，值得关注一个可以回答的问题。例如，我感兴趣的人群是谁？我有兴趣了解他们医疗保健经验的哪些方面？

一个明确的问题可成为文献检索的基础，以便从研究中识别相关证据。以一种有助于搜索的方式提出问题，同时还能反映特定的患者或服务重点，这是获得正确资料的一个重要阶段。这样，当搜索一个选定主题的证据时，研究的数量将比进行非集中搜索更容易管理（Flemming，2008）。

在寻找证据时，记住问题的各个部分是至关重要的。有时阅读一些背景研究论文可以帮助聚焦问题，并有助于确定从临床问题中产生所需的检索词。提问方式是检索的基础，它将实践中的情况和问题转化为检索的焦点。问题的关键词成为搜索的关键词；花时间想一个有针对性的问题可以节省大量的检索时间。此外，咨询健康信息专家可以帮助制定检索策略，并确定最佳检索地点（Flemming，2008）。

在检索电子数据库时，检索策略最好是使用相关的“临床”术语的组合，这些术语通过聚焦可回答的问题和过滤形式的“质性”术语来确定（Shaw 等，2004；Flemming 和 Briggs，2007）。研究和个人经验都表明，一个简单的三线检索策略，使用广泛的术语，可以识别大多数质性研究的临床和系统审查目的（Flemming 和 Briggs，2007；Flemming，2010；Flemming 等，2012）。这些术语包括“质性”“研究发现”和“访谈”。

在评估质性筛选以确定母乳喂养研究时，使用更详细的筛选。Shaw 等（2004）发现需要三种单独的检索策略来优化质性研究的搜索：同义词典术语、自由文本术语和基础广泛的术语。结论是，依赖任何一种策略都有可能丢失相关记录。与质性研究中的许多方法发展一样，对于最佳的发展路径缺乏共识，这取决于个人来决定与他们的检索目的相匹配的最佳检索方式。

六、质性研究的方法学优势和局限性

一旦确定了质性研究，就能够评估其方法的优势和局限性，以确定其在实践中的有效性。关于为什么及如何评估质性研究的方法学优势和局限性的争论仍在继续，意见仍然存在分歧（Noyes 等，2018）。然而，因为建立一套质性研究特有的评估标准是有用的，所以经常采取实用主义的方法（Saini 和 Shlonsky，2012）。

最常见的评估方法是结构化的检查表。然而，与寻找质性研究的方法一样，在试图建立质量时，在指导决策的实际工具上缺乏共识，有 100 多份质量评估表可用（Saini 和 Shlonsky，2012）。考虑到“质性研究”是一系列方法学的总称，那么对于单个质量评估检查表适用于所有方法学缺乏共识，并且存在这么多方法，也就不足为奇了。当然，没有类似的“定量研究”评估清单，RCT、队列研究、调查等都有不同的检查清单。

有一组领域可以提供质性研究方法优势和局限性的全面评估。

● 研究有明确的研究目标和研究问题。

● 确定的研究目标和（或）问题，与研究设计和（或）方法之间存在一致性。

● 与问题相关的细节（或相关的案例细节）、抽样和数据收集的呈现是严格的。

● 方法的应用是适当、丰富和（或）概念深度的挖掘，探索替代性解释（或异常情况），以及研究人员的反思性（Noyes 等，2018）。

对于一名临床医生来说，试图确定一项质性研究的质量，以便为实践提供信息，这些学术争论似乎会分散其完成工作的注意力。已经开发出包括 EBP 和质性研究在内的成熟的评估工具。关键评估技能计划（Critical Appraisal Skills Programme，CASP）开发了一个较长期和更常用的方法。该方案旨在使个人能够发展一种技能，以发现和理解研究证据，帮助他们将这些知识应用于实践。如前所述，Noyes 等（2018）概述的领域，都反映到了 CASP 清单中进行质性研究，具体如下。

CASP 清单以两个筛选问题开始，使读者能够快速判断是否值得更深入地阅读该论文。

1. 研究的目的有明确的说明吗？

2. 质性方法是否合适？

接下来是更详细的问题。

3. 研究设计是否符合研究目的？

4. 招募策略是否符合研究目的？

5. 数据收集的方式是否符合研究问题？

6. 研究者和参与者之间的关系是否被充分考虑？

7. 有没有考虑到伦理问题？

8. 数据分析是否足够严谨？

9. 研究结果是否有明确的陈述？

10. 这项研究有多大价值（CASP，2018）？

这份清单对那些缺乏评估研究经验的人特别有帮助。在每个问题中，都提供了关于在论文中寻找哪些内容的提示，以帮助确定其质量，使临床医生能够确定论文是否值得为临床实践提供信息。

结论

本章概述了质性研究作为一种研究方法的重要性，它可以为姑息医学中出现的临床问题提供答案。本文讨论了质性研究作为主要研究方法、综合方法和定量方法的作用，并确立了质性研究在 EBP 中的地位。

本章还讨论了寻找质性研究和对其质量进行评价的一些更实际的方面，同时承认这些是有争议的领域，并仍在探索其方法。

第 123 章　社会心理问题研究

Research into psychosocial issues

David W. Kissane　Christopher H. Grossman　Clare O'Callaghan　著

陈慧平　康宗林　译　　王玉梅　校

社会心理研究考察了人类经验的心理、社会、精神和存在主义领域的问题，试图了解危及生命的疾病的影响，并评估针对痛苦和相关问题的干预措施。社会心理研究人员经常在跨学科团队中工作，并采用各种方法、数据收集工具和数据分析方法。在本章中，我们总结了与姑息医学相关的研究问题，强调客观主义（定量）假设演绎方法和建构主义（质性）归纳方法，前者假设可以发现绝对真理，并可以做出概率概括；后者假设不存在共同真理，因为研究参与者和研究人员感知的现实是由个人的社会历史背景构建的（Kuper 等，2008）。我们还讨论了混合方法，即将两种认识论结合起来，从而将定量研究结果纳入背景，阐明多个视角，并协助研究结果的转化。本文描述了有效问卷、研究质量指南（Equator Network，n.d.）和质性数据管理软件。我们注意到对临终患者进行研究的挑战，并对未来的研究方向提供建议。

一、社会心理研究在姑息医学中的范围

社会心理研究可分为广泛的领域或研究主题（框 123-1）。每个领域内的研究问题都有重叠，用于解决这些问题的结果可以按照定量或质性成分分组。每个组成部分可以通过多种研究设计来实现（University of Canberra Library，2018）。

框 123-1　姑息医学中的社会心理研究领域

- 沟通研究：告知坏消息，讨论预后和临终
- 应对和适应变化
- 包括土著居民在内的文化问题
- 临终过程
- 生命末期关怀伦理
- 家庭研究：照顾者，家庭支持
- 悲伤和丧亲
- 干预措施：心理治疗、药物治疗和物理治疗
- 患者疾病生活经历：对自我、身体、尊严和对他人的负担的影响
- 儿科方面的适应、应对和护理
- 精神疾病：焦虑、抑郁、谵妄等
- 生活质量
- 性与亲密
- 社会问题：人际关系、娱乐、工作和生活安排
- 痛苦、存在和精神上的困扰

二、质性和定量数据结果

理想情况下，使用有效度的评定量表获得定量结果。通过引出受访者的社会心理体验、观点和对干预措施的反应来获得质性结果。定量量表记录研究者认为重要的项目的反应，而质性数据展示什么对参与者是重要的（McGrath，2000）。为了减少这种明显的分歧，可以通过对参与者的观点的质性研究推动评级量表的发展（Stevens 和 Palfreyman，2012）。

（一）定量评级量表

评级量表可用于筛查、诊断和测量严重程度或变化。测量痛苦、情绪状态、应对方式、生活质量、支持能力和家庭功能的工具已经过良好验证，而对精神、尊严和存在主义领域的测量通常需要进一步研究（表 123-1 至表 123-15）。

在选择工具时，研究人员应考虑其设计的目的及其在该角色中的信度和效度。这包括对问题所反应的内容 / 表面有效性的评估：“这工具的真正内容是什么以及它是否适用于我的研究？”工具的使用和评分程序应遵循特定工具的指南，改变内容或评分程序可能使工具失效。量表选择中的其他问题包括量表检测微小变化的能力（精确度），对试验环境变化的反应性，了解什么变化可建构临床意义，以及姑息关怀患者和照护人员完成量表的负担。

（二）质性研究

质性研究可以使用各种数据收集技术中的任何一种来完成，其中的选择是由研究问题和理论框架决定的。这些技术包括半开放或开放式的访谈、焦点小组、观察法和实地笔记、公开的文件和（或）

表 123-1 测量焦虑和恐惧的工具

工具名称	项目数量（回答风格）	构成要素	信 度	效 度	效用评价
Beck 焦虑量表（BAI）（Beck 等，1988）	21 个项目（4 级评分量表）	1. 躯体 2. 恐慌症状	α=0.92；重测 =0.75	r=0.51（HAM-A）	旨在评估临床患者的焦虑
一般焦虑障碍 –7（GAD-7）（Spitzer 等，2006）	7 个项目（4 级评分量表）		α=0.92	r=0.72（BAI）	旨在焦虑的自我评估
汉密尔顿焦虑评定量表（HAM-A）（Hamilton，1959）	14 个项目（5 级评分量表）	1. 精神焦虑 2. 躯体焦虑	α 为 0.79～0.86	r=0.56（BAI）	临床医生实施的旨在测量整体焦虑
医院焦虑抑郁量表（HADS）（Zigmond 和 Snaith，1983）	14 个项目（4 级和级评分量表）	1. 焦虑 2. 抑郁	α=0.89；重测 ρ=0.74	效度良好	为非精神病学背景下的快速评估工具
状态 – 特质焦虑量表（STAI）（Spielberger 等，1970）	40 个项目（4 级评分量表）	1. 状态 2. 特征	α 为 0.83～0.92，在分量表中	效度良好	旨在评估受试者对心理压力的反应。STAIY（修订版）可用

表 123-2 抑郁评估工具

工具名称	项目数量（回答风格）	构成要素	信 度	效 度	效用评价
Beck 抑郁量表（BDI）（Beck 等，1961）	21 个项目（4 级评分量表）	1. 认知 2. 躯体症状	α=0.81	r 为 0.62～0.66 临床医生评级	设计用于评估抑郁症状 BDI-Ⅱ 和 BDI-SF 量表适用
抑郁症简明案例发现（Jefford 等，2004）	4 个项目		灵敏度 =67%；特异度 =75%	满意	旨在筛查内科患者的抑郁症
老年抑郁量表（GDS）（Yesavage 等，1982）	30 个项目（是 / 否）		α=0.94	r=0.84（Zung SDS）和 0.83（HAM-D）	旨在评估老年人群的抑郁症。GDS-15 和 GDS-5 量表适用
医院焦虑抑郁量表（HADS）（Zigmond 和 Snaith，1983）	14 个项目（4 级评分量表）	1. 焦虑 2. 抑郁	α=0.89；重测 ρ=0.74	效度良好	设计为非精神病学背景下的快速评估工具
改良汉密尔顿抑郁评定量表（MHRSD）（Miller 等，1985）	17 个或 25 个项目的版本	抑郁	α 为 0.53～1.0 具体的分量表	效度良好	旨在阐明抑郁症的特定亚型和严重程度
患者健康问卷（PHQ-9）（Kroenke 等，2001）	9 个项目（4 级评分量表）		α=0.86	r=0.73（BDI）；r=0.59（GHQ12）	• 旨在评估抑郁症 • PRIME-MD 的自我报告分量表
简明 Zung 抑郁自评量表（Dugan 等，1998）	11 个项目（4 级评分量表）	1 个因素	α=0.84	r=0.92（SRS-D）	用于评估内科疾病中的抑郁（消除躯体症状）

表 123-3 痛苦评估工具

工具名称	项目数量（回答风格）	构成要素	信 度	效 度	效用评价
简明症状量表（Zabora 等，2001）	18 个项目（5 级评分量表）	1. 焦虑 2. 抑郁 3. 躯体化	α=0.89	r=0.84（BSI-GSI）	• 旨在评估痛苦症状 • 53 项 BSI 适用

（续表）

工具名称	项目数量（回答风格）	构成要素	信 度	效 度	效用评价
心理痛苦温度计（DT）（Roth 等，1998）	1 VAS（+34）（是 / 否）	与痛苦相关的领域可被认可	灵敏度 =84%；特异度 =61%	在癌症研究中得到了充分验证	设计用于快速评估患者痛苦。新的变化使用了附加的温度计影响（Akizuki 等，2005）
一般健康问卷（GHQ12）（Johnstone 和 Goldberg，1976）	12 个项目（4 级评分量表）	1 个因素	折半信度 =0.95	效度良好	旨在用于痛苦的筛查。GHQ28 和 GHQ60 适用
事件影响量表修订（IES-R）（Creamer 等，2003）	22 个项目（5 级评分量表）	1. 困扰 2. 避免 3. 觉醒过度	α 为 0.79～0.90	r=0.84（PCL-C）	用来评估主观痛苦和侵入性想法。IES 适用
成年照顾者经历死亡的压力反应（SCARED）（Prigerson 等，2003）	10 个项目	1. 频率 2. 恐惧 3. 无助	α=0.77	效度良好	旨在评估照顾者在帮助垂死的家庭成员时的痛苦

表 123-4 测量疼痛和症状管理的工具

工具名称	项目数量（回答风格）	构成要素	信 度	效 度	效用评价
简明疼痛量表（Cleeland 和 Ryan，1994）	23 个项目（11 级评分量表）	1. 严重程度 2. 干扰	α=0.95	r=0.71（VAS）	疼痛的简单测量。短表可用
门诊护理简明疼痛量表（Maunsell 等，2000）	5 个项目（4 级评分量表）		α 为 0.87～0.92	r=0.65（EORTC-疼痛）	用于评估疼痛强度、影响和药物剂量
ESAS（Bruera 等，1991）	9 个项目（11 级评分量表）		良好	效度良好	旨在评估姑息治疗患者的症状
记忆症状评估量表（MSAS）（Portenoy 等，1994）	32 个项目（4 级和 5 级评分量表）	1. 心理 2. 物理	α 为 0.58～0.88	效度良好	用于评估癌症相关症状。MSAS-SF 可用

表 123-5 测量痛苦、存在主义和精神问题的工具

工具名称	项目数量（回答风格）	构成要素	信 度	效 度	效用评价
意识消沉量表（DS）（Kissane 等，2004）	24 个项目（5 级评分量表）	1. 意义的丧失 2. 烦躁不安 3. 沮丧 4. 无助 5. 失败感	α=0.94；0.71～0.89 分量表	良好的同时效度	旨在评估姑息治疗患者的存在痛苦
意识消沉量表 -Ⅱ（DS-Ⅱ）（Robinson 等，2016a，2016b）	16 个项目（3 级评分量表）	1. 意义和目的 2. 痛苦与应对能力	α=0.89；0.82～0.84	良好的并发效度	在姑息关怀中更容易完成的缩短量表；衡量精神面貌的丧失，希望和意义的丧失，应对能力差
死亡和临终痛苦量表（DADDS）（Lo 等，2011）	15 个项目（5 级评分量表）	1 个影响因素	α=0.95；0.41～0.67	r=−0.68	设计用于测量晚期癌症患者的死亡焦虑
慢性病治疗功能评估 - 精神治疗（FACIT-Sp）（Peterman 等，2002）	12 个项目（5 级评分量表）	1. 意义 2. 信仰	α 为 0.81～0.88	r=−0.54（POMS）	旨在评估一般人群的精神健康。扩展版本可用

（续表）

工具名称	项目数量（回答风格）	构成要素	信　度	效　度	效用评价
生命意义量表（Warner 和 Williams，1987）	15 个项目（5 级评分量表）		α=0.78	r=0.53（PIL）	用于评估安宁疗护患者的目的感和信念
创伤后成长量表（PTGI）（Tedeschi 和 Calhoun，1996）	21 个项目（6 级评分量表）	1. 相关 2. 新的可能性 3. 强度 4. 精神 5. 感激	α=0.90	r=0.23（LOT）和 r=0.50（宗教参与）	旨在评估从创伤性事件中感知到的积极结果
心理一致感 / 生活取向量表（Antonovsky，1993）	29 个项目（7 级评分量表）	1 项因素	α 为 0.84～0.93	r=0.39（Rotter I-E）	旨在评估连贯性 / 意义感
羞耻与耻辱量表（SSS）（Kissane 等，2013）	20 个项目（5 级评分量表）	1. 因外观而感到耻辱 2. 污名感 3. 后悔 4. 演讲 / 社会关注	α=0.94	r=0.60（DS）	旨在评估头颈癌患者治疗后的适应情况
精神干预与信仰量表（Hatch 等，1998）	26 个项目（5 级评分量表）	1. 仪式 2. 流动 3. 存在主义 4. 谦卑	α=0.92	r=0.80（SWB）	旨在评估不同宗教的精神信仰
精神需求量表（SNI）（Herrmann，2006）	27 个项目	1. 前景 2. 鼓励 3. 精神活动 4. 宗教 5. 社区	α=0.81	r 为 0.57～0.68	旨在测量濒死患者的精神需求
信念系统量表(SBI-15)（Holland 等，1998）	15 个项目（4 级评分量表）	1. 信仰 / 实践 2. 社会支持	α=0.93	效度良好	用于评估内科患者的精神信仰

表 123-6　应对和适应的测量工具

工具名称	项目数量（回答风格）	构成要素	信　度	效　度	效用评价
简化应对问卷（COPE）（Carver，1997）	28 个项目（4 级评分量表）	1. 财产使用 2. 宗教 3. 精神状态 4. 脱离 5. 支持 6. 应对 7. 发泄 8. 否认 9. 接纳	α 为 0.50～0.90 在分量表中	效度良好	旨在评估个人的应对策略。原版适用
生活取向测试修订版（LOT-R）（Scheier 等，1994）	10 个项目（5 级评分量表）	1 个因素	α=0.78；28 个月后重测 =0.79	效度良好	旨在评估乐观情绪
简明癌症患者心理适应问卷（Mini-MAC）（Watson 等，1988，1994）	29 个项目（4 级评分量表）	1. 抗争精神 2. 专注 3. 宿命论 4. 帮助 / 绝望 5. 回避	α 为 0.62～0.88 在分量表中	效度良好	旨在评估对癌症诊断的反应

表 123-7　谵妄测量工具

工具名称	项目数量（回答风格）	构成要素	信　度	效　度	效用评价
意识模糊评估方法（CAM）（Inouye 等，1990）	9 个项目		灵敏度为 94%～100%；特异度为 90%～95%	r=0.82（VAS）	旨在评估谵妄
谵妄评定量表（DRS）（Trzepacz 等，1988）	10 个项目	1 个因素	α=0.90	r=0.66（连线测验）	旨在临床评估谵妄
记忆性谵妄评定量表（MDAS）（Breitbart 等，1997）	10 个项目（4 级评分量表）	1 个因素	α=0.91	r=0.88（DRS）	用于评估患者谵妄的症状
简易精神状态量表（MMSE）（Folstein 等，1983）	访谈者管理		α=0.82～0.84	效度良好	一种快速标准化的精神状态评估工具
谵妄护理筛查量表（Nu-DESC）（Gaudreau 等，2005）	5 个项目（3 级评分量表）		α 为 0.89 敏感度 =85.7% 特异度 =86.8%	r=0.74（DSM-Ⅳ）	基于全天护理回顾的简短、观察性评估

表 123-8　社会问题的测量工具

工具名称	项目数量（回答风格）	构成要素	信　度	效　度	效用评价
博顿利社会支持量表（Bottomley，1995）	9 个项目（5 级评分量表）		α=0.78；重测为 0.73～0.79	r=0.38（DHD）	旨在评估癌症患者的社会支持
Duke-UNC 功能性社会支持量表（Broadhead 等，1988）	8 个项目（5 级评分量表）	1. 自信 2. 情感	测试－重测为 0.66	效度良好	旨在评估感知的社会支持
亲密关系经验量表（ECR-M16）（Lo 等，2009）	16 个项目	1. 担心人际关系 2. 人际关系受挫 3. 与他人相处不愉快 4. 远离他人	α=0.84	r=0.96（Anx-18）	测量晚期癌症患者的依恋关系安全性
MOS 社会支持量表（Sherbourne 和 Stewart，1991）	19 个项目（5 级评分量表）	1. 情感 / 信息 2. 有形 3. 充满深情 4. 积极的社会互动	α=0.97	r=0.67（独立性）	旨在评估社会支持的可获得性
感知社会支持的多维量表（Zimet 等，1988）	12 个项目（7 级评分量表）	1. 家庭 2. 朋友 3. 其他重要的人	α=0.88	效度良好	旨在评估社会支持的可获得性
Short Saranson 社会支持问卷（SSSSQ）（Sarason 等，1983；Sarason 等，1987）	6 个项目（6 级评分量表）	1. 数量 2. 满意度	α 为 0.94～0.97	r=−0.52（独立性）	• 旨在评估社会支持的可获得性 • 原始版本可用

表 123-9　测量照顾问题的工具

工具名称	项目数量（回答风格）	构成要素	信　度	效　度	效用评价
简明照顾者评估量表（BASC）（Glajchen 等，2005）	14 个项目	1. 破坏活动 2. 个人的痛苦 3. 时间的角度 4. 内疚 5. 社会功能	α=0.70	r=0.54（BAS）	对照顾慢性疾病患者的照顾者负担和生活质量的简明评估

（续表）

工具名称	项目数量（回答风格）	构成要素	信　度	效　度	效用评价
癌症照护者生活质量量表（CQOLC）（Weitzner 等，1999）	35 个项目（5 级评分量表）	1. 负担 2. 破裂性 3. 积极适应 4. 金融问题	α 为 0.73～0.90	r 为 0.49～0.65（SF36）	旨在评估照顾者的生活质量
照顾者反应评估（CRA）（Given 等，1992）	24 个项目（5 级评分量表）	1. 照顾者的尊重 2. 家庭支持 3. 财务状况 4. 日程安排 5. 个人健康	α 为 0.80～0.90 在分量表中	良好结构效度（CESD，ADL）	用于评估老年患者的照顾反应
家庭照顾者评估量表－姑息关怀（FACQ-PC）(Cooper 等，2006)	25 个项目（5 级评分量表）	1. 紧张 2. 积极的评价 3. 痛苦 4. 家庭幸福	α 为 0.73～0.86 分量表	良好的效度（FRI）	旨在评估照顾者对照顾过程的评价

表 123-10　测量家庭问题的工具

工具名称	项目数量（回答风格）	构成要素	信　度	效　度	效用评价
家庭照顾者满意度量表（FAMCARE）（Kristjanson，1993）	20 个项目（5 级评分量表）	1. 提供信息 2. 照护可及性 3. 心理社会照护 4. 身体照护	α=0.93；重测 =0.91	r 为 0.77～0.80（McCusker 量表）	旨在评估家庭成员对晚期癌症照护的满意度
应对家庭危机的个人评价量表（F-COPES）（McCubbin 等，1996）	30 个项目（5 级评分量表）	1. 社会支持 2. 重构 3. 精神支持 4. 动员家庭 5. 被动的评价	α=0.87；0.62～0.87 在分量表中	效度良好	旨在评估家庭在困难情况下的应对策略
家庭需求量表（FIN）（Kristjanson 等，1995）	20 个项目	1. 实现 2. 重要性	α=0.83	效度良好	旨在评估晚期癌症患者的家庭需求
家庭关系指数（Edwards 和 Clarke，2005）	12 个项目（对 / 错）	1. 凝聚力 2. 表达能力 3. 冲突	α 为 0.56～0.70 在分量表中	效度良好	旨在评估家庭功能失调。家庭环境量表的分量表

表 123-11　测量儿童晚期疾病方面的工具

工具名称	项目数量（回答风格）	构成要素	信　度	效　度	效用评价
儿童癌症压力源量表（Hockenberry-Eaton 等，1997）	18 个项目（对 / 错和 4 级评分量表）		α=0.82	r=−0.63（CACI）	旨在评估癌症儿童的压力源
迈阿密儿童生活质量量表（Armstrong 等，1999）	56 个项目（5 级评分量表）	1. 社交能力 2. 情绪稳定 3. 自我能力	α=0.89	良好的区分效度	旨在评估癌症儿童的生活质量

（续表）

工具名称	项目数量（回答风格）	构成要素	信　度	效　度	效用评价
儿童多维焦虑量表（MASC）（March 等，1997）	（4 级评分量表）	1. 躯体症状 2. 避免伤害 3. 社会焦虑 4. 分离焦虑	α=0.90；0.74～0.85 分量表	r=0.63（RCMAS）	旨在评估儿科患儿焦虑
儿童癌症生活质量量表（PCQL）（Varni 等，1998）	32 个项目（4 级评分量表）	1. 疾病 2. 物理 3. 心理 4. 社会 5. 认知	α=0.91 患者 α=0.92 家长	良好的区分效度	旨在评估儿童癌症患者的整体生活质量
儿童家长量表（PIP）（Streisand 等，2001）	42 个项目（5 级评分量表）	1. 沟通 2. 情感功能 3. 医疗照护 4. 角色功能	α 为 0.80～0.96	良好结构效度	旨在评估父母照顾生病的孩子有关的压力

表 123-12　测量沟通和满意度的工具

工具名称	项目数量（回答风格）	构成要素	信　度	效　度	效用评价
决策冲突量表（O'Connor，1995）	16 个项目（5 级评分量表）	1. 选择的不确定性 2. 不确定因素 3. 决策的有效性	α 为 0.78～0.92；重测 =0.81	效度良好	旨在评估患者在面临医疗决策时的不确定性
决策后悔量表（Brehaut 等，2003）	5 个项目（5 级评分量表）	1 个因素	α 为 0.81～0.92	效度良好	旨在评估做出医疗决定后的后悔
墨尔本决策问卷（Melb DMQ）（Mann 等，1997）	22 个项目	1. 警惕 2. 高度紧张 3. 责备 4. 拖延	α=0.74	效度良好	简化的验证工具，确定决策中通常的关键冲突领域
患者满意度指数（Guyatt 等，1995）	23 个项目（7 级评分量表）	1 个因素	α=0.94；重测 =0.86	效度良好	旨在评估患者对治疗的满意度
决策满意度量表（SWDS）（Wills 和 Holmes-Rovner，2003）	6 个项目（5 级评分量表）	1 个因素	α=0.85	r=−0.26（SF20）	旨在评估患者对医疗决策的满意度

表 123-13　测量性行为和亲密关系的工具

工具名称	项目数量（回答风格）	构成要素	信　度	效　度	效用评价
缩略二元调整量表（ADAS）（Spanier，1976）	32 个项目（6 级评分量表）		α 为 0.73～0.96	效度良好	旨在评估婚姻关系的质量
性功能变化问卷（CSFQ-14）（Keller 等，2006）	14 个项目（5 级评分量表）	1. 快乐 2. 频率 3. 兴趣 4. 勃起 5. 性高潮	α 为 0.89～0.90	同期效度良好	旨在评估疾病引起的性活动变化和满意度

（续表）

工具名称	项目数量（回答风格）	构成要素	信　度	效　度	效用评价
女性性功能指数（FSFI）（Rosen 等，2000）	16 个项目（5 级和 6 级评分量表）	1. 欲望 2. 润滑 3. 性高潮 4. 满意度 5. 疼痛 / 不适	测试－重测为 0.79～0.80	效度良好	旨在评估女性性功能
国际勃起功能指数（IIEF）（Rosen 等，1997）	15 个项目（5 级和 6 级评分量表）	1. 勃起功能 2. 性高潮功能 3. 欲望 4. 性交满意度 5. 整体满意度	α=0.91	效度良好	用于评估患有各种疾病的男性的勃起功能。IIEF-5 适用
关系评估量表（RAS）（Hendrick，1988）	7 个项目（5 级评分量表）		α=0.86	r=0.80（DAS）	旨在评估夫妻关系满意度

表 123-14　测量生活质量和功能状态的工具

工具名称	项目数量（回答风格）	构成要素	信　度	效　度	效用评价
生命末期生活质量评估（Axelsson 和 Sjoden，1999）	22 个项目（10 级评分量表）	1. 物理 2. 心理 3. 社会 4. 存在主义	测试－重测为 0.52～0.90	与 CIPS 有较强相关性	旨在评估姑息治疗患者的生活质量
EORTC-QLQ-C15 姑息量表（Groenvold 等，2006）	15 个项目（4 级评分量表）		基于 EORTC-QLQ-C30	C30 验证良好；开发中的 C15 制订中	旨在评估姑息治疗患者的生活质量。EORTC-QLQ-C30 适用
安宁疗护生活质量指数修订版（McMillan 和 Weitzner，1998）	25 个项目（100-mm VAS）		α 为 0.83～0.87	内容效度好；需要进一步的研究	旨在评估临终患者的生活质量
McGill 生活质量问卷（MQ-OLQ）（Cohen 等，1995）	16 个项目（11 级评分量表）	1. 物理 2. 心理 3. 存在主义 4. 支持	α=0.83	效度良好	旨在评估姑息治疗患者的生活质量
McMaster 生活质量量表（Sterkenburg 等，1996）	32 个项目（7 级评分量表）		α=0.80	r=0.70（Spitzer QLI）	旨在评估姑息治疗患者的生活质量
姑息治疗效果评估量表（Hearn 和 Higginson，1999）	12 个项目（4 级评分量表）		α=0.70	r 为 0.43～0.51（EORTC-C30）	旨在评估姑息治疗在患者及其家属中的效果
姑息治疗生活质量（2004）	28 个项目（3 级和 5 级评分量表）	1. 活动 2. 自我照顾 3. 健康 4. 治疗方案的选择 5. 支持 6. 沟通 7. 心理上的影响	α=0.79	r 为 0.44～0.94（AQEL）	旨在评估姑息治疗患者的生活质量

（续表）

工具名称	项目数量（回答风格）	构成要素	信　度	效　度	效用评价
生命末期关怀质量和满意度（QUEST）（Sulmasy 等，2002）	30 个项目（5 级评分量表）	1. 生命圆满 2. 供养者关系 3. 症状管理 4. 准备 5. 社会支持	α 为 0.88～0.93	r 为 0.38～0.47（PSI）	旨在评估姑息治疗患者的生活质量和对治疗的满意度
生命末期的生活质量（Steinhauser 等，2003）	31 个项目（5 级评分量表）		α 为 0.68～0.87	r=0.62（FACIT-Sp）	旨在评估姑息治疗患者的生活质量

表 123-15　测量临终过程的工具

工具名称	项目数量（回答风格）	构成要素	信　度	效　度	效用评价
Beck 绝望量表（BHS）（Beck 等，1974）	20 个项目（对 / 错）	1. 未来的感受 2. 失去动力 3. 未来的期望	α 为 0.85～0.93	临床分级 r 为 0.62～0.74	旨在评估自杀倾向
家庭视角下的生命末期关怀（Morita 等，2004）	28 个项目	1. 死亡质量 2. 存在主义治疗 3. 帮助做决定 4. 环境 5. 家庭的负担 6. 支出 7. 可用性 8. 协调	α=0.98	重测 r=0.57	从丧亲家庭角度来衡量生命末期关怀的过程
死亡焦虑量表（DAS）（Templer，1970）	15 个项目（对 / 错）	1 个因素	α=0.76；测试 - 重测 =0.83	效度良好	旨在评估对死亡的关注和焦虑
死亡和临终痛苦量表（DADDS）（Lo 等，2011）	15 个项目（5 级评分量表）	1 个因素	α=0.95；0.41～0.67	r=−0.68	旨在测量晚期癌症患者的死亡焦虑
善终量表（GDI）	18 个项目	1. 环境 2. 生命圆满 3. 希望 4. 独立 5. 安慰 6. 信任工作人员 7. 负担 8. 家庭关系	α=0.94；0.74～0.95	（CES）	旨在评估影响幸存家庭丧亲关系的因素，包括存在问题
问卷（HAI）（Salkovskis 等，2002）	8 个项目	1 个因素	α=0.87	r=0.78（BHS）	旨在评估癌症患者的绝望情绪
生存期评估量表（Dobratz，2004）	20 个项目（5 级评分量表）	1. 与自己和解 2. 自我重构	α=0.87	与 ABS 相关	旨在评估生命末期的心理适应
临终需求筛查工具（NEST）（Emanuel 等，2001）	13 个项目（11 级评分量表）	1. 财政负担 2. 获得照护 3. 亲密 4. 照护需求 5. 心理压力 6. 精神	α 为 0.63～0.85	效度良好	旨在评估生命末期的需求

（续表）

工具名称	项目数量（回答风格）	构成要素	信　度	效　度	效用评价
		7. 沉淀 8. 目标感 9. 医患关系 10. 信息			
对加速死亡态度量表（SAHD）（Rosenfeld 等，2000）	20 个项目（对 / 错）	1 个因素	α=0.83	r=0.67（DDRS）	旨在评估患者对加速死亡的兴趣

视听媒体，旨在获取人们体验、创造、协商和用多种方式为他们的行动和他们生活的社会世界创造意义。抽样方法可以是有目的的，也可以是理论性的。有时，研究人员的目标是收集“反面案例”，反驳已经收集的数据，增加研究结果的复杂性。质性的发现可以是描述性或理论性的，它们可以提供一个有助于比较研究结果或告知干预发展的概念框架。质性研究中的议题包括：参与者的选择可能基于对所研究现象提供洞察的能力，资金限制可能要求在数据饱和（大量数据重复）之前减少数据收集，报告详细文本可能受到期刊字数限制。

三、研究设计的证据层次

最佳的研究设计取决于许多因素，包括研究问题（表 123-16）。循证医学核心的研究设计可以根据其获得可信证据的能力进行排名。澳大利亚国家卫生和医学研究委员会的证据等级指出，系统评价提供了最有力的证据，并将随机对照试验、队列研究和病例系列从高到低进行了排名（National Health and Medical Research Council，2009）。质性研究最适合回答与解释和创造意义有关的问题。

专家们对姑息关怀中的最佳证据排名意见不一

表 123-16　各种研究设计的使用

问题的类型和领域	回应问题的最好的研究设计
治疗（处理）	随机对照试验
预防措施	随机对照试验或前瞻性研究
诊断	随机对照试验或队列研究
预后（预测）	队列研究和（或）病例对照系列
病因学（因果关系）	队列研究
意义	质性研究

经许可转载，引自 Murray Turner，University of Canberra，Australia，Copyright © 2018.

（Aoun 和 Nekolaichuk，2014）。一个“证据库”被提议作为替代方案；它接受来自许多类型的方法的数据作为证据，这取决于研究目的（Jonas，2001）。

四、定量研究

（一）系统综述和 Meta 分析

系统评价识别、评估和综合所有“符合预先设定的入选标准的实证证据，以回答给定的研究问题”（Cochrane，n.d.）。当对干预性试验的系统综述确定了多项高质量研究时，Meta 分析可以对干预效果给出总体估计。双盲、随机对照试验的 Meta 分析在循证医学中受到重视，但在心理社会研究中可能不是最佳或可行的，因为盲法可能无法实现，随机分配到无治疗对照组可能不被接受（Aoun 和 Nekolaichuk，2014）。因此，在姑息治疗系统综述中也发现了队列研究。

姑息医学中与社会心理研究相关的系统评价评估了晚期癌症的死亡焦虑干预（Grossman 等，2018）、家庭照护者（Hudson 等，2010）和工作人员（Hill 等，2016）的社会心理干预，以及家庭会议的研究（Cahill 等，2017）。系统评价和 Meta 分析的一个例子是研究生命回顾干预对晚期癌症患者的影响；8 项随机对照试验的汇总结果发现，患者生活质量的改善在干预后 3 个月仍具有统计学意义（标准化平均差 =0.82，95%CI 0.47～1.18）（Wang 等，2017）。系统评价应使用标准的报告指南进行，通常是系统综述和 Meta 分析首选报告项目（Liberati 等，2009）。

（二）随机对照试验

将已知和未知的混杂因素随机化分布在干预措施之间进行理想的测验，从而确定治疗效果。采用盲法、隐蔽分组和客观结果测量的目的是消除选择和测量偏差。

随机试验在姑息医学中的地位一直备受争议（Schildmann 和 Higginson，2010；Aoun 和 Nekolaichuk，2014）。方法学上的困难包括患者拒绝和退出、未申报的混杂治疗、所应用治疗的剂量变化和治疗依从性、中期评估的违约、在结局测量之前的死亡。尽管存在这些固有挑战，但所获得的证据质量要求在姑息医学未来的研究中更多地使用这些设计。在姑息治疗和悲伤治疗过程中，对筛选出来的“高危”家庭进行以家庭为中心的哀伤治疗，然后随机分配到干预组或对照组，这是一项精心设计、方法学合理的研究，采用了心理治疗干预（Kissane 等，2016）。

（三）非试验研究

1. *队列研究和病例对照研究*　队列研究评估患者群体，以评估随时间变化的结果和相关变量。队列研究可以是回顾性、横断面或前瞻性的。在回顾性队列研究中，通过调查病历、病例记录或访谈，对一组患者的数据进行评估。数据受偏差的影响，但这些研究价格低廉，并且有助于探索关联和产生假设。例如，它们通常用于检查生命末期关怀的质量。Verno-Gross（2015）比较了实施儿童姑息关怀服务后的儿童生命末期关怀模式，发现与历史队列相比，姑息关怀队列中更频繁地出现关于生命末期的早期讨论。鉴于可能存在偏倚，因此将这些设计的数据用于支持临床实践的变化时需要谨慎。应使用加强流行病学观察性研究报告指南（von Elm 等，2007）来提高这些研究的报告质量。

所谓的横断面队列研究是回顾性队列设计的替代方案。在这种方法中，对患者进行实时横断面抽样，并在指定时间段内收集特定患者的历史数据。

病例对照研究是回顾性队列设计的另一种替代方案。该设计将患有某种疾病或接受特定治疗的患者与对照组进行匹配，并收集特定时间内的历史数据，以研究与潜在病因之间的群体特异性关联。虽然该设计可有效研究罕见结果，但在姑息关怀中不常用。主要的方法学挑战是确保对照组的抽样独立于其暴露状态，并将回忆偏差最小化。Stone 等采用病例对照设计，对 227 例癌症患者和 98 例对照受试者的疲劳发生率进行了评估，发现疲劳与癌症疾病负担增加相关（Stone 等，2000）。

前瞻性研究对有关键差异的患者进行随访，并比较不同暴露因素的结果，包括干预措施。它们可以提供关于关系性质和因果关联可能性的有价值的信息。前瞻性设计消除了回忆偏差，但要求合适的参与者能够接受长时间观察。受试者随着时间的推移而死亡是姑息医学研究的一个明显局限性。低招募率鼓励各中心之间通过国家或国际多中心研究进行合作。前瞻性队列研究的一个例子是一项多机构研究，该研究在患者接受临床试验时，对 476 名晚期癌症患者和照顾者的生活质量进行了为期 6 个月的“解决问题干预”[创造力、乐观主义、计划和专家信息（Creativity, Optimism, Planning and Expert information，COPE）]（Meyers 等，2011）。接受 COPE 治疗后，照护者的生活质量得到改善，而接受 COPE 治疗的患者的生活质量没有变化。

2. *横断面研究*　横断面研究抓取了某一时间点的结果和暴露之间的联系。关注的焦点通常是发病率的结果，如症状、疾病或评定量表的结果。丹麦对疾病末期患者照护者的心理痛苦、健康和社会经济因素进行的全国性研究充分说明了这一点。通过检查患者药物报销登记系统确定照顾者。在 3560 名接受调查的照顾者中，有 1/3 的人有较高水平的抑郁症状、预期性哀伤和照顾者负担（Nielsen 等，2016）。

3. *病例系列报道和个案报道*　个体患者的临床报道在突出表现、诊断或管理的相关问题方面一直发挥着重要作用。从这项研究起，出现了一些问题，然后使用前文描述的方法进行适当的调查。这系列问题可能突出重要的临床问题，在没有证据之前，这些临床问题可能意味着实践中的改变。其中一个例子是 6 名接受姑息治疗的患者出现了医学上无法解释的严重症状，这表明精神治疗对改善患者和家庭结局的价值（Dwyer 等，2017）。

五、质性研究

质性研究包括一系列理论观点，这些观点为收集和分析数据的方法提供了信息。共享特征通常包括用代码标记的数据段；对编码数据进行系统的比较和对比，将相似的编码数据进行分类；可比类别分组；以描述、主题、解释、理论和（或）图式的形式呈现研究结果。质性研究人员强调可信的研究结果的概念，通过使用严格的研究设计、详细的数据分析解释、质性评估者间可靠性技术、审计追踪和符合评估清单标准的报告质量，如质性研究报告统一标准（Consolidated Criteria for Reporting Qualitative Research，COREQ）（Tong 等，2007）。许多研究人员认为质性研究结果需要在其产生的背景下进行考虑，一些人坚持可对那些生活背景具有可比性的人进行逻辑概括（Popay 等，1998）。质性研究的 Meta 分析是对主要研究的结果进行整合。

（一）Meta 分析

Meta 分析是指一系列用于综合或整合多个质性研究的结果的方法，以考察类似的现象。主要研究数据、发现和（或）结论被提取并使用归纳或演绎分析过程进行比较。综合研究结果获得了比最初研究更大的概念理解或理论发展，识别知识，并为干预的发展、实施和评估提供证据。提高质性研究综合报告透明度（Enhancing Transparency in Reporting the Synthesis of Qualitative Research，ENTREQ）的声明（Tong 等，2012）可以指导 Meta 分析报告。质性 Meta 分析包括癌症患者对静脉血栓栓塞症的生活体验（Benelhaj 等，2018），患者和家庭照顾者对居家姑息关怀服务的体验（Sarmento 等，2017），儿童、青少年和成年癌症患者、家属和丧亲照顾者受癌症影响时对音乐的相关性因素的看法（O'Callaghan 等，2016），以及专业照顾者的沉默体验（Bassett 等，2018）。

（二）扎根理论

扎根理论侧重于对社会现象的研究，包括从数据中发现理论和产生理论的两种方法。它起源于 20 世纪 60 年代对濒死患者和照护者之间行为互动的研究，是第一个归纳逻辑框架，用于收集、管理和严格分析质性数据，以构建主题、解释性描述（Corbin 和 Strauss，2008）或数据饱和（或）重复时的理论（Glaser 和 Strauss，1967；Charmaz，2006；Corbin 和 Strauss，2008）。在 Glaser 和 Strauss 合作进行这项研究后，他们在一些扎根理论的原则上产生了分歧，并撰写了各自的文本；因此，作者可以与“Strauss 主义”（Strausserian）或“Glaser 主义”（Glaserian）的方法保持一致。一个主要的区别是，Strauss 鼓励研究人员根据需要使用任何扎根理论的程序来发展描述、主题或理论（Strauss 和 Corbin，1990），而 Glaser（2004）坚持研究人员使用完整的扎根理论方法。关于是什么构成了扎根理论的观点在不断演变（Morse，2009）。扎根理论已被用于探索肿瘤科医生观点，即需要与患者就临终议题进行坦诚、持续和早期讨论，平衡患者的希望与现实（Granek 等，2013），以及探索患者在尊严治疗转录本中表达的核心价值观，通常是家庭、快乐、关怀和成就（Hack 等，2010）。

（三）质性描述设计

质性描述设计提供了对现象的全面总结，并可以把扎根理论和其他技术结合起来（Sandelowski，2000）。使用这种方法的研究发现，大多数癌症患者对他们的预立医疗照护计划只有部分或非常有限的了解（Ugalde 等，2018），家庭照顾者可以在癌症患者的预立医疗计划中发挥重要作用，包括偶尔否定患者意愿（Michael 等，2014）。

（四）解释现象学

解释现象学的重点是理解一个人如何感知、感觉、思考，并获得与个人生活经验相关的意义。解释现象学分析旨在探索所选择的经验对参与者的意义（Smith 和 Osborn，2008）。在 30 名晚期癌症患者及其 25 名家庭成员首次提出姑息治疗概念时，已使用解释现象学来考察他们对姑息关怀的看法；这些研究结果为开展公众教育运动提供了理论依据，以减少姑息关怀带来的污名，并传播关于姑息关怀可以实现的目标的信息（Collins 等，2017）。

（五）框架法

框架方法用于多学科健康研究团队，由研究分析人员共同开发代码和分类，然后用于管理和组织数据（Gale 等，2013）。将架构分析的方法用于探讨患者对呼吸困难的自我管理策略，发现 61% 的患者使用认知心理策略，包括放松和减少恐慌的技巧（Simon 等，2016）。健康专业人员和家庭照顾者对支持居家姑息关怀的心理教育干预的观点进行了框架分析，发现这两组都是一种有益和支持性的经验（Holm 等，2015）。

（六）民族志

纵向民族志研究利用许多技术来深入并详细地了解一个群体或文化。人类学家的目的是通过公开或隐蔽地观察人们的日常生活，并与“教导”研究者的“信息提供者”进行提问和交谈，来理解人类的行为。一项在印度进行了超过 400h 的参与者观察、文件审查和 59 名护士访谈的研究，发现在癌症疼痛治疗中存在阿片类药物可获得性的障碍（Lebaron 等，2014）。在英国三家全科临床机构进行了为期 22 周的人类学观察，对 55 名患者、25 名家庭照护者和 17 名临床医生进行了 198 次访谈。本研究的目的是检验这些患者生命最后 1 年的治疗协调情况，研究结果为改善治疗提供了模型（Mason 等，2013）。

（七）叙事研究

叙事研究是通过参与人们有意义的生活经历来研究人类经验。个人故事表达了故事讲诉者的个性：故事的内容反映了他们对所发生的事情的解释及相关的情绪和想法。叙事研究者关注参与者的描述及他们的故事形态和其传递意义的方式（Hadley 和 Edwards，2016）。Kleinman（1988）关于疾病叙事的开创性工作和 Frank（1995）关于受伤故事讲述者的作品形成了一种叙事传统，为经历生命限制疾病的人们提供解释模型。最近的研究使用个人叙事来探索姑息治疗门诊患者活着和濒死经历，包括他们如何同时追求最好的希望和最坏的准备（MacArtney 等，2017）。

六、混合研究法

混合研究方法在单一研究中同时使用定量和质性两种方法，或者同时合并质性和定量数据，或者将它们串联起来，一种方法导致另一种方法，以进一步探索一个结构或现象（Creswell 和 Plano Clark，2007）。混合研究方法可以对不同的数据库进行三位一体定位，以更全面地证实和解释研究结果，也可以设计成两种或两种以上的方法相互补充。在一项旨在促进患者和家属之间有意义的对话的“尊严谈话”研究中发现了一个例子。在聚合平行混合方法设计中，20 名患者和 20 名家庭成员接受了访谈，34 名专业人员参加了焦点小组；对封闭式和开放式问题回答的分析显示，尊严访谈被认为有潜在价值，可以增强姑息治疗患者及其家属的相互意义，并得到了 70% 以上患者和家属的支持。尊严访谈指南根据这一反馈进行了修订（Guo 等，2018）。

混合研究方法可以丰富对复杂社会心理问题的理解。然而，也存在一些挑战，包括组建一个具有定量和质性研究专长的研究团队，将质性和定量数据有意义地联系到一个综合研究结果，以及在限制字数的期刊上发表冗长的研究结果。

（一）综合质性和定量研究结果

在姑息治疗中，定量和质性初级研究的综合中逐渐显现，这两种研究都被收集在系统评价中，符合研究的结果被整合在一起。Guerrero-Torrelles 等对生命意义干预进行了系统评价和“现实主义综合”（Guerrero-Torrelles 等，2017）。一个现实主义的综合研究旨在解释不同背景下的不同结果，其中一种干预已经被应用。综合 10 项随机对照试验和 2 项质性研究，提出了一个可能涉及促进生命意义的情境因素和机制的解释模型。一篇综述结合了多种不同的方法，综合了 6 项质性研究和 4 项定量研究，表明临终患者重视参与研究，尤其是能够帮助他人（Bloomer 等，2018）。

（二）文本和电子研究

研究人员越来越多地研究那些对患者干扰较小，并且允许他们在自己方便时写信或回复的设计。这些包括对公共领域文本的分析，如发表的故事、媒体文本和来自互联网的日记或故事。其他电子来源包括使用在线支持（Gustafson 等，2013）。通过电话进行访谈和支持性治疗干预（Kidd 等，2010；Collier 等，2016）和基于互联网的干预（Fridriksdottir 等，2018）也显示出广阔前景。

七、计算机辅助质性数据分析软件

质性数据管理软件目前广泛应用于质性研究中，它可以存储大量数据，通过对数据段的高效标注和检索来支持数据管理，将数据分类为信息和示意图表示，容纳研究人员的分析备忘录，并提供审查检索。这些程序减轻了与大量拷贝手稿的沉闷，可以被研究团队使用；然而，一些人认为软件的使用分散了研究人员的注意力，并使他们脱离了数据的含义（Banner 和 Albarran，2009）。一些产品是免费或者有试用版本，这可能是小的、简单的项目所需要的。复杂的项目通常需要商业软件，最好有用户助理。在决定使用软件包之前，了解研究过程需要哪些功能是很重要的（表 123−17）。

八、社会心理研究中的其他方法学困难

在对病重或临终者（Aoun 和 Nekolaichuk，2014）和非正式照顾者（Schildmann 和 Higginson，2010）进行研究时，还有其他显著的困难。设计议题包括定义姑息关怀患者或照护者的标准，对患者异质性的考虑，能够充分获取复杂社会心理因素结果的测量工具的选择，跨站点的标准化社会心理干预，卫生专业人员“把关”，伦理审查委员会对弱势群体的关注，以及招募问题。无偏见样本的招募取决于训练有素的研究助理，采用多种招募方法，并使用妥当的纳入标准。绩效问题包括获得知情同意、最小

表 123-17　计算机辅助质性数据分析软件包的特征比较

功　能	ATLAS.ti V8	HyperRESE-ARCH 4.0.1	MaxQDA 2018	nVivo 12	QDA Miner 5	Dedoose 8.0
文件放置	外部文件	外部文件	导入的文件	导入的文件	导入的文件	外部文件
文件类型	• 文本和多媒体 • 调查数据 • 地理数据 PDF	文本及多媒体	• 文本和多媒体 • 地理数据 PDF	• 文本和多媒体 • 数据集 • 社交网络和网页媒体 • 地理数据 • PDF • 书目数据 • 印象笔记	• 文本和多媒体 • PDF • 电子数据库 • 数据集 • 地理数据 • 网络媒体	• 文本和多媒体 • 调查数据 • PDF • 调查猴 NVivo 项目
译码	• 无等级 • 拖放 • 代码 • 边距编码 • PDF 编码	• 分级 • 拖放 • 基于案例 • 代码频率 • 代码统计	• 分级 • 拖放 • 代码 • 重量 • 频率	• 分级 • 拖放 • 条纹编码 • 聚合编码 • 案例 • 关系 • 矩阵 • PDF 编码 • 社交媒体编码	• 分级 • 拖放 • 条纹编码 • 聚合编码 • 分级 • 拖放	
项目管理	• 文档系列 • 网络可视化	• 案例 • 代码组集	• 变量 • 文档集 • 可视化工具 • 彩色编码	• 分类 • 属性 • 集 • 报告和摘要 • 可视化工具 • 彩色编码	• 案例 • 社会人口 • 报表管理 • 可视化工具	• 摘录 • 描述符 • 报告 • 交互式可视化 • 彩色化
代理数据库	• 查询工具 • 布尔运算符、语义运算符和邻近运算符	• 案例选择 • 假设工具	• 矩阵 • 频率表	• 文本搜索 • 词频 • 编码查询 • 矩阵编码 • 复合查询 • 代码比较 • 分组编码 • 关系	• 案例选择 • 假设工具 • 统计函数 • 文本检索 • 频率 • 同现 • 编码协议 • 按示例查询 • 过滤	• 过滤器 • 数据库查询工具
编写工具	• 备忘录 • 评论	• 注释 • 备忘录	• 备忘录 • 表	• 备忘录 • 注释	• 注释 • 备忘录	备忘录
协作组	• 共享文档 • 个人和团队的库	合并	• 合并 • 进口 • 团队成员协议的创建	• 合并 • 进口 • NVivo S 服务选项	• 多个长开 • 合并 • 复制 • 编码协议	• 网络 • 在线聊天
语言	英语	英语	• 英语 • 德语 • 西班牙语 • 法语 • 日语 • 意大利语 • 中文 • 葡萄牙语	• 英语 • 法语 • 德语 • 西班牙语 • 葡萄牙语 • 日语 • 中文	• 英语 • 法语 • 西班牙语	• 英语 • 基于影像

（续表）

功　能	ATLAS.ti V8	HyperRESE-ARCH 4.0.1	MaxQDA 2018	nVivo 12	QDA Miner 5	Dedoose 8.0
			• 土耳其语 • 波兰语 • 泰语			
操作系统	• Windows • Mac（+Windows emulator）	• 跨平台 • Windows • Mac	• Windows • Mac（+Windows emulator）	• Windows • Mac • 平板电脑 • 智能手机	• Windows • Mac（+Windows emulator）	• 基于网络和桌面应用 • 独立平台 • 平板电脑（带有 Photon 应用程序）
附件功能	• 超链接和映射	• 超链接和映射 • 编码映射	映射附加的字典和定量数据分析	• MS Outlook 界面 • 另见链接 • 超链接 • 静态或动态映射 • 拼写和语法检查	• 同义词典搜索 • 数值和文本内容分析 • 可选统计分析模块	• 整合质性和定量数据分析 • 数据可下载

化人员流失和控制混杂变量。通过标准化非试验干预 / 治疗或适当的数据收集以允许统计调整，可以实现混杂因子控制。患者的议题包括波动的身体功能和认知状态及不可避免的恶化，这必须使用最小负担的方法。

九、心理社会研究的成果和未来方向

每项研究的临床意义或效用都值得仔细反思，以使照护标准稳步提高。质量保证促进了对照护质量的持续评估、识别缺点、设计克服缺点的活动及后续监测（National Centre for Biotechnology Information，1980）。姑息医学要发展成为一门学科，其研究活动必须是学术性的，并产生指导最佳实践所需的证据。心理社会研究是其中一个重要组成部分。它需要通过深思熟虑的国家和国际合作，利用最高标准的综合方法来发展。

为了建立一个可靠的实践证据基础，未来的社会心理研究需要在进行其他研究设计的同时进行系统评价和 RCT。RCT 尤其需要药物和以意义为中心的治疗来治疗存在和精神上的痛苦。人际关系心理治疗是一种人工化和标准化的干预，正等待应用于姑息治疗，它强调悲伤、转变、角色和关系，使其特别适合这一人群。干预措施必须以患者和家庭为中心。还需要通过质性研究来发展和验证调查和评定量表。

痛苦仍然是未来研究活动的一个主要领域。需要使用混合方法的队列研究来探索情绪低落、尊严、羞耻和不值得的临终过程，结合患者、家属和照顾者、医生和护士及所有相关支持人员的经验，来建立许多交叉影响结果的完整格式塔体系。这样的工作主体应该指导未来，旨在进一步提高社会心理护理标准的干预研究。与实施社会心理干预相关的最佳时机也应该进行检查（Rodin，2013）。

沟通研究在肿瘤学和姑息医学中得到了发展（Clayton 等，2007；Kissane 等，2017）仍然是一个重要的研究领域。预后和死亡准备的讨论是一些最具挑战性的对话，然而还需要进一步的系统研究来指导临床医生所采取的方法。在接受即将到来的死亡现实的同时，促进适应性应对和保持希望，是姑息医学所需的有效沟通的基本特征（Colosimo 等，2017）。

还需要对生命末期关怀中的决策和知情同意进行更系统的研究。这包括支持患者对预先照护决策的持续理解和管理，以及指定医疗决策代理人的信心和福祉。评估员工是否遵守预先医疗计划和其他决定的结果需要提供经验证据，为全球广泛存在的理论伦理辩论提供信息。

最后，世界上许多国家迫切需要培训专门的研究人员，以便他们能够解决这些问题。没有扎实的教育和经验将是巨大的陷阱；研究方法论技能发展对于应对这一年轻学科中出现的许多挑战至关重要。

第124章　姑息关怀研究中的伦理问题

Ethical issues in palliative care research

Tyler Tate　David Casarett　著

陈慧平　康宗林　译　　王玉梅　校

最近，姑息关怀研究的增长创造了一个包括质性和定量的异构领域技术，描述性和干预研究设计，以及品质改善活动。尽管这项工作产生了有价值的知识，并有希望在未来取得重要进展，但其进展受到了对这些研究伦理的持续不确定的阻碍（Casarett 等，2003）。例如，有人担心患者是否应该在生命接近尾声时被要求参与研究（de Raeve，1994；Annas，1998），尽管其他人反对这一极端立场（Mount 等，1995；Casarett 和 Karlawish，2000）。然而伦理和现实问题的结合会对姑息关怀研究造成重大障碍（Aktas 和 Walsh，2011）。

本章讨论了研究人员和临床医生在设计并进行姑息关怀研究时应考虑的五个伦理方面。它们包括：①研究对准患者的潜在益处；②研究对被试者的潜在益处；③研究对被试者的风险；④被试者的决策能力；⑤被试者选择参与研究的自愿性。虽然这些方面姑息关怀研究不是独有的，但是姑息关怀研究者可以将这些作为首要原则来提升姑息关怀伦理的研究。

一、对准患者的益处：研究的有效性和价值

姑息关怀研究最终应能改善对准患者的照护。对准患者的好处可以从有效性和价值方面来阐述。

（一）有效性

为了确保姑息关怀研究的伦理基础，研究人员应该使用有效的设计和数据分析技术，以及产生可推广的知识。事实上，普遍性是美国对研究一个定义的基石，“系统的调查，包括研究开发、测试和评估，旨在开发或促进可推广的知识”（Department of Health and Human Services，1991）。这些需求共同描述了一个研究的有效性（Freedman，1987a）。事实上，在同行评议者认为不能充分回答一个研究问题的研究中，将人类受试者置于风险中是不道德的（Rutstein，1970）。

（二）价值

超过这个有效阈值，姑息关怀研究可能提供或多或少的重要性或“价值”。从广义上讲，价值可以定义为一项研究的结果将改善未来患者的健康和福祉的可能性。与效度一样，价值也是衡量研究设计科学质量的重要指标（Casarett 等，2003）。正如有效性，价值是衡量研究设计科学性的重要标尺。然而，它也是衡量其伦理品质的一个标准，因为研究的终极目的是产生最终将是“重要”（Department of Health and Human Services，1991）、“富有成效”（Brody，1998）或“有价值”（Freedman，1990）的知识。事实上，受试者参与临床研究的一个原因是为了产生有益于他人的知识（Advisory Committee on Human Radiation Experiments，1995；Casarett 等，2001）。因为受试者愿意接受研究的风险和负担，至少部分是为了造福他人，研究人员有道德责任感可以提高研究成功的可能性。价值最大化的必要性同样适用于质量改进活动，这些活动是卫生系统改善医疗保健的机制（F.G.Miller 和 Emanuel，2008；Kamal 等，2017）。

（三）姑息关怀研究的有效性和价值最大化

研究者有几种方法可以提高姑息关怀研究的有效性和价值。首先，研究的样本量应该足以回答所提出的研究问题。动力不足的研究和临床试验中的问题都很广泛且被很好地描述（Meinert，1986），但与姑息关怀研究尤其相关，其中随机性差异可能相当大（Moore 等，1998），招募也可能很难（Aktas 和 Walsh，2011）。为了尽量减少这些问题，建立参与多中心研究的联盟或协作小组也是有用的（Kutner 等，2008）。将数据收集与日常照护相结合的努力是很有前景的（Kamal 等，2016），并且使用电子病历

数据以最低成本进行大规模研究也是可行的（Casarett 等，2012）。数据存储包含了潜在的有价值的研究信息（Mittelstadt 和 Floridi，2016），并且这将是未来姑息关怀调查的重要数据来源。

其次，姑息关怀研究者可以通过增加研究结果的普遍性来提高价值。例如，研究可以为通常不是调查重点的患者群体设计一个允许分析的样本量，如非癌症诊断的患者、未成年人或老年患者。非干预性研究结果的可推广性，也可以通过在普遍的学术医疗环境之外招募试验对象，向社区诊所和安宁疗护机构进行外联（尽管如此研究人员必须意识到，通过扩大纳入标准，亚组的临床效应可能消失）。

二、受试者的益处

姑息关怀研究人员还可以在研究期间或研究结束后，通过最大限度地发挥其对受试者的益处来进行研究，从而提高伦理的严谨性。例如，在干预治疗期间，一种治疗方法可以提供有意义的改善的可能。这些潜在的好处可以通过选择主动对照设计而不是安慰剂来得到加强。如果可能的话，即使使用安慰剂，研究的潜在益处也可以通过改变安慰剂对照试验、增加试验对象接收活性药物的概率（Farraret 等，1998）或通过使用交叉研究来得到改善潜在益处。当然，研究干预的潜在益处从来都不是确定的，只有在干预的相对益处存在合理的不确定性或均衡性的情况下，试验才在伦理上可接受（Freedman，1987b）。因此，尽管研究人员有义务考虑研究对潜在受试者的益处，但这不应被解释为要求所有干预研究都应提供潜在益处。

描述性研究可以为潜在受益对象提供益处。例如，描述性研究期间收集的数据可能识别治疗不当的疼痛，对疼痛管理的不满或相关的临床问题，如抑郁症。在这样的情况下，研究人员可以设计标准的操作程序，帮助确保这些问题被适当地识别和分类，包括在适当时与患者的医疗保健提供者进行沟通（Casarett 和 Karlawish，2000）。

干预或描述性研究也可能在研究结束后对受试者有益。受试者可能会从了解研究的总体结果中受益。例如，在一项比较两种镇痛药物的研究中发现，其中一种药物的不良反应较少，这一知识可能有助于受试者在可用药物中做出更明智的选择。如果研究允许在研究结束后继续进行干预，其他人可能会受益，通常是通过降低费率计划或非盲试延长阶段。这一益处在姑息关怀研究中可能尤其重要，如果受试者的寿命不可能长到足以看到研究药物被批准用于临床，或看到研究结果被发表并转化为改善照护的方式。

三、将风险和负担降至最低

研究者还可以通过采取措施来提高研究的伦理严谨性将研究的风险（如药物不良反应）和潜在危险（如额外的门诊访问或调查所需的时间）降至最低。识别和评估研究风险和负担的标准应用于参与研究所带来的增量或“界定”风险的概念（Freedman 等，1992）。例如，一项比较两种常用的缓释阿片类药物治疗疼痛的研究可能不会给患者带来显著增加的风险，因为使用其中一种药物治疗可能会出现排他的情况。相比之下，必须在研究设计中予以证明在通常不使用缓释阿片类药物的情况下（如瘙痒）进行评估的研究会带来风险。然而，无论哪种情况，临床试验中任何药物的风险都应在知情同意过程中进行披露。

（一）介入试验中的最小化风险：控制的选择性

也许在姑息治疗研究（Hardy，1997；Kirkham 和 Abel，1997）及一般研究（Rothman 和 Michels，1994；Macklin，1999；Temple 和 Ellenberg，2000）中最具争议性和情感性的问题之一是安慰剂或假对照组在伦理上是否合适。从广义上讲，安慰剂可以被定义为对所述症状或病症“无效或不特别有效”的干预措施（Shapiro 和 Shapiro，1998）。临床试验中所有受试者都应获得最佳护理标准（World Medical Association，2000）的共识突显了不道德使用安慰剂的可能性。例如，所有患有脑膜炎的试验对象都必须能够获得已证明有效的抗菌药；在一种新抗生素的试验中使用安慰剂对照是不道德的。然而，在某些类型的研究中，如症状研究，安慰剂反应可以是实质性的，并模拟了一种积极的干预。此外，研究中的症状可能是短暂的，如偶发的疼痛。在这些情况下，安慰剂对照可能在伦理上是可以接受的，尤其是满足其他几种条件中的一个或多个时。首先，如果受试者在标准护理的基础上接受安慰剂，那么安慰剂是可以接受的，如随机分配患者接受阿片类药物加辅助镇痛药或阿片类药物加安慰剂的设计。其次，如果研究中的症状没有有效的治疗方法，那么安慰剂组是合理的。最后，如果受试者有足够的突破性治疗或“救援”治疗，那么安慰剂对照是合理的。这反过来可能会改变试验的终点，并可能需要将这些剂量作为研究终点（Silverman 等，1993；Dhaliwal 等，1995；Broomhead 等，1997）。

尽管假手术很难定义，但该术语通常用于指一种使其无效的手术（Polati 等，1998）。这造成了伦理问题，因为一些受试者暴露了手术的风险，没有任何好处（Macklin，1999）。然而，与安慰剂对照一样，在一些研究中，如果试验对象的风险降低，一些受试者可能从非特殊性效应中获益，而且研究问题具有很高的价值。例如，Leonard Cobb 在 20 世纪 50 年代的研究有效地揭穿了一种广泛使用的心脏手术，如果这种手术被广泛传播，最终会把成千上万的患者置于危险之中。设计一个假对照研究，以便手术本身（无论是假的还是真实的）对常规护理之外的额外或“增量”风险也可以减少对伦理可接受性的担忧。例如，研究人员可能插入一个假硬膜外导管，然后用于术后镇痛（Haak van der Lely 等，1994）或交叉设计来确保所有受试者承担假手术的风险的同时也获得潜在好处。这种交叉假手术设计已用于其他情况（Hahn 等，1996），当假手术的风险或不适较大时，可能适用于疼痛研究。

（二）最小化负担

在大多数情况下，尽量减少负担的机会是显而易见的。例如，尽可能尽量减少调查、访谈和额外的研究访问似乎是合理的（Bruera，1994）。当研究对象病重时，额外的预约或完成另一项措施的要求可能会增加令人痛苦的症状，如疲劳。进行姑息关怀研究的研究人员尤其要适应为了将这些负担最小化所使用的策略，如电话数据收集。

姑息关怀研究人员可能还需要考虑一项研究给朋友和家庭成员带来的负担，他们作为照顾者经常承担巨大的负担（Steele 和 Fitch，1996；Emanuel 等，1999）。通过在研究设计中建立灵活性（例如，使用简短的电话访谈，诊所就诊时间的多种选择），研究人员或许能减轻其他人参与研究的负担。与此同时，对于姑息关怀研究人员来说通过想象不存在的负担并不是不恰当的把关方式。把关，即“医疗保健提供者阻止患者获得研究招募的过程”（Hudson 等，2005）是姑息治疗研究的一个障碍（White 等，2008），可能不公正地（Sharkey 等，2010）阻止姑息关怀患者参与研究，否则他们会同意。加重脆弱患者负担的恐惧是生命末期把关最多的原因（Kars 等，2016）。

四、确保决策能力

同意参与研究的患者应有足够的决策能力，这是指受试者理解相关信息的能力，理解这些信息的重要性，并通过推理得出对他们都有意义的结论（Grisso 和 Appelbaum，1998）。除此之外，人们还对涉及痴呆症患者（Marson 等，1994）和精神疾病患者（Elliott，1997）及重症监护室里的患者（Lemaire 等，1997）的研究能力提出了担忧。

当研究涉及晚期疾病人群时，对决策能力可能受损的担忧是合理的。在这种情况下，认知障碍的患病率很高（Breitbart 等，1995；Pereira 等，1997），10%～40% 的患者发生在生命的最后几个月，多达 85% 的患者发生在生命的最后几天。认知障碍可能很难识别，因为决策能力随时间而变化（Bruera 等，1995），因为损伤可能是由试验性或治疗性药物本身造成的，如阿片类药物、苯二氮䓬类药物或皮质类固醇（Bruera 等，1989；Stiefel 等，1989）。如果这些试验旨在评估谵妄的治疗方法，那么进行药物试验的研究人员将更频繁地遇到这些挑战，谵妄的损伤是一个重要的纳入标准（Breitbart，1996）。

临床抑郁症的潜在共病也增加了人们对临床抑郁症治疗能力受损的担忧，有 5%～25% 的患者出现了这些共病（Derogatis 等，1983；Brown，1986；Kathol 等，1990；Massie 和 Holland，1990）。临床上显著的适应障碍可能更为常见（Derogatis 等，1983），这些障碍可能会损害理解力或决策能力，或者两者都有（Elliott，1997）。

决策能力也可能被严重的症状削弱，如果患者无法集中精力在知情同意过程中提供的信息上，严重症状的经历可能会削弱理解力（Kristjanson 等，1994）。这一担忧在临床试验中尤其相关，这些临床试验要求将存在一种或多种控制不良的症状作为纳入标准。

在纵向研究中，确保研究对象的决策能力所遇到的挑战可能会被放大。即使患者在入组时有能力同意，他们也可能不会在整个研究过程中保持这种能力。在患者同意参与后的几天或几周内，他们可能因无法清楚地了解自己病情的变化，从而选择退出。结果可能是“Ulysses 契约”，在这个契约中，研究对象发现参与比退出更容易（Dresser，1984）。

这些挑战都不能轻易补救。事实上，正是这样的障碍导致了一些作者认为，那些接近生命结束的患者不应该被允许参与研究（de Raeve，1994；Annas，

1998）。当决策能力不确定时，为了解决姑息关怀研究的关注度并提高伦理严谨性，当研究涉及可能接近生命结束的受试者时，以开放或多项选择模式理解简要评估是很重要的（Penman 等，1984；C.K.Miller 等，1996）。在某些情况下，研究人员可能希望使用经过验证的工具来更正式地评估决策能力（Grisso 和 Appelbaum，1995）。这并不需要在所有的研究中都使用这一方法，而是当认知障碍的患病率可能很高时予以考虑，并且研究设计中包含必须平衡收益的风险时，就需要考虑这一方法（Casarett 等，2001）。例如，当姑息治疗研究只涉及风险最小的访谈或行为干预时，非正式的能力评估一般就足够了。当研究构成的风险更大，但提供了潜在的好处时，一个结构化的理解评估可能是合适的。最后，当一项研究构成的风险大于最小风险，但没有提供潜在的好处时，应考虑对能力进行正式的评估。

如果患者没有能力表达同意，一个合法授权的代表可以表示同意进行研究。这种方法是合理的，因为替代决策者应该被允许同意进行研究，就像他们被允许同意进行药物治疗一样，使用对患者偏好的替代判断或对患者最有利的评估。如果患者没有能力同意，但仍然能够参与决策，研究人员应获得患者的同意和患者代理人的知情同意（High，1993；High 等，1994）。这种“双重同意”确保了患者尽可能地参与决策，也提供了对代理人同意的额外保护。

如果患者有间歇性的决策能力，或者可能丧失决策能力，研究人员可事先获得同意。这种创新的方法已被用于治疗谵妄的研究，在这项研究中，患者在有决策能力的情况下获得知情同意（Breitbart，1996）。只有对特定的研究才应获得事先同意，并在研究计划开始时（如在住院或参加安宁疗护或姑息关怀方案时）获得。

五、保护自愿

另一种研究人员加强研究设计的道德合理性的方法是研究如何保护受试者的自愿参与。一般来说，如果一个选择没有显著的控制影响，那么该选择是自愿的（Faden 和 Beauchamp，1986；Beauchamp 和 Childress，2001）。自愿可以通过确保研究对象在充分了解现有备选方案并理解其可以在任何时候退出的情况下选择参加来获得保护。

保护研究对象自愿同意的关注尤其涉及大型数据集的研究，因为这些研究很难或不可能获得同意，即使当很难获得同意，也需要一个强有力的理由来消除他们的担忧（Ramsey，2002；Rothstein 和 Shoben，2013；Wertheimer，2014）。因此，使用大型数据集的研究人员必须对他们的同意策略做合理的解释，同时允许患者保持对其健康信息的最大限度的控制。此外，伦理审查委员会应简化审查，并尽可能寻求获得广泛和包容性的同意，这些策略可以帮助规避伦理研究的下游障碍（Shelton，2011；Ioannidis，2013）。这些要求在生命末期关怀中尤为重要，由于认知能力下降和多种并发症，患者是特别脆弱的，很难获得完全的知情同意。

最后，在评估姑息关怀研究时，重要的是要认识到，从具有优秀姑息关怀标准的环境中招募受试者，提高了自愿参与研究的决定的可能性。如果患者得到了良好的护理，他们将尽力对参与研究做出自由和不受强迫的选择。无法获得优质护理的患者可能会在绝望中认为这更有利于参与研究，或者可能不太愿意退出研究，因为人们认为有效的姑息性干预措施（如阿片类药物）在方案之外不易获得。

结论

姑息关怀的领域，以及它所代表的护理标准，取决于严格的研究来提供指导临床照护的数据。尽管这项研究提出了伦理问题，但这些问题不需要对有价值和高生产力的研究领域设限。伦理问题可以通过仔细关注研究的同意过程和科学设计来解决。如果适当注意确保研究伦理行为的策略，可以避免在其他领域产生丑闻的失误。

第125章　生活质量和患者报告结果测量

Quality of life and patient-reported outcome measures

Jon Håvard Loge　Stein Kaasa　著
陈慧平　李江燕　译　　王玉梅　校

一、姑息关怀中的生活质量概述

生活质量是姑息关怀的主要目的。生活质量不是一个新概念，古希腊医疗健康系统的主要目标之一是改善我们现在可以解释的患者的生活质量（Aristotle 和 Rackham，1975）。因此这种改善将会是并且将一直是姑息关怀的总目标。今天，有人可能会说，生活质量是提供以患者为中心的照护。遗憾的是，患者的观点很难应用于医学课程和实践中。

20 世纪 50 年代的研究发现，经济的发展并不一定会带来更强的幸福感、更低的担忧水平或更好的前景（Bradburn，1969）。人们意识到，除了经济指标外，还需要其他福利指标（称为社会指标）。同一时期的另一个研究方向，也植根于社会科学，主要关注研究对象对幸福感的认知（称为主观指标）。社会指标和主观指标均与生活质量相同。本文中，我们提到的生活质量作为一个与 WHO 提出的定义相一致的广义概念:“生活质量”是一个人在其生活的文化和价值体系，以及其目标、期望、标准和关注的生活与关系中对自身生活地位的感知（The WHOQOL Group，1994）。此定义强调生活质量是一种主观评价，包括积极和消极两个维度，并嵌入文化、社会和环境背景中。

尽管“生活质量”这个术语在口语、政治、研究和健康科学中广泛使用，但没有精确的约定的实践定义。然而，人们可以用两种一般的方法来理解它的含义。第一，生活质量被认为是一个广义的概念（总体生活质量），包含了“你的生活如何，一切都考虑在内”。第二，生活质量被认为是一个更精确地以健康为导向的概念，关注健康的主观体验，包括症状和功能（Karimi 和 Brazier，2016）。后者最初被命名为健康状况，但目前最常用的术语是健康相关生活质量（health-related quality of life，HRQoL）。生活质量和健康相关生活质量经常互换使用，但由于内容不同，会导致误解。

二、生活质量的内容

生活质量是一个不太清楚的概念，它既可以指一个人对自己生活的体验，也可以指个人感知到的自己的生活条件。然而，有的人可能根据财富或者生活满意度来定义生活质量，其他人可能用能力定义生活质量。一个残疾人可能宣称自己的生活质量很高，而一个健康的刚失去工作的人可能会宣称自己的生活质量很低。

生活质量涉及心理和精神现象。在寻找测量生活质量指标的过程中，满意度、快乐、道德、情绪感受已经作为生活质量的重要部分被提出。在一些文献中强调正常化，把生活质量看成是生命的满足和过一种正常生活的可能性，然而另一些文献更关注精神力量、感觉良好、爱和被爱、为自己做决定、生活在家里和（或）身体有活力。

其中一些概念将生活质量与正常状态联系起来，包括正常功能或满足人类需求的最低限度。Maslow（1970）描述了这种最低限度的需求，通常被称为“马斯洛需求层次理论”，由生理需求、亲密关系需求、有意义的职业需求、改变的需求组成。这个概念在生活质量的背景下得到进一步阐述，其将生活质量视为一个人的活动水平、与他人相处的能力、自尊和一种基本的幸福感（Moum 等，1988）。

将正常化和生物满足纳入生活质量概念受到许多有主要功能限制的人报告的高生活质量的实证研究结果的挑战（Hjermstad 等，1999）。这些发现与 Calman（1984）所谓的间隙理论非常吻合。Calman 将生活质量描述为个人期望与其给定情况的感知之间的差异的反比关系，即“差距越小，生活质量就越好”。根据间隙理论，如图 125-1 所示，生活质量从 T_0 到 T_1 的变化可以由期望和经验的变化所引起。案例 A 和案例 B 报告的 T_0 和 T_1 时的生活质量相同，但两个个体从 T_0 到 T_1 变化的根本原因不同。

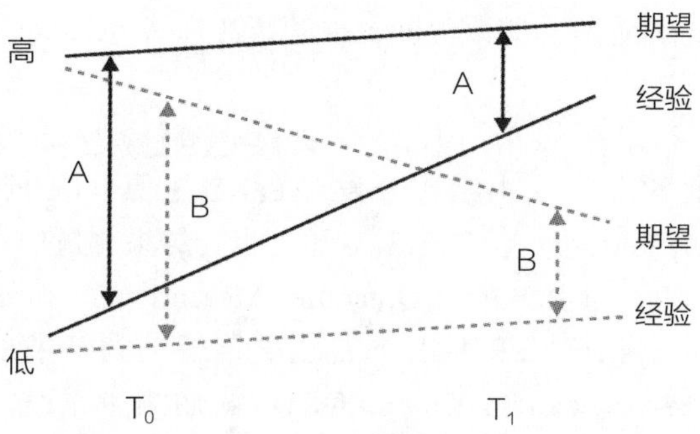

▲ 图 125-1　生活质量在期望和经验之间的差距

三、医学上的生活质量

在健康保健研究中，生活质量包含一系列可测量的与健康、疾病、医疗干预措施相关的组成部分。这种多维度健康导向的概念已被命名为健康相关生活质量（Priestman 和 Baum，1976；Bergner 等，1981；Coates 等，1983；Goldberg 和 Williams，1988；Wade 和 Collin，1988）。

20 世纪 70 年代，在合作小组和学术环境中开发了测量 HRQoL 的标准化工具（即问卷调查）。“线性模拟自我评估量表”（linear analogue self-assessment，LASA）被用来捕获特定癌症组的健康相关生活质量，如乳腺癌患者。这些测量方法包括各种主观领域，如一般幸福感（即生活质量）、情绪、焦虑、行动、疼痛和社会活动（Priestman 和 Baum，1976；Coates 等，1983）。其他一些人制订了健康状况测量以获取患者对于健康和疾病的一般看法，有疾病影响量表（Bergner 等，1981）、诺丁汉健康量表（Hunt 和 McEwen，1980）、简明健康调查问卷（SF-36）（Ware 和 Sherbourne，1992；Ware,1996），以及更多生物导向量表，如 Barthel 指数（Wade 和 Collin，1988）。其他测量也被归类为生活质量测量，只关注心理健康方面，如一般健康问卷（General Health Questionnaire，GHQ）（Goldberg 和 Williams,1988）和心境状态量表（McNair 等，1971）。

四、评估方法

大多数测量 HRQoL、疼痛和其他方面健康的工具都是建立在问卷的概念上，由受试者完成标准化的最初纸质的问卷。对于姑息关怀患者而言，通过访谈或标准化观察进行评估可能更合适。访谈更灵活，并且可提供更多细节信息，但执行起来更昂贵和耗时。此外，他们的有用性在多中心试验中是有限的，其中 HRQoL 通常在多个时间点的大量患者中进行评估（Kaasa，1992）。

行为或功能的标准化观察可替代自我报告问卷，用以评估特定的姑息关怀患者群体，涉及认知障碍的疼痛评估或功能评估，如日常生活的活动。这些评估不应被归入生活质量的范畴，因为它们是基于观察者而不是患者的看法。在实践层面，我们并不知道对特定情况的最佳评估方法。例如，身体功能最好的评估方法就是询问或观察患者吗？在什么程度的认知障碍中，疼痛最好通过标准化的行为观察来评估，而不是通过询问患者？尽管有这些和其他未解决的问题，但使用问卷进行评估已经成为迄今为止最常用的方法。直到最近，调查问卷大多是纸质的，但电子版的管理已经变得越来越普遍（Velikova 等，1999）。

五、患者报告结果的测量和生活质量

另一个术语，患者报告结果（patient-reported outcome，PRO），已经启动，以改进关于测量患者的感知和经验的术语。PRO 是一种直接来自患者的测量方法，而临床医生或其他任何人都没有修改或解释患者的反应（US Department of Health and Human Services，2006）。PRO 可以通过自我报告（PRO 工具）或访谈来测量，前提是采访者只记录患者的反应。PRO 工具涵盖了由患者完成的纸质或电子的问卷进行评估的广泛主题。本文中，生活质量被认为是一个比先前定义的更广泛的概念，指的是一个人的幸福的所有方面。在这个广义意义上，PRO 可以包括生活质量，但 PRO 也可以更具体地关注一个单一的症状，如疼痛，或者关注一种功能，如躯体功能（US Department of Health and Human Services，2006）。

直到最近，主观上体验到的毒性和治疗暴露的不良反应已通过观察测量。在临床试验中，如 CTCAE 等系统报道了这些观察结果（National Cancer Institute，2010）。对于这些现象的主观认识促使了一个 PRO 版本的 CTCAE 的发展，即 PRO-CTCAE（Dueck 等，2015）。与医生观察的结果相比，当这些结果是基于患者的报告时，发病率和强度都更高（Galizia 等，2018）。

PRO 一词的引入必须在制造者（主张者）声称的治疗方法对患者生活质量有积极影响的背景下得到部分理解。此主张应通过评估特定治疗对个人健康各方面的影响来证明（US Department of Health and Human Services，2006）。然而，制造者声称的治疗对生活质量的积极影响很少基于如此广泛的评估。在大多数情况下，该主张是基于特定领域的改进，如减轻疼痛或缓解疲劳。

六、大量的出版物和工具

MEDLINE 中关于生活质量主题下的出版物数量大增反映了过去 35～40 年中人们对患者生活质量的关注日益增加。1966—1970 年发表了 7 篇论文，而在 2013—2017 年发表了 120 000 篇论文。1996 年出版的一本教科书包含了 200 多种不同生活质量和其他衍生物的测量方法（Spilker，1996）。2002 年建立的 PRO 工具数据库（PROQOLID）现在包含了 1600 多种工具（PROQOLID，2018）。快速增长的论文和最新发现的工具对研究者和临床人员来说是一个挑战，他们需要根据自己的目的选择最合适的评估工具。

论文和调查问卷的增加也表明，需要在开发共同词汇及标准化和商定的评估工具方面进行合作。这些建议已经被几个研究小组提出了几十年，包括在一般的 HRQoL 评估方面（R.T.Anderson 等，1993）和姑息治疗方面（Kaasa 等，2007；Kaasa 和 Radbruch，2008）。尽管已经有这些建议，新的疼痛评估工具正在开发和发表中（Hjermstad 等，2008）。这些工具中大多数在后来的研究中很少使用。

七、基于计算机评估

信息技术的进步扩大了计算机系统在临床中的应用。目前的重要转变是从纸质病历到电子病例（electronic patient record，EPR）。这些还可以整合其他临床电子信息系统，如数字影像和实验室数据。EPR 也可通过临床计算机的支持系统来补充。

一些 PRO 工具现在也可适用电子格式（ePRO）。有些与原始的纸质工具完全相同。另一些 PRO 工具则通过基于数学算法的计算分数来更智能地使用计算机算力（计算机自适应测试）。数据输入的变化和持续发展反映了数据技术的现状。在过去 10～15 年，数据输入已经从使用普通电脑转向使用智能手机和应用程序。然而，如何将 ePRO 整合到 EPR 中仍未得到解决。安全和数据保护问题可能会影响未来 ePRO 的全部功能。ePRO 在收集数据方面的灵活性，即在任何地方，以及为合并不同数据源的可能性打开了迷人的可能性，但也伴随着安全的需求和目前监管机构尚未充分解决的防止滥用的需求（Haug，2018）。增加这种复杂性是用基于计算机的支持系统来补充 ePRO 的可能性。系统评价已经为这些系统的效果提供了证据（Jaspers 等，2011；Roshanov 等，2013）。

在过去的 8～10 年里，医疗保健和癌症护理领域的各个研究小组都开发了 ePRO 工具（Cella 等，2010；Petersen 等，2013）。患者报告结果测量信息系统（Patient-Reported Outcomes Measurement Information System，PROMIS）是由美国资助和开发的通用系统（Cella，2010）。EORTC 癌症测量系统，包括针对不同诊断和临床情况的模块，目前正在转换为基于统计衍生算法的计算机版本（Petersen 等，2013）。在姑息关怀中，正在开发一种基于计算机的工具，用于评估不同的 PRO、通信支持和决策支持，即所谓的电子信息检索系统（Krogstad 等，2017）。与其他 2 项计划不同，此系统是基于临床算法的。

计算机系统允许以更灵活的方式管理工具，包括从互联网下载，通过代理进行管理，以及使用手持设备。ePRO 可以用跳过指令来编程，这样患者就不必为了获得分数而回答域内的所有问题。例如，报告一个躯体功能达到最高水平的患者就不必回答量表内的其他项目，从而区分较低水平功能。此外，分数将立即以数字格式计算，并可以与其他数字化信息合并。总的来说，这样的研发可以更容易与其他临床参数进行整合，支持临床决策，并最终存储在 ERP 中，假设安全和数据保护要求到位。

八、临床使用患者报告结果的阻碍

PRO 特别是以电子格式（ePRO）分发时，在个人层面和系统层面上给患者监护和管理提供机会。在临床使用 ePRO 提高了医患沟通、患者满意度、症状管理与控制（Basch 等，2016）。当症状达到预定义的阈值时，通过“电子警报”来提醒护士是很有用的。此外，最近的数据表明，系统使用 ePRO 后，急诊室就诊次数减少，化疗的耐受性延长（Basch 等，2016）。最近的一项二次分析也表明，当患者填写 ePRO 时，生存期延长（Basch 等，2017）。

尽管有这些重要的临床效果，但医生和卫生专业人员对患者在一般肿瘤学和姑息治疗中的症状、功能和健康经历的认识，一直是并且仍然是欠佳的（Cull 等，1995；Passik 等，1998；Shuster 等，1999；Lohr，2009）。HRQoL 的系统测量尚未成为临床实践的一个组成部分。几十年来，这些缺点已被列入研究议程。主观伤害是评估癌症治疗的一个关键参数，但也被医生低估了（Gravis 等，2014）。

执业医生往往对在日常实践中使用 PRO 工具的

压力感到怀疑，并可能被激怒。这种怀疑在某种程度上与标准化工具是否在获取患者信息方面提供任何附加价值有关。在常规癌症和姑息治疗中广泛采用 PRO 工具的其他重要阻碍是后勤方面的，包括技术配置，如缺乏与 EPR 的整合，难以将评估纳入现有工作流程，还有缺乏利益相关者的参与。可能也有内容方面的因素来解释这些缺点，如对测量的内容缺乏熟悉，或者认为许多量表与临床无关。这可推断出，临床医生不相信评估患者经验的重要性和（或）他们认为综合工具在日常临床实践中是不现实的（C.H.Chang，2007）。其结果是，医生没有发现和报告症状，因此没有在治疗计划中处理这些症状。

大多数 HRQoL 测量的复杂性，特别是纸质格式，已经被认为是在临床中使用的一个阻碍。评分系统使得这种格式难以使用，因为综合分数必须通过算法来计算。此外，在临床决策中使用评分并不直观。这些因素导致这些方法在日常临床实践中不太有用。出于研究目的，需要改进 HRQoL 测量：临床试验通常使用不同的方法来评估相同的概念，许多方法对变化没有反应，许多方法对研究参与者和人员构成负担，许多方法在研究期间没有在临床人群中得到专门验证，一些 / 许多缺乏足够的有效性证据（Garcia 等，2007）。

九、姑息关怀中健康相关的生活质量

姑息关怀的目标被公认为包括生活质量和症状缓解，以及精神、失落 / 悲伤、家庭参与和应对。研究人员认为，许多常见的 HRQoL 工具不适用于姑息关怀，因为他们只包括身体、心理和社会维度。结果衡量需要提出反映姑息关怀具体目标的问题（Hearn 和 Higginson，1997），如改善死亡前的生活质量、控制症状和支持家庭。也有人提出，应该包括意义，以及目的、精神和悲伤（Cohen 和 Mount，1992；Byock 和 Merriman，1998；Waldron 等，1999）。

在姑息关怀中评估 HRQoL 时，有几个议题必须考虑。患者经常是患病和衰弱的。因此，有效和可靠的数据很难被收集，特别是在生命的最后阶段。患者经常同时有多重症状，并且躯体症状可能引起心理问题（反之亦然）。一般而言，这些关系在姑息关怀中尤其是在生命末期照护中已经被讨论和经验性解决。

鉴于家庭在整个姑息治疗阶段，特别是在生命末期的重要性，评估他们的主观经历在临床和研究中是高度相关的。特别相关的是，通过早期整合肿瘤学和姑息治疗，可以改善 HRQoL 和减少心理痛苦的发现（E1-Jawahri 等，2017）。用于评估照顾人员的 PRO 经常通过将 HRQoL 的 PRO 工具和与心理困扰或悲伤等特定兴趣领域的 PRO 相结合来进行。通常使用两种工具来评估照顾者对护理的满意度和他们对支持需求的工具是常用的。家庭照顾者满意度量表被用于评估家庭对晚期癌症照护的满意度（Kristjanson，1993），CSNAT 是一个简明实用的工具，用以评估照顾者的支持需要，因此更面向临床实践（Ewing 等，2013）。

在疾病末期，患者往往无法完成 HRQoL 工具，代理人将是唯一可能的信息收集来源，无论是通过访谈（开放、半结构化或结构化）还是问卷调查。一种可能的策略是让医疗保健提供者或家庭成员完成 HRQoL 工具。然而，医疗保健提供者或家庭成员的评估与来自患者的回应有不同程度的差异。经验法则是观察者高估了心理方面，而疼痛和其他症状往往被低估（Bausewein 等，2016）。

姑息治疗中的 HRQoL 是动态的，随着时间的推移，可能需要或多或少地关注不同的维度。相关内容还受到环境、人群、身体症状的严重程度、一般健康状况、精神状况、应对方式、存在性等因素的影响。在临床研究和临床实践中常规应用 PRO 工具具有普遍共识和建议。它们至少要包含相关症状、躯体、心理和社会的层面。对于大多数患者而言，存在主义和精神上的福祉也应该包含在内。

十、姑息关怀的人群是哪些

姑息治疗人群尚不明确。在一些项目中，大多数患者正在死亡，而在其他项目中，大多数患者的预期寿命更长（Hjermstad 等，2018）。在讨论使用收集 HRQoL 数据的方法时，应指定所涉及的患者群体，以及所有需要回答的研究问题。一些指标可以用来描述群体，如预期生存期、肿瘤导向治疗的类型、“不尝试复苏”的状态、症状负担、肿瘤治疗的类型等。一个基于 EAPC 合作的研究小组提出了一个最低数据集，用于临床工作、质量保证和研究中描述姑息关怀队列（Sigurdardottir 等，2014）。

几例进入临床试验或姑息治疗项目的晚期转移性疾病患者的 KPS 评分超过 60～70 分，因此预期生存时间超过 6 个月，根据初步诊断的不同，有很大的差异。然而，新型化疗，如蛋白激酶抑制药、生长因子抑制药和免疫疗法，已经提高了许多患有转移性癌症患者的生存期。因此，有争论指出姑息治疗需要在疾病进程中尽早实施（Kaasa，2013；Kaasa 和 Loge，2018）。第二类患者是那些接受姑息治疗方案的患者，无论是住院患者还是门诊患者，平均生存期为 1～3 个月。第三类患者可能是 KPS 评分为 30～40 和更低的临终患者。后一类可进一步分为认知完整患者和认知障碍患者（表 125-1）。

这些工具的内容、这些项目的数量和代理评估人员的使用都是姑息治疗人群中需要重点考虑的问题。

十一、依从性和患者群体

缺失的数据可以定义为预期但未返回的数据。缺失的数据主要有两种类型：缺失条目（条目无响应）和缺失表（单位无响应）。第一个涉及在一个特定的 PRO 工具中未完成的问题，第二个涉及整个缺失的评估。数据缺失是研究和质量保证计划中选择偏差的一个潜在来源（Bernhard 等，1998）。除了一些可能的功能损失，随机丢失数据不是一个问题。通常 1%～2% 的响应在一个特定的 PRO 工具中，给定项目会丢失（Fayers 和 Hays，2005）。然而，在大多数情况下，缺失数据是源于随机缺失数据和非随机缺失数据的混合物（Fielding 等，2006）。当一些患者的数据缺失时，最基本的问题是，这些患者是否与那些拥有完整数据集的患者不同。健康状况最差和预期寿命最短的患者丢失这两种数据的风险最高（H.Anderson 等，2000）。为了评估一份科学报告并比较不同研究之间的队列，应该要求有一个包括所有可用信息的合规标准报告系统。合规性通常被定义为完成的问卷数量占预期数量的比例。合规问题在教科书（Fayers 和 Machin，2007）和统计文献（Colton 等，1998）中有更详细的描述。

当有进行性疾病的患者病情变得越来越严重，他们将会发现完成问卷很困难，并且一些患者将需要帮助才能做出回应。在生命末期照护中，在患者生命的最后 1～2 个月里，更多患者由于身体恶化、认知障碍、严重症状困扰和（或）情绪负担而需要帮助。如果不提供帮助，临近死亡时合规性将会大幅下降（Jordhøy 等，1999）（图 125-2）。濒死患者将会经历许多令人痛苦的症状，但如果他们不仅被排除在研究之外，而且被排除在临床实践的质量保证和评估之外，就会存在极大风险，即缺乏为这一脆弱人群开发系统程序所需的经验知识（Sneeuw 等，1997）。纸笔格式的 PRO 要求患者必须回答量表内的所有问题，以获得量表评分。通过使用现代信息技术系统和开发适当的软件，可以采用定制的方法，即患者只需根据预设的算法回答相关的问题。

表 125-1　姑息治疗中的患者人群分类建议

	预期生存期	KPS 评分
联合肿瘤学和姑息治疗	＞12 个月	＞70
初级姑息关怀	＞6～9 个月	60～70
早期姑息关怀	2～3 个月	50～60
晚期姑息关怀	＜1 个月	30～40
临终阶段	＜1～2 周	＜10

引自 Karnofsky，D.A.et al.(1948).The use of the nitrogen mustards in the palliative treatment of carcinoma—with particular reference to bronchogenic carcinoma.Cancer.1(4)：34-56.https://doi.org/10.1002/1097-0142(194811)1:4＜634::AID-CNCR2820010410＞3.0.C0:2-L.

对于缺失的数据，主要有两种策略。第一种是减少缺失数据的风险。这将包括仔细考虑项目的数量，通过使用针对高危人群的最佳程序来收集数据，数据收集的标准程序，仔细观察收集的数据，特别要“把好关”。这意味着数据收集者出于某种原因希望保护患者免于加入。在这一点上，伦理学是明确的，符合条件患者有权利选择是否参与。第二种策略是仔细分析缺失数据的系统模式（包括缺失的表和缺失的项目），以便理解和（或）发现有偏差的数据集。

十二、选择患者报告结果的工具

接下来，将不对用于姑息医学的工具做全面介绍；相反，将介绍一些带有具体建议的原则。

决定结果的第一步是明确项目的总体目标。在总体目标之后，需要遵循一个具体的研究问题或假设的大纲。对于每个研究问题，都应该决定临床结果。这将随后指导评估工具的选择，甚至是工具中的特定的量表或工具内容的项目（框 125-1）。

一般建议使用多维工具评估 HRQoL，因为这些测量比单维量表更全面（Osoba，1994）。HRQoL 测量通常分为通用型、特定疾病、特定领域。通用型测量不是针对任何人群或疾病的。因此，他们适用于具有多种疾病的受试者，并且使不同人群和条件之间的比较成为可能。特定疾病测量是针对特定患者群体开发的，如 EORTCQLQ-C30 和 FACT-G（Aaronson 等，1993；Cella 等，1993）为癌症患者或姑息关怀开发的工具。大多数工具包括身体、角色和社会功能等方面的功能，以及对症状和福祉的主观评价（Muldoon 等，1998）。大多数通用型和特定疾病的工具也评估积极健康，也就是良好的健康和

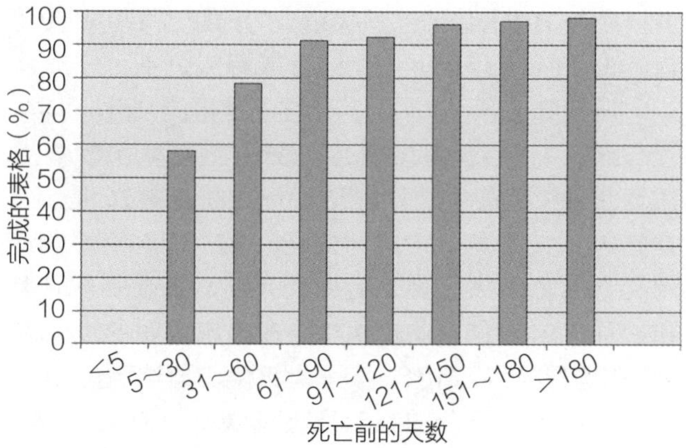

▲ 图 125-2 完成的 HRQoL 表格数量与患者死亡前不同时间内分发的表格数量成比例

引自 Jordhøy，M.S.et al.（1999）.Challenges in palliative care research；recruitment，attrition and compliance：experience from a randomized controlled trial.Palliat Med.13（4）：299-310.DOI：10.1191/026921699668963873.

框 125-1 一个关于选择结果的通用指南
• 第 1 步，定义项目的总体目标
• 第 2 步，定义研究问题或研究假设
• 第 3 步，同意每个提出的问题的（临床）结果
• 第 4 步，根据临床结果的指导，选择评估工具或量表

幸福，而不仅仅是没有问题（Ware，1995）。特定领域的工具用于评估疲劳、疼痛或心理痛苦等结构。

评估通常包括基于研究的具体目的的通用型、特定疾病和特定领域工具的组合。例如，如果想在骨转移患者中比较单次照射和多次照射的效果，那么多维特定疾病问卷，如骨转移的 EORTCQLQ-BM22（Raman 等，2016）与特定领域问卷在突破疼痛方面可能相关。调查问卷必须符合评估的目的，但也必须与调查对象的负担和费用相平衡。通过包含特定领域测量所增加的信息量不总是明显的，而且显然是依赖于工具的内容、心理测量特性和工具的敏感性。例如，如果特定领域的疲劳测量没有比通用或特定疾病工具中的疲劳量表有更好的测量质量，则不建议将其包括在内。

测量相同结构的不同工具的比较数据相对稀少。在慢性非恶性疼痛患者中比较了癌症特异性测量工具 EORTCQLQ-C30 和 SF-36（Fredheim 等，2007）。假设测量相同结构的量表高度相关，而对于这些量表，SF-36 量表往往有更好的内部一致性。另外，EORTCQLQ-C30 包含多个 SF-36 并不评估的症状。

研究人员可能是选择工具的最好人员，选择常用的工具，并发现在类似的人群和环境中与他们的研究人群相关。通过选择常用的工具，研究结果可以更容易由其他研究人员进行评估，并置于更广泛的背景下。工具的心理测量特性可能因人群而异。因此，首次在“新人群”中应用问卷需要对该人群中的一些基本心理测量特性进行最少的测试。这种方法的缺点是，由于与开发和引入新的更好的工具相关的成本，人们会反复使用具有次优的测量质量的工具。

十三、临终者的健康相关生活质量

在濒死患者的 HRQoL 的评估方面，存在几个方法学上的挑战，包括大多数生物过程的快速变化和认知能力的丧失，这与收集患者报告数据的能力高度相关。依从性就是一个重大挑战。在大多数姑息关怀方案中，目的是支持家庭为临终者提供居家照护，以及专业护理。因此，团队在家庭网络中照顾患者。在生命末期照护中，明确了 12 个重要的关怀方面：可接受性和连续性、团队协调和沟通、与患者沟通、患者教育、家庭的包容和认可、能力、疼痛和症状管理、情绪控制、个体化、关注患者价值观、尊重和人性化、对患者决策的支持等（Curtis 等，2001）。另一组参与开发生命有限疾病患者评估工具的团队得出了类似的结论：结果应该以患者和家庭为中心，有临床意义，行政管理，心理测量可靠（Teno 等，1999）。临终偏好访谈（End of Life Preferences Interview，ELPI）主要关注患者在临终时对护理、症状缓解和沟通方面的偏好，并已被发现是可行的（Borreani 等，2012）。患者希望探索敏感的话题是访谈不可分割的一部分。

对于认知功能受损的临终患者，需要由观察员收集“主观数据”。目前还缺乏专门为临终患者设计的经过验证工具，但越来越多的文献探讨了这一患者群体的测量问题，重点关注概念框架的发展（Singer 等，1999；Stewart 等，1999）。人们已经尝试开发基于观察的工具来测量认知障碍患者的疼痛（Zwakhalen 等，2006）。

总之，推荐的以患者为中心的评估建议与疾病早期开发的策略非常相似，重点是症状控制和如何减轻患者负担。然而，在生命末期照护阶段，除了家庭成员对于照护质量的看法外，还需要更细致的解决精神和存在主义问题（框 125-2）。

家庭满意度、家属的 HRQoL 和哀伤可作为死亡质量的评价指标。在已发表的研究中使用了多种

框 125-2　生命末期的质量：重要领域
• 症状控制 • 避免不适当的死亡时间延长 • 实现控制感 • 减轻负担 • 强化与亲人之间的关系

工具来检验照护的不同方面和不同模式（Rinck 等，1997；Hearn 和 Higginson，1998；Smeenk 等，1998；Salisbury 等，1999），而对于内容和工具的类型，似乎都没达成共识。在几项研究中，观察到对照护的满意度普遍高，不同姑息关怀方案之间只有微小的差异，这可能表明现有工具区分群体的能力较差（Kane 等，1984；Zimmer 等，1985；Addington-Hall 等，1992；Hughes 等，1992；Jordhøy 等，2000，2001）。

据我们所知，目前没有一种单一的 PRO 工具可以在生命末期照护中得到广泛使用。ESAS 是一个包含 10 个项目的简明评估工具，以 0～10 的疼痛数字评分量表作为可供选择的反应（Bruera 等，1991），已在一些科学报告中广泛使用。该工具发现对变化产生反应，并能计算出最小的临床差异（Hui 等，2015）。其他症状评估量表也被使用，如简明记忆症状评估量表（Memorial Symptom Assessment Scale Short Form，MSAS-SF），这是症状评估的几种可替代方案之一（V.T.Chang 等，2000）。然而，对于濒死患者测量什么及如何测量还缺乏共识。因此，需要新的、更简明、更全面的工具，理想情况下，它可以由患者和代理人按顺序完成。

十四、数据解释

当比较患者群体或个体时，PRO 工具的汇总评分的临床相关性是什么？这是在日常临床实践中、在解释临床研究时和在临床试验计划中的样本量计算中需要问的一个基本问题。其临床意义与这些症状或体征的重要性有关。

在疼痛评估中，通常使用 NRS 在 0～10 的疼痛强度评分作为结果（Atkinson 等，2010）。对过去的 24h 内的“最严重的疼痛”，使用 0～10 的 NRS 评分有很好的证据（Fallon 等，2018）。当讨论疼痛得分的临床意义时，有两个重要问题需要回答：为了对那些需要干预的评分进行分类，相关的分界点是什么？在一项比较两种具有临床重要性的不同镇痛药的随机试验中，疼痛评分的 0～10 分的最小差异是多少？与 HRQoL 结果解释相关的一些主要挑战见框 125-3。

任何独立于变量的性质临床变量的变化，即生理（血压）、心理（焦虑）和表现（身体功能），都需要在临床框架中进行解释。0～100 改变 20 是否具有临床意义不是一个统计问题。为了能够对“临床意义”的测量大小做出有效的判断，需要临床评估和解释。这应包括临床医生、患者和家庭成员。临床医生需要了解 PRO 工具的性质，逐个问题，符合评分的内容，评分的临床意义，以及他们与个别患者之间的关系。关于临床意义的讨论并不是 PRO 工具的评估所特有的。类似的讨论也出现了，例如，在解读血压的临床意义、解释肿瘤靶向治疗后肿瘤缩小的情况，以及与生存时间的差异的关系方面也出现了类似讨论。

这都是一些普遍性的问题。与姑息治疗相关的一个更特殊的问题是在同一研究中评估的几个维度的变化的解释。每个维度通常都是基于对几个问题的回答的总结。一个通用的度量标准不适用于量表和特定领域（例如，在症状负担中疼痛测量的 40 与恶心测量的 40 相似吗）。在姑息治疗中，大多数患者都是进展性疾病，不能期待所有状况都有所改善，因此“改善”实际上可能是“减缓”或稳定症状。此外，大多数患者都有一系列复杂的症状，这往往需要广泛的干预措施，因此可能很难确定一个具体的结果。

结论

生活质量是一个有不同含义的术语。目前，这个术语通常用于总体生活质量的广泛意义。

除非该量表测量整体生活质量，否则不应使用“生活质量量表”这一术语。患者报告结果是所有评估患者观点和经验的工具的常用术语。

HRQoL 的多维工具涵盖了身体、心理和社会的各方面。在姑息治疗中，这些工具因未充分涵盖存在主义和精神议题而受到批评。人们已经制订了一

框 125-3　解释健康相关生活质量结果的挑战
• 多维度：通用 • 测量内容：通用 • 无统一度量：通用 • 异质性干预：姑息治疗 • 多重问题（症状）：姑息治疗 • 进行性疾病：姑息治疗

系列用于一般医疗保健（通用工具）和用于特定诊断组（疾病特异性）的措施。第三类工具是评估特定症状或结构的领域特异性工具。对于工具的使用者、科学报告的读者和 Meta 分析的性能而言，过多的工具是一个挑战。

大多数工具是为研究而开发的，有些可能不适合在日常临床实践中使用。然而，实证研究结果支持在临床中常规使用 PRO 工具的临床效用。

在选择 PRO 工具时，合理的策略是选择一种常用的 HRQoL 工具，并辅以适合本研究目的的领域特异性工具。最后，需要再仔细调查 PRO 工具的内容，以确保其符合评估的目的。

第 126 章　姑息关怀和生命末期照护中的卫生服务研究

Health services research in palliative and end of life care

Tinne Smets　Luc Deliens　著

陈慧平　李江燕　译　　王玉梅　校

一、什么是卫生服务研究

1979 年，美国 IOM 指出，卫生服务研究的目的是“产生关于个人健康服务的结构、过程和影响的知识”（IOM，1979）。2002 年，美国卫生服务研究和卫生政策学会提出一个更广泛的定义，“卫生服务研究是多学科领域的科学调查，研究社会因素、财务系统、组织架构和流程、卫生技术和个人行为影响是如何获取卫生保健、卫生保健的质量和成本，以及我们的健康和福祉。其研究领域包括个人、家庭、组织、机构、社区和人口”（Lohr 和 Sternwachs，2002）。

这些定义强调，卫生服务研究分析了照护的多个方面，是一个多学科领域，涉及许多学科，包括生物统计学、流行病学、卫生经济学、医学、护理学、心理学和社会学（Ginzberg，1991；IOM，1991；Scott 和 Campbell，2002）。它涉及系统地搜索知识，这将改善医疗保健的提供（Crombie 和 Davies，1996）。

二、姑息治疗和生命末期照护中的卫生服务研究

在 20 世纪，发达国家在公共卫生方面取得的成就和生活条件的改善导致预期寿命增加，老年人在人口中的比例显著上升（Seale 等，2000）。死亡通常发生于慢性和退行性疾病，通常死亡前伴有终末期疾病（United Nations，2002；Lunney 等，2003）。死亡前的高疾病负担可以通过确定为姑息关怀的干预措施或通过姑息关怀专科服务机构来改善。McNamara 等估计，根据他们开发的用于确定姑息关怀人群潜在规模的预估方法，全球每年 5000 万死亡人口中的 50%～89% 都有可能从姑息关怀中受益（McNamara 等，2006）。

确保平等和充分地获得高质量的姑息关怀是一个重大的公共卫生挑战（Davies 和 Higginson，2004）。公共卫生政策最好是由最新、无偏见的证据基础提供信息。调查和解释姑息关怀的使用情况，包括其成本、质量、可及性、交付、组织和结果，对于确定最有效的公共卫生战略非常重要。

在过去的几十年里，与姑息关怀领域相关的临床研究迅速增加。循证指南的制订，如 EAPC 对癌症疼痛的阿片类药物治疗的建议（Caraceni 等，2012）证明了这一趋势。与此同时，卫生服务研究的快速发展已经产生了关于姑息关怀的组织方面，以及参与该服务的患者和专业人员的经验的补充知识。卫生服务研究已经评估了照护的过程，以及一种或多种特定服务或干预措施的可行性和有效性（Steinwachs 和 Hughes，2008）。姑息关怀和生命末期照护研究人员已经研究了姑息关怀及生命末期照护服务和干预措施，诸如需求、权利、质量和可行性、有效性、成本等主题。

关于获取姑息关怀的研究可能会暴露存在的差异。医疗保健的公平分配原则和确保公平获取的承诺得到广泛承认（European Union，2000；Van Doorslaer 等，2006）。公平获取通常被定义为横向公平，这意味着有同等需要的人得到同等对待（Wagstaff 等，1991）。卫生服务研究试图确定在什么情况下，有姑息关怀需求的患者因为种族、性别、年龄、社会经济地位、教育水平或地理隔离，或由于服务水平不足而得不到治疗的情况（Scott 和 Campbell，2002）。例如，在比利时进行的一项回顾性队列研究表明，与受教育程度较高的人相比，受教育程度较低的患者在获得专科姑息关怀服务和在临终时与全科医生的接触方面处于不利地位（Bossuyt 等，2011）；他们姑息关怀服务的目标并不低，在他们生命的最后 3 个月使用多学科姑息关怀服务的频率低，在不同服务机构之间转诊的频率低，与全科医生的联系较少。这些类型的数据可以通过系统的改变来纠正照护方面的差异。

对姑息关怀和生命末期照护的服务和干预措施

的评估提出了一个问题，即该服务或干预措施是否可行，是否实现其既定的目标，以及是否具有成本效益。虽然姑息关怀的服务和干预措施的发展应基于他们将增加与其结果可能性的证据，但往往缺乏关于可行性和有效性的明确信息，尽管该领域的研究在过去几年中取得了进展（Kaasa 等，2006；Costantini 和 Beccaro，2009）。

三、制订、评估和实施复杂干预措施的实践指南

姑息治疗服务和干预措施是复杂的，卫生服务研究必须处理他们的复杂性（Costantini 和 Higginson，2008）。大多数干预措施不是单一成分的干预措施，如药物治疗，而是有几个组成部分，如由不同专业人员提供的照护或在不同健康保健机构中进行协作。患者和家庭的需求也会随着时间的推移而变化，这使目标人群中一系列可能结果的评估更加复杂［Campbell 等，2000；Craig 等，2008；Medical Research Council（MRC），2008］。复杂性的另一个维度包括实施姑息关怀干预措施的难度。

制订、评估和实施复杂干预措施的实践指导来自医学研究委员会（Medical Research Council，MRC）。2000 年，医学研究委员会出版了 *A Framework for the Development and Evaluation of RCTs for Complex Interventions:to Improve Health*（Campbell 等，2000；MRC，2000），2008 年被更新为 *Developing and Evaluating Complex Interventions:New Guidance*（Craig 等，2008；MRC，2008）。根据 MRC 的指南，应采用分阶段的方法系统地开发和测试干预措施（Craig 等，2008；MRC，2008）。在临床前阶段，研究人员必须证明干预具有预期的效果。在第一阶段，通常通过焦点小组或案例研究等定性研究确定干预措施的相关组成部分。质性研究还可以深入了解最终实施干预措施的障碍和促进因素，并帮助解释它是如何工作的。在第二阶段，即探索阶段，制订了主要试验的干预设计和研究设计，提供干预的可行性及对医疗保健提供者和患者的可接受性均可测试。在此阶段，决定了对照组的内容，并试行结果测量的方法。第三阶段是主要的试验。随机对照试验、聚类随机对照试验或阶梯设计等试验设计，通常是评估复杂姑息治疗干预的首选。第四阶段涉及对其在实践中的实施情况的检查，并可以探讨干预措施的接受率、稳定性和可能存在的负面影响。这四个阶段可能并不总是遵循一个线性序列（Craig 等，2008；MRC，2008）。

因为需要改进研究方法来评估生命末期照护服务提供模式和复杂服务水平干预，MRC 和英国国家卫生研究协会建立了临终关怀研究方法（Methods of Researching End of Life Care，MORECare）合作，目的是识别、评价、综合“最佳实践”方法，用于设计和开展生命末期照护的研究（Higginson 等，2013）。临终关怀研究方法声明为评估生命末期照护的服务和治疗的优良研究实践制订了标准，包括参与招募、伦理、人员流失、混合方法的整合、复杂结果和经济评估。

四、试验过程评估

2015 年，Moore 等发布了一个框架，为研究人员提供了关于如何计划和实施评估公共卫生干预措施评估的实用建议（Moore 等，2015）。对姑息关怀干预措施的评估不应只关注它们是否改善了患者或家庭的结果，还应研究干预是如何运作的，也就是说，哪些特定的干预成分导致期望的变化，通过哪些过程，以及在哪些背景下。了解干预的过程及其在实践中如何发挥作用，对于建立一个为政策和实践提供信息的证据基础至关重要（Moore 等，2015）。深入的过程评估可提供这些见解。在可行性和试点阶段，过程评估可以对理解干预措施的可行性和优化其设计和评价发挥作用（Moore 等，2015）。在评估干预措施的有效性的主要试验中，过程评估有助于评估所传递的内容的数量和质量（保真度、剂量和达到率）、影响机制，并通过理解上下文的作用来评估其有效性的普遍性。

五、复杂干预措施服务评估的研究设计

（一）随机对照试验

随机对照试验通常被认为是临床试验的金标准（Cochrane,1979；Elley 等，2004；Davis 和 Mitchell，2012）。这种设计的元素可能很难在接受姑息关怀干预的晚期疾病患者群体中实施。可能很难获得濒死患者的知情同意（Hardy，2000），当患者在同一个病房或同一团队接受治疗时，可能无法将患者随机分配到研究干预组或“常规护理”组或对照组中。污染，即当干预很复杂时，存在由于对照组患者无意中接受了部分或全部干预而减弱干预效果的风险，这是一个重要的问题（Elley 等，2004）。例如，如果干预措施是在医院或特定病房中引入姑息关怀服务，

则医院或病房中的所有患者都有可能接触到干预措施。干扰也可能发生在干预过程中，特别是当它与卫生保健提供者的行为习惯或服务的运作方式相关时（Elley 等，2004），如当干预的目的是改善患者 / 卫生保健提供者的沟通时。当个体不可能随机分配或存在对干扰的实质性担忧时，聚类 RCT 设计可能更可取（MRC，2002）。

在某些情况下，传统的随机对照试验是可能的。例如，Temel 等（2010）研究了在新诊断的转移性非小细胞肺癌的非卧床患者中，于诊断后不久引入姑息关怀对患者报告结果和生命末期照护的影响。新诊断的患者被随机分配接受早期姑息关怀整合标准肿瘤治疗或单独接受标准肿瘤治疗。研究发现，与接受标准治疗的患者相比，接受早期姑息关怀的患者中位生存期更长、生活质量更好和抑郁症状更少。该研究的结论是，对这一患者群体引入早期姑息关怀可显著改善生活质量和情绪。Vanbutsele 等最近进行了一项类似的随机对照试验（2018）。他们研究了患有实体瘤的晚期肿瘤患者，与常规治疗相比，早期、系统的整合姑息关怀与标准社会心理肿瘤治疗是否提供了额外的益处。试验表明，在肿瘤治疗中，早期、系统整合姑息关怀模型提升了晚期癌症患者的生活质量，并且对晚期癌症患者而言，早期、系统的整合姑息关怀比按需提供的姑息关怀咨询更有益，即使已经提供了心理社会支持。

（二）聚类随机对照试验

聚类随机对照试验是随机对照试验中的一种，其中类群或组合是随机的，而个体不是随机的（MRC，2002）。当随机分配发生在组或类群水平时，来自同一类群的所有参与者（如医院病房、安宁疗护机构或家庭）被分配到干预组或对照组。聚类随机对照试验主要在这种情况下使用，即当干预在组的层面上进行时和在患者层面测量结果时（Elley 等，2004）。

聚类随机对照试验设计的主要优点是，一整个组的个体随机减少了干扰的风险；来自干预组和对照组的个体彼此接触的可能性较小（Elley 等，2004）。

另一种情况是，知情同意可能不是从个体患者处获得，而是从他们的“集群监护人”获取整个患者群，他们决定是否应该作为一个整体参与该试验（Campbell 和 Grimshaw，1998；MRC，2002；Fowell 等，2004）。一个“集群守门人”对个体患者负责，如果认为有必要，可以让他们退出试验（Elley 等，2004）。聚类随机对照试验的一个缺点是集群内的个体并非彼此独立；例如，与那些不享有这些特征的患者相比，同一家庭医生的患者更可能具有相同特征，因而对干预做出相似的反应。因此，聚类间结果的差异比随机对照试验预期的更大。通过使用比随机对照试验需要的更大的样本量，可以避免由此产生的效果损失（Campbell 和 Grimshaw，1998；Elley 等，2004）。

在姑息关怀中使用类聚随机对照试验的一个例子是三期试验，以评估生命末期关怀计划（Care Programme for the Last Days of Life，CAREFul）在改善老年人临终阶段的舒适度和照护质量方面的有效性（Beernaert 等，2017）。生命末期关怀计划包括生命末期关怀指南、工作人员培训、支持性文件和实施指南。在这项研究中，医院被随机分配到生命末期关怀计划或标准治疗中。主要的结果测量指标是死亡的舒适和症状管理。试验结果表明，生命末期关怀计划可以改善急性老年医院病房老年人生命最后几天的照护。

（三）阶梯设计

在阶梯设计中，在不同时间点依次对参与试验的个体或群体进行干预（Brown 和 Lilford，2006）。个体或群体接受干预的顺序是随机确定的。在随机分配结束时，所有个体或群体都将接受干预。当一个新的组或步骤接受干预时，每个点都会收集数据（Brown 和 Lilford，2006）。为了确定干预的有效性，将梯形控制部分的数据点与干预部分的数据点进行比较（Brown 和 Lilford，2006）。这一设计特别有趣，当预期干预或服务利大于弊，并且否认对照组的服务或干预被认为是不道德时，这在临终患者姑息关怀的干预中通常也是这样。

由 Leontjevas 等（2013）在荷兰进行的多中心、梯形聚类随机对照试验是使用梯形设计的案例。该研究的目的是评估一种结构性方法对养老院居民中抑郁症管理的有效性。这种结构性方法需要实施一种被称为抑郁症患者行动（Act in Case of Depression，AiD）的多学科关怀计划。荷兰的养老院网络被要求每个养老院登记一个痴呆症病房和一个身体功能病房。在病房内，护理人员招募了符合条件的患者。入组养老院病房随机分为五组，每组在不同时间点进行干预。主要的结果测量是使用 Cornell 量表的痴呆患者的抑郁患病率。研究发现，在身体功能病房，干预降低了抑郁症的患病率，但在痴呆病房的效果不显著。

（四）观察设计

如果试验性方法是不必要、不适当、不可能或不充分的，则可以考虑非试验性设计，如观察设计（MRC，2008；Higginson 等，2013）。在观察设计中，研究人员只观察而不进行任何干预。观察设计包括队列研究、前瞻性、回顾性、横断面研究和病例对照研究（Mann，2003）。队列研究用于研究发病率、原因和预后。因为他们是按时间顺序来衡量事件的，所以他们可以帮助澄清因果关系。横断面研究用来确定普遍性。病例对照研究通过回顾性组间比较，以确定可能的结果的预测因素（Mann，2003）。

一项观察研究的例子是由 Follwell 等（2009）在加拿大进行的二期研究，该研究评估肿瘤姑息关怀对症状困扰和满意度的影响。新转介到肿瘤姑息关怀诊所的转移性癌症患者接受了姑息关怀团队的咨询，并提供了 ESAS 和患者适应的晚期癌症治疗家庭满意度（Family Satisfaction with Advanced Cancer Care，FAMCARE）量表的基线数据。在 1 周后和 1 个月后重复这些测量，并将后者的评分与基线评分进行比较，结果显示症状控制和患者满意度均有改善。

前后的设计可以控制也可以不控制。非对照前后研究测量了一些计划事件或引入干预前后的结果。观察到的变化被认为是由干预所致（Eccles 等，2003）。这种设计的主要缺点之一是，临床实践或生命末期照护法律的趋势或变化使得很难将观察到的变化归因于干预（Eccles 等，2003）。

在前后对照设计中，我们确定与接受计划事件或干预组有特征相似的对照组，并在改变前后从两组收集数据。分析比较干预组和对照组干预后的表现，观察到的差异被认为是由于干预的原因（Eccles 等，2003）。

使用前后对照设计的研究案例是 Brännström 等（2016）的研究，该研究是关于利物浦关怀路径（Liverpool Care Pathway，LCP）在减少生命最后几日的症状困扰和增加健康方面的有效性的研究。在 15 个月的基线期间，在两个地区进行了常规照护。在接下来的 15 个月里，对照组区域继续进行常规照护，而养老院工作人员在干预组区域为临终患者实施了利物浦关怀路径。使用 ESAS 和非正式照护者的意见 – 服务评价量表，在患者死亡后由加上完成回顾性症状评估来对干预进行评估。研究发现，利物浦关怀路径的实施减少了濒死居民的恶心和呼吸短促症状。

六、姑息治疗干预和服务评估中的挑战

招募晚期疾病患者的试验具有独特的挑战性（Grande 和 Todd，2000）。研究揭示了一些问题，包括未能定义干预措施，未能确定适当的结果指标，将患者随机分配到干预组或对照组的问题，完成招募和最小化损耗的问题，未能考虑患者组的异质性，以及难以获得知情同意（Goodwin 等，2002；Harding 和 Higginson，2002；Higginson 等，2003；Harding 等，2005；E1-Jawahri 等，2011）。必须小心地尽量减少这些问题。在发展研究中患者和家庭的合作对确保伦理方法很有价值（Higginson 等，2013）。

（一）定义干预措施

干预指的是“一系列目标一致的行动，带来变化或可识别的结果”（MRC，2008）。试验干预及其替代方案需要清晰准确的定义。姑息关怀干预可能很难做到这一点，因为姑息关怀是一种复杂的干预措施，通常是多学科的，并根据个别患者的需要量身定制（Grande 和 Todd，2000）。除干预之外，干预组和对照组的患者也可能接受其他具有类似特征的服务，这些混合治疗对于消除或控制可能变得困难或不符合伦理（Grande 和 Todd，2000）。例如，接受家庭姑息关怀服务干预的患者也可能从他们的家庭医生那里得到支持性治疗，这使得很难确定干预的效果。建议明确定义试验中的干预和控制条件，并记录额外的照护，这可能会提高姑息治疗试验的质量，并有助于结果的解释（Rinck 等，1997）。

（二）确定结果测量

所选择评估的结果必须与干预措施相关，否则其效果将无法被证明。此外，仔细的测量时间安排也很重要。测量的时机必须能够体现干预的效果（Grande 和 Todd，2000）。建议基线后的第 1 次评估应与可能产生临床显著效果的最短时间相一致（Jordhøy 等，1999）。错误的时机可能会导致对干预效果的记录不足。例如，在一项研究中（McWhinney 等，1994），研究者进行疼痛基线测量和 1 个月后的测量，但不能排除一个患者可能在基线测量时没有疼痛，而在 1 个月后的这期间可能有疼痛危机，并被姑息治疗家庭支持团队成功控制。在姑息治疗研究中，选择结果测量的时间以平衡干预的效果与因

死亡或疾病导致的数据损失同样重要（Higginson 等，2013）。

在姑息治疗研究中，对结果的测量确实很困难。患者和照顾者可能难以完成问卷，或者可能在测量发生前死亡，这就可能导致数据丢失。因此，研究人员可能依赖于代理测试和回顾性描述，但这些评估的有效性可能会受到质疑（Jordhøy 等，1999）。训练有素的访谈者也可以通过帮助患者和照顾者解释问题，同时还能考虑到认知障碍、疲惫和痛苦来收集数据（McWhinney 等，1994）。对于姑息关怀研究而言，探索获取有效的结果测量的方法是必要的，可行性研究和广泛的试点是必要的。最后，建议在生命末期照护研究中的结果测量指标应该是简明的，对变化有反应，并适用于临床实践和研究（Higginson 等，2013）。

（三）随机选择

应始终考虑随机选择，因为它是防止选择偏倚最稳健的方法（McWhinney 等，1994），但是姑息关怀试验在患者的随机选择方面提出了特殊的伦理挑战。拒绝为对照组提供服务或治疗是不道德的，而等待控制名单并不能解决问题，因为姑息关怀患者是一个脆弱的患者群体，他们往往没有第二次改善照护的机会。对于那些意识到自己即将死亡的患者来说，即使是一个短暂的等待名单也可能太长了（Grande 和 Todd，2000）。如前所述，使用聚类 RCT 设计或阶梯设计可以通过在确定患者名单前进行随机分组，从而减少这些担忧。在一个聚类 RCT 中，获取服务或干预的可能与研究程序的相关性可能不如与其他因素有关，如医院的地理位置或全科医生，在阶梯设计中，所有患者最终都接受了干预。

（四）完成招募并尽量减少人员流失率

需要足够大的样本，以确保能够发现干预组和对照组之间的差异。然而，筛选和招募患者进入姑息治疗试验可能很困难。许多患者选择不参与，这是可以理解的，医生可能也不愿意患者参与，因为他们可能会发现很难接受无法治愈的可能（Grande 和 Todd，2000）。因此，许多原本符合纳入标准的患者被排除在外。患者也可能在进入试验之前或收集数据之前死亡（McWhinney 等，1994）。此外，患者可能因为过早死亡或因病情进展而退出试验（Jordhøy 等，1999）。招募和人员流失方面的问题可能导致统计能力不足。这些可能出现的问题不应该被视为研究成果不佳的表现。相反，在生命末期照护研究中应该预期损耗，并在计算样本量时加以考虑（Higginson 等，2013）。

（五）患者组的异质性

需要或接受姑息关怀的患者是一个具有不同疾病和不同病程的多样化的群体（Grande 和 Todd，2000）。在随机对照试验中，假设研究群体的不同特征在干预组和对照组之间均匀分布，并且各组间的结果差异是由于干预造成的。然而，当研究群体内的差异非常大时，人们担心随机化可能无法成功地确保重要变量在研究群体之间的平均分布。一种可能的解决方案是根据重要变量进行分层随机化。分层的关键变量是干预试图解决的变量，如症状负担（Grande 和 Todd，2000）。

（六）获得知情同意

获取参与姑息关怀试验的患者的知情同意可能具有挑战性，原因有几个（Hardy，2000；Agar 等，2013）。第一，患者的决策能力可能会受损或波动。第二，姑息关怀试验可能会关注疾病进程中的时间，因为担心提供与照护无关的不道德的要求而无法获得同意的时间；例如，当一项研究关注于被认为处于生命最后几个小时的患者，这种情况就可能会发生。第三，患者不总是会有关于他们疾病或预后的充足知识，在这种情况下，寻求知情同意是一个非常敏感的问题。第四，在疾病的末期，患者很容易疲劳，可能会发现很难集中精力于同意等过程（Hardy，2000；Agar 等，2013）。

有几种方法可以寻求姑息关怀试验的知情同意（Hardy，2000；Agar 等，2013）。金标准是在患者参与研究时求得患者的知情同意。如果这是不可能的，当患者不能给予知情同意时，代理同意可以作为一种解决方案。代理同意，经常被用于痴呆症的研究（Karlawish，2003；National Health and Medical Research Council，2007），意味着必须授权另一人代表患者同意患者参与研究（Agar 等，2013）。当试验关注的是疾病中患者不太可能给予知情同意的时间时，可以提前获得患者的知情同意，例如，如果研究关注的是生命的最后几天或几个小时的症状（Hardy，2000；Agar 等，2013）。

结论

在姑息关怀服务规划中，往往缺乏关于服务和干预措施的有效性的明确信息。为了促进姑息关怀研究的增长和质量，需要在卫生服务研究中开展高质量的研究。姑息关怀中的卫生服务研究涵盖了姑息关怀需求、姑息关怀的可及性、照护的质量和可行性、有效性、姑息关怀服务和干预措施的成本等主题。需要姑息关怀的患者往往有复杂的需求，需要复杂的服务和干预措施；姑息关怀中的大多数干预措施确实是复杂的干预措施。英国 MRC 制订和评估复杂干预的指南（MRC，2008；Craig 等，2008），MORECare 描述了用于研究生命末期照护评估研究的最佳实践方法（Higginson 等，2013），以及 MRC 过程评估指南（Moore 等，2015），为研究人员提供了有用的支持。

为评估复杂的服务和干预措施，可以使用大量的研究设计，包括试验性和非试验性的。在计划姑息关怀研究时，研究人员应时刻谨记可能的困难，包括选择和测量恰当的结果，由随机选择临终患者而产生的伦理问题，由于过早死亡或因进展性疾病而退出的患者所造成的损耗，获得临终患者的知情同意，当人们在临终时强加给他们的道德标准。在发展性研究中为患者和家属提供合作的机会在伦理上是可取的，并可以解决一些伦理问题。

第 127 章　姑息医学的临床审查、质量改进和安全性

Clinical audit, quality improvement, and safety in palliative medicine

Irene J. Higginson　Mevhibe B. Hocaoglu　著

陈慧平　李江燕　译　　王玉梅　校

一、关怀的质量和安全：全球关注的问题

从姑息治疗和临终关怀，从主要是志愿和慈善部门的关注，到更多的公众参与和越来越多私立部门服务的更广泛参与，带来了持续监控质量和安全需求。此外，因为治疗和干预措施更加复杂，特别是在面对日益增长的多重疾病，人口老龄化和治疗后延长寿命的流行慢性疾病，医疗安全就更重要了，包括在姑息治疗中，复杂的情况和治疗盛行，以及环境之间的转换可能引起安全问题（Syed-Abdul 等，2016）。

最近的研究表明，安全和伤害问题往往是由多个累积的失败引起的结果，而不是单一失败引起的（Vincent 和 Amalberti，2016），并且会影响卫生政策的效率（Ibrahim 等，2018）。作为回应，临床医生、管理人员、专业组织、政府和国际组织都在寻求将临床实践标准化，从而实现可能的最佳实践，或者被证明是最有效和最有效率的实践（National Institute for Health and Care Excellence，2011；European Commission Joint Research Center，2018；WHO，2018）。

临床审查还有进一步用途。审查数据可作为未来研究的基础，即测试模型，确定潜在的招募人群，或者更好的确定研究焦点（Currow 等，2010；Higginson 等，2013）。

照护中的审查和质量保证是一个古老的概念。然而，随着时间的推移，这些术语发生了变化（图 127-1），包括“持续改进质量”“临床治理”“标准”和“首选实践”等术语（Shaw，1980a，1988，1991；Higginson，1994）。

二、为什么要进行姑息医学临床审查：收益和成本

姑息医学是为了提高患有末期疾病的患者及其家属对于提高照护质量的希望。基于这样的证据，

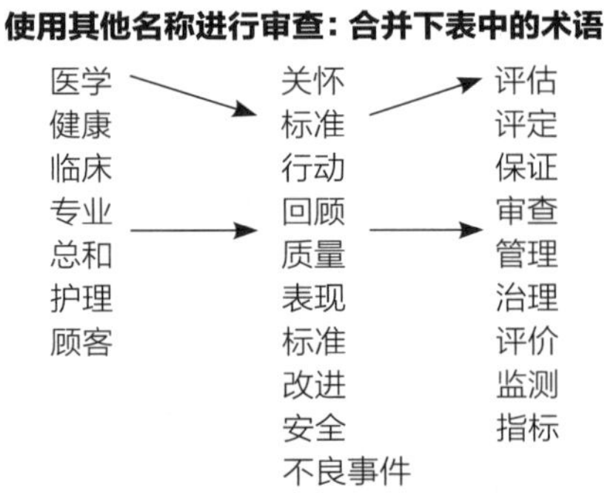

▲ 图 127-1　不同的方法

对于进展性疾病的患者和临终的患者的照护是缺乏的（Higginson 和 Evans，2010）。该领域的创新，加上对支持这种照护形式的怀疑和不情愿，往往导致通过许多对姑息关怀服务的早期评估来寻找证据，这些评估比较了安宁疗护、居家照护和医院照护（Higginson 等，2003）。

因此，姑息关怀通常在发展检查照护质量的方法方面发挥示范作用，并寻求影响那些在肿瘤学和其他专业的人士（Higginson，1994；Frontera 等，2015；Kaasa 等，2018；Lyons 等，2018）。这些关注也反映在公众的偏好上（Higginson 等，2014）。在一项全欧洲范围的调查研究中，受访者强调：①需要改善临终关怀和姑息关怀的质量，并让患者和家属获得这种关怀；②认识到死亡、临终及包括舒适和支持的全人照护的重要性（Higginson 等，2014）。一项评估加拿大公众意见的类似研究强调了制订姑息关怀国家标准并将其纳入卫生立法的重要性（Roulston，2018）。

姑息关怀和安宁疗护发展迅速，因此在所有国家都有此项服务。这一发展促使为审查姑息关怀质量的不同工具和测量方法的发展，这些工具和方法的使用越来越普遍，现在已经有了国家和国际质量指南（Dudgeon 等，2007；Ferrell 等，2007；Mokkink 等，2010）。另外，基于不同地点的实证研究和系统的文献综述，现有证据证明了姑息关怀和安宁疗护服务

的有效性（Higginson 等，2003；Higginson 和 Evans，2010；Gomes 等，2013a；Lowther 等，2014；Bajwah 等，2017）。

对证据审查的一个主要批评是缺乏对不同照护模式的比较（Higginson 和 Evans，2010）。实践仍然因不同国家、国家的不同地区和不同的服务而有所不同，甚至在一些简单方面，如人员配备水平、安宁疗护机构和居家照护的混合团队、汇集的人口（Mitchell 等，2015）、运营策略和服务人数等方面也不同（Bausewein 和 Higginson，2012；Grande 和 Todd，2000）。即使在今天，我们也需要知道哪种照护模式最好，对哪些类型的问题姑息关怀最有效。制定有效政策需要数据来填补知识不足。对于发现其中一些方面的研究是重要的，但对确定模式最好的审查或质量评估，以及对谁和什么时候需要什么样的姑息关怀也很重要。

三、审查的益处

安宁疗护和姑息关怀服务为早期发现需求和了解复杂性带来了新方法、新疗法，如对症状的新疗法、支持和咨询服务或补充疗法。必须对这些发展进行评估和审查，以确定他们是否有用，以及对谁有用。有证据表明，审查对专业实践和健康结果有积极影响（Ivers 等，2012），事实上，审查对欧洲、加拿大、澳大利亚和美国大部分地区的安宁疗护和姑息关怀的发展产生了重大影响。这在国家战略中提及（Kaasa 等，2007）。

审查结果的使用方式如下。

- 协助制订地方和区域姑息关怀方案。
- 提供结果信息，以供项目负责人能够提倡增加资金。
- 证明了不同干预措施的有效性和安全性，并允许增加患者的转诊。
- 促进工作质量的审查，并确定改进工作质量的方法，以便规划服务，以确保未来的患者和家属不会遭受同样的失败。
- 协助确定照护在哪些领域有效，哪些领域无效。这使得服务具有更好的针对性，并意味着患者及其家属得到最新的照护服务。
- 有助于规划前瞻性审查，并在照护服务期间对患者及其家属进行系统评估，以确保以下方面。
    - 照护的各个方面更少被忽视。
    - 改善患者、家属与专业人员之间的沟通，使患者及家属定义的问题也能得到工作人员的关注。
    - 有一种更全面的照护服务方法。
    - 新员工对他们应该评估的内容有更清晰的认识，并帮助员工做出适当的评估。
- 为患者或家属可能遭遇的问题开发预测模型，以便实现早期转诊（Godfrey 和 Poole，2007；Kaasa 等，2007；Le 和 Ashby，2007；M.Payne，2007；Amigo 等，2008；Currow 等，2008；Deane 等，2008；Eisenchlas 等，2008；Miller 和 Hopkinson，2008；Morita 等，2008；Tsai 等，2008；Eagar 等，2010；Harding 等，2010；Nadimi 和 Currow，2011；Benitez-Rosario 等，2012；Bristowe 等，2015；Groenvold 等，2017；Turner-Stokes 等，2019）。

审查或临床管理可以帮助大多数接受姑息关怀的患者和家属，因为它关注的是常规实践，而不是一些“特殊”病例。除了错误之外，次优照护可能是由于专业或行政问题，往往逃避轶事案例审查。

审查对教育和培训很重要，因为其涉及的结构化审查允许分析、比较和评估个人绩效；它推动了对当地政策的遵守，并提供了公布结果的机会。可以制定教育方案以满足个人或群体的明确需要。

为认可培训职位和重新验证医生和护士专业人员，越来越多的人需要审查、临床治理和质量审查。皇家学院及其院系越来越多地寻求正式组织审查的证据，并可能撤回不提供这一审查的院系的认可。

审查对于那些提供姑息关怀的人，如专员、初级保健信托和医疗保险机构，是很重要的，因为它提供了切实的证据，表明该服务正在寻求最有效地利用现有的临床资源，其目标是提高照护质量。这一点在竞争医疗保健合同时越来越重要（Clark 等，1995）。关于审查和执行研究结果的要求很可能包括在这些合同中（Clark 等，1995；Healthcare Quality Improvement Partnership，2017）。

四、反对审查

在姑息关怀中，反对临床审查的观点是基于不同的争论。

- 不存在问题，因为姑息治疗是高质量的，“感谢信”可以表明这一点。
- 姑息关怀是自我审查，因为工作人员花费时间与患者和家属在一起。
- 姑息关怀的结果不能被测量，因为它们太复杂或无法确定了。

- 测量姑息关怀更简单的结果是不够的，如疼痛或症状控制，在我们可以测量一切之前，不应该尝试审查。
- 资源、信息和时间都不可用。
- 审查回顾的是过去的实践，而不是未来的问题。

这些争论都没有证据支持。对姑息治疗的大量审查和质量评估都改善了照护服务。由于治疗和药物是复杂的，伤害可能会在姑息治疗和生命末期照护中出现（Dy，2016）。去医院就诊的一个常见原因是在社区中感到“不安全”（Henson 等，2016），而居家照护的一个有用部分是由可及和称职的员工带来的安全感（Sarmento 等，2017）。

五、不审查的成本

不审查的成本越来越严重（Higginson，1994；Short 和 Scott，2015a，2015b；Dincer 等，2018；Grant 和 Collier，2018；Jansen 等，2018）。

- 额外不适当的治疗或服务，浪费工作人员的时间和资源，而这些时间和资源原本可以使用在其他更有效的地方。
- 未控制的症状可能导致患者过度痛苦，进入安宁疗护机构或医院，或者延迟出院。
- 对患者或家属的伤害，出现医疗事故，照护连续性差，协作问题。

六、审查所需的资源

临床审查需要时间和资源（Shaw，1980a，1980b，1980c，1980d，1980e；Higginson，1994），事实上，如果一项服务陷入困境，甚至工作人员不足，无法提供基本的照护，就不可能进行审查。因此，评估审查能力可能是审查的最初步骤，并可能限制进行合理审查的范围。事实上，简单的评估，如是否随访，在评估实践中是有用的（Selman 和 Harding，2010），并可能在资源有限的情形下提供重要的见解。审查成本意味着必须确保审查本身尽可能有效，并根据调查结果采取行动。

审查和质量评估所需的资源包括以下方面。

- 所有工作人员准备审查、商定标准或主题、调查结果的时间。
- 部分员工进行审查、分析结果和记录发现及建议的时间。
- 所有工作人员、管理人员、护士、医生等考虑此结果并采取行动的承诺。
- 用于支付所涉员工实践的资源，以及所需要的任何其他分析或计算支持。
- 为已发生改变的评估付出的资源。

审查需要与现有的临床系统合作，这通常涉及计算设备、数据输入和存储系统，如英国康复结果协作（UK Rehabilitation Outcome Collaborative，UKROC）数据库（Turner-Stokes 等，2012）和姑息关怀电子协调系统（Electronic Palliative Care Coordination Systems，EPaCCS）（Petrova 等，2018）。这些系统由软件应用程序组成，这些软件应用程序将关键的临床和管理数据结合在一起；如果它们被用于简化收集的信息，特别是包括便于分析的预备方案，则可以提供帮助。

审查方法可以包含在这些系统之中。平板电脑等手持设备越来越多地被工作人员和患者用来完成临床信息收集。然而，如果审查规模比较小或在早期阶段，没有经验的工作人员过于严格地使用计算机和其他信息技术设备可能是一个障碍，因为更新需要时间，这可能会延缓审查工作的发展。这在资源有限的情形中尤其如此。

七、何为质量

卫生保健质量是一个多维概念，因此，需要一种多维方法来测量和评估卫生保健质量（Donabedian，1997，2005）。大量作者已经确定了在评估服务质量时应该包括的一些维度，以下是一些已经被定义的当监测质量时需要被测量的维度（R.J.Maxwell，1984，1992；I.Maxwell，1986）。

- 有效性。
- 可接受性。
- 效率。
- 访问权限。
- 公平。
- 相关性。

其他维度也被提出，包括人性（Black，1990）、安全、以患者为中心、及时性和能力（Raleigh 和 Foot，2010），这些都得到照护质量委员会和经济合作与发展组织等机构的认可。现代、以患者为中心的安全方法关注患者治疗病程中的所有伤害（Vincent 和 Amalberti，2016）。

那么，如果必须考虑所有这些维度，我们如何确定是否提供了高质量和安全的服务呢？评估和确保服务质量的一种方法是实施对服务进行审查和改进，而这个过程就是临床审查、质量保证和改进所涉及的内容。

八、如何评估姑息关怀的质量和安全

Donabedian 和其他人（Donabedian，1978，1980，1997，2005）已经将卫生保健质量评估进行了转换。

1. 结构 / 投入：人力资源，设备和资金。

2. 过程：如何使用资源（如居家探访、床位、诊所、药物或给予的治疗）。

3. 输出：救治能力或就诊人数（如就诊率或出院率、患者就诊的收治率）。

4. 结果：可归因于卫生保健的健康状况或生活质量的改变。

该模型确定了提供健康和社会照护的步骤。结构方面影响了照护的过程，以至于其质量要么降低，要么提高。同样，照护过程的改变，包括其质量的变化，也会影响产出，同样也会影响健康状况和结果。因此，在结构→过程→输出→结果这些组成部分之间存在着一种功能关系。

（一）结构

结构是最容易度量的，因为它的元素是最容易识别的。然而，它是照护质量的一种间接测量标准，它的价值取决于其影响照护的性质。结构与质量相关，因为它增加或降低了获得良好照护的概率。

（二）过程和输出

过程和输出更接近个人健康状况的变化，他们测量的是照护活动中可直接识别的属性。当过程中的变化与预期的健康状况变化有明确的关系时，过程就是一种有价值的衡量标准。

（三）结果

结果反映了健康状况的真实改变，而且也是患者和社会最相关的。一个有用的方法是关注预期的结果和实际结果之间的差异，并调查任何不足。

组织审查通常评估照护的结构和过程，而临床审查通常测量照护的过程和结果。尽管结构最容易测量，但它影响患者和家庭的变化最弱。结果是最难测量的，但是与患者和家庭直接相关。当结构或过程的标准被证明是有效时，或者如果有一个压倒性的共识认为这些标准是可取的，那么这些标准则是最有用的。使用或提倡用于评估姑息关怀的结构、过程和结果测量见表 127-1。

Stewart 等拓展了该模型，将“结构”元素细分为：①患者和家庭的个人及社会环境；②照护的结构方面（Stewart 等，1999）。她还将结果细分为：①满意度；②生命质量和长度。这些细分与 Donabedian 的早期模式及英国提出的姑息关怀审查模式相一致。然而，Stewart 对个人和社会环境的区分是一个有用的证明，

表 127-1 姑息关怀中用于评估结构、过程、输出或结果的可测量的照护

测量类型	例 子
结构	• 服务的价值或目标 • 经济资源 • 居家照护 / 住院 / 安宁疗护机构服务 • 日间安宁疗护场所 • 每位癌症患者的服务人员或可获得的服务 • 人员配备，等级 • 服务每位患者的工作人员数 • 可用药物和设备 • 建筑设计 • 物理环境，如安全，周围环境的愉悦性
过程	• 访问数量 • 住院人数 • 遵循的程序 • 文档记录 • 一次访问的时间 • 工作人员培训和工作的政策及程序 • 处理投诉的机制和相关文件 • 遵守道德和法律法规 • 给予工作人员支持
输出	• 出院率 • 完成咨询数量 • 服务人数 • 设备使用率 • 给予药物 • 良好的 – 协作照护 – 电话沟通等 • 出院后的药品供应 • 完成的患者管理计划 • 全科医生提前收到出院信息 • 专业人士对服务的满意度
结果	• 痛苦症状的减少 • 改善患者及照顾者的心理健康 • 患者和照顾者的满意度 • 对照护地点的满意度 • 按患者意愿进行开放和诚实的沟通 • 解决沟通、恐惧、悲伤、愤怒 • 满足计划未来事件的需求，如葬礼或家庭会议 • 充分利用剩余时间 • 解决或满足了任何精神问题 • 减少了照顾人员 • 改善照顾者健康 • 提供死亡后的哀伤辅导（如有需要）

审查结果的差异可能是由于不同的环境，或与不同的“病例组合”，即患者及家属有不同的情况或问题。Casarett 等将这个模型做了进一步推进，提出了最小数据集（Casarett 等，2006）。

九、术语演变

在过去 40 年里，关于评估和确保卫生保健质量的方法不断演变，但未达成国际共识。在英国和许多其他欧洲国家，临床审查成为了最初的选择。后来，伴随而来的是质量保证（包括若干审查的方案，所有方案共同进行）和安全（反映了对照护日益复杂的认识）。这样的项目类似于美国和许多其他国家的全面（或持续）质量改进，其中包含了一个被称为“计划 – 实施 – 研究 – 行动”环的组合。

有各种各样的术语，实际上，结合两列或三列中的一项（图 127–1），将提供可用术语的示例。使用这种方法，我们就可以形成临床审查、临床治理、全面质量评估等术语。一些被广泛接受的定义见表 127–2。

所有类型的临床审查或质量审查共有的基本原则具体如下。

- 评估是系统的。
- 有一个循环周期，照护被监测，结果被审查，还有一个改善实践的变化。
- 制定地区、国家或国际的照护标准。
- 然后重复这个循环。
- 这是组织或卫生保健文化的一部分。

图 127–2 展示了一个循环，大多数方法都与此相一致。在本章的剩余部分，将使用审查一词，以包含不同的方法。通过这个循环，审查旨在通过评估我们是否做好正确的事情以提升对患者和家属的照护。提供照护的标准需要达成一致。观察实践，并与这些商定的标准进行比较。这通常表明成功，但也表明了失败和改变的需要。反馈这些结果并进行检查，以便可以设置新的或修改后的标准。继续重复审查循环。这个循环可以在任何点进入，例如，它可以通过开始观察实践，对结果采取行动，然后再开始制定标准。

（一）审查类型中的一些常见区别

1. 临床审查　临床审查是对临床照护质量的系统批判分析，包括用于诊断和治疗的程序、资源的使用、得到的结果和患者的生活质量（Higginson，1994）。

表 127–2　通用定义：审查和质量保证

术　语	定　义
医疗审查	对医疗保健系统质量的系统评价分析，包括用于诊断和治疗的程序、资源的使用，以及结果和患者生活质量
临床审查	对临床服务质量的系统评价分析，包括用于诊断和治疗的程序，资源的使用，以及结果和患者的生活质量
	临床审查类似医疗审查，但包括了所有专业人员和志愿者，而不只是医生
护理审查	护士使用的方法是将他们的实际实践与预先商定的指导方针进行比较，并确定需要提升的护理的领域
前瞻性审查	在患者及家属照护期间，记录这些标准和措施
回顾性审查	回顾出院或死亡的患者所接受的照护，标准被应用于病例记录中的信息，或者在患者死亡后询问家属关于照护的信息
质量保证	标准的定义，成效的测量，以及提升绩效的机制
	质量保证循环与医疗审查或临床审查相同。然而，质量保证包含所有单位或健康服务单位的计划方案。临床审查或医疗审查经常被描述为一个质量保证项目的一部分
质量提升	使用系统工具和方法来不断提高患者的照护质量和结果。重要的是，质量提升带来了健康保健服务和目标患者群体及家属的健康状况的提升
临床治理和安全	国家卫生服务体系（英国）负责持续提高其服务质量，并通过创造一个优质临床蓬勃发展的环境来保证高标准的照护
	临床治理包括质量保证、质量改进、风险和事件管理

早期审查形式只涉及单一专业，如医疗审查或护理审查（表 127–2）。然而，现在人们普遍接受姑息关怀的审查应该是多专业的，以反映照护的多专业性质。临床审查就像医疗和护理审查一样，涉及所有的专业人员和志愿者，而不仅仅是医生或护士。

审查可以是前瞻性的，在一开始就标准和测量达成一致意见，并在照护患者及家属期间记录，也可以是回顾性的，使用临床记录和提取信息或直接询问家属来回顾对患者的照护。

2. 质量保证和全面的质量管理计划　尽管质量保证有各种不同的定义，一个广泛接受的定义是“标准的定义，对成效的衡量，以及提高绩效的机制”。因此，这个循环就像临床审查一样。临床审查在质

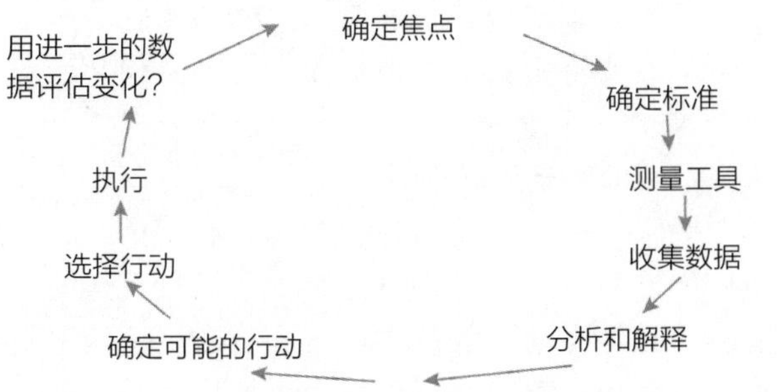

▲ 图 127-2　临床审查、质量提升和绩效测量的循环

量保证的框架内，临床审查是对当地临床实践质量的定期审查。例如，通过执业临床医生进行内部“同行评审”。

全面质量管理被定义为使组织发挥最大成效和效率的策略。临床医生和管理人员之间更紧密的关系促进了全面质量管理，并建立在其他概念的基础上，但将重点从专业人员实践的质量转向整个组织的质量。因此，临床审查将属于一个全面的质量管理计划。它还引入了管理质量过程的概念，如对当地质量倡议的报告进行编目，并使用管理人员来确保质量得到改进。

3. *质量提升*　质量改进方法包括“计划 - 执行 - 研究 - 行动”循环，旨在验证一种被称为“改变”的提升（Institute for Healthcare Improvement，2015）。在这种方法中，在“计划”阶段制订一个测试变化的计划，然后该计划在“执行”阶段实施，紧跟着在“研究”阶段解释和反思研究结果，在最后的“行动”阶段将吸取的教训转换为具体的提升行动。质量提升有时被建议作为一种替代方案，有时又作为临床审查的补充（HutMossel 等，2017；Boyle 和 Keep，2018）。

4. *临床治理与安全*　由于对临床实践的差异，特别是评估、诊断和处方的关注，临床治理和安全性最近得到了发展。这在现代医学中比过去以往任何时候都更值得关注，因为临床实践、可用的诊断检查和治疗的快速发展，特别是那些如果不正确进行就具有潜在危险影响的治疗。姑息治疗和生命末期照护中常报告的安全问题包括压疮、用药错误、跌倒、卫生保健相关感染、死亡焦虑、对卫生专业的指控、感染事件、自杀和很多其他问题（Yardley 等，2018）。临床治理和安全项目评估健康专业人员的工作。它检查了他们的培训，继续专业教育，以及实践的所有组成部分。它旨在确保和发展所有临床医生的实践。许多卫生保健服务已经要求参与临床治理，而且很快将被要求确保许多国家的卫生专业人员的重新验证（Gauld，2014；Garattini 和 Padula，2017）。

（二）谁进行临床审查，审查什么

不同的审查和质量评估方法可以根据两个轴进行分类：第一，谁进行审查，涉及当地临床医生、管理人员或外部组织；第二，审查是否考虑了对个体或少数患者，或者整个组织或人群的照护。

根据这两个轴进行的常见审查形式：内部与外部、个体与组织 / 人群（图 127-3）。适当的审查类型由设置决定。资源服务机构或外部机构评估临床照护质量是极其困难。相反，他们更有可能依赖组织或环境标准，或者在确定专业人员是否使用已验证的高质量治疗时，就要检查工作人员组合及临床审查方案是否到位。更倾向于内部和个人评估的审查更有可能是教育性和自愿性的，而涉及组织方面和由外部专家或通过检查进行的审查更有可能是强制性的，并提供资金或认证（图 127-4）。

十、临床审查在姑息医学中的应用

以下部分回顾了审查的步骤，以及它何时应用于姑息关怀。

（一）知晓我们想要实现什么：目标、标准和期望的结果

姑息治疗和姑息医学的定义为姑息关怀目标和临床审查中可测量的适当结果提供了良好的指导。这些方面包括疼痛和症状控制，提高患者的生活质量，缓解恐惧和焦虑，以及照顾家庭成员和照护者。

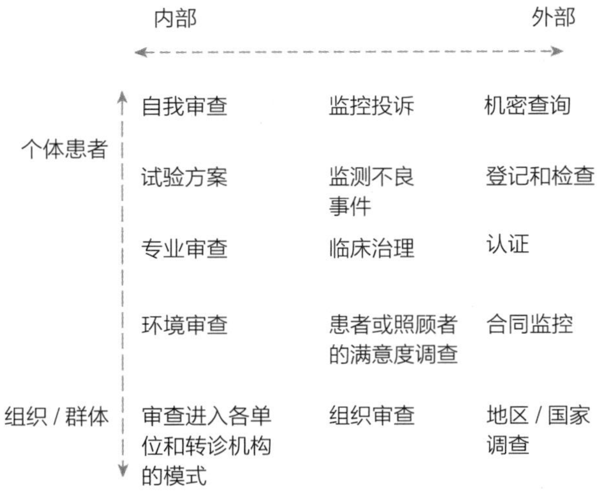

▲ 图 127-3　临床审查中可能的活动范围

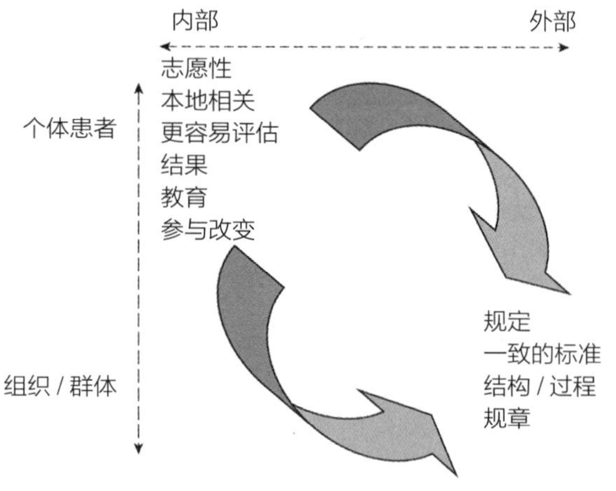

▲ 图127-4 临床审查活动的影响

因此，在分析照护的目标和标准时，许多人已经审查了他们在改善结果方面的有效性，如症状控制、对患者生活质量或心理健康的影响、患者或家庭成员对照护的满意度。

关于公众、患者和家庭优先事项的研究对定义和确定审查中评估结果的重要组成部分至关重要。例如，一项关于全欧洲公众态度调查发现，疼痛、呼吸困难和他人的负担是在临终时需要解决的首要问题（Bausewein 等，2013）。另一项研究将现代“善终”的特征描述为“死亡意识、社会适应和个人准备、公共准备（法律、财政、宗教、葬礼、医疗）、工作或活动减少，以及告别”（Kellehear，2000，2001，2009）。Singer 等确定了高质量生命末期照护的五个领域：接受适当的疼痛和症状管理，避免不恰当地延长死亡，获得控制感，减轻负担，以及加强与亲人的关系（Singer 等，1999，2000）。Payne 等从家庭成员中发现了类似的担忧（S.Payne 等，1999）。这些发现可能建议对患者和家庭关于疾病的认识或组织的个人和公共准备工作进行审查，这些方面已经包括在一些指标中，如支持团队评估表（Higginson 等，1992；Bausewein 等，2011a）。

在许多国家，姑息治疗在支持、建议和其他专业教育中的角色被强调。家庭医生和医院临床医生已经确定了对症状控制、患者和家庭支持的教育需求。因此，另一种审查形式可以检查姑息治疗服务的教育和支持作用。

沟通不畅是给患者和家属造成压力的一个常见原因（Brighton 等，2017）。对患者及其家属提供照护的专业人士需要与患者及其家属进行良好的沟通，而不是回避或显得匆忙或突然的态度。照顾患者的专业人士和家属之间需要沟通，以确保联络并防止不必要的重复或延误。通常，患者和家属希望参与决策，患者希望家属在他们无法做到时代替做出决定，尽管这个愿望并不普遍（Daveson 等，2013）。这些方面也适合于审查的目标。

整体疼痛被描述为包括身体、心理情绪、社会和精神方面。尽管早期已经讨论了姑息关怀的心理情绪和身体方面，但考虑精神和社会层面的审查也是很重要的。精神审查可能会考虑患者是否能够向他们提出精神关注的各个方面，并找到一种缓解问题的机制或患者是否处于任何形式的精神危机中。精神实践指南已被制出来，最近的一些可用于审查的测量包括精神层面，测量项目涉及平和与自我感觉良好（Selman 等，2011，2014）。社会层面可能包括患者和家属是否有充足的实际和经济支持来支撑他们留在家里，或者是否他们在自己选择的地方得到照顾，通常是家里（Gomes 等，2013a）。

还有一些可能适合审查的简单目标，如首选的死亡地点，满足患者或家庭的偏好，进入某些特定患者群体（如少数民族或非癌症患者）。但有一个问题是，这些目标可能无法反映所有患者的期望（Calanzani 等，2014）。例如，尽管大约 70% 的患者更愿意在家中离世，但越来越多患者选择安宁疗护机构作为第二选择，愿望是非常个性化的，在社会某些部分很少了解，并因经验而改变（Gomes 等，2013b）。因此，像其他过程指标一样，这一指标需要谨慎审查。

任何目标或标准的设定必须是可衡量的，具有足够的挑战性，并且是可实现的。设定一个目标或标准，让所有患者都能摆脱疼痛是不现实的，但可以设定一个控制患者疼痛比例的目标，并建议在什么情况下疼痛可能失控是合理的。可以根据目前的实践建立一个基线。当疼痛无法控制时，可以审查行动标准。在很多国家，这样的方法已经被用于制定审查方案，包括非洲（Harding 等，2010；Selman 和 Harding，2010）。

制订标准的另一种方法是比较不同服务在解决症状或其他问题的成效。该方法已被澳大利亚姑息关怀结果合作组织（Australian Palliative Care Outcomes Collaborative，APCOC）成功使用，以及他们使用姑息关怀结果评估量表（Palliative Care Outcome Scale，PCOS）评估症状和担忧的数据（Eagar 等，2010）。

（二）评估和重新评估照护质量的方法

对于上述所有方面都需要测量工具或指标。现在在姑息关怀中也有许多这样的方法，并且已经得到了不同程度的验证。英国姑息医学协会成立了一个工作组来审查这些问题，并随后出版了工具选择指南（Clinical Effectiveness Working Group，2002）。

最近，一个名为 PRISMA 的全欧洲项目对国际临床医生在临床审查、临床实践和研究中使用的结果测量进行了调查，研究了在常规临床实践和审查中使用结果的障碍（Bausewein 等，2011b）。主要发现包括以下方面。

1. 所使用的工具都很不协调。在完成调查的 311 名参与者中，涉及 99 个临床照护和审查工具，94 个研究工具，引用了不到 10 名参与者（Bausewein 等，2011b）。

2. 时间限制、负担、缺乏培训和指导是在实践中使用结果指标的主要障碍（Bausewein 等，2011b）

3. 在临床照护和审查中，对患者的情况进行评估、监测变化和评估服务是使用结果指标的主要原因（Bausewein 等，2011b）。临床实践中最常用的多维患者报告结局指标是 ESAS 和 POS。

许多可用于临床审查的测量现在已经发展出了关于使用的进一步信息和培训，并已在许多语言和环境中得到了验证。表 127–3 显示了这些进一步的

表 127–3 临床审查中常用的结果指标

测量方法、量表或工具	使用情景	优 点	限 制	适用于：临床 –Π 研究 –σ
澳大利亚改良的 KPS 量表	所有情景	快速和使用广泛	仅评估功能	Πσ
Barthel 指数	所有情景	快速和使用广泛	仅评估功能	Πσ
ESAS	所有情景	简单且简短，可以由患者自己使用，也可在护士协助下使用，使用广泛且有效	随着照护的持续，记录答案的人的变化会引入潜在偏差。患者可能比其他患者有更广泛的关注	Πσ
POS	所有情景	简单和简短，有患者完成、家庭完成和工作人员完成版本；进行了效度和可靠性测试，有针对个别患者生成的项目	患者可能比其他患者有更广泛的关注	Πσ
IPOS	所有情景	通过整合 POS、POS-S 和 APCA 非洲 POS 中最重要的问题而形成。简单、简短、用多种语言翻译并被验证，有患者完成、家庭完成和工作人员完成版本；进行了效度和信度测试，有针对个别患者生成的项目	患者可能比其他患者有更广泛的关注	Πσ
STAS	由社区姑息关怀团队、医院团队、日托、住院单位和居家医疗	关于临床和沟通问题的清单：可在其他语言中使用，并修改了额外的具体项目	团队需要积极使用这些问题的每个部分，而不只是“打勾”；专业人士完成。现在经常被较短的 POS 所取代，尽管并不是所有的方面都包含在 POS 中	Πσ
姑息关怀评估量表（PACA）	医院姑息关怀团队和门诊患者	使用时间短，操作相对简单	专业人士完成。没有那么广泛地使用	Π
欧洲癌症研究和治疗组织（EORTC）QLQC15-PAL	EORTCQLQ-C30 的姑息治疗特定版本（模块）最初为化疗癌症试验（肺癌患者）	在研究环境中可靠和有效，范围广泛	功能性问题如果被反复询问，可能会引起痛苦	σ
癌症治疗的功能评估（FACT）	美国的一般癌症环境，特别是研究调查，有一个姑息治疗模块	主要验证计划	用于姑息关怀尚未被广泛报道	σ

（续表）

测量方法、量表或工具	使用情景	优 点	限 制	适用于：临床 –Π 研究 –σ
McGill 生命质量调查问卷	居家晚期癌症和 AIDS 患者或姑息关怀病房患者	包括一个存在主义的领域，以及症状和心理问题	英国还未被广泛测试	σ
症状痛苦量表	危及生命的癌症和心脏病	一些验证：观察症状、情绪与生活质量的关系	患者在面谈者面前完成检查	σ
其他可能的审查措施：通常更倾向于照护过程				
在家离世的比例	由卫生当局监测整体照护	快速且易于测量和汇集。易于进行比较	在家离世可能不是患者的选择。可能因缺乏适当的住院床位而被迫选择	
在自己选择的地方死亡的比例	被一些居家姑息照护和初级照护团队使用	反映了患者的选择和个体的愿望	在某些情况下很难获取信息，选择可能会随着时间的推移而改变	
最后几周在家中度过的比例	一种提供社区支持服务可及性的代理测量	快速且易于测量和汇集。清晰的操作定义允许在地区之间进行有效的比较	可能因缺乏适当的住院床位而被迫选择	

例子。

用于临床审查的最常用的两个多维度测量，即 ESAS（Bruera 等，1991；Amigo 等，2008；Richardson 和 Jones，2009；Bergh 等，2011；Carvajal 等，2011；Selby 等，2011；Watanabe 等，2012a；Hui 和 Bruera，2013）和 POS（框 127–1）（Hearn 和 Higginson，1999；Bausewein 等，2005；Brandt 等，2005；Stevens 等，2005；Siegert 等，2010；Higginson 等，2012）（http：//www.pos-pal.org），在效度、信度和因子结构上进行了广泛的研究。它们已经在不同国家被翻译并得到文化适应与验证。

进一步的工作已经确定了因素结构、临床重要差异，以及在筛查抑郁和其他症状时的应用，并且细化和验证了特异性形式（Siegert 等，2010；Bergh 等，2011；Selby 等，2011；Zimmermann 等，2011；Harding 等，2012，2014b；Watanabe 等，2012b；Hui 和 Bruera，2013；Saleem 等，2013；Gao 等，2016；Ellis-Smith 等，2017）。POS 建立了早期、广泛使用的测量，即 STAS（框 127–2），但它是为患

框 127–1　POS“疼痛控制”项目的定义和评级

在过去的 3 天 * 里，你是否被疼痛困扰
0：根本没有，没有影响
1：有一点，但还没有想要摆脱它
2：中等程度，疼痛限制了一些活动
3：严重程度，活动或注意力受到显著影响
4：压倒一切，不能思考其他任何事情

*. 时间期限可以不同
经许可转载，引自 Cicely Saunders Institute.(2012).Palliative Care Outcome Scale(POS)：A Resource for Palliative Care.London，UK：Cicely Saunders Institute.http://pos-pal.org/maix/.

框 127–2　STAS 中的条目示例

患者及家属条目
- 疼痛控制 *
- 症状控制 *
- 患者焦虑 *
- 家属焦虑 *
- 患者视角
- 家属视角
- 精神 #
- 计划
- 可预测性
- 患者与家属间的沟通

服务条目
- 实际援助 #
- 经济 #
- 浪费时间 *
- 专业人员与患者和家属的沟通
- 专业人员之间的沟通
- 专业焦虑
- 咨询专业人员

#. 也包含在 POS 中的条目
*. 包含在 POS 或 APCA POS 中的修改条目
经许可转载，引自 Cicely Saunders Institute.(2012).Palliative Care Outcome Scale(POS)：A Resource for Palliative Care.London，UK：Cicely Saunders Institute.http://pos-pal.org/maix/.

者、工作人员和家属设计的。EAPC 关于姑息关怀结果测量的白皮书强调了验证、多维度和在常规实践中使用姑息关怀特异性指标的重要性（Bausewein 等，2016）。

这里描述的大多数指标都审查了一系列关键指标，如疼痛、症状和患者需求。澳大利亚姑息关怀结果合作组织通过比较结果和匹配群组来比较结果，从而进行审查（Eagar 等，2010）。

另一种可替代的方法是审查单一症状或问题，如便秘、沟通或获得照护的机会。这叫作主题回顾。尽管很少使用，其他方法也是可行的。框 127-3 回顾了这些。

框 127-3 审查类型：关于他们在姑息治疗中的应用的评估

关键指标

- 这些指标可以基于照护的结构或过程，如组织审查，也可基于临床指标，如临床审查。组织审查中，这些指标通过检查进行审查，在临床审查中，由临床团队进行审查（图 127-3 和图 127-4）
- 常规收集数据，如接待人数、访问率或再入院率，可用于卫生保健领域，但在姑息关怀中，这些可能不合适，临床记录可能需要修改以包括相关条目。在临床审查中，一些关键指标被选择和提前记录，并在一段时间的照护后进行检查。在组织审查或同行评审中，调查团队询问关于指标的信息，然后寻求这些指标的证据。临床审查中，使用了表 127-3 中所示的测量指标

主题回顾

- 选择一个主题并进行前瞻性或回顾性审核。尽管后者往往揭示临床记录中的不足，但为后续比较提供基线也是有价值的。主题的例子包括医疗记录和信件、转诊入院程序、特定症状控制、处方实践或使用的诊断程序

随机案例回顾

- 这里的记录是随机选择的，并由不参与患者治疗的医生进行严格的审查。如果质量的目标和标准不清晰，这种方法可能会失去方向。集中审查的一种方法是制订一个提前商定的检查表，用于关键审查。该方法可与关键指标联系起来，即检查关键指标的随机抽样检查

患者或家属满意度

- 最简单的方法是分析患者和家属的投诉。然而，姑息关怀中，患者可能在他们能够投诉之前就死亡了。对患者或家属意见的调查可包括在安宁疗护机构或医院的整体质量提升计划中，见表 127-3 关于如何使用它的例子

不良患者事件

- 这系统地识别了患者治疗期间发生的事件，这些事件可能表明照护质量的某些失误。患者的临床记录由卫生专业人员或病房职员回顾性审查，以确定商定的不良事件。这种方法在外科等专业领域很有价值，因为外科的不良事件（如死亡或术后感染）通常被记录在患者的记录中。然而，在姑息关怀中，这个方法就很尴尬，因为不良的姑息关怀事件很难被常规识别，除非这些事件是标准化的，否则可能不包括在患者的记录中

组织审查和同行评审系统倾向于制定可用于服务检查的指标，并集中于照护和安全的结构及过程。

- 服务价值：与姑息关怀服务相关的服务价值和目标的陈述，指导高质量照护的组织和提供。
- 组织和管理：姑息治疗服务或组织得到有效的管理，以确保患者和家属得到适当和有效的多学科照护。
- 组织和运营政策：组织和运营政策反映了当前的知识和规则，符合法定机构、采购当局和服务目标的要求。
- 照护的物理环境：物理环境是安全的，并可以满足个人和共同的需求。
- 自主和照护的氛围：对患者和家属的照护环境有助于独立、自尊和参与日常生活。
- 直接照护患者和家属：专业工作人员确保患者和家属的需求在个体基础上进行评估、计划、实施和评估。
- 多学科工作和团队合作：有一系列技能可以满足服务目标，并确定和整合独特的贡献。
- 人员配备和技能的融合：有良好的临床实践，并系统性确定人员配备水平，以满足服务需求。
- 教育、培训和工作人员发展：工作人员有权获得教育和培训计划，这些计划反映了实现服务目标、提供适当的照护和应对变化所需的不同程度的活动和实践水平。
- 工作人员支持：工作人员支持系统是组织的一个组成部分，促进健康的工作环境，认识到工作对员工可能产生的身体和情感影响。
- 道德和法律：在涉及道德和法律地位问题时，为员工提供指导和支持，以遵守法律要求，并使用系统的方法进行决策。

（三）改变实践以提升照护和（或）确保任何不足得到修正

此阶段将关闭此循环中的审查循环。实践中的任何弱点都需要考虑并与整个团队进行讨论，以确定哪些更改可能更合适。这可能涉及文献回顾或咨询其他个人，以确定他们是否有针对特定问题的解决方案。例如，在伦敦，我们发现在生命最后几周对呼吸困难的控制并未达到我们的目标，这是患者最严重的症状（Higginson 和 McCarthy，1989）。为了决定需要改变什么，我们必须咨询胸科医生、物理治疗师和其他同事，了解在家中什么治疗是合适的，回顾有效治疗的文献，并检查呼吸困难的可能

原因。这导致我们大大改变了我们的实践，并可能促进对呼吸困难管理的进一步研究。

在大量的专科姑息治疗服务中，已经描述了实施变革的困难（Higginson 等，1996），包括以下内容。

1. 从审查中得出的显著信息没有充分传达到工作人员中。

2. 难以确定那些与患者有实际接触又在临床层次的底端的人员，如辅助护士，感觉需要去改进已发现的缺点。

3. 许多卫生保健专业人员都有空洞的保守主义来抵制长期珍视的观点的改变。这可能部分是由于担心他们的缺陷会被揭露出来。

继续教育对实现变革非常重要。它可以针对确保那些接受教育的人感到自己是教学或学习过程的一部分。变革管理过程是临床审查的一个重要组成部分，要求分配资源来支持实施（Kinley 等，2017）。Antunes 等的系统评价显示，将常规测量结果引入实践的过程需要领导、促进、教育和持续支持，包括员工的态度改变（Antunes 等，2014）。

十一、全球卫生保健环境下的审查

卫生保健项目在低收入和中等收入国家有相对较少的卫生保健专业人员（训练有素的移民或合格的专业人员），他们可能有不同程度的培训，组成的照护团队可能非常不同于高收入国家的团队，因为法规中可能还没有新职业的定义。此外，大量的文盲和对以患者为中心的照护方法的有限了解可能使患者无法自我完成评估表格。死于 AIDS、结核病、疟疾甚至癌症相关综合征的患者的疾病负担和症状困扰可能是不同的，正如信仰系统的变化一样，因此这些工具可能需要适应这些患者的主要症状问题（Higginson 和 Bruera，2002）。同样，镇痛药等资源的可及性和获取可能受限（Bingley 和 Clark，2009），还应观察普遍存在的文化规范，定义组织架构图、监管框架和照护标准的差异。必须考虑到政治环境，包括现有的政治冲突，以及赋权水平、数据质量、数据存储设施和数据联系的限制。许多研究已经评估了低收入国家中姑息关怀患者的优先事项（Downing 等，2014; Powell 等，2014）。审查人员应了解此类研究结果。

在这些地区，记录干预措施的结果并以此指导未来的发展方向的基本原则并无不同。与欧洲、澳大利亚和北美洲一样，症状控制、信息需求、身体、心理情绪、精神和社会支持对患者和家属而言是非常重要的（Selman 等，2009）。可以说，有限的资源使我们更有必要确保随着项目的发展，这些项目能够以最有效的方式为尽可能多的患者和家属提供服务。审查是尽量降低失败风险，并在早期阶段了解潜在问题和识别成功的一种方法。

成功适应的一个很好的例子是目前在非洲建立的临床审查方案，具有文化适应和有效的措施，特别是非洲姑息关怀协会（African Palliative Care Association，APCA）非洲 POS（图 127-5）。该工具被用于帮助评估、进行临床审查及研究（Harding 等，2010）。在非洲，审查工作已经取得了相当大的进展，利用这一措施进行审查，以确定成功、缺点和提升照护的方法（Blum 等，2014; Downing 等，2014; Harding 等，2014a，2014b）。

结论

在姑息关怀中，确保质量和安全的审查方法和模式已经非常先进。我们可以选择一些可能和已经尝试过的方法和措施，这些方法和措施可以使我们适应自己的需要，而不是必须自己承担大部分的研制。临床审查的实践测量包括 POS 及其新的整合版本（IPOS）、ESAS（已经经过验证或正在进行测试）和主题审查。使用满意度调查或丧亲后调查的临床审查可能成本更高，但仍是可能的。除了完成审查循环外，临床审查还可以开发治疗的临床治疗试验方案，或者预测患者问题、评估复杂性、确保安全和特殊照护需求的算法。审查和描述照护质量及其安全性评估的各种替代术语，将继续存在，并被广泛接受。但这些都需要资源，因此必须确保使患者和家属受益，尽可能保持简单和高效，并有一个强大的教育组成部分。我们需要进一步工作来评估不同审查方法对提升照护和安全的影响，以便我们知道哪种方法最具成本效益。随着姑息关怀方法扩展到包括早期照护患者，而不是那些接近死亡的患者，临床审查可能成为各专业之间的临床对话和教育的一种手段。姑息医学可以带头鼓励这种做法。

APCA 非洲 POS

患者编号 ________　　工作人员姓名 ________

日期 ________　　POS 次数 1st □ 2nd □ 3rd □ 4th □ 5th □ 6th □

询问患者	可能的回答
Q1. 过去 3 天，你的疼痛评分是（0= 无疼痛，5= 最差 / 压倒一切的痛苦）	0（无疼痛）~5（最差 / 压倒一切的痛苦） 0□ 1□ 2□ 3□ 4□ 5□
Q2. 在过去 3 天里，有其他症状（如呕吐、咳嗽、便秘）影响你的感觉吗?	0（一点也不）~5（压倒一切的痛苦） 0□ 1□ 2□ 3□ 4□ 5□
Q3. 在过去 3 天里，你一直担心你的疾病吗?	0（一点也不）~5（压倒一切的担心） 0□ 1□ 2□ 3□ 4□ 5□
Q4. 在过去 3 天里，你有同家属或朋友分享过你的感受吗?	0（一点也不）~5（是，我自由的谈论过） 0□ 1□ 2□ 3□ 4□ 5□
Q5. 在过去 3 天里，你感到生活是有意义的吗?	0（不，一点也不）~5（是，总是） 0□ 1□ 2□ 3□ 4□ 5□
Q6. 在过去 3 天里，你感到平静吗?	0（不，一点也不）~5（是，总是） 0□ 1□ 2□ 3□ 4□ 5□
Q7. 你有获得足够的帮助和建议给你家属计划未来吗?	0（一点也不）~5（尽可能多） 0□ 1□ 2□ 3□ 4□ 5□
询问家庭照顾者	
Q8. 你和你的家属获得多少信息?	0（无）~5（尽可能多） N/A □ 0□ 1□ 2□ 3□ 4□ 5□
Q9. 家属感觉照护的自信度?	0（一点也不）~5（非常自信） N/A □ 0□ 1□ 2□ 3□ 4□ 5□
Q10. 在过去 3 天里，家人有多担心患者?	0（一点也不）~5（非常担心） N/A □ 0□ 1□ 2□ 3□ 4□ 5□

▲ 图 127-5　非洲姑息治疗协会非洲姑息治疗结果量表（POS）

附录　缩略语

Index

英文缩写	英文全称	中文名称
5-FU	fluorouracil	氟尿嘧啶
5-HT	5-hydroxytryptamine（serotonin)	5-羟色胺（血清素）
AACN	American Association of Colleges of Nursing	美国护理学院协会
ACC	adrenocortical carcinoma	肾上腺皮质癌
ACD	anaemia of chronic disease	慢性疾病贫血
ACEI	angiotensin-converting enzyme inhibitor	血管紧张素转换酶抑制药
ACP	advance care planning	预立医疗照护计划
ACT	acceptance and commitment therapy	接纳与承诺疗法
ACTH	adrenocorticotropic hormone	促肾上腺皮质激素
AD	advance directive	预先指令
ADEPT	Advanced Dementia Prognostic Tool	高级痴呆预后工具
ADF	abuse-deterrent formulation	滥用威慑制剂
AIDS	acquired immune deficiency syndrome	获得性免疫缺陷综合征
AMA	American Medical Association	美国医学协会
AML	acute myeloid leukaemia	急性髓性白血病
ANA	American Nurses Association	美国护士协会
ANC	absolute neutrophil count	绝对中性粒细胞计数
ANH	artificial nutrition and hydration	人工营养和水合作用
APD	atypical parkinsonian disorders	非典型帕金森病
APRN	advanced practice registered nurse	高级执业注册护士
ARB	angiotensin receptor blocker	血管紧张素受体拮抗药
ARNI	angiotensin receptor-neprilysin inhibitor	血管紧张素受体抑制药
ART	antiretroviral therapy	抗逆转录病毒疗法
ASA	acetylsalicylic acid	乙酰水杨酸
ASCO	American Society of Clinical Oncology	美国临床肿瘤学会
ASHP	American Society of Health-System Pharmacists	美国卫生系统药剂师协会
ASIC	acid-sensing ion channel	酸敏感离子通道

（续表）

英文缩写	英文全称	中文名称
ATS	American Thoracic Society	美国胸科学会
BIS	bispectral index	双频谱指数
BMI	body mass index	体重指数
BPI	Brief Pain Inventory	简明疼痛量表
CALM	Managing Cancer and Living Meaningfully	癌症管理与人生意义
CAM	complementary and alternative medicine	补充和替代医学
CAT	cancer-associated thrombosis	癌症相关的血栓形成
CBT	cognitive behavioural therapy	认知行为疗法
CBT-I	cognitive behavioural therapy for insomnia	失眠的认知行为疗法
CES	cranial electrical stimulation	颅电刺激
CESCR	Committee on Economic，Social and Cultural Rights	经济、社会和文化权利委员会
CGRP	calcitonin gene-related peptide	降钙素基因相关肽
CHF	chronic heart failure	慢性心力衰竭
CI	confidence interval	置信区间
CIC	clean intermittent catheterization	清洁间歇导尿
CIM	complementary and integrative medicine	补充和结合医学
CINV	chemotherapy-induced nausea and vomiting	化疗引起的恶心和呕吐
CIPN	chemotherapy-induced peripheral neuropathy	化疗引起的周围神经病变
CKD	chronic kidney disease	慢性肾脏疾病
CLL	chronic lymphoid leukaemia	慢性淋巴细胞白血病
CML	chronic myeloid leukaemia	慢性髓性白血病
CNS	clinical nurse specialist or central nervous system	临床专科护士或中枢神经系统
COMT	catecholamine-O-methyl-transferase	儿茶酚胺 O- 甲基转移酶
COPD	chronic obstructive pulmonary disease	慢性阻塞性肺疾病
COX	cyclooxygenase	环氧合酶
CPE	clinical pastoral education	临床牧关教育
CPP	cerebral perfusion pressure	脑灌注压
CPR	cardiopulmonary resuscitation	心肺复苏
CPS	clinician prediction of survival	临床医生的生存预测
CRC	Convention on the Rights of the Child	儿童权利公约
CRF	cancer-related fatigue	癌症相关疲劳
CRP	C-reactive protein	C 反应蛋白
CRT	cardiac resynchronization therapy	心脏再同步化治疗
CSF	cerebrospinal fluid	脑脊液

（续表）

英文缩写	英文全称	中文名称
CT	computed tomography	计算机断层扫描
CYP	cytochrome P450 or children and young persons	细胞色素 P_{450} 或儿童和青少年
DBS	deep brain stimulation	深部脑刺激
DHA	docosahexaenoic acid	二十二碳六烯酸
DIC	disseminated intravascular coagulation	弥散性血管内凝血
DILI	drug-induced liver injury	药物性肝损伤
DLB	dementia with Lewy bodies	路易体痴呆
DMC	decision-making capacity	决策能力
DNI	do not intubate	拒绝插管
DNP	doctor of nursing practice	护理实践博士
DNR	do not resuscitate	拒绝抢救
DOAC	direct acting oral anticoagulant	直接口服抗凝血药
DOR	delta opioid receptor	δ 阿片受体
DPS	deep palliative sedation	深度姑息镇静
DRE	digital rectal examination	直肠指检
DSM-5	Diagnostic and Statistical Manual of Mental Disorders，fifth edition	精神疾病诊断与统计手册，第 5 版
DVT	deep vein thrombosis	深静脉血栓形成
EAPC	European Association for Palliative Care	欧洲姑息治疗协会
EAS	ectopic adrenocorticotropic hormone secretion	异位促肾上腺皮质激素分泌
EBM	evidence-based medicine	循证医学
EBP	evidence-based practice	循证实践
ECOG	Eastern Cooperative Oncology Group	东部合作肿瘤组
ED	emergency department	急诊科
EGF	epidermal growth factor	表皮生长因子
ELNEC	End-of-Life Nursing Education Consortium	临终护理教育联合会
EM	emergency medicine	急诊医学
EML	essential medicines list	基本药物清单
EORTC	European Organisation for Research and Treatment of Cancer	欧洲癌症研究与治疗组织
QLQ-C30	Quality of Life Questionnaire Core 3	生活质量问卷核心 30
EPA	eicosapentaenoic acid or entrustable professional activity	二十碳五烯酸或可委托专业的活动
EPC	early palliative care	早期姑息治疗
EPR	electronic patient record	电子病历

（续表）

英文缩写	英文全称	中文名称
ERCP	endoscopic retrograde cholangiopancreatography	内镜逆行胰胆管造影术
ESA	erythropoietin-stimulating agent	促红细胞生成素刺激药
ESAS	Edmonton Symptom Assessment Scale	埃德蒙顿症状评估量表
ESLD	end-stage liver disease	终末期肝病
ESMO	European Society of Medical Oncology	欧洲肿瘤医学学会
FAST	Functional Assessment Staging	功能评估分期
FFGT	family-focused grief therapy	以家庭为中心的悲伤疗法
FIM	Functional Independence Measure	功能独立性测量
fMRI	functional magnetic resonance imaging	功能磁共振成像
GABA	gamma-aminobutyric acid	氨基丁酸
G-CSF	granulocyte colony-stimulating factor	粒细胞集落刺激因子
GI	gastrointestinal	胃肠道
GMC	General Medical Council	医学总会
GOLD	Global Initiative for Chronic Obstructive Lung Disease	慢性阻塞性肺疾病全球倡议
GP	general practitioner	全科医生
HAART	highly active antiretroviral therapy	高效抗逆转录病毒治疗
HCC	hepatocellular carcinoma	肝细胞癌
HCP	healthcare professional	医疗从业者
HCV	hepatitis C virus	丙型肝炎病毒
HE	hepatic encephalopathy	肝性脑病
HF	heart failure	心力衰竭
HFpEF	heart failure with preserved ejection fraction	心力衰竭伴射血分数保留
HFrEF	heart failure with reduced ejection fraction	心力衰竭伴射血分数降低
HIT	health information technology	健康信息技术
HIV	human immunodeficiency virus	人类免疫缺陷病毒
HL	Hodgkin lymphoma	霍奇金淋巴瘤
HM	haematological malignancies	血液恶性肿瘤
HPA	hypothalamic-pituitary-adrenal	下丘脑－垂体－肾上腺
HPNA	Hospice and Palliative Nurses Association	安宁疗护与缓和疗护协会
HPV	human papillomavirus	人乳头瘤病毒
HRQL	health-related quality of life	健康相关生活质量
HRQoL	health-related quality of life	健康相关生活质量
IAHPC	International Association for Hospice and Palliative Care	国际临终关怀和姑息治疗协会
IASP	International Association for the Study of Pain	国际疼痛研究协会

（续表）

英文缩写	英文全称	中文名称
ICD	implantable cardioverter defibrillator	植入式心律转复除颤器
ICD-11	International Statistical Classification of Diseases and Related Health Problems，eleventh edition	国际疾病和相关健康问题统计分类，第 11 版
ICER	incremental cost-effectiveness ratio	增量成本效果比
ICP	intracranial pressure	颅内压
IDT	interdisciplinary team	跨学科团队
IL	interleukin	白细胞介素
ILD	interstitial lung disease	间质性肺病
IM	intramuscular	肌内注射
INCB	International Narcotics Control Board	国际麻醉品管制局
INR	international normalized ratio	国际标准化比值
IO	integrative oncology	综合肿瘤学
IOM	Institute of Medicine	医学研究所
IP	integrative physician	综合医生
IPC	integrated palliative care	综合姑息治疗
IPF	idiopathic pulmonary fibrosis	特发性肺纤维化
ISTH	International Society of Thrombosis and Hemostasis	国际血栓和止血学会
IV	intravenous	静脉注射
IVC	inferior vena cava	下腔静脉
KOR	kappa opioid receptor	阿片受体
KPS	Karnofsky Performance Status	Karnofsky 评分
KTU	Kennedy terminal ulcer	Kennedy 临终溃疡
LMIC	low-and middle-income countries	低收入和中等收入国家
LMWH	low-molecular-weight heparin	低分子量肝素
LP	lumbar puncture	腰椎穿刺
LST	life-sustaining treatment	维持生命治疗
LVAD	left ventricular assist device	左心室辅助装置
M3G	morphine-3-glucuronide	吗啡 -3- 葡糖苷
M6G	morphine-6-glucuronide	吗啡 -6- 葡糖苷
MA	megestrol acetate	醋酸甲孕酮
MAC	mycobacterium avium complex	禽分枝杆菌复合物
MAOI	monoamine oxidase inhibitor	单胺氧化酶抑制药
MARSI	medical adhesive-related skin injury	医用胶粘剂相关皮肤损伤
MASD	moisture-associated skin damage	水分相关的皮肤损伤

（续表）

英文缩写	英文全称	中文名称
MBSR	mindfulness-based stress reduction	基于正念的减压
MCS	motor cortex stimulation or minimally conscious state	运动皮层刺激或最低限度意识状态
MDT	multidisciplinary team	多学科团队
MELD	Model for End-Stage Liver Disease	终末期肝病模型
MLD	manual lymphatic drainage	人工淋巴引流
MM	multiple myeloma	多发性骨髓瘤
MMSE	Mini-Mental State Examination	简易精神状态量表
MoCA	Montreal Cognitive Assessment	蒙特利尔认知评估量表
MOR	mu opioid receptor	μ 阿片受体
MORECare	Methods of Researching End of Life Care	临终关怀的研究方法
MRCP	magnetic resonance cholangiopancreatography	磁共振胰胆管造影
MRI	magnetic resonance imaging	磁共振成像
MS	multiple sclerosis	多发性硬化症
MSA	multiple system atrophy	多系统萎缩
mTOR	mammalian target of rapamycin	哺乳动物雷帕霉素靶蛋白
MUST	Malnutrition Universal Screening Tool	营养不良筛查工具
NAP	national action plan	国家行动计划
NASH	non-alcoholic steatohepatitis	酒精性脂肪性肝炎
NCC	National Consensus Conference	全国共识会议
NCP	National Consensus Project	全国共识项目
NCPB	neurolytic coeliac plexus block	神经性腹腔神经丛阻滞
NCSBN	National Council of State Boards of Nursing	国家护理委员会全国委员会
NG	nasogastric	鼻饲
NGF	nerve growth factor	神经生长因子
NHL	non-Hodgkin lymphoma	非霍奇金淋巴瘤
NHPCO	National Hospice and Palliative Care Organization	国家临终关怀和姑息治疗组织
NIPPV	non-invasive positive pressure ventilation	无创正压通气
NK	neurokinin	神经激肽
NLSB	neurolytic lumbar sympathetic block	腰椎交感神经阻滞
NMDA	N-methyl-D-aspartate	N- 甲基 -D- 天冬氨酸
NNH	number needed to harm	需要伤害的人数
NNT	number needed to treat	需要治疗的人数
NP	neuropathic pain	神经性疼痛
NPUAP	National Pressure Ulcer Advisory Panel	全国压疮咨询小组

（续表）

英文缩写	英文全称	中文名称
NREM	non-rapid eye movement	非快速眼动
NRS	numerical rating scale	数值评级量表
NRTI	nucleoside reverse transcriptase inhibitor	核苷逆转录酶抑制药
NSAID	non-steroidal anti-inflammatory drug	非甾体抗炎药
NTS	nucleus tractus solitarius	孤束核
NYHA	New York Heart Association	纽约心脏学会
OAB	overactive bladder	膀胱症过度活动
OIC	opioid-induced constipation	阿片类药物致便秘
ONS	oral nutritional supplement	口服营养补充剂
OUD	opioid use disorder	阿片类药物使用障碍
PAD	physician aid-in-dying	医生临终救助
PAMORA	peripherally acting mu-opioid receptor antagonist	外周作用 μ 阿片受体拮抗药
PaP	Palliative Prognostic	姑息预后
PAS	physician-assisted suicide	医生协助自杀
PC	palliative care	姑息治疗
P-CaRES	Palliative Care and Rapid Emergency Screening	姑息治疗和快速紧急筛查
PD	Parkinson’s disease	帕金森病
PDE	principle of double effect	双重效应原则
PDMP	prescription drug monitoring programme	处方药监测方案
PE	pulmonary embolism	肺栓塞
PET	positron emission tomography	正电子发射断层扫描
PG	prostaglandin	前列腺素
PG-SGA	Patient-Generated Subjective Global Assessment	患者主观整体评估
PGY1	postgraduate year 1	研究生一年级
PGY2	postgraduate year 2	研究生二年级
PJP	Pneumocystis jirovecii pneumonia	杰氏肺囊虫肺炎
PN	parenteral nutrition	肠外营养
PNS	peripheral nerve stimulation	周围神经刺激
POS	Palliative care Outcome Scale	姑息治疗结果量表
PPI	proton pump inhibitor	质子泵抑制药
PPS	Palliative Performance Scale	姑息性表现量表
PRES	posterior reversible encephalopathy syndrome	后可逆性脑病综合征
PRN	pro re nata(as needed)	按需
PRO	patient-reported outcome	患者报告的结果

（续表）

英文缩写	英文全称	中文名称
PROM	patient-reported outcome measure	患者报告的结果测量
PSP	progressive supranuclear palsy	进行性核上麻痹
PTH	parathyroid hormone	甲状旁腺激素
PTHrP	parathyroid hormone-related protein	甲状旁腺激素相关蛋白
PTSD	post-traumatic stress disorder	创伤后应激障碍
PVS	persistent vegetative state	持续性植物状态
QALY	quality-adjusted life year	质量调整生命年
QES	qualitative evidence synthesis	定性证据综合
QoL	quality of life	生活质量
RANK	receptor activator of nuclear factor kappa B	核因子 κB 受体激活药
RANKL	receptor activator of nuclear factor kappa B ligand	核因子 κB 配体受体激活药
RCT	randomized controlled trial	随机对照试验
REM	rapid eye movement	快速眼动
RF	radiofrequency	射频
RFA	radiofrequency ablation	射频消融
RLS	restless legs syndrome	不宁腿综合征
ROSC	return of spontaneous circulation	自发循环恢复
rTMS	repetitive transcranial magnetic stimulation	重复经颅磁刺激
SC	subcutaneous	皮下
SCCM	Society of Critical Care Medicine	重症医学学会
SCS	spinal cord stimulation	脊髓刺激
SD	standard deviation	标准差
SE	status epilepticus	癫痫持续状态
SEMS	self-expandable metal stent	自膨胀金属支架
SF-36	36-Item Short Form Survey	36 项简短表格调查
SGD	salivary gland dysfunction	涎腺功能障碍
SHS	serious health-related suffering	健康相关性严重痛苦
SIAD	syndrome of inappropriate antidiuresis	抗利尿不当综合征
SIO	Society for Integrative Oncology	综合肿瘤学会
SLT	speech and language therapy/therapist	语言治疗 / 治疗师
SNRI	serotonin-norepinephrine reuptake inhibitor	血清素－去甲肾上腺素再摄取抑制药
SPCU	Specialist Palliative Care Unit	专科缓和疗护组
SPEED	screen for palliative and end of life care needs in the emergency department	在急诊科筛选缓和和临终关怀需要

（续表）

英文缩写	英文全称	中文名称
SPT	suprapubic tube	耻骨上管
SSRI	selective serotonin reuptake inhibitor	选择性血清素再摄取抑制药
SUPPORT	Study to Understand Prognoses and Preferences for Outcomes and Risks of Treatments	研究了解预后和对治疗结果和风险的偏好
SVCO	superior vena cava obstruction	上腔静脉阻塞
SWS	slow-wave sleep	慢波睡眠
t½	half-life	半衰期
TACE	transarterial chemoembolization	经动脉化疗栓塞
TB-TTI	Trombley-Brennan terminal tissue injury	Trombley-Brennan 晚期组织损伤
TCA	tricyclic antidepressant	三环类抗抑郁药
TCM	traditional Chinese medicine	传统中医
tDCS	transcranial direct current stimulation	经颅直流电刺激
TENS	transcutaneous electrical nerve stimulation	经皮神经电刺激
THC	delta-9-tetrahydrocannabinol	δ-9- 四氢大麻酚
TIPS	transjugular intrahepatic portosystemic shunt	经颈静脉肝内门静脉系统分流术
TRPV	transient receptor potential voltage-gated	瞬态受体电位电压门控
tVNS	transcutaneous vagus nerve stimulation	经皮迷走神经刺激
TXA	tranexamic acid	氨甲环酸
UHC	universal health coverage	全民健康覆盖
UN	United Nations	联合国
UNCRC	United Nations Convention on the Rights of the Child	联合国儿童权利公约
UTI	urinary tract infection	尿路感染
VAS	visual analogue scale	视觉模拟评分法
Vd	volume of distribution	分布容积
VEGF	vascular endothelial growth factor	血管内皮生长因子
VGCC	voltage-gated calcium channel	电压门控钙通道
VTE	venous thromboembolism	静脉血栓栓塞
WBP	wound bed preparation	创面床准备
WDR	wide dynamic range	宽动态范围
WHA	World Health Assembly	世界卫生大会
WHO	World Health Organization	世界卫生组织
WMA	World Medical Association	世界医学协会
WOCN	Wound，Ostomy，and Continence Nurses Society	伤口、造口和排便护理协会